Tscherne Unfallchirurgie

Unfallchirurgie im Kindesalter

1 Allgemeiner Teil
Kopf
Obere Extremität
Wirbelsäule

A.-M. Weinberg · H. Tscherne (Hrsg.)

Tscherne Unfallchirurgie in 12 Bänden

Trauma-Management H. Tscherne, G. Regel

Wirbelsäule H. Tscherne, M. Blauth

Becken und Acetabulum H. Tscherne, T. Pohlemann

Kopf und Körperhöhlen O. Trentz

Ellenbogen, Unterarm, Hand
K.-P. Schmit-Neuerburg, H. Towfigh, R. Letsch

Weichteilverletzungen und -infektionen
M. Nerlich, A. Berger

Unterschenkel R. Szyszkowitz

Unfallchirurgie im Kindesalter
A.-M. Weinberg, H. Tscherne

Fuß H. Zwipp

Hüfte, Oberschenkel N. Haas, C. Krettek

Knie C. Krettek, Ph. Lobenhoffer

Schulter, Oberarm N. Südkamp

A.-M. Weinberg · H. Tscherne (Hrsg.)

Tscherne Unfallchirurgie

Unfallchirurgie im Kindesalter

1 Allgemeiner Teil Kopf Obere Extremität Wirbelsäule

Zeichnungen von R. Henkel

Mit 902 zum Teil farbigen Abbildungen
in 2505 Einzeldarstellungen
und 117 Tabellen

Springer

Springer-Verlag ist ein Unternehmen
von Springer Science+ Business Media
springer.com

ISBN-10 3-540-63287-5 (in 2 Bänden)
ISBN-13 978-3-540-63287-0
Springer-Verlag Berlin Heidelberg New York

Bibliografische Information der Deutschen Bibliothek
Die Deutsche Bibliothek verzeichnet diese Publikation in der Deutschen Nationalbibliografie, detaillierte bibliografische Informationen sind im Internet über <http://dnb.ddb.de> abrufbar

Planung: Gabriele Schröder, Heidelberg
Redaktion: Christiane Hocke, Heidelberg
Zeichnungen: Reinhold Henkel, Heidelberg
Einbandgestaltung: deblik, Berlin
Reproduktion der Abbildungen:
AM-productions GmbH, Wiesloch
Satz: K. Detzner, Speyer

Gedruckt auf säurefreiem Papier
24/3151/ML 5 4 3 2 1 0

Vorwort

Der achte Band des umfassenden Gesamtwerkes zur Unfallchirurgie ist den Verletzungen im Kindesalter gewidmet.

Im ersten der beiden Teilbände werden nach einer allgemeinen Einführung die Läsionen der oberen Extremität einschließlich der Kopf- und Wirbelsäulenverletzungen dargestellt. Der zweite Teil umfasst neben den Brüchen und Weichteilverletzungen der unteren Extremität, einschließlich des Beckens und des Acetabulums, die traumatischen Läsionen der Körperhöhlen, komplexe Verletzungsmuster sowie besondere Situationen am kindlichen Skelett.

Die Kapitel der topographisch aufgebauten speziellen Teile des Buches sind überwiegend in einen theoretischen und einen praktischen Bereich unterteilt. Im theoretischen Teil werden die jeweiligen Phänomene des Wachstums und ihr Einfluss auf die Behandlung, die zugrunde liegende spezifische Klassifikation und die diagnostischen Besonderheiten aufgezeigt. Im praktischen Teil werden bewährte und verbreitete Techniken zur konservativen und operativen Behandlung des jeweiligen Verletzungsmusters vorgestellt. Die Darstellung umfasst die Möglichkeiten, altersentsprechend die Grenzen der Spontankorrektur in den Behandlungsalgorithmus zu integrieren, die Gipsanlage bei einer konservativen Therapie, die Lagerung, die verschiedenen Zugänge bis hin zur Fixation kindlicher Verletzungen. Daneben werden auch alternative Methoden geschildert, wenn deren Einsatz als Ergänzung oder gleichrangige Behandlungsform sinnvoll erscheint. Die Autoren beschreiben außerdem zahlreiche »Tipps und Tricks« und erwähnen sämtliche ihnen bekannten Komplikationen und deren Beherrschung. Die meisten Behandlungsschritte sind instruktiv gezeichnet und vielfältig mit klinischen und röntgenologischen Beispielen illustriert.

Selbst ein Projekt dieses Umfangs kann nicht den Anspruch auf Vollständigkeit erheben. Nicht alle Therapien sind bereits evaluiert, sodass einige der vorgeschlagenen Therapien auf den persönlichen Erfahrungen der Autoren basieren.

Herausgeber und Autor wünschen, den kindertraumatologisch tätigen Kollegen praktisch nutzbare Anleitungen zur Behandlung kindlicher unfallchirurgischer Verletzungen an die Hand zu geben. Die Kinderunfallchirurgie bewegt sich zwischen der Notwendigkeit, dass Kinder überall behandelt werden müssen, aber auch der Tatsache, dass eine kindgerechte Behandlung oftmals nur noch in einem Kinderzentrum stattfinden kann. Auch an den im Anschluss an den chirurgischen Eingriff betreuenden Stationsarzt ist unser Buch gerichtet. So gehört zu einer optimalen Behandlung unserer Patienten auch eine entsprechende postoperative Schmerztherapie.

Die Unfallchirurgie im Kindesalter setzt die Kenntnis der unterschiedlichen Wachstumsstadien voraus. Bedingt durch die sinkende Anzahl von Kindern, aber auch durch präventive Maßnahmen, kann es durchaus vorkommen, dass der behandelnde Arzt Verletzungen an bestimmten Lokalisationen noch nie begegnet ist. Nur durch die Kenntnis des natürlichen Verlaufs kann eine Übertherapie vermieden und der einfachste Behandlungsweg eingeschlagen werden. Ein Schwerpunkt des Buches liegt daher in der Darstellung der konservativen Therapie, die im Erwachsenenalter zunehmend in den Hintergrund gerät. Ein weiterer Fokus wird auf die Nachbehandlung gelegt, die in jedem Kapitel beschrieben wird.

Kritische Hinweise, Verbesserungsvorschläge und die Mitteilung persönlicher Erfahrungen aus dem Leserkreis sind uns jederzeit willkommen.

Annelie-Martina Weinberg
Harald Tscherne

Danksagung

Ohne die Unterstützung vieler Beteiligter in den jeweiligen Entstehungsphasen dieses Buches, die im Einzelnen nicht alle erwähnt werden können, insbesondere die große Anzahl von Eltern und Patienten, die bereitwillig ihre Daten zur Verfügung gestellt haben, wäre dieses Werk nicht entstanden. Unser Dank gilt den Kollegen, die durch Diskussionen und Zusendung von Fällen dieses Buch bereichert haben. Besonderer Dank gebührt den Mitarbeitern der kinderchirurgischen Universitätsklinik Graz unter Leitung von Prof. M. Höllwarth. Weiterhin möchten wir allen Autoren und Koautoren für ihre bereitwillige Mitarbeit danken. Die Zusammenarbeit mit dem Zeichner Herrn R. Henkel war zu jeder Zeit produktiv, kreativ und sehr angenehm. Ohne seine zahlreichen instruktiven Farb- und Schemazeichnungen wäre dieses Buch nicht denkbar. Auch ihm möchten wir aufrichtig danken. Darüber hinaus danken wir dem Fotografen Herrn J. Fechter, der einige Abbildungen zu diesem Band beigesteuert hat. Zum Schluss möchten wir den Mitarbeitern des Springer-Verlages für ihre Kooperation danken, allen voran Frau G. Schröder, die mit großer Flexibilität die Ausstattung des Buches in dieser Form ermöglicht hat. Außerdem danken wir der Lektorin Frau Dr. R. Körkel für das Copy-Editing und Frau M. Litterer für die Herstellung und ganz besonders Frau C. Hocke von der Redaktion.

Und zu guter Letzt – aber nicht zuletzt – danke ich meiner Familie, die viele Stunden in ihrer Freizeit auf mich verzichtet hat.

Herausgeber- und Autorenverzeichnis

Reihenherausgeber

Prof. Dr. Harald Tscherne
em. Direktor
der Unfallchirurgischen Klinik
Medizinische Hochschule Hannover
Carl-Neuberg-Straße 1
30625 Hannover
Deutschland

Bandherausgeber

PD Dr. Annelie-Martina Weinberg
Leiterin der Abteilung für Unfallforschung
und Prophylaxe
Universitätsklinik für Kinderchirurgie
Landeskrankenhaus
Auenbruggerplatz 34
8036 Graz
Österreich
annelie.weinberg@t-online.de
anneliemartina.weinberg@meduni-graz.at

Prof. Dr. Harald Tscherne
em. Direktor
der Unfallchirurgischen Klinik
Medizinische Hochschule Hannover
Carl-Neuberg-Straße 1
30625 Hannover
Deutschland
Tscherne@t-online.de

Autoren

Dr. S. Altermatt
Universitätskinderspital
Steinwiesstraße 75
8032 Zürich
Schweiz

PD Dr. S. Arens
BG-Kliniken Bergmannsheil
Chirurgische Universitäts- und Poliklinik
Bürkle-de-la-Camp-Platz 1
44789 Bochum
Deutschland

Dr. Ch. Bassir
Charité
Virchow-Klinikum
Augustenburger Platz 1
13353 Berlin
Deutschland

PD Dr. S. Berger
Chirurgische Universitätskinderklinik
Inselspital
3010 Bern
Schweiz

Prof. Dr. M. Blauth
Chefarzt der Klinik für Unfallchirurgie
Universität Innsbruck
Anichstraße 35
6020 Innsbruck
Österreich

Prof. A. Bremerich
Klinikum Bremen-Mitte gGmbH
Klinik für MKG-Chirurgie
Sankt-Jürgen-Straße 1
28177 Bremen
Deutschland

Prim. Univ. Doz. Dr. med. H. BREITFUSS
Leiter der Abteilung Unfallchirurgie
Am Bezirkskrankenhaus Kufstein
Endach 27
6330 Kufstein
Österreich

Dr. C. CASTELLANI
Universitätsklinik für Kinderchirurgie
Landeskrankenhaus
Auenbruggerplatz 34
8036 Graz
Österreich

Dr. M. CLARIUS
Orthopädische Klinik
der Universität Heidelberg
Schlierbacher Landstraße 200 a
69118 Heidelberg
Deutschland

PD Dr. med P. CLAUS
Neuroanatomie
Medizinische Hochschule Hannover
Carl-Neuberg-Straße 1
30625 Hannover
Deutschland

Dr. G. DICK
Salzburger Landeskliniken
St. Johanns-Spital
Müllner Hauptstraße 48
5020 Salzburg
Österreich

Prof. Dr. H.-G. DIETZ
Kinderchirurgische Klinik
im Dr. von Haunerschen Kinderspital
Lindwurmstraße 4
80337 München
Deutschland

Dr. D. DRÜCKE
BG-Kliniken Bergmannsheil
Universitätsklinik für Plastische Chirurgie
und Schwerbrandverletzte
Bürkle-de-la-Camp-Platz 1
44789 Bochum
Deutschland

PD Dr. Th. EBINGER
Chefarzt der Klinik für Hand- und Plastische Chirurgie
Karl-Olga-Krankenhaus GmbH
Hackstraße 61
70190 Stuttgart
Deutschland

Dr. J. EICHHORN-SENS
Park-Klinik Weißensee
Lehrkrankenhaus der Charité
Schönstraße 61
13086 Berlin
Deutschland

Prof. Dr. H. ENGERT
Kinderchirurgische Klinik
Marienhospital
Wildumer Straße 8
44627 Herne
Deutschland

Dr. W. FLOCKEN
Klinikum Bremen-Mitte gGmbH
Sankt-Jürgen-Straße 1
28177 Bremen
Deutschland

Dr. H. FRIEDRICH
Universitätsklinik für Kinderchirurgie
Landeskrankenhaus
Auenbruggerplatz 34
8036 Graz
Österreich

Prof. Dr. J. FREYSCHMIDT
Klinikum Bremen-Mitte gGmbH
Sankt-Jürgen-Straße 1
28177 Bremen
Deutschland

PD Dr. A GÄNSSLEN
Unfallchirurgische Klinik
Medizinische Hochschule Hannover
Carl- Neuberg-Straße 1
30625 Hannover
Deutschland

Dr. E HAXHIJA
Brockmanngasse 18
8010 Graz
Österreich

PD Dr. A.K. HELL
Georg-August-Universität
Abteilung Orthopädie
Robert-Koch-Straße 40
37099 Göttingen
Deutschland

Dr. A. HOFMANN
Klinik und Poliklinik für Unfallchirurgie
Johannes-Gutenberg-Universität Mainz
Langenbeckstraße 1
55131 Mainz
Deutschland

Dr. C. Justin
Universitätsklinik für Kinderchirurgie
Landeskrankenhaus
Auenbruggerplatz 34
8036 Graz
Österreich

PD Dr. T. Kälicke
BG-Kliniken Bergmannsheil
Chirurgische Universitäts- und Poliklinik
Bürkle-de-la-Camp-Platz 1
44789 Bochum
Deutschland

Dr. E. Kahl
Georg-August-Universität
Abteilung Orthopädie
Robert-Koch-Straße 40
37099 Göttingen
Deutschland

Dr.cand med P. Kalmar
Universitätsklinik für Kinderchirurgie
Landeskrankenhaus
Auenbruggerplatz 34
8036 Graz
Österreich

Dr. P. Kasten
Orthopädische Klinik der Universität Heidelberg
Schlierbacher Landstraße 200 a
69118 Heidelberg
Deutschland

Dr. A. Kathrein
Klinik für Unfallchirurgie
Universität Innsbruck
Anichstraße 35
6020 Innsbruck
Österreich

Dr. D. Klitscher
Orthopädische Klinik
Johannes-Gutenberg Universität Mainz
Langenbeckstraße 1
55131 Mainz
Deutschland

Dr. P. Knorr
Kinderchirurgische Klinik
im Dr. von Haunerschen Kinderspital
Lindwurmstraße 4
80337 München
Deutschland

PD Dr. E. Kollig
Unfallchirurgische Abteilung
Bundeswehrkrankenhaus
Rübenacher Straße 170
56072 Koblenz
Deutschland

Dr. R. Kraus
Klinik und Poliklinik für Unfallchirurgie
Universität Giessen
Rudolf-Buchheim Straße 7
35392 Giessen
Deutschland

Prof. Dr. Dr. H. R. Krause
Klinikum Bremen-Mitte gGmbH
Klinik für MKG-Chirurgie
Plastische Operationen
Sankt-Jürgen-Straße 1
28177 Bremen
Deutschland

Prof. Dr. Ch. Krettek
Chefarzt der Unfallchirurgischen Klinik
Medizinische Hochschule Hannover
Carl- Neuberg-Straße 1
30625 Hannover
Deutschland

Dr. F. Kutscha-Lisberg
BG-Kliniken Bergmannsheil
Chirurgische Universitäts- und Poliklinik
Bürkle-de-la-Camp-Platz 1
44789 Bochum
Deutschland

Dr.cand med Ch. Kutschera
Universitätsklinik für Kinderchirurgie
Landeskrankenhaus
Auenbruggerplatz 34
8036 Graz
Österreich

Prof. Dr. W. Linhart
Universitätsklinik für Kinderchirurgie
Landeskrankenhaus
Auenbruggerplatz 34
8036 Graz
Österreich

Prof. Dr. J. Mayr
Universitäts-Kinderspital Beider Basel (UKBB)
Postfach
4005 Basel
Schweiz

Dr. M. Mentzel
Hand- und Plastische Chirurgie
Universitätsklinikum Ulm
Steinhövelstraße 9
89075 Ulm
Deutschland

Dr. B. Messerer
Universitätsklinik für Anästhesiologie
und Intensivmedizin Graz
Auenbruggerplatz 29
8036 Graz
Österreich

Prof. Dr. G. Muhr
Chefarzt der Chirurgischen Universitäts- und Poliklinik
BG-Kliniken Bergmannsheil
Bürkle-de-la-Camp-Platz 1
44789 Bochum
Deutschland

Dr. M. Seif El Nasr
Chefarzt der Abteilung für Unfallchirurgie
St. Nikolaus-Stiftshospital Andernach
Hindenburgwall 1
56626 Andernach
Deutschland

PD Dr. U. Neubauer
Klinikum Bremen-Mitte gGmbH
Sankt-Jürgen-Straße 1
28177 Bremen
Deutschland

Dr. Partenheimer
Klinik für Unfall-, Hand-
und Wiederherstellungschirurgie
Zentrum Chirurgie
Universitätsklinikum des Saarlandes
Kirrberger Straße 1
66421 Homburg/Saar
Deutschland

Dr. W. Pieringer
Universitätsklinik für Medizinische Psychologie
und Psychotherapie
Auenbruggerplatz 39
8036 Graz
Österreich

Prof. Dr. T. Pohlemann
Klinik für Unfall-, Hand-
und Wiederherstellungschirurgie
Zentrum Chirurgie
Universitätsklinikum des Saarlandes
Kirrberger Straße 1
66421 Homburg/Saar
Deutschland

Dr. K. Purtscher
Universitätsklinik für Medizinische Psychologie
und Psychotherapie
Auenbruggerplatz 39
8036 Graz
Österreich

Dr. E. Pusch
Anatomisches Institut
der Medizinischen Universität Graz
Harrachgasse 21
8010 Graz
Österreich

Dr. J. Raith
Universitätsklinik für Radiologie
Auenbruggerplatz 9
8036 Graz
Österreich

Dr. S. Rammelt
Klinik und Poliklinik für Unfall-
u. Wiederherstellungschirurgie
Universitätsklinikum Carl Gustav Carus
Fetscherstraße 74
01307 Dresden
Deutschland

Univ.-Prof. Dr. G. Schimpl
Universitätsklinik für Kinderchirurgie
Landeskrankenhaus
Auenbruggerplatz 34
8036 Graz
Österreich

Prof. Dr. W. Schlickewei
Abteilung für Unfallchirurgie, St. Josefs-Krankenhaus
und Bruder-Klaus-Krankenhaus Waldkirch
Hermann-Herder-Straße 1
79104 Freiburg
Deutschland

Dr. H. Schmitt
Orthopädische Klinik
der Universität Heidelberg
Schlierbacher Landstraße 200 a
69118 Heidelberg
Deutschland

PD Dr. P. Schmittenbecher
Kinderchirurgische Klinik
Klinik St. Hedwig, Krankenhaus
der Barmherzigen Brüder
Steinmetzstraße 1–3
93049 Regensburg
Deutschland

Dr. F. Schneider
Universitätsklinik für Kinderchirurgie
Landeskrankenhaus
Auenbruggerplatz 34
8036 Graz
Österreich

Dr. D. Schneidmüller
Klinik für Unfall-, Hand-
und Wiederherstellungschirurgie
Klinikum der Johann-Wolfgang-Goethe-Universität
Theodor-Stern-Kai 7
60590 Frankfurt am Main
Deutschland

PD Dr. M. Skutek
Unfallchirurgische Klinik
Medizinische Hochschule Hannvoer
Carl-Neuberg-Straße 1
30625 Hannover
Deutschland

Prof. Dr. H. Steinau
Klinik für Plastische Chirurgie
BG-Kliniken Bermannsheil
Bürkle-de-la-Camp-Platz 1
44789 Bochum
Deutschland

Dr. L. Stroedter
Universitätsklinik für Kinderchirurgie
Landeskrankenhaus
Auenbruggerplatz 34
8036 Graz
Österreich

Prof. Dr. H. Thermann
ATOS Klinik
Bismarckstraße 9–15
69115 Heidelberg
Deutschland

Dr. M. Thomson
Orthopädische Klinik
der Universität Heidelberg
Schlierbacher Landstraße 200 a
69118 Heidelberg
Deutschland

Dr. M. Vittinghoff
Universitätsklinik für Anästhesiologie
und Intensivmedizin Graz
Auenbruggerplatz 29
8036 Graz
Österreich

Prof. Dr. P. M. Vogt
Klinik für Plastische, Hand-
und Wiederherstellungschirurgie
Hochschule Hannover im Klinikum Osttstadt
Podbielskistraße 380
30659 Hannover
Deutschland

Prof. Dr. M. Walz
Kliniken Uelzen und Bad Beversen GmbH
Abt. für Unfall und Wiederherstellungschirurgie
Hagenskamp 34
29525 Uelzen
Deutschland

PD Dr. Annelie-Martina Weinberg
Leiterin der Abteilung für Unfallforschung
und Prophylaxe
Universitätsklinik für Kinderchirurgie
Landeskrankenhaus
Auenbruggerplatz 34
8036 Graz
Österreich

Prof. Dr. H. Zwipp
Klinik und Poliklinik für Unfall-
u. Wiederherstellungschirurgie
Universitätsklinikum Carl Gustav Carus
Fetscherstraße 74
01307 Dresden
Deutschland

Inhaltsverzeichnis Band 1

Inhaltsverzeichnis Band 2

Teil VIII Therapie komplexer Verletzungen

Kapitel 27 Das polytraumatisierte Kind

Kapitel 28 Weichteilschäden und Frakturen mit Weichteilschäden

Kapitel 29 Verbrennungen

Kapitel 30 Amputationen

Teil IX Besondere Situationen am kindlichen Skelett

Teil I Allgemeines

Kapitel 1

Molekulare, physiologische und anatomische Grundlagen der Knochenentwicklung 1

A.-M. Weinberg, A. Hofmann, P. Claus

Für die Behandlung von Frakturen und Luxationen im Kindesalter ist die Kenntnis der *physiologischen* und *pathophysiologischen Phänomene des Wachstums* für die adäquate Therapie von großer Bedeutung.

Die meisten Frakturklassifikationen richten sich nach dem *makroskopischen Aspekt* der Knochen, da die Frakturen im Kindesalter stereotyp sind und weit mehr von ihrer Lokalisation im Skelett und damit von ihrer Nähe zur Fuge als vom Trauma selbst abhängen.

Das kindliche Skelett besitzt Wachstumseigenschaften und Korrekturpotenziale, die in einen Behandlungsalgorithmus integriert werden können. Andererseits müssen pathophysiologische Vorgänge der Frakturheilung, die es bei der Behandlung von Erwachsenen nicht gibt, erkannt werden. Ohne deren Prognose ist eine gezielte Behandlungsstrategie nicht möglich. Neue Erkenntnisse und Therapien sind von der Zunahme des Wissens über die molekularen Zusammenhänge des Knochenwachstums und seiner Phänomene zu erwarten.

1.1 Der makroskopische Aspekt

Die anatomische Grundlage des Skeletts sind die Knochen, die in 3 unterschiedliche Typen eingeteilt werden können: Makroskopisch unterschieden werden

- lange,
- kurze und
- flache Knochen.

Der *kurze Knochen* ist charakterisiert durch eine dünne Kompakta und eine sehr ausgeprägte Spongiosa, wie es das Beispiel des Kalkaneus veranschaulicht (Abb. 1.1). Bei den *flachen Knochen* handelt es sich um die Schädelknochen; sie unterliegen historisch bedingt einer geänderten Nomenklatur: Die Kompakta, welche in diesem Fall als Lamina externa bzw. interna bezeichnet wird, umschließt die als Diploe bezeichnete Spongiosa (Junqueira et al. 2001). Unter *langen Knochen* werden vor allem die Röhrenknochen der Extremitäten verstanden. Diese werden in Dia-, Meta- und Epiphyse gegliedert (Abb. 1.2). Diesen 3 Knochenabschnitten können makroskopisch unterschiedliche Frakturtypen zugeordnet werden.

Die *Diaphyse* besteht aus einer dicken, homogen erscheinenden Substantia compacta, die den mit nur wenigen Knochentrabekeln ausgestatteten Markraum umgibt. Die in diesem Abschnitt typischen Frakturformen sind die Grünholzfrakturen (vgl. Abb. 1.2) und die vollständig durchgebrochenen Frakturen. Mehrfragment-, Stück- und Trümmerfrakturen sind selten. Der Übergang zur Metaphyse ist anatomisch definiert als die becherförmige Aufwölbung der Diaphyse. Klinisch zeichnet sich der metaphysäre Abschnitt der Diaphyse im Wachstum durch spezifische Frakturen aus: die metaphysären Biegungsfrakturen und die Stauchungsfrakturen (vgl. Abb. 1.2).

An die *Metaphyse* schließt sich die Fuge (Physe) an, die mikroskopisch einen meta- und epiphysären Anteil aufweist. Die Epiphysenlösung mit und ohne metaphysäre Keil zieht immer transversal durch den metaphy-

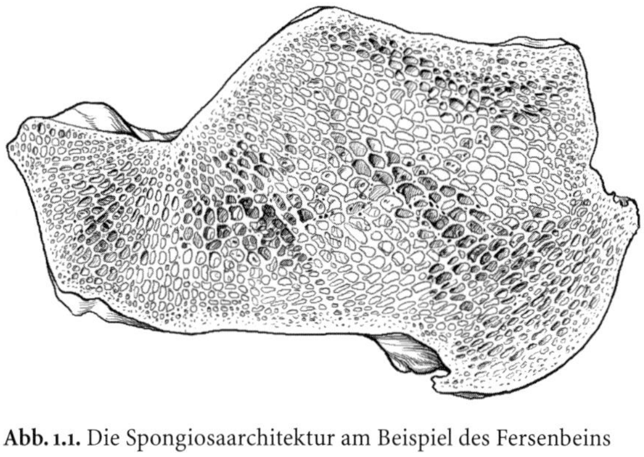

Abb. 1.1. Die Spongiosaarchitektur am Beispiel des Fersenbeins

sären Anteil der Fuge. Daher zählt die Epiphysenlösung mit und ohne metaphysären Anteil prognostisch bezüglich der Wachstumsstörung zu den metaphysären Läsionen.

In der *Epiphyse* ist die Substantia compacta sehr viel schmaler und die Substantia spongiosa sehr ausgeprägt. Die Epiphyse ist teilweise überknorpelt und an der Gelenkbildung beteiligt. Ihre Ossifikationskerne erscheinen zu unterschiedlichen Zeitpunkten des Wachstums. Typische Verletzungen im Bereich der Epiphyse treten nach Axialtraumen auf, wobei der Frakturspalt in jedem Fall die gesamte Epiphysenfuge kreuzt. Das genaue Verletzungsmuster ist von der Lokalisation am Skelett abhängig: Betrifft die Fraktur die obere, unbelastete Extremität, so verläuft der Frakturspalt meistens im tragenden Gelenkbereich, bei Frakturen der unteren Extremität liegt der Frakturspalt hingegen häufig im unbelasteten Teil des Gelenks (vgl. Abb. 1.2).

Das Wachstum der Knochen besteht aus unterschiedlichen Prozessen. Zum einen werden Teile des bereits vorhandenen Knochens wieder resorbiert, zum anderen wird neuer Knochen gebildet. Bei den *flachen Knochen* (den Schädelknochen) geht die Neubildung von den Suturen, dem Periost der Laminia externa und dem der Lamina interna aus. Die zeitgleich ablaufenden Resorptionsvorgänge an der Innenseite der Lamina externa und der Außenseite der Lamina interna ermöglichen es, dass sich die Schädelknochen an das wachsende Gehirn anpassen können.

! Eine Störung stellt die *wachsende Fraktur* dar: Ein Bruchspalt verbreitert sich mit zunehmendem Schädelwachstum. Eine Heilung bleibt infolge eines Abbaus des Knochenrands aus.

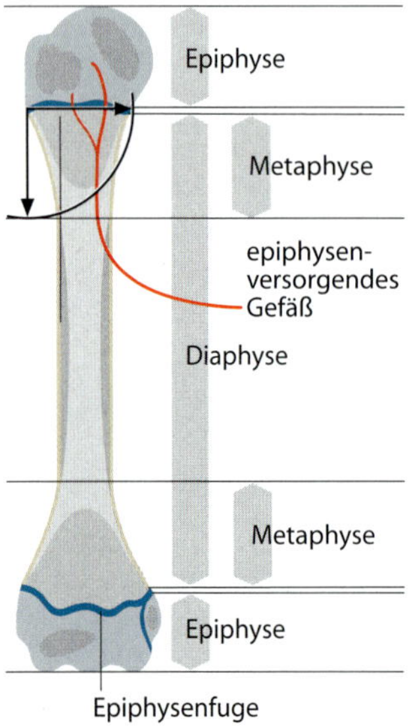

Abb. 1.2. Der anatomische Aufbau des Knochens. An die Diaphyse grenzt die Metaphyse. Die Epiphyse wird durch die Epiphysenfuge von der Metaphyse getrennt

Im Rahmen des *Längenwachstums* der *langen Knochen* wird den *Wachstumsfugen* eine entscheidende Rolle zugeschrieben. Die enchondrale Verknöcherung bewegt sich unter Beibehaltung der eigentlichen Epiphysenausdehnung epiphysenwärts. Zum *Wachstumsstop* kommt es, wenn das Knorpelgewebe vollständig durch Knochengewebe ersetzt ist. Dieser Zeitpunkt differiert geschlechtsspezifisch: Er wird von Frauen im 21. Lebensjahr, von Männern etwa 2 Jahre später erreicht.

CAVE Störungen des Längenwachstums sind nach jeder Fraktur zu erwartet werden.

Die Knochenbildung im Verlauf des *Dickenwachstums* geht vom Periost aus. Hier kommt es zu appositioneller Anlagerung von Knochen, während an der Innenfläche Knochensubstanz resorbiert wird (Junqueira et al. 2001). Störungen des Dickenwachstums in Form partieller oder vollständiger Pseudarthrosen sind im Kindesalter eine Rarität und können meist entweder auf eine inadäquate Primärtherapie oder auf eine Störung des Knochenstoffwechsels zurückgeführt werden.

Das Prinzip der Leichtbauweise wird durch Lamellenknochen, der sich durch Druck-, Zug- und Biegefestigkeit auszeichnen, realisiert. Das Gesetz von *Roux* fasst diese Ansprüche wie folgt zusammen: Ein Maximum an Stabilität wird mit einem Minimum an Materialaufwand gewährleistet (Junqueira et al. 2001; Roux 1895). Kommt es zu Frakturen mit Achsabweichungen, versucht der Knochen, diese zu korrigieren. Seit-zu-Seit-Verschiebungen werden beispielsweise durch Ab- und Anbau von Knochensubstanz ausgeglichen, und die Form des Knochens entspricht dem Kriterium, mit möglichst wenig Material eine hohe Stabilität zu erreichen.

1.2 Der mikroskopische Aspekt

Die physiologischen und pathophysiologischen Wachstumsprozesse beruhen mikroskopisch im wesentlichen auf 4 Zelltypen:

- Vorläuferzellen,
- Osteoblasten,
- Osteozyten und
- Osteoklasten.

Die pluripotenten *Vorläuferzellen* sind während des gesamten Lebens vorhanden. Sie sind mesenchymaler Herkunft und während des Knochenwachstums aktiv. Nach Frakturen spielen sie bei Heilungsprozessen auch beim Erwachsenen eine wichtige Rolle. Sie besitzen eine hohe Proliferationspotenz und können sich je nach gewebespezifischem Genexpressionsmuster in Osteoblasten, Chondroblasten, Adipozyten und Myozyten differenzieren (Bianco et al. 2001; vgl. Abb. 1.6).

Die Hauptaufgabe der an der Oberfläche der Knochenbälkchen lokalisierten *Osteoblasten* liegt in der

Synthese der extrazellulären Matrixproteine des Knochengewebes.

Bei den *Osteozyten* handelt es sich um Osteoblasten, die von Knochensubstanz (Osteoid) umgeben sind. Sie besitzen weiterhin das Potenzial zur Umwandlung in Vorläuferzellen. Die Osteozyten verbleiben vom Zeitpunkt ihrer Einmauerung an solange im Osteoid, bis sie entweder von Osteoklasten resorbiert werden oder aber durch Apoptose, die gehäuft bei niedrigen Östrogenblutspiegeln beobachtet wird, zugrunde gehen. Das Zugrundegehen der Osteozyten stellt für die Osteoklasten ein Signal zum Knochenabbau dar (Boyce et al. 1999). Osteozyten lassen sich funktionell in 2 Klassen einteilen:

- Zellen, die der Erhaltung der Grundsubstanz dienen und als *osteoblastische Osteozyten* bezeichnet werden und
- *osteolytische Osteozyten*, die reich an Lysosomen sind und den Abbau der Hartsubstanz aus dem Knochen bewirken können.

Die *Osteoklasten* sind mehrkernige Riesenzellen, die vermutlich durch die Verschmelzung von mononukleären Monozyten entstehen (vgl. Abb. 1.8). Um ihrer Hauptaufgabe, dem enzymatischen Abbau der Knochengrundsubstanz gerecht zu werden, besitzen die Osteoklasten zur Vergrößerung der resorptiven Fläche einen Bürstensaum. Bevorzugte Lokalisation der Osteoklasten sind durch den Abbau der Grundsubstanz entstandene Einbuchtungen, die als Howship-Lakunen bezeichnet werden.

Die Substanz des *Interzellularraums* setzt sich im Wesentlichen aus 3 Bestandteilen zusammen, wobei die *Mineralien* [norganisches Phosphat (50%) Kalzium (35%), Magnesium, Fluor, Nitrat], die in Form von Apatitkristallen für die Druckfestigkeit des Knochens verantwortlich sind, mit 50% den Hauptanteil ausmachen. Die andere Hälfte besteht zu gleichen Teilen aus *organischen Verbindungen* (90–95% Kollagen, restlicher Anteil Proteine wie Osteocalcin und Proteoglykan) und *Hydratwasser*, welches die Kristalle umgibt und somit die Voraussetzung für den Ionenaustausch schafft.

Mit Ausnahme der überknorpelten Anteile wird der Knochen vollständig vom *Periost* umgeben. Es besteht aus einem Stratum fibrosum und Stratum osteogenicum (Kambium). Die Knochenhaut ist nicht nur für die Ernährung des Knochens verantwortlich, sondern schützt diesen auch vor der Resorption durch Osteoklasten. Kommt es beispielsweise im Rahmen von Frakturen zur Verletzung, so wird der nicht mehr von Periost bedeckte Knochen durch die Osteoklasten resorbiert. Dies führt im Fall der Grünholzfrakturen dazu, dass die von Periost bedeckte konkave Seite deutlich schneller heilt und auf der konvexen Gegenseite eine Konsolidationsstörung vorliegt.

Das Knochengewebe lässt sich in *Geflecht-* und *Lamellenknochen* einteilen.

Der *Lamellenknochen* ist der typische Knochen im Erwachsenenalter, welcher durch eine besondere Anordnung von Knochenkanälchen und Lamellen charakterisiert ist. Neben Generallamellen, welche die innere und äußere Oberfläche als Ganzes umfassen, werden Speziallamellen unterschieden, die in Gruppen von 4–20 konzentrisch um einen Kanal (Haver-Kanal) herum angeordnet sind. Diese Anordnung wird als *Osteone* bezeichnet. Die Bereiche zwischen Osteonen sind Reste früherer Osteonengenerationen und werden als Schaltlamellen bezeichnet.

Geflechtknochen entsteht bei jeder Knochenneubildung und wird in der Regel später durch Lamellenknochen ersetzt. Eine Ausnahme bilden Teile der Schädelknochen. Im Vergleich zu Lamellenknochen lassen sich mehr Osteozyten finden, während der Mineralgehalt deutlich geringer ist und die Kollagenfasern keine Ordnung aufweisen, sodass in diesem Fall keine Lamellenbildung erkennbar ist. Geflechtknochen weist eine besondere Festigkeit gegenüber Zug- und Biegebelastung auf.

1.3 Knochenentwicklung

Bei der *desmalen Ossifikation* handelt es sich um die direkte Form der Knochenbildung. Sie ist ebenso verantwortlich für die Entstehung der perichondralen Knochenmanschetten der langen Röhrenknochen wie für die Ossifikation nach Knochenfrakturen. Allerdings ist die Entstehung kompletter Knochen auf desmaler Ebene auf einige Schädelknochen bzw. Teile davon begrenzt. Bei dem entstandenen Knochen handelt es sich um verkalktes faserreiches Bindegewebe, dessen Bildung von mehreren Orten ausgeht, sodass die entstehenden Knochenbälkchen in Verbindung treten und die Spongiosa bilden.

Aus dem Mesenchym zwischen den Knochenbälkchen entwickelt sich das Knochenmark. Die oberflächlich gelegenen Bindegewebeschichten, die nicht ossifizieren, bilden Periost und Endost.

Fast zeitgleich mit der Knochenbildung finden *Umbauvorgänge* statt: Die mit einem Bürstensaum ausgestatteten Osteoklasten, die über zahlreiche Lysosomen mit Kollagenasen und sauren Phosphatasen verfügen, resorbieren die mineralisierte Knochensubstanz. Aus dem zunächst gebildeten Geflechtknochen entsteht so Lamellenknochen.

Bei der *chondralen Ossifikation* handelt sich um einen für die Bildung der kurzen und langen Knochen typischen Entstehungsprozess, bei dem eine vorgebildete Knorpelstruktur als Modell für den späteren Knochen dient (Abb. 1.3 a–h). Die chondrale Ossifikation wird in 2 Vorgänge untergliedert:

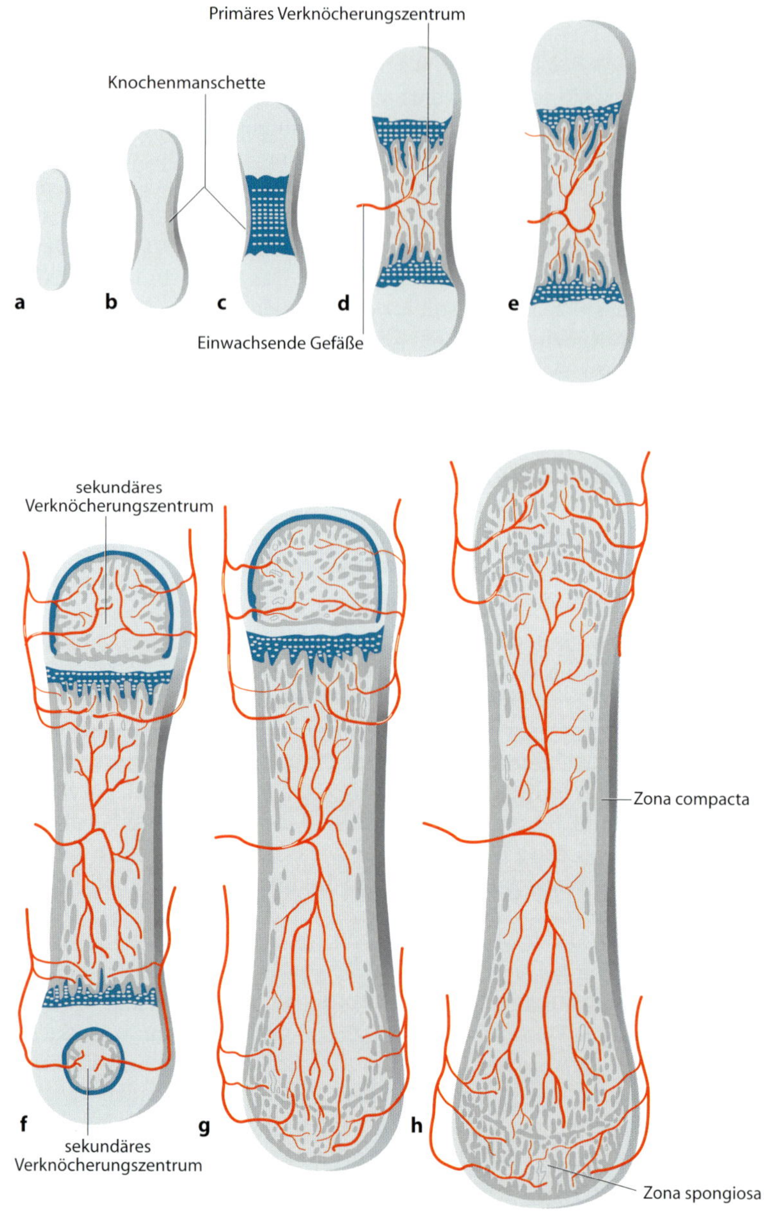

Abb. 1.3 a–h. Schema der chondralen Knochenentwicklung. **a,b** Kondensation mesenchymaler Zellen, Bildung der Knochenanlage. **c** Chondrozyten im Zentrum hypertrophieren. **d,e** Osteoblasten wandern durch Blutgefäße ein und binden an die degenerierende Knorpelmatrix. **f–h** Bildung der Epiphysenplatte und von sekundären Ossifikationszentren

- *Perichondrale Ossifikation*: Die Knorpelmodelle weisen ab dem 3. Embryonalmonat an der Oberfläche der Diaphyse desmale Ossifikationszentren auf. Die eigentliche Neubildung geht zunächst vom Perichondrium aus, wird später allerdings von dem als Periost zu bezeichnenden osteogenen Gewebe weitergeführt. Während dieses Prozesses entsteht eine den Knochenschaft umgebende Manschette aus Geflechtknochen, die sich bis in die Grenzzone zwischen Dia- und Epiphyse ausdehnt. Die Ernährung der Chondrozyten wird dadurch erheblich beeinträchtigt, worauf diese mit einer Hypertrophie reagieren. Die sich anschließende Resorption der Interzellularsubstanz führt zu einer Vergrößerung der Knorpelhöhlen. Seiner äußeren Erscheinung entsprechend wird der Knorpel in dieser Phase als Blasenknorpel bezeichnet.
  Im weiteren Verlauf degenerieren die Knorpelzellen; in der Knorpelgrundsubstanz kommt es zur Ablagerung von Kalzium. An der Oberfläche der perichondralen Knochenmanschette beginnen Osteoklasten mit dem Abbau von neugebildeter Knochensubstanz, sodass aus dem Periost einwachsende Blutgefäße und undifferenzierte Mesenchymzellen in den unter der Knochenmanschette befindlichen Knorpel einwachsen können. Es kommt in der Folge zu zahlreichen Umbauvorgängen mit Neubildung und Abbau von Knochensubstanz. Der so entstandene Raum, die primäre Markhöhle, wird ausgefüllt durch einwachsende Gefäße sowie Mesenchymzellen, die sich zu

verschiedenen Stammzellen differenzieren. Ab dem 5. Embryonalmonat überwiegen die für die Blutbildung verantwortlichen Stammzellen, der Markraum wird jetzt als sekundäre Markhöhle bezeichnet.

- *Enchondrale Ossifikation*: Die zwischen Meta- und Epiphyse liegende Epiphysenplatte ist von besonderer Bedeutung für das Knochenwachstum und bleibt solange erhalten, wie Knochenwachstum stattfindet. Die in diesem Bereich ablaufenden Wachstumsprozesse sind mikroskopisch besonders deutlich erkennbar: Zunächst kommt es zu einer Hypertrophie der Chondrozyten, die daraufhin abgebaut werden. In die verbleibenden Lakunen wachsen Blutkapillaren und Mesenchymzellen ein, wobei sich letztere im weiteren Verlauf zu Osteoblasten differenzieren. Auf der Oberfläche der Knorpelreste entsteht Knochen. Hierbei dient der Knorpel lediglich als Leitstruktur, wobei keine direkte Umwandlung von Knorpel in Knochen stattfindet. Die chondrale Ossifikation an der Epiphysenplatte weist eine zonale Gliederung auf (Abb. 1.4).

Die *Reservezone* besteht vorwiegend aus hyalinem Knorpel und noch undifferenzierten Zellen. In einer frühen Entwicklungsstufe erstreckt sich dieser Bereich über die gesamte Epiphyse, wird aber im weiteren Verlauf bis auf eine streifenförmige zur epiphysären Seite gerichtete Struktur reduziert. In der Proliferationszone sind die Chondrozyten parallel zur Längsachse der Knochen säulenartig orientiert, sodass von *Säulenknorpel* gesprochen wird. Interzellularsubstanz wird nur noch in geringen Mengen produziert. Die in der Resorptionszone in erweiterten Knorpelhöhlen liegenden vergrößerten Chondrozyten werden ihrem Aussehen entsprechend als *Blasenknorpel* bezeichnet. Die Interzellularsubstanz ist auf schmale Bälkchen beschränkt, und es kommt zur Ausbildung von Hydroxylapatitkristallen, die den Knorpel kalzifizieren.

Da die Knorpelhöhlen in der Verknöcherungszone unter Abbau der Knorpelsubstanz von Chondroklasten eröffnet werden, spricht man auch von einer *Eröffnungsphase*. In die ehemaligen Chondrozytenhöhlen wachsen im weiteren Verlauf Kapillaren und Zellen ein, die sich zu Osteoblasten differenzieren. Die sich an die kalzifizierte Knorpelsubstanz anlagernden Osteoblasten produzieren Osteoid. Hierdurch entstehen kleine Knochenbälkchen, in deren Innerem sich verkalkter Knorpel befindet. Beides wird im weiteren Verlauf wieder abgebaut und zunächst durch sekundären Geflechtknochen, später durch Lamellenknochen ersetzt.

Die *Polarität der Epiphysenfuge* wurde experimentell am Tiermodell untersucht. Nach Entfernung der Fuge wurde diese anschließend umgekehrt reimplantiert. Im folgenden Beobachtungsintervall konnte ein Rückgang des Längenwachstums registriert werden, das nicht wie üblich an der metaphysären, sondern an der epiphysären Fugengrenzfläche stattfand. Histologisch fanden sich typische Zeichen der enchondralen Ossifikation, wie an die Epiphyse angelagerte hypertrophe Chondrozyten, Säulenknorpel, Blutgefäße und Osteoblasten. Die Metaphyse wies eine Trabekelstruktur auf. Anzeichen der enchondralen Ossifikation waren hier nicht mehr

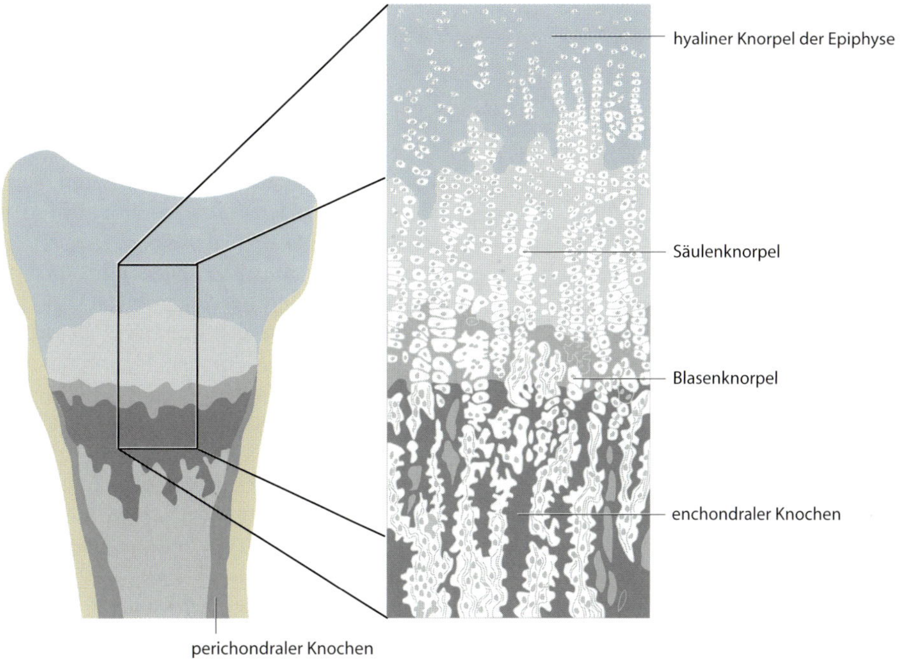

Abb. 1.4. Enchondrale Ossifikation. Längsschnitt durch einen Finger eines etwa 4 Monate alten menschlichen Embryos

zu erkennen. Diese Ergebnisse legen den Schluss nahe, dass die Polarität der Wachstumsfuge die funktionelle Polarität des umliegenden Knochens definiert.

Die einzelnen *Epiphysenfugen* tragen ein bestimmten Anteil am gesamten Längenwachstum der zugehörigen Knochen bei (Abb. 1.5). Der physiologische Physenverschluss wird in 3 Phasen gegliedert:

- Im *Stadium des eigentlichen Wachstums*, in dem das Verhältnis von Proliferations- und Mineralisationsvorgängen ausgeglichen ist, sind die Fugen noch weit offen.
- Es schließt sich eine *Ruhephase* an: Kurz vor dem eigentlichen Wachstumsabschluss ruhen die Proliferationsvorgänge, die Mineralisierung greift noch nicht auf den metaphysären Anteil über. Zu diesem Zeitpunkt besitzen die Zellen noch das Potenzial zur Proliferation.
- Im Rahmen der *Verschlussphase* greifen die Mineralisationsvorgänge zunächst auf den metaphysären, später auch epiphysären Fugenanteil über. Dieser Prozess, der mit dem Verschmelzen der Epiphysen endet, ist von der Lokalisation der einzelnen Fugen, vom Geschlecht sowie von der individuellen Reifung abhängig.

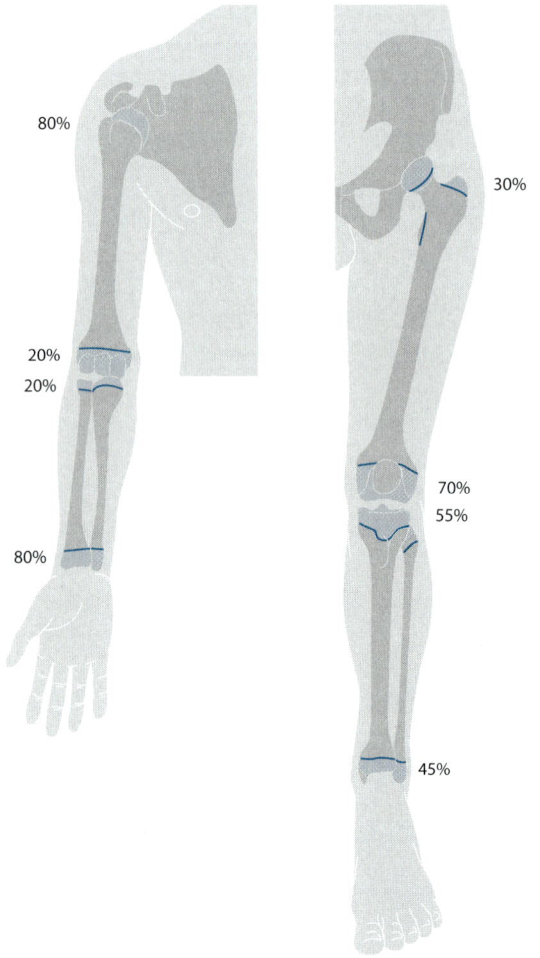

Abb. 1.5. Wachstumsanteil der einzelnen Epiphysenfugen am Längenwachstum der zugehörigen Knochen in Prozent

Die Fugenreifung selbst beginnt, entsprechend dem wichtigsten Punkt der epiphysären Blutversorgung, stets exzentrisch. In der Verschlussphase der Fuge kommt es zu typischen Läsionen: den Übergangsfrakturen (»triplane-«, »twoplane fractures«). Im Gegensatz zu den typischen kindlichen Frakturen sind diese Frakturen mit keinen Wachstumsstörungen mehr verbunden, zumindest werden diese nicht mehr klinisch relevant.

1.4 Molekulare Grundlagen der Knochenentwicklung

Die *Knochenregeneration während der Frakturheilung* ähnelt in verschiedenen Aspekten dem Knochenwachstum während der Embryonalentwicklung. Parallelen bestehen sowohl histomorphologisch als auch im Hinblick auf die räumlich-zeitlich regulierte Expression verschiedener Gene. Im Anschluss an eine Fraktur wandern mesenchymale Zellen in die Bruchstelle ein, und es kommt zur Proliferation, Kondensation und Differenzierung in Knorpel- oder Knochenzellen. Im Kallus nach einer Fraktur werden Wachstumsfaktoren nachgewiesen, die auch für die embryonale Knorpel- und Knochengenese von wesentlicher Bedeutung sind.

Die Frakturheilung als regenerativer Prozess schließt – im Gegensatz zur Embryonalentwicklung – auch *inflammatorische Reaktionen* ein. Zunächst wandern pluripotente, mesenchymale Zellen an den Ort der Störung ein. Es ist unklar, ob diese Zellen tatsächlich mit embryonalen Stammzellen direkt vergleichbar sind. Die Analyse der molekularen und zellulären Ereignisse bei der embryonalen Knochenentwicklung führt trotz dieser Unterschiede zu einem besseren Verständnis der Mechanismen der Frakturheilung. Die meisten der beschriebenen Prozesse der Knochenentwicklung sind an den Modellorganismen Maus und Huhn erarbeitet worden. Insbesondere bei Analysen der frühen Extremitätenentwicklung hat sich das Huhn als sehr geeignet erwiesen. Kommt es in der Embryonalentwicklung zu Störungen, so können daraus Fehlentwicklungen wie z. B. die Synpolydaktylie hervorgehen (Tabelle 1.1).

Während der fetalen Skelettentwicklung wird in einem Musterbildungsprozess zunächst aus undifferenziertem Mesenchym eine *Extremitätenknospe* gebildet, die von einer dicken epithelialen Schicht (»apical ectodermal ridge«/AER) bedeckt ist. »Sonic hedgehog« (SHH) als diffusibles Molekül wird in der Knospe im posterioren Mesenchym exprimiert (Vortkamp et al. 1996). Die Zellen befinden sich in der Zone der polarisierenden Aktivität (ZPA) und sind an der Musterbil-

Tabelle 1.1. Beispiele einiger Störungen in der Knochenentwicklung und deren klinische Syndrome

Locus	Syndrom
Störungen der mesenchymalen Kondensation und Differenzierung	
HOXD-13	Synpolydaktylie
PAX-3	Waardenburg-Syndrom
SOX 9	Kamptomelische Dysplasie
GLI3	Greig-Syndrom, akromesomelische Dysplasie
Störungen der Proliferation und Maturation der Chondrozyten	
FGF-Rezeptor 1	Pfeiffer-Syndrom
FGF-Rezeptor 2	Crouzon-Syndrom, Apert-Syndrom, Jackson-Weiss-Syndrom
FGF-Rezeptor 3	Achondroplasie, Hypochondroplasie, thanatophorische Dysplasie
»Parathyroid hormone-related peptide Rezeptor« (PTHrPR)	Jansen-Dysplasie

dung entlang der anterioren-posterioren (a.-p.) Achse beteiligt (Francis-West et al. 1995). SHH induziert eine komplexe Signaltransduktionskaskade, die verschiedene Faktoren umfasst, darunter die »bone morphogenic proteins« (BMPs), HOX-Proteine und Fibroblastenwachstumsfaktoren (FGFs). Das Auswachsen der Extremitätenknospen wird wahrscheinlich durch die transiente Expression des FGF-8 im intermediären Mesoderm iniziiert. So führt die Anlagerung von FGF-8-getränkten Trägersubstanzen an verschiedene Stellen zwischen den Anlagen der oberen und den unteren Extremitäten beim Huhn zur Bildung neuer ektoper Extremitätenknospen (Crossley et al. 1996). Die Epithelschicht (AER) reguliert durch die weitere Expression von FGF-2, -4 und -8 das proximal-digitale Wachstum der Knospe (Cohn et al. 1995).

1.4.1 Entwicklung der Chondrozyten

Die Kondensation der mesenchymalen Zellen in den Bereichen des zukünftigen Knochens leitet die Differenzierung zu Chondrozyten ein. Bei der Maus wird zunächst noch neben mesenchymalem Typ-I-Kollagen auch Typ-IIa-Kollagen gebildet. Später wird das Chondrozyten-spezifische Typ-IIb-Kollagen neben anderen Kollagenen (IX und XI) und Matrixproteinen exprimiert.

Über die molekularen Schalter, welche die Differenzierung von mesenchymalen Zellen in Chondrozytenzellinien determinieren, ist nur wenig bekannt. Der Transkriptionsfaktor SOX 5 (Abb. 1.6), ein Protein mit einer DNA-bindenden Domäne, ist an der Regulation der Expression von Typ-II-Kollagen beteiligt und ein früher Marker für Zellen, die sich in der Kondensationsphase befinden (Bi et al. 1999). Seine Expression endet nach Bildung der Skelettanlage. Zellen im Zentrum der Kondensation beginnen ein anderes Gen der Hedgehog-Familie zu transkribieren: »indian hedgehog« (IHH). IHH induziert über die Bindung an einen Rezeptor (PTC) die Expression des Transkriptionsfaktors GLI 1 (Caruccio et al. 1999). Bereits in diesem Stadium findet eine Zell-Zell-Kommunikation statt. Darüber hinaus konnte gezeigt werden, dass die Expression von IHH durch FGF-Rezeptor-3 (FGFR 3) negativ reguliert wird (Naski et al. 1998).

Im Verlauf der enchondralen Ossifikation kommt es zu einer Hypertrophie der Chondrozyten. Als ein Marker kann dabei das Typ-X-Kollagen betrachtet werden; Kollagen Typ II wird dagegen deutlich weniger gebildet. IHH wird in diesen Zellen weiter exprimiert und scheint die Rate von Chondrozytendifferenzierung und -proliferation zu beeinflussen. Als einer der wichtigsten

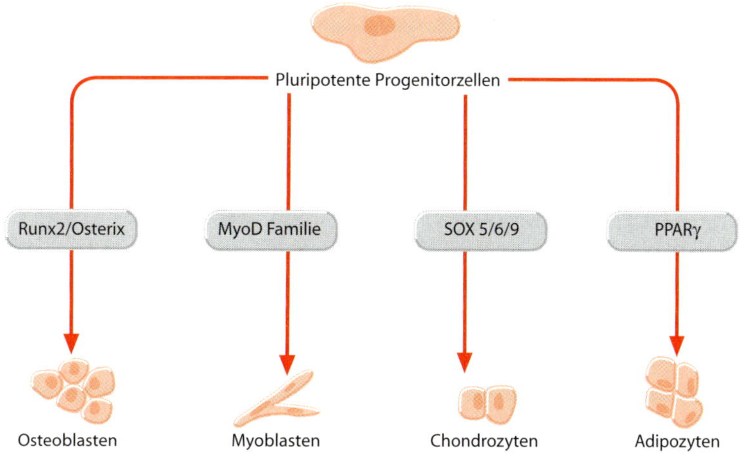

Abb. 1.6. Schematische Darstellung der Differenzierung der mesenchymalen Progenitorzellen. Pluripotente Progenitorzellen stammen von undifferenziertem Mesenchym und differenzieren sich zu verschiedenen gewebespezifischen Zellen wie Osteoblasten, Myoblasten, Adipozyten und Chondrozyten. Jede Differenzierungsrichtung ist determiniert durch gewebespezifische Transkriptionsfaktoren wie Runx2, Osterix, MyoD, PPARγ und SOX 5, 6, und 9

Wachstumsfaktoren, der durch IHH reguliert wird, gilt das »Parathormon-related Peptid« (PTHrP), das die Rate der hypertrophierenden Chondrozyten kontrolliert. Eine aktivierende Mutation des PTHrP-Rezeptors führt z. B. beim Menschen zur Entstehung des Phänotyps der Erkrankung Osteochondrodystrophia vom Typ Jansen.

Weiterhin ist der FGFR 3 absolut essenziell für die normale Chondrozytendifferenzierung. Aktivierende Mutationen des FGFR 3 sind beim Menschen ursächlich für die Entstehung der Achondroplasie. Einige Experimente mit FGFR 3-defizienten Mäusen konnten nachweisen, dass FGFR 3 das Knochenwachstum durch eine Limitierung der Chondrozytenproliferation negativ reguliert (Naski et al. 1996).

1.4.2 Entwicklung der Osteoblasten

Zum Zeitpunkt der vaskulären Einsprossung aus dem Perichondrium erfolgt der Untergang der hypertrophierten Chondrozyten durch Apoptose. Die auf dem Blutweg über die einsprossenden Kapillaren einwandernden Osteoblasten beginnen mit der Bildung des Osteoids, das nach enchondralem Muster zentripital ossifiziert. Osteoblasten differenzieren sich aus dem Pool der Osteoprogenitorzellen, die den preosteogenen Marker STRO-1 exprimieren (Chen et al. 1997). Sie ähneln in ihrem Expressionsmuster sehr stark spezialisierten mesenchymalen Zellen. Bis heute konnte *in vivo* nur Osteocalcin als ein osteoblastenspezifisch reguliertes Gen nachgewiesen werden. Für die Differenzierung in Osteoblasten spielen der Transkriptionsfaktor cbfa 1 (»core binding factor alpha 1«, Transkriptionsfaktor aus der RUNX-Familie, Ducy u. Karsenty 1998), IHH und Osterix eine Rolle (Zhang et al. 2002; Abb. 1.7). Cbfa 1 bindet u. a. an das osteoblastenspezifische cis-Element 2 (OSE 2) im Promotor des Osteocalcingens und wird in der Entwicklungsphase an Stellen der mesenchymalen Kondensation des wachsenden Skeletts exprimiert. Die Regulation der *cbfa 1*-Expression selbst steht möglicherweise unter der Kontrolle von BMPs und anderen Wachstumsfaktoren. So induziert das BMP-7 eine gesteigerte Expression des *cbfa 1*, dagegen führt das Calcitriol zu einer Reduktion der *cbfa 1*-Expression.

Die vollständige Deletion des *cbfa 1*-Gens in Mäusen ist letal und führt zur Bildung eines Knorpelskeletts und zum völligen Fehlen knöcherner Strukturen. Heterozygote Mäuse sind dagegen überlebensfähig; ihr Phänotyp ähnelt den Veränderungen des menschlichen Syndroms Dysplasia cleidocranialis (Ducy u. Karsenty 1998). Weiterführende Untersuchungen haben gezeigt, dass Patienten mit dieser Erkrankung Mutationen des *cbfa 1*-Gens an verschiedenen Stellen aufweisen.

Osterix (Osx) ist ein Helix-Loop-Helix-Transkriptionsfaktor, der durch Differenzierungsexperimente mit BMP-2 entdeckt wurde (vgl. Abb. 1.7). Osx-/-Mäuse zeigen bei vorhandenem undifferenzierten Mesenchym ein Fehlen der Osteoblasten (Nakashima et al. 2002). Die mesenchymalen Osteoprogenitoren exprimieren zwar cbfa 1, zeigen jedoch im weiteren Verlauf einen Entwicklungsarrest. Somit sind beide Transkriptionsfaktoren essenziell für die Differenzierung der Osteoblasten und für das normale Skelettwachstum.

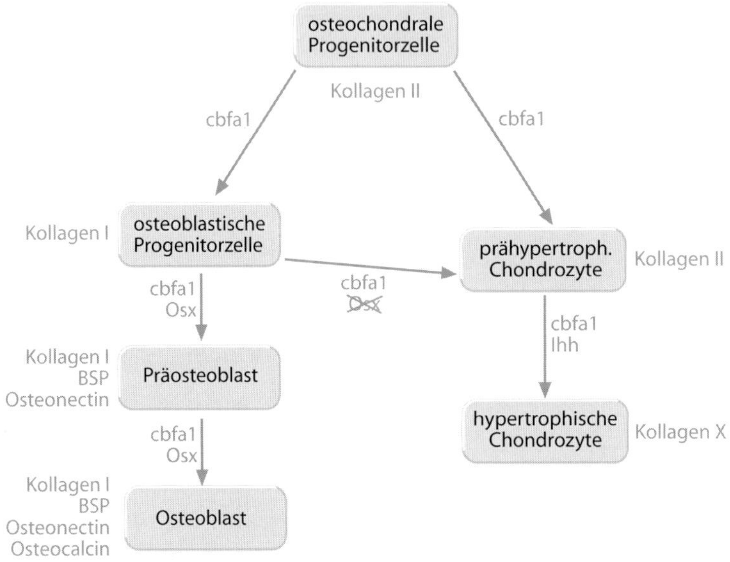

Abb. 1.7. Modell der osteoblastischen und chondroblastischen Differenzierung. Mesenchymale Zellen differenzieren sich zunächst zu Kollagen-Typ II-exprimierenden Zellen. Cbfa 1 triggert die weitere Differenzierung zu Ihh-exprimierenden hypertrophen Chondrozyten oder zu Kollagen-Typ I-sezernierenden Präosteoblasten. Bei Abwesenheit von cbfa 1 werden beide Differenzierungsrichtungen blockiert. Osterix ist für die weitere Entwicklung von reifen Osteoblasten notwendig

1.4.3
Entwicklung der Osteoklasten

Die Osteoklasten befinden sich im direkten Kontakt zum ossifizierten Osteoid und sind als einzige Zellen in der Lage, das neu gebildete Knochengewebe zu resorbieren (Teitelbaum et al. 1995). Die Osteoklasten sind als Mitglieder des Monozyten-Makrophagen-Systems zu betrachten (Abb. 1.8). Die meisten in den Osteoklasten exprimierten Gene werden auch in den Makrophagen exprimiert.

Defektzustände mit Funktionsstörungen der Osteoklasten führen zur pathologischen Knochenkondensation, die als *Osteopetrose* bezeichnet wird. Der Transkriptionsfaktor PU.1 kontrolliert als einer der wichtigsten Faktoren zum frühesten Zeitpunkt die Osteoklastenentwicklung aus dem Pool der myeloiden Vorläuferzellen. PU.1-defiziente Mäuse entwickeln nicht nur eine schwere Osteopetrose durch vollständiges Fehlen der Osteoklasten, sie besitzen ebenfalls keine Makrophagen (Tondravi et al. 1997). Neuere Studien zeigten, dass auch Osteoprotegerin (OPG, s. unten; vgl. Abb. 1.8) für die Differenzierung der Osteoklasten essenziell ist. Eine vermehrte Expression von OPG führt in genetisch veränderten Mäusen mit osteopetrotischem Phänotyp zur Störung der Bildung funktionsfähiger Osteoklasten (Simonet et al. 1997).

1.4.4
Wachstumsfaktoren

Der »Insulin-like-Wachstumsfaktor-1« (IGF-1) ist einer der wichtigsten Wachstumsfaktoren, die durch Osteoblasten exprimiert werden, und stimuliert durch einen autokrinen und parakrinen Mechanismus die DNA- und Proteinsynthese. Eine der wichtigsten Funktionen des IGF-1 liegt in der *Regulation des Längenwachstums* der Knochen in der juvenilen Phase (Ducy u. Karsenty 1998). Zusammen mit anderen Wachstumshormonen stimuliert es den Sulfateinbau an der Knorpel-Knochen-Grenze im Bereich der Wachstumsfugen. Er induziert sowohl die Osteoblastenproliferation als auch deren Differenzierung, wobei die Wirkmechanismen durch Bindung an membranständige Rezeptoren übertragen werden.

Darüber hinaus besitzt IGF-1 Einfluss auf die *Regulation der Osteoblasten-Osteoklasten-Interaktion.* Neuere Studien haben gezeigt, dass der IGF-1-Serumspiegel mit Alter, Gewicht, dem Querschnitt und der Kortikalisdicke des Femurs korreliert. Ein Zusammenhang mit der Knochendichte konnte nicht dargestellt werden.

Die in der Knochenmatrix enthaltenen BMPs sind in der Lage, nach ektoper Implantation in Weichteile von Nagetieren *alle Einzelschritte der Knochenentwicklung* – Kondensation mesenchymaler Zellen, Chondrogenese, Osteogenese – zu induzieren, was auch die Namensgebung dieser Proteinfamilie nach ihrer revolutionären Entdeckung durch M.R. Urist (1965) erklärt. Mit Ausnahme des BMP-1 gehören alle anderen 14 BMPs der

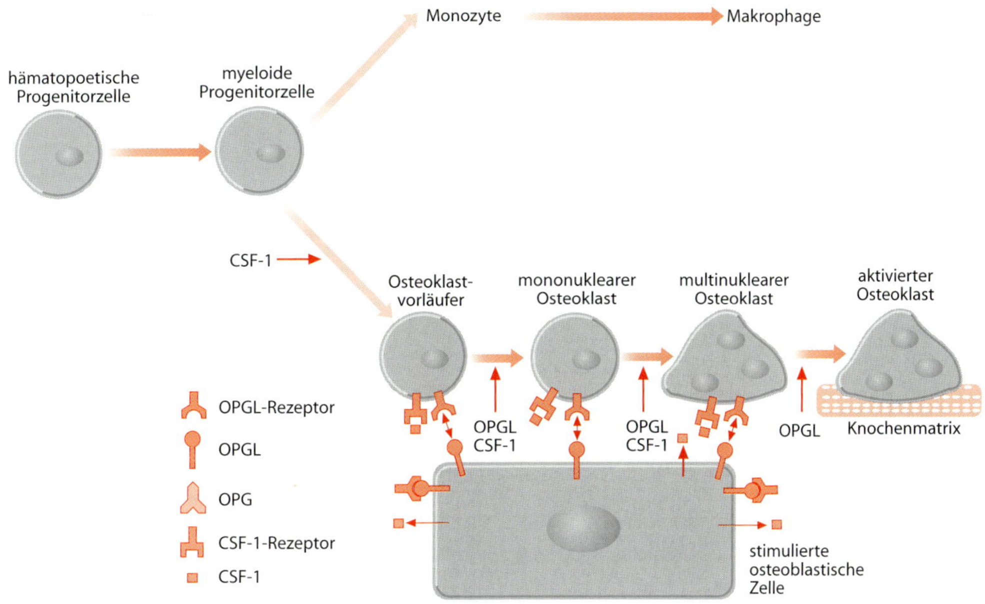

Abb. 1.8. Die Osteoklasten entwickeln sich aus hämatopoetischen Progenitorzellen nach der Fusion von mehreren Zellen und werden durch ein kompliziertes Zusammenspiel mit den Osteoblasten reguliert

TGF-β-Superfamilie der Wachstums- und Differenzierungsfaktoren an.

Die Untersuchung der Expression zeigte, dass BMPs nicht nur im Knochengewebe exprimiert werden, sondern auch zu den Induktoren des ventralen Mesoderms und der epidermalen Formation zählen (Harland 1994). Einige BMPs sind an der Organogenese des Herzens, der Lunge, der Niere und des Auges beteiligt und sind daher nicht ausschließlich spezifisch für die Entwicklung des Knochengewebes.

Experimentelle und klinische Arbeiten zeigen, dass Zyklooxygenasen in die Skelettentwicklung und die Knochenheilung involviert sind. Experimente mit COX-2-/-Mäusen lassen vermuten, dass dieses Isoenzym eine entscheidende Rolle in der desmalen und enchondralen Ossifikation spielt (Zhang et al. 2002). Das histologische Bild des Skeletts nach vollständiger Deletion des COX-2-Gens ist charakterisiert durch eine Persistenz des undifferenzierten Mesenchyms und eine deutliche Reduktion der Osteoblastogenese (Abb. 1.9).

Bei COX-2-/-Mäusen führt eine Fraktur der langen Röhrenknochen zur Ausbildung von fibrösen Pseudarthrosen. Die subperiostale Injektion von FGF-1, einem potenten Stimulator der Knochenneubildung, führt dabei zu einer um 60% reduzierten Knochenneubildung im Vergleich zu Kontrollmäusen mit normalem Genotyp. Untersuchungen der osteoblastischen Differenzierung der mesenchymalen Stammzellen haben gezeigt, dass COX-2 sowohl cbfa 1 als auch Osterix reguliert und

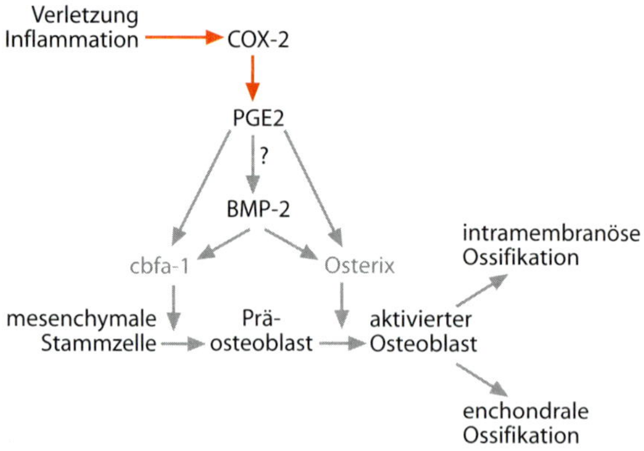

Abb. 1.9. Modell der Regulation der Differenzierung von mesenchymalen Zellen durch COX-2

somit essenziell für das normale Knochenwachstum ist (Zhang et al. 2002).

Für das normale Wachstum des Skeletts sind weiterhin das Wachstumshormon (GH) und der IGF-1 als einige der wichtigsten Vertreter der Wachstumsfaktoren von essenzieller Bedeutung (GH-IGF-1-Achse). IGF-1 ist ein Polypeptid, das im Serum als ein 150 kDa-Komplex vorliegt und aus dem eigentlichen IGF-Molekül, dem IGF-bindenden Protein (IGF-BP) und einer säurelabilen Untereinheit besteht. Die Komplexbildung ist notwendig zur Entfaltung der endokrinen Funktionen und zur Verlängerung der Halbwertszeit.

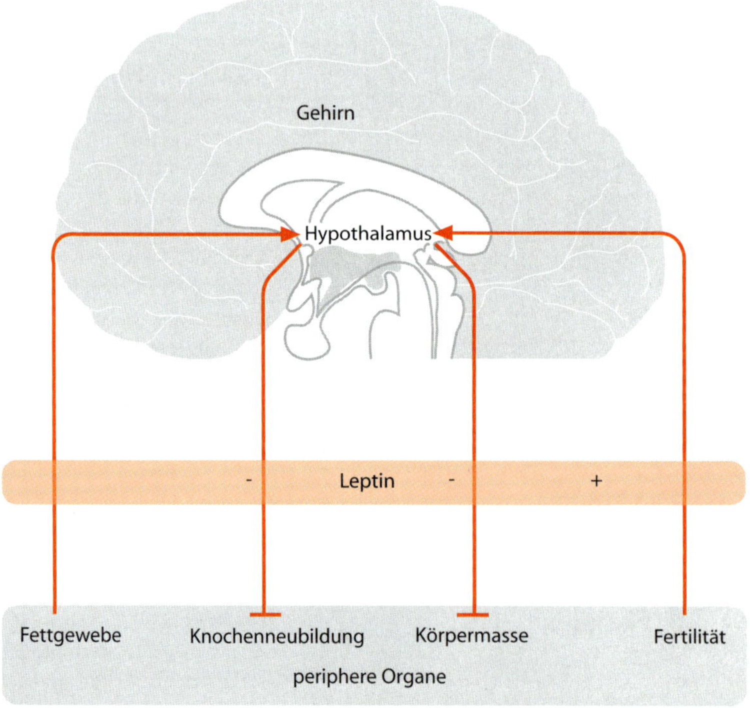

Abb. 1.10. Mögliche Regulation der Knochendichte durch Leptin

IGF-1-defiziente Mäuse (LID+ALSKO) zeigen eine fatale kortikale Wachstumsverzögerung mit deutlich kleineren Knochen und reduzierter Knochendichte (Yakar et al. 2002). Das Wachstumshormon reguliert ebenfalls das normale Längenwachstum der Knochen.

Die Tatsache, dass in pathologischen Situationen mit reduzierten Konzentrationen oder vollständigem Fehlen des Wachstumshormons (z. B. bei übergewichtigen Kindern nach Resektion von Kraniopharyngeomen) eine normale Körpergröße erreicht werden kann, spricht für die Existenz von *hormonellen Kompensationsmechanismen* (Phillip et al. 2002). Einer der wichtigsten Kompensationsmechanismen bei Fehlen von Wachstumshormon ist die Erhöhung der Insulinsekretion und Reduktion der Ausschüttung von IGF-BP-1.

Kürzlich wurde auch die Bedeutung des Hormons Leptin in der Regulation des Skelettwachstums erkannt (Ducy et al. 2000). Experimentell konnte nachgewiesen werden, dass Leptin die Knochendichte über die hypothalamische Achse negativ und über den direkten peripheren Einfluss auf die stromalen Vorläuferzellen (Gordeladze u. Reseland 2003) positiv beeinflussen kann (Abb. 1.10). Erhöhte systemische Leptinkonzentrationen kompensieren das fehlende Wachstumshormon und führen zur Steigerung des Knochenwachstums an den Epiphysenfugen. Das Ergebnis dieser gegenläufigen Vorgänge hängt von der Leptinkonzentration im Serum und von der Permeabilität der Blut-Hirn-Schranke für dieses Hormon ab, wobei der erste Faktor bei Übergewichtigen erhöht und der zweite Faktor erniedrigt ist. Obschon die Entdeckung dieser Mechanismen entscheidend zu unserem Verständnis der Pathogenense der Osteoporose beigetragen hat, wissen wir zum jetzigen Zeitpunkt nichts über dessen Bedeutung für das wachsende Skelett.

Auch Sexualhormone stimulieren das Knochenwachstum über den Mechanismus der GH-IGF-Achse unter normalen physiologischen Bedingungen. Bei Fehlen des Wachstumshormons wird das Wachstum der Epiphysenfugen dagegen über eine direkte, GH-unabhängige Stimulation der IGF-Systems durch Sexualhormone, Leptin und Insulin gesteuert.

1.4.5 Endokrine Regulation

Neben den Einflüssen von Wachstums- und Transkriptionsfaktoren auf die Knochenentwicklung existiert eine endokrine Regulation. Die wichtigste Rolle bei der endokrinen Kontrolle der Knochenphysiologie übernehmen Steroidhormone.

Östrogen stimuliert die Sekretion von STH (somatotropes Hormon) und fördert das Längenwachstum der Knochen. Darüber hinaus steuert es zeitlich die Entstehung von Ossifikationszentren. Neben dem bereits bekannten Östrogenrezeptor-α (ER-α) konnte ER-β in menschlichen Wachstumsfugen der Tibia und des Femurs nachgewiesen werden. Immunhistochemisch erhielt man positive Ergebnisse im Rahmen von Experimenten an hypertrophierenden Chondrozyten, was auf den Einfluss des Östrogens auf das Längenwachstums schließen lässt.

Die *Androgenrezeptoren* findet man hauptsächlich in hypertrophierenden Chondrozyten und Osteoblasten im Bereich von Knochenneubildungszonen. In proliferierenden und undifferenzierten Chondrozyten konnten die Rezeptoren nur vereinzelt nachgewiesen werden, in Osteoklasten hingegen nicht. Androgene stimulieren Osteoblastenproliferation und -differenzierung durch Erhöhung der IGF-Rezeptor-Expression und der TGF-β-Konzentration.

Parathyrin (PTH) wird von den Epithelkörperchen der Nebenschilddrüse freigesetzt und erreicht seine Zielzellen über die Blutbahn. Neuere Untersuchungen haben ein enges Zusammenspiel zwischen den Osteoblasten und den Osteoklasten, den beiden scheinbaren Kontrahenten in der Regulation des Knochenan- und Abbaus, aufgedeckt. Bei niedrigem Plasmakalziumspiegel führt die Freisetzung des Hormons zur Aktivierung von Osteoblasten und nicht der Osteoklasten, die selbst keinen PTH-Rezeptor besitzen. Die Osteoblasten exprimieren daraufhin RANKL (»receptor activator of NF-κB-ligand«, Filvaroff u. Derynck 1998), das an den spezifischen Rezeptor der Osteoklastenmembran RANK (»receptor activator of NF-κB«, vgl. Abb. 1.8) bindet und zur Induktion der Differenzierung, der Fusion und der Aktivierung der Osteoklasten führt. Die zusätzliche Aktivierung der Osteoklastenvorläufer erfolgt dabei durch die Ausschüttung von M-CSF. Das Ergebnis dieses komplizierten Vorgangs ist die Mobilisation von Kalzium aus den kristallinen Strukturen des Knochens. Die Regulation des RANKL-RANK-Aktivierung erfolgt u. a. durch das extrazelluläre Osteoprotegerin, dessen Expression in den Osteoblasten durch eine Vielzahl von Wachstumsfaktoren und Zytokinen gesteuert wird (Estradiol, IL-1, IL-6, TNF, TGF, PG).

Die intestinale Absorption von Kalzium wird durch 1,25-Dihydroxycholecalciferol (Calcitriol), dem wirksamen Metaboliten des Vitamin D, gefördert. Im Darm bewirkt es über intrazelluläre Rezeptoren die Öffnung von Kalziumkanälen, und es kommt so zu einem Kalziumeinstrom in das Zytoplasma. Neben der Erhöhung des Kalziumspiegels steigert Vitamin D die Osteoblastenaktivität und die Syntheserate des Kalziumbindeproteins.

Durch die Stimulation der intestinalen HPO_2-Resorption und der renalen Ca_{2+}-Resorption wird die Bildung von Hydroxylapatitkristallen gefördert. Weiterhin besitzt Vitamin D auch zellregulatorische Funktionen, die durch den ubiquitär exprimierten Vitamin D-Rezeptor (VDR) vermittelt werden (Issa et al. 1998).

VDR ist ein Mitglied der Superfamilie der nukleären Steroidhormonrezeptoren, die die Genexpression durch eine Interaktion mit den Elementen verschiedener Genpromotoren regulieren. Struktur-Funktions-Analysen des VDR-Proteins haben verschiedene Domänen entdeckt, die die DNA-Bindung, die Liganderkennung, die Rezeptordimerisierung und die Gentransaktivierung vermitteln.

VDR interagiert weiterhin mit verschiedenen Komponenten der Transkriptionsmaschinerie, die durch die Veränderung der Histonacetylierung und die Veränderung der Chromatinstruktur die Expression verschiedener Gene, wie z. B. cbfa 1 und Osteocalcin beeinflussen.

Die funktionale Rolle von Calcitonin ist nicht völlig verstanden. Dieses von den parafollikulären Zellen der Schilddrüse gebildete Peptidhormon wird bei erhöhten Kalziumspiegeln freigesetzt, führt zur Einlagerung von Kalzium in den Knochen und übt inhibitorische Effekte auf die Osteoklastenmobilität und Knochenresorption aus.

Der FGFR 3 spielt eine zentrale Rolle bei der Knochenentwicklung und Knochenwachstum. Von diesem Tyrosinkinaserezeptor sind mehrere Punktmutationen beschrieben worden. So führt ein Austausch von Aminosäureresten (G380R) in der transmembranen Domäne des Rezeptors zu Achondroplasie, eine andere Mutation in der Tyrosinkinasedomäne (N540L) bewirkt hingegen Hypochondroplasie (vgl. Abb. 1.7). Eine Mausdeletionsmutante (FGFR 3-/-) zeigt ein verstärktes Wachstum der langen Knochen und Wirbel mit einer Vergrößerung der Zone hypertrophischen Wachstums. Dies deutet auf eine Funktion des FGFR 3 als negativer Regulator des Knochenwachstums hin.

Literatur

Bi W, Deng JM, Zhang Z, Behringer RR, de Crombrugghe B (1999) Sox9 is required for cartilage formation. Nat Genet 22: 85–89

Bianco P, Riminucci M, Gronthos S, Robey PG (2001) Bone marrow stromal stem cells: nature, biology, and potential applications. Stem Cells 19: 180–192

Boyce BF, Hughes DE, Wright KR, Xing L, Dai A (1999) Recent advances in bone biology provide insight into the pathogenesis of bone diseases. Lab Invest 79: 83–94

Caruccio NC, Martinez-Lopez A, Harris M, Dvorak L, Bitgood J, Simandl BK, Fallon JF (1999) Constitutive activation of sonic hedgehog signaling in the chicken mutant talpid(2): Shh-independent outgrowth and polarizing activity. Dev Biol 212: 137–149

Chen JL, Hunt M, Celvain MM, Black T, Kaufman S, Choi ESH (1997) Osteoblast precursor cells are found in CD34 ± cells from human bone marrow. Stem Cells 15: 368–377

Cohn MJ, Izpisua-Belmonte JC, Abud H, Heath JK, Tickle C (1995) Fibroblast growth factors induce additional limb development from the flank of chick embryos. Cell 80: 739–746

Crossley PH, Minowada G, MacArthur CA, Martin GR (1996) Roles for FGF8 in the induction, initiation, and maintenance of chick limb development. Cell 84: 127–136

Ducy P, Karsenty G (1998) Genetic control of cell differentiation in the skeleton. Curr Opin Cell Biol 10: 614–619

Ducy P, Amling M, Takeda S et al. (2000) Leptin inhibits bone formation through a hypothalamic relay: a central control of bone mass. Cell 100: 197–207

Filvaroff E, Derynck R (1998) Bone remodeling: a signaling system for osteoclast regulation. Curr Biol 8: 679–682

Francis-West PH, Robertson KE, Ede DA et al. (1995) Expression of genes encoding bone morphogenetic proteins and sonic hedgehog in talpid (ta3) limb buds: their relationships in the signaling cascade involved in limb patterning. Dev Dyn 203: 187–197

Gordeladze JO, Reseland JE (2003) A unified model for the action of leptin on bone turnover. J Cell Biochem 88: 706–712

Harland RM (1994) The transforming growth factor beta family and induction of the vertebrate mesoderm: bone morphogenetic proteins are ventral inducers. Proc Natl Acad Sci U S A 91: 10243–10246

Issa LL, Leong GM, Eisman JA (1998) Molecular mechanism of vitamin D receptor action. Inflamm Res 47: 451–475

Junqueira LC, Carneiro J, Kelley RO, Schiebler TH, Gratzl M (Hrsg) (2001) Histologie. Springer, Berlin Heidelberg New York Tokyo

Kaspar D, Neidlinger-Wilke C, Holbein O, Claes L, Ignatius A (2003) Mitogens are increased in the systemic circulation during bone callus healing. J Orthop Res 21: 320–325

Laer L v (2001) Fraktur und Luxationen im Wachstumsalter. Thieme, Stuttgart

Nakashima K, Zhou X, Kunkel G, Zhang Z, Deng JM, Behringer RR, de Crombrugghe B (2002) The novel zinc finger-containing transcription factor osterix is required for osteoblast differentiation and bone formation. Cell 108: 17–29

Naski MC, Wang Q, Xu J, Ornitz DM (1996) Graded activation of fibroblast growth factor receptor 3 by mutations causing achondro-plasia and thanatophoric dysplasia. Nat Genet 13: 233–237

Naski MC, Colvin JS, Coffin JD, Ornitz DM (1998) Repression of hedgehog signaling and BMP4 expression in growth plate cartilage by fibroblast growth factor receptor 3. Development 125: 4977–4988

Phillip M, Moran O, Lazar L (2002) Growth without growth hormone. J Pediatr Endocrinol Metab 15 (Suppl 5): 1267–1272

Roux W (1895) Gesammelte Abhandlungen über Entwicklungsmechanik der Organismen. Engelmann, Leipzig

Trueta J (1963) The role of the vessels in osteogenesis. J Bone Joint Surg Br 45: 402

Schiebler TH, Schmidt W, Zilles K (1991) Anatomie. Zytologie, Histologie, Entwicklungsgeschichte, makroskopische und mikroskopische Anatomie des Menschen. Springer, Berlin Heidelberg New York Tokyo

Simonet WS, Lacey DL, Dunstan CR et al. (1997): Osteoprotegerin: a novel secreted protein involved in the regulation of bone density. Cell 89: 309–319

Teitelbaum SL, Abu-Amer Y, Ross FP (1995) Molecular mechanisms of bone resorption. J Cell Biochem 59: 1–10

Tondravi MM, McKercher SR, Anderson K, Erdmann JM, Quiroz M, Maki R, Teitelbaum SL (1997) Osteopetrosis in mice lacking haematopoietic transcription factor PU.1. Nature 386: 81–84

Urist MR (1965) Bone: formation by autoinduction. Science 150: 893–899

Vortkamp A, Lee K, Lanske B, Segre GV, Kronenberg HM, Tabin CJ (1996) Regulation of rate of cartilage differentiation by Indian hedgehog and PTH-related protein. Science 273: 613–622

Weber BG (1977) Frische Verletzungen der Wachstumsfuge – ihre Therapie. Z Orthop 115: 567

Yakar S, Rosen CJ, Beamer WG et al. (2002) Circulating levels of IGF-1 directly regulate bone growth and density. J Clin Invest 110: 771–781

Zhang X, Schwarz EM, Young DA, Puzas JE, Rosier RN, O'Keefe RJ (2002) Cyclooxygenase-2 regulates mesenchymal cell differentiation into the osteoblast lineage and is critically involved in bone repair. J Clin Invest 109: 1405–1415

Epiphysen- und Apophysenverletzungen 2

J. Mayr

Die Epiphyse ist das *Wachstumszentrum des Knochens.*

Schäden der Epiphysen- und Apophysenwachstumszonen können zu Verminderung des Knochenswachstums, zur Achsabweichung und den damit verbundenen Funktionseinschränkungen führen. Die Art der Deformität und mögliche Längenalterationen hängen in erster Linie von der *Lokalisation* der betroffenen Fuge ab. Weiterhin bestimmen das *Ausmaß* der Schädigung der betroffenen Fuge und das zum Zeitpunkt der Verletzung noch bestehende *Längenwachstumspotenzial* die klinischen Auswirkungen der Verletzung. Der Grad der initialen Dislokation wie auch der Zeitpunkt der Versorgung sind Parameter, die auf das Endergebnis Einfluss haben können.

Die histologische Beurteilung der Fuge zum Zeitpunkt der Verletzung ist nicht möglich, da es keine nichtinvasive Untersuchungsmethode derselben gibt. Oberstes *Ziel* ist, die bestehende Verletzung so schonend wie möglich zu behandeln.

Die *Prognose* kann erst endgültig beurteilt werden, wenn das Wachstum beendet ist. Die Individualität des einzelnen Kindes zeigt sich auch hier in der unterschiedlichen Heilungsmodalität der Verletzungen. Die Behandlung von Komplikationen nach Epiphysenverletzungen ist schwierig und komplex.

Anatomische Grundlagen

Die *Wachstumsfuge* ist verantwortlich für das skelettale Wachstum. Anfänglich besteht die Fuge aus einem scheibenförmigen, schnellreifenden Knorpel, der zunehmend biomechanischen Kräften, besonders Scherkräften, ausgesetzt ist und sich so in Kontur und Form verändert. *Plane Fugen* tragen in erster Linie zum Längenwachstum bei, *sphärische* fast ausschließlich zur Expansion in der Zirkumferenz.

Fugen unterscheiden sich je nach ihrer Lokalisation in der Morphologie. Die schnellwachsende distale Wachstumsfuge am Femur zeigt längliche Zellsäulen, während die phalangealen Fugen eine verkürzte Säulenformation aufweisen.

Bei einem Röhrenknochen wachsen die Knorpelzellen kontinuierlich in Richtung der Epiphyse; auf der Seite der Metaphyse wird der Knorpel abgebaut und durch Knochen ersetzt.

Wenn das Wachstum abgeschlossen ist, wird die Fuge resorbiert und durch Knochen ersetzt, sodass sich an die Epiphyse direkt die Metaphyse anschließt.

Bei Männern schließen sich die letzten Fugen spätestens um das 23. Lebensjahr, bei Frauen ungefähr 2 Jahre früher. In den ersten 2 Lebensjahren beträgt die jährliche Knochenerneuerung 50%, später als Erwachsener weist diese nur noch 5% auf.

Die Fuge kann in funktionell verschiedene Zonen aufgeteilt werden:

- Sie besteht aus einem *epiphysären Anteil* mit Proliferationspotenz und

- einem *metaphysären Fugenanteil*, der keine Proliferationstendenz aufweist.

Im epiphysären Anteil überwiegt die *Matrixsubstanz* gegenüber den zellulären Anteilen. Im metaphysären Anteil überwiegt der *zelluläre Anteil*, und die Matrix tritt in den Hintergrund.

Die Wachstumszone ist verantwortlich für Längen- und Dickenwachstum. In der Matrixzone finden verschiedene biochemische Veränderungen statt, die für die Ossifikation nötig ist. In der Zone des knorpeligen Umbaus am Übergang in die Metaphyse entsteht durch Mineralisation primäre Spongiosa. Die ursprüngliche Knochenzone um das knorpelige Septum wird schrittweise ersetzt durch sekundäre reifere Spongiosa, die keine Überreste der knorpeligen Vorstufen mehr enthält.

Ranvier (1983) beschreibt eine Zone am Rand der Fuge, die Zellen, Fasern und eine knöcherne Lamina enthält und die das appositionelle Wachstum durch aktiven Zellanbau regelt.

Der periostale Überzug ist an jedem Knochenende fest mit der Ranvier-Zone und dem Perichondrium der Epiphyse verbunden, was ein rapides unkontrolliertes Längenwachstum hemmt (Abb. 2.1).

Das *Wachstum der Fuge* spricht offenbar entweder auf Druck oder Zug an, letztere bezeichnet man als Traktionsapophysen. Neue Studien zeigen signifikante histologische Unterschiede zwischen diesen 2 Fugentypen, wobei die auf Druck wachsenden Fugen meist mehr zum Längenwachstum des betreffenden Knochen beitragen als die auf Zug wachsenden Apophysenfugen. Apophysenfugen tragen jedoch häufig in Gelenknähe zum Breitenwachstum des Knochens sowie zum Wachstum von Gelenkanteilen bei und fungieren dabei gleichzeitig als Ansatzstellen für Sehnen und Muskeln.

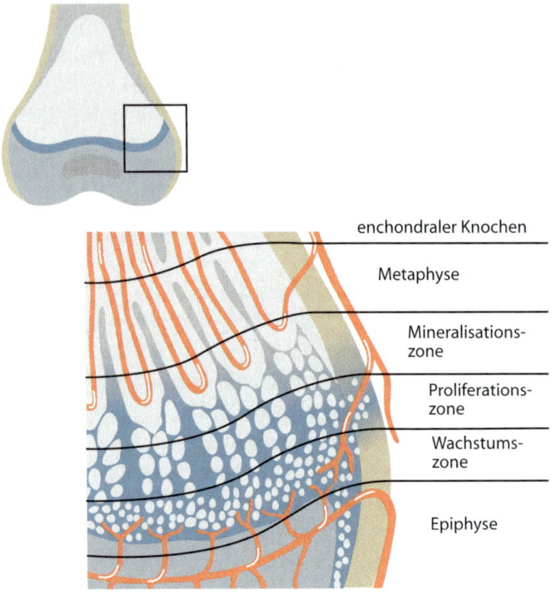

Abb. 2.1. Aufbau der Fuge

Die *Blutversorgung der Fuge* stammt aus 3 Quellen: Epiphysen-, Metaphysen- und Perichondriumzirkulation.

Die *epiphyseale Zirkulation* variiert mit dem Ort und dem Wachstum des sekundären Ossifikationzentrums. Von außen eintretende Gefäße erreichen die knorpelige Epiphysenfuge in Knorpelkanälchen. Diese Kanäle ziehen bis fast zum Gelenkknorpel durch die Epiphyse und münden in der Wachstumszellzone der Fuge. Die Gefäße können mit denen der metaphysealen Zirkulation kommunizieren, wobei dies vor allem im Kleinkindalter stattfindet.

Jeder Kanal enthält eine zentrale Arterie, Venen und ein kapilläres Netz, das die zentralen Gefäße umgibt. Während des Ossifikationsprozesses werden diese Gefäße der Knochenversorgung einverleibt, ein oder 2 entwickeln sich gewöhnlich zum Hauptversorger.

Die Epiphyse und Epiphysenfuge ist sehr gut vaskularisiert, um die für das Längenwachstum notwendigen Nährstoffe und Energie bereitstellen zu können. Im Rahmen von arteriellen Gefäßverletzungen oder Durchblutungsstörungen bei Kompartmentsyndromen bzw. bei Quetschtraumen kann es zu einer massiven Störung der epiphysären Blutzirkulation und zum nachfolgenden Fugenschluss kommen. Auch Bluterkrankungen, welche die Blutzirkulation in den Kapillaren beeinträchtigen, können zu einem vorzeitigen Fugenschluss führen.

Pauwels (1950) bewies, dass die Fuge im exzentrischen Bereich auf Veränderung und Druck reagiert und dass sich die Fuge während des Wachstums in verschiedenen Regionen entlang der Hauptzugkräfte, die auf die Fuge wirken, zur Bewegungsebene wieder einstellen kann. Das erklärt die schrittweise Korrektur einiger Deformitäten nach dem Heuter-Volkmann-Prinzip.

Wachstumskorrekturen hängen von der Wachstumspotenz der betroffenen Fuge ab. Die größte Diskrepanz besteht bei den beiden Humerusfugen:

- Die *distale Fuge* trägt nur 20% zum Längenwachstum bei und kann deshalb Fehlstellungen, wenn überhaupt, dann nur in der sagittalen Ebene eingeschränkt ausgleichen.
- Auf der anderen Seite kann die *proximale Humerusfuge* aufgrund des größeren Wachstumsbeitrages zur Diaphyse (80%) innerhalb eines Jahres die Stellung des proximalen Humerus in fast allen Bewegungsebenen wieder ausgleichen.

Beim Femur ist das Gegenteil der Fall: Die *distale Fuge* trägt 70% zum Wachstum bei, die *proximale* nur 30%. Aus diesem Grund verursacht der Wachstumstop in der proximalen Fuge bei einem älteren Kind kaum Längenunterschiede und nur eine minimale Coxa-vara-Achsfehlstellung. Verletzungen der distalen Femurfuge dagegen verursachen starke Gliedmaßenlängenunterschiede und/oder Fehlstellungen. In der Tibia trägt die proximale Fuge mehr zum Wachstum bei, beim Radius die distale.

Klassifikation

Das erste Klassifikationsschema der Fugenfrakturen stammt von Foucher 1863. 1898 erneuerte Poland seine vierteilige Klassifikation, 1965 wurden diese Frakturen von Aitken in 3 Typen eingeteilt. Am weitesten verbreitet ist die Klassifikation nach Salter u. Harris aus dem Jahre 1963. Sie berücksichtigt den *Verletzungsmechanismus*, die Frakturlinie bezogen auf die verschiedenen Zelltypen der Fuge. Salter u. Harris gingen noch davon aus, dass man aus der Klassifikation auch die resultierende Wachstumsprognose ableiten könne. Dies hat sich nicht als haltbar erwiesen, da es auch nach metaphysären Frakturen zu Wachstumsstörungen kommen kann.

Die radiologische Klassifikation nach *Salter u. Harris* enthält 5 Frakturtypen:

- *Salter-Harris-I-Verletzungen*: vollständige Trennung der Epiphyse und der Fuge von der Metaphyse, Die Fraktur verläuft durch die Zone der hypertrophen Zellen, welche dem mineralisierten Anteil der Fuge entspricht (Abb. 2.2),
- *Salter-Harris-II-Verletzungen*: wie Typ I; zeigt aber zusätzlich einen metaphysären Keil (Thurston-Holland-Zeichen; Abb. 2.3),
- *Salter-Harris-III-Verletzungen*: Die Fraktur verläuft senkrecht meist von der Gelenkfläche durch die Epiphyse, um dann in der Fuge auszulaufen; sie führt immer auch durch den proliferativen Anteil der Fuge (Abb. 2.4),
- *Salter-Harris-IV-Verletzungen*: Fraktur der Metaphyse, der Fuge und der Epiphyse in einem Keilbruchstück längs der Fuge und der Gelenkfläche; diese Verletzung führt somit durch den proliferativen wie auch den mineralisierten Anteil der Fuge (Abb. 2.5),
- *Salter-Harris-V-Verletzungen*: Druck- oder Quetschverletzung der Fuge (auch als »Crush-Läsion« bekannt).

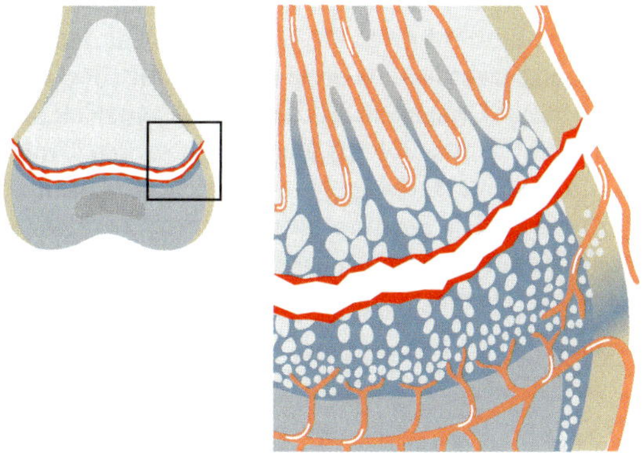

Abb. 2.2. Die Salter-Harris-I-Verletzung verläuft durch den Anteil der hypertrophen Zellen der Fuge, der für die Mineralisation zuständig ist. Der proliferative Anteil der Fuge ist nicht betroffen

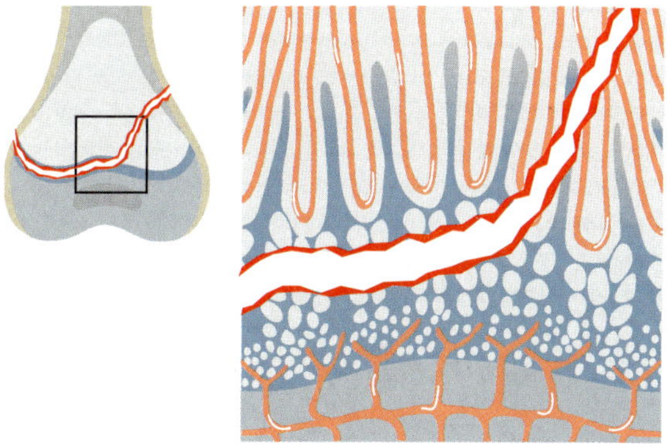

Abb. 2.3. Die Salter-Harris-II-Verletzung verläuft ebenfalls durch den hypertrophen Anteil der Fuge, wobei zusätzlich ein metaphysärer Keil vorhanden ist

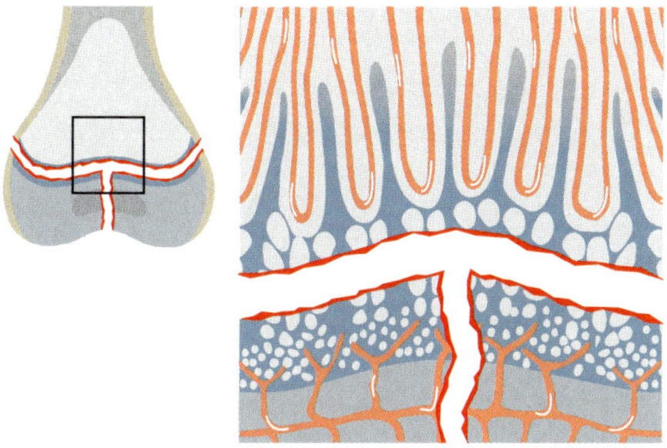

Abb. 2.4. Die Salter-Harris-III-Verletzung weist neben der Fugenverletzung in tangentialer Richtung eine Fraktur durch den proliferativen Anteil der Fuge ins Gelenk auf

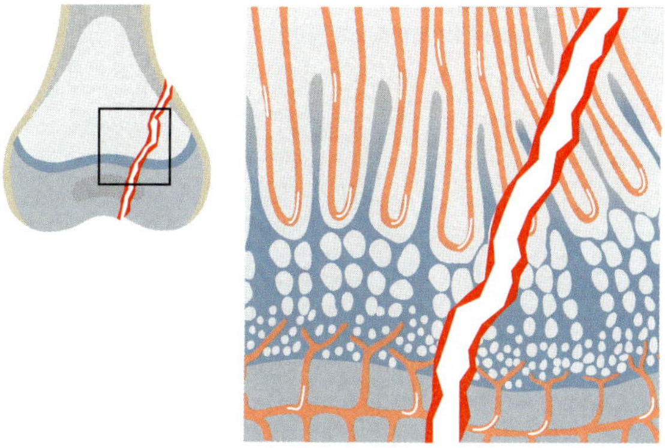

Abb. 2.5. Bei der Salter-Harris-IV-Verletzung sind die Epiphyse, die Fuge, die Metaphyse und die Gelenkfläche betroffen, wobei die Frakturlinie senkrecht zur Fuge steht

Diese Kompressionsverletzung der Wachstumsfuge ist aufgrund der fehlenden knöchernen Läsion initial röntgenologisch nicht darstellbar. Da bisher kaum Salter-Harris-V-Verletzungen beobachtet werden konnten und sich diese Fraktur bisher nur im Experiment nachvollziehen ließ, deuten andere Autoren (Aitken 1936; Weber et al. 1980) die Wachstumsstörung nach Salter-Harris-V-Verletzungen eher als Durchblutungsstörung im Fugenbereich (v. Laer et al. 1983).

Rang (1969) fügte einen *Typ VI* zur Salter-Harris-Klassifikation hinzu: Er ist der Meinung, dass Verletzungen am peripheren Ende der Fuge zu bedenklichen Gelenkdeformitäten führen und daher aufgrund der Lokalisation gesondert erwähnt werden müssten.

Weber et al. (1980) ergänzten die Salter-Harris-Klassifikation um intra- und extraartikuläre Verletzungen.

Ogden (1990) inkludierte in seiner Klassifikation zusätzlich Verletzungen der Metaphyse, Diaphyse, des Periosts, der Ranvier-Zone und des Perichondriums. Diese Einteilung hat sich aber im Alltag aufgrund ihres Umfangs nicht durchgesetzt (vgl. Abb. 2.1).

Um auch von der Metaphyse in die Epiphysenfuge einstrahlende Frakturen und epimetaphysäre Defektverletzungen zu berücksichtigen, wurde von Peterson (1994) eine sechsteilige Epiphysenverletzungsklassifikation erarbeitet, die eine sehr exakte Einteilung dieser Verletzungen ermöglicht. Dabei wird auch eine Fraktur durch die ganze Metaphyse, die sich bis zur Fuge erstreckt, normalerweise jedoch keine Ausdehnung in die Fuge und Epiphyse aufweist, berücksichtigt (Abb. 2.6 a–e, Abb. 2.7 a–f). Er beschreibt auch eine zweite Sonderform, die einen Defekt eines Fugenteiles berücksichtigt. Letztere ist immer eine offene Fraktur, die eine umgehende chirurgische Erstversorgung benötigt und gewöhnlich einen vorzeitigen Epiphysenschluss bewirkt, was später häufig rekonstruktive Eingriffe erfordert.

Verschiedene andere Autoren haben Klassifikationsschemen für spezielle anatomische Regionen entwickelt. Für die meisten Fugenverletzungen reicht die Salter-Harris-Klassifikation. Kompliziertere Verletzungen und kleinere Studien profitieren evtl. von spezifischeren Klassifikationen, die noch mehr auf Details eingehen (Ogden 1990; Wilson et al. 1988).

Diagnostik

CAVE

Patienten mit Fugenverletzungen weisen in der Anamnese ein Trauma auf. Fehlt dieses, muss *differenzialdiagnostisch* an andere Ursachen gedacht werden. Alterationen an den Fugen können durch Infektionen (Brodie-Abszess), pathologische Prozesse (Tumor, Chondromalazie, Knochenzyste und pathologische Fraktur), Stoffwechselstörungen, kongenitale Fehlbildungen wie Neurofibromatose, Syphilis, endokrine Störungen, starke Energieeinwirkungen (Laser, Kälte, Wärme) sowie durch Kindesmisshandlungen entstehen.

Durch genaue Anamneseerhebung und Befragen von Eltern bzw. Kind lässt sich die Verletzungsstelle praktisch immer eingrenzen, sodass ohne weitere klinisch-manuelle, palpierende Untersuchung der Verletzung gezielt Röntgenaufnahmen in 2 Ebenen angefertigt werden können. Eine initiale Untersuchung des vermuteten Frakturbereiches durch Prüfen von Stauchungsschmerz, »Crepitatio«, vermehrter Aufklappbarkeit und »falscher« (= schmerzhafter) Beweglichkeit sollte unterbleiben (v. Laer 1996).

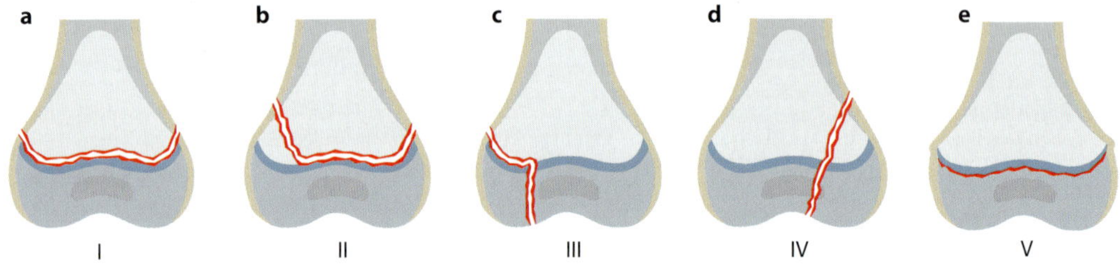

Abb. 2.6 a–e. Klassifikation der Epiphysenverletzungen nach Salter-Harris I bis V

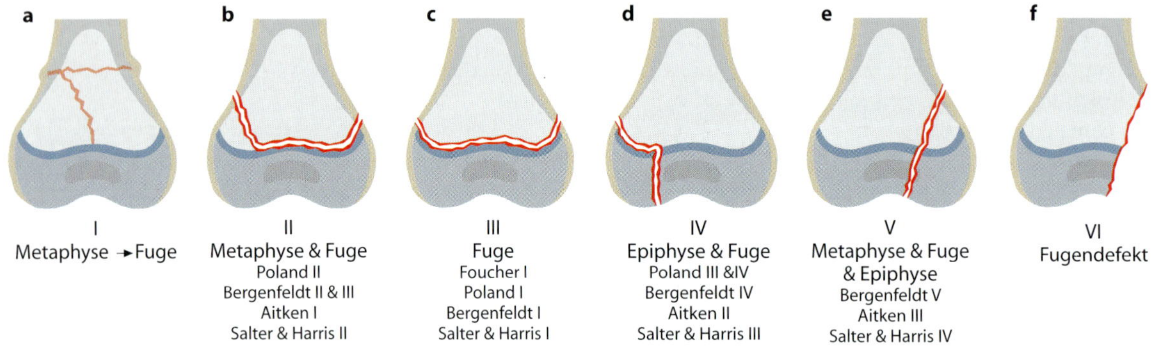

Abb. 2.7 a–f. Die bekanntesten Klassifikationen von Epiphysen- und Metaphysenverletzungen mit Wachstumsfugenbeteiligung

Wichtig ist es hingegen, distal der Fraktur die *Durchblutungssituation* zu kontrollieren (Pulse im Seitenvergleich, Rekapillarisierungszeit im Seitenvergleich; Normalerwert <1 s am Nagelbett).

Besonders bei Frakturen langer Röhrenknochen sollte die erhaltene *Spontanbeweglichkeit* von Fingern und Zehen im Seitenvergleich und Sensibilitätsminderungen oder -ausfälle bei Bestreichen von Fingern und Zehen dokumentiert werden.

Radiologisch

Während dem *Unfallröntgenbild* häufig große Bedeutung zum Ausschluss oder Nachweis einer Fraktur oder Luxation zukommt, kann im Rahmen von Kontrolluntersuchungen häufig auf Röntgenaufnahmen verzichtet werden, insbesondere wenn sich daraus keine therapeutische Konsequenz ergeben würde (v. Laer et al. 1983). Wichtig ist es, zu berücksichtigen, dass sich nicht alle Epiphysenverletzungen sicher in den primären Röntgenaufnahmen nachweisen lassen. Besteht eine Diskrepanz zwischen dem klinischen Verletzungsbild und dem negativen Röntgenbefund, so ist meist eine weiterführende bildgebende Diagnostik erforderlich, um die Behandlungsstrategie festlegen zu können. Vergleichende Röntgenaufnahmen der gesunden Extremität sind bestimmten Fragestellungen vorbehalten (Planung von Korrektureingriffen, Ausschluss beidseitiger Fehlbildungen, Fraktursuche bei Verdacht auf Kindermisshandlung) und haben in der Akutdiagnostik von Epiphysen- oder Apophysenverletzungen nur bei Vorliegen der obengenannten Fragestellungen ihre Berechtigung.

Zur weiteren Abklärung von Epiphysenverletzungen stehen Ultraschall, CT, MRT oder Arthrographie zur Verfügung. Während die Ultraschalluntersuchung praktisch nie eine Sedierung erfordert, ist zur Durchführung von CT-Untersuchungen bei unruhigen Kleinkindern fast immer eine Sedierung oder Narkose erforderlich. Arthrographien im Kindesalter sollten nur unter Anästhesie durchgeführt werden. Auch MRT-Untersuchungen von Kleinkindern lassen sich häufig wegen der damit verbundenen hohen Lärmbelastung und der längeren Untersuchungsdauer nur in tiefer Sedierung oder Narkose durchführen.

Mit Hilfe der *Sonographie* lassen sich Weichteilgewebeverletzungen ohne Bruch darstellen, Broker u. Burbach (1990) beschreiben außerdem den Nutzen der Sonographie für die Diagnosestellung bei Separation der Epiphysenfuge z. B. beim Neugeborenen im Bereich der proximalen humeralen Epiphyse.

Therapie

Die Behandlung von Fugenverletzungen hängt ab vom Schweregrad der Verletzung, der Lokalisation und dem Alter des Patienten.

! Behandlungsziel ist die Erhaltung des weiteren Fugenwachstums und der Gelenkfunktion.

Erforderliche geschlossene oder offene Repositionen sollten schonend unter kindgerechter Anästhesie erfolgen, um zusätzliche Wachstumsfugenschäden zu vermeiden. Auch wiederholte Repositionen sind nach Möglichkeit zu vermeiden, insbesondere weil in Wachstumsfugennähe in der Mehrzahl der Fälle eine hohe Spontankorrekturpotenz für Fehlstellungen besteht.

Salter-Harris-I-Verletzungen

Wenn möglich, sollten dislozierte Epiphysenlösungen schonend geschlossen reponiert werden. Kann das Repositionsergebnis nicht stabil im Gipsverband retiniert werden, so kann das Repositionsergebnis mit dünnen, fugenkreuzend – möglichst durch das Fugenzentrum eingebrachten – gewindelosen Kirschner-Drähten gehalten werden.

Speziell bei Vorschulkindern können aufgrund der hohen Spontankorrekturfähigkeit, besonders in der Hauptbewegungsebene des angrenzenden Gelenks liegende stärkere Fehlstellungen von Epiphysenlösungen toleriert werden, da der Spontankorrekturmechanismus in Wachstumsfugennähe auch beträchtliche Fehlstellungen auszugleichen vermag.

Salter-Harris-II-Verletzungen

Epiphysenlösungen mit metaphysärem Keil lassen sich meist gut geschlossen reponieren. Eine Analgosedierung gewährleistet nicht nur eine schmerzarme Reposition, sondern verhindert auch ein Scheuern des metaphysären Fragments im Bereich der Wachstumsfuge während der Reposition (Entspannung der Muskulatur in Schmerzfreiheit und Sedierung).

Bei stärker ausgeprägten Fehlstellungen ist eine Allgemeinnarkose oder Analgosedierung, ggf. mit Nervenblock, vorzuziehen. Das metaphysäre, dreieckförmige Fragment (Thursten-Holland-Fragment) und das meist einseitig erhaltene Periost verhindern eine Überreposition und helfen mit, die Frakturstellung nach der Reposition zu halten.

Je jünger der Patient ist, desto eher können inkomplette Repositionsergebnisse toleriert werden und desto eher sollten Nachrepositionen vermieden werden, um nachfolgende Fugenläsionen durch wiederholte Manipulationen zu vermeiden.

Lässt sich die Fraktur nicht adäquat reponieren, so liegt meist eine Weichteilinterposition (eingeschlagene Sehnen oder Periostlappen (Beck 1982 a,b) vor, und diese muss, wenn sie ein echtes Repositionshindernis darstellt, aus dem Frakturbereich entfernt werden (ebd.). Das alleinige Einschlagen von Periost in den Frakturspaltbereich behindert meist eine akzeptable Reposition nicht und bedarf deshalb auch keiner operativen Intervention. Zeigt sich nach der Reposition, dass das Repositionsergebnis nicht stabil im Gipsverband retiniert werden kann, so ist das Repositionsergebnis durch 1–2 nicht zu starke, gewindelose, perkutan eingebrachte Kirschner-Drähte zu sichern. Die Enden der Kirschner-

Drähte können über die Hautoberfläche vorragen und mit einem Gipsfenster zugänglich gehalten werden. Meist ist dann die Entfernung dieser Drähte in Lidocain/Prilocain-5%-Creme- (EMLA) Oberflächenanästhesie bzw. Lokalanästhesie und Analgosedierung (z. B. Tramadol-Hydrochlorid und Midazolam-Hydrochlorid) nach Konsolidation der Epiphysenlösung (etwa nach 2,5–3 Wochen) möglich.

CAVE

Wiederholte Nachrepositionen und lange Zeitintervalle zwischen Unfall und Reposition steigern das Risiko einer nachfolgenden Wachstumsstörung im Fugenbereich (daher: notfallmäßige Versorgung von stärker dislozierten Wachstumsfugenlösungen von Röhrenknochen).

Salter-Harris-III-Verletzungen

Behandlungsziel ist die exakte, schonende Reposition mit Wiederherstellung der Kontinuität der Wachstumsfuge und einer stufenfreien Gelenkfläche, um das Risiko einer konsekutiven Wachstumsstörung oder einer Präarthroseformation zu minimieren. Die anatomische Reposition (Dislokation der Gelenkfläche <2 mm) und exakte Retention erfordern meist ein weichteilschonendes offenes Vorgehen mit stabiler, innerer Fixation, wobei nach Möglichkeit die Implantate die Fuge nicht kreuzen sollten.

Salter-Harris-IV-Verletzungen

Behandlungsziel ist die exakte Wiederherstellung der Wachstumsfugenkontinuität und einer stufenfreien Gelenkfläche (Stufe und Diastase <2 mm). Dies erfordert in der Regel eine offene Reposition und stabile, innere Fixation. Die Implantate sollten nach Möglichkeit die Fuge nicht kreuzen. Eine intraepiphysäre Implantateinbringung und eine metaphysäre Verspickung oder Verschraubung des metaphysären Keils sind fugenkreuzenden Implantaten vorzuziehen.

Kinder mit Salter-Harris-III- und Salter-Harris-IV-Verletzungen sollten zumindest für 3 Jahre nach dem Trauma etwa 3- bis 4-mal jährlich nachkontrolliert werden, um eine Wachstumsfugenläsion bzw. eine posttraumatische Wachstumsfugen-Knochenbrücken-Bildung rechtzeitig diagnostizieren zu können, bzw. bis zum Fugenschluss der betreffenden Fuge.

Salter-Harris-V-Verletzungen

Besteht der Verdacht auf eine Crush-Verletzung der Epiphysenfuge, beispielsweise aufgrund des Unfallmechanismus (Überrollverletzung durch landwirtschaftliche Maschinen, LKW-Räder oder Schwerfahrzeuge), so ist das Hauptaugenmerk auf die Behandlung der meist schwerwiegenden Weichteil- und Begleitverletzungen zu richten. Sichtbar zerstörte oder fehlende Fugenanteile sollten rasch durch autologen, wenn möglich vaskularisierten Knorpel ersetzt werden, wobei gleichzeitig eine Weichteilrekonstruktion vorgenommen werden sollte. Eine Langzeitkontrolle ist bis zum Wachstumsabschluss erforderlich.

Epimetaphysäre Defektverletzungen

Diese schwerwiegenden Verletzungen erfordern ein exaktes, initiales Débridement und eine rasche Planung des weiteren Behandlungsablaufes, um weitere Gewebeverluste durch nachfolgende »Verlegenheitsdébridements« und lokale Infektionen zu vermeiden. Bei der Anlage eines Fixateur externe ist darauf zu achten, dass eine spätere Lappenplastik durch die Montage nicht erschwert wird. Initial steht die Weichteilversorgung im Vordergrund, wobei zur Entspannung der Weichteilsituation Knochenverkürzungen durchgeführt werden können. Der Ersatz von Wachstumsfugenknorpel und Gelenkknorpel kann durch Entnahme von Rippenknorpel und Apophysenknorpel der Crista iliaca durchgeführt werden, wobei sich die Hauptproblematik meist durch den Verlust an Weichteilen ergibt, der Lappenplastiken oder die Anwendung freier Lappen erforderlich macht (Abb. 2.8 a–d).

Das Risiko nachfolgender Wachstumsstörungen nach diesen Verletzungen ist insgesamt sehr hoch, eine Kontrolle bis zum Wachstumsabschluss ist meist notwendig.

2.1 Übergangsfrakturen

Am Beginn der Adoleszenz kommt es zur Ossifikation im Wachstumsfugenbereich. Während bei Epiphysenlösungen im Kindesalter die schwächste Stelle der Wachstumsfuge metaphysennah liegt und deshalb die Zone des epiphysenwärts gelegenen, proliferierenden Wachstumsfugenknorpels bei Epiphysenfugenlösungen mit oder ohne metaphysärem Keil bei Epiphysenlösungen meist verschont bleibt, kommt es am Beginn der Adoleszenz zu exzentrischen Ossifikationsvorgängen im Wachstumsfugenbereich. An der distalen Tibia beginnt die Ossifikation der Wachstumsfuge im Innenknöchelbereich, schreitet dann nach dorsal und lateral fort, um schließlich lateral vorne zum Abschluss zu kommen. In dieser Übergangszeit stellen die noch nicht ossifizierten Fugenanteile den verletzungsgefährdetsten Anteil im Fugenbereich dar.

Übergangsfrakturen betreffen partiell geschlossene Fugen und führen deshalb nicht zu Wachstumsstörungen, da sich die Fuge ohnehin im Schluss befindet. Sie kommen überwiegend an der distalen Tibia vor, können jedoch – zumindest theoretisch – auch an anderen Stellen des Skeletts vorkommen (knienahe Fugen, distaler Radius, Phalangen). Der Typ VI in der Klassifikation nach Peterson wird bei manchen Autoren als Übergangsverletzung gewertet.

Behandlungsziel bei Übergangsfrakturen ist die Wiederherstellung der Kongruenz der Gelenkfläche, wobei Gelenkflächenstufenbildungen >2 mm und reine Distraktionen der Gelenkfläche von >2 mm zu vermeiden sind. Von Laer gibt Werte bis 5 mm an. In der eigenen

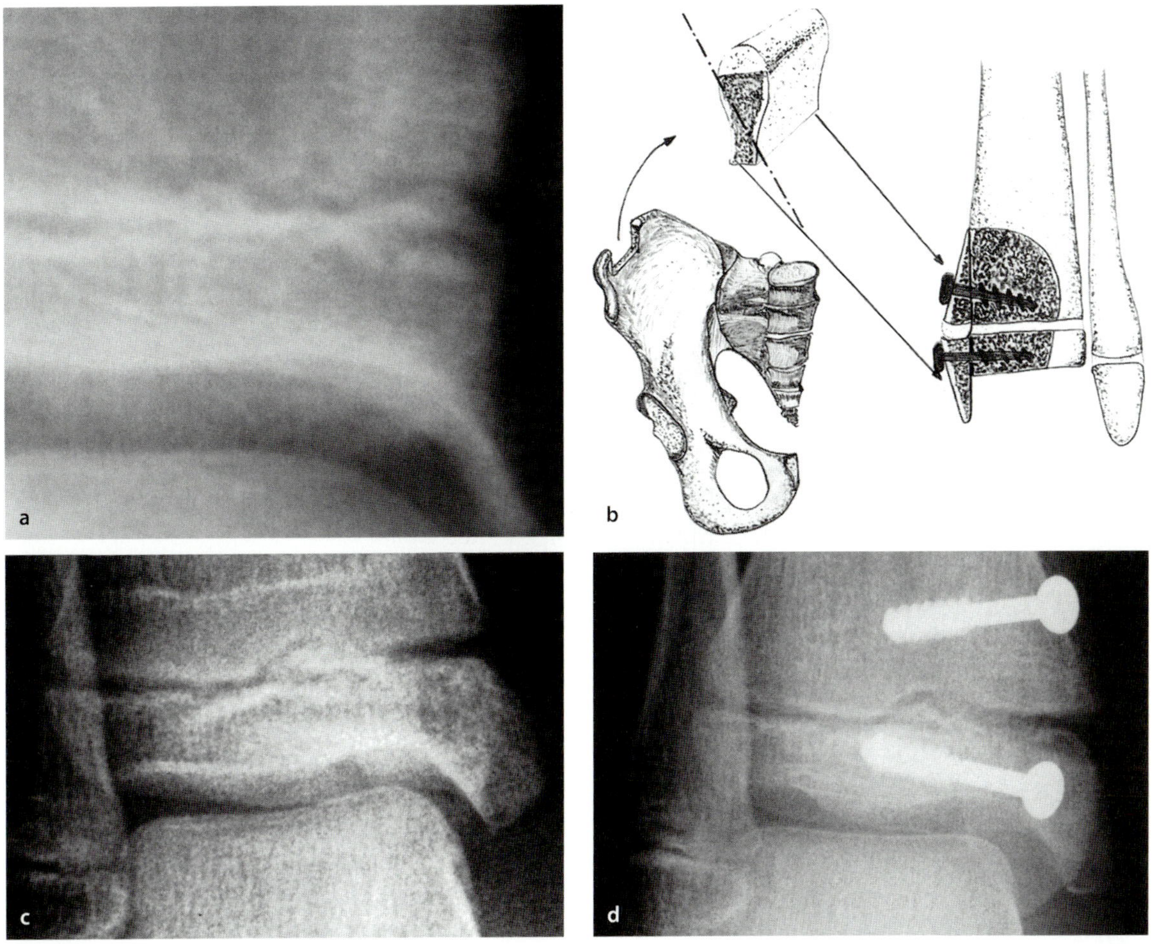

Abb. 2.8. a Offene epimetaphysäre Innenknöcheldefektverletzung infolge Quetschverletzung im Rahmen eines landwirtschaftlichen Überrollunfalls. b Rekonstruktionsverfahren mit freier Transplantation eines Apophysenknorpel-tragenden Beckenkammtransplantates und Defektweichteildeckung durch freien, modifizierten, mikrovaskulären Skapulalappentransfer in Zusammenarbeit mit plastischen Chirurgen. c Bild nach Einheilung des Knorpel-Knochen-Transplantates. d Keine Zeichen einer Wachstumsfugenknochenbrückenbildung 2 Jahre postoperativ

Klinik wird zwischen konventionellen und CT-Befunden differenziert. Letztere weisen immer größere *Diastasen* als das Röntgenbild auf und sind daher großzügiger zu bewerten (v. Laer et al. 1983; Abb. 2.9 a–c), Stufen in der Gelenkfläche sind nicht zu akzeptieren.

Diagnostik

Zusätzlich zu den a.-p. und seitlichen Aufnahmen sind zur genauen Beurteilung des Frakturverlaufs und zum Ausschluss von Dislokationen 45°-gedrehte a.-p.-Aufnahmen oder eine axiale CT des Sprunggelenkbereiches bzw. des distalen Radius hilfreich.

Grundsätzlich weisen alle Übergangsfrakturen stereotype Verläufe auf; diese wurden an der distalen Tibia am besten untersucht. Verläuft die epiphysäre Frakturlinie einer Übergangsfraktur sehr weit lateral, so hängt das epiphysäre Fragment meist an der vorderen Syndesmose (dieses Fragment wird bei »Twoplane-Frakturen«

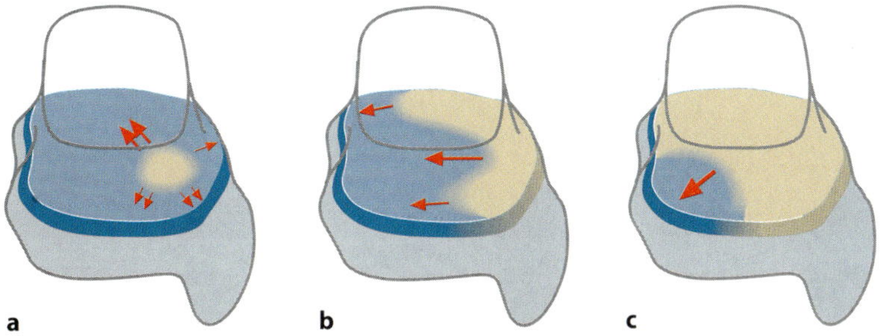

Abb. 2.9 a–c Physiologischer Fugenschluss. a An der distalen Tibia verschließt sich zunächst der Bereich des Mallelolus medialis. b Ausbreitung nach dorsal. c Und zum Schluss schließt sich der laterale Anteil

auch als Tillaux-Fragment bezeichnet. Stefanich u. Lozman 1986; Tillaux 1892; Abb. 2.10 a–g; s. auch Kap. 22, S. 792 Übergangsfrakturen).

Bei *Triplane-I-Frakturen* findet sich der gleiche Frakturverlauf wie bei Twoplane-Frakturen, zusätzlich hängt jedoch am epiphysären Fragment ein metaphysärer Keil (Lynn 1972). Bei *Triplane-II-Frakturen* kommt es zum Ausbruch eines hinteren Volkmann-Dreiecks, wobei sich die Frakturebene von der Bruchfläche des metaphysären Keiles direkt durch die Epiphyse in das Gelenk fortsetzt (ebd.).

In seltenen Fällen kann die epiphysäre Frakturlinie auch durch den Innenknöchelbereich ohne Gelenkbeteiligung verlaufen, wenn sich fast die gesamte distale Tibiaepiphyse gelöst hat (» extraartikuläre Triplane-Fraktur«).

Zu bedenken ist, dass Übergangsfrakturen schon ab dem 10. Lebensjahr bei Mädchen und etwa ab dem 12. Lebensjahr bei Jungen auftreten können. Bei Kindern, die diese Altersgrenze erreichen, muss man nach Distorsionstraumen des oberen Sprunggelenks die Möglichkeit einer Übergangsfraktur in Betracht ziehen.

Zur Planung einer Schraubenfixation ist die Durchführung einer präoperativen CT günstig, um Form und Lage der zu verschraubenden Fragmente in die präoperative Planung miteinbeziehen zu können (Cone et al. 1984).

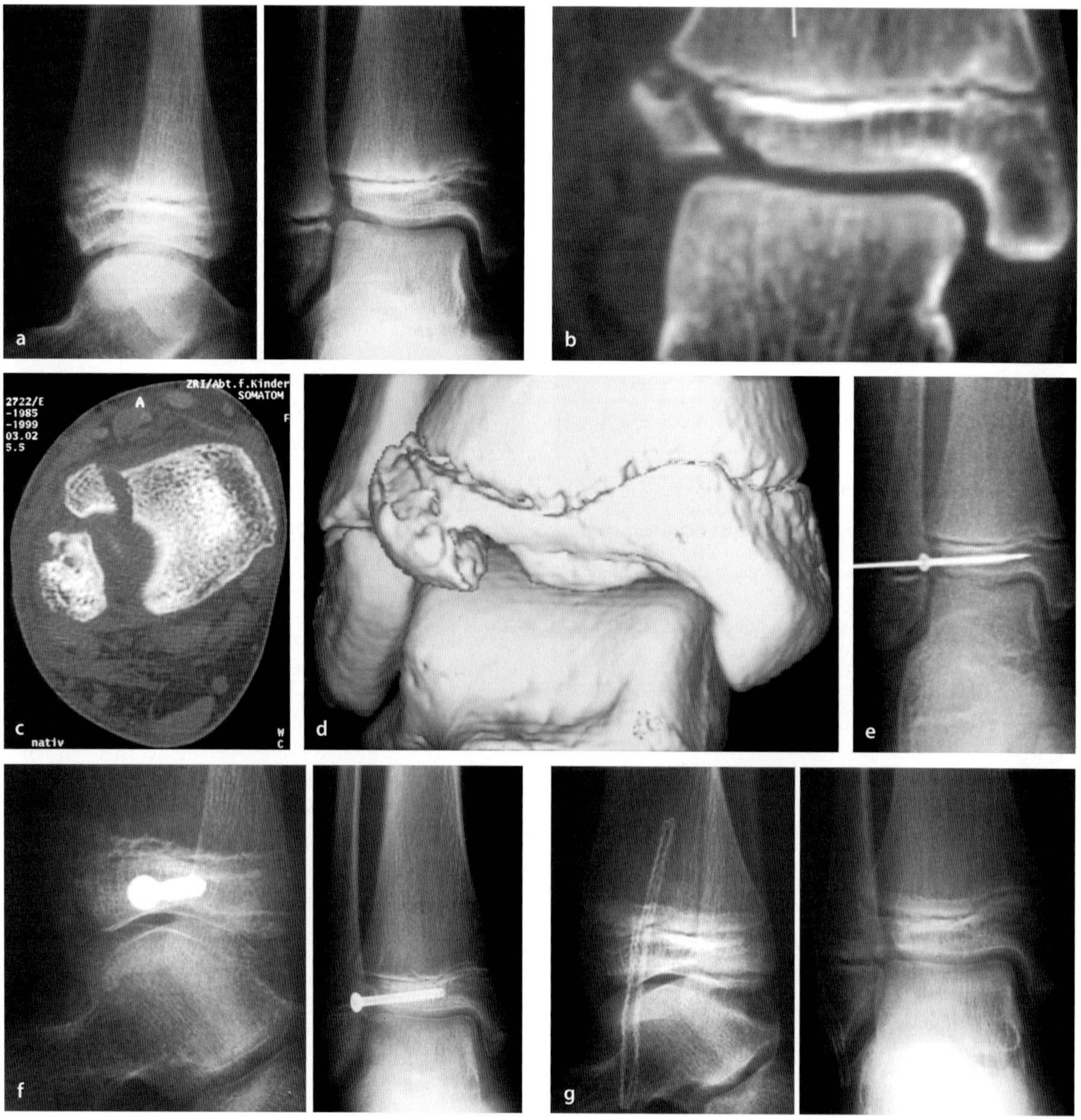

Abb. 2.10. **a** Dislozierte Twoplane-Fraktur eines 13,7-jährigen Jungen. **b** Twoplane-Fraktur in der CT in koronarer Schnittführung. **c** Twoplane-Fraktur in der CT in horizontaler Schnittführung. **d** Twoplane-Fraktur, 3D-Rekonstruktion der Fraktur. **e** Perkutane Schraubenfixation mit kanülierter Schraube nach geschlossener Reposition. **f** Twoplane-Fraktur, 3 Monate nach Verschraubung ist die Fraktur konsolidiert. **g** Ergebnis 6 Monate nach operativ versorgter Twoplane-Fraktur, Zustand nach Metallentfernung

Therapie

Undislozierte Frakturen (Gelenkstufe <2 mm, Distraktion im Gelenkflächenbereich <4 mm) können im Unterschenkelgips behandelt werden. Dislozierte Frakturen werden verschraubt, wobei sich die minimal invasive Versorgung mit kanülierten Schrauben bewährt hat (s. auch Kap. 12).

Prognose von Wachstumsfugenverletzungen

Die Prognose von Wachstumsfugenverletzungen hängt in erster Linie

- von der Verletzungsschwere,
- vom Alter des Patienten,
- von der Lokalisation der Fugenläsion,
- der Wachstumspotenz der Fuge und
- von der Art der Fugenverletzung ab (Mintzer et al. 1994).

Bei jüngeren Kindern können (partielle) Wachstumsfugenverschlüsse sowohl zunehmende Achsfehlstellungen, Knochenlängendifferenzen (Beinlängendifferenzen) als auch Gelenkdeformierungen mit Funktionseinschränkungen nach sich ziehen. In Fehlstellung verheilte Epiphysenfugenverletzungen ohne vorzeitigen Schluss der Epiphysenfuge zeigen besonders bei jüngeren Kindern häufig ein hervorragendes Remodeling.

Fugenverletzungen von Kindern, die kurz vor dem Fugenschluss stehen (11- bis 13-jährige Mädchen und 13- bis 15-jährige Jungen), ziehen weniger gravierende Wachstumsstörungen nach sich als vergleichbare Wachstumsstörungen jüngerer Kinder. Übergangsfrak-

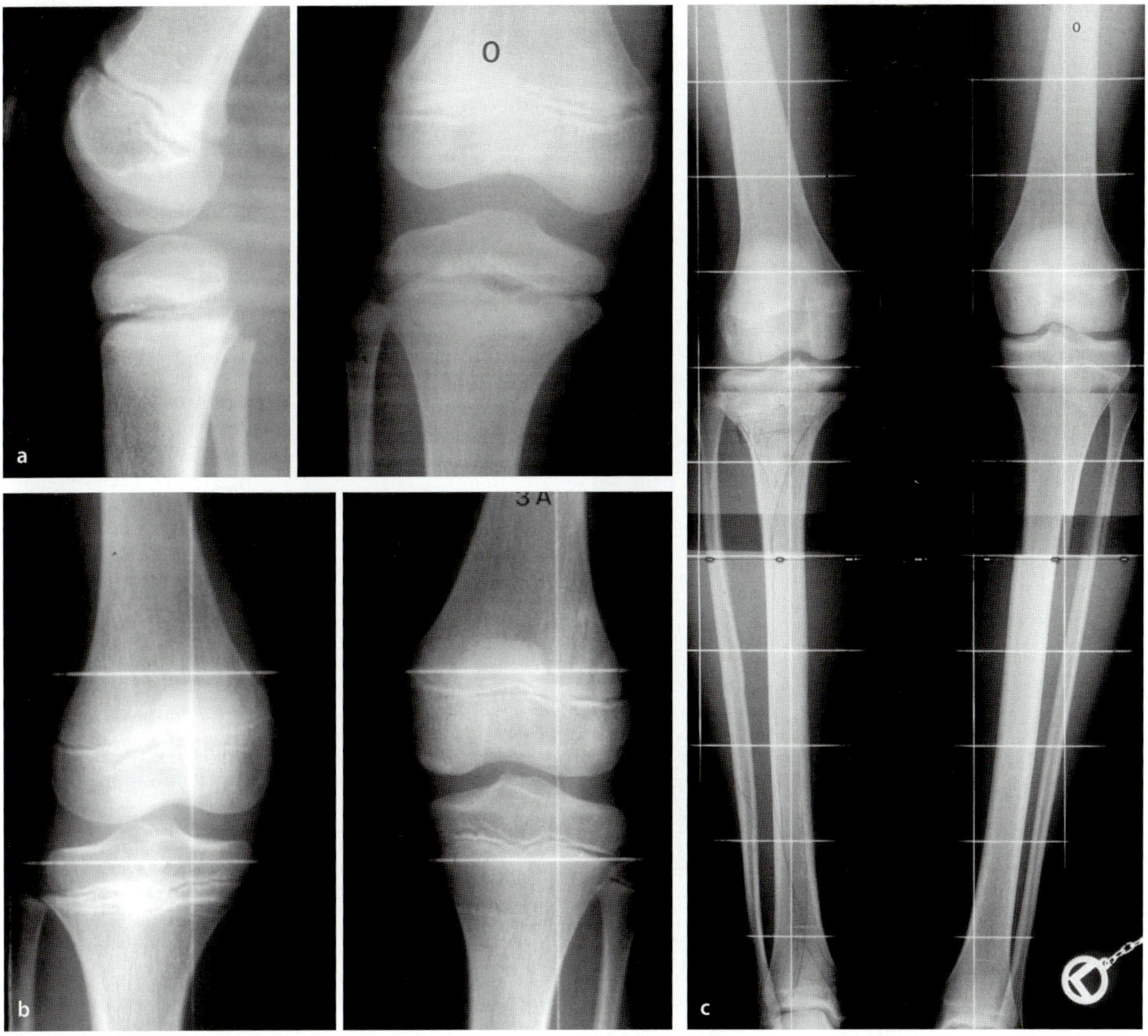

Abb. 2.11. **a** Dislozierte Salter-Harris-I-Verletzung der proximalen Tibia eines 7-jährigen Mädchens. Konservative Behandlung mit vorsichtiger geschlossener Reposition und Anlage eines Oberschenkelspaltgipses. **b** Ausbildung einer zentralen Wachstumsfugenbrücke im Frakturbereich zentral (Bild 3 Jahre nach dem Trauma). Die Knochenbrücke hat sich an der Stelle gebildet, an der die proximale Tibiametaphysenkante Druck auf die dislozierte Epiphyse im Bereich der Wachstumsfuge ausgeübt hat. **c** Bild nach erster Beinverlängerung vor der Pubertät. Nach der Pubertät wurde eine neuerliche Beinverlängerung mittels Kallusdistraktion zum Beinlängenausgleich notwendig

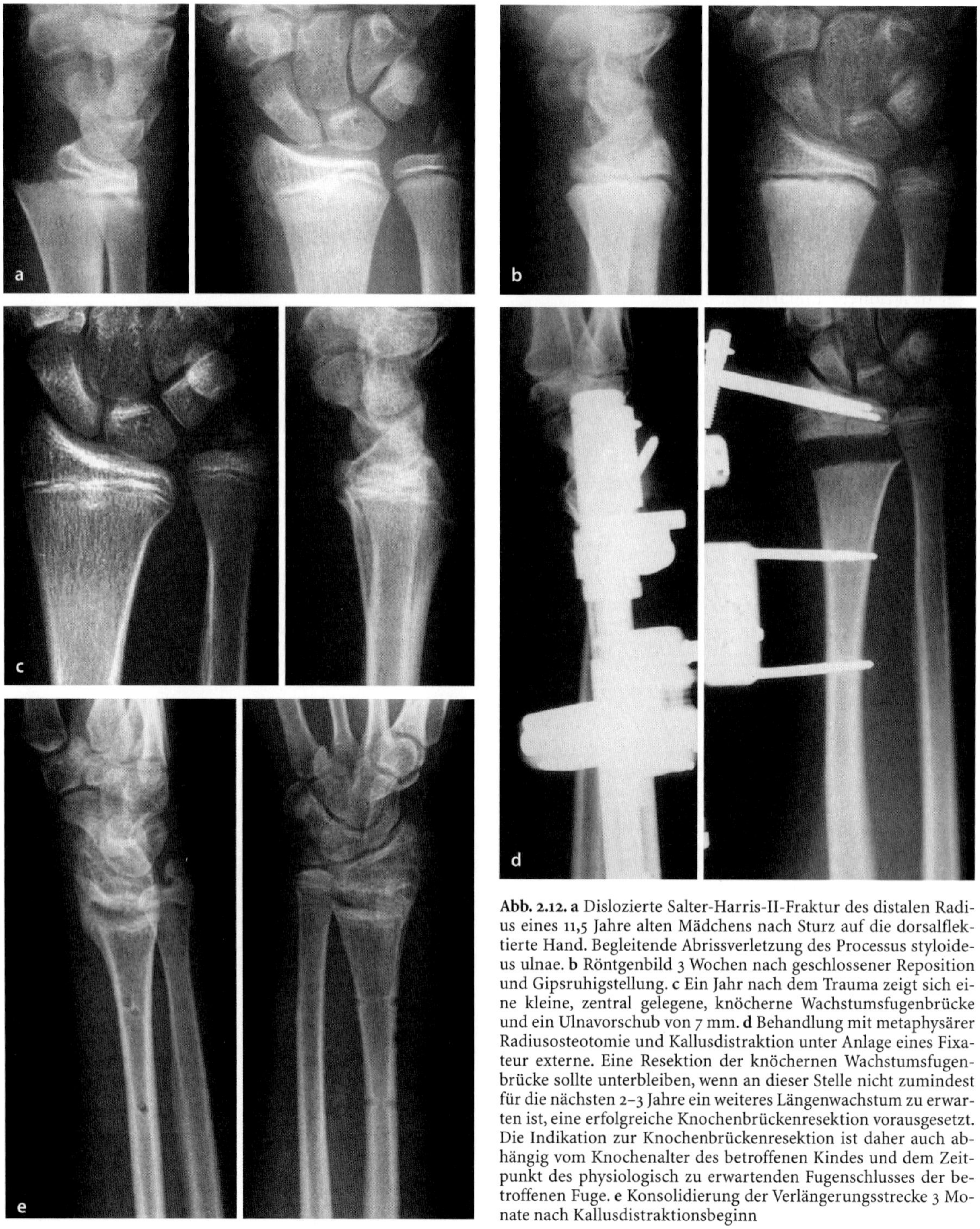

Abb. 2.12. **a** Dislozierte Salter-Harris-II-Fraktur des distalen Radius eines 11,5 Jahre alten Mädchens nach Sturz auf die dorsalflektierte Hand. Begleitende Abrissverletzung des Processus styloideus ulnae. **b** Röntgenbild 3 Wochen nach geschlossener Reposition und Gipsruhigstellung. **c** Ein Jahr nach dem Trauma zeigt sich eine kleine, zentral gelegene, knöcherne Wachstumsfugenbrücke und ein Ulnavorschub von 7 mm. **d** Behandlung mit metaphysärer Radiusosteotomie und Kallusdistraktion unter Anlage eines Fixateur externe. Eine Resektion der knöchernen Wachstumsfugenbrücke sollte unterbleiben, wenn an dieser Stelle nicht zumindest für die nächsten 2–3 Jahre ein weiteres Längenwachstum zu erwarten ist, eine erfolgreiche Knochenbrückenresektion vorausgesetzt. Die Indikation zur Knochenbrückenresektion ist daher auch abhängig vom Knochenalter des betroffenen Kindes und dem Zeitpunkt des physiologisch zu erwartenden Fugenschlusses der betroffenen Fuge. **e** Konsolidierung der Verlängerungsstrecke 3 Monate nach Kallusdistraktionsbeginn

turen führen nicht zu signifikanten Wachstumsstörungen, da sich die Fuge bereits im Fugenschluss befindet.

Kommt es bei jüngeren Kindern zum posttraumatischen oder vorzeitigen Verschluss einer langsam wachsenden Epiphysenfuge, so sind die Folgen meist weniger gravierend als bei Verschluss einer rasch wachsenden Fuge. Ein vorzeitiger Fugenschluss der distalen Femur-, proximalen Tibia- (Abb. 2.11 a–c), distalen Radius- (Abb. 2.12 a–e) oder proximalen Humerusepiphysenfuge wirkt sich demnach sehr viel stärker auf das weitere Wachstum aus, da diese Fugen sehr viel zum Längenwachstums des betreffenden langen Röhrenknochens beitragen. So stören beispielsweise vorzeitige Wachstumsfugenläsionen im ellbogennahen Bereich oder im sprunggelenknahen Bereich das nachfolgende Wachstum in der Regel weniger, eine Fehlstellung in diesem Bereich zeigt jedoch auch meist ein vergleichbar geringeres Remodeling.

Avaskuläre Nekrosen nach Epiphysenverletzungen sind selten und betreffen in erster Linie massiv dislozierte, traumatische Epiphysenlösungen des proximalen Femurendes, des Radiusköpfchens oder Frakturen des Capitulum humeri, wobei die Gefäßversorgung über funktionelle Endarterien mit mangelnder Kollateralisierung als Mitursache anzusehen ist.

Komplikationen von Epiphysenfugenverletzungen
Pseudarthrosen sind Raritäten im Kindesalter. Eine »non-union« einer epipmetaphysären Fraktur kommt hauptsächlich infolge von Frakturen des Condylus radialis oder im Bereich des Innenknöchels vor. Die Entwicklung eines Kompartmentsyndroms oder eines Nervenkompressionssyndroms (beispielweise Karpaltunnelsyndrom) nach Epiphysenfugenverletzungen ist sehr selten. Die häufigste Komplikation einer Epiphysenfugenverletzung ist – wie bereits erwähnt – der posttraumatische prämature partielle oder totale Fugenschluss.

2.2 Spezielle Epiphysenverletzungen an der oberen Extremität

2.2.1 Epiphysenlösung des medialen Klavikulaendes

Epiphysenlösungen des medialen Klavikulaendes sind ausgesprochen seltene Verletzungen. Dabei verbleibt die Epiphyse meist im Verband mit dem Sternoklavikulargelenk am Sternum (Salter u. Harris 1963). Bei Dislokation des medialen Metaphysenendes nach anterior kommt es zur einer kosmetisch störenden Vorwölbung, bei Dislokation nach dorsal kann es zu Kompressionserscheinungen im Bereich der oberen Thoraxapertur führen (Worman u. Leagus 1967).

Zur Darstellung der Verletzung eignet sich am besten die MRT-Untersuchung (ebd.).

Die Behandlung von medialen Klavikulaepiphysenlösungen (Salter-Harris I) erfolgt bei Dislokation nach kranial oder vorne mit Tornisterverband. Bei Dislokation oder Luxation (Selesnik et al. 1984; Abb. 2.13 a,b) nach dorsal mit Kompressionserscheinungen im Bereich der oberen Thoraxapertur empfiehlt sich die notfallmäßige geschlossene Reposition (in Narkose in Rückenlage unter Druck auf die Schultern) oder ggf. die perkutane Hebung des medialen Klavikulaendes durch Einsetzen einer spitzen Knochenfasszange in Narkose (Lyons u. Rockwood 1990). Lässt sich die Stellung mit einem Tornisterverband halten, kann auf eine weitere Fixation verzichtet werden, ansonsten empfiehlt sich die Sicherung durch eine Zerklage mit resorbierbarem Nahtmaterial.

Keinesfalls sollten in diesem Bereich Kirschner-Drähte eingebracht werden, da Drahtmigrationen ins Mediastinum mit tödlichem Ausgang beschrieben sind (ebd.).

Bestehen bei Fehlstellung des medialen Klavikulaendes nach dorsal keine lokalen Kompressionserscheinungen und ist die Fehlstellung nicht sehr ausgeprägt, so kann ohne Reposition ein Tornisterverband angelegt werden.

2.2.2 Epiphysenlösungen des lateralen Klavikulaendes

Durch die kräftigen korakoklavikulären Bänder und den stabilen Periostschlauch im lateralen Klavikuladrittel kommt es im Kindesalter in erster Linie zu lateralen Klavikulafrakturen oder Epiphysenlösungen mit kranialem Zerreißen des Klavikulaperiostschlauches, wobei es zu einer Anhebung des lateralen Klavikulaabschnittes kommen kann (s. Kap. 12 Clavicula).

Epiphysenlösungen des lateralen Klavikulaendes sind im Kindesalter schwer diagnostizierbar, da das epiphysäre, sekundäre Ossifikationszentrum erst spät verknöchert und damit am Röntgenbild nicht erkennbar ist. Da bei Kindern die korakoklavikulären Bänder praktisch nie reißen und laterale Kalvikulafrakturen und Epiphysenlösungen eine sehr gute Spontanheilungstendenz aufweisen – solange die Fraktur um nicht wesentlich mehr als Schaftbreite verschoben ist –, können diese Verletzungen konservativ durch Tragen einer Mitella für 2–3 Wochen behandelt werden.

Von einer operativen Refixation sollte wegen des Problems der Keloidnarbenbildung im Schulterbereich von Kindern, wenn nicht unbedingt notwendig, Abstand genommen werden. Wird die Indikation zu einer offenen Reposition gestellt, so reicht es in der Regel, den kranial zerrissenen Periostschlauch über dem lateralen Klavikulaende mit resorbierbaren Nähten zu verschließen oder das Repositionsergebnis durch eine Zerklage mit resorbierbarem Nahtmaterial zu sichern. Dameron u. Rockwood (1984) haben eine sehr genaue Klassifikation von lateralen Klavikulafrakturen zusammengestellt, die auch im Kindesalter prognostische Bedeutung besitzt.

2.2.3 Epiphysenlösung der basisnahen Processus-coracoideus-Epiphysenfuge

Epiphysenlösungen an der Basis des Processus coracoideus sind in der Regel nur gering disloziert und deshalb schwer zu diagnostizieren. In diesen Fällen ist eine konservative/funktionelle Therapie möglich. Anfangs ist

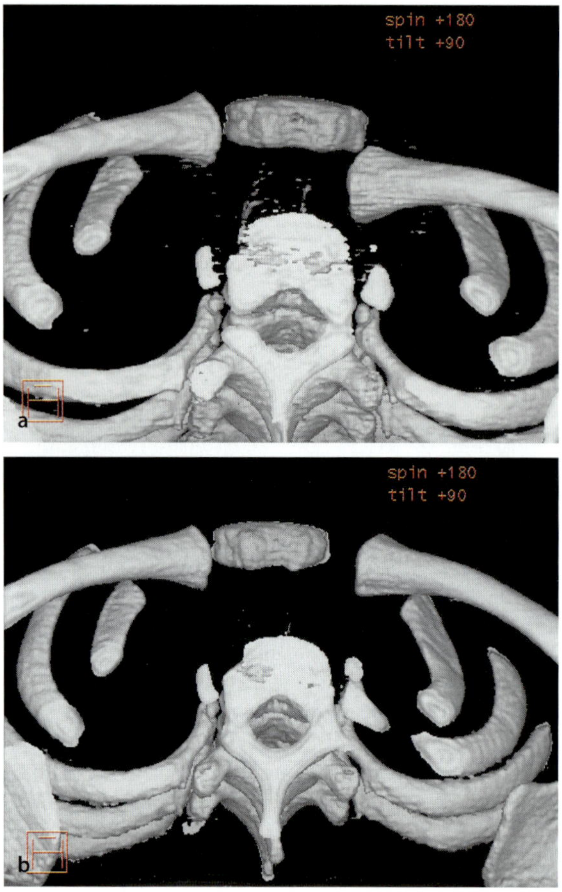

Abb. 2.13. a Hintere sternoklavikuläre Luxation des medialen Klavikulaendes (Junge, 12,5 Jahre). CT mit 3D-Rekonstruktion. **b** Zustand nach geschlossener Reposition der Luxation in Narkose

eine Mitella zur Ruhigstellung günstig. Am initialen Schulterröntgenbild ist diese Verletzung meist sehr schwer nachzuweisen, gelegentlich ist die Verbreiterung der gelösten Wachstumsfuge ein Hinweis darauf. Häufig lässt sich diese Verletzung erst an Hand der eintretenden Kallusbildung (Abb. 2.14) oder in Schichtaufnahmen (bzw. CT oder MRT) exakt darstellen.

Schmerzen beim Anspannen des Bizeps (Ansatz des kurzen Bizepskopfes) deuten klinisch auf diese Verletzung hin.

2.2.4 Epiphysenlösungen und Frakturen des proximalen Humerusendes

Reine Epiphysenlösungen ohne metaphysären Keil sind vor allem im Kleinkindalter anzutreffen, aber auch im Rahmen von Geburtsverletzungen. Im Schulkindalter überwiegen hingegen Epiphysenlösungen mit metaphysärem Keil (Baxter u. Wiley 1986; Kohler u. Trillaud 1983). Epiphysenlösungen mit metaphysären Trümmerzonen sind selten und treten vor allem bei älteren Kindern auf. Geburtsverletzungen der proximalen Humerusepiphysenfuge entziehen sich durch die fehlende Ossifikation des sekundären Ossifikationszentrums der proximalen Humerusepiphyse der radiologischen Diagnostik, sind jedoch mit Ultraschall gut abzuklären (Broker u. Burbach 1990).

Lässt sich die Position der proximalen Humerusepiphyse eines älteren Kindes auf Röntgenbildern nicht exakt feststellen, kann eine MRT oder eine CT der Schulter oder eine Untersuchung unter Bildverstärker zur Abklärung dienen.

Bei Geburtsverletzungen ist eine Reposition auch bei Fehlstellungen von bis zu 75° und Verschiebung bis Schaftbreite nicht erforderlich. Geburtstraumatische proximale Humerusepiphysenlösungen sind infolge der noch ausständigen Ossifikation des sekundären Humeruskopfepiphysenkernes (Beginn: 1. bis 3. Lebensmonat) am Nativröntgenbild nicht sicher nachweisbar. Zum Ausschluss dieser Verletzung, die auch in Kombination mit Armplexuslähmungen, Klavikulafrakturen und Hämatombildungen im M. sternocleidomastoideus vorkommen kann, hat sich die Ultraschalluntersuchung des proximalen Humerus mit hochauflösenden Linearschallköpfen bewährt (Zieger et al. 1990).

Das führende klinische Bild dieser Verletzung ist die Schonhaltung und Berührungsempfindlichkeit des verletzten Arms. Zur Behandlung wird der Arm vorzugsweise mit einem zarten Binden- oder Gips-Desault-Verband in korrekter Stellung anmodelliert, und die Behandlung kann nach Eintritt der Schmerzfreiheit nach etwa 2 Wochen beendet werden. Das Remodellierungspotenzial an dieser Stelle ist in diesem Alter hervorragend.

Bis zum 10. Lebensjahr können Fehlstellungen bis zu 60° und Verschiebungen der Epiphyse um beinahe Schaftbreite konservativ behandelt werden, da erfahrungsgemäß ein hohes Remodellierungspotenzial im Bereich der proximalen Humerusepiphyse besteht (s. Kap. 13). Lediglich epiphysäre Frakturen sollten exakt reponiert werden und bei Instabilität ggf. mit Kirschner-Drähten oder einer intraepiphysär eingebrachten, kanülierten Schraube stabilisiert werden.

2.2.5 Frakturen des Condylus radialis

Entsprechend dem Frakturverlauf kann man nach Milch (1964)

- einen *Typ I*, der durch das sekundäre Ossifikationszentrum des Capitulum humeri verläuft, und
- eine Frakturform von *Typ II*, bei der die Frakturlinie in der Metaphyse kranial der Wachstumsfuge nach ulnar verläuft und zwischen Capitulum humeri und Trochlea humeri in das Gelenk einstrahlt,

unterscheiden. Diese Frakturen sind im Vergleich zu supracondylären Humerusfrakturen einerseits schwe-

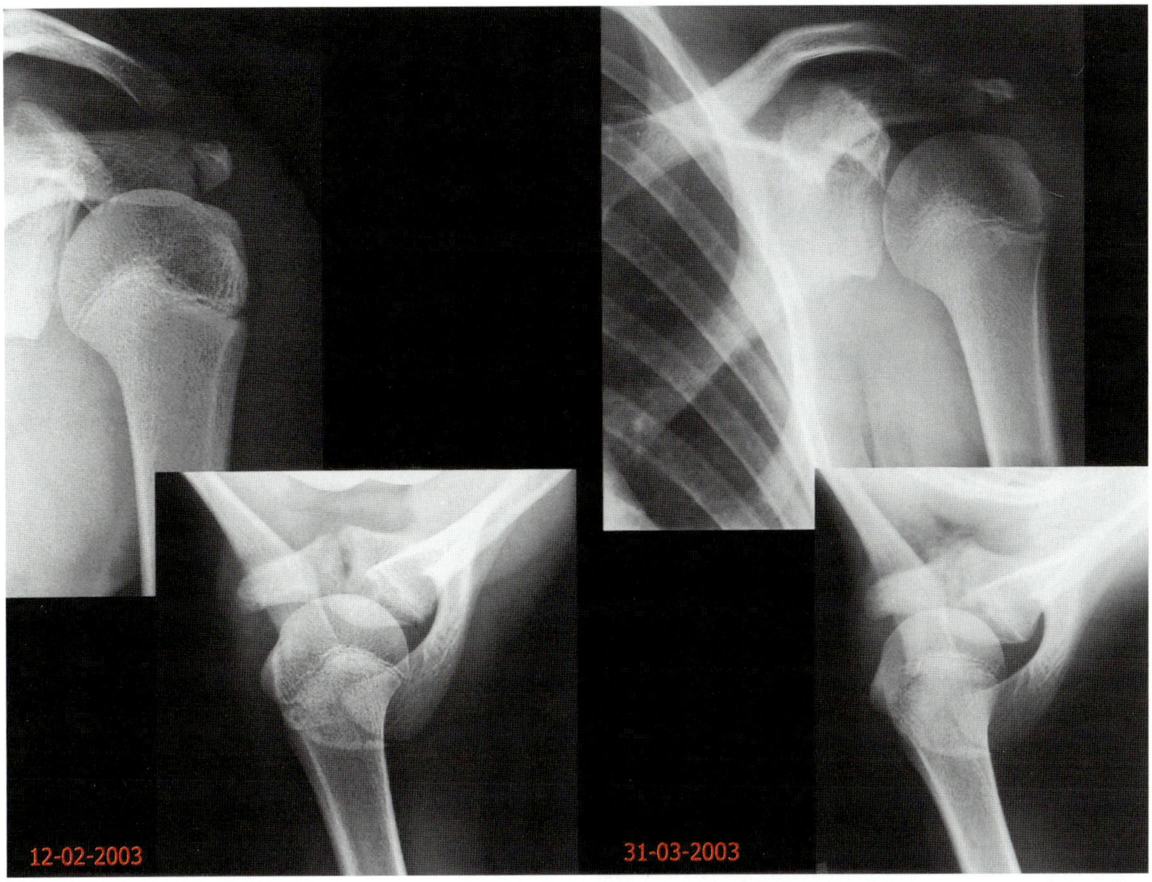

Abb. 2.14. Frische Processus-coracoideus-Basis-Epiphysenlösung (Unfallbild vom 12.02.2003). Das Zentrum der Epiphyse zeigt eine diskrete Erweiterung im kraniokaudalen Strahlengang (Junge, 13 Jahre). Rechts im Bild deutliche Kallusformation im Bereich der Processus-coracoideus-Basis-Epiphyse bei unverändert guter Frakturstellung im Rahmen der Nachkontrolle

rer erkennbar und andererseits tragen sie auch ein höheres Risiko von nachfolgenden Funktionseinschränkungen des Ellbogengelenks und Wachstumsstörungen in sich.

Condylus-radialis-Frakturen werden entsprechend der Salter-Harris-Klassifikation als Typ-IV-Frakturen klassifiziert. Behandlungsziel ist es, die Wachstumsfuge und Gelenkfläche ideal adaptiert zur Ausheilung zu bringen. Undislozierte Frakturen mit einer maximalen Dislokation von 2 mm im Gelenkflächen- und Fugenbereich können konservativ behandelt werden, darüber hinausgehende Fehlstellungen bedürfen einer (offenen) Reposition und stabilen inneren Fixation.

Bei konservativer Behandlung sind zwischen 3. und 5. Behandlungstag unbedingt Ellbogenröntgenaufnahmen ohne Gipsverband anzufertigen, um eine zunehmende Fehlstellung sicher erkennen zu können und ggf. eine offene Reposition anschließen zu können, da durch den Zug der am radialen Condylus ansetzenden Unterarmstreckermuskulatur bei undislozierten, instabilen konservativ behandelten Frakturen eine Verkippung des Fragments nach distal mit Zunahme der Fehlstellung sehr leicht eintreten kann und eine undislozierte Fraktur damit innerhalb weniger Tage zu einer dislozierten Fraktur werden kann (v. Laer et al. 1983; s. Kap. 14.1).

Entscheidend ist es, bei der offenen Reposition das Condylus-radialis-Fragment nicht zu sehr von den umgebenden Weichteilen abzulösen und besonders dorsal äußerst sparsam zu präparieren, um nicht die hauptsächlich dorsal einstrahlenden, ernährenden Gefäße für die Condylus-radialis-Epiphyse zu gefährden. Kinder sollten nach Condylus-radialis-Frakturen zumindest 6 Monate lang nachkontrolliert werden, da knöcherne Heilungsstörungen wie verzögerte Frakturkonsolidation, Pseudarthrosenbildung, knöcherne Wachstumsfugenbrückenbildung (v. Laer 1996; v. Laer et al. 1983; Abb. 2.15 a–d) in sehr seltenen Fällen auch bei anfangs ungestörtem Heilungsverlauf auftreten können. Daher sollte nach 3–6 Monate nach Abschluss der Behandlung eine Kontrolle zum Ausschluss einer Pseudarthrose durchgeführt werden.

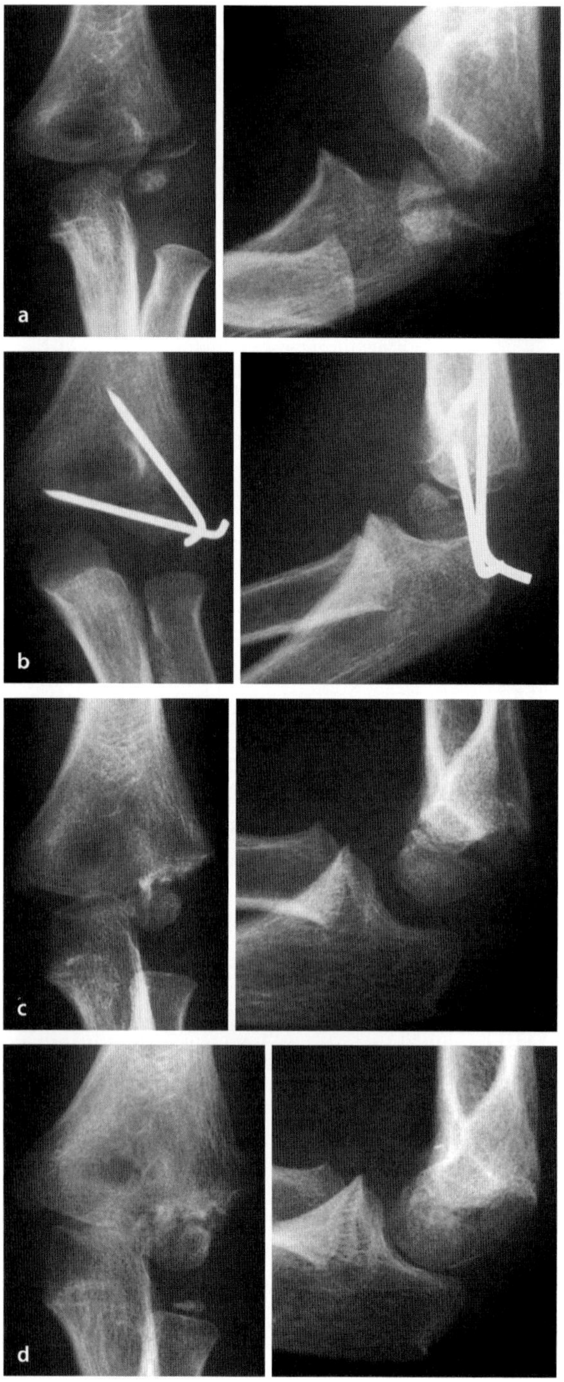

Abb. 2.15. a Komplexe Ellbogenverletzung (dislozierte Condylus-radialis-Abrissverletzung, Typ Milch I, daher: Fraktur läuft durch das sekundäre Ossifikationszentrum des Capitulum humeri; Luxation des Radiusköpfchens nach radial, plastische Verbiegung der proximalen Elle; Mädchen, 4 Jahre). b Postoperatives Bild nach offener Reposition und Kirschner-Draht-Fixation der Condylus-radialis-Fraktur, geschlossener Reposition der Radiusköpfchenluxation und Ausbiegen der plastischen Ulnaverbiegung. c Zarte, helle, knöcherne Wachstumsfugenbrücke im Bereich der Condylus-radialis-Fuge (6 Monate nach Unfall). d 18 Monate nach dem Unfall irreguläre Form der Condylus-radialis-Wachstumsfuge, klinisch jedoch seitengleiche Ellbogenbeweglichkeit, Langzeitkontrolle erforderlich

2.2.6 Capitulum-humeri-Frakturen

Diese Fraktur ist im Kindesalter sehr selten und lässt sich auf Röntgenaufnahmen meist sehr schwer diagnostizieren (Fowles u. Rizkallah 1976; Johansson u. Rosman 1980). Diese Verletzung betrifft eher ältere Kinder. Besteht der Verdacht auf eine Verletzung des Capitulum humeri, so sollte unbedingt eine Abklärung mit MRT oder CT erfolgen.

Obwohl vereinzelt die geschlossene Reposition des intraartikulär gelegenen Fragments ggf. unter Zuhilfenahme eines Steinmann-Nagels gelungen ist, mit anschließender Ruhigstellung in maximaler Flexion des Ellbogengelenks (Yuan-Zhang et al. 1984), sollte diese Fraktur in der Regel als Gelenkfraktur behandelt werden. Im Falle des Vorliegens kleinerer bzw. älterer Fragmente können diese entfernt werden. Bei größeren Fragmenten empfiehlt sich die offene Refixation. Die Fragmentfixation erfolgt mit Drähten oder Minischrauben, z. B. mit Schraubeneinbringung durch die Rückseite des Condylus radialis. Bei größeren Fragmenten können auch Herbert-Schrauben verwendet werden (Simpson u. Richards 1986).

2.2.7 Epiphysenlösungen des proximalen Radius

Am proximalen Radiusende überwiegen Salter-Harris-I- und Salter-Harris-II-Epiphysenlösungen. »Flake-Frakturen« und epiphysäre Meißelfrakturen (Salter-Harris IV) des Radiusköpfchens sind im Kindesalter sehr selten und radiologisch schwer zu diagnostizieren (Abklärung mit Sonographie oder MRT). Bei Vorschulkindern ist das sekundäre Ossifikationszentrum im Radiusköpfchen meist noch nicht ossifiziert, und deshalb ist das Radiusköpfchen auf Röntgenaufnahmen in diesem Alter nicht direkt erkennbar. Es findet sich radiologisch meist nur ein etwas verdickter Weichteilschatten um den proximalen Radiusbereich oder eine Irregularität im Bereich der proximalen Radiusmetaphyse als Hinweis auf eine Verletzung des proximalen Radiusendes. Durch Sonographie lässt sich die Verletzung jedoch meist gut darstellen.

Durch eine ausgeprägte Tendenz zur Spontankorrektur von Fehlstellungen im Bereich der proximalen Radiusmetaphyse können Verkippungen des Radiusköpfchens von bis zu 45° und Seitverschiebungen des Radiusköpfchens von bis zu 3 mm bei Kindern <9 Jahren belassen werden. Bei Kindern >9 Jahren sollten nicht mehr als 20–25° Verkippung toleriert werden (verbleibende Wachstumspotenz).

Epiphysäre und epimetaphysäre Radiusköpfchenfrakturen, die zu einer Gelenkflächeninkongruenz führen, sollten bei Vorliegen größerer Fragmente mit Minifragmentschrauben refixiert werden. Kleinere Radiusköpfchenfragmente und Flake-Fragmente werden am besten entfernt, und das Radiusköpfchen sollte an der verletzten Stelle geglättet werden (Larsen et al. 1990; Ligier u. Metaizeau 1988; Metaizeau et al. 1980).

2.2.8 Epiphysenlösungen und Frakturen des distalen Unterarmbereichs

Da bei Epiphysenlösungen des distalen Unterarmbereichs das Periost üblicherweise an der Seite, nach der das Fragment abrutscht, intakt bleibt und an der gegenüberliegenden Seite zerreißt, besteht durch das einseitig vorhandene Periost häufig eine gewisse Reststabilität, die in der überwiegenden Zahl der Fälle eine stabile Retention unter Zuhilfenahme eines Gipsverbandes erlaubt. Eine gute Relaxation des Kindes durch Analgosedierung oder Narkose erleichtert die Frakturreposition und hilft, wiederholte Repositionsmanöver zu vermeiden. In der Mehrzahl der Verletzungen handelt es sich um Salter-Harris-II-Verletzungen mit Dislokation der Epiphyse und des anhängenden metaphysären Keiles nach dorsal (Holland 1929).

Während bei Vorschulkindern eine Fehlstellung nach *dorsal* bis zu 30° (volar 20°) toleriert werden kann, reduziert sich dieser Wert für über 10-jährige Kinder auf 10°. Üblicherweise reicht als Ruhigstellung ein Unterarmgipsverband, wobei auf ein gutes Anmodellieren des Gipsverbandes mit Dreipunktabstützung geachtet werden sollte (s. Kap. 15). Bei jüngeren Kindern kommt es häufiger zum Verrutschen des Gipsverbandes; deshalb hat sich für diese Altersgruppe die Ruhigstellung mit Oberarmgipsverbänden bewährt.

Fehlstellungen nach *volar* remodellieren sich in der Regel weniger gut als Fehlstellungen nach dorsal, und es sollten deshalb bei Vorschulkindern solche Fehlstellungen bis maximal 20° und bei über 10-jährigen Kindern von weniger als 8° toleriert werden.

Als Immobilisationszeit von distalen Radius- und Ulnaepiphysenlösungen reichen in der Regel 3 Wochen. Eine operative Behandlung mittels perkutan von distal eingebrachten Kirschner-Drähten (bei sehr jungen Kindern ein Kirschner-Draht, bei älteren Kindern 2 parallel eingebrachte Kirschner-Drähte, jeweils mit zusätzlicher Gipsimmobilisation) ist für instabile, im Gipsverband nicht sicher retinierbare Frakturen, Frakturen mit begleitenden Weichteilverletzungen (offene Frakturen), Kettenfrakturen und Frakturen im Rahmen von Mehrfachverletzten empfehlenswert.

Distale Radiusepiphysenlösungen zeigen im Wachstumsalter ein sehr ausgeprägtes Remodeling (Abb. 2.16 a–f).

Distale Ulnaepiphysenlösungen kommen sehr viel seltener als distale Radiusepiphysenlösungen vor, müssen jedoch bei Dislokation im Hinblick auf die Erhaltung der Funktion des distalen Radioulnargelenks und Ulnokarpalgelenks exakt (ggf. offen) reponiert werden und ggf. stabil retiniert werden.

Kommt es nach einer distalen Unterarmfraktur oder Epiphysenlösung zum Auftritt eines *Karpaltunnelsyndroms*, so bildet sich dieses häufig nach exakter Reposition und sicherer Retention der Fraktur (Stabilisation durch perkutane Kirschner-Draht-Fixation) rasch zurück. Zur Ruhigstellung sollte nur eine Gipshalbschale angelegt und zirkuläre Verbände vermieden werden. Nur sehr selten ist eine Karpaltunnelspaltung oder Fasziotomie nach distalen Unterarmepiphysenlösungen im Wachstumsalter erforderlich.

Nach Gipsabnahme nach distalen Unterarmepiphysenlösungen kann das Tragen einer Inlineskater-Handstütze für 2–3 Wochen beim Spielen im Freien zum Schutz vor einer Refraktur empfohlen werden.

2.3 Spezielle Epiphysenverletzungen an der unteren Extremität

2.3.1 Proximale Femurepiphysenlösungen

Dislozierte proximale Femurepiphysenlösungen erfordern eine notfallmäßige Reposition mit Entlastung des Hämarthros, wobei die Stabilisation durch fugenkreuzend eingebrachte (kanülierte) Schrauben oder Kirschner-Drähte erfolgen kann. Eine mindestens 2-monatige Entlastung sollte postoperativ eingehalten werden; vor Belastungsbeginn muss das Vorliegen einer avaskulären Nekrose des Femurkopfbereiches durch eine MRT ausgeschlossen werden.

! Die Ausbildung einer avaskulären Nekrose und/oder eines vorzeitigen Femurkopfwachstumsfugenschlusses ist nach dieser Verletzung sehr häufig und erfordert eine Langzeitbetreuung des Patienten (Ratcliff 1968).

2.3.2 Distale Femurepiphysenlösungen- und -epiphysenfrakturen

Distale Femurepiphysenlösungen sind äußerst seltene Verletzungen. Radiologisch handelt es sich dabei in erster Linie um Salter-Harris-II-Verletzungen, die allerdings im Unterschied zu anderen Körperregionen an dieser Stelle nicht die übliche günstige Prognose haben. Bei bis zu einem Viertel aller Kinder kommt es nach derartigen Verletzungen zu nachfolgenden Beinverkürzungen oder Achsfehlstellungen, wobei dies in erster Li-

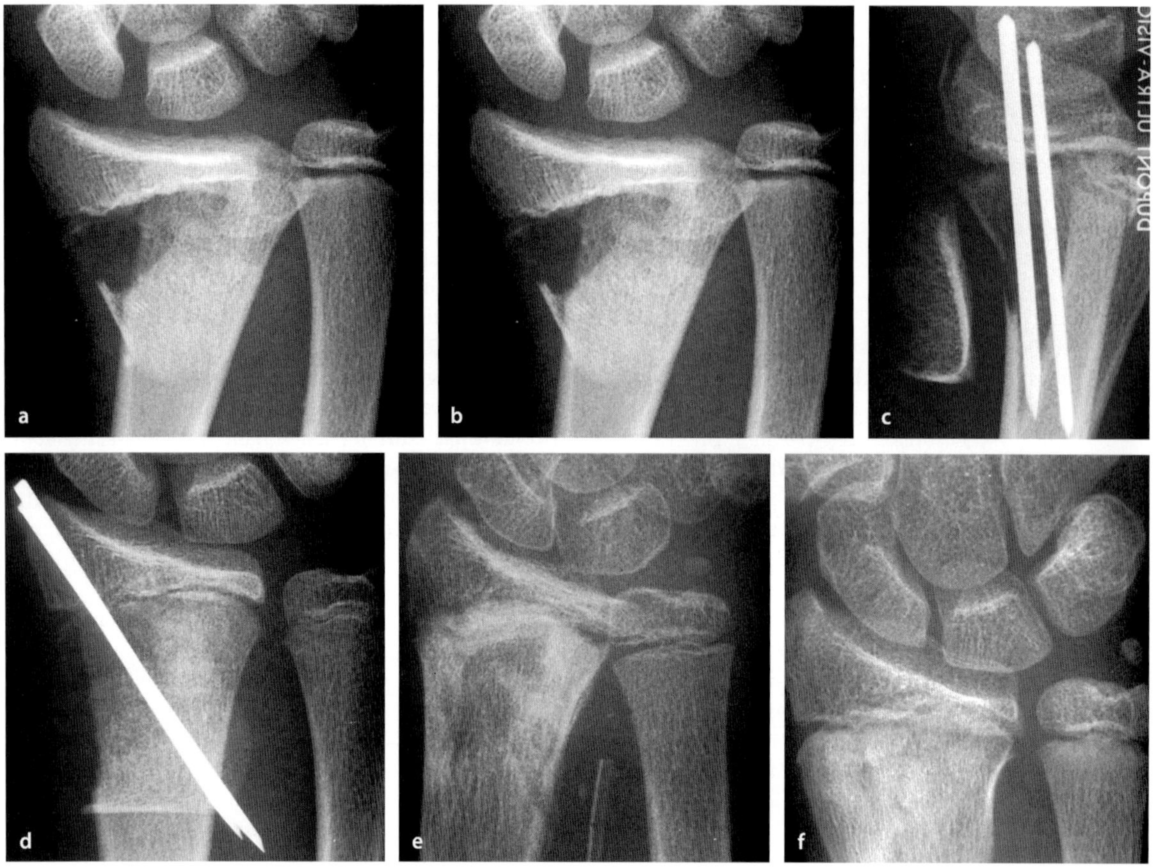

Abb. 2.16. a,b Unfallröntgenbilder bei distaler Radiusepiphysenlösung und Aussprengung eines großen metaphysären Keils aus dem distalen Radius. Wegen ausgeprägter Weichteilverletzungen nur perkutane Stabilisation mit Kirschner-Drähten, ohne den metaphysären Keil wieder einzusetzen. Medianusläsionszeichen bestanden zu keinem Zeitpunkt der Behandlung (Junge, 12 Jahre). **c,d** Nach Reposition der Epiphyse Stabilisation der Epiphysenposition mittels perkutan eingebrachten Kirschner-Drähten. Die Entfernung des metaphysären Keils wurde für den Zeitpunkt der Metallentfernung geplant. **e** Entfernung der Kirschner-Drähte und Entfernung des ausgesprengten metaphysären Keils 2 Monate nach dem Unfall. **f** Kein Ulnavorschub 16 Monate nach dem Unfall, spontane Auffüllung des metaphysären Radiusdefektes. Dieser Fall zeigt, dass bei Salter-Harris-II-Epiphysenlösungen die Wachstumsfuge am Epiphysenfragment verbleibt

nie auf die Komplexität der Fugenform und auf das große Wachstumspotenzial dieser Fuge zurückgeführt wird (Bassett u. Goldner 1962). Wird diese Verletzung bei Säuglingen beobachtet, so ist an eine Kindesmisshandlung zu denken (Abb. 2.17).

Da distale Femurepiphysenlösungen in der Regel mit einem Kniegelenkhämarthros einhergehen, ist häufig eine initiale Kniegelenkpunktion erforderlich. Bei klinischen Hinweisen auf eine zusätzliche Kniebinnenverletzung muss diese entweder durch eine MRT oder Arthroskopie weiter abgeklärt werden.

Im Rahmen von dislozierten Verletzungen kann es zu Gefäßverschlüssen der A. poplitea sowie zum Auftritt eines Unterschenkel-Kompartment-Syndroms kommen.

Unverschobene Frakturen (Gelenkflächenstufe von maximal 2 mm) können durch Ruhigstellung mittels Oberschenkelgipsverband ggf. auch mit Beckenbeingips (bei sehr jungen Kindern) zur Ausheilung gebracht werden.

Bei dislozierten Epiphysenlösungen ist eine vorsichtige geschlossene Reposition und eine perkutane Fixation mit gekreuzten Kirschner-Drähten empfehlenswert, zusätzlich ist ein Oberschenkelgipsverband erforderlich. Die Metallentfernung kann etwa nach 4 Wochen erfolgen. Für sehr große metaphysäre Keile bietet sich auch das Einbringen von kanülierten Schrauben im metaphysären Bereich an.

Dislozierte Epiphysenfrakturen oder epimetaphysäre Frakturen lassen sich in der Regel nur exakt offen oder unter arthroskopischer Sicht reponieren. Alle Verletzungen der distalen Femurepiphysenfuge sollten zumindest über einen Dreijahreszeitraum bzw. bis zum Wachstumsabschluss nachkontrolliert werden (s. Kap. 21.1.1).

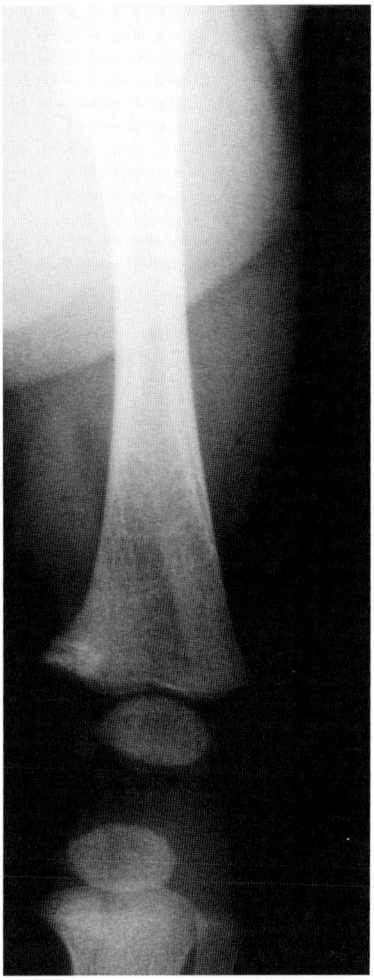

Abb. 2.17. Verheilende Salter-Harris-II-Verletzung mit Konturunregelmäßigkeit am medialen distalen Femurmetaphysenerker (»Erkerfraktur«; misshandeltes Mädchen, 3 Monate)

2.3.3
Frakturen und Epiphysenlösungen des proximalen Tibiaendes

Die proximale Tibiaepiphysenfuge ist für das Hauptlängenwachstum der Tibia verantwortlich. Dislozierte Epiphysenlösungen der proximalen Tibia bergen ein gewisses Risiko einer A.-poplitea-Verletzung in sich. Die Prognose bezüglich späterer Wachstumsstörungen und Achsfehlstellungen ist, ähnlich wie bei distalen Femurepiphysenlösungen, unsicher (Burkhart u. Peterson 1979). Auch begleitende Kniebinnenverletzungen werden im Rahmen dieser Epiphysenlösungen und -frakturen beobachtet (Bertin u. Goble 1983).

Proximale Tibiaepiphysenlösungen lassen sich in der Regel bei jungen Kindern konservativ behandeln (s. Kap. 21.3). Dabei sollte auf eine äußerst schonende Reposition in Narkose geachtet werden, um den empfindlichen Wachstumsfugenbereich nicht zusätzlich zu gefährden. Zur Ruhigstellung empfiehlt sich ein gespaltener Oberschenkelgipsverband in leichter Beugestellung des Kniegelenks. Zeigt sich allerdings bereits in Narkose eine deutliche Instabilität des Epiphysenlösungsbereiches, so empfiehlt sich die Stabilisation durch perkutan eingebrachte gekreuzte Kirschner-Drähte.

Dislozierte Salter-Harris-III-Epiphysenfrakturen oder epimetaphysäre Frakturen vom Typ Salter-Harris IV lassen sich in der Regel nur offen exakt reponieren, gelegentlich gelingt jedoch auch eine geschlossene Reposition. Die Fixation kann mit Kirschner-Drähten oder mit außerhalb des Wachstumsfugenbereiches eingebrachten kanülierten Schrauben erfolgen. Bei Einstrahlung der Frakturlinie in den vorderen Meniskusbereich sollte auch die Meniskusinsertion kontrolliert werden (MRT).

Nach proximalen Tibiaepiphysenlösungen im Wachstumsalter ist eine Nachkontrolle zumindest über 3 Jahre zu empfehlen, um Wachstumsstörungen oder zunehmende Achsfehlstellungen rechtzeitig diagnostizieren zu können.

2.3.4
Epiphysenlösungen und Frakturen der distalen Tibiaepiphyse

Die äußerst seltenen isolierten Salter-Harris-I-Verletzungen können auch bei Dislokation in der Regel geschlossen reponiert und konservativ behandelt werden, wobei ein belastungsfreies Intervall von etwa 3 Wochen eingehalten werden sollte.

Epiphysenlösungen mit metaphysärem Keil (Salter-Harris II) sind die häufigsten Epiphysenlösungen im Wachstumsalter an der distalen Tibia. Bei dislozierten Frakturen ist in der Regel zur Reposition eine Allgemeinnarkose oder ausreichende Analgosedierung erforderlich, um das Fragment schonend zu reponieren. Während diese Epiphysenlösungen erfahrungsgemäß bei Vorliegen eines hinteren metaphysären Keils nach Reposition gut im Gipsverband zu retinieren sind (s. Kap. 22), sind Epipysenlösungen mit Ausbildung eines medialen oder lateralen metaphysären Keils und begleitender starker Weichteilschwellung häufig im Gipsverband nur unsicher zu retinieren. Hier empfiehlt sich zur sicheren Stabilisation das perkutane Einbringen von ein oder 2 perkutanen Kirschner-Drähten, die eine Redislokation der Epiphysenlösung verhindern, oder eine stabile Verschraubung des metaphysären Keils.

Besteht ein Repositionshindernis, so ist in erster Linie an das Vorliegen eines Interponates zu denken, welches eine offene Reposition erfordert. In den Frakturspalt eingeschlagenes Periost ohne Vorliegen eines Repositionshindernisses rechtfertigt in der Regel keine offene Reposition.

Epiphysäre Frakturen (Salter-Harris-III-Verletzungen) und epimetaphysäre Frakturen (Salter-Harris-IV-Verletzungen) betreffen vor allem den Innenknöchelbereich. Behandlungsziel ist eine exakte anatomische Wiederherstellung sowohl der Gelenkfläche als auch der Wachstumsfuge. In der Regel ist eine exakte Reposition und sichere innere Stabilisierung unter Schonung der Wachstumsfuge nur durch offene Reposition möglich. Es bieten sich zarte kanülierte Schrauben zur Fixation und intraepiphysären Verschraubung an (Cass u. Peterson 1983). Postoperativ sollten die Kinder bis zum Wachstumsabschluss kontrolliert werden, da es sich um eine langsam wachsende Fuge handelt.

Als Grenzwert für das Vorliegen einer dislozierten Fraktur gilt an der distalen Tibiaepiphysenfuge eine Verschiebung von 2 mm.

Für die offene Reposition von epiphysären Innenknöchelfrakturen bevorzugen wir eine Inzision am Vorderrand des Innenknöchels. Das Gelenk wird vor dem Innenknöchel unter Schonung des Lig. deltoideum eröffnet, um die Gelenkfläche auszuspülen und zu inspizieren und eine exakte Wiederherstellung der Gelenkfläche zu ermöglichen. Kommt es nach derartigen Verletzungen zur Ausbildung einer Wachstumsfugenbrücke, so ist in der Regel eine Beinverkürzung kombiniert mit einer Varusstellung zu beobachten. Beträgt die Fläche der Knochenbrücke im Fugenbereich weniger als 25% der Fugenfläche, so sollte eine Fugenbrückenresektion erwogen werden (Karrholm et al. 1984; Abb. 2.18 a–c), wenn noch mindestens 2–3 Jahre weiteres Längenwachstum in diesem Bereich zu erwarten sind. In den anderen Fällen ist bei einer Beinlängendifferenz von >2,5 cm eine Beinverlängerung und ggf. Achskorrektur durch Kallusdistraktion zu erwägen.

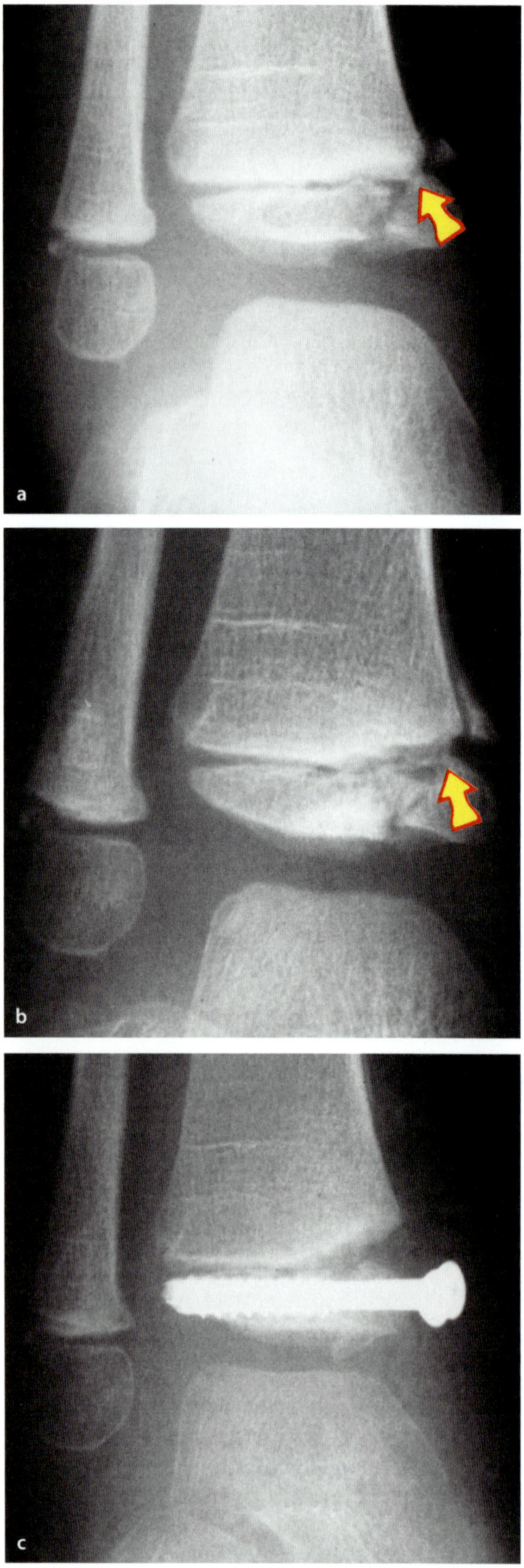

Abb. 2.18. a Dislozierte, epimetaphysäre Fraktur (Salter-Harris-IV-Verletzung) im Innenknöchelbereich mit begleitender Salter-Harris-II-Epiphysenlösung der distalen Fibula. Beachte die sichtbare Knochenkontaktstelle (*Pfeil*) zwischen Epi- und Metaphyse im Frakturbereich im Innenknöchelbereich (Junge, 5 Jahre). **b** Bei Erstvorstellung 3 Wochen nach Beginn der konservativen Behandlung bestand eine Wachstumsfugenbrücke (*Pfeil*), deren Ausdehnung in der CT die ganze Länge des Innenknöchels im Frakturbereich einnahm. **c** Nach Knochenbrückenresektion und Verschraubung der Fraktur zeigt sich der Wachstumsfugenbereich medial wieder frei

2.4 Apophysenverletzungen

Apophysen haben Wachstumszonen wie Epiphysen; diese Wachstumsfugen tragen jedoch nicht wie diese zum Längenwachstum des Knochens bei, sondern sind für die *Formgebung* des Knochens mitverantwortlich. Sie liegen meist im Ansatzbereich von Sehnen oder Muskeln. Somit handelt es sich überwiegend um knöcherne Muskel- oder Sehnenausrissverletzungen.

2.4.1 Abrissverletzung des Epicondylus ulnaris

Die Ossifikation des knorpelig angelegten sekundären Epicondylus-ulnaris-Ossifikationszentrums zeigt sich bei Mädchen etwa ab dem 5. und bei Jungen etwa ab dem 7. Lebensjahr. Abrissverletzungen vor diesem Alter können nur aufgrund der Weichteilschwellung am Röntgenbild erkannt werden – oder mittels Sonographie oder MRT. Es handelt sich dabei um eine sehr häufige Begleitverletzung einer Ellbogenluxation. Sie tritt bei etwa jeder zweiten Luxation auf. Der Epicondylus ulnaris bildet nicht nur den Hauptursprung für einen Großteil der Unterarmflexoren, sondern dort setzt auch ein Teil der ulnaren Gelenkkapsel sowie das Lig. collaterale ulnare an.

Bei geringer Dislokation kann diese Fraktur konservativ behandelt werden (Dias et al. 1987; Wilson et al. 1988). Die Mehrzahl der Autoren (Chambers u. Wilkins 1996) empfiehlt eine konservative Behandlung auch für Patienten mit dislozierten Frakturen, wenn keine besonderen Belastungen durch Arbeit oder Sport für das Ellbogengelenk vorliegen. Dies lässt sich allerdings im Kindesalter nicht sicher vorhersagen.

Als *absolute Indikation* für eine offene Reposition und stabile innere Fixation gilt die Einklemmung des Epicondylus-ulnaris-Fragments im Gelenkspalt. Als relative Indikationen gelten begleitende Läsionen des N. ulnaris und absehbare Belastungen durch Arbeit oder Sport.

Bei konservativer Behandlung wird das Ellbogengelenk durch Anlegen einer dorsalen Oberarmgipsschale für etwa eine Woche ruhiggestellt und dann mit Bewegungsübungen begonnen. Üblicherweise kommt es zu einer sehr guten Wiederherstellung der Funktion, obwohl die Abrissverletzung in der Mehrzahl der so behandelten Fälle mit einer »non-union« ausheilt (Dias et al. 1987; Wilson et al. 1988).

Wir bevorzugen bei Vorliegen einer dislozierten Epicondylus-ulnaris-Abrissverletzung die offene Reposition und Fixation entweder mit 2 divergierend eingebrachten Kirschner-Drähten oder einer kleinen Schraube. Ist das Apophysenfragment fragmentiert, so kann eine zarte Schraube mit einer gezahnten Unterlegscheibe verwendet werden, die die Fragmente am Platz hält (s. Kap. 14.3).

2.4.2 Olekranonapophysenabriss

Durch den Zug der Trizepssehne am Apophysenfragment kann es neben einer Distraktion im Frakturbereich auch zur Ausbildung einer Gelenkflächenstufe kommen. Da im seitlichen Ellbogenröntgenbild bei manchen Kindern physiologischerweise der Apophysenspalt im Olekranonbereich sehr breit imponieren kann, das Olekranon jedoch trotzdem stabil ist, müssen diese Befunde präoperativ exakt abgeklärt werden (beispielsweise durch MRT oder Sonographie) oder nach Anästhesiebeginn durch Prüfung der Stabilität unter Bildwandler verifiziert werden.

Dislozierte Frakturen sollten exakt offen reponiert und mit Kirschner-Drähten und Zuggurtung versorgt werden. Undislozierte Olekranonabrissverletzungen können im Oberarmgipsverband behandelt werden, wobei ein »gipsfreies Röntgenbild« am 3. bis 5. Tag zum Ausschluss einer sekundären Fragmentdislokation zu empfehlen ist.

Bei allen isolierten Ulnafrakturen ist unbedingt die Position des Radiusköpfchens im Radiohumeralgelenk mittels Röntgen in 2 Ebenen zu überprüfen (Monteggia-Fraktur!; Abb. 2.19 a–c). Die Verlängerung der Radiushalslängsachse darf in keiner Röntgenprojektion >2 mm vom Zentrum des Capitulum-humeri-Knochenkernzentrums abweichen. !

2.4.3 Abriss der Crista iliaca

Avulsionsfrakturen der Crista iliaca betreffen meist jugendliche Sportler und weisen unter konservativer Therapie (einige Tage Schonung, ggf. Bettruhe mit gebeugter Hüfte) eine sehr gute Prognose auf. Die Konsolidationsdauer dieser Verletzung liegt zwischen 4 und 6 Wochen.

2.4.4 Abriss der Spina iliaca anterior inferior

Diese Abrisse treten vor allem bei jugendlichen Fußballspielern, Sprintern und anderen Leichtathleten im Rahmen von plötzlichen Quadrizepsanspannungen auf, vor allem wenn Muskelverkürzungen des M. rectus bereits vorbestehen (Abb. 2.20 a,b). Diese Abrissverletzungen lassen sich durch einige Tage Bettruhe, Antiphlogistikagabe und vorsichtige Mobilisation gut konservativ behandeln. Die Lagerung sollte mit Flexion im Knie- und Hüftbereich zur Schmerzlinderung unter Entspannung des M. rectus erfolgen.

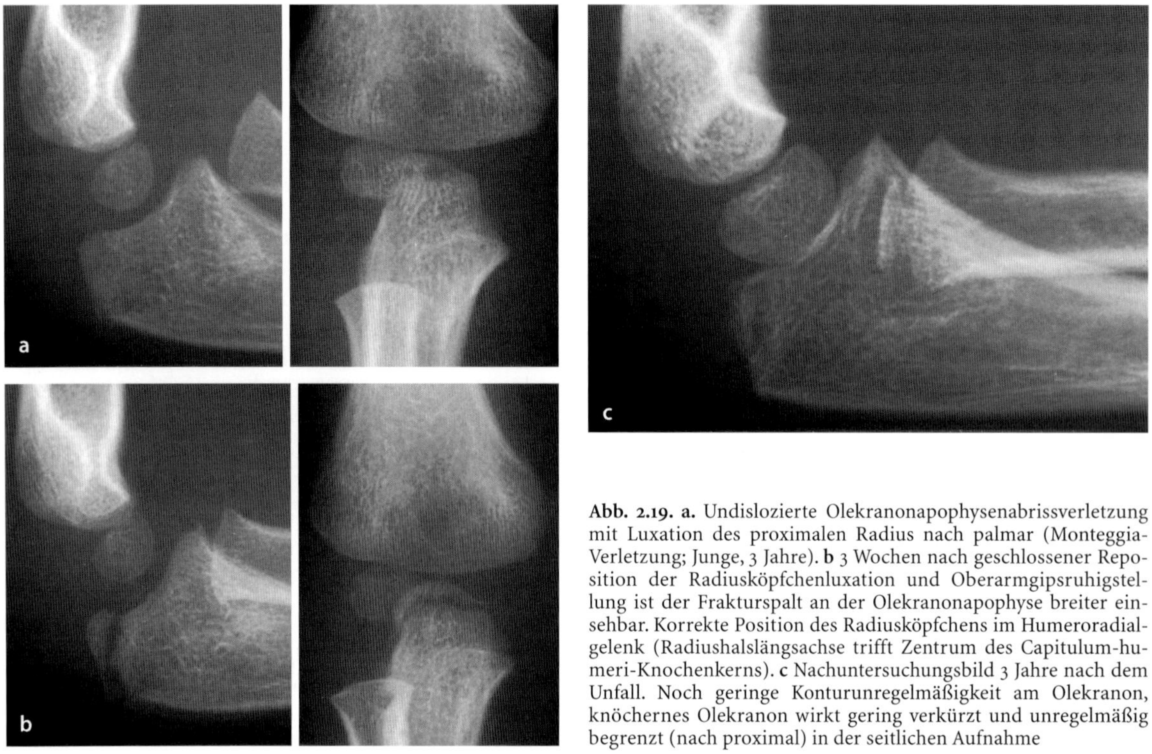

Abb. 2.19. a. Undislozierte Olekranonapophysenabrissverletzung mit Luxation des proximalen Radius nach palmar (Monteggia-Verletzung; Junge, 3 Jahre). **b** 3 Wochen nach geschlossener Reposition der Radiusköpfchenluxation und Oberarmgipsruhigstellung ist der Frakturspalt an der Olekranonapophyse breiter einsehbar. Korrekte Position des Radiusköpfchens im Humeroradialgelenk (Radiushalslängsachse trifft Zentrum des Capitulum-humeri-Knochenkerns). **c** Nachuntersuchungsbild 3 Jahre nach dem Unfall. Noch geringe Konturunregelmäßigkeit am Olekranon, knöchernes Olekranon wirkt gering verkürzt und unregelmäßig begrenzt (nach proximal) in der seitlichen Aufnahme

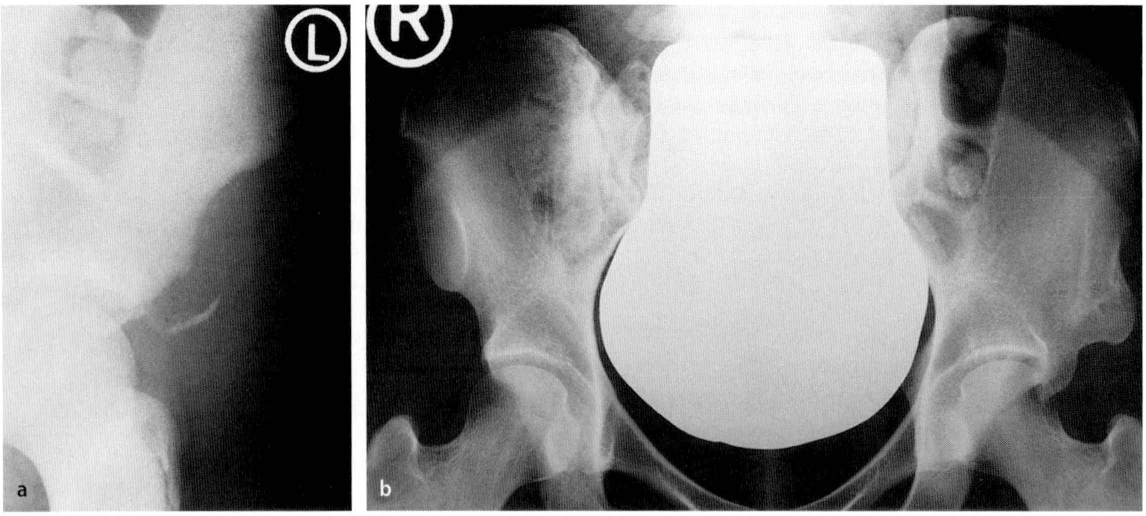

Abb. 2.20. a Mäßig dislozierter Abriss des Hüftpfannenrandes und der Spina iliaca anterior inferior (M.-rectus-Ursprung; Junge, 15 Jahre). **b** 18 Monate nach konservativer Behandlung. Unauffällig angeheiltes Abrissverletzungsfragment in unveränderter Position. Patient subjektiv beschwerdefrei, seitengleiche Hüftgelenkbeweglichkeit

2.4.5
Abriss der Tuber-ossis-ischii-Apophyse

Abrissverletzungen der Tuber-ossis-ischii-Apophyse als Ursprungsstelle der Hamstring-Muskeln betreffen ebenfalls jugendliche Sportler (Fußballer, Leichtathleten, Fechter). Die Verletzung wird initial gelegentlich als Muskeleinriss missdeutet, und in der Folge kommt es durch mangelnde Ruhigstellung und weitere Dislokation des Apophysenfragments nach distal (Muskelzug) zu bizarren Verkalkungen im Bereich des Tuber ossis ischii. Es kann sehr schwierig sein, die bizarren Verkalkungen im Röntgenbild von den Verkalkungen eines Knochentumors abzugrenzen (Barnes u. Hinds 1972; Abb. 2.21 a,b). Unter konservativer Therapie kommt es innerhalb weniger Tage zur Schmerzfreiheit, sodass eine Refixation des Fragments nur in Ausnahmefällen indiziert ist.

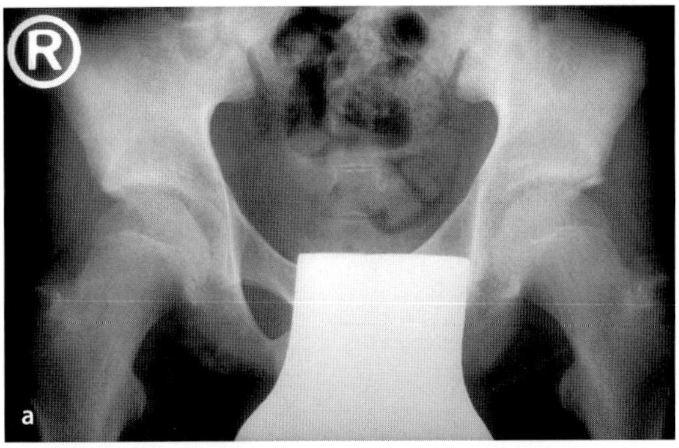

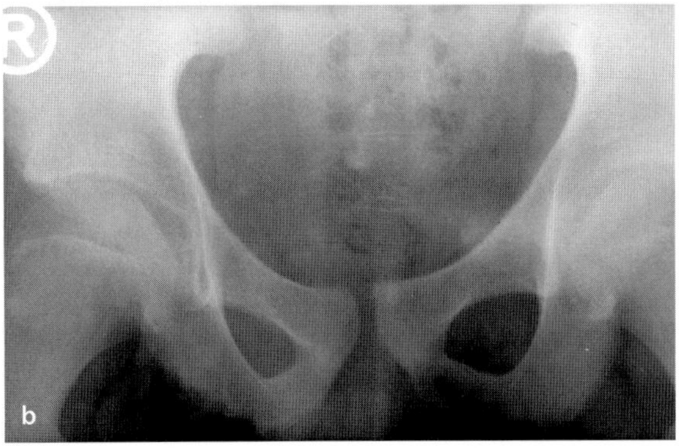

Abb. 2.21. a Sitzbeinapophysenabrissverletzung, knöcherne Abrissverletzung des Ursprungs der ischiokruralen Muskelgruppe (Junge, 13 Jahre). **b** Irreguläre Kontur der Sitzbeinapophyse 3 Monate nach dem Trauma

2.4.6
Ausriss der Symphyse

Isolierte Symphysenausrisse treten bei massiven Traumen im Rahmen von Beckenverletzungen im Wachstumsalter auf. Dabei kann es zu einem breiten Aufklappen der Symphyse im Rahmen einer »Open-book-Verletzung« kommen. Wichtig ist dabei neben dem Ausschluss von Begleitverletzungen (Blasenverletzung, Harnröhrenverletzung) eine Adaptation der Symphysenteile, beispielsweise durch Fixateur externe oder Zerklage. Eine Verplattung des Symphysenbereiches sollte bei jungen Kindern nach Möglichkeit vermieden werden, um eine Knochenfugenbrückenbildung an der Symphyse zu vermeiden.

2.4.7
Hüftpfannenrandabriss

Diese Abrissverletzungen betreffen meist jugendliche Fußballspieler, können aber auch im Rahmen einer Hüftluxation als Begleitverletzung auftreten. Bei extraartikulärer Fragmentlage und ohne begleitende Hüftluxation ergeben sich unter konservativer Behandlung gute Ergebnisse. Besteht eine begleitende, traumatische Hüftluxation, so sollte auch zum Ausschluss einer Hüftkopfdurchblutungsstörung eine MRT-Untersuchung durchgeführt werden und auch ohne Nachweis einer Femurkopfdurchblutungsstörung eine Entlastungsbehandlung (mit Stützkrücken) für durch mindestens 6 Wochen angeschlossen werden. Im Rahmen einer Hüftgelenksluxation ausgebrochene Pfannenfragmente sind offen zu reponieren und erfordern eine stabile Fixation (s. auch Kap. 18).

2.4.8
Abrisse von Trochanter major und Trochanter minor

Abrisse des *Trochanter major* sind sehr seltene Verletzungen. Durch den Zug der Hüftabduktoren kommt es dabei zu einer stärkeren Dislokation, sodass bei allen dislozierten Frakturen eine offene Reposition und stabile innere Fixation, beispielsweise mit Kirschner-Drähten und Zuggurtung erforderlich ist.

Eine plötzliche Anspannung des M. ileopsoas kann zum Abriss des Trochanter minor führen (Abb. 2.22 a,b). Auch bei Dislokation von bis zu 2 cm weist diese Abrissverletzung unter konservativer Therapie eine sehr gute Prognose auf.

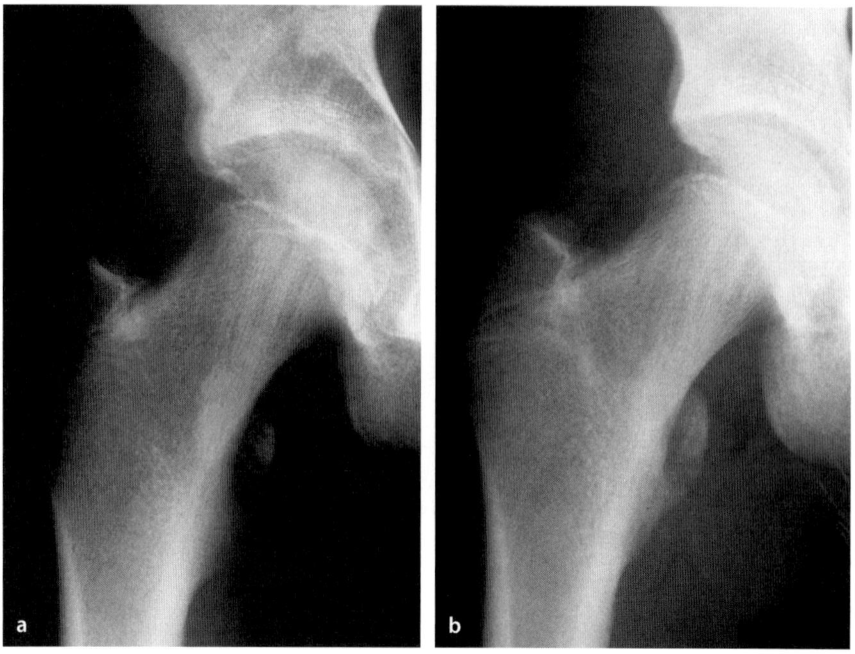

Abb. 2.22. a Dislozierter Trochanter-minor-Abriss. Unfallbild (Junge, 14 Jahre). **b** Die Trochanter-minor-Abrissverletzung knöchern konsolidiert mit Kranialverlagerung des Fragments (6 Monate nach Unfall). Keinerlei funktionelle Einschränkung

Literatur

Aitken AP (1936) The end result of the fractured distal tibial epiphysis. J Bone Joint Surg 18: 685–691
Aitken AP (1965) Fractures of the epiphyses. Clin Orthop 41: 19–23
Barnes ST, Hinds RB (1972) Pseudotumor of the ischium. J Bone Joint Surg Am 54: 645–647
Bassett FJ III, Goldner JL (1962) Fractures involving the distal femoral epiphyseal growth line. South Med J 55: 545–577
Baxter MP, Wiley JJ (1986) Fractures of the proximal humeral epiphysis. Their influence on humeral growth. J Bone Joint Surg Br 68: 570–573
Beck E (1982 a) Die Bedeutung der Periostinterposition bei der Epiphysenlösung. Teil 1. Unfallheilkunde 85: 226–231
Beck E (1982 b) Die Bedeutung der Periostinterposition bei der Epiphyenlösung. Teil 2. Unfallheilkunde 85: 232–243
Bertin KC, Goble EM (1983) Ligament injuries associated with physeal fractures about the knee. Clin Orthop 177: 188–195
Broker FHL, Burbach T (1990) Ultrasonic diagnosis of separation of the proximal humeral epiphysis in the newborn. J Bone Joint Surg Am 72: 187–191
Burkhart SS, Peterson HA (1979) Fractures of the proximal tibial epiphysis. J Bone Joint Surg Am 61: 996–1002
Cass JR, Peterson HA (1983) Salter Harris type IV injuries of the distal tibial epiphyseal growth plate, with emphasis on those involving the medial malleolus. J Bone Joint Surg Am 65: 1059–1070
Chambers HG, Wilkins KE (1996) Part IV: Fractures of the proximal radius and ulna. In: Rockwood CA Jr, Wilkins KE, Beaty JH (eds) Fractures in children, 4th edn. Lippincott-Raven, Philadelphia New York, pp 586–651
Cone RO, Nguyen V, Flournoy JG, Guerra J (1984) Triplane fracture of the distal tibial epiphysis: Radiographic and CT studies. Radiology 153: 763–767
Dameron TB, Rockwood CA (1984) Fractures and dislocations of the shoulder. In: Rockwood CA, Wilkins KE, King RE (eds) Fractures in children. Lippincott, Philadelphia, pp 624–653
Dias JJ, Johnson GV, Hoskinson J, Suleiman K (1987) Management of severely displaced medial epicondyle fractures. J Orthop Trauma 1: 59–62
Foucher JFT (1863) De la divulsion des epiphyses. Cong Med Francia 1: 63–71
Fowles JV, Rizkallah R (1976) Intra-articular injuries of the elbow: pitfalls of diagnosis and treatment. Can Med Assoc J 114: 125–131
Holland CT(1929) A radiographic note of injuries to the distal epiphysis of the radius and ulna. Proc R Soc Med 22: 23–28
Johansson J, Rosman M(1980) Fracture of the capitulum humeri in children: a rare injury, often misdiagnosed. Clin Orthop 146: 157–160
Karrholm J, Hansson LI, Selvik G (1984) Changes in tibiofibular relationships due to growth disturbances after ankle fractures in children. J Bone Joint Surg Am 66: 1198–1210
Kohler R, Trillaud JM (1983) Fracture and fracture separation of the proximal humerus in children: report of 136 cases. J Pediatr Orthop 3: 326–332
Laer L v (1996) Frakturen und Luxationen im Wachstumsalter, 3. Aufl. Thieme, Stuttgart New York
Laer L v, Pagels P, Schroeder L (1983) The treatment of fractures of the radial condyle of the humerus during the growth phase. Unfallheilkunde 86: 503–509
Larsen CF, Kiaer T, Lindequist S (1990) Fractures of the proximal humerus in children: 9-year follow-up of 64 unoperated on cases. Acta Orthop Scand 61: 255–257
Ligier JN, Metaizeau JP (1988) Elastic stable intramedullary pinning of long bone shaft fractures in children. J Bone Joint Surg Br 70: 74–77
Lynn MD (1972) The triplane distal tibial epiphyseal fracture. Clin Orthop 86: 187–190
Lyons F, Rockwood CA Jr (1990) Current concepts review – Migration of pins in operations on the shoulder. J Bone Joint Surg Am 72: 1262–1267
Metaizeau JP, Prevot J, Schmitt M (1980) Réduction et fixation des fractures et décollements épiphysaires de la tête radiale par broche centromédullaire. Rev Chir Orthop 66: 47–49
Milch H (1964) Fractures and fracture dislocations of humeral condyles. J Trauma 4: 592–607
Mintzer CM, Water PM, Brown DJ, Kasser JR (1994) Percutaneous pinning in the treatment of displaced lateral condyle fractures. J Pediatr Orthop 14: 462–465
Ogden JA(1990) Injury to the growth mechanisms. In: Ogden JA (ed) Skeletal injury in the child, 2nd edn. WB Saunders Philadelphia London Toronto Montreal Sydney Tokyo, pp 97–173
Pauwels F (1950) Über die mechanische Bedeutung der gröberen Kortikalisstruktur beim normalen und pathologisch verbogenen Röhrenknochen. Anat Nachr 1: 53–59
Peterson HA (1994) Physeal fractures: part 3, classification. J Pediatr Orthop 14: 439–448
Poland J (1898) Traumatic separation of the epiphyses. Smith Elder, Londen
Rang M (1969) The growth plate and its disorders. Williams & Wilkins, Baltimore
Ranvier L (1873) Quelques faits relatifs au developpement du tissu osseuz. Comptes Rend Acad Sci 77: 1105
Ratliff AHC (1968) Traumatic separation of the upper femoral epiphysis in young children. J Bone Joint Surg Br 50: 757–770
Salter RB, Harris WR (1963) Injuries involving the epiphyseal plate. J Bone Joint Surg Am 45: 587–622
Selesnik FH, Jablon M, Frank C, Post M (1984) Retrosternal dislocation of the clavicle. J Bone Joint Surg Am 66: 287–291
Simpson LA, Richards RR (1986) Internal fixation of a capitellar fracture using Herbert screws. Clin Orthop 209: 166–168
Stefanich RJ, Lozman J (1986) The juvenile fracture of Tillaux. Clin Orthop 210: 219–227
Tillaux P(1892) Traité d'anatomie topographique avec applications à la chirurgie. Asselin et Hozeau, Paris
Weber, BG, Brunner C, Freuler F (eds) (1980) Treatment of fractures in children and adolescents. Springer, New York
Wilson NIL, Ingran R, Rymaszewski L, Miller JH (1988) Treatment of fractures of the medial epicondyle of the humerus. Injury 19: 342–344
Worman LW, Leagus C (1967) Intrathoracic injury following retrosternal dislocation of the clavicle. J Trauma 7: 416–423
Yuan-Zhang M, Chung-Bo Z, Tai-Len Z et al. (1984) Percutaneous probe reduction of frontal fractures of the humeral capitellum. Clin Orthop 183: 17–21
Zieger M, Dörr M, Schulz RD (1990) Sonography of slipped humeral epiphysis due to birth injury. Pediatr Radiol 17: 425–426

Wachstumsphänomene bei Frakturen im Kindesalter: Spontankorrekturen und Wachstumsstörungen 3

H. Breitfuss, A.-M. Weinberg, G. Muhr

3.1 Spontankorrekturen

Spontankorrekturmechanismen sind neben kurzen Konsolidierungszeiten und kaum vorkommenden Immobilisationsschäden positive Aspekte der kindlichen Frakturbehandlung (Breitfuß et al. 1991; Muhr u. Breitfuß 1987; Rang 1983). Die Erkenntnisse über Wachstumsphänomene des kindlichen Skeletts nach Frakturen und deren mögliche spontane Korrektur sollten quantitativ und qualitativ kritisch in das Behandlungskalkül einbezogen werden.

Nur wenige Knochen wie das Schlüsselbein, der Unterkiefer und das Schädeldach entstehen durch *desmale Ossifikation*. Dabei differenzieren sich pluripotente Mesenchymzellen zu Osteoblasten und bilden die Grundsubstanz, das Osteoid. Das Wachstum erfolgt hier ausschließlich appositionell.

Die Mehrzahl der Knochen entsteht dagegen durch *chondrale Ossifikation*. Bei dieser Ersatzknochenbildung wird Knorpelgewebe in knöchernes Stützgewebe umgewandelt.

Am Röhrenknochen unterscheidet man ein Längen- und Dickenwachstum. Die Epiphysenfugen sind für das Längenwachstum verantwortlich. Die Wachstumsdynamik gliedert sich in 3 Phasen.

Das eigentliche Wachstum des epiphysären Fugenanteiles erfolgt im Stratum germinativum mit maximaler Zellproliferation. Die Dauer dieser *Wachstumsphase* ist genetisch determiniert und im Mittel nach 12 Jahren beendet (v. Laer 2001; Rang 1983, Sauer 1984). Während dieser Wachstumsphase werden verschiedene Korrekturmechanismen spontan induziert.

! Spontane Korrekturen von Achsknicken und Seit-zu-Seit-Verschiebungen sind mit praktischer Relevanz nur in dieser Wachstumsphase möglich.

Die Korrekturpotenz korreliert dabei mit

- dem Alter der Kinder, dem prozentualen Wachstumsanteil der Fuge am Gesamtwachstum des Knochens und nicht zuletzt
- der funktionellen Beanspruchung.

Die Mehrheit der Autoren geht konform, dass mögliche spontane Korrekturen bis zu einem Alter von 10–12 Jahren zuverlässig erfolgen (Breitfuß u. Muhr 1988; Breitfuß et al. 1991; Machan u. Vinz 1993; Rang 1983; Sauer 1984; Vontobel et al. 1961; Weber 1978).

An die Wachstumsphase schließt eine kurze *prämature Ruhephase* an. In der nachfolgenden *Verschlussphase* kommt es schließlich durch Übergreifen der Mineralisationsvorgänge auf den epiphysären Teil der Fuge zum Wachstumsabschluss. Das Dickenwachstum der Röhrenknochen erfolgt dagegen über einen rein periostalen und endostalen Mechanismus.

3.1.1 Spontankorrekturmechanismen

Spontane Korrektur von Achsknicken

Das Dicken- und das Längenwachstum des Röhrenknochens unterliegen bekannten Gesetzmäßigkeiten. Nach Roux (1985) wird dabei mit einem Minimum an Knochensubstanz ein Maximum an Knochenfestigkeit und Belastbarkeit erzielt. Das Remodeling des Kallus mit Erlangen der ursprünglichen Form des Knochens erfolgt im Schaftbereich durch *Knochenapposition* auf der konkaven Seite der größten Druckbeanspruchung und gleichzeitiger *endostaler Resorption* auf der konvexen Seite der größten Zugbeanspruchung.

Neben diesem periostalen und endostalen Mechanismus kommt es nach Pauwels bei Achsdeformitäten durch ein ungleichmäßiges Längenwachstum der Wachstumsfuge zum *Aufrichten der Epiphysenfuge* mit senkrechter Einstellung auf die resultierende Druckkraft. Beide Korrekturmechanismen erfolgen direkt (Pauwels 1965; Abb. 3.1 a–c).

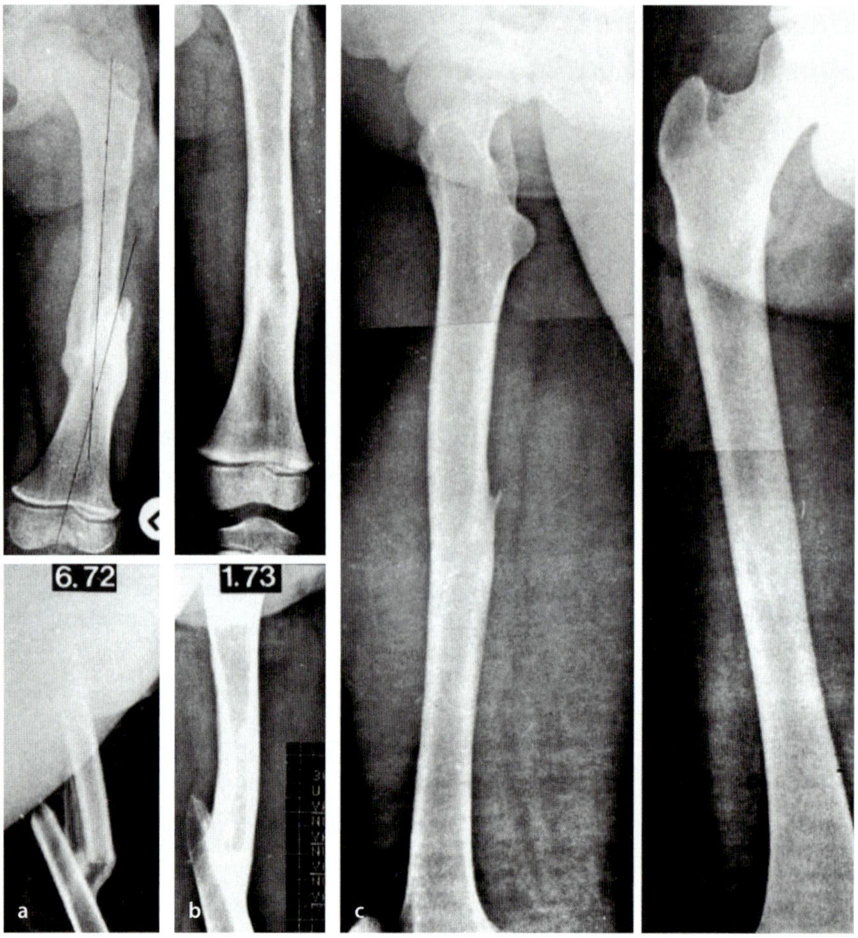

Abb. 3.1. **a** Geheilter Oberschenkelburch eines 5-jährigen Kindes am Übergang vom mittleren zum distalen Drittel mit 20°-Varus- und 15°-Rekurvationsstellung mit Verkürzung der Bruchfragmente um 5 cm. **b** 7 Monate nach Konsolidierung Remodeling mit Varusstellung von 12° und Rekurvationsstellung von 10°. Deutliches Aufrichten der distalen Epiphysenfuge des Femur senkrecht zur Belastungsebene. Knochenapposition an der Druckseite und Knochenresportion an der Zugseite. **c** 10 Jahre nach dem Unfall weitgehendes Remodeling mit physiologischen Achsverhältnissen in beiden Ebenen

Die isolierte Seit-zu-Seit-Verschiebung wird nur durch Knochenabbau auf der Zugseite und Knochenanbau auf der Druckseite remodelliert.

Korrektur von Rotationsfehlern

Prinzipiell erfolgen an allen Röhrenknochen im Laufe des Wachstums *physiologische Detorsionsvorgänge*, also Verdrehungen der Epiphyse gegenüber dem Schaft. Eine Korrektur von Fehlrotationen ist in diesen Situationen ungezielt möglich. Inwieweit die Deformität bzw. die Richtung derselben ein Stimulus für die Korrektur darstellt ist nicht gänzlich geklärt. Nachgewiesen wurden indirekte, also ungezielte spontane Korrekturen bisher nur im Bereich der Diaphyse des Femur und des Humerus (v. Laer 2001; Macnicol 1997).

! Nicht oder nur ungenügend korrigierbar und auch nicht funktionell kompensierbar sind Rotationsfehler des Unterschenkels.

Korrektur von posttraumatischen Verkürzungen

Im Rahmen der Frakturreparation kann durch Remodelingvorgänge bei Seitverschiebungen und Achsknicken eine *Hyperämie* der verletzten Extremität resultieren. Neben der Hyperämie führen die *Remodelierungsvorgänge* zur Freisetzung verschiedener Mediatoren (s. Kap. 1). Dabei wird die *Proliferation der Epiphysenfugen* der verletzten Gliedmaße gesteigert und eine Verlängerung der betroffenen Gliedmaße verursacht (Abb. 3.2). Im Prinzip kann dadurch eine primäre Verkürzungsstellung korrigiert werden. Das Ausmaß der zu erwartenden Verlängerung ist jedoch nicht exakt kalkulierbar. Trotz Verkürzung der Bruchfragmente konnten zahlreiche Autoren in ihrem nachuntersuchten Patientenkollektiv eine posttraumatische Verlängerung besonders nach Oberschenkelschaftfrakturen feststellen (Breitfuß u. Muhr 1988; Buckley 1997; Clement u. Calton 1986; Nork et al. 1998; Weber 1978). Auch nach Mehrfachrepositionen und Operationen wird durch Remodelierungsvorgänge der verletzten Extremität das Längenwachstum gesteigert.

Achsknick und Seit-zu-Seit-Verschiebungen zeigen einen prolongierten Remodelingvorgang; dadurch werden konsekutiv verlängert Mediatoren ausgeschüttet (Buckwalter et al. 1995). Die prophylaktische Verkürzung wurde daher therapeutisch verlassen. Aus diesem Grund wird zur Prävention der stimulativen Wachstumsstörung eine annähernd anatomische End-zu-End-Stellung der Bruchfragmente gefordert (Breitfuß u.

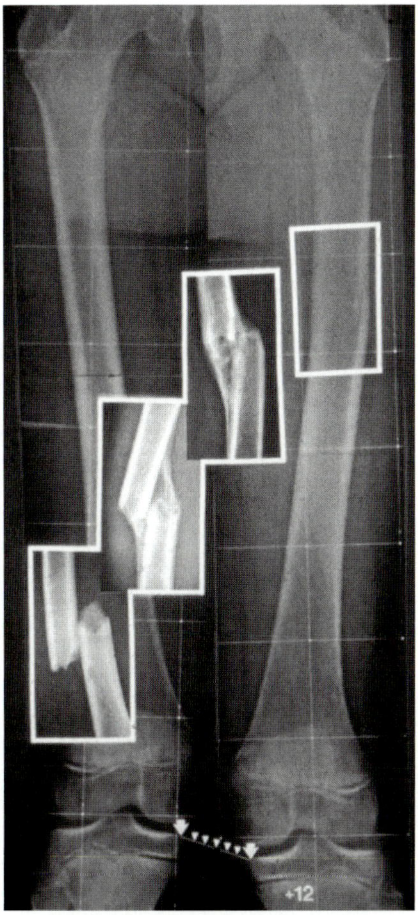

Abb. 3.2. Heilungsverlauf eines Oberschenkelschaftbruches mit Verkürzungsstellung der Bruchfragmente und Seit-zu-Seit-Verschiebung um Schaftbreite. Durch das prolongierte Remodeling mit Knochenabbau auf der Zuggurtungsseite und Knochenresorption auf der Druckseite Beinverlängerung innerhalb von 4 Jahren um 12 mm auf der verletzten Seite

Muhr 1988; Buckley 1997; Prevot 1995). Auch Mehrfachrepositionen, die die Remodelingzeit verlängern, sollten deshalb vermieden werden.

3.1.2
Korrekturpotenz

Die *Quantität* der Korrektur korreliert im Wesentlichen mit dem *Alter* des Patienten. Alle Autoren sind sich einig, dass bei Kindern bis zum 10. Lebensjahr spontane Korrekturmechanismen zuverlässiger erfolgen als nach dem 10. Lebensjahr (Breitfuß et al. 1991; v. Laer 2001; Machan u. Vinz 1993; Muhr u. Breitfuß 1987).

Die Korrekturpotenz ist weiterhin auch von der *Wachstumsbeteiligung der benachbarten Epiphysenfuge* abhängig. Im Bereich der oberen Gliedmaße erfolgt anteilmäßig das größte Längenwachstum an der proximalen Humerusepiphyse und an der distalen Radiusepiphyse mit jeweils 80%. Nur zu 20% sind die distale Humerusepiphyse und die proximale Radius- und Ellenepiphyse am Wachstum beteiligt.

An der unteren Extremität erfolgt das Längenwachstum am Femur dominant zu 70% an der distalen Epiphysenfuge und nur zu 30% an der proximalen Epiphysenfuge. Am Unterschenkel ist das Längenwachstum etwa äquivalent mit 55% an der proximalen Fuge und 45% an der distalen Fuge verteilt.

Dabei verschließen sich die hochprozentig wachsenden Fugen deutlich *später* als die niedrig wachsenden Fugen.

! Durch den unterschiedlichen Anteil am Längenwachstum werden Achsknicke in der Nähe hochprozentig wachsender Fugen besser korrigiert als Achsabweichung in der Nähe der niedrigprozentig wachsender Fugen.

Schließlich hängt die Spontankorrekturtendenz auch von der *funktionellen Belastung* ab. So werden Achsabweichungen, die in der Hauptbewegungsrichtung liegen, durch einen effizienteren funktionellen Reiz besser korrigiert (Breitfuß et al. 1991; v. Laer 2001; Rang 1983; Sauer 1985; Weber 1978).

3.1.3
Regionale spontane Korrektur von posttraumatischen Deformitäten

Humerus

Die proximale Humerusepiphysenfuge ist dominant zu 70% am Längenwachstum des Humerus beteiligt und verfügt daher nach Epiphysenlösungen und metaphysären Frakturen über ein beträchtliches Korrekturpotenzial. Bis zum 10. Lebensjahr sind bei Achsknicken daher Spontankorrekturen bei Abkippungen im Ausmaß von bis zu 50° – manche Autoren gehen von noch höheren Graden aus – bei noch vorhandenem Fragmentkontakt zuverlässig zu erwarten.

Rotationsfehler des proximalen Humerus werden im Rahmen der physiologischen Detorsion indirekt korrigiert. Geringe Drehfehler werden am proximalen Humerus außerdem funktionell kompensiert (v. Laer 2001; Rang 1983).

Die Wachstumsfuge des distalen Humerus ist nur zu 20% am Längenwachstum beteiligt. Spontankorrekturen sind hier durch das langsame Wachsen der Fuge von untergeordneter Bedeutung. Nur in geringem Ausmaß werden in der Sagittalebene, also in der Hauptbewegungsebene des Ellbogengelenks, Ante- und Rekurvationsstellungen korrigiert. Dabei bleibt unklar, ob es sich um eine tatsächliche Spontankorrektur handelt oder die Fehlstellung nur vom Gelenk wegwächst und sich das Capitulum wieder in das Gelenk einstellt.

Rotationsfehler des distalen Humerus sowie Fehlstellungen in der Frontalebene mit Varus- und Valgusdeformitäten werden nicht korrigiert und persistieren.

Unterarm

Radiusköpfchen- und -halsfrakturen

Nach Epiphysenlösungen des Radiusköpfchens und nach Radiushalsfrakturen besteht eine immense Korrekturpotenz bezogen auf die seitliche Abkippung des Köpfchens. Bis zu einem Alter von 10 Jahren sind spontane Korrekturen bei Abkippungen bis zu 50° zuverlässig zu erwarten. Da die benachbarte Epiphysenfuge jedoch nur über einen Wachstumsanteil von 20% verfügt wird auch ein mechanisches Aufrichten des Köpfchens beim Bewegen als Korrekturmechanismus angenommen.

Nicht korrigiert werden Seitverschiebungen des Köpfchens um mehr als halbe Schaftbreite. Diese Seitverschiebungen führen praktisch immer zur Verplumpung des Speichenköpfchens mit zu erwartender Einschränkung der Unterarmdrehfähigkeit (v. Laer 2001; Rang 1983; Sauer 1984).

Unterarmfrakturen

Die Korrekturpotenz nimmt nach Unterarmfrakturen von den proximalen Fugen, die nur zu 20% am Wachstum beteiligt sind, nach distal zu den hochprozentigen Fugen mit 80% Wachstumsbeteiligung zu. Seit-zu-Seit-Verschiebungen werden weitgehend durch ein Remodeling korrigiert. Eine ausreichende Spontankorrektur von Achsknicken ist aber im proximalen und mittleren Drittel des Unterarms nicht zu erwarten (s. Kap. 15). Ins-

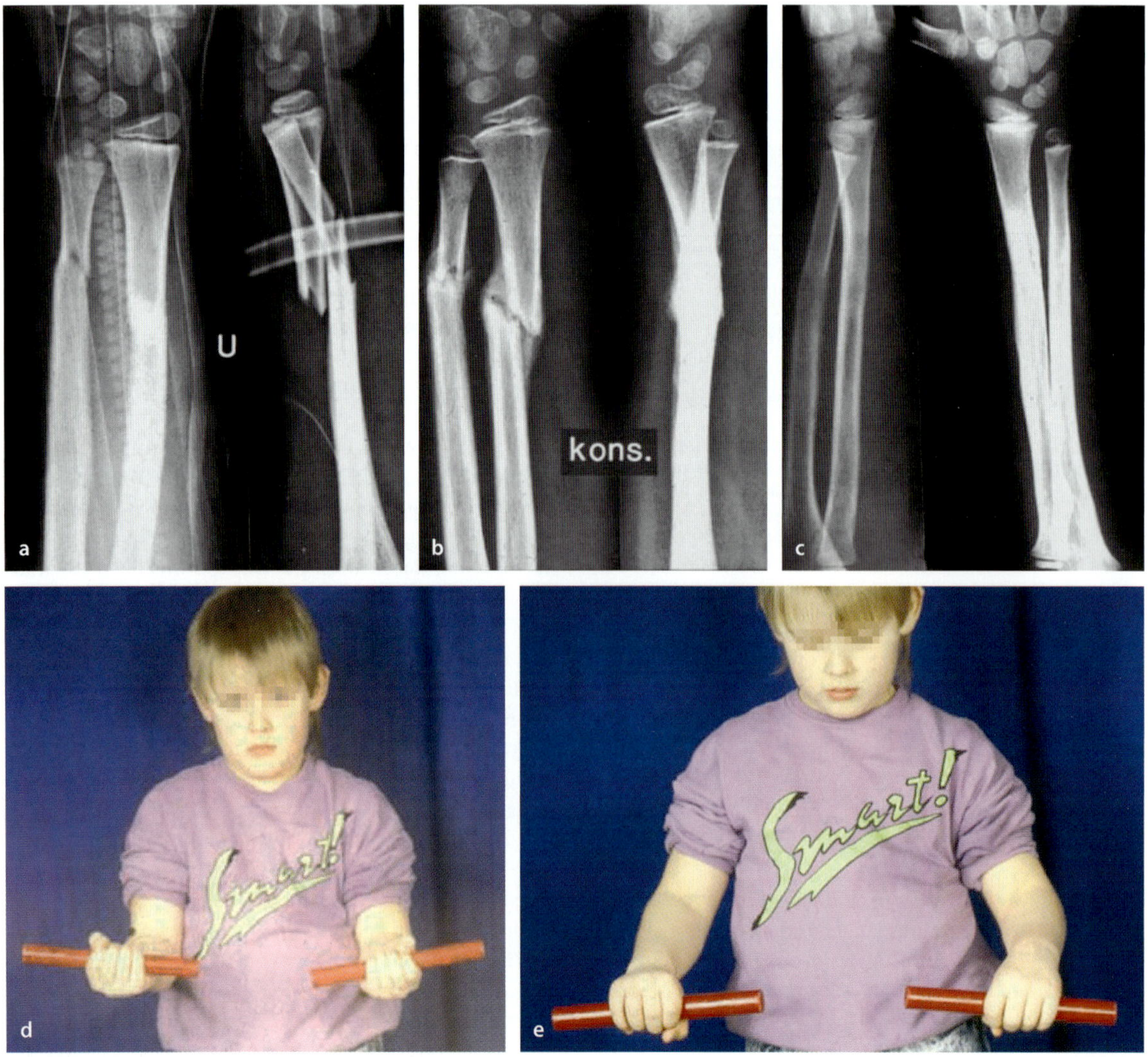

Abb. 3.3. **a** Unterarmschaftbruch eines 5-jährigen Kindes am Übergang vom mittleren zum distalen Drittel. **b** Konsolidierung der Unterarmschaftfraktur nach konservativer Therapie mit Verschiebung um halbe Schaftbreite an der Speiche nach radial. Dorsal offener Winkel am Radius von 30°. Radial offener Winkel an der Elle im Ausmaß von 20°. **c** Kontrolle ein Jahr nach dem Unfall. Spontankorrektur mit in der a.-p.-Projektion weitgehend achsengerechten Stellung. In der seitlichen Projektion noch dorsal offener Winkel am Radius am Übergang vom peripheren zum mittleren Drittel von 10°. **d,e** Freie Unterarmfunktion ein Jahr nach dem Unfall

gesamt resultiert am proximalen und mittleren Unterarm nur eine geringe Toleranzgrenze, da bereits bei Achsknicken von 10° Störungen der Umwendbewegung des Unterarmes auftreten (Kasten et al. 2002).

Nach Frakturen im distalen Drittel besteht dagegen bedingt durch den hohen Wachstumsanteil der distalen Fugen mit 80% ein gutes Korrekturpotenzial. Dabei werden Achsknicke bis zu einem Ausmaß von 50°(Abb. 3.3 a–e) bei Kindern unterhalb 10 Jahre spontan korrigiert (v. Laer 2001; Rang 1983; Sauer 1984).

Untere Gliedmaßen

Femurschaftfrakturen

Nach Femurschaftfrakturen des Kindes <10 Jahren sind spontane Korrekturen von Achsknicken linear in allen Ebenen bis 20° mit Ausnahme für Rekurvation möglich (Bär u. Breitfuß 1989; v. Laer 2001; Muhr u. Breitfuß 1987; Rang 1983; Sauer 1984). Bei Kindern oberhalb von 10 Jahren beträgt der altersabhängige Richtwert für die oben genannte Deformitäten bis 10°.

Auch Rotationsfehlstellungen bis 20° können unterhalb von 10 Jahren indirekt im Rahmen der physiologischen Detorsion problemlos korrigiert werden (v. Laer 2001).

Die Seitverschiebung von einer halben Schaftbreite ist harmlos und kann bis ins Jugendalter spontan korrigiert werden (ebd.). Nicht sicher kalkulierbar ist das Phänomen der stimulativen Wachstumsstörung des verletzten Oberschenkels, die sich als Beinlängendifferenz bemerkbar macht (s. Abschn. 3.2). Während der Therapie durchgeführte Verkürzungsstellungen zum Ausgleich etwaiger Beinlängenzunahmen haben sich nicht bewährt. Im Gegenteil: Aufgrund des erheblichen Remodelings kommt es eher zu überschießenden Beinlängendifferenzen (Abb. 3.4 a,b).

Unterschenkelschaftbrüche

Alle Autoren gehen konform, dass posttraumatische Achsdeformitäten zwischen 10 und 20° nach Unterschenkelschaftbrüchen unterhalb von 10 Jahren zuverlässig spontan korrigiert werden (Breitfuß et al. 1991; v. Laer 2001; Muhr u. Breitfuß 1987; Rang 1983; Sauer 1984). In einer eigenen Nachuntersuchungsserie wurden insgesamt 124 Kinder nach konservativ behandelten Unterschenkelschaftbrüchen retrospektiv kontrolliert (Breitfuß et al. 1991). Bei immerhin 49 Kindern bestand nach Konsolidierung der Fraktur eine messbare Achsdeformität. Der wahre Winkel des Achsknickes wurde mathematisch bestimmt, und die Korrekturtendenz wurde durch einen Summenvektor im Raum analysiert (Bär u. Breitfuß 1989). Bei allen Patienten kam es bei Kindern unterhalb von 10 Jahren zu einer zuverlässigen Spontankorrektur.

Die Spontankorrektur ist abhängig vom Alter und von der Bruchhöhe. Die Frakturen im proximalen und distalen Schaftdrittel besitzen eine größere durchschnittliche Spontankorrektur als die im mittleren Schaftdrittel. Dies begründet sich durch die nähere Lage zur Fuge (s. Kap. 23).

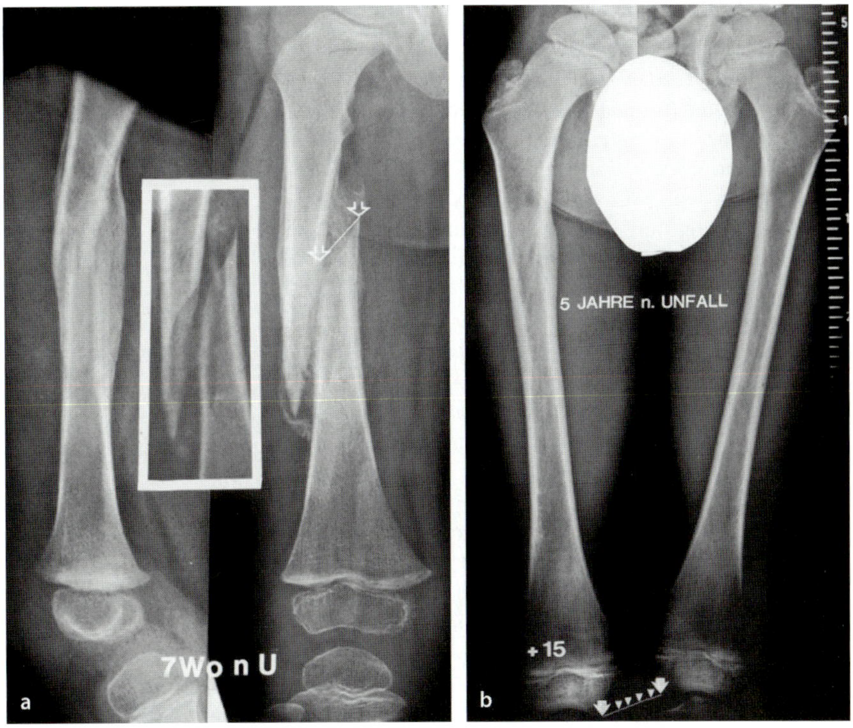

Abb. 3.4. a Konsolidierung eines Drehbruchs des Oberschenkelschaftes im mittleren Drittel mit Verkürzungsstellung der Bruchfragmente um 2,5 cm bei einem 5-jährigen Kind. **b** 5 Jahre nach dem Unfall radiologische Messung der Beinlänge im Seitenvergleich. Bedingt durch Remodeling-Vorgänge im Rahmen stimulativer Wachstumsstörungen der verletzten Extremität rechts im Vergleich zur unverletzten linken Seite eine Beinlängendifferenz von 1,5 cm

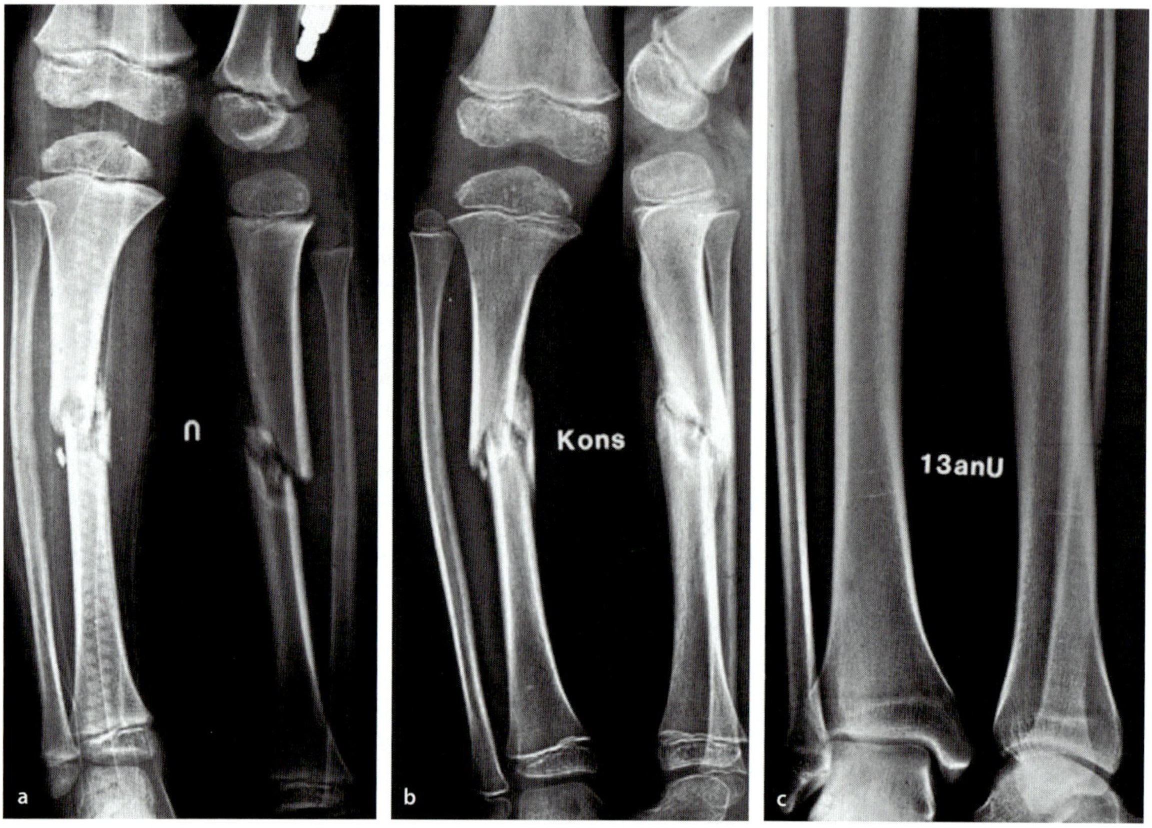

Abb. 3.5. a Tibiaschrägfraktur im mittleren Drittel mit Varusstellung von 15°. Subperiostaler Biegungsbruch der Fibula mit Achsdevitation von 15° Varus. **b** Heilung der Fraktur nach konservativer Therapie mit Varusstellung von 20° und Rekurvationsstellung von 5°. **c** Radiologische Kontrolle 13 Jahre nach dem Unfall. Zuverlässige Korrektur der Beinachse mit anatomischer Stellung in der a.-p. und seitlichen Projektion

Bezogen auf die Ebene der Verkrümmung erfolgte nach räumlicher Analyse die Korrektur für Achsknicke bevorzugt in den *frontalen Sektoren*, also für Varus- und Valgusstellung, im Vergleich zu den *sagittalen Sektoren* für Ante- und Rekurvationsstellung (Abb. 3.5 a–c). Eine mögliche Erklärung für die schlechtere Korrektur von Achsdeformitäten am Unterschenkel in den frontalen Sektoren und der besseren Korrektur in der sagittalen Ebene ist die *exzentrische Muskeltopographie* des Unterschenkels mit dominanter dorsaler Muskelanordnung. Aber auch die Bewegungsebene der Gelenke spielt eine Rolle.

Am Unterschenkel werden Rotationsfehlstellungen nach Frakturen nicht oder nur sehr gering (maximal 10°) korrigiert, deshalb sollten diese Fehlstellungen primär reponiert werden. Die Rotationsfehlstellungen am Unterschenkel im Gegensatz zum Oberschenkel können durch die benachbarten Gelenke funktionell nicht kompensiert werden und sind somit auch kosmetisch auffällig (Hasler u. v. Laer 2000; Keppler et al. 1995).

3.2 Wachstumsstörungen

Die *Prognose* von Wachstumsstörungen und die damit notwendige Aufklärung der Patienten ist bei der Therapie kindlicher Verletzungen am knöchernen Skelett von entscheidender Bedeutung. Prinzipiell können 2 Arten von Wachstumsstörungen unterschieden werden:

- hemmende und
- stimulative Störungen.

Diese können Teile der Fuge oder auch die gesamte Fuge betreffen. Grundsätzlich sind Wachstumsstörungen vom Alter des Patienten abhängig und weit weniger von der Frakturlokalisation. Für therapeutische Überlegungen muss bedacht werden, dass prämature Patienten eine fast vollständig ausgereifte oder schon eine geschlossene Fuge aufweisen, sodass Wachstumsstörungen nicht mehr auftreten können (Jonasch 1982; Weber 1978).

3.2.1
Stimulative Wachstumsstörungen

Die stimulativen Wachstumsstörungen sind zeitlich eng an den Unfall geknüpft. Ihr Ausmaß ist abhängig von der Dauer der Reparationsvorgänge. Stimulative Wachstumsstörungen sind nach jeder Fraktur zu erwarten. In der Literatur wird einerseits postuliert, dass diese direkt von der Hyperämie der umgebenden Fugen abhängig sind. Demgegenüber ist v. Laer (2001) der Auffassung, dass Beinlängenalterationen grundsätzlich unabhängig von einer Fraktur beobachtet werden. Diese sind seiner Meinung nach durch die Pubertät bedingt. Er ist der Auffassung, dass das auslösende Agenz eher hormonelle, lokale oder humorale Faktoren sind. Nachweislich lassen jedoch gehäufte Manipulationsmanöver z. B. des Kallus die Rate an Beinlängendifferenzen deutlich ansteigen.

Zur Kompensation des trauma- und therapieimmanenten Mehrwachstums durch Stimulation der Wachstumsfugen der verletzten Gliedmaße wurde von vielen Autoren eine Verkürzungsstellung der Bruchfragmente bei konservativer Therapie gefordert. Weber (1978) berichtete trotz einer Verkürzungsstellung der Bruchfragmente während der Therapie in Vertikalextension auf dem Weber-Bock ein Mehrwachstum des verletzten Beins. Besonders bei Patienten im Alter von 6–8 Jahren betrug diese durchschnittlich 1,5–2 cm. Auch bei dem von Sauer (1984) kontrollierten Patientenkollektiv traten trotz primärer Verkürzung bei über einem Viertel der Kinder ein vermehrtes Längenwachstum von 1,5 cm auf der verletzten Seite auf. Dagegen fand sich bei idealer Frakturreposition selten mehr als 0,5 cm Verlängerung der verletzten Extremität (Clement u. Calton 1986).

Von 31 an der Chirurgischen Universitätsklinik Bochum kontrollierten Kindern (Bär et al. 1989; Breitfuß et al. 1988) wurde durchschnittlich 7 Jahre nach konservativer Therapie von Oberschenkelschaftbrüchen radiologisch die Beinlängendifferenz exakt ermittelt. Das Alter der Kinder lag zwischen 3 und 10 Jahren. Von 28 Kindern mit instabilen, dislozierten Oberschenkelschaftbrüchen war bei 15 das verletzte Bein um 3–10 mm, bei 13 Kindern um 10–32 mm verlängert. Eine Analyse der stimulativen Wachstumsstörung ergab außerdem eindeutig eine Korrelation zur *Anzahl der Repositionen.*

Neben der Anzahl der Reposition ist die Wahl der endgültigen Versorgung und Ausbehandlung der Fraktur von großer Bedeutung. *Extensionbehandlungen* des Oberschenkels, die immer mit Frakturinstabilität und häufigen Manipulationen einhergehen, bewirken in 70% Beinlängendifferenzen mit einem Ausmaß von 1 cm (Shaprio 1981) oder mehr. Nach der *Plattenosteosynthese* ist die Längenzunahme im Vergleich zu konservativen Behandlung signifikant gesteigert, nach der *inramedullären Schienung* gleich bis geringer (Dietz et al. 1987).

! Daher ist bei anatomischer End-zu-End-Reposition und schonender und kindgerechter Operation eine geringere stimulative Wachstumsstörung durch weniger Remodelingaufwand zu erwarten.

Unterstützt werden diese Aussagen von neueren Arbeiten, die nachweisen konnten, dass nach definitiver primärer Stabilisierung die Beinlängendifferenzen weniger ausgeprägt waren (Hasler u. v. Laer 2000).

Es wird angenommen, dass innerhalb einer normalen Population 25% der Kinder Beinlängendifferenzen bis zu 7 mm zeigen (v. Laer 2001). Fast in allen oben genannten Studien werden höhere Zahlen gefunden, sodass eine mögliche Verlängerung immer erwartet werden muss und Eltern beim Abschlussgespräch diesbezüglich aufgeklärt werden sollten.

Es wurde postuliert, dass stimulative Wachstumsstörungen direkt von der Hyperämie der umgebenden Fugen abhängig sind (Trueta 1963). Da Beinlängenalterationen auch unabhängig von einer Fraktur beobachtet werden, ist auch der Einfluss verschiedener *hormoneller, lokaler* oder *humoraler Faktoren* als auslösender Stimulus denkbar.

Einige klinische Studien haben eine Korrelation zwischen verschiedenen *Serummarkern* (Osteokalzin, alkalische Phosphatase, verschiedene Kollagentypen, Leptin, IGF-I, TGF) und der *Rate der Knochenneubildung* nachgewiesen. Diese Untersuchungen stützen die Hypothese, dass bestimmte systemisch wirksame Faktoren am Frakturheilungsprozess beteiligt sind (Kaspar et al. 2003). Die Freisetzung von zirkulierenden Mitogenen (IGF-I, TGF-β1) wird u. a. mechanisch, infolge mikrofragmentärer Bewegungen und der lokalen dynamischen Belastung an der Frakturstelle induziert. Die Serumspiegel der an der Regulation der Knochenbruchheilung unmittelbar beteiligten Wachstumsfaktoren IGF-I und TGF-β1 sind nach einem Knochenbruch deutlich erhöht (ebd.). So liegt die Vermutung nahe, dass die posttraumatische Freisetzung solcher potenter Mitogene in unmittelbarer Nähe von Wachstumsfugen zu einer Stimulation des Knochenwachstums führen könnten.

Fällt die Fraktur in die prämature Phase, so kommt es konsekutiv zwar zunächst zu einer Verlängerung. Diese führt jedoch durch den vorgezogenen Fugenschluss zu einer Verkürzung beim Abschluss des Wachstums. Dieser frühzeitige Fugenschluss wird ebenfalls auf die Hyperämie zurückgeführt.

! Fällt das Trauma in die Verschlussphase, so endet dies in einer geringgradigen Verkürzung der betroffenen Extremität.

Bei der Aufklärung ist damit zu beachten, dass bis zum 10. Lebensjahr mit einer *Verlängerung* und danach mit einer *Verkürzung* der Extremität gerechnet werden muss und dies unabhängig der verschiedenen Therapieformen (Trueta 1963).

Die stimulative Wachstumsstörung kann nur durch eine *adäquate Primärtherapie* reduziert werden. Manipulationen posttraumatisch nach dem 5. Tag sind möglichst zu vermeiden und sollten bei der angestrebten Primärtherapie mit in die Überlegung einbezogen werden (v. Laer 1981). Grundsätzlich sind allerdings nur an der unteren Extremität Längendifferenzen von Bedeutung, da diese einen wesentlichen Einfluss auf Statik und Funktion haben. Die Toleranz einer Beinlängendifferenz ist abhängig von der individuellen Wirbelsäulenstatik und von vorbestehenden Beinlängendifferenz (v. Laer et al. 1989). An der oberen Extremität kann dies vernachlässigt werden

Partielle Stimulation einer Fuge

Eine partielle Stimulation einer Fuge ist ein Phänomen, welches sich hauptsächlich an der oberen Extremität findet. Insgesamt ist sie jedoch selten und betrifft vorzugsweise fugenkreuzende oder fugennahe Konsolidationsstörungen. Am bekanntesten ist dieses am Condylus radialis. Bei z. B. stattgehabter sekundärer Dislokation kommt es zu einer Konsolidationsstörung im Bereich des radialen Pfeilers. Diese führt in ihrer Folge zu einer Zunahme der Umbauvorgänge an der konsolidationsgestörten radialen Seite. Dies bewirkt eine partielle Stimulation der betroffenen oder nahegelegenen Fuge. Mit Durchbauung der Konsolidationsstörung ist die partielle stimulative Wachstumsstörung beendet (v. Laer 1981).

Gelingt es, die durchbauungsgefährdete Seite unter Kompression zu bringen, so wird die Zeitdauer der partiellen Wachstumsstörung minimiert und bleibt damit unter Umständen klinisch irrelevant. Wenn sich die Störungen durchbauen, können sie zu kosmetisch störenden Derformierungen führen; Funktionsstörungen sind eher nicht zu befürchten (s. Kap. 14).

3.2.2 Hemmende Wachstumsstörungen

Die hemmenden Wachstumsstörungen sind nach v. Laer (2001) unabhängig von den Reparationsvorgängen und sistieren erst mit Wachstumsabschluss.

Der *vorzeitige Verschluss* der Epiphyse kann sekundär durch lokale Traumen, Radiation, Verbrennung, Infektion, lange Gipsruhigstellungen, Durchblutungsstörungen und lange Immobilisierung im Bett auftreten (Navascues et al. 2000). Der vollständige Verschluss der Epiphyse ist selten und wahrscheinlich auf eine *vollständige Störung des epiphysären Gefäßsystems* zurückzuführen. Diese tritt im Kindesalter selten und hauptsächlich nach schweren Weichteil- und Quetschverletzungen ein, aber sie kann auch nach metaphysären Frakturen beobachtet werden. Eine Beeinflussung ist nicht möglich. Das Ausmaß der Längenalteration hängt vom Alter des Patienten zum Unfallzeitpunkt und der entsprechenden Wachstumsprognose ab (Abb. 3.6 a–e).

Partieller vorzeitiger Verschluss einer Wachstumsfuge

Der partielle vorzeitige Verschluss einer Wachstumsfuge ist an der oberen Extremität mit 5% selten, dagegen kann dieser an der unteren Extremität in 35% der Fälle nach dislozierten, epiphysennahen, metaphysären Frakturen wie auch nach undislozierten/dislozierten Epiphysenlösungen und nach dislozierten Epiphysenfrakturen auftreten (v. Laer 2001).

Im Zuge des partiellen Verschlusses kommt es zur *Brückenbildung* (Aitken u. Magill 1952; Boelitz et al. 1994; Dallek u. Jungbluth 1990; Dallek et al. 1988; v. Laer et al. 1982). Diese kann bestehen bleiben oder im weiteren Wachstum wieder gesprengt werden. Durch eine unter Kompression eingebrachte Osteosynthese können diese Brücken möglicherweise verkleinert werden. *Nekrosebrücken*, die durch die primäre Gefäßläsion entstehen, können primär therapeutisch nicht beeinflusst werden (v. Laer et al. 1981, 1982). Es kommt nach jeder transepiphysären Läsion zu einer Brücke, die jedoch meist im weiteren Wachstum wieder gelöst werden kann (Dallek et al. 1992).

Bleibt die partielle Wachstumsstörung bestehen, so kann es je nach Lokalisation am Skelett zu Deformationen der Gelenke oder der Beinachsen kommen (Abb. 3.7 a–d).

Bei hemmenden Wachstumsstörungen kann eine MRT früh auf Brücken hinweisen. Bei Zunahme der Brücke auf ein Fünftel der Zirkumferenz der Fuge kann möglicherweise eine *frühzeitige Fugensprengung* indiziert sein, um ein Achsenfehlwachstum zu minimieren. Langzeitergebnisse liegen noch nicht vor (Futami et al. 2000).

Zusammenfassend verfügen Kinder über Korrekturmechanismen, die in die Primätherapie integriert werden können. Wachstumsstörungen dagegen sind schicksalshaft und können nicht gezielt primär beeinflusst werden. Molekularbiologische Erkenntnisse führen möglicherweise in Zukunft zu neuen Therapieansätzen.

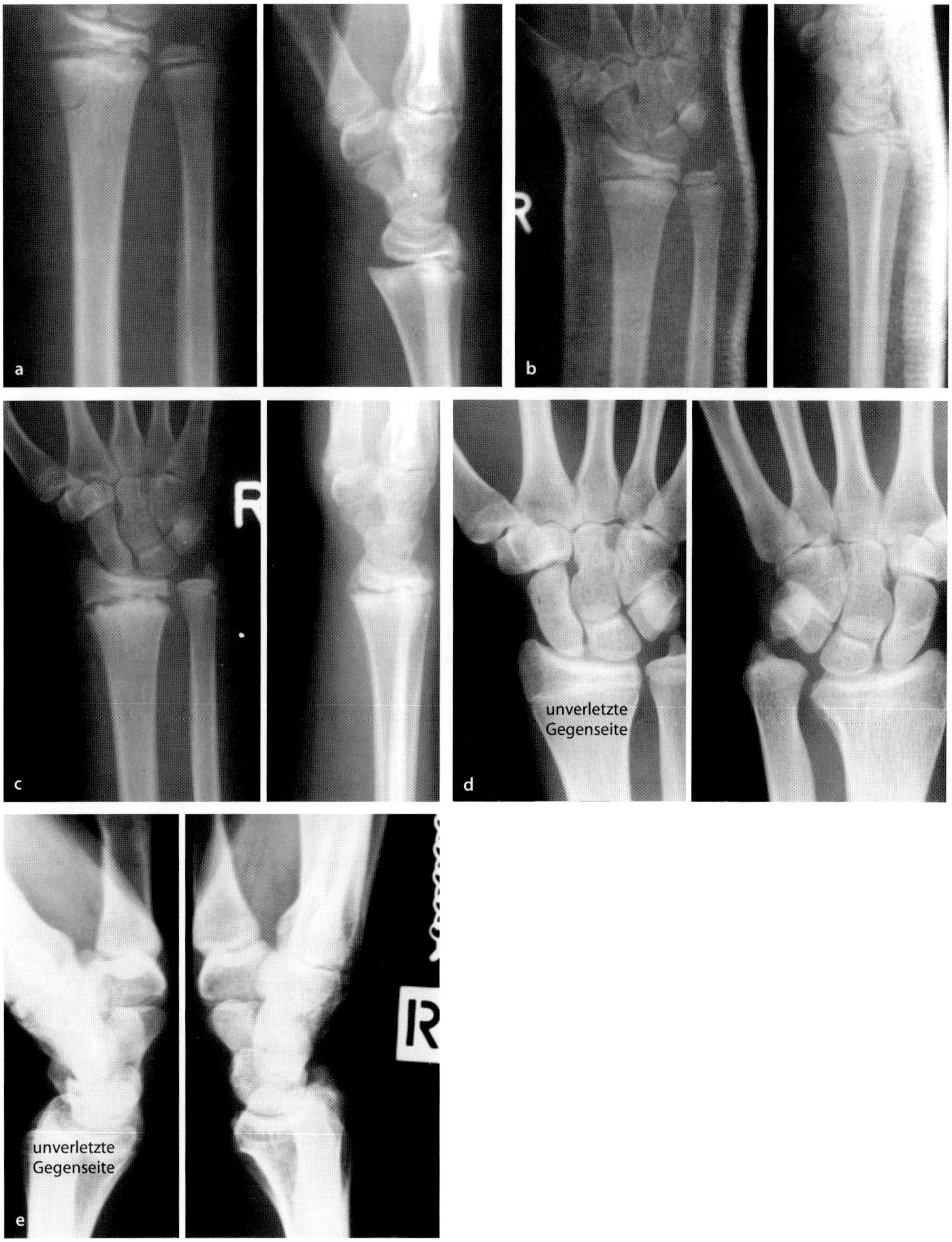

Abb. 3.6. a Epiphysiolyse distaler Radius bei einem 12-jährigen Mädchen. **b** Konservative Therapie mit Gipsruhigstellung. **c** Ausheilung nach 4 Wochen. **d,e** 3,5 Jahre später frühzeitiger kompletter Fugenschluss des Radius. Im Bereich der Gegenseite noch offene Fugen in der Verschlussphase. An der betroffenen Seite vermehrte Länge der Ulna gegenüber dem Radius

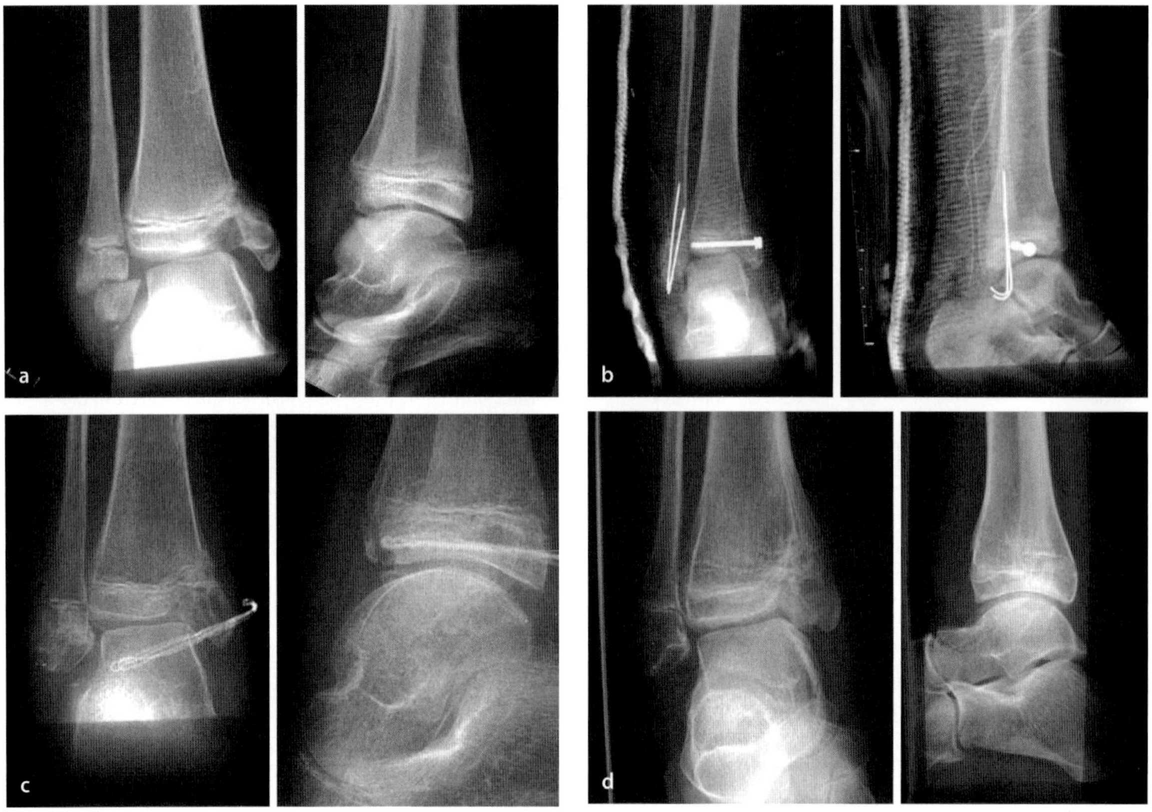

Abb. 3.7. a 13-jähriges Mädchen, zog sich beim Sport eine Epiphysenfraktur (Salter-Harris III) der distalen Tibia zu. **b** Operative Versorgung mit Schraube und Spickdrähten. **c** Nach 3 Monaten Metallentfernung, bereits sichtbarer medialer vorzeitiger Fugenschluss. **d** Zweijahreskontrolle: vorzeitiger Epiphysenschluss medial mit entsprechender Einziehung im Gelenk mit konsekutiver Varusfehlstellung

Literatur

Aitken AP, Magill HK (1952). Fractures involving the distal femoral epiphyseal cartilage. J. Bone Joint Surg Am 34: 96–108

Bär HF, Breitfuß H (1989) Analysis of angular deformities on radiographs. J Bone Joint Surg Br 71: 710–711

Breitfuß H, Muhr G (1988) Läßt sich vermehrtes Längenwachstum nach kindlichen Oberschenkelfrakturen vermeiden. Unfallchirurg 91: 189–194

Breitfuß H, Muhr G, Neumann K, Friedrichs B (1991) Achsenbezogenes Spontankorrekturverhalten nach Unterschenkelbrüchen im Kindesalter. Unfallchirurg 94: 570–575

Boelitz R, Dallek M, Meenen NM, Jungbluth KH (1994) Die Reaktion der Epiphysenfuge auf fugenkreuzende Bohrdrahtosteosynthesen. Unfallchirurgie 20: 131–137

Buckley SL (1997) Current trends in the treatment of femoral shaft fractures in children and adolescents. Clin Orthop 338: 60–73

Buckwalter JA, Glimcher MJ, Cooper RR, Recker R (1995) Bone biology, part III: formation, form, modeling, remodeling and regulation of cell funktion. J Bone Joint Surg Br 77: 1276–1283

Clement DA, Calton CL (1986) Overgrowth of the femur after fracture in childhood. J Bone Joint Surg Br 68: 534–535

Dallek M, Jungbluth KH (1990) [Histomorphological studies on the development of the radial condyle fracture of the humerus in the growth years]. Unfallchirurgie 16: 57–62

Dallek M, Lorke D, Meyer-Pannwitt U, Jungbluth KH (1988) Die periostale Knochenresorption im metaphysären Bereich des wachsenden Knochens als Wegbereiter von Epiphysenverletzungen. Unfallchirugie 14: 57–63

Dallek M, Gosse H, Jungbluth KH (1992) Korrektur nach Epiphysenverletzungen. In: Schwenzer N, Ehrenfeld M (Hrsg) Angeborene Fehlbildungen, Entwicklungsstörungen nach Verletzungen im Wachstumsalter. Thieme, Stuttgart, S 121–132

Dietz HG, Schmittenbecher PP, Illing P (1997) Intramedulläre Osteosynthese im Wachstumsalter. Urban & Schwarzenberg, München

Futami T, Foster BK, Morris LL, LeQuesne GW (2000) Magnetic resonance imaging of growth plate injuries: the efficacy and indications for surgical procedures. Arch Orthop Trauma Surg 120: 390–396

Hasler CC, Laer L v (2000) Pathophysiologie posttraumatischer Deformitäten der unteren Extremität im Wachstumsalter. Orthopade 29: 757–765

Jonasch E (1982) Knochenbehandlung bei Kindern. De Gruyter, Berlin

Kaspar D, Neidlinger-Wilke C, Holbein O, Claes L, Ignatius A (2003) Mitogens are increased in the systemic circulation during bone callus healing. J Orthop Res 21: 320–325

Kasten P, Krefft M, Hesselbach J, Weinberg AM (2002) Computer simulation of forearm rotation in angular deformities: a new therapeutic approach Injury 33: 807–813

Keppler P, Strecker W, Anselment K, Kinzl L (1995) A new method using ultrasound for measuring femoral and tibial torsion and leg length in children. J Bone Joint Surg Br (Suppl II) 77: 204–206

Laer L v (1981) Spätfolgen nach Ellbogenläsionen im Wachstumsalter – Ursache, primäre Therapie. Orthopade 10: 264–273

Laer L v (2001) Frakturen und Luxationen im Wachstumsalter. Thieme, Stuttgart

Laer LR v, Gerber B, Jehle B (1982) Epiphysenfrakturen und Epiphysenlösungen der distalen Tibia. Z Kinderchir. 36: 125–127

Laer L v, Kaelin L, Girard T (1989) Spätresultate nach Schaftfrakturen im Bereich der unteren Extramität im Wachstumsalter. Z Unfallchir Versicherungsmed Berufskr 82: 209–215

Machan FG, Vinz H (1993) Die Oberarmschaftfraktur im Kindesalter. Unfallchirurg 19: 166–174

Macnicol MF (1997) Fracture of the femur in children. J Bone Joint Surg Br 79: 891–892

Muhr G, Breitfuß H (1987) Kindliche Schaftfrakturen an der unteren Extremität. Welche Ober- und Unterschenkelschaftbrüche sollen konservativ, welche operativ behandelt werden. BG-Unfallmed 62: 187–190

Navascues JA, Gonzalez-Lopes JL, Lopez-Valverde S, Soleto J, Rodriguez-Durantez JA, Garcia-Trevijano JL (2000) Premature physeal closure after tibial diaphyseal fractures in adolescents. J Pediatr Orthop 20: 193–196

Nork SE, Bellig GJ, Woll JP, Hoffinger SA (1998) Overgrowth and outcome after femoral shaft fracture in children younger than 2 years. Clin Orthop 357: 186–191

Pauwels F (1965) Gesammelte Abhandlungen zur funktionellen Anatomie des Bewegungsapparates. Springer, Berlin Heidelberg New York

Prevot J (1995) Elastisch-stabile Nagelung der Oberschenkel- und Unterarmfunktion des Kindes. Hefte zu »Der Unfallchirurg« 249: 77–82

Rang M (1983) Children's fractures, 2nd edition. Lippincott, Philadelphia

Roux W (1985) Gesammelte Abhandlungen über Entwicklungsmechanik der Organismen. Engelmann, Leipzig

Sauer H (1984) Das verletzte Kind. Thieme, Stuttgart New York

Shaprio E (1981) Fractures of the femoral shaft in children. Acta Orthop Scand 52: 649–655

Trueta J (1963) The role of the vessels in osteogenesis. J Bone Joint Surg Br 45: 402–405

Vontobel V, Genton N, Schmid R (1961) Die Spätprognose der kindlichen dislozierten Femurschaftfraktur. Unfallheilkunde 82: 1–7

Weber BG (1978) Die Frakturenbehandlung bei Kindern und Jugendlichen. Springer, Berlin Heidelberg New York

Kapitel 4

Klassifikation von Frakturen im Kindesalter 4

D. Schneidmüller, A.-M. Weinberg

Zur Beurteilung der Behandlung von kindlichen Frakturen ist es notwendig, entsprechende Dokumentationsformen zu entwickeln. Eine Frakturklassifikation erfasst klinische und epidemiologische Daten und schafft damit die Voraussetzungen, unterschiedliche Frakturen, deren Diagnostik und Therapieverfahren vergleichen zu können und kann somit zur Qualitätssicherung herangezogen werden. Die Klassifikation stellt die Grundlage klinischer Studien dar, um Therapierichtlinien für Frakturen im Kindesalter erstellen und Faktoren zur Prognoseeinschätzung benennen zu können.

Mangels einer kindspezifischen Klassifikation wurde bisher die Erwachsenen-Müller-AO-Klassifikation (Müller et al. 1990) auf den wachsenden Knochen übertragen. Allerdings wurde dies weder in der vorhandenen Form für Frakturen im Kindesalter evaluiert noch wurden die Dokumentationsergebnisse ausgewertet (Slongo et al. 1995). Zudem ist eine direkte Übernahme einer für die Frakturen des Erwachsenen gültigen Klassifikation aufgrund zahlreicher spezieller Eigenschaften des wachsenden Skeletts nicht sinnvoll.

- Bei weit offenen Fugen weisen die Frakturen der Kinder oft ein vom Unfallmechanismus unabhängiges Verletzungsmuster auf. Dies hängt im Wesentlichen vom Alter und Wachstumsstadium der entsprechenden Wachstumsfuge ab.
- Im Gegensatz zu der Müller-AO-Klassifikation für Frakturen im Erwachsenenalter (Müller et al. 1990) besteht keine hierarchische Ordnung der Frakturen im Wachstumsalter bezüglich des Schweregrades der Verletzung (Jonasch u. Bertel 1981; Landin 1997). Art und Ausmaß der Therapie sind nicht standardisiert und vielmehr abhängig vom Alter des Kindes sowie Frakturlokalisation und -dislokation.
- Im Kindesalter kann es aufgrund des noch stattfindenden Wachstums zu Wachstumsstörungen kommen. Diese können in einer Steigerung oder Hemmung des Wachstums resultieren und sind in erster Linie abhängig vom Alter der Kindes beim Trauma sowie von der Lokalisation der Verletzung (obere/untere Extremität; Nähe zur Wachstumsfuge und Ausmaß der Dislokation). Es existiert keine hierarchische Ordnung der Wachstumsprognose und eventueller Folgen von Wachstumsstörungen (Beaty u. Kasser 2001; v. Laer 2001; v. Laer et al. 2000). Neben den Wachstumsstörungen kann es aber auch zu einer Wachstumskorrektur kommen, hierbei werden posttraumatische Fehlstellungen im weiteren Wachstum spontan korrigiert.

Aus diesen Gründen wurde eine Klassifikation von Mitgliedern der Sektion Kindertraumatologie der DGU und LiLa (Licht und Lachen für kranke Kinder; Effizienz in der Medizin e.V.) ausgearbeitet und vorgelegt (v. Laer et al. 2000). Nach Validierung der Klassifikation erfolgte eine weitere Vereinfachung, welche als Version 2 (Tabelle 4.1, Tabelle 4.2, Tabelle 4.3) nun vorliegt.

- In Anlehnung an die Frakturklassifikation bei den Erwachsenen (Müller et al. 1990) wurden die langen Röhrenknochen mit 1–4 bezeichnet.
- Innerhalb des Knochens erfolgte eine Unterscheidung zwischen den Abschnitten proximal (1), Mitte (2) und distal (3), wobei die Grenze jeweils das Quadrat über der Epiphysenfuge bildet (vgl. Tabelle 4.1).
- Aufgrund der therapeutischen Relevanz wurde eine Unterscheidung zwischen *artikulären* (a; »articular«) und *nichtartikulären* (s = Schaft; »non-articular«) Verletzungen vorgenommen.
  Die Wachstumsfuge wird in 2 funktionelle Anteile unterteilt, die *Epiphyse* mit proliferatorischer Potenz und die *Metaphyse* ohne proliferatorische Potenz. Metaphysäre Frakturen werden im weiteren Sinne zu den Schaftfrakturen gezählt und epiphysäre Frakturen zu den Gelenkfrakturen. Damit ist die therapeutisch wichtige Unterteilung Schaft gegenüber Gelenk gewahrt. Gelenkfrakturen müssen anatomisch rekonstruiert werden, während bei Schaftfrakturen eine mögliche altersabhängige Spontankorrektur beim Therapiemanagement berücksichtigt werden muss. Hierbei muss beachtet werden, das die Spontankorrektur im Bereich der Diaphyse deutlich geringer ausfällt als in der Metaphyse.
- Die Beschreibung der Verletzung der Wachstumsfuge erfolgt nach der allgemein bekannten Klassifikationen nach Salter u. Harris. Im Bereich der Gelenkfrakturen werden Frakturen bei *offener Fuge* ohne

Tabelle 4.1. Lila-Klassifikation Version 2

1. Stelle Lokalisation im Skelett: 1--4	2. Stelle Lokalisation im Knochen (Segment): (1--3)	3. Stelle Morphologie: Gelenk (a) Schaft (s)	4. Stelle Spezifizierung Morphologie: Gelenk (1--5) Schaft (1--5)	5. Stelle Dislokationsausmaß: undisloziert (0) tolerabel (1) nicht tolerabel (2)	6. Stelle Paariger Knochen; nicht tragend: Ulna (U) Fibula (F)

Bei paarigen Knochen wird jeweils
der haupttragende Knochen klassifiziert: **Radius** oder **Tibia**.

Soll der Gegenknochen klassifiziert werden,
so wird an sechster Stelle das **U** bzw. das **F** eingefügt (s. Gelenkfrakturen Olekranon).

Die Metaphyse wird mit dem Quadrat über der zugehörigen Fuge definiert
(Zirkelschlag von den Ecken der **Epiphysenfuge** aus).

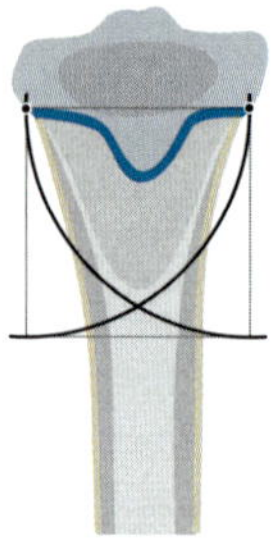

Gelenkverletzungen, die statistisch nicht ins Gewicht fallen,
werden an der jeweiligen Lokalisation mit 5=andere klassifiziert
(proximaler Humerus, proximaler und distaler Radius, proximale und distale Ulna und proximales Femur).

(Salter-Harris Typ III; 1) oder mit (Salter-Harris Typ IV; 2) metaphysären Keil von so genannten Übergangsfrakturen des Adoleszenten bei *partiell verschlossener Fuge* unterschieden. Ist bei der Übergangsfraktur lediglich die *Epiphyse* betroffen, so spricht man von einer »Twoplane-Fraktur« (3), bei Vorhandensein eines zusätzlichen *metaphysären Keils* handelt es sich um eine »Triplane-Fraktur« (4). Alle Sonderformen wie osteochondrale Frakturen oder knöcherne Bandausrisse werden unter »andere« (5) subsumiert.

- Bei den nichtartikulären Frakturen werden 5 Subtypen differenziert:
  - bei gleicher therapeutischer Konsequenz wird die Epiphysenlösung mit oder ohne metaphysärem Keil (Salter-Harris Typ I und II; 1) als periphere Schaftfraktur zusammengefasst,
  - die metaphysäre Stauchungs-, Wulst- und Grünholzfraktur (2),
  - die komplette Schaftfraktur inklusive der Quer-, Schräg- und Spiralfrakturen (3),
  - die Grünholz- sowie Bowingfraktur im Schaftbereich (ebenfalls 2) und die Mehrfragmentfraktur (4)
  - Sonderformen wie Band- und Apophysenausrisse werden unter »andere« (5) zusammengefasst.
- Im Hinblick auf eine therapeutische Konsequenz wird eine Unterscheidung zwischen *undislozierten Frakturen* (0) sowie *tolerabler* (1) und *nichttolerabler* (2) Dislokation vorgenommen.
- Beim paarigen Knochen wird immer der *haupttragende* Knochen klassifiziert (Radius, Tibia). Soll der Gegenknochen klassifiziert werden, so erfolgt der Zusatz *U* für Ulna bzw. *F* für Fibula.

Eine Ausnahme weicht aufgrund ihre speziellen Frakturmuster von dieser Einteilung ab: Gelenkfrakturen des distalen Humerus werden in Condylus-radialis- (1), Condylus-ulnaris- (3) und Y-Frakturen (2) unterschieden.

Die dargestellte Klassifikation (Version 2.1) steht beim Institut für Evaluative Forschung in Orthopädischer Chirurgie der Universität Bern (vormals M.E.M. Institut) zur Dokumentation für Frakturen im Wachstumsalter als »orthoglobe – Qualitätsdokumentationssystem für die Traumatologie des Wachstumsalters« zur Verfügung (http://www.memdoc.com).

Da neben der vorgestellten Klassifikation auch an einer Adaptation der AO-Klassifikation an kindliche Frakturen gearbeitet wird, bleiben die Untersuchungen zur Validierung einer kinderspezifischen Klassifikation abzuwarten. In Zukunft kann eine weitere Differenzierung für spezielle Fragestellungen in wissenschaftlichen Studien sinnvoll sein. Für den klinischen Gebrauch ist jedoch eine möglichst einfache Klassifikation zu bevorzugen, welche eine therapeutische Relevanz besitzt (Audigé et al. 2003, Bernstein et al. 1997; Colton 1991; Flikkila et al. 1998; Swiontkowski et al. 1997).

Tabelle 4.2. Gelenkfrakturen

1.1.a.5.0--2: andere **praktisch keine Gelenkfrakturen,** Flakes, Tuberkulumausrisse usw., werden unter "andere" (=5) subsumiert	**proximaler Humerus**
1.3.a.1--5.0--2: 1. Condylus-radialis-Fraktur 2. Y-Fraktur 3. Condylus-ulnaris-Fraktur 4. / (leer) 5. andere	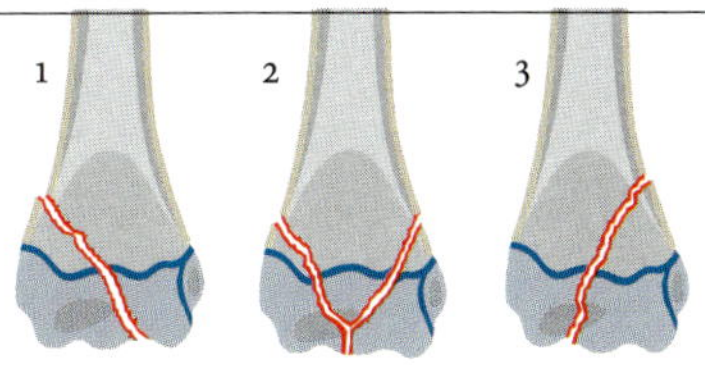
2.1.a.5.0--2: andere **praktisch keine Gelenkfrakturen,** Übergangs-, Meiselfrakturen usw. beim Jugendlichen werden unter "andere" (=5) subsumiert	**proximaler Radius**
2.1.a.5.0--2. U: andere **kaum Gelenkfrakturen,** artikuläre Olekranonfrakturen und Frakturen des Processus coronoideus werden unter "andere" (=5) subsumiert	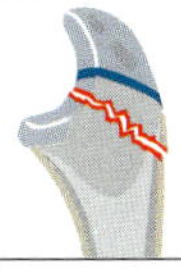
2.3.a.5.0--2: andere **praktisch keine Gelenkfrakturen,** Übergangsfrakturen usw. werden unter andere (=5) subsumiert	**distaler Radius**
3.1.a.5.0--2: andere **praktisch keine Gelenkfrakturen,** Flakes usw. werden unter "andere" (=5) subsumiert	**proximales Femur**
3.3.a.1--5.0--2: 1. epiphysäre (Salter-Harris Typ III) Frakturen bei offenen Fugen 2. epimetaphysäre (Salter-Harris Typ IV) Fraktur bei offenen Fugen 3. epiphysäre ("twoplane") Fraktur bei beginnendem Fugenschluss 4. epimetaphysäre ("triplane") Fraktur bei beginnendem Fugenschluss 5. andere	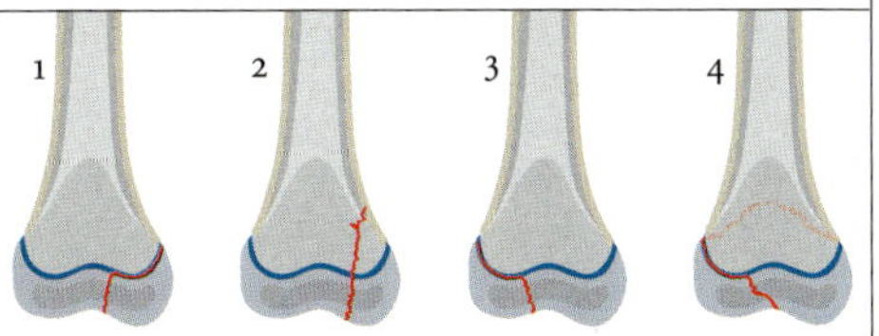
4.1.a.1--5.0--2: 1. epiphysäre (Salter-Harris Typ III) Fraktur bei offenen Fugen 2. epimetaphysäre (Salter-Harris Typ IV) Fraktur bei offenen Fugen 3. epiphysäre ("twoplane") Fraktur bei beginnendem Fugenschluss 4. epimetaphysäre ("triplane") Fraktur bei beginnendem Fugenschluss 5. andere	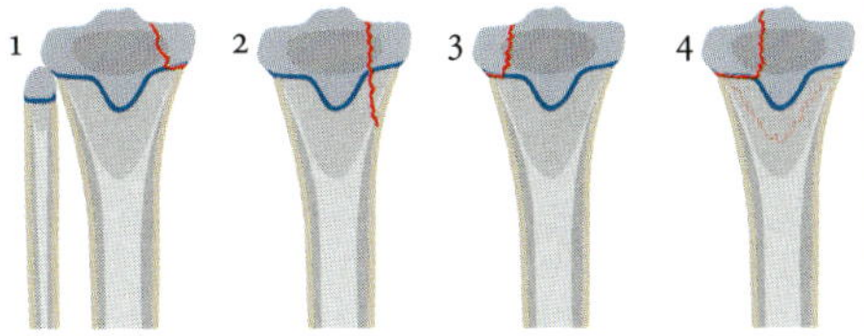
4.3.a.1--5.0--2: 1. epiphysäre (Salter-Harris Typ III) Fraktur bei offenen Fugen 2. epimetaphysäre (Salter-Harris Typ IV) Fraktur bei offenen Fugen 3. epiphysäre ("twoplane") Fraktur bei beginnendem Fugenschluss 4. epimetaphysäre ("triplane") Frakturen bei beginnendem Fugenschluss 5. andere	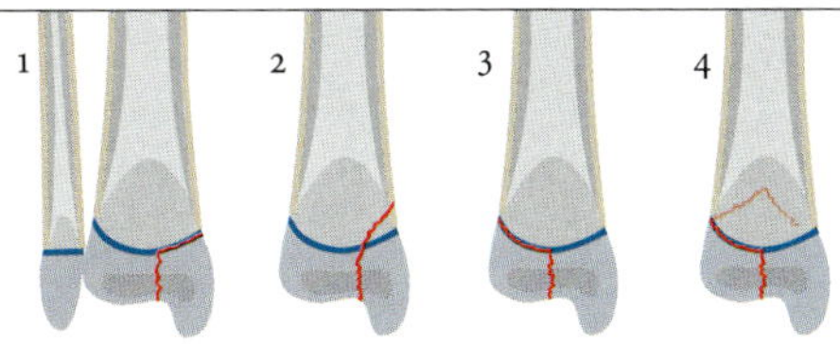

Tabelle 4.3. Schaftfrakturen

1.1--3.s.1--5.0--2: 1. Epiphysenlösung ohne und mit metaphysärem Keil (Salter-Harris Typ I und II) 2. metaphysäre Stauchungs- und metaphysäre Grünholzfraktur/diaphysäre Grünholzfraktur 3. Quer-, Schräg- und Torsionsfraktur 4. Mehrfragmentfraktur 5. andere	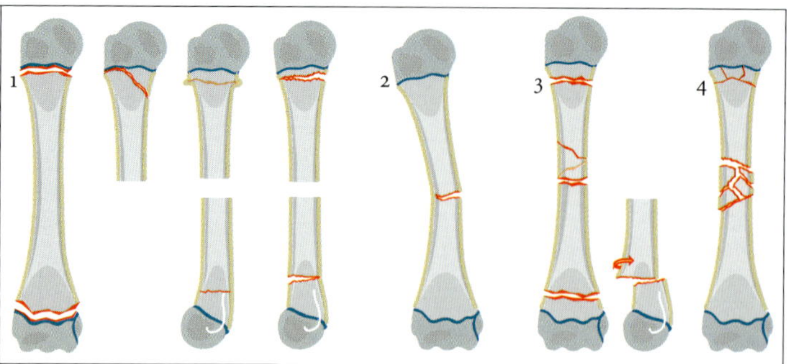
2.1--3.s.1--5.0--2: 1. Epiphysenlösung ohne und mit metaphysärem Keil (Salter-Harris Typ I und II) 2. metaphysäre Stauchungs- und metaphysäre Grünholzfraktur/diaphysäre Grünholzfraktur 3. Quer-, Schräg- und Torsionsfraktur 4. Mehrfragmentfraktur 5. andere	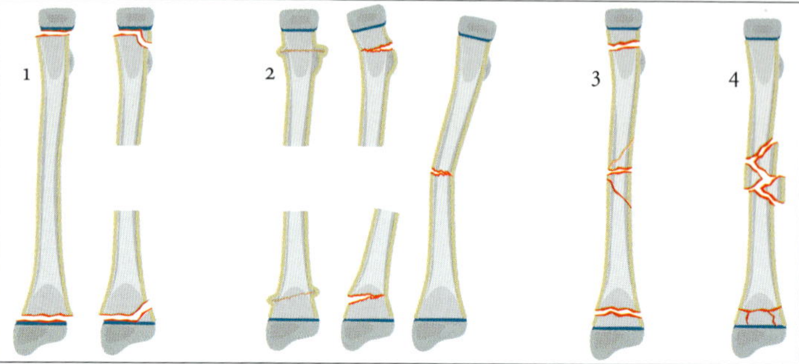
3.1--3.s.1--5.0--2: 1. Epiphysenlösung ohne und mit metaphysärem Keil (Salter-Harris Typ I und II) 2. metaphysäre Stauchungs- und metaphysäre Grünholzfraktur/diaphysäre Grünholzfraktur 3. Quer-, Schräg- und Torsionsfraktur 4. Mehrfragmentfraktur 5. andere	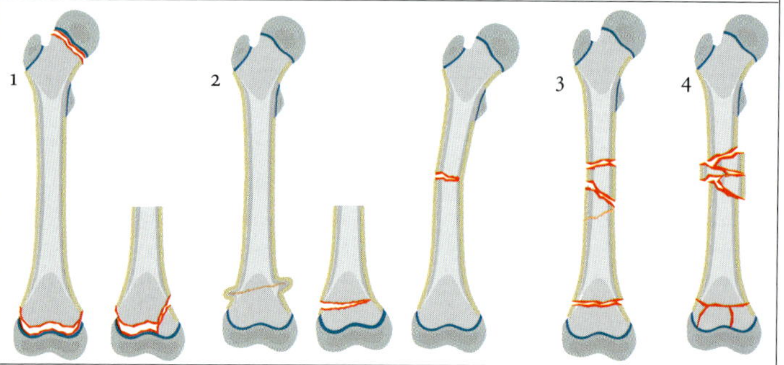
4.1--3.s.1--5.0--2: 6. Epiphysenlösung ohne und mit metaphysärem Keil (Salter-Harris Typ I und II) 7. metaphysäre Stauchungs- und metaphysäre Grünholzfraktur/diaphysäre Grünholzfraktur 8. Quer-, Schräg- und Torsionsfraktur 9. Mehrfragmentfraktur 10. andere	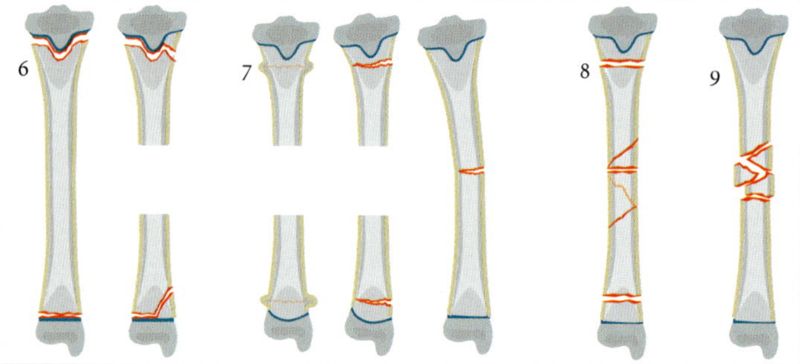

Literatur

Audigé L, Bhandari M, Kellam J (2003) How reliable are reliability studies of fracture classifications? A systematic review of their methodologies. Acta Orthop Scand 75: 183–194

Beaty JH, Kasser JR (2001) Rockwood and Wilkins' fractures in children, 5th edn. Lippincott Williams & Wilkins, Philadelphia

Bernstein J, Monaghan BA, Silber JS, DeLong WG (1997) Taxonomy and treatment – a classification of fracture classifications. J Bone Joint Surg Br 79: 706–707

Colton CL (1991) Telling the bones. J Bone Joint Surg Br 73: 362–364

Flikkila T, Nikkola-Sihto A, Kaarela O, Paakko E, Raatikainen T (1998) Poor interobserver reliability of AO classification of fractures of the distal radius. Additional computed tomography is of minor value. J Bone Joint Surg Br 80: 670–672

Jonasch E, Bertel E (1981) [Injuries in children up to 14 years of age. Medico-statistical study of over 263,166 injured children]. Hefte Unfallheilkd 150:1–146

Laer L v (2001) Frakturen und Luxationen im Wachstumsalter, 4. Aufl. Thieme, Stuttgart

Laer L v, Gruber R, Dallek M et al. (2000) Classification and documentation of children's fractures. Eur J Trauma 26: 02–14

Landin LA (1997) Epidemiology of children's fractures. J Pediatr Orthop B 6: 79–83

Müller ME, Nazarian S, Koch P, Schatzker J (1990) The comprehensive classification of fractures of long bones. Springer, Berlin Heidelberg New York Tokyo

Slongo T, Schaerli AF, Koch P, Buehler M (1995) Klassifikation und Dokumentation der Frakturen im Kindesalter – Pilotstudie der internationalen Arbeitsgemeinschaft für Kindertraumatologie. Zentralbl Kinderchir 2: 157–163

Swiontkowski MF, Sands AK, Agel J, Diab M, Schwappach JR, Kreder HJ (1997) Interobserver variation in the AO/OTA fracture classification system for pilon fractures: is there a problem? J Orthop Trauma 11: 467–470

Kapitel 5

Diagnostische Besonderheiten 5

W. Flocken, C. Bassir, J. Freyschmidt

Strahlenschutz ist bei Kindern im Vergleich zu Erwachsenen besonders wichtig.

- Im Vergleich zu Erwachsenen sind Kinder aufgrund der höheren Zellteilungsraten im Wachstum empfindlicher gegenüber ionisierender Strahlung.
- Sie haben eine längere Lebenserwartung, sodass induzierte Leukämien und Tumoren auch häufiger noch erlebt werden.
- Die Möglichkeit der genetische Belastung bei späterer Elternschaft ist mit zu bedenken.
- Die Organdosen risikorelevanter Gewebe liegen bedingt durch die kindlichen Körperproportionen bei gleichen Untersuchungen höher als bei den Erwachsenen.

Aus all diesen Gründen sollten nach Möglichkeit bildgebende Verfahren ohne Anwendung ionisierender Strahlen (Ultraschall, MRT) bevorzugt werden, wenn sie eine bestimmte Fragestellung genauso gut oder manchmal sogar besser als die Röntgenuntersuchung beantworten können.

Die Diagnostik sollte auch in der Traumatologie *möglichst schmerzfrei* sein. Schmerzhafte Palpationen, z. B. Auslösen einer »crepitatio«, sind unnötig, da ohnehin eine bildgebende Diagnostik mit höherer Aussagekraft erfolgt. Schmerzen bei der Erstdiagnostik vermindern oft die Kooperation des Kindes für den ganzen weiteren Heilungsverlauf. Bei schmerzhaften Verletzungen sollte – wenn möglich – eine Analgesie bereits vor der Diagnostik erfolgen.

Für alle bildgebenden Verfahren ist in unterschiedlichem Ausmaß eine ausreichende *Kooperation* der Patienten erforderlich, um verwacklungsfreie Aufnahmen erstellen zu können.

Insbesondere kleinere Kinder sind oft ängstlich und können aufgrund ihrer Entwicklungsstufe den Sinn der Untersuchungen nicht verstehen. Sie können daher auch nicht kooperieren. Gelingt eine Beruhigung der Kinder nicht (es sollte nicht gezögert werden, ggf. das Kind zu sedieren), müssen sie festgehalten werden, wenn die Diagnostik nicht zu einem späteren Zeitpunkt erfolgen kann bzw. unverzichtbar erscheint. Es ist wichtig, den Eltern in solchen Fällen kurz den Sachverhalt zu erklären. Wenn die Eltern mit dem Vorgehen, ggf. dem Festhalten, einverstanden sind, sollte dies dann auch entschlossen und sehr schnell durchgeführt werden, wobei es oftmals möglich und psychologisch von Vorteil ist, dass Eltern ihr Kind selbst festhalten.

Die Anwesenheit der Eltern ist grundsätzlich förderlich, um ein Vertrauensverhältnis zu den Kindern herzustellen. In einigen Fällen ist aber auch die Angst der Eltern größer als die der Kinder. Ihre Angst und Unsicherheit überträgt sich dann auf die Kinder. Vermutet man eine solche Situation, so sollte man nicht zögern, den Eltern den vermuteten Sachverhalt zu erläutern und diese ggf. bitten, den Untersuchungsraum zu verlassen.

5.1
Techniken

5.1.1
Projektionsradiographie (konventionelles Röntgen)

Die Röntgenstrahlen werden durch Abbremsung schnell bewegter Elektronen in der Röntgenröhre erzeugt. Ein bestimmter Röhrenstrom (mA) mit einer bestimmten Spannung (KV) wird für eine bestimmte Zeit (mAs-Produkt) an der Röntgenröhre angelegt. Die Röntgenstrahlung wird an der Anode erzeugt, auf die die aus der Kathode ausgetretenen Elektronen auftreffen. Diese so genannte Bremsstrahlung verlässt die Röntgenröhre über das Strahlenaustrittsfenster (Nutzstrahlenbündel) und trifft auf den Patienten (Oberflächendosis). Nur ein kleiner Teil der Strahlung verlässt den Patienten an seiner Rückseite (Austrittsdosis).

Die Bildgebung erfolgt mittels eines konventionellen Film-Folien-Systems, einer digitalen Speicherfolie, einem digitalen Flachdetektor oder insbesondere bei Durchleuchtungen mit einer Bildverstärkerfernsehkette. Je höher der relative Anteil der Austrittsdosis ist, desto geringer ist die Strahlenbelastung für den Patienten. Eine Erhöhung dieses Anteils lässt sich durch eine Aufhärtung des Strahlenspektrums erreichen. Dies gelingt durch:

- *Die Verwendung einer möglichst hohen Strahlenenergie* [hohe Röhrenspannung (KV)]. Sie muss so hoch gewählt werden, wie es die Bildqualität (Kontrast) erlaubt und es die Schaltzeiten der Generatoren – bei sehr kleinen »Objekten« häufig limitierender Faktor (s. unten) – ermöglichen. Mit modernen (schnell schaltenden) Konvertergeneratoren sollte es in der Regel möglich sein, auch kleinste Objekte (z. B. Finger) bei mindestens 55 KV-Röhrenspannung zu röntgen. Leider wird in der Praxis oft in einem unnötig niedrigen KV-Bereich geröngt (welches eine erhöhte Patientendosis bedeutet), um »kontrastreiche« Bilder zu bekommen, die aber keine relevant höhere Detailerkennbarkeit besitzen.
- *Durch eine Zusatzfilterung am Ausgang der Röntgenröhre.* Eine solche Zusatzfilterung ist bei Kindern vorgeschrieben (1 mm Aluminium und 0,1–0,2 mm Kupfer; Leitlinien der Bundesärztekammer 1995). Sie ist aus 2 Gründen sinnvoll:
  1. Der gewebeschädliche niederenergetische Anteil des Strahlenspektrums, der auch nicht zur Bildgebung beiträgt, wird reduziert. Dadurch erhöht sich der durchschnittliche Energiegehalt der Röntgenquanten an der Objektoberfläche.
  2. Sie ermöglicht das Röntgen in einem höheren – strahlenhygienisch günstigeren – Energiebereich [höhere Röhrenspannung (KV)], in dem die Belichtungszeiten bei kleinen »Objekten« ohne Filterung so kurz wären, dass sie auch von modernen Generatoren nicht mehr schaltbar sind. Eine solche Zusatzfilterung wäre grundsätzlich auch bei Erwachsenen sinnvoll. Sie ist dort nur schwerer zu realisieren, da die Röhrenbelastung bei manchen Aufnahmen zu groß und auch die Belichtungszeiten zu lang werden würden.

Neben der vorgeschriebenen Vorfilterung der Röntgenstrahlen bestehen für das Röntgen von Kindern noch weitere Vorschriften und Empfehlungen, die z. T. von den für Erwachsene gültigen Bestimmungen abweichen (Leitlinien der Bundesärztekammer 1995). Zu verwenden sind *hochempfindliche Film-Folien-Kombinationen* (Systemempfindlichkeit: 400–800), sofern noch nicht mit digitalen Bildempfängersystemen gearbeitet wird. Auch bei diesen Systemen muss aber sehr genau auf eine niedrige Dosis geachtet werden.

Ein *kleiner Fokus* (Brennfleck) ermöglicht eine höhere Auflösung. Deshalb sollte für das Röntgen beim Kind eine Röntgenröhre mit besonders kleinem Fokus verwendet werden.

Die *Schaltzeiten* sollen möglichst kurz sein, um Bewegungsartefakte zu vermeiden.

Ein *Raster* verbessert die Bildqualität durch Reduktion der Streustrahlung. Es erhöht aber auch die Strahlenbelastung. Bei »Objekten« mit einem Durchmesser von <12 cm ist ein Raster nicht notwendig, da bei dieser Gewebedicke noch relativ wenig Streustrahlung entsteht. Es sollte daher auch bei entsprechend dünneren »Objekten« [sowohl bei Durchleuchtungen als auch z. B. beim so genannten Rasterwandstativ (z. B. für Thoraxaufnahmen)] nicht verwendet werden. Thoraxaufnahmen bei Kindern werden erst ab einem Alter von etwa neun Jahren mit Raster angefertigt.

Aufgrund der unterschiedlichen Größe der Kinder und der oft nicht vorhandenen Kooperation (Bewegungen zwischen Einstellung und Auslösen der Aufnahmen) können viele Aufnahmen nicht mit automatischer Belichtung angefertigt werden. Für die manuelle Einstellung der Belichtungswerte braucht man viel Erfahrung und gut gepflegte Belichtungstabellen, die auf die Besonderheiten der jeweiligen Röntgenanlage abgestimmt sein müssen.

Eine ausreichende Immobilisation der Kinder ist erforderlich, um verwacklungsfreie Bilder in Standardprojektion zu erhalten. Dafür können bestimmte Haltevorrichtungen sinnvoll sein [z. B. quer über den Tisch spannbare Plastikfolie für das kurzfristige Fixieren des Kopfes bei Aufnahmen des Schädels (so genannter Folienspanngurt), Babix-Hüllen für Säuglinge]. Jede Indikation zu einer Aufnahme, die nur mit Haltevorrichtungen durchgeführt werden kann, muss kritisch abgewogen werden und darf nur mit dem Einverständnis der Eltern erfolgen.

5.1.2 Computertomographie

Die CT ist eine Weiterentwicklung der Röntgenuntersuchung. Dabei rotiert die Röntgenröhre um den Patienten. Die Strahlung wird mit einem mitlaufenden oder stationären Detektorring gemessen. Aus den Messdaten werden Schnittbilder errechnet.

Die *Spiral-CT* ist eine Weiterentwicklung: Während der Untersuchung erfolgt ein kontinuierlicher Tischvorschub. Aus der kontinuierlichen »spiralförmigen« Datenaquisition können sekundär unterschiedliche Schichtdicken mit verschiedenen Filtereigenschaften berechnet werden. Mit dünn rekonstruierten Schichten lassen sich Bildrekonstruktionen in anderen Ebenen erstellen.

Bei der *Mehrzeilen-* oder *Multislice-Technik* werden bei einer Röhrenrotation um den Patienten mehrere nebeneinanderliegende Detektorringe bestrahlt, sodass mit einer Röhrenrotation mehrere Schichten (derzeit bis zu 16) gleichzeitig untersucht werden können. Die Untersuchungszeiten sind dadurch stark verkürzt, sodass auch bei Bewegungen noch verwertbare Bilder zu gewinnen sind. Aufgrund der schnellen Datenaquisition in Verbindung mit verbesserter Rechnerleistung bietet die Mehrzeilentechnik die Möglichkeit, mit den gewonnenen Bilddaten optimale multidirektionale Bildrekonstruktionen auch größerer Untersuchungsvolumina erstellen zu können. Dabei unterscheidet man so genannte multiplanare (2D-) Rekonstruktionen (MPR) von 3D-Rekonstruktionen (vgl. Abb. 5.19 b,c).

Grundsätzlich sollten besondere, an die Kinder angepasste Untersuchungsprotokolle verwendet werden. Zur Reduktion der Dosis sollte der Röhrenstrom und nicht die Röhrenspannung reduziert werden.

5.1.3 Ultraschall

Bei der Ultraschalldiagnostik werden über einen Schallkopf hochfrequente Schallwellen (2,5–12 MHz) ins Gewebe abgegeben. An den Gewebegrenzflächen wird ein Teil der Schallwellen reflektiert und dann wiederum im Schallkopf gemessen.

Neben Luft stellt der Knochen ein Hindernis für die diagnostisch verwendeten Ultraschallwellen dar. Sind diese »Medien« nicht »im Weg«, ist der Ultraschall bei Kindern eine sehr aussagefähige Untersuchung, die die Möglichkeiten bei Erwachsenen meist übersteigt. Dies liegt im Wesentlichen an der geringeren Tiefe, die die Schallwellen zurücklegen müssen. Auch sind Adipositas und Fettleber, die die Schallbedingungen bei Erwachsenen oft erschweren, bei Kindern deutlich seltener. Die potenziellen Vorteile der Ultraschalldiagnostik beim Kind lassen sich allerdings nur nutzen, wenn ein qualitativ hochwertiges Ultraschallgerät mit einer speziellen Schallkopfausstattung (hochauflösende Linear- und Sektorschallköpfe) zur Verfügung steht. Bei entsprechender Erfahrung kann die Sonographie auch in der Skelettdiagnostik, z. B. für Verlaufskontrollen bei Frakturen, eingesetzt werden. Dies ist häufiger als bislang üblich möglich, und manche Röntgenaufnahme könnte so ersetzt werden.

5.1.4 Magnetresonanztomographie

Bei der MRT liegt der Patient in einem äußeren Magnetfeld mit einer Feldstärke von bis zu 3 Tesla (T). Gemessen werden Magneteigenschaften von Atomkernen. Alle Atome mit einer ungeraden Massenzahl verfügen über ein magnetisches Moment (Spin). Auch die Wasserstoffatome, die im Körper zahlreich vorkommen, haben eine ungrade Massenzahl (Massenzahl 1, 1 Proton). Die übliche Bildgebung beruht ausschließlich auf den Magneteigenschaften dieser Protonen. Im äußeren Magnetfeld ordnen sich die Protonen z. T. längs der Magnetfeldlinien an. Durch Einschalten eines Hochfrequenzimpulses wird ihre Orientierung im äußeren Magnetfeld gestört. Nach dem Abschalten des Hochfrequenzimpulses richten sich die Protonen wieder im äußeren Magnetfeld aus. Dabei geben sie elektromagnetische Energie ab, die mit Antennen (Spulen) ortskodiert gemessen werden kann. Je höher die empfangene Energie, desto höher das Signal und desto heller die Darstellung des Gewebes im MRT-Bild. Dieser Wechsel von Hochfrequenzimpuls und Signalempfang wird in schneller Folge wiederholt (Pulssequenz).

Die Höhe des empfangenen Signals hängt ab von der Anzahl der Protonen, von den Relaxationszeiten (T1 und T2) und von den verwendeten Pulssequenzen.

- *T1* (longitudinale Relaxation) beschreibt die Zeit, die benötigt wird, um nach dem Hochfrequenzimpuls die ursprüngliche Ausrichtung im Magnetfeld wiederherzustellen.
- *T2* (transversale Relaxation) beschreibt, wie schnell nach dem Auslenken der Protonen aus dem äußeren Magnetfeld die Phasenkohärenz zwischen den einzelnen Protonen verloren geht.

Da die *Protonendichte* in unterschiedlichen Geweben verschieden ist und sich die Relaxationszeiten der Protonen je nach ihrer unmittelbaren Umgebung unterscheiden, können aus den gemessenen Signalen kontrastreiche Bilder errechnet werden. Es gibt heute sehr viele unterschiedliche Pulssequenzen, die entweder die Relaxationseigenschaften (so genannte T1- bzw. T2-Gewichtung) oder die Protonendichte der unterschiedlichen Gewebes herausarbeiten.

Neben den ursprünglichen Spinechosequenzen sind heute *Gradientenecho- (GRE-) Sequenzen* weit verbreitet. Sie ermöglichen oft kürzere Messzeiten, wodurch es seltener zu Verwacklungsartefakten kommt.

Pathologische Veränderungen am Knochen und an den Weichteilen führen meist zu einem *erhöhten Flüssigkeitsgehalt* (z. B. Ödem) des Gewebes. Wasser ist bei T2-Gewichtung signalreich (hell). Da auch Fettgewebe relativ signalintensiv ist, findet man ein Ödem leichter, wenn man das (überlagernde) Fettgewebesignal unterdrückt. Dies geschieht entweder mit selektiver Suppression (so genannte Fettsättigung) oder mit der »Inversion-recovery-Technik«, bei der die Signalauslesung zu einem Zeitpunkt erfolgt, an dem Fettgewebe kein Signal abgibt (STIR-Sequenz/«short tau inversion recovery«).

Um eine Aussage über die *Vaskularisation* eines Gewebes zu erhalten, kann Kontrasmittel intravenös appliziert werden: Durch Gabe von Gadolinium-haltigem Kontrastmittel wird die T1-Relaxationszeit des Gewebes vermindert und dadurch in T1-gewichteten Sequenzen das Signal erhöht.

Aufgrund der längeren Aufnahmezeiten ist die MRT sehr empfindlich für Bewegungsartefakte. Nicht kooperative, wache Kinder können daher nur eingeschränkt untersucht werden. Mit so genannten »schnellen Sequenzen« (spezielle GRE-Sequenzen) können allerdings manche Fragestellungen auch mit kurzen Messzeiten beantwortet werden.

Oftmals ist dennoch eine Untersuchung nur in Sedation oder in Narkose möglich. Für die Narkose sind spezielle MRT-kompatible Beatmungsgeräte und -schläuche notwendig. Um eine notwendige Narkose zu umgehen, ist eine mögliche Alternative der *Schlafentzug* mit oder ohne Sedierung.

Der Schlafentzug kann folgendermaßen geplant werden: Der Untersuchungszeitpunkt wird auf den normalen abendlichen Einschlaftermin festgelegt. Die Kinder sollten in der Nacht vor der Untersuchung 2–3 Stunden kürzer schlafen als sonst und am Untersuchungstag wachgehalten werden. Die Untersuchung muss kurz nach dem Einschlafen in der ersten Tiefschlafphase erfolgen. Der Schlafentzug wird meist noch mit zusätzlicher Sedierung unterstützt (z. B. Chloralhydrat-Rektiolen).

Ab einem Alter von 5–6 Jahren können Kinder meist auch schon im Wachzustand untersucht werden, wenn es gelingt, sie von der Schmerzlosigkeit der Untersuchung zu überzeugen. Meist ist es hilfreich, wenn ein Elternteil in Bauchlage mit in die Röhre hineinkommt und so Hand- und Körperkontakt mit dem untersuchten Kind halten kann.

Die neuerdings auf dem Markt befindlichen »offenen« Geräte bieten meist keine sinnvolle Alternative zum »geschlossenen« Gerät: Wegen der geringeren Magnetfeldstärke sind die Messzeiten bei gleicher Auflösung deutlich verlängert, was vermehrt zu Bewegungsartefakten führt.

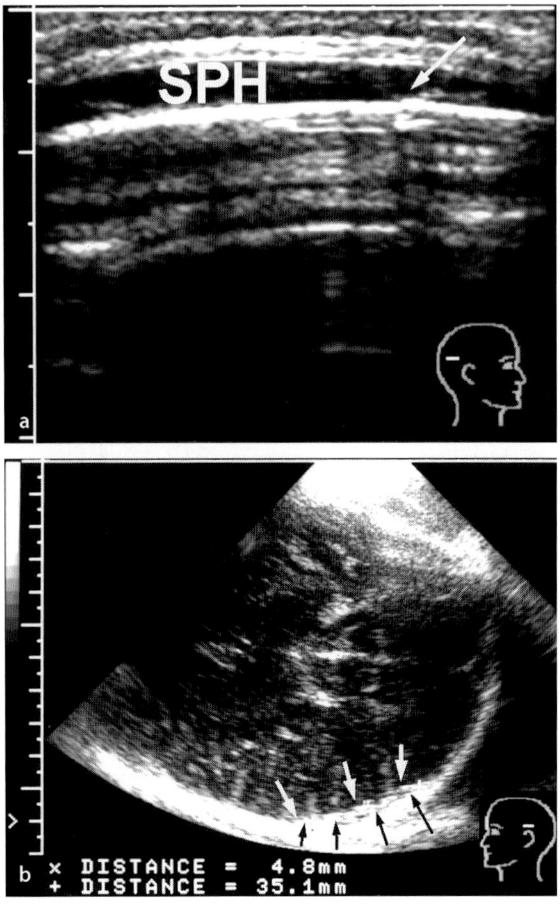

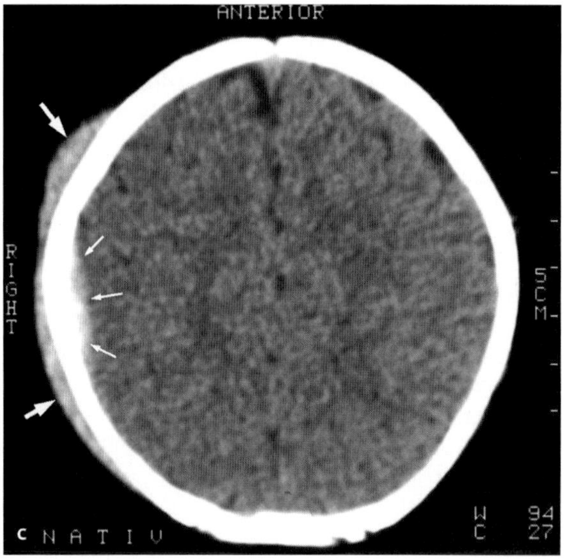

Abb. 5.1 a–c. Schädelfraktur bei einem $1^1/_2$-jährigen Mädchen. **a** Die Kalottenfraktur ist anhand der kleinen Stufenbildung (*Pfeil*) erkennbar. Außerhalb der Kortikalis besteht eine 4 mm breite echoarme Zone, bei der es sich um ein subperiostales Hämatom (*SPH*) handelt. **b** Die transtemporale Untersuchung von der Gegenseite mit einem 3,5 MHz-Schallkopf zeigt im Bereich der Fraktur ein schmales epidurales Hämatom (zwischen *schwarzen* und *weißen Pfeilen*). Für Verlaufskontrollen ist die Untersuchung gut geeignet. **c** Bestätigung in der CT: epidurales Hämatom (*kleine Pfeile*), subperiostale Blutungen (überschreiten die Schädelnähte nicht; *große Pfeile*)

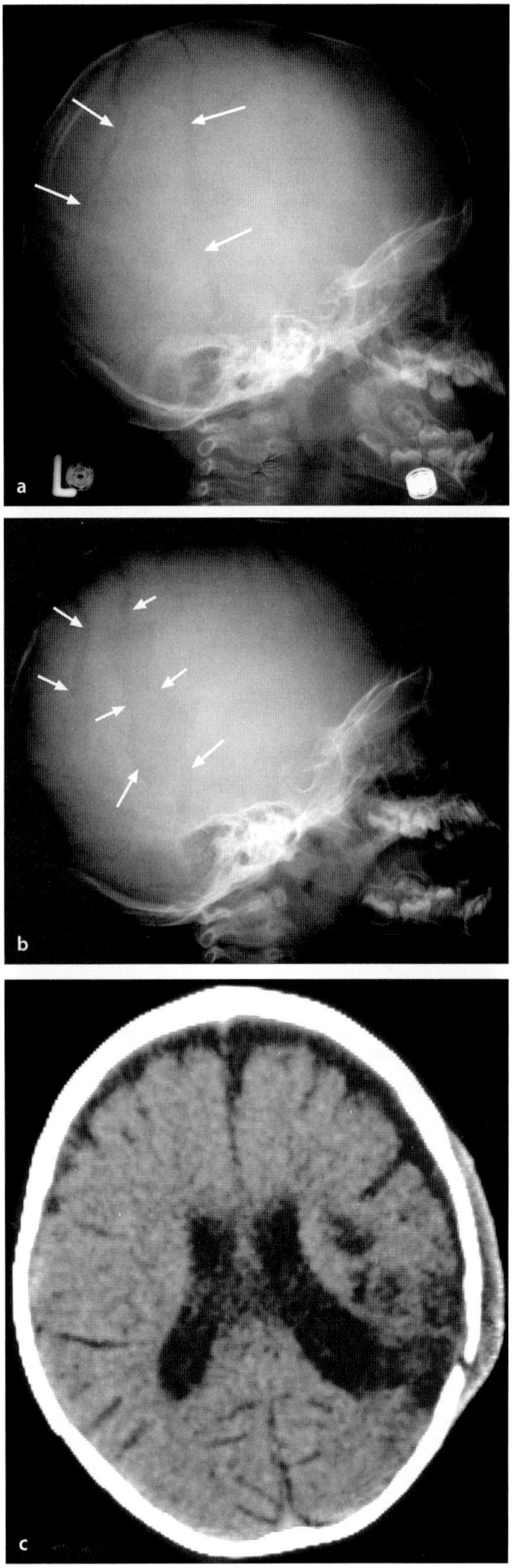

Abb. 5.2 a–c. 1 1/4-jähriges Mädchen nach Schädel-Hirn-Trauma. **a** Röntgenbild des Schädels, seitlich: ausgedehnte, biparietale Schädelkalottenfraktur. Der Frakturspalt ist bis zu 5 mm breit. **b** Röntgenbild des Schädels seitlich, 5 Monate später: Der Frakturspalt ist auf der linken Seite nicht verheilt, sondern gewachsen. Er ist bis zu 2 cm breit. **c** Zum gleichen Zeitpunkt erkennt man in der CT im linken paraventrikulären Marklager Hypodensitäten, die posthämorrhagischen porenzephalen Gehirnzysten entsprechen

5.2 Hirnschädel

5.2.1 Computertomographie

Die CT ist – wie bei Erwachsenen – die erste Untersuchung in der Akutphase nach Schädel-Hirn-Trauma. Behandlungsbedürftige intrakranielle Blutungen können ausgeschlossen werden und Kalottenfrakturen, insbesondere aber behandlungsbedürftige Impressionsfrakturen gut – auch mit 2D- und 3D-Rekonstruktionen – dargestellt werden. Die Indikation zur CT des Schädels sollte sich in erster Linie nach der Schwere des klinischen Beschwerdebildes (z. B. »Glasgow coma scale«/GCS) richten.

5.2.2 Ultraschall

Schädelkalottenfrakturen (einschließlich Impressionsfrakturen) können gut sonographisch dargestellt werden (Abb. 5.1 a–c). Der Ultraschall bietet eine Alternative zum Röntgen des Schädels (s. unten). Ebenso stellt er eine ausreichende Methode zum Ausschluss einer »wachsenden Fraktur« dar. Diese entsteht selten (Inzidenz 0,05–0,6%; Yen et al. 1999) nach Schädelfrakturen, wenn bei primär breitem Bruchspalt eine Duraverletzung vorliegt und durch eine intrakranielle Blutung und/oder ein (auch fokales) Hirnödem Hirnhäute/ Hirngewebe in den Frakturspalt gedrängt werden. Dieses Gewebe verhindert eine Frakturheilung. Da die wachsende Fraktur nur selten bei Kindern >5 Jahren auftritt, scheint auch das pulsierende wachsende Gehirn eine Ursache für die Entstehung der wachsenden Fraktur zu sein (Yamamoto et al. 1998; Zegers et al. 2003).

Im Verlauf des weiteren Wachstums des kindlichen Schädels wird der Frakturspalt immer größer (Abb. 5.2 a–c). Eine routinemäßige Verlaufskontrolle nach Kalottenfraktur ist sonographisch nicht nötig. In aller Regel diagnostiziert man diesen schicksalshaften Verlauf einer »wachsende Fraktur« durch Palpation. Routinemäßige Langzeitkontrollen – in konventioneller Röntgentechnik – sind obsolet.

Bei Kindern <1 Jahr mit offener Fontanelle können mit einem Sektorschallkopf große Teile des Gehirns direkt eingesehen werden. Auch eine transossäre Untersuchung ist wegen der dünneren Schädelkalotte besser möglich als bei Erwachsenen. Am besten erfolgt sie mit einem niederfrequenten Sektorschallkopf transtemporal. Blutungen sind als echoreiche Verdichtungen sichtbar.

Die Möglichkeiten der Ultraschalldiagnostik bei kleinen Kindern dürfen aber nicht dazu verleiten, in der Akutsituation bei begründetem Verdacht auf eine intrakranielle Verletzung auf eine CT zu verzichten, die eindeutig den »Goldstandard« bietet.

5.2.3 Magnetresonanztomographie

In der Akutphase nach der Verletzung spielt die MRT noch eine untergeordnete Rolle. Nur vereinzelte Autoren halten eine Primärdiagnostik mit MRT für möglich bzw. sinnvoll (Reither 2001). Der primäre Ausschluss einer intrazerebralen Verletzung erfolgt mit der CT, die Blutungen in der Anfangsphase zuverlässiger erkennt. Die CT ist außerdem schneller und einfacher durchzuführen. Bei Schädel-Hirn-Trauma und unerwartet langer Bewusstlosigkeit ist ab dem 3. Tag nach dem Trauma in manchen Fällen eine zusätzliche MRT des Kopfes sinnvoll. Kleinere Kontusionsblutungen besonders im Hirnstammbereich erkennt man zuverlässiger als in der CT. Ihr Nachweis ist vor allem aus prognostischen Gründen sinnvoll (Firsching et al. 2003).

5.2.4 Projektionsradiographie (konventionelles Röntgen)

Röntgenübersichten des Schädels sollten nicht mehr regelmäßig angefertigt werden. Nachweisbar sind darauf nur Frakturen. Bis auf Impressionsfrakturen, die meist auch klinisch oder sonographisch diagnostizierbar sind, bedürfen diese keiner spezifischen Behandlung. Relevant sind die intrakraniellen Verletzungen, die kaum mit dem Auftreten von Kalottenfrakturen korrelieren (Fiebach et al. 1999; Lloyd et al. 1997; Mogbo et al. 1998).

! Der Ausschluss einer Schädelfraktur schließt das Vorhandensein einer lebensbedrohlichen raumfordernden intrakraniellen Blutung keinesfalls aus. Umgekehrt finden sich nur bei einer Minderheit der Patienten mit Schädelkalottenfrakturen intrakranielle Verletzungen.

In einer Studie mit 9269 Kindern mit Kopfverletzung hatten 162 eine Schädelfraktur. 106 davon bekamen eine CT. Bei 42 Patienten bestand gleichzeitig eine neurologische Symptomatik: Immerhin 12 davon hatten eine intrazerebrale Verletzung. Bei 64 Kindern mit Schädelfraktur bestand keine neurologische Symptomatik. Nur 2 dieser Kinder hatten eine intrazerebrale Verletzung, die beide keiner Intervention bedurften (Lloyd et al. 1997). Die *neurologische Untersuchung* hat also für das Vorliegen einer relevanten intrazerebralen Verletzung einen erheblich besseren Vorhersagewert als das Schädelröntgen. Die Autoren dieser Studie halten daher das konventionelle Röntgen des Schädels bei Kindern mit Kopftrauma nicht für indiziert. Ausnahme: wenn Kindesmisshandlung in Frage kommt, insbesondere bei Kindern <2 Jahren!

Wenig sinnvoll erscheint es, konventionelle Übersichtsaufnahmen anzufertigen, wenn ohnehin eine CT geplant ist.

5.3 Gesichtsschädel

Meist reichen Projektionsradiographien. Eine 1/4-axiale Projektion (okzipitofrontale Aufnahme) ist bei Kindern in der Regel ausreichend. Auf eine 1/2-axiale Projektion (okzipitonasale Aufnahme) kann in der Regel verzichtet werden. Zusätzlich werden bei Verdacht auf Os-zygomaticum-Fraktur Jochbogenvergleichsaufnahmen (so genannte Henkeltopfaufnahmen) angefertigt. Bei Verdacht auf komplexe Gesichtsschädelfrakturen oder bei konkretem Verdacht auf eine Orbitabodenfraktur erfolgt die Abklärung mit CT.

5.4 Wirbelsäule

5.4.1 Projektionsradiographie (konventionelles Röntgen)

Zum Ausschluss einer Wirbelsäulenverletzung sind Projektionsbilder (konventionelle Radiographie) ausreichend. Bei der Beurteilung muss man typische wachstumsbedingte Spaltbildungen kennen, um sie nicht mit Frakturen zu verwechseln (Abb. 5.3, Abb. 5.4 a,b). Zusätz-

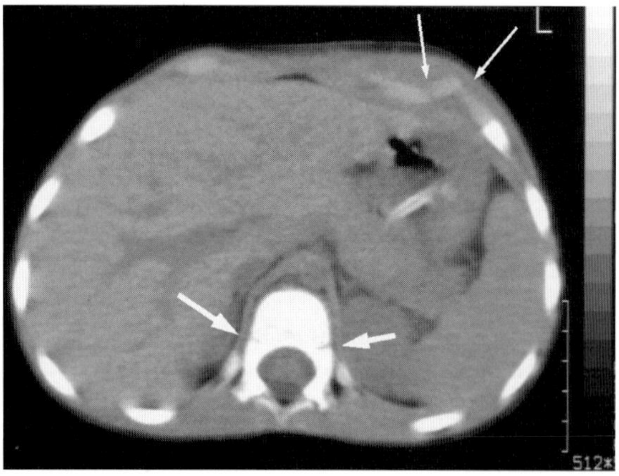

Abb. 5.3. CT nach Polytrauma bei einem 5-jährigen Jungen. In diesem Fall bestehen Rippenfrakturen nur in den knorpeligen ventralen Rippenabschnitten, die röntgenologisch nicht sichtbar wären (*dünne Pfeile*). Nebenbefund: Noch vorhandene Wachstumsfugen im Wirbelkörper (*dicke Pfeile*; Residuen der neurozentralen Synchondrose, vgl. Abb. 5.4 a,b)

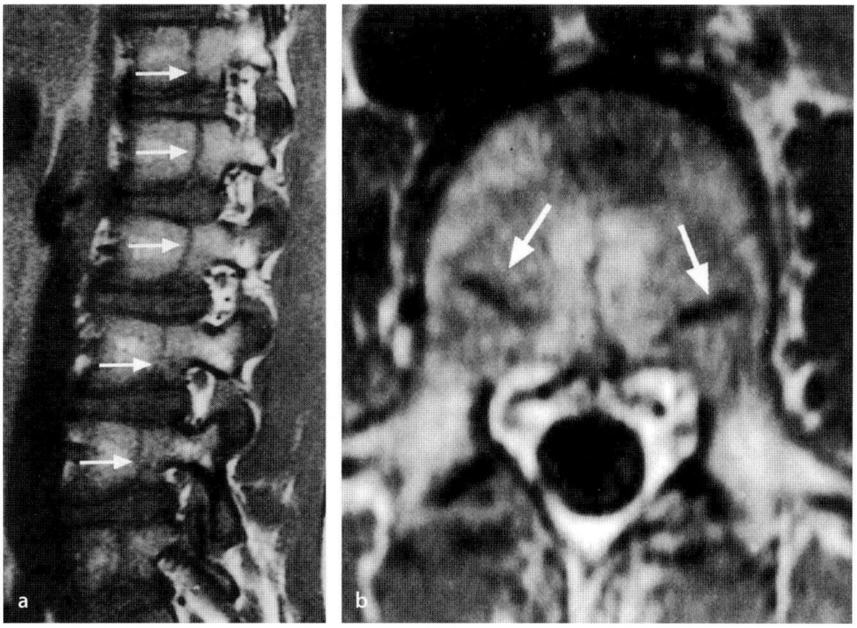

Abb. 5.4 a,b. Residuen der neurozentralen Synchondrose bei einem 11-jährigen Kind. **a** Sagittale Aufnahme, T1-Gewichtung: vertikal verlaufende Bänder (*Pfeile*). **b** Entsprechende Veränderungen in der axialen Schicht (*Pfeile*; Beobachtung von Winterstein, Buchholz)

lich ist die Kenntnis von Haltungsvarianten bei Kindern zur exakten Beurteilung von Pathologien notwendig. Unter praktischen Untersuchungsbedingungen treten oft Haltungsvarianten auf, die Subluxationen vortäuschen können. Der Verlauf der Wirbelkörper übereinander bleibt dabei aber harmonisch.

Im Zweifelsfall können Funktionsaufnahmen oder eine ergänzende MRT angefertigt werden, die meist relevante Bandverletzungen auch in Normalstellung nachweisen kann.

5.4.2 Computertomographie

Im Bereich des Dens, am kraniozervikalen Übergang und im oberen Bereich der Brustwirbelsäule (Schulterüberlagerung im Seitbild) ist die CT den Projektionsradiographien überlegen und sollte bei begründetem Verdacht – diese Verletzungen sind bei Kindern selten – großzügig eingesetzt werden.

! Bei Verwendung eines modernen Mehrzeilengeräts ist zu beachten, dass auf Röntgenaufnahmen des Stammskeletts verzichtet werden kann, wenn bei einem Polytrauma ohnehin Thorax und Abdomen in der CT untersucht werden.

Ohne zusätzliche Röntgenstrahlen lassen sich bei Verwendung entsprechender Filter und Rekonstruktionsintervalle (z. B. 1–2 mm) diagnostisch aussagekräftige Bilder der Wirbelsäule errechnen (vgl. Abb. 5.19 b). Die Protokolle sollten dabei zumindest ungefähr an die Körpergröße angepasst sein. Für gute Bildrekonstruktionen sind naturgemäß bei kleineren Kindern engere Schichtdicken erforderlich.

5.4.3 Magnetresonanztomographie

Querschnittslähmungen oder andere neurologische Ausfälle, die nicht durch entsprechend dislozierte Frakturen (Röntgen bzw. CT) erklärt sind, bedürfen einer eiligen magnetresonanztomographischen Abklärung. Einerseits können Blutungen im Rückenmark oder im spinalen Epiduralraum direkt nachgewiesen werden, andererseits sind manchmal Bandverletzungen oder Frakturen erkennbar, die auf eine stattgehabte (evtl. bereits wieder spontan reponierte) Luxation hindeuten (Sledge et al. 2001).

5.5 Hals

Beim stumpfen Halstrauma muss immer an die bei Kindern seltene Möglichkeit einer Dissektion in den Halsgefäßen gedacht werden. Hinweise hierauf sind klinische Zeichen eines Hirninfarkts, die im Zusammenhang mit einem Halstrauma auftreten (Oshiro et al. 2003). Die Abklärung kann mit einem modernen Mehrzeilengerät als CT-Angiographie erfolgen. Im Gegensatz zur sehr untersucherabhängigen Dopplersonographie kann sie die hirnversorgenden Gefäße auch im Schädelbasisbereich darstellen. In Zweifelsfällen ist immer noch eine konventionelle Angiographie in DSA-Technik notwendig.

5.6 Thorax

Beim Thoraxtrauma liefert das Röntgenübersichtsbild schnell die wichtigsten Informationen:

- Frakturen am Thoraxskelett,
- Pneumothorax,
- Hämatothorax,
- Kontusionen,
- Atelektasen,
- Aspirationsinfiltrate.

Die Anfertigung von Röntgenbildern in Inspiration bei fehlender Kooperation ist, auch wegen der höheren Atemfrequenz von Kindern, schwierig und erfordert entsprechende Erfahrung.

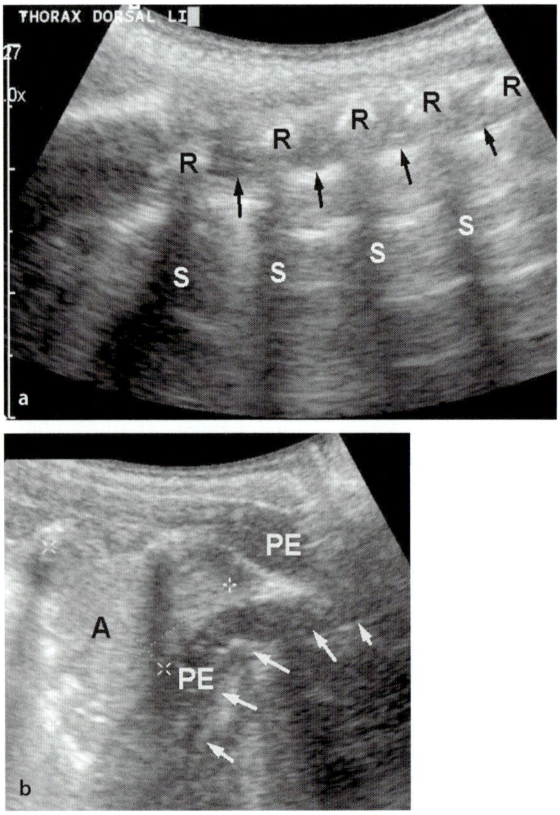

Abb. 5.5 a,b. Neugeborenes. **a** Sonographie des Thorax von dorsal, Normalbefund. Durch Knochen – außer wenn er sehr dünn ist (vgl. Abb. 5.1 a–c) – und Luft kann man nicht hindurchschallen. Die Rippen (*R*) werfen einen Schallschatten (*S*). Von der Lunge sieht man nur die Oberfläche (*Pfeile*). **b** Bei Untersuchung des gleichen Kindes von links lateral sieht man einen Pleuraerguss (*PE*) und eine Atelektase (*A*) des Unterlappens. Die nichtbelüftete Lunge ist sonographisch wie ein parenchymatöses Organ darstellbar. Die *Pfeile* kennzeichnen das Zwerchfell

Sonographisch sind:

- Ergüsse,
- Atelektasen und
- Infiltrate

gut erkennbar, sofern sie nicht von belüfteter Lunge überlagert sind (Abb. 5.5 a,b).

Eine Differenzierung von serösem und blutigem Erguss ist aufgrund der Echoeigenschaften im Ultraschall nicht zuverlässig möglich. Eher gelingt dies mit der CT, mit der sich zumindest bei Ergüssen, die viel Blut enthalten, erhöhte Dichtewerte (Houndsfield-Einheiten) messen lassen. Auch sonst ist die CT am Thorax die aussagekräftigere Untersuchung: Neben knöchernen Verletzungen zeigt sie das Ausmaß von Ergüssen und Atelektasen noch übersichtlicher und zuverlässiger als die Sonographie. Im Nachweis von Pneumothorax und Pneumomediastinum (z. B. als Folge einer Lungeneinrisses oder einer Trachealverletzung) ist sie der Sonographie ebenso überlegen.

5.7 Abdomen

Als erstes bildgebendes Verfahren kommt der Ultraschall zum Einsatz (Linsemaier et al. 2001). Gesucht wird zunächst nach freier Flüssigkeit. Hierfür stellt die Sonographie ein sehr sensitives Verfahren dar (Abb. 5.6 a–c). Auch Organverletzungen sind meist gut darstellbar, aber nicht so zuverlässig und untersucherunabhängig wie bei der CT (vgl. Abb. 5.6 a–c, Abb. 5.7 a,b). Bei der Diagnostik von Darmverletzungen, von Pankreasverletzungen und von retroperitonealen Blungen ist die CT dem Ultraschall deutlich überlegen.

Man beschränkt sich bei der Abklärung kindlicher Bauchverletzungen aber aus folgenden Gründen häufiger auf den Ultraschall als bei Erwachsenen:

1. Die Beurteilbarkeit (Eindringtiefe usw.) des Gewebes ist oft besser als bei Erwachsenen.
2. Strahlenschutzgesichtspunkte spielen eine größere Rolle.
3. Eine mangelnde Kooperation ist bei geübtem Untersucher beim Ultraschall weniger problematisch als bei der CT (dort Verbesserung durch Mehrzeilentechnik, s. oben).

Bei einem schwereren Polytrauma sollte aber auch bei Kindern die CT großzügig eingesetzt werden. Die diagnostischen Vorteile überwiegen dann im Zweifelsfall die Strahlenschutzgesichtspunkte. In der Regel reicht eine einzelne Untersuchung nach intravenöser Kontrastmittelgabe.

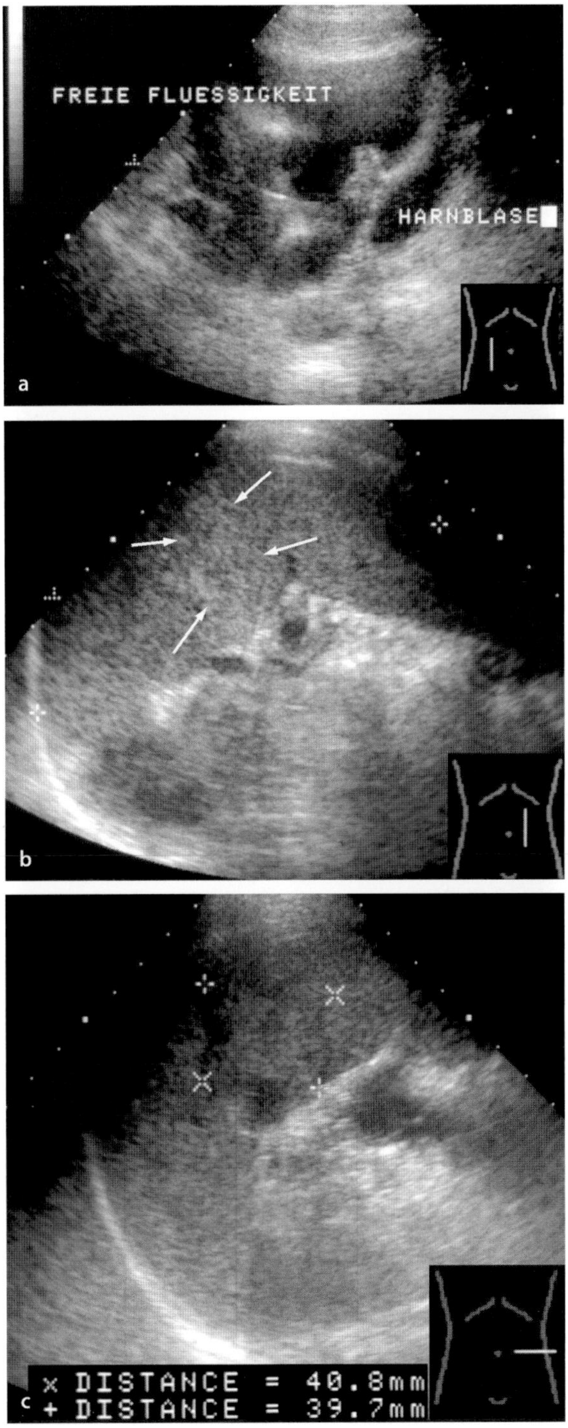

Abb. 5.6 a–c. 11 ½-jähriges Mädchen nach einem stumpfen Bauchtrauma. **a** Reichlich freie Flüssigkeit (echofrei) in der Bauchhöhle. **b** In der Milz sieht man kurz nach dem Unfall nur eine geringe fokale Dichteanhebung und Inhomogenität des Parenchyms (*kleine Pfeile*). In Zusammenschau mit der freien Flüssigkeit wurde eine Milzruptur vermutet. **c** Bei Stabilität des Kreislaufs wurde nicht operiert. Nach 10 Tagen ist die Milzruptur wesentlich deutlicher als echoarmes Band im Milzparenchym erkennbar

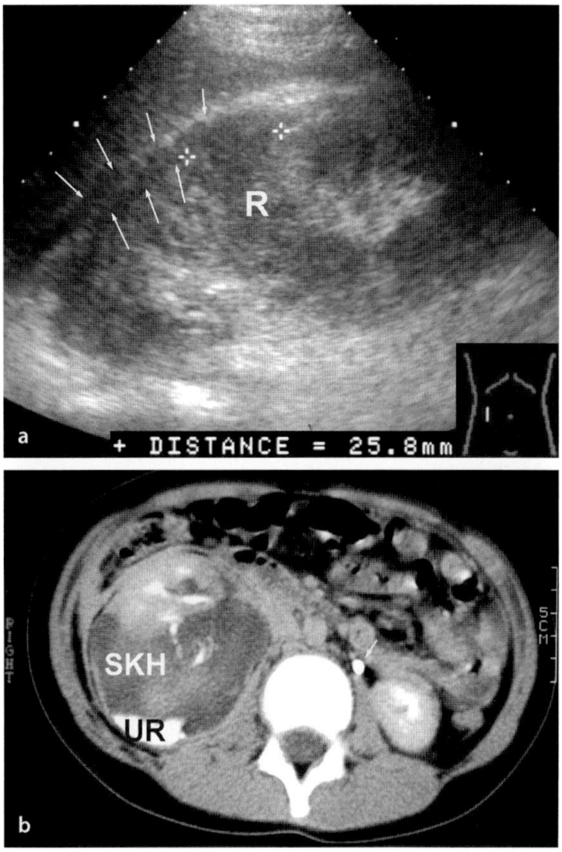

Abb. 5.7 a,b. 9-jähriges Mädchen nach einem stumpfen Bauchtrauma. **a** Im Ultraschall besteht am äußeren Rand des Parenchyms der linken Niere ein etwa 0,5 cm breiter echofreier Saum, der einem subkaspulären Hämatom entspricht. In der Mitte der Niere besteht eine weitere breite echoarme Formation: Sie entspricht einer Parenchymruptur (*R*). Die Behandlung blieb zunächst konservativ. **b** Nach 14 Tagen wurde eine CT (hier: Spätphase nach i. v.-Kontrastmittelgabe) durchgeführt: Das subkapsuläre Hämatom (*SKH*) hat zugenommen, die Nierenloge rechts ist deutlich vergrößert. Dorsalseitig hat sich ein Urinom (*UR*) gebildet, das noch subkapsulär gelegen ist. Normaler Ureter links (*Pfeil*)

5.8 Gliedmaßenskelett

Bei der Frakturbehandlung unterscheiden sich die Therapieziele bei Kindern z. T. von denen bei Erwachsenen: neben einer altersentsprechend akzeptablen Stellung und funktionsgerechter Frakturheilung wird angestrebt, Wachstumsstörungen rechtzeitig zu diagnostizieren. Diese können sekundär zu Bewegungseinschränkungen, Achsfehlern und Verkürzungen führen. Dies sind Risikofaktoren für die Entstehung einer »Früharthrose«.

Allerdings kann man in der Regel durch Diagnostik keine Wachstumsstörungen vermeiden. Meist verlaufen sie schicksalhaft. Nicht jede Fraktur ist gefährdet, sekundär abzukippen oder eine Wachstumsstörung zu entwickeln. Stereotype routinemäßige Stellungskontrollen (z. B. einmal wöchentlich) sind abzulehnen.

! Bei jeder Indikation zu einer Röntgenverlaufskontrolle muss eine ausreichende Wahrscheinlichkeit einer therapeutischen Konsequenz bestehen.

Die Frakturformen bei Kindern unterscheiden sich von den typischen Frakturen bei Erwachsenen. Es treten Wulst-, Biegungs-, Grünholz-, Toddler-, Epiphysen- und Übergangsfrakturen auf. Außerdem gibt es situationsbedingte Verletzungstypen. Hier sind die geburtstraumatischen Verletzungen und Verletzungen bei Kindesmisshandlung zu erwähnen (s. unten).

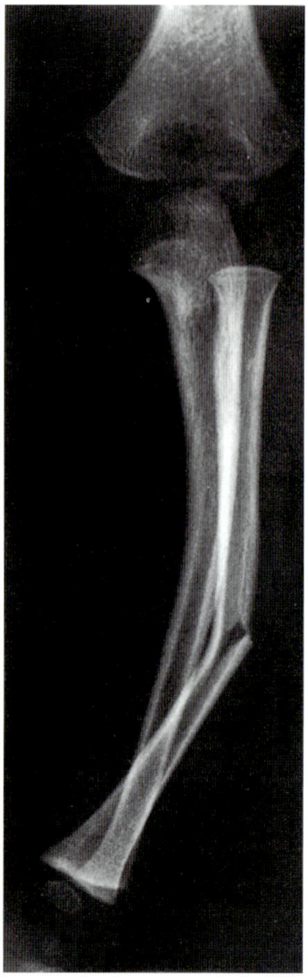

Abb. 5.9. 2 $^1/_2$-jähriger Junge mit »bowing fracture« (akute plastische Verbiegung) der Ulna: Die Kortikalis ist nicht durchtrennt. Außerdem besteht eine Grünholzfraktur am Radius (die Kortikalis ist nur auf einer Seite durchgebrochen)

5.8.1 Frakturtypen

Wulstfrakturen

Sie entstehen meist durch Stauchung der langen Röhrenknochen in der Längsachse. Es besteht eine röntgenologisch sichtbare Vorwölbung oder Einkerbung der Kortikalis (Abb. 5.8 a,b). Es kann auch ein querverlaufendes Verdichtungsband vorliegen. Sie treten in Metaphysennähe auf. Die Heilung ist unkompliziert.

Biegungsfrakturen

Es besteht nur eine traumatische Verbiegung des langen Röhrenknochens, eine Kortikalisunterbrechung auf der Spannungsseite tritt nicht auf (Abb. 5.9, Ulna).

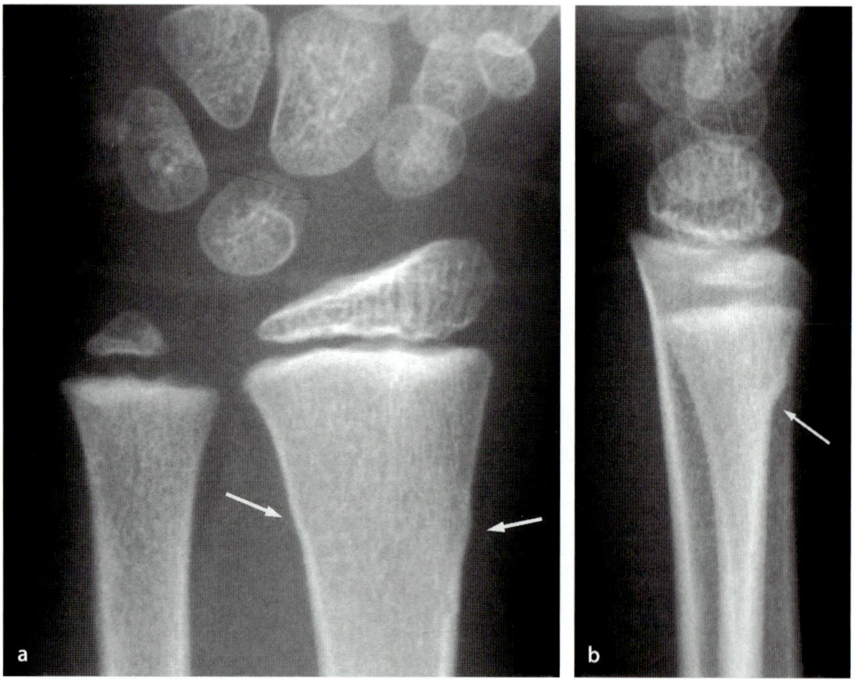

Abb. 5.8 a,b. Wulstfraktur bei einem Kleinkind im distalen diametaphysären Übergangsbereich des Radius. Es bestehen nur kleine Knick- bzw. Wulstbildungen an der Kortikalis ohne Frakturlinie (*Pfeile*)

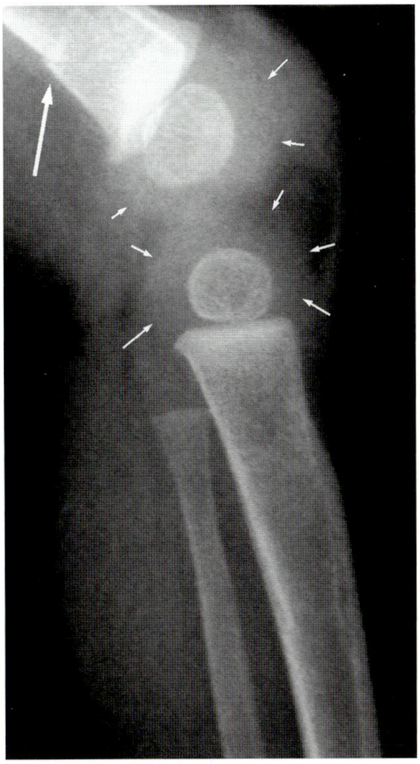

Abb. 5.10. 9 Monate altes Mädchen nach Sturz vom Wickeltisch. Unterschenkel rechts seitlich (Ausschnitt). Eine klinisch vermutete Unterschenkelfraktur bestand nicht. Es ist aber eine Grünholzfraktur am distalen Oberschenkel gerade noch mit abgebildet (*großer Pfeil*). Die knorpeligen Epiphysenanteile sind auf diesem Bild angedeutet schattengebend [*kleine Pfeile*; das Bild wurde offensichtlich mit zu »weicher« Strahlung (zu niedrige Röhrenspannung, s. oben) angefertigt]

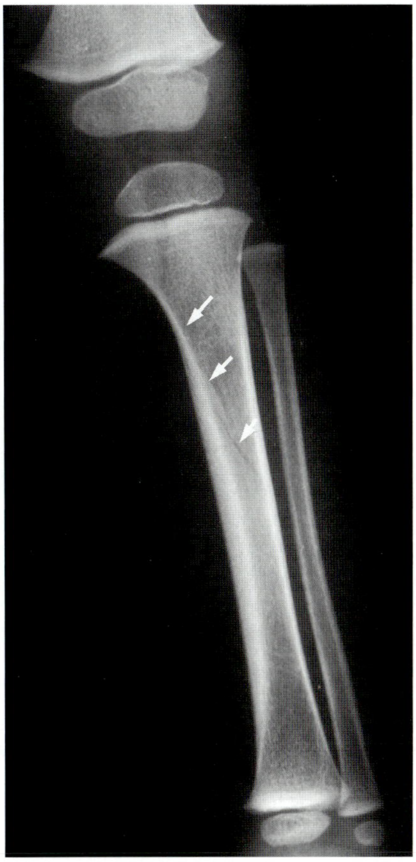

Abb. 5.11. Proximale Spiralfraktur der Tibia (so genannte Toddlerfraktur). Typischerweise besteht keine Dislokation. Die Fraktur ist manchmal nur in einer Ebene oder primär gar nicht im Röntgenbild erkennbar

Grünholzfrakturen

Es besteht ein Bruch der Kortikalis auf der Spannungsseite und eine Stauchung auf der Kompressionsseite. Nur an der Spannungsseite ist die Kortikalis durchbrochen (vgl. Abb. 5.9, Radius, Abb. 5.10).

Toddlerfrakturen

Als Toddlerfraktur (»toddler«: englische Bezeichnung für Kleinkind mit noch unsicherem Gang) bezeichnet man eine nichtdislozierte Spiralfraktur der Tibia, die bei Kindern auftritt, die das Laufen lernen. Meist wird kein besonderes Trauma bemerkt. Die Kinder werden durch eine Schonhaltung des betreffenden Beins auffällig (Abb. 5.11). Die Frakturen sind in der Projektionsradiographie oft nur in einer Ebene zu erkennen, manchmal sogar erst bei einer Verlaufskontrolle (aufgrund von Reparaturvorgängen am Frakturspalt). Diese sollte nach einer Woche Ruhigstellung durchgeführt werden. Zuvor sollte aber bei fehlendem initialen Frakturnachweis ein Hüftgelenkerguss sonographisch ausgeschlossen sein.

Epiphysenfrakturen

Bei 15% der kindlichen Frakturen sind die Epiphysenfugen betroffen. Üblicherweise werden sie nach der Klassifikation von Aitken oder Salter u. Harris eingeteilt (Freyschmidt et al. 1977; s. Kap. 4), je nach Verlauf des Bruchspalts in Bezug zur Epiphysenfuge. Bei Verletzung der Epiphysenfuge besteht die Gefahr der Wachstumsstörung. Während bei der häufigen Aitken-I-Verletzung (Lösung der Epiphyse mit Absprengung eines metaphysären Keils) und bei der reinen Epiphysiolyse die Wachstumsschicht der Epiphysenfuge häufig nicht direkt verletzt ist (Tang et al. 2002), wird sie bei einer Aitken-II/III-Verletzung regelmäßig geschädigt. Als Komplikation können Verknöcherungsbrücken in der Epiphysenfuge entstehen. Dies ist insbesondere für distale Unterschenkelfrakturen beschrieben.

Bei 188 Fällen mit distalen Unterschenkelfrakturen kam es in 12 Fällen (6,4%) zu einer Wachstumsstörung an der distalen Tibia. Dabei handelte es sich zur Hälfte um Innenknöchelfrakturen bzw. Aitken-II-Frakturen der distalen Tibia. Immerhin bei der Hälfte der Fälle lag

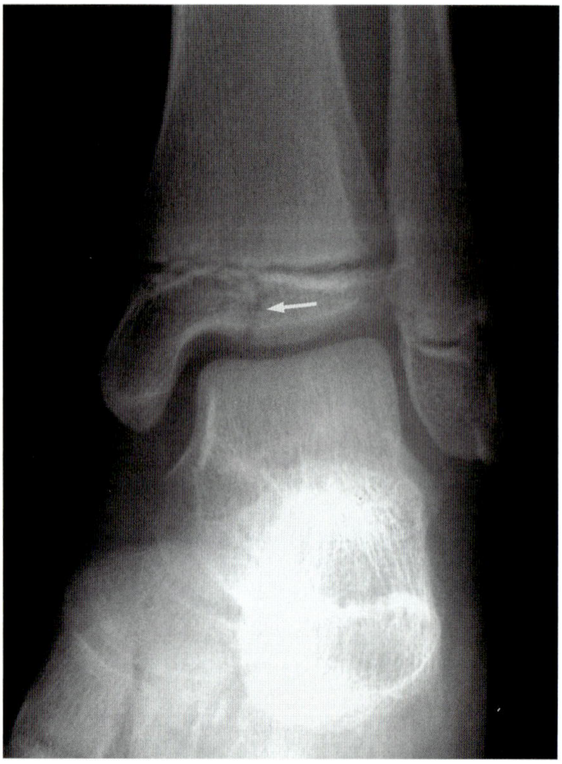

Abb. 5.12. Epiphysenfraktur am Innenknöchel (Aitken II), hier gut erkennbar. Wird eine derartige Fraktur übersehen, kann dies erhebliche Konsequenzen haben (»Kadi-Läsion«)

ursächlich eine dislozierte Aitken-I-Verletzung der distalen Tibia mit distaler Fibulafraktur vor. Dies zeigt, dass auch bei der Aitken-I-Verletzung eine Verletzung der Wachstumsschicht vorkommen kann (Tang et al. 2002; Toupin u. Lechevallier 1997; Abb. 5.12).

Das Verfahren der Wahl zur Darstellung von Verknöcherungsbrücken in der Epiphysenfuge ist heute die CT. Die konventionelle Tomographie ist ungenauer und hat eine höhere Strahlenbelastung (Loder et al. 1997). Da die MRT den Knochen nicht direkt darstellt (s. unten), ist sie bei dieser Fragestellung weniger geeignet. In der CT kann bei einer reinen Untersuchung des Knochens der Röhrenstrom so weit reduziert werden, dass – gerade auch bei der meist großen Distanz zu den Gonaden – die Strahlenbelastung relativ gering gehalten werden kann (s. unten).

Übergangsfrakturen

Sie treten auf, wenn bei Adoleszenten nur noch ein Teil der Epipysenfuge offen ist und eine »Epiphysenfraktur« im engeren Sinne nur noch in diesem Bereich auftreten kann. Am häufigsten tritt dieser Frakturtyp an der distalen Tibia auf. Dort verknöchert der laterale Anteil der Epiphysenfuge meist später als der mediale Anteil (Abb. 5.13 a,b).

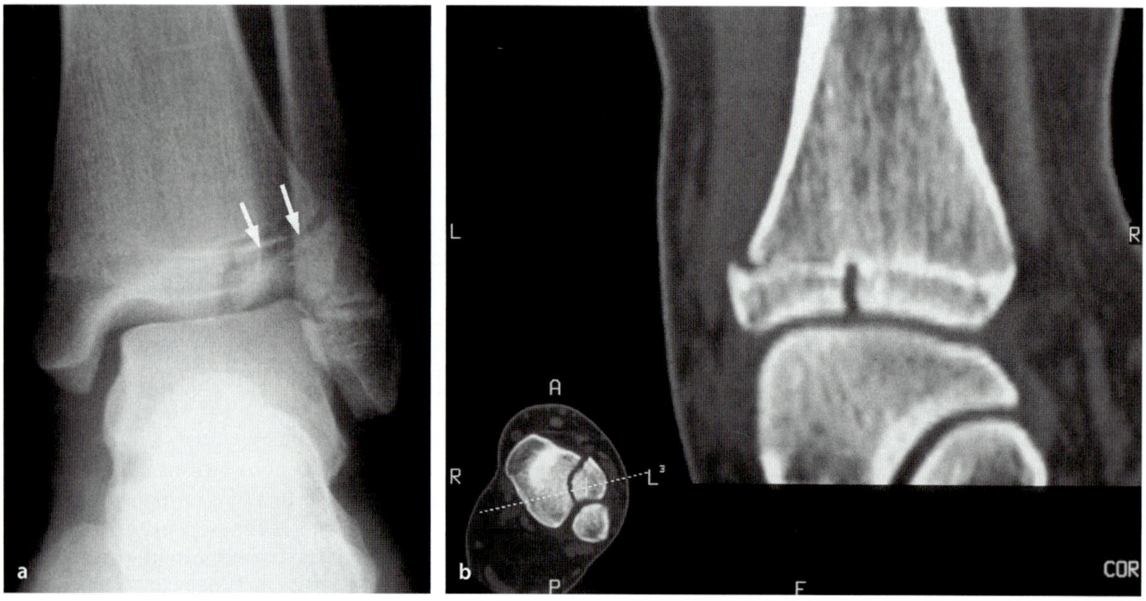

Abb. 5.13. a 12-jähriges Mädchen mit Übergangsfraktur an der distalen Tibia. Der mediale Anteil der Epiphysenfuge ist bereits verschlossen. Die Fraktur ist im lateralen Bereich der Epiphyse aufgetreten, der noch nicht verschlossen war (*Pfeile*). **b** Parasagittale 2D-Rekonstruktion

»Kadi-Läsionen«

Von Laer (2001) hat auf die Bedeutung von 5 Verletzungstypen hingewiesen, bei denen eine verpasste Diagnose und damit inadäquate Therapie leicht zum »Kadi« führen bzw. medikolegale Folgen haben kann. Drei davon betreffen das Ellbogengelenk. Dies sind:

1. Fraktur des Condylus radialis humeri mit sekundärer Dislokation (Abb. 5.14 a,b; Hefti et al. 1981),
2. Radiusköpfchenluxation – mit oder ohne begleitende Ulnafraktur (Monteggia-Mechanismus; Olney u. Menelaus 1989; Abb. 5.15 a,b, Abb. 5.16 a,b),
3. der primäre (oder sekundäre) Rotationsfehler bei suprakondylärer Humerusfraktur (Abb. 5.17 a–c, vgl. Abb. 5.23 a,b).

Zwei weitere Läsionen betreffen den Unterschenkel:

4. die proximale Tibiafraktur mit Valgusfehlstellung (oft bleibende oder sogar noch zunehmende Fehlstellung bei nicht ausreichender primärer Reposition; v. Laer et al. 1982),
5. die Epiphysenfraktur am Innenknöchel (Aitken-II-Fraktur; vgl. Abb. 5.12; Gefahr der Verletzung der Wachstumsschicht der Epiphyse, Gefahr des sekundären Abrutschens!).

Stressfrakturen

Stressfrakturen bei Kindern kommen gelegentlich vor. Die Anamnese ist oft nicht einfach, außergewöhnliche Beanspruchungen werden längst nicht immer entsprechend wahrgenommen und mitgeteilt. Die häufigste Stressfraktur betrifft die proximale Tibia (etwa 50%). Weitere typische Lokalisationen sind: distale Fibula, Metatarsalia, Os naviculare (Coady u. Micheli 1997; Pauleit et al. 1999; s. Kap. 32).

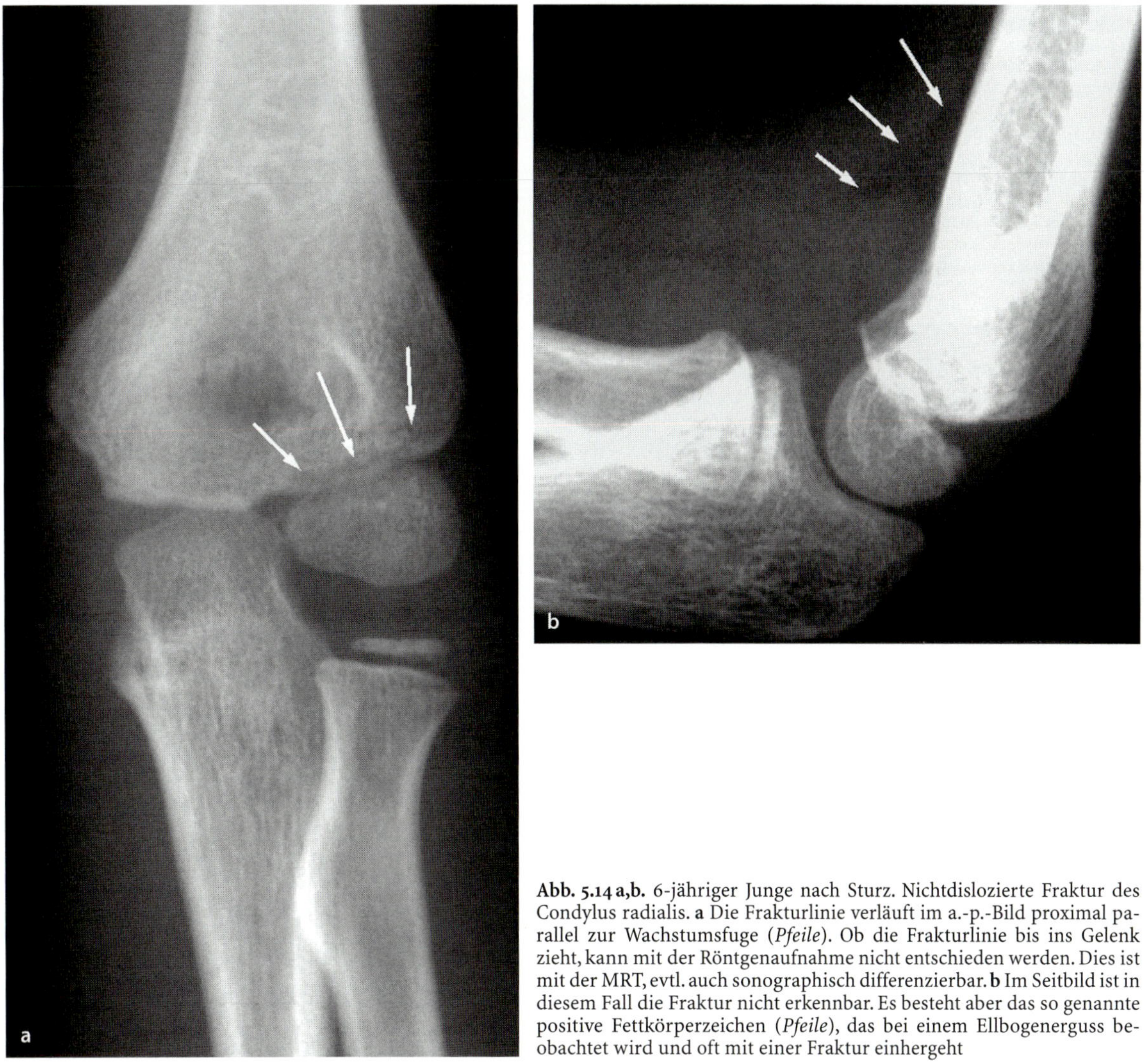

Abb. 5.14 a,b. 6-jähriger Junge nach Sturz. Nichtdislozierte Fraktur des Condylus radialis. **a** Die Frakturlinie verläuft im a.-p.-Bild proximal parallel zur Wachstumsfuge (*Pfeile*). Ob die Frakturlinie bis ins Gelenk zieht, kann mit der Röntgenaufnahme nicht entschieden werden. Dies ist mit der MRT, evtl. auch sonographisch differenzierbar. **b** Im Seitbild ist in diesem Fall die Fraktur nicht erkennbar. Es besteht aber das so genannte positive Fettkörperzeichen (*Pfeile*), das bei einem Ellbogenerguss beobachtet wird und oft mit einer Fraktur einhergeht

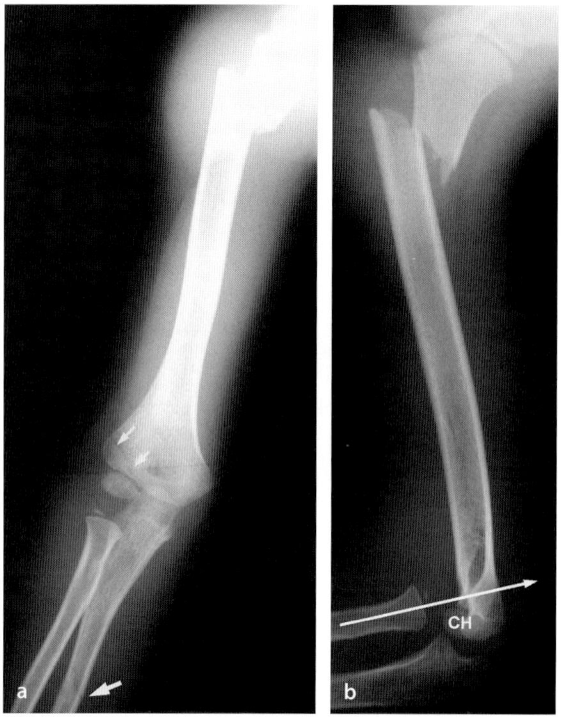

Abb. 5.15 a,b. 6-jähriger Junge, der vor ein Auto gelaufen ist und eine Mehretagenfraktur an der rechten oberen Extremität erlitt. **a** Dislozierte proximale Oberarmfraktur, nichtdislozierte Fraktur des Codylus radialis humeri (*kleine Pfeile*), nichtdislozierte Ulnafraktur (*großer Pfeil*). **b** Im Seitbild ist erkennbar, dass die Längsachse durch den Radiusschaft das Capitulum humeri (*CH*) nicht kreuzt. Somit liegt eine Radiusköpfchenluxation vor. Zusammen mit der Ulnafraktur handelt es sich um eine Monteggia-Fraktur. Eine derartige Fraktur in 3 Etagen ist eher ungewöhnlich und kommt nur bei sehr schwerem Trauma vor

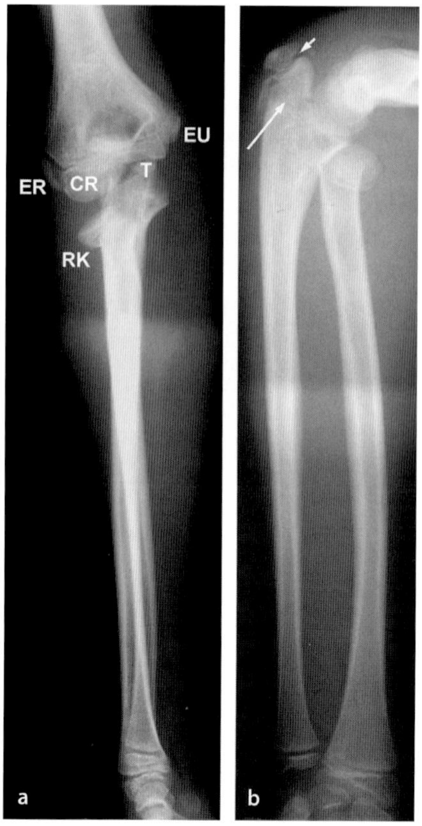

Abb. 5.16 a,b. 9-jähriges Mädchen mit Ulnafraktur und Radiusköpfchenfraktur (Monteggia-äquivalente Verletzung) **a** *ER* Epicondylus radialis, *CH* Capitulum humeri, *T* Trochlea, *EU* Epicondylus ulnaris, *RK* Radiusköpfchen. **b** Apophysenlinie (*kleiner Pfeil*), Ulna- bzw. Olekranonfraktur (*großer Pfeil*)

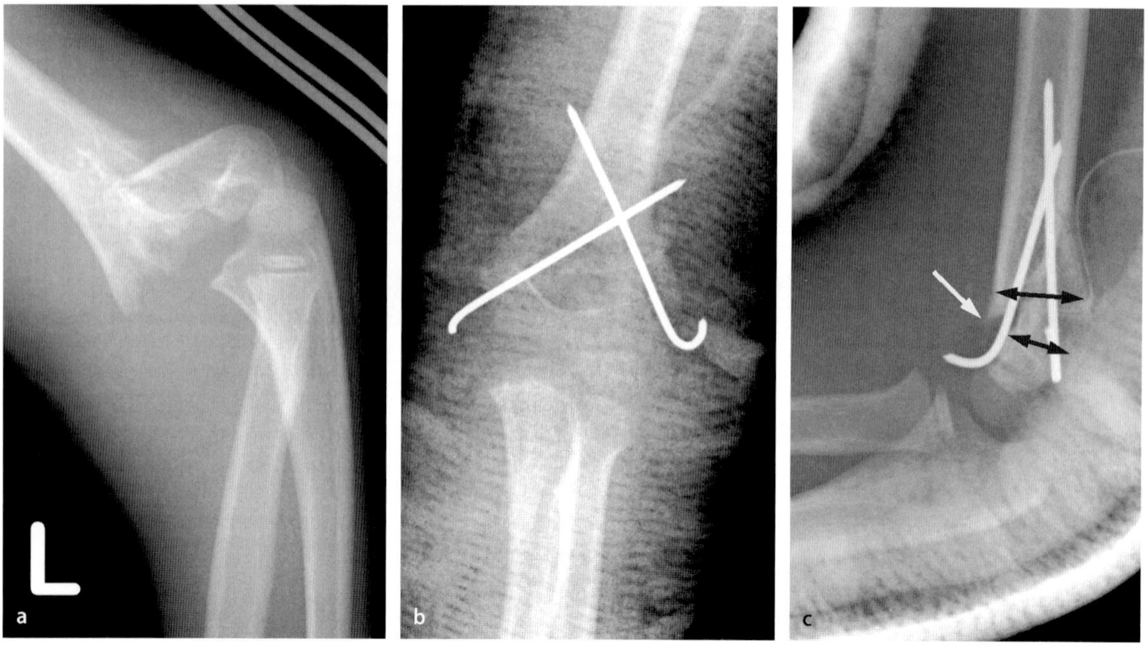

Abb. 5.17 a–c. 7-jähriger Junge nach Sturz. **a** Dislozierte suprakondyläre Humerusfraktur. **b** Nach geschlossener Reposition und Fixation mit 2 gekreuzten Kirschner-Drähten in der a.-p.-Ebene gute Stellung. **c** Die seitliche Ebene zeigt aber, dass ein so genannter Rotationssporn (*weißer Pfeil*) vorliegt. Er kommt dadurch zustande, dass der Sagittaldurchmesser des proximalen Fragments größer ist als der Sagittaldurchmesser des distalen Fragments (*Doppelpfeile*). Das beweist, dass die Fragmente gegeneinander verdreht sein müssen

5.8.2 Untersuchungstechniken

Projektionsradiographie (konventionelles Röntgen)

Im Bereich der Extremitäten sind Projektionsradiographien fast immer ausreichend.

! Bei Aufnahmen der langen Röhrenknochen müssen immer die benachbarten Gelenke mit dargestellt werden.

Dies ist noch wichtiger als bei Erwachsenen, da Luxationsfrakturen häufiger sind und die Schmerzangaben der Kinder oft nicht zuverlässig lokalisiert werden können.

Auf Röntgenuntersuchungen ohne unmittelbare therapeutische Konsequenz sollte verzichtet werden. So kann z. B. in vielen Fällen bei der Primärdiagnostik von dislozierten Frakturen auf eine zweite Ebene verzichtet werden. Auch eine klinisch typische Klavikulafraktur, die ohnehin konservativ behandelt werden soll, muss nicht geröngt werden.

Nichtdislozierte Frakturen müssen in 2 Ebenen dargestellt werden, da manche Frakturen nur auf einer Ebene sichtbar sind (vgl. Abb. 5.14 a,b). Beim oberen Sprunggelenk sollte die a.-p.-Aufnahme in etwa 15–20° Innenrotation erfolgen, bei der das obere Sprunggelenk überlagerungsfrei dargestellt ist. Dabei sieht man nicht nur Verletzungen der distalen lateralen Tibia und an der distalen Fibula besser, sondern auch eine Fraktur des Innenknöchels ist häufiger diagnostizierbar (Brossmann et al. 2001). Eine zusätzliche a.-p.-Aufnahme ohne Innenrotation bringt nur selten eine Zusatzinformation.

Im Verlauf des Wachstums tauchen im Röntgenbild zu unterschiedlichen Zeitpunkten Verknöcherungskerne in den Apophysen und Epiphysen auf, die dann später nach Verschluss der Wachstumsfuge mit dem Knochenschaft verschmelzen (Abb. 5.18, Abb. 5.19 a–c, vgl. Abb. 5.16 a,b). Bei der Interpretation von Röntgenbildern im Wachstumsalter muss man wissen, zu welchen Zeitpunkten die Knochenkerne in der Regel sichtbar werden und wann die Epiphysen- und Apophysenfugen verwachsen.

! Dabei sollte das aus diagnostischer Hilflosigkeit heraus immer wieder veranlasste Bild der »Gegenseite zum Vergleich« nur in äußerst seltenen Fällen notwendig sein.

Hat man keine ausreichende Erfahrung mit Röntgenbildern des wachsenden Skeletts, reicht es meist, mit Hilfe eines Atlas Vergleichsbilder für die jeweilige Altersgruppe heranzuziehen (Birkner 1996; Brossmann et al. 2001; Keats u. Andersond 2001). Das Vergleichsbild der Gegenseite hilft ohnehin nicht immer weiter, da zweifelhafte Befunde (anlagebedingte Ossikel, noch vorhandene Wachstumsfugen) nicht in jedem Fall symmetrisch ausgeprägt sind.

Bei Kindern ist die klinische Lokalisation von Frakturen oft schwieriger als bei Erwachsenen. Vor allem bei Kleinkindern fällt häufig nur eine Schonung der entsprechenden Extremität auf. Wird z. B. ein Bein geschont, ist klinisch nicht ohne Weiteres festzustellen, ob sich die Fraktur am Oberschenkel oder am Unterschenkel befindet. Aus Strahlenschutzgründen ist es trotzdem sinnvoll, das Bein in Etagen zu röngten und nicht von vornherein das ganze Bein zu untersuchen (vgl. Abb. 5.10). Wurde kein adäquates Trauma beobachtet, muss vor dem Röntgen ein Hüftgelenkerguss als Ursache für das Beschwerdebild sonographisch ausgeschlossen werden (häufigste Ursache: Coxitis fugax).

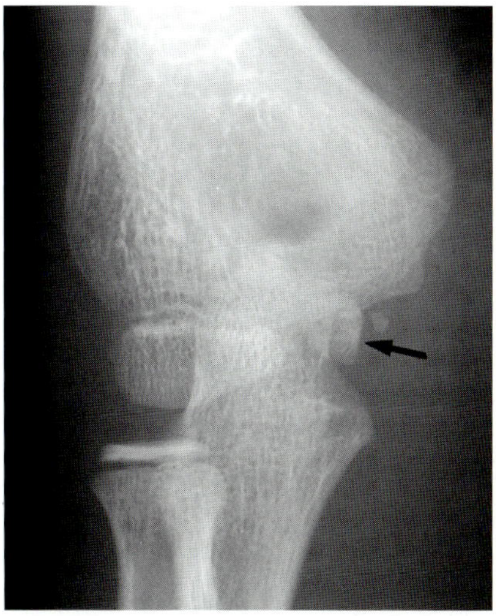

Abb. 5.18. Eine von vielen Varianten während des Wachstums: mehrkernige Anlage der Trochlea

Ein Ellbogengelenkerguss ist meist im seitlichen Röntgenbild durch das so genannte Fettkörperzeichen erkennbar (zipfelförmige Vorwölbung des Fettkörpers am distalen ventralen Humerus in Richtung des Gelenks; vgl. Abb. 5.14 b). Ein solcher Erguss ist im Röntgenbild oft der einzige Hinweis auf eine knöcherne Verletzung, die häufig in der anschließend angefertigten MRT gefunden wird (Griffith et al. 2001; Major u. Crawford 2002).

Es ist aber nicht immer sinnvoll und notwendig, eine definitive Diagnostik (z. B. mit MRT) sofort herbeizuführen. Bei offensichtlich nichtdislozierten Frakturen reicht es in der Regel zunächst aus, das Hauptproblem, nämlich Schmerzen, durch Ruhigstellung zu behandeln. Besteht nach einer Woche noch immer ein Erguss (sonographisch, klinisch oder im Röntgenbild) kann eine weitere Diagnostik mit MRT erfolgen. Oftmals zeigen sich allerdings nach einer Woche (aufgrund von Reparaturphänomenen) auch in der Projektionsradiographie Frakturen, die primär nicht sichtbar waren.

Ultraschall

Frakturen der langen Röhrenknochen sind fast immer auch sonographisch darstellbar (vgl. Abb. 5.2 a–c). !

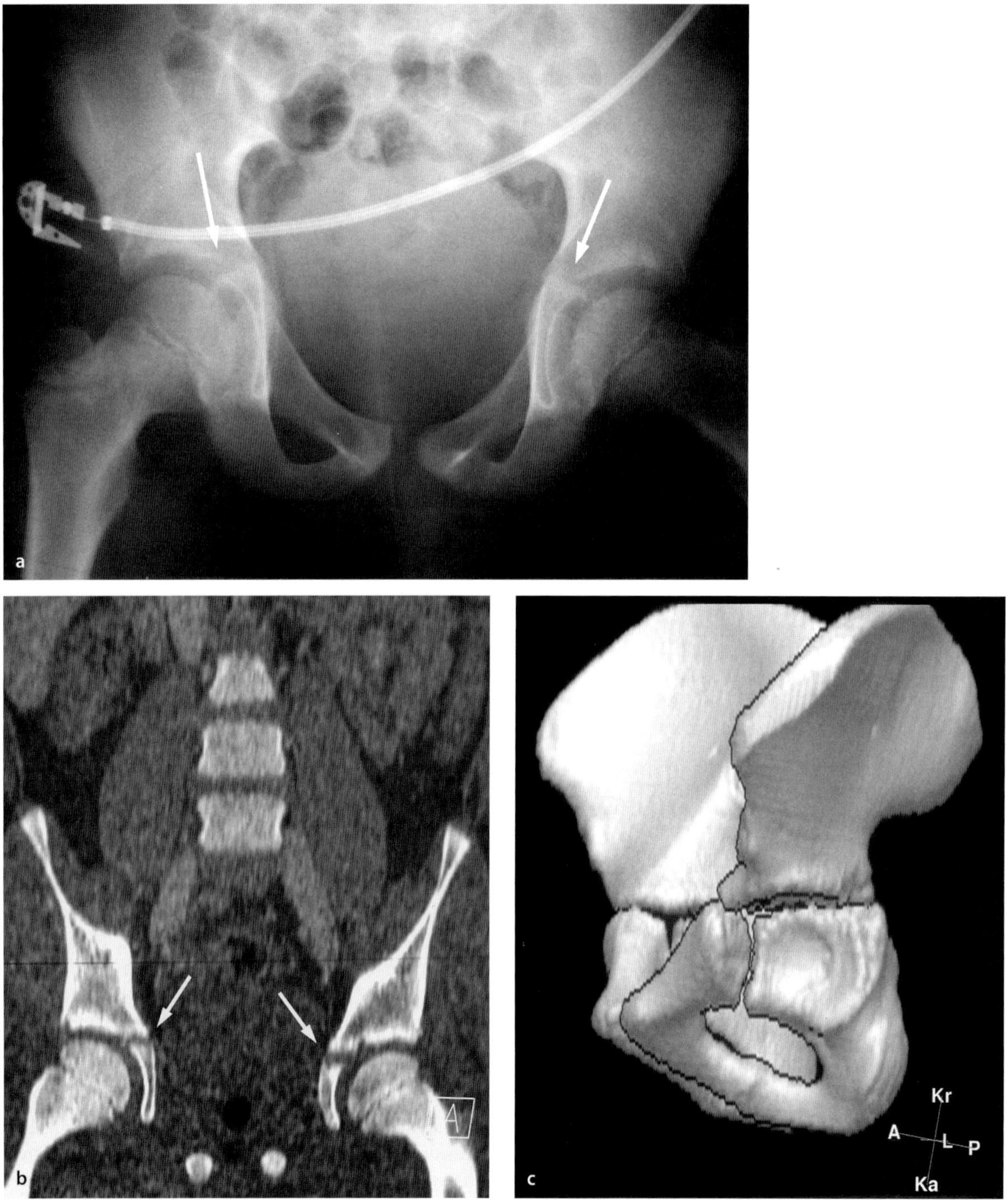

Abb. 5.19 a–c. Sturz eines 9-jährigen Jungen aus 2 m Höhe. Schmerzen im Bereich der linken Hüfte. **a** Das konventionelle Röntgenbild wurde fehlinterpretiert: Es wurde der Verdacht auf eine Acetabulumfraktur links geäußert (*Pfeil*). Die Symmetrie des Befundes wurde nicht entsprechend berücksichtigt. **b** Die aus dem Datensatz der Abdomen-CT erstellten 2D-Rekonstruktionen zeigen die normale Y-Fuge zwischen Darmbein, Schambein und Sitzbein. **c** 3D-Rekonstruktion der Y-Fuge

Limitationen sind hier lediglich die notwendige Übung, der relativ hohe Zeitaufwand und die Untersucherabhängigkeit der Dokumentation. Es besteht jedoch kein Zweifel, dass das Potenzial des Ultraschalls noch zu wenig genutzt wird (Abb. 5.20 a,b). Gerade manche Röntgenverlaufskontrolle könnte hierdurch ersetzt werden. Für den Nachweis einer geburtstraumatischen Epiphysiolyse (s. oben) ist der Ultraschall ebenfalls gut geeignet, da die Epiphyse ohne Knochenkern ohnehin im Röntgenbild nicht bzw. kaum dargestellt wird. Eine ausreichend zuverlässige Klassifizierung von Epiphysenfrakturen ist meist nicht möglich. Unter günstigen Bedingungen sind aber auch Frakturen im knorpeligen Anteil der Epiphysenkerne sichtbar, die sonst nur magnetresonanztomographisch darstellbar sind. Über die sonographische Unterscheidbarkeit zwischen stabilen Abrissfrakturen des Condylus radialis (Frakturlinie zieht nicht bis ins Gelenk) und instabilen Frakturen (Frakturlinie zieht ins Gelenk) wurde berichtet (Vocke-Hell u. Schmid 2001).

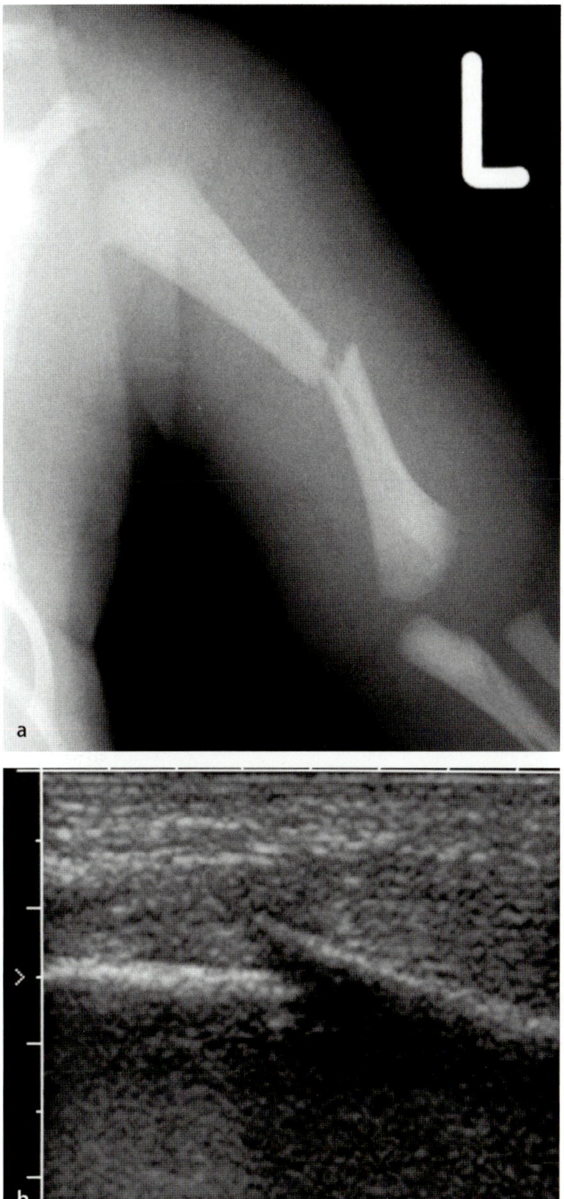

Abb. 5.20. **a** Humerusschaftfraktur bei einem Neugeborenen. Es handelte sich um ein Geburtstrauma. Klinisch war zunächst eine Erb-Lähmung vermutet worden. **b** Der Befund ist ohne weiteres auch sonographisch darstellbar

Magnetresonanztomographie

Die MRT ist sicherlich das sensitivste Verfahren zur Untersuchung von knöchernen Verletzungen und natürlich auch von Weichteilverletzungen am Skelett (Naranja et al. 1997).

Außer manifesten Frakturen sind auch Frakturvorstufen (»Bone-bruises-Phänomen«, s. unten) darstellbar. Verletzungen der knorpeligen Epiphysenanteile, die röntgenologisch nicht darstellbar sind, können ebenfalls magnetresonanztomographisch sehr gut sichtbar gemacht werden. Dieser Vorteil ist besonders am Ellbogengelenk interessant (Carey et al. 1998; Griffith et al. 2991; Meurer et al. 1999). Aber auch an der distalen Tibia kann gelegentlich zusätzlich zu einer metaphysären Fraktur der Nachweis einer Frakturlinie in die Epiphyse gelingen, in diesem Fall ist z. B. eine Aitken-I-Fraktur zu einer Aitken-III-Fraktur hochzustufen (Carey et al. 1998).

Für die aktuellen praktischen »differenzialtherapeutischen« Entscheidungen wird dieses Potenzial der MRT aber bislang nur selten genutzt – nicht zuletzt, da eine therapeutische Konsequenz und eine Relevanz für die Prognose meist nicht eindeutig zu belegen sind. Es ist insofern immer kritisch zu hinterfragen, inwieweit diese Diagnostik primär notwendig ist oder ob es das Mittel der Wahl bei notwendiger Sekundärdiagnostik bei anhaltenden Beschwerden bleiben sollte. Die Zukunft wird zeigen, ob bei der immer besseren Verfügbarkeit dieser Technik und bei zunehmender Verwendung von Titan-haltigem Osteosynthesematerial eine Vorhersage bezüglich einer möglichen Wachstumsstörung mit dieser Technik möglich wird (Griffith et al. 2001).

Auch der Nachweis von Knorpel- und ligamentären Verletzungen (Long et al. 1999; Jaramillo u. Shapiro 1998) hat seltener als bei Erwachsenen eine direkte therapeutische Konsequenz.

Der eigentliche Knochen ist, insbesondere weil die Kalziumapatit-haltigen Anteile keine Protonen enthalten, in der MRT signalfrei und somit nicht direkt darstellbar. Die Knochenstrukturen kommen nur indirekt als Signalaussparungen bei signalreicherer Umgebung (innen fetthaltiges Knochenmark, außen Weichteile) zur Darstellung. Diese indirekte Darstellung reicht häufig für eine Frakturdiagnostik aus. Es darf aber nicht vergessen werden, dass bei der Darstellung der »harten« Knochenanteile eine hochauflösende CT oft mehr und vor allem spezifische Informationen bringt. Es hat zudem eine höhere Ortsauflösung.

Folgende Formen der Knochenverletzung können mit der MRT unterschieden werden (Petit u. Panuel 1999):

1. *Das so genannte »Bone-bruise-Phänomen«.* Dabei handelt es sich um ein Ödem im Knochenmark, das durch Mikrofrakturen der Spongiosa ausgelöst wird. Bei T2-gewichteten und fettunterdrückten Sequenzen kommt es zu einer relativen diffusen, flächenhaften Signalanhebung im traumatisierten Knochen. Weniger deutlich kommt es zu einer Signalminderung in T1-gewichteten Aufnahmen. Diese Veränderungen erklären oft entsprechende Schmerzen, bilden sich aber in der Regel nach wenigen Wochen spontan zurück. Im Projektionsbild sind sie nicht sichtbar, in der hochauflösenden Dünnschicht-CT sind sie gelegentlich angedeutet dargestellt.
2. *Die intraossäre Frakturlinie.* Sie ist in den T1-gewichteten Aufnahmen meist als signalarme Linie zu verfolgen (Abb. 5.21 a–c), bei T2-gewichteten Aufnahmen ist die Linie signalreich. In einigen Fällen ist diese intraossäre Frakturlinie als scharfe Linie gut erkennbar. Besteht aber neben der Fraktur ein ausgeprägtes Bone-bruise-Phänomen«, kann bei nichtdislozierten Frakturen in der MRT die (radiologisch meist sichtbare) Frakturlinie gelegentlich maskiert werden.
3. *Die Kortikalisunterbrechung.* Meist sind außerdem eine intraossäre Fraktur und ein Bone-bruise-Phänomen sichtbar.

Selbstverständlich lassen sich auch Weichteilverletzungen in der MRT exzellent darstellen. Bei Muskelrissen, Hämatomen und Gelenkergüssen ist aber in der Regel die Ultraschalldiagnostik ausreichend. Die gute Darstellung von Bandstrukturen der Gelenke in der MRT hat in erster Linie an den Kniegelenken Bedeutung (Johnston et al. 2002). Auch die Bänder am oberen Sprunggelenk lassen sich gut visualisieren. Aufgrund der fehlenden therapeutischen Konsequenz ergibt sich eine MRT-Indikation dabei aber nur selten. Ohnehin sind relevante Weichteilverletzungen bei Kindern seltener als bei Erwachsenen (Frakturen dagegen häufiger).

Die MRT ist gut geeignet für die Diagnose einer Apophysitis. Ebenso lässt sich eine Osteochondrosis dissecans oder eine osteochondrale Verletzung gut darstellen. Beim Nachweis von Stressfrakturen ist die MRT sensitiv, aber weniger spezifisch als eine qualitativ hochwertige CT (Major u. Crawford 2002).

Computertomographie

Die CT liefert in der Frakturdiagnostik bei fraglichen Befunden wertvolle Zusatzinformationen, insbesondere wenn sie mit dünnen, hochauflösenden Schichten durchgeführt wird. Da der Knochen »direkt« dargestellt wird, ist die Untersuchung hinsichtlich des Nachweises von okkulten Frakturen und Stressfrakturen oft aussagekräftiger als die MRT, deren Befunde zwar sensitiver, aber auch weit weniger spezifisch sind. Gelingt in der MRT nicht die eindeutige Darstellung einer Frakturlinie, sind Frakturen oft nicht ausreichend von Entzündungen oder Tumoren abgrenzbar (Abb. 5.22 a–f).

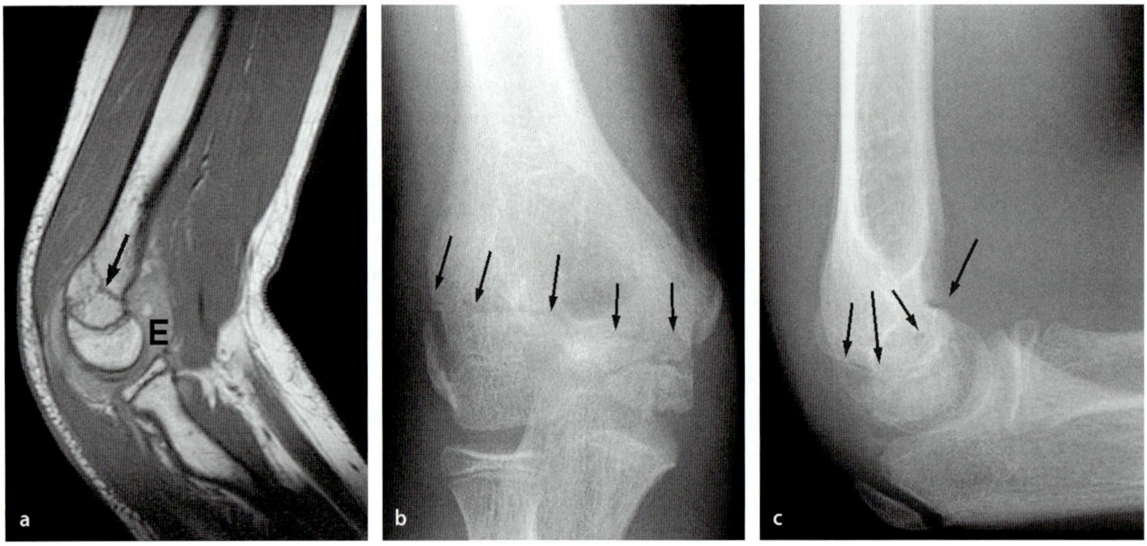

Abb. 5.21 a–c. Suprakondyläre Humerusfraktur bei einem 7-jährigen Jungen. Zum Unfallzeitpunkt war sie im Röntgenbild nicht erkennbar. **a** Aufgrund der Schmerzsymptomatik ging man von einer röntgenologisch »okkulten« Fraktur aus und veranlasste eine MRT, da auch die Eltern auf eine definitive Diagnostik bestanden und eine weitere Woche nicht zuwarten wollten. Im T1-gewichteten Bild ist eindeutig eine Frakturlinie (Signalminderung im Vergleich zum umgebenden Fettmark) erkennbar; *E* Gelenkerguss. **b** Nach 3 Wochen ist die Fraktur auch auf dem a.-p.-Röntgenbild gut erkennbar (*Pfeile*). **c** Im Seitbild ist der Frakturverlauf ebenfalls darstellbar

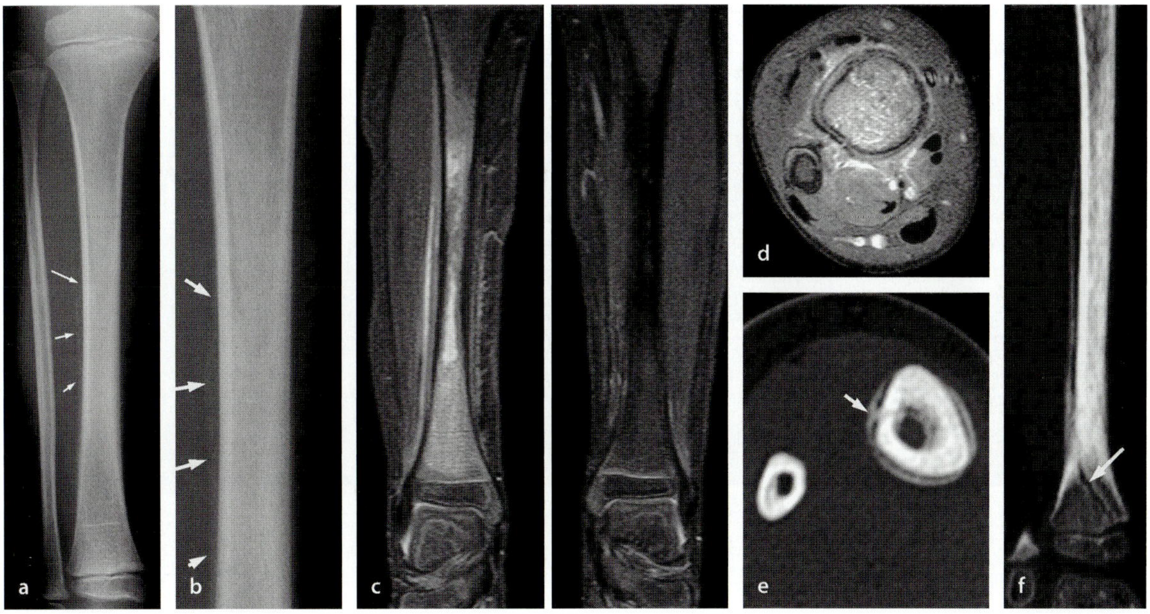

Abb. 5.22 a–f. 4-jähriges Mädchen nach Sturz. Schmerzen am rechten Unterschenkel. In der primär angefertigten Röntgenaufnahme bestand kein pathologischer Befund (nicht abgebildet). **a** Bei persistierenden Beschwerden wurde 14 Tage später eine Kontrollaufnahme angefertigt. Sie zeigt eine solide Periostreaktion, die mantelförmig den mittleren und distalen Tibiaschaft umgibt. **b** Vergrößerung. **c** Bei Verdacht auf einen pathologischen Markraumprozess wurde dann eine MRT angefertigt. Die koronaren STIR-Bilder zeigen signalreiche Veränderungen im Markraum und subperiostal. **d** Die axialen T1-gewichteten Bilder nach Kontrastmittelgabe zeigen auch eine mäßige Kontrastmittelaufnahme im Markraum und subperiostal. Der Befund bleibt unklar. Die Differenzialdiagnose reicht über Fraktur, Osteomyelitis bis hin zu Tumor (z. B. Lymphom oder Ewing-Sarkom). **e** Erst die CT zeigt eindeutig einen Bruchspalt. Gut erkennbar ist auch die fast zirkuläre Periostreaktion. **f** Die CT in Multislice-Technik ermöglicht die Anfertigung dünner Schichten, aus denen sich gut sekundäre Schichtebenen reformatieren lassen. In der frontalen Rekonstruktion erkennt man deutlich den Frakturverlauf der Spiralfraktur, die von der distalen Epiphyse bis zur Schaftmitte der Tibia zieht

Die CT hat auch im Kindesalter einen festen Platz bei der Darstellung komplexer Frakturen, z. B. am Tibiakopf (Schild et al. 1983 b), am Sprunggelenk oder im Bereich der Hand- und Fußwurzel.

Des Weiteren ist die CT die Methode der Wahl, um Verknöcherungsbrücken in den Epiphysenfugen (nach Epiphysenverletzungen) darzustellen (Loder et al. 1997) Aus einer Anforderung zu einer CT muss eindeutig hervorgehen, ob nur Informationen über den Knochen oder auch über die Weichteile notwendig sind. (Informationen über Weichteilalterationen kann man meist besser mit Ultraschall oder MRT erlangen.) Da der Knochen ein »Hochkontrastobjekt« ist, kann die Strahlenbelastung gegenüber einer Untersuchung von Weichgewebe deutlich reduziert werden. Nachträgliche Informationen über Weichgewebe in der Umgebung des Knochens oder im Kochen sind dann aber aufgrund des starken Bildrauschens meist nicht mehr möglich.

Angiographie

Eine Angiographie ist bei der Akutversorgung von Kindern nur extrem selten notwendig (bei ausgedehnten Extremitätenverletzungen). Gelegentlich wird eine Angiographie der A. brachialis nach suprakondylärer Humerusfraktur durchgeführt. Die A. brachialis wird bei dieser Verletzung manchmal geschädigt und muss dann je nach Kollateralisation und klinisch feststellbarer persistierender arterieller Minderversorgung auch gefäßchirurgisch saniert werden (Abb. 5.23 a,b). Die präoperative Diagnostik kann dabei grundsätzlich mit einer Farbdopplersonographie erfolgen. Wegen der anatomischen Varianten der arteriellen Unterarmversorgung wird aber auch heute der Gefäßchirurg meist nicht auf eine Angiographie verzichten wollen. Bei moderner CT-Technologie (Mehrzeiler) kann ggf. auch eine CT-Angiographie [mit MIP-Technik (Maximum Intensitätsprojektion): ähnliches Erscheinungsbild wie bei einer Projektionsaufnahme, je nach gewählter Schichtdicke und Rekonstruktionsschicht] eine ausreichend genaue Darstellung liefern.

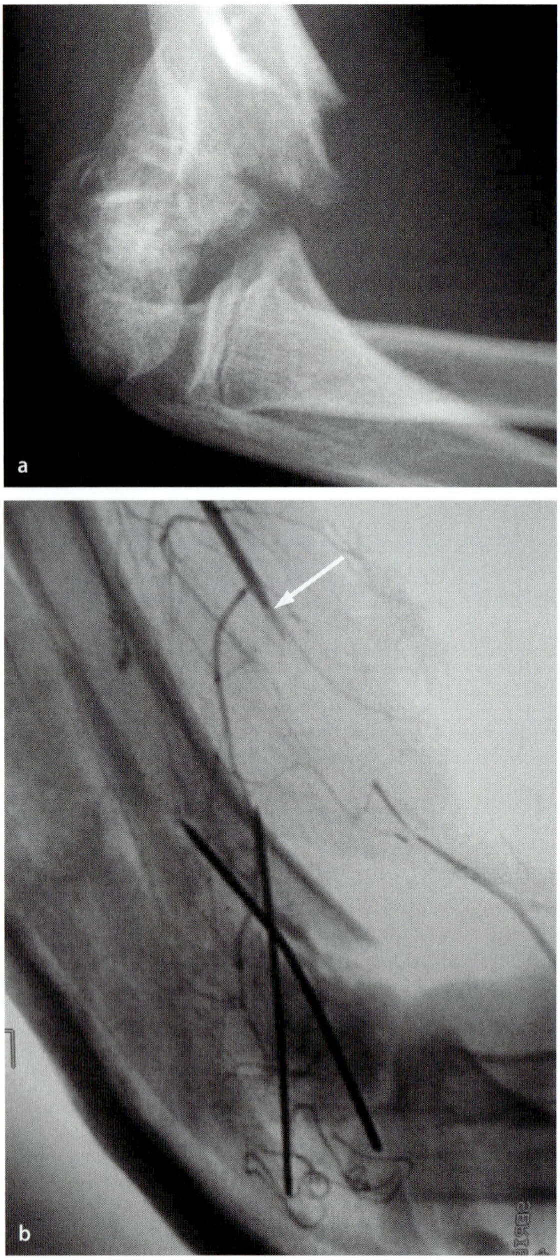

Abb. 5.23. a Dislozierte suprakondyläre Humerusfraktur bei einem 10-jährigen Jungen. **b** Pulsdefizit an der betroffenen Hand. Die Angiographie zeigt einen Verschluß der A. brachialis (*Pfeil*)

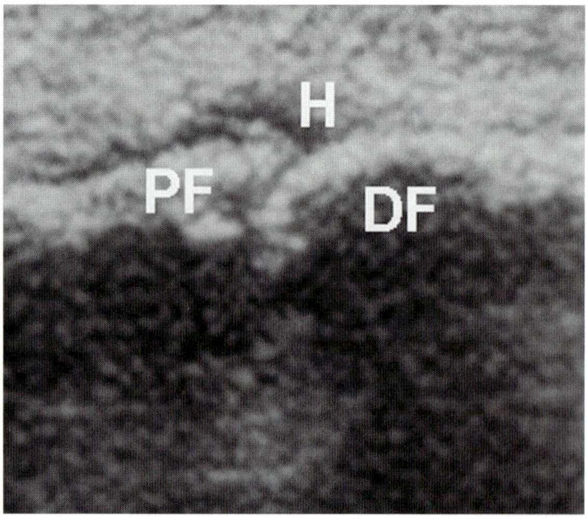

Abb. 5.24. 7 Tage altes Neugeborenes mit geburtstraumatischer Klavikulafraktur. Der Schallkopf wurde längs über der Klavikula angelegt. Der Frakturspalt ist deutlich erkennbar. Am Frakturspalt befindet sich ein kleines echoarmes Hämatom (*H*). Die Frakturränder sind schon etwas abgerundet (7 Tage alte Fraktur; *PF* proximales Fragment, *DF* distales Fragment)

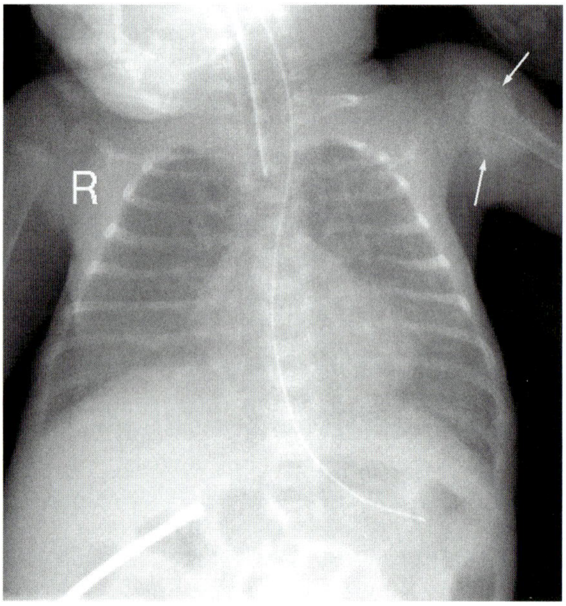

Abb. 5.25. Frühgeborenes. Nach der Geburt war ein Hämatom am Oberarm aufgefallen. Im Alter von 3 Wochen wurde zufällig auf einem Thoraxbild eine ausgeprägte Kallusbildung am Humeruskopf links festgestellt. Es handelt sich um die Folge einer geburtstraumatischen Epiphysiolyse des linken Humeruskopfes

5.9 Geburtsverletzungen

Es gibt einige typische geburtstraumatische Verletzungen (Kniemeyer et al. 1981). Dazu gehören:

- das Zephalhämatom: ein subperiostales Hämatom, das typischerweise die Schädelnähte nicht überschreitet,
- nicht selten ist eine Plexusverletzung (Erb-Lähmung); sie hat meist kein mit der üblichen Bildgebung zu fassendes Korrelat,
- die häufigste geburtstraumatische Fraktur ist die Klavikulafraktur (Abb. 5.24),
- seltener kommen auch Schädelfrakturen vor,
- Schaftfrakturen von Humerus und Femur (vgl. Abb. 5.2 a–c),
- Epiphysenlösungen (Färber 1983; Abb. 5.25).

5.10 Verletzungen bei Kindesmisshandlung

Leider kommt es immer wieder insbesondere bei Säuglingen zu Vorfällen von Kindesmisshandlung (»battered child syndrome«, s. Greinacher u. Tröger 1982; Kempe et al. 1962; Nimkin u. Kleinman 2001; »shaken baby syndrome«, s. Caffey 1979). Nicht immer sind typische äußere Verletzungen (Folgen von Schlägen, Verbrennungen usw.) erkennbar, da es sich vor allem bei Säuglingen oft um reine Schütteltraumen handelt.

! Bei Verdacht auf Kindesmisshandlung muss im Zweifelsfall das gesamte Skelett nach klinisch nicht erkennbaren Verletzungen abgesucht werden.

Ein solches »Babygramm« sollte aus Gründen der Bildqualität und der Strahlenbelastung nicht ein einziges Röntgenbild sein, auf dem das Kind abgebildet ist. Praktikabel ist folgendes Vorgehen, welches auch als Skelettstatus (http://www.kinder-radiologie.de/leitlinien/misshandlung.html) bezeichnet wird:

1. Schädel a.-p. und seitlich (Beschränkung auf seitliche Ebene ist evtl. möglich),
2. Thorax a.-p.,
3. Brust- und Lendenwirbelsäule seitlich,
4. beide Arme und beide Beine a.-p.,
5. Beckenübersicht a.-p.,
6. Hände und Füße a.-p.

Bei der geringsten Auffälligkeit muss auch eine zweite Ebene geröngt werden.

Aus Strahlenschutzgründen wird heute vielerorts zunächst ein *Skelettszintigramm* angefertigt (Hahn u. Fischer 2002 b; Sty u. Starshak 1983). Nur szintigraphisch auffällige Bereiche werden dann geröngt. An den Rippen soll das Szintigramm sogar sensitiver als die Röntgenaufnahme sein (Cadzow u. Armstrong 2000). Der Schädel muss jedoch in jedem Fall geröntgt werden, da die Skelettszintigraphie nicht ausreichend sensitiv zum Nachweis von Schädelfrakturen ist.

Trotz der geringen Strahlenbelastung der Skelettszintigraphie bei Verwendung von ^{99m}Tc-markierten Phosphonaten (Hahn u. Fischer 2002 a) erscheint es allerdings zweifelhaft, ob dieses Vorgehen unter Strahlenschutzgesichtspunkten wirklich sinnvoll bzw. notwendig ist. Daher sollte es zumindest bei Kindern <1 Jahr aufgrund der folgenden Bedenken nicht unbedingt durchgeführt werden:

- In den Epiphysenfugen der Kinder erfolgt eine starke Tracereinlagerung, die Strahlenbelastung erhöht sich dadurch relativ im Vergleich zum Erwachsenen.
- Der Schädel muss ohnehin geröngt werden. Er ist beim kleinen Kind relativ deutlich größer als beim Erwachsenen und enthält rotes (blutbildendes) Knochenmark.
- Nach dem Szintigramm müssen häufiger fragliche Befunde nachgeröngt werden.
- Durch die Beschränkung beim Röntgen auf eine Ebene wird ohnehin schon eine deutliche Dosissenkung erreicht.

Unabhängig von der jeweils favorisierten Untersuchung ist nach folgenden Befunden zu suchen (Nimkin u. Kleinman 2001):

- mehrzeitige Frakturen (zuverlässig nur im Röntgenbild diagnostizierbar),
- ursprungsnahe Rippenfrakturen (Cadzow u. Armstrong 2000; Abb. 5.26 b),
- Fakturen der 1.Rippe,
- metaphysäre Kantenabrisse an den langen Röhrenknochen (verursacht durch Verletzungen der knöchernen Sehnenansätze bei Schütteltraumen; so genanntes »corner-sign«, Abb. 5.26 d,e),
- Schädelfrakturen,
- Sternumfrakturen (nicht spezifisch; Hechter et al. 2002).

Als verdächtig gilt bereits das Auftreten von Frakturen im Alter <1 Jahr (vor dem Laufenlernen; Banaszkiewicz et al. 2002; s. Kap. 8).

Häufig wird auch der Kopf einem Schütteltrauma ausgesetzt. Da gerade bei Säuglingen noch keine ausreichende Kopfkontrolle besteht und der Kopf relativ schwerer ist als beim Erwachsenen, hat dies oft fatale Folgen: Einrisse der Brückenvenen führen zu subduralen Blutungen (Abb. 5.26 a, Abb. 5.27). Typisch sind insbesondere subdurale Hämatome ohne Fraktur. Aber auch intrazerebrale, subarachnoidale und epidurale Blutungen (oft in Zusammenhang mit entsprechenden Kalottenfrakturen) kommen vor. Nicht selten kommt es zum Tod oder zu bleibender Behinderung.

Bei größeren Kindern gibt es genauere klinische oder anamnestische Hinweise. Eine Übersicht über das gesamte Skelett ist meist verzichtbar.

Auch eine Ultraschalluntersuchung des Abdomens gehört zum Standardprogramm bei Verdacht auf Kindesmisshandlung. Ein Duodenalwandhämatom und ein Pankreasriss sind charakteristische Befunde. Sonographisch sind sie allerdings beide schwer zu diagnostizieren. Ein stattgehabtes Duodenalwandhämatom führt oft nach 3–4 Wochen zur Passagebehinderung mit Erbrechen.

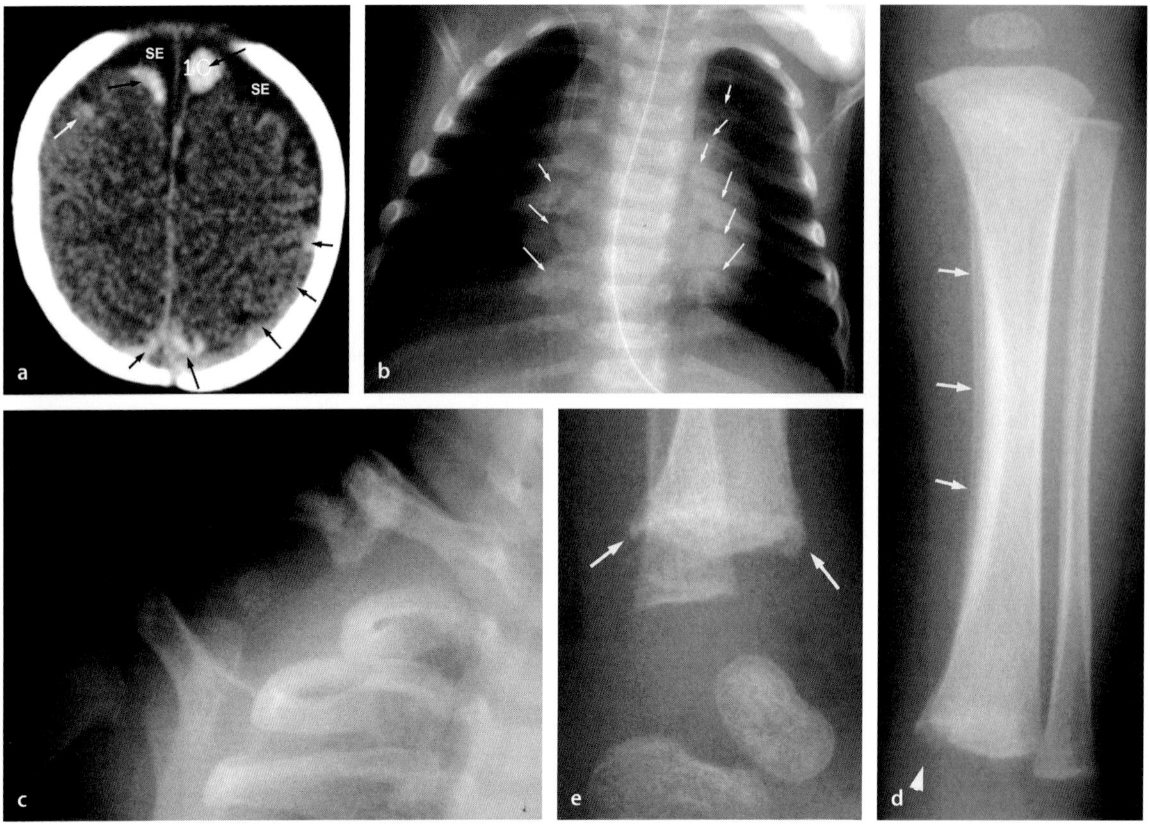

Abb. 5.26 a–e. 5 Wochen altes Neugeborenes, »battered child«. **a** In der CCT schmale subdurale Ergüsse beidseits bifrontal (*SE*) und frische subdurale Blutungen (*schwarze Pfeile*; Zweizeitigkeit!), außerdem auch geringe subarachnoidale Blutungskomponente (*weißer Pfeil*). **b** Röntgenthorax: Beidseits bestehen mehrere Rippenfrakturen paravertebral, überwiegend schon mit Kallusbildung. **c** Klavikulafraktur, bereits mit Kallusbildung. **d** Linker Unterschenkel: lamelläre Periostreaktion nach Unterschenkelfraktur (*kleine Pfeile*; eine einfache Doppelkontur der Kortikalis kommt hier allerdings auch gelegentlich als Normalvariante vor; Brossmann et al. 2001). Außerdem »corner sign« (metaphysärer Kantenabriss) an der distalen Tibiametaphyse (*Pfeilspitze*). **e** Distaler Unterschenkel links, seitlich: »corner sign« an der distalen Tibiametaphyse (*Pfeile*)

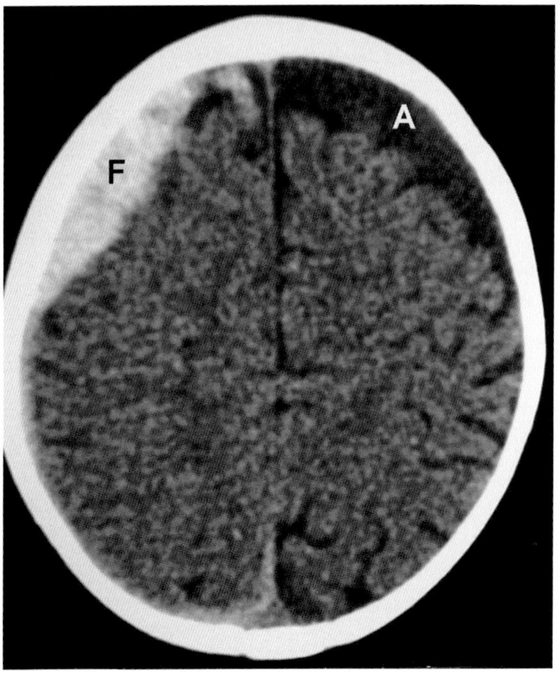

Abb. 5.27. 6 Wochen alter Junge. Kindesmisshandlung. Mehrzeitige subdurale Blutungen ohne Fraktur. Subdurale Hygrome nach früheren (alten) subduralen Blutungen (*A*). Hyperdense (frische) subdurale Blutung rechts frontal mit mäßiger raumfordernder Wirkung (*F*). Wegen der konvexen Vorwölbung nach innen besteht wahrscheinlich auch eine epidurale Blutungskomponente. Deutliches rechtshirniges Ödem (Furchen kaum noch abgrenzbar)

Literatur

Banaszkiewicz PA, Scotland TR, Myerscough EJ (2002) Fractures in children younger than age 1 year: importance of collaboration with child protection services. J Pediatr Orthop 22: 740–744

Birkner R (1996) Das typische Röntgenbild des Skeletts. Standardbefunde und Varietäten vom Erwachsenen und Kind, 3. Aufl. Urban & Schwarzenberg, München

Brossmann J, Czerny C, Freyschmidt J (2001) Freyschmidt's »Köhler/Zimmer«. Grenzen des Normalen und Anfänge des Pathologischen in der Radiologie des kindlichen und erwachsenen Skeletts, 14. Aufl. Thieme, Stuttgart

Cadzow SP, Armstrong KL (2000) Rib fractures in infants: red alert! The clinical features, investigations and child protection outcomes. J Paediatr Child Health 36: 322–326

Caffey J (1979) The whiplash shaken infant syndrome: manual shaking by the extremities with whiplash-induced intracranial and intraocular bleedings, linked with residual permanent brain demage and mental retardation. Pediatrics 54: 396–403

Carey L, Spence L, Blickman H, Eustace S (1998) MRI of pediatric growth plate injury: correlation with plain film radiographs and clinical outcome. Skeletal Radiol 27: 250–255

Coady CM, Micheli LJ (1997) Stress fractures in the pediatric athlete. Clin Sports Med 16: 225–238

Färber D (1983) Geburtstraumatische Epiphysenverletzungen. Pädiatr Prax 29: 273–285

Fiebach JB, Seitz A, Schellinger PD, Zieger B (1999) Das Schädel-Hirn-Trauma des Kindes. Radiologe 39: 463–466

Firsching R, Woischneck D, Reissberg S, Döhring W, Peters B (2003) Prognostische Bedeutung der MRT bei Bewusstlosigkeit nach Schädel-Hirn-Verletzung. Dtsch Ärtzebl 100: A1868–A1874

Freyschmidt J, Saure D, Suren G, Fritsch R (1977) Radiologische Diagnostik von Epiphysenverletzungen im Kindesalter. Röntgen-Bl 30: 309–319

Greinacher I, Tröger J (1982) Das sog. »Battered-child-Syndrom« aus der Sicht des Kinderröntgenologen. Fortschr Röntgenstr 113: 704–710

Griffith JF, Roebuck DJ, Cheng JC, Chan YL, Rainer TH, Ng BK, Metreweli C (2001) Acute elbow trauma in children: spectrum of injury revealed by MR imaging not apparent on radiographs. AJR Am J Roentgenol 176: 53–60

Hahn K, Fischer S (2002 a) Strahlenexposition und Strahlenschutz bei nuklearmedizinischen Untersuchungen in der Pädiatrie. Der Nuklearmediziner 25: 90–100

Hahn K, Fischer S (2002 b) Zum Stellenwert der Knochenszintigraphie in der Pädiatrie. Der Nuklearmediziner 25: 214–224

Hechter S, Huyer D, Manson D (2002) Sternal fractures as a manifestation of abusive injury in children. Pediatr Radiol 32: 902–906

Hefti F, Jakob RP, v Laer L (1981) Frakturen des condylus radialis humeri bei Kindern und Jugendlichen. Orthopade 10: 274–279

Jaramillo D, Shapiro F (1998) Musculoskeletal trauma in children. Magn Reson Imaging Clin N Am 6: 521–536

Johnston DR, Ganley TJ, Flynn JM, Gregg JR (2002) Anterior cruciate ligament injuries in skeletally immature patients. Orthopedics 25: 864–871

Keats TE, Andersond MW (2001) Atlas for normal Roentgen variants that may simulate disease, 7th edn. Mosby, St. Louis

Kempe CH, Silverman FN, Stelle BF, Droegenmueller W, Silver HK (1962) The battered-child-syndrome. J Am Med Assoc 181: 17–29

Kniemeyer HW, Schacht U, Palomba PP, Kemperdick H, Holzheuer GU (1981) Knöcherne Geburtsverletzungen bei Neugeborenen. Pädiatr Prax 25: 693–702

Laer L v (2001) Frakturen und Luxationen im Wachstumsalter, 4. Aufl. Thieme, Stuttgart

Laer L v, Jani L, Cuny Th, Jenny P (1982) Die proximale Unterschenkelfraktur im Wachstumsalter. Unfallheilk 85: 215–225

Leitlinien der Bundesärztekammer zur Qualitätssicherung in der Röntgendiagnostik (1995) Deutsches Ärzteblatt 92: A2272–A2285

Linsemaier U, Kanz KG, Mutschier W, Pfeifer KJ (2001) Radiologische Diagnostik beim Polytrauma: interdisziplinäres Management. Rofo Fortschr Geb Rontgenstr Neuen Bildgeb Verfahr 173: 485–493

Lloyd DA, Carty H, Patterson M et al. (1997) Predictive value of skull radiography for intracranial injury in children with blunt head injury. Lancet 349: 821–824

Loder RT, Swinfort AE, Kuhns LR (1997) The use of helical computed tomographic scan to assess bony physeal bridges. J Pediatr Orthop 17: 356–359

Long G, Cooper JR, Gibbon WW (1999) Magnetic resonance imaging of injuries in the child athlete. Clin Radiol 45: 781–791

Major NM, Crawford ST (2002) Elbow effusions in trauma in adults and children: is there an occult fracture? AJR Am J Roentgenol 178: 413–418

Meurer A, Kreitner KF, Tsironis K, Prokop A, Rehm KE (1999) Zum Stellenwert der MRT in der Diagnostik okkulter Frakturen. Unfallchirurg 102: 43–49

Mogbo KI, Slovis TL, Canady AI, Allasio DJ, Arfken CL (1998) Appropriate imaging in children with skull fractures and suspicion of abuse. Radiology 208: 521–524

Naranja RJ, Gregg JR, Dormans JP, Drummond DS, Davidson RS, Hahn M (1997) Pediatric fracture without radiographic abnormality. Description and significance. Clin Orthop 342: 141–146

Nimkin K, Kleinman PK (2001) Imaging of child abuse. Radiol Clin North Am 39: 843–864

Olney BW, Menelaus MB (1989) Monteggia and equivalent lesions in childhood. J Pediatr Orthop 9: 219–223

Oshiro S, Ohnishi H, Ohta M, Tsuchimochi H (2003) Pediatric blunt carotid injury – case report. Neurol Med Chir (Tokyo) 43: 134–137

Pauleit D, Sommer T, Textor J, Flacke S, Hasan C, Steuer K, Emous D, Schild H (1999) MRT-Diagnostik bei longitudinalen Stressfrakturen: Diffenentialdiagnose zum Ewing-Sarkom. Rofo Fortschr Geb Rontgenstr Neuen Bildgeb Verfahr 170: 28–34

Petit P, Panuel M (1999) MR imaging and pediatric fractures. Skeletal Radiol 28: 362

Reither M (2001) Akutes Schädel-Hirn-Trauma im Kindesalter – frühzeitiger Einsatz der MRT. Radiologe 41: 434–438

Schild H, Müller HA, Klotter HJ, Kuhn FP (1983 a) Die traumatische Knochenverbiegung (sog. Bowing-Fracture) – eine besondere Skelettverletzung. Röntgen-Bl 36: 241–243

Schild H, Müller HA, Menke W (1983 b) Die Tibiakopfraktur – eine CT-Indikation? Fortschr Röntgenstr 139: 135–142

Sledge JB, Allred D, Hyman J (2001) Use of magnetic resonance imaging in evaluating injuries to the pediatric thoracolumbar spine. J Pediatr Orthop 21: 288–293

Sty JR, Starshak RJ (1983) The role of bone scintigraphy in the evaluation of the suspected abused child. Radiology 146: 369–375

Tang CW, Kay RM, Skaggs DL (2002) Growth arrest of the distal radius following a metaphyseal fracture: case report and review of the literature. J Pediatr Orthop B 11: 89–92

Toupin JM, Lechevallier J (1997) Epiphysiodesis post-traumatiques de l'extremité inferieure du tibia de l'enfant. Rev Chir Orthop Reparatrice Appar Mot 83: 112–122

Vocke-Hell AK, Schmid A (2001) Sonographic differentiation of stable and unstable lateral condyle fractures of the humerus in children. J Pediatr Orthop B 10: 138–141

Yamamoto M, Moore MH, Hanieh A (1998) Growing skull fracture after cranial vault reshaping in infancy. J Craniofac Surg 9: 73–75

Yen CP, Cheang CM, Loh JK, Jong YJ, Howng SL (1999) Growing skull fractures. Kaohsiung J Med Sci 15: 175–181

Zegers B, Jira P, Willemsen M, Grotenhuis J (2003) The growing skull fracture, a rare complication of paediatric head injury. Eur J Pediatr 162: 556–557

Kapitel 6

Anästhesie im Kindesalter 6

B. Messerer, M. Vittinghoff, C. Justin

6.1 Kinderanästhesie

B. Messerer

Kinder sind eigenständige Persönlichkeiten. Bei der Betreuung und Behandlung von Kindern sind vielfältige Aspekte zu beachten:

Kinder durchleben im Laufe ihres »Erwachsenwerdens« eine Vielzahl körperlicher und geistiger Entwicklungen. Bei der Betreuung eines erkrankten Kindes muss dies entsprechend berücksichtigt werden. Es ist auch wichtig, Bezugspersonen genau aufzuklären und in alle Maßnahmen mit einzubeziehen.

Unser aller Ziel ist es, den kleinen Patienten einen notwendigen Krankenhausaufenthalt, bzw. die erforderliche Behandlung so angenehm wie möglich zu gestalten. Sie sollen gerne wiederkommen und keinesfalls mit einer Traumatisierung nach Hause entlassen werden.

Für Vieles gibt es in der Kinderanästhesie keine definitiven Richtlinien. Das Vorgehen wird von Zentrum zu Zentrum sehr unterschiedlich gehandhabt. In diesem Kapitel werden die Erfahrungen und Vorgehensweisen, die an unserer Klinik für Anästhesiologie und Intensivmedizin in Graz erprobt sind, dargelegt.

6.1.1 Physiologie

Alter, Größe, Gewicht

Bei Kindern orientieren sich alle Maßnahmen an Alter, Größe, Gewicht und Körperoberfläche. Eine genaue Kenntnis dieser Parameter ist vor jeder Diagnostik oder Therapie erforderlich.

Zur Unterscheidung nach Lebensalter s. Tabelle 6.1.

Wird ein Kind notfallmäßig aufgenommen, kann das Alter abgeschätzt werden (Tabelle 6.2).

Atmung

Bei Kindern ist der große Kopf mit prominentem Hinterkopf und kurzem Hals besonders auffällig. Die Zunge ist größer. Sie ist die häufigste Ursache für eine Verlegung der Atemwege. Der Kehlkopf steht bei Neugeborenen im Bereich des 3. bis 4. HWK und damit höher als bei Erwachsenen. Die engste Stelle der oberen Luftwege liegt im subglottischen Bereich, auf Höhe des Ringknorpels, dem Krikoid. Die Trachea ist beim Neugeborenen etwa 4 cm lang, und beide Hauptbronchien entspringen

Tabelle 6.1. Unterscheidung nach Lebensalter

International	Deutsch	Periode
Newborn	Frühgeborenes	Vor der 38. SSW geboren
	Neugeborenes	0–24 h
Neonate	Neugeborenes	1–30 Tage
Infant	Säugling	1–12 Monate
Children	Kleinkind	1. bis -6. Lebensjahr
	Schulkind	Bis zur Pubertät

Tabelle 6.2. Abschätzung des Lebensalters

Säugling ohne Milchzähne	< 6 bis 8 Monate
Kind mit vollständigen Schneidezähnen	>12 bis 15 Monate
Kind mit offener Fontanelle	<18 bis 24 Monate
Kind mit Windeln	< 3 bis 4 Jahre
Kind mit Lücken im Milchgebiss	> 6 bis 8 Jahre

im gleichen Winkel von 55° von der Trachea. Es kann daher leicht zu einer rechtsseitigen wie auch linksseitigen endobronchialen Intubation kommen.

Da die Nasenwege, die Stimmritze, der Ringknorpel und die Trachea eng sind, können geringe Schwellungen oder Sekret die Atmung behindern. Eine Schleimhautschwellung von 1 mm halbiert den Durchmesser der Trachea eines Neugeborenen von 4 auf 2 mm!

Kinder sind bis zum 5. Lebensmonat immer Nasenatmer.

Säuglinge und Kleinkinder atmen überwiegend mit dem Zwerchfell. Das erklärt, warum eine Einschränkung der Zwerchfellbeweglichkeit, meist infolge einer intraabdominalen Druckerhöhung, die Spontanatmung lebensgefährlich beeinträchtigen kann.

Das Thoraxskelett ist elastisch-instabil. Vermehrte Anstrengungen führen zu Einziehungen.

Die Atemmuskulatur von Neugeborenen und Säuglingen ist noch nicht für Extraleistungen geschaffen. Sie erschöpfen sich schnell bei Obstruktion oder verminderter Compliance.

Zeichen einer respiratorischen Insuffizienz

- Initialstadium:
  - Nasenflügeln
  - Tachypnoe
  - Seitliche Thoraxeinziehungen
- Im ausgeprägten Bild:
  - Psychomotorische Unruhe
  - Schaukel- oder Pendelatmung mit gegenläufigen Bewegungen von Sternum und Abdomen
  - Hypoxie = grau-blasses Hautkolorit

Die *Maskenbeatmung* ist bei Neugeborenen und Säuglingen schwierig. Sie ist nur in Neutralposition gut möglich. Bei einer extremen Retroflexion des Kopfes kommt es leicht zu einer Obstruktion der oberen Luftwege. Voraussetzung für eine suffiziente Maskenbeatmung ist das Freimachen der Atemwege durch ein Vorschieben des Unterkiefers bei reckliniertem Kopf.

Tabelle 6.3 führt die Normalwerte für Lungenfunktion und Sauerstoffbedarf bei Kindern auf.

Zusammenfassend kann man sagen, dass das Neugeborene im Vergleich zum Erwachsenen mit verschiedenen Handikaps zu kämpfen hat:

- großer O_2-Verbrauch bei kleinen Sauerstoffreserven,
- geringe Hypoxietoleranz und damit rasche Entwicklung einer Zyanose.

Apnoetoleranz

Voraussetzung ist dabei ein gesundes Kind und eine Präoxygenation von 3 min:

Alter in Jahren	<0,5	0,5–2	2–5	6–10	>11
Minuten bis SaO_2 <90	<1	1,5	2	3	6–7

- geringe Hypoxietoleranz,
- große alveoläre Ventilation,
- kleine FRC (funktionelle Residualkapazität); damit ist der in der Lunge enthaltene Sauerstoffvorrat gering,
- enge Luftwege,
- instabiler Thorax,
- Atemmuskulatur noch in Entwicklung.

Komplikationen in der Kinderanästhesie sind fast immer respiratorische Komplikationen. Wichtig ist daher ein vorausschauendes Management der Luftwege.

Blutgase

Beim Neugeborenen ist ein pO_2 von 50–80 mmHg normal. Diese Werte sind im Vergleich zum intrauterinen Zustand (pO_2 um 25 mmHg in der A. carotis) luxuriös hoch.

CAVE

Auf einen normalen Sauerstoffpartialdruck ist besonders bei Frühgeborenen zu achten, wegen der *Gefahr* des Auftretens einer *Retinopathia praematurorum*, die zur retrolentalen Fibroplasie führt.

Ein ausgeglichenes Verhältnis zwischen O_2-Angebot und O_2-Verbrauch ist wichtig für das normale Wachstum des retinalen Gefäßsystems. Ist der pO_2 zu hoch, so kommt es zu einem retinalen Gefäßspasmus und zum Stillstand der Gefäßentwicklung. Die Retina entwickelt sich aber weiter und wird bei wieder normalen pO_2-Werten ungenügend versorgt. Die Folge sind Gefäßneubildungen, um den Mangel zu beheben.

Bei Kindern unter der 44. postkonzeptionellen Woche sollte der pO_2 nicht >3 Stunden >80 mmHg oder >2 Stunden >150 mmHg betragen.

Herz und Kreislauf

Im fetalen Kreislauf wird das sauerstoffreiche Blut von der mütterlichen Plazenta über die V. cava inferior zum

Tabelle 6.3. Normalwerte für Lungenfunktion und Sauerstoffbedarf bei Kindern

	Atemfrequenz [pro min]	FRC [ml/kg]	Atemzugvolumen [ml/kg]	Sauerstoffverbrauch [ml/kg/min]	Totraum [ml/kg]	Alveoläre Ventilation [ml/kg/min]	Vitalkapazität [ml/kg]
Frühgeborenes	40–60	20–30	6	8–20	2		
Neugeborenes	40	25		6–8		100–150	6
Säugling	25–30	25		5			
Kleinkind	20	35		4			
Schulkind	12–20						
Erwachsener	12	40		3		60	3

rechten Vorhof geleitet. Durch das Foramen ovale fließt der Hauptteil dieses Blutes direkt in den linken Vorhof und gelangt über die Aorta ascendens und A. carotis schließlich zum Gehirn.

Das von rechtem Ventrikel ausgeworfenes Blut wird über den Ductus arteriosus Botalli in die Aorta gepumpt. Der Lungengefäßwiderstand ist hoch, sodass die kindlichen Lungen lediglich 10% des vom rechten Ventrikel ausgeworfenen Blutes erhalten. Sie werden also größtenteils »geshuntet«, während das Gehirn bevorzugt mit Sauerstoff versorgt wird.

Mit den ersten Atemzügen erweitern sich die Lungenstrombahnen, der pulmonale Gefäßwiderstand fällt, das über die Pulmonalarterien angelieferte Blut kann aufgenommen werden und der Ductus arteriosus Botalli verschließt sich: Die ansteigenden pO_2-Werte bewirken über die Hemmung der Prostaglandinsynthese eine Konstriktion des Ductus Botalli, der nach 10–15 Stunden funktionell und nach 4–6 Wochen anatomisch verschlossen ist.

Mit der vermehrten Lungendurchblutung steigt der Druck im linken Vorhof, das Foramen ovale wird dadurch funktionell verschlossen. Der anatomische Verschluss erfolgt in der Regel mit 3 Monaten bis zu einem Jahr.

Der neonatale Kreislauf ist nach dieser Umstellung allerdings noch sehr labil. Eine Wiedereröffnung des Ductus arteriosus Botalli oder des Foramen ovale kann z. B. durch Hypoxie, Azidose oder Hyperkapnie jederzeit auftreten.

Der Herzmuskel ist schwächer als beim Erwachsenen, gleichzeitig ist die Dehnbarkeit geringer. Das Schlagvolumen bleibt relativ konstant, und das Herz bewerkstelligt die Bedarfsanpassung nur durch Änderung der Herzfrequenz. Bradykardie wird schlecht, Tachykardie gut vertragen. Frequenzen bis zu 240 werden ohne Abfall des Herzminutenvolumens toleriert.

Bei Kindern kann fast immer mit einem gesunden Myokard gerechnet werden. Ein Kammerflimmern kommt kaum vor. Eine Ausnahme besteht bei Myokarditis und Hyperkaliämie.

CAVE *Hypoxie*: Sie führt bei Kindern zu einer Bradykardie, die rasch in einer Asystolie enden kann.

Blutdruck

Der Blutdruck ist niedriger als bei Erwachsenen, kann aber auch beim Neugeborenen immer gemessen werden. Er steigt mit zunehmendem Alter an und erreicht im Schulalter Erwachsenenniveau (Tabelle 6.4).

Hypotonie

Die häufigste Ursache einer Hypotonie bei kinderchirurgischen Patienten ist eine *Hypovolämie*.

Eine klinisch relevante Hypotonie zeigt:

- eine eingesunkene Fontanelle,
- eine Tachykardie und
- keine konstante Anzeige der Pulsoxymeterkurve.

Hypertonie

Die häufigsten Ursachen einer Hypertonie bei kinderchirurgischen Patienten sind:

- Schmerzen,
- Wilms-Tumor,
- Neuroblastom,
- Nierenleiden.

Blut und Blutvolumen

Das Blutvolumen, bezogen auf das Körpergewicht, ist bei der Geburt am größten und nimmt mit dem Alter ab.

CAVE Die Gesamtblutmenge ist sehr gering. Bereits kleine Blutverluste von wenigen Millilitern führen rasch zu Volumenmangel und Anämie (Tabelle 6.5).

Das Neugeborene hat einen erhöhten Hämoglobingehalt im Blut. Intrauterin wird ein hoher Hämoglobinwert benötigt, um das Sauerstoffangebot an die Peripherie zu gewährleisten. Durch Abbau des fetalen Hämoglobins und verzögerter Neubildung nach der Geburt kommt es zur *Trimenonanämie* im Alter von 3 Monaten. Erst etwa nach dem 3. Monat steigt der Hämoglobingehalt wieder an.

Die Entscheidung zur *Bluttransfusion* wird individuell gefällt. Zu beachten sind:

- Ausgangshämoglobin und Hämatokrit,
- präoperativer Zustand des Kindes, Alter des Kindes, Grunderkrankung,
- »Sollblutvolumen«,
- tolerierbarer minimaler Hämoglobinwert, der von Alter und Gesundheitszustand abhängt,

Tabelle 6.4. Überblick über die Normwerte für Blutdruck und Herzfrequenz

	RR [Normalwerte]	Mittlerer arterieller Druck (MAD)	Herzfrequenz [Mittelwerte]
Frühgeborenes	50/30	= 1 mmHg/SSW	
Neugeborenes	60/35	40–60	130
Säugling	80/55	40–60	120
Kleinkind	90/65		110
Schulkind	110/60		90
Erwachsener	120/70		80

Tabelle 6.5. Blutvolumen

	Blutvolumen [ml/kg]	Hb [g/dl]
Frühgeborene	95 (90–100)	12 (1. Lebenswoche)
Neugeborene	85 (80–90)	16–20 (1. bis 7. Tag) 11–16 (2. bis 4. Woche) 10–12 (2. bis 3. Monat)
Säuglinge	80	10–12
Kleinkinder >3 Jahre	75	11–13
Erwachsene	70	12–14

- kardiovaskuläre Parameter, wie Herzfrequenz, Blutdruck und zentraler Venendruck,
- Blutverlust: Dieser ist abzuschätzen durch das Wiegen von Tupfern und Tüchern und den Inhalt des Saugerauffangbehälters,
- Art des Eingriffs, Folgeeingriffe und postoperative Überwachungsmöglichkeit.

! *Bluttransfusionen* sind bei einem Blutvolumenverlust von >20% angezeigt, da keine ausreichende Gewebeoxygenierung mehr gewährleistet ist.

Der maximal tolerierbare Blutverlust wird wie folgt erreichnet: ml = geschätztes Sollblutvolumen × (Hämatokrit - 25)/Hämatokrit.

Bei einer *Erythrozytentransfusion*, sollte ausreichend transfundiert werden, solange das Blut aus der Konserve eines einzelnen Spenders stammt.

- Die Menge, die transfundiert wird, muss berechnet werden: 10–20 ml/kg KG in 2–4 Stunden.
- Der Blutersatz muss Zytomegalievirus-frei sein bei: Neugeborenen, Säuglingen bis zum 3. Lebensmonat, onkologischen und immunsupprimierten Patienten und Patienten vor einer Transplantation.
- Wir verwenden bis zu einem Jahr nur bestrahlte Erythrozytenkonzentrate und beim Neugeborenen möglichst frisches Blut.

CAVE

Unter rascher Infusion alter Erythrozyten kann es, vor allem bei Neugeborenen und kleinen Säuglingen zu einer Hyperkaliämie kommen.

- Bei der Wahl der Blutgruppe ist zu beachten, dass Neugeborene fast alle ihre Antikörper von der Mutter haben. In den ersten 4 Lebenswochen ist Mutterblut zur Kreuzprobe mitzuschicken.

! Im 1. Lebensmonat sollte das zu transfundierende Blut mit den Blutgruppenantikörpern der Mutter kompatibel sein.

Eigenblutspende:
- wird bei uns erst ab 20 kg Körpergewicht durchgeführt,
- der Hämoglobinwert muss mindestens 11 g/dl betragen,
- wichtig ist die rechtzeitige Abnahme und damit gute Planung des Operationstermins,
- Voraussetzung sind ein kooperatives Kind und kooperative Eltern,
- gute Venenverhältnisse müssen vorliegen,
- die Eltern sind über die Kosten aufzuklären.

Thrombozytenkonzentrate: Reife Neugeborene, Säuglinge und Kleinkinder zeigen bezüglich Thrombozytenzahl keine Unterschiede zu Erwachsenen.

CAVE

Indikation zur Gabe von Thrombozytenkonzentraten
- <100.000/µl: bei Frühgeborenen
  Es besteht eine erhöhte Inzidenz von Hirnblutungen.
- <80.000/µl: bei Operationen am Auge und Zentralnervensystem
- <50.000/µl
  Erhöhtes Risiko für das Auftreten perioperativer Blutungen: sollte daher intraoperativ im Allgemeinen korrigiert werden.
- <20.000/µl: prophylaktisch bei Sepsis, Fieber, Infekten, Leukämie und Chemotherapie
- <10.000/µl: bei chronischer Thrombozytopenie

5–10 ml/kg KG Thrombozytenkonzentrat führt zu einem Anstieg um etwa 50.000–70.000/µl. Es sollte dabei nicht zusammen mit Erythrozytenkonzentraten oder Medikamenten verabreicht werden

Kalziumglukonat wird auch bei Massivtransfusionen nicht mehr routinemäßig verabreicht. Bei hohen Transfusionsgeschwindigkeiten von Zitratblut kann es aber, vor allem beim Säugling, zum Absinken des ionisierten Kalziums kommen. Außerdem metabolisiert die Leber das Zitrat in diesem Alter ungenügend.

Falls eine Hypotonie trotz adäquater Volumensubstitution persistiert oder das ionisierte Kalzium gering ist, kann man 0,1–0,2 ml/kg der 10%igen Kalziumglukonatlösung verabreichen.

Der *Ersatz kleiner Blutverluste* erfolgt wie beim Erwachsenen ohne Erythrozytengabe mit *Kristalloiden* (als Notfalltherapie bei Kindern mit Schock werden initial 20 ml/kg verabreicht) und *Kolloiden* (empfiehlt sich bei akuten großen Volumenverlusten, da mit diesen schneller und nachhaltiger ersetzt werden kann).

Wasser und Elektrolythaushalt

Vom Neugeborenen bis zum Erwachsenen sinkt der prozentuale Gehalt des Körpers an Wasser von 90% beim Frühgeborenen bis zu 55% beim Erwachsenen. Auch das extrazelluläre Volumen ändert sich entsprechend. Es wird proportional zum Körpergewicht immer kleiner und sinkt von bis zu 60% beim Frühgeborenen auf 20% beim Erwachsenen.

Durch das große extrazelluläre Volumen haben Säuglinge ein größeres Verteilungsvolumen, sodass bei einem wasserlöslichen Medikament eine *größere Initialdosis* pro Kilogramm Körpergewicht zum Erreichen eines bestimmten Plasmaspiegels benötigt wird.

Gleichzeitig muss aber bedacht werden, dass Dosierungsintervalle wegen der *verzögerten Elimination* durch die Nieren gegenüber dem Erwachsenen zu verlängern sind.

Säuglinge und Kleinkinder haben gegenüber Erwachsenen größere Flüssigkeitsverluste und eine größere metabolische Aktivität. Hieraus ergeben sich ein *höherer Flüssigkeitsumsatz und ein höherer Flüssigkeitsbedarf*:

- Größere insensible Wasserverluste erfolgen durch eine größere alveoläre Ventilation, eine größere Körperoberfläche im Verhältnis zum Gewicht und eine speziell beim Frühgeborenen dünne, gut durchblutete Haut.
- Die Konzentrationsfähigkeit ist durch die tubuläre Unreife begrenzt. Das Urinvolumen pro Kilogramm Körpergewicht ist gegenüber Erwachsenen erhöht.
- Eine gegenüber Erwachsenen erhöhte Stoffwechselrate liegt vor, wobei der Flüssigkeitsbedarf proportional zum Energiebedarf ist.

Es besteht eine *Exsikkosegefahr* bei:

- zu langer präoperativer Nüchternheit,
- Appetitmangel durch eine Erkrankung, Fieber, Erbrechen oder Durchfall.

Erkennbar ist ein Flüssigkeitsmangel an:

- vermindertem Hautturgor,
- trockenen Schleimhäuten,
- niedrigem Blutdruck,
- Tachykardie,
- eingesunkener Fontanelle,
- Durstfieber,
- blassgraue bis marmorierte Hautfarbe.

Für die Berechnung des *parenteralen Flüssigkeitsbedarfs* verwenden wir bei gesunden Kindern die »4-2-1-Regel« (Tabelle 6.6).

! Fieber: Man muss beachten, dass der Flüssigkeitsbedarf pro Grad Celsius etwa um 10% ansteigt. Bei Erbrechen und Diarrhö muss man die Verluste berücksichtigen.

Die 4-2-1-Regel gilt nicht für:
- Neugeborene in den ersten 2–3 Lebenstagen (Erhaltungsbedarf 2–3 ml/kg/h),
- untergewichtige Neugeborene in den ersten Lebenswochen (Erhaltungsbedarf 5–7 ml/kg/h),
- Frühgeborene (bei sehr kleinen Frühgeborenen Erhaltungsbedarf bis >8 ml/kg/h).

Tabelle 6.6. Parenterale Flüssigkeitsberechnung: 4-2-1-Regel

Gewicht		Gabe pro Stunde
Für jedes kg Körpergewicht	<10 kg	4 ml/kg KG/h z. B. 10 kg KG: 4-mal 10 = 40 ml/h
	10–20 kg	2 ml/kg KG/h z. B. 18 kg KG: 4-mal 10 = 40 ml/h für 10 kg plus 2-mal 8 = 16 ml für die weiteren 8 kg KG: 56 ml/h
	>20 kg	1 ml/kg KG/h z. B. bei 30 kg: 40 ml plus 30 ml plus 10 ml = 70 ml/h

Therapie einer schweren Dehydratation: Zuerst immer eine isotone Lösung 20–40 ml/kg zur Behebung des Schockzustandes infundieren. Für die weitere Berechnung sind der tägliche Erhaltungsbedarf und das geschätzte Defizit von Bedeutung.

Für die Infusionstherapie werden bei Kindern <5 kg Perfusorspritzen und bei Kindern zwischen 5–15 kg Infusionspumpen eingesetzt.

CAVE Bei Säuglingen und Kleinkindern treten Hypoglykämien auf, wenn sie zu lange nüchtern gelassen werden und glukosefreie Lösungen erhalten.

Eine *Hypoglykämie* liegt bei folgenden Werten vor:
- Neugeborene <45 mg/dl,
- Frühgeborene <40 mg/dl,
- Therapie: 1 g/kg KG Glukose i. v. in einer Stunde = 10 ml/kg Glukose 10%.

Eine *Hyperglykämie* besteht bei: Blutzucker >200 mg/dl, Glukosurie.

Parenterale Ernährung

Eine parenterale Ernährung wird begonnen, wenn die Krankheit den Beginn einer enteralen Ernährung in den nächsten 3 Tagen nicht zulässt.

Der Energiebedarf in Kilokalorien ist ungefähr gleich groß wie der Wasserbedarf in Milliliter. Auch bei Kindern verabreichen wir Glukose, Eiweiß, Fett, Spurenelemente, Elektrolyte und Vitamine.

- Als Kohlehydrat wird nur Glukose in steigender Dosis, die abhängig von Alter und Blutzuckerspiegel ist, verwendet (Blutzucker <150 mg/dl).
- Die Proteinzufuhr erfolgt in Form von pädiatrischen L-Aminosäurelösungen, wobei zur Metabolisierung von 1 g Protein mindestens 35 Non-Protein-Kalorien benötigt werden.
- Fett ist ein essenzieller Kalorienträger. Bis zum Erreichen eines »steady state« sollten regelmäßig Triglyzeridkontrollen (<200 mg/dl) durchgeführt werden.

Zu empfehlen ist:
- ein stufenweiser Nahrungsaufbau innerhalb von 5 Tagen,
- die einzelnen Energieträger gleichmäßig über 24 Stunden zu infundieren: für jedes kg:
  - 10 kg 100 kcal/kg/24 h,
  - 10–20 kg 50 kcal/kg/24 h,
  - >20 kg 20 kcal/kg/24 h.

Wärme und Energiehaushalt

Neugeborene und Säuglinge haben eine größere Körperoberfläche bei geringerem Gewicht und geben daher leichter Wärme an die kältere Umgebung ab. Das Verhältnis Körperoberfläche zu Körpergewicht ist 2- bis 3-mal größer als beim Erwachsenen. Das wird durch ein hohes Atemminutenvolumen mit Wärmeabgabe über die Lungen zusätzlich begünstigt. Kinder weisen auch eine geringere Hautdicke mit wenig subkutanem Fett auf.

! Wie wichtig die Umgebungstemperatur und die Verhinderung von Wärmeverlust bei Kindern ist, erkennt man daran, dass ein Neugeborenes, das bei 23°C Zimmertemperatur entkleidet wird, in der gleichen Situation ist, wie ein Erwachsener, der sich bei 1°C ausziehen muss!

Wärme kann nur durch eine Stoffwechselsteigerung entstehen, bei der energiereiche Substanzen mit Sauerstoff unter *Wärmeproduktion* verbrannt werden. Dies kann auf 3 verschiedenen Wegen geschehen:

1. *Braunes Fettgewebe.*
   Das »braune« Fett ist ein spezifischer Energiespeicher für Neugeborene. Es handelt sich dabei um ein mitochondrienreiches Fettgewebe im Bereich von Skapula, Mediastinum, Nieren und Nebennieren. Bei der Wärmeproduktion durch Verbrennung dieses Fettgewebes kann durch einen hohen Sauerstoffverbrauch eine Hypoxie und Azidose entstehen.
2. *Glykogenabbau.*
   Das Glykogen stellt die schnell mobilisierbare Kohlenhydratreserve dar. Sie ist bei Kälteexposition sehr schnell verbraucht.
   Erst ab der 36. bis 37. Gestationswoche ist mit einem ausreichenden Glykogenvorrat zu rechnen, sodass bei Früh- und Mangelgeborenen dieser Weg der Wärmeproduktion nur begrenzt zur Verfügung steht.
3. *Muskelzittern.*
   Dieser beim Erwachsenen ausgeprägte Mechanismus der Wärmeproduktion spielt bei kleinen Kindern nur eine untergeordnete Rolle. Postoperatives Muskelzittern, »shivering«, tritt erst ab 2–6 Jahren auf.

CAVE

Auswirkungen der Hypothermie
- Die O_2-Bindung ans Hämoglobin ist stärker. Die O_2-Bindungskurve ist nach links verschoben, was die O_2-Abgabe ans Gewebe erschwert
- Der Sauerstoffbedarf steigt
- Die Blutviskosität steigt an, die Thrombozytenfunktion verschlechtert sich. CAVE: Gerinnungsstörung.
- Die Atemfrequenz sinkt. Bei etwa 24°C kann ein Atemstopp eintreten
- Durch Atemantriebsstörung besteht eine Neigung zu Apnoephasen
- Eine Hypoxie und Azidose können auftreten
- Die Myokardkontraktilität, das Herzminutenvolumen und die Herzfrequenz nehmen ab. Bei zunehmender Abkühlung kommt es zu einer atropinresistenten Bradykardie. Unter 30°C sind Rhythmusstörungen häufig und <28°C kann jederzeit spontan ein Kammerflimmern auftreten
- Die Metabolisierung nimmt um 6–7% pro Grad ab. Durch die Glukoseverwertungsstörung kann es zu Blutzuckerentgleisungen kommen
- Die Nierenfunktion nimmt ab
- Verlängerung der Muskelrelaxanzienwirkdauer wegen der verminderten Elimination
- Durch Auskühlung wird das Glykogen sehr schnell abgebaut, sodass bei inadäquater Kohlenhydratzufuhr rasch eine Hypoglykämie entstehen kann

Wärmeerhaltende Maßnahmen
- Unnötiges Ausziehen vermeiden
- Frühgeborene und Neugeborene bleiben so lange in ihrem Inkubator, bis alle Vorbereitungen abgeschlossen sind
- Bei Frühgeborenen und Neugeborenen sollen die Extremitäten und der Kopf mit Watte zugedeckt werden
- Verwendung angewärmter Desinfektionslösungen
- Sofort nach der Hautdesinfektion ist steril abzudecken, dabei ist die Größe des Operationsfeldes auf das Notwendige zu beschränken
- Aufheizen des Operationssaals auf 24–28°C
- Die Türen sollen zur Vermeidung von Zugluft geschlossen werden
- Konvektive Wärmesysteme z. B. Bair-Hugger, Warm-Touch
- Wärmematte (Abb. 6.1 a)
- Wärmelampen für die Zeit der Narkoseeinleitung und -ausleitung. Dabei muss man achten, dass keine Verbrennungen gesetzt werden
- Warme Infusionen, Einsatz von Hot-line (Abb. 6.1 b)
- Erwärmung und Befeuchtung von Atemgasen

Renale Entwicklung

Intrauterin wird die Funktion der Niere von der Plazenta wie von einer künstlichen Niere übernommen. Bei der Geburt ist die Nierenfunktion noch nicht voll entwickelt:

- Die reduzierte glomeruläre Filtrationsrate ist eine Erklärung für die erhöhten Kreatininwerte in der Neugeborenenperiode. Die geringere Clearance limitiert die Möglichkeit, eine Volumenbelastung zu korrigieren oder hohe Elektrolyt- oder Medikamentenkonzentrationen, die von der renalen Clearance abhängen, zu eliminieren.
- Es besteht eine reduzierte Konzentrationsfähigkeit durch tubuläre Unreife.
- Die tubuläre Natriumrückresorption ist vermindert. Bei dehydrierten Säuglingen kann es leicht zu Hypoosmolarität und damit zu Lethargie, Krämpfen und Koma kommen.
- Die Poren der Basalmembran sind kleiner, sodass Substanzen mit einem Molekulargewicht >15.000

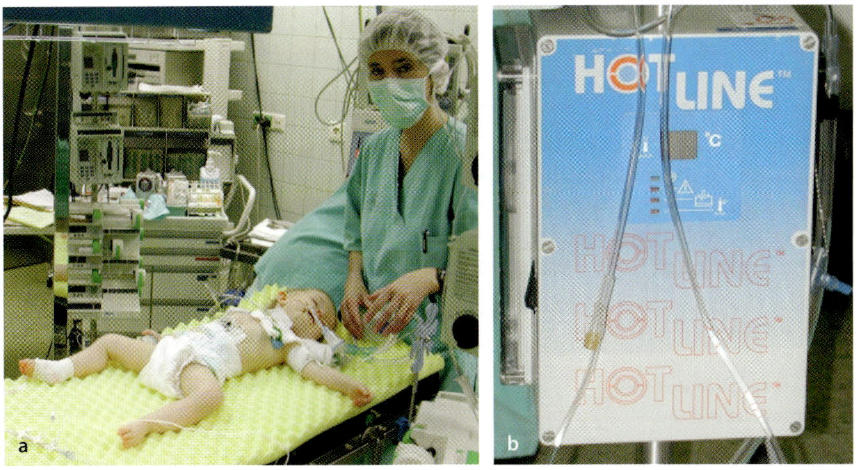

Abb. 6.1. **a** Lagerung des Kindes auf dem Operationstisch mit Wärmematte. Die Narkoseeinleitung und Narkoseausleitung erfolgt bei Kindern im 1. Lebensjahr unter Verwendung einer Wärmelampe. **b** Die Hot-line verwenden wir zum Anwärmen von Infusionslösungen und Blutpräparaten

kaum mehr filtriert werden und lange im Körper bleiben.
- Eine zu hohe Glukosezufuhr muss vermieden werden. Sie kann zur Glukosurie und über eine osmotische Diurese zu einer schweren Dehydratation führen.

Erwachsenenwerte werden mit 6–12 Monaten erreicht. Die Urinproduktion beträgt etwa 1 ml/kg KG.

Leber

Die Stoffwechselleistungen der Leber sind zum Zeitpunkt der Geburt noch nicht voll ausgereift. Durch die Unreife hepatischer mikrosomaler Enzymsysteme kommt es zu einer verminderten Metabolisierung von Substanzen, deren Abbau durch die metabolische Kapazität der hepatischen Enzyme bestimmt wird, wie z. B. Diazepam, Morphin oder einigen Lokalanästhetika. Die Folge ist eine längere Wirksamkeit dieser Medikamente.

Bei Neugeborenen und Säuglingen findet man einen erniedrigten Plasmaproteingehalt. Betroffen sind alle für die Bindung von Pharmaka wichtigen Eiweiße wie Albumin, Globulin oder das saure α_1-Glykoprotein. Das führt zu einer verminderten Proteinbindung verschiedener Substanzen mit konsekutiver Erhöhung des freien, d. h. pharmakologisch aktiven Anteils des Medikaments im Serum. Je höher die Proteinbindung einer Substanz, desto ausgeprägter und damit klinisch relevanter sind diese Veränderungen.

Nervensystem

Besonderheiten bei Neugeborenen:

- unreife Blut-Hirn-Schranke,
- noch unreifes Atemzentrum,
- die Opiatrezeptoren sind hinsichtlich Zahl, Verteilung und Funktion noch unreif.

Geistige Entwicklung

Parallel zum körperlichen Wachstum entwickeln sich bei den Kindern Gefühle, soziale Verhaltensmuster und die Kommunikationsfähigkeit.

In der Regel werden Gefühle wie Unlust und Ärger bis zum 3. Lebensmonat, Abscheu und Furcht zwischen 4. und 6., Fröhlichkeit und Liebe zwischen 10. und 12. und Freude ab dem 20. Lebensmonat erlernt.

Lächeln wird mit 6 Wochen erworben, Kopfheben in Bauchlage mit 2 Monaten, Verfolgen mit den Augen gelingt mit 3 Monaten, Greifversuche werden mit 4 Monaten probiert.

Neugeborene lernen in den ersten Lebenswochen ihre Eltern zu erkennen, mit etwa 5 Monaten beginnen sie zu » fremdeln« und lassen sich auch von einer »Ersatzmutter« nur selten beruhigen. Sitzen erlernt das Kind dann mit 6 Monaten, Stehen mit 9 Monaten und Gehen mit 12 Monaten.

Die anale Phase zwischen 1. und 3. Lebensjahr ist gekennzeichnet durch das Trockenwerden, Erlernen und Befolgen erster Regeln, Ge- und Verboten. Das Kleinkind braucht eine Zufluchtsstätte, etwa die Mutter, von der aus es sich jeden Tag weiter entfernt, aber schnell zurückkehrt, wenn die Angst größer als die Neugier wird.

Kinder zwischen 6 Monaten und 4 Jahren haben die größten emotionalen Probleme.

Die Kinder <4 Jahren können den Bezug zwischen ihrer Krankheit und erforderlichen Untersuchungen und Therapien, Medikamenteneinnahmen und Arztbesuchen nicht selbst herstellen. Der Vertrauensperson sollte deshalb die Möglichkeit gegeben werden, dem Kind entsprechend zur Seite zu stehen. Die Trennung von der Mutter könnte als Bestrafung auffasst werden. Auch das Belassen von persönlichen Dingen ist wichtig.

Ab dem 4. Lebensjahr werden die Ängste konkreter, das Kind kann sich auch äußern: Furcht vor dem Alleinsein, Schmerz, Verstümmelung.

Durch geduldige, vor allem wahrheitsgemäße Beantwortung aller Fragen lässt sich das Kind meist beruhigen. Die Fragen des Kindes zeigen, dass es Vertrauen gefasst hat, aber noch nicht alles verstehen konnte und deshalb noch Zusatzinformation benötigt.

6.1.2 Vorbereitung des Narkosearbeitsplatzes

Für die Anästhesie von Kindern sind ein dem Kind angepasstes Vorgehen, spezielle Materialien und ein dem Alter entsprechendes Monitoring erforderlich.

Vor Narkosebeginn wird der Arbeitsplatz routinemäßig auf Vollständigkeit, Unversehrtheit und Einsatzbereitschaft aller Geräte und Verbrauchsmaterialien überprüft und dem zu anästhesierenden Kind angepasst (Abb. 6.2 a,b).

Intubationszubehör

Zu achten ist auf:

- Funktionskontrolle der Sekretabsaugung,
- ausreichende Anzahl der Absaugkatheter in den verschiedenen Größen,
- Griffbereitschaft eines Kinderbeatmungsbeutels für den Fall eines plötzlichen Ausfalls des Beatmungsgerätes; Ambu-Beutel:
  - 500 ml für Neugeborenen, Säuglinge und Kleinkinder.
  - 1500 ml für Kinder ab 15 kg,
- Sauerstoff,
- passende Masken. Für die Maskenbeatmung werden Rendell-Baker-Masken verwendet (Abb. 6.3). Diese der kindlichen Gesichtsform nachempfundenen Masken haben einen geringen Totraum (Tabelle 6.7). Für Frühgeborenen und Neugeborene gibt es auch eigene Masken mit weichen Rand (Abb. 6.4):
  - <2 kg KG 00,
  - 2–5 kg KG 0–1.
- *Guedel-Tubus*: Die Zunge ist im Kindesalter relativ groß und kann eine Maskenbeatmung erschweren. Der Guedel-Tubus verhindert das Zurücksinken des Zungengrundes und hält dadurch die Atemwege frei. Ein zu großer Guedeltubus kann die Epiglottis gegen die Trachea verschließen, ein zu kleiner kann ein Zurücksinken des Zungengrundes nicht verhindern (Abb. 6.5 a, Tabelle 6.8).
- *Laryngoskop mit Spatel*: Die Laryngoskopie hat sorgfältig mit Gefühl zu erfolgen um schwerwiegende Komplikationen zu vermeiden. Die Auswahl des Intubationsspatels ist vom Alter des Kindes abhängig: Kinder ohne Zähne sind mit einem geraden Spatel zu laryngoskopieren (Abb. 6.5 b; vgl. Tabelle 6.8). Gerader Miller-Spatel:
  - Größe 0 für Säuglinge,
  - Größe 1 für Säuglinge bis etwa 7 kg.
- *Endotrachealtubus*. Es gibt 2 Größenangaben:
  - Innendurchmesser (ID) in Millimetern = 4 + Lebensalter in Jahren/4,
  - Außendurchmesser: Charrièremaß (Charr) = 18 + Lebensalter in Jahren (zusätzlich wird der nächst größere bzw. kleinere Tubus bereitgelegt).

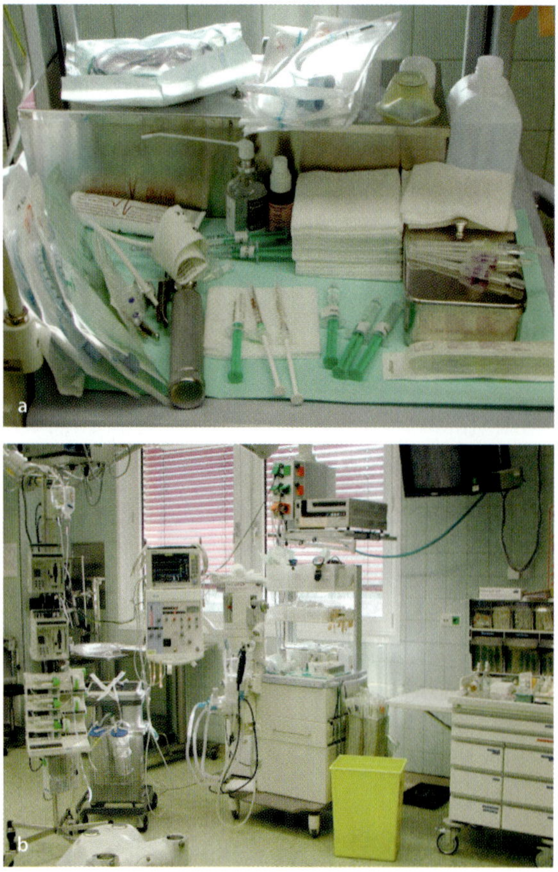

Abb. 6.2. a Bereitstellung des für die Narkose notwendigen Materials. b Narkosearbeitsplatz

Tabelle 6.7. Masken für Kinder, Totraum

	Maskengröße	Totraum [ml]
Neugeborene	0	2
Säuglinge	1	4
1–3 Jahre	2	8
4–8 Jahre	3	15

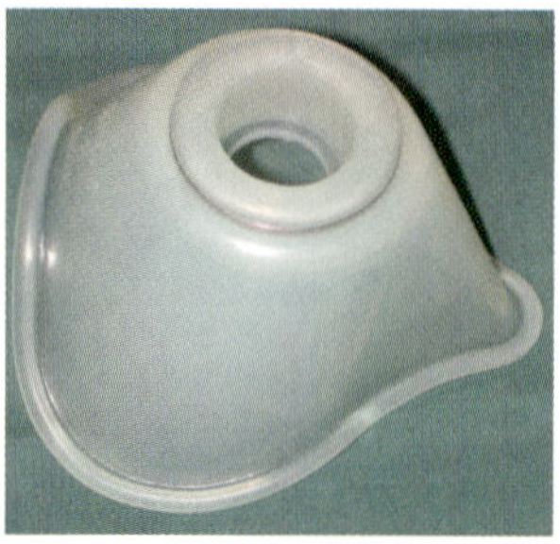

Abb. 6.3. Randell-Baker-Maske

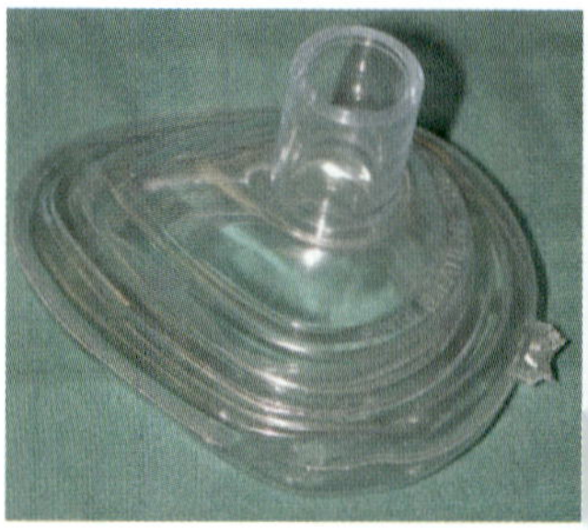

Abb. 6.4. Neonatmaske mit weichem Rand

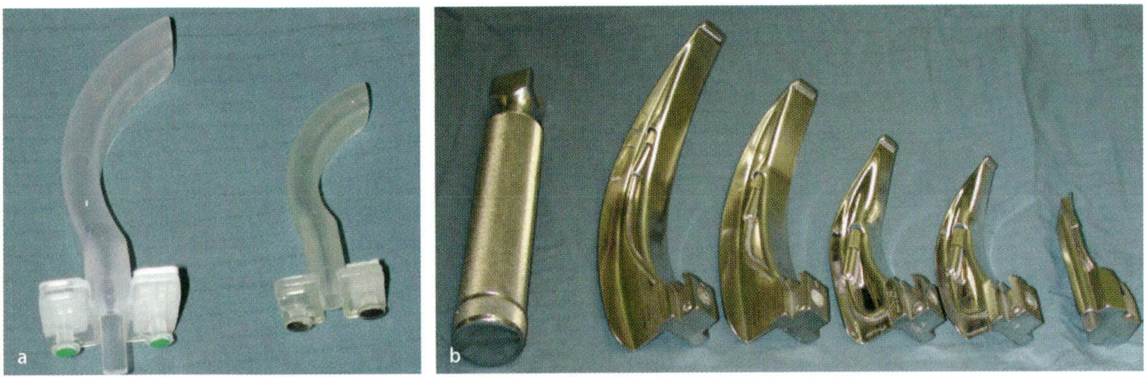

Abb. 6.5. a Guedel-Tuben. **b** Laryngoskop mit gebogenen Spateln (4 = für Erwachsene, 3, 2 und 1) und einem Geraden Spatel

Ein Vergleich der Tubusgröße mit dem kleinen Finger des Patienten oder seinem Nasenloch hat sich sehr bewährt. Zusätzlich wird je eine Nummer größer und kleiner bereitgelegt (Tabelle 6.9). Die Auswahl sollte so erfolgen, dass der Tubus gerade abdichtet.

Das Krikoid ist bis zum 6. Lebensjahr die engste Stelle des Larynx. Wegen der Gefahr der Minderdurchblutung der Trachealschleimhaut mit der Folge von Granulombildung und Trachealwandulzera bei Cuff mit erhöhtem Druck, sollten bis zu diesem Alter von 7 Jahren Cuff-lose Tuben verwendet werden. Der subglottische Wulst dichtet bei richtiger Tubusgröße ausreichend ab. Tuben, die noch eine kleine Leckage bei einem Beatmungsdruck von 15 cmH_2O erkennen lassen, werden kaum eine Trachealläsion herbeiführen.

Für die richtige orale Intubationstiefe gibt es eine Formel:

Tabelle 6.8. Tubus- und Spatelgrößen für Kinder

Alter	Guedel-Tubus	Spatel
Neugeborene	00	0 gerade
Bis 1 Jahr	1	1
2–4 Jahre	2	2
4–6 Jahre	2–3	2–3
Ab 6 Jahre	3	3

Tabelle 6.9. Tubusgröße für >1 Jahr

Alter in Jahren	Innendurchmesser [mm]	Tiefe [cm, oral]
1–2	4,5	12–13
2–4	5	13–14
4–5	5,5	14–15
5–6	6	15–16
6–7	5 mit Cuff	15–16
8	5–6 mit Cuff	16–18
9–11	6 mit Cuff	16–18
12–14	7 mit Cuff	18

Tubustiefe in Zentimetern bei oraler Intubation:
12 plus Alter/2,

die schwarze Markierung sollte gerade im Larynx verschwinden (Abb. 6.6).

- Bei kleineren Eingriffen wird eine *Kehlkopfmaske*, die den Larynx von außen umschließt, verwendet. Sie bietet aber keinen Aspirationsschutz (Abb. 6.7). Der Vorteil der Larynxmaske, im Vergleich zum endotrachealen Tubus, liegt in der guten Toleranz, dem geringen Atemwegswiderstand und in der geringen

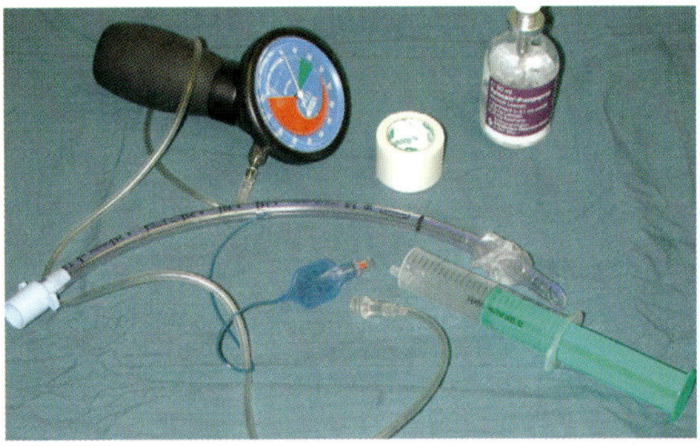

Abb. 6.6. Tubus mit einer aufblasbaren Manschette (=Cuff), Cuffdruckmesser, Klebeband zur Tubusfixierung und Spritze zum Aufblasen des Cuffs

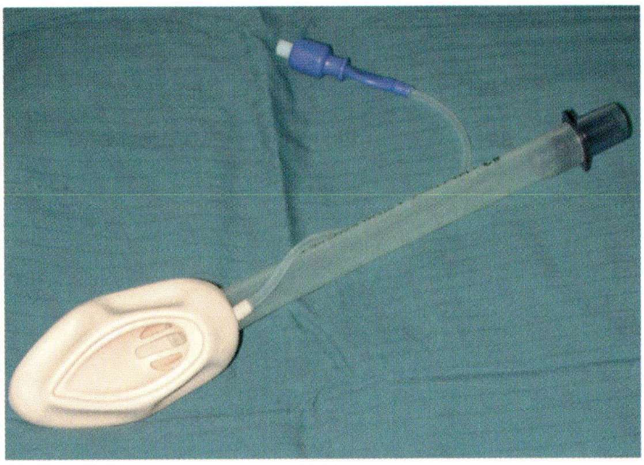

Abb. 6.7. Larynxmaske oder Kehlkopfmaske

Inzidenz von Atemwegkomplikationen in der Ausleitungsphase. Die Größe richtet sich nach dem Körpergewicht (Tabelle 6.10).

- *Beatmungsfilter*: Sie sind dem Alter des Kindes anzupassen.

! Bei Kindern <5 kg KG verwendet man nur feuchte Nasen *ohne* Bakterienfilter, um den Totraum und den Widerstand klein zu halten.

- Kindergerechte Magill-Zangen, Stethoskop und Pflaster vervollständigen das Zubehör für die Beatmung und Intubation.

Monitoring

- *Stethoskop*: Es dient der Kontrolle der Herztöne und Auskultation der Atemgeräusche, um eine seitengleiche Ventilation zu überprüfen. Es sollten dabei der laterale Thorax und, als Gegenprobe, das Epigastrium abgehört werden.
- *Pulsoxymetrie*: zur kontinuierlichen Messung der arteriellen Sauerstoffsättigung und Pulsfrequenz.

! Keine Kindernarkose ohne Pulsoxymetrie!
- SaO_2-Werte: 98–99%,
- bei Früh- und Neugeborenen 90–95% (paO_2 50–80 mmHg).

- *EKG-Monitoring* (Abb. 6.8): zeigt die Herzfrequenz an, und gleichzeitig können Rhythmusstörungen erkannt werden.
- *Blutdruckmessung*: Auf eine optimale Manschettenbreite ist zu achten. Die Breite sollte 2 Drittel des Oberarms betragen.

Tabelle 6.10. Größen von Larynxmasken für Kinder

Größe	kg KG	Cuff-Volumen
1	Neugeborene bis 5	2–4
1,5	5–10	8
2	10–20	10
2,5	15–30	15
3	>30	25
4	Erwachsene	35

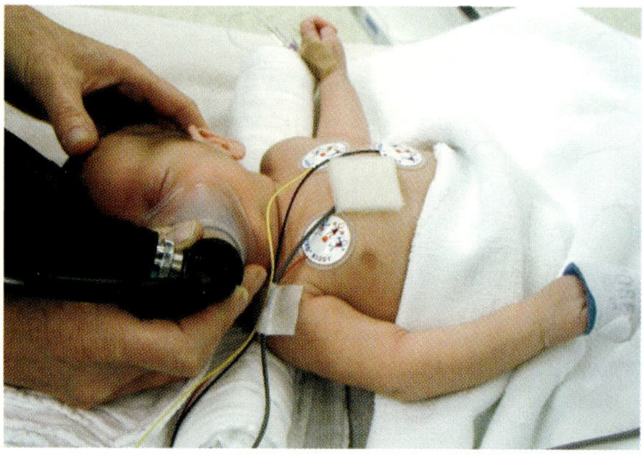

Abb. 6.8. Keine Anästhesieeinleitung ohne Pulsoxymetrie und ohne EKG-Monitoring

Zu breite Manschetten ergeben zu niedrige Werte, zu schmale zu hohe. CAVE

- *Kapnometrie* = endexspiratorische CO_2-Messung. Keine Intubationsnarkose ohne Kapnometrie! CAVE
  - Zur Überprüfung der korrekten Tubuslage,
  - Früherkennung einer Diskonnektion,
  - Kontrolle des Atemminutenvolumens; angestrebt wird eine Normoventilation mit $paCO_2$ von 36–40 mmHg,
  - Kontrolle der Lungenperfusion,
  - Überprüfung des Relaxationsgrades.

  Fehlmessungen durch Tubusleck! CAVE
- *Blasenkatheter*: zur kontinuierlichen Überwachung der Diurese bei einer Operationsdauer von >3 Stunden.

! Wegen der Gefahr eines Harnwegsinfektes und der Möglichkeit des Auftretens von Strikturen der Harnröhre sollte der Katheter so schnell wie möglich postoperativ wieder entfernt werden.

- *Magenschlauch*.
- Für den Notfall: *Defibrillator*,
- *Wärmeerhalt*: zum Schutz vor Wärmeverlust.
- *Temperaturmessung*: Die Körpertemperatur sollte kontinuierlich überwacht werden. Ziel ist die Aufrechterhaltung der Normothermie von 36,5–37,5°C während der Narkose. Die Abnahme kann erfolgen:
  - dermal (ungenau),
  - rektal,
  - ösophageal,
  - über die Blase ab Charr 8, etwa 10 kg KG, möglich.
- *Labor*: Bei großen Eingriffen sollten stündlich der Blutzucker und die Blutgase bestimmt werden; bei Bedarf Hämoglobin, Elektrolyte und Gerinnung.
- *Invasives Monitoring*:
  - arterielle Blutdruckmessung bei Operationen mit hohem Volumenumsatz und vorhersehbaren häufigen Blutabnahen,
  - zentraler Venenkatheter.

Venöser Zugang

Keine Anästhesie ohne venösen Zugang! CAVE

Für die Venenpunktion werden geeignete Plastikverweilkanülen verwendet (Abb. 6.9; Tabelle 6.11).

Infusionen und Medikamente

Zum Ausgleich des intraoperativen Flüssigkeitsverlustes verwenden wir halbisotone Lösungen (Natrium nicht <70 mval) und leicht glukosehaltige Salzlösungen.

Eine zu hohe Glukosezufuhr führt zu einer Hyperglykämie und damit zu einer osmotischen Diurese. CAVE

Die Flüssigkeitsmenge richtet sich nach dem jeweiligen Eingriff, wobei bei peripheren Eingriffen der geringste und bei Baucheingriffen der größte Flüssigkeitsbedarf besteht.

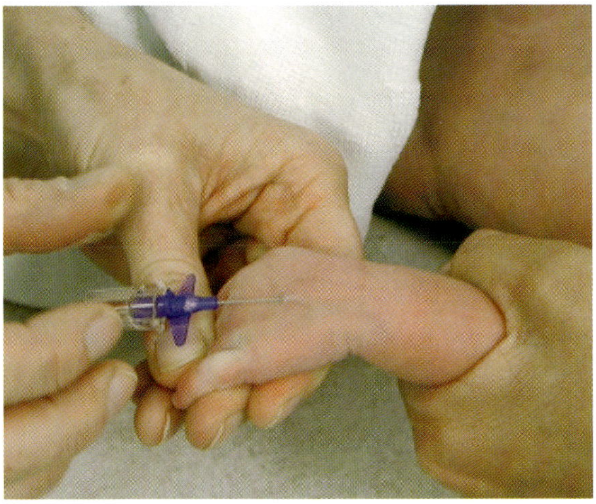

Abb. 6.9. Bei jeder Anästhesie wird ein venöser Zugang angelegt

Tabelle 6.11. Venenkanülen für Kinder

	Venenkanülen
Früh-/Neugeborene	26 G Vasculon
Säuglinge	24 G Vasculon
Kleinkinder	0,8 mm Venflon
Schulkinder	1,0 mm Venflon

Wir gehen wie folgt vor:
- in der ersten Stunde: 10 ml/kg KG,
- in jeder weiteren Stunde: 4 ml/kg KG/h
  - + 2 ml/kg/h bei wenig Gewebetrauma,
  - + 4 ml/kg/h bei mittlerem Trauma,
  - + 6 ml/kg/h + Blutersatz bei großem Trauma.

6.1.3 Praxis der Kinderanästhesie

Kinderchirurg und Kinderanästhesist arbeiten zusammen. Bei größeren Eingriffen wird das Vorgehen gemeinsam geplant. Die Operationsindikation und Dringlichkeit des Eingriffs stellt der Chirurg. Der Anästhesist bestimmt unter Berücksichtigung des Anästhesierisikos das Anästhesieverfahren (Abb. 6.10).

Das Anästhesierisiko ist auch in der Kinderanästhesie gering, mit einem anästhesiebedingten Todesfall bei über 40.000 Kinderanästhesien. Ein erhöhtes Narkoserisiko findet man bei Kindern <1 Jahr, bei Kindern mit Vorerkrankungen, bei Notfalleingriffen sowie bei Eingriffen an nicht nüchternen Patienten.

Kinder mit Infekt – Kontraindikation zur Operation?

Notwendig ist ein sorgfältiges Abwägen der durch das Absetzen der Operation für Eltern und Kind entstehenden Probleme gegenüber dem erhöhten Anästhesierisiko.

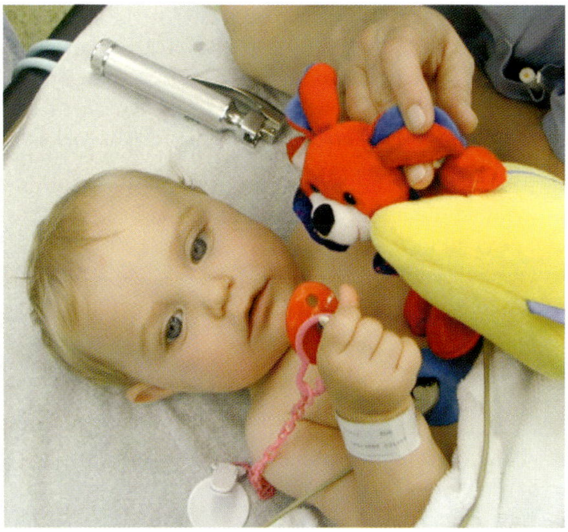

Abb. 6.10. Auch im Operationssaal achten wir auf eine ruhige, kindergerechte Atmosphäre

Unter einem »*banalen*« *Infekt* versteht man einen viral bedingten Infekt der oberen Luftwege. Erwiesen ist aber, dass auch ohne klinische Symptome die unteren Luftwege mitbeteiligt sind.

Nach Tait u. Knight (1987 a,b) gehören zu dem Begriff »banaler Infekt« mindestens 2 der folgenden klinischen Symptome:

- Halsschmerzen,
- Niesen,
- »laufende« Nase,
- verstopfte Nase,
- leichtes Krankheitsgefühl,
- nicht produktiver Husten,
- Temperatur <38°C,
- Laryngitis.

Durch die virale Besiedelung kommt es zu einer lokalen Entzündung mit

- gesteigerter Sekretion,
- Hyperreaktivität der Luftwege,
- Ödem der Schleimhaut.

Die Einsekundenkapazität und die forcierte Vitalkapazität sind erniedrigt, die Reaktivität der Bronchien ist auf das Siebenfache erhöht, und diese Effekte können bis zu 6 Wochen über die Erkrankung hinaus anhalten. Das Risiko für das Auftreten eines Laryngospasmus, Bronchospasmus, Atelektasen durch eine vermehrte Sekretbildung und einer Hypoxämie ist bei Durchführung einer Narkose bis 10-mal so hoch.

Zu bedenken ist auch, dass eine Narkose auf mechanischem und chemischem Weg die Ziliartätigkeit der Schleimhaut beeinträchtigt. Das erklärt eine postoperative Verschlechterung entzündlicher Prozesse und Atelektasen sowie die Möglichkeit einer Pneumonie, die durch schmerzbedingte Hypoventilation noch gefördert werden kann.

! Nach einem Infekt der unteren Atemwege sollte mit einem Wahleingriff 4–6 Wochen gewartet werden.

Welche Kinder sind zu verschieben? Es gibt keine definitiven Richtlinien. Dieses Problem wird von Zentrum zu Zentrum sehr unterschiedlich gehandhabt. Wir lehnen Kinder für Wahloperationen ab, bei:

- deutlich reduziertem Allgemeinzustand,
- Fieber >38°C,
- Obstruktion,
- produktivem Husten, eitrigem Schnupfen, Heiserkeit.

Eine Entscheidung von Fall zu Fall erfolgt bei:

- rinnender Nase,
- subfebrilen Temperaturen,
- gerötetem Rachen,
- Halsschmerzen.

Perioperative Nüchternheit

Das Einhalten einer präoperativen Nahrungskarenz ist internationaler Standard. An unserer Abteilung werden folgende Nüchternzeiten bei geplanten Operationen eingehalten:

- klare Flüssigkeit: 2 h,
- Muttermilch: 4 h,
- feste Nahrung/adaptierte Säuglingsnahrung: 6 h.

Zu lange Nüchternzeiten sind zu vermeiden:

- Die Kinder werden durstig.
- Das Risiko von Hypoglykämien kann erhöht werden.
- Die Magensaftsekretion steigt.

CAVE Große Mengen Nüchternsekret!

Notfallindikationen zur Narkoseeinleitung, bei denen die Nüchternheitsgrenzen nicht eingehalten werden können, sind unstrittig z. B.:

- Polytrauma,
- Epiglottitis,
- Fremdkörperaspiration,
- Ileus,
- dislozierte Unterarm-, Femur- oder Tibiafrakturen, die zu einer Beeinträchtigung der Durchblutung oder zu nervalen Schäden führen.

Bei der Durchführung einer Allgemeinanästhesie bei nichtnüchternen Kindern ist das Auftreten einer *Aspiration*, die auch heute noch ein lebensbedrohliches Ereignis ist, gefürchtet. Kinder sind aber nicht per se aspirationsgefährdeter als Erwachsene. Unter Aspiration versteht man den Eintritt von Mageninhalt in den Trachealbaum oder in die Lunge bei ungesicherten Luftwegen. Dazu kann es infolge der Regurgitation, der Erschlaffung des unteren Ösophagusphinkters oder von Erbrechen kommen.

Die *Folge einer Aspiration* ist abhängig von der Art des Aspirates: Bei festen Nahrungsbestandteilen entstehen Mikroatelaktasen bzw. Atelektasen, je nach Größe der aspirierten Teile.

CAVE Bei Aspiration von ungepufferter Magensäure kommt es sehr rasch zu einer chemischen Zerstörung der Alveolarzellmembran mit der Folge einer Aspirationspneumonitis, auf die sich eine Pneumonie aufpfropfen kann.

Es besteht ein unmittelbarer Zusammenhang zwischen der Menge des aspirierten Mageninhalts, dem pH-Wert des Aspirates und der Mortalitätsrate: Geringe Volumina mit niedrigem pH-Wert haben eine höhere Mortalität zur Folge als höhere Volumina mit höherem pH-Wert. Die Mortalität ist bei Kindern nach einer Aspiration deutlich geringer als bei Erwachsenen.

Die *Magenentleerung* hängt vom Mageninhalt ab und beträgt für wässrige Flüssigkeiten 10–20 Minuten. Bereits nach 30–60 Minuten haben 95% der aufgenommen Flüssigkeit den Magen wieder verlassen. Feste Nahrung muss erst verdaut werden, was auch unter physiologischen Bedingungen zu einer Magenentleerung erst nach 12 Stunden führen kann. Stress in Form von Schmerz, Kälte, Trauma oder Angst kann eine Verzögerung der Magenentleerung bedingen, aber auch Pharmaka wie Anticholinergika, Adrenergika oder Opioide.

Die Frage, ob unter Stressbedingungen durch Warten bis zur formalen Sechsstundennüchternheit das mögliche Aspiratonsrisiko gesenkt werden kann, wurde von Bricker et al. (1989) untersucht: Nach 4–6 Stunden waren noch 84% aller notfallmäßig zu versorgender Kinder bezüglich Aspirationsmenge aspirationsgefährdet, nach 6–8 Stunden noch 53% und nach 8–12 Stunden noch etwa 25% aller Kinder.

Der Grund für die hohen Aspiratmengen, die nach einem Trauma noch über Stunden im Magen nachzuweisen sind, liegt in der erwähnten stressbedingten Hemmung der Magen-Darm-Motilität. Je größer der schmerzbedingte Stress, desto größer ist die Menge des Mageninhalts. Die Narkose zur Notfallversorgung kann daher mit gleichem Risiko sofort durchgeführt werden.

! Bei Narkosen zur Notfallversorgung ist auch nach Abwarten der Nüchternzeit mit vollem Magen zu rechnen. Akutoperationen können daher mit gleichem Risiko auch sofort durchgeführt werden.

Risiko für die Aspiration

- Neurologische Erkrankungen, die gewisse Reflexe beeinträchtigen, sowie erhöhter intrakranieller Druck
- Anatomische Veränderungen von Ösophagus und Magen, Pathologie des Verschlussapparates, Motilitätsstörungen
- Missbildungen, wie tracheoösophageale Fistel, Lippen-Kiefer-Gaumen-Spalte, intestinale Obstruktionen

- Kinder, die sich einem Noteingriff unterziehen müssen
- Unerfahrener Anästhesist

Aspirationsprophylaxe
- Ausreichende Präoxygenation
- Adäquate Tiefe der Narkose
- Krikoiddruck
- »Blitzintubation«
  Wir verabreichen dabei: Fentanyl, Propofol und Rocuronium
  Succinylcholin, ein depolarisierendes Muskelrelaxans ist nicht kontraindiziert, an unserer Abteilung wird aber bei Neugeborenen, Säuglingen und Kindern <3 Jahren kein Succinylcholin mehr verwendet
  Propofol in hoher Dosierung führt aufgrund seiner starken larynxdämpfenden Effekte zu Intubationsbedingungen, die an die Qualität der durch Muskelrelaxanzien herbeigeführten Intubationsbedingungen heranreichen
- Legen eines Magenschlauchs

Kommt es dennoch zu einer Aspiration, so steht das *bronchoskopische Absaugen* im Mittelpunkt der therapeutischen Maßnahmen. Eine Beatmung nach dem Eingriff ist nicht zwingend notwendig, wenn die Atemwege bis in die einsehbaren Segmentbronchien frei und keine Gasaustauschstörung laborchemisch nachzuweisen ist. Bei der Aspiration von Mageninhalt kommt es nicht zwingend zu einer Keimbesiedelung der Lunge. An unserer Abteilung wird aber prophylaktisch eine Antibiotikatherapie eingeleitet. Kortison gilt heute bei der Aspiration als nicht indiziert. Es führt zu einer Hemmung der Regeneration des Alveolarepithels und zu einer Beeinträchtigung der Immunabwehr, mit der Gefahr, dass sich auf die chemisch induzierte Pneumonitis eine Pneumonie aufpfropft.

Untersuchungen zur Durchführung einer Narkose

Ist das Kind gesund und der Eingriff klein, so ist keine Blutuntersuchung notwendig. Eine Ausnahme besteht bei Kindern <6 Monaten, bei denen wir den Hämoglobinwert bestimmen lassen. Bei größeren Eingriffen fordern wir:

- Blutbild mit Thrombozyten,
- Leber-, Nierenparameter, Elektrolyte,
- Harnstatus.

Weitere Untersuchungen in Abhängigkeit von Anamnese und klinischem Befund:

- Kreuzblut,
- Gerinnungsstatus bei Anzeichen einer Blutungsneigung, bei geplantem zentralen Venenkatheter und rückenmarknahem Katheter,
- EKG bei Herzgeräuschen, Rhythmusstörungen und schweren kardiologischen Vorerkrankungen,
- Thoraxröntgen bei schweren respiratorischen und kardiologischen Vorerkrankungen,
- bei gastrointestinalen Störungen mit Dehydratation: Blutgasanalyse, Elektrolytbestimmung.

Tagesklinik/Tageschirurgie

Wird vom Chirurgen die Indikation für einen tageschirurgischen Eingriff gestellt und ein Termin zur Durchführung der Operation vergeben, so wird der kleine Patient sofort auch unserer präoperativen Ambulanz vorgestellt (Tabelle 6.12). Wir erheben dabei die Anamnese, führen eine körperliche Untersuchung durch, erfassen so die Risikofaktoren und besprechen mit den Eltern genau das geplante Anästhesieverfahren bezüglich Ablauf und möglicher Komplikationen. Wird das Kind für den geplanten Eingriff als narkosetauglich befunden, so wird auf dem Anästhesieprotokoll die Prämedikation und der vorgesehene Venenpunktionsort, wie z. B. Handrücken rechts oder Fußrücken links, vermerkt. Um eine schmerzfreie Kanülierung zu ermöglichen, wird am Operationstag hier eine 5%ige Lokalanästhetikumcreme aufgetragen.

Am geplanten Termin werden die Kinder in unsere Tagesklinik aufgenommen. Es wird nochmals eine kurze Anamnese erhoben. Wir fragen dabei gezielt nach evtl. abgelaufenen Infekten der Atemwege, nach der letzten Nahrungs- und Flüssigkeitszufuhr und überprüfen die mitgebrachten Laborbefunde. Die Auskultation von Lunge und Herz schließt die kurze Visite durch den Anästhesisten ab, der dann entscheidet, ob der Patient für die Narkose freigegeben werden kann.

Vorbereitung eines Patienten auf eine Narkose

Schmuck, Piercing oder Zahnspangen müssen entfernt werden. Sind feste Spangen mit Gummiringen versehen, die beim Öffnen des Mundes zur Intubation abreißen und die Atemwege verlegen können, müssen die Gummiringe entfernt werden.

Tabelle 6.12. Indikationen und Kontraindikationen für einen tageschirurgischen Eingriff

Indikationen	Kontraindikationen
ASA I–II	ASA III
Alter >6 Monate	Alter >6 Monate bei Zustand nach Frühgeburt
Op-Dauer <2 h	Operationsdauer >2 h
Verlässliche Familienverhältnisse	SIDS (»sudden infant death syndrome«) in der Familienanamnese
Kooperative Angehörige	Diabetes mellitus Schweres Asthma bronchiale Hämostaseologische Erkrankungen »Shunt-Kinder«

Prämedikation

Ziel ist ein angstfreies und sediertes Kind. Die Trennung von den Eltern sollte ohne Tränen möglich sein.

- *Midazolam* (Tabelle 6.13).

! Subkutane und intramuskuläre Applikationen sind kontraindiziert. Sie sind schmerzhaft, und daneben besteht die Gefahr der Infektion und Hämatombildung.

Bei Midazolamunverträglichkeit (paradoxe Reaktionen):

- *Clonidin*. Es handelt sich dabei um einen zentralen α_2-Rezeptoragonisten mit anxiolytischer Wirkung. Rektal 4 µg/kg (bis 5 µg/kg), maximal 150 µg, etwa 30–45 min bevor das Kind in den Operationssaal kommt.
  CAVE Es besteht keine Zulassung für diese Indikation.
- *Diazepam* (Stesolid, Psychopax) Rektiolen.
  <15 kg: 5 mg,
  >15 kg: 10 mg,
  etwa 20–30 min vor dem Transport in den Operationssaal.
- *Triazolam* (Halcion) ab etwa dem 6. Lebensjahr möglich: 0,125 mg oder 0,25 mg, 45 min vor der Operation.

Alternativ bei sehr ängstlichen Kindern:

- *Methohexital* (Brietal): 25 mg/kg rektal (maximal 500 mg), Wirkung setzt nach wenigen Minuten (6–8 min) ein.
  CAVE Apnoe: Das Kind muss überwacht werden!
  Entspricht einer Narkoseeinleitung, Schlafdauer ist für etwa 5–8 min gegeben.
- *S(+)-Ketamin*: 8–10 mg/kg rektal, entspricht einer Narkoseeinleitung, rascher Wirkungseintritt, nach 10–15 min volle Wirksamkeit, empfehlenswert ist die Zumischung von 0,5 mg/kg (maximal 15 mg) Midazolam.

Ist die Prämedikation verabreicht, muss das Kind im Bett bleiben und gegen Herausfallen durch Bettgitter geschützt werden.

Durch die Prämedikation treten häufig Wesensveränderungen auf, auf die die Eltern vorzubereiten sind: Das nicht vorherzusagende Spektrum reicht von Apathie über Delir, läppisch-unkoordinierten Bewegungsabläufen bis hin zur Aggression.

Eltern dürfen an unserer Abteilung ihre Kinder bis zum Beginn der Sterilzone begleiten.

Auf die vorgesehene Venenpunktionsstelle wird eine lokalanästhesierende Salbe (EMLA) aufgetragen. Die Einwirkzeit beträgt 60 min unter Okklusion. In Deutschland ist EMLA für Neonaten ab der 37. Gestationswoche zugelassen.

6.1.4 Sedierung und Analgesie

Definition

Sedativa und Analgetika werden mit dem Ziel verabreicht, an Patienten diagnostische oder therapeutische Maßnahmen unter geringst möglicher Beeinträchtigung der Befindlichkeit durchführen zu können.

Definition der Sedationstiefe (American Academy of Pediatrics 1999)

- *Leichte Sedation*:
  - Erhaltung protektiver Reflexe, voll erhaltene Schutzreflexe,
  - volle Luftwegkontrolle ohne Hilfsmittel,
  - Erweckbarkeit durch taktile und akustische Reize,
  - gezieltes Befolgen von Aufforderungen,
- *tiefe Sedierung*:
  - Teilverlust protektiver Reflexe, Schutzreflexe partiell oder komplett erloschen,
  - teilweise fehlende Luftwegkontrolle, Atemwegskontrolle beeinträchtigt,
  - der Patient ist schwer erweckbar, Bewusstseinsdämpfung/Bewusstlosigkeit,
- *Anästhesie*:
  - totaler Verlust protektiver Reflexe,
  - komplett fehlende Luftwegkontrolle,
  - völlige Bewusstlosigkeit.

Tabelle 6.13. Midazolam zur Prämedikation

Applikationsform	Dosierung [mg/kg KG]	Maximale Dosierung [mg]	Wirkungseintritt [min]	Bemerkungen
Intravenös	0,1–0,3	5	1–2	
Peroral	0,5–0,75	15	Etwa 30–45	
Rektal	0,25: bei Säuglingen <5 kg ab 5 kg: 0,8–1 0,5: wenn Apnoen anamnestisch zu erheben sind	15	Etwa 20	Bei Kindern bis 2 Jahre
Nasal	0,2–0,4 Meist wird 0,2 gegeben, wenn das Kind einen Teil der Prämedikation ausgespuckt hat		5–10	Prompter Erfolg; wird aber von den älteren Kindern als unangenehm empfunden

Voraussetzung zur Durchführung einer tiefen Sedierung oder Anästhesie

- Genaue Anamnese und körperliche Untersuchung durch den Anästhesisten, um Risikofaktoren zu erfassen,
- Einwilligung der Erziehungsberechtigten,
- der Patient muss nüchtern sein,
- erforderliche technische Ausstattung im Behandlungsraum:
  - Monitoring:
    Pulsoxymetrie,
    EKG,
    Blutdruckmessung,
  - Sauerstoffanschluss,

! Überall dort, wo Sedativa und Analgetika verwendet werden, muss eine Beatmungsmöglichkeit mit 100% Sauerstoff unmittelbar verfügbar sein.

  - Absaugung,
  - Hilfsmittel,
  - Gerätschaften für die Durchführung einer Reanimation,
- Betreuung und Überwachung des Patienten durch einen Anästhesisten,
- alle Patienten, die Sedativa und /oder Analgetika erhalten, benötigen einen verlässlichen venösen Zugang; dieser darf erst entfernt werden, wenn sich der Patient vollständig erholt hat,
- wichtig ist auch eine sorgfältige Dokumentation aller Anordnungen, durchgeführten Maßnahmen, Medikamentenapplikationen und erhobener Vitalparameter.

Entlassung

Ein Patient darf erst dann entlassen werden:

- wenn seine Vitalparameter stabil sind,
- trinken, urinieren und gehen ohne Unterstützung möglich ist,
- für die Betreuung eines Kindes sind 2 Begleitpersonen für den Heimweg erforderlich,
- die Eltern sind genau darüber zu informieren, welche Komplikationen auftreten können und darüber, was bei Problemen zu tun ist.

Vorgehen der Kinderanästhesie Graz

Bei kleinen chirurgischen Eingriffen, z. B. Kathetersetzung, Drainageentfernung, Nahtentfernung, Durchführung einer Bruchspaltanästhesie und Wundversorgungen, erfolgt das Vorgehen nach einem fixen Regime:

Dormicum	0,5 mg/kg	Maximal 15 mg p. o./rektal
+ Tramal	1 mg/kg	Maximal 50 mg p. o./rektal

Diese beiden Medikamente werden 30 min vor dem geplanten »Eingriff« verabreicht. Die Anwesenheit eines Anästhesisten ist nicht erforderlich. Eine Entlassung ist frühestens 60 min nach Gabe der angeführten Medikamente möglich.

Bei nichtschmerzhaften Eingriffen, z. B, MRT, CT, BERA, Szintigraphie: Kinder haben wenig Verständnis für diese Untersuchungsmethoden. Um zu einer aussagekräftigen Diagnose zu kommen, führen wir eine »Sedierung in Spontanatmung« durch. Die Anwesenheit eines Anästhesisten und Anästhesiepflegers ist dabei immer erforderlich! Weitere Voraussetzung für die Durchführung ist die apparative Voraussetzung: Es muss ein vollständiger Narkosearbeitsplatz zur Verfügung stehen:

- Die Kinder kommen mit einer »liegenden« intravenösen Leitung zur Untersuchung,
- Verabreichung von:
  - Dormicum,
  - Glycopyroniumbromid,
  - Lidocain,
  - Propofol,
- Absaugen von Nasopharynx,
- Einlegen eines Guedel-Tubus,
- Lagerung,
- exaktes Monitoring,
- Gabe von Sauerstoff über die Maske,
- kontinuierliche Gabe von Propofol,
- nach der Untersuchung wird der Patient von einem Arzt auf die Station bzw. in den Aufwachraum begleitet.

Kleine schmerzhafte Eingriffe: Welche Form der Sedierung und Analgesie gewählt wird, entscheidet der das Kind betreuende Anästhesist.

6.2 Regionalanästhesie

M. Vittinghoff, C. Justin

6.2.1 Grundlagen

M. Vittinghoff

Als zu Beginn des 20. Jahrhunderts erstmals ein regionalanästhesiologisches Verfahren bei Kindern eingesetzt wurde, lag der Hauptgrund darin, die damals gefürchtete und risikoreiche Allgemeinanästhesie zu umgehen. In den folgenden Jahrzehnten wurden beide Methoden parallel weiterentwickelt, und mit der Herstellung von wesentlich sichereren Medikamenten hat schließlich die Allgemeinanästhesie die regionalen Verfahren für viele Jahrzehnte aus der Kinderanästhesie verdrängt. Erst durch die Synthetisierung von länger wirksamen Lokalanästhetika erlangte die Regionalanästhesie bei Kindern wieder einen größeren Stellenwert und wird heute in großem Umfang routinemäßig für die *intra- und postoperative Schmerztherapie* verwendet.

Regionalanästhesie ist gleich zu setzen mit Regionalanalgesie: Dies bedeutet, dass sich bei Kindern für operative Eingriffe nicht die Frage stellt, ob Allgemeinanästhesie oder Regionalanästhesie, sondern, dass eine *Regionalanästhesie immer in Kombination mit einer Allgemeinanästhesie oder einer tiefen Sedierung* durchgeführt wird. Dies bedeutet auch, dass bei Kindern für eine Regionalanästhesie die gleichen Nüchternzeiten wie für eine Allgemeinanästhesie gelten. Bei der Erstversorgung von Unfallpatienten muss man allerdings immer davon ausgehen, dass es sich nicht um nüchterne Patienten handelt, daher verbietet sich bei diesen Patienten die Durchführung einer Regionalanästhesie in tiefer Sedierung.

Regionalanästhesie bedeutet intraoperativ eine Reduktion der durch den chirurgischen Stimulus verursachten hormonellen Stressantwort (Wolf et al. 1998). Dadurch kommt es zu einer größeren hämodynamischen Stabilität. Außerdem reduzieren Regionalanästhesien den intra- und postoperativen Opioidverbrauch und ermöglichen ein rasches und schmerzfreies Erwachen der Kinder aus der Narkose.

Regionalanästhesie führt postoperativ zu einem erhöhten subjektiven Wohlbefinden der Kinder. Auch nach lang dauernden Operationen kommt es durch die Kombination einer Allgemeinanästhesie mit einer Regionalanästhesie, bedingt durch den geringeren Opioidbedarf, zu keiner oder zu einer verkürzten postoperativen Beatmung. Dies erlaubt häufig eine raschere Entlassung von der Intensivstation. Gerade dieser Punkt ist für Eltern und Kind von besonderer Bedeutung, da auf der Intensivstation in der Regel nur beschränkte Besuchsmöglichkeiten bestehen.

Regionalanästhesie bedeutet für Patienten mit *mehreren aufeinander folgenden Eingriffen*, dass wiederholte Allgemeinanästhesien unter Umständen vermieden werden können. Als Beispiel dafür kann das Kompartmentsyndrom angeführt werden. In diesem Fall können bei einer gut funktionierenden Regionalanästhesie mit einer zusätzlichen Sedierung die Vakuumverbandswechsel (VAC/«vacuum assisted closure«) problemlos durchgeführt werden. Außerdem ist das Durchführen von häufigen Verbandswechseln schmerzfrei und trägt wesentlich zur Steigerung der Kooperation des Kindes für weitere Maßnahmen bei.

Prinzipiell sollte man bei der Planung jedes unfallchirurgischen Eingriffs bei einem Kind oder Jugendlichen überlegen, ob zusätzlich zu einer Allgemeinanästhesie eine Regionalanästhesie für die postoperative Schmerztherapie von Vorteil wäre. Oft ist es bei der Erstversorgung eines polytraumatisierten Kindes aufgrund des Blutverlustes und der dadurch beeinträchtigten Gerinnung nicht möglich, eine Regionalanästhesie durchzuführen. In diesen Fällen sollte man aber bei der Planung der Folgeeingriffe den etwaigen Vorteil einer Regionalanästhesie berücksichtigen.

Wird eine Regionalanästhesie durchgeführt, so müssen die bekannten *Kontraindikationen* (Gerinnungsstörungen, Allergien, lokale und schwerwiegende systemische Infektionen, Ablehnung durch Eltern und Patient) beachtet werden. Sowohl für rückenmarknahe als auch periphere Nervenblockaden gilt, dass eine *neurologische Störung keine absolute Kontraindikation* darstellt, sofern präoperativ ein genauer neurologischer Status erhoben wird. Manchmal ist es aber aufgrund der besonderen Situation des unfallchirurgischen Patienten nicht möglich, den Ist-Zustand der vor dem Unfall bereits bestehenden neurologischen Erkrankung genau festzustellen. In diesen Fällen empfiehlt es sich aus forensischen Gründen, von der Durchführung einer Regionalanästhesie Abstand zu nehmen. Bei diesen Patienten sollte man an die Durchführung einer intravenösen Patienten-Kontrollierten Analgesie (i. v.-PCA) denken.

Für eine Regionalanästhesie sollte immer ein *langwirksames Lokalanästhetikum* (z.B. Bupivacain oder Ropivacain) verwendet werden. Dies geschieht unabhängig davon, ob eine »Single-shot«- (einmalige Injektion) oder eine Kathetertechnik gewählt wird. Das gilt aber gleichermaßen für die Wundversorgung in *lokaler Infiltration*, da auch hier der kleine Patient durch die länger andauernde Analgesie profitiert. Außerdem haben in der Zwischenzeit gleichzeitig verabreichte periphere Analgetika die Chance, ihre Wirkung zu entfalten.

Grundsätzlich unterscheidet man zwischen *rückenmarknahen* und *peripheren Regionalanästhesien*. Bei der Auswahl des für den jeweiligen Patienten idealen Regionalanästhesieverfahrens gilt der Leitsatz: »So zentral wie nötig, so peripher wie möglich.« Damit soll für jeden Patienten unter Minimierung der Risiken und Nebenwirkungen die *optimale intra- und postoperative Schmerztherapie* gefunden werden. Andererseits muss die Regionalanästhesie als *Teil eines multimodalen Schmerzkonzeptes* verstanden werden, das immer mit einem peripheren (z. B. Diclofenac oder Ibuprofen) und wenn notwendig, auch mit einem zentral wirksamen Analgetikum (Piritramid, Nalbuphin, Tramadol) kombiniert werden soll.

6.2.2
Rückenmarknahe Regionalanästhesie

M. VITTINGHOFF

Aufgrund des oben angeführten Grundprinzips wird die Indikation für eine rückenmarknahe Regionalanästhesie bei Kindern dem Operationsausmaß entsprechend getroffen. In diesem Zusammenhang soll noch einmal betont werden, dass bei Kindern prinzipiell Regionalanästhesien nur in Kombination mit einer Allgemeinanästhesie oder tiefen Sedierung durchgeführt werden sollen. Dies bedeutet, dass zuerst die Narkose eingeleitet und erst dann die Regionalanästhesie durchgeführt wird.

Indikation

Sind von einem unfallchirurgischen Eingriff beide unteren Extremitäten, die Hüfte oder das Becken betroffen, so sollte man sich zu einer rückenmarknahen Regionalanästhesie entschließen. Dies sollte *immer dann* erfolgen, wenn ein *vermehrter postoperativer Analgetikabedarf* zu erwarten ist (regelmäßig Opioide über den Operationstag hinaus). So ist z. B. eine einfache Oberschenkelfraktur, die mit Marknägeln (ESMN) zu versorgen ist, keine Indikation für eine rückenmarknahe Regionalanästhesie, sehr wohl aber die offene komplizierte Fraktur, die mit einem Fixateur externe versorgt wird, oder die Beckenfraktur.

Grundsätzlich unterscheidet man zwischen
- einer intrathekalen (Spinalanästhesie) und
- einer periduralen (Periduralanästhesie)

Anwendung des Lokalanästhetikums. Beide führen durch eine pharmakologisch bedingte Unterbrechung der Reizleitung zu einer Nervenblockade.

Spinalanästhesie (»Single-shot-Technik«)

Durch die intrathekale Applikation des Lokalanästhetikums kommt es zu einer kurzen Anschlagszeit, allerdings aber auch zu einer kurzen Wirkzeit des Lokalanästhetikums. Die Spinalanästhesie führt immer zu einer motorischen Blockade, und der Patient hat durch eine rasche Rückbildung des Blocks keinen postoperativen Vorteil, das bedeutet *keine postoperativ anhaltende Analgesie*. Aus diesem Grund kann die Durchführung einer Spinalanästhesie bei Kindern und Jugendlichen nicht empfohlen werden.

Periduralanästhesie (PDA)

Diese wird, wie bereits mehrfach erwähnt, fast ausschließlich in Kombination mit einer Allgemeinanästhesie oder einer tiefen Sedierung durchgeführt. Ausnahme: Jugendliche auf eigenen Wunsch, bei einer Operationszeit bis maximal 2 Stunden. Bei längeren Operationszeiten empfiehlt es sich, auch hier eine zusätzliche Allgemeinanästhesie durchzuführen.

Durchführung

Jede rückenmarknahe Blockade muss unter Verwendung eines *altersentsprechenden Ausrüstung* unter *sterilen Bedingungen* durchgeführt werden. Nach Identifizierung des Periduralraums mittels der Widerstandsverlusttechnik wird das Lokalanästhetikum nach vorheriger Verabreichung einer Testdosis (Tobias 2001a) in einer entsprechenden Menge (abhängig von Alter und Gewicht) injiziert.

- *Single-shot-Technik*: dabei muss postoperativ für eine ausreichende überlappende systemische Schmerztherapie gesorgt werden.
- *Kathetertechnik*: Bei dieser wird über die liegende Periduralnadel der Katheter einige Zentimeter in den Periduralraum eingeführt und nach Entfernung der Nadel fixiert. Über diesen Periduralkatheter (PDK) kann postoperativ entweder intermittierend oder, wenn möglich, mittels einer Schmerzpumpe das Lokalanästhetikum verabreicht werden (Abb. 6.11).
  Entsprechend der Körperregion des operativen Eingriffs wird der Zugangsort für die Periduralanästhesie gewählt.
- *Kaudalanästhesie*: Zugang über den Hiatus sacralis für Eingriffe im Bereich des Beckens und der unteren Extremität.
  Die *Single-shot-Kaudalanästhesie* stellt bei Kindern zwar generell die am häufigsten verwendete rückenmarknahe Regionalanästhesie dar. In der Unfallchirurgie findet sie aber kaum Verwendung (überwiegend größere Kinder sowie längerer postoperativer Schmerzmittelbedarf).
  Die *Katheterkaudale* ist bei kleinen Kindern (bis zu einem Jahr) eine gute Alternative zur lumbalen Periduralanästhesie, kann aber auch bei älteren Kindern verwendet werden, wenn ein lumbaler Zugang nicht möglich ist. Allerdings sollte der Katheter in kraniolateraler Richtung subkutan getunnelt werden. In der Unfallchirurgie spielt die Katheterkaudale allerdings nur eine untergeordnete Rolle.
- *Lumbale Periduralanästhesie*: Diese wird meist in der Höhe von L4/L5 oder L5/S1 durchgeführt und ist ideal für Eingriffe im Bereich des Unterbauchs, des Beckens sowie der beiden Beine. Dieser Zugang wird meist bei älteren Kindern und größeren Eingriffen gewählt und, wie auch die thorakale PDA, fast ausschließlich als Kathetertechnik durchgeführt.
- *Thorakale Periduralanästhesie*: Die Durchführung einer thorakalen PDA (Suresh 2004) bietet eine optimale Selektion der zu blockierenden Dermatome bei ausgedehnten abdominellen oder thorakalen Eingriffen. Sie sollte aber nur von einem in dieser Tech-

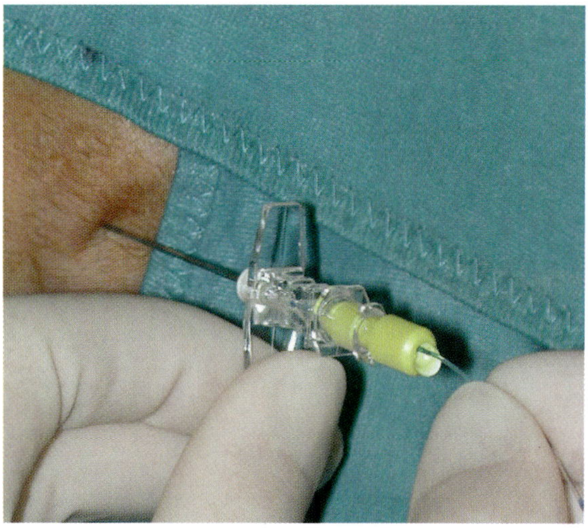

Abb. 6.11. Einführen eines Periduralkatheters

nik erfahrenen Anästhesisten (Setzen einer thorakalen Blockade beim anästhesierten Kind) durchgeführt werden und besonderen Indikationen vorbehalten sein:
- Th2 bis Th4 für thorakale Eingriffe,
- Th6 bis Th8 für Oberbaucheingriffe,
- Th10 bis Th12 für Unterbaucheingriff.

Die am häufigsten für die rückenmarknahe Regionalanästhesie verwendeten *Lokalanästhetika* sind Lidocain, Bupivacain sowie Ropivacain (Ivani 2002), wobei letzteres vor allem bei Kindern aufgrund einer langen Wirkdauer bei gleichzeitig geringer systemischer Toxizität besondere Beachtung findet. Durch die Zugabe von so genannten *Adjuvantien* (de Beer u. Thomas 2003) wie Clonidin, Morphin (Bozkurt 2002) und S-Ketamin (Marhofer et al. 2000) kann die Wirkdauer des Lokalanästhetikums wesentlich verlängert werden.

Die *maximale Dosierung* pro Einzelgabe beträgt für folgende Lokalanästhetika (s. auch Tabelle 6.14) bei:

- Lidocain 4–5 mg/kg (Testdosis!),
- Bupivacain 2–2,5 mg/kg,
- Ropivacain 3–4 mg/kg.

Für die *postoperative Schmerztherapie* (Jöhr 1998) mittels rückenmarknaher Regionalanästhesie empfiehlt sich auch bei Kindern die Verwendung einer Schmerzpumpe zur Durchführung einer »*patientenkontrollierten Analgesie*« (PCA; Abb. 6.12). Sollten die Kinder selbst noch nicht in der Lage sein, die Schmerzpumpe zu betätigen, so wird diese Aufgabe von den Eltern (»parent controlled«) oder von den Schwestern (»nurse controlled«) übernommen.

Tabelle 6.14. Lokalanästhetika

	Bupivacain	Ropivacain
Plasmabindung	96%	93–96%
Wirkeintritt	10–15 min	8–10 min
Wirkdauer	3–6	2,5–9
Motorische Blockade	Stärker/länger	Weniger/kürzer
Toxischer Plasmaspiegel	2 µg/ml	2,1 µg/ml

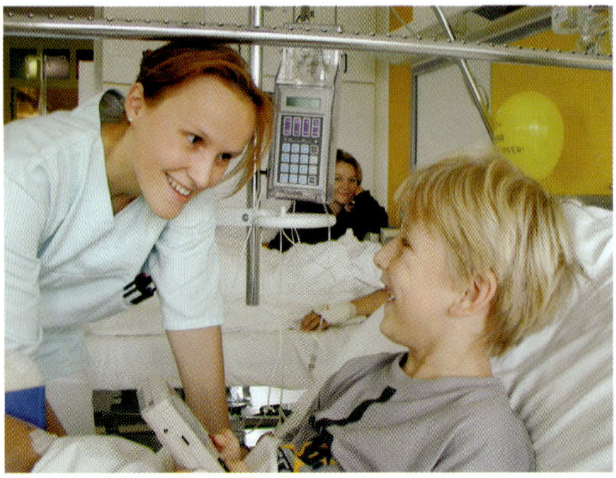

Abb. 6.12. Patientenkontrollierte Periduralanästhesie

Dabei sollte die Lokalanästhetikakonzentration so gewählt werden, dass eine gute Analgesie bei erhaltener Motorik vorhanden ist. Dies ermöglicht eine rasche Mobilisation (z. B. Bewegungsschiene) sowie den frühzeitigen Beginn einer Physiotherapie. !

Außerdem sollte die Regionalanästhesie immer mit einem *peripheren Analgetikum* (z. B. Diclofenac, Ibuprofen) kombiniert werden. Zusätzlich ist die Verordnung eines »*Notfallmedikaments*« wie z. B. Nalbuphin, Piritramid oder Tramadol eine weitere Option zur Steigerung der Patientenzufriedenheit. Bei Kindern mit einem liegenden Periduralkatheter sollte von geschultem Pflegepersonal ein detailliertes Schmerzprototokoll geführt werden. Außerdem muss mindestens einmal, in der Regel aber zweimal am Tag eine Schmerzvisite erfolgen und die Schmerztherapie entsprechend dem Schmerzmittelbedarf des Kindes angepasst werden. Ein schmerzfreier perioperativer Verlauf hat günstige Effekte für den kleinen Patienten, seine Angehörigen und nicht zuletzt auch für das ihn betreuende medizinische Personal (Niesel u. Van Aken 2003).

6.2.3 Periphere Regionalanästhesie

C. JUSTIN

Für eine optimale intra- und postoperative Schmerztherapie unserer kleinen und jugendlichen Patienten sind periphere Blockadetechniken ein wesentlicher Teil eines guten Schmerzmanagements.

Immer müssen alle Möglichkeiten der Schmerztherapie (systemisch, rückenmarknahe oder periphere Nervenblockaden) in die Überlegungen miteinbezogen werden und im Zusammenhang mit dem geplanten operativen Eingriff zu einem sinnvollen Gesamtkonzept führen.

Periphere Blockaden sind regional begrenzt und stellen damit eine maßgeschneiderte Schmerztherapie dar. Die Schmerzausschaltung erfolgt dort, wo der Schmerz entsteht. Regionale Wirkung bedeutet auch die weitgehende Beschränkung auf regionale Nebenwirkungen.

Periphere Blockaden sind intraoperativ sinnvoll zur Verminderung des Opiat- und Anästhetikabedarfs mit nachfolgend kürzeren Aufwachzeiten.

Immer sollten periphere Nervenblockaden beim Kind in Allgemeinnarkose oder zumindest in tiefer Sedierung durchgeführt werden. !

Periphere Blockaden sind postoperativ sinnvoll zur Therapie des Wundschmerzes und für die frühzeitige, schmerzfreie Mobilisation und damit Physiotherapie der betroffenen Extremität.

Durchführung der Nervenblockaden

- *Single shot* (einmalige Injektion),
- *Kathetertechnik*: Der Katheter hat den Vorteil, dass er immer wieder beschickt werden kann. Dies kann auch über eine entsprechend programmierte Schmerzpumpe erfolgen, die mit einem Lokalanästhetikum gefüllt ist. Die Schmerzpumpe macht den Patienten unabhängig. Der Patient bedient sich selbst (PCA, *p*atient *c*ontrolled *a*nalgesia).
  Bei kleinen Kindern übernimmt diese Aufgabe die Schwester (NCA/«nurse controlled analgesia«) oder auch die Eltern.

Die *Anlage peripherer Nervenblockaden* bedarf einer altersgerechten Ausrüstung. Steriles Vorgehen sollte selbstverständlich sein. Vor allem das Legen von Kathetern zur Schmerztherapie mit PCA sollte unter sterilen Kautelen erfolgen.

! Für Nervenblockaden, die in Narkose oder tiefer Sedierung angelegt werden, wie es bei Kindern notwendig ist, muss immer ein *Nervenstimulator* zur Anwendung kommen.

Insgesamt haben periphere Nervenblockaden bei Kindern ein *äußerst geringes Risiko* (Giaufre et al. 1996).

Bekannte Allergien müssen Beachtung finden. Lokale Infektionen und ausgeprägte Koagulopathien stellen Kontraindikationen für periphere Blockadetechniken dar.

Bei adäquatem Monitoring stellt allerdings ein Kompartmentsyndrom keine Kontraindikation dar.

Arten von peripheren Nervenblockaden

Grundsätzlich können alle Blockaden, die bei Erwachsenen Anwendung finden, in angepasster Form bei Kindern durchgeführt werden. Im Folgenden werden die häufigsten Blockaden aufgeführt.

Blockaden der oberen Extremität

Die anatomischen Verhältnisse an der oberen Extremität erlauben eine vollständige Blockade des ganzen Arms mit *einem* Einstich bzw. *einer* Katheterlokalisation. Da zentrale Blockaden an dieser Stelle nicht zur Anwendung kommen können, stellt die periphere Nervenblockade die einzige Alternative zur systemischen Schmerztherapie dar (Tabelle 6.15).

Blockaden der unteren Extremität

Die Versorgung des Beins durch nervale Strukturen unterscheidet sich deutlich von jener des Arms. Die beiden großen Nerven erreichen das Bein in räumlicher Distanz, sodass eine Blockade von N. femoralis und N. ischiadicus mit einem Zugang nicht möglich ist. Schon die Austrittsstellen von Plexus sacralis und Plexus lumbalis lassen sich nicht mit einem Zugang erreichen. Daher müssen Entscheidungen über die Durchführung peripherer Nervenblockade je nach geplantem Eingriff und Operationsbereich sehr exakt abgestimmt werden. Operationsgebiete, die die Versorgungsgebiete beider großer Beinnerven betreffen, sind deshalb, insbesondere wenn ein kontinuierliches Verfahren angestrebt wird, mit einer zentralen, rückenmarknahen Blockade häufig besser versorgt (Tabelle 6.16).

Der *Femoralisblock* eignet sich für Eingriffe am ventralen Oberschenkel und medialen Kniebereich (z. B. Kniegelenkarthroskopien). Bei Verwendung größerer Volumina des Lokalanästhetikums erreicht man zusätzlich eine Blockade des N. cutaneus femoris lateralis und des N. obturatorius (»3-in-1-Block«) und somit eine Anästhesie auch an der lateralen und medialen Seite des Oberschenkels.

Die Ausdehnung des *Fascia-iliaca-Kompartmentblocks* entspricht der des »3-in-1-Blocks«. Die Ausführung kann jedoch auch ohne Nervenstimulator erfolgen, da die Punktionsstelle weiter lateral, also vom N. femoralis entfernt liegt.

Bei der *Wahl des Lokalanästhetikums* sollte auf eine lange Wirkdauer bei möglichst geringer systemischer Toxizität geachtet werden. Außerdem ist es wünschenswert, dass bei guter Analgesie die Spontanmotorik erhalten bleibt. Die am häufigsten verwendeten Lokalanästhetika sind Bupivacain und Ropivacain (Ivani 2002), wobei letzteres die oben genannten Kriterien am besten zu erfüllen scheint.

Die maximalen Dosierungen entsprechen jenen, die auch für rückenmarknahe Regionalanästhesien angewandt werden (Tab. 6.14, S. 98).

Als *Adjuvans* kann bei peripheren Blockaden Clonidin verwendet werden, das die Wirkdauer der Lokalanästhetika verlängert.

Bei der Anwendung der Single-shot-Technik muss auf eine ausreichende überlappende *systemische Schmerztherapie* geachtet werden.

Auch bei Kathetertechnik sollte immer ein peripheres, nichtsteroidales Analgetikum zur Abschwellung und als Antiphlogistikum verordnet werden. Ein zentral wirksames Analgetikum (z. B. Nalbuphin, Piritramid) kann als »Rescue-Medikation« akute Schmerzereignisse notfallmäßig überbrücken.

Die *postoperative Schmerzvisite* bei mit Kathetertechniken und PCA versorgten Patienten muss mindestens einmal täglich durchgeführt werden. Eine exakte Dokumentation der Schmerzereignisse und des Verlaufs ist unbedingt notwendig. Dabei ist die enge Zusammenarbeit mit dem Pflegepersonal von entscheidender Bedeutung. Nur so kann die Schmerztherapie entsprechend den Anforderungen adaptiert werden und auch Erfolg und Zufriedenheit aller Beteiligten nach sich ziehen.

Tabelle 6.15. Periphere Nervenblockaden obere Exteremität

Blockadeart	Blockadeort	Durchführung	Indikation
Interskalenärer Block (Tobias 2001 b)	Plexus brachialis oberhalb der Klavikula	Single-shot- oder Kathetertechnik	Eingriffe von der Schulter bis zu den Fingerspitzen
Infraclaviculärer Block (Tobias 2001 b)	Plexus brachialis unterhalb der Klavikula	Single-shot- oder Kathetertechnik	Eingriffe vom Oberarm bis zu den Fingerspitzen
Axillärer Block (Tobias 2001 b)	Plexus brachialis in der Axilla	Single-shot- oder Kathetertechnik	Eingriffe an der Hand, teilweise am Unterarm (ausgenommen radiale Seite des Unterarms)
Handblock	N. medianus, N. radialis, N. ulnaris im Bereich des äußerst distalen Unterarms	Single shot	Eingriffe an der Hand
Metakarpalblock	Bereich des Caput ossis metacarplis	Single shot	Eingriffe an einzelnen Fingern (Dig. 2–5)
Oberst-Leitungsanästhesie	Äußerst proximal an der Grundphalanx	Single shot	Eingriffe an einzelnen Fingern (Dig. 1–5)

Tabelle 6.16. Periphere Nervenblockaden untere Extremität

Blockadeart	Blockadeort	Durchführung	Indikation
Plexus-lumbalis-Blockade (Tobias 2003)	Von dorsal paravertebral L3/L4	Single-shot- oder Kathetertechnik	Eingriffe an Hüfte und ventrolateralem Oberschenkel
Proximaler Ischiadikusblock (Tobias 2003)	a) Dorsal zwischen Trochanter major und Tuber ischiadicus b) Von lateral, distal Trochanter major	Single-shot- oder Kathetertechnik	Eingriffe an der dorsalen Seite des Oberschenkels, an Unterschenkel (ausgenommen mediale Seite) und Fuß
Distaler Ischiadikusblock (Tobias 2003)	Lateral der oberen Spitze der Fossa poplitea	Single-shot- oder Kathetertechnik	Eingriffe an Unterschenkel (ausgenommen mediale Seite), Fuß
Femoralisblock (Tobias 2003)	Lateral der A. femoralis unterhalb des Lig. inguinale	Single-shot- oder Kathetertechnik	Eingriffe am ventralen Oberschenkel bis Knie
»3-in-1-Block« (Tobias 2003)	Lateral der A. femoralis unterhalb des Lig. inguinale	Single-shot- oder Kathetertechnik	Eingriffe am ventrolateralen Oberschenkel
Fascia-iliaca-Kompartmentblock (Tobias 2003)	Übergang laterales zu mittlerem Drittel des Lig. inguinale unterhalb des Ligaments	Single-shot- oder Kathetertechnik	Eingriffe an ventrolateralem Oberschenkel
Fußblock	N. suralis, saphenus, fibularis superficialis am äußerst distalen Unterschenkel N. fibularis profundus am Dorsum pedis N. tibialis hinter dem Malleolus medialis	Single shot	Eingriffe am Fuß

6.3 Akute systemische Schmerztherapie

B. MESSERER

Bis Mitte der 1970er Jahre wurde allgemein angenommen, dass pädiatrische Patienten nur selten/sporadisch Schmerzmedikamente benötigen und Schmerzen im Allgemeinen gut tolerierten (Swafford u. Allen 1968).

Ziel progressiverer Therapieansätze ist es, einem Kind unbedingt weitestgehende Schmerzfreiheit während eines Krankenhausaufenthalts zu ermöglichen. Dafür ist es notwendig, Therapiekonzepte, die für Erwachsene schon längst Gültigkeit haben, auch bei Kindern konsequent anzuwenden.

In diesem Zusammenhang ist das Ergebnis einer in Deutschland veröffentlichten Umfrage interessant: Noch 2001 wurde in 1500 Abteilungen, in denen Kinder behandelt wurden, Schmerz nach folgenden Richtlinien therapiert:

- Das Standardmedikament in der postoperativen Schmerztherapie ist weiterhin Paracetamol.
- Regionalanästhesiologische Techniken spielen hauptsächlich an pädiatrischen Zentren eine Rolle.
- Opioide sind noch immer *nicht* Goldstandard bei starken Schmerzen.
- 71,1% der Anästhesisten halten die postoperative Schmerztherapie im Kindesalter nach wie vor für verbesserungswürdig!

Fazit: Kinder erhalten weniger, seltener und darüber hinaus noch schwächere Analgetika als Erwachsene. Heute wissen wir, dass Kinder Schmerzen ausgeprägt traumatisierend empfinden.

Ursachen für inkonsequente und zögerliche Schmerztherapie

- Fehlendes Wissen und Gespür hinsichtlich kindlichem Schmerzempfinden, -verarbeitung und -reaktionen
- Angst, dem Kind durch Analgetika zu schaden
- Furcht vor diversen Nebenwirkungen zentraler, aber auch peripherer Analgetika (z. B. Atemdepression: Diese wird aber meist durch Überdosierung oder rasche intravenöse Gabe hervorgerufen!)
- Unsicherheit bei der Dosierung
- Viele bewährte Medikamente sind für Kinder nicht zugelassen. (Aus forensischen Gründen sollten bei Verwendung dieser Medikamente die Eltern präoperativ über den Einsatz dieser Substanzen aufgeklärt werden.)

Folge von Schmerzen

- Schmerzbedingte Schonatmung, dadurch eingeschränkte Spontanatmung
- Erhöhter Sympathotonus HR, RR
- Erhöhung des pulmonalarteriellen Drucks (PAD) und des intrakraniellen Drucks (ICD)
- Neuroendokrine und metabolische Stressreaktionen: Schmerzbedingt kommt es zur vermehrten Ausschüttung kataboler (Katecholamine, Glukagon, Kortisol) sowie anaboler (Insulin) Hormone. Die Folge ist ein Anstieg von Glukose (bei peripherer Insulinresistenz), Laktat, Fettsäuren und Keton (saure Metabolite) im Plasma (Einstellung azidotischen Milieus). Eine negative Stickstoffbilanz führt zur Verminderung von Aminosäuren und als Folge zur Beeinträchtigung des Immunsystems. Die Erhöhung des Aldosteron- und Kortisonspiegels führt gleichsinnig zur Wasserretention
- Verzögerung der Rekonvaleszenz durch schmerzbedingte Immobilität und eingeschränkte Physiotherapie

Quantitative Erfassung von Schmerzen

Im klinischen Alltag kann die Beurteilung, ob ein kleines Kind tatsächlich unter Schmerzen leidet, schwierig sein. Zu berücksichtigen sind:

- Alter des Kindes
- Schwere der Erkrankung
- Eventuelle Gabe von Sedativa
- Kulturelle und nationale Unterschiede
- Soziale Faktoren: Verhalten der Eltern
- Umgang mit Schmerz in der Familie
- Physiologische Messgrößen: Blutdruck, Herz- und Atemfrequenz, Sauerstoffsättigung, Schweißneigung, Körpertemperatur

6.3.1 Schmerzmessung mit Schmerzscores

Schmerz ist mittels Schmerzscores messbar. Die Gestaltung der Skalen sollte altersgerecht an der entsprechenden Zielgruppe orientiert sein.

KUS- (Kindliche Unbehagens- und Schmerz-) Skala, für Neugeborene, Säuglinge und Kleinkinder bis zum 4. Lebensjahr

Bei Neugeborenen und Kleinkindern fehlt die Möglichkeit der verbalen Kommunikation. Der Beurteiler ist auf die Interpretation von Verhaltensmustern angewiesen, die aus Erfahrung mit Schmerz in Verbindung zu bringen sind (= Fremdbeurteilung; Tabelle 6.17).

Kindergartenkinder/Kinder mit Sprachdefizit: Smiley-Analog-Skala

Kinder dieser Altersgruppe können zwischen Schmerz und Schmerzfreiheit unterscheiden. Sie sind in der Lage, Bilder und Symbole zu benutzen (Abb. 6.13).

Schulkinder: visuelle Analogskala (VAS)

Schulkinder können Schmerzlokalisation, -intensität und -qualität anhand von Skalen sehr gut angeben (Abb. 6.14).

Es werden Punktwerte zwischen 0 und 10 abgegeben. Analgetikabedarf besteht bei Werten in Ruhe >4, in Belastung >7.

6.3.2 Schmerztherapieprinzipien

Eine insuffiziente Therapie ist oft nicht im Mangel geeigneter Substanzen oder Techniken begründet, sondern vielmehr in der bislang inkonsequenten Realisierung vorhandener Schmerztherapiekonzepte!

Tabelle 6.17. Kindliche Unbehagens- und Schmerz-Skala (KUSS)

Beobachtung	Bewertung	Punkte
Weinen	Gar nicht	0
	Stöhnen, Jammern, Wimmern	1
	Schreien	2
Gesichtsausdruck	Entspannt, lächelnd	0
	Mund verzerrt	1
	Mund und Augen grimassieren	2
Rumpfhaltung	Neutral	0
	Unstet	1
	Aufbäumen, Krümmen	2
Beinhaltung	Neutral	0
	Strampelnd, tretend	1
	An den Körper gezogen	2
Motorische Unruhe	Nicht vorhanden	0
	Mäßig	1
	Ruhelos	2
Addition der Punkte		

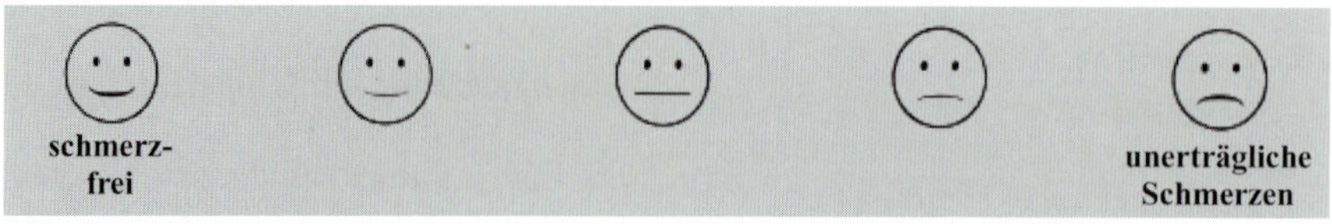

Abb. 6.13. Simely-Analog-Skala

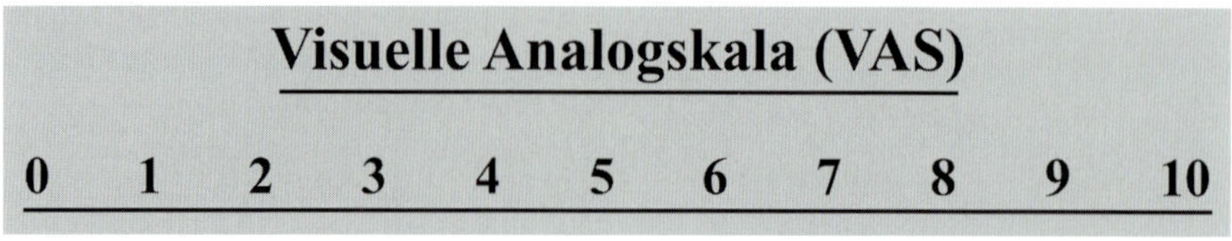

Abb. 6.14. Visuelle Analogskala

Grundsätze

- Wahl einer für die kleinen Patienten geeigneten Applikationsform: intravenös/rektal/oral
- ! Intramuskuläre oder subkutane Applikationen sollten im Kindesalter vermieden werden.
- Kombinationspräparate sind zu meiden
- Anforderungen an ein Medikament:
  - rascher Wirkungseintritt
  - niedrige Nebenwirkungsrate
  - Akzeptanz der Kinder für Geschmack und
  - Applikationsform (Schulkinder und Jugendliche mögen keine Zäpfchen mehr!)
- Kinder, die mit Schmerzen zum Arzt bzw. in die Ambulanz kommen, sollten sofort ein Analgetikum erhalten
- Unbedingt auf schmerzhafte und ineffiziente klinische Diagnostik verzichten! Es gibt genügend bildgebende Verfahren!
- Präventive Analgesie durch »Zuvor-Applikation« eines Analgetikum zur Reduktion von Angst vor Schmerzen und Traumatisierung
- Bei starken Schmerzen, wird der WHO-Stufenplan in umgekehrter Richtung eingesetzt:
  - Der Beginn erfolgt mit einem starken Opioid und erst bei Schmerzfreiheit wird zunächst die Dosis, dann die Wirkstärke reduziert
  - = balancierte/multimodale Analgesie: simultaner Einsatz von Medikamenten, die an verschiedenen Punkten der Schmerzübertragung angreifen: maximale Steigerung des Therapieeffekts bei gleichzeitiger Verminderung der Nebenwirkungen

Schmerztherapie ist Teamarbeit!

- Abklärung der Verantwortlichkeiten bei akuten Schmerzmittelbedarfsveränderungen
- Interdisziplinäre Zusammenarbeit (besonders mit Chirurgen, Pädiatern, Psychologen)
- Pflegepersonal
- Miteinbeziehung der Eltern in die Schmerzdiagnose, -bewältigung und -therapie: Eltern sind die Experten in Bezug auf das Schmerzverhalten ihres Kindes

6.3.3 Medikamente

Nicht Opioid Analgetika

Nicht saure antipyretische Analgetika

■ **Paracetamol.**

- Ist das am häufigsten verwendete Analgetikum bei Kindern,
- es wirkt analgetisch, gut antipyretisch nicht antiphlogistisch,
- bei korrekter Dosierung und kurzfristiger Anwendung nebenwirkungsfrei (Tabelle 6.18).
  Die Verordnung von Paracetamol als Bedarfsmedikation ist ein Fehler! CAVE
- Es muss immer eine Tagesmaximaldosis festgelegt werden.
- Fixe Zeitintervalle sind vorzugeben, um einen Wirkspiegel im Blutplasma und damit am Wirkort aufrecht zu erhalten.
- Bei rektaler Applikation wird durch langsame Resorption die effektive Wirkung erst nach 2–3 Stunden erreicht: an rechtzeitige Verabreichung denken!
- Die Anwendung hoher Dosen ist zeitlich zu begrenzen:
  - *Beispiel*: 2-jähriges Kind; Gabe von 15 mg/kg KG 6-mal/Tag = 90 mg /kgK G pro Tag für 3 Tage. Am 4. Tag: *Dosisreduktion* auf 15 mg/kg KG 4-mal/Tag = 60 mg /kgKG Tagesdosis.
- Paracetamol und seine Metabolite sind potenziell lebertoxisch. Eine bekannte Leberfunktionsstörung gilt als Kontraindikation für eine Paracetamoltherapie. Vorsicht ist auch bei eingeschränkter Nierenfunktion geboten.

Tabelle 6.18. Analgetische Dosierung von Paracetamol

Altersgruppe	Initialdosis oral [mg/kg KG]	Initialdosis rektal [mg/kg KG]	Repetitionsdosis [mg/kg KG]	Dosierungsintervall [h]	Maximale Tagesdosis [mg/kg KG]	Dauer der Therapie mit maximaler Tagesdosis [h]
Frühgeborene	20	20	15	12	60	48
0–6 Monate	20	20	15	8	60	48
>6 Monate	40	40	15	4–6	90	72

- *Überdosierung* (>8 g/dl bei Erwachsenen): Eine Paracetamolüberdosierung/Intoxikation kann zu schweren *Leberzellnekrosen* führen. Daher ist ein *umgehender Behandlungsbeginn* entscheidend!
  Bei unspezifischen Symptomen, wie Erbrechen und Bauchschmerzen, an eine Intoxikation denken. Nach 12–15 h ist ein Therapiebeginn weniger aussichtsreich.
  Primäre Entgiftung in Erwägung ziehen, jedoch nicht zu lange abwarten.
  Antidot: *N-Acetylcystein* (großzügige Indikation zur Applikation)
  - i. v.-Präparat: Fluimucil (Empfehlung zur Antidotgabe bei Plasmaspiegel >150 µg/ml 4 h nach Ingestion),
  - falls kein i. v.-Antidot zur Verfügung steht: an ACC als Oralpräparat denken,
    Hohe Ladedosis von 150 mg/kg KG!
  - unbedingt Transferierung an ein Zentrum.

CAVE

- Bei *unzureichender Analgesie*: Paracetamol nicht weiter steigern. *Änderung des Therapieregimes*: frühzeitig potentere Nichtopioide oder zusätzliche Opioide anordnen.

■ **Propacetamol, Perfalgan®.** Es handelt sich dabei um ein direkt-intravenöses Präparat von Paracetamol (Tabelle 6.19).

- Eine kontinuierliche Gabe ist aufgrund der pharmakologischen Instabilität nicht möglich; als KI über 5–15 Minuten
- Die klinische Erfahrung ist bisher limitiert.
- Gefahr der Überdosierung!
- Gefahr der allergischen Reaktion auf das Lösungsmittel.
- Kosten.
- Tagesmaximaldosis: 60 mg/kg KG.

Tabelle 6.19. Intravenöse Paracetamol-Dosierung

Dosierung	Wirkungseintritt	Maximale analgetische Wirkung nach: [h]	Wirkdauer [h]
Ab 10 kg KG 15 mg/ml KG od. 1,5 ml/kg KG max. 60 mg/kg/die	5–10 min nach Start der Infusion	1	4–6

■ **Acetylsalicylsäure/ASS (Aspirin®).** Im Zusammenhang ASS-Medikation und Virusinfekten (Varizellen/Influenza) ist bei Kindern die mögliche Induktion eines Reye-Syndroms (= medikamenteninduzierte nichtentzündliche Enzephalopathie mit begleitender fettiger Leberzelldegeneration) beschrieben worden; daher sollte ASS bei Kindern nicht eingesetzt werden.

CAVE

■ **Metamizol (Novalgin®).**

- Es wird traditionsgemäß bei Kindern <3 Monaten bzw. <5 kg KG nicht eingesetzt.
- Es wirkt sehr gut analgetisch (höchste analgetische Potenz unter den peripheren Analgetika), antipyretisch und spasmolytisch (bei viszeralen Schmerzen/Schmerzen mit kolikartigem Charakter; häufig dabei in Kombination mit Tramal eingesetzt; Tabelle 6.20)

Agranulozytose: Inzidenz 1–6/1.000.000; Therapie: Neupogen 15 µg/kg KG/Tag bis 20.000 Leukozyten.

CAVE

Nichtsteroidale Antirheumatika (NSAR)

NSAR hemmen, wie die antipyretischen Analgetika, die Prostaglandinsynthese (Zyklooxygenaseinhibitoren). Sie wirken:

- analgetisch,
- antipyretisch, und *zusätzlich*
- *antiphlogistisch*/antirheumatisch (Effekt bei dieser Substanzgruppe besonders ausgeprägt).

Nach Eingriffen am Skelettsystem und bei u. a. entzündungsvermittelten Schmerzen, sollten NSAR eingesetzt werden.

Nebenwirkungen:
- gastrointestinale Blutungen,
- Thrombozytenaggregationshemmung,
- Beeinträchtigung der Nierenfunktion,
- Bronchokonstriktion (Analgetikaasthma).

Tabelle 6.20. Applikations- und Dosierungshinweise zu Metamizol

Applikation	Dosis [mg/kg KG]	Intervall [h]
Peroral/rektal	5–15 Maximale Tagesdosis: 80	4
Intravenös	10 (– 20) Als Kurzinfusion über mindestens 15 min: RR ↓ durch Vasodilatation	4–6
Kontinuierlich	(1,5 –) 2,5/h Höchstdosis bis 75 /Tag	

Die Entscheidung über die Auswahl eines bestimmten NSAR erfolgt im Hinblick auf:

- Wirkstärke/-dauer,
- verfügbare Applikationsform (Tabelle 6.21).

■ *Ibuprofen:*
  - geringe Toxizität,
  - guter Geschmack (nach Orangen),
  - bei kurzer (<7 Tagen dauernder) Anwendung: eine mit Paracetamol vergleichbare Nebenwirkungsrate bei größerer analgetischer Potenz.

■ *Selektive COX-2-Hemmer:* Celecoxib, Refecoxib:
  - sind für Kinder noch nicht zugelassen,
  - noch keine Erfahrungen.

Opioide

- Sie wirken an Opioidrezeptoren stark analgetisch.
- Es kommt zu einer Hemmung der Impulsweiterleitung, der Wahrnehmung und Verarbeitung von Schmerzen.
- Opioidrezeptoren finden sich ab der 24. SSW. Das Opioidsystem weist aber noch nicht das endgültige Verhältnis der Rezeptoren auf! Bei Früh- und Neugeborenen entspricht die Dichte der μ_2-Rezeptoren (verantwortlich für die Atemdepression) derjenigen bei Säuglingen.
  Die Anzahl der die supraspinalen Analgesie vermittelnden μ_1-Rezeptoren nimmt hingegen erst in den ersten postnatalen Tagen dramatisch zu. Dies führt zu höherer Empfindlichkeit hinsichtlich der atemdepressiven Wirkung bei evtl. gleichzeitig geringerem analgetischen Effekt.

Weitere physiologische Besonderheiten, die bei der Dosierung zu berücksichtigen sind:

- *Unreife der Leber*:
  verminderte Syntheseleistung von Plasmaproteinen und von Enzymen: verminderter Abbau und Elimination, längere Wirkdauer, verlängerte HWZ → Dosierungsintervall verlängern.
- *Unreife der Niere*:
  noch nicht ausgereifte Eliminationsleistung: verminderte Clearance.
- *Größeres Verteilungsvolumen bzw. größerer Extrazellulärraum,*
- *Höheres Herzzeitvolumen/kg KG.*
- *Zentralnervensystem*:
  Unreife der Blut-Hirn-Schranke. Diese ist durchlässiger für freie Wirkstoffe.
  Unreife des Atemzentrums.

Ab dem 6. Lebensmonat sind Säuglinge gegenüber der atemdepressiven Wirkung von Opioiden nicht mehr empfindlicher als ältere Kinder.

Die altersabhängige Entwicklung der Opioidpharmakokinetik und die physiologischen Besonderheiten müssen bei der Dosierung berücksichtigt werden:

- *Dosierung nach Wirkung* = Titration bis zur Schmerzfreiheit. Eine lückenlose Überwachung von Früh-, Neugeborenen und Säuglingen (Pulsoxymetrie oder Atemmonitoring) ist obligatorisch!

CAVE

Zentrale Opioidwirkungen
- Analgesie
- Sedierung (v. a. am Therapiebeginn)
- Atemdepression: bei zu hohen Dosen, zu rascher intravenöser Gabe (Antidot: Naloxon)
- Nausea/Emesis: kann am Beginn auftreten, dann Toleranzentwicklung
- Euphorie = von der Anflutgeschwindigkeit im Zentralnervensystem abhängig
- Versteifung der Atemmuskulatur, »wooden chest«: bei zu rascher intravenöser Bolusgabe; dadurch ggf. erschwerte Maskenbeatmung
- Miosis: Sehstörungen im Sinne von Akkomodationsstörungen, Doppelsehen
- Zentrale Sympatholyse: RR, Bradykardie vor allem zu Therapiebeginn

Überdosierung:
Krampfanfälle können auftreten.

Periphere Opioidwirkungen
- Herabsetzen der Magen-Darm-Motilität, spasmogene Wirkung auf die glatte Muskulatur des Gastrointestinaltrakts und der ableitenden Harnwege: verzögerte Magenentleerung, Obstipation, Harnverhalt, Miktionsstörungen, Sekretstau in Galle und Pankreas
- Histaminfreisetzung: Juckreiz, Urtikaria, Bronchokonstriktion

Tabelle 6.21. Applikations- und Dosierungshinweise zu den NSAR

	Applikation	Dosis [mg/kg KG]	Maximale Tagesdosis [mg/kg KG]	Intervall [h]	Empfohlene Verabreichung ab:
Diclofenac	Peroral/rektal	0,5–1	2–3	8–12	1. Lebensjahr
Ibuprofen	Peroral/rektal	5–10	30: analgetisch, antipyretisch 40: antiinflammatorisch	6–8	3. Lebensmonat
Naproxen	Peroral/rektal	5–7–10	30	8–12	1. Lebensjahr
Mefenaminsäure	Peroral Rektal	6,5 12	50	8–12	6. Lebensmonat

Grundsätzliches zur Behandlung mit zentralen Analgetika
- Die parenterale Opioidgabe ist Goldstandard in der Akutschmerztherapie!
- Immer zusätzliche Gabe eines Nichtopioids zur Opioideinsparung als Teilprinzip der multimodalen Analgesie
- Bei Schmerzäußerung sollten Schmerzmittel sofort gegeben werden
- Die Kombination der Opioiduntergruppen ist obsolet!

■ **μ-Rezeptoragonisten (Tabelle 6.22).**
- *Morphin (Vendal)*
  - ist das am besten untersuchte Opiat, mit den meisten Untersuchungen in allen Altersstufen (einschließlich Früh- und Neugeborene),
  - im angloamerikanischen Raum das Opiat der Wahl,
  - alle anderen Opiate werden in ihrer Wirksamkeit am Morphin gemessen.

■ **Patientenkontrollierte Analgesie (PCA).**
- Wenn Schmerzen voraussichtlich >24 h anhalten oder ein besonders hoher Opioidverbrauch in der frühen postoperativen Phase besteht, Selbstapplikation kleiner Analgetikamengen über eine elektronisch kontrollierte Infusionspumpe (Bedienung des Bolusknopfes durch die Eltern/Pflegepersonal/das Kind selbst),
- wir verwenden an unserer Abteilung als Analgetikum *Piritramid* (Tabelle 6.23).

Voraussetzungen für das Funktionieren einer PCA
- Standartisierte Überwachungs- und Dokumentationsprotokolle
- Pulsoxymetrische Überwachung in der Einstellphase
- Verantwortlicher mit Erreichbarkeit rund um die Uhr
- Geschultes und kooperatives Stationspersonal.

■ **Pethitin.** Der reine Agonist bietet *keinen* Vorteil, der den Einsatz speziell rechtfertigt: Zur Therapie anhaltender Schmerzzustände sollte es nicht verwendet werden. Gut wirksam bei postoperativem »shivering«.

In der Leber erfolgt die Metabolisierung zum aktiven Metaboliten Norpethidin. Dieses kann akkumulieren und Tremor, Halluzinationen, Erregungszustände und zerebrale Krampfanfälle auslösen.

■ **Tramadol.**
- Reiner Rezeptoragonist,
- hemmt im Zentralnervensystem auch die Wiederaufnahme der Neurotransmitter Noradrenalin und Serotonin,
- zur Therapie von mittelschweren Schmerzen,
- Tramadol ist in verschiedenen Zubereitungsformen erhältlich und daher auch für die ambulante Chirurgie geeignet (Tabelle 6.24).
  Überdosierung: Krampfanfälle können auftreten!
- Bei ungenügender Wirksamkeit : Wechsel auf ein starkes Opiat!

CAVE

Tabelle 6.22. Stark wirksame μ-Rezeptoragonisten

Medikament	Applikationsform	Dosierung [μg/kg KG]	Wirkdauer [h]	Bemerkung
Morphin analgetische Potenz = 1	Intravenös Kont.	50–100 über 30 min Frühgeborene: 5–10 Neugeborene/Säuglinge: 5 (nicht beatmet) – 15 Größere Kinder: bis 30 (nicht beatmet) bis 50 (beatmet)	2–5	Bei starken Schmerzen
	Oral/rektal	300–600	4	
	Oral retard	500–1000	8–12	Ab 12 Jahre
Fentanyl analgetische Potenz = 100	Intravenös Kont. Sublingual, bukkal, transnasal	1–3 0,5–2 2–5	0,3–0,5	Meistverwendetes Opiat in der Kinderanästhesie
Piritramid analgetische Potenz = 0,7	Intravenös	0,05–0,2	4–6	Im deutschsprachigem Raum sehr gebräuchlich Nur 4% werden renal ausgeschieden – bei NINS = Niereninsuffizienz zu verwenden Bei uns ab dem 1. Lebensjahr eingesetzt Piritramid ist im deutschsprachigen Raum sehr gebräuchlich

■ **Nalbuphin.** Nalbuphin ist ein gemischter Agonist-Antagonist an Opioidrezeptoren (μ-Antagonist, κ-Agonist). Vorsicht also: Keine Kombination von Untergruppen (Tabelle 6.25)!

CAVE

Ceiling-Effekt: oberhalb von 0,4 mg/kg KG; durch Dosissteigerung keine Steigerung der Analgesie, jedoch Zunahme der Nebenwirkungen.

Opioidüberdosierung mit Atemdepression

- Stoppen der weiteren Opioidzufuhr
- Zunächst symptomatische Behandlung:
  - O_2-Gabe und Kontrolle der Atmung
  - ggf. Intubation und kontrollierte Beatmung
- Naloxongabe: 10–20 μg/kg KG intravenös Titration und »Remorphinisierung«.

CAVE

Tabelle 6.26 enthält eine Zusammenfassung von Empfehlungen zur postoperativen Schmerztherapie bei Kindern.

Intravenöse Anästhetika mit analgetischer Potenz

S(+) Ketamin, Ketanest S®

- I. v.-Anästhetikum mit sehr guter analgetischer Potenz: Zur Schmerztherapie bei Brandverletzten, in der Notfallmedizin, bei Polytraumatisierten, für Repositionen, zur Narkoseeinleitung eines schockierten Patienten, da sympathomimetische Wirkung,
- gutes Kurzzeitnarkotikum für wiederholte schmerzhafte Prozeduren an der Körperoberfläche (Verbandwechsel, Verbrennungsbehandlung).
- gute Gewebeverträglichkeit,
- große therapeutische Breite, bei fehlender Organtoxizität,
- geringe Beeinflussung von Schutzreflexen und Atmung bei langsamer Injektion (Tabelle 6.27).

Nachteile:

- Psychomimetische Nebenwirkungen: tranceähnlicher Zustand (dissoziative Anästhesie); Albträume vor allem in der Aufwachphase, wenn die verschiedenen Afferenzen nicht adäquat verarbeitet werden können. Daher ist ein ruhiger Aufwachbereich erforderlich bzw. Supplementierung mit Benzodiazepinen.
- Dosisfindung und Beurteilung der Narkosetiefe äußerst schwierig,
- Salivation (ggf. mit Anticholinergika gegesteuern)/ Spontanbewegungen/Stöhnen während der Anwendung.

Tabelle 6.23. PCA

	Dosierung [μg/kg KG Piritramid]	Maximale Dosis [mg Piritramid]	Bemerkung
Basalrate	20	(bei ≥80 kg KG) 1,6	Die Basalrate sollte so rasch wie möglich reduziert werden; Ziel ist eine alleinige Bolusgabe bei unveränderten 4 HMAX
Bolus	30	2,4	
4 HMAX (Vierstundenmaximum)	200	16	
Sperrintervall	5 min		

Tabelle 6.24. Applikations- und Dosierungshinweise zu Tramadol

Medikament	Applikationsform	Dosierung [mg/kg KG]	Wirkdauer [h]	Bemerkung
Tramadol ab 1 Jahr	Oral	0,5–1,5	3–4	Maximale Tagesdosis 6–8 mg/kg KG
	Oral ret.	0,5–2	8–12	
	Rektal	0,5–1,5	8–12	
	Intravenös	0,5–1	2–4	Als KI über 15–30 min; maximale Tagesdosis: 6 mg/kg KG
	Kont.	0,25 mg/kg/h; entsprechen 6 mg/kg KG/Tag; evtl. Bolusgabe vorab (0,5–1mg/kg KG); Dosisanpassung: alle 2–4 h		Bei viszeralen Schmerzen evtl. in Kombination mit Metamizol

Tabelle 6.25. Dosierungsempfehlungen zu Nalbuphin

Medikament	Applikation	Dosierung [mg/kg KG]	Wirkdauer [h]	Bemerkung
Nalbuphin	Intravenös	0,05–0,2	3–4	Mittelstarke Schmerzen
		Frühgeborene: 0,025–0,05		Ideal für Frühgeborene/Neugeborene/Säuglinge
		Neugeborene: 0,05–0,1		Gute Sedierung

CAVE

Überdosierung: Krämpfe, Herzrhythmusstörungen, Atemstillstand!

Wegen der psychomimetischen Nebenwirkungen und der Salivation empfiehlt sich bei der Gabe von Ketanest die zusätzliche Verabreichung von Midazolam und Glyceropyrrolat (Tabelle 6.28).

Organisation der postoperativen Schmerztherapie bei Kindern

- *Voraussetzung*:
  Genaue Regelung der Verantwortlichkeit in der Durchführung der Schmerztherapie. Optimal ist die Einführung eines Akutschmerzdienstes.
- *Aufgabengebiete*:
  - Festlegung von Therapiestandards für den Aufwachraum, die Intensiv- und Allgemeinstation,
  - standardisierte Überwachungskriterien und Dokumentationsprotokolle,
  - Schulung von Pflegepersonal.
- *Durchführung*:
  Bereits präoperativ sollte im Rahmen des Aufklärungsgespräches ein Therapiekonzept mit den Eltern und dem Kind festgelegt werden.

Tabelle 6.26. Zusammengefasste Empfehlungen für die postoperative Schmerztherapie bei Kindern an der Universitätsklinik für Kinderchirurgie Graz

Patientengruppe	Starke Schmerzen	Leichte bis mittelstarke Schmerzen	Periphere Analgetika
0–6 Monate	Unter intensivmedizinischer Überwachung: Morphin	Nalbuphin 0,05–0,1 mg/kg KG Tramadol 0,5 mg/kg KG	Paracetamol Ab 3. Lebensmonat: Metamizol Ibuprofen
6 Monate bis 1 Jahr	Unter intensivmedizinischer Überwachung: Morphin Piritramid Auf Bettenstation: Piritramid	Nalbuphin 0,1–0,2 mg/kg KG Tramadol 1 mg/kg KG	Paracetamol Ibuprofen Metamizol (bei viszeralen Schmerzen)
>1 Jahr	Unter intensivmedizinischer Überwachung: Morphin Piritramid Auf Bettenstation: Piritramid: KI PCA	Nalbuphin Tramadol	Paracetamol NSAR (ab 6 Jahre Neodolpasse) Metamizol (bei viszeralen Schmerzen)

Tabelle 6.27. Dosierungsempfehlungen zu S(+) Ketamin

S(+) Ketamin	Intravenös	Zur Analgesie: 0,5–1 mg/kg KG Kont.: 0,5–2 mg/kg KG/h	Zur Narkoseeinleitung: 1–2 mg/kg KG Kont.: 0,5–2 mg/kg KG/h
	Oral/rektal buccal/nasal	2-4-fache der i. v.-Dosis	2-4-fache der i. v.-Dosis

Tabelle 6.28. Dosierungsempfehlungen für Midazolam und Glycoparrolat

Medikament	Applikationsform	Dosierung [mg/kg KG]	Maximale Dosis [mg]
Midazolam zur Verhinderung bizarrer Traumerlebnisse	Intravenös	0,1–0,2	5
	Rektal	0,5–1	15
	Oral	0,5–0,75	15
Glyceropyrrolat zur Unterdrückung der Speichelsekretion	Intravenös	0,005–0,01	0,4

Literatur

Literatur zu Abschn. 6.1

American Academy of Pediatrics (1999) Guidelines for the pediatric preoperative anesthesia environment. Pediatrics 103: 1150–1157
Bricker SRW, McLuckie A, Nightingale DA (1989) Gastric aspirates after trauma in children. Anaesthesia 44: 721–724
Kretz F-J (1998) Anästhesie, Intensiv- und Notfallmedizin bei Kindern. Thieme, Stuttgart
Kretz F-J, Beushausen T (2002) Kinder, Notfall, Intensiv, 2. Aufl.. Urban & Fischer, München Jena
Kretz FJ, Krier C (2002) Ein nicht nüchternes Kind kommt zur Narkose. Anasthesiol Intensivmed Notfallmed Schmerzther 37: 514–519
Jöhr M (2001) Kinderanästhesie, 5. Aufl. Urban & Fischer, München Jena
Leitlinien der Deutschen Gesellschaft für Anästhesiologie und Intensivmedizin. AWMF-Leitlinienregister, Nr. 001/011. Entwicklungsstufe: 1
Reinhold P, Köster-Oehlmann P (2000) Schmerzhafte interventionelle Eingriffe. Schmerz 14: 324–332
Röper A, Lauven PM (1999) Pharmakologie bei Neugeborenen und Säuglingen. Anasthesiol Intensivmed Norfallmed Schmerzther 34: 616–625
Schwarz U (1999) Intraoperative Flüssigkeitstherapie bei Säuglingen und Kleinkindern. Anästhesist 48: 41–50
Tait AR, Knight PR (1987 a) The effects of general anaesthesia on upper resp. tract infections in children. Anaesthesiology 67: 930–935
Tait AR, Knight PR (1987 b) Intraoperative respiratory complications in patients with upper respiratory tract infections. Can J Anaesth 34: 300–303

Literatur zu Abschn. 6.2

Bozkurt P (2002) The analgesic efficacy and neuroendocrine response in paediatric patients treated with two analgesic techniques: using morphine-epidural and patient-controlled analgesia. Paediatr Anaesth 12: 248–254
de Beer DAH, Thomas ML (2003) Caudal additives in children – Solutions or problems? Br J Anaesth 90: 487–498
Giaufre E, Dalens B, Gombert A (1996) Epidemiology and morbidity of regional anaesthesia in children: a one year prospective study of the French-Language Society of Pediatric Anesthesiologists. Anesth Analg 83: 904–912
Ivani G (2002) Ropivacaine: is it time for children? Paediatr Anaesth 12: 383–387
Jöhr M (1998) Postoperative Schmerztherapie bei Kindern. Anaesthesist 47: 889–899
Marhofer P, Krenn CG, Plochl W et al. (2000) S(+)-ketamine for caudal block in paediatric anaesthesia. Br J Anaesth 84: 341–345
Niesel HC, Van Aken H (2003) Lokalanästhesie, Regionalanästhesie, Regionale Schmerztherapie, 2. überarb. Aufl. Thieme, Stuttgart
Suresh S (2004) Thoracic epidural catheter placement in children: are we there yet? Regional Anaesth Pain Med 29: 83–85
Tobias JD (2001 a) Caudal epidural block: a review of test dosing and recognition of systemic injection in children. Anesth Analg 93: 1156–1161
Tobias JD (2001 b) Brachial plexus anaesthesia in children. Paediatr Anaesth 11: 265–275
Tobias JD (2003) Clinical review: regional anaesthesia of the lower extremity in infants and children. Paediatr Anaesth 13: 152–163
Wolf AR, Doyle E, Thomas E (1998) Modifying infant stress response to major surgery: spinal vs extradural vs opioid anlagesia. Paediatr Anaesth 8: 305–313

Literatur zu Abschn. 6.3

Benrath J, Sandkühler J (2000) Nozizeption bei FG und NG. Schmerz 14: 297–301
Beubler E (2000) Kompendium der medikamentösen Schmerztherapie. Springer, Berlin Heidelberg New York Tokyo
Bremerich DH, Neidhart G, Roth B, Kessler P, Behne M (2001) Postoperative Schmerztherapie im Kindesalter. Anästhesist 50: 102–112
Cheer SM (2001) Parecoxib. Adis new drug profile. Drugs 61: 1133–1141
Denecker H, Hünseler C (2000) Messen und Erfassen von Schmerz. Schmerz 14: 302–308
Freye E, Neruda B (1998) Das Opioid Tramadol hat zentral-exzitatorische Effekte von nicht-opioidhaltigem Charakter. Schmerz 12: 19–24
Fridericus E, Straßburger W (2001) Pharmakologie der Opioide. Biomedizinische Forschung. Grünenthal GmbH, Aachen
Führer M (1999) Besondere Aspekte der Schmerztherapie im Kindesalter. Internist 40: 183–189
Gleiter CH (1997) Paracetamol – das sichere Analgetikum. Internist 38: 707–712
Hellwig B (2002) Injizierbarer COX 2-Hemmer. Parecoxib zur kurzfristigen Schmerzbehandlung. Deutsche Apotheker Zeitung, 142 Jg., Juni 2002, Nr. 25, 34, 37
Hempelmann G, Kuhn DFM (1997) Klinischer Stellenwert des S-(+)-Ketamin. Anästhesist (Suppl 1) 46: 53–57
Jöhr M (2000) Postoperative Schmerztherapie bei Kindern. Schmerz 14: 45–55
Jöhr M (2002) Kinderanästhesie, 5. Aufl. Urban & Fischer, München Jena
Latasch L, Freye E (2002) Schmerz und Opioide bei NG und Sgl. Anästhesist 51: 272–284
Likar R (2001) Schmerztherapie. Wissenschaftliche Information. Leitsberger A, Haberl W, 4. Aufl. Fresenius Kabi 12–2001
Mantzke US, Brambrink AM (2002) Paracetamol im Kindesalter. Anästhesist 51: 735–746
Rieberer M-L (2002) Moderne Aspekte kindlicher Akutschmerztherapie. Pädiatrie und Pädologie. 5/2002 und 6/2002
Semsroth M (1999) Gutachten über S-(+) Ketamin zum Einsatz bei Kindern. April 1999
Sittl R (2003) Postoperative Schmerztherapie bei Kindern und Jugendlichen. Aktuelles Wissen für Anästhesisten. Refresher Course No. 20, April 2003, München
Sittl R, Grießinger N, Koppert W, Likar R (2000) Postoperative Schmerztherapie bei Kindern und Jugendlichen. Schmerz 14: 333–339
Swafford L, Allen D (1968) Pain relief in the pediatric patient. Med Clin North Am 52: 131–136
Zernikow B (2000) Schmerztherapie bei Kindern. Springer, Berlin Heidelberg New York Tokyo

Kapitel 7

Traumabewältigung im Kindesalter 7

Psychologische Aspekte des verletzten Kindes

K. Purtscher, G. Dick, W. Pieringer

Das Kind, das ein schweres Trauma erleidet, erlebt gleichzeitig auch eine emotionale und soziale Krisensituation. Der Patient und seine Familie gehen durch verschiedene vorhersehbare Phasen des Krankheitserlebens und der Unfallbewältigung. Das Erleben und die erste Reaktion des verletzten Kindes oder Jugendlichen auf den Unfall sind durch eine Vielzahl von subjektiven, situationsspezifischen und sozialen Einflüssen bestimmt.

Die *bedeutendsten Faktoren* sind:

- die Schwere und die Art der Verletzung,
- begleitende Schmerzen,
- die mögliche Mitbeteiligung des Zentralnervensystems (direkte Verletzung, Bewusstlosigkeit),
- das Alter und der Entwicklungsstand des Kindes.
- Die ersten Reaktionen der Eltern oder Angehörigen bzw. deren unterstützende oder ängstliche Haltung, oder aber auch deren eigene Verletzungen haben einen wesentlichen Einfluss auf das Erleben des Kindes (Ravenscroft 1979).
- Die Art, wie die ersten Hilfsmaßnahmen durch Sanitäter oder den Notarzt und anschließend in der Notfallsambulanz durchgeführt werden, sind ebenfalls von großer Bedeutung für das Erleben und weitere Verhalten des Kindes. Dabei ist die mögliche Unterstützung durch Eltern, Geschwister oder andere vertraute Personen von entscheidender Bedeutung für die weitere Kooperation des Kindes bei den erforderlichen medizinischen Maßnahmen wie auch bei der weiteren Bewältigung des Traumas.
- Besonders von kleinen Kindern wird die Trennung von vertrauten und schützenden Bezugspersonen dabei als beängstigender erfahren als die Verletzungen selbst.
- Neben einer adäquaten Schmerzbehandlung ist die wichtigste Erstmaßnahme die Beruhigung des Kindes. Ein Mitglied des behandelnden Teams sollte so rasch wie möglich Zeit finden, um mit den Eltern zu sprechen, um sie über die Art der Verletzungen und über die weiteren Behandlungsschritte zu informieren. Nur so kann deren Angst und Besorgtheit gelindert werden, und sie selbst können einen beruhigenden Einfluss auf ihr Kind ausüben. Das Prinzip, ein Familienmitglied zur Unterstützung des Verletzten in den Behandlungsablauf mit einzubeziehen, stellt auch für ältere Kinder und Jugendliche eine wichtige Unterstützung dar.

7.1 Stress und Psychotraumatologie – Begriffsbestimmung

7.1.1 Stressreaktionen

Die Stressforschung hat zum Verständnis der physiologischen Reaktionen auf Belastungen und traumatische Erlebnisse einen wesentlichen Beitrag geleistet.

Das *Modell der Stressreaktion – Alarmierung, Widerstandsstadium* und schließlich das *psychophysiologische Erschöpfungsstadium* – hat einen wichtigen Grundstein für das Verständnis von psychosomatischen Folgen von Stress und Trauma gelegt. Die jeweils spezifischen Reaktionen zwischen der betroffenen Person und der Umwelt in der traumatischen Situation werden als aufeinander bezogene Größen verstanden, die die jeweiligen Anpassungs- und Bewältigungsmechanismen bestimmen (Lazarus 1966). Damit wird verständlich, dass traumatische Ereignisse sehr unterschiedliche individuelle Reaktionen hervorrufen können. Dies trifft besonders auf Kinder und Jugendliche – im Hinblick auf ihren Entwicklungsstand und die Entwicklungsaufgaben in einer bestimmten Lebensperiode – zu (Resch 1999).

7.1.2 Trauma

Die psychologischen und neurobiologischen Auswirkungen von traumatischen Kindheitsereignissen sind in den letzten 20 Jahren zunehmend erforscht worden (Terr 1979, 1991). Die Beschreibung von »Trauma« und Traumafolgen muss das komplexe Zusammenspiel von *subjektiven psychologischen, physiologischen* und *sozialen Prozessen des Erlebens*, sowie die *situationsspezifischen Faktoren der traumatischen Situation* umfassen. Besonders in der Kindheit und Adoleszenz sind die individuellen Faktoren einer ständigen Veränderung und Entwicklung unterworfen und verdienen daher besondere Beachtung.

! Kindliche Faktoren wie der altersgemäße Stand der kognitiven, affektiven und sozialen Entwicklung sowie spezifische Merkmale einer traumatischen Situation können sich sowohl als Schutz-, aber auch als Risikofaktoren erweisen (van der Kolk 1998).

Traumatische Ereignisse sind außergewöhnlich, nicht vorhersehbar und liegen außerhalb der normalen zu erwartenden Lebenserfahrung eines Kindes. Sie treffen das Kind sowohl mental als auch körperlich völlig unvorbereitet.

Die *traumatische Situation* ist gekennzeichnet durch »ein vitales Diskrepanzerlebnis zwischen bedrohlichen Situationsfaktoren und individuellen Bewältigungsmöglichkeiten, das mit Gefühlen von Hilflosigkeit und schutzloser Preisgabe einhergeht und so eine *dauerhafte Erschütterung des Selbst- und Weltverständnisses bewirkt*« (Fischer u. Riedesser, 2003).

Für eine Beschreibung der *Auswirkungen von Kindheitstraumen* ist die von Leonore Terr (1995) vorgeschlagene konzeptuelle Unterscheidung zwischen

- dem *einmaligen traumatischen Ereignis* (Typ-1-Trauma) und
- einem *komplexen, länger dauernden oder wiederholtem traumatischem Geschehen* (Typ-2-Trauma)

hilfreich. Ein traumatisches Erlebnis muss von *ängstigenden Alltagsereignissen*, wie z. B. ein unerwarteter Krankenhausaufenthalt, eine geplante Operation, Zahnarztbesuche, Wohnungs- oder Schulwechsel, Raufereien oder häufig gehänselt werden, unterschieden werden.

Trauma Typ 1 oder Schocktrauma

- Schwere Unfälle (verletzt oder unverletzt beteiligt sein),
- Beobachter oder Zeuge eines schweren Unfalls sein,
- Naturkatastrophen,
- technische Katastrophen,
- einmalige Gewalttaten (z. B. Opfer eines Amokläufers zu sein, Entführungen).

Trauma Typ 2

- Wiederholte familiäre Gewalt,
- chronische Misshandlung, Missbrauch,
- Vernachlässigung,
- Gewalt durch Krieg, Flucht, Folter.

7.2 Traumafolgen

7.2.1 Akute Belastungsreaktion (ICD 10: F43.0)

> Die akute Belastungsreaktion ist eine unmittelbare psychophysiologische Reaktion auf eine außergewöhnliche körperliche und/oder seelische Belastung.

Auslösende Ereignisse treffen die Person plötzlich und unerwartet und können mit massiver Bedrohung oder Verletzung der eigenen Person oder einer geliebten Person verbunden sein.

Symptome und Verlauf

Die Symptome beginnen meist rasch oder innerhalb von Minuten nach dem Ereignis. Nach dem anfänglichen »Schock«, mit Einengung der Aufmerksamkeit und emotionaler Betäubung zeigen sich häufig Angst, Ärger, Verzweiflung, die entweder als psychomotorische Überaktivität oder als Rückzug und Erstarrung auftreten können. Häufig kann es zu einem raschen Wechsel der Ausdrucksformen kommen.

Die Symptome beginnen unmittelbar nach dem Ereignis und klingen allgemein innerhalb von Stunden oder Tagen ab (Deutsche Gesellschaft für Kinder- und Jugendpsychiatrie 2003). Diese rasche Remission der Symptome ist bei einmaligen kurzdauernden traumatischen Ereignissen bzw. bei einer Entfernung aus der belastenden Umgebung möglich.

Eine akute Belastungsreaktion kann, muss jedoch keineswegs in eine posttraumatische Belastungsstörung übergehen (Melzak 1995). !

Dies ist abhängig von den traumatischen Situationsfaktoren, den vor dem Trauma existierenden individuellen Risikofaktoren und den protektiven Faktoren, über die ein Kind oder seine Familie verfügt (Petzold 1993).

Wichtigste Hilfe bei einer akuten Belastungsreaktion ist eine oft kurzfristige, jedoch rasch einsetzende psychosoziale Unterstützung.

! Die Dauer einer *akuten Belastungsstörung* beträgt maximal einen Monat.

Generell ist festzuhalten, dass Kinder auf Unfälle individuell sehr unterschiedliche Reaktionsweisen zeigen, dass aber viele Kinder mit hoher Wahrscheinlichkeit vorübergehend Symptome oder Verhaltensänderungen nach traumatischen Ereignissen zeigen werden. Ob diese Reaktionen als Krankheitssymptome oder »normale Reaktionen auf abnorme Ereignisse« verstanden werden sollen, wird unterschiedlich gewertet und kritisch diskutiert (American Academy of Child and Adolscent Psychiatry 1998).

7.2.2 Posttraumatische Belastungsstörung (PTBS; ICD 10: F43.1)

Die *posttraumatische Belastungsstörung* tritt zwischen *einem und 6 Monaten* nach einem belastenden Ereignis, z. B. einem schweren Unfall, auf.

Die vielfältigen Symptome können 3 Hauptgruppen zugeordnet werden:

1. wiederholtes unfreiwilliges Erinnern des Traumas in Tagträumen oder im Traum; Wiederinszenierung des Ereignisses im Gedächtnis oder im kindlichen Spiel,
2. Verleugnungs- und Vermeidungsverhalten Personen oder Situationen betreffend, die ein Wiedererinnern des Traumas hervorrufen könnten mit deutlichem emotionalem und sozialem Rückzug,
3. gesteigerte psychovegetative Erregbarkeit und Beeinträchtigungen der Stimmung und Befindlichkeit (American Psychiatric Association 1996).

Bei all den vielfältigen individuellen Reaktionsformen als Ausdruck einer posttraumatischen Belastung zeigen Kinder am häufigsten folgende Symptome:

- *Erhöhte Ängstlichkeit*: allgemeine Ängste wie Trennungs- und Verlustängste, Angst vor der Dunkelheit oder Angst vor dem Einschlafen, spezifische Ängste, die ursprüngliche traumatische Situation betreffend.
- *Wiederkehrende sich aufdrängende Erinnerungen* entsprechend den vorherrschenden sensorischen Erfahrungen in der traumatischen Situation. Neben dem visuellen Wiedererleben kommen häufig auch sich aufdrängende akustische Erinnerungen oder das Wiedererleben von Gerüchen vor.
- *Repetitive Verhaltensweisen*: z. B. als »traumatisches Spiel«, bei dem Kinder das traumatische Erlebnis (z. B. die Unfallsituation) in stereotypen Wiederholungen reinszenieren. Diese Form des Spiels ist freudlos und zeigt keine kreativen Variationen, wobei die Kinder selbst meist keinen Zusammenhang zwischen dem stereotypen Inhalt ihres Spiels und dem traumatischen Erlebnis herstellen (Monahon 1997).
- Das *Vermeidungsverhalten* kann Personen oder Situationen betreffen, die eine Erinnerung an das Trauma wachrufen könnten. Dies kann zu ausgeprägten Einschränkungen im Alltag und zum sozialen Rückzug führen.
- Zusätzliche belastende Symptome, wie übermäßige Schreckhaftigkeit, Irritabilität, motorische Überaktivität, Schlafstörungen und Konzentrationsstörungen sind Zeichen einer *chronischen psychovegetativen Übererregbarkeit*.
- *Die veränderte Einstellung zur eigenen Person, zu Bezugspersonen und zur Zukunft*: Das Vertrauen in die eigne Person bzw. in die Kompetenz von wichtigen Bezugspersonen im Sinne von Gewährung von Schutz und Sicherheit können erschüttert sein (Pynoos 1992). Diese Merkmale eines negativen Selbstkonzepts im Kindes- und Jugendalter sind oft wichtige Hinweise auf vorhandene traumatische Erfahrungen und posttraumatische Belastungen.

Prädiktive Faktoren für die Entwicklung einer posttraumatischen Belastungsstörung im Kindesalter betreffen – vergleichbar dem Erwachsenenalter – die *Art* bzw. die *Dauer* der traumatischen Ereignisse (Daviss 2000 b). Frühe und lang andauernde (kumulative) traumatische Lebenserfahrungen sowie vor dem traumatischen Ereignis bestehende psychopathologische Auffälligkeiten des Kindes können die Entwicklung einer posttraumatischen Belastungsstörung begünstigen (Boney-McCoy u. Vinkelhor 1996).

Ausgeprägte Stressreaktionen der Eltern und psychopathologische Symptome der Eltern haben sich als Risikofaktoren für die Entwicklung einer posttraumatischen Belastungsstörung des Kindes erwiesen. !

7.3 Spezielle Unfallarten und psychopathologische Folgen

Die Prävalenz von posttraumatischen Belastungsstörungen nach Unfällen im Kindesalter wurde in verschiedenen Studien untersucht. Die Ergebnisse von Daviss und Kollegen zeigen, dass 12,5% der Kinder (im Alter von 7–17 Jahren), die nach einem Unfall eine stationäre Behandlung brauchten, einen Monat oder später nach dem Unfall das *Vollbild einer posttraumatischen Belastungsstörung* aufwiesen. Weitere 16,7% der Kinder und Jugendlichen litten an einzelnen Symptomen, nicht aber am klinischen Vollbild einer posttraumatischen Belastungsstörung.

Kinder mit einer posttraumatischen Belastungsstörung wiesen schon vor dem Unfall häufiger psychopathologische Symptome auf, und ihre Eltern litten häufiger an einer akuten Belastungsreaktion als Folge des kindlichen Unfalls (Daviss 2000 a).

Nach einem Verbrennungstrauma litten bei einer Nachuntersuchung 6,7% der Kinder an einer posttraumatischen Belastungsstörung; bei einem mehrmonatigen Beobachtungszeitraum im Anschluss an das erlittene Trauma stieg die Häufigkeit auf 30% (Stoddard 1989). Weitere Studien für spezifische Unfallarten zeigten, dass 14% der Kinder, deren Verletzungen bei einem Verkehrsunfall eine stationäre Behandlung erforderten, 2–3 Monate nach dem Unfall an mittelschweren Beschwerden im Sinne von PTSD-Symptomen leiden (Di Gallo 1997).

7.4 Emotionale Unterstützung für das Kind bei der Akutbehandlung

Am Unfallort und in der Notfallaufnahme ist das Kind häufig wie betäubt oder in einem emotionalen Schockzustand. Meist rasch anschließend folgt eine *Phase des Nicht-Wahrhaben-Wollens* oder *Nicht-Wahrhaben-Könnens*. Dies ist oft durch ein *Leugnen der physischen Unfallfolgen und ein generelles sich Zurückziehen* gekennzeichnet. Die Kinder zeigen entweder mehr aggressive oder regressive Verhaltensweisen oder fallen als besonders unerschrocken und furchtlos auf. Dabei kann es zeitweise zum Auftreten von heftigem Weinen und panischen Ängsten kommen, vor allem im Zusammenhang mit dem Auftreten von Schmerzen, unerwarteten oder unerklärten medizinischen Eingriffen, der Trennung von den Eltern oder anderen Bezugspersonen. Ältere Kinder und Jugendliche zeigen in dieser Bewältigungsphase oft eine nur teilweise bewusste Kenntnisnahme des Unfalls und der Verletzungen und verleugnen oder überspielen die darunter liegenden Ängste und Befürchtungen.

Die psychologischen Bewältigungsstrategien von Vermeiden und Leugnen müssen einerseits in ihrem phasenhaften Verlauf respektiert werden, können jedoch andererseits zu völlig unrealistischen Wünschen des Kindes nach Mobilität, z. B. Aufstehen und Krankenhausentlassung, führen.

7.5 Psychische Bewältigung – Unterstützung und Betreuung durch ein multiprofessionelles Team

Besonders wichtig ist es, alle Kinder die älter als ein Jahr sind, über alle bevorstehenden Handlungen und Eingriffe, Fahrten zu bestimmten Untersuchungen, Verlegungen auf eine andere Station oder in ein anderes Krankenhaus genau zu informieren, so dass sie das Ereignis bewusst wahrnehmen und sich darauf vorbereiten können.

! Eine kindgerechte Behandlung fordert eine Kommunikation, die dem Kind jeden Schritt der Behandlung mitteilt. Dies sollte bereits bei Kindern ab einem Jahr erfolgen und ist kein Privileg nur bei älteren Kindern!

Der plötzliche Verlust der Kontrolle über den eigenen Körper durch den Unfall und die nachfolgenden medizinischen Eingriffe sowie die vermehrte Abhängigkeit von den Eltern und den noch unbekannten Ärzten und Schwestern wecken im Kind viele Befürchtungen. Deshalb ist es beim nichtbewusstlosen Kind äußerst wichtig, während der einzelnen Behandlungsmaßnahmen mit ihm im Kontakt zu bleiben und zu erklären, was man warum zu tun vorhat, und um dem Kind zu zeigen, was man wo und wie tun wird. Verletzte Kinder und Jugendliche sind verunsichert und aufgeregt und nehmen ihre Umgebung oft nur bruchstückhaft wahr. Es ist deshalb notwendig, sorgfältig darauf zu achten, was Schwestern und Ärzte oder auch andere Familienmitglieder in Hörweite des Kindes sagen. Eltern sind die maßgebliche emotionale Stütze, die »Vermittler und Übersetzer« für ihr Kind bei den diagnostischen und therapeutischen Maßnahmen. Deshalb ist es wichtig, sie laufend über neue Behandlungsschritte zu informieren, ihnen Zeit zu geben, sich darauf einzustellen und so ihr Kind vorbereiten und unterstützen zu können.

7.6 Unterstützung und Betreuung der Familie

Nach einem Unfall, z: B. einem Autounfall, ist oft mehr als ein Familienmitglied verletzt, und die Angehörigen müssen sich vielleicht schon mit der schweren Verletzung oder dem Tod eines anderen Familienmitglieds auseinandersetzen. Die Reaktion der Eltern auf die Verletzung ihres Kindes, die Betreuung in der Ambulanz und der erste Kontakt mit den betreuenden Ärzten und Schwestern haben einen großen Einfluss darauf, wie das Kind die Verletzung und den nachfolgenden Krankenhausaufenthalt erlebt. Für Eltern, Geschwister und vor allem für das verletzte Kind selbst ist die Situation in der Notfallsambulanz verwirrend, erschreckend und ruft oft ein Gefühl der Hilflosigkeit hervor. Gerade in einer Situation, in der das Kind die Eltern besonders braucht, erleben diese oft schmerzhaft, dass sie jetzt selbst wenig für das Wohl ihres Kindes tun können. Einige Eltern ziehen sich in dieser Situation völlig zurück, andere reagieren verwirrt, die meisten jedoch brauchen Hilfe, um in der Behandlungsszenerie ihr Kind unterstützen zu können.

! Die Anwesenheit der Eltern vermittelt dem Kind Sicherheit und Geborgenheit, außer in den Situationen, in denen die Eltern selbst völlig hilflos und ängstlich reagieren.

Manche Eltern reagieren in ihrer Sorge um das Wohl ihres Kindes sehr forsch und fordernd. Es kann vorkommen, dass sie auf einer sofortigen, bevorzugten Behandlung ihres Kindes bestehen, dauernd versuchen, die nächsten Untersuchungsmaßnahmen oder Behandlungsschritte zu beschleunigen, die behandelnden Ärzte oder Schwestern kritisieren und unabsichtlich die Behandlungsabläufe behindern. Diese Reaktionen entspringen oft sowohl der Angst als auch den Schuldgefühlen der Eltern, wenn diese vor allem bei Unfällen von Kleinkindern als Aufsichtspersonen oder Beschützer versagt haben. Dies erfordert Geduld und spezielle Zuwendung von Seiten des Krankenhauspersonals, um den Eltern zu helfen, ihre eigenen Kräfte zum Wohle des Kindes und der Zusammenarbeit mit dem Behandlungsteam zu mobilisieren.

7.7 Reaktionen auf Notwendigkeiten und Gegebenheiten im Krankenhaus

Nach der ersten Behandlungsphase in der Notfallsambulanz wird das Kind möglicherweise auf die Intensivstation, eine unfallchirurgische Station oder eine Verbrennungsstation verlegt. Der gewohnte Alltag und die körperlichen, emotionalen und sozialen Bedürfnisse und Abläufe sind völlig aus dem Gleichgewicht gekommen.

Eine große Hilfe in dieser neuen, für das Kind oft chaotischen Welt, in der die Eltern für das körperliche Befinden ihres Kindes nur wenig Verantwortung übernehmen und es auch nicht vor Schmerzen und Furcht bewahren können, ist die *Möglichkeit der Mutter-Kind-Aufnahme*, verbunden mit *großzügigen und möglichst flexiblen Besuchszeiten für Familienmitglieder, Geschwister und Freunde*. So können die Trennungsängste und die Einsamkeit entschieden gemindert werden.

! Die Beachtung der Grundbedürfnisse nach Rhythmus, Kontinuität und emotionaler Wärme im Umgang mit dem Kind bilden die Grundbausteine in der Anfangsphase der Traumabewältigung.

Gerade auf der Intensivstation mit kaum veränderter Betriebsamkeit auch während der Nacht, mit ständig heller Beleuchtung, Monitoren und Apparaten ist die Umgebung oft beängstigend oder verwirrend für das Kind und eine Belastung für den Schlaf-Wach-Rhythmus. Die regelmäßige Anwesenheit der Eltern, persönliche Spielsachen oder Bekleidung helfen, die Verunsicherung und Ängste in der »technischen Umgebung« zu mildern und die Armut an sensorischen Reizen in der oft »sterilen« Umgebung auszugleichen . Erst die Verlegung auf eine Normalstation ermöglicht dem Kind wieder mehr eigenen Handlungsspielraum und entsprechende Alltagsaktivitäten.

7.8 Weitere Bewältigungsphasen

Nach dem anfänglichen Schock, dem Nicht-Wahrhaben-Können, das einige Tage dauern kann, folgt bei den Patienten gewöhnlich die *Phase des Protests und der Auflehnung* gegen das, was passiert ist. Nur allmählich werden dem Kind die Art und das Ausmaß der Verletzungen bewusst, z. B. das veränderte Aussehen eines schwerverletzten Beins oder die Unmöglichkeit, eine Extremität zu bewegen. Dieses Wahrnehmen der Verletzungen und vorübergehenden oder bleibenden Beeinträchtigungen ist ein psychisch schmerzhafter Prozess und von Gefühlen der Angst, Schuld, Furcht und Wut begleitet. Bei der oft quälenden Suche nach den Ursachen des Unfalls oder was zur Vermeidung hätte getan werden können, kommt es häufig zu Anklagen und Schuldzuweisungen – nach außen gerichtet an die Eltern und/oder das Pflegepersonal oder nach innen gegen sich selbst gerichtet.

Vor allem bei schweren körperlichen Verletzungen und langwierigen Behandlungsverläufen verliert das Kind viel an Unabhängigkeit, Autonomie und Kontrolle über seinen Körper. Es muss viele schmerzhafte Behandlungsschritte über sich ergehen lassen, sodass es in dieser Phase oft zu einer gewissen »Therapiemüdigkeit« und Auflehnung und Widerstand gegen medizinische Eingriffe oder z. B. die beginnende Physiotherapie kommt. Auflehnung und Protest müssen in dieser Phase der Traumabewältigung jedoch als *Reaktion auf den Verlust von Autonomie und Kontrolle auf der körperlichen Ebene* verstanden werden. Sie stellen oft das erste Auftreten von wiedergewonnenem Selbstbehauptungsvermögen und Willen zur Unabhängigkeit dar.

! In dieser Phase ist es von entscheidender Wichtigkeit, dem Kind wieder ein Stück Kontrolle und Entscheidungsfähigkeit zu geben, z. B. über die Gestaltung des Tagesablaufs oder mit flexiblen Zeiten beim Verbandwechsel oder der Physiotherapie.

Das wiedergewonnene Gefühl der Kontrolle über den eigenen Alltag, bestimmte Behandlungsabläufe und eine altersentsprechende Mitsprache bei bestimmten Behandlungsschritten geben dem Kind ein Gefühl von Autonomie und Kontrolle und stellen oft die wichtigste Basis für eine gelingende Kooperation dar.

Bei schweren Verletzungen mit vorübergehenden oder bleibenden funktionellen Einschränkungen oder dem Verlust von Körperteilen, brauchen sowohl Kinder als auch Erwachsene viel Zeit, um das Ausmaß des Verlustes wahr zu nehmen. Dieser Prozess ist schmerzvoll und wird oft in kurzen, wiederholten Schritten durchgeführt. In dieser Phase, in der Behandlung und Rehabilitation weitergeführt werden müssen, ist ein sorgfältiges Abwägen zwischen Unterstützung und Anforderungen sowie Respekt für die notwendige Zeit, die der Patient für diese Trauerarbeit braucht, erforderlich.

Eng verknüpft mit der Betreuung des verletzten Kindes ist die Unterstützung der gesamten Familie, vor allem der Eltern. Die schwere Verletzung eines Kindes stellt immer ein traumatisches Ereignis für die gesamte Familie dar. Nicht immer findet der gemeinsame Trauerprozess zeitgleich statt. Eltern und Geschwister können den Wahrnehmung- und Bewältigungsschritten des Patienten voraus sein, oder aber auch hinterher.

7.9 Risiko- und Schutzfaktoren

7.9.1 Risikofaktoren

1. *Ausmaß der ZNS-Beteiligung*: Die Schwere der Schädel-Hirn-Verletzung bzw. der ZNS-Beteiligung stellt einen wichtigen Faktor für die posttraumatische psychische Bewältigung des Unfallereignisses dar. Der Grad der Bewusstseinsbeeinträchtigung unmittelbar nach dem Unfall ist jedoch nicht, wie oft angenommen, als Risikofaktor zu sehen. Eine vorübergehende Bewusstlosigkeit unmittelbar nach dem Unfallereignis schützt oft vor dem subjektiven Erleben der drohenden Gefahr bzw. den damit verbundenen massiven Ängsten.
2. *Die Schuldfrage*: Hierbei handelt es sich einerseits um die objektive Schuldfrage, z.B. bei einem Verkehrsunfall, aber auch um die subjektiv empfundene Schuld, z.B. eines älteren Kindes bei einem Unfall mit jüngeren Kindern (Johnson 1981). Auch bei keinerlei äußeren Schuldzuweisungen durch Eltern oder Freunde kann dies eine quälende Frage und Belastung für das Kind darstellen. Nicht immer wird diese Frage vom Unfallopfer oder den Eltern oder Behandlern explizit angesprochen, und umso mehr bleibt das Kind oft mit den quälenden Fragen, Vermutungen oder subjektiven Schuldzuschreibungen alleine. Psychische Auswirkungen zeigen sich dann oft als erhöhte Erregungsbereitschaft, Ein- oder Durchschlafstörungen, Angstträume, erhöhte Schmerzempfindlichkeit, Regression oder mangelnde Kooperation.
3. ! Das *altersbedingte Fehlen des sprachlichen Ausdrucks* für innerpsychische Vorgänge bei Kleinkindern (Riedesser et al. 1998).
4. *Frühere traumatische Lebenserfahrungen* (Pynoos et al. 1995; Yule 1991).
5. *Vorbestehende psychiatrische Auffälligkeiten* (Pynoos 1993).
6. *Akute Belastungsreaktionen der Eltern.*
7. *Schwierige Kommunikation* zwischen Kind, Behandlungsteam und Eltern.

7.9.2 Schutzfaktoren

1. *Objektive Sicherheit und Schutz* vor erneuter Traumatisierung (Keilson 1979).
2. *Subjektive Sicherheit* durch sicherheitsvermittelnde Beziehungen – familiär, extrafamiliär oder therapeutisch (Bowlby 1975).
3. *Ausdrucksmöglichkeiten*:
   a) subsymbolisch bzw. in der Aktionssprache des Kindes,
   b) symbolisch nonverbal durch kreativen Ausdruck und Gestaltung,
   c) verbal.
4. *Entwicklung einer Zukunftsperspektive* (Bürgin 1998).
5. Verständnis und Verlässlichkeit sowie Klarheit über Möglichkeiten und Grenzen von Seiten der Eltern aber auch des Behandlungsteams.

7.10 Das verletzte Kind im Krankenhaus

Hilfe bei schweren Unfällen für Kinder und Eltern

1. Unnötige stationäre Aufnahmen sollten vermieden werden, z.B. durch flexible Handhabung von tageschirurgischen und ambulanten Einrichtungen
2. Ausreichende Schmerztherapie! (Dosierung und Wirkdauer betreffend)
3. Frühzeitige Information des betroffenen Kindes und seiner Bezugspersonen über die Art und das Ausmaß der Verletzungen und die nächsten Schritte der Behandlung
4. Möglichkeiten zur Begleitung und Mitaufnahme von Eltern bei einer stationären Behandlung des Kindes
5. Großzügige und wenn möglich flexible Besuchszeiten für Eltern und andere wichtige Familienmitglieder
6. Eltern und Kinder in Entscheidungen über Behandlungsschritte und -zeitpunkte einbeziehen (z.B. Zeit für Verbandwechsel)
7. Vermeidung von unnötigen Einschränkungen der körperlichen Aktivität und Beweglichkeit
8. Angebot von unterschiedlichen Alltagsaktivitäten wie z.B. Kindergarten, spitalsinterne Schule, Abwechslung und Erholung in therapiefreien Zeiten
9. Bei eingeschränkter motorischer Beweglichkeit: Vermeidung von sensorischer Deprivation; Unterstützung durch Ergotherapeuten und Psychotherapeuten
10. Bei langen therapeutischen oder rehabilitativen Maßnahmen: großzügige Regelungen zur Unterbrechung und vorübergehenden Entlassung an Wochenenden

11. Aufklärung und Schulung der Eltern für die erforderliche Nachbehandlung durch Gespräche und/ oder Broschüren, Spezialinformationen
12. Vorbereitung des Kindes auf die möglichen Aktivitäten oder notwendigen Einschränkungen zu Hause, Informationen zur Nachbehandlung

7.11 Wann ist psychologische/psychotherapeutische Hilfe notwendig?

Bei Fortbestehen folgender Symptome nach etwa 6 Wochen:

- wenn das Ereignis einziger Mittelpunkt der Gespräche oder Hauptthema des kindlichen Spiels bleibt,
- große Furchtsamkeit, spezifische Ängste,
- Vermeiden von Personen, Situationen oder Orten, die an das Trauma erinnern,
- sozialer Rückzug, Vermeidung von Kontakten zu Gleichaltrigen, Isolation,
- zwanghaftes Wiedererleben der traumatischen Situation (Alpträume, »flash-backs«),
- Antriebslosigkeit, Freudlosigkeit,
- starke Beeinträchtigung der Konzentration und Merkfähigkeit,
- wechselnde körperliche Beschwerden,
- wenn der Alltag nicht mehr bewältigt wird, z. B. Schule, Sport, Hobby betreffend,
- starke Selbstvorwürfe, Schuldgefühle,
- bei Realitätsverlust (periodisch oder kontinuierlich),
- bei »bizarrem« Verhalten oder »Stimmenhören«,
- bei Angst, Depression eines Elternteils,
- bei Selbstgefährdung durch gewaltsames Spiel, Risikoverhalten oder Selbstverletzungen,
- bei Todesgedanken, -wünschen.

7.12 Fallbeschreibung: Leo, 8 Jahre, Zustand nach Oberschenkelfraktur und Subarachnoidalblutung

Anamnese

Leo stürzte während seines Urlaubs mit seinen Eltern in Las Palmas aus etwa 7 m Höhe in ein leeres Bachbett. Der neben seinen Eltern stehende Junge lehnte sich gegen ein altes Brückengeländer, dieses gab nach und der 6-jährige Junge fiel in die Tiefe. Dabei brach er sich den rechten Oberschenkel und zog sich eine frontobasale Fraktur beidseits sowie eine Subdural- und Subarachnoidalblutung rechts frontal und eine Orbitadachfraktur beidseits zu. Leo war nach dem Sturz nicht bewusstlos. Die Erstversorgung der offenen Oberschenkelfraktur (Reposition und elastisch-stabile Marknagelung/ ESMN) erfolgte im Krankenhaus am Urlaubsort.

Besonders belastend aus der Sicht der Eltern war vor allem, dass sie vom Eintreffen der Rettungsmannschaft bis nach dem Erwachen ihres Sohnes nach der Operation immer vom Kind getrennt waren. Leo schrie in dieser Zeit oft nach den Eltern, die ihn zwar hören konnten, aber nicht zu ihm durften. Da Leo kein Wort der spanischen Sprache verstand, konnten ihm verständlicherweise die Erklärungen oder Anweisungen der ihn umgebenden Menschen nicht hilfreich sein. Wegen einer massiven Schwellung der Augenlider konnte er auch kaum sehen. Er konnte sich also in der ersten postoperativen Phase weder optisch noch sprachlich ausreichend orientieren.

Leo wurde 2 Tage nach dem Unfall an eine kinderchirurgische Abteilung im Heimatland transferiert. Dort wurde etwa eine Woche später eine Kraniotomie mit Duraplastik durchgeführt. Der postoperative Verlauf war komplikationslos. In der Mobilisierungsphase zeigte Leo ein vorsichtig bis ängstliches Verhalten. Er hatte Angst die Beine, vor allem das rechte Bein, zu belasten. Das war ein erster Hinweis auf eine mögliche psychische Belastung. Der stationäre Aufenthalt wurde aufgrund der verlangsamten Mobilisierung verlängert. Im Rahmen der Physiotherapie zeigt Leo einerseits ängstlich unsicheres Verhalten und war entmutigt und niedergeschlagen, andererseits aber auch zornig und aggressiv.

Aufgrund dieser Anzeichen einer psychischen Belastung wurde eine psychotherapeutische Behandlung im Rahmen des stationären Aufenthalts durchgeführt.

Nach der Entlassung aus dem Krankenhaus ging Leo zuhause nicht mehr alleine schlafen. Die Eltern, die das Kind nach dem Unfall nie alleine gelassen hatten, fanden es anfänglich angemessen, Leo im Ehebett schlafen zu lassen. Jetzt begann er auch noch, im Schlaf zu sprechen und, was die Eltern sehr beunruhigte, auch aufzuschreien. Die Eltern berichteten, dass Leo wiederholt im Schlaf die Worte »Papa hilf mir« schreie. Wenn die Eltern das Kind im Schlaf in sein Bett getragen hatten, wachte Leo sehr bald wieder auf und kehrte in das Bett der Eltern zurück. Außerdem fiel den Eltern auf, dass es für Leo seit dem Unfallgeschehen fast unmöglich geworden sei, aus einem Zustand der Aufregung wieder auf ein normales Erregungsniveau zurück zu kommen.

Leo zog sich in der Folgezeit von Mitschülern und Freunden zunehmend zurück, wollte nur noch mit seinem Cousin spielen und wollte vor allem nicht mehr in die Schule gehen.

Ausgangsbefund

Leos Stimmung war zu Beginn der Therapie niedergeschlagen und gedrückt, im Verhalten zeigte er sich ängstlich, antriebsarm und vor allem aggressionsgehemmt. Die Traurigkeit und das Gefühl nichts Wert zu sein waren zeitweise so stark, dass Leo es kaum aushalten konnte. Es war für ihn sehr schwer, einen Wunsch zu äußern. Lieber überließ er »sprachlos« den Verlauf der Stunde dem Therapeuten. Er ließ jedoch erkennen, dass er sich auf die Kontakte mit dem Therapeuten freute.

In den psychologischen Testbefunden zeigte sich eine ausgeprägte kindliche Depression mit starken Gefühlen von Angst und Bedrohung und deutlicher Aggressionshemmung.

Die Austestung der Stressbelastungsfähigkeit im Bereich des vegetativen Nervensystems ergab bei Leo einen pathologischen Ausgangsbefund als Ausdruck einer geringen Regulations- und Adaptationsfähigkeit.

Bei der sensorischen Stressbelastung von Leo zeigten sich so dramatische Veränderungen in den vegetativen Funktionen, dass man durchaus von einem klassischen Totstellreflex sprechen kann. Die der Stressbelastung folgende Entspannungsphase, wurde von Leo erwartungsgemäß schlecht bewältigt. Die Sympathikusaktivität, gleichzusetzen mit dem inneren körperlichen Stressniveau, konnte sich nicht wesentlich beruhigen, im Gegenteil diese stieg gegen Ende der Entspannungsphase sogar noch an. Dies entspricht einem typischen »Hängenbleiben« in der Erregungsphase nach einer traumatischen Erfahrung.

Therapeutische Maßnahmen

Am Beginn der Therapie standen Ich-stärkende Maßnahmen im Vordergrund. Dazu gehören neben dem altersadäquaten Spielen die Beschäftigung mit persönlichen Stärken und Erfolgserlebnissen. Leo hatte, wie es bei Kindern nach einer traumatischen Erfahrung häufig vorkommt, Schwierigkeiten, überhaupt die eigenen Stärken zu erkennen und auf sie zu vertrauen. Techniken der Hypnosetherapie erleichterten den Zugang zu seinen Ressourcen und bisherigen Bewältigungsstrategien.

Zu den Ich-stärkenden Maßnahmen zählten auch der wiederholte Einsatz des Biofeedbacks (physiologische Parameter des Patienten werden dabei in visuellen Animationen rückgekoppelt).

Die erste derartige Messung erfolgte am Beginn der Therapie. Leo erzählte von seiner großen Angst, in seinem Bett zu schlafen, und auch von der Angst, die er immer wieder in der Schule im Zusammenhang mit Prüfungen erlebt. In der ersten Übungsstunde mit Unterstützung durch Biofeedback sollte er einen Fußball durch mentale Konzentration und vor allem mittels Entspannung in das richtige Tor schießen. Für Leo war diese sehr einfache Übung nicht zu bewältigen. Diese kurze Übung war von einem deutlichen Anstieg der Sympathikusaktivität begleitet. Das subjektive Befinden des Kindes war bereits nach einer knappen Minute so schlecht, dass die Übung abgebrochen werden musste. Die geringe Frustrationstoleranz, seine Neigung zur Übererregung und die latente Angstbereitschaft führten zu einer ausgeprägten Ablehnung und Vermeidung. Die Angst vor dem Biofeedback war so groß, dass Leo schon zu Beginn der Stunden bat, nicht üben zu müssen. Auch ein Gespräch mit Leos Lehrerin war nötig, damit diese seine Stimmungs- und Verhaltensänderung als Ausdruck seiner Belastung durch das Unfallgeschehen verstehen konnte.

Bald war es Leo möglich, zu kurzen Biofeedback-Sitzungen wieder seine Zustimmung zu geben. Dabei wurde er angeleitet, seine positiven Fähigkeiten mehr wahrzunehmen und zur Steuerung seines Erregungszustandes zu nützen. In den nächsten Sitzungen mit Biofeedback zeigte sich bald deutlich, dass die inzwischen geleistete Therapie Leo offensichtlich dazu befähigt hat, den Kurvenverlauf der ersten Sitzung umzukehren. Er konnte insgesamt 7 min konzentriert vor dem Bildschirm sitzen und mit Hilfe einer Selbsthypnose eine seiner Stärken dazu nützen, den Erregungsgrad seines autonomen Nervensystems deutlich zu reduzieren. Trotz dieses Erfolges waren Leos Ängste weder vor den Messungen noch zu Hause reduziert. In weiteren Sitzungen, die stets für ihn die Stärke seiner mentalen Kräfte sichtbar machten, verschwand plötzlich die Angst vor den Übungen, im Gegenteil: Leo gewann zusehends Freude an der »Beeinflussung des PC's« über die Schiene seines autonomen Nervensystems.

Im nächsten Schritt wurde Leo darin unterstützt, sich mittels kreativer Medien auf der symbolischen Ebene mit der Angst auseinander zu setzen. Die Ängste beim Schlafengehen, die Angst vor der Schule, die im Körper erlebte Angst zeichnete er in verschiedensten Variationen. In seinen Vorstellungen kämpfte er gegen die bösen Mächte. In der Selbsthypnose (mit Biofeedback-Kontrolle) wählte er gerne das Bild, dass sich eine helle blaue Farbe in seinem Körper immer mehr ausdehnt und dabei die Angst, vorgestellt als »schwarzer Fleck«, immer mehr verdrängt wird.

Nachdem Leo Vertrauen in seine eigene Stärke und durch die gemeinsamen Sitzungen mit den Eltern und der Lehrerin auch Vertrauen in die Stärke der nahestehenden Menschen gefunden hatte, war es möglich, den Versuch zu unternehmen, Leo in der Vorstellung und Erinnerung mit der traumatischen Situation zu konfrontieren. Dies gelang durch die Anwendung des so genannten »katathym imaginativen Bilderlebens«, einer tiefenpsychologisch orientierten Tagtraumtechnik, die es ihm ermöglichte, sich aktiv mit seinem z. T. verdrängten traumatischen Erlebnis und den Ängsten auseinander zu setzen. In 2 dieser Sitzungen wagte er, sich im Tagtraum, nachdem er sich zuvor ausreichend mit technischen Hilfsmitteln versorgt hatte, in eine Situation zu versetzten, die dem Sturz, der sein Leben so verändert hatte, sehr ähnlich war:

Gut ausgerüstet stieg er in eine Gletscherspalte hinab, begegnete den drohenden Gefahren, konnte aber mit Hilfe der gleichzeitigen Unterstützung des Therapeuten diese Ängste aushalten und im Vertrauen auf die eigenen Stärken beinahe dem Tod wieder in die Augen schauen. In allen Sinnesqualitäten durchlebte er die traumatische Situation, um dann gestärkt durch die Bewältigung wieder die Heimreise mit seinem eigenen Flugzeug anzutreten.

Die aufgezeichneten psychophysiologischen Parameter zeigten, wie stark sein Körper auf diese inneren Bilder reagierte. Besonders eindrucksvoll war der starke Abfall der Körpertemperatur beim Abstieg in die Gletscherspalte. Nicht nur der Stress, auch die Momente der Bewältigung waren an der Veränderung der physiologischen Parameter deutlich zu erkennen. Interessanterweise konnte sich Leo erst nach diesen Sitzungen an weitere Einzelheiten des Unfallgeschehens erinnern – Details, für die vorher eine »Amnesie« bestanden hatte. Nach diesen Sitzungen besserte sich die Einschlafproblematik rasch, die allgemeine Ängstlichkeit und die damit verbundene psychophysiologische Erregung nahmen deutlich ab.

Seit nunmehr einem Jahr ist Leo beschwerdefrei. Es bestehen allerdings nach wie vor gewisse Leistungsschwächen in der Schule, die Konzentrationsfähigkeit aber hat sich wesentlich verbessert.

Mittlerweile kann er ohne Ausnahme in seinem Zimmer schlafen und ist Mitglied in einem örtlichen Fußballverein geworden. Seine sozialen Kontakt haben sich deutlich vermehrt und sein Aktionsradius – z. B. Besuche bei Freunden, gemeinsame Ausflüge – ist deutlich größer geworden. Allmählich zeigte sich eine Veränderung des Antriebs, und die passiv ängstliche, abwartende Haltung Leos wurde abgelöst durch zeitweise sehr klare und deutliche Äußerungen seiner Gefühle und Bedürfnisse. Zu seinem ursprünglichen, sehr selbstbewussten Auftreten hat er jedoch nach Einschätzung seiner Eltern nicht mehr zurückgefunden.

Der Therapieverlauf anhand der eingesetzten therapeutischen Techniken zeigte überdies deutlich, wie wichtig für »sprachlos gewordene«, traumatisierte Kinder die Möglichkeit des Ausdrucks durch kreative Medien und das Spiel ist.

Die letzten physiologischen Messergebnisse zeigten, dass Leo sein Erregungsniveau willentlich reduzieren kann und in der Lage ist, sich mental auf eine Herausforderung einzustellen. Leo hat sein Schweigen über das traumatische Ereignis durch die symbolhafte Bearbeitung überwunden und zu einer neuen Beurteilung seiner Eindrücke und seines Erlebens gefunden. Von der anfänglichen depressiv ängstlichen Stimmung konnte Leo sich zunehmend befreien, wieder Vertrauen in die eigenen Stärken gewinnen und zu seiner Handlungsfähigkeit zurückfinden. Die Vorstellung von seinen nächsten Zielen und die Vorfreude, diese auch erreichen zu können, ließen ihn wieder zuversichtlich in die Zukunft blicken.

Die 3 wesentlichen Säulen der Traumabewältigung nämlich

- das Wiedergewinnen des Vertrauens in die eigenen Stärken,
- das Vertrauen in die Fähigkeiten der Anderen und
- das Vertrauen in die eigenen Vorstellungen

sind auf sehr eindrucksvolle Weise sichtbar und nachvollziehbar geworden.

7.13 Aspekte der Prävention

Unfälle sind nach dem 1. Lebensjahr weltweit die häufigste Todesursache im Kindesalter! In den EU-Ländern starben im Jahr 2000 pro Tag 14 Kinder an den Folgen von schweren Unfällen. Täglich mussten 2200 Kinder aufgrund von Unfällen stationär behandelt werden und weitere 28.000 Kinder brauchten ambulante medizinische Behandlung.

In den EU-Ländern sterben jährlich 5.000 Kinder an den Folgen von schweren Unfällen, 800.000 Kinder werden pro Jahr in Krankenhäusern behandelt und 10,2 Mio. Kinder benötigen jährlich ambulante medizinische Betreuung. Wenn eine Infektionskrankheit jährlich so viele Opfer unter den Kindern fordern würde, wäre der öffentliche Ruf nach Schutz und Behandlung (Prävention) sicherlich enorm. Trotzdem ist es immer noch schwierig, das Interesse der Öffentlichkeit und der pädagogischen, psychologischen und medizinischen Fachkräfte für dieses wichtige gesundheitspolitische Thema zu gewinnen. Viele Methoden und konkrete Maßnahmen zur Prävention von Kinderunfällen bleiben sowohl bei Verkehrsplanern, Architekten, den Organisatoren von Sport- und Freizeitveranstaltungen, als auch den Eltern, Pädagogen und Jugendbetreuern ungehört.

Die genannten Zahlen zeigen deutlich die Dringlichkeit von systematischen Maßnahmen zur Prävention von Kinderunfällen. Die traditionelle Aufgabe des unfallchirurgischen Arztes, die sofortige Hilfe für das Unfallopfer, ist klar umschrieben. Große Erfolge werden in der Behandlung von Unfallopfern durch ein besseres Verständnis der Unfallmechanismen und pathophysiologischen Folgen von schweren Verletzungen erzielt. Technologische Fortschritte im Bereich der Unfallchirurgie und Intensivmedizin haben eine ständige Verbesserung der Überlebenschancen und Überlebensqualität vom Unfallopfern ermöglicht. Gerade aber die Kenntnis der Mechanismen und Folgen von schweren Unfällen bedeutet für den verantwortungsvollen Arzt auch eine Verpflichtung zur Prävention.

Literatur

American Academy of Child and Adolescent Psychiatry (1998) Practice parameters for the assesssment and treatment of children and adolescents with posttraumatic stress disorder. J Am Acad Child Adolsc Psychiatry 37: 4–26

American Psychiatric Association (1996) Diagnostisches und statistisches Manual psychischer Störungen DSM IV, übersetzt nach der 4. Auflage des Diagnostic and Statistical Manual of Mental Disorders der American Psychiatric Association/Deutsche Bearbeitung und Einführung von Henning Sass. Hogreve, Göttingen Bern Toronto Seattle

Boney-McCoy S, Vinkelhoor D (1996) Youth victimisation related to trauma symptoms and depression after controlling for prior symptoms and family relationships. J Consult Clin Psychol 64: 1406–1416

Bowlby J (1975) Bindung. Kindler, München

Bürgin D (1998) Adoleszenz und Trauma. Grundsätzliche und spezifische Aspekte der Behandlung von Jugendlichen mit traumatischen Erfahrungen. In: Streeck-Fischer A (Hrsg) Adoleszenz und Trauma. Vandenhoeck & Ruprecht, Göttingen, S 128–150

Daviss WB (2000 a) Acute stress disorder symptomatology during hospitalisation for pediatric injury. J Am Acad Child Adolesc Psychiatry 39: 569–575

Daviss WB (2000 b) Predicting posttraumatic stress after hospitalisation for pediatric injury. J Am Acad Child Adolesc Psychiatry 39: 576–582

Di Gallo A (1997) Road traffic accidents: early psychological consequences in children and adolescence. Br J Psychiatry 170: 358–362

Deutsche Gesellschaft für Kinder- und Jugendpsychiatrie und Psychotherapie (Hrsg) (2003) Leitlinien zur Diagnostik und Therapie von psychischen Störungen im Säuglings-, Kindes- und Jugendalter, 2. überarbeitete Aufl. Deutscher Ärzte Verlag

Dilling H (Hrsg) (1999) Taschenführer zur ICD-10 Klassifikation psychischer Störungen, Weltgesundheitsorganisation. Huber, Bern

Fischer G, Riedesser P (2003) Lehrbuch der Psychotraumatologie. Ernst Reinhardt Verlag, UTB, München

Johnson S (1981) The guilt trip: when parents blame themselves or others. J Pract Nurs 31: 25–28

Keilson H (1979) Sequentielle Traumatisierung bei Kindern. Enke, Stuttgart

Kolk BA van der (1998) Zur Psychologie und Psychobiologie von Kindheitstraumata. In: Streeck-Fischer A (Hrsg) Adoleszenz und Trauma. Vandenhoeck & Ruprecht, Göttingen, S 32–56

Lazarus RS (1966) Psychological stress and the coping process. McGraw-Hill, New York

Melzak S (1995) Refugee children in exile in Europe. In: Trovel J, Wober M (eds) The emotional needs of young children and their families. Routledge, New York, pp 256–263

Monahon C (1997) Children and trauma: a guide for parents and professionals. Lexington Books, New York

Petzold HG (1993) Psychotherapie und Babyforschung, Bd I: Frühe Schäden, späte Folgen? Junfermann, Paderborn

Pynoos RS (1992) Grief and trauma in children and adolescents. Bereavement Care 11: 2–10

Pynoos RS (1993) Traumatic stress and developmental psychopathology in children and adolescents. In: Oldham J, Riba M, Tasman A (eds) American psychiatric press review of psychiatry, vol 12. American Psychiatric Press, Washington/DC, pp 205–238

Pynoos RS, Steinberg AM, Wraith R (1995) A developmental model of childhood traumatic stress. In: Chiccetti D, Cohen DJ (eds) Manual of developmental psychopathology. Wiley, New York, pp 72–95

Ravenscroft K (1979) Psychological considerations for the child with acute trauma. In: Randolph J (ed) The injured child. Yearbook Medical Publishers, Chicago, pp 31–39

Resch F (1999) Entwicklungspsychopathologie, Beltz Psychologie Verlags Union, Weinheim

Riedesser P, Fischer G, Schulte-Markwort M (1998) Zur Entwicklungspsychologie und -pathologie des Traumas. In: Streeck-Fischer A (Hrsg) Adoleszenz und Trauma. Vandenhoeck & Ruprecht, Göttingen, S 79–90

Stoddard FJ (1989) Psychiatric outcome of burnt children and adolescents. J Am Acad Child Adolesc Psychiatry 28: 589–595

Terr L (1979) Children of Chowchilla: a study of psychic trauma. Psychoanal Study Child 34_ 552–623

Terr L (1991) Childhood trauma: and outline and overview. Am J Psychiatry 148: 10–20

Terr L (1995) Schreckliches Vergessen, heilsames Erinnern. Kindler, München

Yule W (1991) Resilience and vulnerability in child survivors of disasters. In: Tizare B, Varma V (eds) Vulnerability and resilience in human development. Jessica Kingsley, London, pp 182–197

Kapitel 8

Kindesmisshandlung

8

Gewalt gegen Kinder

J. Engert

Definition

Körperliche Gewalt, Vernachlässigung, emotionale Misshandlung und *sexueller Missbrauch* von Minderjährigen sind Probleme ersten Ranges in unserer Gesellschaft (Abb. 8.1 a–c). Gewalt in der Familie und in anderen Zusammenlebenssystemen ist die am weitesten verbreitete Form von Gewalt überhaupt (Schwind u. Baumann 1990). Gewalterlebnisse, die Minderjährige innerhalb des Familienlebens erleiden, bestimmen wesentlich die späteren Möglichkeiten der Betroffenen, als Erwachsene mit Konflikten umgehen zu können (»Kreislauf der Gewalt«). Gewaltsame Interaktionen im Elternhaus stehen in enger Beziehung zu psychosozialen Störungen, zum Auftreten von sozial abweichendem Verhalten und Kriminalität im Kindes-, Jugend- und Erwachsenenalter. Misshandlungserlebnisse wirken sich negativ auf die somatisch/physische bzw. psychische Entwicklung und die Wertvorstellungen beim Kind als letztlich entsozialisierend aus.

In der Definition von Bast (1978), der sich der Deutsche Bundestag (Drucksache 10/4560, 1996; Zitat von Bast ebd.) angeschlossen hat, stellt das *Kindesmisshandlungssyndrom*

» eine nicht zufällige bewusste oder unbewusste, gewaltsame körperliche und/oder seelische Schädigung dar, die in Familien oder Institutionen geschieht und die zu Verletzungen und/oder Entwicklungshemmungen oder sogar zum Tode führt und die somit das Wohl und die Rechte eines Kindes beeinträchtigt oder bedroht.

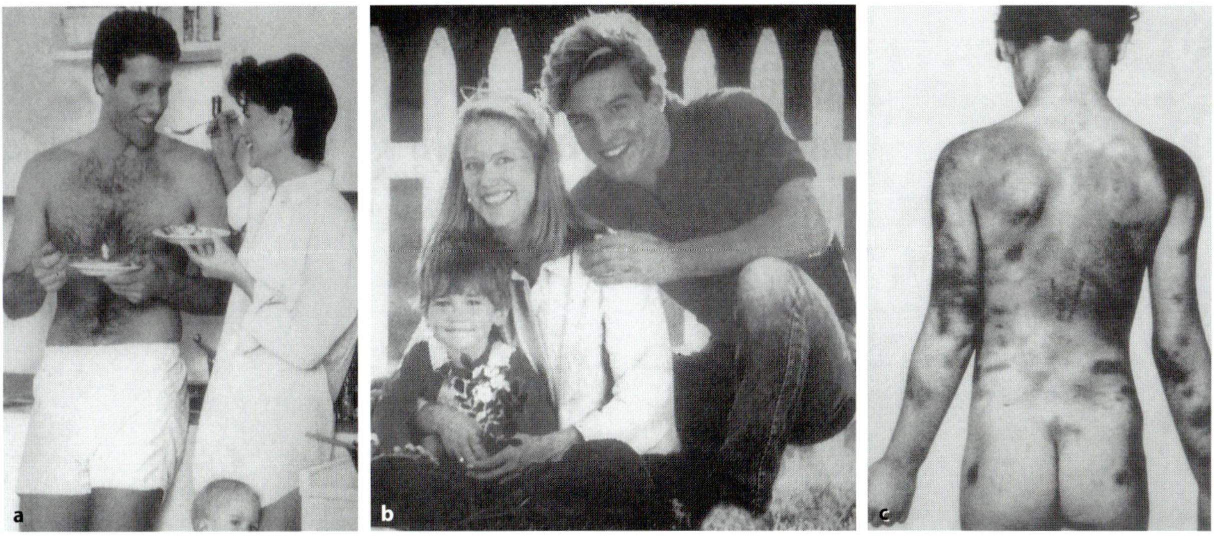

Abb. 8.1. a,b »Heile Welt« und c Wirklichkeit

Häufigkeit

Die Geschichte der Kindesmisshandlung ist lang. Erstmals begannen Anfang des 20. Jahrhunderts in *England* private Organisationen, sich um misshandelte Kinder zu kümmern, deren Zahl sich schon damals auf fast 500.000 pro Jahr belief (Misshandlung, sexueller Missbrauch, Vernachlässigung). Im Gegensatz zu den USA besteht in der BRD noch keine generelle Meldepflicht für Ärzte und soziale Dienste.

Nach den statistischen Angaben des Bundeskriminalamts liegt die Rate aller Gewalttaten (sexueller Missbrauch/SM, Kindesmisshandlung/KM, Körperverletzung/KV) gegenüber Kindern bis zu 14 Jahren relativ konstant bei 2,2% (Tabelle 8.1). Die Schätzungen zur Dunkelziffer streuen bis 1:50 (Bürgerschaft der Freien und Hansestadt Hamburg 1994). Innerhalb der Einzeldelikte (Vergewaltigung, Mord, fahrlässige Tötung, vorsätzliche Tötung, sexueller Missbrauch, vorsätzliche leichte Körperverletzung, gefährliche und schwere Körperverletzung und Misshandlung von Schutzbefohlenen) weisen neben der Kinderpornographie (2868 Fälle, plus 43,3%) die Vergewaltigungen mit 1,8%, die vorsätzlichen leichten Körperverletzungen mit 6,2%, die gefährliche und schwere Körperverletzung mit 4,5%, die Körperverletzung mit Todesfolge mit 8,1%, die Misshandlung von Schutzbefohlenen mit 10,3%, die Misshandlung von Kindern mit 10,8% und der schwere sexuelle Missbrauch von Kindern mit 4,8% (Bundeskriminalamt, polizeiliche Kriminalstatistik 2003) weiterhin eine starke Zunahme auf. Die Aufklärungsrate lag bei sexuellem Missbrauch z. B. lediglich bei 79%.

Umfragen in Großstädten der BRD ergaben, dass bis zur Vollendung des 12. Lebensjahres (1998) nur 44,4% der Kinder nie Opfer elterlicher Gewalt waren. Leichte Züchtigung, schwere Züchtigung, seltene und häufige Misshandlungen wurden in den sozialen Schichten, die von Arbeitslosigkeit und Armut überdurchschnittlich betroffen waren, noch weitaus häufiger angegeben.

8.1 Kindesmisshandlung – Krisen- und Konfliktsituationen

Weder genetische noch sozioökonomische Bedingungen können das Zustandekommen von Kindesmisshandlung allein erklären, doch sind *Kombinationen von Risikofaktoren* wesentlich für den Ausbruch von Gewalt und von differenzialdiagnostischer Bedeutung.

- *Familiäre Faktoren*: Gescheiterte Eltern-Kind-Beziehung; chronische Belastung; Überforderung; schlechte Wohnverhältnisse, Armut, Arbeitslosigkeit, Sozialhilfeabhängigkeit, Kinderreichtum; soziale Isolation.
- *Elterliche Faktoren*: Eigene Vernachlässigung, Demütigung und Misshandlung in der Kindheit (bis 25%), Minderjährigkeit, niedriger Bildungsstand, Suchtkrankheit, psychotisch-neurotische Erkrankungen und Persönlichkeitsstörungen, bei Männern Beziehungsunfähigkeit, Minderwertigkeitsgefühl und Scheitern an den Normen der Männlichkeit sowie mangelnde Impulssteuerung, Depression, Isolationstendenz, hoher Angstpegel, grundsätzliche Gewaltbereitschaft und Gewalttätigkeit mit fehlendem Schuldbewusstsein.
- *Kindliche Faktoren*: Zeitliche und kausale Zuordnung bei Frühgeborenen und entwicklungsgestörten Kindern (10% aller Kinder, 25% misshandelter Kinder!), Säuglingen im 1. Lebensjahr, während des Trotzalters, aber grundsätzlich auch bei Erstgeborenen, vor- und unehelich geborenen Kindern, ungewollten Schwangerschaften, Stief- und Adoptivkindern.

Die genannten Faktoren führen neben einer allgemeinen Tendenz zur »Brutalisierung der Gesellschaft«, zur Entladung familiärer Aggression am schwächsten Glied der Familie (Remschmidt 1986; Tabelle 8.2).

Tabelle 8.1. Kindesmisshandlung – Häufigkeit. (Auszugsweise nach Hermann 1999)

- Hohe Dunkelziffer
- Verdacht bei 10% verletzter Kleinkinder
- 16% zufällig ausgewählter Säuglinge vernachlässigt
- 10% aller Frakturen, jede 8. Fraktur beim Säugling durch Kindesmisshandlung
- Todesfälle in BRD etwa 100, geschätzter Wert 600–1000
- 3,5% zufällig ausgewählter Eltern üben Gewalt mit ernsthaften Verletzungen aus
- Kultur – Züchtigungsmentalität bis 75% (USA)

Tabelle 8.2. Kindesmisshandlung – Kennzeichen. (Mod. nach Hermann 1999)

- Kindesmisshandlung betrifft alle sozialen Schichten, in Unterschichtgruppen überrepräsentiert
- Täter oft Eltern »denen man es nicht zutraut«
- Wiederholungsgefahr groß und regelhaft
- Zunahme der Intensität → Früherkennung zwingend!
- Misshandlungsgefahr für Geschwister und Nachkommende hoch (92–98%, Wolff 1984)

8.2 Diagnostik körperlicher Gewalt

Es ist davon auszugehen, dass im Rahmen von Kindesmisshandlungen mit Händen, Fäusten und Gegenständen *geschlagen, getreten, gestoßen, geschüttelt* und *geschleudert*, dass *gebissen, gewürgt, erstickt, verbrüht, verbrannt, unterkühlt, verätzt* und auch *vergiftet* wird. Das Erkennen körperlicher Gewalt ist im Einzelfall schwierig. Außer offensichtlichen, absichtlich zugefügten Verletzungen bei Kindern durch Erwachsene besteht aber grundsätzlich der Verdacht auf Misshandlung, wenn u. a.:

- eine auffällige zeitliche Verzögerung zwischen Verletzungszeitpunkt und Vorstellung beim Arzt besteht,
- unklare und wechselnde Erklärungen zur Verletzungsursache vorgetragen werden,
- die Angabe eines Verletzungsmechanismus zur eingetretenen Schädigung in keiner Weise passt,
- eine angebliche Neigung zu Knochenbrüchen und Blutergüssen vorgebracht wird oder
- eine Über- wie auch eine Unterreaktion von Eltern, Angehörigen und Betreuenden auf die eingetretene Verletzung überdeutlich wird.

Gründe für eine mangelhafte Kooperation oder der ebenfalls typische, häufige Wechsel von Ärzten und Krankenhäusern bei der Versorgung wiederholter Verletzungen können meist erst im Nachhinein eruiert werden.

8.3 Typische Verletzungsmuster

Typische Zeichen und Folgen körperlicher Kindesmisshandlung (KKM):

- eine *Vielzahl unterschiedlicher Läsionen* (Hämatome, Hautverletzungen) in unterschiedlichen Heilungsstadien (Abb. 8.2, Abb. 8.3),
- *Verletzungen in verschiedenen Körperregionen* und in *atypischen Lokalisationen* (Gesäß, Rücken, Genitale, Handflächen, der Oberschenkel ...), die durch banale Unfälle nicht erklärbar oder schon als typische Folgen (multiple Hämatome, Striemen, Hautabdrücke, Bissspuren, Narben) erkennbar sind,
- des Weiteren eine *ängstliche, schreckhafte, depressiv-gespannte Haltung*, ein *passiv abwartendes oder auffallend wachsames* (»frozen watchfullness«) oder auch ein *apathisch hilfesuchend anklammerndes Verhalten* (Abb. 8.4, Abb. 8.5),
- wie auch ein *Über-sich-ergehen-Lassen* schmerzhafter Untersuchungen in resignierender Apathie.

Typische Läsionen sind auch kreisrunde Zigarettennarben, kreisförmige Verbrennungen der Handteller, unter den Fußsohlen, symmetrisch am Gesäß (Herdplatte; Abb. 8.6), dorsal gelegene oder Eintauchverbrühungen mit glatter, scharfer Begrenzung.

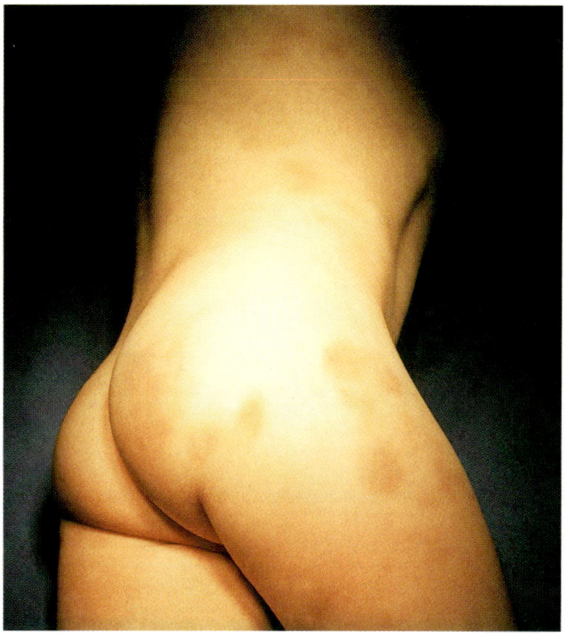

Abb. 8.2. Battered child K.S., 5 Jahre. Wiederholte Kindesmisshandlungen mit Hämatomen unterschiedlichen Alters

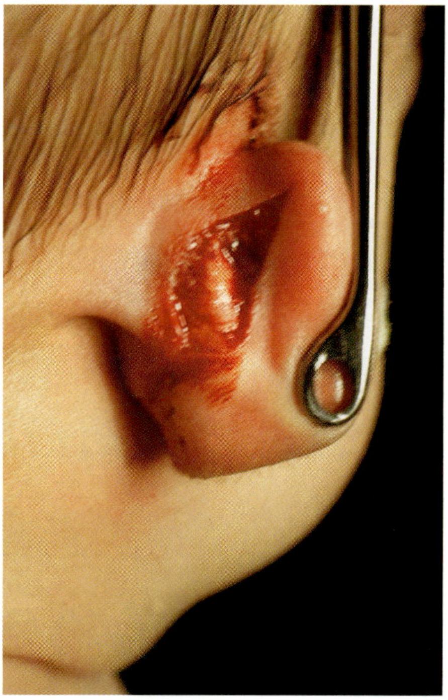

Abb. 8.3. Battered child A.M., 8 Monate. Wiederholte Kindesmisshandlungen: Typische-inkomplette-Abrissverletzung der rechten Ohrmuschel

Weiterhin werden beobachtet: plötzliches Schielen beim Schädel-Hirn-Trauma, flohstichartige Einblutungen in die Konjunktiven nach Würgen oder flächenhafte Blutungen als Folgen eines Seitenschlages auf das Auge (vgl. Abb. 8.4).

Diagnostik

! Bei jedem Verdacht auf eine körperliche Kindesmisshandlung hat neben einer ausführlichen Eigen-, Familien- und Fremdanamnese sowie einer kinder- und jugendpsychiatrischen Diagnostik (s. unten) eine vollständige körperliche Untersuchung zu erfolgen, komplettiert evtl. durch Fotodokumentation und immer kombiniert mit einer standardisierten Befunddokumentation.

Da neben offensichtlichen Verletzungen und Funktionsstörungen (Gerinnung!) typische Folgen wie subdurale Hämatome (SDH) oder Netzhauteinblutungen nach Schütteltraumen, wie auch Verletzungen des Skeletts ohne Markersymptome ausgeschlossen werden müssen, sind neben Basis- und speziellem Labor (Tabelle 8.3) apparative Untersuchungen in Abhängigkeit der vorliegenden bzw. zu erwartenden Verletzungen durchzuführen:

- Im Alter von <2–3 Jahren ist ein *Skelettscreening* (kein Babygramm!) von besonderer Bedeutung. Es muss eine Röntgenuntersuchung des Schädels und der Wirbelsäule, aller entdeckten Frakturen in 2 Ebenen, aller Extremitäten in 2 Ebenen und des Thorax frontal erfolgen.

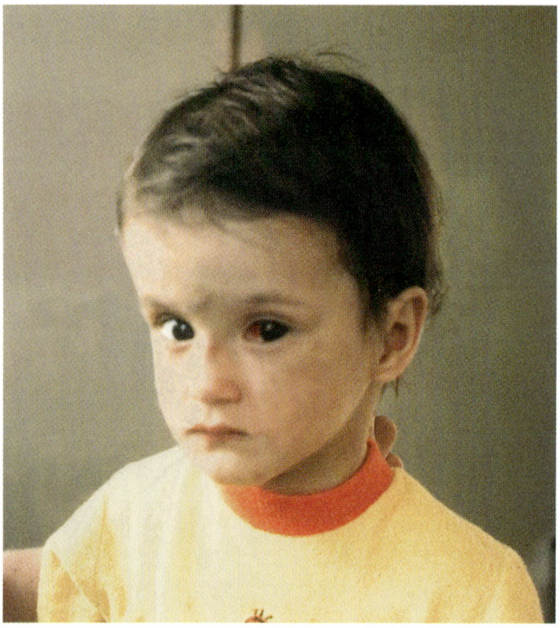

Abb. 8.4. Battered child H.K., 4 Jahre. Wiederholte Kindesmisshandlungen: depressiv gespannte, wachsame Haltung

Tabelle 8.3. Körperliche Kindesmisshandlung – Diagnostik: apparative Untersuchung und Labor. (Mod. nach Hermann 1999)

- Röntgenskelettstatus <2 Jahren 1. Wahl, Skelettszintigraphie komplementär ab 24–48 h
- MRT bzw. CT bei Kopfverletzungen
- Sonographie bei abdominellen Traumata
- Augenhintergrund: retinale Blutungen beim Schütteltrauma
- Basislabor (BB + Diff, GOT, GPT, γ-GT, Amylase, Quick/PTT (evtl. Blutungszeit)
- Gezieltes Labor bei differenzialdiagnostischem Verdacht auf Stoffwechselerkrankungen

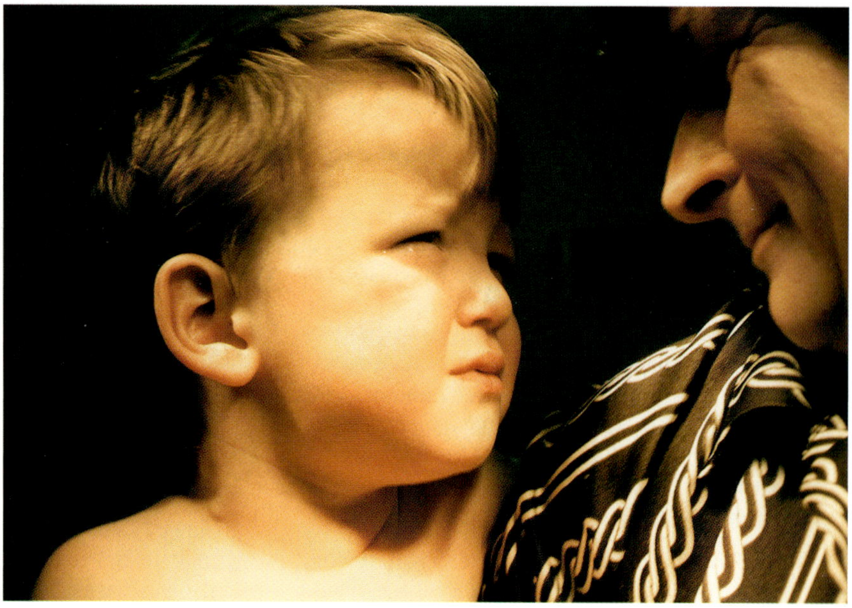

Abb. 8.5. Battered child K.S., 2 Jahre. Wiederholte Kindesmisshandlungen: hilfesuchend anklammerndes Verhalten gegenüber der »neuen« Mutter

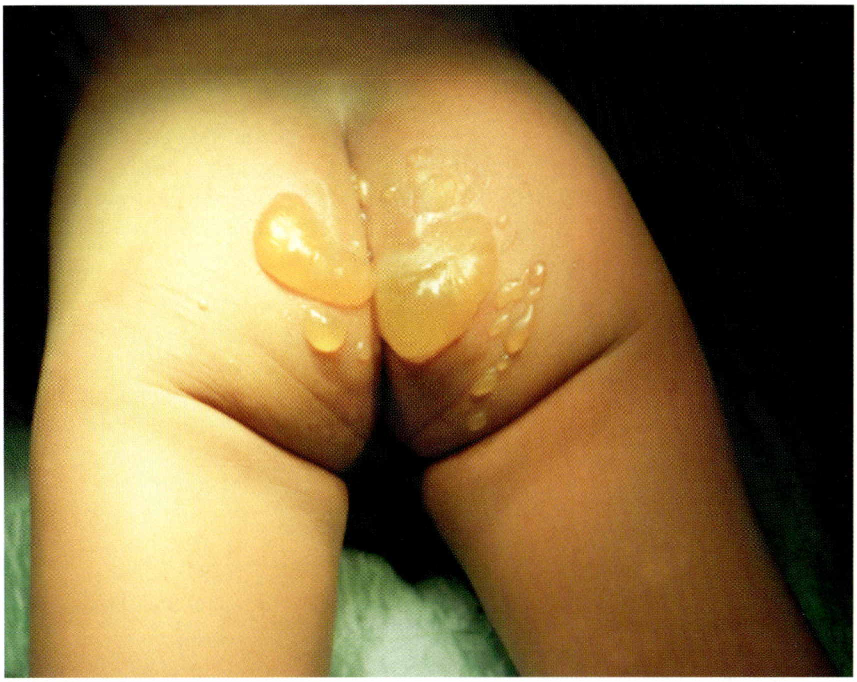

Abb. 8.6. Battered child A.Y., 3 Jahre. Kindesmisshandlungen: zur Bestrafung auf die Herdplatte gesetztes Kleinkind

- Komplementär kann eine *Skelettszintigraphie* durchgeführt werden, die ihre Grenzen in den natürlichen »hot spots« des wachsenden Skeletts, symmetrischen Frakturen, dem Alter und der Art der Frakturen wie auch eine geringere Sensitivität und Spezifität für Schädel- und Wirbelsäulenverletzungen hat. Auf der anderen Seite aber kann sie gerade bei okkulten Rippenfrakturen schon nach 24–48 Stunden einen Nachweis liefern.
- ! Da die Schädelverletzungen mit 75% die häufigste Ursache darstellen, bei 20% aller Kindesmisshandlungen gravierende ZNS-Verletzungen auftreten – davon allein 80% im 1. Lebensjahr – und 80% der Todesfälle infolge Kindesmisshandlung aufgrund von ZNS-Verletzungen bei Säuglingen erfolgen, ist eine *CT* des Schädels grundsätzlich bei allen Kopfverletzungen unumgänglich.
- Zur Verlaufskontrolle nach Ablauf von Tagen bis zu 3 Monaten hat sich besonders bei zerebralen Schädigungen, Parenchymläsionen und SDH die *MRT* bewährt.
- Bei Säuglingen stellt die *Sonographie* eine schnelle, jederzeit einsetzbare transkranielle diagnostische Hilfe dar.
  Bei abdominellen Traumen ist der *Ultraschall* sowohl initial als auch im Verlauf diagnostisches Mittel der ersten Wahl. Nie auszulassen ist eine Untersuchung des *Augenhintergrundes*, da sich retinale Blutungen in 75% bei Kindesmisshandlungen und in 89% bei ZNS-Beteiligung nachweisen lassen.

8.4 Spezielle Verletzungen

8.4.1 Skelettfrakturen

Polytope Brüche verschiedenen Alters in unterschiedlichen Heilungsstadien deuten fast immer auf Misshandlungen hin. Besonders betroffen sind Rippen und lange Röhrenknochen; besonders typisch sind Absprengungen von Metaphysen am Ende der langen Röhrenknochen und Epiphysenlösungen bei normaler Knochenstruktur, wenn ein adäquates Trauma in der Anamnese fehlt.

Auffällig sind weiterhin Periostverdickungen durch Schläge, Stöße und Verdrehungen sowie Weichteilödeme durch subperiostale Blutungen. Diese Blutungen sind röntgenologisch nach 1–2 Wochen, sonographisch teilweise schon früher nachweisbar. Durch ein Schütteltrauma können außerdem Wirbelkörperkompressions- oder Dornfortsatzfrakturen die Folge sein, die durch einen Peitschenschlagmechanismus entstehen. Verkalkungen an der Bruchstelle setzen innerhalb der ersten Woche nach Verletzung ein und sind dann erst im Röntgenbild nachweisbar. Das bedeutet, dass bei dringendem Verdacht auf Misshandlung eine Röntgenaufnahme nach 1–2 Wochen zu wiederholen ist (Abb. 8.7 a,b).

Grundsätzlich sind *meta-/epiphysäre Frakturen* (metaphysäre Absprengung, Abscherung der Metaphyse, Epiphysensprengung) pathognomonisch, aber nicht am häufigsten, während *diaphysäre Frakturen* (transversale, Schräg-, und Spiralfrakturen) nicht pathognomo-

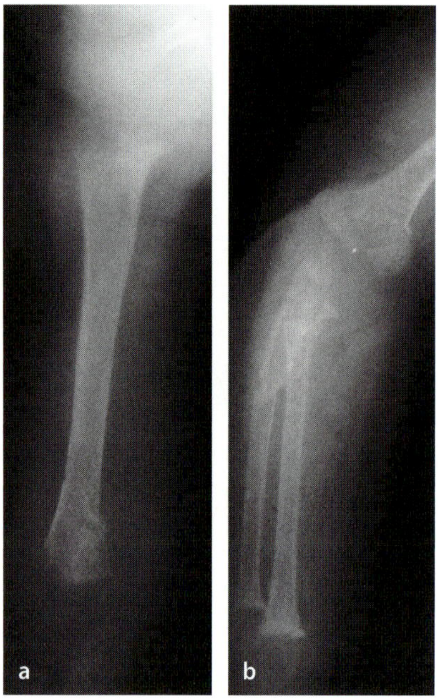

Abb. 8.7 a,b. Battered child: M., 7 Monate, weiblich. Diameta- und epiphysäre Frakturen des proximalen und distalen Humerus, Ulna und Radius unterschiedlichen Alters ohne adäquates Trauma. Typische becherförmige metaphysäre Verbreiterungen (Differenzialdiagnose vgl. Abb. 8.12 a,b)

nisch, aber 4-mal häufiger bei Kindesmisshandlung gefunden werden und dementsprechend als verdächtig einzustufen sind. Gleiches gilt für periostale Reaktionen durch so genanntes »Periost-stripping«.

Typische *innere Verletzungen* sind der Häufigkeit nach:

- Magen- oder Dünndarmperforationen,
- Einrisse der Mesenterialwurzel,
- Leber-, Nieren-, Milz- und Bauchspeicheldrüseneinrisse sowie
- Lungenverletzungen, Hämatothorax und Hämatoperikard (s. unten).

Schädel

Etwa 8% aller misshandelten Kinder zeigen *komplexe* bzw. *Impressionsfrakturen* (Abb. 8.8 a,b), teilweise multipel, kreuzend, sternförmig, diastatisch, teilweise mit Nahtsprengung und auch okzipital, oft einhergehend mit subduralen und retinalen Blutungen. Diffuse schwere Hirnparenchymverletzungen sind beim Kind in der Regel sofort symptomatisch.

! Besonders gefährdet sind Kinder im Hauptschreialter von 1–4 Monaten, darüber hinaus gefährdet durch eine überproportionale Schädelgröße, unterproportionierte Schädel-Hals-Muskulatur, offene Nähte und Fontanellen, eigene physische Hilflosigkeit und durch den Größen-Kraft-Massen-Unterschied gegenüber dem Misshandler (Abb. 8.9 a,b).

Pathogenetisch stehen ein direkter Schlag oder Aufprall, primäre oder sekundäre Schädigung und insbesondere ein Schütteltrauma mit Einriss von Brückenvenen, die zu SDH bzw. diffusen Parenchymschäden, und zum DAI (»diffuse axonal injury«) führen, im Vordergrund. Abrisse und Quetschungen des zervikomedullären Übergangs stellen immer besonders gewaltsame Formen von Kindesmisshandlungen dar.

Differenzialdiagnostisch von Bedeutung ist, dass

- *SDH* immer als Traumafolge anzusehen sind, allerdings auch als Folge eines möglichen Geburtstraumas (Abb. 8.10)!
- *subarachnoidale Blutungen* pathogenetisch in einem Drittel der Fälle unklar bleiben, in einem Drittel auf Aneurysmen, in einem Drittel auf arteriovenöse Malformationen zurückzuführen sind und sich bei Newton (1989, zitiert nach Hermann 1998) unter 10.000 Subarachnoidalblutungen kein Kind <1 Jahr fand!
- *epidurale Hämatome* meist akzidentell sind (Ausnahmen!).

Differenzialdiagnostisch muss weiter an eine Herpes-simplex-Virus-Enzephalitis, Vitamin-K-Mangel-Blutungen, eine Hämophilie, eine peri-/postnatale Blutung bei Früh- und Neugeborenen sowie akzidentelle Verletzungen gedacht werden.

! Dennoch gilt die angloamerikanische Erfahrung: »minor forces do not produce major traumata.«

Retinale Blutungen sind nahezu pathognomonisch und werden bei 75% der misshandelten Kinder mit ZNS-Traumen gefunden (Billmer 1985, zitiert nach Hermann 1998: 89%, Zimmermann 1979, zitiert nach Hermann 1998: 80% bei Kindesmisshandlung plus SDH). Weitere diesbezügliche Differenzialdiagnosen sind Sepsis, Meningitis, Gerinnungsstörung, akute lymphatische Leukämie, CO-Intoxikation, hypertone Krisen, in 14% auch Spontangeburten, extrem selten kardiopulmonale Reanimationen (CPR).

Rippen

Rippenfrakturen stellen mit 5–27% häufige Frakturen bei Kindesmisshandlung dar (Abb. 8.11). Als Zufallsbefund muss eine Kindesmisshandlung ausgeschlossen werden. Pathogenetisch typisch sind Schütteltraumen, die in etwa 80% zu kostovertebralen Frakturen führen.

Humerus

12–57% der misshandelten Kinder zeigen Frakturen im Bereich des Humerus und umgekehrt: 46–78% der Humerusfrakturen beruhen auf einer Kindesmisshandlung. Bei Kindern <15 Monate ist in 66–100% von einer Kindesmisshandlung auszugehen.

Femur

12–29 % der Kindesmisshandlungsopfer zeigen Femurfrakturen, und in 60% der Femurfrakturen bei Kindern

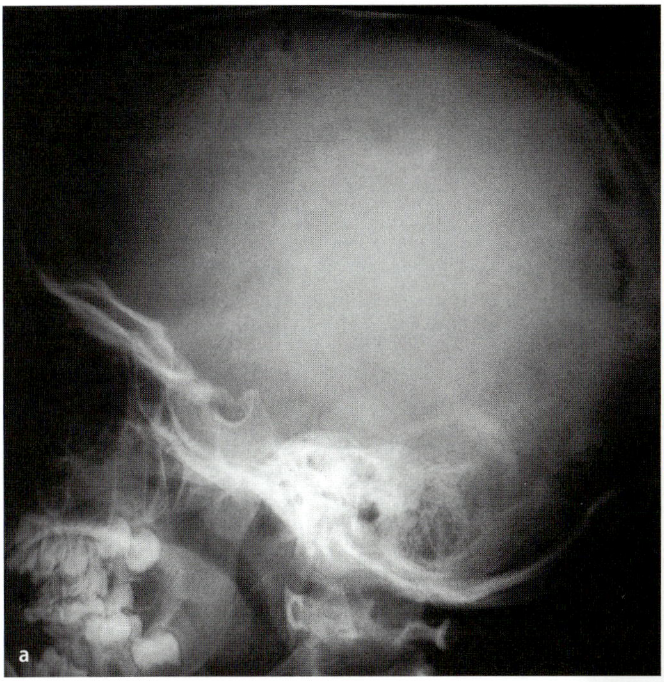

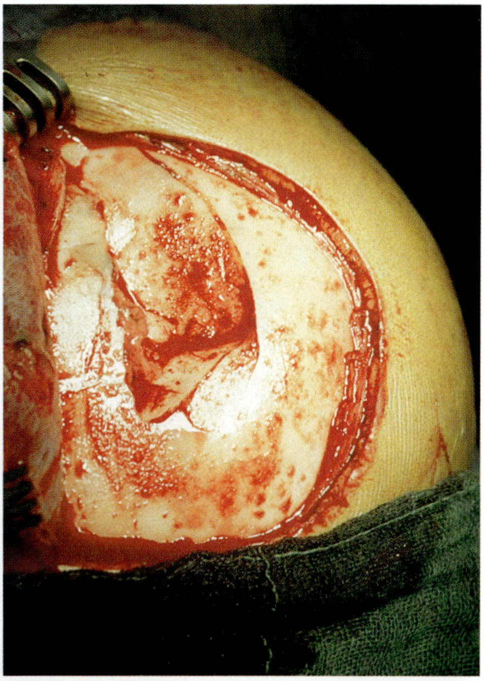

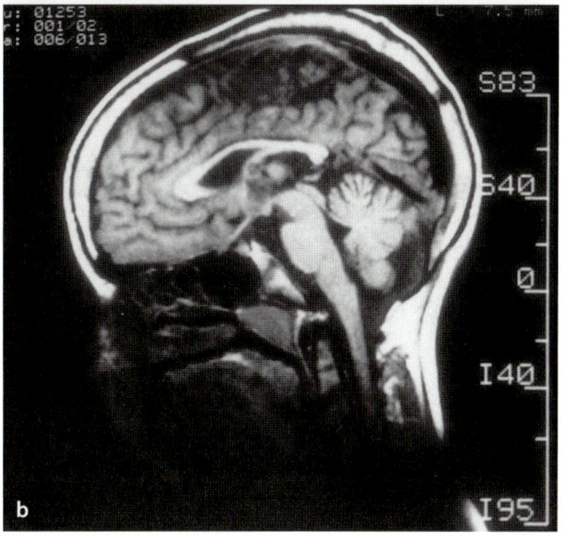

Abb. 8.8 a,b. Battered child M.W., 7 Jahre. Impressionsfraktur okzipital durch stumpf/spitze Schlageinwirkung neben multiplen alten Frakturresiduen (nicht dargestellt)

<1 Jahr ist eine Kindesmisshandlung nachweisbar! Etwa 20% der metaepiphysären Frakturen der 2- bis 3-jährigen Kinder sind gleichermaßen spezifisch für eine Kindesmisshandlung (Abb. 8.12 a,b).

Tibia

Die dritthäufigste Fraktur bei Kindesmisshandlung ist die Tibiafraktur, wobei vorwiegend die distale und proximale Metaphyse betroffen ist. Differenzialdiagnostisch muss an typische Frakturen des Krabbelalters (»toddlers fracture«) gedacht werden.

Weitere Lokalisationen

Sternum- und Skapulafrakturen sind selten, aber für Kindesmisshandlungen dennoch pathognomonisch.

Klavikulafrakturen im Bereich des medialen und lateralen Drittels werden immerhin in bis zu 10% misshandelter Kinder gefunden. Verdächtig ist eine Klavikulafraktur immer nach dem 10. Lebenstag, wenn eine geburtstraumatische Läsion ausgeschlossen werden kann.

Wirbelverletzungen insbesondere mit anteriorem Kantenabbruch und dorsale *Dornfortsatzfrakturen* sind selten, aber dennoch pathognomonisch. Im Zusammenhang mit anderen Verdachtsmomenten ist die Diagnostik entsprechend zu erweitern.

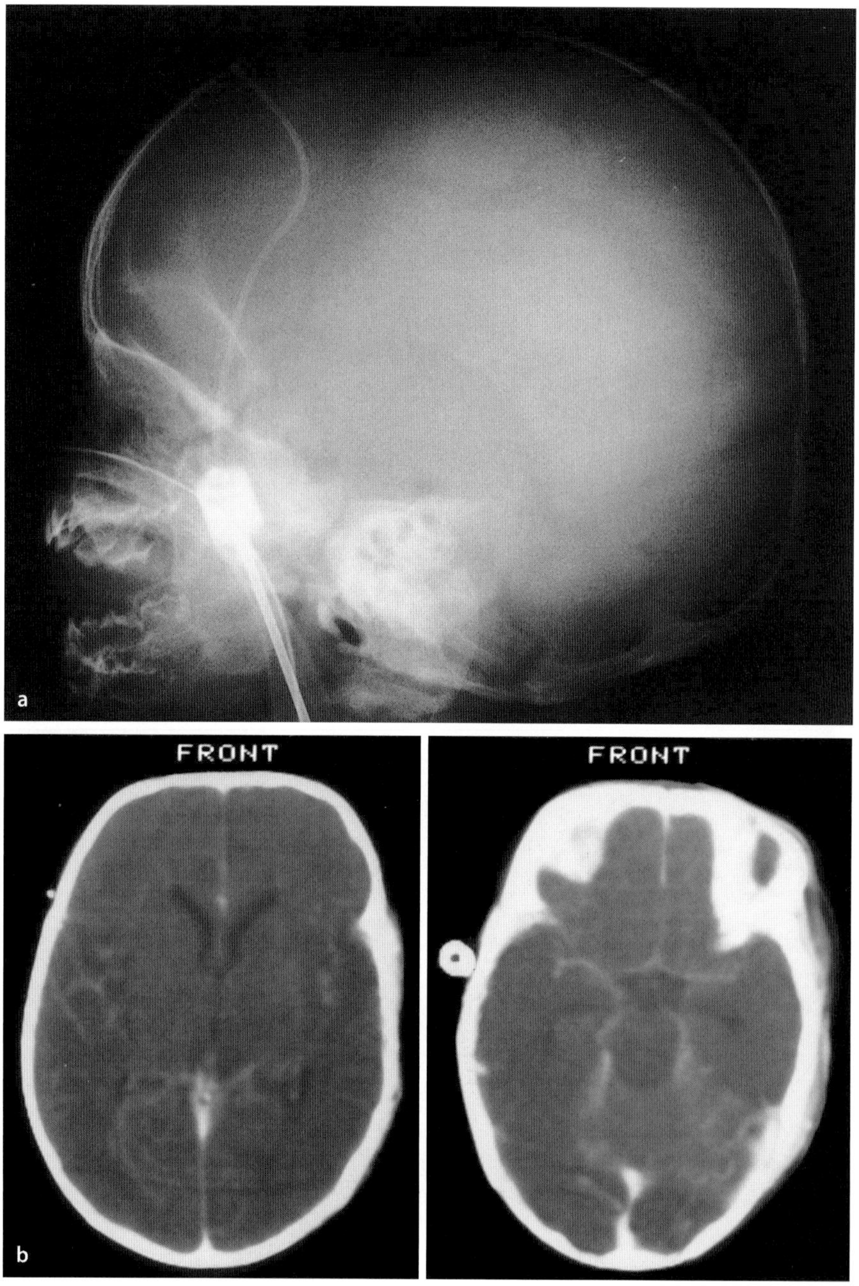

Abb. 8.9 a,b. Battered child R.S., 4 Monate, weiblich. Berstungsfraktur des Schädels. **a** Bei Einweisungsdiagnose: »Pneumonie« nach Angaben der Eltern. **b** Hirntod bei Aufnahme

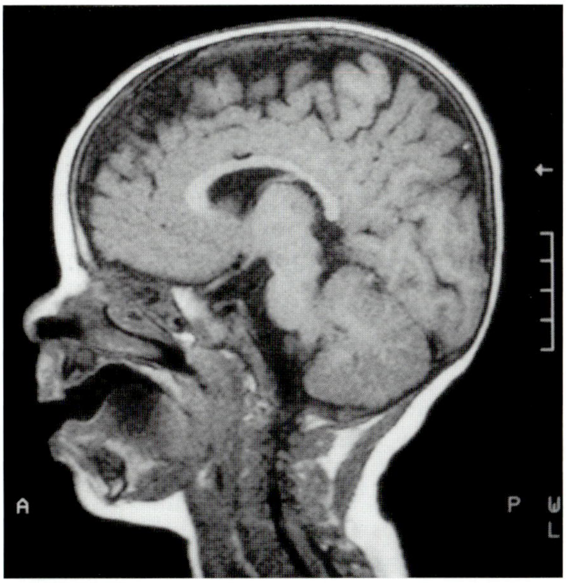

Abb. 8.10. Battered child S.D., 4 Wochen, männlich. Diffuse Hirnatrophie nach Schütteltraumen. Differenzialdiagnose: Geburtstrauma

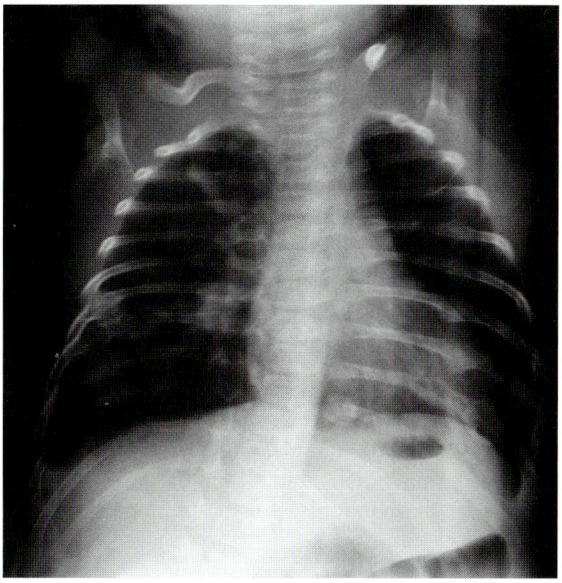

Abb. 8.11. Battered child B., 4 Monate, weiblich. Multiple beidseitige Rippen- und Rippenserienfrakturen unterschiedlichen Alters anlässlich der Aufnahme wegen eines Schädel-Hirn-Traumas

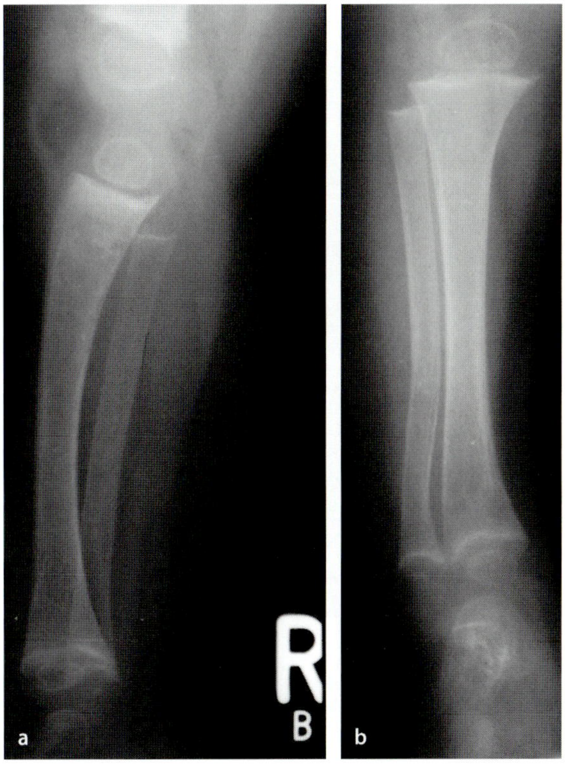

Abb. 8.12 a,b. Battered child M.S., 11 Monate. Ältere epi- und metaphysäre Läsionen distaler Femur, proximale und distale Tibia und Fibula mit typischen metaphysären Verbreiterungen. Differenzialdiagnose: Abgrenzung zur heterogenen vererbten metaphsären Dysplasie (Typ Schmidt) bzw. Rachitis in Abheilung

8.4.2 Thorakoabdominelles Trauma

Thorakoabdominelle Traumen sind insgesamt *selten* und werden nur in etwa 2% bei Kindesmisshandlungen gefunden. Dem steht eine *Letalität* von 40–50% gegenüber!

Das Durchschnittsalter der betroffenen Kinder liegt meist <2 1/2 Jahren. Typisch ist eine verspätete Vorstellung. Typisch sind Verletzungen des linken Leberlappens, aber auch der Hohlorgane (Magen-Darm-Trakt), der Nieren und des Pankreas. Die Pathogenese der stumpfen Abdominaltraumen ist vorwiegend durch Akzelerations- und Dezelerationskräfte, wie sie durch ein Schleudern entstehen, gegeben. Direkte Organtraumen führen zur Quetschung oder Hohlorganruptur oder durch Scherkräfte zu Einrissen und Blutungen (z. B. Mesenterialwurzelabriss).

Differenzialdiagnose

Eine umfangreiche Differenzialdiagnose bezüglich festgestellter Frakturen hat neben Geburtstraumen und der Frühgeborenenosteopenie metabolische, medikamentöse, infektiöse und neuromuskuläre Ursachen ins Kalkül zu ziehen; dazu akzidentelle Traumen, Skelettdysplasien oder auch ausnahmsweise eine infantile kortikale Hyperostose »Caffey« oder eine Osteogenesis imperfecta (im eigenen Krankengut 6%!). Daraus resultiert, dass es in jedem Fall sinnvoll ist, spezielle diesbezügliche kollegiale Hilfe in Anspruch zu nehmen.

8.5 Schutz des Kindes

Bei Verdacht oder stattgehabter körperlicher Kindesmisshandlung steht unabhängig von jeder spezifischen Therapie der jeweils vorliegenden Läsion(en) des misshandelten Kindes und neben einer störungsspezifischen Entwicklungsgeschichte und Diagnostik, die *Früherkennung* und Abschätzung der akuten, wie auch der weiterbestehenden Gefährdung des betroffenen Kindes im Vordergrund. Einerseits muss eine sofortige medizinische Behandlungsbedürftigkeit erkannt werden, andererseits eine persistierende Bedrohung des Opfers durch weitere Gewaltanwendung. In diesem Fall sind unverzüglich Notfallmaßnahmen oder ein *konkreter Kinderschutz* (Sicherheit, Schutz, Vertrauen) durch eine stationäre Aufnahme (evtl. mit Mutter) einzuleiten (Tabelle 8.4).

Diese in der Akutsituation abgewogene und getroffene Entscheidung, die auch für unklare Gesamtsituationen und massive psychische Belastungen gelten sollte, ermöglicht eine multiaxiale Bewertung von Leitsymptomen und weiteren Belastungen. Auf der Basis dieser Erkenntnisse werden die betreuenden Personen *adäquat* über die Möglichkeiten einer *Kinderschutzgruppe (KS)* informiert: Eine Kinderschutzgruppe kann über Ärzte, Schwestern, Diplomsozialarbeiter, Psychologen, Familientherapeuten hinaus aus Familien- und Jugendhilfe, Sozialdiensten, integrierter Therapie-, Förder- und Hilfeplanung sowie speziellen Beratungsangeboten und Unterstützung einer Kontaktaufnahme bestehen. Eine aktive *Vermittlung* zu Hilfeeinrichtungen und damit effektive Behandlung der gesamten Familie steht im Vordergrund.

Bei *unkooperativen Sorgeberechtigten* kann diese Maßnahme als Krisenintervention juristisch auch durch eine *In-Obhutnahme* (§ 42 KJHG, SGB VIII) sowie eine vorläufige Einschränkung des elterlichen Aufenthaltsbestimmungsrechtes (§§ 1666 und 1666a BGB, familiengerichtliche Maßnahmen) abgesichert werden. Im Einzelfall kann eine teilstationäre Behandlung sinnvoll sein, während ambulante Behandlungen mit einem deutlich erhöhten Risiko des Kontaktabbruchs belastet sind.

Therapie und Management bei Kindesmisshandlungen sind immer komplex und können gleichwohl nur angedeutet werden. Da das Wohl des Kindes im Vordergrund steht, ist dem Problem sachlich zu begegnen, sind die eigenen Möglichkeiten und Grenzen zu eruieren und die Kommunikation und Kooperation mit den genannten Einrichtungen zu suchen. Grundsätzliche Hinweise, auch die anderen Formen von Kindesmisshandlungen betreffend, ergeben sich aus den Leitlinien der Deutschen Gesellschaft für Kinder- und Jugendpsychiatrie und -psychotherapie: Vernachlässigung, Missbrauch, sexueller Missbrauch, wie sie in Abb. 8.13 dargestellt sind.

Aufgabe der *Sozialdienste* ist die Vermittlung sozialer Hilfen, wie Beratung bei Erziehungsfragen, Hilfe bei der Wohnungsbeschaffung, Beratung in wirtschaftlichen Notlagen usw. Bei einer unmittelbaren Gefahr für das Kind ist der Sozialdienst auch für eine *Intervention* zuständig. Spezialisierte Beratungseinrichtungen helfen der Familie bei der Problembewältigung, darüber hinaus bei Diagnostik, Beratung und Therapie.

Ob eine tatsächliche *Prävention* weiterer Misshandlungen möglich ist, muss aufgrund des hohen Anteils von Kindern, die zu ihrem Schutz dauerhaft in ein

Tabelle 8.4. Körperliche Kindesmisshandlung: Therapiephase (Verdacht der Kindesmisshandlung), erstaufnehmender Arzt. (A. Weinberg, persönliche Mitteilung 2003)

- Unterbringung des Kindes in einem gesicherten Umfeld
- Stationäre Aufnahme unter medizinischem Vorwand
- Erstgespräch bei Aufnahme ohne Konfrontation
- Abklären weiterer Verletzungen (stationäre Bedingungen)
- Erweiterte Familien-/Sozialanamnese (KS)
- Verdacht KM → nein → Entlassung

↓

ja → Kinderschutzgruppe → Teambildung

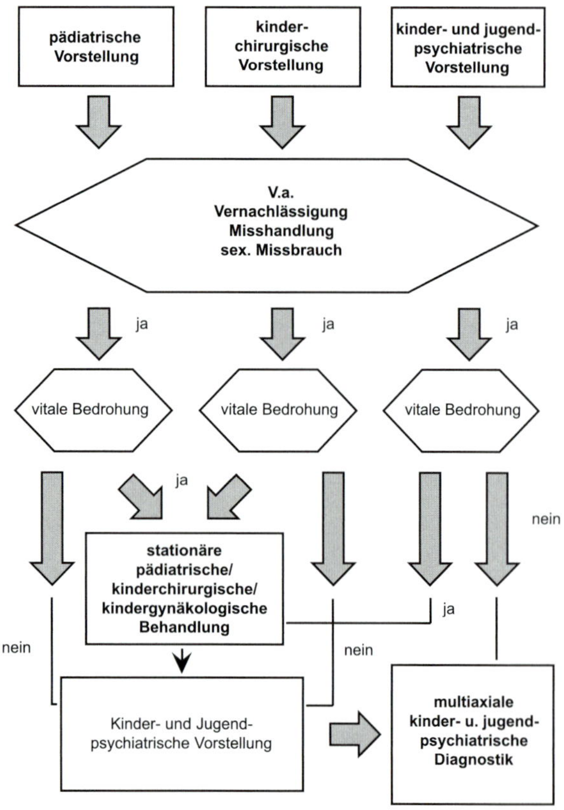

Abb. 8.13. Vernachlässigung, Misshandlung, sexueller Missbrauch – diagnostischer Algorithmus. (Nach Prof. Dr. J.M. Fegert)

anderes Milieu verbracht werden müssen, bezweifelt werden.

Behandelnde Ärzte sind zur Weitergabe eines durch eine Kindesmisshandlung entstandenen Krankheitsbefundes – liegt eine wirksame Einwilligung vor – berechtigt, aber nicht verpflichtet. Selbst bei gesichertem Gewaltverdacht bzw. sexuellem Missbrauch (Offizialdelikte) ist eine direkte Information (Anzeige) gegenüber der Polizei oder der Staatsanwaltschaft nicht immer und sofort sinnvoll und bedarf bezüglich der Interessen des Kindes einer genauen Prüfung. Polizei oder Staatsanwaltschaft dagegen sind bei Verdacht auf oder Kenntnis einer Kindesmisshandlung zur Information des Jugendamtes verpflichtet und das Familiengericht *muss* ermitteln. Unabhängig davon stehen Familiengerichte jedoch für allgemein juristische Auskünfte zur Verfügung, so in Sorgerechtsfragen und zur Klärung z. B. einer Vormundschaft. Ärzte haben das Recht, das Jugendamt zu informieren, Polizei und Staatsanwaltschaft sind bei Verdacht oder Vorliegen einer Kindesvernachlässigung, einer körperlichen Kindesmisshandlung oder eines sexuellen Kindesmissbrauches dazu verpflichtet.

Die Information der Sozialdienste (Jugendamt und Beratungseinrichtungen) sollte grundsätzlich mit dem Einverständnis der Eltern erfolgen; ohne Einverständnis nur dann, wenn das Wohl des Kindes aufs Höchste gefährdet ist: d. h. wenn das aktuelle Ausmaß der gesundheitlichen Schäden die sofortige Herausnahme des Kindes aus seiner häuslichen Umgebung verlangt oder bei Verbleib in der häuslichen Umgebung eine akute Gefahr für die Gesundheit, das Leben und die geistige Entwicklung des Kindes entsteht. Auch in diesem Fall ist entsprechend der Gefahrenbewertung – Wiederholungsgefahr! – eine abgestufte Reaktion sinnvoll.

8.6 Gesetzliche Grundlagen

Auch Kinder stehen nach dem Grundgesetz (§ 1, Artikel 1,2,6) unter dem besonderen Schutz der staatlichen Gemeinschaft. Die gesetzlichen Grundlagen bezüglich der Gewalt gegen Kinder bzw. der Gefährdung des Kindeswohls sind im § 1666 BGB Abs. 1 geregelt. Im Einzelnen können Misshandlungen von Schutzbefohlenen, d. h. Kindesmisshandlungen (KKM) oder Vernachlässigung nach § 225 StGB mit Freiheitsstrafen bis zu 10 Jahren bestraft werden. Der sexuelle Missbrauch von Schutzbefohlenen <16 bzw. 18 Jahren wird durch § 174 StGB, der besonders schwere sexuelle Missbrauch von Kindern <14 Jahren (Verbrechen, Strafverfahren nicht einstellbar) durch den § 176 III Satz 1 mit der Höchststrafe von 15 Jahren und die Vergewaltigung mit Todesfolge mit lebenslänglich geahndet. Jugendliche <16 Jahren werden nach § 182 StGB vor sexuellem Missbrauch geschützt. In Fällen von gefährlicher Körperverletzung sowie besonders schwerer Körperverletzung sind nach § 225 bzw. § 225 II Höchststrafen bis 10 bzw. 15 Jahre vorgesehen.

Bei schweren körperlichen Misshandlungen und bei allen Formen sexualisierter Gewalt muss von Seiten des Arztes das Jugendamt eingeschaltet werden, damit eine Strafverfolgung eingeleitet werden kann.

Ist dies nicht der Fall, liegt die Bedeutung ärztlichen Handelns in der frühzeitigen Erkennung einer Gefährdung des Kindes, in der gesundheitlichen Versorgung des Schutzbefohlenen, in der Information der Eltern bzw. Begleitperson über die Möglichkeiten der Jugendämter und die Unterstützung der Kontaktaufnahme zu Hilfseinrichtungen durch aktive Vermittlung (s. oben).

Das *Problem adäquaten ärztlichen Handelns* besteht nicht so sehr im Fehlen entsprechender Netzwerke und Kooperationspartner, sondern darin, dass die verschiedenen Formen der Kindesmisshandlung noch viel zu selten von Ärzten diagnostiziert werden. Gründe sind u. a.:

1. ein grundsätzlicher ärztlicher Vertrauungsvorschuss gegenüber dem Sorgeberechtigten, der den Denkansatz für eine mögliche Kindesmisshandlung blockiert,
2. die Angst, zu unrecht zu verdächtigen oder das Vertrauen der Familien zu verlieren,
3. eine noch weit verbreiterte, unzureichende Kenntnis typischer Verletzungen und Folgen bzw. der Diagnostik und des Managements der Kindesmisshandlung (Hermann 1998) wie auch
4. schlechte Erfahrungen im eigenen Klientel in der Zusammenarbeit mit nichtärztlichen Organisationen oder auch
5. die Sorge um die rechtlichen Folgen bei Aufdeckung einer Misshandlung (Deutsches Ärzteblatt Juli 1992, in: Gewalt gegen Kinder 1998, S. 3).

Jedem mit der Erstbehandlung von Kindern befassten Arzt muss aber das *Syndrom der Kindesmisshandlung* in seiner Problematik und in all seinen Formen bekannt sein. Für den klinisch tätigen Arzt und für den niedergelassenen Kollegen ist es eine conditio sine qua non, an die Symptome einer Kindesmisshandlung ebenso rasch und entschlossen zu denken wie an den banalen Infekt.

Für ihn ist es ebenso wichtig zu wissen, dass ihn als Arzt sein Verdacht oder seine Kenntnis von einem Misshandlungsdelikt in jedem Fall mit hineinzieht in das Spannungsfeld menschlicher Konfliktsituationen, ob er will oder nicht (Lemburg 1986, in: Gewalt gegen Kinder 1998, S. 3).

Gewalt in der Familie ist als »der Schlüssel zur Gewalt in der Gesellschaft« anzusehen. Sie ist wegen ihrer erheblichen individuellen Bedeutung für die Betroffenen und ihrer gewichtigen sozialen Folgen als bedeutsames Gesundheits-, Sozial- und rechtspolitisches Problem anzusehen. Dabei ist jede Form von Gewalt in der Familie Produkt und Bestandteil von Interaktionsprozessen innerhalb der Familie, ihren Lebensbedingungen und ihrer Verflechtung mit dem sozialen Umfeld, ebenso wie von Normen und Einstellungen der Gesellschaft (Konzept der Bundesärztekammer, in Gewalt gegen Kinder 1998). Gewalt ist ein Phänomen, das uns tagtäglich begegnet! Gewalthandlungen gegen Kinder erfordern besondere diagnostische und therapeutische Aufmerksamkeit!

Literatur

Bürgerliches Gesetzbuch, § 1666, Abs. 1, Gefährdung des Kindeswohl

Bürgerschaft der Freien und Hansestadt Hamburg (1994) Drucksache 15/1861

Bundeskriminalamt (2003) Polizeiliche Kriminalstatistik

Deutscher Bundestag (1986) Drucksache 1014560

Deutscher Kinderschutzbund (1992) Kinder sind gewaltlos zu erziehen. Materialien zum Kinderschutz, Bd 4. Hannover

Gewalt gegen Kinder (1998) Leitfaden für niedergelassene Kinderärztinnen und Kinderärzte in Baden-Württemberg, unterstützt durch: Techniker-Krankenkasse, Landesvertretung Baden-Württemberg, 1. Aufl. Stuttgart

Gosch A (1998) Vernachlässigung, physische und sexuelle Kindesmisshandlung: Aspekte des diagnostischen Vorgehens und der Kooperation mit Institutionen. Praktische Pädiatrie 1

Grundgesetz der Bundesrepublik Deutschland, §1 Artikel 1, Abs. 1, Artikel 2, Abs. 1, Artikel 6Abs. 1

Hermann B (1998) Medizinische Diagnostik bei körperlicher Kindesmißhandlung, Unveröffentliches Sript, 2. Aufl. Kinderklinik d. Klinikums Kassel

Jungjohann E (1998) Thiemann Praxis-Leitfaden: Hilfen für mißhandelte Kinder, 2. Aufl. Contzen, Lünen

Martinius J, Frank R (Hrsg) (1990) Vernachlässigung, Mißhandlung und Mißbrauch von Kindern. Erkennen, Bewußtmachen, Helfen. Huber, Bern

Landesstelle Jugendschutz Niedersachsen, Kinderschutzzentrum Hannover (1996) Sexueller Missbrauch – was tun bei Verdacht? Ein Leitfaden für pädagogische Fachkräfte. HannvoerLeitlinie der Deutschen Gesellschaft für Kinder- und Jugendpsychiatrie und -psychotherapie AWMF on-line (2000) Vernachlässigung, Mißhandlung, sexueller Mißbrauch. Deutscher Ärzteverlag, Köln

Remschmidt H (1986) Elterliche Kindesmißhandlung. Muench Med Wochenschr 128: 33–36

Schone P, Gintzel U, Jordan E, Kalscheuer M, Münder J (1997) Kinder in Not. Vernachlässigung im frühen Kindesalter und Perspektiven sozialer Arbeit. Votum, Köln

Schwind HD, Baumann J (1990) Ursachen, Prävention und Kontrolle von Gewalt. Analysen und Vorschläge der unabhängigen Regierungskommission zur Verhinderung und Bekämpfung von Gewalt (Gewaltkommission), Bd I–IV. Dunker & Humboldt, Berlin

Straftrechtsreformgesetz (1998) Das 6. Strafrechtsreformgesetz. Juristische Informationen esb-Rechtsanwälte, Stuttgart Berlin Leipzig Reutlingen Tübingen

UN-Kinderrechtskonvention, Artikel 19, (1), (2)

Weigl J (1998) Kinderarzt und Beratungsstelle, Kooperation bei Gewalt gegen Kinder. Praktische Pädiatrie 1

Zinke M (1998) Gewalt gegen Kinder – Maßnahmen zur Prävention. Praktische Pädiatrie 1

Teil II Kopf

Kraniozerebrale Traumen

9

U. Neubauer

Das Schädel-Hirn-Trauma (SHT) ist definiert als Folgezustand einer äußeren Gewalteinwirkung auf den Hirnschädel.

Ursache und Häufigkeit

Schwere SHT stellen die häufigste Todesursache im Kindesalter dar. Die Inzidenz aller SHT beträgt etwa 200 Fälle auf 100.000 Einwohner pro Jahr. Davon sind etwa 40 Fälle als schwere Traumen einzustufen. Im Kindesalter ist bei Mehrfachverletzten besonders häufig ein SHT beteiligt (etwa 60%). Umgekehrt liegen bei vielen schweren SHT Begleitverletzungen vor. So finden sich bei Kindern mit schwerem SHT allein in etwa 15% auch HWS-Verletzungen (Pagni u. Massaro 1991).

Symptomatik und Schwere eines SHT hängen entscheidend von der Lokalisation und dem Ausmaß des Gewebeschadens ab. Stumpfe Gewalteinwirkungen, wie bei Schlag oder Sturz, führen zu *umschrieben lokalisierten Schäden* (»impact injury«), während Beschleunigungstraumen, wie das Schütteltrauma mehr zu *diffusen Schäden* führen.

Klassifikation

Prinzipiell werden *offene* von *gedeckten SHT* unterschieden. Darüber hinaus wird, auch wenn das Ausmaß der Hirngewebeschädigung und die dadurch verursachte Symptomatik und funktionelle Beeinträchtigung fließend verlaufen, an der klassischen Einteilung der gedeckten SHT festgehalten:

- Schädelprellung,
- Commotio,
- diffuse axonale Schädigung (DAI),
- Contusio.

Die *Schädelprellung* verläuft *ohne funktionelle Beeinträchtigung* des Gehirns selbst.

Die *Commotio cerebri* geht einher mit *geringen, rasch reversiblen Störungen* (<6 h), aber *ohne in der CT nachweisbare morphologische Schäden*. Neuere Untersuchungen zeigen, dass in etlichen dieser Fälle die MRT sehr wohl morphologische Veränderungen nachweisen kann.

Die diffuse axonale Schädigung ist definiert als länger anhaltende Störung ohne grob fassbare fokale morphologische Veränderungen.

Radiologisch finden sich in der CT allenfalls minimale Einblutungen in Balken und Hirnstamm sowie dem Marklager. In der T2-gewichteten MRT finden sich als Zeichen der axonalen Läsionen diffuse kleine Signalanhebungen der weißen Substanz.

Die Ursache sind *Beschleunigungstraumen*, die zu Scherbewegungen des Gehirns mit axonalen Zerreißungen führen. Klinisch ist für das DAI eine primäre und länger anhaltende Bewusstlosigkeit charakteristisch. Ebenfalls wegen der Hirnstammbeteiligung sind Störungen der Pupillomotorik häufig, sie sind hier aber nicht auf eine Raumforderung zurückzuführen. Der Hirndruck ist beim DAI meist normal. Längere Hirndruckanstiege bei primärem DAI müssen daher mittels Bildgebung abgeklärt werden, um eine evtl. neu entstandene Raumforderung (»delayed hematoma« usw.) abzuklären.

Eine *Contusio cerebri* geht einher mit bereits in der *CT sichtbaren morphologischen Schäden* bis hin zu raumfordernden hämorrhagischen kontusionellen Herden und *länger anhaltenden oder persistierenden Ausfällen*. Typisch ist die sekundäre Vergrößerung von Kontusionsherden in den ersten Tagen nach dem Trauma mit damit verbundenem Hirndruckanstieg.

Zu den weiteren Traumafolgen zählen:
- traumatische intrakranielle Blutungen,
- traumatische Liquorfisteln,
- Gefäßverletzungen,
- Läsionen der Hirnnerven.

Von diesen *primären Schädigungen* ist bei den SHT die *sekundäre Hirnschädigung* abzugrenzen.

Sekundäre Schäden entstehen vor allem durch *Hypoxie* und/oder *Hypotension* (Baethmann et al. 1993).

! Die Vermeidung der sekundären Schäden ist das Hauptziel der Therapie.

Pathophysiologisch kommt es nach einer primären Hirnschädigung zu einer Störung der Blut-Hirn-Schranke mit konsekutivem Ödem. Mit Steigerung des intrakraniellen Drucks und Abfall des Perfusionsdrucks droht die Ischämie weiterer Hirnanteile und über Massenverschiebung schließlich die mechanische Einklemmung des Hirnstamms im Tentoriumschlitz und Foramen magnum.

Extrakranielle Faktoren wie Hypoxie und Hypotension können den Prozess der sekundären Hirnschädigung negativ beeinflussen und beschleunigen. Es muss daher nach Eintreten einer primären Hirnschädigung so früh wie möglich in den Ablauf einer sekundären Schädigung eingegriffen werden. Dazu gehört zur sicheren Vermeidung einer Hypoxie eine *frühzeitige Intubation*.

! Jeder bewusstlose Patient nach SHT muss intubiert und beatmet werden, um eine Hypoxie und Aspiration zu vermeiden.

Ein ausreichender Blutdruck, systolischer RR >100–120 mmHg, ist sicherzustellen, um einen ausreichenden zerebralen Perfusionsdruck, der bei Kindern >50 mmHg liegen muss, zu gewährleisten (Bullock u. Povlishock 1996).

CAVE

Besonders im *Säuglingsalter* kann bereits das *Volumen eines intrakraniellen Hämatoms* einen *kreislaufwirksamen Blutverlust bedeuten*, sodass hier auch bei einem isolierten SHT die Gefahr einer perfusionsgefährdenden Hypotension besteht.

Diagnostik und Therapie

Erstmaßnahmen und allgemeine Therapie

Am Unfallort stehen die *Sicherung der Vitalfunktionen* durch Intubation, Beatmung, venöse Zugänge und Stillung stärkerer Blutungen im Vordergrund. Gerade bei Kleinkindern können Blutungen aus der Kopfschwarte ein bedrohliches Ausmaß annehmen. Bereits am Unfallort ist ein klinischer Erstbefund zu erheben und zu dokumentieren (Piek u. Jantzen 1997).

In der Klinik folgt dann die *klinische und apparative Notfalldiagnostik*, die bei bewusstlosen Schädel-Hirn-Verletzten immer folgende Maßnahmen beinhalten sollte:
- neurologischer Befund,
- Schädel-CT,
- Röntgen der HWS,
- Ausschluss oder Nachweis weiterer Verletzungen.

Klinische Beurteilung von Patienten mit SHT

Für Verlaufskontrollen ist die Beurteilung von *Bewusstseinslage* und *Reaktion* der Patienten von großer Bedeutung. Hierzu sollte bereits am Unfallort bei der Erstversorgung ein *Minimalstatus* erhoben und schriftlich dokumentiert werden, z. B. mit der Glasgow Coma Skala (GCS; Teasdale u. Jennett 1974; Tabelle 9.1).

! Ein leichtes SHT liegt bei einem GCS von 13–15, ein mittelschweres bei 9–12 und ein schweres bei einem GCS von 3–8 vor.

Bei den schweren Schädel-Hirn-Verletzungen mit einem Score <9 ist es unerlässlich, zur besseren Differenzierung und Verlaufsbeurteilung zusätzlich die *Hirnstammreflexe* zu dokumentieren, wobei der Pupillenweite und -reaktion die größte Bedeutung zukommt.

Bei *Kleinkindern* und *Säuglingen* ist die *Original-GCS nicht geeignet*. Hier werden verschiedene, modifizierte Versionen genutzt (Tullous et al. 1992; vgl. Tabelle 9.1.).

Zum Monitoring des *zerebralen Perfusionsdrucks (CPP)* ist die kontinuierliche Erfassung des arteriellen

Tabelle 9.1. Glasgow Coma Scale, modifiziert für Kleinkinder

Glasgow Coma Scale/GCS	Score	Modifiziert für Kleinkinder
Augenöffnen		
spontan	4	spontan
bei Aufforderung	3	bei Aufforderung
auf Schmerz	2	auf Schmerz
kein Augenöffnen	1	kein Augenöffnen
Beste motorische Antwort		
befolgt Aufforderung	6	normale Spontanbewegungen
gezielt	5	Wegziehen auf Berührung
ungezielt	4	Wegziehen auf Schmerz
Beugen	3	Beugen
Strecken	2	Strecken
keine Reaktion	1	keine Reaktion
Verbale Reaktion		
orientiert	5	normale Lautproduktion
konfus	4	Unruhelaute
inadäquate Worte	3	weint auf Schmerz
unverständliche Laute	2	stöhnt auf Schmerz
keine verbale Reaktion	1	keine verbale Reaktion

Koma-Score: mindestens 3, maximal 15.

Blutdrucks und des intrakraniellen Drucks (ICP) erforderlich. Eine ICP-Messung ist intraventrikulär, parenchymatös, sub- oder epidural möglich. Sie ist zum Monitoring von Patienten mit *schwerem SHT indiziert* und bei einem *GCS <7 zwingend erforderlich*. Als normal werden Drucke bis 15 mmHg angesehen. Eine therapeutische Intervention ist notwendig, wenn Werte >20 mmHg für >5 min vorliegen (Miller u. Piper 1992).

Die Basistherapie des erhöhten ICP beinhaltet:
- Analgosedierung,
- Oberkörperhochlagerung,
- Normotonie,
- Normokapnie,
- Normothermie,
- Normales »milieu interne« (Hb, Hk, BZ, Elektrolyte usw.).

Elektrolytstörungen mit *Hyponatriämie* treten bei Kindern mit schwerem SHT gehäuft auf und müssen gezielt ausgeglichen werden.

Eine Oberkörperhochlagerung um 30° führt zur Senkung des ICP durch den verbesserten venösen Abfluss.

Der Blutdruck sollte auf systolische Werte um 120 mmHg eingestellt werden, da bei stark hypertonen Werten die Gefäße dem Druck passiv nachgeben und durch das erhöhte zerebrale Blutvolumen (CBV) der ICP steigt.

CAVE

Bei hypotonen RR-Werten ist durch die gestörte Autoregulation die Gefahr einer Minderdurchblutung mit ischämischen Komplikationen besonders groß.

Weitere Maßnahmen:
- Liquordrainage,
- Osmotherapie,
- Hyperventilation,
- Barbiturate,
- Hypothermie,
- Dekompressionstrepanation.

Die *Drainage von Ventrikelliquor* ist bei einer intraventrikulären Hirndruckmessung jederzeit möglich. Wenn diese Maßnahmen nicht ausreichen, den ICP zu normalisieren sollte eine *Osmotherapie* erfolgen, z. B. mit 20%igem Mannit etwa 0,25–0,5 g/kg alle 4–6 h (Fanconi u. Bänzinger 1998).

Eine *Hyperventilation* mit arteriellen pCO_2-Werten zwischen 28 und 32 mmHg führt über Verminderung des CBV ebenfalls zur Drucksenkung. Die Indikation dazu sollte streng gestellt werden, da eine zu forcierte Hyperventilation die Gefahr einer Minderperfusion birgt (Muizelaar et al. 1991). Die Hyperventilation wird daher nur noch zur Therapie von akuten Hirndruckanstiegen eingesetzt.

Der Einsatz von *Barbituraten* ist ebenso wie die *Dekompressionstrepanation* oder *Hypothermie* als Ultima Ratio in Fällen eines ansonsten therapierefraktären Hirndruckverlaufs zu erwägen.

9.1 Schädelfrakturen

9.1.1 Kalottenfrakturen

Die einfache gedeckte Kalottenfraktur bedarf keiner speziellen Therapie. Behandelt wird symptomatisch, z. B. die begleitende kommotionelle Symptomatik. Ihre Bedeutung erlangen die Kalottenfrakturen, wenn sie mit weiteren *sekundären Traumafolgen* vergesellschaftet sind, wie z. B. einem Epiduralhämatom. Hier ist der *Frakturverlauf* von Bedeutung. Temporale Frakturen, die die A. meningea media kreuzen oder Frakturen über dem Sinus sagittalis oder Sinus transversus, bedürfen besonderer Beobachtung, da hier die Gefahr der Entwicklung eines epiduralen Hämatoms erhöht ist.

Kalottenfrakturen führen häufig zu *subgalealen Hämatomen*, die keiner Therapie bedürfen. Sie werden spontan resorbiert und sollten nicht punktiert werden (Infektionsgefahr). Bei Kleinkindern und Säuglingen kann das Volumen des subgalealen Hämatoms allerdings zum Volumenmangel führen, der zum Blutersatz zwingt.

9.1.2 Wachsende Frakturen

Die wachsende Fraktur ist eine seltene Traumafolge im Kleinkindesalter bei noch offenen Schädelnähten. Voraussetzung ist stets eine *Durazerreißung unter der Fraktur*. Durch den positiven Schädelinnendruck können dann die frakturierten Anteile der Schädelkalotte auseinandergedrängt werden. Der Frakturspalt verbreitert sich, und es besteht die Gefahr eines Hirnprolaps mit mechanischer Hirngewebeschädigung. Klinisch ist die wachsende Fraktur an der fluktuierenden und progredienten Schwellung erkennbar. Der radiologische Befund des verbreiterten Frakturspaltes bestätigt die Diagnose (Abb. 9.1).

Die *Therapie der wachsenden Frakturen ist immer operativ*. Zunächst wird der Durariss dargestellt und direkt vernäht oder mit Hilfe einer Galeaplastik gedeckt. Der Frakturspalt kann im Einzelfall direkt verschlossen werden, in den meisten Fällen ist eine Verschiebeplastik des Schädelknochens erforderlich.

Es ist nicht erforderlich aufgrund der Möglichkeit des Entstehens einer wachsenden Fraktur 1/4-jährliche Kontrollen nach Kalottenfrakturen durchzuführen. Eltern müssen über die Problematik beim Abschlussgespräch aufmerksam gemacht werden. Meist stellen sich die Eltern spontan vor, da ihnen eine Schwellung am Kopf aufgefallen ist.

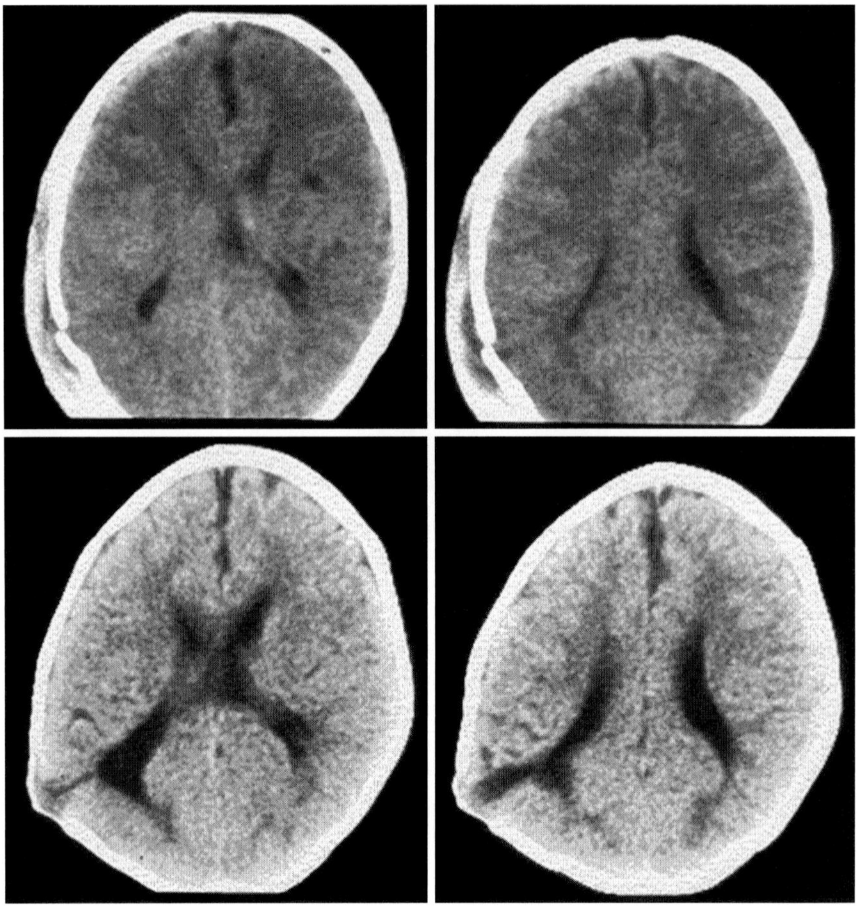

Abb. 9.1. Wachsende Fraktur bei einem 11 Monate alten Jungen nach Sturz. Obere Reihe (2 h nach Trauma): lineare Fraktur mit minimaler Dislokation. Untere Reihe (15 Tage nach Trauma): klaffender Frakturspalt mit Hirnprolaps und Ausziehung des Seitenventrikels

9.1.3 Schädelbasisfrakturen

Es können alle Teile der Schädelbasis betroffen sein. Äußerlich sichtbare Zeichen bei Frakturen der Schädelbasis sind Blutungen aus Nase/Ohr, Monokel- oder Brillenhämatome, evtl. Rhinoliquorrhö sowie Prellmarke oder Hämatom über dem Mastoid.

Die Diagnostik erfolgt mittels CT, wobei ein Dünnschicht-CT (2 mm) die besten Ergebnisse liefert. Die Darstellung in koronarer Schnittführung ist an der frontalen Basis hilfreich, ist in der Akutsituation des SHT aber nicht erforderlich.

Die *Therapie ist primär konservativ.* Eine Operationsindikation ist nur gegeben bei den indirekt offenen Basisfrakturen mit Verbindung zu den Nasennebenhöhlen als posttraumatische Liquorfisteln (s. dort) und evtl. bei Beteiligung von Hirnnerven.

9.1.4 Impressionsfrakturen

Es handelt sich hierbei um Frakturen mit Dislokation von Frakturfragmenten nach intrakraniell. Die *Therapie ist operativ.*

Impressionsfrakturen werden immer dringlich operiert, wenn es sich um *offene Verletzungen* handelt. Kriterium ist dabei die Beteiligung der Dura. Mit verzögerter Dringlichkeit operiert werden die gedeckten Impressionsfrakturen, bei denen die Tiefe der Impression Kalottenbreite erreicht und/oder ein Herdbefund im EEG nachweisbar ist.

! Bei allen offenen Verletzungen ist eine antibiotische Abdeckung indiziert.

Eine Besonderheit stellen Impressionsfrakturen im Säuglingsalter dar, die oftmals als so genannte »Pingpongfrakturen« des noch sehr weichen Schädelknochens auftreten. Sie sind so gut wie nie mit Duraverletzungen assoziiert und können leicht von einem kleinen Bohrloch aus angehoben werden.

9.2 Intrakranielle Hämatome

9.2.1 Epiduralhämatome

Die Epiduralhämatome (EDH) sind zwischen der *Dura mater* und der *Kalotte* lokalisiert. Ursache ist meist eine *Ruptur der A. meningea media* im Bereich einer temporalen Fraktur. Etwa 15% der EDH treten allerdings ohne Fraktur auf. Der kindliche Schädel kann sich noch ohne Fraktur soweit biegen, dass bereits dadurch ein Riss der A. meningea media auftreten kann.

Zu diesem Vorgang reicht oft ein nicht sehr schweres initiales Trauma aus. Im anschließenden freien Intervall sind die Patienten dann bewusstseinsklar. Erst mit größer werdendem Hämatom trüben die Patienten sekundär ein. Dieser typische dreiphasige Verlauf, der allerdings nur in 25% der Fälle vorliegt, sollte bereits zur Diagnose und Operation führen.

Neben der Bewusstseinstörung führen die häufigen lateralen, temporoparietal gelegenen EDH zu einer *Hemisymptomatik*, die auch am bewusstlosen Patienten festzustellen ist. Bei weiterem Fortschreiten kommt es zur *Mydriase* auf der Hämatomseite durch lokale Kompression des N. oculomotorius am Tentorium. Es droht dann akut die *irreversible Hirnstammeinklemmung*.

Neben den *arteriellen* Meningea-media-Blutungen sind auch *venöse EDH* aus den Sinus und *Frakturspalthämatome* möglich. Sie entwickeln sich meist langsamer und können dann als »delayed hematomas« Tage nach dem initialen Trauma symptomatisch werden.

Die *Therapie ist immer operativ*; nur in sehr seltenen Fällen eines kleinen Hämatoms ohne Raumforderung und bei unauffälligem klinischem Befund ist ein beobachtendes Verhalten zu rechtfertigen. In jedem Fall ist hier eine engmaschige Kontrolle erforderlich.

Die *Standardoperation* für ein EDH ist die osteoplastische Trepanation mit Hämatomentleerung und Unterbindung der A. meningea media.

Die Symptomatik wird oft von Begleitverletzungen, meist Kontusionen überlagert, die dann den Verlauf bestimmen. Auch eine atypische Hämatomlokalisation kann die klinische Diagnose erschweren. Bei frontalem EDH fehlen die Halbseitenzeichen und die Einklemmung kann sehr rasch ohne weitere Warnzeichen auftreten.

Die EDH der hinteren Schädelgrube sind besonders gefährlich, da hier die Einklemmung des Hirnstamms vor Auftreten jeglicher supratentorieller Symptome möglich ist. Charakteristisch sind das lokale okzipitale Trauma, Sturz auf den Hinterkopf mit entsprechender Prellmarke und eine okzipitale Fraktur, die oft nur in der Towne-Projektion zu sehen ist (Neubauer 1987).

Besonderheiten bieten auch die EDH im Säuglingsalter. Durch den elastischen Schädel und die offenen Fontanellen und Schädelnähte kommt es nicht primär zum Hirndruck und seinen Symptomen, sondern durch das geringere Gesamtblutvolumen der Säuglinge zum Volumenmangel bis hin zum Schock (Abb. 9.2).

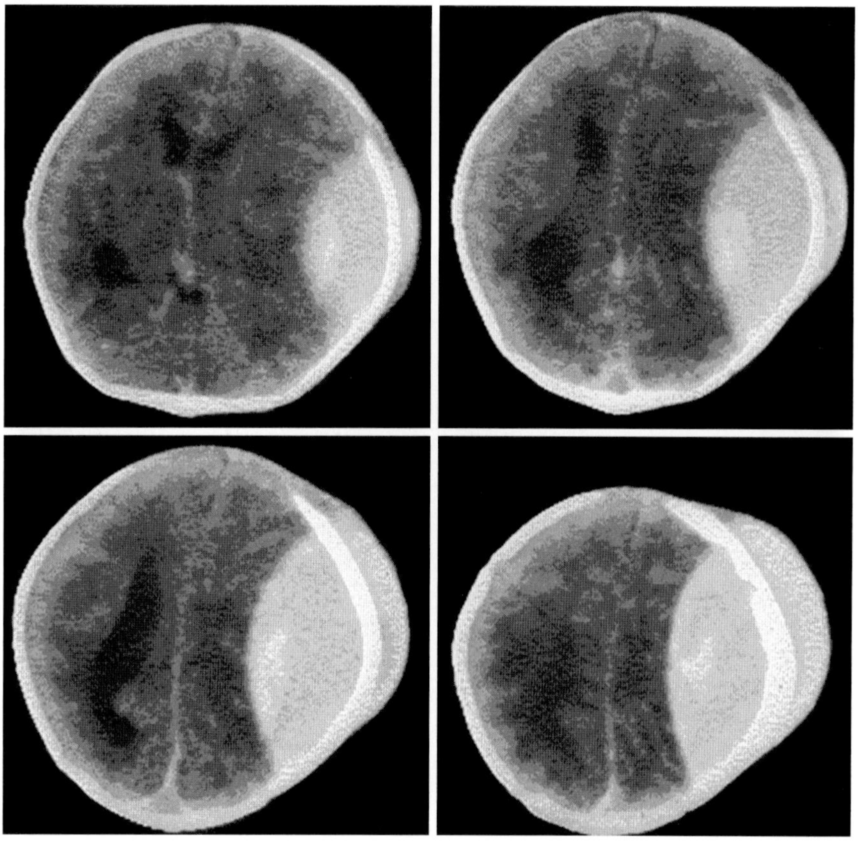

Abb. 9.2. Epiduralhämatom bei einem 2 Tage alten Säugling

9.2.2
Akute Subduralhämatome

Im Gegensatz zum EDH handelt es sich beim Subduralhämtom (SDH) *nie um ein raumforderndes Hämatom allein.* Bis auf die seltenen venösen SDH, bei Abriss einer Brückenvene, ist *stets eine Hirnverletzung beteiligt*, die auch die Symptomatik bestimmt. Es besteht fast immer eine primäre und anhaltende Bewusstlosigkeit.

Die *Therapie erfolgt operativ* in Form einer *osteoplastischen Trepanation.* Das Hämatom wird ausgeräumt. Blutungsquellen im Bereich von Brückenvenen und oberflächlichen Hirngefäßen in Kontusionsherden werden gestillt. Häufig besteht bereits intraoperativ eine Hirnschwellung, die eine Duraerweiterungsplastik erforderlich macht. Die Trepanation kann im Bedarfsfall von vornherein als große Dekompressionstrepanation angelegt werden, wobei der Knochenlappen beim primären Eingriff zur Druckentlastung explantiert wird.

Die Prognose des akuten SDH hängt im Weiterem ganz wesentlich vom *Ausmaß des primären Hirngewebetraumas* ab. Die Letalität des akuten SDH ist weiterhin hoch und liegt bei Kindern in Bereich von 20%.

Die seltenen subduralen Hämatome der *hinteren Schädelgrube* treten bevorzugt bei *Neugeborenen als Folge von Geburtstraumen* oder bei Kindern im Rahmen von SHT auf. EDH und SDH sind in der hinteren Schädelgrube klinisch nicht voneinander zu unterscheiden.

Anders verlaufen die SDH der hinteren Schädelgrube bei Neugeborenen. Ursache ist ein *Brückenvenenabriss* als Folge einer zu starken Verformung des Kopfes beim Geburtsvorgang, evtl. verstärkt durch Einsatz einer Zange. Es entsteht ein sich sehr langsam entwickelndes Hämatom, das im elastischen Säuglingsschädel ausreichend Platz findet. Durch die allmähliche Verdrängung der Kleinhirnanteile kommt es im Verlauf von Wochen zum *Hydrocephalus occlusus* und seinen Folgen: Schädelwachstum, klaffende Nähte, Trinkunlust und Erbrechen. Die Abklärung des Hydrozephalus zeigt die eigentliche Ursache. Die Therapie ist auch hier operativ.

Bei den größeren Kindern mit akuter Hämatomentwicklung sollte stets eine Standardtrepanation der hinteren Schädelgrube durchgeführt werden, denn als Blutungsquelle kommen hier sowohl Kleinhirnrindenkontusionen als auch abgerissene Brückenvenen in Betracht. Eine ausreichend große Trepanation vor Duraeröffnung bietet eine gute Übersicht, um die Blutungsquelle nach Duraeröffnung schnell erreichen und versorgen zu können.

9.2.3
Traumatische Intrazerebralhämatome

> Bei einem traumatischen Intrazerebralhämatom handelt es sich um raumfordernde Blutungen bei traumatischen Läsionen intrazerebraler Gefäße.

Die Übergänge zu großen konfluierenden hämorrhagischen Kontusionsherden sind fließend.

Die Operation beim traumatischen Intrazerebralhämatom ist indiziert im Falle einer *sekundären klinischen Verschlechterung* und bei *erhöhten* nicht anders zu normalisierenden *Hirndruckwerten.*

9.2.4
Chronische Subduralhämatome

Als chronisch gelten SDH, wenn sie *älter als 7 Tage* sind. Dabei kann das Trauma oft länger, bis zu mehreren Monaten, zurückliegen. Sie werden oft erst spät diagnostiziert, wenn bereits *Druckzeichen* vorliegen und können dann echte Notfälle darstellen, die dringlich operiert werden müssen. Die Diagnose ist mit der CT einfach möglich, lediglich isodense chronische SDH können manchmal die Diagnose erschweren, sind aber in der MRT sicher zu erkennen.

Chronisch SDH sind im Kindesalter extrem selten. Sie werden u. a. im Zusammenhang mit Kindesmisshandlungen beobachtet. Neben einer traumatischen Genese sind immer Vaskulopathien oder Koagulopathien abzuklären. Die *Therapie ist operativ.*

Dies geschieht heute über eine einfache *Bohrlochtrepanation* mit anschließender Drainagebehandlung über wenige Tage.

Das *Schütteltrauma*, vor allem im Rahmen des »Battered-child-Syndroms« bekannt und als »Shaken-baby-Syndrom« bezeichnet, entsteht durch *heftiges Schütteln* des Kindes in anteroposteriorer Richtung. Die Verletzungen sind vielgestaltig, typisch sind subarachnoidale Blutungen, subdurale Hämatome und Ergüsse sowie multiple hypodense Läsionen des Hirns als Zeichen der chronisch rezidivierenden Traumen. Meist liegen auch Verletzungen am Körperstamm und den Extremitäten unterschiedlichen Alters vor, die den Verdacht auf die Genese der Verletzungen nahe legen.

Die Therapie richtet sich nach den Hauptbefunden. Raumfordernde Blutungen müssen über Trepanation operiert, Subduralergüsse ggf. drainiert werden. Häufig gelangen die Kinder erst mit vital bedrohlichen Störungen in die Klinik, wenn die Substanzschäden des Gehirns bereits weit fortgeschritten sind. Die Prognose ist dann naturgemäß schlecht.

9.3 Offene Schädel-Hirn-Traumen

Offene SHT sind Verletzungen, die zur offenen Kommunikation des Schädelinnenraums mit der Umwelt führen, wenn alle Barrieren, Haut, Knochen und Dura, beteiligt sind.

Erkennbar ist ein offenes SHT an Austritt von Liquor oder Hirndetritus. Bei dieser Verletzung besteht ein hohes Infektionsrisiko.

Die *Therapie ist immer operativ*. Die operative Versorgung hat stets die *Umwandlung in eine gedeckte Verletzung* zum primären Ziel. Eine antibiotische Prophylaxe ist indiziert. Bei der Operation erfolgt ein Débridement der Wunde bis zu evtl. kontusionellen Herden sowie ein plastischer Verschluss der defekten Dura und der Haut. Kleinere Knochendefekte können belassen werden, größere werden wegen der Infektionsgefahr erst sekundär gedeckt.

9.3.1 Liquorfisteln

Bei Liquorfisteln handelt es sich um indirekt offene Verletzungen, bei denen der Kontakt von Hirn zu Atmosphäre über die Nasennebenhöhlen oder das Mastoid gegeben ist.

Sie sind im Kindesalter seltener als beim Erwachsenen, stellen aber immer eine *potenzielle Infektionsgefahr* dar. Spätmeningitiden und Abszesse werden immer wieder beobachtet.

Die Prädilektionsstellen für die frontobasalen Liquorfisteln sind die Stirnhöhlenhinterwand, das Siebbeinzellsystem und seltener die Keilbeinhöhle.

Beweisend für eine Liquorfistel ist der klinischer Nachweis einer Liquorrhö mit positivem Glukosenachweis in der gewonnenen Flüssigkeit oder der Nachweis von Betatransferrin.

Durch die CT erfolgt der Nachweis der Fraktur und/oder intrakranieller Luft, wobei auch kleinste Lufteinschlüsse in der CT die Diagnose sichern. In Zweifelsfällen kann durch intrathekale Kontrastmittelapplikation versucht werden, die Liquorstraße in der CT oder MRT nachzuweisen. Szintigraphische Methoden sind weitgehend verlassen.

Frontobasale Frakturen mit Rhinoliquorrhö stellen eine Operationsindikation dar, da im Bereich der vorderen Schädelbasis nicht mit einer ausreichenden Spontanheilung der Fistel gerechnet werden kann.

Bei der Operation wird der Verletzungsbereich der vorderen Schädelbasis über eine frontale Trepanation mikrochirurgisch dargestellt und mit einem gestielten Galeaperiostlappen plastisch gedeckt. Bei einer raumfordernden Pneumatozele ist allerdings eine dringliche Operationsindikation gegeben, da Einklemmungsgefahr besteht.

Otobasale Liquorfisteln werden bei persistierender Otoliquorrhö >5 Tage oder bei primär entzündlichen Komplikationen ebenfalls chirurgisch versorgt.

9.3.2 Schussverletzungen

SHT durch Schussverletzungen sind stets schwer, da die verwendeten Geschosse erhebliche Energien freisetzen und dadurch zu ausgedehnten Gewebeschäden führen, die meist weit über den eigentlichen Schusskanal hinausgehen.

Der operativen Therapie von Schussverletzungen sind sehr enge Grenzen gesetzt. Häufig kann bereits anhand der CT gezeigt werden, dass eine operative Versorgung des Schusskanals nicht mehr möglich oder sinnvoll ist.

Eine Verletzung mit *Hirnstammbeteiligung* ist in der Regel nicht mehr mit Aussicht auf Erfolg zu therapieren. Es bleibt lediglich die operative Versorgung der Ein- bzw. Austrittsöffnung und die weitere konservative intensivmedizinische Betreuung. In anderen Fällen liegt der Schusskanal günstiger und kann operativ saniert werden. Es gelten die Regeln wie für alle offenen SHT.

9.4 Schädel-Hirn-Traumen bei mehrfachverletzten Kindern

Bei rund 20% aller SHT liegt eine Mehrfachverletzung vor. Meist handelt es sich um zusätzliche Extremitätenverletzungen, Mittelgesichtsfrakturen, aber auch um Wirbelsäulen-, Thorax- und Abdominaltraumen.

Die *Prognose* ist noch weit mehr als beim Monotrauma von der *Qualität der Erstversorgung* abhängig. Die weitere Versorgung setzt eine gute Kooperation zwischen allen traumatologischen Fachgebieten voraus. In der Regel erfolgt die Versorgung der einzelnen Verletzungen nacheinander, in seltenen Fällen bei 2 vital gefährdenden Verletzungen muss aber simultan operiert werden, wie z. B. bei Vorliegen einer Milzruptur mit schwerem Schock und EDH mit beginnender Einklemmung.

9.5 Gefäßverletzungen

9.5.1 Sinusverletzungen

Sinusverletzungen bei SHT treten meist bei ausgedehnten, dislozierten Schädelfrakturen im Bereich der Sinus auf. Bei offenen Verletzungen kommt es zu erheblichen Blutverlusten mit Gefahr des Verblutens und von Luftembolien. Neben der *adäquaten Schocktherapie* muss die Verletzung *operativ versorgt werden*, durch direkte Naht oder plastischen Verschluss. Bei gedeckten Sinusverletzungen besteht die Gefahr eines EDH.

9.5.2 Karotis-Sinus-cavernosus-Fistel

Sie entsteht durch Verletzung der A. carotis interna an der Schädelbasis im Bereich des Sinus cavernosus mit daraus resultierender arteriovenöser Fistel. Symptome sind Chemosis, Exophthalmus, Hirnnervenausfälle bis zur Ophthalmoplegie (Nn. III, IV, VI), Visusverlust und Strömungsgeräusche.

Interventionell erfolgt die neuroradiologische Coilokklusion der Fistel oder, wenn dies nicht möglich ist, der Verschluss der A. carotis interna mit simultanem extra-intra-kraniellen Bypass.

Gefäßdissektionen betreffen sowohl die A. carotis als auch die Vertebralarterien bei Traumen des kraniozervikalen Übergangs. Die Dissektion kann langstreckig bis in die intrakraniellen Gefäßabschnitte reichen. Ischämische Komplikationen sind die Folge, und auch Blutungen sind möglich.

Traumatische Aneurysmen entstehen nach penetrierenden Verletzungen mit Gefäßbeteiligung, vor allem nach Schussverletzungen (Abb. 9.3 a,b). Die Aneurysmen zeigen im Verlauf häufig ein Größenwachstum und können spontan rupturieren unter dem typischen Bild einer subarachnoidalen Blutung (Amirjamshidi et al. 1996). Die Therapie erfolgt operativ mit Ausschaltung des Aneurysmas durch Clip. Bei raumfordernden Aneurysmen erfolgt die Resektion.

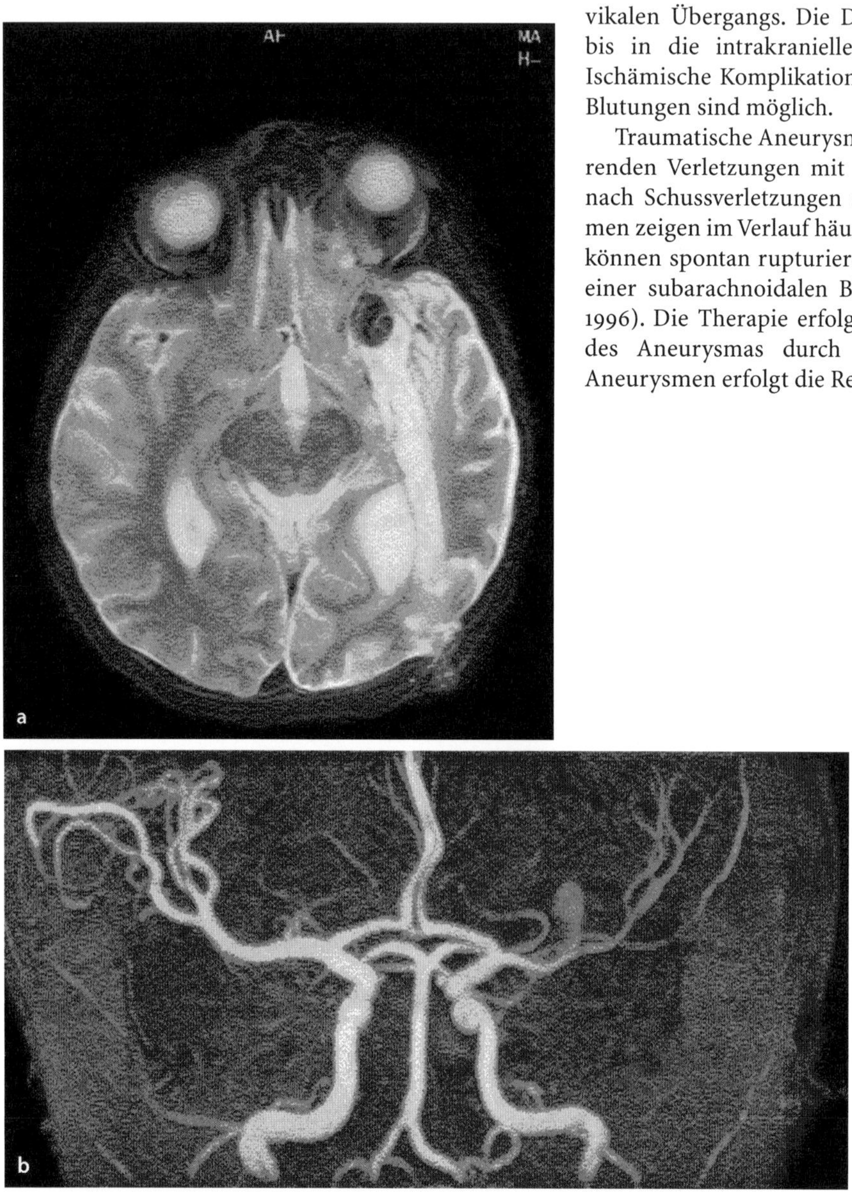

Abb. 9.3 a,b. Traumatisches Aneurysma der A. cerebri media rechts nach Kopfdurchschuss. **a** Darstellung des Schusskanales mit Kontakt zur A. cerebri media links. **b** Darstellung des Aneurysma in der MRA

9.6 Hirnnervenschäden

Hirnnervenschäden im Rahmen von SHT betreffen vorwiegend die Nn. olfactorii bei frontobasalen Frakturen, seltener den N. opticus bei Basisfrakturen mit Beteiligung des Canalis opticus. Bei den otobasalen Frakturen sind Schäden des N. facialis und des N. vestibulocochlearis möglich.

Die Verletzungen weiterer Hirnnerven sind beschrieben, aber extrem selten.

Schäden der Riechnerven beruhen meist auf Ausrissen der Fila olfactorii und sind nicht therapierbar.

In etwa 50% der Fälle sind sie inkomplett und zeigen spontane Besserungen der Riechfunktion.

Operative Interventionen sind zu erwägen bei Beeinträchtigung des N. opticus durch Frakturen des Canalis opticus, insbesondere bei sekundärer funktioneller Verschlechterung. Hier kann eine Optikusdekompression im Einzelfall zur Verbesserung führen.

Posttraumatische Fazialisparesen zeigen eine gute Spontanerholung, sodass eine Dekompression des N. facialis bei Felsenbeinfrakturen nur bei ausbleibender klinischer Besserung und elektromyographischem Nachweis der fehlenden Reinnervation indiziert ist.

Die posttraumatische Anakusis ist selten durch isolierte Schäden des N. cochlearis bedingt, meist ist die Kochlea selbst durch die Felsenbeinfraktur mitgeschädigt. Die Prognose ist ungünstig, operative Interventionsmöglichkeiten stehen nicht zur Verfügung.

Literatur

Amirjamshidi A, Rahmat H, Abbassioun K (1996) Traumatic aneurysms and arteriovenous fistulas of intracranial vessels associated with penetratine head injuries occurring during war: principles and pitfalls in diagnosis and management. J Neurosurg 84: 769–780

Baethmann A, Kempski O, Schürer L (1993) Mechanisms of secondary brain damage. Acta Neurochir (Wien) Suppl 57

Bullock MR, Povlishock JT (1996) Guidelines for the management of severe head injury. Neurotrauma 13: 653

Fanconi S, Bänziger O (1998) Management of raised intracranial pressure in the pediatric patient. Baillieres Clin Pediatr 6: 79–93

Gennarelli TA, Thibault LE, Adams JH et al. (1998) Diffuse axonal injury: an important form of traumatic brain damage. Neuroscientist 4: 202–215

Miller JD, Piper IR (1992) Raised intracranial pressure and its effect on brain function. In: Crockard A, Hayward R, Hoff JT (eds) Neurosurgery – the scientific basis of clinical practice. Blackwell, Oxford, pp 373–390

Muizelaar JP, Marmarou A, Ward JD et al. (1991) Adverse effects of prolonged hyperventilation in patients with severe head injury. J Neurosurg 75: 731–739

Neubauer U (1987) Extradural hematomas of the posterior cranial fossa. Acta Neurochir 87:105–111

Pagni CA, Massaro F (1991) Concomitant cranio-cerebral and vertebro-medullary injuries. Analysis of 121 cases. Acta Neurochir 111: 1–10

Piek J, Jantzen JP (1997) Leitlinien zur Primärversorgung von Patienten mit Schädel-Hirn-Trauma. Zentrlbl Neurochir 58: 13–17

Teasdale G, Jennett B (1974) Assessment coma and impaired consciousness. A practical scale. Lancet 2: 81–84

Tullous M, Walker ML, Wright LC (1992) Evaluation and treatment of head injuries in children. In: Fuhrmann B, Zimmermann J (eds) Pediatric critical care. Mosby, St. Louis, pp 1165–1182

Kapitel 10

Gesichtsschädelverletzungen 10

H.-R. Krause, A. Bremerich

Kinder erleiden bedingt durch mangelnde motorische Kontrolle und Risikoeinschätzung häufig Verletzungen und stellen *rund 25% aller Verletzten* im Gesichtsbereich. Frakturen des Gesichtsschädels bei Kindern sind dagegen selten, da die Knochen des Gesichtsschädels eine hohe Elastizität aufweisen und das dicke subkutane infantile Gewebe eine gute Schutzschicht bildet.

Die klinische und radiologische Diagnostik ist sehr schwierig, da die Kinder bereits durch das erlittene Trauma und die damit verbundenen Schmerzen verstört sind und die ungewohnte Umgebung der Praxis oder Klinik zusätzliche Ängste auslöst.

Hinzu kommt, dass die Beurteilung der Röntgenbilder, die häufig infolge der mangelnden Kooperation im Hinblick auf korrekte Projektion und Schärfe ungenügend sind, durch die besondere Anatomie des kindlichen Gesichtsschädels noch erschwert wird. Dies ist einerseits Folge der noch nicht ausgebildeten Nasennebenhöhlen (Abb. 10.1), die beim Erwachsenen wesentlich zum Kontrast der Schädelaufnahmen beitragen, und andererseits der in Ober- und Unterkiefer angelegten Zahnkeime, die mitsamt der sie umgebenden Follikel Bruchlinien vortäuschen oder auch überdecken können (Abb. 10.2).

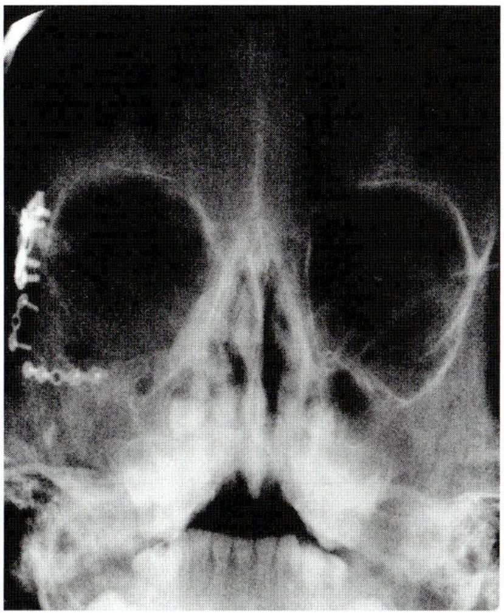

Abb. 10.1. Nasennebenhöhlenaufnahme bei periorbitaler Mittelgesichtsfraktur links, Zustand nach Osteosynthese

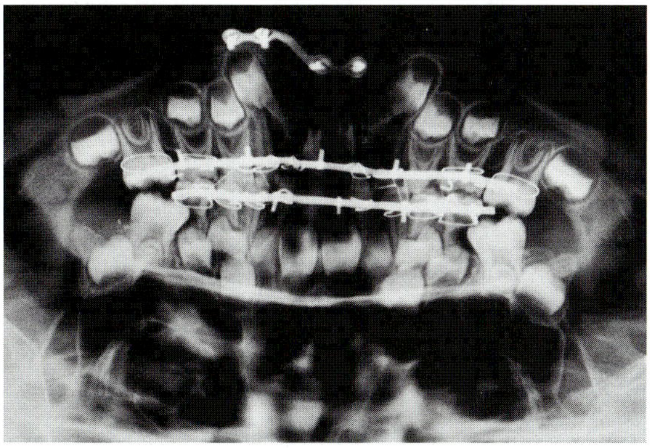

Abb. 10.2. Orthopantomogramm bei Unterkieferparamedianfraktur rechts im Wechselgebiss, Zustand nach Osteosynthese

Diagnostik

Klinisch

Wertvolle Hinweise ergeben die *Anamnese des Verletzungsmechanismus* und die *Inspektion* mit besonderem Augenmerk auf Prellmarken und Schürfungen. Bei wiederholten Verletzungen oder unplausiblen Schilderungen des Hergangs sollte der Untersucher auch die Möglichkeit einer Misshandlung in seine Überlegungen einbeziehen.

Prellmarken im Kinnbereich begründen den Verdacht auf eine *Fraktur im Bereich des Unterkiefergelenkfortsatzes*. Lässt sich bei der Palpation des Gelenkkopfes unmittelbar vor dem Tragus ein Druckschmerz auslösen, so stärkt dies die Vermutung.

Eine Abflachung der Jochbeinprominenz, ein Monokelhämatom sowie Stufenbildung oder Konturunterbrechungen des gut tastbaren Infraorbitalrandes zeigen eine *Mittelgesichtsfraktur* an. Unter Umständen kann hierbei Pergamentknistern als Hinweis auf ein Unterlidemphysem tastbar sein. Bei älteren Kindern ist die Prüfung der Sensibilität im Ausbreitungsgebiet der 3 Äste des N. trigeminus durch vergleichendes Streichen über die entsprechenden Hautareale möglich:

- bei dem N. supraorbitalis oberhalb der Augenbrauen,
- bei dem N. infraorbitalis an der paranasalen Wangenregion, dem Nasenabhang und der Oberlippe sowie
- bei dem N. alveolaris inferior bzw. dem N. mentalis an Unterlippe und Kinnregion.

Eine Hyp- oder Anästhesie weist auf einen *Frakturverlauf im Bereich der jeweiligen Foramina* hin.

Bei entsprechender Kooperation sollte stets die *freie Beweglichkeit des Bulbus oculi* zumindest grob orientierend überprüft werden, indem der Untersucher das Kind auffordert, bei ruhendem Kopf auf seinen Zeigefinger zu blicken, der dann so bewegt wird, dass die Blickrichtungen nach oben, unten, rechts und links überprüft werden können. Ein »Hängenbleiben« des Bulbus kann so deutlich erkannt werden (Abb. 10.3). In diesem Moment sieht das Kind den Zeigefinger doppelt. Diese Funktionsstörung ist Folge einer Einklemmung von Orbitainhalt in eine Frakturlinie des Orbitabodens und tritt sowohl bei isolierten Orbitabodenfrakturen wie auch bei komplexen Mittelgesichtsfrakturen mit Orbitabeteiligung auf.

! Bei Verdacht auf Verletzungen der Orbita oder des Bulbus sollte grundsätzlich eine Untersuchung durch den Augenarzt veranlasst werden!

Es schließt sich die *Inspektion der Mundhöhle* an. Dabei wird insbesondere auf Einschränkungen der Mundöffnung, gelockerte Zähne und Einrisse der Gingiva geachtet. Besonders aussagekräftig ist die Überprüfung der Okklusion: Ist der Zusammenbiss problemlos möglich, so schließt dies dislozierte Frakturen des zentralen Mittelgesichts und Unterkiefers aus.

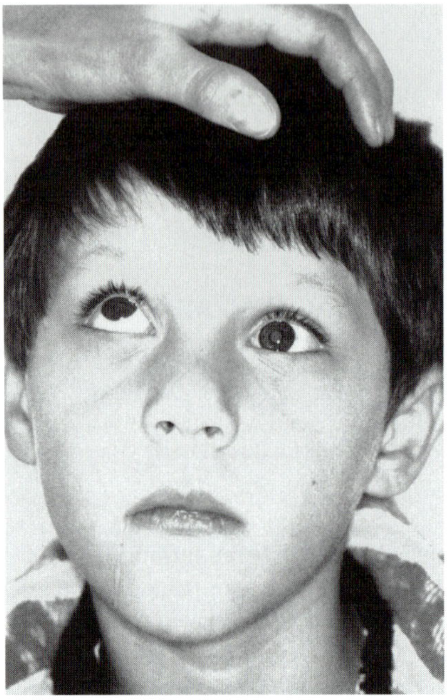

Abb. 10.3. »Hängenbleiben« des linken Bulbus bei Orbitabodenfraktur links

Anschließend wird der Unterkiefer vorsichtig mit beiden Händen gefasst, wobei die Daumen intraoral auf der Zahnreihe und die übrigen Finger extraoral am Unterkieferrand angelegt werden. Bei leichter Bewegung der Hände gegeneinander wird auf Schmerzangaben und auf Bewegungen innerhalb der Zahnreihe geachtet. Schließlich wird mit einer Hand intraoral der Oberkiefer gefasst, während die andere Hand extraoral Stirn und Nasenwurzel fixiert. Es wird behutsam versucht, den Oberkiefer zu bewegen und auf Fehlbeweglichkeit gegenüber dem übrigen Gesichtsschädel geachtet.

Bildgebende Verfahren

Die »klassischen« Verfahren zur Diagnostik von Gesichtsschädelverletzungen sind die Röntgenprojektionen

- Nasennebenhöhlen- (NNH) Aufnahme 1/2 (vgl. Abb. 10.1), evtl. zusätzlich 1/4,
- die Jochbogenvergleichsaufnahme (Henkeltopf),
- die halbaxiale Unterkieferaufnahme nach Clementschitsch sowie
- das Orthopantomogramm (OPT oder OPG; vgl. Abb. 10.2).

In Sonderfällen kann auch eine CT oder eine MRT sinnvoll sein, insbesondere bei Unsicherheiten in der Beurteilung von Orbita- oder Frontobasisfrakturen. Wird eine CT oder MRT aus anderer, z. B. neurochirurgischer Indikation ohnehin durchgeführt, so sollte die Untersuchung bei Verdacht auf Vorliegen einer Gesichtsschädelfraktur in jedem Fall bis auf die Höhe des Unterkiefers herab fortgesetzt werden. In diesen Fällen können dem Kind dann meistens die konventionellen Aufnahmen erspart bleiben.

Verletzungsarten

Weit überwiegend beschränken sich die Verletzungen im Gesichtsbereich (Tabelle 10.1) bei Kindern auf die beiden großen Gruppen der *Riss-Quetsch-Wunden* und der *Zahnluxationen*. Riss-Quetsch-Wunden können sowohl extra- wie intraoral auftreten und bieten dem behandelnden Arzt nur in Sonderfällen ernsthafte Probleme (s. Therapie). Gleiches gilt für die Zahnluxationen.

Wie schon einleitend ausgeführt, sind *knöcherne Verletzungen* recht selten. Wenn sie doch auftreten, handelt es sich meist um »Grünholzfrakturen«, also nicht oder gering dislozierte Frakturen, die vom Periostschlauch »geschient« werden. Dislozierte Frakturen sind Folge großer Gewalteinwirkung, z. B. bei Verkehrsunfällen. Im Gesichtsbereich werden Alveolarfortsatz-, Unterkiefer-, Mittelgesichts- (lateral, zentral oder kombiniert) und Stirnbein-/Frontobasisfrakturen unterschieden.

Alveolarfortsatzfrakturen sind Frakturen des zahntragenden Kieferkamms. Sie können sowohl im Unterals auch im Oberkiefer auftreten und betreffen meist einen Abschnitt von bis zu 4 Zähnen, die mitsamt der sie

Tabelle 10.1. Gesichtsschädelfrakturen und Leitsymptome

Fraktur	Symptome
Alveolarfortsatzfraktur	Zahnfehlstellung, Okklusionsstörung, Gingivaeinrisse
Unterkiefer-korpusfraktur	Prellmarke, Fehlbeweglichkeit, Krepitation, Gingivaeinrisse, Okklusionsstörung, evtl. Hypästhesie N. mentalis
Unterkiefer-Kollum-Fraktur	Prellmarke Kinn, Mundöffnungsbehinderung, Okklusionsstörung, Stauchungsschmerz
Nasenbeinfraktur	Deviation, Fehlbeweglichkeit, Krepitation, evtl. Brillenhämatom
Laterale Mittelgesichtsfraktur	Konturverlust der Jochbeinprominenz, Stufe infraorbital, Hypästhesie N. infraorbitalis, Einschränkung der Bulbusmotilität, Monokelhämatom
Isolierte Orbitabodenfraktur	Bulbustiefstand, Enophtalmus, Einschränkung der Bulbusmotilität, Monokelhämatom, evtl. Lidemphysem
Isolierte Jochbogenfraktur	Konkavität präaurikulär, evtl. Mundöffnungs- und -schließstörung
Le Fort-1-Fraktur	Mobiler Oberkiefer, Okklusionsstörung
Le Fort-II-Fraktur	Mobiler Oberkiefer, Okklusionsstörung, Stufe infraorbital, Hypästhesie N. infraorbitalis, Einschränkung der Bulbusmotilität
Le Fort-III-Fraktur	Mobiles Mittelgesicht, Okklusionsstörung, Fehlbeweglichkeit Sutura frontozygomatica
Stirnbein-/Frontobasisfraktur	Konkavität Stirn, Hypästhesie N. supraorbitalis, Blut- evtl. Liquorfluss aus der Nase, Monokel- oder Brillenhämatom

umgebenden Knochenfächer nach palatinal bzw. lingual luxiert werden. Es entstehen also 2 vertikale Bruchlinien, die interdental verlaufen, sowie eine horizontale zwischen dem Korpus des Kiefers und dem zahntragenden Fortsatz (Abb. 10.4 a,b).

Die *Unterkieferfrakturen* unterteilen sich in Frakturen des Unterkieferkorpus und des aufsteigenden Unterkieferastes mit Muskelfortsatz (Processus muscularis) und Gelenkfortsatz (Processus coronoideus). Korpusfrakturen werden nach ihrer Lokalisation in Median-, Paramedian- und Kieferwinkelfrakturen unterschieden (Abb. 10.5). In >90% der Fälle finden sich Einfachfrakturen; Mehrfach-, Stück- oder Trümmerfrakturen sind bei Kindern die Ausnahme. Sehr häufig kommen Gelenkfortsatzfrakturen (Unterkiefer-Kollum-Frakturen) vor, sowohl isoliert als auch in Verbindung mit Korpusfrakturen. Während die Verletzung des Unterkieferkorpus eine Folge der direkten Gewalteinwirkung ist, entsteht die Gelenkfortsatzfraktur durch Fortleitung dieser Kraft auf das kontralaterale Collum mandibulae. Medianfrakturen (Sturz auf das Kinn!) führen nicht selten zu beidseitigen Kollumfrakturen. Es treten hohe (intrakapsuläre), mittelhohe und tiefe (Incisura-semilunaris-) Frakturen auf (Abb. 10.6). Stärkere Dislo-

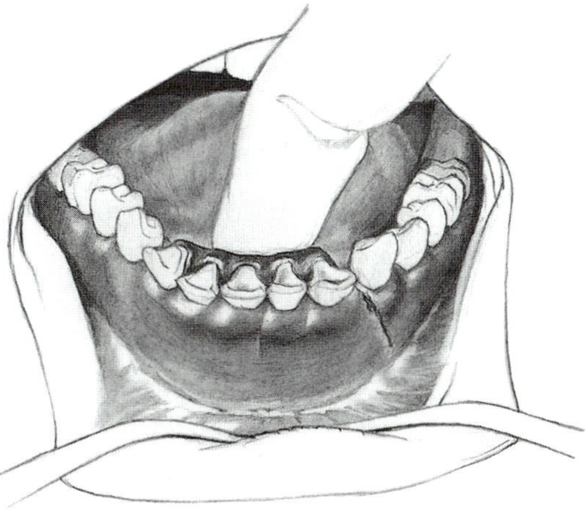

a

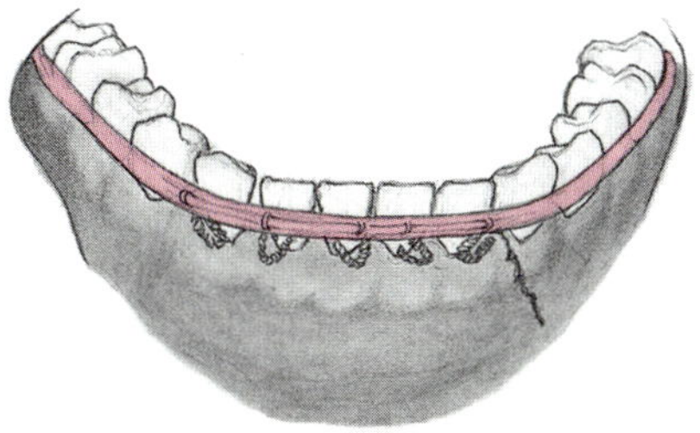

b

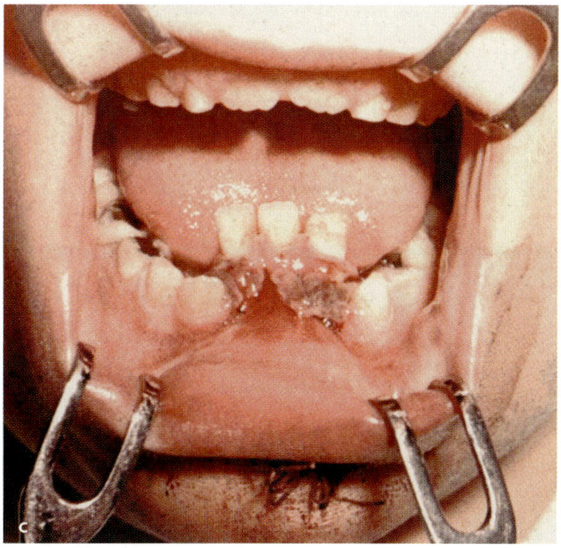

c

Abb, 10.4. a Alveolarfortsatzfraktur im Bereich der Unterkieferfront. Der zahntragende Anteil des Kiefers ist im Verbund mit den Zähnen frakturiert, die darüber liegende Gingiva eingerissen, sodass eine offene Fraktur vorliegt. **b** Zustand nach Reposition und Eingliederung einer Drahtbogen-Kunststoff-Schiene. Der frakturierte Alveolarfortsatz wird manuell reponiert, ein konfektionierter Drahtbogen angepasst und an den einzelnen Zähnen der frakturierten Knochenfragmente und an den gesunden Zähnen des Restkiefers mit 0,4 mm starken Drähten ligiert. Ein Kunststoffüberzug stabilisiert den Verband zusätzlich. **c** Alveolarfortsatzfraktur: Häufigste Unterkieferfraktur im Alter zwischen 6 und 10 Jahren

Abb. 10.5. Typische Lokalisationen von Unterkieferfrakturen

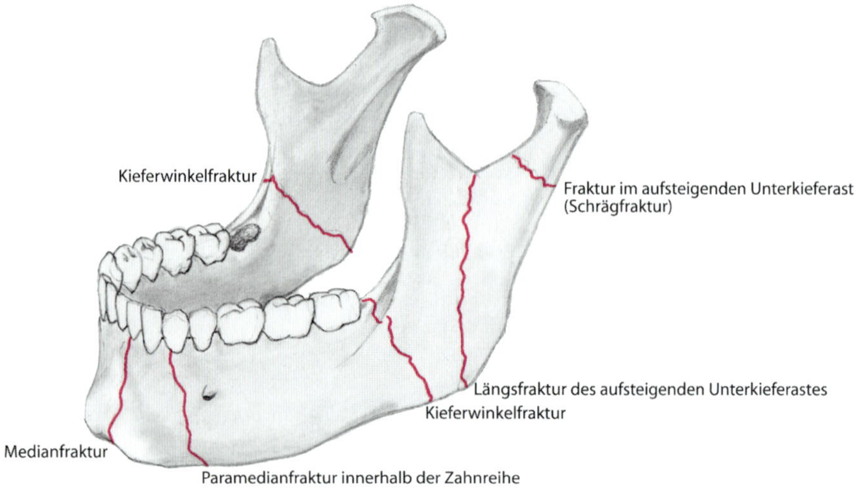

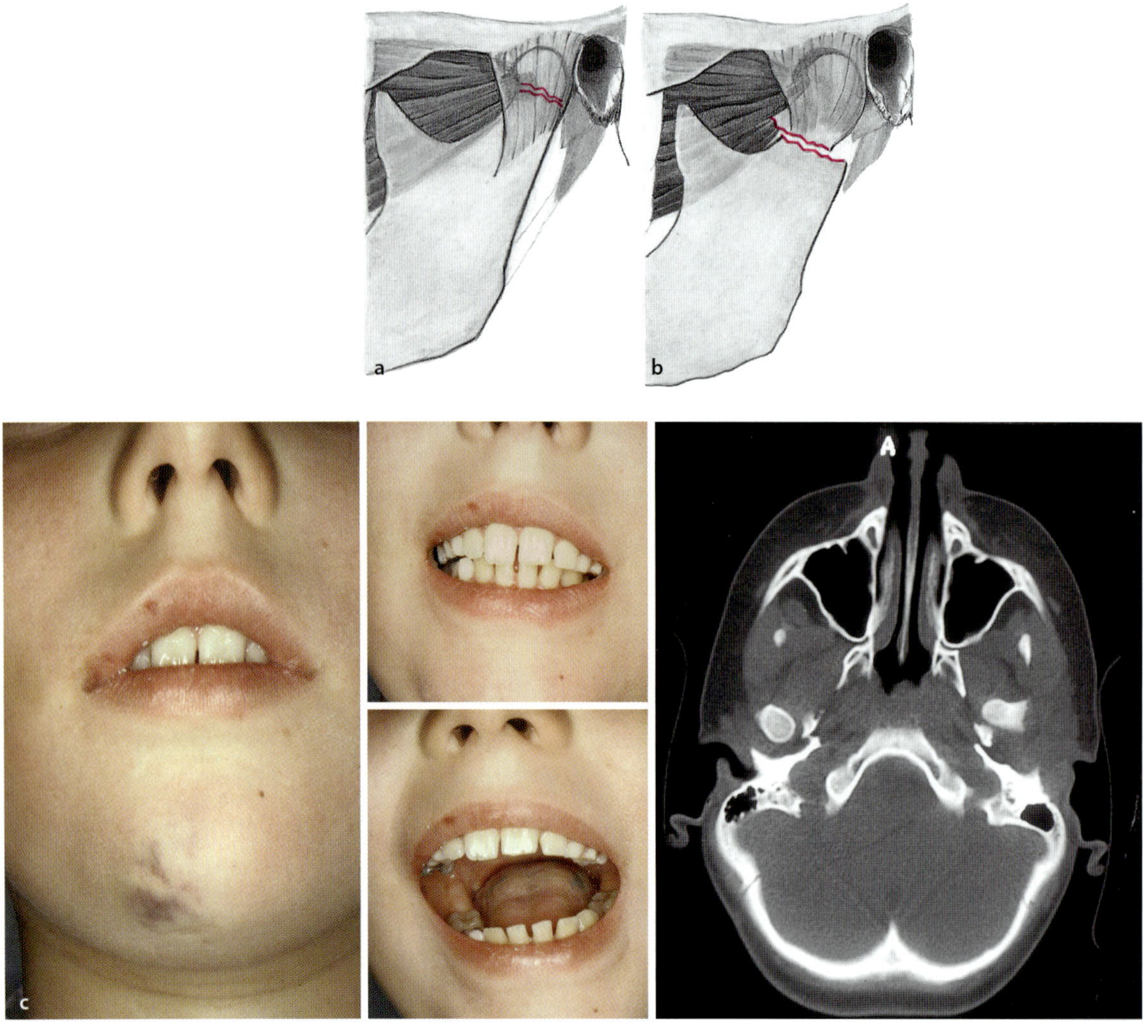

Abb. 10.6. **a** Intrakapsuläre Gelenkfortsatzfraktur. **b** Extrakapsuläre Gelenkfortsatzfraktur mit Dislokation des Kondylus nach medial (Luxationsfraktur). **c** Sturz auf das Kinn mit Prellmarke. Die Öffnung und die Schließung sind gestört. In der CT zeigt sich eine Kieferköpfchenluxation

kationsgrade sind eher selten, da auch hier »Grünholzfrakturen« überwiegen. Eine ebenfalls seltene Sonderform ist die Luxationsfraktur, bei der der Gelenkkopf aus der Pfanne getrieben wird.

Mittelgesichtsfrakturen werden üblicherweise nach Le Fort eingeteilt (Abb. 10.7). Als *laterale Mittelgesichtsfraktur* bezeichnet man die *Jochbeinfraktur*, meist eine Impressionsfraktur, bei der die Bruchlinien entlang der Verbindungen zum übrigen Gesichtsschädel verlaufen, also durch die Sutura frontozygomatica, den Jochbogen und vom Orbitaboden über das Foramen infraorbitale und die faziale Kieferhöhlenwand zur Crista zygomaticoalveolaris. Seltener kommt eine *isolierte Orbitabodenfraktur* vor, bei der eine Gewalteinwirkung auf den Bulbus (z. B. Tennisball) zur Druckerhöhung in der Orbita und indirekten Fraktur des türflügelartig in die Kieferhöhle nachgebenden Orbitabodens führt. Ebenso können isolierte Brüche des aus den Fortsätzen des Jochbeins und des Schläfenbeins gebildeten *Jochbogens* auftreten, der M-förmig imprimiert wird.

Zentrolaterale Mittelgesichtsfrakturen nach *Le Fort I* führen zur Abtrennung des Oberkiefers vom übrigen Gesichtsschädel. Die Linien verlaufen durch die Crista zygomaticoalveolaris und die faziale Kieferhöhlenwand sowie die Apertura piriformis. Auch einseitige Le Fort-1-Frakturen sind möglich, in diesen Fällen kommt es zu einer Sprengung der Gaumennaht, sodass der Oberkiefer geteilt wird.

Bei der *Le Fort-II-Fraktur* verläuft die Bruchlinie von der Crista zygomaticoalveolaris nach kranial über das Foramen infraorbitale in den Orbitaboden hinein und kann von dort aus entweder unter Einbeziehung oder Auslassung der Nasenpyramide auf die Gegenseite ziehen.

Die *Le Fort-III-Fraktur* stellt die Ablösung des Gesichtsschädels vom Hirnschädel dar. Die Bruchlinie verläuft durch die Sutura frontozygomatica, die Orbita und die Nasenwurzel zur Gegenseite.

Auch Le Fort-I- und -II-Frakturen können jeweils einseitig oder kombiniert auftreten.

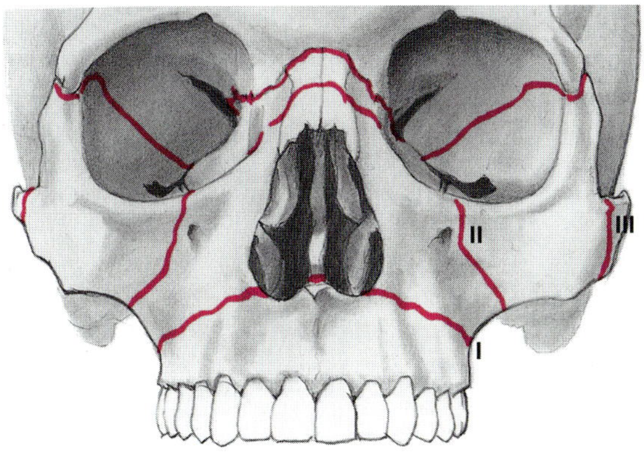

Abb. 10.7. Schematische Darstellung der Einteilung von Mittelgesichtsfrakturen nach Le Fort

Die *isolierte Nasenbeinfaktur* ist bei Kindern selten, da das Nasenbein aufgrund der späten Verknöcherung lange Zeit sehr elastisch bleibt. *Frakturen des Stirnbeins* und der *Frontobasis* gehören bei Kindern ebenfalls zu den Raritäten. Eine Therapiebedürftigkeit besteht, wenn die Vorderwand der Stirnhöhle imprimiert und so die natürliche Konvexität in eine Konkavität umgewandelt ist oder wenn es zu einer Mitbeteiligung der Stirnhöhlenhinterwand mit Duraeinriss und ggf. Liquorfluss aus der Nase gekommen ist.

Therapie

Weichteilverletzungen

Weichteilverletzungen können von wenigen Ausnahmen abgesehen durch *einfache mehrschichtige chirurgische Wundnaht* versorgt werden. Auf ein Débridement sollte gerade bei Kindern verzichtet werden. Lediglich bei stark zerrissenen Wundrändern kann sparsam begradigt werden. Auch nur noch an Gewebebrücken hängende Anteile sollten reponiert und eingenäht werden. Die aufgrund der zahlreichen Anastomosen sehr gute Durchblutung im Gesichtsbereich begünstigt die Einheilung. Selbstverständlich ist der Heilungserfolg umso wahrscheinlicher, je früher die Wundversorgung einsetzt. Eine feste Frist, wie z. B. bei Extremitätenverletzungen existiert jedoch nicht: Es wird in jedem Fall eine primäre Versorgung durchgeführt, ggf. unter sehr behutsamer Anfrischung der Wundränder.

CAVE

Im Bereich der Augenlider, besonders des Unterlides darf kein Gewebe entfernt werden, da es hier leicht zu funktionseinschränkenden Verziehungen kommen kann (Ektropium). Gleiches gilt für den Nasenbereich, besonders um den Naseneingang herum.

Bei Lippenverletzungen muss der exakten Rekonstruktion des Ringmuskels (M. orbicularis oris) und der Lippen-rot/weiß-Grenze besonderes Augenmerk gewidmet werden.

Besonderheiten der Wundversorgung ergeben sich bei Mitverletzungen von Knorpelgewebe (Ohr, Nase), Parotisausführungsgang oder Nervenästen, insbesondere des N. facialis. Ohr- und Nasenknorpel müssen exakt reponiert und durch Nähte fixiert werden. Entscheidend ist die *dichte Deckung des Knorpels* durch Haut bzw. Schleimhaut. Zusätzlich sollte einer möglichen Infektion von Knorpel und dem empfindlichen Perichondrium durch *Gabe eines Breitspektrumantibiotikums* vorgebeugt werden.

Bei sehr tiefen oder sogar perforierenden Verletzungen der Wangen kann es zur Zerreißung des Ausführungsganges der Glandula parotis kommen. Wird dies bei der Inspektion der Wunde bemerkt, so kann entweder der Gang von der Papille her sondiert, mit einem dünnen Kunststoffröhrchen – wie es zur Tränengangrekonstruktion verwendet wird – geschient und durch Einzelnähte adaptiert werden. Oder es wird eine neue, proximal gelegene Papille durch Herausführen des proximalen Stumpfes nach intraoral gebildet (Abb. 10.8).

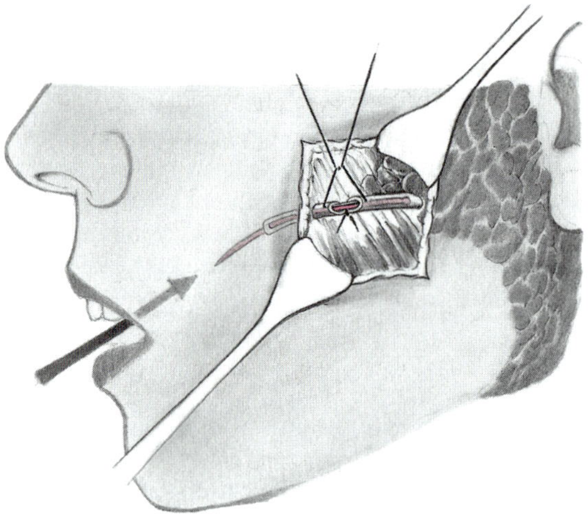

Abb. 10.8. Schienung des durchtrennten Ausführungsganges der Glandula parotis über einen Silikonkatheter. Der Katheter wird am Austrittspunkt des Ausführungsganges beginnend in das Lumen beider Stümpfe eingeführt, die Stumpfenden werden einander angenähert und über dem Katheter durch mehrere Einzelknopfnähte mit 6/0 oder 7/0 starken Seidenfäden vereinigt

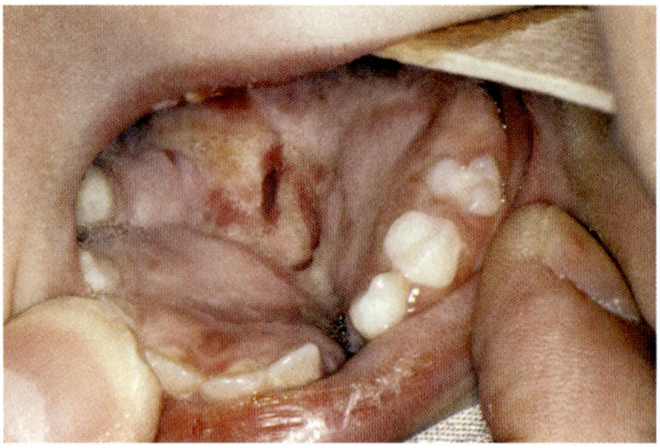

Abb. 10.9. Pfählungsverletzung Gaumen

Nervenverletzungen

Nervenverletzungen erfordern eine *exakte mikrochirurgische Rekonstruktion*, vorzugsweise durch primäre Anastomose. Diese kann erfolgen, wenn z. B. infolge einer glatten Durchtrennung sowenig Nervgewebe verloren ging, dass die Adaptation nach schonender Mobilisierung der Stümpfe vollständig spannungsfrei möglich ist. Gelingt dies nicht, so muss ein geeignetes Interponat eingefügt werden, z. B. ein Teil des N. suralis oder des N. auricularis magnus. Besteht die Möglichkeit zur mikrochirurgischen Nervrekonstruktion nicht oder stehen zunächst andere Verletzungen im Vordergrund, wird aber die Nervenschädigung bei der Versorgung der Weichteilverletzung erkannt, so erleichtert die *Markierung des proximalen und distalen Nervenstumpfes durch Titanclips* die spätere Rekonstruktion ganz erheblich.

Intraorale Verletzungen

Intraoral sind Riss-Quetsch-Wunden in der Region der Lippen- oder Zungenbändchen häufig. Sie müssen nur bei größerer Ausdehnung genäht werden. Zu beachten sind Pfählungsverletzungen des Gaumens (durch Sturz mit Stöckchen o. Ä. im Mund; Abb. 10.9) und Zungen-Mundboden-Verletzungen. Im Bereich des harten Gaumens sind in der Regel Adaptationsnähte der zerrissenen Schleimhaut ausreichend, im weichen Gaumen muss bei perforierenden Verletzungen auf eine sorgfältige Rekonstruktion aller 3 Schichten (nasales Schleimhautblatt, Muskulatur, orales Blatt) geachtet werden, da es sonst zur Bildung von Restlöchern oder Verziehungen des weichen Gaumens mit schweren Funktionsstörungen kommt.

CAVE

Zungen-Mundboden-Verletzungen bergen die Gefahr starker Blutungen und/oder Schwellungen in sich. Dies führt zur Kaudalverlagerung des Zungengrundes mit Verlegung der Atemwege und akuter Erstickungsgefahr.

Die prophylaktische Gabe eines Glukosteroides ist sinnvoll. Bei Vorliegen einer derartigen Verletzung muss eine stationäre Aufnahme mit engmaschiger Überwachung und ggf. rechtzeitiger Intubation erfolgen.

Zahnluxationen

Grundsätzlich sollte stets versucht werden, *luxierte Zähne zu erhalten*, auch wenn es sich um Milchzähne handelt, da diese eine wichtige Platzhalterfunktion erfüllen. Hiervon kann abgewichen werden, wenn ein Milchzahn altersentsprechend ohnehin innerhalb des nächsten halben Jahres ausfallen würde, die Zahnsubstanz durch Karies oder verletzungsbedingt erheblich geschädigt ist oder die Alveole infolge des Traumas zerstört wurde.

! Auf keinen Fall darf ein total luxierter Zahn, der mit dem verletzten Kind zum Untersucher gebracht wird, entsorgt werden. Auch wenn er unsachgemäß aufbewahrt und transportiert wurde, ist in vielen Fällen dennoch eine Replantation möglich und sinnvoll.

Die *Prognose* ist umso günstiger, je kürzer das Intervall zwischen Zahnverlust und Replantation ist, je unbeschädigter Zahnwurzel, Wurzelhaut und Alveole sind und je besser der Zahn gelagert wurde. Optimal ist die Aufbewahrung in Ringerlösung, einer speziellen Zahnrettungsbox oder auch einfach im Mund des Verletzten selbst. Bei kleineren Kindern, bei denen die Gefahr des Verschluckens besteht, kann der Zahn auch im Mund der Begleitperson aufgewahrt werden.

Die leere Alveole wird inspiziert, möglichst ein Zahnfilm oder ein Orthopantomogramm angefertigt, um knöcherne Verletzungen auszuschließen, der Zahn mit Ringer- oder Kochsalzlösung gespült (ohne die empfindliche Wurzelhaut zu verletzen!), in die Alveole eingesetzt und anschließend fixiert. Nur erst- oder zweitgradig luxierte Zähne werden digital reponiert und ebenfalls in der korrekten Position fixiert.

Zur *Fixation* eignen sich verschiedene Verfahren. Bei Kindern ist die *Schienung* durch Anbiegen eines Drahtes an den verletzten Zahn und mindestens je 2 unverletzte Zähne zu beiden Seiten, der dann mit in Säure-Ätz-Technik an den Zähnen befestigt wird, die am wenigsten belastende Methode. Alternativ kann auch eine kieferorthopädische Brackett-Schiene verwendet werden. Ebenso ist die *Verblockung* des Zahns mit den Nachbarzähnen durch zahnärztliches Kunststofffüllungsmaterial möglich (Abb. 10.10 a–d). Die Dauer dieser Dentalschienung beträgt 6 Wochen bis 3 Monate, je nach Grad der Schädigung. Anschließend ist eine Überwachung durch den Zahnarzt erforderlich, da der Zahn zwar häufig gut einwächst, jedoch oft keinen Anschluss an das Gefäßsystem mehr findet und somit abstirbt. Er kann dann zwar dennoch für lange Zeit erhalten werden, muss aber eine Wurzelfüllung erhalten, da es sonst zu Infektionen der Wurzelspitze und des sie umgebenden Knochens kommt (Abb. 10.11 a–d).

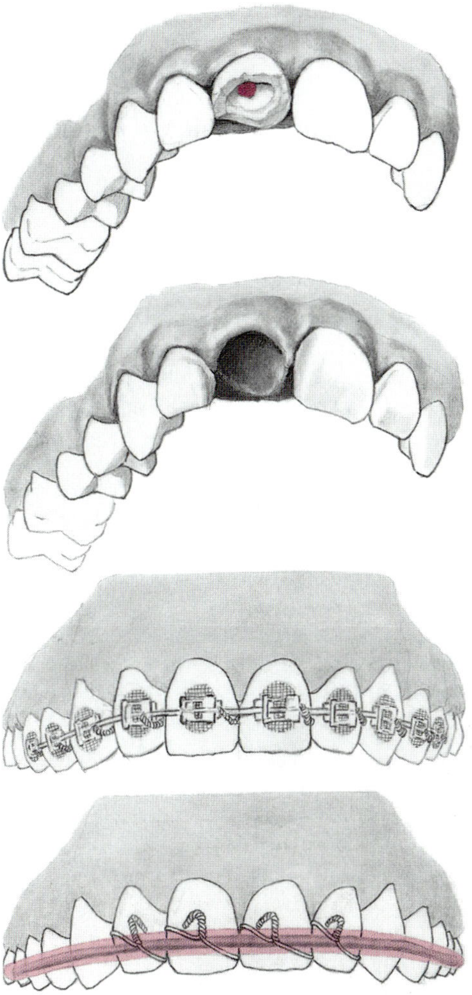

a b c d

Abb. 10.10. a Kronenfraktur am vorderen Schneidezahn mit freiliegender Zahnpulpa. Durch die freiliegende Pulpa entwickelt sich rasch eine sehr schmerzhafte Pulpitis. **b** Vollständige Luxation eines vorderen Schneidezahns. Die Versorgung sollte möglichst innerhalb eines Zeitraums von 1 h erfolgen. **c,d** Zustand nach Reposition und Schienung des luxierten Zahnes mit einer kleinen Draht-Kunststoff-Schiene. Der Zahn wurde in seine Alveole reponiert, die Schienen an den Nachbarzähnen mit einzelnen Drahtligaturen befestigt und durch Kunststoff verstärkt, der auch den luxierten Zahn fasst

Alveolarfortsatzfrakturen

Der luxierte Anteil des zahntragenden Kieferfortsatzes wird *digital reponiert* und in der korrekten Position *fixiert*. Im Hinblick auf eine mögliche Gefährdung der im Knochen liegenden Zahnkeime wird auf eine Osteosynthese verzichtet und der Ruhigstellung durch eine *Draht-Kunststoff-Schienung* der Vorzug gegeben. Die Schienung muss wegen der notwendigen höheren Stabilität über alle Zähne des Kiefers ausgedehnt werden. Unter Umständen kann dies je nach Dentitionsphase dennoch unzureichend sein, sodass eine Verstärkung durch Anbringen einer nach Kieferabformung am Modell gefertigten palatinalen/lingualen Kunststoffplatte notwendig wird.

Die Schienung muss 6–8 Wochen in situ verleiben. Wie bei den Zahnluxationen, muss auch hier anschließend eine Überwachung der Vitalität der Zähne erfolgen.

Unterkieferfrakturen

Bei *dislozierten Frakturen* des Unterkieferkorpus wird zunächst die korrekte Okklusion durch Schienung von Ober- und Unterkiefer und intermaxilläre Drahtfixation gesichert. Dann werden die Fragmente nach Schnittführung im Vestibulum unter Sicht reponiert und durch eine Miniplattenosteosynthese fixiert. Die Platte soll möglichst weit kaudal angebracht und nur durch monokortikale Schrauben fixiert werden, um eine Verletzung der Zahnanlagen auszuschließen.

Auch bei *nichtdislozierten Frakturen* kann eine Osteosynthese sinnvoll sein, da sie die Zeit der Immobilisierung erheblich verkürzt und eine frühfunktionelle Therapie erlaubt. Dies ist bei gleichzeitigen Gelenkfortsatzfrakturen von großer Bedeutung.

Die Therapie der *Unterkiefer-Kollum-Frakturen* erfolgt bei Kindern grundsätzlich konservativ-funktionell. Die Indikation zur Immobilisierung durch intermaxilläre Fixation und deren Dauer hängen von der Lokalisation und dem Dislokationsgrad der Läsion ab. Je kranialer und je dislozierter die Fraktur ist, desto kürzer wird immobilisiert. Intrakapsuläre und hohe Frakturen werden bei Kindern durch sofortige funktionelle Übungen therapiert.

Eine Immobilisierung muss hier unterbleiben, da die überschießende Kallusbildung in diesem Bereich zur Ankylose des Gelenks führt.

Andererseits müssen verletzungsbedingte Seitabweichungen des Unterkiefers korrigiert werden. Es werden daher Alginatabformungen von Ober- und Unterkiefer

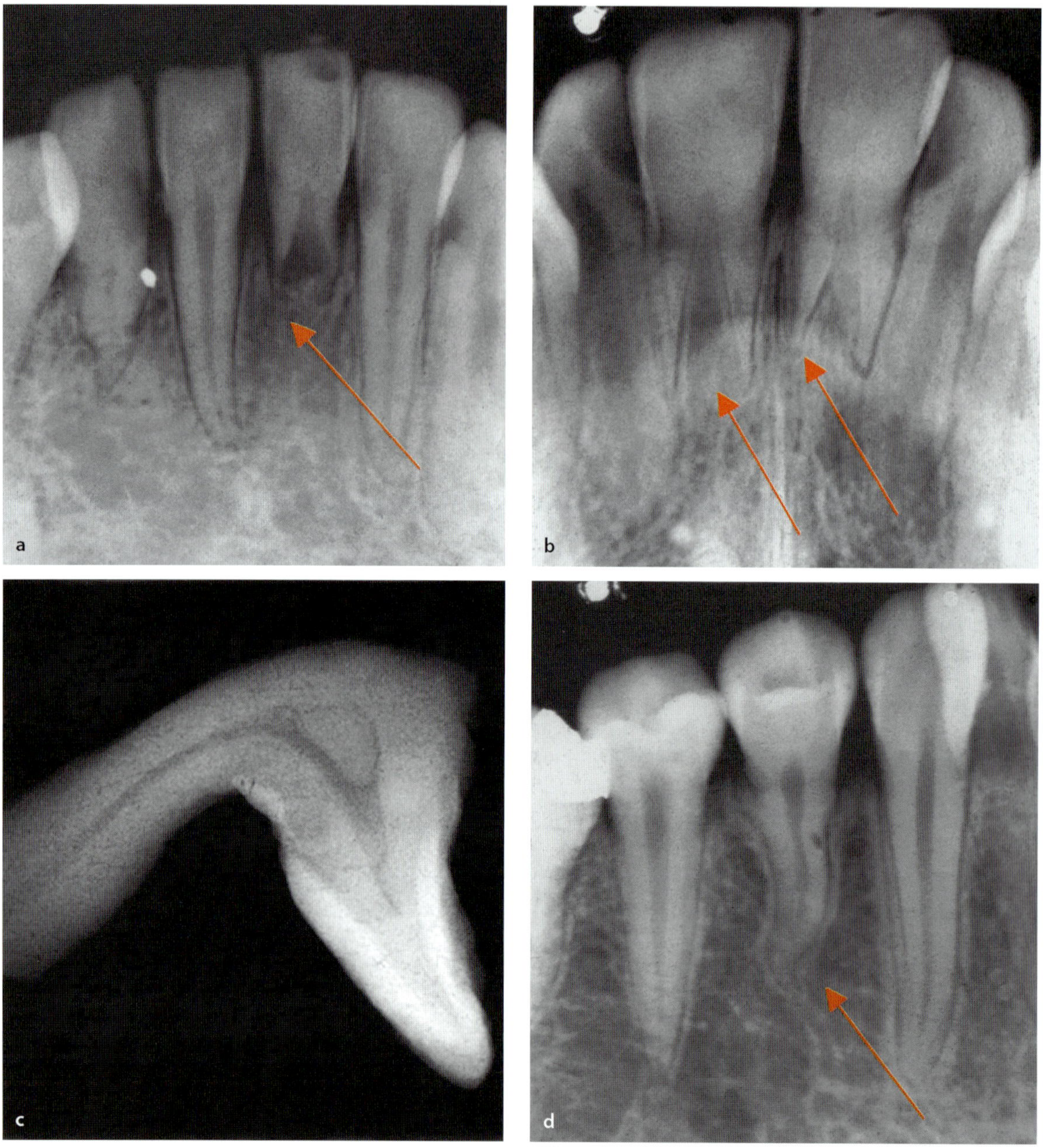

Abb 10.11. a,b Röntgenbefunde mit Keimstauchung nach Frakturen in der Periode der Zahnentwicklung. **a** Zustand nach Verkehrsunfall im Alter von 5 Jahren, Befund nach 10 Jahren : 41 Hemmung des Wurzelwachstums. **b** Zustand Fahrradsturz im Alter von 7 Jahren, Befund nach 6 Jahren: 11,21 partielle Ossifikation des Cavum pulpae. **c,d** Keimluxationen nach Trauma in der Periode der Zahnentwicklung. **c** Keimluxation mit Abknickung der Längsachse um 90°Dilazeration, »Sichelzahn«. **d** Zustand nach Verkehrsunfall im Alter von 7 Jahren, Befund 6 Jahre später: korkenzieherförmige Wurzel

genommen und anhand der Modelle ein funktionskieferorthopädisches (FKO) Gerät gefertigt, welches Bewegungen des Unterkiefers erlaubt, ihn beim Mundschluss aber stets in die korrekte Okklusion zurückführt.

Mittelhohe bis tiefe Frakturen werden in Abhängigkeit vom Dislokationsgrad für 1–3 Wochen ruhiggestellt; es schließt sich bei geringer Dislokation eine Übungsbehandlung an, indem die starre Drahtfixation für 1–2 Wochen durch Gummizüge ersetzt wird, bei stärkerer Dislokation kann statt dessen ein FKO-Gerät verwendet werden.

Die seltenen *Luxationsfrakturen* sollten auch beim Kind durch offene Reposition und Osteosynthese therapiert werden, da es durch die beschriebenen Verfahren nicht möglich ist, den Gelenkkopf in die Pfanne zu reponieren. Eine FKO-Behandlung schließt sich postoperativ an (Abb. 10.12 a,b).

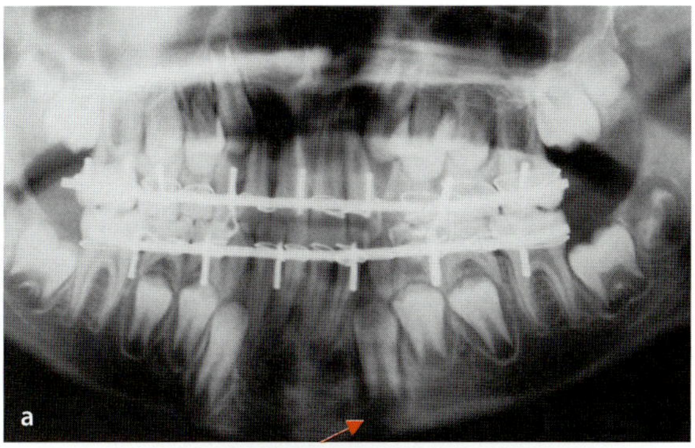

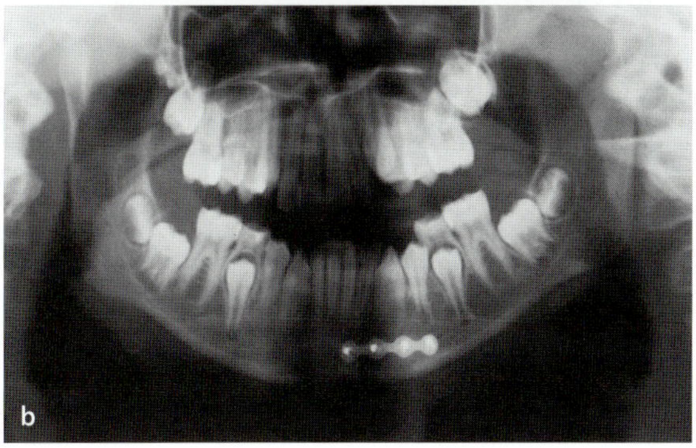

Abb 10.12 a,b. Unterkieferfrakturen im Wechselgebiss. **a** Zustand nach Spielunfall im Alter von 9 Jahren. Gering dislozierte Fraktur 33. Konservative Therapie, Schienung, IMF, frühes Wechselgebiss. **b** Zustand nach Sturz im Alter von 11 Jahren. Dislozierte, offene Querfraktur 33, Miniplattenosteosynthese, fortgeschrittener Zahnwechsel

Mittelgesichtsfrakturen

Jochbeinfrakturen können geschlossen durch *Hakenzug* reponiert werden. Diese »minimal-invasive« Methode ist gerade bei Kindern verlockend, beinhaltet aber auch gravierende Nachteile: Eine Inspektion des Orbitabodens und der Region um das Foramen infraorbitale wie auch der Frakturbereiche ist nicht möglich. So können nach der Reposition entsprechende Funktionsstörungen auftreten und der Jochbeinkörper kann bei mangelnder Stabilität der knöchernen Fragmente wieder absinken. Auch bei Kindern ist daher der *operativen Reposition* ggf. mit Osteosynthese der Vorzug zu geben.

Der Zugang erfolgt durch einen Schnitt im Oberkiefervestibulum, sodass keine sichtbaren Narben zurückbleiben. Nach Darstellung der fazialen Kieferhöhlenwand und der Crista zygomaticoalveolaris wird die Kieferhöhle gespült und mit besonderer Beachtung des Orbitabodens inspiziert. Falls erforderlich, kann der N. infraorbitalis dekomprimiert werden. Nach der Reposition wird der Infraorbitalrand getastet und die Stabilität der wichtigsten Stützzone des Mittelgesichts, der Crista zygomaticoalveolaris, beurteilt. Gegebenenfalls wird dann an dieser Stelle eine Miniplattenosteosynthese angebracht.

Weist der *Orbitaboden eine dislozierte Fraktur mit Prolaps von Orbitainhalt* auf, so wird er sorgfältig reponiert und der Orbitaboden anschließend durch einen wassergefüllten Kieferhöhlenballonkatheter gestützt, der durch eine Fensterung zum unteren Nasengang herausgeleitet wird. In <10% der Fälle ist ein zusätzlicher extraoraler Zugang zum Orbitaboden erforderlich. Er erfolgt durch einen transkonjunktivalen oder subziliaren Schnitt erfolgt, wenn die Reposition von transantral her nicht befriedigend gelingt oder eine so erhebliche Trümmerung besteht, dass der Orbitaboden durch Einlage von Fremdmaterial (Faszia lata, Perikard, PDS-Folie) rekonstruiert werden muss. In sehr seltenen Fällen kann eine Darstellung der Sutura frontozygomatica durch einen Augenbrauenschnitt notwendig sein.

Auch *isolierte Orbitabodenfrakturen* können primär transantral angegangen werden und bedürfen nur selten eines extraoralen Vorgehens. Eine Therapie ist hier aber nur dann notwendig, wenn die bildgebenden Verfahren einen Prolaps in die Kieferhöhle nachweisen oder wenn die Untersuchung eine Einschränkung der Bulbusbeweglichkeit bzw. einen Bulbusfehlstand erkennen lässt. Bei nicht oder gering dislozierten, isolierten Orbitabodenfrakturen ohne grobe Funktionsstörungen sollte eine orthoptische Untersuchung durch den Augenarzt veranlasst und das Kind zu Verlaufskontrollen einbestellt werden.

Isolierte Impressionsfrakturen des Jochbogens müssen dann reponiert werden, wenn die Dislokation so erheblich ist, dass eine Behinderung der Bewegungen des Unterkiefers durch Einengung des Raumes zwischen Jochbogen und Schläfenbein droht oder eine ästhetisch störende, präaurikuläre Konkavität auftritt. In diesen Fällen genügt die Hakenzugreposition bei gleichzeitiger palpatorischer Kontrolle.

Mittelgesichtsfrakturen nach Le Fort I bis III erfordern wie die Unterkieferfrakturen zunächst eine Schienung des Ober- und Unterkiefers mit intermaxillärer Fixierung in der korrekten Okklusion. Anschließend wird der Zugang wie bei der Jochbeinfraktur durch Schnittführung im Oberkiefervestibulum erreicht. Nach Spülung und Inspektion der Kieferhöhlen sowie der Nn. infraorbitales und anatomisch korrekter Reposition werden bei der Le Fort-I- und -II-Fraktur Osteosyntheseplatten an den 4 Stützzonen des Mittelgesichts angebracht (Crista zygomaticoalveolaris und paranasal). Frakturen nach Le Fort III werden an der Sutura frontozygomatica stabilisiert. Bei Mitbeteiligung der Orbitaböden wird wie oben beschrieben vorgegangen.

Nasenbeinfrakturen werden durch intranasale Reposition mit Hilfe eines Elevatoriums aufgerichtet und dann mit Tamponaden gestützt. Zusätzlich wird das knöcherne Gerüst von außen durch einen Nasengips oder einen »Dachziegelverband« aus Pflasterstreifen stabilisiert.

Stirnbein-/Frontobasisfrakturen

Der Zugang erfolgt in der Regel über einen Bügelschnitt in der behaarten Kopfhaut, von dem aus der Schädel bis zum Supraorbitalrand und der Nasenwurzel dargestellt wird. Falls bereits eine Läsion der Haut über dem Stirnbein besteht (Platzwunde) und lediglich eine Anhebung der Stirnhöhlenvorderwand geplant ist, kann auch dieser wesentlich weniger aufwendige Weg gewählt werden.

Kleine Impressionen der Stirnhöhlenvorderwand im Bereich der Augenbrauen können von einem Schnitt in der Braue aus angegangen werden. Bei *ausgedehnten Frakturen* und in jedem Fall bei *Mitbeteiligung der Stirnhöhlenhinterwand* ist der Bügelschnitt unverzichtbar. Zunächst wird die Stirnhöhle durch Herausnehmen eines Fragments eröffnet, gespült und gründlich inspiziert. *Nichtdislozierte* Frakturen der Hinterwand erfordern keine weitere Therapie falls keine Duraeinrisse vorliegen (zerebrale Lufteinschlüsse, Liquoraustritt!). Bei *dislozierten Hinterwandfrakturen* ist unter Hinzuziehung des Neurochirurgen eine sorgfältige Enttrümmerung und Abdeckung der Dura erforderlich. Anschließend müssen beidseits Drainagen zur Nase hin eingebracht werden, um einen Sekretstau mit posttraumatischer Sinusitis frontalis und Mukozelenbildung zu verhüten. Dann wird die Vorderwand durch Mikroosteosynthesen rekonstruiert.

Literatur

Hardt N, Gottsauner A (1993) The treatment of mandibular fractures in children. J Craniomaxillofac Surg 21: 214–219

Hovinga J, Boering G, Stegenga B (1999) Long-term results of nonsurgical management of condylar fractures in children. Int J Oral Maxillofac Surg 28: 429–440

Iizuka T, Thoren H, Annino DJ, Hallikainen D, Lindquist C (1995) Midfacial fractures in pediatric patients. Frequenzy, characteristics and causes. Arch Otolaryngol Head Neck Surg 121: 1366–1371

Koltai PJ, Rabkin D (1996) Management of facial trauma in children. Pediatr Clin North Am 43: 1253–1275

Lombardi S, Sheller B, Williams BJ (1998) Diagnosis and treatment of dental trauma in a childrens hospital. Pediatr Dent 20: 112–120

Macarthur C, Hu X, Wesson DE, Parkin PC (2000) Risk factors for severe injuries associated with falls from playground equipment. Accid Anal Prev 32: 377–382

Sawyer JR, Flynn JM, Dormans JP, Catalano J, Drummond DS (2000) Fracture patterns in children and young adults who fall from significant heights. J Pediatr Orthop 20: 197–202

Schweinfurth JM, Koltai PJ (1998) Pediatric mandibular fractures. Facial Plast Surg 14: 31–44

Spring PM, Cote DN (1996) Pediatric maxillofacial fractures. J La State Med Soc 148: 199–203

Tanaka N, Uchide N, Suzuki K, Tashiro T, Tomitsuka K, Kimijima Y, Amagasa T (1993) Maxillofacial fractures in children. J Craniomaxillofac Surg 21: 289–293

Winzenburg SM, Imola MJ (1998) Internal fixation in pediatric maxillofacial fractures. Facial Plast Surg 14: 45–58

Teil III Obere Extremität

Schulter

11

R. Kraus

Verletzungen des Schultergelenks sind im Kindes- und Jugendalter selten. Nach einem Häufigkeitsgipfel der geburtstraumatischen Verletzungen spielen sie bis jenseits des 10. Lebensjahres eine untergeordnete Rolle. Im Vordergrund stehen in dieser Altersklasse Frakturen des proximalen Oberarms (s. dort). Danach treten zunehmend *Schulterluxationen* und ihre Folgezustände (posttraumatische Instabilität) und *Verletzungen der schulterstabilisierenden Muskulatur* auf. Diese gleichen insbesondere im Adoleszentenalter den Verletzungen Erwachsener. Eine Ausnahme bilden die atraumatischen Luxationen und Subluxationen (Synonym: habituelle Luxation, atraumatische Instabilität).

Chirurgische und spezielle Anatomie

Die *extreme Beweglichkeit des Schultergelenks* mit seinen 6 Freiheitsgraden hat seine Grundlage in den unterschiedlich großen Gelenkflächen des Oberarmkopfes und der Fossa glenoidalis. Das Verhältnis der knorpelüberzogenen Flächen beträgt 4:1. Die Gelenkfläche des *Glenoids* (Abb. 11.1) wird durch das Labrum glenoidale vergrößert. Die *Gelenkkapsel* tragt fibröse Verstärkungen, die Ligg. glenohumeralia. Die Kapsel setzt humeral im Bereich des anatomischen Halses an. Nur medial reicht sie bis zum Schaft. Die proximale Humerusepiphyse liegt daher bis auf den medialen Anteil extraartikulär.

Die *Stabilisation* dieses Gelenkkomplexes erfolgt muskulär durch die Sehnen der Rotatorenmanschette. Von ventral nach dorsal sind dies der M. subscapularis, der M. supraspinatus, der M. infraspinatus und der M. teres minor. Während der M. subscapularis den Oberarm nach innen dreht und adduziert, abduziert der M. supraspinatus und dreht den Oberarm nach außen. Der M. infraspinatus und der M. teres minor drehen das Schultergelenk ebenfalls nach außen und adduzieren, bis auf den kranialen Abschnitt des M. infraspinatus, welche stellungsabhängig abduzieren kann. Die Sehne des M. biceps brachii caput longum entspringt am kranialen Pol des Labrums, verläuft dann intraartikulär, um ventral im Canalis intertubercularis zu verschwinden.

Die *Verbindung zum Rumpf* wird durch das Schulterblatt hergestellt, das auf 2 Bindegeweberäumen und dem M. serratus anterior gleitet. Die ventrale Oberfläche des triangulären Knochens bietet Raum für den Ansatz des M. subscapularis. Die dorsale Oberfläche wird durch die Spina scapulae geteilt. Kranial sitzt der M. supraspinatus, kaudal der M. infraspinatus und der M. teres minor. Durch die Incisura scapulae tritt der N. suprascapularis, der motorisch den M. supraspinatus versorgt. Der ventrolaterale Processus coracoideus bildet den Ansatz für den korakoklavikularen und korakoakromialen Bandapparat zur Stabilisierung des Akromioklavikulargelenks. Der Processus glenoidalis mit dem Skapulahals trägt die Gelenkfläche.

Anästhesie und Lagerung

Eingriffe am Schultergelenk werden in Allgemeinanästhesie durchgeführt. Empfehlenswert ist die zusätzliche Anlage eines supraklavikularen bzw. interskalenären Plexuskatheters zur postoperativen Schmerztherapie, insbesondere im Rahmen der passiven frühfunktionellen Behandlung.

Standardlagerung für ventrale, offene Zugänge zum Schultergelenk ist die »Beach-chair-Lagerung« mit frei beweglichem Arm (Abb. 11.2). Soll in gleicher Narkose zuvor eine Arthroskopie des Schultergelenks durchgeführt werden, wird in sitzender Position gelagert, um das dorsale Zugehen zu ermöglichen. Wird der gesamte Eingriff arthroskopisch durchgeführt, kann die Seitenlagerung mit 45°-Abduktion des Arms unter Traktion gewählt werden. Dorsale Zugänge zum Schultergelenk erfordern die Bauchlagerung und Abduktion des Armes im rechten Winkel.

Operative Zugangswege

Der am häufigsten gewählte Zugang zum Schultergelenk ist der *ventrale (deltoideopektorale) Zugang*. Die Schnittführung erfolgt ventral unmittelbar lateral des

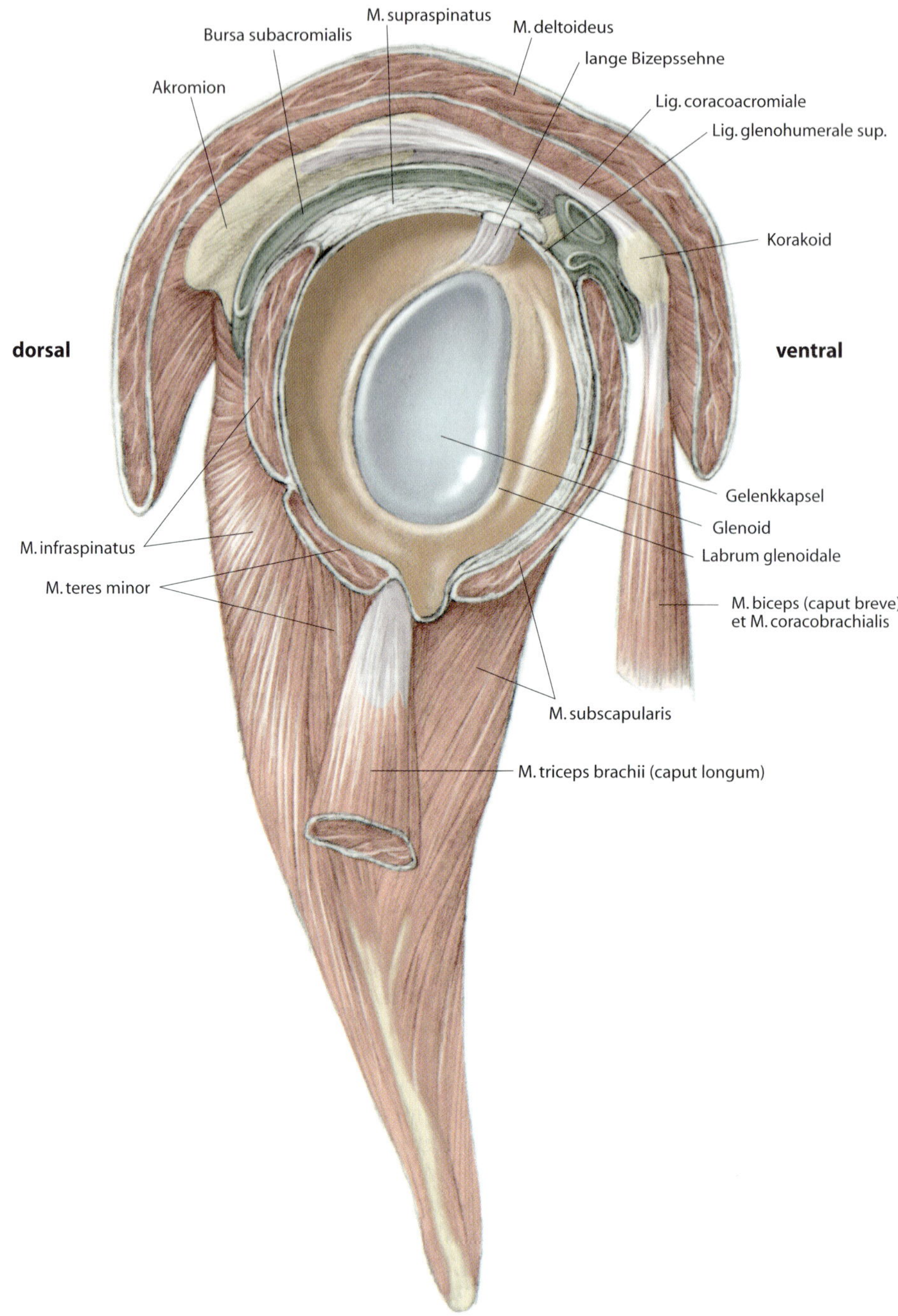

Abb. 11.1. Anatomie des rechten Schultergelenks (Sagittalschnitt)

Processus coracoideus beginnend 5 cm senkrecht nach kaudal. Nach Präparation des Unterhautfettgewebes erfolgt die stumpfe Spaltung der Fasern des M. deltoideus 0,5 cm lateral der V. cephalica. Diese soll geschont werden. Danach wird die Faszie in senkrechter Richtung lateral der Spitze des Processus coracoideus zwischen den Sehnen des Caput breve und des Caput longum m. bicipitis eröffnet.

Nach Durchtrennung des M. subscapularis über kräftigen Haltefäden und Spaltung der Gelenkkapsel wird der Blick frei auf das Labrum glenoidale, den Oberarmkopf und die glenoidale Gelenkfläche (Abb. 11.4a–e). Es können Verletzungen der Fazies und des Labrum glenoidale behandelt werden. Beim Rückzug ist das ventrale Kapselshift möglich.

Bei Schulterblattfrakturen muss oft ein *dorsaler Zugangsweg* gewählt werden. In der Technik nach Judet (1964) erfolgt ein großzügiger bogenförmiger Hautschnitt am Akromion beginnend entlang der Spina scapulae, der der Margo medialis folgend nach kaudal reicht. Der M. deltoideus wird von der Spina abgelöst und nach lateral weggeklappt, darunter werden der

M. infraspinatus und der M. teres minor stumpf voneinander separiert und gespreizt. Nach Abschieben des M. infraspinatus ist die Schulterblattrückfläche einschließlich des Kollum großzügig exponiert und bietet Platz für Verschraubungen und Plattenosteosynthesen.

Alternativ ist der Zugang nach Brodsky et al. (1987) möglich. Auch hier wird in Bauchlage der Oberarm 90° abduziert, dann erfolgt der Hautschnitt am Akromion beginnend senkrecht zur Oberarmachse nach kaudal. Der M. deltoideus wird stumpf präpariert und nach kranial weggehalten. Schließlich werden die Mm. infraspinatus und teres minor wieder separiert und geben den Blick von dorsal auf den Skapulahals frei. Auch das Gelenk kann so von dorsal eingestellt werden.

Der *laterale Zugang* (Tubiana et al. 1990) beschreibt nach einem schräg vom mittleren Drittel der Spina scapulae am Unterrand des M. deltoideus bis zur hinteren Axillarlinie verlaufenden Hautschnitt die gleiche muskuläre Präparation. Durch die Variante, auch den M. teres major zu medialisieren, kann der Margo lateralis z. B. zur Versorgung des seltenen Ausrisses des M. triceps caput longum dargestellt werden.

Die *Arthroskopie* des Schultergelenks kann wahlweise in sitzender Position oder in Seitenlage unter 45°-Abduktion und Traktion des Armes durchgeführt werden. Wir benutzen eine 30°-Winkeloptik. Nach Anzeichnen der knöchernen Landmarken erfolgt die Punktion mit Auffüllen des Gelenks mit 20 ml Kochsalzlösung von dorsal. Der dorsale Zugang wird etwa 2 cm kaudal und 1–2 cm medial des dorsolateralen Akromionecks im Softspot zwischen M. infraspinatus und M. teres minor angelegt. Nach sicher intraartikulärer Lage des Arthroskops kann dann unter Sicht der ventrale Zugang anteroinferior 1 cm lateral und kranial des Processus coracoideus unterhalb des M. subscapularis oder 1 cm weiter kranial anterosuperior unterhalb der langen Bizepssehne angelegt werden. Zusätzliche Arbeitszugänge können als lateraler Port (3 cm lateral des Akromion) oder kranialer Port (2 cm medial des Akromion) angelegt werden (Jensen u. Klein 1992; Abb. 11.3).

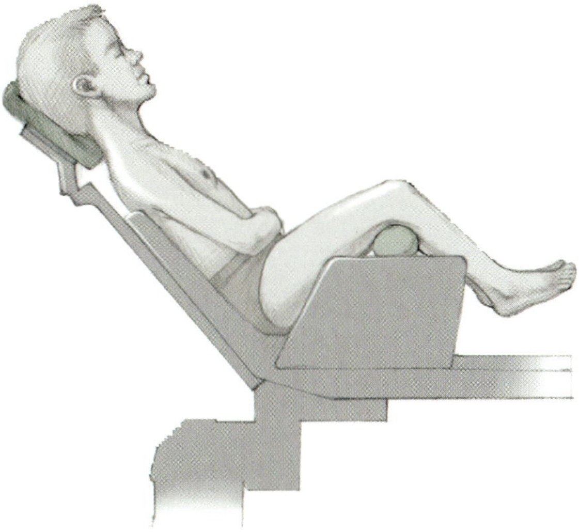

Abb. 11.2. Beach-chair-Lagerung mit eingezeichneten Landmarken

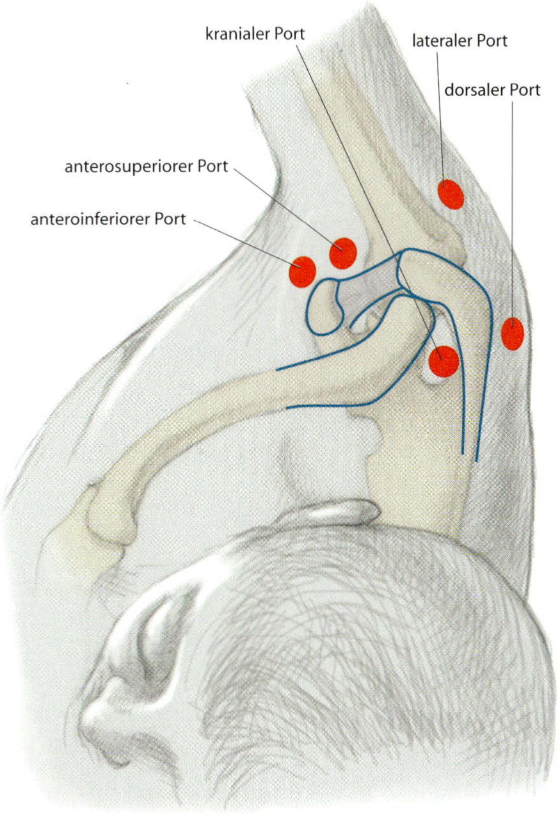

Abb. 11.3. Arthroskopische Standardzugangswege: dorsaler Port, lateraler Port, anterosuperiorer Port, anteroinferiorer Port, kranialer Port. *Blau*: präoperativ angezeichnete Landmarken

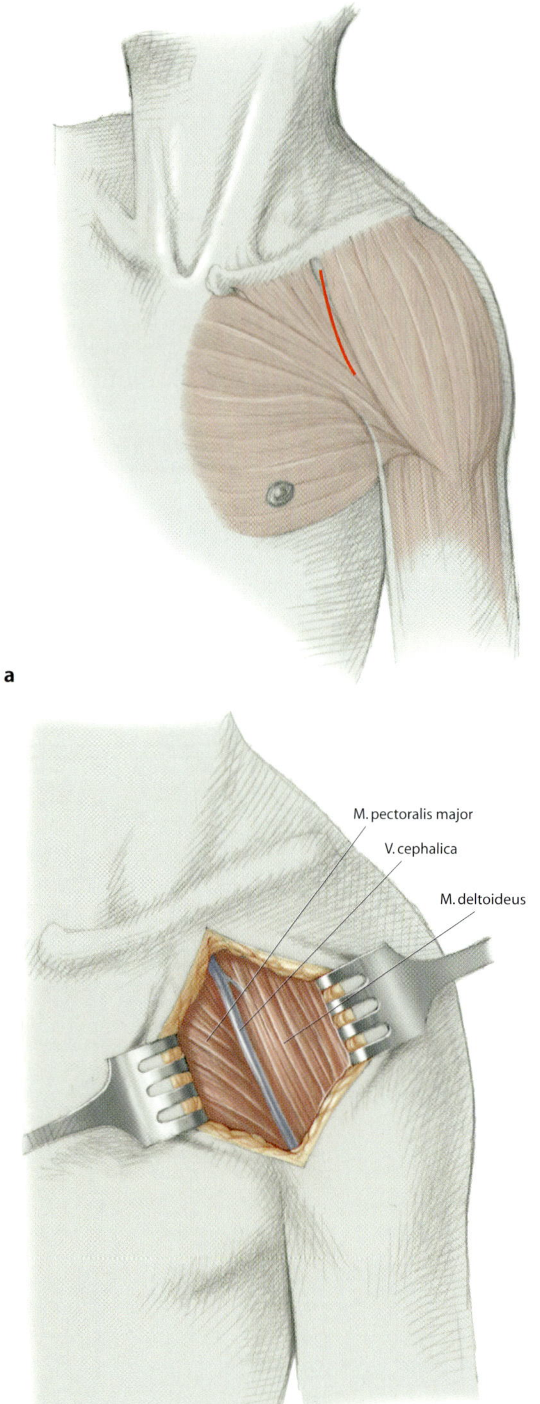

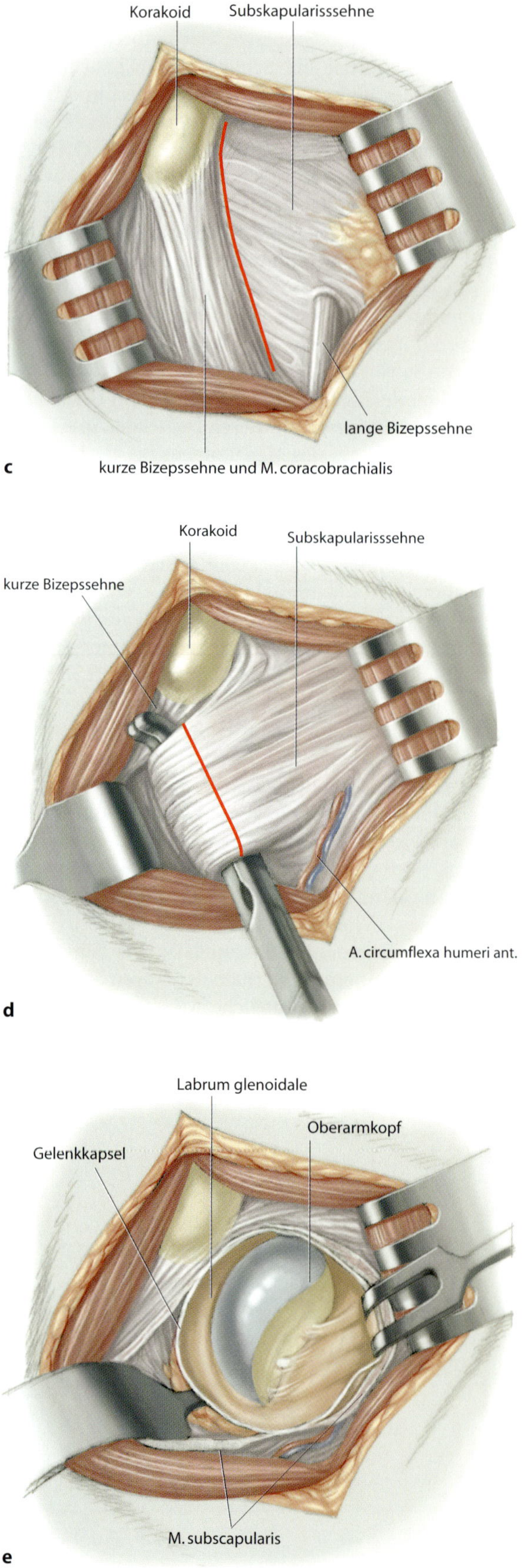

Abb. 11.4a–e. a Hautinzision zum vorderen Zugang zum Schultergelenk. **b** Längsspaltung des M. deltoideus 0,5–1 cm lateral der V. cephalica. **c** Nach Abschieben des M. deltoideus Inzision der Faszie lateral der kurzen Bizepssehne und des M. coracobrachialis und des Korakoids zur Darstellung der Subskapularissehne. **d** Außenrotation des Oberarms, Unterfahren der Subskapularissehne. Eine Osteotomie des Korakoids ist *nicht* notwendig. Cave: Blutungen aus der A. circumflexa humeri anterior. **e** Nach Durchtrennung des M. subscapularis wird ein Hohmann-Haken auf den Skapulahals gesetzt und die Gelenkkapsel einschließlich Synovia eröffnet. Der Blick wird frei auf das Labrum glenoidale und den Oberarmkopf

11.1 Schulterblattfrakturen

Ursache und Häufigkeit

Frakturen des Schulterblattes im Kindes- und Jugendalter sind äußerst seltene Verletzungen. Jonasch u. Bertel (1992) fanden unter 62.348 Frakturen nur 53 Skapulafrakturen, entsprechend 0,085%. Korpusfrakturen sind häufiger als Avulsionsverletzungen der Schulterblattfortsätze. Abrissverletzungen gehen oft mit weiteren Verletzungen im Bereich des Schultergürtels (Schulterluxation, Akromioklavikugelenksprengung) einher (Garcia-Elias u. Salo 1985; Klein et al. 1991; Montgomery u. Loyd 1977; Nakae u. Endo 1996).

Häufigste Ursache für Skapulafrakturen ist die *direkte, stumpfe Gewalteinwirkung*, insbesondere bei Verkehrsunfällen, aber auch bei Stürzen aus großer Höhe und Sportverletzungen. Es kommt dann zu Brüchen des Skapulablattes, der Spina scapulae oder des Akromions (Wiedemann 2002). Abrissfrakturen des Akromions, des Korakoids und Skapularandfrakturen können jedoch auch durch *maximale Muskelkontraktion* gegen eine von außen einwirkende Kraft entstehen (Heyse-Moore u. Stoker 1982).

Bei stumpfer Gewalteinwirkung im Rahmen von Rasanztraumen müssen mögliche Begleitverletzungen beachtet werden. Unter 56 polytraumatisierten Patienten mit Schulterblattverletzungen fanden Thompson und Mitarbeiter (1985) in 54% zusätzlich Thoraxtraumata, in 27% Schlüsselbeinbrüche und in 23% neurovaskuläre Verletzungen. Im Falle begleitender Wirbelsäulenverletzungen ist in 3 Viertel der Fälle die Brustwirbelsäule betroffen.

Bei Kindern scheinen isolierte Skapulafrakturen jedoch häufiger vorzukommen als bei Erwachsenen (Klein et al. 1991; Starke 1988). Fehlen Hinweise auf ein Rasanztrauma, so muss bei diesen seltenen Verletzungen auch an Kindesmisshandlung gedacht werden.

Entwicklung und Wachstum

Die *Skapula* entsteht im Rahmen der mesenchymalen Ossifikation. *Korpus* und *Spina* sind bei Geburt bereits angelegt. Das Zentrum des Schulterblatts ossifiziert um das 1. Lebensjahr. Die Basis des Processus coracoideum und das obere Viertel des Glenoids ossifizieren mit etwa 10 Jahren, ein drittes Ossifikationszentrum in der Spitze des Korakoids zu variablen Zeiten. Alle 3 Strukturen verschmelzen mit 15–16 Jahren. Das *Akromion* wird aus 2–4 Ossifikationszentren gebildet, die in der Pubertät erscheinen und spät, in der Regel nach dem 20. Lebensjahr, verschmelzen.

Wachstumsstörungen nach Verletzungen des Schulterblattes sind nicht beschrieben. Über Spontankorrekturen verbliebener Fehlstellungen nach Schulterblattfrakturen liegen keine Daten vor.

Klassifikation

Frakturen des Schulterblattes können in solche

- des Skapulablattes,
- des Skapulahalses und
- der Schulterblattfortsätze,

in *extra-* und *intraartikuläre* oder in *isolierte* und *Kombinationsverletzungen* eingeteilt werden.

Unter funktionellen, therapeutischen und prognostischen Gesichtspunkten ist die Klassifikation nach Euler u. Rüedi (1996) jedoch besonders umfassend (Tabelle 11.1).

Besonderes Augenmerk verdienen hierbei die Korpusfrakturen als häufigste Verletzungsform, die B1-Frakturen der Spina scapulae, bei denen es zur Mitverletzung des N. suprascapularis kommen kann und die C3-Verletzungen als Äquivalent der »floating shoulder« (Herscovici et al. 1992), welche grundsätzlich eine instabile Situation darstellt. Hierbei kommt es zu einer völligen knöchernen Separation des Arms vom Rumpf. Kombinationsfrakturen mit Oberarmkopffrakturen bergen ein erhöhtes Risiko einer avaskulären Oberarmkopfnekrose (Wiedemann 2002).

Diagnostik

Klinisch

Schmerzbedingt wird der Oberarm meist adduziert gehalten und die Schulter so am Thorax stabilisiert. Die Palpation des Schulterblattes ist schmerzhaft, Krepitationen im Bereich der Akren sind möglich. Wie bei jeder akuten Verletzung der Schulterregion muss die arterielle Durchblutung des Arms geprüft werden.

Tabelle 11.1. Einteilung der Schulterblattfrakturen, (Nach Euler u. Rüedi 1996)

A	*Korpusfrakturen*		
B	*Fortsatzfrakturen*		
	B1	Spina scapulae	
	B2	Processus coracoideus	
	B3	Akromion	
C	*Kollumfrakturen*		
	C1	Collum anatomicum	
	C2	Collum chirurgicum	
	C3	Collum chirurgicum mit	
		a	Klavikulafraktur
		b	Ruptur der korakoklavikularen und korakoakromialen Bänder
D	*Gelenkfrakturen*		
	D1	Pfannenrandbrüche	
	D2	Frakturen der Fossa glenoidalis mit	
		a	unterem Pfannenrandfragment
		b	horizontaler Spaltung der Skapula
		c	korakoglenoidaler Blockbildung
		d	Trümmerfrakturen
	D3	Kombinationen mit Kollum- und/oder Korpusfrakturen	
E	*Kombinationsverletzungen mit Humeruskopffrakturen*		

Bei Verletzung des N. suprascapularis ist eine willkürliche Aktivierung der Mm. supra- und infraspinatus nicht möglich. Störungen des N. axillaris spiegeln sich im Funktionsausfall des M. deltoideus und Sensibilitätsstörungen am proximalen, lateralen Oberarm wider. Bei nervalen Ausfällen wird die klinische Untersuchung durch elektrophysiologische Methoden ergänzt (Elektromyographie, Nervenleitgeschwindigkeit).

Radiologisch

Im Rahmen der Basisdiagnostik wird bei Verdacht auf eine Skapulafraktur eine Standardaufnahme im sagittalen Strahlengang angefertigt. Als zweite Ebene kommen Y-Aufnahmen, das axiale Röntgenbild, die tangentiale Aufnahme des Schulterblattes oder »True-a.-p.-Aufnahmen« in Frage, sind aber schmerzbedingt oft nicht möglich. Bei fraglichen Befunden oder zur exakten Frakturdarstellung ist die CT einschließlich dreidimensionaler Rekonstruktionen das Mittel der Wahl. Die Sonographie kann zwar Frakturstufen der Spina und des Skapulablattes darstellen, erbringt aber keine hilfreichen Zusatzinformationen. Eine MRT zur Diagnostik einer Schulterblattfraktur ist nicht nötig.

Differenzialdiagnostisch muss eine Abrissfraktur des Akromions von einem Os acromiale (3% der Bevölkerung, 60% bilateral) unterschieden werden. Die glenoidale Hypoplasie oder die Dysplasie des Skapulahalses können mit einer Impaktierung des Glenoids verwechselt werden. Häufig sind dann auch Humeruskopf- und Akromionanomalitäten vorhanden (Parsch u. Eulenberg 1982).

Empfohlene apparative Diagnostik

Röntgen in 2 Ebenen, CT.

Therapie

Die Behandlung der Schulterblattfrakturen im Kindes- und Jugendalter kann meist *konservativ* durchgeführt werden (Klein et al. 1991; Starke 1988, v. Laer 2001). *Operationsindikationen* bestehen bei dislozierten Gelenkfrakturen (D1–3) zur Wiederherstellung der Gelenkgeometrie, bei instabilen Frakturen des Skapulahalses (C1,2), insbesondere bei Vorliegen einer »floating shoulder« (C3) sowie bei dislozierten Avulsionsverletzungen der Schulterblattfortsätze (Pilling et al. 1980; v. Laer 2001). Sie stellen jedoch eine Seltenheit dar. Bei Dislokation auf der Höhe der Incisura scapulae und bei Störung des N. suprascapularis muss die operative Dekompression des Nerven erwogen werden.

! Die Therapie der Schulterblattfrakturen im Wachstumsalter ist mit Ausnahme seltener Indikationen konservativ.

Konservativ

Die konservative Behandlung stabiler, nichtdislozierter, nichtoperationsbedürftiger Verletzungen besteht in der *Ruhigstellung* der Schulter zur Schmerztherapie. Dies gilt für grundsätzlich alle Frakturen des Skapulablattes (A, Abb. 11.5), undislozierte Verletzungen der Schulterblattfortsätze (B1–3, Abb. 11.6) und des Skapulahalses (C1,2) und selbstverständlich auch für Gelenkfrakturen (D) ohne Stufenbildung (Abb. 11.7). Die Ruhigstellung der Schulter wird im Gilchrist-Verband oder der

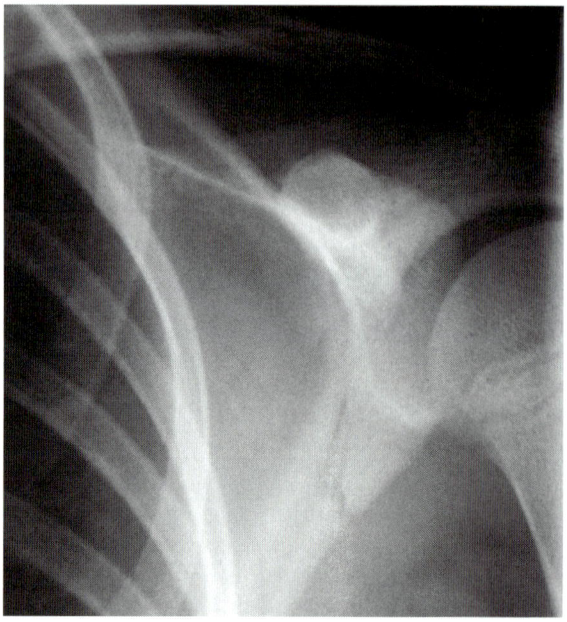

Abb. 11.5. Schulterblattfraktur mit geringer Dislokation der Margo medialis (Mädchen, 13 Jahre; kein zusätzliches Thoraxtrauma, konservative Behandlung)

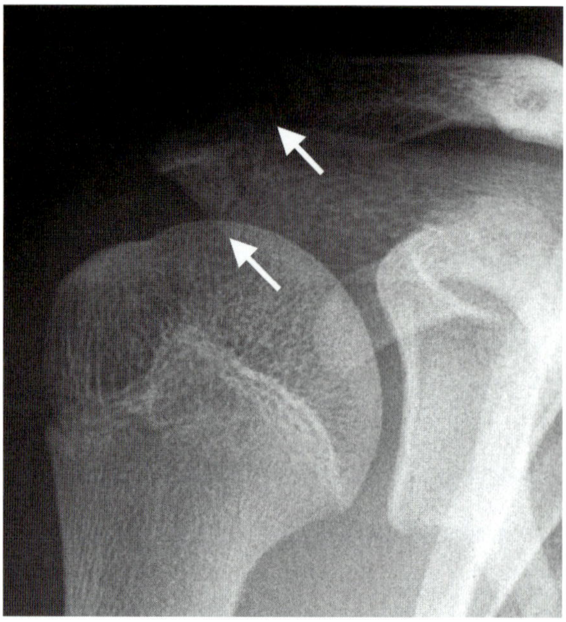

Abb. 11.6. Undislozierte Fraktur des Akromion (Junge, 14 Jahre; konservative Behandlung)

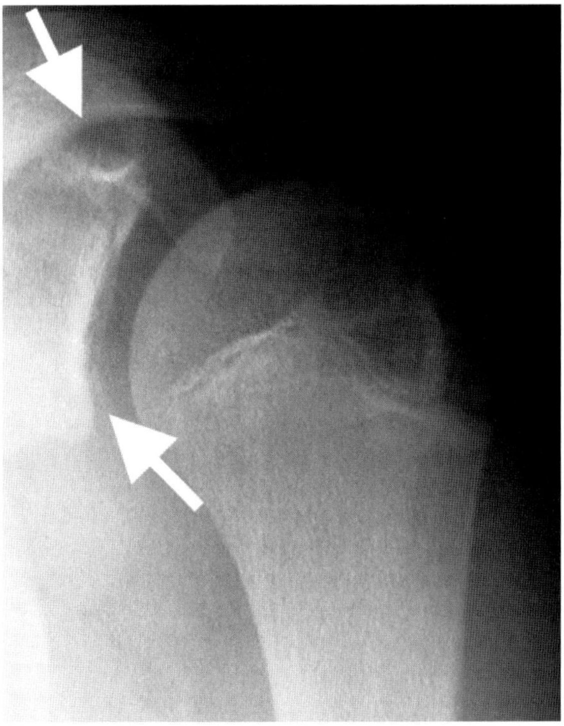

Abb. 11.7. Undislozierte Fraktur der glenoidalen Gelenkfläche (Junge, 12 Jahre; konservative Behandlung)

Desault-Weste für 4–7 Tage durchgeführt (Klein et al. 1991; Starke 1988). Danach kann eine krankengymnastische Übungstherapie für 3–4 Wochen bis zur freien Funktion erfolgen, ist aber nicht zwingend erforderlich.

Nach den gleichen Prinzipien kann die *postoperative Nachbehandlung* durchgeführt werden, vorausgesetzt die Operation konnte mit einer übungsstabilen Osteosynthese abgeschlossen werden. Empfehlenswert ist im Rahmen der frühfunktionellen Behandlung eine ausreichende Schmerztherapie (s. oben).

Operativ

Dislozierte Akromionfrakturen können unter Umständen geschlossen reponiert und *perkutan* verschraubt werden. Ansonsten erfolgt die offene Reposition über eine längs zur Akromionachse verlaufende Inzision. Bei dislozierten Abrissen des Processus coracoideus (B2) empfiehlt sich der so genannte *Säbelhiebschnitt*, von der Schlüsselbeinoberkante über die Spitze des Rabenschnabelfortsatzes bis zum Sulcus deltoideopectoralis reichend. Nach Reposition des Korakoids erfolgt hier die *Schraubenosteosynthese*. Zur Vermeidung von Fehlbohrungen kann kanüliertes Schraubenmaterial der Stärke 3,0 bzw. 3,5 mm verwendet werden.

Reicht die Fraktur von der Basis des Korakoids mit Dislokation bis in das Glenoid (D2c), muss die Präparation am Lateralrand des M. coracobrachialis im Sinne des *ventralen Zugangs* (s. oben) zum Schultergelenk nach kaudal erweitert werden. Es kann nun die anatomiegerechte, stufenfreie Rekonstruktion der Gelenkfläche unter Sicht erfolgen. Nach extrakapsulärer Präparation kann dann ein ventrokaudaler Pfannenrandabbruch (D2a), wie er im Rahmen der anterioren Schulterluxation auftreten kann (knöcherne Bankart-Läsion), verschraubt werden und im Falle der D2c-Fraktur eine *Plattenosteosynthese* durchgeführt werden.

Besteht die Operationsindikation wegen einer instabilen Fraktur des Skapulahalses (C1,2) oder einer stark dislozierten Fraktur des Schulterblattkörpers (A) oder der Spina scapulae (B1), so muss ein *dorsaler Zugangsweg* (s. oben) gewählt werden. Nach Abschieben des M. infraspinatus ist die Schulterblattrückfläche einschließlich des Kollums großzügig exponiert und bietet Platz für Verschraubungen und Plattenosteosynthesen. Um eine übungsstabile Versorgung zur frühfunktionellen Nachbehandlung zu erreichen, sollten Rekonstruktionsplatten der Dimension 3,5 mm (Kleinfragment) verwendet werden. Je nach Verletzungsmuster können die Alternativzugänge nach Brodsky oder Tubiana bevorzugt werden (Brodsky et al. 1987; Tubiana et al. 1990).

Im Falle der »floating shoulder« (C3) sollte die Stabilisierung durch eine Plattenosteosynthese des Schlüsselbeins erfolgen (Herscovici et al. 1992).

Ziel der operativen Behandlung ist primäre Übungsstabilität! **!**

Komplikationen

Als Komplikation der konservativen Behandlung von akralen Abrissfrakturen können *Impingementsyndrome* durch die dislozierten Fragmente und *Pseudarthrosen* auftreten (Garcia-Elias u. Salo 1985). Bei unbehandelter Alteration des N. suprascapularis kann es zu einer Insuffizienz des M. supraspinatus mit Kraftminderung der Außenrotation und zur Omarthrose durch mangelhafte Zentrierung des Oberarmkopfes kommen.

Auch symptomatische Pseudarthrosen nach Skapulablattfrakturen sind beschrieben und werden durch sekundäre, operative Entfernung der Fragmente behandelt (Kaminsky u. Pierce 2002; Pilling et al. 1980).

Spezifische Komplikationen nach operativer Behandlung sind *neurovaskuläre Störungen* durch Verletzung des N. suprascapularis und des N. axillaris bzw. der A. axillaris, der V. axillaris und V. cephalica, letztere insbesondere nach ventralem Zugang. Auch postoperative Thrombosen sind aus der Schulterchirurgie bekannt (Arcand et al. 1997; McFarland et al. 1997).

Bewegungseinschränkungen durch Narbenbildungen werden insbesondere bei den dorsalen Zugangswegen zugeschrieben. Übertriebenes Ablösen der Muskulatur kann zu Insuffizienzen führen. Pseudarthrosen nach operativer Versorgung kindlicher Schulterblattfrakturen werden in der Literatur nicht beschrieben, sind aber grundsätzlich denkbar.

11.2 Rotatorenmanschettenrupturen

Ursache und Häufigkeit

Rotatorenmanschettenverletzungen bilden bei Erwachsenen mit 12,9% aller Schulterverletzungen eine relativ große Verletzungsgruppe (Walch 1993). Schon bei Erwachsenen <40 Jahren sinkt die Inzidenz jedoch auf 2–3% (Hawkins et al. 1985 b) und wird unter dem 30. Lebensjahr zur Rarität (Rickert u. Löw 2000). Muskuläre Verletzungen der Schulter, zu denen Rotatorenmanschettenrupturen zu zählen sind, werden im Kindesalter nur in Einzelfällen beschrieben. Während die überwiegende Zahl der Läsionen im Erwachsenenalter die Sehne des M. supraspinatus betreffen, finden sich im Kindesalter vor allem Berichte über *traumatische Rupturen des M. subscapularis* (Lehmann et al. 2002) bzw. dessen knöchernen Ausriss am Tuberculum minus (Ross u. Love 1989).

Bei allen beschriebenen Fällen handelt es sich um Sportverletzungen bei *Jungen zwischen 12 und 14 Jahren*. Der Verletzungsmechanismus ist der *Sturz auf den gestreckten Arm* bei *extendierter, außenrotierter Schulter*. Traumatische Rupturen der langen Bizepssehne und Verletzungen des Rotatorenintervalls und der oberen Labrumanteile (SLAP-Läsion) sind im Kindesalter nicht bekannt und bei Heranwachsenden eine Rarität.

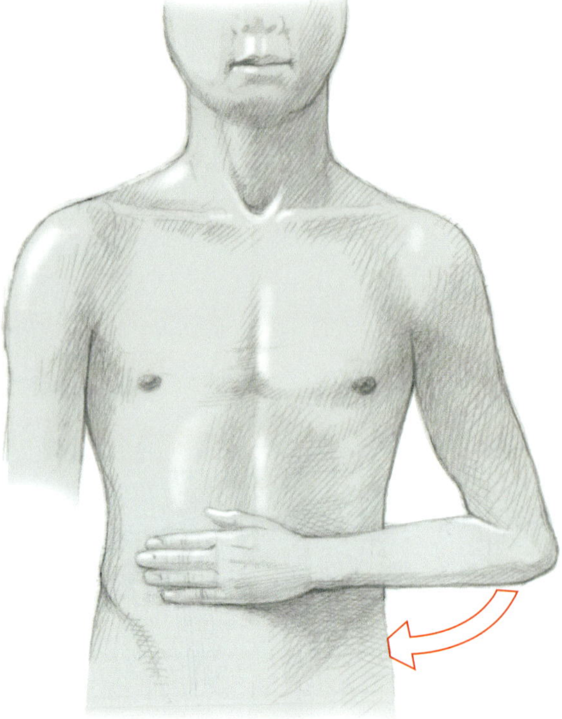

Abb. 11.8. Belly-press-Test: Im Falle einer Subskapularisläsion führt der Druck der flachen Hand auf das Abdomen zu einem Absinken des Ellbogens hinter den Rumpf

Diagnostik

Klinisch

Der Arm wird in einer schmerzbedingten Schonhaltung an den Körper adduziert gehalten. Es besteht ein Druckschmerz über dem Tuberculum minus. Die Innenrotation und Adduktion kann kraftgemindert sein.

Beim »Belly-press-Test« (Hertel et al. 1996) wird der Patient angehalten, mit der flachen Hand des verletzten Arms auf das Abdomen zu drücken. Der Test ist positiv im Falle einer Subskapularisruptur. Es kommt dann zu einem Zurückweichen des Ellbogens hinter den Rumpf (Abb. 11.8).

Ergänzend kann der »Lift-off-Test« nach Gerber (Gerber 1991) durchgeführt werden. Dabei wird der adduzierte Arm maximal innenrotiert und der Unterarm hinter dem Rumpf abgehoben. Im positiven Fall fällt die Hand gegen den Körper zurück und weist ebenfalls auf eine Subskapulariusruptur hin (Abb. 11.9). Zum Ausschluss einer zusätzlichen Instabilität sollte der »Apprehension-Test« durchgeführt werden (s. Abschn. 11.3).

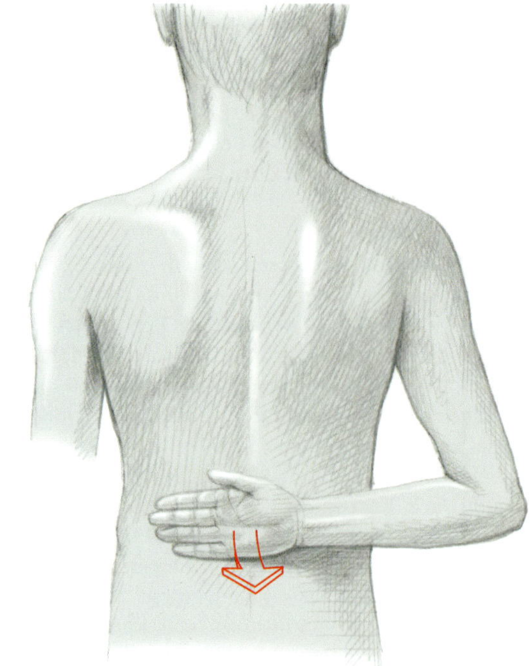

Abb. 11.9. Lift-off-Test: Kann die Hand nicht aktiv vom Rücken abgehoben gehalten werden, weist dies auf eine Subskapularisläsion hin

Radiologische Zusatzuntersuchungen

Röntgennativaufnahmen im sagittalen Strahlengang, ggf. unter Innen- und Außenrotation des Humerus, sowie axiale Aufnahmen des Schultergelenks können knöcherne Begleitverletzungen ausschließen (Ross u. Love 1989).

Die *Arthrosonographie* ist geeignet, sämtliche Abschnitte der Rotatorenmanschette einzusehen und bei ausreichender Erfahrung des Untersuchers eine Verletzung sicher darzustellen. Die Verletzung der Sehne des M. subscapularis wird im ventralen Transversal- und Longitudinalschnitt als Lücke in der Rotatorenmanschette zu Tage treten (Konermann u. Gruber 2000).

Die *MRT* kommt als ergänzende Untersuchung in Frage, hier kann mit intraartikulärer Kontrastmittelgabe die Darstellungsqualität und somit die Aussagekraft verbessert werden (Bachmann et al. 1997; Lehmann et al. 2002). Insbesondere bei sonographisch nachgewiesener Rotatorenmanschettenläsion ist eine MRT im Rahmen der Operationsplanung zum Ausschluss weiterer Verletzungen sinnvoll.

Differenzialdiagnosen

In die differenzialdiagnostischen Überlegungen bei Vorliegen einer traumatischen Rotatorenmanschettenruptur, insbesondere bei traumatischer isolierter Subskapularissehnenverletzung ist die Möglichkeit einer stattgehabten, ggf. spontan reponierten *Schulterluxation* einzubeziehen und dementsprechend auf Begleitverletzungen, insbesondere des Labrum glenoidale zu achten.

> **Empfohlene apparative Diagnostik**
>
> Röntgen in 2 (3) Ebenen, Arthrosonographie, MRT (ggf. mit intrartikulärer Kontrastmittelgabe).

Therapie

! Nur die exakte, frühzeitige, anatomische Rekonstruktion vermeidet die Retraktion und fettige Degeneration der Sehnenstümpfe mit nachfolgender Gefahr der fehlenden Humeruskopfzentrierung und Instabilitätsomarthrose.

Differenzialtherapeutische Erwägungen zwischen konservativer und operativer Therapie kommen daher im Kindesalter nicht zum Tragen (Lehmann et al. 2002).

> **Empfohlene Therapie**
>
> Offene Rekonstruktion mit Fadenankersystemen.

Operationstechnik

Sitzende Lagerung, diagnostische Arthroskopie (s. oben). Bei fehlendem Nachweis weiterer Verletzungen erfolgt nach Entfernen der Arthroskopieinstrumente der *ventrale (deltoideopektorale) Zugang* (s. oben) zum Schultergelenk. Nach Spaltung der Fascia clavipectoralis wird der Blick frei auf die verletzte Sehne des M. subscapularis und das Tuberculum minus humeri. Die Abrissstelle am Tuberculum minus wird debridiert, die Sehne bis zur ursprünglichen Länge mobilisiert. Nun erfolgt die anatomiegerechte Refixation des Sehnenstumpfes z. B. mit einem Faderankersystem (Anker M bis L, Fadenstärke 2) unter Durchflechtung des Sehnenstumpfes. Bei knöchernem Abriss des Tuberculum minus muss ggf. auch eine Schraubenosteosynthese durchgeführt werden.

Postoperative Nachbehandlung

Postoperativ erfolgt die Ruhigstellung im Gilchrist-Verband oder einer konfektionierten Desault-Weste für 10–14 Tage. Ab dem 2. bis 3. postoperativen Tag muss mit passiv assistierten Bewegungsübungen begonnen werden. Neben krankengymnastischer Übungstherapie ist hier der Einsatz einer CPM- (»continous passive motion«-) Schiene in Form eines Schulterstuhls zu empfehlen. Der Bewegungsumfang soll zu Anfang 30°-Abduktion und 30°-Anteversion nicht überschreiten, nach 2 Wochen kann auf 60/60°, nach 4 Wochen auf 90/90° gesteigert werden. Ebenfalls nach 4 Wochen kann die aktive Bewegung freigegeben werden. Der volle Bewegungsumfang einschließlich jeglicher Außenrotation wird nach 6 Wochen gestattet. Danach erfolgt das gezielte physiotherapeutische Training defizitärer Bewegungsrichtungen einschließlich der Außenrotation.

CAVE Keine Außenrotation für 6 Wochen postoperativ!

11.3 Traumatische Schulterluxation

Häufigkeit und Ursache

Wie bei den meisten Gelenkverletzungen im Kindes- und Jugendalter sind fugennahe Frakturen sehr viel häufiger als reine Kapsel-Band-Verletzungen. Dementsprechend selten sind traumatische Schulterluxationen. Jonasch u. Bertel (1981) fanden unter 260.000 Verletzungen 29 Erstluxationen gegenüber 1152 proximalen Oberarmfrakturen.

Nach von Laer (2001) löst bei Schultertraumen die Schulterluxation die subkapitale Oberarmfraktur als stereotypes Verletzungsmuster zum Zeitpunkt des Fugenschlusses ab. Über 50% der Schulterluxationen treten bei sportlicher Betätigung auf, 62% der Betroffenen sind weiblich; 93% der traumatischen Luxationen treten nach dem 10. Lebensjahr auf (ebd.).

Etwa 4% aller Schulterluxationen betreffen Patienten mit noch offenen Wachstumsfugen (Parsch u. Eulenberg 1982; Postacchini et al. 2000; Wagner u. Lyne 1983). Bei Neugeborenen und Säuglingen kann bei noch nicht angelegtem epiphysären Knochenkern eine dislozierte Epiphysenlösung eine Schulterluxation vortäuschen. Die Differenzierung ist sonographisch zu treffen.

Vordere Schulterluxationen treten bei direkter oder indirekter Gewalteinwirkung auf und machen 90% der Fälle aus. Bei direkter Gewalt trifft eine Schlag oder Stoß die Schulter von hinten. Bei der indirekten Verletzung trifft das Trauma den Arm in Abduktion, Extension und Außenrotation.

Die seltenen *hinteren Luxationen* (Nakae u. Endo 1996) können ebenfalls nach direkter oder indirekter Gewalteinwirkung auftreten. Das direkte Trauma trifft die Schulter von vorne und drängt sie nach hinten. Häufiger ist aber das indirekte Trauma. Dabei steht die Schulter in Adduktion, Flexion und Innenrotation. Stromunfälle oder Krampfanfälle können durch das Überwiegen der Außenrotatoren (M. infraspinatus und M. teres minor) zur hinteren Luxation führen. Durch deren kräftigen Zug kommt es manchmal zum »Verhaken«, der so genannten inversen Hill-Sachs-Läsion, am hinteren Pfannenrand und damit zu einem Repositionshindernis.

Untere und obere Schulterluxationen sind extrem selten, ebenso die Luxatio erecta.

! Es ist zu unterscheiden zwischen traumatischer Erstluxation, posttraumatisch rezidivierender und habitueller Schulterluxation (Subluxation).

Diagnostik

Klinisch

Bei einer vorderen Schulterluxation ist der Oberarm typischerweise in Abduktion und Außenrotation federnd fixiert. Die Prüfung der Beweglichkeit ist schmerzhaft. Unterhalb des Akromiona ist die leere Gelenkpfanne als Lücke palpabel. Ventral davon kann der dislozierte Oberarmkopf als Vorwölbung tastbar sein.

Neurologische Defizite im Sinne von Sensibilitätsausfällen können den N. axillaris und den N. musculocutaneus betreffen. Die Durchblutung des Arms muss überprüft werden. Motorische Defizite sind bei luxiertem Gelenk nicht zu eruieren.

Erscheint der Patient mit bereits reponierter Schulter, ist der Apprehension-Test positiv. Hierbei kommt es bei Abduktion und Außenrotation der Schulter und gleichzeitigem Druck von dorsal gegen den Oberarmkopf zum schmerzhaften Anspannen der Schultermuskulatur: Diese versucht reflektorisch eine neuerliche Luxation zu vermeiden (Abb. 11.10). Gleiches gilt für den Druck gegen den Oberarmkopf von vorne im Falle einer drohenden Reluxation nach dorsal (Brunner 2002).

Die Deformität des Schulterkonturen ist im Falle einer hinteren Luxation geringer ausgeprägt. Das Korakoid erscheint prominent. Der Oberarm ist in Innenrotation und Adduktion fixiert (Deitch et al. 2003). Neurologische Schäden sind seltener.

Radiologisch

Bei noch luxiertem Schultergelenk reicht die *Röntgennativaufnahme* in einer Ebene zur Dokumentation der Verletzung (Abb. 11.11). Bei entsprechender Klinik und fehlendem Luxationsnachweis müssen selbstverständlich Röntgenaufnahmen in 2 Ebenen angefertigt werden. Eine hintere Schulterluxation ist unter Umständen nativradiologisch überhaupt nicht sicher darzustellen und wird erst in der CT auffällig.

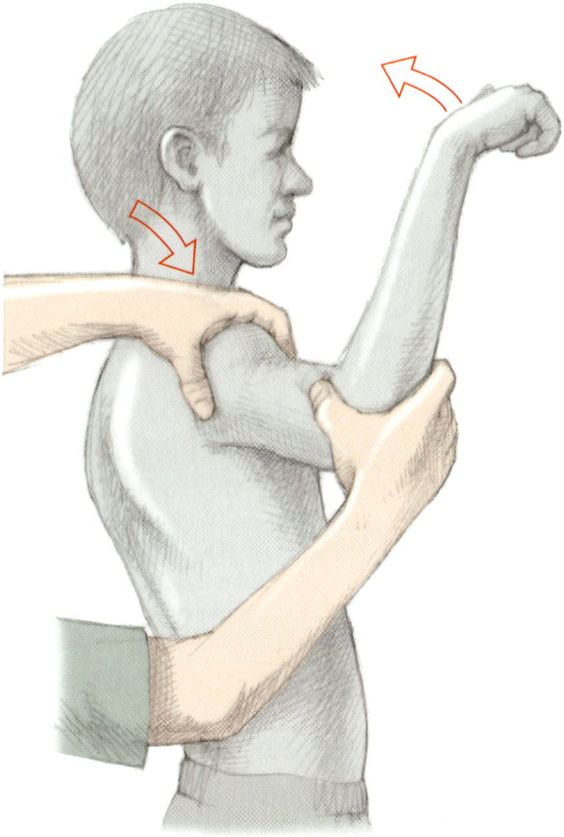

Abb. 11.10. Apprehension-Test: Der Oberam ist abduziert und außenrotiert. Führt Druck von dorsal auf den Humeruskof zu muskulärem Gegenspannen, ist der Test positiv

Röntgenaufnahmen der Schulter in 2 Ebenen nach Reposition dokumentieren zum einen den Therapieerfolg und lassen zum anderen knöcherne Begleitverletzungen, wie die Impressionsfraktur des Oberarmkopfes (Hill-Sachs-Defekt) oder die Glenoidfraktur (knöcherne Bankart-Läsion) erkennen.

Die *CT* ist in der Lage, die knöchernen Begleitverletzungen oder Verletzungsfolgen darzustellen und dient zur Planung deren operativer Versorgung. Durch eine Arthro-CT mit intraartikulärer Kontrastmittelgabe sind auch Aussagen zu den gelenkstabilisierenden Weichteilen, Labrum glenoidale, Gelenkkapsel, Ligg. glenohumeralia und Rotatorenmanschette möglich. Aussagekräftiger ist unter dieser Fragestellung jedoch die *MRT*, ggf. einschließlich intraartikulärer Kontrastmittelapplikation.

Sonographisch kann die Dislokation des Oberarmkopfes, die Hill-Sachs-Läsion und Labrum- sowie Rotatorenmanschettenläsionen diagnostiziert werden. Die dynamische Sonographie erlaubt zudem Aussagen zur Instabilität.

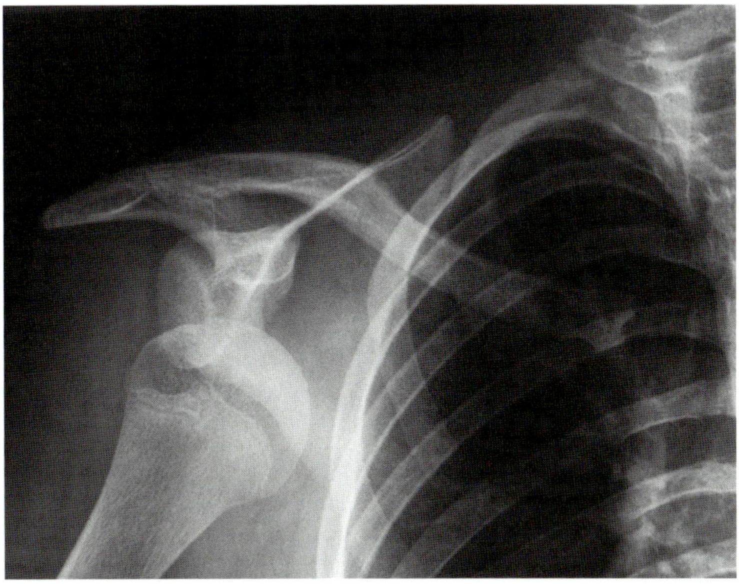

Abb. 11.11. Zweite Schulterreluxation nach ventrokaudal (Junge, 14 Jahre; traumatisches Erstereignis mit 11 Jahren)

Empfohlene radiologische Diagnostik

Primär: Röntgen in einer (zwei) Ebene, nach Reposition Röntgen in 2 Ebenen, ggf. CT; sekundär: Arthrosonographie, MRT.

Therapie

Primär erfolgt die *geschlossene Reposition* in einer Kurznarkose und Rückenlage des Patienten. Es empfiehlt sich die Methode nach Hippokrates, bei der die Ferse des Operateurs unter gleichzeitigem Zug am Arm und Innenrotation (vordere Luxation), bzw. Außenrotation (hintere Luxation) als Hypomochlion dient. Bei kleineren Kindern kann die Reposition meist unter Zug und Gegenzug erreicht werden. Die hintere Schulterluxation ist in Einzelfällen nur offen zu reponieren (Kawaguchi et al. 1998).

Danach sollte die Schulter für 10–14 Tage im Gilchrist-Verband oder der Desault-Weste ruhig gestellt werden. Es schließt sich eine intensive krankengymnastische Übungstherapie zur Kräftigung der schulterstabilisierenden Muskulatur an (Habermeyer u. Lichtenberg 2003 b; Michno u. Sulko 2001).

Aufgrund hoher *Rezidivraten* bis zu 100% empfehlen manche Autoren bei Kindern und Jugendlichen eher die operative Therapie als bei Erwachsenen (Blasier u. Aronson 1994; Marans et al. 1992; Postacchini et al. 2000; Tibone 1983; Wagner u. Lyne 1983). Als *Operationsindikation* wird dabei teils die Erstluxation, teils die posttraumatische rezidivierende Luxation gesehen. Die Langzeitergebnisse bei operierten und rein krankengymnastisch behandelten Patienten unterscheiden sich offenbar nicht (Deitch et al. 2003; Hovelius et al. 1996; Lawton et al. 2002).

Operationstechnik

Die operative Versorgung der Schulterluxation und ihrer Folgezustände beginnt mit der diagnostischen Arthroskopie (Abb. 11.12 a). Bei Vorliegen einer Bankart-Läsion (Abb. 11.12 b) erfolgt der *offene, ventrale Zugang* zum Schultergelenk (s. oben). Nach Darstellung der Verletzung wird diese debridiert, um ein vaskularisiertes Lager für die Refixation des Labrum glenoidale zu schaffen. Diese kann mit Hilfe von Fadenankersystemen durchgeführt werden. Hierzu wird der freiliegende Glenoidrand mit 2–4 Ankern der Größe M bis L bestückt, das Labrum von der Abrissfläche her durchstochen und unter Umständen unter Einbeziehen von Kapselanteilen fixiert. Im Falle eines knöchernen Labrumausrisses erfolgt auf gleichem Weg die Schraubenosteosynthese. Zusätzlich erfolgt beim Gelenkverschluss die L- oder T-förmige Dopplung (Kapselshift) der Gelenkkapsel nach Neer (Neer u. Foster 1980). Der alleinige Kapselshift verspricht keinen dauerhaften Erfolg.

Die Versorgung kann teilweise oder vollständig *arthroskopisch* durchgeführt werden. Nach der frühen, halb offenen Methode nach Caspari (McIntyre u. Caspari 1993) stehen inzwischen ebenfalls Fadenankersysteme bzw. die extraartikuläre Reinsertion mit resorbierbarem Schrauben- oder Nietenmaterial (Resch et al. 1997) zur Verfügung. Als Äquivalent zum ventralen Kapselshift bei offener Rekonstruktion wird arthroskopisch das thermoelektrische »shrinking« der Kapsel vorgeschlagen, was jedoch bei Kindern wegen Störungen der schulternahen Blutversorgung umstritten ist.

Spaninterpositionen (J-Span, Eden-Hybbinette) oder die Drehosteotomie nach Weber sind als Ausweichoperationen zu betrachten und sollten im Kindes- und Jugendalter nicht durchgeführt werden.

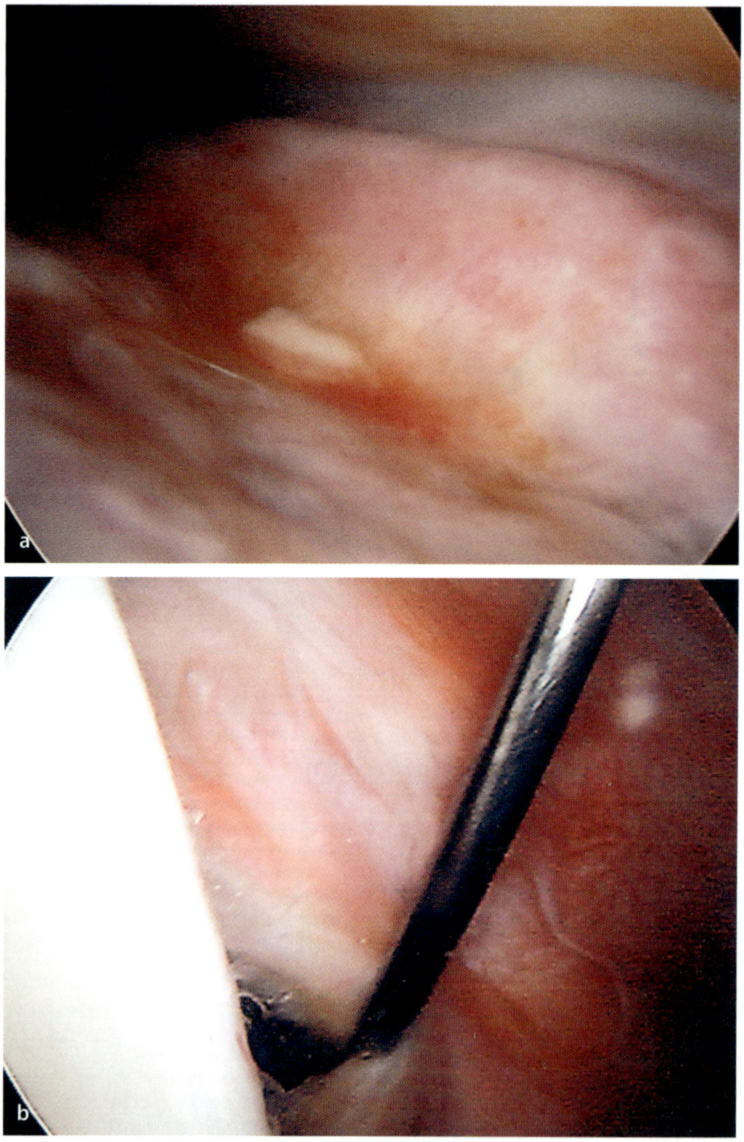

Abb. 11.12. a Schulterarthroskopie: Hill-Sachs-Läsion 3 Jahre nach traumatischer Luxation der rechten Schulter. **b** Abriss des Labrum glenoidale (Bankart-Läsion), *links*: glenoidale Gelenkfläche

Postoperative Nachbehandlung

Postoperativ erfolgt die Ruhigstellung im Gilchrist-Verband oder einer konfektionierten Desault-Weste für 10–14 Tage. Ab dem 2. bis 3. postoperativen Tag kann mit passiv assistierten Bewegungsübungen einschließlich CPM begonnen werden. Aktive Bewegungen können nach 4 Wochen aufgenommen werden. Die Abduktion >90° und die Außenrotation sollten 6 Wochen unterbleiben. Wurf-, Kampf- und Kontaktsportarten sollten für mindestens 6 Monate ausgesetzt werden.

Komplikationen

Der ventrale Zugang zum Schultergelenk gefährdet vor allem V. cephalica, N. musculocutaneus und N. axillaris.

CAVE

Insbesondere die nervalen Strukturen verlaufen variabel und können beim arthroskopischen Vorgehen durch die Trokare verletzt werden.

Daher sollte vermieden werden, den ventralen Zugang nicht medial und kaudal des Processus coracoideus zu platzieren (Jensen u. Klein 1992). *Postoperative Bewegungseinschränkungen* können auf mangelhafte krankengymnastische Übungstherapie oder zu lange postoperative Ruhigstellung zurückzuführen sein. Posttraumatische oder postoperative Kapselfibrosen sind bei Kindern unbekannt.

11.4 Schulterinstabilität

Häufigkeit und Ursache

Das Spektrum der chronischen Schulterinstabilität ist komplex. Obwohl der Grundstein für die Behandlungsbedürftigkeit bei Erwachsenen meist schon im jugendlichen Alter gelegt wurde, müssen viele diagnostische und therapeutische Konzepte für Kinder und Jugendliche aus der Erwachsenenmedizin entlehnt werden.

Atraumatische Subluxationen oder *Luxationen* des Schultergelenks sind im Kindes- und Jugendalter häufiger als traumatische Schulterluxationen und posttraumatische Instabilitäten (Michno u. Sulko 2001; Wagner u. Lyne 1983). *Unidirektionale Instabilitäten* sind häufiger als multidirektionale Instabilitäten, mit einer Betonung der *dorsalen Luxationsrichtung* von 55–79% (Huber u. Gerber 1994; Lawhon et al. 1982). Unter den vorderen Luxationen liegt der Anteil der atraumatischen Ereignisse bei 25% (Postacchini et al. 2000). In einem Drittel der unidirektionalen Instabilitäten liegt zusätzlich eine *multidirektionale Laxizität* vor (Schneeberger et al. 1998). In der Hälfte der Fälle weisen die Überstreckbarkeit anderer Gelenke auf eine *generalisierte Bandlaxizität* hin.

Bestimmte Leistungssportarten begünstigen im jugendlichen Alter das Auftreten atraumatischer Schulterinstabilitäten (Greipp 1985; Kocher et al. 2000). Nach Emery (Emery u. Mullaji 1991) reduziert sich das Maß der Laxizität mit zunehmendem Alter insbesondere während der Pubertät.

> Instabilität: (meist unilaterale), pathologische (Sub-) Luxierbarkeit der Schulter.
> Laxizität: (bilaterale) konstitutionell bedingte Hypermobilität der Schulter ohne eigenen Krankheitswert

Klassifikation

Schulterinstabilitäten werden unterteilt in

- *willkürliche Formen* – hier wird die Luxation/Subluxation durch Muskelkontraktionen ausgelöst – und
- *unwillkürliche Formen*, bei denen bestimmte Bewegungen die Luxation/Subluxation auslösen.

Gerber (1997) berücksichtigt unabhängig von traumatischer oder atraumatischer Erstluxation das Vorhandensein einer Hyperlaxizität (Tabelle 11.2). Bailey (2002) unterscheidet 3 Gruppen in Hinblick auf die Genese, strukturelle Veränderungen und funktionelle Störungen im Sinne der »muskulären Dysbalance« (Tabelle 11.3). Die Einteilung nach Matsen et al. (1994) differenziert im Hinblick auf die Ursache, begleitende Veränderungen und die therapeutische Empfehlung (Tabelle 11.4).

Tabelle 11.2. Einteilung der Schulterinstabilität. (Nach Gerber 1997)

I	Chronische verhakte Instabilität
II	Unidirektionale Instabilität ohne Hyperlaxizität
III	Unidirektionale Instabilität mit Hyperlaxizität
IV	Multidirektionale Instabilität ohne Hyperlaxizität
V	Multidirektionale Instabilität mit Hyperlaxizität
VI	Willkürliche Instabilität

Tabelle 11.3. Einteilung der Schulterinstabilität. (Nach Bailey 2002)

Polar 1	Polar 2	Polar 3
Traumatisch strukturell	Atraumatisch strukturell	Habituell, nicht strukturell
Adäquates Trauma	Kein Trauma	Kein Trauma
Oft Bankart-Läsion	Strukturelle Gelenkveränderung	Keine strukturellen Gelenkveränderungen
Meist unilateral	Manchmal bilateral	Oft bilateral
Keine muskuläre Dysbalance	Keine muskuläre Dysbalance	Muskuläre Dysbalance
	Kapsuläre Dysfunktion	Kapsuläre Dysfunktion

Tabelle 11.4. Einteilung der Schulterinstabilität. (Nach Matsen et al. 1994)

TUBS	AMBRII
*T*raumatisch	*A*traumatisch
*U*nidirektional	*M*ultidirektional
*B*ankart-Läsion	*B*ilateral
*S*urgical repair	*R*ehabilitation
	*I*nferiorer Kapselshift
	*I*ntervallverschluss

Diagnostik

Klinisch

Das Erheben der Anamnese mit der Identifikation eines Erstereignisses ist der Beginn der klinischen Diagnostik und essenziell für die korrekte Zuordnung der vorliegenden Problematik.

Klinische Tests zur Untersuchung einer Schulterinstabilität sind der Apprehension-Test (s. Abschn. 11.3), der Relokationstest« und der Jerk-Test.

Beim *Relokationstest* stützt sich die Skapula des liegenden Patienten auf der Unterlage ab, während der 90°-abduzierte und außenrotierte Arm frei gehalten wird. Infolge muskulärer Ermüdung kommt es beim Vorliegen einer vorderen Instabilität zu einer langsamen Subluxation des Oberarmkopfes nach vorne, welche durch Druck von ventral korrigiert werden kann (Abb. 11.13 a,b).

Beim *Jerk-Test* kommt es im Falle einer hinteren Instabilität zu einer hinteren Subluxation des Oberarmkopfes am sitzenden Patienten. Dabei wird der 90°-antevertierte und innenrotierte Oberarm gegen das stabilisierte Schulterblatt nach dorsal geschoben. Die Fehlstellung lässt sich durch langsame Außenrotation aufheben (Abb. 11.14 a,b).

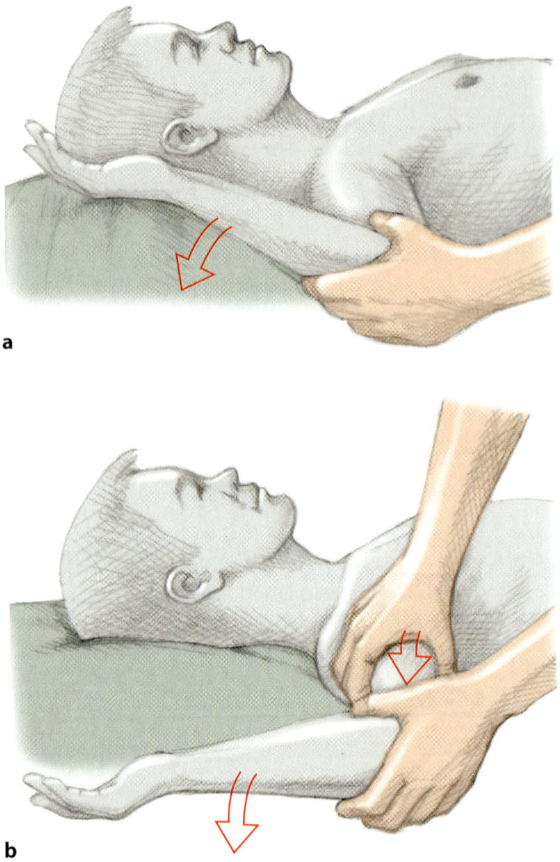

a

b

Abb. 11.13 a,b. Relokationstest: Der liegende Patient hat Schmerzen bei Abduktion und Außenrotation des Schultergelenks (s. Apprehension-Test). Druck von ventral auf den Oberarmkopf zentriert diesen und verbessert die Außenrotation

Die Laxizität wird durch den *Schubladen-* und den *Sulcustest* geprüft. Beim Schubladentest stabilisiert eine Hand des Untersuchers die Skapula des sitzenden Patienten und führt den Oberarmkopf passiv maximal nach ventral und nach dorsal. Der Test kann mit Hilfe der dynamischen Sonographie quantifiziert werden. Beim Sulcustest wird der hängende Arm des sitzenden oder stehenden Patienten passiv nach unten gezogen. Im positiven Falle entsteht eine Weichteilrinne zwischen Akromion und Oberarmkopf als Ausdruck einer Subluxation nach kaudal (Abb. 11.15). Voraussetzung für beide Tests ist die völlige muskuläre Entspannung (Brunner 2002; Schneeberger et al. 1998).

Radiologisch

Bildgebende Verfahren dienen zum Ausschluss posttraumatischer oder anlagebedingter struktureller Veränderungen der knöchernen und der Weichteilstrukturen. In Frage kommen Röntgenaufnahmen, CT und MRT mit und ohne intraartikuläre Kontrastmittelgabe. Die Sonographie als dynamisches Verfahren ist in der Lage, die klinisch diagnostizierte Instabilität oder Laxizität zu quantifizieren (Konermann u. Gruber 2000).

Zusatzdiagnostik

Bei Vorliegen einer lokalen muskulären Dysbalance oder entsprechender systemischer Erkrankungen sollte die Diagnostik um neurophysiologische Verfahren, d. h. Elektromyographie und Elektroneurographie erweitert werden (Habermeyer u. Lichtenberg 2003 a).

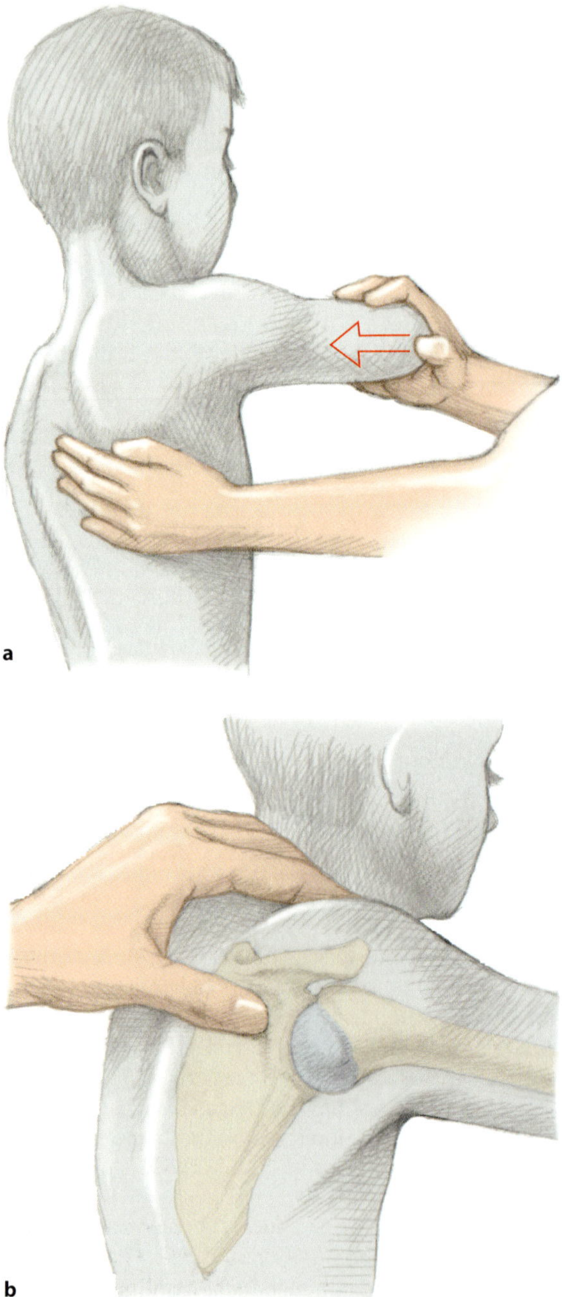

a

b

Abb. 11.14 a,b. Jerk-Test: Bei einer hinteren Instabilität kommt es zu einer dorsalen Subluxation, wenn der innenrotierte Oberam bei 90°-Elevation zunehmend adduziert wird

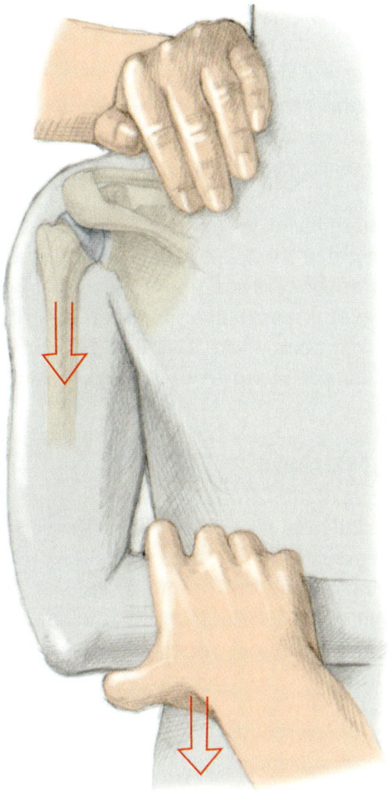

Abb. 11.15. Sulcustest

! Die Diagnostik der Schulterinstabilität erfolgt in erster Linie klinisch. Apparative Verfahren stellen lediglich Ergänzungen dar.

Therapie

Die Variationsbreite therapeutischer Empfehlungen ist groß. Die Mehrzahl der Autoren empfiehlt die *konservative Behandlung* chronischer, atraumatischer Instabilitäten im Kindes und Jugendalter (Detenbeck 1972; Emery u. Mullaji 1991; Habermeyer u. Lichtenberg 2003 b; Hawkins et al. 1985 a; Lawhon et al. 1982), während generelle Empfehlungen zur operativen Therapie selten sind (Kawam et al. 1997) und operative Techniken meist nur anhand von Einzelfalldarstellungen beschrieben werden (Kirschner u. Gohlke 2001; Mizuno et al. 1992; Wright et al. 2000).

Chronisch verhakte Luxationen erfordern oft die offene Reposition und die Rekonstruktion des verletzten Labrum glenoidale. Ausgeprägte Hill-Sachs-Läsionen können im Einzelfall die Derotationsosteotomie nach Weber erforderlich machen.

Unidirektionale Schulterinstabilitäten ohne Hyperlaxizität sind Folge einer traumatischen Erstluxation und werden durch deren Folgen unterhalten. Das operative, therapeutische Vorgehen gleicht somit dem im Rahmen der traumatischen Erstluxation angeführten und besteht in der Behandlung der Bankart-Läsion in Kombination mit einem Kapselshift nach Neer. Liegt zusätzlich eine multidirektionale Hyperlaxizität vor, muss – arthroskopisch – nach Läsionen im Rotatorenintervall und im Bereich der glenohumeralen Bänder gefahndet und diese behoben werden. Insuffizienzen der anterior-inferioren oder posterior-inferioren Kapsel werden durch Shifting behandelt.

Bei *multidirektionaler Instabilität* ohne zusätzliche Hyperlaxizität kann chirurgisch durch Fixation des vorderen und hinteren Kapsel-Labrum-Komplexes interveniert werden. Fälle mit zusätzlicher Hyperlaxizität profitieren in der Regel von einer intensiven konservativen Therapie (Schneeberger et al. 1998).

Die *willkürliche Instabilität* beinhaltet nicht den Verlust über die Kontrolle der Gelenkposition, sie führt unbehandelt nicht zu Spätfolgen im Sinne einer Omarthrose. Sowohl konservativ-physiotherapeutische als auch operative Maßnahmen sind nicht angezeigt. Psychotherapeutische Betreuung kann erwogen werden (Huber u. Gerber 1994).

Postoperative Nachbehandlung

Diese gleicht der Nachbehandlung der primären Versorgung einer traumatischen Erstluxation und ist dort beschrieben.

Konservative Behandlung

Im Falle der posttraumatischen Instabilität beginnt die Rehabilitation mit einer zweiwöchigen Ruhigstellungsphase begleitet von schmerz- und entzündungshemmender Medikation. Abduktion und Anteversion werden bis 90° gestattet, die Innenrotation bei anliegendem Oberarm ist erlaubt. Außenrotation ist zu vermeiden. Danach erfolgt über 6 Wochen der Aufbau des kompletten aktiven und passiven Bewegungsumfangs im Rahmen der Schmerzfreiheit. Nach insgesamt 8 Wochen soll eine Apprehension-freie Schulterstabilität wieder erreicht sein.

Bei multidirektionaler Instabilität und Laxizität ist das Ziel der Behandlung das *Wiedererlangen der neuromuskulären Kontrolle* über die Stabilität des Schultergelenks. Diese wird durch Training der Kraft, Koordination und Propriozeption der gesamten Schultermuskulatur vom M. trapezius über den M. deltoideus, über die Muskeln der Rotatorenmanschette und der Adduktorengruppe bis zur schulterblattstabilisierenden Muskulatur erreicht (Jung u. Grambauer 2002).

Komplikationen

Neben den unmittelbar operativ verursachten Komplikationen müssen das Therapieversagen, die Reluxation oder die rekurrente Instabilität angeführt werden. Im diesem Falle kann ein erneutes adäquates Trauma, eine unzureichende Operationstechnik oder das primäre Vorliegen einer komplexen Instabilität und damit die Wahl der falschen Therapiemethode die Ursache sein. So beschrieben Hawkins und Mitarbeiter (1985 a) bei rezidivierender dorsaler Subluxation eine höhere Rezidivquote nach operativer als nach konservativ-physiotherapeutischer Behandlung.

Die *zentrale Therapieempfehlung zur Vermeidung von Rezidiven* ist die zur operativen Behandlung posttraumatischer Instabilitäten mit Bankart-Läsion und zur konservativen Behandlung der atraumatischen Instabilitäten mit begleitender Laxizität (Habermeyer u. Lichterberg 2003 b; Marans et al. 1992; Matsen et al. 1994; Postacchini et al. 2000).

11.5 Geburtstraumatischer Armplexusschaden

Ursache und Häufigkeit

Geburtstraumatische Läsionen des Plexus cervicobrachialis (Abb. 11.16) sind selten, ihre Häufigkeit schwankt in der Literatur zwischen 0,5–2,5% aller Geburten. 80–95% aller Läsionen bilden sich spontan zurück (Antoniadis et al. 2003). Bei Wurzelausrissen oder supraganglionären Läsionen kommt es zu einer Schädigung der Spinalganglien oder des Rückenmarks. In diesen Fällen besteht keine Hoffnung auf spontane Regeneration. Die obere Plexusläsion (Typ Erb) überwiegt zahlenmäßig. Seltener werden komplette oder isolierte untere Plexusschädigungen (Typ Klumpke) beobachtet.

Die häufigsten Ursachen sind die *Schulterdystokie*, bei der eine laterale Flexion des Halses zur Entwicklung der Schulter notwendig ist, *makrosome Kinder* (>4000 g) und *peripartale Notfallsituationen* mit manuellen oder mechanischen Extraktionen. Lähmungen nach Hinterhauptlage sind häufiger als nach Beckenendlage.

Eine untere Plexusläsion tritt auf, wenn es unter der Entwicklung des Kindes zu einer Hyperextension des Arms kommt (Ubachs et al. 1995). Plexusläsionen treten häufiger bei Multiparae als Primaparae auf. In der Literatur werden auch Plexusläsionen bei Kindern beschrieben, die per Sectio geboren wurden (Laurent et al. 1993).

Wachstumsstörungen

Je nach Ausmaß der Lähmung und Erholung der betroffenen Muskulatur, aber auch bei schwerer sensibler Schädigung der Hand und nachfolgender Vernachlässigung kommt es zu einem *verzögerten Knochenwachstum* und zu einer *Seitendifferenz* im Längenwachstum der Extremität, mit der Ausbildung sekundärer Ausgleichshaltungen bis hin zur Skoliose. Alle krankengymnastischen und chirurgischen Verfahren sollen neben der funktionellen Wiederherstellung dieses wichtige Merkmal verringern helfen.

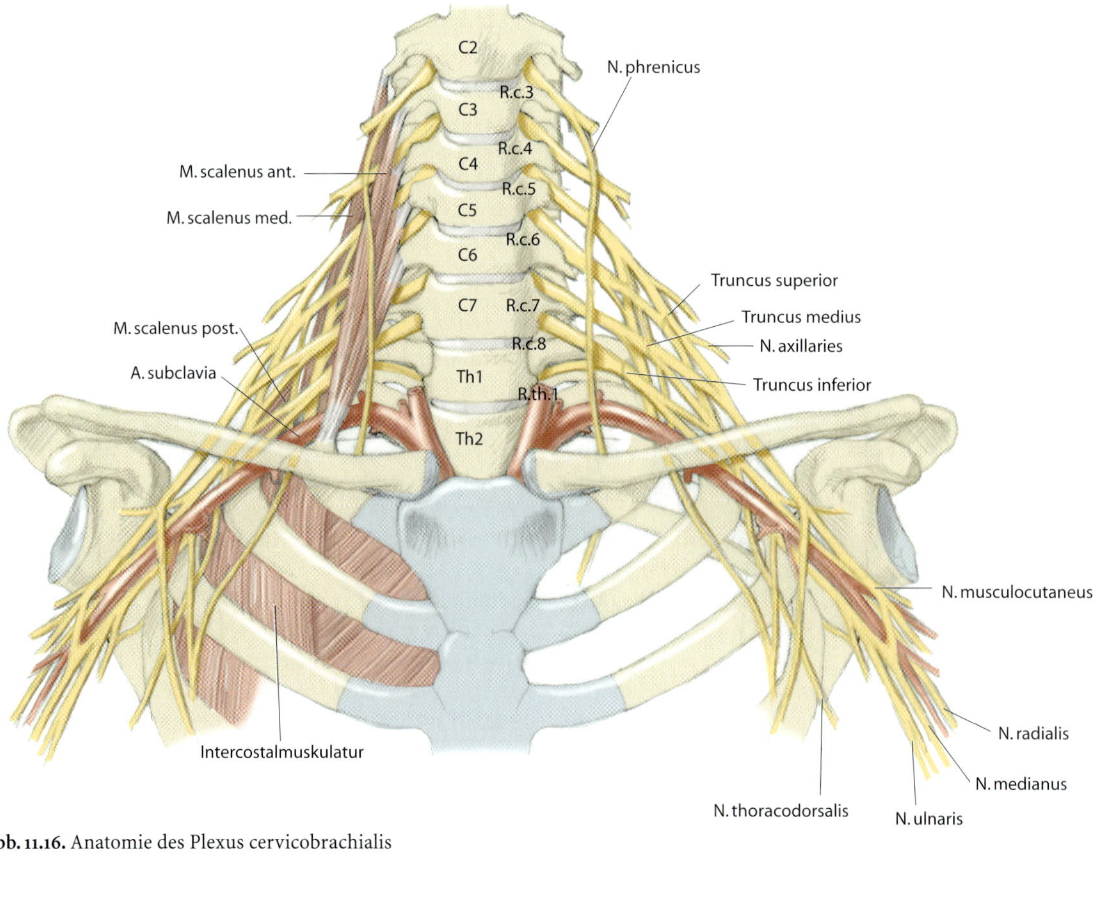

Abb. 11.16. Anatomie des Plexus cervicobrachialis

Diagnostik

Klinisch

Die *obere Plexusläsion* geht mit Störungen der Schulterbewegung und der Beugung des Ellbogens einher. Bei erhaltener Greiffunktion der Hand liegt der Arm bei gestrecktem Ellbogen innenrotiert dem Oberkörper an.

Die *vollständige Plexuslähmung* führt zu einer schlaffen Lähmung aller Muskelgruppen des gesamten Arms einschließlich der Finger. Zusätzlich können ein Horner-Syndrom oder eine ipsilaterale Zwerchfellparese auftreten.

Die *isolierte untere Plexusläsion* mit Streckschwäche des Ellbogens und Bewegungsverlust des Handgelenks und der Hand ist meist das Residuum einer kompletten Lähmung nach Erholung der oberen Plexusanteile (Bahm 2003).

Klinische Untersuchungsschemata, die bei Kleinkindern ab dem 3. Lebensjahr angewendet werden können, werden von Mallet (1972) bzw. Gilbert (1997) vorgeschlagen.

Zusatzdiagnostik

Die Elektromyographie und Elektroneurographie sind wichtige Bestandteile der Diagnostik sowie im Hinblick auf die Prognose und zur Verlaufsbeurteilung, Bei Säuglingen sind sie jedoch nicht immer durchführbar und einwandfrei beurteilbar. Zum Nachweis eines Wurzelausrisses können apparative Untersuchungen wie Myelographie, Myelo-CT und MRT herangezogen werden.

Empfohlene Diagnostik

Basis ist die subtile klinische Untersuchung, die durch radiologische und elektrophysiologische Verfahren lediglich ergänzt wird.

Therapie

Indikation für operative Therapie

Die Beurteilung der *aktiven Ellbogenbeugung* durch den M. biceps brachii hat sich als wesentliches Kriterium zur Entscheidung für eine operative Therapie durchgesetzt (Bahm 2003). Demnach sollte bei einer oberen Lähmung die Ellbogenbeugung mit 3 Monaten beginnen und mit 6 Monaten der Bizeps einen Kraftgrad 3–4 erreicht haben. Nach einer vollständigen Plexuslähmung, insbesondere bei Ausfall der Handsensibilität und unzureichender proximaler Remission, kann diese Entscheidung bereits im 4. Lebensmonat in Richtung der operativen Intervention gefällt werden (Tabelle 11.5).

Antoniadis und Mitarbeiter (2003) schlagen einen Behandlungsalgorithmus zur Therapieplanung bei geburtstraumatischen Plexusläsionen vor (Abb. 11.17).

Tabelle 11.5. Indikation zur primären Nervenwiederherstellung am kindlichen Plexus brachialis. (Nach Bahm 2003)

- Schwere obere und untere Plexuslähmung ohne wesentliche funktionelle Remission nach 4–6 Monaten
- Schwere obere Plexuslähmung (Erb) ohne gute Schulter- und Bizepsfunktion nach 6–9 Monaten
- C7-zentrierte Läsion mit Ausfall des Trizeps und progredienter Innenrotationskontraktur der Schulter
- Gezielte Nervenausfälle mit der Möglichkeit eines sich schnell erholenden (extraplexischen) Nervenanschlusses bei einem Lebensalter <24 Monaten (Nervenanschluss des N. suprascapularis und N. musculocutaneus)

Empfohlene Therapie

Primär konservativ, bei mangelnder Rückbildung rekonstruktive Maßnahmen innerhalb des 1. Lebensjahres.

Bei unzureichender Remission der Schulterlähmung (aktive Abduktion und Flexion <60°) und/oder funktionell unzureichende, nicht spontan und zügig durchgeführte, kraftverminderte Ellbogenbeugung in Neutralstellung der Schulter (Parese des M. biceps brachii) ist die operative Revision zwischen dem 6. und dem 9. Lebensmonat indiziert.

Die schwere C7-betonte Plexuslähmung, die häufig mit einem Ausriss der Wurzel C7 vergesellschaftet ist, sollte ebenfalls innerhalb des 1. Lebensjahres operiert werden, um die Trizepserholung zu ermöglichen und einer schweren Innenrotationskontraktur der Schulter vorzubeugen (Bahm 2003).

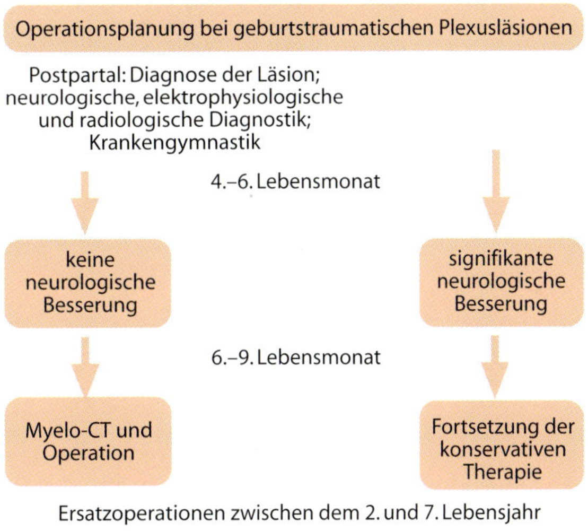

Abb. 11.17. Behandlungsalgorithmus der geburtstraumatischen Plexusläsionen. (Nach Antoniadis et al. 2003)

Operationstechnik

Die *primäre mikrochirurgische Nervenwiederherstellung* wird in Rückenlage und Vollnarkose durchgeführt, der Kopf zur Gegenseite geneigt. Beide Arme und beide Unterschenkel werden mit desinfiziert. Es erfolgt ein supraklavikulärer transversaler Hautschnitt mit Durchtrennung des Platysmas. Der N. phrenicus sowie der M. scalenus anterior werden dargestellt. Es folgt die Exploration des Truncus superior und der einzelnen Plexuswuzeln in mikrochirurgischer Technik. Die Identifikation einzelner Strukturen erfolgt mit Reizstrom. Narbenplatten werden reseziert, der Grad der Fibrose klinisch und durch Schnellschnittdiagnostik identifiziert (Becker et al. 2003), Neurome reseziert. Nach auf diese Weise durchgeführter Bestandsaufnahme erfolgt die Festlegung der Rekonstruktionsstrategie mit Bevorzugung der Hand. Zur Transplantation wird der N. suralis, ggf. beiderseits, verwendet. Die spinale Replantation ausgerissener Nervenwurzeln ist derzeit noch nicht möglich.

Korrektur-/Sekundäroperationen

Bei Kindern >18 Monate ist eine *primäre Nervenrekonstruktion* nur noch in Ausnahmefällen indiziert, da die Zielmuskulatur nach 2–3 Jahren Denervierung atrophiert und dabei ihre Funktion verliert (Bahm 2003). Bei größeren Kindern können *Muskel- und Sehnentranspositionen* sowie *Auflösung von Kontrakturen* zur Verbesserung des muskulären Gleichgewichtes bzw. zur Stärkung gewisser Zielfunktionen beitragen. Am häufigsten sind hier Innenrotationskontrakturen der Schulter zu behandeln (Tabelle 11.6).

Tabelle 11.6. Behandlungsstrategie der Innenrotationskontraktur der Schulter. (Nach Bahm 2003)

Ohne Einschränkung der passiven Außenrotationsfähigkeit/pAR (nur Innenrotationshaltung, keine Gelenkkontraktur) bei fehlender aktiver Außenrotation:
Kinder <2 Jahren:
Extraplexische Reneurotisation des N. suprascapularis durch den distalen Ast des N. accessorius (Garcia-Elias u. Salo 1985)
Danach:
<6 Jahren und bei ausreichender Abduktion: Latissimus-dorsi-Rerouting
>6 Jahren und bei aktiver Abduktion <60°: Transposition des Latissimus dorsi und Teres major nach Hoffer (Hovelius et al. 1996; Montgomery u. Loyd 1977; Nakae u. Endo 1996)
Bei eingeschränkter pAR <20° trotz guter intensiver Krankengymnastik:
Ab 1 Jahr: vordere Schulterlösung
Ab 4 Jahren: Schulterlösung kombiniert mit einem Latissimus-dorsi-Rerouting
Bei eingeschränkter pAR >20°:
Intensive KG und Dehnungsübungen, Kontrolle alle 4 Monate

Die Standardoperation zur operativen Behandlung der Insuffizienz des M. biceps ist die *Latissimus-dorsi-Transplantation.* Zur Behandlung der Extensionsschwäche des Handgelenks kommt in erster Linie die Transposition der Sehne des M. flexor carpi ulnaris auf den M. extensor carpi radialis in Frage. Bei großen Kindern oder Heranwachsenden mit völlig asensiblen und funktionslosen Armen muss vor einer freien Muskeltransplantation zum Erreichen einer groben Greiffunktion die Resensibilisierung z. B. durch Transposition des N. intercostobrachialis zum N. medianus erfolgen.

Literatur

Antoniadis G, König RW, Mohr K, Kretschmer T, Richter H-P (2003) Management bei geburtstraumatischen Läsionen des Plexus brachialis – Eigene Erfahrungen mit der primären operativen Behandlung. Handchir Mikrochir Plast Chir 35: 98–105

Arcand M, Burkhead WZ, Zeman C (1997) Pulmonary embolism caused by thrombosis of the axillary vein after shoulder arthroplasty. J Shoulder Elbow Surg 6: 486–490

Bachmann GF, Melzer C, Heinrichs CM, Mohring B, Rominger MB (1997) Diagnosis of rotator cuff lesions: comparison of US and MRI on 38 joint specimens. Eur Radiol 7: 192–197

Bahm J (2003) Die kindliche Armplexusparese – Übersicht zur Klinik, Pathophysiologie und chirurgischen Behandlungsstrategie. Handchir Mikrochir Plast Chir 35: 83–97

Bailey JL (2002) The classification of shoulder instability – new light through old windows. Proceedings 16th Congress Europ Soc Surg Shoulder Elbow, Budapest

Becker M, Ingianni G, Lasner F, Atkins D, Schröder JM (2003) Intraoperative Schnellschnittdiagnostik bei der geburtstraumatischen Plexusläsion – Gegenüberstellung von Makroskopie, HE-Schnellschnitten und Semidünnschnitten mit Toluidinblau-Färbung. Handchir Mikrochir Plast Chir 35: 112–116

Blasier RD, Aronson J (1994) Fractures in Children. Curr Opin Pediatr 6: 85–89

Brodsky JW, Tullos HS, Gartsman GM (1987) Simplified posterior approach to the shoulder joint. J Bone Joint Surg Am 69: 773–774

Brunner UH (2002) Klinische Untersuchung der Schulter. In: Habermeyer P (Hrsg) Schulterchirurgie. Urban & Fischer, München Jena, S 45–70

Deitch J, Mehlman CT, Foad SL, Obbehat A, Mallory M (2003) Traumatic anterior shoulder dislocation in adolescents. Am J Sports Med 31: 758–763

Detenbeck LC (1972) Posterior dislocations of the shoulder. J Trauma 12: 183–192

Emery RJ, Mullaji MB (1991) Glenohumeral joint instability in normal adolescents: incidence and significance. J Bone Joint Surg BR 73: 406–410

Euler E, Rüedi T (1996) Skapulafrakturen. In: Habermeyer P, Schweiberer L (Hrsg) Schulterchirurgie,. 2. Aufl. Urban & Schwarzenberg, München, S 261–272

Garcia-Elias M, Salo JM (1985) Non-union of a fractured coracoid process after dislocation of the shoulder. A case report. J Bone Joint Surg Br 67: 722–723

Gerber C (1991) Isolated rupture of the tendon of the subscapularis muscle. Clinical features in 16 cases. J Bone Joint Surg Br 73: 389–394

Gerber C (1997) Observations on the classification of instability. In: Warner JJP, Ianott JP, Gerber C (eds) Complex and revision problems in shoulder surgery. Lippincott-Raven, Philadelphia, pp 9–18

Gilbert A (1997) Ergebnisse der Plexuschirurgie und Ersatzoperationen bei geburtstraumatischen Plexuslähmungen. Orthopade 26: 723–728

Greipp JF (1985) Swimmer's shoulder – The influence of flexibility and weight training. Physican Sportsmed 13: 92–105

Habermeyer P, Lichtenberg S (2003 a) Diagnostik und Therapie der vorderen und hinteren Schulterluxation. Teil I: Diagnostik. Chirurg 74: 1078–1088

Habermeyer P, Lichtenberg S (2003 b) Diagnostik und Therapie der vorderen und hinteren Schulterluxation. Teil II: Therapie. Chirurg 74: 1178–1194

Hawkins RJ, Koppert G, Johnston G (1985 a) Recurrent posterior instability (subluxation) of the shoulder. J Bone Joint Surg Am 66: 169–174

Hawkins RJ, Misamore GW, Hobeika PE (1985 b) Surgery for full thickness rotator-cuff tears. J Bone Joint Surg Am 67: 1349–1355

Herscovici D, Fiennes AG, Allgöwer M, Ruedi TP (1992) The floating shoulder: ipsilateral clavicle and scapular neck fractures. J Bone Joint Surg Br 74: 362–364

Hertel R, Ballmer FT, Lombert SM, Gerber C (1996) Lag signs in the diagnosis of rotator cuff rupture. J Shoulder Elbow Surg 5: 307–313

Heyse-Moore GH, Stoker DJ (1982) Avulsion fractures of the scapula. Skeletal Radiol 9: 27–32

Hovelius L, Augustini G, Fredin O (1996) Primary anterior dislocation of the shoulder in young patients. J Bone Joint Surg Am 78: 1677–1686

Huber H, Gerber C (1994) Voluntary subluxation of the shoulder in children. J Bone Joint Surg Br 76: 118-122

Jensen KU, Klein W (1992) Die Arthroskopie der Schulter – Diagnostik und Operationsverfahren. SFA, Tuttlingen (Arthroskopie Aktuell 5)

Jonasch E, Bertel E (1981) Verletzungen bei Kindern bis zum 14. Lebensjahr. Hefte Unfallheilk 150: 1–146

Judet R (1964) Le traitement chirurgical des fractures de l'omoplate. Acta Orthop Belg 30: 673–678

Jung D, Grambauer A (2002) Rehabilitation der Schulter. In: Habermeyer P (Hrsg) Schulterchirurgie. Urban & Fischer, München Jena, S 611–635

Kaminsky SB, Pierce VD (2002) Nonunion of a scapula body fracture in a high school football player. Am J Orthop 31: 456–457

Kawaguchi AT, Jackson DL, Otsuka NY (1998) Delayed diagnosis of a glenohumeral joint dislocation in a child with developmental delay. Am J Orthop 27: 137–140

Kawam M, Sinclair J, Letts M (1997) Recurrent posterior shoulder dislocation in children: the results of surgical management. J Pediatr Orthop 17: 533–538

Kirschner S, Gohlke F (2001) Atraumatische verhakte postero-inferiore Schulterluxation bei einem Kind. Unfallchirurg 104: 266–269

Klein P, Sommerer G, Link W (1991) Shoulder girdle injury in childhood. Operation or conservative procedure? Unfallchirurgie 17: 14–18

Kocher MS, Waters PM, Micheli LJ (2000) Upper extremity injuries in the pediatric athlete. Sports Med 30: 117–135

Konermann W, Gruber G (2000) Ultraschalldiagnostik der Stütz- und Bewegungsorgane. Thieme, Stuttgart New York

Laer L v (2001) Frakturen und Luxationen im Wachstumsalter, 4. Aufl. Thieme, Stuttgart New York

Laurent JP, Lee R, Shenaq S, Parke JT, Solis I, Kowalik L (1993) Neurosurgical correction of upper brachial plexus birth injuries. J Neurosurg 79: 197–203

Lawhon SM, Peoples AB, MacEwen GD (1982) Voluntary dislocation of the shoulder. J Pediatr Orthop 2: 590–593

Lawton RL, Choudhury S, Mansat P, Cofield RH, Stans AA (2002) Pediartic shoulder instability: presentation, findings, treatment and outcomes. J Pediatr Orthop 22: 52–61

Lehmann LJ, Engel GB, Lichtenberg S, Habermeyer P (2002) Die isolierte traumatische Ruptur der Sehne des M. subscapularis als Verletzungsform des Jugendlichen. Unfallchirurg 105: 560–564

Mallet J (1972) Parlysie obstetricale du plexus brachial. Traitement des sequelles. Rev Chir Orthop 58: 166–175

Marans HJ, Angel KR, Semitsch EH, Wedge JH (1992) The fate of traumatic anterior dislocation of the shoulder in children. J Bone Joint Surg Am 74: 1242–1244

Matsen FA, Lippitt SB, Sidles JA, Harryman DT (1994) Practical evaluation and management of the shoulder. Saunders, Philadelphia

May VR (1980) Posterior dislocation of the shoulder: habitual, traumatic or obstetrical. Orthop Clin North Am 11: 271–285

McFarland EG, O'Neill OR, Hsu CY (1997) Complications of shoulder arthroscopy. J South Orthop Assoc 6: 190–196

McIntyre LF, Caspari RB (1993) The rationale and technique for arthroscopic reconstruction of anterior shoulder instability using multiple sutures. Orthop Clin North Am 24: 55–58

Michno P, Sulko J (2001) Anterior traumatic dislocation of the shoulder in children. Chir Narzadow Ruchu Orthop Pol 66: 223–226

Mizuno K, Yoshitomo I, Hirotsugu M (1992) Inferior capsular shift for inferior and multidirectional instability of the shoulder in young children: report of two cases. J Shoulder Elbow Surg 1: 200–206

Montgomery SP, Loyd RD (1977) Avulsion fracture of the coracoid epiphysis with acromioclavicular separation. Report of two cases in adolescents and revision of literature. J Bone Joint Surg Am 59: 963–965

Nakae H, Endo S (1996) Traumatic posterior dislocation of the shoulder with fracture of the acromion in a child. Arch Orthop Trauma Surg 115: 238–239

Neer CS, Foster CR (1980) Inferior capsular shift for involuntary inferior and multidirectional instability of the shoulder. J Bone Joint Surg Am 62: 897–908

Parsch K, zu Eulenberg F (1982) Shoulder injuries in children. Hefte Unfallheilk 160: 187–194

Pilling L, Steinert V, Hörmann D (1980) Skapulafrakturen im Kindesalter. Zbl Chir 105: 1302–1304

Postacchini F, Gumina S, Cinotti G (2000) Anterior shoulder dislocations in adolescents. J Shoulder Elbow Surg 9: 470–474

Prescher A (2000) Anatomical basics, variations and degenerative changes of the shoulder joint and shoulder girdle. Eur J Radiol 35: 88–102

Resch H, Povacz P, Wambacher M, Sperner G, Golser K (1997) Arthroscopic extra-articular Bankart repair for the treatment of recurrent anterior shoulder dislocation. Arthroscopy 13: 188–200

Rickert M, Löw M (2000) Rotatorenmanschettenruptur bei der Schulterluxation eines Jugendlichen. Z Orthop 138: 340–343

Ross GJ, Love MB (1989) Isolated avulsion fracture of the lesser tuberosity of the humerus: a report of two cases. Radiology 172: 833–834

Schneeberger AG, Hersche O, Gerber C (1998) Die instabile Schulter. Klassifikation und Therapie. Unfallchirurg 101: 226–231

Starke W (1988) Isolated fractures of the shoulder blade in childhood and adolescence. Aktuelle Traumatol 18: 73–75

Tibone JE (1983) Shoulder problems of adolescents. How they differ from those of adults. Clin Sports Med 2: 423–427

Thompson DA, Flynn TC, Miller PW, Fischer RP (1985) The significance of scapular fractures. J Trauma 25: 974–977

Tubiana R, McCullough CJ, Masquelet AC (1990) An atlas of surgical exposures of the upper extremity. Dunitz, London

Ubachs JMH, Slooff ACJ, Peeters LLH (1995) Obstetric antecedents of surgically treated obstetric brachial plexus injuries. Br J Obstet Gynaecol 102: 813–817

Wagner TK, Lyne ED (1983) Adolescent traumatic dislocations of the shoulder with open epiphyses. J Pediatr Orthop 3: 61–62

Walch G (1993) Synthese sur l'epidemiologie et l'etiologie des ruptures de la coiffe des rotateurs. Journ Lyonnaises l'Epaule. Brailey, Lyon, pp 256–266

Wiedemann E (2002) Scapulafraktur. In: Habermeyer P (Hrsg) Schulterchirurgie, 3. Aufl. Urban & Fischer, München Jena, S 453–468

Wright JM, Paletta GA, Altchek DW, Crockett HC, Sherman MF (2000) Surgical management of a posterior shoulder instability in a ten-year-old boy: a case report and literature review. Am J Orthop 29: 633–637

Klavikula

12

D. Klitscher, A.-M. Weinberg

Ursache und Häufigkeit

Frakturen des Schlüsselbeins gehören mit 8–15% zu den häufigsten Knochenbrüchen im Kindesalter (Iqbal 1974; Jonasch u. Bertel 1981; Kubiak u. Slongo 2002; Landin 1983; Nordquist u. Petersson 1994). Jungen sind mit >66% häufiger betroffen als Mädchen (Jonasch u. Bertel 1981). Am meisten sind Frakturen im mittleren Drittel der Klavikula (>90%) vertreten. Laterale (5%) oder mediale (3%) Frakturen sind sehr viel seltener (v. Laer 2001; Nordquist u. Petersson 1994). Bei der Hälfte der Schlüsselbeinbrüche handelt es sich um *Grünholzfrakturen*.

Eine besondere Stellung nehmen die *geburtstraumatischen Klavikulafrakturen* ein, die eine Inzidenz von etwa 1% aufweisen (Hsu et al. 2002). Diese Zahl steigt bei makrosomen Neugeborenen mit einem Geburtsgewicht von >4000 g auf >13% an (Jelic et al. 1992).

Die Klavikulafraktur kann durch *direkte* oder *indirekte*, also über Arm und Schultergelenk fortgeleitete *Gewalteinwirkung* entstehen. Die direkten Traumen mit Sturz auf die Schulter oder – seltener – direktem Anprall in Schulterhöhe überwiegen mit 83–93% (Eberle 1972; Nowak et al. 2000; Stanley et al. 1988).

Der indirekte Unfallmechanismus, z. B. Sturz auf die Hand oder Ellbogen, führt meist zu einer Fraktur des mittleren Drittels, da hier die größten Spannungsspitzen auftreten (Bartoli et al. 1989; Bostman et al. 1997; Pannike 1982; Schunk et al. 1988). Die relative Dünne des Knochens im mittleren Drittel und der Übergang zwischen medialer Konvexität und lateraler Konkavität bedingt eine *Schwachstelle* der Klavikula (Schunk et al. 1988).

Geburtstraumatische Frakturen können durch Druck der Schulter gegen die Symphyse oder durch iatrogene Einwirkungen durch die Hand des Geburtshelfers oder bei Zangengeburten entstehen (Madsen 1955).

Entwicklung und Wachstum

Ossifikationskerne, Zeitpunkt des Fugenschlusses

Der mittlere Teil der Klavikula ist der erste Knochen, der beim Fetus in der 6. bis 7. Entwicklungswoche durch *membranöse Ossifikation* entsteht (Waldeyer u. Mayet 1993). Die Klavikula des Neugeborenen hat bereits die typische S-Form des Erwachsenen mit den verbreiterten medialen und lateralen Enden und der größten Klavikulakrümmung im mittleren Drittel. Postnatal beruht das weitere Wachstum der Klavikula auf einer Kombination aus *membranöser appositioneller Ossifikation* und *enchondraler longitudinaler Ossifikation*. Beide Klavikulaenden werden zunächst knorpelig angelegt. Während sich am akromialen Ende kein Ossifikationszentrum bildet, tritt am sternalen Ende ein sekundäres Ossifikationszentrum zwischen dem 11. und 18. Lebensjahr auf. Dieses verschmilzt mit dem Mittelstück der Klavikula um das 21. bis 25. Lebensjahr. Zum Längenwachstum trägt mit 80% überwiegend das sternale Ende bei (Ogden 1984; Ogden et al. 1979;).

Wachstumsstörungen/Spontankorrekturen

Wachstumsstörungen, im Sinne des *vorzeitigen Fugenschlusses*, sind mitunter nach medialen oder lateralen Frakturen möglich. Es resultiert eine *Verkürzung der Klavikula*. Ob Frakturen zu einer Stimulation der umgebenden Fuge mit konsekutiver Verlängerung der Klavikula führen können, ist nicht geklärt. Die Längendifferenzen führen meist nicht zu funktionellen Beeinträchtigungen (v. Laer 2001).

Dagegen ist das *spontane Remodeling* sehr gut. Neben Verkürzungen bis zu einigen Zentimetern können Achsabweichungen von bis zu 60–90° im weiteren Wachstum altersabhängig ausgeglichen werden (v. Laer 2001; Rockwood et al. 1984). Allerdings kann es bei älteren Kindern zu vorübergehenden kosmetischen Beeinträchtigung kommen.

Chirurgische und spezielle Anatomie

Die Klavikula ist ein S-förmig gekrümmter Knochen mit einem ventral *konvexen Verlauf* im medialen Bereich und einem *konkaven Verlauf* im lateralen Bereich. Genau an diesem Übergang liegt bei Kindern eine Resistentia minoris vor, sodass die meisten Frakturen dort gelegen sind. Bei Kindern ist der Periostschlauch, an dem das Lig. coracoclaviculare ansetzt, dicker als beim Erwachsenen. Die Klavikula artikuliert im medialen Bereich mit dem *Sternum* und im lateralen Bereich mit dem *Akromion* und stellt damit die Verbindung zwischen Schulterblatt und Rumpf her.

Die jeweiligen Gelenkflächen werden von einem *Diskus* getrennt. Das *Sternoklavikulargelenk* ist als Kugelgelenk ausgebildet. Der Diskus teilt hier das Gelenk in einen anterioren und posterioren Gelenkanteil. Das Lig. sternoclaviculare anterius verstärkt ventral die Gelenkkapsel und verhindert ein übermäßiges Zurückführen der Schulter, während das Lig. sternoclaviculare posterius eine übermäßige Ventralverschiebung der Klavikula blockiert. Das Lig. costoclaviculare, welches von der 1. Rippe zur Unterfläche des Schlüsselbeins zieht, hemmt das Heben der Klavikula. Das Lig. interclaviculare verbindet die beiden sternalen Enden der Klavikulä und verhindert ein übermäßiges Absenken der Schlüsselbeine.

Das *Akromioklavikulargelenk (AC-Gelenk)* ist funktionell ebenfalls ein Kugelgelenk. Die Gelenkkapsel wird kranial durch das Lig. akromioclaviculare verstärkt. Das Lig. coracoclaviculare verläuft vom Processus coracoideus zur unteren Fläche der Klavikula. Es besteht aus einem medialen Anteil, dem Lig. conoideum, welches die Schulterbewegungen nach dorsal abbremst und einem lateralen Anteil, dem Lig. trapezoideum, welches die Schulterblattbewegung nach ventral hemmt (Moll u. Moll 1993; Waldeyer u. Mayet 1993).

Der *M. subclavius* setzt an der Unterfläche der Klavikula an. Durch seine Lage schützt er die zwischen Klavikula und 1. Rippe verlaufenden Nerven und Gefäße. Der *M. sternocleidomastoideus* entspringt mit seinem klavikulären Anteil am medialen Ende der Klavikula. Bei einer Klavikulafraktur zieht er das mediale Fragment nach kranial, während das Gewicht des Arms das laterale Fragment nach ventral und kaudal zieht. Der *M. pectoralis minor* entspringt von der 3. bis 5. Rippe und setzt am Processus coracoideus an. Dadurch wird bei einer Klavikulafraktur das laterale Fragment ebenfalls nach unten gezogen. Der *M. trapezius* setzt im Bereich der lateralen Klavikula an. Die *Pars clavicularis des M. deltoideus* entspringt vom akromialen Ende des Schlüsselbeins. Der *M. pectoralis major* entspringt mit seinem klavikulären Anteil vom medialen Anteil der Klavikula und setzt am Tuberculum majus des Humerus an. Durch den Muskelzug kommt es bei einer Klavikulafraktur zu einer *Einstauchung* der Fragmente (Moll u. Moll 1993; Schunk et al. 1988; Waldeyer u. Mayet 1993).

Die Klavikula hat aufgrund Ihrer Lage eine enge Beziehung zu den *mediastinalen Gefäßen* und der *Lunge*. Nur durch den M. subclavius geschützt verlaufen die V. subclavia, die A. subclavia und der Plexus brachialis unterhalb des Schlüsselbeins. Direkt hinter dem sternoklavikularen Gelenk verläuft der Venenwinkel (Abb. 12.1).

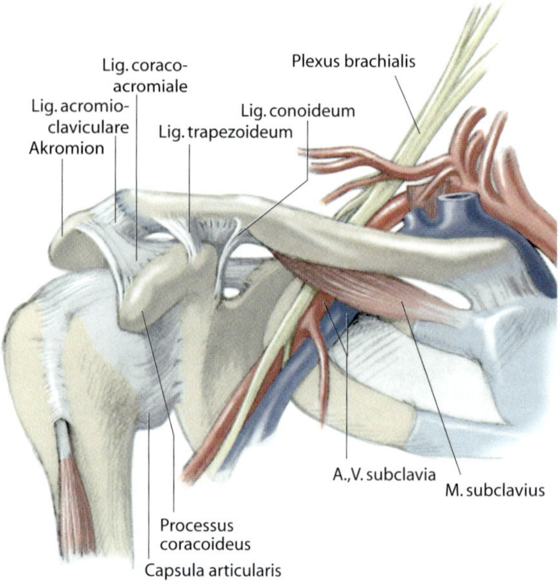

Abb. 12.1. Anatomie der Klavikula

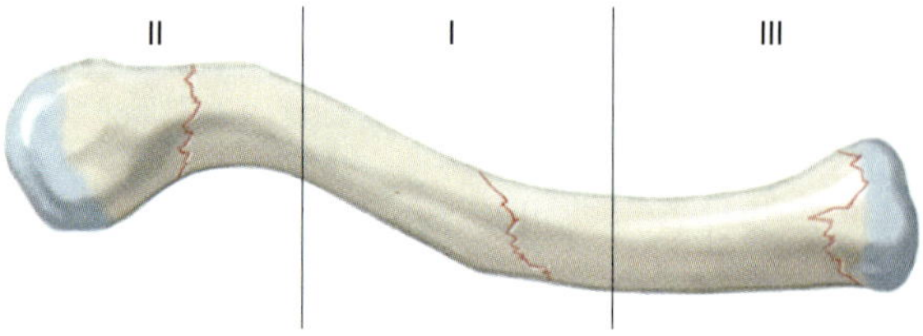

Abb. 12.2. Klassifikation nach Allman Typ I bis III

Klassifikation

Eine der gebräuchlichsten Klassifikationen der Klavikulafrakturen ist die Einteilung nach Allman (1967):

- *Typ I* – der häufigste Frakturtyp – betrifft das mittlere Klavikuladrittel. Das mediale Fragment ist hierbei durch den Zug des M. sternocleidomastoideus häufig nach kranial disloziert, während das Gewicht des Arms, M. deltoideus und M. pectoralis minor das laterale Fragment nach ventral und kaudal ziehen.
- *Typ II* betrifft das laterale Drittel, lateral der korakoklavikulären Bänder.
- Zu den *Typ-III-Frakturen* werden alle Frakturen medial des kostoklavikulären Bandes gerechnet. Bleibt das kostoklavikuläre Band intakt, so verbleiben die Fragmente undisloziert, bzw. wenig disloziert (Allman 1967; Post 1988; Abb. 12.2).

Die Typ-II-Frakturen nach Allman können nach Neer (1963) weiter in *Typ-1-* und *Typ-2-Frakturen* unterteilt werden. Typ-2-Frakturen nach Neer treten bei Kindern und Jugendlichen sehr selten auf. Bei den Typ-1-Frakturen nach Neer verbleiben die korakoklavikulären Bänder intakt. Bei den Typ-2-Frakturen sind die korakoklavikulären Bänder rupturiert. Es resultiert eine vermehrte Dislokation des proximalen Klavikulafragments nach kranial und dorsal (Allman 1967; Neer 1963; Post 1988; Abb. 12.3 a,b).

Die Typ-III-Frakturen nach Allman können weiter unterteilt werden in mediale *diaphysäre*, *metaphysäre*

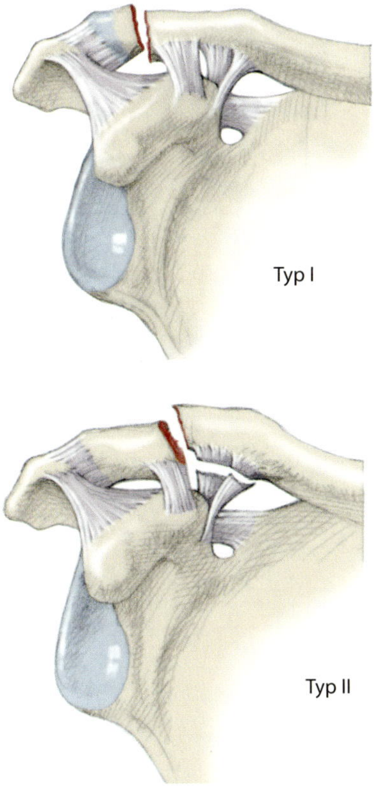

Abb. 12.3. Einteilung der Allman-Typ-II-Frakturen nach Neer in die Typen 1 und 2

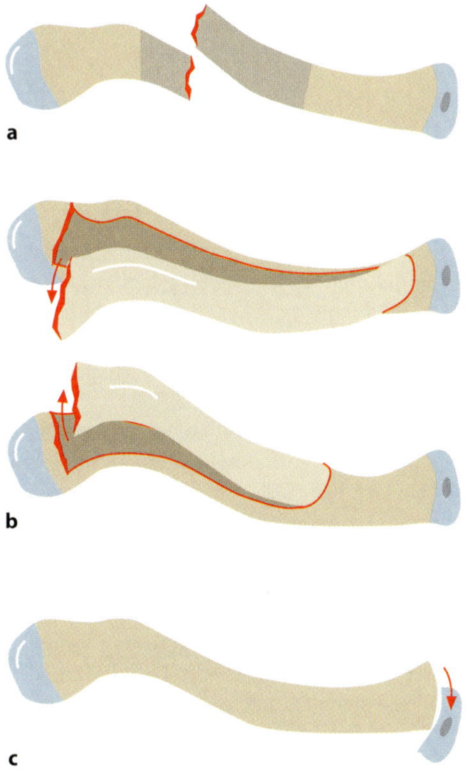

Abb. 12.4 a–c. Klassifikation nach v. Laer

und *epiphysäre Frakturen*. Meist handelt es sich um epiphysäre Frakturen im Sinne einer Epiphysenlösung mit oder ohne metaphysären Anteil (Salter-Harris-Typ-I- oder -Typ-II-Frakturen).

Das Schaftfragment disloziert normalerweise nach ventral.

Bei dorsaler Dislokation ist auf Begleitverletzungen der Lunge und der mediastinalen Strukturen zu achten (Sanders et al. 1996). CAVE

Von Laer (2001) schlägt vor, insgesamt nur 3 Typen zu differenzieren:

- die *Schaftfraktur*,
- die *laterale Pseudoluxation* (Typ III bis VI nach Dameron und Rockwood; Rockwood et al. 1984) und
- die *mediale Epiphysenlösung* mit oder ohne Keil (Altmann Typ III; Abb. 12.4 a–c).

Unterscheidungskriterien für Frakturen

- Nach Frakturverlauf
  - quer
  - schräg
  - spiralförmig
- Nach Frakturart
  - vollständig durchbrochene Frakturen
  - typische Grünholzfrakturen mit konvexseitig durchgebrochener und konkavseitig angebrochener Kortikalis
  - »bowing fractures« (mit oder ohne sichtbaren Frakturspalt)
- Nach Richtung und Ausmaß der Dislokation
- Nach der Anzahl der beteiligten Fragmente
  - Zweifragmentfrakturen
  - Stückfrakturen
  - Trümmerfrakturen

■ **Akromioklavikulargelenkverletzungen im Kindesalter.** Der *Periostschlauch*, an dem das Lig. coracoclaviculare ansetzt, ist bei Kindern dicker als bei Erwachsenen. Das laterale Klavikulaende verknöchert erst sehr spät. Bei Läsionen der lateralen Klavikula im Kindesalter bleiben daher in aller Regel die korakoklavikulären und akromioklavikulären Bänder intakt. Somit handelt es sich bei kindlichen lateralen Klavikulafrakturen nicht um Frakturen, sondern um *Pseudoluxationen* – auch als »banana peeling« bezeichnet. Dabei zerreißt der Periostschlauch und das proximale Klavikulafragment tritt aus dem Periostschlauch heraus (Falstie-Jensen u. Mikkelsen 1982; Schunk et al. 1988). Die Pseudoluxation entspricht der eigentlichen AC-Gelenkverletzung im Kindesalter.

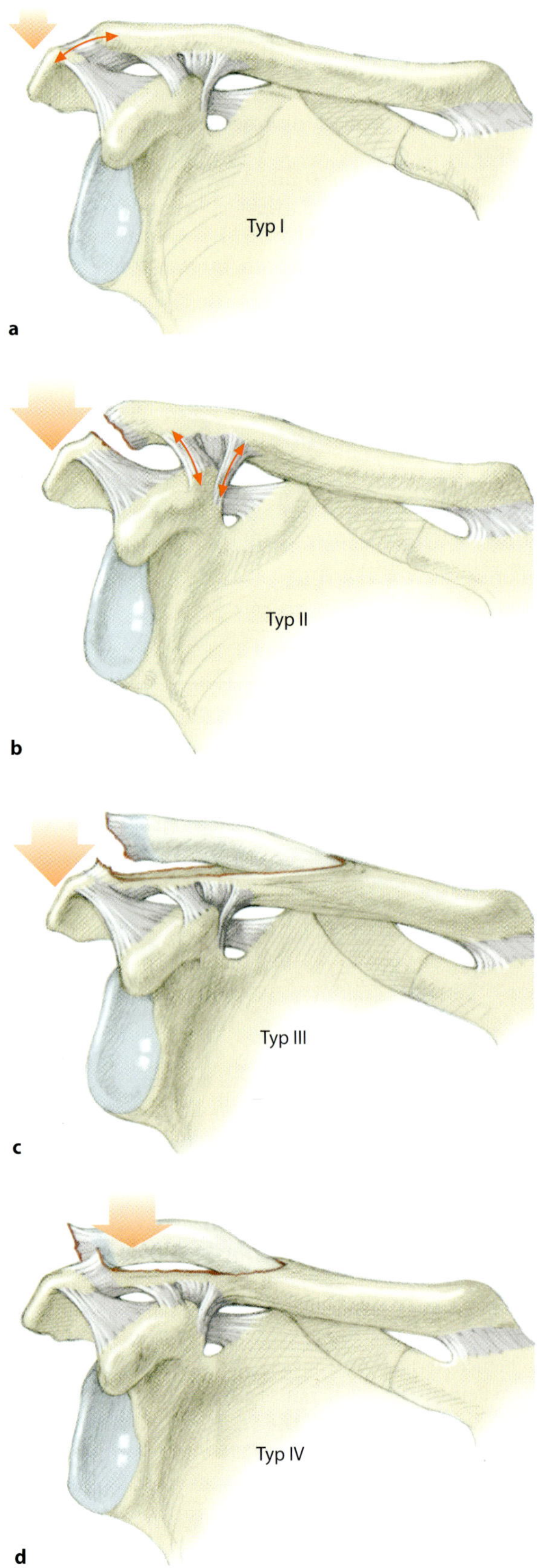

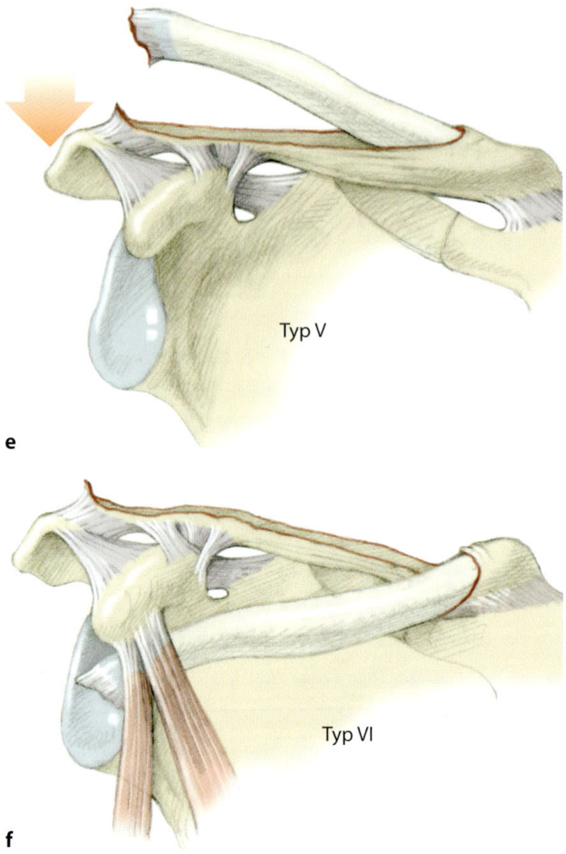

Abb. 12.5 a–f. Klassifikation nach Dameron und Rockwood Typ I–VI

Dameron und Rockwood (Rockwood et al. 1984) haben die Verletzungen des AC-Gelenks bei Kindern in 6 Typen eingeteilt (Abb. 12.5 a–f):

- *Typ I*: Es handelt sich um eine Distorsion der akromioklavikulären Bänder ohne Ruptur. Im Röntgenbild zeigen sich keine Auffälligkeiten.
- *Typ II*: Es tritt eine Partialruptur des Periostschlauchs der Klavikula auf. Im Röntgenbild sieht man eine diskrete Erweiterung im AC-Gelenk. In den Panoramaaufnahmen mit Darstellung beider AC-Gelenke im a.-p.-Strahlengang unter gleichzeitigem Zug an beiden Handgelenken mit 5- bis 10-kg-Gewichten ist der korakoklavikuläre Abstand im Vergleich zur Gegenseite um weniger als 25% vergrößert.
- *Typ III*: Der Periostschlauch ist komplett rupturiert. Die Röntgenaufnahmen zeigen eine Kranialdislokation der Klavikula mit Vergrößerung des Abstands sowohl zum Akromion als auch zum Korakoid. In den Panoramaaufnahmen ist der korakoklavikuläre Abstand im Vergleich zur unverletzten Schulter um 25–100% vergrößert.
- *Typ IV*: Es handelt sich um eine komplette Ruptur des Periostschlauchs mit Dislokation des lateralen Klavikulaendes nach kranial und dorsal, unter den M. trapezius. In den a.-p.-Aufnahmen kann die Typ-IV-Fraktur mit den Typ-II-Frakturen verwechselt werden. Oft zeigt erst die axiale Röntgenaufnahme die zusätzlich bestehende dorsale Dislokation.

- *Typ V*: Der Periostschlauch ist komplett, annähernd über die gesamte Länge der Klavikula rupturiert. Es zeigt sich eine ausgeprägte Dislokation des lateralen Klavikulaendes nach kranial. Im Vergleich zur gesunden Schulter ist der korakoklavikuläre Abstand in den Panoramaaufnahmen auf >100% vergrößert.
- *Typ VI*: Der Periostschlauch ist komplett, annähernd über die gesamte Länge der Klavikula rupturiert. In den Röntgenaufnahmen stellt sich eine Dislokation der lateralen Klavikula unter den Processus coracoideus dar (Sanders et al. 1996; Tabelle 12.1).

Etwa ab dem 15. Lebensjahr können *AC-Gelenkverletzungen vom Erwachsenentyp* auftreten und werden dementsprechend nach Tossy oder Rockwood eingeteilt (Rockwood et al. 1984, s. auch den Band »Schulter, Oberarm« aus der Reihe Tscherne Unfallchirurgie).

Diagnostik

Klinisch

Der betroffene Arm wird typischerweise in Schonhaltung am Körper adduziert. Bewegungen in der Schulter werden als schmerzhaft empfunden (Post 1988). Die verletzte Schulter steht oft tiefer. Die Schulterbreite ist verkürzt. Bei dislozierten Frakturen sind die Fragmentenden in aller Regel zu tasten (Pannike 1982).

Bei Neugeborenen kann sich die Klavikulafraktur als so genannte *Pseudoparalyse* darstellen, die differenzialdiagnostisch gegenüber der Plexuslähmung abgegrenzt werden muss.

Meist handelt es sich jedoch um Zufallsbefunde. Gegebenenfalls kann ein abgeschwächter Moro-Reflex der betroffenen Seite zur Diagnose führen (Hsu et al. 2002). Nach etwa 10 Tagen kann ein ausgeprägter Kallus getastet werden, der oftmals das erste Zeichen einer stattgehabten Verletzung darstellt (Nordquist u. Petersson 1994; s. auch Abb. 24.3). Epiphysenlösungen des lateralen Klavikulaendes sind im Kindesalter schwer diagnostizierbar, da das epiphysäre, sekundäre Ossifikationszentrum erst spät verknöchert und damit auf dem Röntgenbild nicht erkennbar ist (Abb. 12.6 a–c).

! Auch wenn neurovaskuläre Begleitverletzungen selten sind, sollte doch besondere Sorgfalt auf die Untersuchung von Durchblutung, Motorik und Sensibilität gelegt werden.

Auf eine drohende Hautdurchspießung durch die Fragmentenden sowie auf Begleitverletzungen ist zu achten. Es können Rippenfrakturen (Post 1988), Frakturen der Skapula, Verletzungen der A. und V. subclavia (Eberle 1972; Post 1988), des Plexus brachialis (ebd.) und der Lunge (Longo u. Ruggiero 1982) auftreten.

Radiologisch

Prinzipiell reicht meist *eine Röntgenaufnahme* der Klavikula in einer Ebene aus. Bei Kindern <2 Jahren ist die Diagnostik der Klavikula durch eine sonographische Untersuchung ausreichend und meist sogar der konventionellen Röntgentechnik überlegen (Bartoli et al. 1989; Katz et al. 1988). Zunehmend wird auch die Sonographie bei älteren Kindern als Methode der Wahl eingesetzt (Abb. 12.7 a–g).

Zur Beurteilung eines etwaigen *Dislokationsausmaßes* ist in manchen Fällen die Aufnahme in einer zweiten Ebene, die Tangentialaufnahme nach Zimmer-Brossny, erforderlich. Dabei wird der Klavikulaschaft überlagerungsfrei dargestellt.

Zur Beurteilung lateraler Klavikulafrakturen, insbesondere zur Beurteilung der dorsoventralen Fragmentdislokation, hat sich die *axiale Schultergelenkaufnahme* bewährt. Eine Panoramaaufnahme mit Darstellung beider AC-Gelenke im a.-p.-Strahlengang unter gleichzeitigem passiven Zug an beiden Handgelenken mit Gewichten von 2 bis maximal 10 kg bei Adoleszenten kann das Ausmaß der Dislokation der Klavikula darstellen. Zur Erkennung ventraler oder dorsaler Verschiebungen bei medialen Klavikulafrakturen kann eine axiale Aufnahme durchgeführt werden – meist ist allerdings die CT aussagekräftiger.

Sternoklavikulargelenkluxationen lassen sich durch das konventionelle Röntgen nur selten ausreichend darstellen. Mit der Panoramaaufnahme beider Klavikulä kann dies teilweise gelingen, wobei die Orientierung im

Tabelle 12.1. Klassifikation der kindlichen Klavikulafraktur/AC-Verletzungen

Allmann Typ I	Mittleres Klavikuladrittel		
Allmann Typ II	Laterales Klavikuladrittel	Neer Typ 1 (Jugendliche)	Fraktur mit intakten korakoklavikulären Bändern
		Neer Typ 2 (Jugendliche)	Frakturen mit rupturierten korakoklavikulären Bändern
	Laterale Klavikula, AC-Gelenk-Verletzungen	Dameron und Roockwood Typ I bis VI	Ligamentäre/Periost Verletzungen des AC-Gelenks
Allmann Typ III	Mediales Klavikuladrittel	Salter-Harris-Typ-1/2-Frakturen	Epiphysäre Frakturen

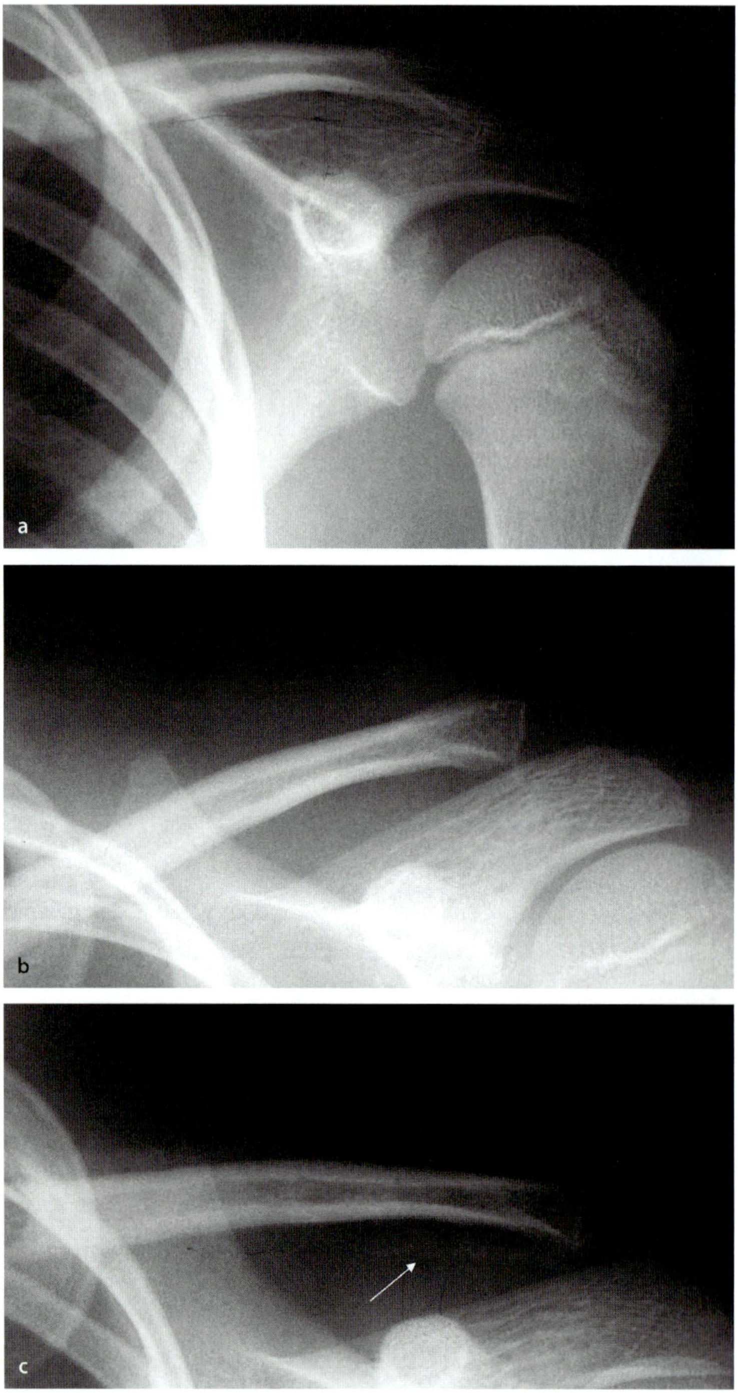

Abb. 12.6 a–c. Laterale Psudoluxation der Klavikula. Initial am Unfalltag wurde neben der konventionellen Aufnahme (**a**) eine Aufnahme unter Zug (**b**) durchgeführt. Da der Epiphysenkern noch nicht sichtbar ist, lässt sich eine solche Verletzung nur schwer diagnostizieren, da keine grobe Dislokation vorlag. Ruhigstellung im Rucksackverband. **c** Nach 16 Tagen zarte Kalluslinie (*Pfeil*) als Kennzeichen der stattgehabten Verletzung des AC-Gelenks bei Kindern als so genannte Pseudoluxation

Raum aber nicht möglich ist. Bei Therapierelevanz sollte eine CT oder MRT durchgeführt werden. Konventionelle Tomographien oder eine CT sollten Ausnahmefällen vorbehalten bleiben, bei denen mit den oben ausgeführten Einstellungen keine ausreichende Beurteilung möglich ist (Pannike 1982; Schunk et al. 1988).

Differenazialdiagnosen

■ **Dysostosis cleidocranialis.** Hierbei handelt es sich um eine autosomal-dominant vererbte Störung der desmalen Ossifikation im Bereich der Klavikulä und des Schädels. Als Folge der verzögerten oder fehlenden Verknöcherung, sind die Klavikulä hypoplastisch ausgebildet oder fehlen vollständig. Eine kausale Therapie gibt es nicht (Stotz 1997).

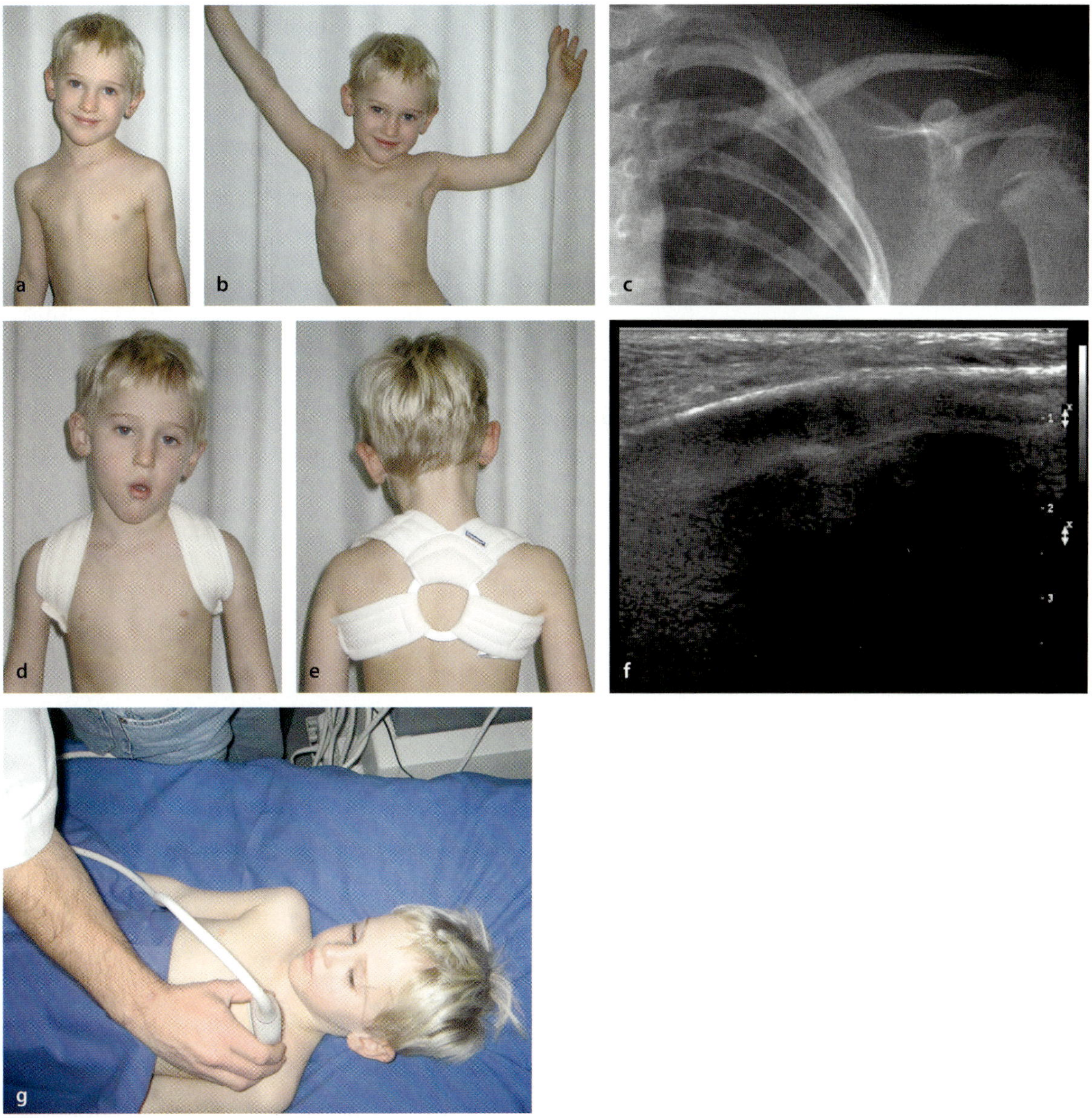

Abb. 12.7. a,b Typisches klinisches Bild bei frischer Klavikulafraktur. Seitendifferenz der aktiven Bewegung als auch Schonhaltung des Kopfes in Richtung der Verletzung, Schwellung im Bereich der linken Klavikula. **c** Radiologisches Bild der Grünholzfraktur der Klavikula in Schaftmitte. **d,e** Anlage eines Rucksackverbandes (vorgefertigter konfektionierter Verband). **f,g** Sonographie und Darstellung der Fraktur

■ **Kongenitale Pseudarthrose.** Die kongenitale Pseudarthrose ist abzugrenzen von den geburtstraumatischen Frakturen. Klinisch zeigt sich oft ein hypertropher Tumor, meist in Klavikulamitte. Bei den seltenen symptomatischen Fällen oder bei kosmetischer Beeinträchtigung kann die operative Therapie mit Resektion der Pseudarthrose, Spongiosaplastik und Plattenosteosynthese oder intramedullärer Fixation erfolgen (Niethard u. Pfeil 1992).

Therapie

Konservativ

Klavikulafrakturen und die meisten AC-Gelenk-Verletzungen werden in der Regel konservativ behandelt (Abb. 12.8 a,b, Abb. 12.9 a–c). Die Operationsindikation ist äußerst zurückhaltend zu stellen!

Klavikulafrakturen bei Kindern <2 Jahren heilen ohne Therapie binnen 1–2 Wochen folgenlos aus (Hsu et al. 2002; Post 1988). Selten einmal kann die kurzfristige Ruhigstellung mit einer Schlinge bei starker Beeinträchtigung notwendig werden.

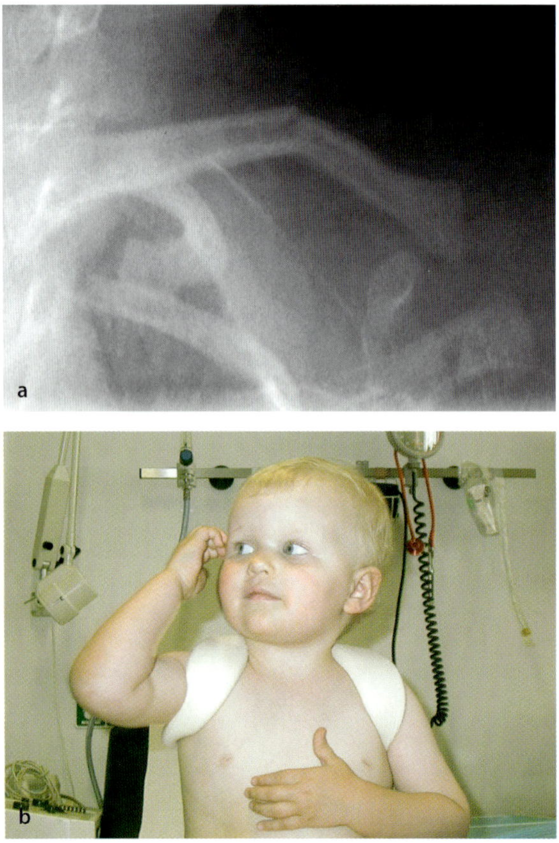

Abb. 12.8 a,b. 2-jähriges Mädchen mit Grünholzfraktur der Klavikula. **a** Typische Grünholzfraktur der Klavikula am Unfalltag. **b** Therapie mittels Rucksackverband

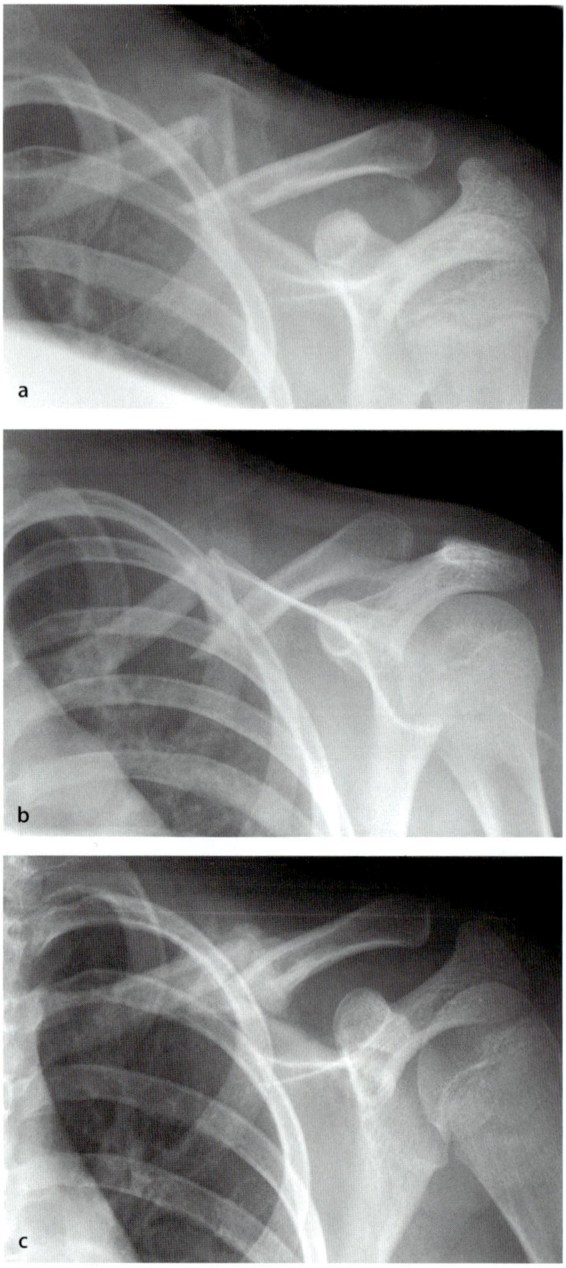

Abb. 12.9 a–c. 11-jähriger Junge mit dislozierter Klavikulaschaftfraktur. **a,b** Klavikulaschaftfraktur am Unfalltag. **c** Typische Kugelkallusbildung unter konservativer Therapie 2 Monate nach dem Unfall

Ab einem Alter von 2 Jahren kann bei wenig dislozierten Frakturen ein Dreiecktuch oder alternativ ein Rucksackverband zur Schmerzreduktion angelegt werden (v. Laer 2001; Abb. 12.10). Repositionsmanöver von Schaftfrakturen in Lokalanästhesie, wie sie von einigen Autoren empfohlen werden (Sanders et al. 1996), sind bei Kindern unter dem 14. Lebensjahr nicht indiziert.

Operativ

- *Allgemeine Indikationen zur Operation*:
  - Frakturen mit Gefäß- oder Nervenverletzungen (Mullaji u. Jupiter 1994; Schunk et al. 1988), zumindest, wenn ein konservativer Versuch mit Bettruhe nicht zum Erfolg führt,
  - offene Frakturen (Kubiak u. Slongo 2002; Poigenfurst et al. 1988).
- *Relative Indikation zur Operation*:
  - Polytraumen,
  - Klavikulafrakturen mit kleiner Durchspießung,
  - schwer dislozierte Frakturen mit drohender Hautdurchspießung in der Adoleszenz (Kubiak u. Slongo 2002; v. Laer 2001; Post 1988; Sanders et al. 1996; Schunk et al. 1988; Zenni et al. 1981),
  - laterale Klavikulafrakturen vom Typ Rockwood IV, V, VI (Sanders et al. 1996; Wilfinger u. Höllwarth 2002),
  - symptomatische atrophe Pseudarthrosen (Engert et al. 1979; Nikiforidis et al. 1996; Schmidt-Rohlfing et al. 2001); es ist besonders bei dieser Diagnose darauf hinzuweisen, dass es sich auch um kongenitale Deformitäten handeln kann,
  - symptomatische hypertrophe Pseudarthrosen nach Versagen der konservativen Therapie, welche im Kindesalter eine absolute Rarität(!) darstellen (Engert et al. 1979; Mullaji et al. 1994; Nikiforidis et al. 1996),
  - Kompressionen der A. und V. subclavia können unter Umständen auch konservativ mittels Rucksackverband und Bettruhe therapiert werden; je nach klinischem Bild sollte jedoch die geschlossene oder offene Reposition erfolgen (Sanders et al. 1996).

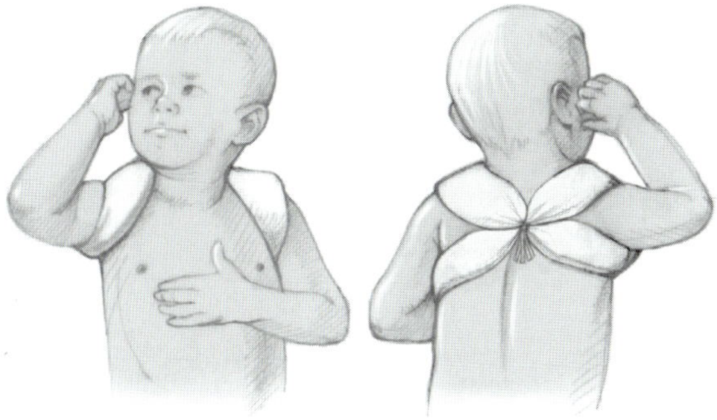

Abb. 12.10. Anlage eines Rucksackverbandes

Ab welchem Dislokationsausmaß die operative Therapie erfolgen sollte, wird in der Literatur kontrovers diskutiert. Wilkes u. Hoffer (1987) beschreiben exzellente funktionelle Ergebnisse und Remodeling bei Klavikulafrakturen mit initialem Achsknick von >90° und einer Verkürzung >4 cm ohne jegliche Therapie.

Die Grenzen der tolerablen Dislokation sind abhängig vom Patientenalter, dessen Konstitutionstyp und Geschlecht.

Seit-zu-Seit-Verschiebungen und Achsknicke gleichen sich in der Regel bis zu einem Alter von 14 Jahren gut aus. Bei älteren Jugendlichen kann die Fehlstellung persistieren (Eberle 1972). Diese zieht jedoch keine funktionelle Beeinträchtigung nach sich.

Jede Überlegung, aus kosmetischen Erwägungen heraus eine operative Stabilisation durchzuführen, birgt den Nachteil einer Narbe an einer – vor allem im Sommer – sichtbaren Stelle mit sich.

Technik

Klavikulaschaftfrakturen. Klavikulaschaftfrakturen können mittels *Plattenosteosynthesen* oder *intramedullären Nägeln* stabilisiert werden (Sanders et al. 1996). Als Implantate werden beispielsweise die 2,7 mm ASIF-DCP (Schwarz u. Hocker 1992), die 3,5 mm DCP (Poigenfurst et al. 1988), die LC-DCP (Mullaji et al. 1994) oder Kleinfragmentrekonstruktionsplatten (Povacz u. Resch 1999) verwendet. Nachteil ist der große Zugang an exponierter Stelle. Diese Narben neigen stark zur hypertrophen Keloidbildung.

Typische Komplikationen der Plattenosteosynthese sind die hypertrophe Keloidnarbe, die Pseudarthrose und die Refraktur nach Metallentfernung.

Eine Alternativ stellt die *intramedulläre Osteosynthese mit Kirschner-Drähten* (Ngarmukos et al. 1998) dar, besser jedoch mit elastischen *Titannägeln* (Jubel et al. 2002 b; Kubiak u. Slongo 2002). Eine häufig beschriebene Komplikation der Kirschner-Drähte ist die Implantatdislokation, die mit einer hohen Morbidität und Mortalität einhergeht (Lyons u. Rockwood 1990). Diese Risiken können durch die Verwendung von *elastisch stabilen Markdrähten (ESIN)* vermindert werden. Durch die elastische Verspannung in der S-förmig gebogenen Klavikula entsteht eine stabile Verankerung (Jubel et al. 2002 b). Gleichzeitig verhindert das gebogene abgeflachte Ende eine Penetrierung. Im Vergleich zur Plattenosteosynthese ist der Zugangsweg Weichteil-schonender und das Risiko einer großen Narbe geringer (Jubel et al. 2002 a). Ebenfalls scheint das Risiko von Pseudarthrosen geringer als bei der Plattenosteosynthese zu sein.

Über den geeigneten *Zugang* gibt es unterschiedliche Ansichten. Rockwood et al. (1984) implantieren von lateral. In den deutschsprachigen Publikationen wird die mediale Implantationstechnik favorisiert. Im Hinblick auf Kinder fehlen jedoch entsprechende Studien.

Klinischer Hinweis
Die Pseudarthrosenbildung ist bei der operativen Therapie höher als bei der konservativen Behandlung.

Operationstechnik der elastischen Titannagelung

- *Anästhesie*:
  Der Eingriff wird in Vollnarkose durchgeführt.
- *Lagerung*:
  Die Lagerung erfolgt in Beach-Chair-Position mit freier Lagerung von Arm und Schulter der betroffenen Seite (Abb. 12.11 a).
- *Operationstechnik*:
  Der Operateur steht auf der unverletzten, der Assistent auf der verletzten Körperseite. Der Nagel wird von medial nach lateral eingebracht. Zunächst erfolgt die Hautinzision über dem sternalen Klavikulaende, etwa 1 cm distal des Sternoklavikulargelenks (Abb. 12.11 b). Die ventrale Kortikalis wird mit einem Bohrer eröffnet und mittels Pfriem erweitert (Abb. 12.11 c). Nun erfolgt das Einbringen des elastischen Titannagels per Hand unter drehenden Bewegungen bis zum Frakturspalt. Unter Bildwandlerkontrolle wird die Fraktur reponiert und der intramedullär liegende Nagel weiter nach lateral vorgeschoben (Abb. 12.11 d). Das proximale Ende wird anschließend gekürzt. Gelingt die geschlossene Reposition nicht, können perkutane spitze Repositionszangen zu Hilfe genommen werden. Scheitert auch dieses Verfahren, so wird eine Inzision direkt über der Fraktur angelegt und die Fraktur offen eingerichtet (Jubel et al. 2002 b; Abb. 12.12 a–h).

■ **Mediale Klavikulafrakturen.** Bei deutlicher *anteriorer Dislokation* oder Luxation kann die Reposition in Vollnarkose notwendig werden. Der Patient wird dabei mit einer Unterpolsterung zwischen den Schulterblättern auf dem Rücken gelagert. Durch Zug in Verlängerung der Klavikula am um 90° abduzierten Arm bei gleichzeitigem Druck auf den Frakturbereich kann eine Reposition erreicht werden. Anschließend wird ein Rucksackverband angelegt.

Posteriore Dislokationen sind extrem selten und können häufig nur mit CT oder MRT eindeutig diagnostiziert werden. Eine Operationsindikation besteht lediglich bei Beeinträchtigung der mediastinalen Strukturen, wie z. B. eine Obstruktion der V. brachiocephalica. Unter Vollnarkose wird bei dem in Rückenlage befindlichen Patienten zwischen den Schulterblättern unterpolstert. Der um 90° abduzierte Arm wird unter Zug nach hinten geführt und die Klavikula mit der Hand oder mittels Tuchklemme reponiert. Gelingt dies nicht, muss offen vorgegangen werden. Zur Schmerzstillung wird auch hier ein Rucksackverband oder ein Gilchrist-Verband angelegt (Sanders et al. 1996).

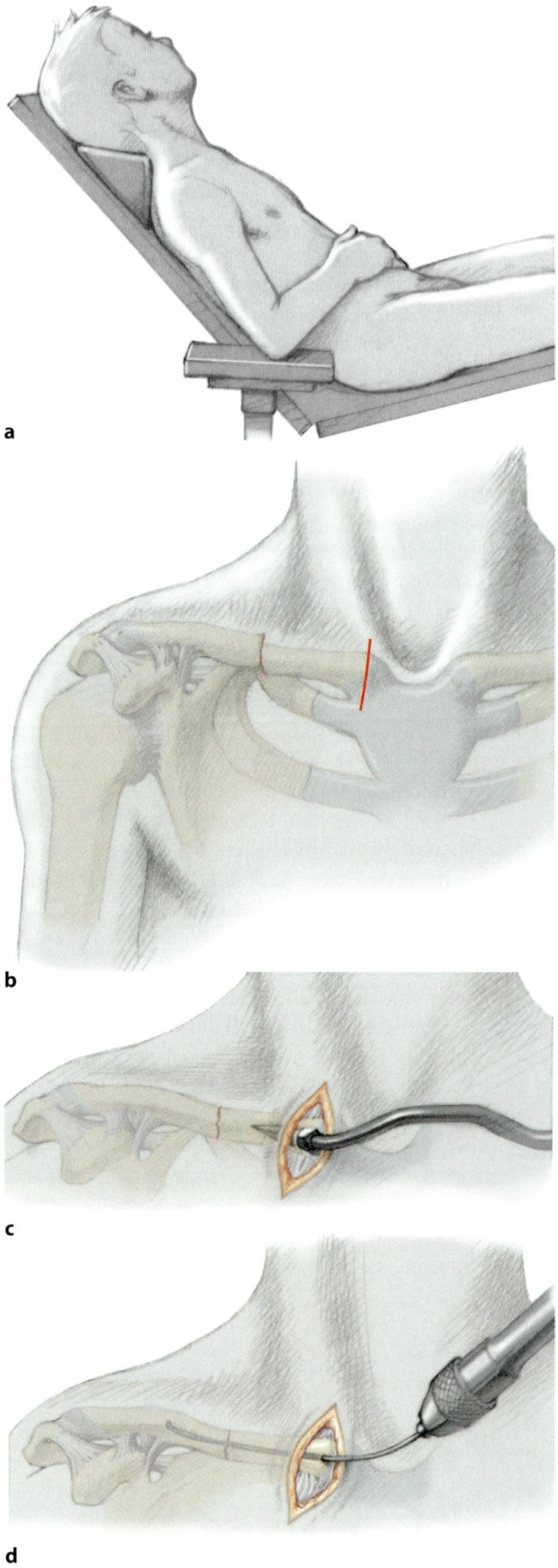

Abb. 12.11 a–d. Operationstechnik der intramedullären Markraumschienung. **a** Lagerung. **b** Längsinzision über dem medialen Klavikulaende, **c** Insertion des Pfriems und Anbohren der Kortikalis. **d** Einbringen des vorgespannten Drahtes mit dem T-Griff, Vorschieben über die Fraktur

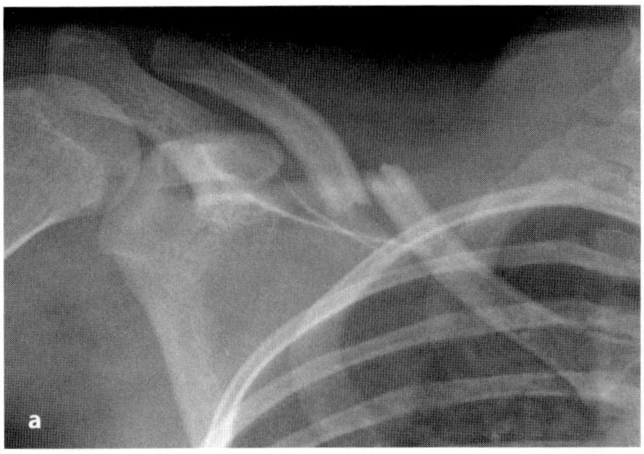
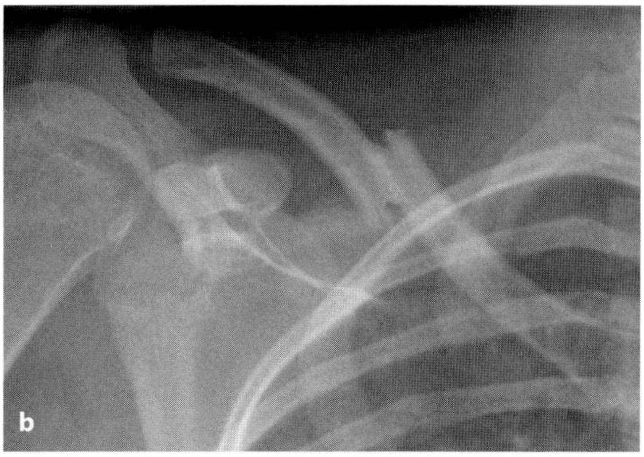
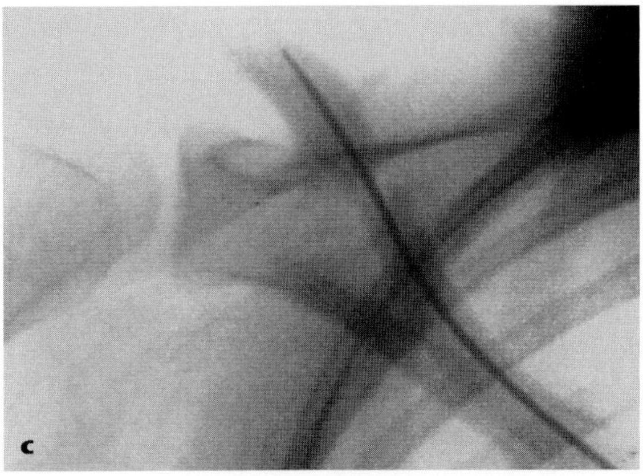
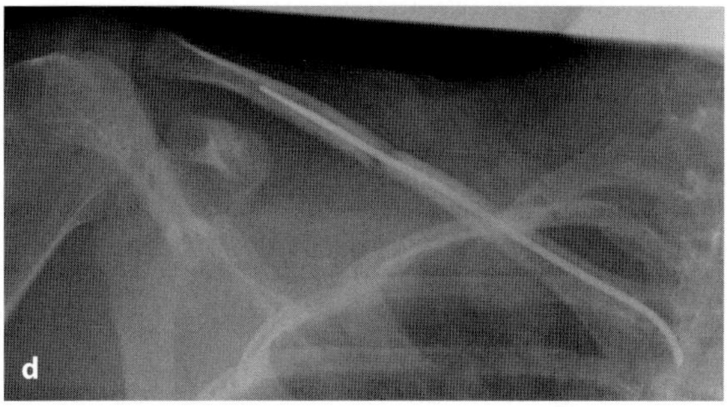
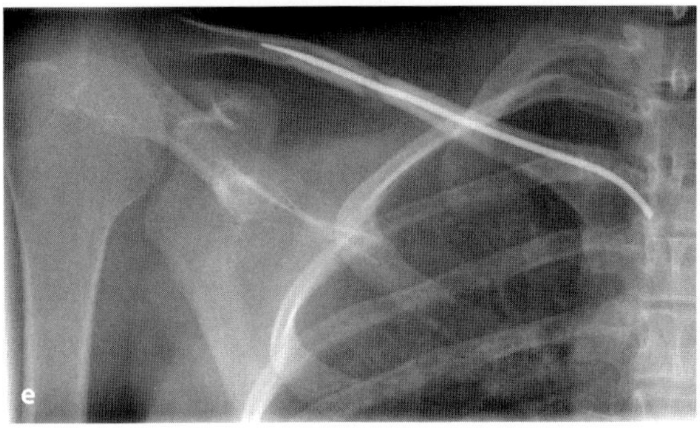

Abb. 12.12 a–e. 15-jähriges Mädchen mit dislozierter Klavikulaschaftfraktur. **a** Dislozierte Klavikulaschaftfraktur am Unfalltag. **b** Annäherung der Fragmente nach Anlage eines Rucksackverbandes. **c–f** Eine Woche nach dem Unfall Dislokation der Fragmente mit Durchspießungsgefahr der Haut, daher elastische Titannagelung über medialen Zugang (**c** Bildwandleraufnahme, **d** postoperativer Situs, **e** deutliche Kallusbildung 8 Wochen postoperativ

■ **Laterale Klavikulafrakturen.** Laterale Klavikulafrakturen vom Typ Dameron und Rockwood IV bis VI stellen eine Indikation zur Operation dar. Es erfolgt die geschlossene oder offene Reposition der Klavikula in den Periostschlauch, der anschließend über dem Schlüsselbein rekonstruiert wird. Unter Umständen ist die zusätzliche Fixierung mittels korakoklavikulärer Schraube, Zuggurtung, transakromialer Kirschner-Draht-Spickung oder Platte notwendig (Krüger-Franke et al. 2000; Ogden 1984; Sanders et al. 1996; Wilfinger u. Höllwarth 2002; Abb. 12.13 a–d). Als Komplikation ist vor allem bei der Drahtung die Implantatdislokation zu nennen.

Komplikationen

Infektionen und *Wundheilungsstörungen* sind allgemeine Operationsrisiken. Wichtig zu erwähnen ist, dass gerade im Klavikulabereich eine ausgeprägte Neigung zur *Keloidbildung* besteht. *Verletzungen* der A. und V. subclavia, des Plexus brachialis, der mediastinalen Strukturen und der Lunge können intraoperativ bei offenen und geschlossenen Repositionsmanövern oder durch Implantatdislokation, insbesondere bei Kirschner-Drähten und Steinman-Nägeln (Lyons u. Rockwood 1990), die auch fatalem Ausgang haben können, verursacht werden (Grauthoff u. Klammer 1978; Leonhard u. Gifford 1965; Lyons u. Rockwood 1990; Rey-Baltar u. Er-

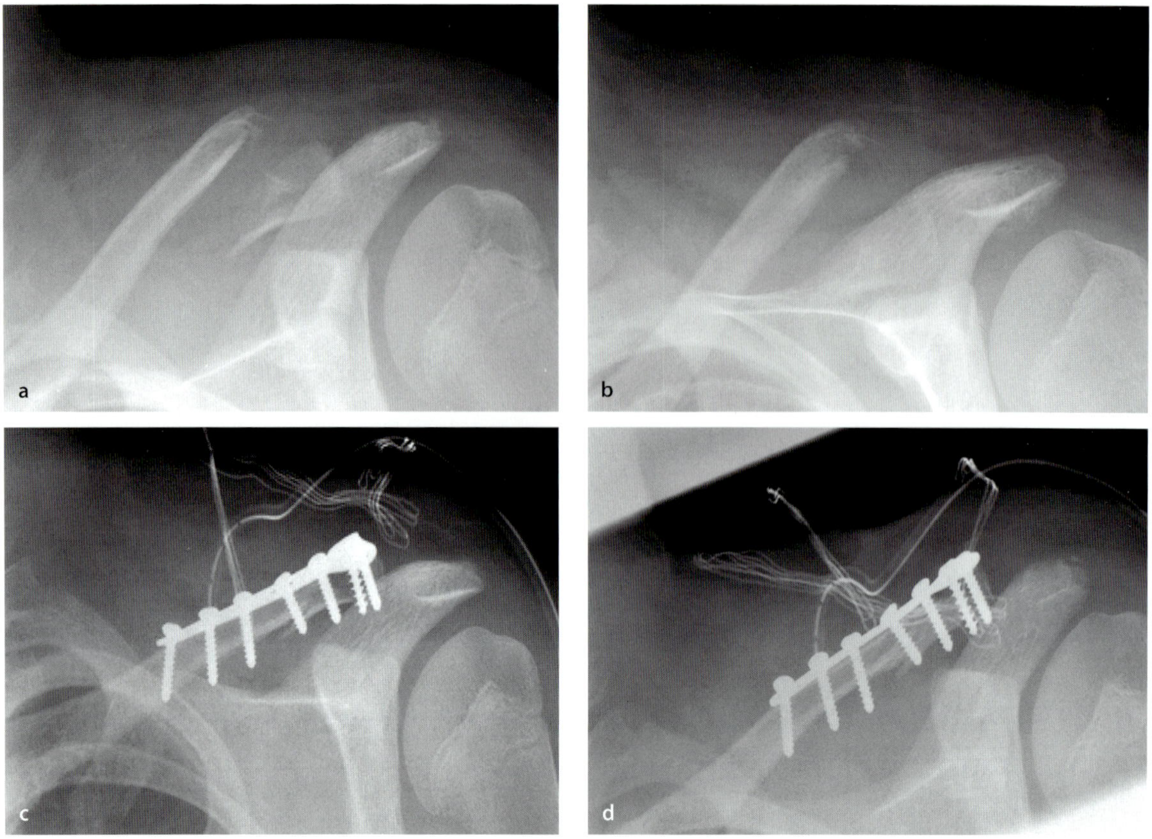

Abb. 12.13. a,b Laterale Klavikulafraktur am Unfalltag (Junge, 15 Jahre). **c,d** Offene Reposition der Klavikula in den Periostschlauch, Stabilisierung mittels T-Platte

razu 1964). Die genannte Komplikation wurde bisher bei Einsatz intramedullärer Titannägel nicht beschrieben. Die *Pseudarthrosenbildung* ist bei der operativen Therapie signifikant höher als bei der konservativen Behandlung. *Refrakturen* nach der Metallentfernung werden in der Literatur ebenfalls als wichtige Komplikationen erwähnt (Bostman et al. 1997). Bei beiden Therapieformen kann es zu einer Verheilung in *Achsabweichung* – vor allem im Adolezentenalter – kommen. Funktionelle Beeinträchtigungen sind dabei sehr selten.

Nachbehandlung

Nach konservativer Therapie

Innerhalb der 1. Woche sollte der Rucksackverband 1- bis 2-mal nachgespannt werden, wenn eine Retention bei älteren Kindern anhaltend erwünscht ist. Periphere Durchblutung, Motorik und Sensibilität müssen kontrolliert werden.

Als Richtlinien für die durchschnittlichen Konsolidierungs- bzw. Ruhigstellungszeiten gelten:

- für Kinder <5 Jahren: 1–2 Wochen,
- zwischen 5–10 Jahren: 2–3 Wochen,
- >10 Jahren: 2–4 Wochen.

Bei medialen Klavikulafrakturen, welche reponiert wurden, sollte der Rucksackverband für 3–4 Wochen belassen werden.

Die Kontrolle der Heilung erfolgt klinisch. Röntgenologische Routinekontrollen sind entbehrlich.

! Bei fehlender Druckschmerzhaftigkeit des Kallus, fehlender tastbarer Instabilität und zunehmend normalisierter Schulterfunktion gilt die Fraktur als konsolidiert.

Bei freier Schulterbeweglichkeit kann wieder mit Sport begonnen und die Behandlung abgeschlossen werden. Radiologische Kontrollen sind nur bei persistierenden Beschwerden erforderlich (v. Laer 2001).

Nach operativer Therapie

Nach Osteosynthese ist keine postoperative Ruhigstellung erforderlich. Zur Schmerzreduktion kann für einige Tage eine Schlinge getragen werden. Der Patient darf schmerzabhängig frei bewegen. Lediglich bei lateralen Klavikulafrakturen sollte die Abduktion des Armes bis zur Konsolidierung auf 90° limitiert werden. Eine Physiotherapie ist nicht notwendig (Jubel et al. 2002 b).

Radiologische Kontrollen

Röntgenaufnahmen sind postoperativ nur als Konsolidationsnachweis zur Planung der Metallentfernung, sowie nach Metallentfernung durchzuführen. Die Metallentfernung erfolgt bei radiologisch nachgewiesener Frakturkonsolidierung (Kirschner-Drähte nach 4–6 Wochen, elastischer Nagel nach 8–12 Wochen, Platte nach 4–6 Monaten).

Spätkomplikationen

Posttraumatische Pseudarthrosen treten bei Kindern lediglich in 1% der Fälle auf. Pseudarthrosen nach konservativer Therapie sind extrem selten.

Die *erworbenen Pseudarthrosen* sind von den *kongenitalen Formen* abzugrenzen (Engert et al. 1979).

Als Ursache posttraumatischer Pseudarthrosen kommen eine unzureichende Immobilisation (Engert et al. 1979; Rabenseifner 1981), fehlerhafte Osteosynthesen (Engert et al. 1979; Schwarz u. Leixnering 1986) sowie ausgeprägte Dislokationen (Jupiter u. Leffert 1987) in Betracht. Pseudarthrosen sind häufig asymptomatisch. In diesen Fällen sollte keine operative Therapie erfolgen (Post 1988; Proubasta et al. 1999).

Eine Indikation zur operativen Therapie ergibt sich bei Pseudarthrosen, welche *symptomatisch* werden, beispielsweise durch Schmerzen, Instabilität, Bewegungseinschränkungen, Kraftverlust, Plexusirritation, Durchblutungsstörungen und bei ausgeprägter Verkürzung des Schultergürtels (Engert et al. 1979; Jupiter u. Leffert 1987; Rabenseifner 1981). *Hypertrophe Pseudarthrosen* können oft noch nach Monaten durch konsequente Ruhigstellung zur Ausheilung gebracht werden. Bleibt der konservative Therapieerfolg aus, so sollten die symptomatischen Formen ebenfalls einer operativen Therapie zugeführt werden (Engert et al. 1979). Bei lediglich kosmetischer Beeinträchtigung ist der Patient auf die nach operativer Intervention auftretende mögliche Kelloidnarbe hinzuweisen (Post 1988).

Literatur

Allmann FL (1967) Fractures and ligamentous injuries of the clavicle and its articulation. J Bone Joint Surg Am 49: 774–784

Bartoli E, Saporetti N, Marchetti S (1989) The role of the echographie in the diagnosis of neonatal clavicular fractures. Radiol Med 77: 466–469

Bostman O, Manninen M, Pihlajamaki H (1997) Complications of plate fixation in fresh displaced midclavicular fractures. J Trauma 43: 778–783

Brunner U, Habermeyer P, Schweiberer L (1992) Die Sonderstellung der lateralen Klavikulafraktur. Orthopade 21: 163–171

Eberle H (1972) Klinik und Behandlung der frischen Klavikulafraktur. Hefte Unfallheilkd 114: 165–175

Engert J, Klumpp H, Simon G (1979) Schlüsselbeinpseudarthrosen im Kindesalter. Chirurg 50: 631–635

England SP, Sundberg S (1996) Management of common pediatric fractures. Pediatr Clin North Am 43: 991–1012

Falstie-Jensen S, Mikkelsen P (1982) Pseudodislocation of the acromioclavicular joint. J Bone Joint Surg Br 64: 368–369

Grauthoff VH, Klammer HL (1978) Komplikationen durch Drahtwanderung nach Kirschnerdrahtspickungen an der Klavikula. Fortschr Geb Röntgen 128: 591–594

Hsu TY, Hung FC, Lu YJ et al. (2002) Neonatal clavicular fracture: clinical analysis of incidence, predisposing factors, diagnosis and outcome. Am J Perinatol 19: 17–21

Iqbal QM (1974) Long bone fractures among children in Malaysia. Int Surg 59: 410–415

Jäger M, Breitner S (1984) Therapiebezogene Klassifikation der lateralen Claviculafraktur. Unfallheilkunde 87: 467–473

Jelic A, Martin L, Pracny M, Jelic N (1992) Fractures of the clavicle in neonates. Lijec Vjesn 114: 32–35

Jonasch E, Bertel E (1981) Verletzungen bei Kindern bis zum 14. Lebensjahr. Hefte Unfallheilkd 150: 1–146

Jubel A, Andermahr J, Faymonville C, Binnebösel M, Prokop A, Rehm KE (2002 a) Wiederherstellung der Symmetrie des Schultergürtels bei Klavikulafrakturen. Chirurg 73: 978–981

Jubel A, Andermahr J, Schiffer G, Rehm KE (2002 b) Die Technik der intramedullären Osteosynthese der Klavikula mit elastischen Titannägeln. Unfallchirurg 105: 511–516

Jupiter JB, Leffert RP (1987) Non-union of the clavicle. Associated complications and surgical management. J Bone Joint Surg Am 69: 753–760

Katz R, Landman J, Dulitzky F, Bar-Ziv J (1988) Fracture of the clavicle in the newborn. An ultrasound diagnosis. J Ultrasound Med 7: 21–23

Krüger-Franke M, Köhne G, Rosemeyer B (2000) Ergebnisse operativ behandelter lateraler Klavikulafrakturen. Unfallchirurg 103: 538–544

Kubiak R, Slongo T (2002) Operative treatment of clavicle fractures in children: a review of 21 years. J Pediatr Orthop 22: 736–739

Laer L v (2001) Frakturen und Luxationen im Wachstumsalter, 4. Aufl. Thieme, Stuttgart

Landin L (1983) Fracture patterns in children. Analysis of 8682 fractures with special reference to incidence, etiology and secular changes. Thesis, Malmö

Leonhard JW, Gifford RW (1965) Migration of a Kirschner wire from the clavicle into the pulmonary artery. Am J Cardiol 16: 598–600

Longo R, Ruggiero L (1982) Left pneumothorax with subcutaneous emphysema secondary to left clavicular fracture and homolateral obstetrical paralysis of the arm. Minerva Pediatr 34: 273–276

Lyons FA, Rockwood CA (1990) Current concepts review: migration of pins used in operations on the shoulder. J Bone Joint Surg Am 72: 1262–1267

Madsen TE (1955) Fractures of the extremities in the newborn. Acta Obstet Gynecol Scand 34: 41

Moll KJ, Moll M (1993) Anatomie, 13. Aufl. Jungjohann, Stuttgart

Mullaji AB, Jupiter JB (1994) Low-contact dynamic compression plating of the clavicle. Injury 25: 41–45

Neer CS (1963) Fracture of the distal clavicle with detachment of the coracoclavicular ligaments in adults. J Trauma 3: 99–110

Ngarmukos C, Parkpian V, Patradul A (1998) Fixation of fractures of the midshaft of the clavicle with kirschner wires. Results in 108 patients. J Bone Joint Surg Br 80: 106–108

Niethard FU, Pfeil J (1992) Orthopädie, 2. Aufl. Hippokrates, Stuttgart

Nikiforidis P, Babis GC, Vayanos ED (1996) Traitement des pseudarthroses de la clavicule par plaque vissee et greffe spongieuse autogene. Rev Cir Orthop Repatrice Appar Mot 82: 125–129

Nordquist A, Petersson C (1994) The incidence of fractures of the clavicle. Clin Orthop 300: 127–132

Nowak J, Mallmin H, Larsson S (2000) The aetiology and epidemiology of clavicular fractures. A prospective study during a two-year period in Uppsala, Sweden. Injury 31: 353–358

Ogden JA (1984) Distal clavicular physeal injury. Clin Orthop 188: 68–73

Ogden JA, Conlogue GJ, Bronson ML (1979) Radiology of postnatal skeletal development. Skeletal Radiol 4: 196–203

Pannike A (1982) Claviculafrakturen – Entstehung, Einteilung, Diagnose. Hefte Unfallheilkd 160: 43–54

Poigenfurst J, Reiler T, Fischer W (1988) Plating of fresh clavicular fractures. Experience with 60 operations. Unfallchirurgie 14: 26–37
Poigenfurst J, Rappold G, Fischer W (1992) Plating of fresh clavicular fractures: results of 122 operations. Injury 23: 237–241
Post M (1988) Current concepts in the treatment of fractures of the clavicle. Clin Orthop 245: 89–101
Povacz P, Resch H (1999) Verletzungen des Schultergürtels und des Schultergelenkes. In: Mutschler W, Haas N (Hrsg) Praxis der Unfallchirurgie. Thieme, Stuttgart, S 646–689
Proubasta IR, Itarte JP, De Frutos AG, Caceres EP (1999) Treatment of posttraumatic midshaft clavicular pseudarthrosis with the Herbert cannulated bone screw and autologous bone grafting. A case report. Bull Hosp Jt Dis 58: 217–219
Rabenseifner L (1981) Etiology and therapy of clavicular pseudarthrosis. Aktuelle Traumatol 11: 130–132
Rey-Baltar E, Errazu D (1964) Unusual outcome of Steinman wire. Case of fractured clavicle. Arch Surg 89: 1024–1025
Rockwood CA, Rockwood CAJ, Green DP (1984) Fractures in adults, 2n edn. Lippincott, Philadelphia
Sanders JO, Rockwood LA, Curtis RJ (1996) Fractures and dislocations of the humeral shaft and shoulder. In: Rockwood CA, Wilkins KE, Beaty JH (eds) Fractures in children, 4th edn. Lippincott-Raven, Philadelphia, pp 905–1019
Schmidt-Rohlfing B, Niethart C, Schwer EH, Niethart FU (2001) Clavicular pseudarthrosis in childhood: differential diagnosis, clinical aspects, therapy and results. Z Orthop Ihre Grenzgeb 139: 447–451
Schunk K, Strunk H, Lohr S, Schied H (1988) Klavikulafrakturen: Einteilung; Diagnose, Therapie. Röntgen Bl 41: 392–396
Schwarz N, Hocker K (1992) Osteosynthesis of irreducible fractures of the clavicle with 2,7 mm ASIF plates. J Trauma 33: 179–183
Schwarz N, Leixnering M (1986) Technic and results of clavicular medullary wiring. Zentralbl Chir 111: 640–647
Stanley D, Trowbridge EA, Norris SH (1988) The mechanism of clavicular fracture. J Bone Joint Surg Br 70: 461–464
Stotz S (1997) Anlagebedingte Dysostosen. In: Harnack G, Koletzko B (Hrsg) Kinderheilkunde, 10. Aufl. Springer, Berlin Heidelberg New York Tokyo, S 500–507
Waldeyer A, Mayet A (1993) Anatomie des Menschen, 16. Aufl. de Gruyter, Berlin
Wilfinger C, Höllwarth M (2002) Laterale Klavikulafrakturen bei Kindern und Jugendlichen. Unfallchirurg 105: 602–605
Wilkes JA, Hoffer MM (1987) Clavicle fractures in head-injured children. J Orthop Trauma 1: 55–58
Zenni EJ, Kreig JK, Rosen MJ (1981) Open reduction and internal fixation of clavicular fractures. J Bone Joint Surg Am 63: 147–150

Kapitel 13

Oberarm

P. Knorr, P.P. Schittenbecher, H.-G. Dietz, A.-M. Weinberg, C. Castellani

Frakturen des Oberarmes werden unterteilt in

- proximalen Frakturen,
- Schaftfrakturen und
- distale Frakturen.

Letztere stellen als suprakondyläre Oberarmfrakturen, Frakturen des radialen und ulnaren Condylus sowie als Apophysenfrakturen des Epicondylus ulnaris oder radialis eine eigene Entität dar. Daher werden diese in den folgenden Abschnitten gesondert dargestellt.

Entwicklung und Wachstum

Innerhalb der ersten 8 Fetalwochen entwickelt sich der Humerus und differenziert bereits seine endgültige Form. Der halbkugelige Kopf bildet mit der Achse des Schaftes einen Winkel von 130°. Die enchondrale diaphysäre Ossifikation beginnt bereits in der 7. Fetalwoche. Bei der Geburt sind sowohl die diaphysären als auch die metaphysären Bereiche ossifiziert. Die sekundären Ossifikationszentren des proximalen und distalen Humerus entwickeln sich erst nach der Geburt.

Das Tuberculum majus erscheint zwischen dem 7. Monat und dem 3. Jahr, das Tuberculum minus 2 Jahre später. Beide Kerne vereinigen sich mit 5–7 Jahren. In dieser Entwicklungsphase der Mehrkernigkeit der proximalen Fuge kann es zu Verwechslungen mit einer Fraktur kommen.

Die proximale Fuge schließt sich beim Mädchen zwischen dem 14. bis 17. Lebensjahr, beim Jungen zwischen dem 16. und 18. Lebensjahr (v. Laer 2001; v. Laer u. Lampert 1996; Abb. 13.1 a–c).

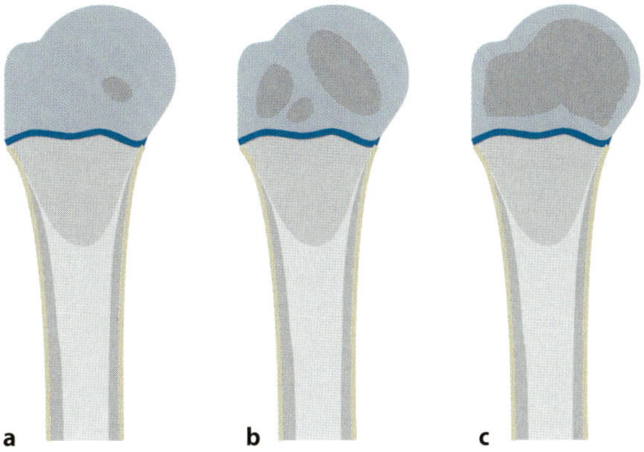

Abb. 13.1. Epiphysenkerne des proximalen Humerus mit **a** einem, **b** 2–3 und **c** 5 Jahren

Chirurgische und spezielle Anatomie

Die proximale Fuge trägt 80% zum Längenwachstum des Humerus bei. Als Folge dieses asymmetrischen Längenwachstums ist die Kortikalis der proximalen Metaphyse sehr dünn, hier überwiegt somit der spongiöse Knochen. Dies hat beim Kind aufgrund der Elastizität die häufigen Wulstfrakturen in diesem Bereich zur Folge. Die breite proximale Metaphyse geht in den dünneren Schaft über, der aus dickem kortikalem Knochen besteht. Der Humerus ist am distalen Ende dorsoventral abgeflacht und verbreitert sich wieder in der Region der Kondylen des Ellbogens. Der Periostschlauch des Humerus ist gut ausgebildet. Hierdurch erklärt sich die gute Heilung und ausgeprägte Remodellierfähigkeit nach erlittenen Schaftffrakturen.

Die den Humerus begleitende A. brachialis wird aufgrund ihrer geschützten Lage mediodorsal des M. biceps bei diaphysären und proximal metaphysären Frakturen fast nie verletzt. Die Nn. medianus, musculocutaneus und ulnaris verlaufen ventral geschützt vom M. brachialis entlang der medialen Humeruskante. In einer steilen Spirale zieht in einem Sulcus der N. radialis von dorsal um den Margo lateralis nach ventral. Er liegt dem Humerusschaft auf und ist daher bei Frakturen im distalen Drittel sehr gefährdet verletzt zu werden (Abb. 13.2 a,b).

Wichtig für die Einschätzung der Dislokation bei einer Fraktur des Oberarms ist die Kenntnis der Ansätze der Schultermuskulatur und der Ursprünge der Unterarm-

Abb. 13.2 a,b. Topographische Beziehung der Nn. radialis, medialis und ulnaris zum Humerus

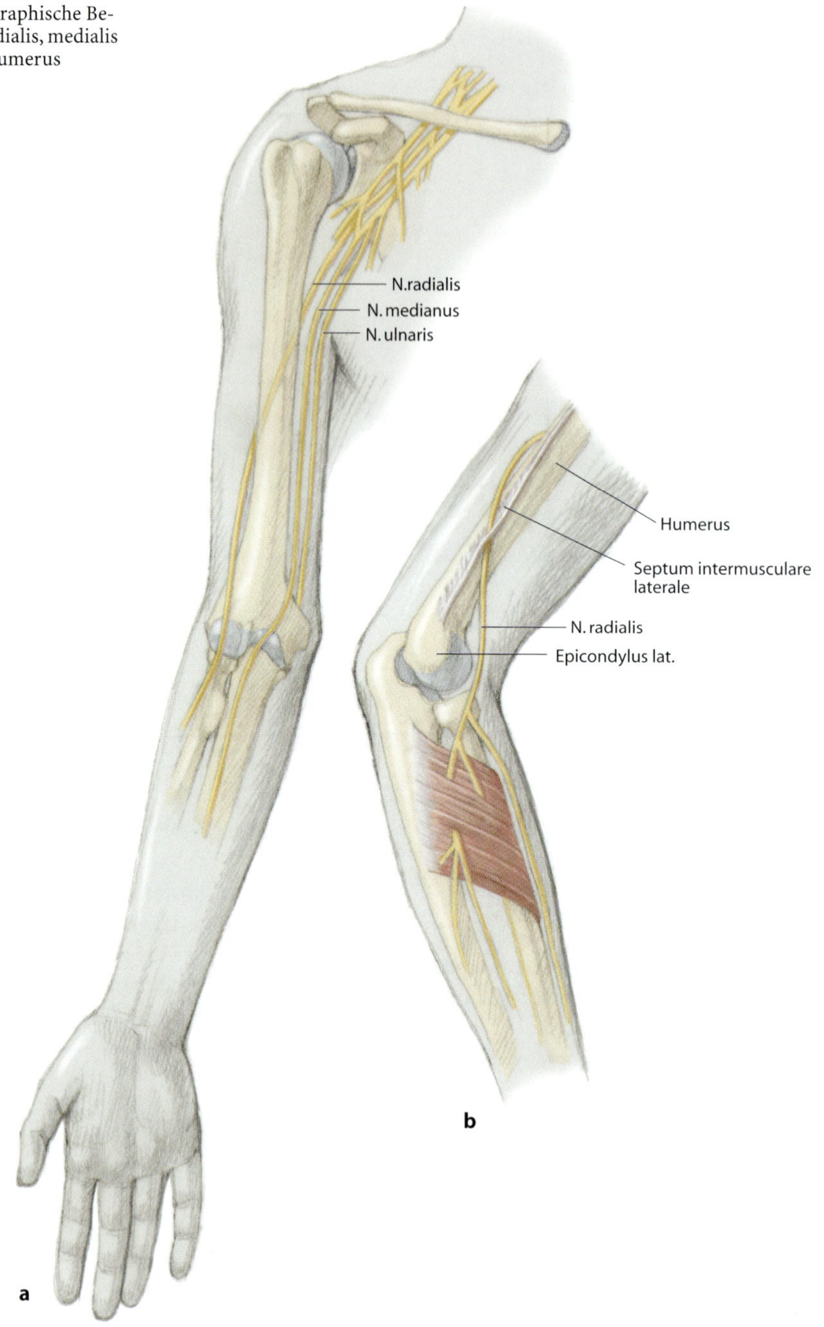

muskeln. Brüche oberhalb des Ansatzes des M. pectoralis führen zu einer ausgeprägten Abduktion mit Außenrotation des proximalen Fragments. Das distale Fragment wird durch den M. pectoralis nach proximal und medial gezogen (Abb. 13.3 a). Brüche zwischen dem Ansatz des M. pectoralis und des M. deltoideus führen zu einer Adduktion und Innenrotation des proximalen Fragments und zu einer Verkürzung durch Zug am distalen Fragment (Abb. 13.3 b). Brüche unterhalb des Ansatzes des M. deltoideus haben eine deutliche Abdduktion des langen proximalen Fragments sowie eine Verkürzung und Dislokation nach medial durch Zug am distalen Fragment zur Folge (Abb. 13.3 c).

Kommt es infolge einer proximalen Epiphysenlösung zu einer ausgeprägten Dislokation, kann es aufgrund der engen anatomischen Beziehungen zur langen Sehne des M. biceps zu einer Interposition in den Frakturspalt kommen. Eine Irreponibilität ist die Folge (Abb. 13.4 a,b).

Eine korrekte Reposition kann nur stattfinden, wenn die Dislokationsrichtung durch die ansetzenden Schultermuskeln und die Ursprünge der Unterarmmuskeln beachtet wird. !

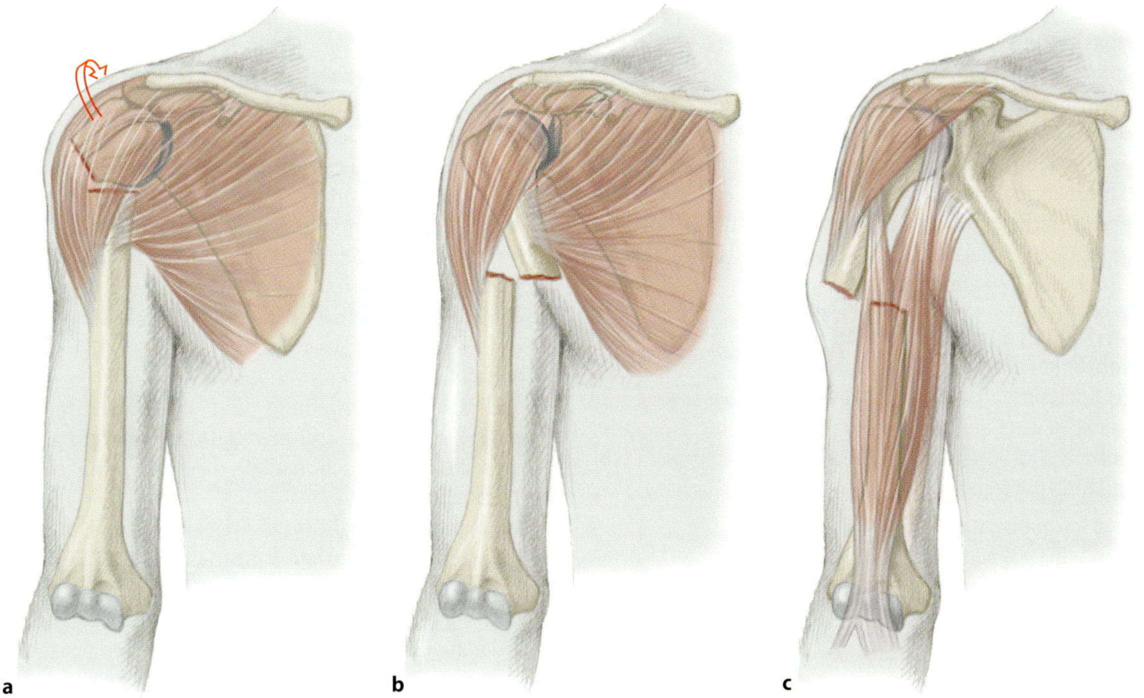

Abb. 13.3 a–c. Proximale Humerusfraktur: Dislokation durch spezifischen Muskelzug

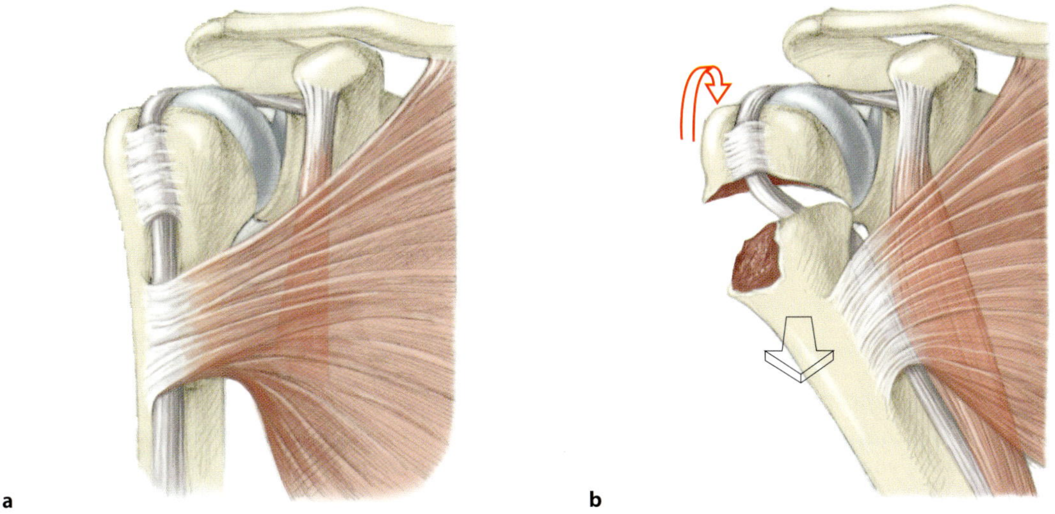

Abb. 13.4 a,b. Lange Bizepssehne als Interponat bei vollständig dislozierter proximaler Humerusfraktur

13.1 Proximaler Oberarm

Ursache und Häufigkeit

Verletzungen des proximalen Humerus entstehen einerseits durch *direkte Traumen*, z. B. als Anpralltrauma bei Verkehrsunfällen, mit einem ersten Altersgipfel bei Kindern <3 Jahren, andererseits durch einen indirekten Unfallmechanismus, z. B dem Sturz vom Pferd, mit einem zweiten Altersgipfel über dem 12. Lebensjahr.

Besonderheiten hinsichtlich Ursache und Diagnostik stellen Verletzungen dar, die bei der Geburt oder bei einer Kindesmisshandlung entstehen; es gilt an letzteres zu denken. Diese Verletzungen können nur durch massive Traumata ausgelöst werden (Kleinman u. Marks 1996; Shaw et al. 1997).

Geburtstraumatische proximale Humerusfrakturen können durch die Klinik der schmerzbedingten Bewegungseinschränkung und der Schonhaltung des Arms als geburtstraumatische Armplexuslähmung fehlgedeutet werden (s. auch Abschn. 11.5, S. 170).

41–47% aller knöchernen Verletzungen des Oberarms betreffen den proximalen Humerus, insgesamt entspricht dies 1,6% der Extremitätenfrakturen. Am häufigsten, in etwa 2 Drittel aller proximalen Humerusfrakturen, liegen metaphysäre Humerusfrakturen vor, das restliche Drittel entspricht Epiphysenlösungen (Campbell u. Almond 1977; Jonasch u. Bertel 1981). Epiphysenfrakturen, also Gelenkfrakturen des Humeruskopfes oder Abrisse des Tuberculum majus sind absolute Raritäten (Wagner u. Lyne 1983).

Entwicklung und Wachstum

Spontankorrektur

Die hochaktive proximale Humerusepiphysenfuge, die etwa 80% des Längenwachstums übernimmt, gleicht im Rahmen des Wachstums erhebliche metaphysäre Achsenfehlstellungen aus:

- ad axim bis zu 60°,
- ad latus bis Schaftbreite
- sowie auch Verkürzungen.

Dieser Ausgleich findet sicher bis zu einem Patientenalter von 12 Jahren statt. Das Höchstalter ist dabei entsprechend geschlechtsspezifischer Normvarianten und dem jeweiligen Entwicklungsstand anzugleichen (Frey u. Klöti 1989).

Wachstumsstörungen

In Ausnahmefällen (0,4%) kann ein medialer Epiphysenfugenverschluss zu *Verkürzung* und *Varusfehlstellung* führen. Die Wachstumsstörungen wirken sich aber meist weder ästhetisch noch funktionell aus. Eine komplette Zerstörung der proximalen Epiphysenfuge mit entsprechender Verkürzung ist eine Seltenheit und wird meist im Rahmen einer Osteomyelitis beobachtet (Ellefsen et al. 1994).

Klassifikation

Die Frakturen des proximalen Humerus können nach der Arbeitsgemeinschaft für Osteosynthese (AO) oder auch anderen Klassifikationen (z. B. Li-La) eingeteilt werden. Hierbei ist jedoch zu beachten, dass die Klassifikation die Dislokation nur ungenügend und das Patientenalter gar nicht berücksichtigt (v. Laer et al. 1999; Müller et al. 1990; Slongo 2005).

Zu den Frakturen des proximalen Humerus werden generell die Frakturen der Epiphyse und Metaphyse subsummiert. Da die reinen Gelenkfrakturen (Epiphysenfrakturen) vor dem Fugenschluss wahrscheinlich nicht auftreten, handelt es sich hauptsächlich um metaphysäre Frakturen. Letztere umfassen neben den Epiphysiolysen mit oder ohne metaphysären Keil (Aitken I), die metaphysären Grünholzfrakturen und die vollständigen metaphysären Brüche. Hinzu kommt die häufigste Frakturengruppe, nämlich die der metaphysären Stauchungsfrakturen (Abb. 13.5 a–e).

Diagnostik

Die Klinik mit Schwellung und Deformierung der Schulter sowie der schmerzhaften Bewegungseinschränkung bedingt schon allein die Notwendigkeit der Röntgenuntersuchung.

Die Röntgenaufnahme des proximalen Humerus a.-p. sowie die tangentiale Y-Aufnahme, alternativ die axiale Aufnahme, erlauben es, die Fraktur und das Dislokationsausmaß zu erkennen. Weder die Gegenseite noch der zugehörige Ellbogen müssen bei den proximalen metaphysären Frakturen mitgeröntgt werden.

CAVE

Die transthorakale Projektion erlaubt nur eine eingeschränkte Beurteilung des Humerus bei erheblicher Strahlenbelastung und Streustrahlung und ist daher zu vermeiden. Die Aufnahmen sollten sauber eingeblendet und auf den schmerzhaften Bereich des Humerus zentriert werden.

!

Eine schräg projizierte Fuge darf nicht mit einer Fraktur verwechselt werden. Das Ossifikationszentrum der eigentlichen Epiphyse erscheint im Laufe des ersten Lebensjahres, die Zentren der Tubercula zwischen dem 2. bis 4. Lebensjahr. Somit sind in der Epiphyse zunächst 3 später 2 Ossifikationszentren zu erkennen, ab dem 5. Lebensjahr verschmelzen alle Kerne zu einer Epiphyse.

Ultraschalluntersuchungen, CT, MRT sowie nuklearmedizinische Untersuchungen erübrigen sich, da die Frakturen immer initial erkannt werden. Beim Geburtstrauma wird die Diagnose oftmals erst durch den sekundären Kallus festgestellt. Der Plexusschaden stellt beim Neugeborenen eine Begleiterscheinung oder Differenzialdiagnose der proximalen Humerusfraktur dar

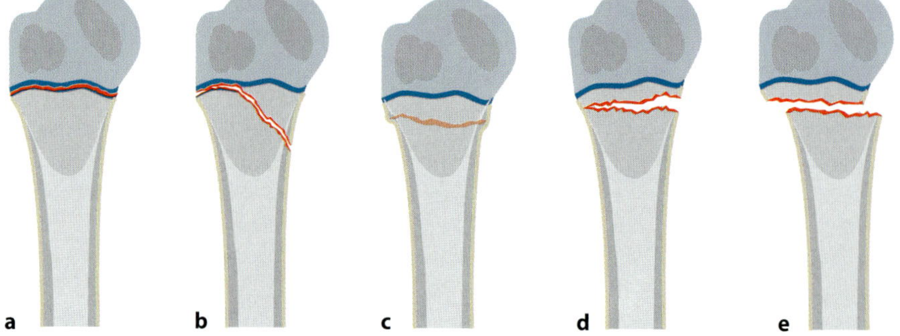

Abb. 13.5 a–e. Proximale metaphysäre Humerusfrakturen:
a) Aitken I (Salter-Harris I)
b) Aitken I (Salter Harris II)
c) Stauchungsfraktur
d) Grünholzfraktur
e) vollständiger metaphysärer Bruch

und muss hier immer mit bedacht werden (s. Kap. 12). Beim Jugendlichen ist der Plexusschaden als unfallbedingte Komplikation zu beobachten und korreliert mit einer hochgradigen Dislokation. Bei Persistenz des Plexusschadens stellt sich aus neurologisch-neurochirurgischer Sicht die Ausnahmeindikation zur MRT-Untersuchung (s. Kap. 11.5, S. 171).

Therapie

Klinische Erstversorgung

Neben der Kreislaufsstabilisierung und den allgemeinen Grundsätzen der Notfalltherapie sollte grundsätzlich auf eine ausreichende Analgesie geachtet werden. Zur Ruhigstellung während des Transports in die Klinik eignet sich ein provisorischer Desault-Verband. Man sollte keine Repositionsversuche durchführen. Den Kindern ist zur Vermeidung unnötiger Stressreaktionen jedes Manöver und Maßnahme mitzuteilen. Es sollte möglichst nur eine Person als Ansprechpartner fungieren.

Behandlungsverfahren

Frakturen des proximalen Endes werden bei entsprechender Dislokation zunehmend operativ versorgt, da man dem Patienten das spontane Remodeling der Frakturen nicht mehr zumuten will und auch die Nachbehandlung möglichst komfortabel für den Patienten sein sollte (Schmittenbecher et al. 2004). Bei der Wahl des Verfahrens insbesondere bei elektiven Eingriffen und einer relativen Operationsindikation müssen dem Patienten ausführlich die Vor- und Nachteile beider Methoden erklärt werden und dem Patienten und dessen Eltern die Entscheidung über das zu wählende Verfahren überlassen werden.

■ **Konservativ.** Die konservative Behandlung im Gilchrist- (Abb. 13.6 a,b), im Desault- (Abb. 13.7) oder im Velpeau-Verband (Abb. 13.8 –c) ist meist ausreichend (Kayser et al. 1986; Kohler u. Trillaud 1983; Larsen et al. 1990).

Der Desault-Gips, der Thorax-Abduktions-Gips, der Schulter-Gips in Salutierstellung sowie die Olekranonextension stellen heute keine adäquaten Therapieverfahren mehr dar und gelten als obsolet. Der Vorteil der ambulanten konservativen Behandlung sind die Vermeidung operativer möglicher Komplikationen und die niedrigeren Kosten gegenüber der operativen Stabilisierung. Sie wird für 2–3 Wochen gut akzeptiert, sie ist nichtinvasiv und benötigt keine weiteren Maßnahmen (Abb. 13.9 a,b, Abb. 13.10 a,b, Abb. 13.11 a–d). Belassene Achsenfehlstellungen werden den Spontankorrekturen überlassen, zuweilen klagen die Patienten über Hautprobleme im Verband.

■ **Operativ.** Ziel der operativen Behandlung sollte neben einer achsengerechten Reposition eine übungsstabile Retention sein. Eine weitere Ruhigstellung muss sich erübrigen. Die Operationsmethode sollte technisch

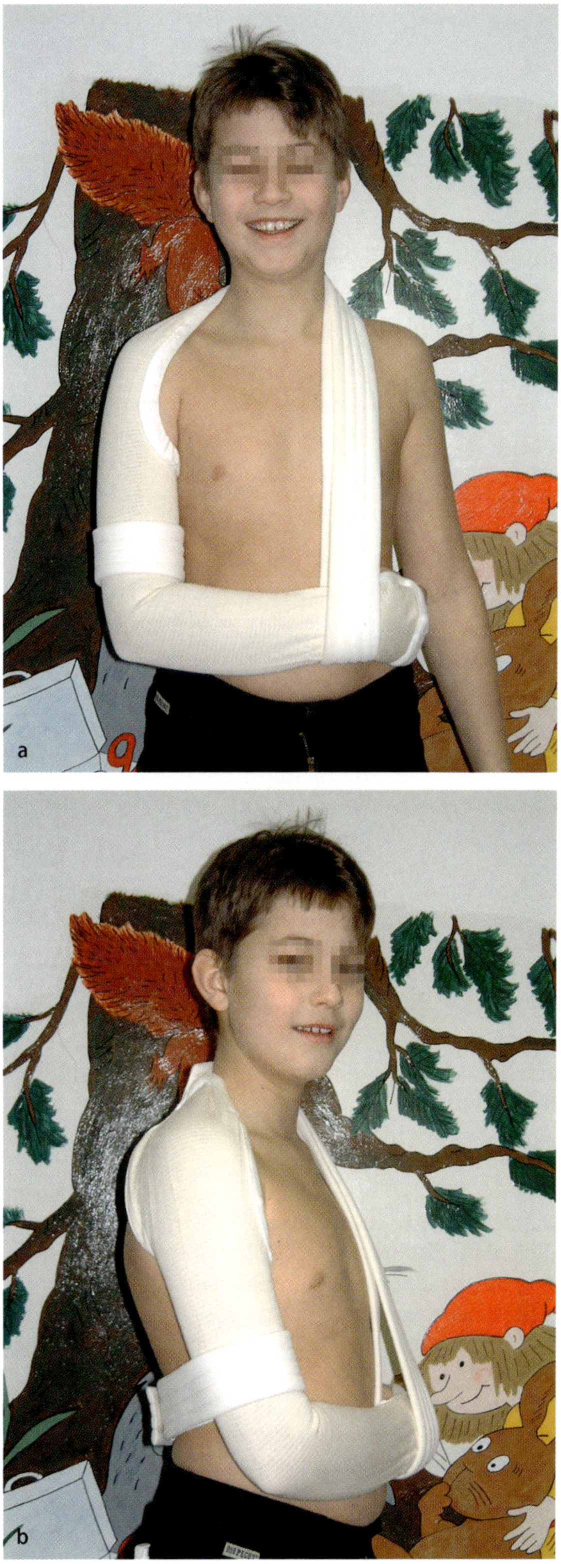

Abb. 13.6 a,b. Gilchrist-Verband

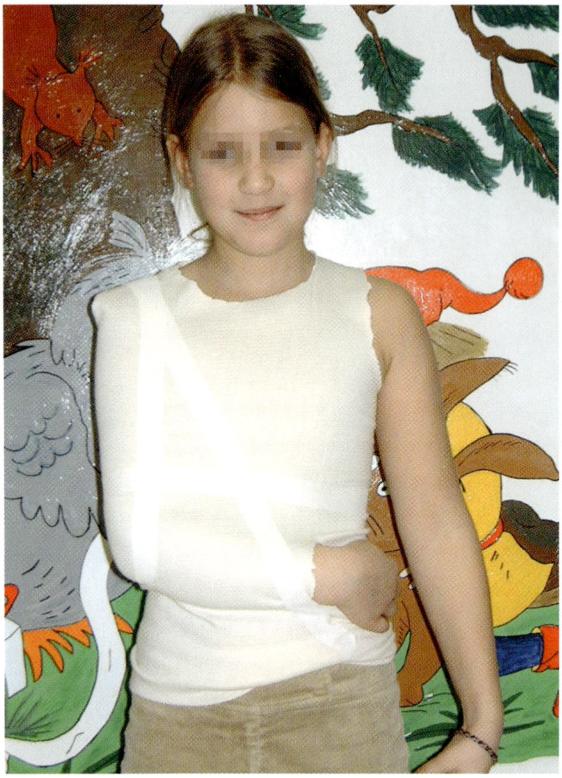

Abb. 13.7. Desault-Verband

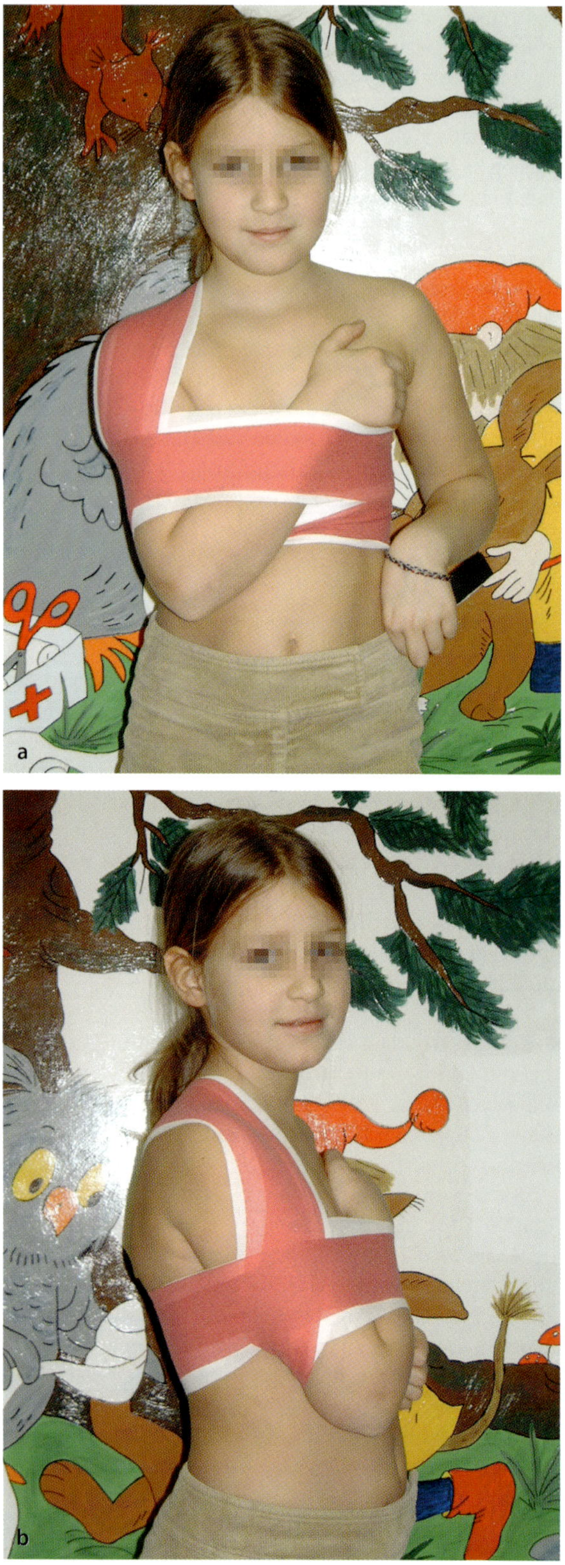

Abb. 13.8 a,b. Velpeau-Verband, Wickeltechnik

einfach, komplikationsarm, ohne größeren sekundären Weichteilschaden und mit einem guten ästhetischen Ergebnis durchzuführen sein. Daher hat sich die *intramedulläre Nagelung* auch hier gegenüber der Kirschner-Draht-Osteosynthese, die immer eine zusätzliche Ruhigstellung benötigt, als Verfahren etabliert. Eine postoperative achsengerechte Stellung ermöglicht ein definitives Ergebnis, ohne dass das zu erwartende Remodeling abgewartet werden muss (Abb. 13.12 a–c). Eine sofortige Bewegung im Schultergelenk ist bei der Versorgung mit intramedullären Implantaten möglich. Damit ist auch eine Pflegeerleichterung verbunden. Gleichzeitig ist durch die definitive Versorgung zumindest bei den intramedullären Implantaten eine Refrakturprophylaxe gewährleistet, die vor allem bei gleichzeitig bestehenden juvenilen Knochenzysten von Vorteil sein kann. Die Nachteile der operativen Versorgung ist die stationäre Behandlung, 2 Operationen mit spezifischen und unspezifischen chirurgischen und anästhesiologischen Komplikationsmöglichkeiten.

Indikationen

Wie bei allen Frakturen im Kindesalter gilt es, eine primär definitive Versorgung zu erreichen. Ein Therapiewechsel, auch Nachrepositionen, sind zu vermeiden, da eine Wachstumsstörung nicht zuletzt hierdurch begünstigt werden kann. Akzeptable Dislokationen sind im Wesentlichen abhängig vom Alter des verletzten Kindes.

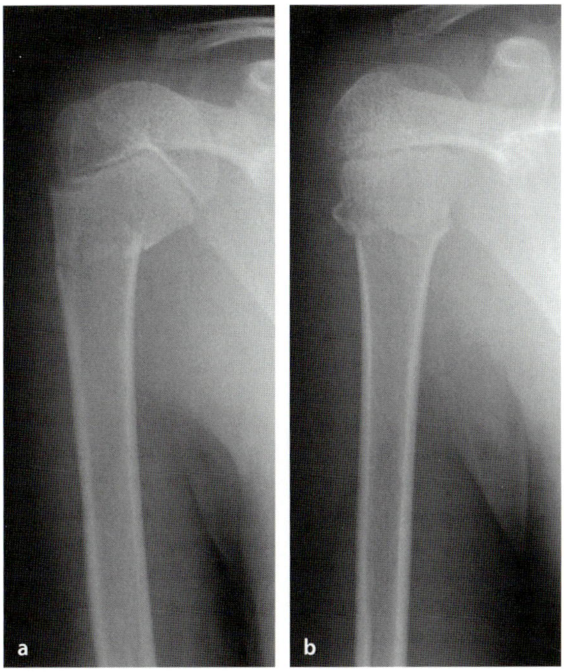

Abb. 13.9 a,b. Subkapitale Humerusfraktur, Stauchungsfraktur, konservative Therapie

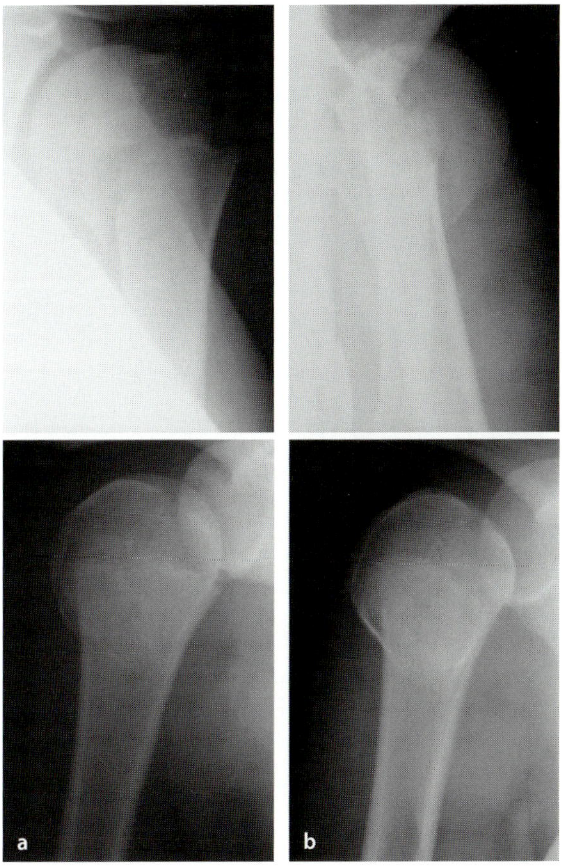

Abb. 13.10 a,b. Proximale Humerusfraktur Aitken I, Ruhigstellung im Gilchrist-Verband für 3 Wochen

Konservative Therapie. Die Entscheidung, welche Therapieform dem Patienten zu empfehlen ist, richtet sich nach

- dem Alter des Patienten,
- dem Dislokationsgrad und
- eventuellen Begleiterkrankungen (Etagenverletzung, Mehrfachverletzungen, Erkrankungen des Knochens, z. B. benigne Knochenzysten, Erkrankungen, die mit Pflegebedürftigkeit einhergehen).

Stabile, subperiostal eingestauchte metaphysäre Frakturen werden in jedem Alter wegen der Bewegungsschmerzen ruhiggestellt, ideal ist der Gilchrist-Verband (Gilchrist 1967). Alle anderen Frakturen werden altersspezifisch unterschiedlich behandelt.

Bei Patienten *bis* zu einem Alter von *10 Jahren* können

- vollständig um Schaftbreite dislozierte,
- verkürzte Frakturen (maximal 2 cm) und
- Frakturen mit einem Achsenfehler von 40–60° für Varus-, Ante- und Rekurvationsfehler,
- jedoch nur bis zu 10° für den seltenen Valgusfehler

wegen der Nähe der hochaktiven Wachstumsfuge konservativ behandelt werden.

Jenseits des 10. Lebensjahres sind – altersabhängig – vollständig und verkürzte Frakturen nicht mehr, und solche

- mit einem Achsenfehler nur noch bis 20–30°, ausgenommen die Valgusfehlstellung (10°),

zur konservativen Behandlung geeignet (Schmittenbecher et al. 2004).

Operative Therapie. Die *absolute Operationsindikation* besteht bei *Patienten älter als 12 Jahre* (dies gilt umso mehr für das Adoleszentenalter)

- mit vollständig dislozierten und erheblich verkürzte Frakturen und einem Achsenfehler >30° oder einem Valgusfehler >10°.
  Bei diesen Patienten ist nach konservativer Therapie nicht mehr mit einem vollständigen Remodeling der Fehlstellung zu rechnen. Einschränkungen der Bewegung oder eine Impingementsymptomatik können als Folge auftreten (Beebe u. Bell 1989; Curtis 1990; Siebler et al. 1984).
- Weiterhin sollten Patienten mit begleitenden Erkrankungen wie Spastik, Paraplegien, Mehrfachverletzungen oder mit pathologischen Frakturen sowie bei begleitender Plexusläsion immer operativ versorgt werden (Abb. 13.13).

Eine *relative Operationsindikation* besteht

- bei Kindern zwischen dem 5. und 10. Lebensjahr und einer Achsabweichung >30° (Ausnahme Valgusfehlstellung nicht >10°!),

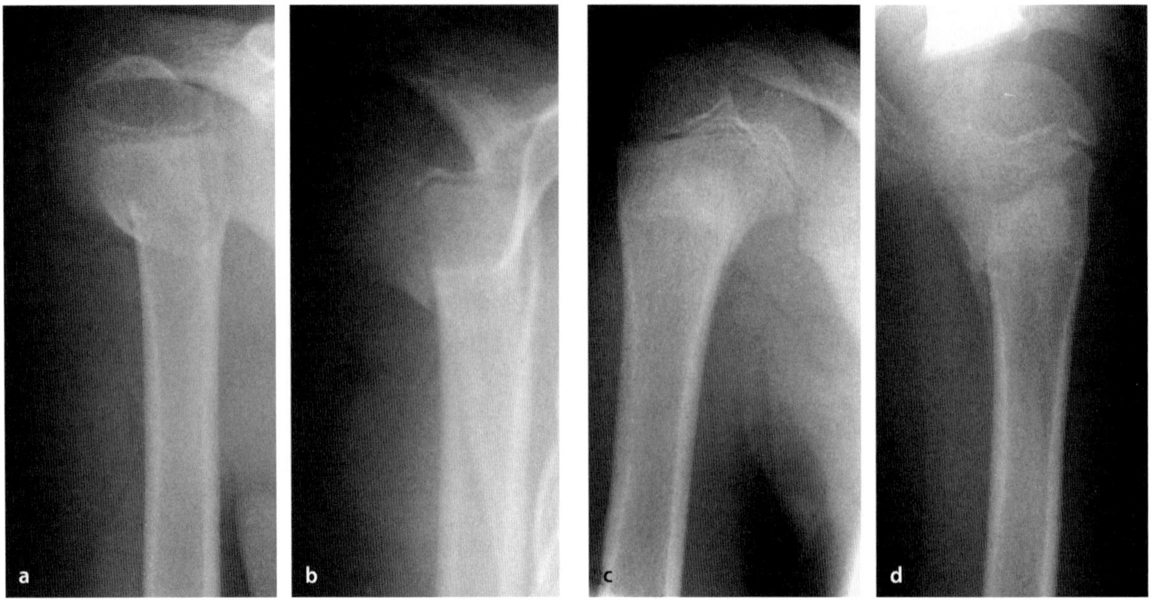

Abb. 13.11 a–d. Subkapitale Humerusquerfraktur, Ruhigstellung im Gilchrist-Verband für 3 Wochen

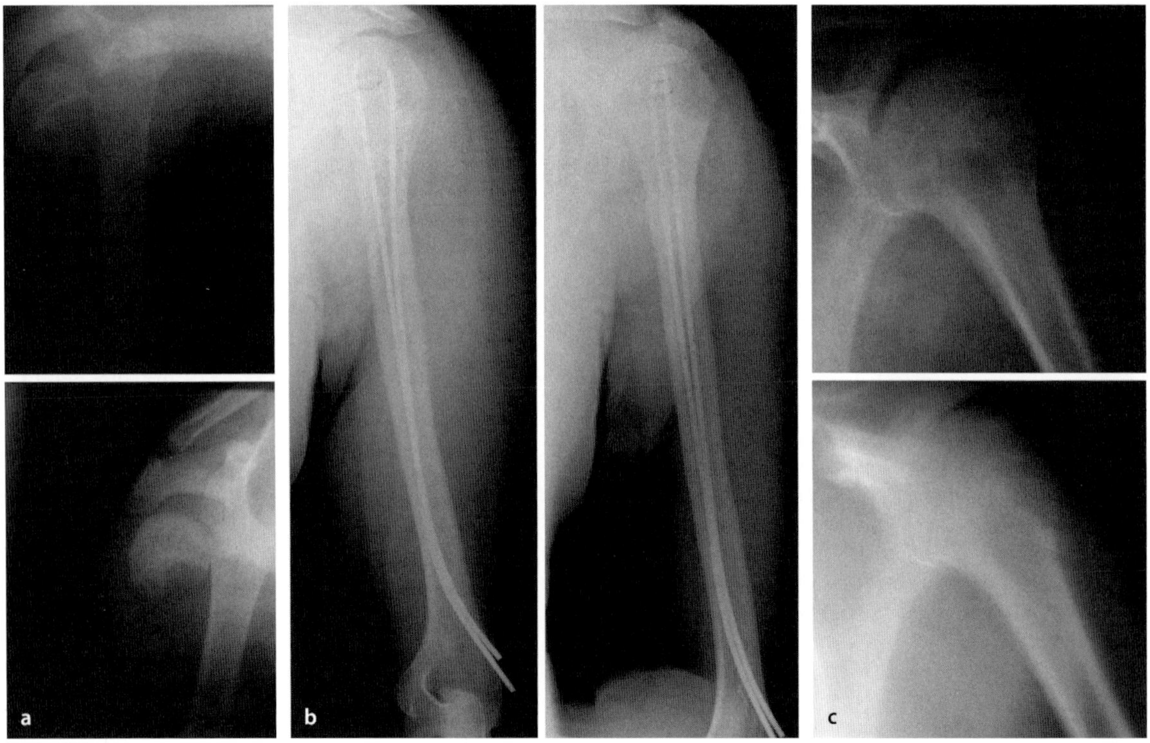

Abb. 13.12a–c. Epiphysiolyse des proximalen Humerus (Aitken I). **a,b** Geschlossene Reposition und intramedulläre Nagelung. **c** Abschluss nach Metallentfernung nach 4 Monaten

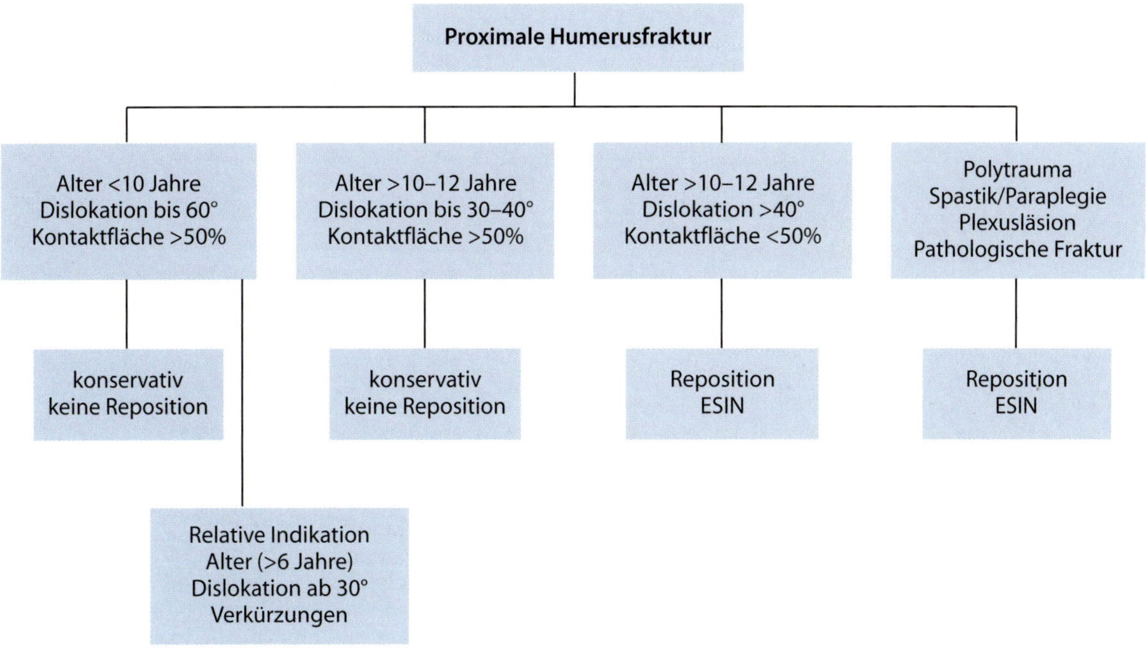

Abb. 13.13. Algorithmus proximale Humerusfraktur

- bei Kindern über dem 10. Lebensjahr und einer Achsabweichung >20°(Valgusfehlstellung 10°!),
- Frakturen, die Nachrepositionen nach sich ziehen können (alle instabilen Frakturen).

Kontraindikationen: bei erhöhtem Narkoserisiko oder z. B. erhöhter Blutungsneigung (Hämophilie).

Patientenaufklärung

Die durchschnittliche Dauer der Operation liegt im Mittel zwischen 30–60 min. An Komplikationen sind die Wundinfektion, der Gefäß- und Nervenschaden (insbesondere des N. ulnaris und des N. radialis, bei beidseitigem Vorgehen) zu nennen. Es kann zur verzögerten Knochenbruchheilung, zu Seromen an den Nagelaustrittsstellen und Nagelperforationen und auch Pseudarthrosen, einer Osteomyelitis sowie zu einer sekundären Fehlstellung kommen.

Postoperativ kann bei der intramedullären Nagelung (ESIN) auf eine Ruhigstellung verzichtet werden, bei der Kirschner-Draht-Osteosynthese muss im Gilchrist-Verband für 2–3 Wochen ruhig gestellt werden.

Operationsvorbereitung

■ **Klinischer Hinweis.** Eine Notfallindikation liegt außer bei offenen Frakturen oder Frakturen mit primären Nerven- oder Gefäßschäden nicht vor.

Grundsätzlich handelt es sich um einen elektiven Eingriff, bei dem die Nüchternheit des Patienten abgewartet werden kann. Offene Frakturen oder primäre Gefäß-Nerven-Schäden, die aber eine absolute Rarität darstellen, würden eine Notfalloperation erfordern.

Instrumentarium, Anästhesie und Lagerung

- Grundsieb, Pfriem, Nagelset,
- Intubationsnarkose, Rückenlagerung ggf. mit Armtisch, wobei der Arm frei beweglich abgedeckt werden sollte.

Operative Technik

■ **Elastisch stabile intramedulläre Nagelung (ESIN).** Methode der Wahl ist die ESIN in *aszendierender Technik* (Dietz 2000; Dietz et al. 1997; Prevot 1989; Sessa et al. 1990; Abb. 13.14 a–c).

Die geschlossene Reposition der proximalen subkapitalen oder metaphysären Humerusfraktur ist durch die Dislokation des proximalen Fragments in Abduktion und Außenrotation erschwert (vgl. Abb. 13.3 a–c, Abb. 13.4 a,b). Das distale Fragment muss daher in dessen Achsenverlängerung eingestellt werden. Dazu wird der Arm unter Zug um 90° abduziert, gebeugt und leicht nach außen rotiert. Meist gelingt durch dieses Manöver die geschlossene Reposition.

Die Hautinzision erfolgt entweder bilateral kurz oberhalb der Kondylen oder bei größeren Kindern wegen der Schonung des N. ulnaris radial (Abb. 13.15, Abb. 13.16, Abb. 13.17 a,b). Die Inzisionslänge beträgt etwa 1,5–2 cm. Es folgt stumpfes Präparieren bis auf den Knochen und Setzen von 2 Perforationen mit dem Pfriem (Abb. 13.18 a,b); Vorschieben der Nägel und nach Reposition verankern in dem Humeruskopf (Abb. 13.19 a–c). Die Fuge darf jeweils einmal überquert werden.

Bei der zu proximalen radialen Inzision kann der N. radialis verletzt werden (Abb. 13.20, Abb. 13.21). CAVE

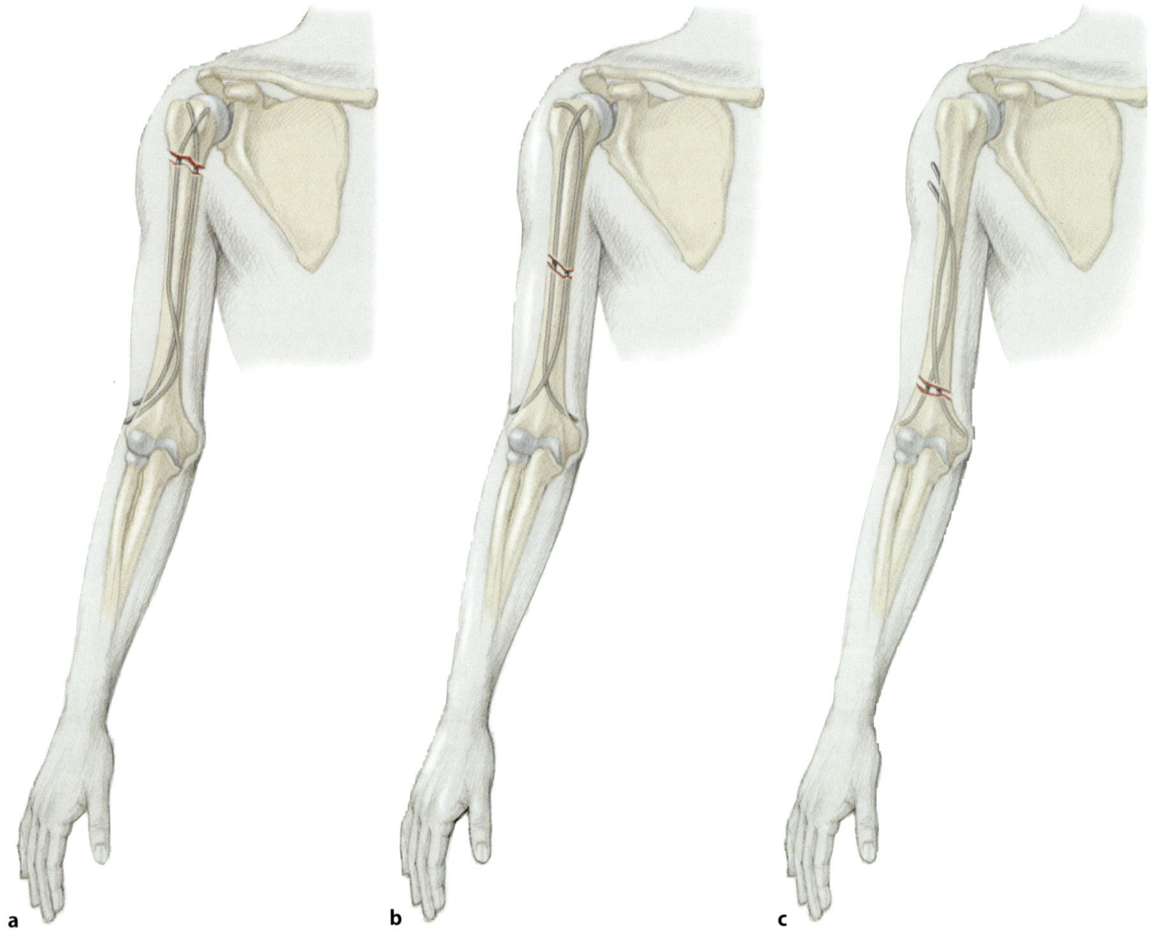

Abb. 13.14 a–c. Prinzip der ESIN bei Humerusfrakturen

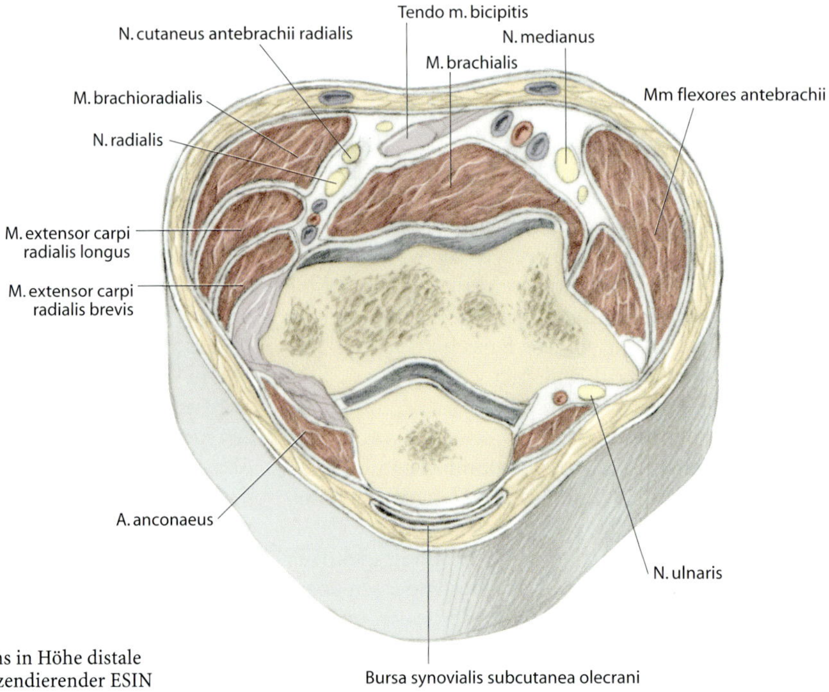

Abb. 13.15. Querschnitt des Oberarms in Höhe distale Humerusmetaphyse, Zugang bei aszendierender ESIN

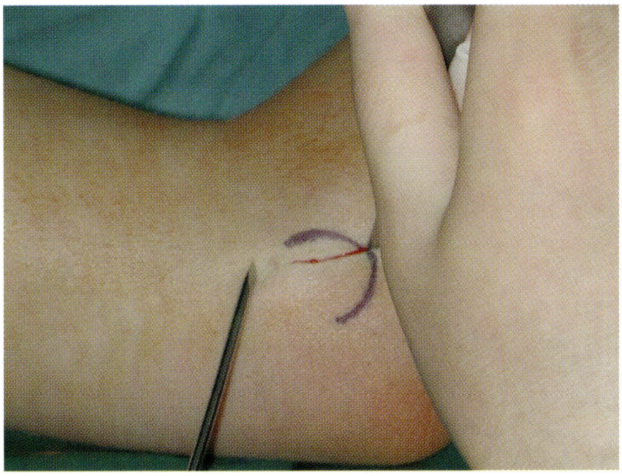

Abb. 13.16. Radialer Zugang bei aszendierender ESIN

Der erste Nagel wird eingebracht und seine Spitze zum Markraum ausgerichtet und bis vor den Frakturspalt vorgetrieben. Bei erfolgreicher Reposition wird nun der Nagel im Humeruskopf verankert. Durch Drehen der Nagelspitze kann die Reposition verbessert werden, und der zweite Nagel fixiert das Repositionsergebnis.

Die aszendierende intramedulläre Osteosynthese hat den Vorteil der sofortigen Freigabe der Beweglichkeit. Die Kirschner-Draht-Osteosynthese führt zu keiner stabilen sofort belastbaren Situation (Abb. 13.28 a–c).

Im seltenen Fall eines Fehlschlagens der geschlossenen Reposition muss mit einem *Repositionshindernis*, z. B. der *eingeschlagenen langen Bizepssehne* gerechnet werden (vgl. Abb. 13.4 a,b). Hier ist die *offenene Reposition* mit anschließender aszendierender ESIN indiziert. Als einfacher, atraumatischer Zugang eignet sich hier der *ventrale Zugang* entlang des *Sulcus deltoideopectoralis* (Abb. 13.22, Abb. 13.23, Abb. 13.24, Abb. 13.25), über den ein guter Überblick über den proximalen Humerus und die Bizepssehnen gewährleistet ist.

Alternativ kann der transdeltoidale Zugang gewählt werden. Dieser Zugang verursacht aber ein größeres Weichteiltrauma bei geringerer Übersicht (Abb. 13.26, Abb. 13.27). Die Retention durch die ESIN bleibt jedoch gleich.

■ **Komplikationen.** Die häufigste Komplikation ist eine Perforation des distalen Nagelendes durch die Haut. Zur Vermeidung muss der Nagel sehr tangential im Bereich der distalen Metaphyse eingebracht und vor dem Wundverschluss soweit gekürzt werden, dass er später mit der Extraktionszange gerade noch gefasst werden kann. Für Schutzkappen sind die anatomischen Verhältnisse zu eng, meist tragen sie hier auch zu sehr auf. Nach Beginn der Mobilisation und Abschwellen der Weichteile kann es zum Hervortreten der Nägel kommen. In diesem Fall müssen in einer kurzen Narkose die Nägel gekürzt werden.

Ein Wandern der Nägel – im Gegensatz zur perkutanen Kirschner-Draht-Osteosynthese – ist nur bei unsachgemäßer Implantation und fehlender Platzierung in der Metaphyse zu befürchten.

Sekundäre Rotationsfehler sind prinzipiell möglich, lassen sich aber weitgehend durch korrektes Platzieren der Nagelspitzen vermeiden.

Ein sekundärer Nervenschaden nach Reposition und Osteosynthese ist immer eine Indikation zur operativen Revision.

Eine Osteomyelitis wurde am Humerus auch bei offenen Frakturen 1. Grades bisher nicht beobachtet. Die offene Reposition und intramedulläre Nagelung ist der extrem seltenen Situation der interponierten langen Bizepssehne vorbehalten, als Komplikationen kommen hier Infekte (bakterielle Arthritis), Nervenläsionen (N. axillaris) oder die Ruptur der langen Bizepssehne in Betracht (Guibert et al. 1983; Schmittenbecher 2001).

Tipps und Tricks zur ESIN

- Saubere atraumatische Darstellung der distalen Humerusmetaphyse. Bei der unilateralen radialen Implantation der Nägel ist wenig Platz, ein Nagel kann von leicht dorsal implantiert werden
- Nageldurchmesser eher an der unteren Grenze im Diameter wählen (enge Platzverhältnisse im flachen distalen Humerus)
- Bei vollständiger Dislokation gelingt die Reposition meist nur unter Zug und Gegenzug bei optimaler Relaxation in Intubationsnarkose
- Die proximale Humerusepiphysenfuge darf mit den Nägeln jeweils einmal perforiert werden
- Intraoperativ korrekte Kontrolle und Dokumentation der proximalen Nagellage, eine intraartikuläre Perforation des Humeruskopfes muss sicher ausgeschlossen werden
- Metallentfernung in ITN oder Plexusanästhesie, speziell bei Titannägeln und Verweildauer der Nägel >6 Monate, gestaltet sich gelegentlich schwierig. Daher Nägel eher kürzer belassen

■ **Kirschner-Draht-Osteosynthese.** Für die Retention mittels perkutaner Kirschner-Draht-Osteosynthese gibt es nur noch wenige *Indikationen*:

- das gleichzeitige und gleichseitige Vorliegen einer repositionsbedürftigen proximalen Humerusfraktur und einer suprakondylären Humerusfraktur. In diesem Falle könnte die aszendierende ESIN nicht durchgeführt werden.

■ **Technik.** Bezüglich der in der Regel erfolgreichen geschlossenen Reposition müssen die oben genannten Richtlinien beachtet werden. Anschließend werden etwa 2–4 Kirschner-Drähte der Stärke 1,6–2,0 perkutan unter

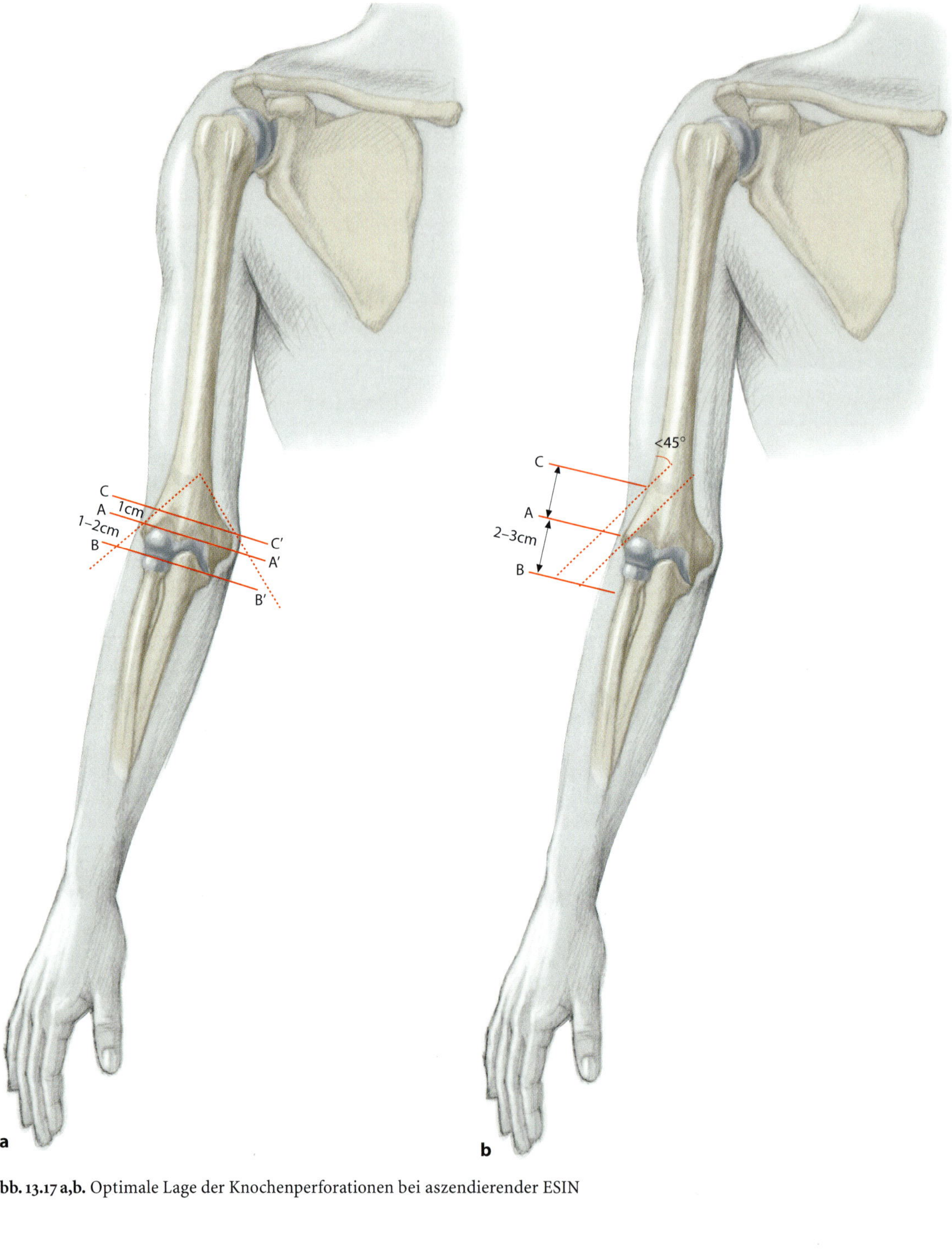

Abb. 13.17 a,b. Optimale Lage der Knochenperforationen bei aszendierender ESIN

Bildwandlerkontrolle vom distal-lateral nach proximal-kranial in den Humeruskopf eingebracht (Guibert et al. 1983). Schwierigkeiten entstehen bei der achsengerechten Reposition durch den sehr flachen Winkel der Kirschner-Drähte gegenüber der Längsachse des Humerus. Gleichzeitig ist in diesem Bereich auch im Kindesalter die Kortikalis sehr hart. Der zwangsläufig, bei korrekter Reposition, sehr lange Verlauf der Kirschner-Drähte in den Weichteilen bewirkt eine erhebliche Irritation derselben. Weiterhin muss aufgrund der fehlenden Bewegungsstabilität eine zusätzliche postoperative Ruhigstellung im Gilchrist- oder Desault-Verband erfolgen (vgl. Abb. 13.6, 13.7).

■ **Vorteil der Kirschner-Draht-Osteosynthese.** Gegebenenfalls können die Kirschner-Drähte problemlos in Analgosedierung entfernt werden. Man sollte diese jedoch nicht über dem Hautniveau – im Gegensatz zu anderen Lokalisationen – belassen. Der Weichteilmantel in diesem Bereich kann sehr dick sein und dies bedeutet

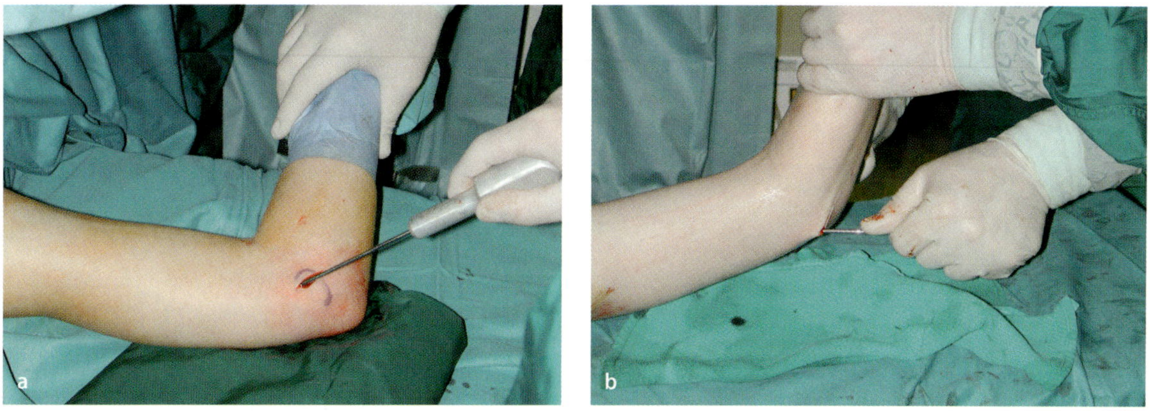

Abb. 13.18 a,b. Aszendierende ESIN: Setzen der Perforationen und Implantation des ersten ESIN-Nagels

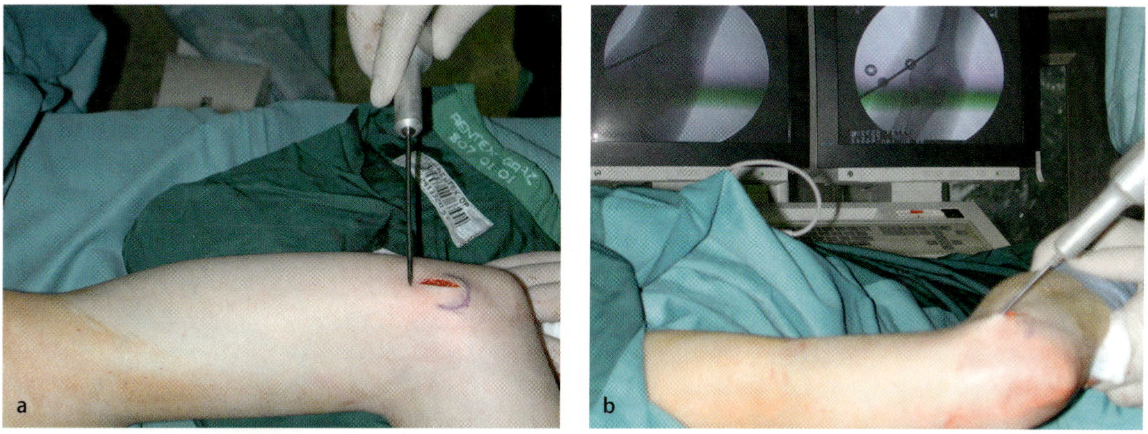

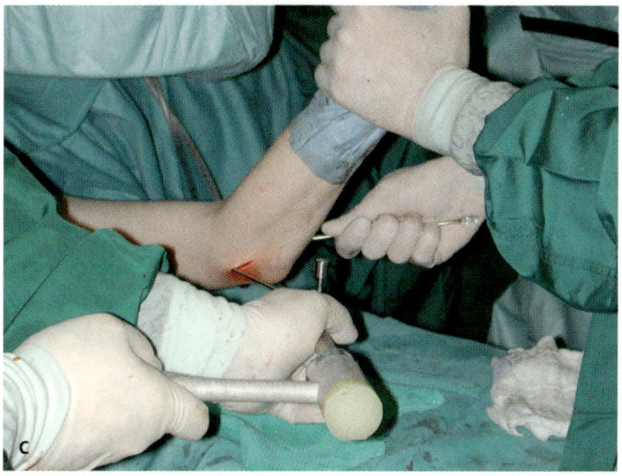

Abb. 13.19 a–c. Aszendierende ESIN: Setzen der zweiten Perforation und Vorschlagen des zweiten Nagels

erhebliche Weichteilalterationen an den Kirschner-Draht-Enden und entsprechende Schmerzen für den Patienten.

■ **Komplikationen.** Die häufigste Komplikation sind zu lange Kirschner-Drähte bei initialer unterschätzter Weichteilschwellung, die sekundär gekürzt werden müssen. Nervenläsionen und Irritationen des Weichteilmantels wie auch Serome und in Einzelfällen Osteomyelitiden sind beschrieben worden. Bei sehr kleinem proximalem Fragment besteht die Gefahr der intraartikulären Lage der Spitze eines Kirschner-Drahtes. Daher muss am Ende der Operation im Schultergelenk bewegt werden, um Einschränkungen zu erfassen. Eine saubere intraoperative Bildwandlerdurchleuchtung und -dokumentation ist unbedingt notwendig. Theoretisch kann es zu Pseudarthrosen wie auch zu aseptischen Nekrosen kommen.

Abb. 13.20. Topographie distaler Humerus/N. radialis

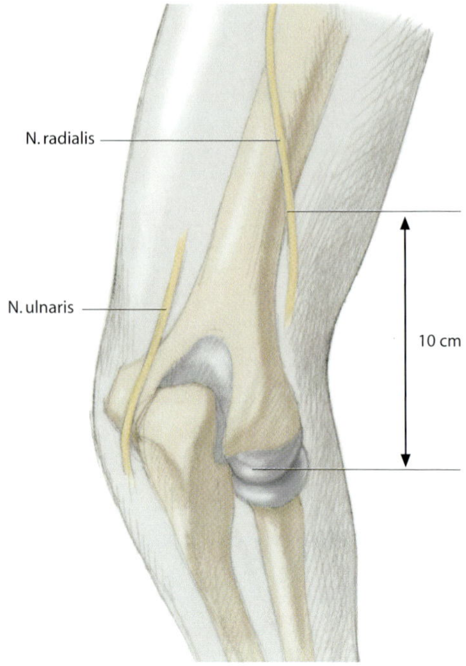

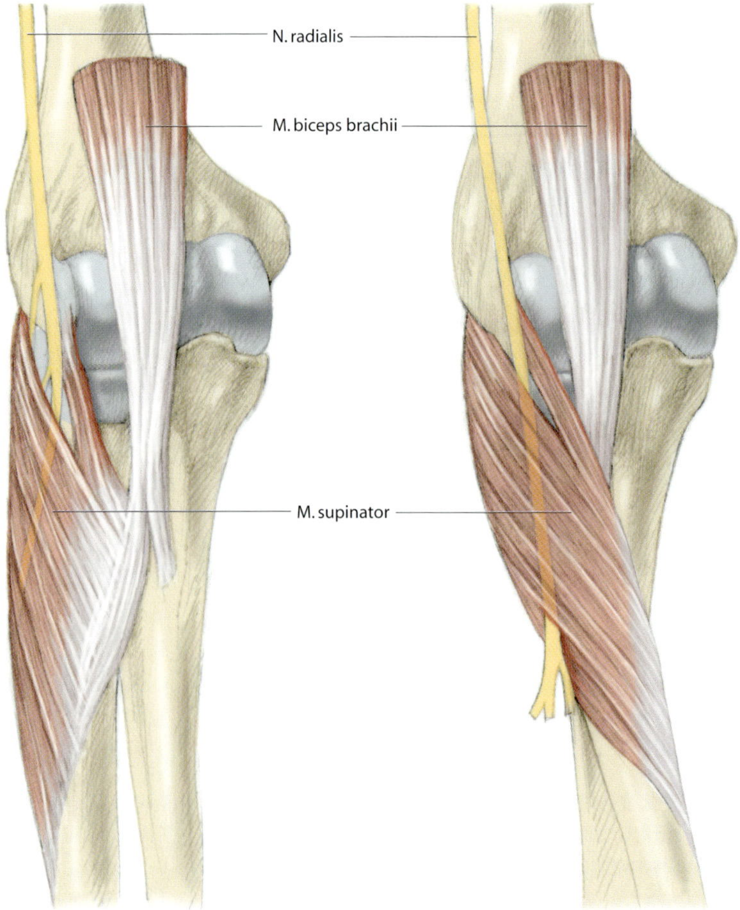

Abb. 13.21. Topographie Ellbogengelenk/N. radialis

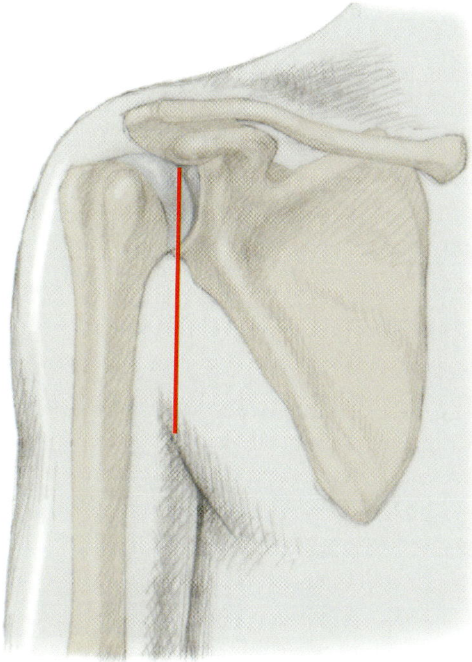

Abb. 13.22. Offene Reposition bei subkapitaler Humerusfraktur: Zugang im Sulcus deltoideo-pectoralis

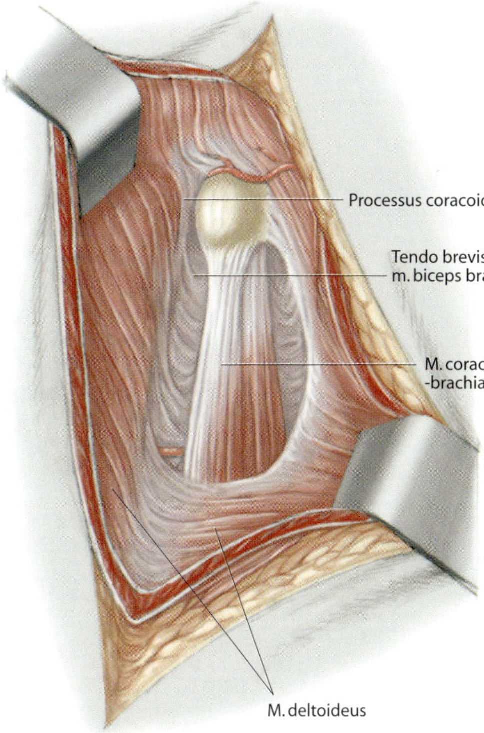

Abb. 13.24. Darstellung von Processus coracoideus und kurzer Bizepssehne

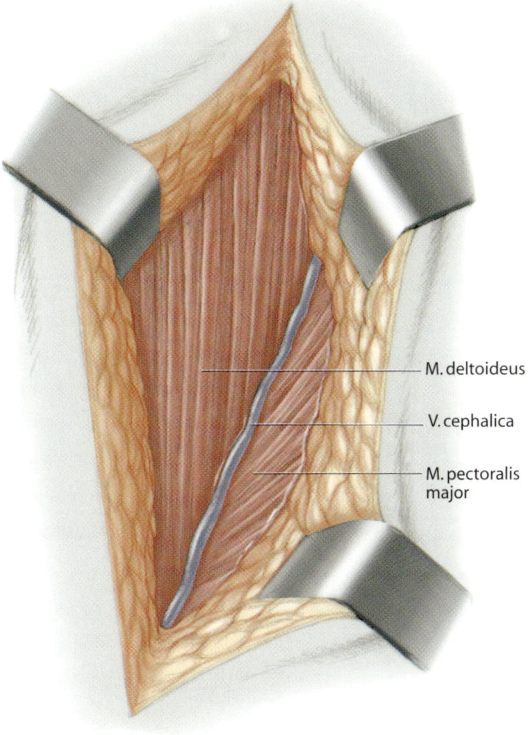

Abb. 13.23. V. cephalica als Leitstruktur für die tiefe Präparation

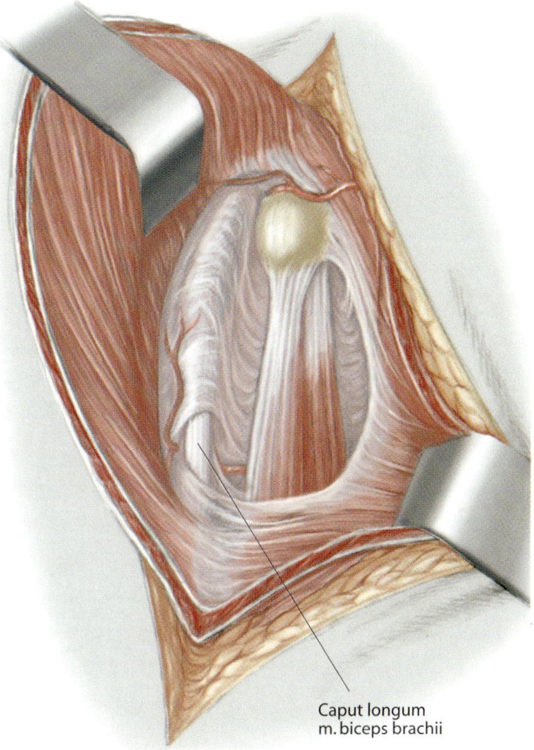

Abb. 13.25. Darstellung von langer Bizepssehne und Humeruskopf

Abb. 13.26. Offene Reposition bei subkapitaler Humerusfraktur: transdeltoidaler Zugang

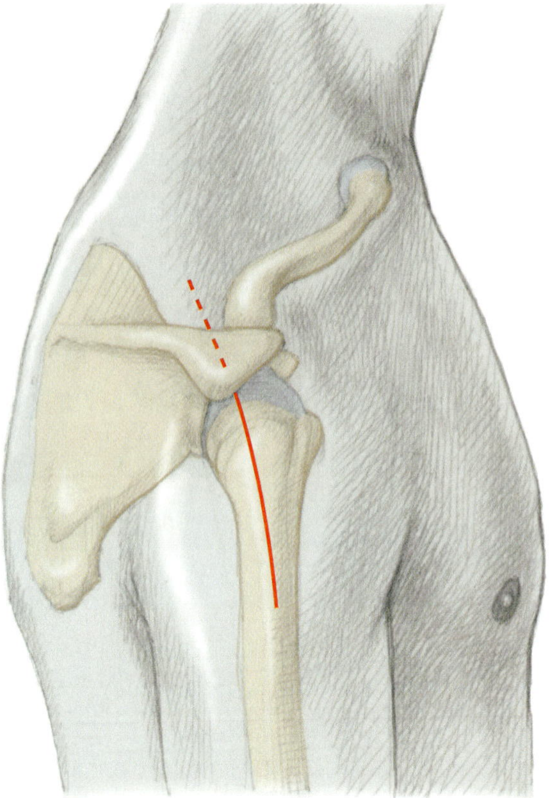

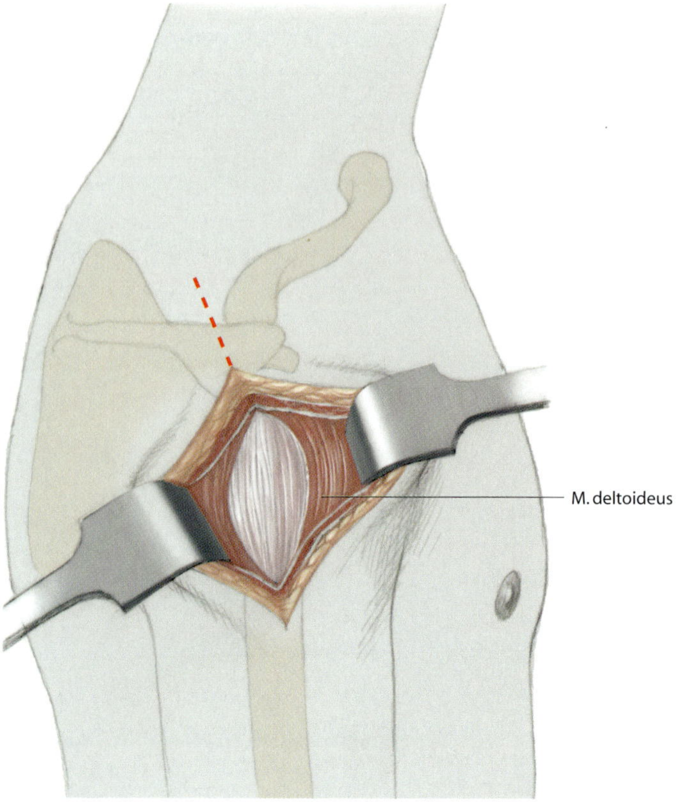

Abb. 13.27. Darstellung proximaler Humerus nach Spaltung des M. deltoideus

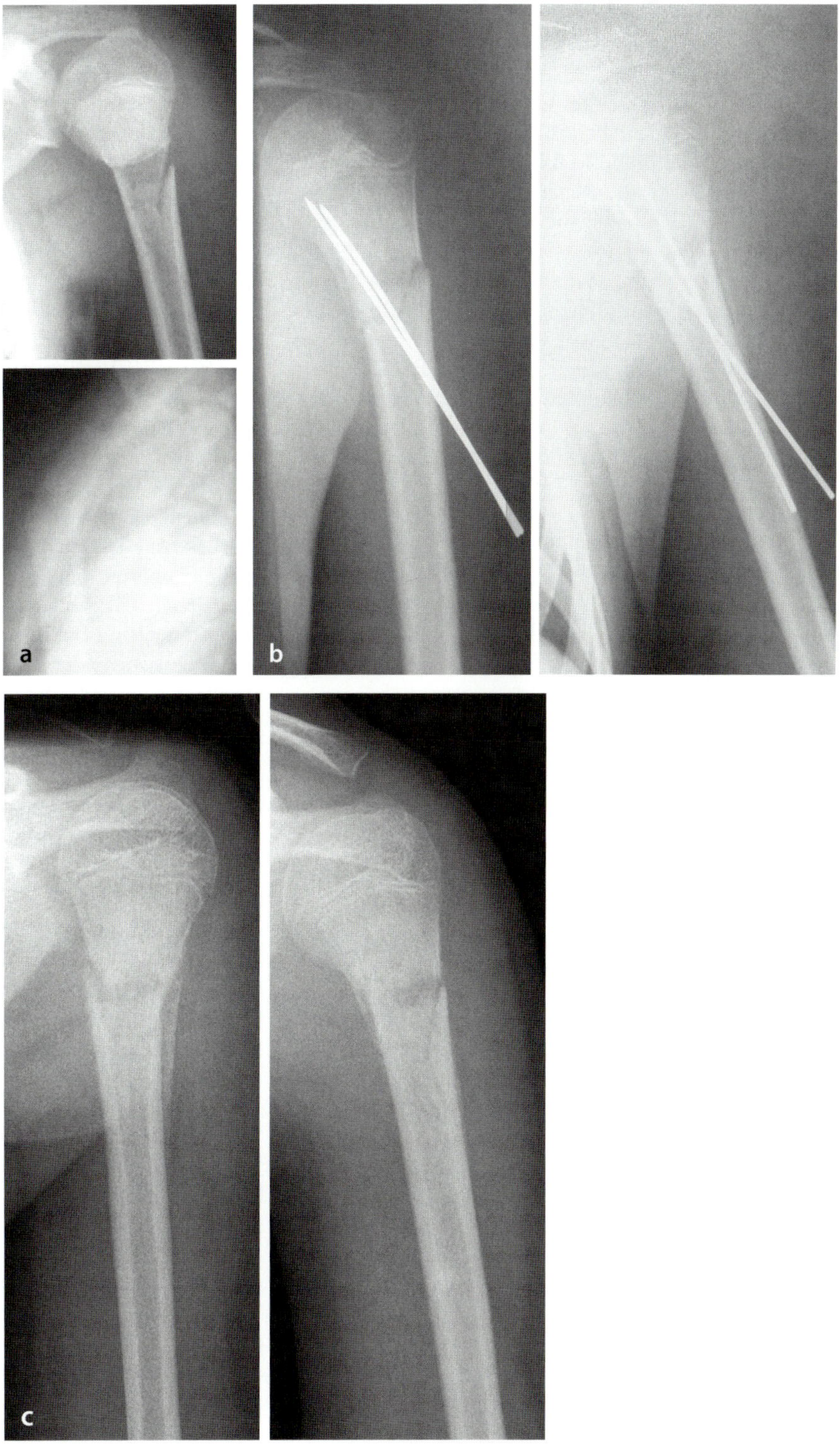

Abb. 13.28 a–c. Dislozierte metaphysäre subkapitale Humerusfraktur: geschlossene Reposition, perkutane Kirschner-Draht-Osteosynthese und achsengerechte Ausheilung. Beachte: Verlauf der Kirschner-Drähte, Weichteilirritation, zusätzliche Ruhigstellung

Nachbehandlung

Postoperativ

■ **Intramedulläre Nagelung (ESIN).** Die erste klinische Kontrolle nach durchgeführter ESIN erfolgt eine Woche postoperativ zur Wundkontrolle und zum Fadenziehen. Wichtig ist in den ersten 3–4 Tagen eine suffiziente Schmerztherapie. Die nächste Kontrolle erfolgt 4 Wochen nach der Operation. In dieser Zeit sollte die Spontanmobilisation bis zur freien Beweglichkeit der verletzten Schulter erreicht sein. Eine weitere klinische Kontrolle ist in weiteren 8 Wochen zur Planung der Metallentfernung (3–5 Monate postoperativ) sinnvoll. Bei pathologischen Frakturen (z. B. Knochenzysten) richtet sich die Implantatentfernung nach der Genese des Tumors.

■ **Kirschner-Draht-Osteosynthese.** Bei erfolgter Kirschner-Draht-Osteosynthese ist eine begleitende Ruhigstellung für 2–3 Wochen im Gilchrist-Verband notwendig. Die mittels Kirschner-Draht versorgten Patienten müssen nach einer Woche kontrolliert werden, da oftmals die Drahtenden stören. Bei zusätzlichen Begleitverletzungen richtet sich die Dauer der Ruhigstellung nach diesen; anschließend Freigabe des Bewegungsumfanges im schmerzfreien Bereich. Meist wird nur wenig Bewegungsumfang erreicht, da die Drähte Weichteilirritationen verursachen. Die Implantatenfernung erfolgt bereits nach 3–4 Wochen. Acht Wochen nach Trauma bei bereits entfernten Kirschner-Drähten sollte der freie Bewegungsumfang dokumentiert werden können. Ansonsten müssen Kontrollen in 3- bis 4-wöchigen Abständen bis zur freien Beweglichkeit angesetzt werden.

Konservativ

Mit Abschluss der Ruhigstellung kann bei nicht oder gering dislozierten Frakturen die Behandlung abgeschlossen werden. Weitere klinische Kontrollen sind nur bei initial stark dislozierten Frakturen oder bei Auffälligkeiten bis zur freien Funktion zu vereinbaren.

Radiologische Kontrollen

■ **Konservativ.** Die Indikation zur röntgenologischen Kontrolluntersuchung hängt im Wesentlichen von der Klassifikation und der Stellung der Fraktur ab. Stabile Frakturen wie Stauchungs- oder Wulstfrakturen müssen nicht radiologisch nachuntersucht werden. Bei instabilen, kompletten Frakturen und fraglicher Indikation zur Operation erfolgt die erste radiologische Kontrolle am Tag 7, die zweite und meist letzte zur Kontrolle der Stellung und der Konsolidierung am Tag 21.

■ **Operativ.**

- *ESIN*: Nach intraoperativer Dokumentation erfolgt die erste radiologisch Kontrolle vor Entlassung des Kindes; dies entspricht dem Beginn der Spontanmobilisation. Die nächste Kontrolle ist bei unkompliziertem Verlauf nach 4 Wochen oder sogar erst vor Metallentfernung, also nach etwa 12 Wochen notwendig. In der Zwischenzeit kann die Frakturheilung klinisch überprüft werden. Zur Frage der Sportfähigkeit kann am Tag 28 eine Röntgenkontrolle stattfinden.
- *Kirschner-Draht-Osteosynthese*: Die erste Kontrolle erfolgt nach einer Woche, anschließend wird zwischen der 3. und 4. Woche die Durchbauung kontrolliert, um die Metallentfernung zu planen.

Sport/Spielfähigkeit

Nach Beendigung der Ruhigstellung kann die sportliche Aktivität entsprechend der Selbsteinschätzung des Patienten erlaubt werden. Meist ist dies nach 6–8 Wochen gegeben.

Dauer des Nachbehandlung

Frakturen, die in der letzten radiologischen Kontrolle, bei konservativer Behandlung also Tag 7 oder 21, bei operativer Therapie vor Metallentfernung, eine anatomische oder weitgehend achsengerechte Stellung bei offenen Epiphysenfugen zeigen und klinische beschwerdefrei sind, bedürfen keiner weiteren Nachbehandlung. Bei belassenen Achsabweichungen sind halbjährliche bis Einjahreskontrollen bis zum klinischen Verschwinden der kosmetischen und funktionellen Deformierung sinnvoll. Radiologische Kontrollen sind nur bei Beschwerden notwendig.

Spätkomplikationen

Posttraumatische Deformitäten resultieren aufgrund primärer oder sekundärer Fehlstellungen, speziell bei Adoleszenten aufgrund der in diesem Alter nur noch eingeschränkten Spontankorrektur. Je nach Deformität resultiert hier eine kosmetisch sichtbare Achsabweichung des proximalen Humerus, eine Bewegungseinschränkung des Glenohumeralgelenks und/oder eine subakromiale Impingementsymptomatik der proximalen Humerus.

Die kosmetisch sichtbare Achsabweichung des proximalen Humerus geht keinesfalls zwangsläufig mit einer funktionellen Störung einher, speziell Ante- oder Retrokurvationen sind funktionell unbedeutend.

Bei persistierender Fehlstellung in starker Varusstellung kann aufgrund eines Anschlages des Tuberculum majus an das Akromium die Abduktion im Glenohumeralgelenk eingeschränkt sein, ggf. kombiniert mit einer subakromialen Impingementsymptomatik. Relativiert wird dieses Problem durch die gute Beweglichkeit der Skapula bei ausgeglichener Gesamtbeweglichkeit der Schulter.

Die Indikation zur *Korrekturosteotomie* stellt sich erst bei ausgewachsenen, sportlich aktiven Patienten *und* bei funktioneller Beeinträchtigung der Schulter.

Als sinnvolle, primär belastbare Operationstechnik bietet sich hier nach offenem ventralem Zugang die metaphysäre Valgisierungsosteotomie mit anschließender winkelstabiler Plattenosteosynthese an.

13.1.1 Tuberculum-minus- und -majus-Ausrisse (Apophysenverletzung)

Der isolierte Ausriss des Tuberculum majus oder minus stellt im Kindesalter eine absolute Rarität dar. Bei den Verletzen handelt es sich ganz überwiegend um Adoleszente. Die Verletzung entsteht durch Hyperextension, durch starke Außenrotation mit Abduktion oder als Begleitverletzung einer traumatischen Schulterluxation (Abb. 13.29).

Diagnostik

Röntgen des proximalen Humerus a.-p., evtl. Schrägaufnahmen in Innen- oder Außenrotation.

Therapie

Nicht bzw. unwesentlich dislozierte Frakturen werden im Gilchrist-Verband für 3 Wochen immobilisiert (Abb. 13.30, Abb. 13.31, Abb. 13.32). Die Außenrotation und die Extension sollten dann für 1–2 weitere Wochen vermieden werden. Bei deutlicher Dislokation (>1,5 cm) und gleichzeitiger Instabilität (ggf. Überprüfung unter dem Bildwandler) ist die operative Refixation erforderlich. Dabei ist auf die exakte Lage der langen Bizepssehne zu achten. Je nach Situation kann eine Schraubenosteosynthese oder eine Zuggurtung erfolgen, anschließend Ruhigstellung im Gilchrist-Verband.

Nachkontrollen

Bei operativ refixiertem Tuberculum majus ist die Abduktion über 90° erst nach 3 Wochen freizugeben, nach 6 Wochen der gesamte Bewegungsumfang. Die Metallentfernung erfolgt nach 6 Monaten.

Nach konservativer Therapie kann nach 2–3 Wochen Ruhigstellung im Gilchrist mit Bewegungsübungen begonnen werden, nach 6 Wochen kann die Behandlung meist abgeschlossen werden.

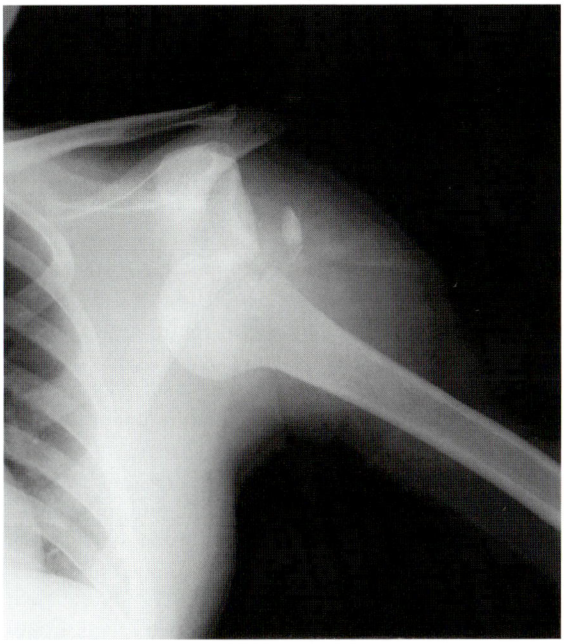

Abb. 13.29. Abriss mit starker Dislokation des Tuberculum majus bei Schulterluxation

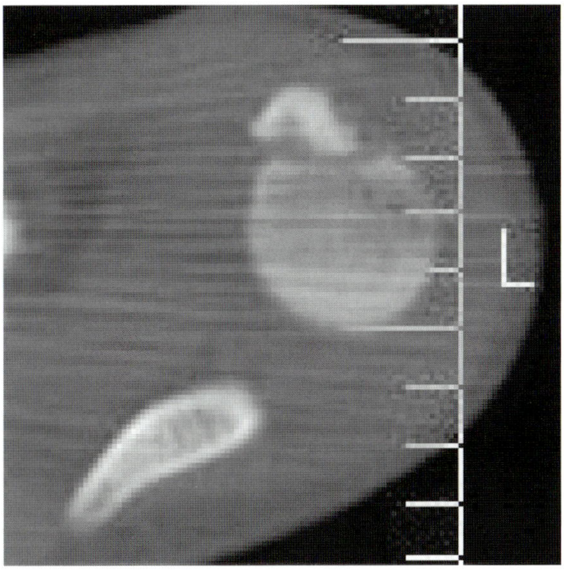

Abb. 13.30. Abriss Tuberculum majus: Stellungskontrolle nach Reposition der Schulterluxation mittels CT

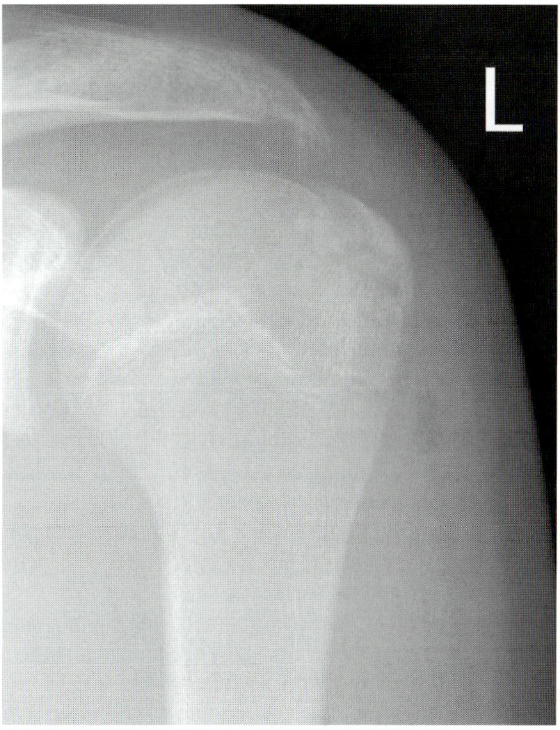

Abb. 13.31. Abriss Tuberculum majus: korrekte Stellung während Ruhigstellung im Gilchrist-Verband

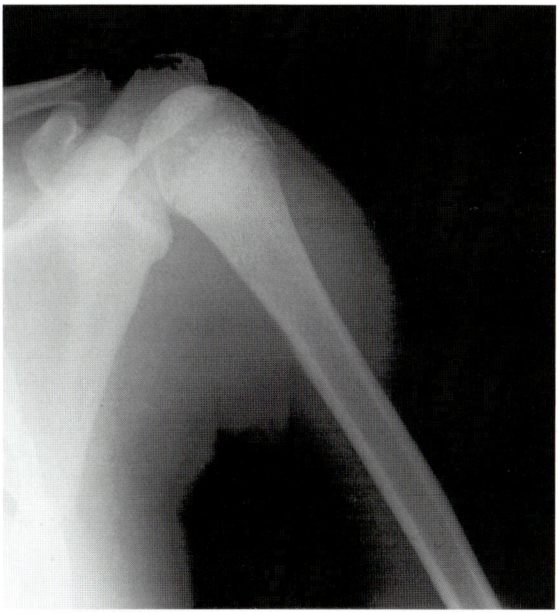

Abb. 13.32. Abriss Tuberculum majus: anatomische Stellung nach konservativer Therapie

13.2
Diaphysärer Oberarm

P. Knorr, H.-G. Dietz, P.P. Schmittenbecher

Ursache und Häufigkeit

Nur in 10–20% der knöchernen Verletzungen des Humerus liegen diaphysäre Frakturen vor. Dies sind 0,5% aller Skelettverletzungen. Hauptverletzungsursache sind direkte Gewalteinwirkungen, die kurze Spiral- oder Querfrakturen verursachen. Querfrakturen mit Biegungskeil, lange Spiralfrakturen, Trümmerbrüche und offene Frakturen sind selten (Jonasch u. Bertel 1981; Scharli u. Winiker 1989).

Entwicklung und Wachstum

Spontankorrektur

Die Korrekturgrenzen am Schaft sind geringer als bei den proximalen Frakturen. Seit-zu-Seit-Verschiebungen und Verkürzungen werden problemlos korrigiert. Liegt eine Achsabweichung vor, korrigiert sich die Varus- besser als die Valgusfehlstellung aus. Da am Humerusschaft verbliebene Achsenfehlstellungen nur selten kosmetische Probleme aufwerfen, fehlen Studien mit Langzeitergebnissen. Dennoch gilt, für alle Richtungen Achsenfehlstellungen in der Sagittal- bzw. Frontalebene möglichst nicht >20° im Kleinkindalter und nicht >10° im Schulkindalter zu akzeptieren.

Bei einem Rotationsfehler können Derotationsphänomene auftreten (v. Laer 2001). Das Ausmaß ist jedoch nicht exakt bekannt. Allerdings finden sich in der Literatur keine Angaben über notwendige Korrekturoperationen aufgrund isolierter Rotationsfehler, zumal das Schultergelenk eine hohe Kompensationsmöglichkeit aufweist.

Wachstumsstörungen

Bei Frakturen des Schaftes kommt es bis zur Frakturheilung zu einer Stimulation der Fuge und entsprechend zu einem Längenschub. Da die Heilung schnell erfolgt, sind diese Längenalterationen gering und klinisch und funktionell unbedeutend.

Klassifikation

Schaftfrakturen am Oberarm können nach ihrer Frakturform unterteilt werden:

- Querfrakturen (<30°),
- Schrägfrakturen (>30°),
- Trümmerfrakturen,
- Biegungsfrakturen.

Weiterhin ist es für therapeutische Zwecke sinnvoll, in *stabile* und *instabile* Formen zu differenzieren. Die instabilen Formen weisen zudem meist eine Achsabweichung und/oder Verkürzungen auf (Abb. 13.33 a–d).

Diagnostik

Standard ist die Röntgenaufnahme des Humerus in 2 Ebenen, wobei beim liegenden Patienten die Aufnahme mit am Thorax anliegendem Oberarm erfolgt. Die zweite Ebene wird versucht, sollte aber nicht erzwungen werden. Gegebenenfalls reicht zur Beurteilung einer Fehlstellung eine Schrägaufnahme; intraoperativ kann dann die zweite Ebene nachgeholt werden.

Die häufig propagierte transthorakale Aufnahme ist schlecht beurteilbar, strahlenbelastend und sollte daher im Kindesalter nicht durchgeführt werden, zumal Achsabweichungen geringen Ausmaßes keine therapeutische Konsequenz nach sich ziehen.

Klinisch muss eine Verletzung des N. radialis ausgeschlossen werden. Eine Läsion kann primär beim Unfall

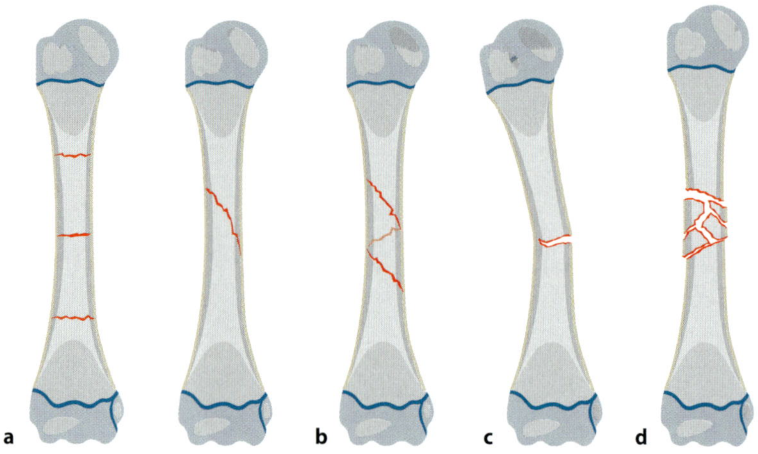

Abb. 13.33 a–d. Humerusschaftfrakturen:
a) Querfraktur (<30°)
b) Schrägfraktur (>30°)
c) Mehrfragmentfraktur
d) Grünholzfraktur
e) Trümmerfraktur

durch Zerreißung oder Quetschung zwischen den Fragmenten oder sekundär durch Überdehnung bei der Reposition und durch Austreten der Nägel aus dem Frakturspalt hervorgerufen sein.

Klinisch bestehen ein Sensibilitätsverlust über dem Handrücken zwischen dem 1. und 2. Finger, ein Verlust der Motorik der Extensoren des Handgelenks und sämtlicher Finger sowie eine Einschränkung der Supination des Unterarms.

Gefäßverletzungen sind selten; bei Persistenz einer unbefriedigenden Perfusion und Pulslosigkeit muss angiographiert oder eine Farbdoppleruntersuchung angefertigt werden, die die Durchgängigkeit der Gefäße nachweist.

Therapie

Die klinische Erstversorgung umfasst neben der Kreislaufsstabilisierung und den allgemeinen Grundsätzen der Notfalltherapie eine ausreichende Analgesie. Zur Ruhigstellung während des Transports in die Klinik eignet sich gut eine Oberarmschiene als U-Anlage im Sinne eines Brace-Verbands. Man sollte keine Repositionsversuche durchführen. Während des Transports ist ein engmaschiges Monitoring von Durchblutung, Motorik und Sensibilität ratsam.

Behandlungsverfahren

Als konservative Therapie eignen sich bei undislozierten und achsengerecht stehenden Frakturen der Gilchrist-Verband (vgl. Abb. 13.6 a,b), Desault-Verband mit oder ohne Gipsverstärkung (vgl. Abb. 13.7) oder der Velpeau-Verband (vgl. Abb. 13.8 a,b). Auch der Sarmiento-Brace (Abb. 13.34 a,b) mit und ohne Schulterklappe hat sich bewährt (Gilchrist 1967; Kayser et al. 1986; Peeters et al. 1989).

Nachteil der konservativen Behandlung ist das Belassen von Achsenfehlstellungen, die der Spontankorrektur überlassen werden (Abb. 13.35 a–c). Bei Ausheilung in Fehlstellung kann es vorübergehend zu einer ästhetisch auffälligen Asymmetrie der Oberarme kommen (Abb. 13.36 a,b, Abb. 13.37 a–c). Zuweilen klagen die Patienten über Hautprobleme im Verband.

Ziel der operativen Behandlung sollte, neben einer achsengerechten Reposition, eine übungsstabile Retention sein. Eine weitere Ruhigstellung ist nicht erforderlich. Standardtechnik bei queren oder schrägen Schaftfrakturen ist die *ESIN* in bilateraler Technik (Abb. 13.38 a,b). Hiermit wird insbesondere bei den häufigen queren Schaftfrakturen im mittleren Bereich eine optimale Retention durch symmetrisches Aufspannen der Nägel erreicht.

Daneben hat sich insbesondere bei Mehrfragmentfrakturen im distalen Bereich der *Fixateur externe* bewährt. Der Fixateur externe kann auch bei den seltenen komplexen Frakturen mit ausgedehntem Weichteilschaden oder im Falle einer Gefäßrekonstruktion eingesetzt

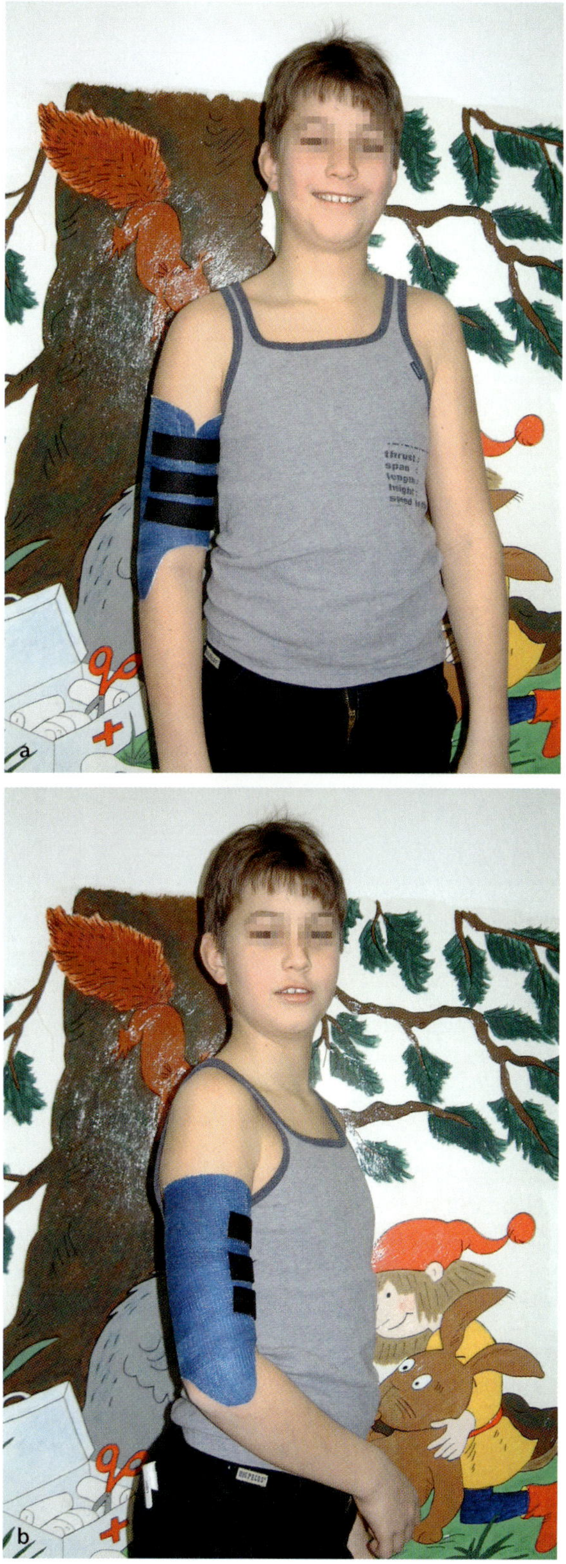

Abb. 13.34 a,b. Sarmiento-Brace zur funktionellen Behandlung

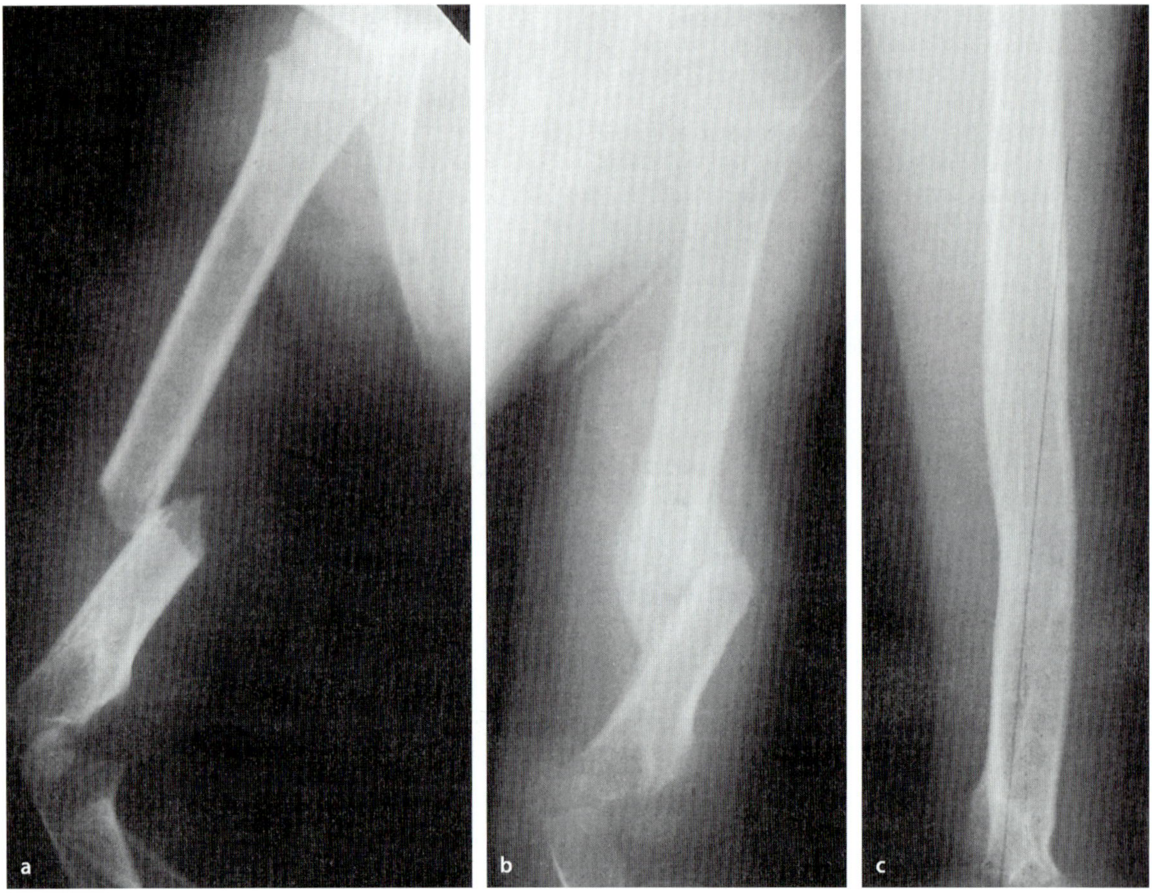

Abb. 13.35 a–c. Humerusschaftfraktur: mögliches Remodeling im Kindesalter im Verlauf von 2 Jahren

werden und ist hier die Methode der Wahl (Haasbeeck u. Cole 1995; Ruland 2000).

Die *Plattenosteosynthese* bietet am Schaft den Vorteil der anatomischen Reposition. Sie hat den Nachteil des aufwendigeren operativen Eingriffs mit langer Narbe und dem technisch anspruchsvolleren Zugang mit der Gefahr von intraoperativen Nervenläsionen (N. radialis). Die Entfernung der Platte ist ebenfalls aufwendig. Dies hat dazu geführt, dass die Plattenosteosynthese im Kindesalter verlassen wurde!

Der rigide *intramedulläre Humerusnagel*, der in verschiedenen Techniken zur Verfügung steht, stellt im Kindesalter keine Indikation dar und kommt erst bei geschlossenen Fugen in der Adoleszenz in Betracht.

Vorteil der operativen Stabilisierung ist die *sofortige Bewegung* im Schultergelenk, welche eine bessere Mobilität bedeutet. Gerade bei Pflegebedürftigkeit ist dies vorzuziehen. Bei gleichzeitig bestehender juveniler Knochenzyste stellt die operative Stabilisierung eine Refrakturprophylaxe dar.

Indikationen

Wie bei allen Frakturen im Kindesalter gilt es, eine primär definitive Versorgung zu erreichen. Ein Therapiewechsel – auch eine Nachreposition – ist zu vermeiden, da eine Wachstumsstörung nicht zuletzt hierdurch begünstigt werden kann. Akzeptable Dislokationen sind im Wesentlichen abhängig vom Alter des verletzten Kindes.

■ **Konservativ.** Eine Fehlstellung in der Achse und eine Seit-zu-Seit-Fehlstellung sind altersabhängig von bis zu 20° zunehmend geringer bis auf 10° und halbe Schaftbreite zu tolerieren (Schmittenbecher et al. 2004). In diesen Fällen, bei ansonsten gesunden Kindern, ist die Indikation zur konservativen Therapie gegeben (Abb. 13.39 a,b, Abb. 13.40 a,b). Auch die vollständig dislozierte und verkürzte Humerusschaftfraktur kann konservativ bei funktionell gutem Ergebnis ausheilen, wie das abgebildete Beispiel zeigt (vgl. Abb. 13.37 a–c).

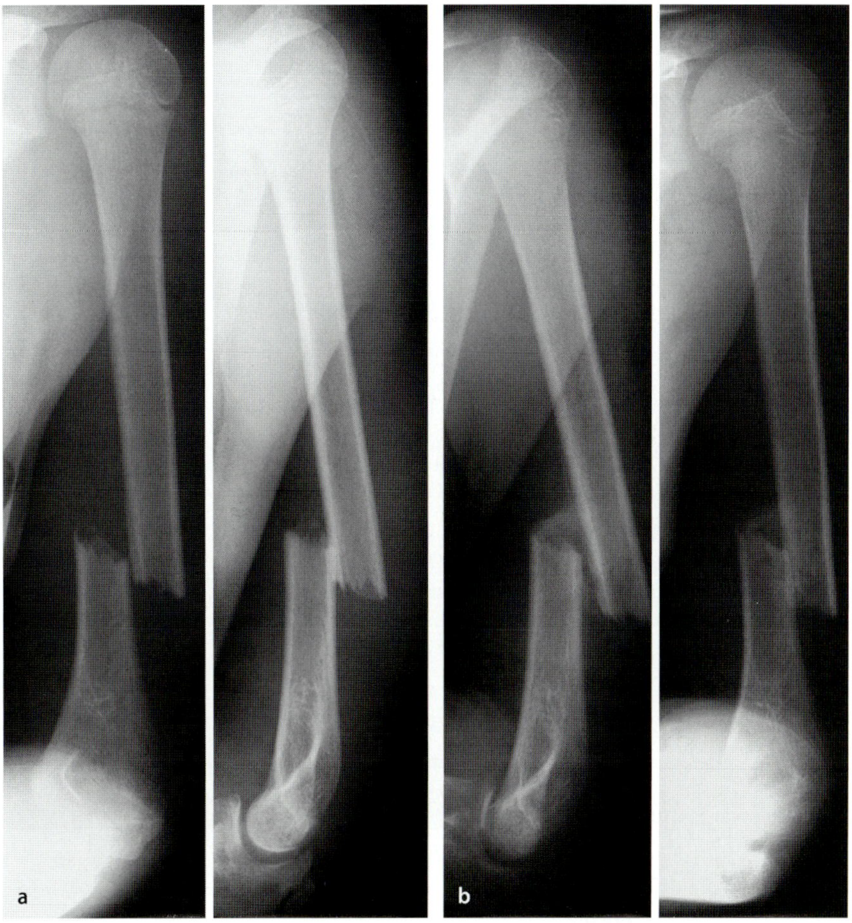

Abb. 13.36 a,b. Humerusschaftfraktur: konservative Therapie bei Dislokation

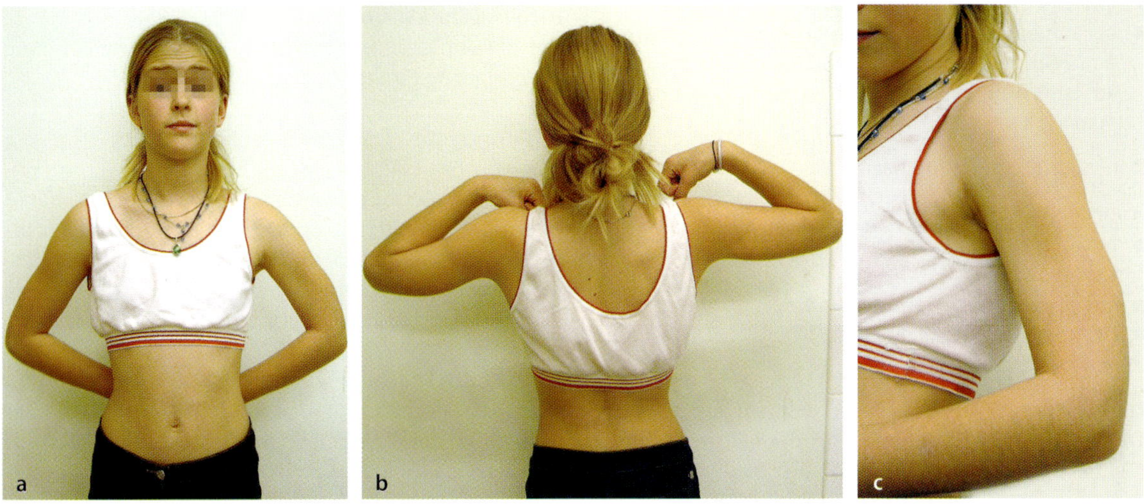

Abb. 13.37 a–c. Humerusschaftfraktur: funktionelles Ergebnis, Röntgen vgl. Abb. 13.36 a,b

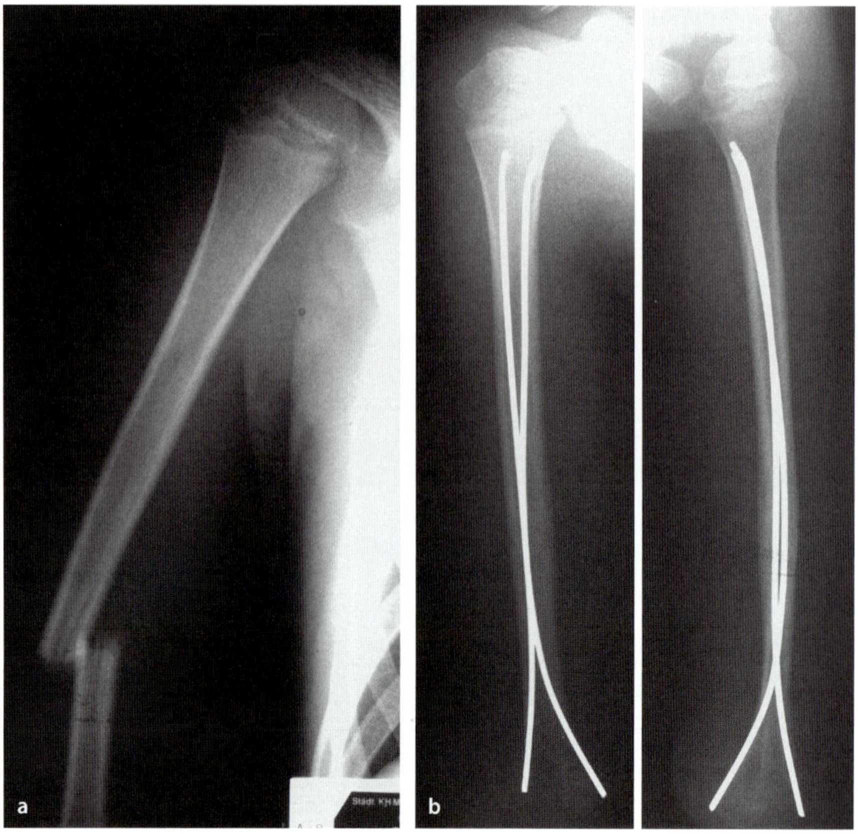

Abb. 13.38 a,b. Humerusschaftfraktur: ESIN bei kompletter Dislokation und inakzeptabler Achsabweichung

■ **Operativ.** Die *absolute Indikation* zur operativen Versorgung ist gegeben bei

- zweit- und drittgradig offenen Frakturen,
- bei intolerablen, konservativ nicht zu beeinflussenden Fehlstellungen (>20° ad axim, über Schaftbreite ad latus mit Verkürzung; vgl. Abb. 13.38 a,b, Abb. 13.41 a–f).

Eine *relative Indikation* liegt vor

- bei polytraumatisierten Patienten,
- bei Spastik oder Paraplegie (Physiotherapie ist möglich!) sowie
- aus pflegerischen Gründen und
- bei juvenilen Knochenzysten (Knorr et al. 2003; Abb. 13.42).

Die *primäre N.-radialis-Läsion* steht im Zentrum der Diskussion. Die hohe Rate von Spontanremissionen rechtfertigt auch hier bei akzeptabler Stellung ein konservatives Vorgehen (Machan u. Vinz 1993; Sonneveld et al. 1987; Szaley u. Rockwood 1982; Vansteenkiste et al. 1989). Allerdings ermöglicht die intramedulläre Nagelung die sofortige krankengymnastische Beübung und wird daher von einigen Zentren favorisiert. Vorteil beim operativen Vorgehen ist zum einen die Sicherung der Frakturstellung und zum anderen ist eine weitere Dehnung des Nerven unmöglich.

Kontraindikationen: bei erhöhtem Narkoserisiko oder z. B. erhöhter Blutungsneigung (Hämophilie).

Patientenaufklärung

Bei der Aufklärung für oder gegen eine Behandlung sind folgende Punkte zu nennen:

■ **Konservativ.** Die Frakturheilung dauert etwa 3–4 Wochen. Insgesamt muss mit einem Sportverbot von 5–6 Wochen gerechnet werden. Die Patienten und deren Eltern sind über das zu erwartende Remodeling der initialen Fehlstellung aufzuklären, ggf. verbleibt eine persistierende ästhetisch sichtbare Fehlstellung ohne Funktionseinschränkung.

■ **Operativ.** Die durchschnittliche Dauer der Operation wird voraussichtlich 30–60 min dauern. An Komplikationen sind die Wundinfektion, der Gefäß- und Nervenschaden (insbesondere der N. ulnaris und der N. radialis, bei beidseitigem Vorgehen) zu nennen. Es kann zur verzögerten Knochenbruchheilung, zu Seromen an den Nagelaustrittsstellen und Nagelperforationen wie auch zu Pseudarthosen, einer Osteomyelitis sowie zu einer sekundären Fehlstellung kommen.

Postoperativ kann bei ESIN auf eine Ruhigstellung verzichtet werden.

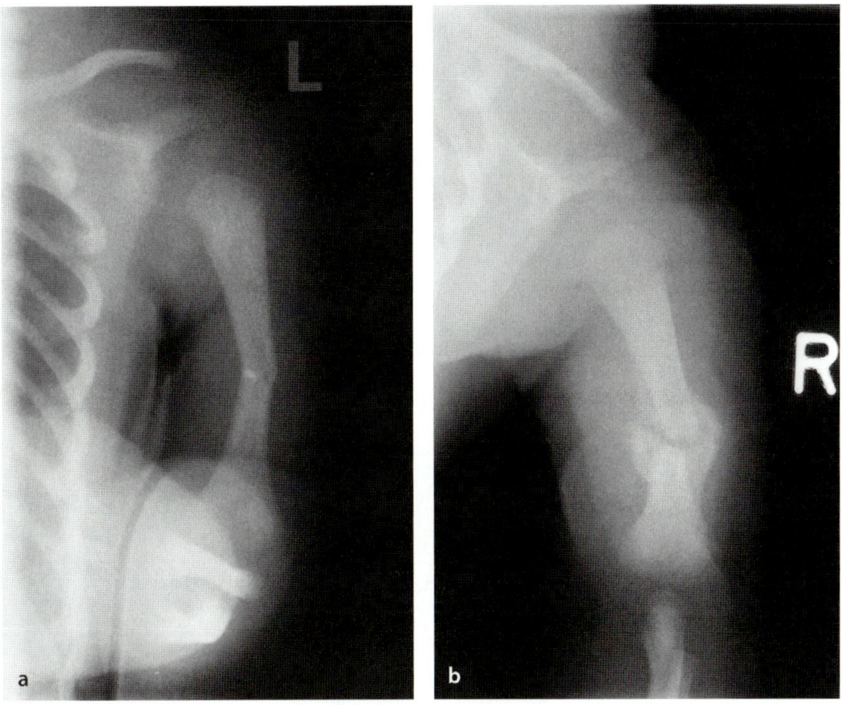

Abb. 13.39 a,b. Humerusschaftfraktur beim Neugeborenen, Fraktur bei Sectio!

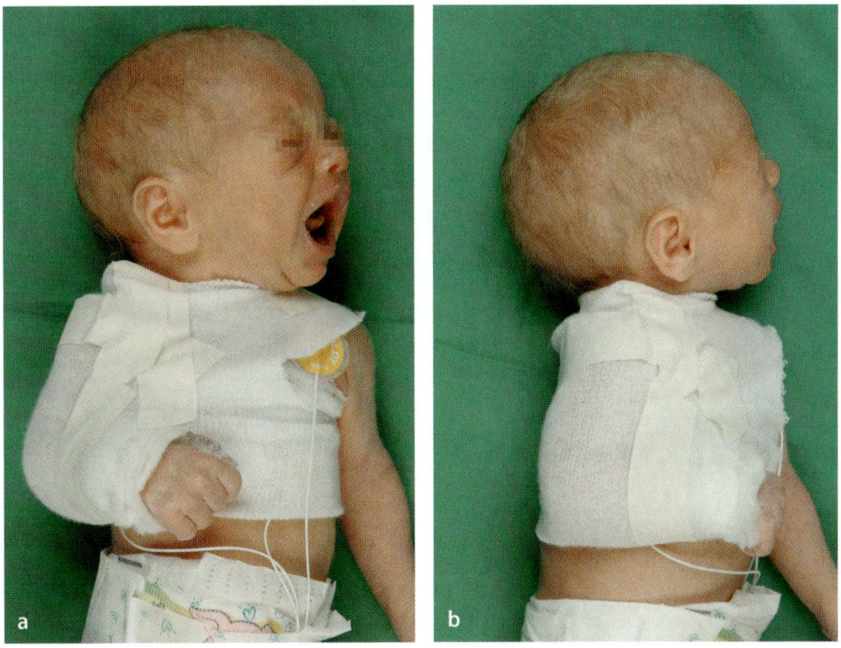

Abb. 13.40 a,b. Ruhigstellung für 14 Tage im modifizierten Desault-Verband

Operationsvorbereitung

Grundsätzlich handelt es sich um einen elektiven Eingriff, bei dem die Nüchternheit des Patienten abgewartet werden kann. Mehrfachverletzungen und zweit- bis drittgradig offene Frakturen, die eine absolute Rarität darstellen, erfordern eine Notfalloperation.

Instrumentarium, Anästhesie und Lagerung

- Grundsieb, Pfriem oder Bohrer, Nagelset,
- Rückenlagerung, ggf. ein Armtisch, wobei der Arm frei beweglich abgedeckt werden sollte.

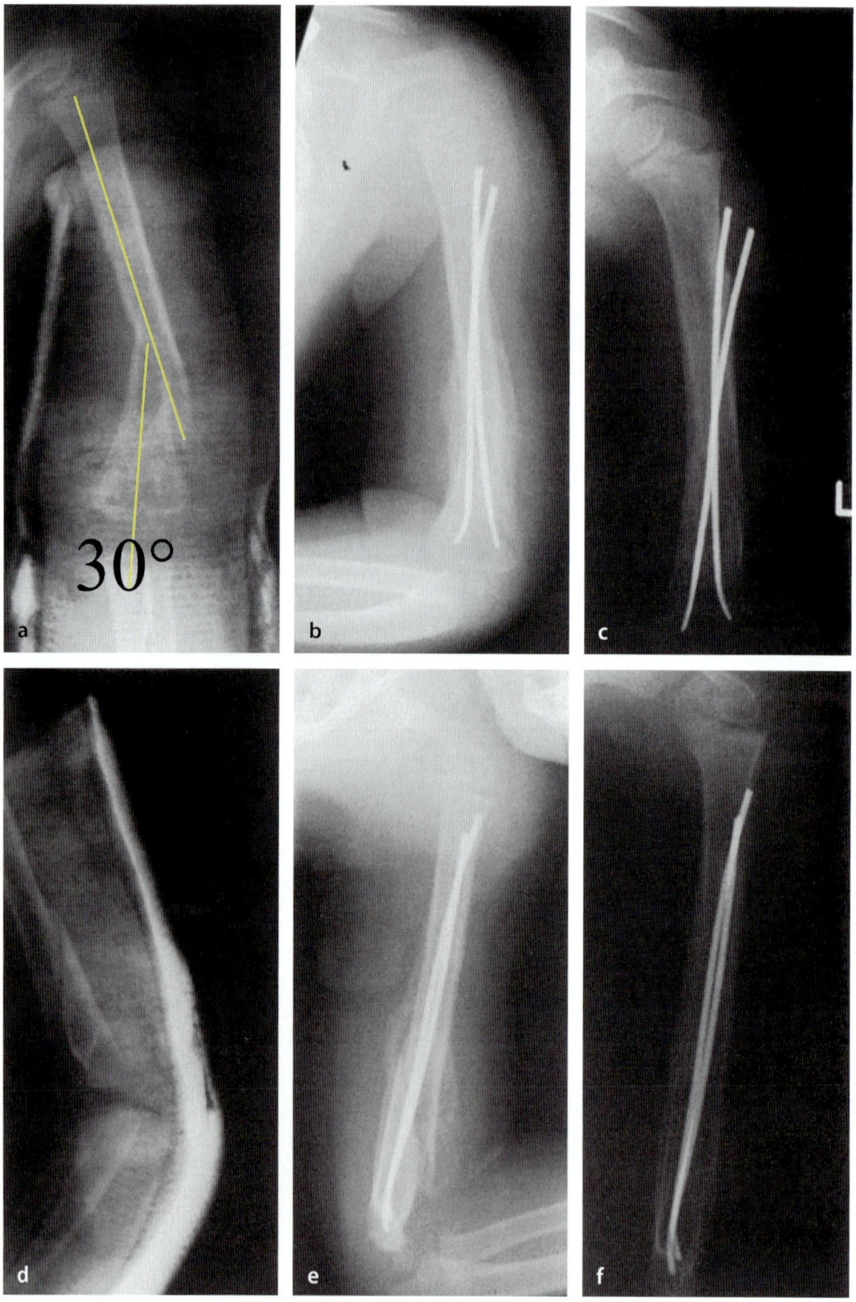

Abb. 13.41 a–f. Humerusschaftschrägfraktur: sekundäre Nagelung, initial, Desault-Verband, sekundäre Fehlstellung, deszendierende Nagelung

Operative Technik

Bei Indikation zur Reposition sollte in jedem Fall auch die operative Stabilisierung durchgeführt werden.

■ **Intramedulläre Nagelung.** Die ESIN (vgl. Abb. 13.14 a–c) ist bei geschlossenen Fakturen die eleganteste Methode und die erste Wahl zumindest bei Quer- und Schrägfrakturen (Dietz 2000; Dietz et al. 1997; Linhart et al. 1992; Oestern et al. 2000; Prevot 1989; Sessa et al. 1990; Till et al. 2000). Frakturen mit Biegungskeil können Probleme bei der Implantation bereiten, da an dieser Stelle die Nägel aus dem Frakturbereich sehr schnell herauswandern und das Auffädeln nicht gelingt. Alternativ kann in diesen Fällen intraoperativ auf einen Fixateur externe umgestiegen werden.

■ **Technik.** Präoperativ wird die Stärke der zu implantierenden Nägel anhand des Röntgenbildes festgelegt. Sie beträgt für jeden Nagel ein Drittel des Durchmessers des Markraums an der schmalsten Stelle. Die Implantation wird in Vollnarkose und Rückenlagerung durchgeführt. Der Arm wird auf dem Armtisch gelagert. Die Durchleuchtung und Röntgendokumentation des gesamten Humerus muss sichergestellt sein. Der Arm

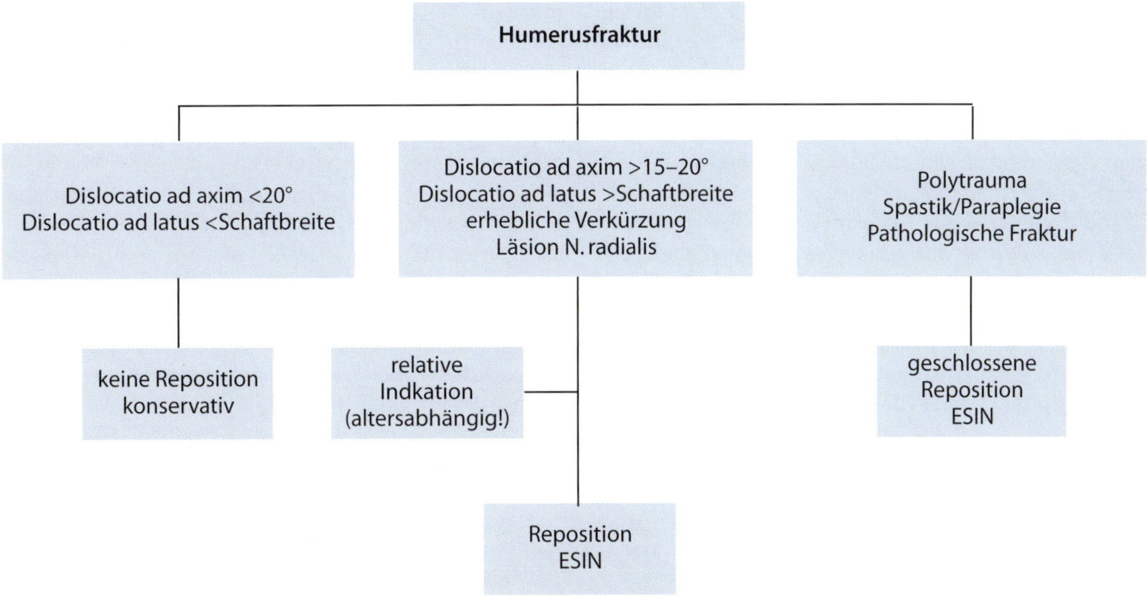

Abb. 13.42. Algorithmus Humerusschaftfraktur

wird zirkulär von der Schulter bis zum proximalen Unterarm desinfiziert. Bei der Abdeckung muss beachtet werden, dass der Ellbogen und die gesamte Schulterregion frei zugänglich sind (Abb. 13.43 a,b).

Am Humerus ist je nach Lokalisation der Fraktur die aszendierende oder die deszendierende Nagelung möglich.

Die *aszendierende Technik* wird ab *Schaftmitte* und bei *proximalen Frakturen* eingesetzt. Die Nägel können einseitig radial oder bilateral aus der Ellbogenregion vorgebracht werden. Die bilaterale Implantation gewährleistet bei diaphysären Frakturen besser das biomechanische Prinzip der ESIN mit Dreipunktabstützung (symmetrisches Aufspannen der Nägel in der Markhöhle) und wird hier favorisiert. Die Inzisionen sind beidseits über dem Epicondylus und 1–2 cm lang (vgl. Abb. 13.15, Abb. 13.16, Abb. 13.17 a,b, Abb. 13.18 a,b). Es wird stumpf auf die Kortikalis der Metaphyse eingegangen. Wenn der Ellbogen gebeugt und die Kortikalis medial im anterioren Bereich perforiert wird, ist das Risiko einer Läsion des N. ulnaris praktisch ausgeschaltet.

Die einseitige Implantation ist technisch aufwendiger, eine iatrogene Läsion des N. ulnaris wird jedoch sicher vermieden. Der 2–3 cm lange dorsolaterale Hautschnitt liegt ebenfalls über dem Epicondylus radialis. Das Septum intermusculare brachii laterale wird gespalten. Der Hiatus des N. radialis liegt sehr viel proximaler, sodass keine Verletzungsgefahr besteht (vgl. Abb. 13.2 a,b, Abb. 13.20, Abb. 13.21). Die Metaphyse ist in diesem Bereich sehr schmal, die Kortikalis relativ dick.

Der Knochen wird auf eine Länge von 3 cm dargestellt, auf diese Weise lassen sich 2 Perforationen in genügendem Abstand und ohne die Gefahr eines Brückenausbruchs anlegen. Die Perforationen der Korti-

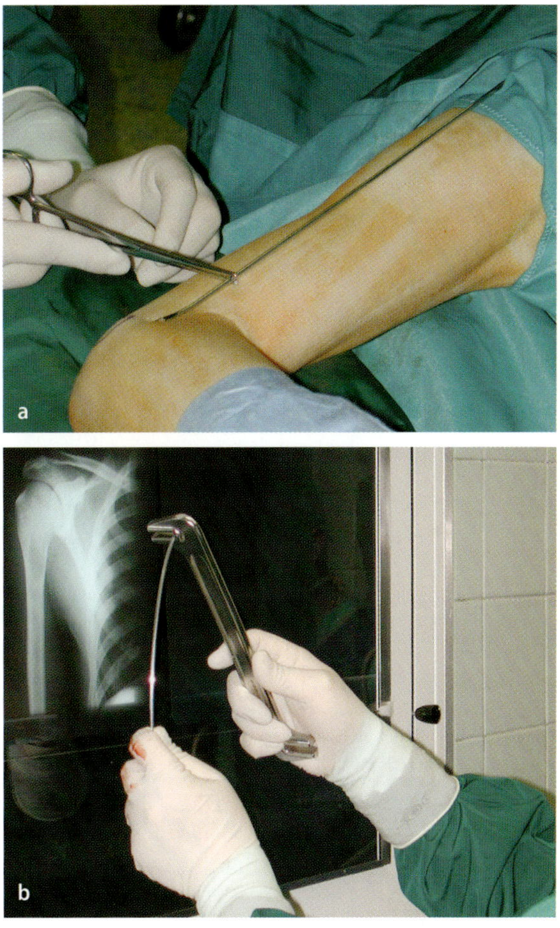

Abb. 13.43 a,b. ESIN: die Nageldicke sollte 1/3 des Innendurchmessers der Diaphyse betragen

kalis in einem Winkel von 45° erfolgen mit dem Pfriem (vgl. Abb. 13.18 a,b). Am besten werden sie auf die Längsachse der Diaphyse gezielt. Es ist davon abzuraten, beide Nägel durch eine kortikale Öffnung einzubringen, da sonst das Risiko besteht, dass sie sich beim Vorschieben oder Zurückziehen gegenseitig verwinden oder irritieren, wodurch ihre ideale Platzierung behindert wird.

Die *deszendierende Nagelung* erfolgt bei *Frakturen des distalen Drittels* durch einen einseitigen Zugang unterhalb des M. deltoideus lateral (Abb. 13.44). Nach einer 3–4 cm langen Inzision wird der M. brachialis in Längsrichtung bis auf den Knochen gespalten. Zwei Perforationen erfolgen im Abstand von 2 cm. Ziel ist hierbei, jeweils einen Nagel über die Fraktur in den ulnaren und radialen Pfeiler des distalen Humerus zu verankern (siehe auch Abb. 13.68). Somit wird eine übungsstabile Osteosynthese erreicht.

Die geschlossene Reposition der Schaftfrakturen gelingt in der Regel unter moderaten Zug am Unterarm problemlos (vgl. Abb. 13.41 a–f).

Vor allem bei stark dislozierten Querfrakturen und Schrägfrakturen muss die Reposition schonend bei relaxiertem Patienten erfolgen, um ein unproblematisches Auffädeln der beiden Fragmente zu erreichen.

CAVE

Bei zu heftigen Repositionsmanövern oder unkontrollierten Manipulationen der Nägel in Höhe des Frakturspalts besteht die Möglichkeit einer iatrogenen Schädigung des N. radialis!

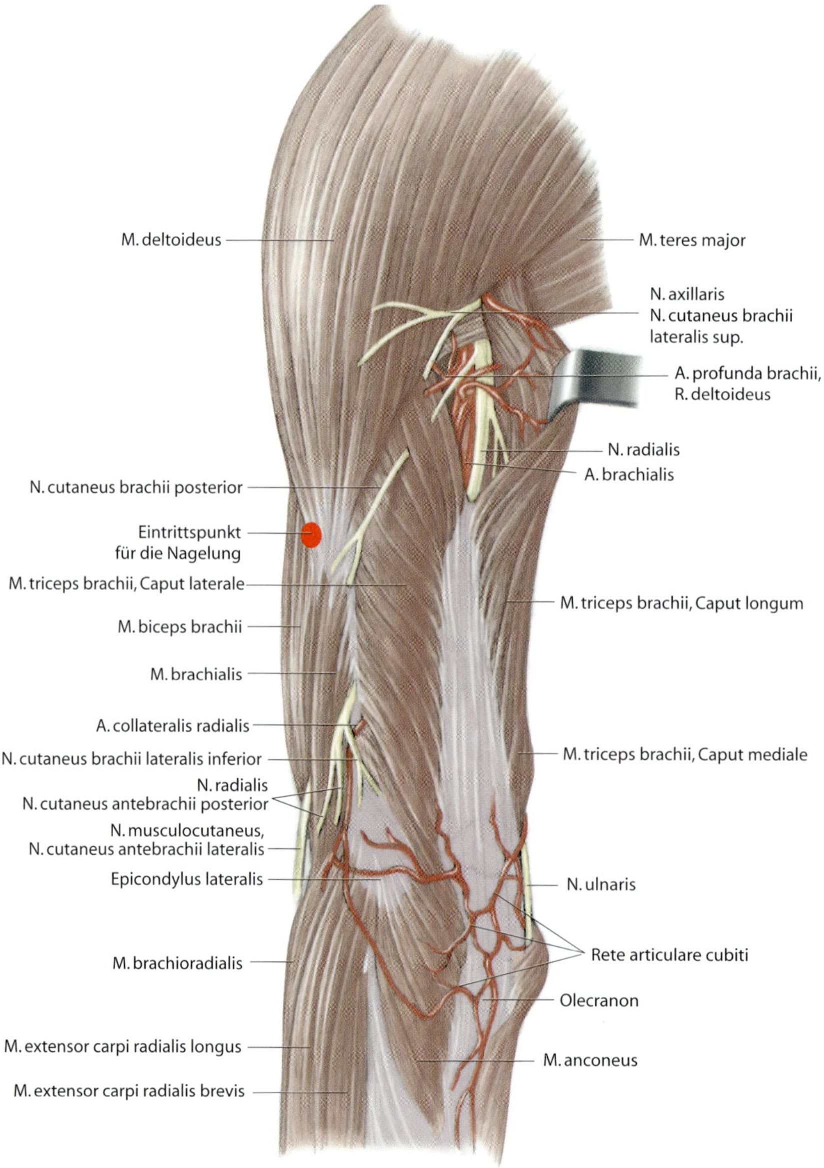

Abb. 13.44. Der Zugang zur deszendierenden Nagelung liegt im Bereich des humeralen Ansatzes des M. deltoideus

Komplikationen

Die häufigste Komplikation ist eine Perforation des distalen Nagelendes durch die Haut. Zur Vermeidung muss der Nagel sehr tangential im Bereich der distalen Metaphyse eingebracht und vor dem Wundverschluss soweit gekürzt werden, dass er später mit der Extraktionszange gerade noch gefasst werden kann. Für Schutzkappen sind die anatomischen Verhältnisse zu eng, meist tragen sie hier auch zu sehr auf. Nach Beginn der Mobilisation und Abschwellen der Weichteile kann es zum Hervortreten der Nägel kommen. In diesem Fall müssen in einer kurzen Narkose die Nägel gekürzt werden.

Sekundäre Rotationsfehler sind prinzipiell möglich, lassen sich aber weitgehend durch korrektes Platzieren der Nagelspitzen vermeiden.

Ein sekundärer Nervenschaden nach Reposition und Osteosynthese ist immer eine Indikation zur operativen Revision.

Eine Osteomyelitis wurde am Humerus auch bei erstgradig offenen Frakturen bisher nicht beobachtet.

Tipps und Tricks zur ESIN

- Siehe »proximale Humerusfrakturen«
- Beim Vorschieben der Nägel darauf achten, dass die Nagelspitze in Höhe des Frakturspalts nicht unkontrolliert die Weichteile irritiert, hierbei kann eine iatrogene intraoperative Schädigung des N. radialis erfolgen

Nachbehandlung

Postoperativ

Bei korrekt durchgeführter ESIN wird Übungs- bis Belastungsstabilität erreicht; somit ist *keine* postoperative Ruhigstellung in redressierenden Verbänden notwendig. Wichtig ist in den ersten 3–4 Tagen eine suffiziente Schmerztherapie, meist tragen die Kinder den Arm in einer Armschlinge. Entsprechend ihrem individuellen Bewegungsdrang dürfen die Kinder ihren operierten Arm spontan mobilisieren, es erfolgen keine Restriktionen. Nach 4–8 Wochen erfolgt die Konsolidationskontrolle zur Festlegung der Metallentfernung. Diese erfolgt nach 3–4 Monaten, bzw. entsprechend länger bei gleichzeitig pathologischen Knochenprozessen.

Konservativ

Bei der konservativen Therapie sollte 3–4 Wochen Ruhigstellung nicht überschritten werden. In der ersten Behandlungswoche ist der Verband zu überprüfen. Besteht eine stabile Situation, so kann die nächste Kontrolle 2–3 Wochen später zur Verbandsabnahme, Kalluspalpation und Anleitung zur Spontanmobilisation angesetzt werden. Instabile Frakturen müssen hinsichtlich einer sekundären Dislokation nach einer und altersadaptiert nach 2 Wochen kontrolliert werden.

Eine Abschlusskontrolle zur Beurteilung der Sportfähigkeit sollte spätestens nach weiteren 3–4 Wochen erfolgen.

Radiologische Kontrollen

Konservativ. Da es sich bei Humerusschaftfrakturen meist um instabile Frakturen handelt, sind regelmäßige Röntgenkontrollen sinnvoll. Die erste radiologische Stellungskontrolle erfolgt am Tag 7, eine zweite Stellungskontrolle am Tag 14 nur bei erheblicher Instabilität und gegebener sekundärer Indikation zur Operation vor allem bei älteren Kindern. Die Abschlusskontrolle zur Beurteilung der Belastung ist vor Sportfreigabe um die 6. Woche nach dem Unfallereignis sinnvoll.

Operativ. Nach ESIN und intraoperativer Dokumentation erfolgt die erste radiologisch Kontrolle vor Entlassung oder bei der Wundkontrolle des Kindes. Dies entspricht in der Regel dem Beginn der Spontanmobilisation. Die nächste Kontrolle ist bei unkompliziertem Verlauf erst vor Metallentfernung, also nach etwa 12 Wochen zwingend notwendig. In der Zwischenzeit kann die Frakturheilung klinisch überprüft werden. Zur Frage der Sportfähigkeit kann am Tag 28 eine Röntgenkontrolle stattfinden.

Sport/Spielfähigkeit

Nach Beendigung der Ruhigstellung wird die sportliche Aktivität entsprechend der Selbsteinschätzung des Patienten erlaubt. Meist ist dies nach 6–8 Wochen gegeben.

Dauer des Nachbehandlung

Frakturen, die in der letzten radiologischen Kontrolle, bei konservativer Behandlung also Tag 7 oder 21, bei operativer Therapie vor Metallentfernung, eine anatomische oder weitgehend achsengerechte Stellung bei offenen Epiphysenfugen zeigen und klinische beschwerdefrei sind, bedürfen keiner weiteren Nachkontrolle. Bei belassenen Achsabweichungen sind halbjährliche bis Einjahreskontrollen bis zum klinischen Verschwinden der kosmetischen und funktionellen Deformierung sinnvoll. Radiologische Kontrollen sind nur aufgrund von Beschwerden notwendig.

13.3 Distaler Oberarm – suprakondyläre Oberarmfraktur

A.-M. Weinberg, C. Castellani

Das Ellbogengelenk wird aus funktionellen Gesichtspunkten aufgrund seiner Position in der Gelenkkette der oberen Extremität als das bedeutendste Gelenk des Arms bezeichnet (Diederichs 2003; Jupiter et al. 1993). Neben der *Ellbogenbeweglichkeit* ist für die Funktionalität des gesamten Arms die *Gelenkstabilität* von herausragender Bedeutung (Diederichs 2003). Da Nachbargelenke nur teilweise Funktionseinschränkungen kompensieren können, kommt es nach Frakturen häufig zu unproportional starker Gebrauchsminderung des gesamten Arms (Diederichs 2003; Kinzl u. Fleischmann 1991).

Obwohl die *suprakondyläre Oberarmfraktur* im eigentlichen Sinne keine Gelenkfraktur darstellt (metaphysäre Schaftfraktur), ist sie durch ihre Nähe zum Ellbogen die Fraktur, die am häufigsten kosmetische und funktionelle Deformitäten nach inadäquater Therapie im Kindesalter verursacht und entsprechende Korrekturoperationen nach sich zieht.

Häufigkeit

Bei Kindern machen Ellbogenfrakturen 7–17% aller Frakturen aus und zählen damit zu den häufigsten Frakturen im Wachstumsalter (Cheng et al. 2002; Hasler 2001; v. Laer 1979; Reynolds u. Mirzayan 2000; Weinberg et al. 2002). Von diesen Frakturen betreffen 70–90% den *distalen Humerus* und nur 10–30% das *proximale Ende* des Unterarms.

Im Bereich des distalen Humerus haben die *suprakondylären Frakturen* einen Anteil von 60–70%, die *transkondylären Frakturen* zwischen 10 und 20% und die *epikondyläre Läsionen* zwischen 5 und 15% (Minkowitz u. Busch 1994; Weinberg et al. 2003).

Unfallmechanismen

In einer multizentrischen Studie von 886 Patienten durch Weinberg et al. (2002) wurde als Ursache für das Trauma in den meisten Fällen ein *Sturz aus einer Höhe von >1 m* im Rahmen von Freizeit-, Schul-, Sport- und Verkehrsunfällen ermittelt . Cheng et al. (2001) fanden bei einer Untersuchung von 403 Patienten in 31% Haushaltsunfälle, in 25% Unfälle am Spielplatz, in 8,5% der Fälle einen Fahrradsturz und in 0,5% einen Verkehrsunfall als Traumaursache.

Der Altersgipfel der suprakondylären Humerusfraktur liegt zwischen dem 5. und 7. Lebensjahr. Ursache dafür ist eine in diesem Alter mögliche *Hyperextension des Ellbogengelenks* in Verbindung mit einer durch das Wachstum *geminderten Stabilität des Knochens* in diesem Bereich (Kutscha-Lissberg u. Rauhs 1974; Minkowitz u. Busch 1994; Weinberg et al. 2002, 2003). In der Ätiologie wird ein *indirektes* von einem wesentlich selteneren *direkten Trauma* unterschieden:

- *Extensionstyp (indirektes Trauma)*: Die bei einem Sturz auf den vom Kind meist reflektorisch gestreckten Arm entstehende Kraft wird über den Unterarm an den Ellbogen weitergeleitet. Es kommt zu einer Hyperextension des Gelenks mit Spannen der Ligg. collateralia. Die Seitenbänder geben die Kraft vom Unterarm an den distalen Humerus weiter und verursachen dabei ein Biegemoment. Wenn die aufgebrachte Kraft die Stabilität des Knochens übersteigt, kommt es zur Fraktur an der schwächsten Stelle und zum Zerreißen des vorderen Periosts. Mit steigender Kraft nimmt auch die Dislokation des distalen Fragments zu, bis es komplett vom Humerus abbricht (Minkowitz u. Busch 1994; Rockwood et al. 1984; Abb. 13.45 a–d).
- *Flexionstyp (direktes Trauma)*: bei einem Sturz auf das Olekranon bei gebeugter Hand kommt es durch direkte Krafteinwirkung zuerst zum Zerreißen des hinteren Periosts und dann zur Fraktur des Knochens mit Flexion des distalen Fragments (Rockwood et al. 1984; Abb. 13.45 e–f).

Entwicklung und Wachstum

Ossifikation

Am distalen Humerus entstehen 4 *Ossifikationszentren*, die im Gegensatz zu anderen Lokalisationen erst spät auftreten. Die Wachstumszonen verknöchern zwischen dem 10. und 17. Lebensjahr: der laterale epikondyläre, der laterale und mediale kondyläre Kern verwachsen als erstes (♀ 10+, ♂ 12+) zu einer Einheit, die dann mit der Metaphyse fusioniert (♀12–14 Jahre, ♂13–16 Jahre), bevor der mediale Epikondylus mit der Metaphyse (♀ 14+, ♂ 17+) verwächst (v. Laer 1999; Roockwood et al. 1994; Tabelle 13.1). Insgesamt ist die distale Humerusepiphyse jedoch nur für etwa 20% des gesamten Längenwachstums des Humerus verantwortlich (Hasler 2001; v. Laer et al. 1991; Rockwood et al. 1984; Abb. 13.46 a–c).

Spontankorrektur

Aufgrund des eingeschränkten Wachstumspotenzials des distalen Humerus tritt das *Remodeling von Achsenfehlstellungen* nach suprakondylären Humerusfrakturen maximal bis zu einem *Alter von 7–8 Jahren auf.* Dies geschieht nur in der Hauptbewegungsebene – nämlich der Sagittalebene – des Ellbogengelenks, da der Knochen durch die aufgrund der Fehlstellung veränderte Beweglichkeit einen *Reiz zur Korrektur* erhält (v. Laer et al. 1991).

Manche Autoren gehen davon aus, dass sich *Antekurvationsfehlstellungen* bis zu einem Alter von 7 Jahren bis zu 20 bzw. 30° problemlos korrigieren; für die *Rekurvation* werden diese Werte geringer eingeschätzt (v. Laer 1979; v. Laer et al. 1991;Weinberg et al. 2003; Wessel et al. 2003).

Tabelle 13.1. Auftreten und Fugenschluss der sekundären Ossifikationszentren am distalen Humerus

	Auftreten [Lebensmonat]		Fugenschluss [Lebensjahr]			
	♂	♀	♂	♀	♂	♀
Lateral kondylär	1–26	1–11	12+	10+	12–14	13–16
Medial kondylär	8–13	7–11				
Lateral epikondylär	9–13	8–11				
Medial epikondylär	7–9	5–8			17+	14+

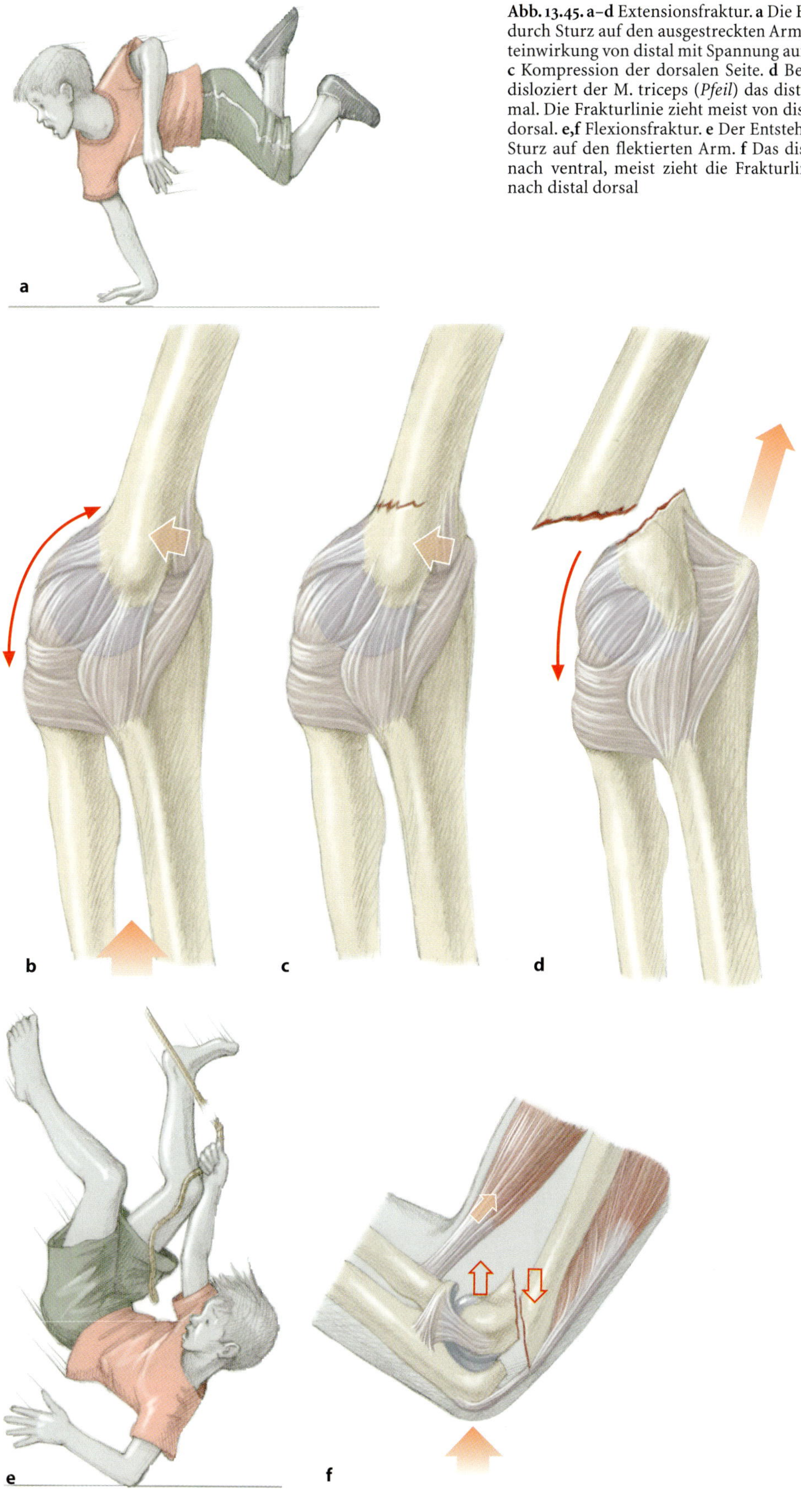

Abb. 13.45. a–d Extensionsfraktur. **a** Die Extensionsfraktur entsteht durch Sturz auf den ausgestreckten Arm. **b** Die Folge ist eine Krafteinwirkung von distal mit Spannung auf die vorderen Anteile und **c** Kompression der dorsalen Seite. **d** Bei einer Extensionsfraktur disloziert der M. triceps (*Pfeil*) das distale Fragment nach proximal. Die Frakturlinie zieht meist von distal ventral nach proximal dorsal. **e,f** Flexionsfraktur. **e** Der Entstehungsmechanismus ist ein Sturz auf den flektierten Arm. **f** Das distale Fragment distloziert nach ventral, meist zieht die Frakturlinie von ventral proximal nach distal dorsal

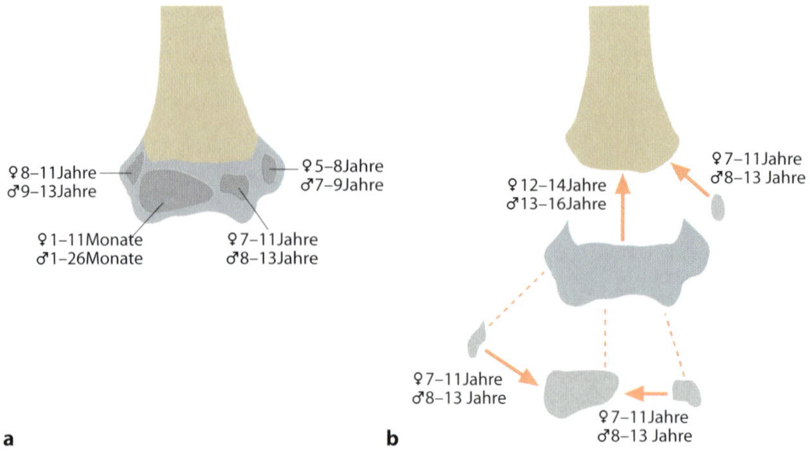

Abb. 13.46. a Zeitpunkt des Auftretens der Ossifikationskerne. **b** Zeitpunkt des Fugenschlusses

Klinisch zeigt sich bei einer Antekurvation eine entsprechende Zunahme der Beweglichkeit in der Extension und eine Abnahme der Flexion. Im Verlauf der Spontankorrektur kommt es zum Ausgleich des Flexionsdefizites. Diese Korrektur erfolgt aber nur langsam, und dieser Vorgang sollte im Gespräch mit den Eltern erläutert werden, zumal Physiotherapie den Prozess nicht beschleunigen kann. Die Hyperextension bleibt erhalten.

Bei einer *Rekurvationsfehlstellung* kommt es zu einer Einschränkung der Extension und zu einem Flexionszuwachs. Entsprechend der Korrektur gleicht sich das Extensionsdefizit wieder aus. Unklar bleibt, inwieweit es sich tatsächlich um eine Korrektur handelt oder ob die Fehlstellung nur vom Gelenk wegwächst und sich das Capitulum humeri entsprechend wieder in die Gelenkachse einstellt. Typischerweise findet man bei Patienten, die eine Korrektur durchwandert haben, eine bogige Veränderung am distalen Humerus als möglichen Ausdruck dieses Phänomens (Abb. 13.47a–i).

Fehlstellungen in der frontalen Ebene (Varisierung, Valgisierung) scheinen bei ganz kleinen Kindern bis maximal 4 Jahren geringes spontanes Korrekturpoten-

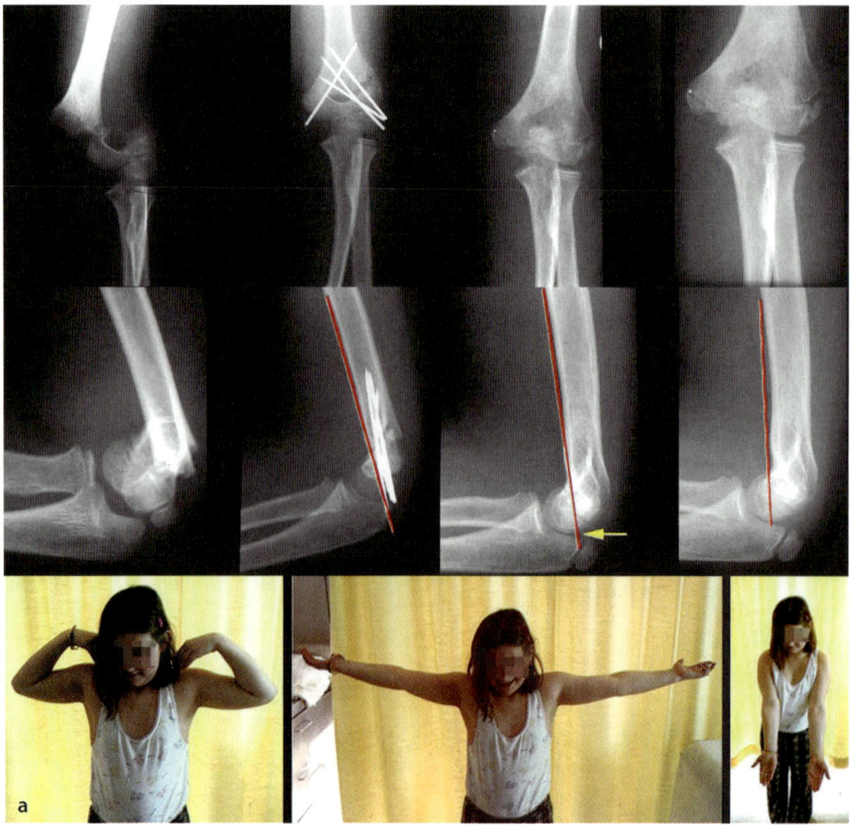

Abb. 13.47. a Beispiel des Remodelings einer Rekurvationsfehlstellung. Von links nach rechts: Unfallbild, dislozierte suprakondyläre Oberarmfraktur; post operationem: Rekurvationsfehlstellung; Ausheilungsbild; Kontrolle nach 8 Monaten. Abnahme der Rekurvationsfehlstellung, Capitulum hat sich ins Gelenk eingestellt; *unten*: klinische Kontrolle zum Zeitpunkt der Ausheilung

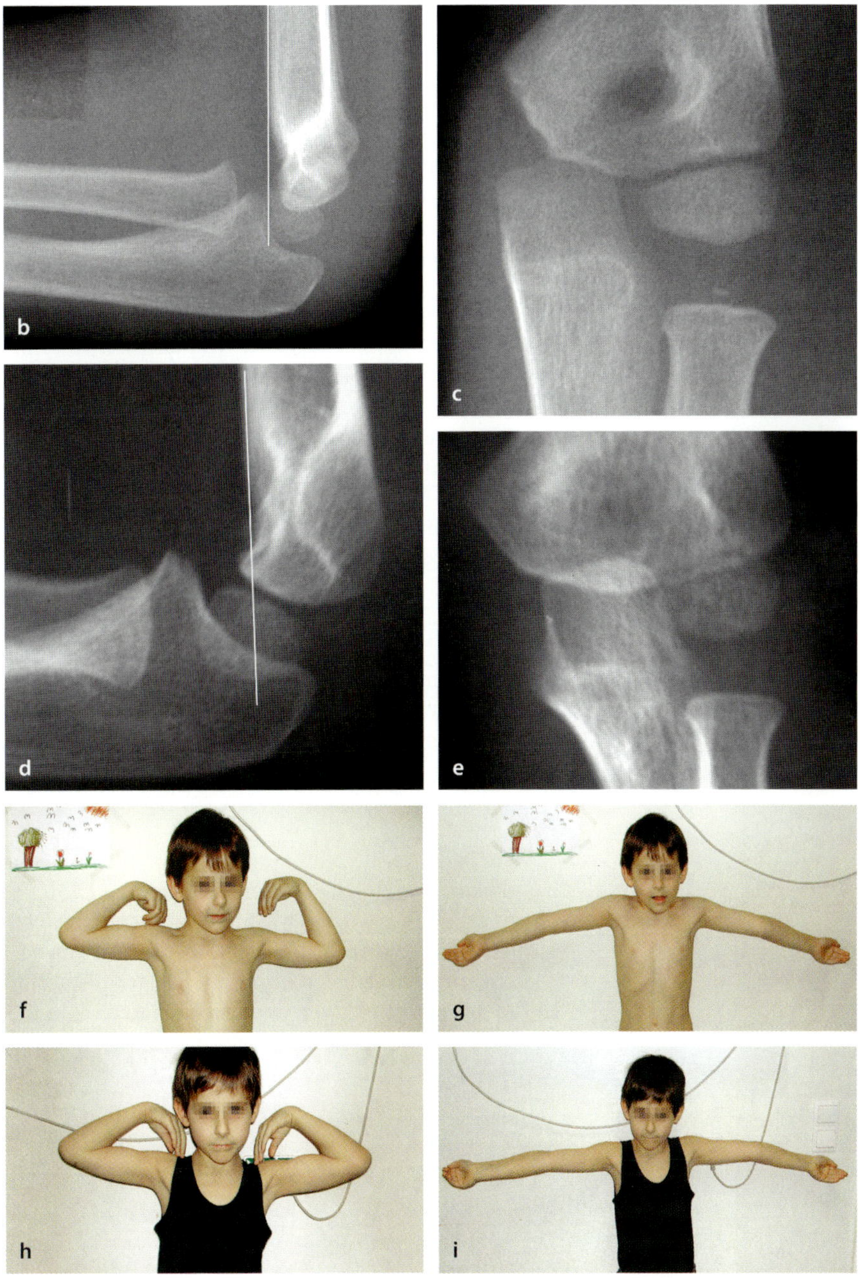

Abb. 13.47. **b** Beispiel des Remodelings einer Antekurvationsfehlstellung: **f,g** Ausheilungsergebnis klinisch: zum Zeitpunkt des Behandlungsabschlusses zeigt der Patient eine leichte Hyperextension und ein Flexionsdefizit. **h,i** Bei der Kontrolle nach einem Jahr findet sich eine symmetrische Beweglichkeit. **b–e** Das Capitulum hat sich im Laufe des Wachstums wieder ins Gelenk eingestellt. Die Roger-Hilfslinie taucht wieder im mittleren/hinteren Teil des Kerns ein

zial aufzuweisen, gezielte Studien diesbezüglich fehlen aber. Im weiteren Wachstum werden Achsfehlstellungen in dieser Ebene nicht mehr korrigiert (Hasler 2001; v. Laer 1979; v. Laer et al. 1991; Weinberg et al. 2003; Wessel et al. 2003).

Isolierte Torsionsfehlstellungen spielen eine untergeordnete Rolle. In der Literatur findet sich keine Studie, die den isolierten Torsionsfehler untersucht hat. Der Torsionsfehler führt lediglich zur Einschränkung der Hochrotation im Bereich des Oberarmes und somit zu keinem funktionellen Defizit. Wahrscheinlich kann er sich, entsprechend anderen Lokalisationen z. B. am Oberschenkel, durch *Derotationsphänome* korrigieren (v. Laer et al. 1991).

Die Torsionsfehlstellung tritt jedoch *in Kombination mit anderen Achsfehlstellungen* auf und zeigt sich klinisch dann in einem *Cubitus varus oder valgus*. Als Ursache dieser dreidimensionalen Fehlstellung wird die Instabilität und die damit verbundene sekundäre Dislokation verantwortlich gemacht (Abb. 13.48 a–c).

Diese Achsfehlstellungen korrigieren sich nicht und nehmen im Verlauf hinsichtlich der kosmetischen Deformität häufig bis Wachstumsabschluss eher zu.

Der Cubitus varus und der wesentlich seltener auftretende Cubitis valgus als komplexe Fehlstellungen in mehreren Ebenen erfahren in *keinem Fall eine Spontankorrektur* (Hasler 2001).

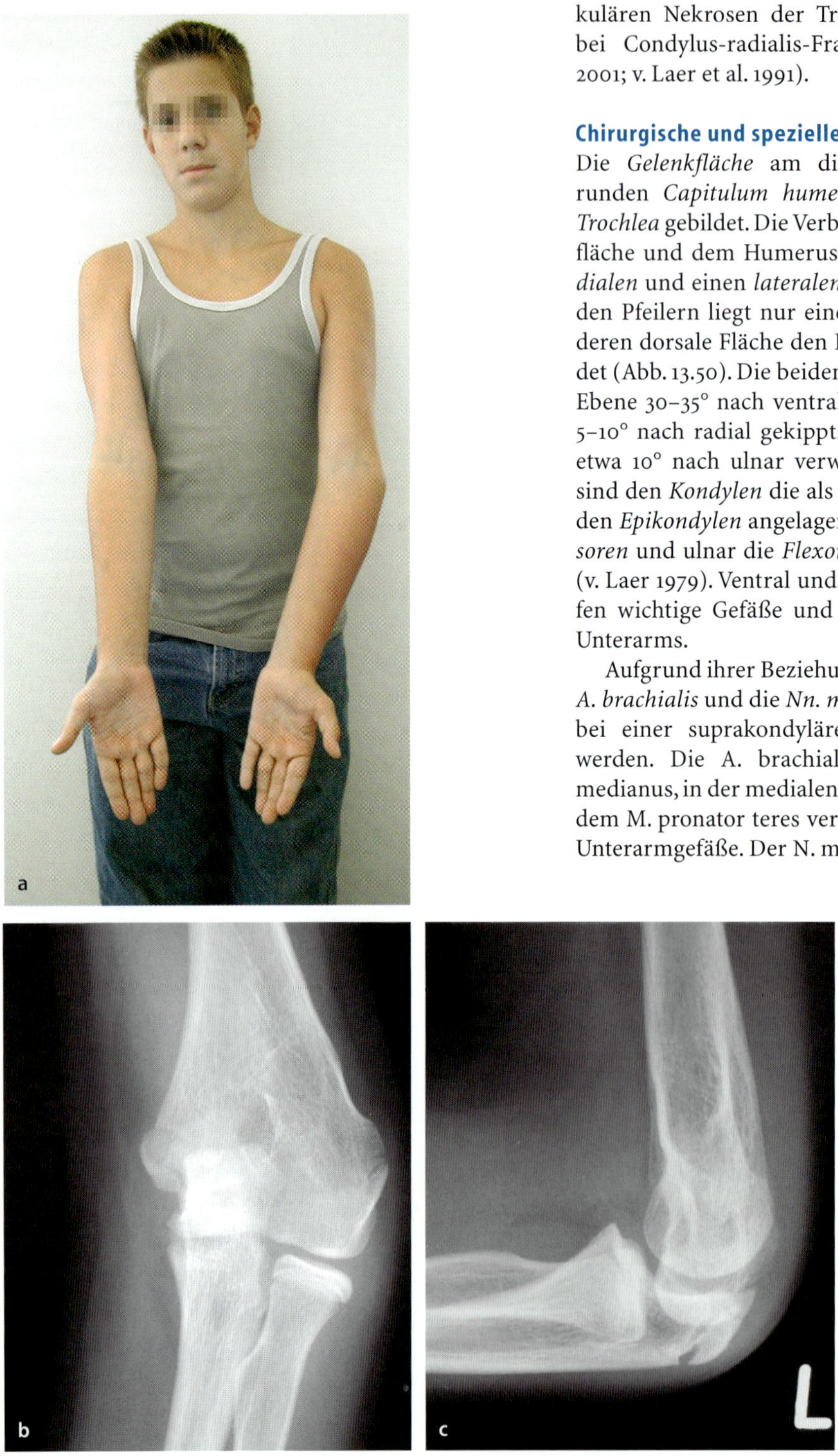

Abb. 13.48. a 13-jähriger Junge mit ausgeprägtem Cubitus varus nach erlittener suprakondylärer Fraktur. **b,c** Im a.-p. und seitlichen Röntgenbild ebenfalls deutlicher Cubitus varus

Wachstumsstörungen

Stimulative Wachstumsstörungen sind nach jeder Fraktur zu erwarten, sie sind aber aufgrund der geringen Wachstumspotenz der distalen Fuge in dem zu erwartenden Längenzuwachs unbedeutend. *Hemmende Wachstumsstörungen* spielen nur im Rahmen von avaskulären Nekrosen der Trochlea oder Pseudarthrosen bei Condylus-radialis-Frakturen eine Rolle (Hasler 2001; v. Laer et al. 1991).

Chirurgische und spezielle Anatomie

Die *Gelenkfläche* am distalen Humerus wird vom runden *Capitulum humeri* und der walzenförmigen *Trochlea* gebildet. Die Verbindung zwischen der Gelenkfläche und dem Humerusschaft wird durch einen *medialen* und einen *lateralen Pfeiler* hergestellt. Zwischen den Pfeilern liegt nur eine sehr dünne Knochenplatte, deren dorsale Fläche den Boden der Fossa olecrani bildet (Abb. 13.50). Die beiden Pfeiler sind in der sagittalen Ebene 30–35° nach ventral und in der frontalen Ebene 5–10° nach radial gekippt. Zusätzlich ist der Humerus etwa 10° nach ulnar verwrungen. Lateral und medial sind den *Kondylen* die als Muskelansatzpunkte dienenden *Epikondylen* angelagert, an denen radial die *Extensoren* und ulnar die *Flexoren* des Unterarmes ansetzen (v. Laer 1979). Ventral und dorsal des Knochens verlaufen wichtige Gefäße und Nerven zur Versorgung des Unterarms.

Aufgrund ihrer Beziehung zum Knochen, können die *A. brachialis* und die *Nn. medianus, ulnaris und radialis* bei einer suprakondylären Humerusfraktur verletzt werden. Die A. brachialis zieht, begleitet vom N. medianus, in der medialen Bizepsfurche nach distal. Vor dem M. pronator teres verzweigt sich die Arterie in die Unterarmgefäße. Der N. medianus tritt in die Tiefe und

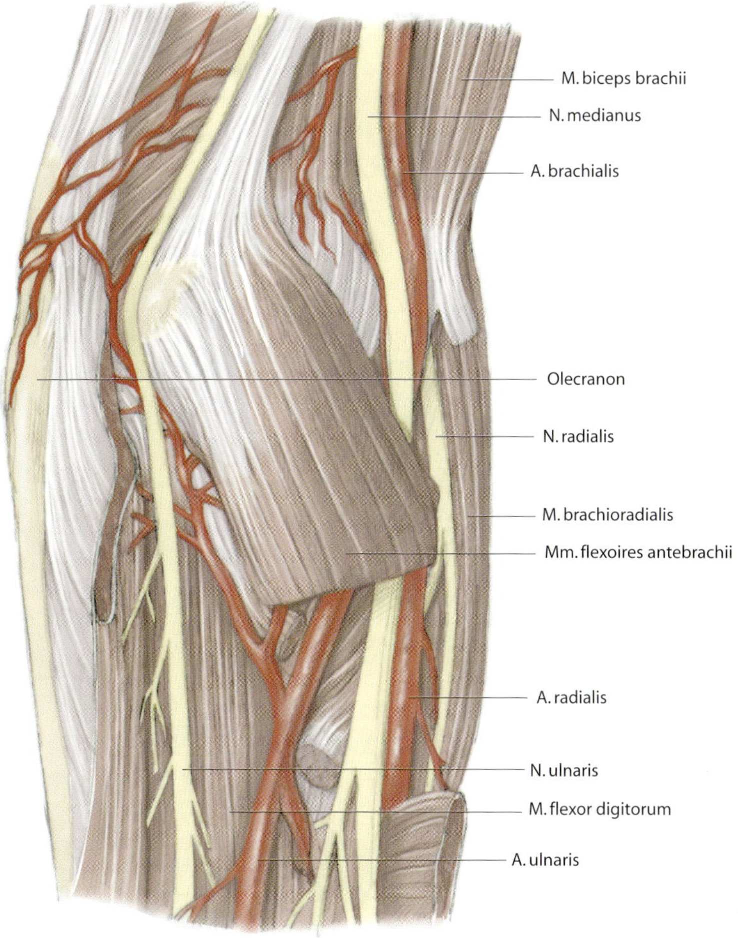

Abb. 13.49. Anatomie. Nerven, Gefäßverletzungen

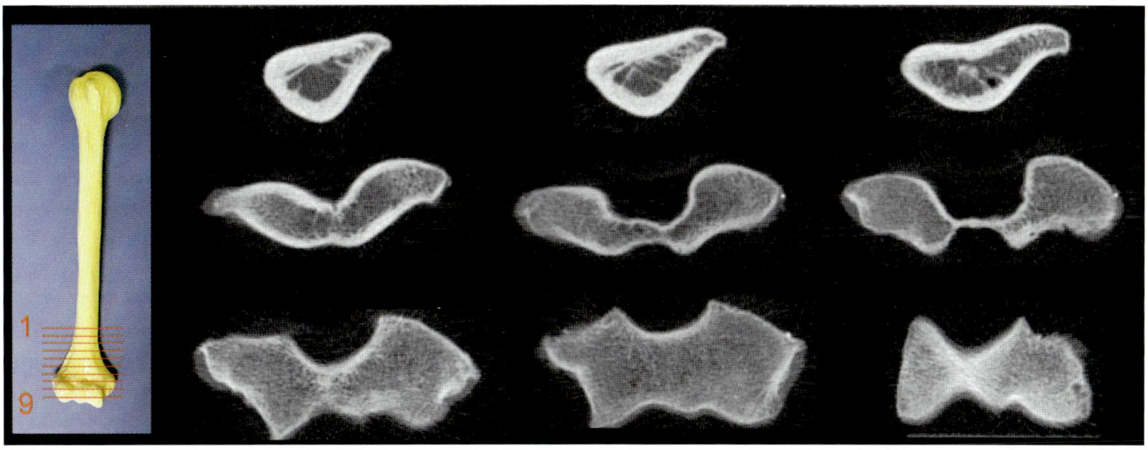

Abb. 13.50. Querschnitt durch den distalen Oberarm: Frakturhöhe in Relation zur Frakturfläche. Im distalen Anteil zeigen sich die beiden Pfeiler und die dünne Verbindung beider Knochen in Höhe der Fossa olecrani

verläuft entlang der Membrana interossea nach distal. Der N. radialis erreicht von dorsal (zwischen den Trizepsköpfen) nach ventral ziehend – unter dem M. brachioradialis – die ventrale Regio cubitalis. Hier teilt er sich in seinen oberflächlichen und tiefen Ast. Der R. superfizialis n. radialis verläuft mit der A. radialis ulnar des M. brachioradialis nach distal. Der R. profundus n. radialis zieht unter dem M. supinator in die dorsale Unterarmloge. Der N. ulnaris verläuft dorsal des Humerus, knapp lateral des Epicondylus ulnaris durch den Sulcus n. ulnaris des Humerus und mit der A. ulnaris radial des M. flexor carpi ulnaris nach distal (Putz u. Pabst 2001).

Primär ist am häufigsten die A. brachialis geschädigt und somit ist primär der N. medianus bzw. N. radialis weitaus eher betroffen als der N. ulnaris, der am häufigsten sekundär bei der Behandlung geschädigt wird (Abb. 13.49).

Biomechanik des Torsionsfehlers

Die *Torsionsfehlstellung* nimmt in der Beurteilung einer suprakondylären Fraktur eine Schlüsselstellung ein. Die Form des distalen Humerus, der radiale und ulnare Condylus – auch als 2 Pfeiler benannt – und die sehr flache Fossa olecrani, bedingen einen zunehmenden Kontaktverlust der Kondylen bei größer werdendem Rotationsfehler des distalen Fragments. Die Fehlstellung kann dabei initial bei ungenügender Reposition persistieren oder infolge der Ruhigstellung auftreten.

Die Instabilität und damit das Potenzial zu einer Fehlstellung in einer weiteren Ebene, die dann zum gefürchteten Cubitus varus führt, wird vom *Drehzentrum* beeinflusst. Bei einem Torsionszentrum in der Mitte zwischen den beiden Pfeilern kommt es bei einer Rotation eines der Fragmente um 20° zu einem Kontaktflächenverlust von 50% (Hasler 2001; v. Laer 1999; v. Laer u. Knopf 1999).

Das *Torsionsmoment* zwischen den Fragmenten resultiert aus Bewegung des Patienten einerseits (dynamische Belastung), und durch Fixation des Arms bei Therapie in einer feststehenden Position andererseits (statische Belastung). Hierbei ist vor allem die *Innenrotation in der Schulter* durch das Tragetuch für den Arm eine unnatürliche Stellung, da sich der herabhängende Arm normalerweise in einer Null-Position zwischen Innen- und Außenrotation befindet (v. Laer et al. 2002; Rockwood et al. 1984; Scola et al. 2002). Dies verursacht eine konstante Spannung der Muskulatur der Rotatorenmanschette, die versucht, die Null-Position wiederherzustellen. Daraus resultiert eine aktive Außenrotation des proximalen und eine passive Innenrotation des distalen Fragments im Gips oder Blount (Labelle et al. 1982; v. Laer 1979; Rockwood et al. 1984; Wilkins 1997).

Dieser Torsionzwang führt zu einem *Kontaktflächenverlust*. Aufgrund des Muskelzuges der Mm. triceps und biceps brachii kann es nach Kontaktflächenverlust zu einem Abkippen des distalen Fragments mit konsekutivem Cubitus varus kommen. (Abb. 13.51 a,b).

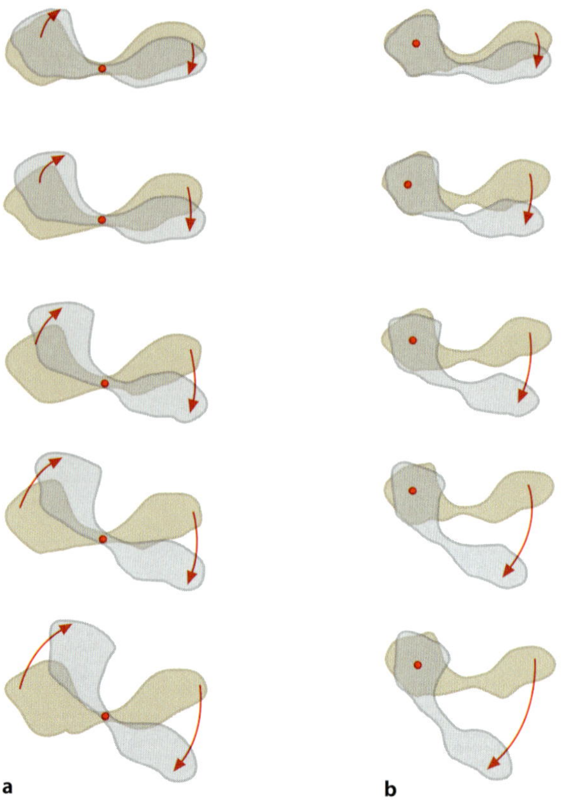

Abb. 13.51 a,b. Die Kontaktfläche der Fraktur ist abhängig sowohl vom Ausmaß des Drehfehlers als auch vom Drehzentrum. **a** zentraler Drehpunkt. **b** lateraler (radialer) Drehpunkt. Der Kontaktflächenverlust bei radialem Drehpunkt ist insgesamt geringer

Klassifikation

Nach dem *Unfallmechanismus* können ein *Flexions*- und ein *Extensionstyp* unterschieden werden (Minkowitz u. Busch 1994; Ogden 1990; Rockwood et al. 1984; Wilkins 1997). Ogden (1990) unterscheidet zusätzlich verschiedenen Extensionstypen:

- den *reinen Extensionstyp*,
- den *Extensions-Abduktions-Typ* mit Abkippen des Fragments nach posterolateral und häufigen Verletzungen der Nn. medianus und ulnaris sowie der A. brachialis und
- den *Extensions-Adduktions-Typ* mit Abkippen nach posteromedial und häufiger Verletzung des N. radialis.

Nach dem Verlauf der *Frakturlinie* wird zwischen einer *geraden (transversen)*, senkrecht auf dem Schaft stehenden, und einer *schrägen (obliquen) Fraktur* unterschieden. Bei der schrägen Fraktur verläuft der Frakturspalt von proximal dorsal, knapp über der Fossa olecrani, nach distal und ventral.

Dieses Wissen kann bei der Therapie genutzt werden, da gerade Frakturen wesentlich schlechter Abkippen können als schräg verlaufende Frakturen (Abb. 13.52 a,b).

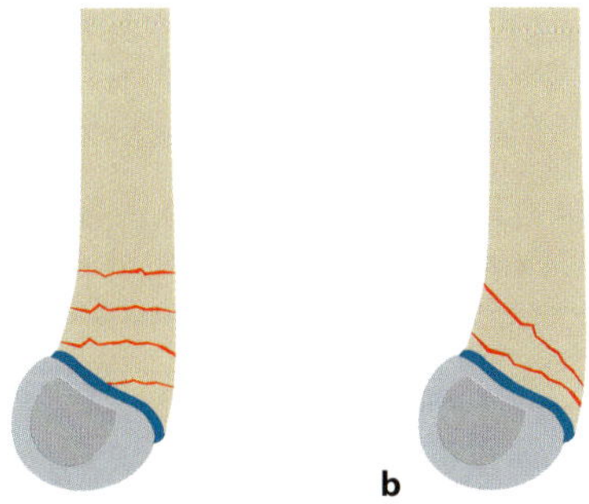

Abb. 13.52 a,b. Frakturform und Frakturverlauf

Klinisch wird jedoch meistens der *Dislokationsgrad* der Fragmente als Klassifikationsgrundlage herangezogen. Im europäischen Raum werden die Klassifikationen nach Felsenreich, Lubinius, Holmberg/von Laer angewendet (Arnala et al. 1991; v. Laer u. Knopf 1999; v. Laer et al. 2002; Wessel 1999). Im anglomerikanischen Schrifttum ist die Einteilung nach Gartland am weitesten verbreitet (Arnala et al. 1991; Gartland 1959; Wahl et al. 1979). 2002 haben Weinberg et al. eine Einteilung nach *Anzahl der dislozierten Ebenen* vorschlagen (Arnala et al. 1991; v. Laer u. Knopf 1999; v. Laer et al. 2992; Wahl et al. 1979; Wessel 1999).

Hinsichtlich der *Therapierelevanz* erscheint uns die Klassifikation nach von Laer bzw. Weinberg am sinnvollsten. Sie unterteilen die Gartland-II-Frakturen in Dislokationen in nur einer Ebene (Typ II) und in mehr als einer Ebene (Typ III). Diese Unterscheidung hat therapeutische Konsequenzen, da Typ-II-Läsionen durchaus konservativ und Typ-III-Frakturen immer operativ behandelt werden sollten (Tabelle 13.2).

92–100% dieser Frakturen sind ein Extensions- und nur 0–8% ein Flexionstyp (Cheng et al. 2001; Kennedy et al. 2000). Die Angaben für die einzelnen Frakturtypen schwanken zwischen

- 30–64% für Gartland I (= von Laer I),
- 24–48% für Gartland II (hier unterscheiden nur wenige Autoren den Typ von Laer II mit 22–28% vom Typ von Laer III mit 18–20%) und
- zwischen 11 und 60% für Gartland III (= von Laer IV)

(Ababneh et al. 1998; Cheng et al. 2001; Dowd u. Hopcroft 1979; Gordon et al. 2001; Houshian et al. 2001; v. Laer u. Knopf 1999; v. Laer et al. 2002).

Diagnostik

Neben *Anamnese* und *klinischer Untersuchung* wird die Diagnose anhand von *Standardröntgenaufnahmen* in 2 Ebenen (a.-p. und laterale Projektion) exakt gestellt. Die laterale Projektion kann entweder von ulnar nach radial (Standard) oder umgekehrt durchgeführt werden. Wurde dem Patient eine Blount-Schlinge angelegt, so kann keine a.-p.-Aufnahme durchgeführt werden, da sich sonst die Redression aufhebt. In diesen Fällen ist eine axiale Darstellung notwendig (Abb. 13.53 a–e).

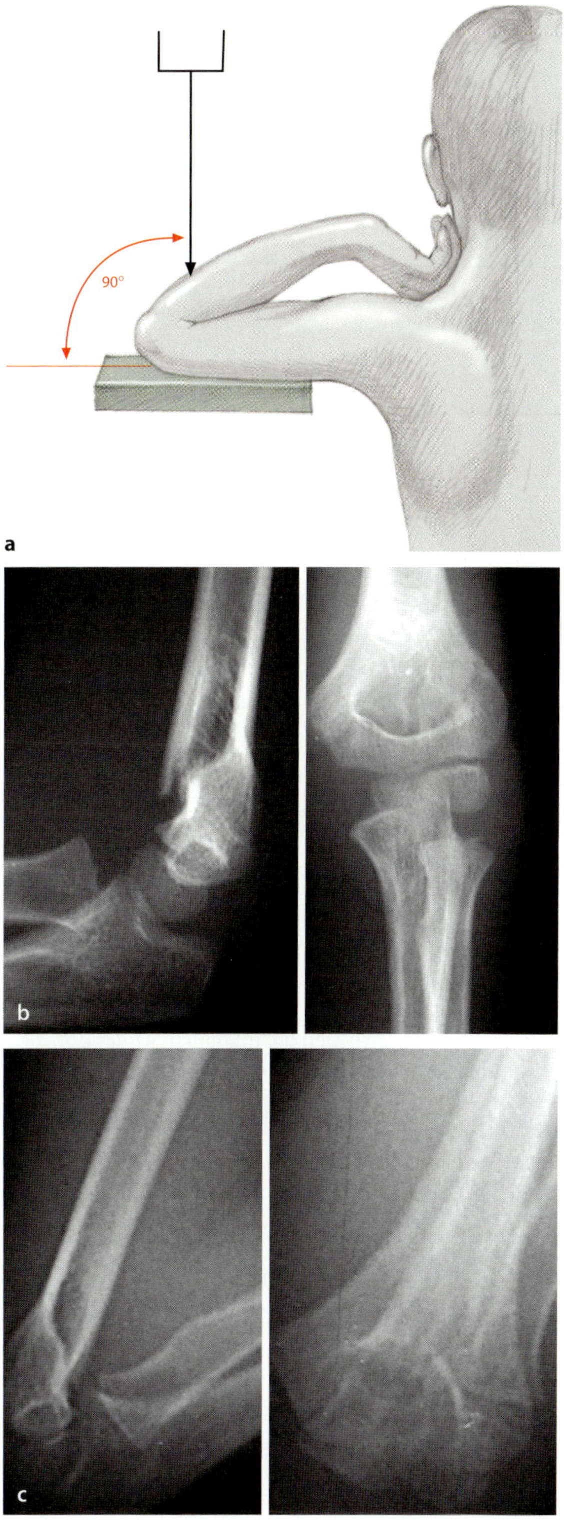

Abb. 13.53 a–e. Radiologische Diagnostik. **a** Durchführung der a.-p.-Aufnahme (axial) im Blount. **b** Unfallbild: suprakondyläre Oberarmfraktur in leichter Antekurvationsfehlstellung. **c** Reposition im Blount (Bildwandler)

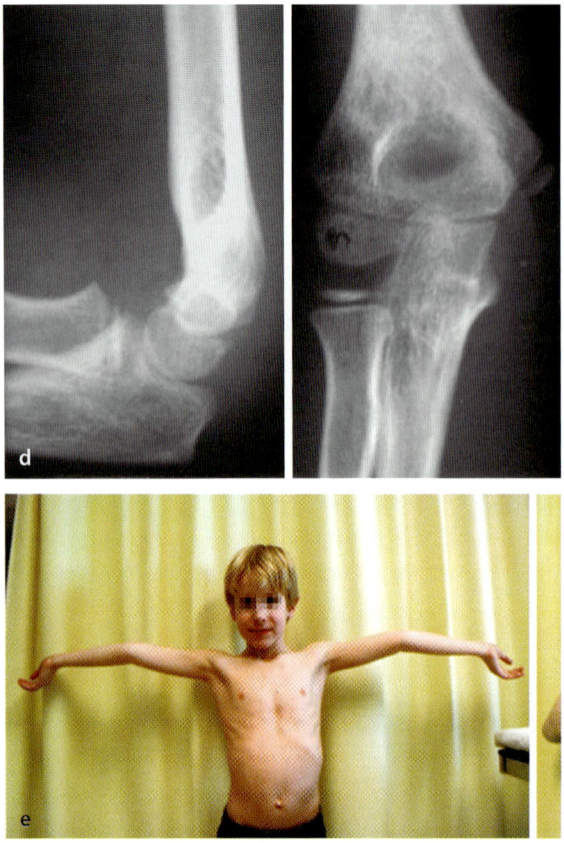

Abb. 13.53 a–e. Radiologische Diagnostik. **d** Ausheilungsbild nach 6 Monaten. **e** Klinischer Befund der freien Beweglichkeit bei Abschluss der Behandlung

Kommt es postoperativ zu einer *Torsion* der Fragmente gegeneinander, so geben die Inkongruenz der dorsalen und anterioren Kortizes sowie die »Rotationsnase« auf dem seitlichen Röntgenbild als indirekte Zeichen einen Hinweis auf die Fehlstellung. Die Torsionsfehlstellung wird im Röntgenbild erst durch eine Rotationsnase im lateralen Bild ab einer Fehlstellung von 30° (radial nach ulnar) oder ab 20° im ulnar-radialen Strahlengang sichtbar (Hasler 2002; v. Laer et al. 1991; Wessel 1999).

Messungen haben sich bezüglich der *Rotationsfehlstellung* nicht bewährt. Ein zur zusätzlichen Stabilität angelegter Gipsverband schwächt die Strahlung ab und kann das Erkennen von Torsionsfehlstellung erschweren (v. Laer u. Knopf 1999; v. Laer et al. 2002; Scola et al. 2002; Abb. 13.54).

Wegen der *hohen sekundären Dislokationsrate*, die nicht nur bei konservativer Therapie, sondern – wie die schlechten Ergebnisse in der Literatur belegen – auch bei operativer Stabilisierung auftritt, ist eine konsekutive postoperative Röntgenkontrolle – möglichst nach Abschwellung – zwischen dem 5. und 8. Tag meist unerlässlich (Dowd u. Hopcroft 1979; Labelle et al. 1982; Skaggs et al. 2001; Weinberg et al. 2002; Wessel 1999).

Achsfehlstellungen in der Sagittalebene werden mit Hilfe der *Roger-Hilfslinie* oder dem *Capitulumneigungswinkel* (Diaphysen-Epiphysen-Winkel) diagnostiziert (v. Laer et al. 1991; Rockwood et al. 1984; Wessel 1999). Fehlstellungen in der Frontalebene mit dem *Baumann-Winkel*. Letzterer kann bei sehr kleinen Kindern stark

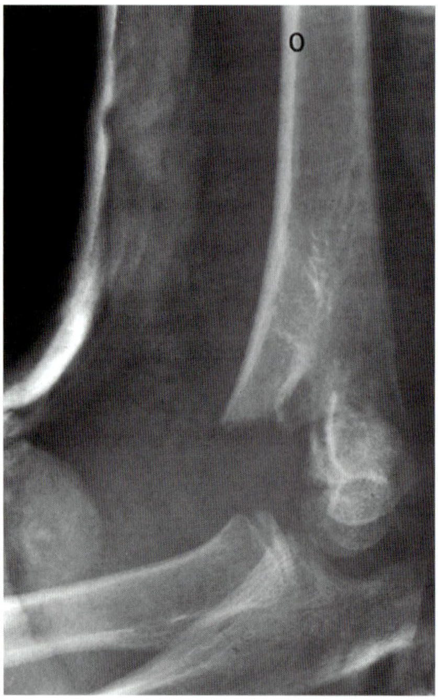

Abb. 13.54. Sichtbarer Rotationssporn als Ausdruck eines vorhandenen Torsionsfehlers

Tabelle 13.2. Klassifikation der suprakondylären Oberarmfraktur nach dem Dislokationsausmaß

Dislokation	Holmberg (1945)	Felsenreich (1931), Lubinius (1924)	Von Laer (1979)	Weinberg et al. (2002)	Gartland (1959)
Keine Dislokation	Typ I (Grünholz)	Typ I	Typ I	Typ I	Typ I
In einer Ebene disloziert	Typ II (medial oder lateral)	Typ II	Typ II	Typ II a+b	Typ II
In mehreren Ebenen disloziert mit verbleibendem Kontakt	Typ II		Typ III	Typ III a–d	
Komplett disloziert	Typ IV	Typ III	Typ IV	Typ IV a–d	Typ III

schwankende und schlecht reproduzierbare Werte aufweisen (v. Laer et al. 1991). Daher befürworten manche Autoren bei Verdacht auf eine Achsfehlstellung, den *Humerus-Ellbogen-Handgelenk-Winkel* zu bestimmen. Die Hand muss dabei nicht mit abgebildet werden. Zeigt der Patient bereits verschlossene Fugen, so wird auch der humeroulnare Winkel bestimmt (Abb. 13.56 a–e).

Undislozierte Frakturen stellen sich bisweilen initial im Röntgenbild nicht dar (Abb. 13.57 a–d). Als indirekt hinweisend auf eine Ellbogenverletzung kann das *Fettpolsterzeichen* (»fad pad sign«) gewertet werden (Abb 13.55 a–f). Diese initial nicht sichtbaren Frakturen sollten ruhig gestellt werden, und nur bei Beschwerdepersistenz über eine Woche ist eine gipsfreie radiologische Kontrolle zur Diagnosesicherung durchzuführen. In diesem Fall ist dann eine periostale Reaktion zu beobachten.

Primär unverschobene Frakturen dislozieren höchstens geringgradig in der Sagittalebene, fast nie in der Frontalebene. Daher ist es nicht nötig, die Diagnose primär zu erzwingen. Vorgeschlagene MRT-Untersuchungen sind aufwendig und oftmals nur unter Sedation/Anästhesie zu erlangen. Eine MRT sollte nicht primär durchgeführt werden, da sie das therapeutische Procedere nicht beeinflusst.

Die *Epiphysenlösung des distalen Humerus* ist eine sehr seltene Verletzung. Bei Verdacht auf eine Epiphysenlösung, die sich radiologisch noch nicht darstellen lässt, ist die Sonographie Mittel der Wahl zur Diagnosestellung (Oh et al. 2000).

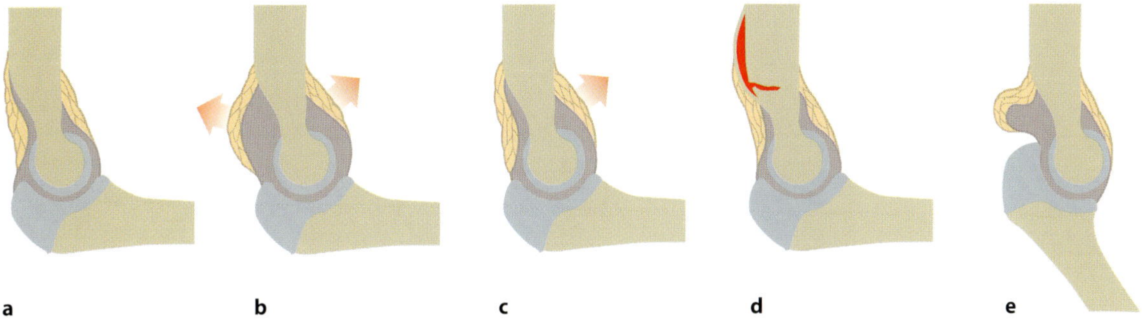

Abb. 13.55 a–f. Fad pad sign

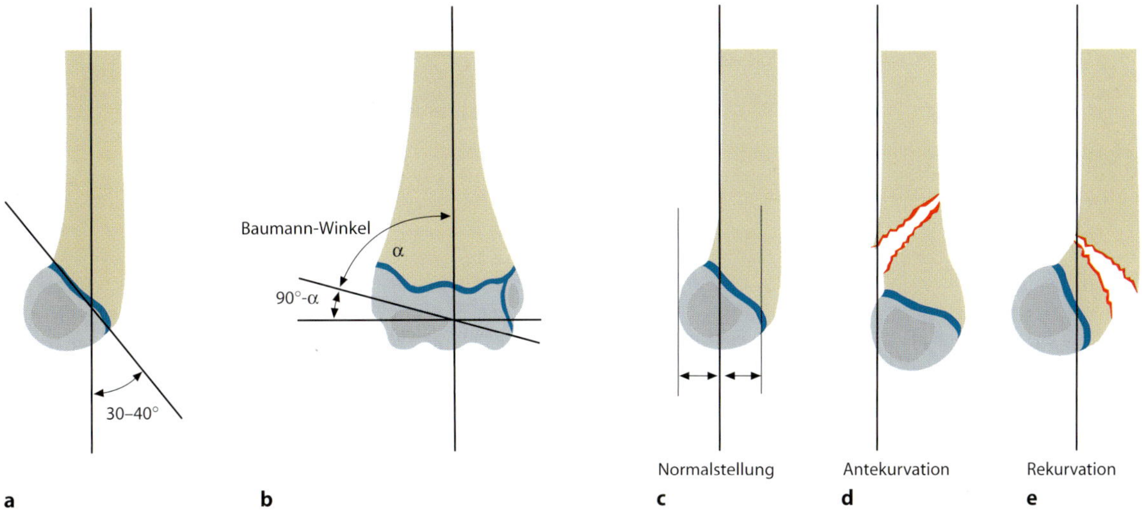

Abb. 13.56 a–e. Radiologische Hilfslinien. **a** Diaphysen-Epiphysen-Winkel: Der Winkel zwischen Humeruslänge und Epiphysenfugenachse soll im seitlichen Strahlengang zwischen 30 und 40° betragen. Winkel <30° und >40° sprechen für Rekurvations- bzw. Antekurvationsfehlstellungen. **b** Baumann-Winkel: Der Baumann-Winkel wird zur Abschätzung der Achse des Ellbogengelenks genutzt, insbesondere wenn der Arm nicht gestreckt und supiniert werden kann. Der Baumann-Winkel beschreibt den Winkel zwischen Epiphysenachse der lateralen Kondylen und einer Senkrechten zur Humeruslängsachse. Zumeist wird der Baumann-Winkel jedoch als Winkel zwischen Humeruslängsachse und Epiphysenachse des lateralen Condylus beschrieben. Wird dieser Winkel von 90° subtrahiert, ergibt sich die Achse des Ellbogengelenks. **c–e** Hilfslinie nach Roger: Diese beschreibt im seitlichen Strahlengang eine Tangentiale entlang der vorderen Humeruskortikalis, deren Verlängerung im Normalfall (**c**) das Capitulum humeri am Übergang vom mittleren zum hinteren Drittel schneidet. **d** Antekurvationsfehlstellung: Linie schneidet im vorderen Drittel oder außerhalb. **e** Rekurvationsfehlstellung: Linie schneidet im hinteren Drittel oder außerhalb

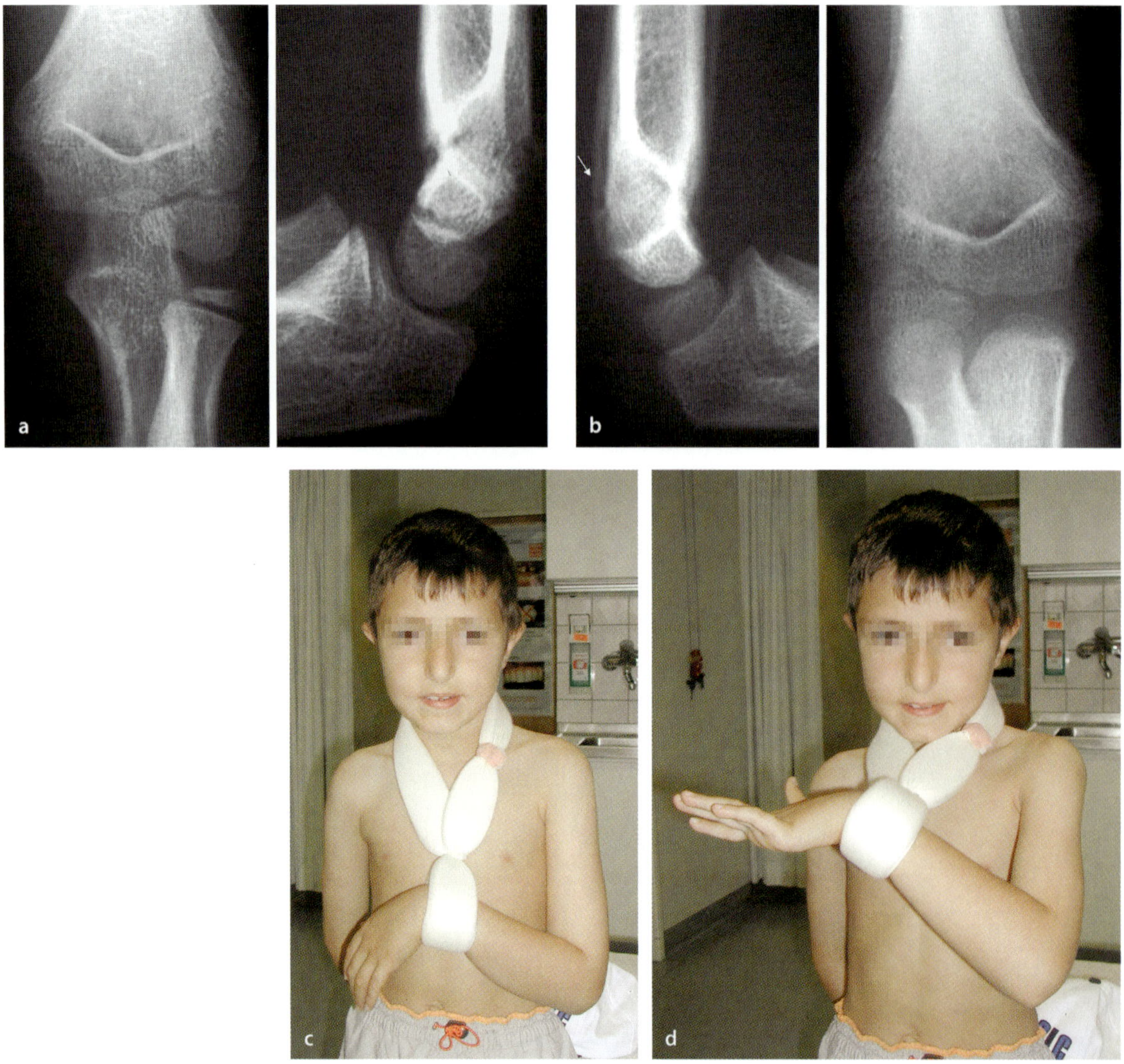

Abb. 13.57. **a** Unfallbild eines 7-jährigen Jungen. Es zeigt sich eine undislozierte Fraktur, die initial nur schwer zu erkennen war. **b** Sekundärer Kallus nach einer Woche. **c,d** Ruhigstellung in der Blount-Schlinge

Therapie

Klinische Erstversorgung

Meist handelt es sich um ein Monotrauma, daher steht – wie bei allen Frakturen – neben der genauen Inspektion, der Diagnostik mit Gefäß-/Nervenstatus und Röntgen, die *Analgesie* und *Ruhigstellung der Fraktur* im Vordergrund.

Liegen initial Durchblutungs- oder Sensibilitätsstörungen vor, so muss der Arm hinsichtlich möglicher Obstruktionen, z. B. Schienen oder Verbände, inspiziert werden, und diese sind zu entfernen.

Jede Gefäß-Nerven-Verletzung stellt eine *Notfallindikation* dar. Oft steht jedoch nicht sofort ein Operationssaal zur Verfügung. In diesem Fall kann nach Analgesie und Sedation (z. B. mit Ketanest/Dormicum) unter Bildwandlereinstellung versucht werden, unter leichtem Zug und anschließender Beugung des Ellbogens den Arm vor zu reponieren. Oftmals kann dadurch die Fehlstellung der Fragmente reduziert und die Kompression von Gefäßen beseitigt werden (Abb. 13.58 a–d). Danach erfolgt eine nochmalige Puls- und Sensibilitätskontrolle.

Bei weiterhin fraglicher Durchblutung ist eine *Farbdopplersonographie* der Gefäße angezeigt. Diese ist einer Arteriographie vorzuziehen, da sie einfach und jederzeit durchführbar ist und idealerweise auch im Operationssaal zur Verfügung steht. Alternativ ist eine *Angiographie* möglich. Befürworter der Angiographie sehen ihren Vorteil in der Darstellung der Läsionshöhe. Dies erscheint jedoch von geringer Bedeutung, da die Höhe der Läsion bei typischen Frakturmuster nach gleichem Muster verläuft und dieser Bereich zur Versorgung der Läsion immer exploriert werden muss (Abb. 13.59 a–d, Abb. 13.60 a–e).

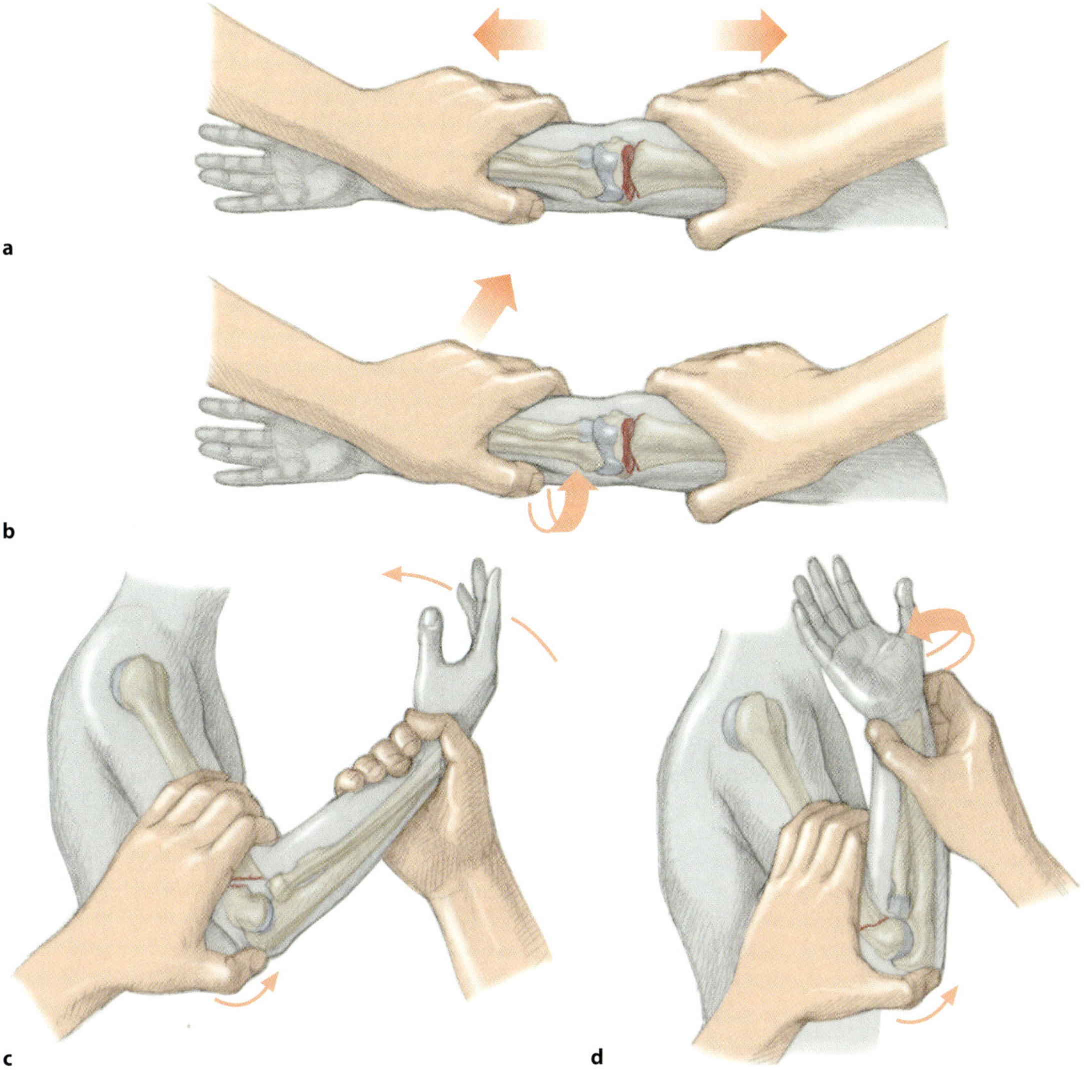

a b c d

Abb. 13.58 a–d. Repositionstechnik der suprakondylären Oberarmfraktur. **a** Zunächst wird die Fraktur unter Längszug gebracht. **b** Anschließend Korrektur einer Achsfehlstellung in der Frontalebene und ggf. eines Rotationsfehlers. **c** Beugung meist in Pronation unter Druck des Daumens auf das Olekranon, um das distale Fragment zu reponieren. **d** Korrekte Reposition des distalen Fragments unter Daumendruck

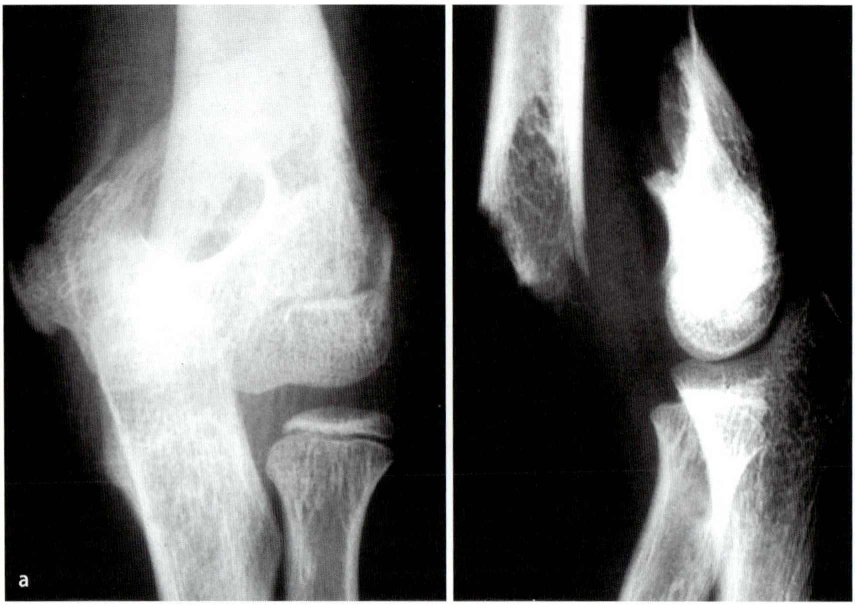

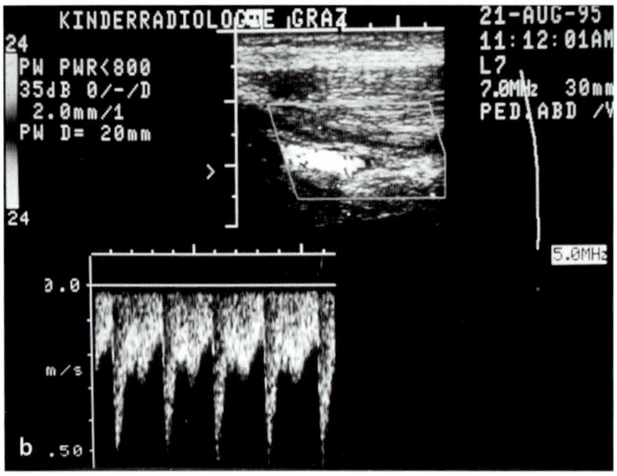

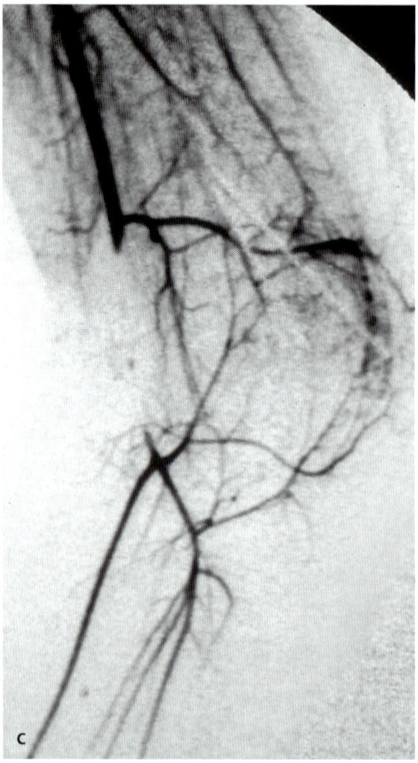

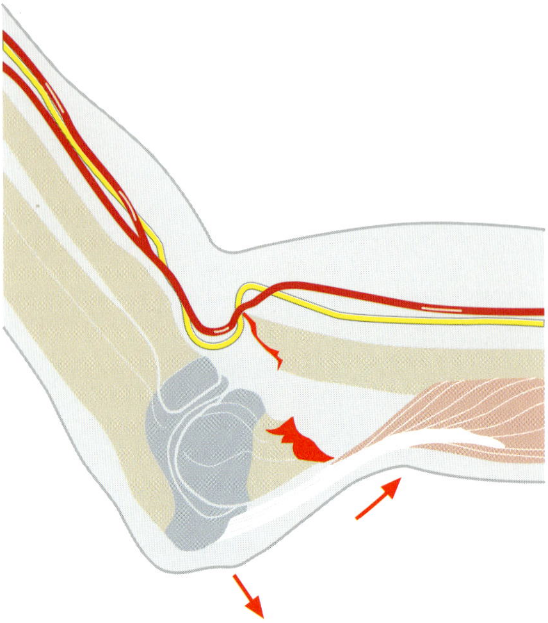

Abb. 13.59. **a** Dislozierte suprakondyläre Oberarmfraktur. **b** Duplexsonographie mit Abbruch der Durchblutung. **c** Angiographische Darstellung der Gefäßläsion. **d** Typische Dislokationsrichtung des proximalen Fragments mit der Gefahr der Verletzung des N. medianus wie auch der A. brachialis

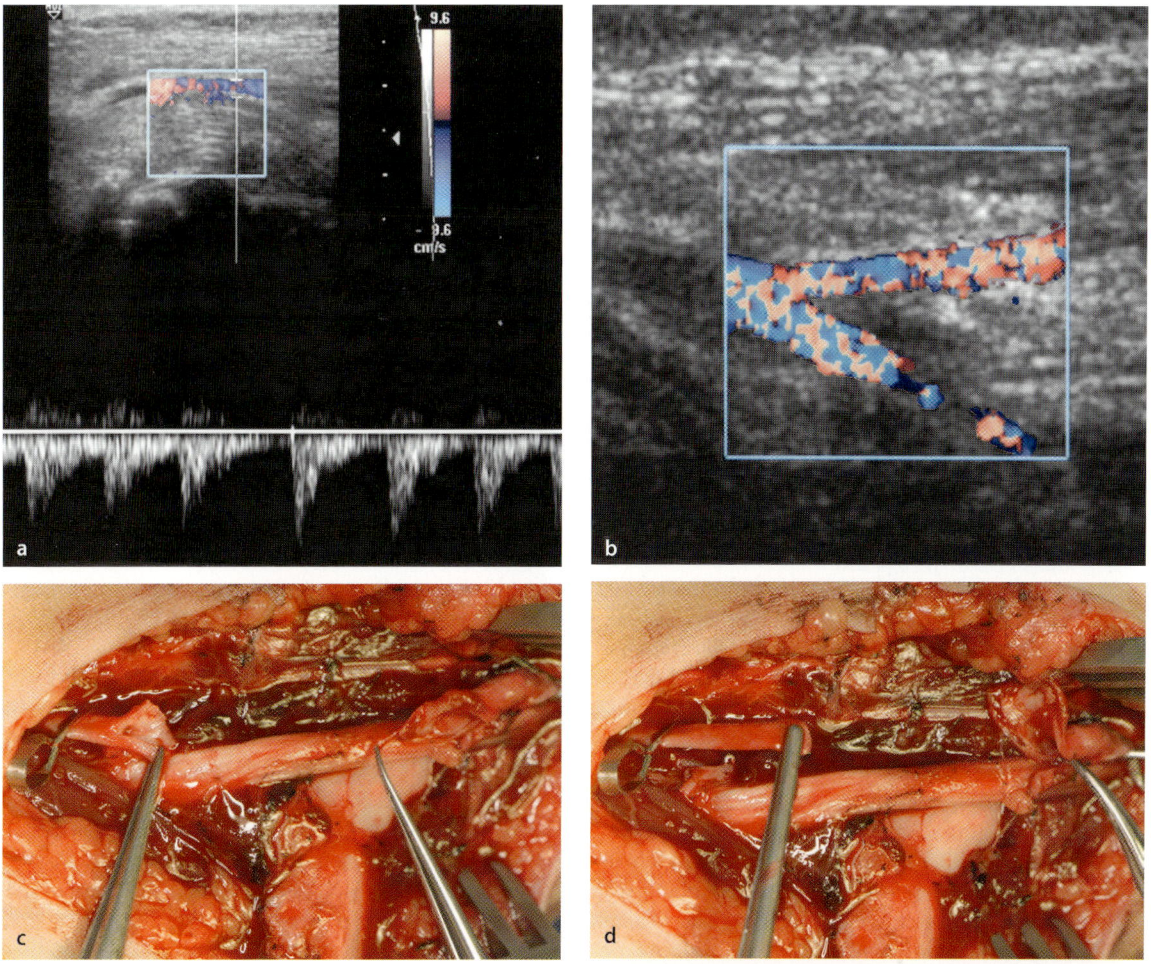

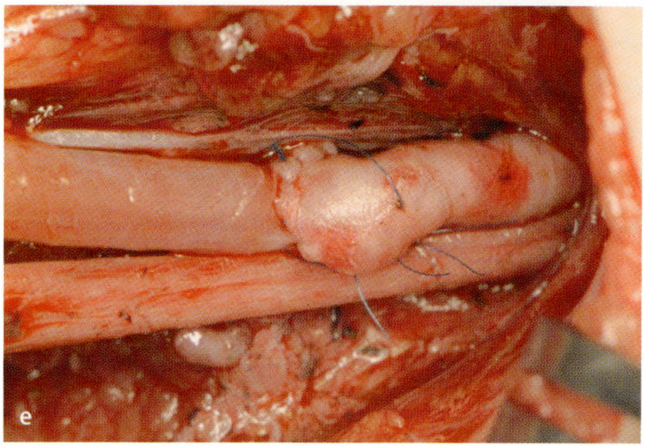

Abb. 13.60. a Kompression der A. cubitalis bei suprakondylärer Oberarmfraktur. **b** Kompression bei suprakondylärer Oberarmfraktur (Wirbelfluss an der Bifurkation). **c–e** Intraoperativer Situs mit Naht der A. cubitalis

Therapieziel
Ziel ist die *Wiederherstellung der Ellbogenfunktion* unter *Vermeidung eines Cubitus varus* (kosmetische Deformität). Weiterhin sollten Therapiewechsel möglichst vermieden werden.

Indikation für konservative Therapie
Konservative Verfahren (Abb. 13.61 a) können bei Typ-I- und -II-Frakturen Anwendung finden. Meist ist bei den gering dislozierten Frakturen das Periost ganz oder teilweise noch intakt und kann daher in der Therapie als stützendes Element genutzt werden.

- *Typ-I-Frakturen undisloziert*:
  Eine Typ-I-Fraktur – also vollständig unverschoben – muss nicht redressiert werden und kann in einem Oberarmgips in 90°-Stellung oder einem Blount (»collar and cuff«) mit 110°-gebeugtem Ellbogen und proniertem Handgelenk fixiert werden (v. Laer u. Knopf 1999; Rockwood et al. 1984; Weinberg et al. 2002; Wilkins 1990 b; 1997; vgl. auch Abb. 13.56 a–d).
- *Typ-II-Frakturen mit akzeptabler Antekurvation*:
  Typ-II-Frakturen mit geringer Dislokation in der Sagittalebene können ebenfalls im Blount ruhig gestellt werden. Diese Position nützt den Zug des M. triceps bei gebeugtem Arm und den Druck der Ulna auf das Gelenk bei Supination aus, um die Fragmente zu stabilisieren und die Fehlstellung zu redressieren (Abb. 13.62 a–c). Die Redression erfolgt durch schrittweises Nachziehen des Verbandes. Die radiologische Kontrolle der Position ist erst an Tag 1–3 post Trauma sinnvoll, da sich der Erfolg der Redression erst langsam durch Stellung und Schwerkraft einstellt.
- *Typ-II-Frakturen mit inakzeptabler Achsfehlstellung*:
  Bei Abkippen des distalen Fragments in der sagittalen Ebene nach dorsal (Antekurvationsfehlstellung) von >15°, sowie bei Kindern >8 Jahren mit jeglicher Achsfehlstellung muss reponiert werden. Dies sollte in Operationsbereitschaft erfolgen. Sind diese Frakturen nach Reposition stabil – d. h. es ist keine Dislokation in einer zweiten Ebene eingetreten und nach vorsichtigem Bewegen zeigt sich eine unverändert gute Stellung –, werden sie in einer Blount-Schlinge oder Gips fixiert (Blount 1955; v. Laer u. Knopf 1999; Rockwood et al. 1984; Weinberg et al. 2002; Wilkins 1990 b, 1997). Kommt es bei der Reposition zu einer Instabilität (Dislokation in einer zweiten Ebene), ist eine operative Fixierung der Bruchfragmente notwendig. In einer Nachuntersuchung konnte gezeigt werden, dass Typ-II-Frakturen nach Reposition in >30% sekundär dislozieren (v. Laer u. Knopf 1999; v. Laer et al. 2002; Weinberg et al. 2003; Wessel 1999; Abb. 13.63 a–f).
- *Typ-II-Frakturen mit Rekurvationsfehlstellung*:
  Bei für das jeweilige Alter inakzeptablen Rekurvationsfehlstellungen sollte die Reposition immer unter Narkose stattfinden. Diese Frakturen bleiben anschließend meist instabil und müssen dann unter der gleichen Narkose definitiv stabilisiert werden. Auch können diese Frakturen nicht in der Blount-Schlinge gehalten werden (Dislokationsrichtung!).

Altersentsprechend wird für konservativ versorgte Typ-I- und -II-Frakturen eine Ruhigstellung zwischen 3 bis maximal 5 Wochen empfohlen.

! Aufgrund des geringen Wachstumspotenzials des distalen Humerus sollten Achsfehlstellungen in der sagittalen Ebene ab dem 8. Lebensjahr vermieden werden.

Indikation für operative Therapie
Trotz des mit 3,5–8% geringen Anteils der suprakondylären Humerusfrakturen an der Gesamtzahl der kindlichen Frakturen, zählen sie zu den am häufigsten operativ versorgten Frakturen im Kindesalter (Hasler 2001; Minkowitz u. Busch 1994).

! Eine operative Therapie ist bei Typ-III- und -IV-Frakturen (Achsenfehlstellung mindestens in 2 Ebenen) indiziert (v. Laer u. Knopf 1999; Minkowitz u. Busch 1994).

■ **Indikation für geschlossene Verfahren.** Meist kann geschlossen vorgegangen werden. Hierfür kann sowohl die Rücken- als auch die Bauchlage gewählt werden. Bei fehlendem Puls kann ebenfalls zunächst geschlossen begonnen werden. Nach durchgeführter Reposition und Osteosynthese sollte abschließend am besten intraoperativ eine Ultraschalluntersuchung der Gefäße durchgeführt werden. Stellt sich keine Durchblutung innerhalb einer halben Stunde nach erfolgreicher Reposition ein, so ist das Gefäß darzustellen (vgl. Abb. 13.59 a–d, Abb. 13.60 a–e).

■ **Indikation für offene Verfahren.** In 5–10% der Fälle lässt sich eine Fraktur nicht geschlossen reponieren. Entsprechend ist ein offenes Verfahren anzustreben. Es ist wichtig, innerhalb der Klinik Standards festzulegen, ab wann offen vorgegangen werden sollte. In den meisten Kliniken wird nach 3 frustanen Repositionsmanövern auf ein offenes Vorgehen umgestiegen.

Der Zugang kann nach Erfahrung des Operateurs dorsal oder radial erfolgen (Mohan et al. 2000; Oh et al. 2003; Scola et al. 2002). Nur selten wird von ulnar oder sogar radial und ulnar vorgegangen. Bei Gefäß-Nerven-Schädigungen wird meist ein Zugehen von ventral notwendig.

Operatives Vorgehen
■ **Lagerung.** Die Operation kann wahlweise in Rücken- oder Bauchlage durchgeführt werden.

Bei Gefäß-Nerven-Beteiligung orientiert sich die Lagerung an dem geschädigten Gefäß. Handelt es sich um die A. brachialis, wird der ventrale Zugang zur Ellenbeuge in Rückenlage gewählt (Abb. 13.64 a,b).

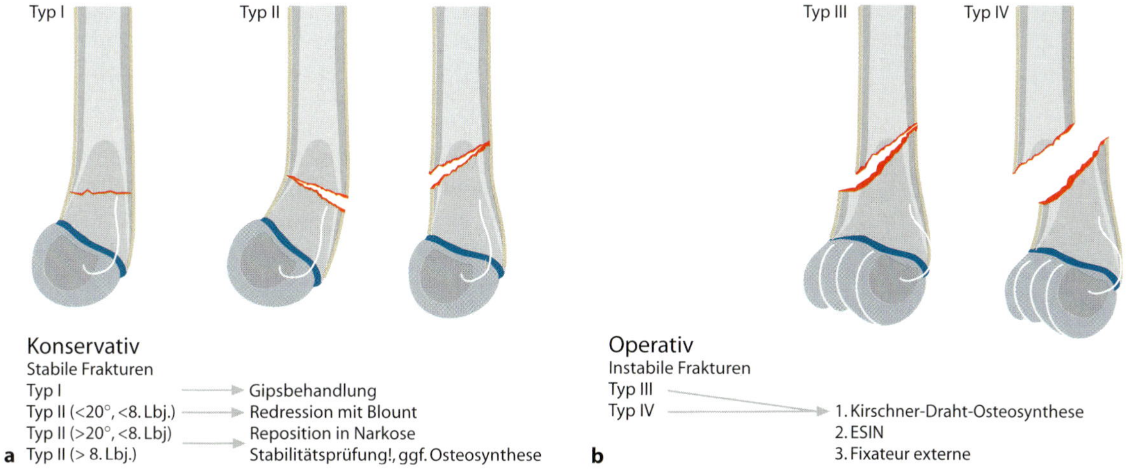

Abb. 13.61 a,b. Algorithmus der **a** konservativen und **b** operativen Behandlung

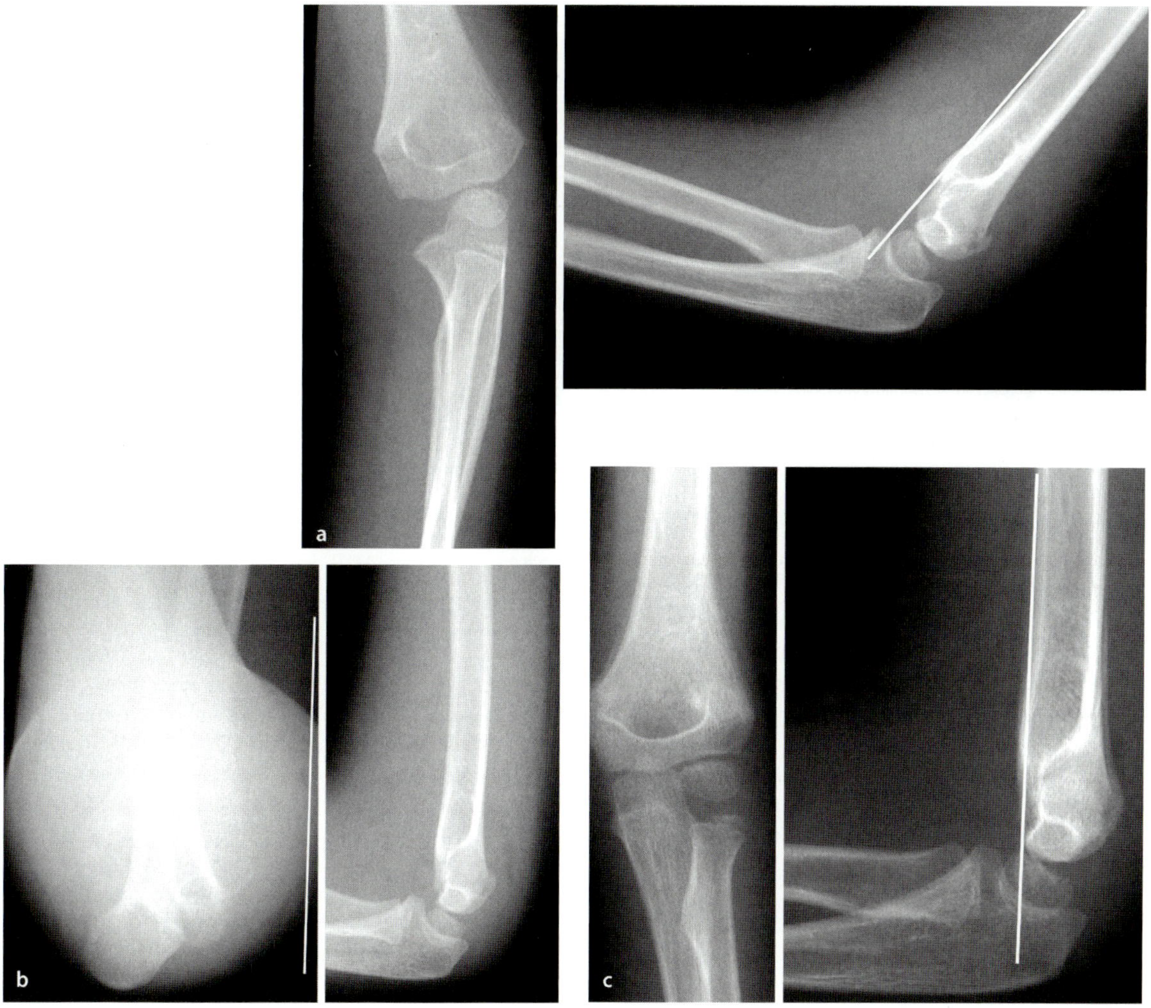

Abb. 13.62 a–c. 6-jähriges Mädchen stürzte aus einer Hängematte. **a** Unfallbild: suprakondyläre Oberarmfraktur mit Antekurvationsfehlstellung. **b** Redression im Blount, Röntgenkontrolle nach 3 Tagen. Es zeigt sich, dass die Antekurvationsfehlstellung im Blount reduziert werden konnte. **c** Ausheilung der Fraktur nach 4 Wochen

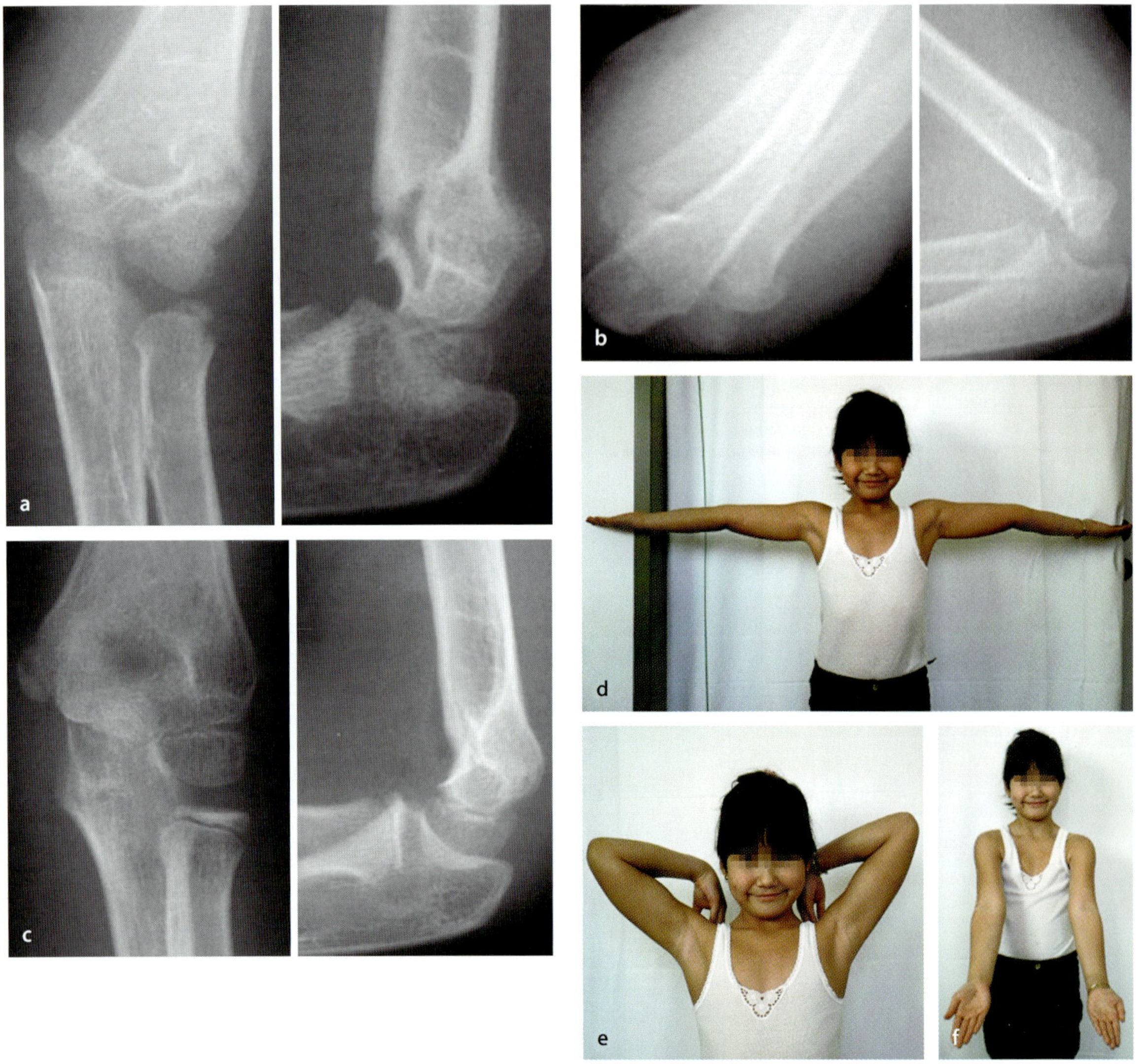

Abb. 13.63 a–f. Ein 9-jähriges Mädchen zog sich bei einem Sturz eine suprakondyläre Oberarmfraktur mit deutlicher Antekurvationfehlstellung (Typ II) zu. Aufgrund des Alters und des Ausmaßes der Fehlstellung Indikation zur Reposition. **a** Unfallbild. **b,c** Reposition in Narkose, bei guter Stabilität; Weiterbehandlung konservativ ohne Retention. **d–f** Klinische Nachuntersuchung nach 6 Monaten

■ **Geschlossene Reposition.** Zur geschlossenen Reposition wird der Ellbogen unter sanftem Zug gestreckt. Eine posterolaterale Dislokation wird durch Supination und eine ventromediale durch Pronation reponiert. Danach wird der Ellbogen 50–60° mit mildem Druck auf das Olekranon gebeugt, um die Bänder zu straffen (Hasler 2001). Das Ergebnis wird im Bildwandler kontrolliert.

! Wichtig ist, dass Fehlstellungen in allen 3 Ebenen korrigiert werden.

Treten bei der Reposition intraoperativ Schwierigkeiten auf (die maximale Anzahl an Repositionsmanöver sollte 3 Versuche nicht überschreiten) oder zeigt der Patient deutliche Zeichen einer Minderperfusion bei bestehendem Verdacht auf eine Gefäß- oder Nervenschädigung, muss eine offene Reposition durchgeführt werden.

Daher hat es sich bei der Rückenlagerung bewährt, am unsteril abgewaschenen Arm eine *Vorreposition* durchzuführen. Zeigt sich hier bereits, dass die Fraktur nicht eingestellt werden kann – dies ist vor allem der Fall, wenn sich das distale Fragment nach posterior verhakt hat –, so muss offen vorgegangen werden.

Viele Autoren bevorzugen grundsätzlich bei offenem Vorgehen eine Bauchlagerung. Hierdurch erspart man sich unter Umständen eine intraoperative Umlagerung.

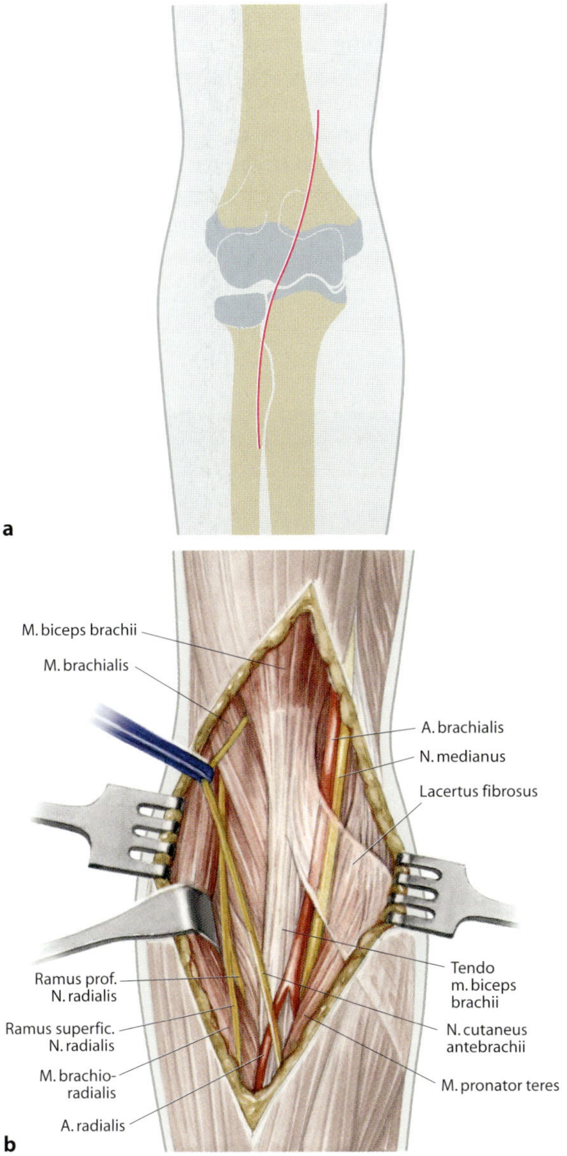

Abb. 13.64 a,b. Ventraler Zugang zum Gelenk bei Verletzung des Gefäß-Nerven-Bündels. Nach Darstellung des Gefäß-Nerven-Bündels wird in der Tiefe der M. brachialis aufgesucht

■ **Empfohlene Lagerung.** In unserer Klinik wird die Rückenlagerung bevorzugt. Meist reicht ein kleiner radiodorsaler Zugang, sodass auch in Rückenlagerung die Fraktur entsprechend offen versorgt werden kann.

Zur *Osteosynthese* stehen folgende Verfahren zur Verfügung:

- Kirschner-Draht-Osteosynthese,
- elastisch stabile Marknagelung (elastisch stabile intramedulläre Markraumnagelung/ESMN, elastisch stabile intramedulläre Nagelung/ESIN, elastisch stabile Markraumschienung/ESMS),
- Fixateur externe.

In der Literatur wird die Kirschner-Draht-Osteosynthese als Therapie der ersten Wahl empfohlen. !

■ **Kirschner-Draht-Osteosynthese.** Die Kirschner-Draht-Osteosynthese ist eine etablierte und variable Stabilisierungsmöglichkeit. Einige Autoren stellen die Indikation bei einer medialen oder lateralen Trümmerzone in Frage, da die Gefahr eines Abkippens des distalen Fragments in der frontalen Ebene mit resultierender Fehlstellung besteht (v. Laer 1997).

Je nach Präferenz kann die Kirschner-Draht-Osteosynthese in Bauch- oder Rückenlage durchgeführt werden. Sie dient als *Stabilisierung* bei einer geschlossenen als auch offenen Reposition. Die Drähte können optional perkutan *gekreuzt* von radial oder radial-ulnar (Ababneh et al. 1998; De Boeck u. De Smet 1997; Kennedy et al. 2000; v. Laer 1979; Minkowitz u. Busch 1994; Rockwood et al. 1984; Scola et al. 2002; Wilkins 1990 b, 1997) oder divergierend von radial-distal eingebracht werden.

Biomechanische Studien von Zionts et al. (1994), Herzenberg et al. (1988) und Lee et al. (2002) haben gezeigt, dass 2 laterale Drähte eine weniger gute biomechanische Stabilität aufweisen als gekreuzte. Jedoch zeigen die klinischen Studien von Gordon et al. (2001), Mazda et al. (2001) und Topping et al. (1995) gute Resultate beim Vergleich von gekreuzten und lateralen Drähten.

Bei Bauchlage wird der Arm über einen Kniehalter im Ellbogenbereich nach unten gehängt.

Unter Bildwandlerkontrolle in 2 Ebenen muss darauf geachtet werden, dass der Arm als Ganzes bewegt und kein Torsionszug auf den Ellbogen ausgeübt wird, damit die Reposition erhalten bleibt. CAVE

Alternativ kann der Arm in Rückenlage reponiert werden. Falls keine Assistenz vorhanden ist, kann der Arm mit einem Tuch fixiert werden. Unter Bildwandlerkontrolle werden die gekreuzten Kirschner-Drähte in die beiden Kondylenpfeiler eingebracht, wobei sich die Drähte proximal der Fraktur kreuzen müssen (Minkowitz u. Busch 1994; Scola et al. 2002). Sie fassen das distale und proximale Fragment und werden in der Gegenkortikalis verankert. Die dünne Lamelle der Fossa olecrani wird dabei ausgespart. Nach Tasten des Epicondylus radialis wird der erste Draht perkutan von distal-radial nach proximal-ulnar eingebracht. Der zweite Draht verläuft in gekreuzter Richtung.

Der Vorteil des von distal-ulnar eingebrachten Drahtes ist die einfachere Fassung des distalen Frakturfragments. Der Eintrittspunkt des Drahtes befindet sich jedoch in unmittelbarer Nähe zum N. ulnaris. Zum Schutz desselben muss der Ellbogen beim Einbringen des Drahtes in *maximaler Flexion* gehalten werden. Verletzungen des N. ulnaris wurden in der Literatur beschrieben (Wind et al. 2002). Um diese Gefahr zu umgehen hat es sich bei der geschlossenen Reposition ebenfalls bewährt, den zweiten Draht von proximal-radial nach distal-ulnar einzubringen. Dabei muss der Verlauf des N. radialis beachtet werden.

Bei der *parallelen Kirschner-Draht-Stabilisierung* von einer Seite wird der erste Draht ebenfalls in den lateralen Pfeiler von distal-radial eingebracht. Der zweite Draht verläuft parallel zur Epiphyse, ebenfalls mit Eintrittspunkt von distal-radial. Beide Drähte werden in der Gegenkortikalis verankert. Biomechanisch weist diese Versorgung die größte Instabilität auf. Auch hier sollte die Fossa olecrani ausgespart werden.

Kirschner-Drähte können perkutan belassen oder subkutan versenkt werden. Hierbei ist darauf zu achten, dass die Drahtenden sorgfältig umgebogen werden, um eine Irritation der Weichteile zu vermeiden und eine einfachere Entfernung zu ermöglichen. Wir bevorzugen die perkutanen Drähte über Hautniveau zu belassen, da sie eine ambulante Entfernung bei Gipsabnahme nach der 4. postoperativen Woche in Analgosedierung ermöglichen. Bei versenkten Drähten ist eine Narkose zur Drahtentfernung erforderlich. In der Literatur werden keine Unterschiede im Hinblick auf Komplikationen bei beiden Methoden beschrieben (Abb. 13.65 a–g, Abb. 13.66 a–i).

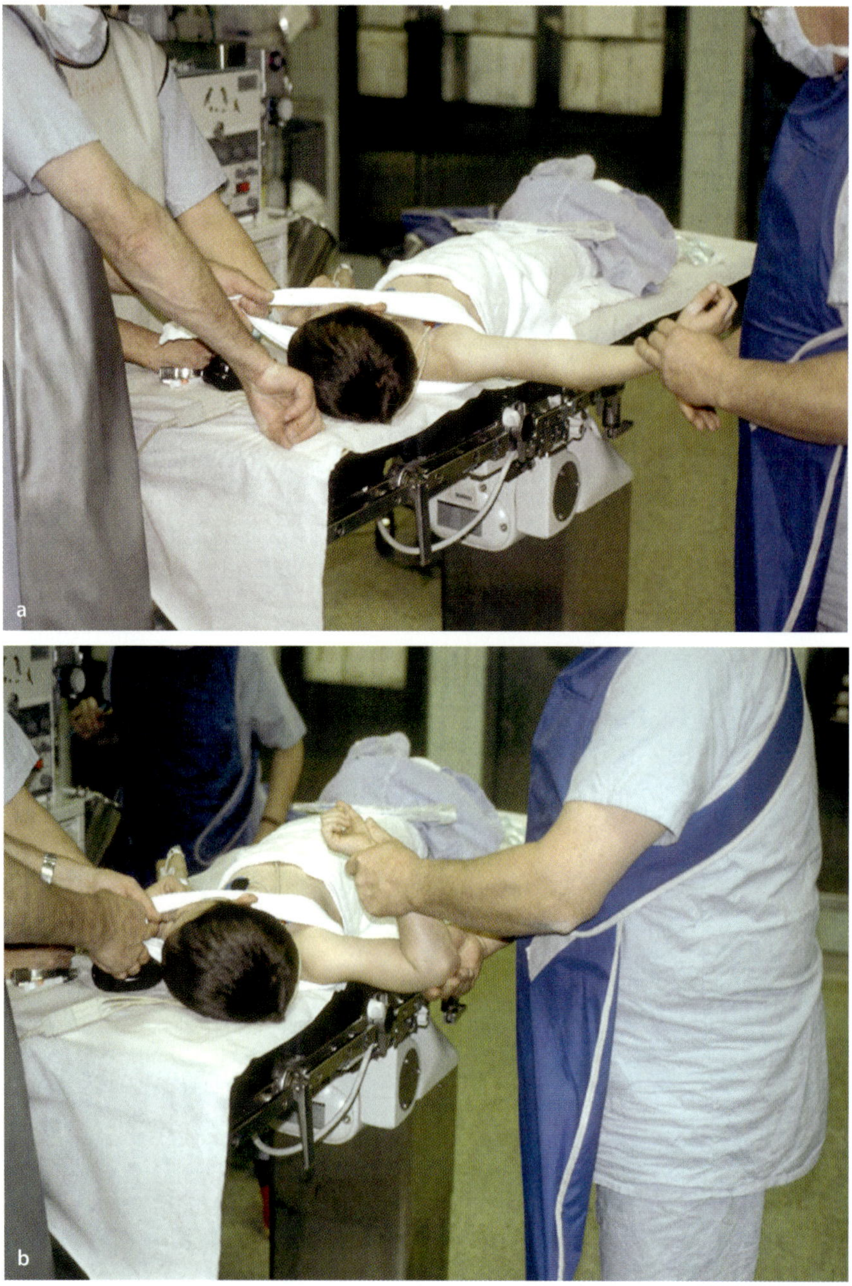

Abb. 13.65 a–i. Kirschner-Draht-Osteosynthese.
a,b Reposition der Fraktur

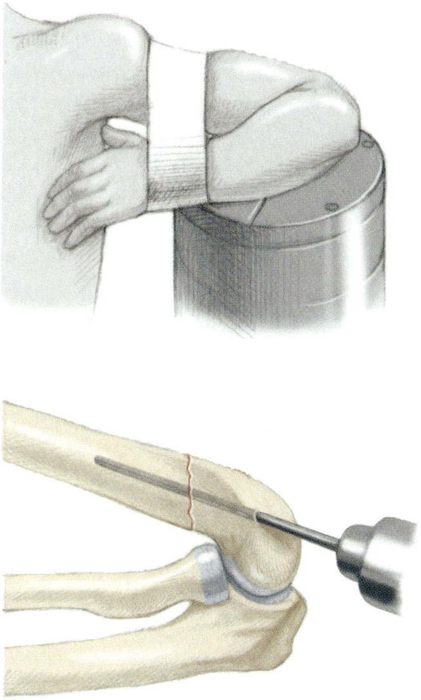

c

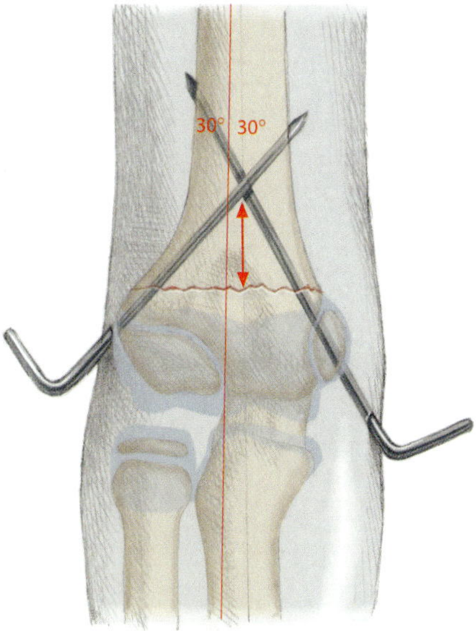

e

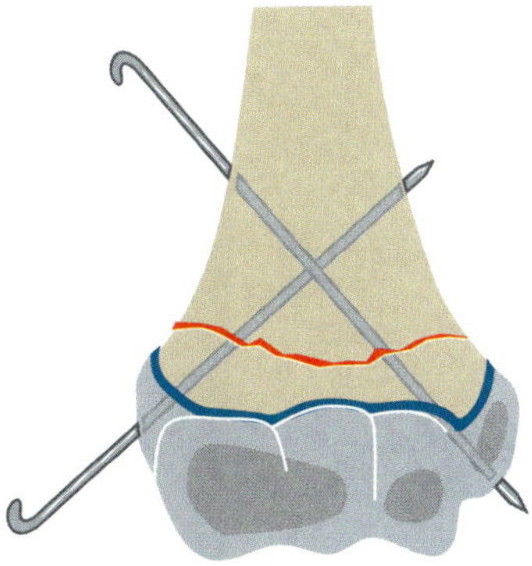

f

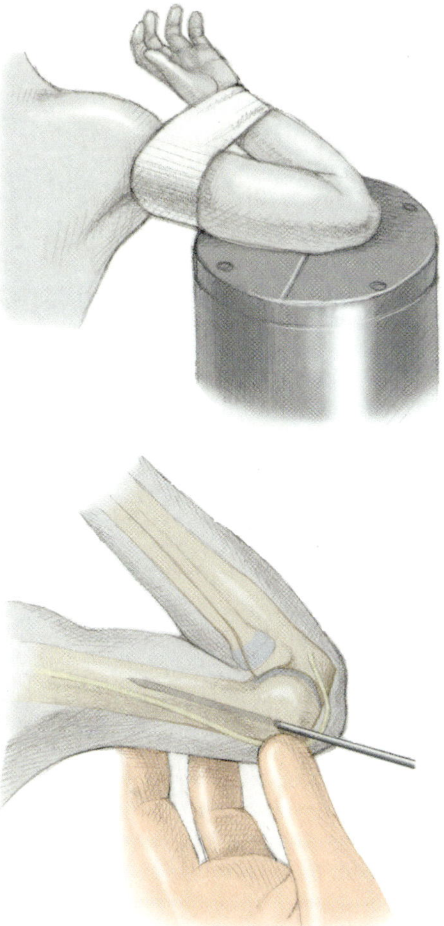

d

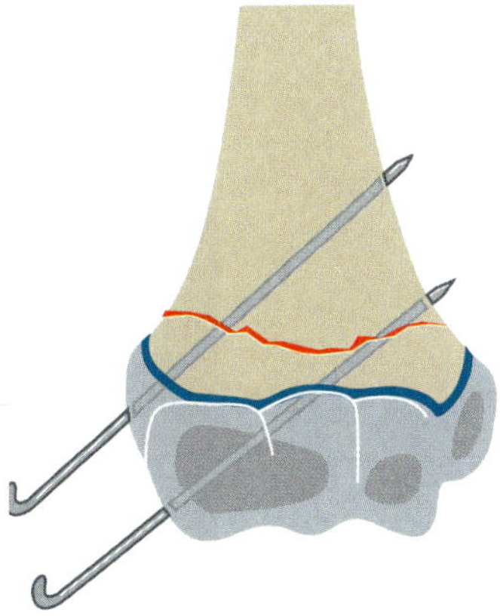

g

Abb. 13.65 a–g. Kirschner-Draht-Osteosynthese. **c** Einbringen des Drahtes von radial. **d** Bei der gekreuzten Variante muss beim Einbringen des medialen Drahtes darauf geachtet werden, dass der N. ulnaris geschont wird. **e–g** Ulnarer Draht: von dorsal nach ventral. Radialer Draht: von ventral nach dorsal. Kreuzungspunkt: proximal der Frakturlinie. Drahtdurchmesser: 1,6–2,0 mm (altersabhängig). Neben der gekreuzten Einbringung der Kirschner-Drähte favorisieren einige Autoren die Einbringung nur von radial, um den N. ulnaris zu schonen oder die reine laterale Einbringung der Drähte. Letztere weist biomechanisch die größte Instabilität auf

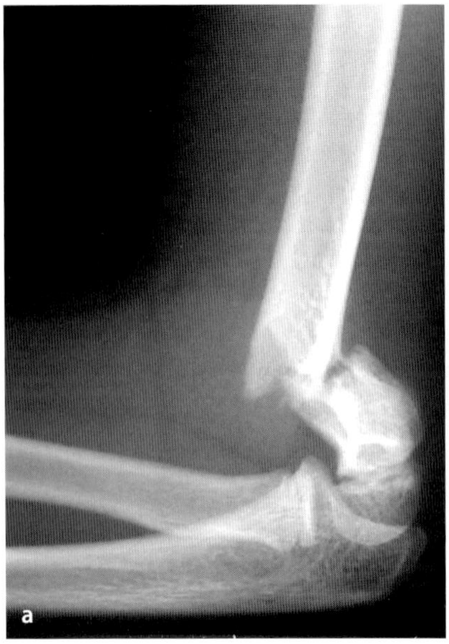

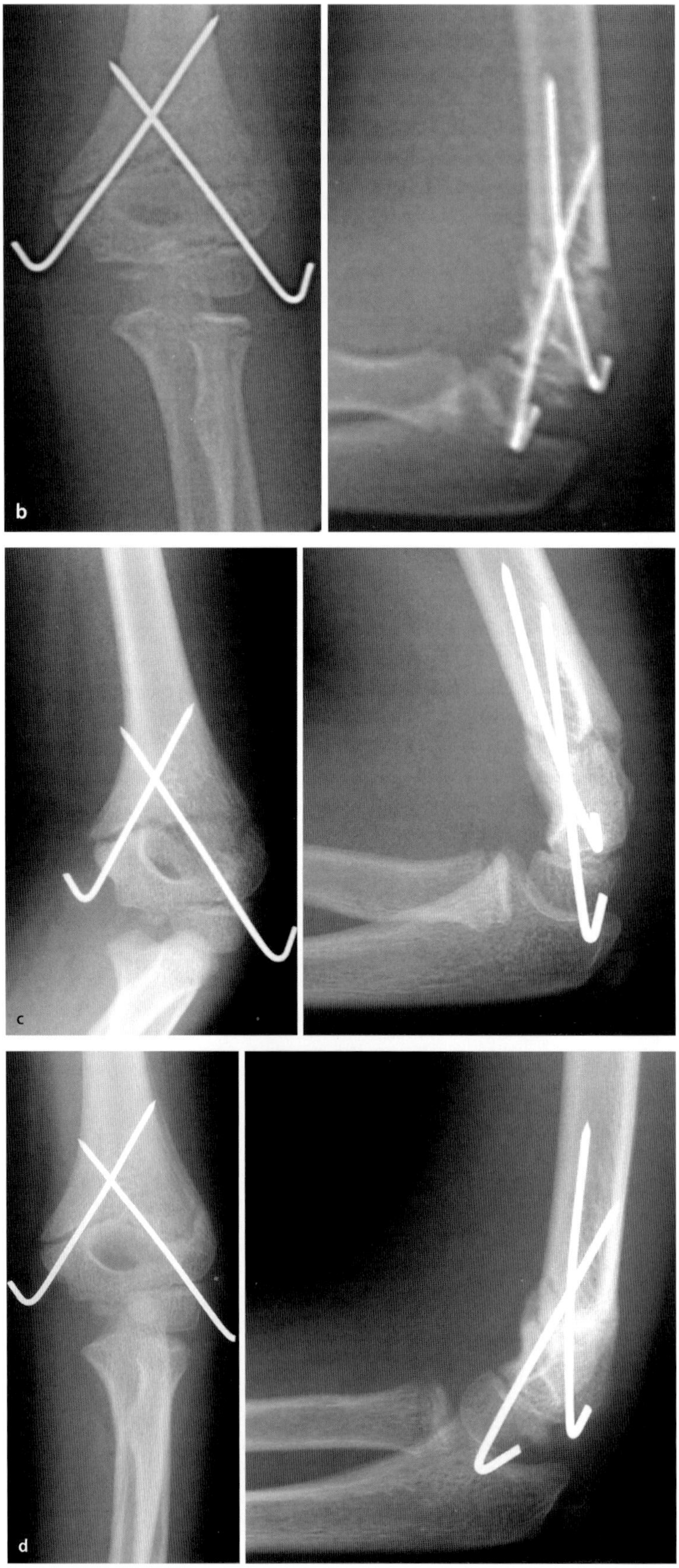

Abb. 13.66. a 8-jähriges Mädchen stürzte von der Schaukel und zog sich eine komplett dislozierte suprakondyläre Oberarmfraktur. **b** Kirschner-Draht-Osteosynthese. **c** Kontrolle nach einer Woche, unveränderte Stellung. **d** Ausheilung der Fraktur nach 4 Wochen

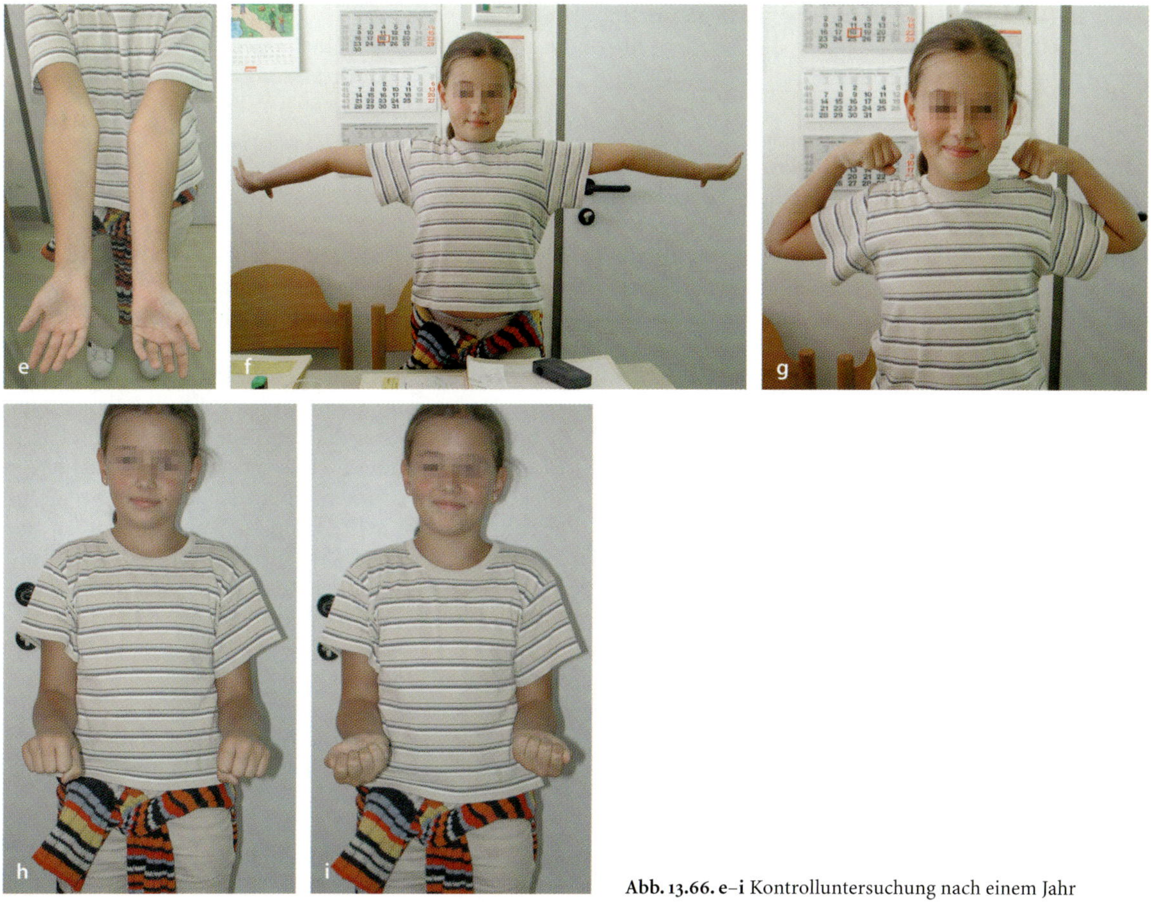

Abb. 13.66. e–i Kontrolluntersuchung nach einem Jahr

■ **Elastisch stabile intramedulläre Nagelung (ESIN).** Diese Methode wurde erstmals von Métaizeau vorgestellt (Prevot et al. 1990). Dabei werden 2 intramedulläre Drähte von proximal in den Humerus eingebracht und das distale Frakturfragment nach Reposition aufgefädelt. Durch diese Fixation der Fraktur ist eine frühe funktionelle Nachbehandlung der Patienten möglich.

Das *frakturferne* Einbringen der Drähte bietet des Vorteil, dass es nicht durch die immer auftretende Schwellung des distalen Humerus beeinträchtigt wird. Zur Schienung eignen sich 2 Kirschner-Drähte mit einer Länge von 30 cm (Durchmesser: 1,6–2,5 mm, je nach Alter, in der Regel 1/3 der Markraumdicke pro Draht). Der Eintrittspunkt liegt distal des Tuberculum deltoideum. Mit einem Bohrer oder Pfriem wird die Kortikalis durchbohrt und die C-förmig vorgebogenen Drähte inseriert. Zusätzlich wird die Spitze des distalen Drahtendes auf der Höhe von 0,5 cm anguliert, um eine exakte Positionierung erlangen zu können. Weiterhin wird die Spitze des Drahtes abgeknipst, um ein Durchbohren der Kortikalis beim Vorschieben in den Markraum zu verhindern. Die Drähte werden nacheinander mit einem T-Griff in den Markraum geschoben und durch Drehen der gebogenen Spitze unter Bildwandlerkontrolle gesteuert. Einer der Drähte wird in den radialen, der andere wird um 180° gedreht und exakt in der frontalen Ebene in den ulnaren Pfeiler eingeführt. Beide Drähte werden in das distale Fragment vorgeschoben. Dabei muss die Spitze des ulnaren Drahtes nach ventral gedreht werden, um eine dorsale Perforation zu vermeiden (Dietz et al. 1979; Oestern et al. 2000; Prevot et al. 1990; Weinberg et al. 2003). Nach optimaler Positionierung der Osteosynthese werden die Drähte distal verankert (Abb. 13.67 a–e, Abb. 13.68 a–n).

■ **Fixateur-externe-Montagen.** Die Applikation eines Fixateur externe empfiehlt von Laer (1997) bei *Frakturen mit einer lateralen Trümmerzone.* Durch das laterale Anbringen der Drähte wird dabei ein Abkippen des distalen Fragments in der frontalen Ebene verhindert. Der Fixateur darf nach von Laer (ebd.) nicht bei Frakturen mit medialer Trümmerzone angebracht werden. Drei Kirschner-Drähte (Durchmesser 1,6–2,5 mm) werden lateral angebracht. Der erste wird etwa 3 cm proximal der Frakturlinie vertikal zum Schaft eingebracht, der zweite distal-lateral am Epicondylus lateralis durch die Fraktur nach proximal. Dabei ist darauf zu achten, dass der Draht nicht zu steil eingebracht wird. Liegt der

Draht zu weit lateral oder ist die Fraktur noch instabil, so wird ein dritter Draht medial des zweiten, aber streng parallel zu diesem eingebohrt. Ein kleiner externer Fixateur wird angebracht (ebd.).

Die Stabilität des Fixateur externe hängt ab vom Abstand der Kohlefaserstäbe zum Frakturspalt und kann dementsprechend beeinflusst werden (Ciarelli et al. 1991). Das Wirkprinzip des Fixateur externe beruht auf einer *Reduktion des Kontaktflächenverlustes* bei Torsion der Fragmente durch *Stabilisierung der Pfeiler*, und – nach Möglichkeit – auf einer *Kompression des Frakturspaltes* (Abb. 13.69 a).

Alternativ zum Fixateur externe können Schanz-Schrauben (Durchmesser 3 mm, Gewindelänge 2 cm) verwendet werden. Nach Slongo (persönliche Mitteilung) werden der proximale und distale Draht durch Schanz-Schrauben ersetzt. Dabei wird aber die distale Schraube nicht aszendierend, sondern horizontal, parallel zur Epiphyse, eingebracht, um den Frakturspalt nicht zu kreuzen. Als Derotationsdraht wird ein Kirschner-Draht (Durchmesser 1,6–2,5 mm) dorsal der distalen Schraube eingebracht und streng in der sagittalen Ebene durch die Fraktur nach proximal gebohrt. Der Fixateur wird wie bei dem Modell nach von Laer (s. oben) angebracht. Nach Kompression werden die Schrauben der Schellen festgezogen. Der Vorteil dieser Methode ist ihre höhere Stabilität durch die steiferen Schrauben. Der Nachteil ist die Implantation der massiven distalen Schraube parallel zur Frakturebene genau in der Wachstumszone. Dies kann theoretisch bei sehr jungen Patienten zu Wachstumsstörungen führen (Abb. 13.69 b).

Komplikationen

Es bestehen die allgemeinen Operationsrisiken, inklusive Infektion, Wundheilungsstörung und Narbenbildung. Eine *Gefäß-Nerven-Verletzung*, insbesondere der *sekundäre N.-ulnaris-Schaden* bei gekreuzter Kirschner-Draht-Osteosynthese ist als die häufigste Komplikation beschrieben (Brown u. Zinar 1995; Kennedy et al. 2000; Kumar et al. 2002; Leet et al. 2002; Lyons et al. 1998; Mazda et al. 2001; Reynolds u. Mirzayan 2000; Rose u. Phillips 2002; Royce et al. 1991; Skaggs et al. 2001; Wessel 1991).

Trotz Osteosynthese kann es im Verlauf zu einer *sekundären Dislokation* kommen, sodass eine Revision erforderlich wird (v. Laer u. Knopf 1999; Weinberg et al. 2003). Nach einer geschlossenen Reposition einer Typ-II-Fraktur kann es in 30% der Fälle zu einer sekundären Dislokation kommen. Dies rechtfertigt trotzdem ein konservatives Verfahren. Über die notwendige radiologische Kontrolle sollte beim Entlassungsgespräch besonders hingewiesen werden. Von Laer beschreibt eine sekundäre Dislokationen trotz Kirschner-Draht-Fixierung in 11,5% der Fälle (v. Laer et al. 2002; Tabelle 13.3).

Nachbehandlung

Klinische Kontrollen

Generell können der Fixateur externe und die intramedulläre Nagelung ohne zusätzliche Gipsruhigstellung nachbehandelt werden. Bei der Fixation mit Kirschner-Drähten empfehlen die meisten Autoren eine Immobilisation im Gips, um eine sekundäre Repositionen zu vermeiden (Ababneh et al. 1998; Hasler 2001; Minkowitz u. Busch 1994; Rockwood et al. 1984).

Nach erfolgter Frakturheilung können Kinder die Bewegung selbstständig wieder aufnehmen. Herausstehende Drähte und der Fixateur externe können unter Analgosedierung entfernt werden. Versenkte Drähte und intramedulläre Implantate werden in der 6. bis 8. Woche postoperativ unter Narkose entfernt.

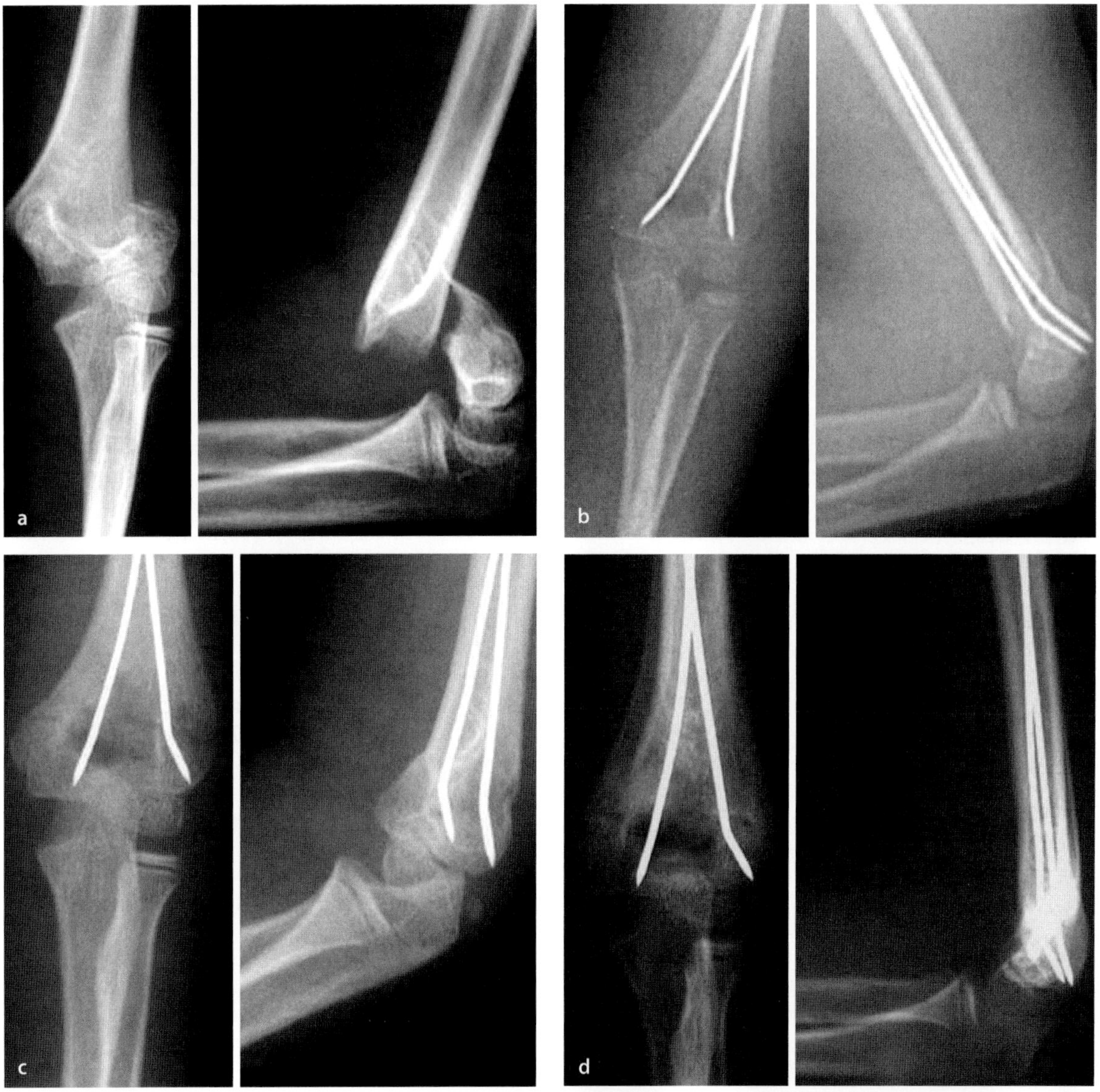

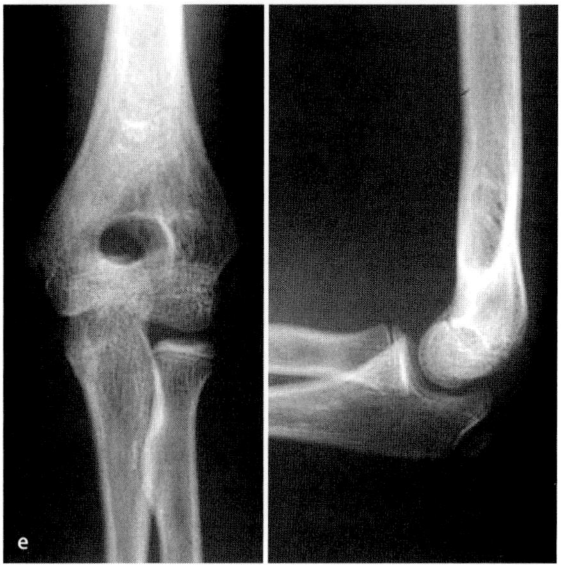

Abb. 13.67 a–e. 7-jähriges Mädchen stürzte von der Rutsche. **a** Unfallbild: komplett dislozierte suprakondyläre Oberarmfraktur (Typ IV). **b** Intramedulläre Schienung. **c** Kontrolle nach einer Woche. **d** Ausheilungsbild nach 4 Wochen. **e** Kontrolle nach einem Jahr nach erneutem Sturz

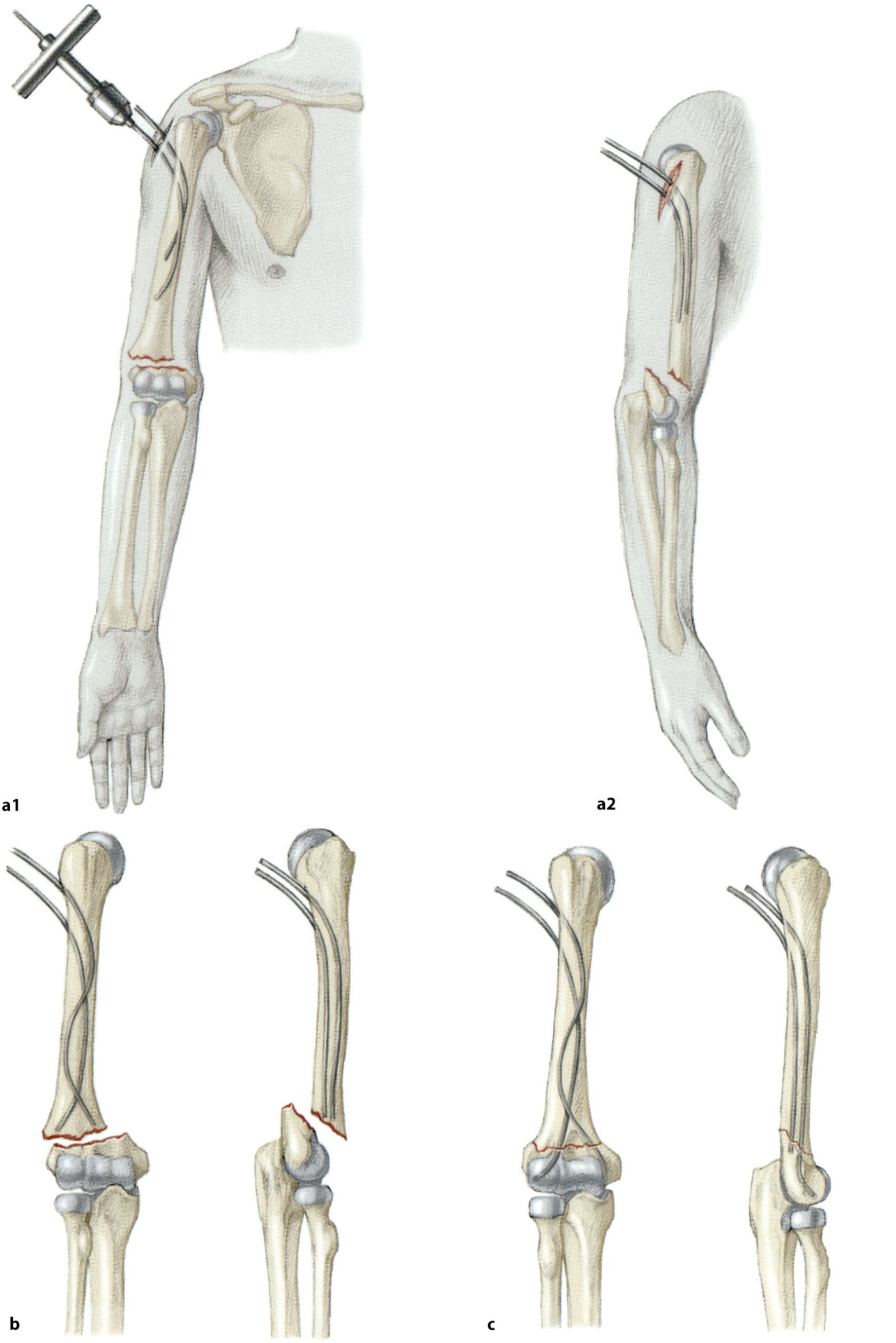

Abb. 13.68. a–c Schematische Darstellung der Versorgung von suprakondylären Oberarmfrakturen mit der intramedullären Markraumschienung

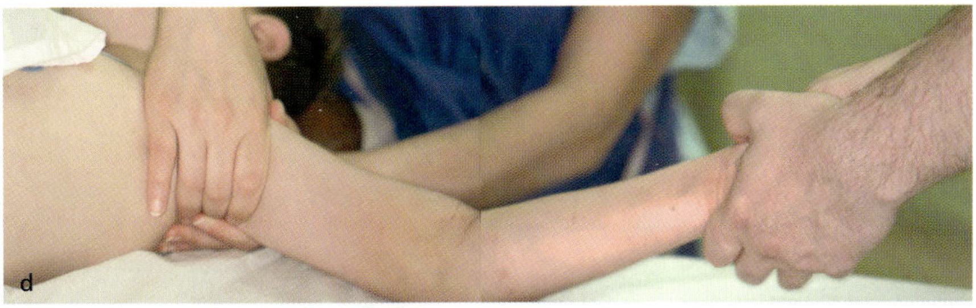

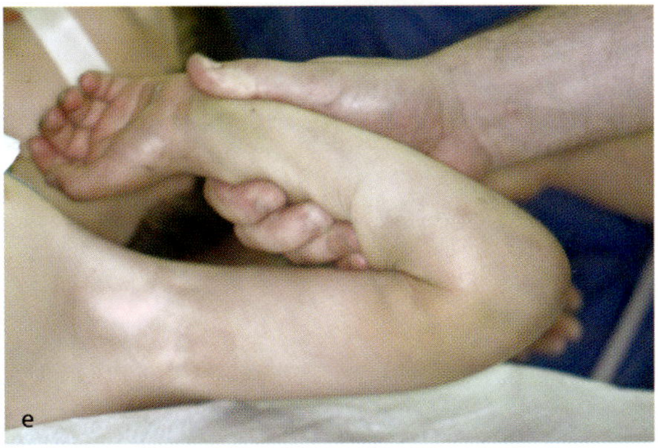

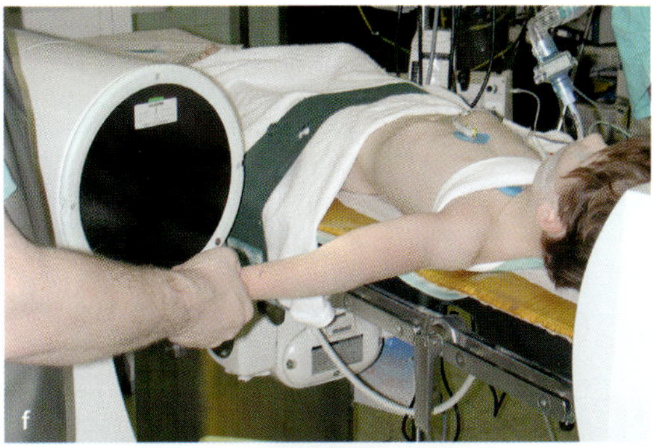

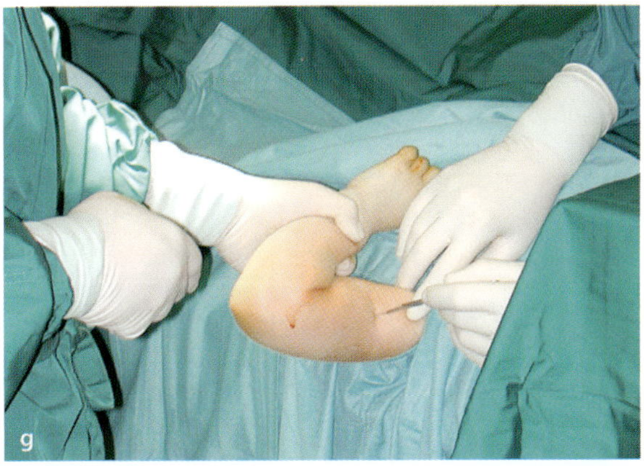

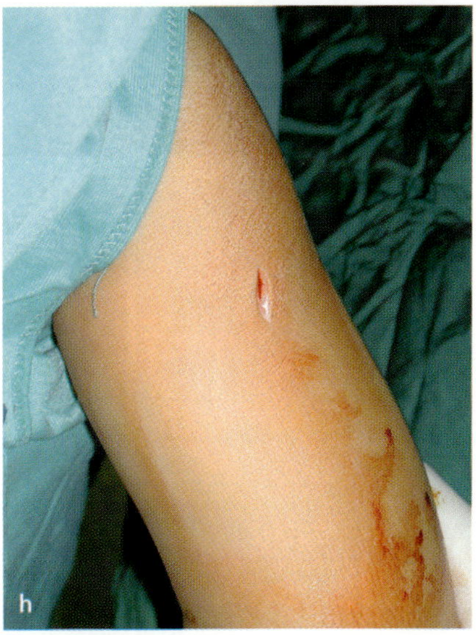

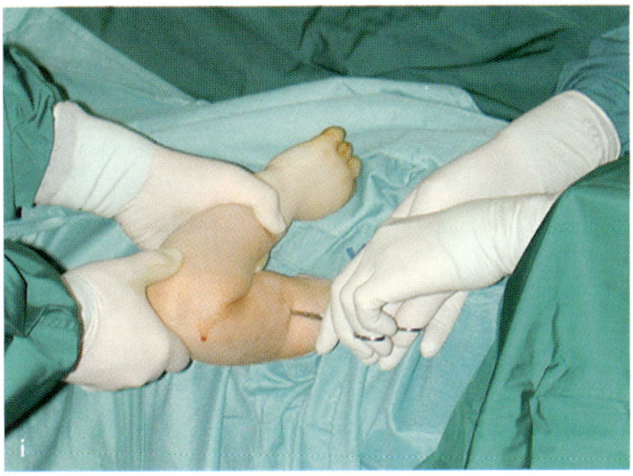

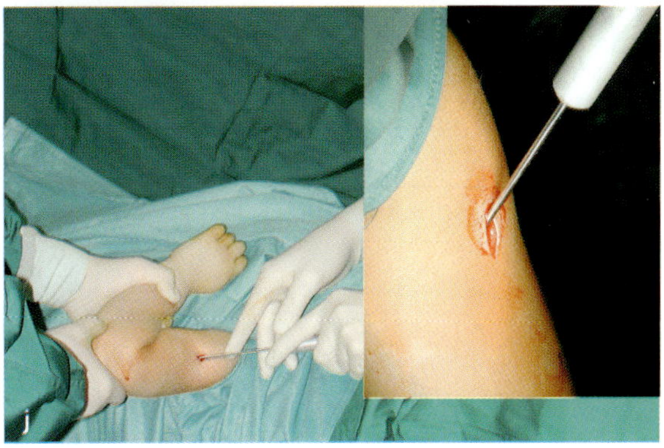

Abb. 13.68. d–f Vorreposition. **g,h** Stichinzision unterhalb des M. deltoideus. **i,j** Pfriemplatzierung

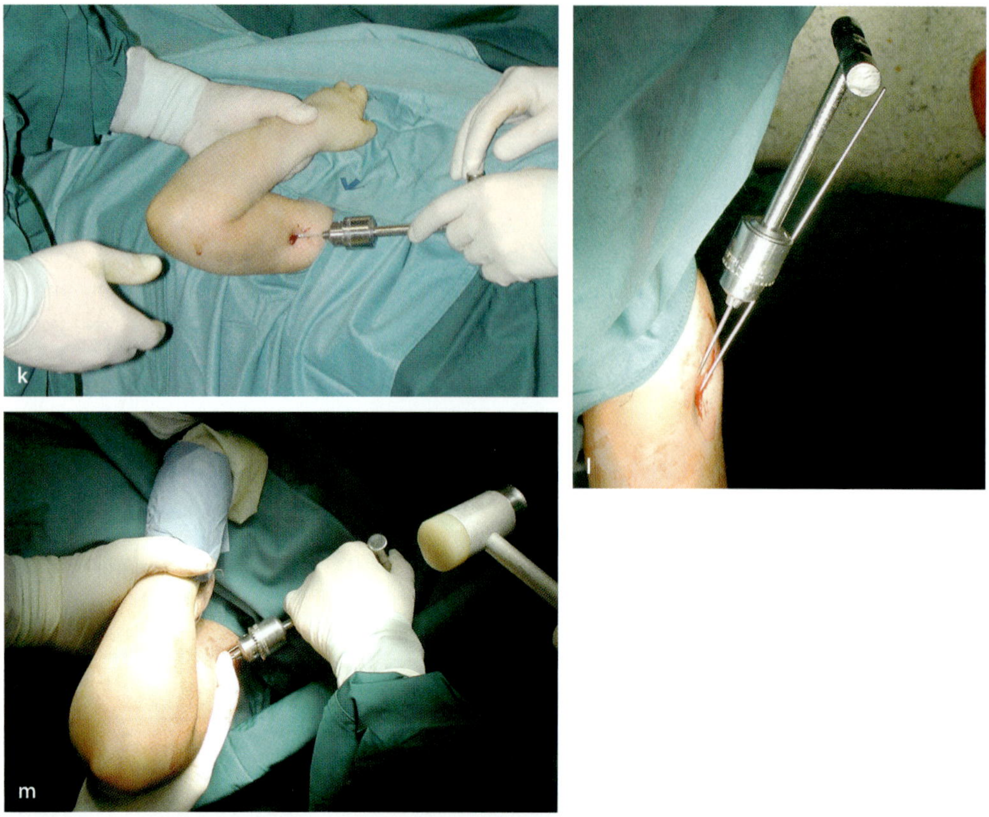

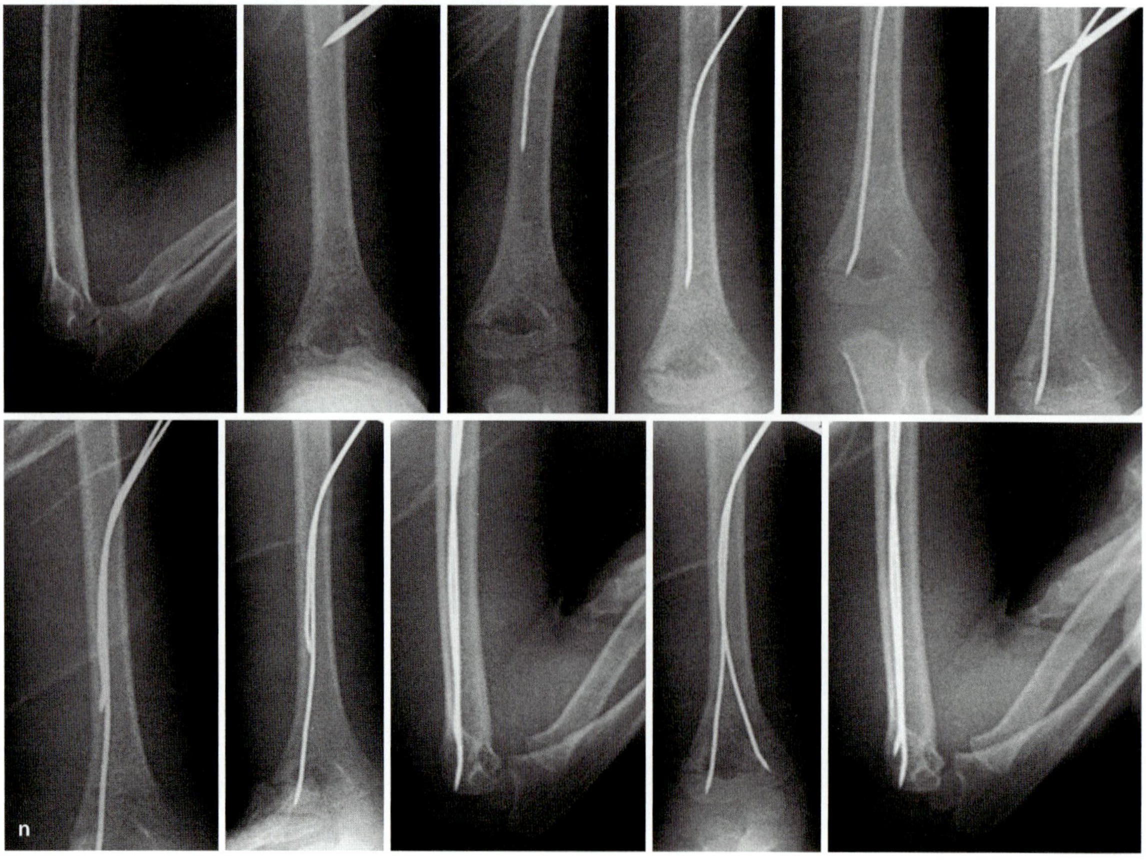

Abb. 13.68. k–m Einbringen der Drähte. **n** Bildwandlerkontrolle bei Implantation der Drähte

Abb. 13.69. **a** 9-jähriger Junge mit suprakondylärer Humerusfraktur Typ IV (Achsabweichung in 3 Ebenen: Antekurvation, Fehlrotation und Varus; *links*). Notfallmäßige Reposition in Narkose, perkutane Kirscher-Draht-Spickung von radial mit zwei 2 mm-Drähten, Einsetzen eines Verspannungsdrahtes proximal und radiale Verspannung mit dem Minifixateur-Hofmann. Um einen sicheren Halt zu gewährleisten, wurden die Kirschner-Drähte durch das Capitulum und die Fuge geführt, was angesichts des Alters des Patienten keine nachteiligen Folgen hat. Nach Reposition und Retention Stellung radiologisch (und klinisch) zufriedenstellend. Im Seitenbild ist weder im ulnaren noch im radialen Strahlengang ein Rotationssporn sichtbar, die Antekurvation ist beseitigt (*Mitte*). Ausheilen nach 4 Wochen in unverändert korrekter Stellung (*rechts*). Im Anschluss an das Konsolidationsröntgen ambulante Metallentfernung ohne Anästhesie. Bei der klinischen Nachkontrollen nach 3 und 6 Monaten freie, seitengleiche Funktion, kein Anhalt für eine Wachstumsstörung, symmetrische Ellbogenachsen (Aufnahmen: L.R. von Laer). **b** Unfallbild: dislozierte suprakondyläre Oberarmfraktur. **c** Anlage des Fixateur externe

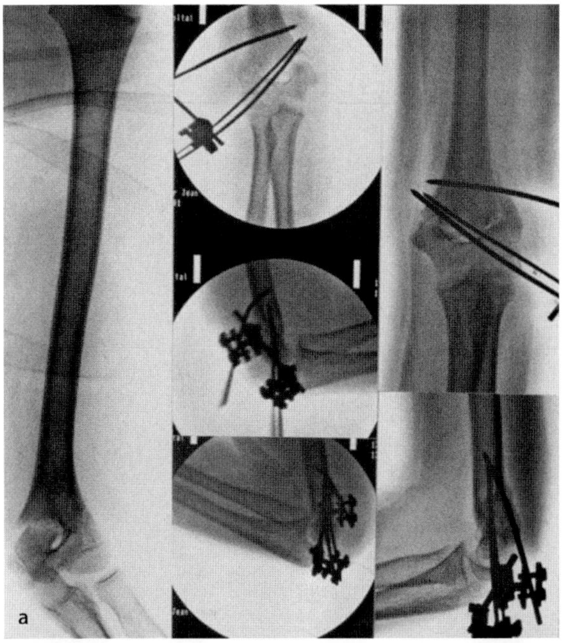

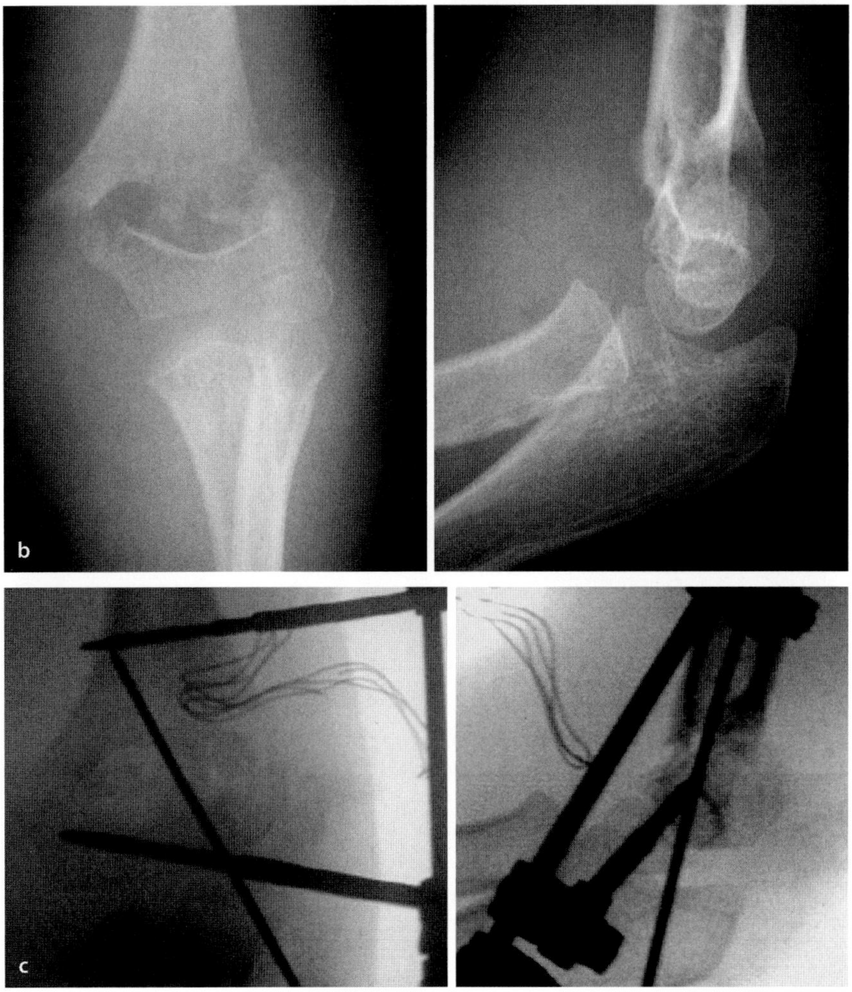

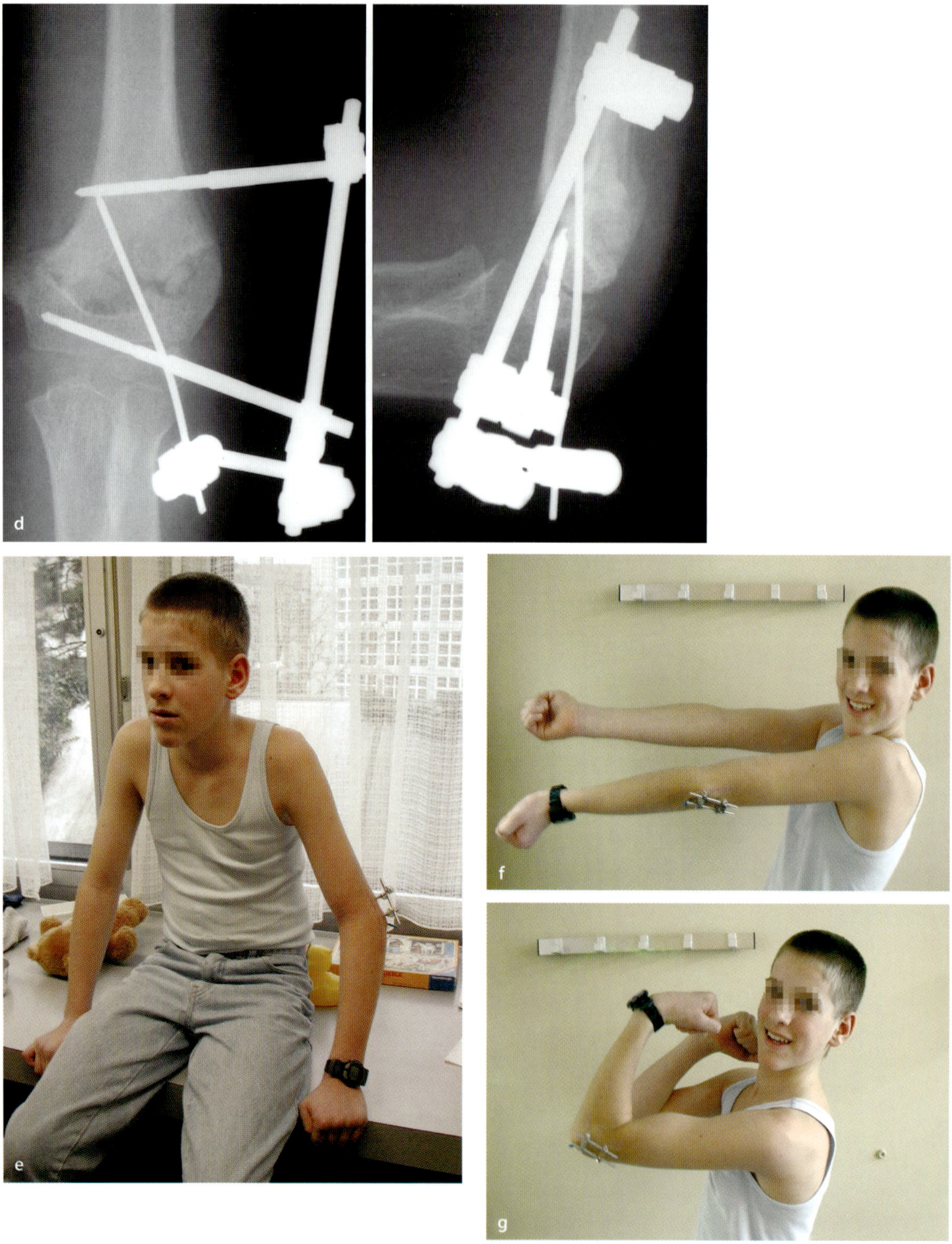

Abb. 13.69. d Die radiologische Kontrolle nach 5 Wochen zeigt die Durchbauung der Fraktur. **e–i** Klinische Befunde während der Behandlung nach 3 Wochen. (Dieser Fall wurde von T. Slongo freundlicherweise zur Verfügung gestellt.)

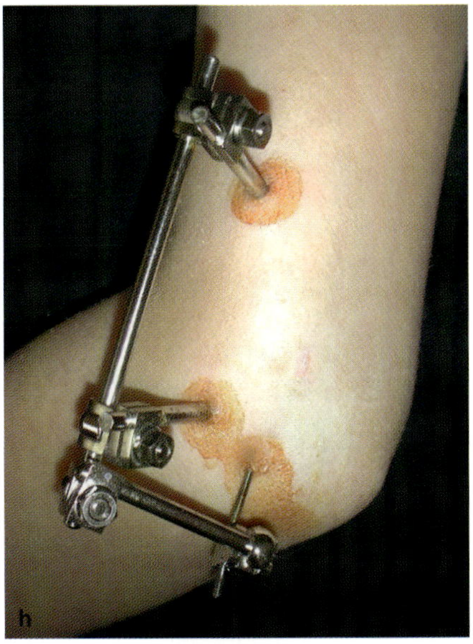

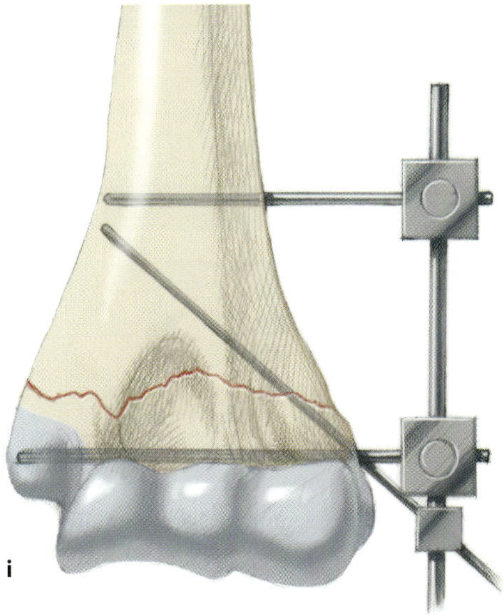

Über die Spielfähigkeit kann das Kind selbst entscheiden. Ein Turnsportverbot sollte für insgesamt 12 Wochen ab dem Unfall ausgesprochen werden.

Eine physiotherapeutische Nachbehandlung ist nicht obligat. Weist das Kind 3–4 Wochen nach Implantatentfernung weiterhin massive Einschränkungen auf, die nicht fehlstellungsbedingt sind, so ist eine Physiotherapie indiziert.

Patienten, die eine Nervenläsion – sei es primär oder sekundär – erlitten haben, weisen generell eine gute Prognose auf. Der Nervenschaden ist meist nur vorübergehend. Dennoch sollte eine Lagerungsschiene – zumindest eine Nachtlagerungsschiene – bei motorischen Ausfällen ab der 12. Woche verordnet werden, da es zu Verkürzungen im Bereich des 4. und 5 Fingers kommen kann, die trotz vollständiger Remission nur langsam ausgeglichen werden (Abb. 13.70 a–g).

Tabelle 13.3. Radiologische Stellungskontrollen

Fragliche Fraktur:	Nach einer Woche weiterbestehendem Druckschmerz am distalen Humerus, um sekundär eine Fraktur auszuschließen oder zu verifizieren, da sonst eine andere Ursache für den Schmerz gefunden werden sollte
Typ I:	Unverschobene Frakturen dislozieren nicht über ein altersentsprechend inakzeptables Maß, daher sind nur ältere Kinder (ab 7. Lebensjahr) nach einer Woche zu röntgen
Typ II:	Nach erfolgter Redression mit der Blount-Schlinge bei altersentsprechend inakzeptablen Ausmaß der Achsenfehlstellung der Fraktur vor Beginn der Behandlung, um den Effekt der Therapie zu überprüfen
Typ II:	Reponierte Frakturen, die nicht fixiert wurden, sollten zwischen dem 5. und 8. Tag erneut kontrolliert werden, um sekundäre Dislokationen auszuschließen
Typ III, IV:	Osteosynthetisch versorgte Frakturen, nach 5–8 Tagen, da die Fixierung nicht immer eine sekundäre Dislokation verhindert (schlechte Ergebnisse in der Literatur!)
Alle:	Nach 3–4 Wochen als Konsolidationsröntgen, vor Metallentfernung. Typ-I/II-Frakturen können auch sonographisch kontrolliert werden

Bei Einschränkungen der Beweglichkeit sollten nach 12 Wochen und dann in halbjährlichen Abständen klinische Kontrollen für insgesamt 2 Jahre erfolgen. Nach dieser Zeit ist ein Endzustand eingetreten, und es treten keine weiteren Veränderungen mehr auf.

Radiologische Kontrollen

Radiologische Kontrollen werden postoperativ 4–8 Tage nach der Operation zum Ausschluss von sekundären Fehlstellungen und nach 4 Wochen zur Konsolidierungskontrolle durchgeführt. Zu beachten ist, dass bei fehlender Streckung (Extensionsdefizit) klinisch eine Valgusstellung des Arms vorgetäuscht wird. Radiologische Beurteilungen mit Hilfe des Baumann-Winkels weisen eine hohe Fehlquote auf. Daher sollte die Achse nicht ausschließlich radiologisch beurteilt werden, sondern nur in Zusammenhang mit einer funktionellen Untersuchung.

Da das Remodeling nach Fehlstellungen in der Sagittalebene nur langsam vonstatten gehen, ist in diesem Fall eine radiologische Kontrolle frühesten nach 6–12 Monaten (altersabhängig) sinnvoll. Auch hier findet sich klinisch ein gutes Korrelat zur Achsfehlstellung. Daher sollten bei bestehenden Achsfehlstellungen in der Sagittalebene halbjährlich klinische Kontrollen bis zur freien Beweglichkeit erfolgen. Bei der am häufigsten vorkommenden Antekurvationsfehlstellung finden sich immer eine Hyperextension und ein Flexionsdefizit.

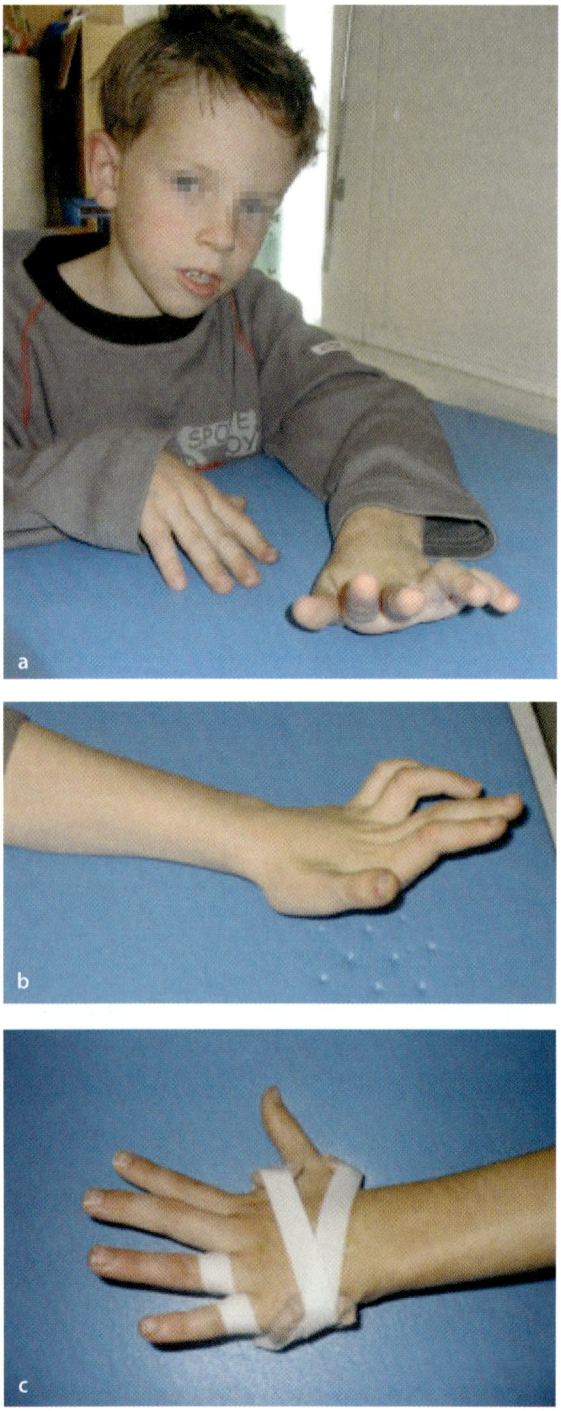

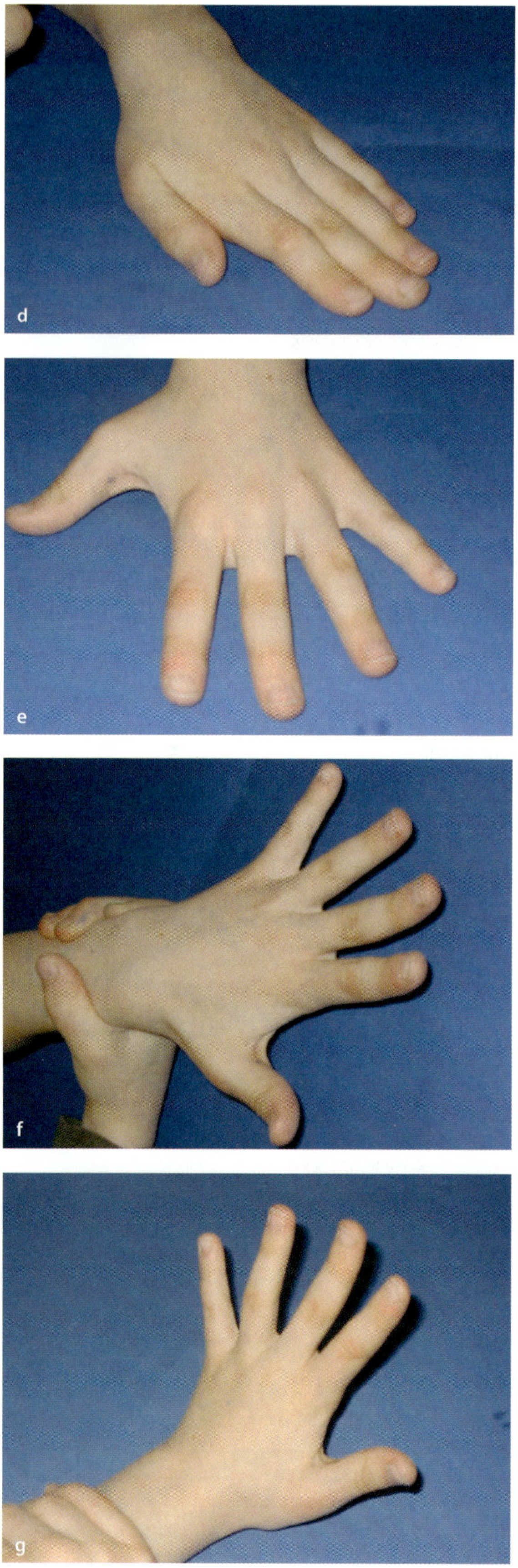

Abb. 13.70. a–c Primärbefund einer N.-ulnaris-Läsion, Lagerungsschiene. **d–g** Nahuntersuchung nach einem halben Jahr mit fast vollständiger Remission

Dieses Defizit gleicht sich nur im Laufe des Wachstums aus und lässt sich durch Physiotherapie nicht beseitigen. Die Hyperextension verbleibt auch noch nach erfolgtem Remodeling.

! Flexionsdefizite nach verbliebenen Antekurvationsfehlstellungen bessern sich mit der eintretenden Spontankorrektur, die langsam vonstatten geht (1/2–1 Jahr), nicht aber durch Physiotherapie.

Spätkomplikationen (posttraumatische Korrekturen)

Durch Fehlverheilung der Fraktur kann es zu Achsfehlstellungen oder bleibenden Defiziten kommen. Dabei werden *funktionelle* und *kosmetische Störungen* unterschieden. In der *frontalen Ebene* kann es durch eine Veränderung der Ellbogenachse zu einer Veränderung der physiologischen Valgusstellung von 8–10° kommen (Bender 2002). Eine Vergrößerung des Valgus gegenüber der Gegenseite wird als *Cubitus (hyper) valgus*, eine Verkleinerung als Varisierung bezeichnet. Erst wenn es zu einer Inversion der Ellbogenachse mit »Nach-innen-stehen« des Unterarmes kommt, wird von einem *Cubitus varus* gesprochen.

Der Cubitus varus ist eine *dreidimensionale Fehlstellung*. Ursachen für Fehlstellungen in der frontalen Ebene können eine Torsion der Fragmente mit Kontaktflächenverlust und Abkippen des distalen Fragments in der sagittalen Ebene, eine Kompression eines der Pfeiler mit Abkippen des distalen Fragments in der frontalen Ebene oder – allerdings nur theoretisch – Wachstumsstörungen sein.

Abgesehen von kosmetischen Aspekten des Cubitus varus berichten Ogino et al. (1986) und Uchida u. Sugioka (1990) über 12 Patienten mit später N.-ulnaris-Läsion durch Druck der Trizepssehne im Rahmen des Cubitus varus (Mayr u. Linhard 1998). Abe et al. (1995) warnen vor einer erhöhten Gefahr der Radiusköpfchenluxation und von Condylus-radialis-Frakturen im Rahmen des posttraumatischen Cubitus varus (Abe et al. 1995; Mayr u. Linhard 1998).

Angaben in der Literatur über die Häufigkeit dieser Fehlstellungen schwanken zwischen 0–67% für den Cubitus varus und zwischen 0–8,6% für den Cubitus valgus (Ababneh et al. 1998; Dowd u. Hopcroft 1979; Kennedy et al. 2000; v. Laer 1979, 1997; Reitman et al. 2001; Shim u. Lee 2002; Skaggs et al. 2001; Wahl 1983; Weinberg et al. 2002; Wilppula u. Bakalim 1985). In der Literatur kann aber ein deutlicher Rückgang bei der Inzidenz des Cubitus varus beobachtet werden. Zitiert Wahl in seiner Arbeit von 1983 noch Autoren, die einen Cubitus varus in 0–67% gesehen haben, so geht die Inzidenz in neueren Arbeiten auf 0–22% zurück (D'Ambrosia 1972; Kutscha-Lissberg u. Rauhs 1974).

An *funktionellen Defiziten* gibt es:

- Flexionsdefizit und Hyperextension,
- Extensionsdefizit und Hyperflexion,
- Bewegungseinschränkung im Schultergelenk.

Ein *Flexionsdefizit* gepaart mit einer Hyperextension entsteht bei einer *Antekurvationsfehlstellung* des distalen Fragments. Ursache dafür ist die Extension des distalen Fragments gegenüber dem Schaft. Vice versa resultiert eine *Rekurvationsfehlstellung* mit Flexion des distalen Fragments in einem *Extensionsdefizit* mit Hyperflexion.

In ihrer Publikation stellten Gurkan et al. (2002) 3 Patienten mit Störung der *Schulterbeweglichkeit* im Sinne einer Hemmung der Außenrotation und Abduktion durch einen Cubitus varus vor (Wilppula u. Bakalim 1985). Alle 3 Patienten zeigten jedoch eine Besserung der Beweglichkeit in der Schulter nach Korrekturosteotomie. Ähnliche Ergebnisse erzielte eine Untersuchung von 183 Fällen durch von Laer (1979), die bei 77 Patienten Außenrotationsdefizite mit vermehrter Innenrotation und bei 9 ein Innenrotationsdefizit mit vermehrter Außenrotation zeigte. Dabei wiesen Varisierungen >10° stets eine vermehrte Innenrotation und Valgisierungen >10° eine vermehrte Außenrotation auf. Diese Untersuchungen bestätigen, dass Varisierungen und Valgisierungen immer dreidimensionale Achsenfehlstellungen sind und die Torsionsabweichungen die Defizite in der Schulterbeweglichkeit verursachen.

Eine operative Korrektur des Cubitus varus ist wegen der möglichen Komplikationen und bei meist fehlenden funktionellen Defiziten nur bei Leidensdruck des Patienten aufgrund der kosmetischen Deformierung des Arms in der frontalen Ebene indiziert (De Boeck u. De Smet 1997; Labelle et al. 1982; v. Laer et al. 1991, 2002). Wilkins (1990 a) beschrieb in seiner Arbeit *Residuals of elbow trauma in children*, dass 20–30% der Fälle nach Korrekturosteotomien Komplikationen wie rekurrenten Cubitus varus, Bewegungseinschränkungen, Narbenbildung und Nervenschäden aufwiesen.

Literatur

Literatur zu Abschn. 13.1 und 13.2

Beebe AC, Bell DF (1989) The management of severly displaced fractures of the proximal humerus in children. Techniques Orthop 4: 1

Campbell J, Almond HGA (1977) Fracture separation of the proximal humeral epiphysis. J Bone Joint Surg Am 59: 262–263

Curtis RJ Jr (1990) Operative management of children's fractures of the shoulder region. Orthop Clin North Am 21: 315–324

Dietz HG (2000) Treatment of traumatic and pathologic fractures of the humeral shaft and proximal humerus. Techniques Orthop 15:12–26

Dietz HG, Schmittenbecher PP, Illing P (1997) Intramedulläre Osteosynthese im Wachstumsalter. Urban & Schwarzenberg, München Wien Baltimore

Ellefsen BK, Frierson MA, Raney EM, Ogden JA (1994) Humerus-varus: a complication of neonatal, infantile, and childhood injury and infection. J Pediatr Orthop 14: 479–486

Frey C, Klöti J (1989) Spätresultate der subcapitalen Humerusfraktur im Kindesalter. Z Kinderchir 44: 280–282

Gilchrist DK (1967) A Stockinette-Velpeau for immobilization of the shoulder girdle. J Bone Joint Surg Am 49: 750–751

Guibert L, Allouis M, Bourdelat D, Catier P, Bracq H, Babut JM (1983) Fractures and slipped epiphyses of the proximal humerus in children. Place and methods of surgical treatment. Chir Pediatr 24: 197–200
Haasbeek JF, Cole WG (1995) Open fractures of the arm in children. J Bone Joint Surg Br 77: 576
Jonasch E, Bertel E (1981) Verletzungen bei Kindern bis zum 14. Lebensjahr. Hefte Unfallheilk 4: 150–155
Kayser M, Muhr G, op den Winkel R, Ekkernkamp A (1986) Funktionelle Behandlung der Humerusfraktur nach Sarmiento. Unfallchirurg 89: 253–258
Kleinman PK, Marks SC Jr (1996) A regional approach to the classic metaphyseal lesion in abused infants: the proximal humerus. AJR Am J Roentgenol 167: 1399–1403
Knorr P, Schmittenbecher PP, Dietz HG (2003) Elastic stable intramedullary nailing for the treatment of complicated juvenile bone cysts of the humerus. Eur J Pediatr Surg 13: 44–49
Kohler R, Trillaud JM (1983) Fracture and fracture separation of the proximal humerus in children: report of 136 cases. J Pediatr Orthop 3: 326–332
Larsen CF, Kiaer T, Lindequist S (1990) Fractures of the proximal humerus in children. Acta Orthop Scand 61: 255–257
Laer L v (2001) Frakturen und Luxationen im Wachstumsalter, 4. Aufl. Thieme, Stuttgart New York
Laer L v, Lampert C (1996) Fractures of the humerus in children. In: Court-Brown CM, Penning D, Flatow EL, Ulrich C (eds) Musculoskeletal trauma series: humerus. Butterworth Heinemann, Oxford, pp 184 ff.
Laer L v, Gruber R, Dallek M et al. (1999) Classification and documentation of children's fractures. Eur J Trauma 1: 2–14
Linhart WE, Spendel H, Mayr H, Schwendenwein E (1992) Die elastisch stabile intramedulläre Schienung kindlicher Schaftfrakturen. Zentralbl Kinderchirurgie 1: 215
Machan FG, Vinz H (1993) Die Oberarmschaftfraktur im Kindesalter. Unfallchirurgie 19: 166–174
Müller ME, Nazarian S, Koch P, Schatzker J (1990) The comprehensive classification of fractures of the long bones. Springer, Berlin Heidelberg New York
Oestern HJ, Rieger G, Jansen T (2000) The internal fixation of fractures in children. Unfallchirurg 103: 2–11
Peeters PM, Oostvogel HJ, Bongers KJ, van der Werken C (1987) Early functional treatment of humerus shaft fractures by the Sarmiento method. Aktuelle Traumatol 17: 150–152
Prevot J (1989) Stable elastic nailing. Z Unfallchir Versicherungsmed Berufskr 82: 252–260
Ruland WO (2000) Is there a place for external fixation in humeral shaft fractures? Injury Int J Car Injured 31: 27–34
Scharli AF, Winiker H (1989) Shaft fractures in infancy. Z Unfallchir Versicherungsmed Berufskr 82: 216–226
Schmittenbecher PP (2001) Complications and errors in use of intramedullary nailing in shaft fractures in childhood. Kongressbd Dtsch Ges Chir Kongr 118: 435–437
Schmittenbecher PP, Blum J, David S, Knorr P, Marzi I, Schlickewei W, Schonecker G (2004) Treatment of humeral shaft and subcapital fractures in children. Consensus report of the child trauma section of the DGU. Unfallchirurg 107: 8–14
Shaw BA, Murphy KM, Shaw A, Oppenheim WL, Myracle MR (1997) Humerus shaft fractures in young children: accident or abuse? J Pediatr Orthop 17: 293–297
Sessa S, Lascombes P, Prevot J, Gagneux E, Blanquart D (1990) Embrochage centromedullaire dans les fractures de l'extremite superieure de le humerus chez l'enfantet l'adloescent. Chir Pediatr 31: 43
Siebler G, Kuner EH, Schmitt A (1984) Operative treatment of proximal humerus fractures in children and adolescents – indications, technic, late results. Unfallchirurgie 10: 237–244
Slongo T (2005) AO Paediatric Comprehensive Classification of Long Bone Fractures (CCF).
Sonneveld GJ, Patka P, van Mourik JC, Broere G (1987) Treatment of fractures of the shaft of the humerus accompanied by paralysis of the radial nerve. Injury 18: 404–406
Szaley EA, Rockwood CA (1982) Fractured humerus with radial nerve palsy. Orthop Trans 6: 455–461
Till H, Huttl B, Knorr P, Dietz HG (2000) Elastic stable intramedullary nailing (ESIN) provides good long-term results in pediatric long-bone fractures. Eur J Pediatr Surg 10: 319–322
Vansteenkiste FP, Rommens PM, Broos PL (1989) Is a radial nerve paralysis in a humeral shaft fracture an indication for surgery? Indications. Acta Chir Belg 89: 215–220
Wagner K, Lyne ED (1983) Adolescent traumatic dislocations of the shoulder with open epiphysis. J Pediatr Orthop 3: 61

Literatur zu Abschn. 13.3

Ababneh M, Shannak A, Agabi S, Hadidi S (1998) The treatment of displaced supracondylar fractures of the humerus in children. Int Orthop 22: 263–265
Abe M, Ishizu T, Nagaoka T, Onomura T (1995) Recurrent posterior dislocations of the head of the radius in post-traumatic cubitus varus. J Bone Joint Surg Br 77: 582–585
Arnala J, Paananen H, Lindell-Iwan L (1991) Supracondylar fractures of the humerus in children. Eur J Ped Surg 1: 27–29
Bender J (2002) Cubitus varus after supracondylar fracture of the humerus in children: can this deformity be prevented? Reconstr Surg Traumatol 17: 100–106
Blount WP (1955) Fractures in children. Williams & Wilkins, Baltimore
Brown IC, Zinar DM (1995) Traumatic and iatrogenic neurological complications after supracondylar humerus fractures in children. J Pediatr Orthop 15: 440–443
Cheng JCY, Lam TP, Maffuli N (2001) Epidemiological features of supracondylar fractures of the humerus in children. J Pediatr Orthop 10: 63–67
Ciarelli MJ, Goldstein SA, Kuhn JL, Cody DD, Brown MB (1991) Evaluation of orthogonal mechanical properties and density of human trabecular bone from major metaphyseal regions with materials testing and computed tomography. J Orthop Res 9: 674–682
De Boeck H, De Smet P (1997) Valgus deformity following supracondylar elbow fractures in children. Acta Orthop Belg 63: 240–244
Diederichs G (2003) Double plate osteosynthesis of distal humeral fractures using locking compression plates (LCPs) – A biomechanical evaluation of methods, Doctoral Thesis. AO Research Institute, Davos, Switzerland
Dietz HG, Schmittenbecher P, Illing P (1997) Intramedulläre Osteosynthese im Wachstumsalter. Urban & Schwarzenberg, München
Dowd GSE, Hopcroft PW (1979) Varus deformity in supracondylar fractures of the humerus in children. Injury 10: 297–303
D'Ambrosia RD (1972) Supracondylar fractures of humerus – Prevention of cubitus varus. J Bone Joint Surg Am 54: 60–66
Felsenreich F (1931) Kindliche supracondyläre Humerusfrakturen und posttraumatische Deformitäten des Ellenbogens. Arch Orthop Unfallchir 29: 555–578
Gartland JL (1959) Managment of supracondylar fractures of the humerus in children. Surg Gynecol Obstet 109: 145–154
Gordon JE, Patton CM, Luhmann SJ, Bassett GS, Schoenecker PL (2001) Fracture stability after pinning of displaced supracondylar distal humerus fractures in children. J Pediatr Orthop 21: 313–318
Gurkan I, Bayrakci K, Tasbas B, Daglar B, Gunel U, Ucaner A (2002) Posterior instability of the shoulder after supracondylar fractures recovered with cubitus varus deformity. J Pediatr Orthop 22: 198–202
Hasler C (2001) Supracondylar fractures of the humerus in children. Eur J Trauma 27: 1–15
Herzenberg JE, Koreska J, Carroll NC, Rang M (1988) Biomechanical testing of pin fixation techniques for pediatric supracondylar elbow fractures. Orthop Surg 12: 678–679
Holmberg L (1945) Fractures in the distal end of the humerus in children. Acta Chir Scand 42 Suppl: 103
Houshian S, Mehdi B, Larsen MS (2001) The epidemiology of elbow fracture in children: analysis of 355 fractures, with special reference to supracondylar humerus fractures. J Orthop Sci 6: 312–315
Jupiter JB, Barnes KA, Goodman LJ, Saldana AE (1993) Multiplane fracture of the distal humerus. J Orthop Trauma 7: 216–220
Kennedy JG, El Abed K, Soffe K et al. (2000) Evaluation of the role of pin fixation versus collar and cuff immobilisation in supra-

condylar fractures of the humerus in children. Injury 31: 163–167
Kinzl L, Fleischmann W (1991) The treatment of distal upper arm fractures. Unfallchirurg 94: 455–460
Kumar R, Kiran EK, Malhotra R (2002) Surgical management of severely displaced supracondyar fracture of the humerus in children. Injury 33: 517–522
Kutscha-Lissberg E, Rauhs R (1974) Frische Ellenbogenverletzungen im Wachstumsalter. Hefte Unfallchirurgie 118: 4–20
Labelle H, Bunnell WP, Duhaime M, Poitras B (1982) Cubitus varus deformity following supracondylar fractures of the humerus in children. J Pediatr Orthop 2: 539–546
Laer L v (1979) Die suprakondyläre Humerusfraktur im Kindesalter. Arch Orthop Traumat Surg 95: 123–140
Laer L v (1997) Lateral external fixation in the treatment of supracondylar fractures during the growth period. Orthop Traumatol 5: 249–259
Laer L v (1999) Die suprakondyläre Humerusfraktur im Wachstumsalter – Anatomie und Biomechanik. Hefte Unfallchirurgie 272: 612–617
Laer L v, Knopf S (1999) Aufwand und Nutzen bei der Behandlung der suprakondylären Humerusfraktur im Wachstumsalter. Resultat und Konsens aus einer retrospektiven multizentrischen Studie. Hefte Unfallchirurgie 272: 612–617
Laer L v, Brunner R, Lampert C (1991) Fehlverheilte suprakondyläre und kondyläre Humerusfrakturen. Orthopaede 20: 331–340
Laer L v, Günter SM, Knopf S, Weinberg AM (2002) Die Suprakondyläre Oberarmfraktur im Kindesalter – Eine Effizienzstudie. Teil II. Unfallchirurg 105: 217–223
Lee SS, Mahar AT, Miesen D, Newton PO (2002) Displaced pediatric supracondylar humerus fractures: biomechanical analysis of percutaneous pinning techniques. J Pediatr Orthop 22: 440–443
Leet AI, Frisancho J, Ebramazadeh E (2002) Delayed treatment of type 3 supracondylar humerus fractures in children. J Pediatr Orthop 22: 203–207
Lubinus F (1924) Über den Entstehungsmechanismus und die Therapie der supracondylären Humerusfraktur. Dtsch Z Chir 186: 289–350
Lyons JP, Ashley E, Hoffer MM (1998) Ulnar nerve palsies after percutaneous cross-pinning of supracondylar fractures in children's elbows. J Pediatr Orthop 18: 43–45
Mayr J, Linhard E (1998) Korrekturoperationen am distalen Humerusende im Kindesalter. Acta Chir Austriaca 30: 5–7
Mazda K, Boggione C, Fitoussi F, Pennecot GF (2001) Systemic pinning of displaced extension-type supracondylar fractures of the humerus in children. J Bone Joint Surg Br 83: 888–893
Minkowitz B, Busch MT (1994) Supracondylar humerus fractures: current trends and controversies. Orthop Traumatol 25: 581–594
Mohan N, Hunter JB, Colton CL (2000) The posterolateral approach to the distal humerus for open reduction and internal fixation of fractures of the lateral condyle in children. J Bone Joint Surg Br 82: 643–645
Odgen JA (ed) (1990) Skeletal injury in the child, 2nd edn. WB Saunders, Philadelphia
Oestern HJ, Rieger G, Jansen T (2000) Intramedulläre Osteosynthese beim Kind. Unfallchirurg 103: 2–11
Ogino T, Minami A, Fukuda K (1986) Tardy ulnar nerve palsy caused by cubitus varus deformity. J Hand Surg [Br] 11: 352–356
Oh CW, Park BC, Ihn JC, Kyung HS (2000) Fracture separation of the distal humeral epiphysis in children younger than three years old. J Pediatr Orthop 20: 173–176
Oh CW, Park BC, Kim PT, Park IH, Kyung HS, Ihn JC (2003) Completely displaced supracondylar humerus fractures in children: results of open reduction versus closed reduction. J Orthop Sci 8: 137–141
Prevot J, Lascombes P, Metizeau JP, Blanquet D (1990) Supracondylar fractures of the humerus in children – Treatment by downward pinning. Rev Chir Orthop 76: 191–197
Putz R, Pabst R (2001) Sobotta interaktiv CD-ROM. Version 1.0. Urban & Schwarzenberg, München
Reitman RD, Waters P, Millis M (2001) Open reduction and internal fixation of supracondylar fractures in children. J Pediatr Orthop 21: 157–161
Reynolds RA, Mirzayan R (2000) A technique to determine propper pin placement of crossed pins in supracondylar fractures of the elbow. J Pediatr Orthop 20: 485–489
Rockwood CA, Wilkins KE, King RE (1984) Supracondylar fractures. In: Rockwood CA (ed) Fractures in Children, 3rd edn. Lippincott, Philadelphia, pp 376–428
Rose REC, Phillips W (2002) Iatrogenic ulnar neuropathies postpinning of displaced supracondylar humerus fractures in children. West Indian Med J 51: 17–20
Royce RO, Dutkowsky JP, Kasser JR, Rand FR (1991) Neurologic complications after K-wire fixation of supracondylar humerus fractures in children. J Pediatr Orthop 11: 191–194
Scola E, Jezussek D, Kerling HP, Yedibela S (2002) Dislocated supracondylar humerus fracture in the child. Surgical technique and outcome with dorsal approach. Unfallchirurg 105: 95–98
Shim JS, Lee YS (2002) Treatment of completely displaced supracondylar fracture of the humerus in children by crossed fixation with three Kirschner wires. J Pediatr Orthop 22: 12–16
Skaggs DL, Hale JM, Bassett J, Kaminsky C, Kay RM, Tolo VT (2001) Operative treatment of supracondylar fractures of the humerus in children. J Bone Joint Surg Am 83: 735–740
Topping RE, Blanco JS, Davis TJ (1995) Clinical evaluation of crossed-pin versus lateral-pin fixation in displaced supracondylar humerus fractures. J Pediatr Orthop 15: 435–439
Uchida Y, Sugioka Y (1990) Ulnar nerve palsy after supracondylar humerus fracture. Acta Orthop Scand 61: 118–119
Wahl D (1983) Über den Posttraumatischen Cubitus Varus. Zentralbl Chir 108: 1086–1094
Wahl D, Lent G, Kurth C (1979) Supracondylar fractures of the humerus in children; classification. Zentralbl Chir 104: 1393–1401
Weinberg AM, Marzi I, Günter SM, Wessel L, Riedel L, Laer L v (2002) Die suprakondyläre Oberarmfraktur im Kindesalter – eine Effizienzstudie. Teil I. Unfallchirurg 105: 208–216
Weinberg AM, Bismarck S v, Castellani C, Mayr J (2003) Die deszendierende intramedulläre Nagelung zur Behandlung dislozierter suprakondylärer Oberarmfrakturen im Kindesalter. Chirurg 74: 432–436
Wessel L (1999) Diagnostik der suprakondylären Oberarmfraktur. Hefte Unfallchirurgie 272: 598–607
Wessel LM, Gunter SM, Jablonski M, Sinnig M, Weinberg AM (2003) Predicting growth patterns after supracondylar fracture of the humerus in childhood. Orthopaede 32: 824–832
Wilkins KE (1990 a) Residuals of elbow trauma in children. Orthop Clin North Am 21: 291–314
Wilkins KE (1990 b) The operative management of supracondylar fractures. Orthop Clin North Am 21: 269–289
Wilkins KE (1997) Supracondylar fractures: what's new? J Pediatr Orthop 6: 110–116
Wilppula E, Bakalim G (1985) Late results in supracondylar humeral fractures in children. Arch Orthop Traumat Surg 104: 23–27
Wind WM, Schwend RM, Armstrong DG (2002) Predicting ulnar nerve location in pinning of supracondylar humerus fractures. J Pediatr Orthop 22: 444–447
Zionts LE, McKellop HA, Hathaway R (1994) Torsional strenght of pin configurations used to fix supracondylar fractures of the humerus in children. J Bone Joint Surg Am 76: 253–256

Ellbogen

14

A. Hell, A.-M. Weinberg, R. Kraus, E. Haxhija

Die Frakturen des Ellbogengelenks setzen sich aus den *intraartikulären distalen Humerus-* und den *proximalen intraartikulären Unterarmfrakturen* zusammen. Am distalen Humerus werden die *kondylären Frakturen* differenziert, die sich aus den Frakturen des Condylus radialis, des Condylus ulnaris und den transkondylären Frakturen zusammensetzen. Am proximalen Unterarm werden die Radiusköpfchenfrakturen von den Olekranonfrakturen unterschieden, wobei die Monteggia-Frakturen und deren Äquivalent Mischformen darstellen. Des Weiteren stellt die Ellbogenluxation mit entsprechenden Begleitverletzungen eine Läsion des Ellbogens dar. Zur Entwicklung des Ellbogengelenks s. den Absatz »Entwicklung und Wachstum« des Kap. 13.3, »Distaler Oberarm – suprakondyläre Oberarmfraktur«.

14.1 Kondyläre Frakturen

A. Hell, A.-M. Weinberg

14.1.1 Condylus-ulnaris-Frakturen

Die Frakturen des Condylus ulnaris kommen nur sehr selten vor und meist erst in der Adoleszenz. Daher wird dieser Frakturtypus nicht gesondert beschrieben. Die Behandlungsstrategien richten sich nach denen der Condylus-radialis-Frakturen.

14.1.2 Condylus-radialis-Frakturen

Häufigkeit und Unfallmechanismus

Frakturen des Condylus radialis stellen 10–20% der Frakturen des distalen Humerus im Kindesalter dar (Chambers u. Wilkins 1996). Sie sind somit die zweithäufigsten Ellbogenfrakturen im Wachstumsalter. Es handelt sich um eine fugenkreuzende Gelenkfraktur des lateralen Condylus des distalen Humerus mit metaphysärem Keil. In den meisten Fällen verläuft die Fraktur medial des radiologisch sichtbaren Kerns (Milch-II-Fraktur) durch die knorpelige Trochlea zum Gelenk und nur selten durch den Kern des Capitulums (Milch-I-Fraktur; Milch 1964).

Der *Unfallmechanismus* ist nicht umfassend geklärt. Es werden die »Push-off-« und die »Pull-off-Theorien« propagiert. Bei der Pull-off-Theorie wird eine Adduktionskraft des Vorderarms bei Sturz auf den überstreckten und supinierten Arm als Ursache angenommen (Jakob et al. 1975). Beim Push-off-Mechanismus wird von einem Schlag gegen die Handfläche bei gebeugtem Ellbogen ausgegangen (Badger 1954). Durch den Valgusstress scheint das Radiusköpfchen den Condylus radialis wegzustoßen. Einige Autoren (Canale et al. 1968) propagieren einen direkten Sturz auf das Olekranon. Vermutlich sind alle Unfallmechanismen möglich. Fest steht, dass es sich um eine Frakturform des wachsenden Skeletts handelt, da Condylus-radialis-Frakturen im Erwachsenenalter eine Rarität darstellen.

Condylus-radialis-Frakturen treten nur selten in Kombination mit Verletzungen außerhalb der Ellbogenregion auf. Auf die Ellbogenregion bezogen können zusätzlich eine Fraktur des proximalen Radius, eine Ellbogenluxation oder eine Fraktur des Olekranons vorkommen.

Entwicklung und Wachstum

Ossifikationskerne, Zeitpunkt des Fugenschlusses

Der Prozess der Differenzierung und Maturierung am Ellbogen wandert vom Zentrum des Humerus nach distal. Während der ersten 6 Lebensmonate sind die Ränder der Ossifikation am distalen Humerus symmetrisch, dabei sind keine radialen oder ulnaren Ossifikationszentren sichtbar (Ashhurst 1910). Das Ossifika-

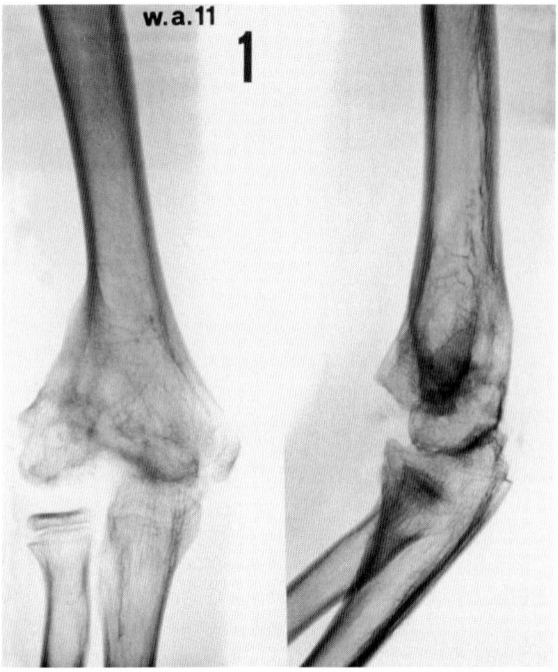

Abb. 14.1. Fischschwanzdeformität als Folge einer zentralen Instabilität

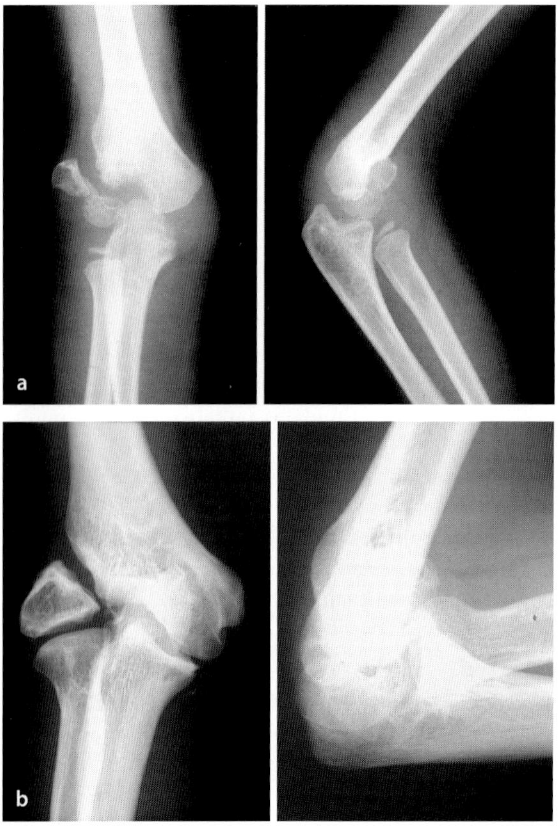

Abb. 14.2 a,b. Pseudarthrose nach Condylus-radialis-Fraktur. **a** Ausheilungsbild 8-jährig, **b** bei WT-Abschluss

tionszentrum des lateralen Condylus erscheint durchschnittlich kurz vor Ende des 1. Lebensjahres. Eine Variationsbreite bis zum 24. Lebensmonat ist möglich. Wenn der radiale Knochenkern erscheint, wird die metaphysäre Begrenzung assymmetrisch. Kurz vor Wachstumsabschluss fusionieren der laterale Condylus, die Trochlea und die laterale epikondyläre Apophyse zu einem Massiv. Der Fugenschluss findet bei Mädchen im Alter zwischen 12 und 14 Jahren und bei Jungen zwischen 13 und 16 Jahren statt.

Eine Besonderheit bei Frakturen des Condylus radialis liegt in der *Blutversorgung* des lateralen Condylus. Haraldsson (1959) fand in seinen Untersuchungen, dass die Blutgefäße zur Versorgung der lateralen Epiphyse des Condylus Anastomosen des mittleren Kollateralastes der A. brachialis profunda und der posterioren rekurrenten A. interossea darstellen.

Spontankorrektur

Die Möglichkeiten der Spontankorrektur nach in Fehlstellung verheilten Frakturen des Condylus radialis sind gering. Dies liegt zum einen an dem geringen Wachstumsanteil der distalen Humerusfuge, zum anderen daran, dass das Ellbogengelenk ein scharnierähnliches Gelenk darstellt. Varus- und Valgusdeformitäten können somit nicht in der Bewegungsachse ausgeglichen werden (Taeger u. Nast-Kolb 1991). Weiterhin handelt es sich um Gelenkfrakturen, die keine Korrekturpotenz per se besitzen. Stufen müssen möglichst verhindert werden. Bei Diastasen im Gelenk ist derzeit noch nicht klar, inwieweit zumindest kleine Kinder diese bis zu einem Ausmaß von 3–4 mm korrigieren können.

Problematik der Condylus-radialis-Fraktur und Wachstumsstörungen

Nach Condylus-radialis-Frakturen treten eine Vielzahl von Wachstumsstörungen und Komplikationen auf. Im Vordergrund steht die *Konsolidationsverzögerung* der Fraktur, welche aufgrund des geringgradigen Wachstumsanteils der distalen Humerusfuge von nur 20% am Längenwachstum des Humerus und der radialen Druckverhältnisse des Ellbogenbereichs entsteht (v. Laer 1996). Eine verzögerte Konsolidation ist ebenso möglich wie das vollständige Ausbleiben derselben. Tritt eine Konsolidation verspätet ein, kommt es typischerweise zu einer Stimulation des radialen Fugenabschnittes mit entsprechendem Mehrwachstum und einer Varisierung der Ellbogenachse (v. Laer 1981; Rang 1974; So et al. 1985; Wilkins 1990; Zimmermann 1978).

Nach konservativer wie auch operativer Therapie tritt als Ausdruck einer zentralen Instabilität die so genannte *Fischschwanzdeformität* auf (Hasler u. v. Laer 1998; v. Laer 1996; Morrissy u. Wilkins 1984; Wilkins 1990; Abb. 14.1), welche aber klinisch wenig Einfluss auf Funktion und Ellbogenachse hat.

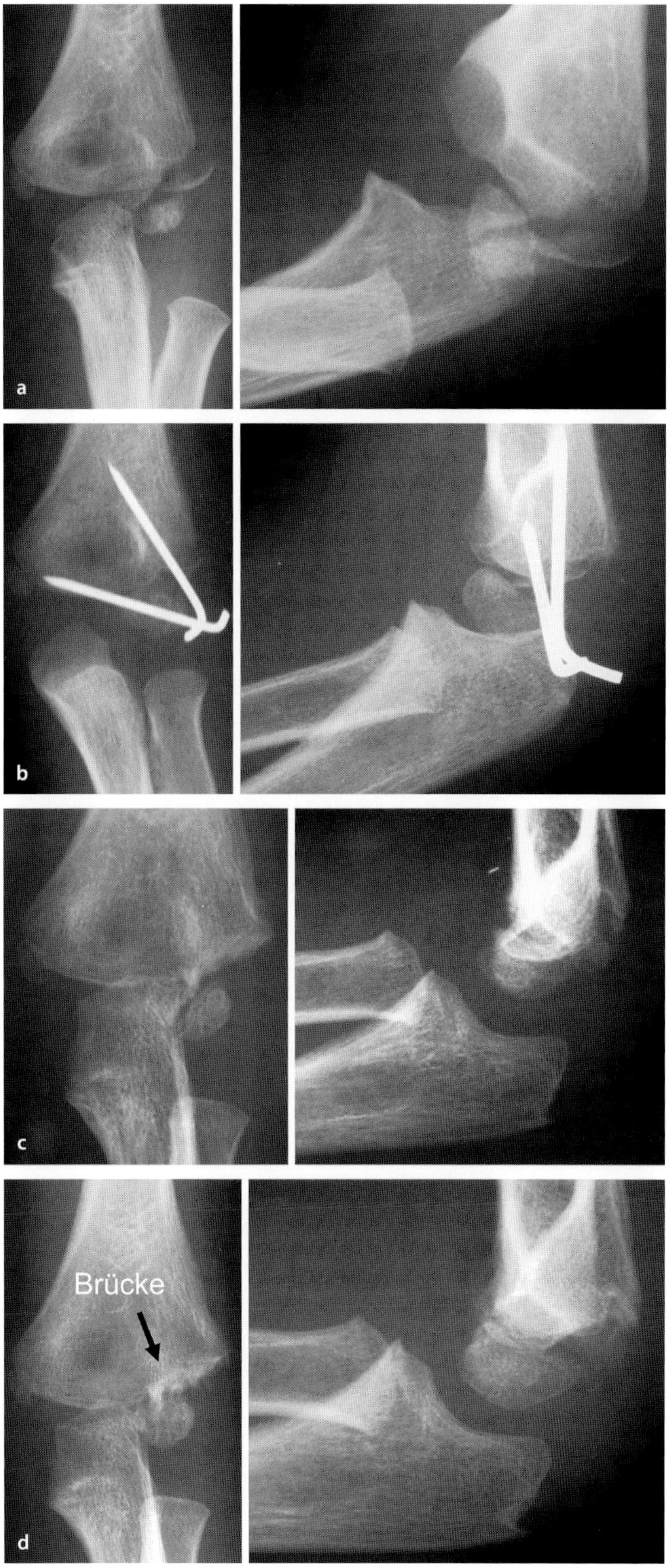

Abb. 14.3. a Unfallbilder. **b** Verzögerte Osteosynthese nach 6 Wochen. **c,d** Partieller Wachstumsschluss mit Brückenbildung (*Pfeil*). Funktionell zeigt der Patient keine Einschränkung

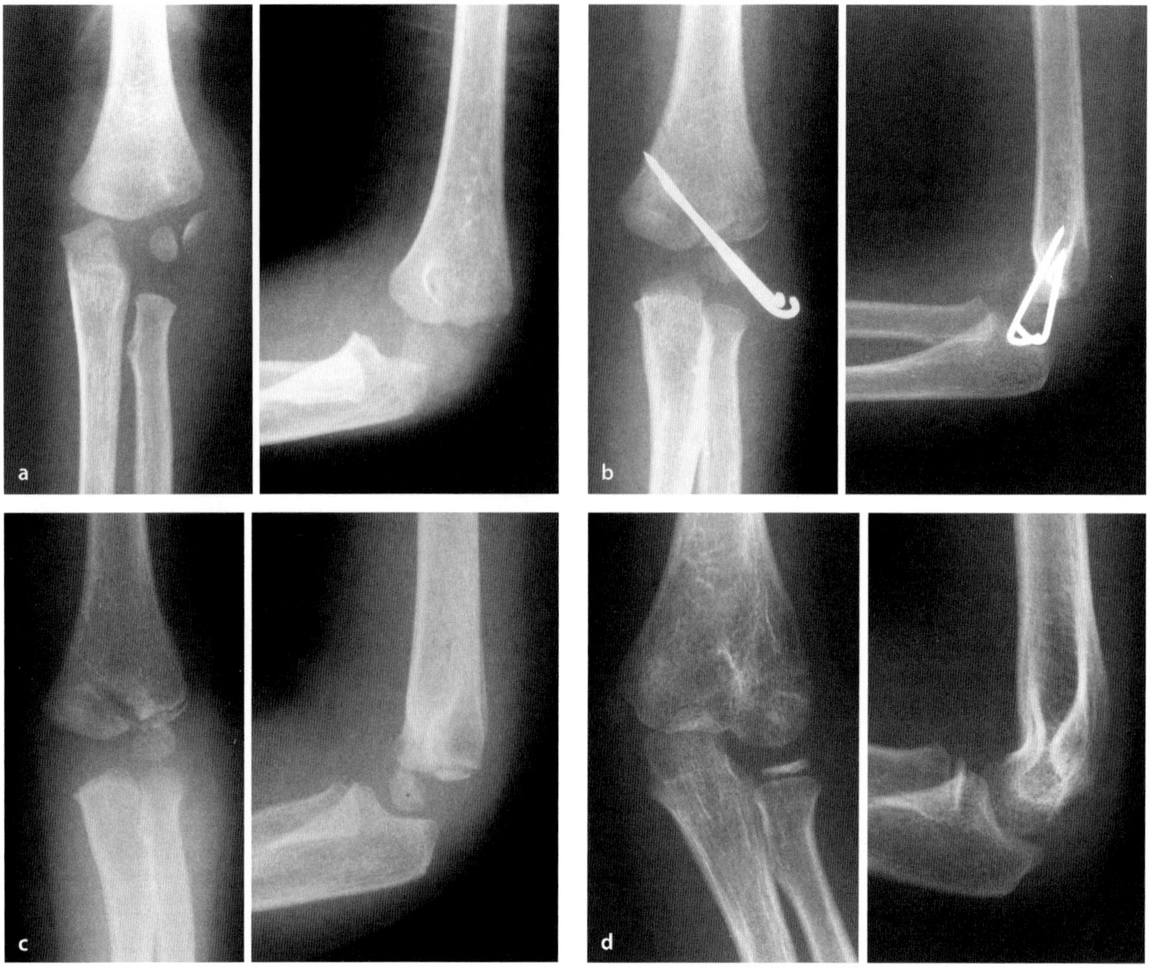

Abb.14.4. **a** Das Unfallbild zeigt eine vollständig dislozierte Fraktur, die mit Spickdrähten operativ versorgt wurde (**b**) und problemlos ausheilte (**c**). **d** Im Langzeitverlauf zeigt sich ein frühzeitiger Fugenschluss im Sinne einer Wachstumsstörung. Da der distale Ellbogen nach dem 8. Lebensjahr nur noch eine geringe Wachstumspotenz besitzt, weist der Patient keine Symptome auf

Als Folge der Konsolidationsverzögerung kann sich weiterhin eine *Pseudarthrose* ausbilden (Ippolito et al. 1996; v. Laer et al. 1991, 1997; Wilkins 1990), die eine schwere Valgusdeformität der Ellbogenachse mit eventueller Ulnarisirritation nach sich zieht (Abb. 14.2 a,b). Bei einer Pseudarthrosenbildung disloziert das periphere Fragment zumeist nach proximal und radial.

Die Ellbogenbeweglichkeit ist nach der Ausbildung einer Pseudarthrose oft erstaunlich gut, jedoch ist das Ellbogengelenk instabil (v. Laer et al. 1997).

Seltener kommt es zu einem *Verschluss der radialen Fuge* (Wadsworth 1964). Dies ist auch durch wiederholte fugenkreuzende Bohrversuche/Bohrungen oder postoperative Infektionen möglich. Klinisch verursacht der radiale Fugenverschluss zumeist nur eine milde Symptomatik ohne Hypervalgisierung der Ellbogenachse (v. Laer 1996; Abb. 14.3 a–d, Abb. 14.4 a–d).

Eine *avaskuläre Nekrose* des gesamten lateralen Condylus mit sekundärer Radiusköpfchenluxation nach Condylus-radialis-Frakturen tritt extrem selten auf (Vocke-Hell et al. 2001). Hier scheint die Unterbrechung der Blutversorgung und Mikrozirkulation eine entscheidende Rolle zu spielen (Yang et al. 1998).

Klassifikation

Die Klassifikationen der Condylus-radialis-Frakturen richten sich entweder nach der *anatomischen Lokalisation* oder nach der *Dislokation der Frakturfragmente*.

Bei der anatomischen Klassifikation unterscheidet Milch (1964):

- *Typ-I-Fraktur*: Die Frakturlinie verläuft durch den Epiphysenkern. Diese Frakturform ist ausgesprochen selten.
- *Typ-II-Fraktur*: Die Frakturlinie beginnt in der posterolateralen Metaphyse, kreuzt die Epiphysenfuge mittig und verläuft in die Trochlea. Der Epiphysenkern wird nicht tangiert.

Beide Verletzungen entsprechen einer Salter-Harris-IV-Verletzung.

Die Klassifikation von Jakob et al. (1975) orientiert sich am Dislokationsausmaß:

- Im *Stadium I* liegt eine undislozierte Fraktur vor, und die Gelenkfläche ist intakt (Abb. 14.5 a–c). Es liegt somit eine inkomplette, so genannte *hängende Fraktur* vor, bei der der wesentliche Teil der Trochlea intakt bleibt.
- Bei *Stadium II* liegt eine komplette Gelenkfraktur vor, die sekundär dislozieren kann (Abb. 14.6 a–e).

Eine primäre Unterscheidung zwischen Stadium I und II ist aufgrund des knorpeligen Gelenkanteils daher initial oft nicht möglich. Auf diagnostische Möglichkeiten wird im folgenden Abschnitt eingegangen. Die komplette Gelenkfraktur stellt eine instabile Fraktur dar und muss operativ fixiert und stabilisiert werden. Wird die komplette Gelenkfraktur übersehen oder inadäquat behandelt, sind Komplikationen wie Konsolidationsverzögerungen oder Pseudarthrosenbildungen häufig.

- *Stadium III* stellt die komplett dislozierte Fraktur mit verrotiertem Frakturfragment dar (vgl. Abb. 14.6 a–e). Die Rotation des Fragments erfolgt durch die Extensorenmuskulatur des Unterarms. Die Diagnostik anhand des Röntgenbildes ist in der Regel einfach.

Diagnostik

Klinisch

Klinisch imponiert die Condylus-radialis-Fraktur durch eine Schwellung und Druckdolenz am lateralen Ellbogengelenk. Die Beweglichkeit des Ellbogens ist schmerzhaft eingeschränkt. In seltenen Fällen kann es zu Gefäß- und Nervenläsionen kommen.

Radiologisch

Die radiologische Diagnostik von dislozierten Condylus-radialis-Frakturen (Stadium III; Abb. 14.7) bereitet im Allgemeinen keine Schwierigkeiten. Hier kommt es meistens zu einer Verdrehung des dislozierten Fragments. Die Frakturdislokation kann im Röntgenbild klar erkannt werden, wenn kein Gipsverband die Beurteilung erschwert.

Schwieriger ist die Unterscheidung zwischen der undislozierten inkompletten, hängenden Fraktur und der kompletten Gelenkfraktur. Bei letzterer Fraktur besteht die Gefahr der Sekundärdislokation im Gips mit Konsolidationsverzögerung oder Pseudarthrosenbildung. Bei einem undislozierten Befund im Röntgenbild erfolgt eine Ruhigstellung der Fraktur im gespaltenen Oberarmgips.

! Ein gipsfreies Röntgen ist um den 4. bis 7. Tag nach Unfall obligat, um eine Sekundärdislokation auszuschließen. Hier muss zum einen die zentrale Dislokation, zum anderen der Frakturspalt im seitlichen Röntgenbild beurteilt werden.

Falls es sich um eine stabile, inkomplette oder komplette Fraktur, deren Spalt ≤ 2 *mm* beträgt handelt, wird weiterhin im Gips behandelt. Bei eingetretener Sekundärdislokation erfolgt die operative Therapie. Eine Sekundärdislokation wird anhand des Dislokationsausmaßes im zentralen Bereich diagnostiziert. Klafft der Spalt >2 *mm* (Foster et al. 1985), kann von einer Gelenkfraktur ausgegangen werden (v. Laer 1996). Wichtig ist hierbei die initiale Information und Aufklärung von Patient und Eltern, dass trotz Gips eine Sekundärdislokation möglich ist.

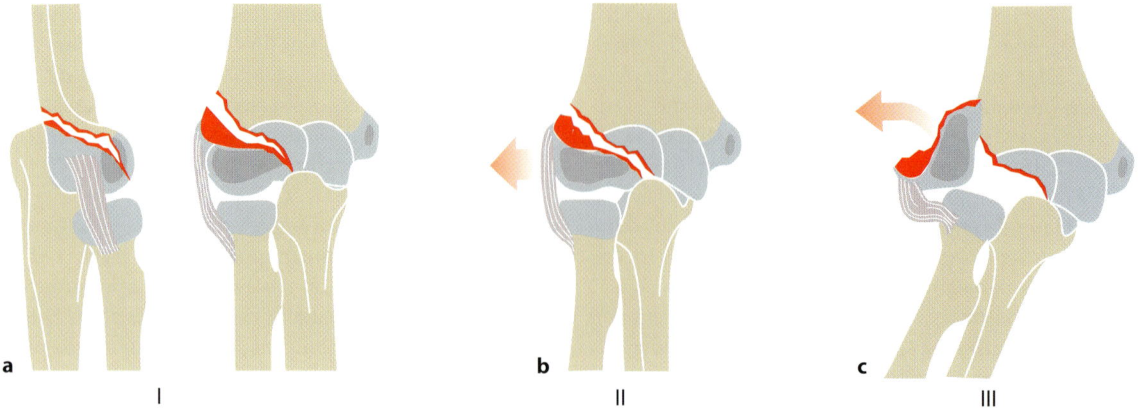

Abb. 14.5 a–c. Klassifikation der Condylus-radialis-Fraktur nach Jakob u. Fowles (Jakob et al. 1975). **a** Hängende Fraktur. Dieser Frakturtyp endet extraartikulär. **b** Vollständige undislozierte Fraktur. **c** Dislozierte Fraktur

Untersuchungen haben gezeigt, dass eine weitere radiologische Diagnostik nach der ersten Kontrolle unnötig erscheint, da es im weiteren Verlauf zu keiner weiteren Dislokation kommt. Insgesamt lag der Anteil der sekundär dislozierten Frakturen bei 7–10% (Pirker et al. 2005). Nur in einem Fall wurde eine sekundäre Dislokation übersehen; in diesem Fall erfolgte die Verlaufskontrolle nach dem 4. Tag im Gips.

Klinischer Hinweis

Gipsfreie radiologische Kontrolle nach Abschwellung (4. bis 7. Tag) bei undislozierten Frakturen obligat. Die Rate der sekundären Dislokation liegt zwischen 7–10%.

In der Literatur (Akbaria et al. 1986; Hansen et al. 1982; Marzo et al. 1990) wird die Arthrographie zur Unterscheidung der inkompletten von der kompletten Gelenkfraktur eingesetzt. Dies ist für das Kind eine schmerzhafte und invasive Methode und daher abzulehnen. Ebenso verhält es sich mit den gehaltenen Stressaufnahmen.

Eine Unterscheidung zwischen beiden Frakturformen kann mittels *MRT* erfolgen (Betran et al. 1994; Kamegaya et al. 1999; Nimkin et al. 1995; vgl. Abb. 14.7). Hier lässt sich der Frakturspalt im Knorpel gut diagnostizieren. Nachteilig ist, dass dafür vor allem bei jungen Kindern eine Sedierung oder Narkose notwendig wird (hohe Lärmbelastung).

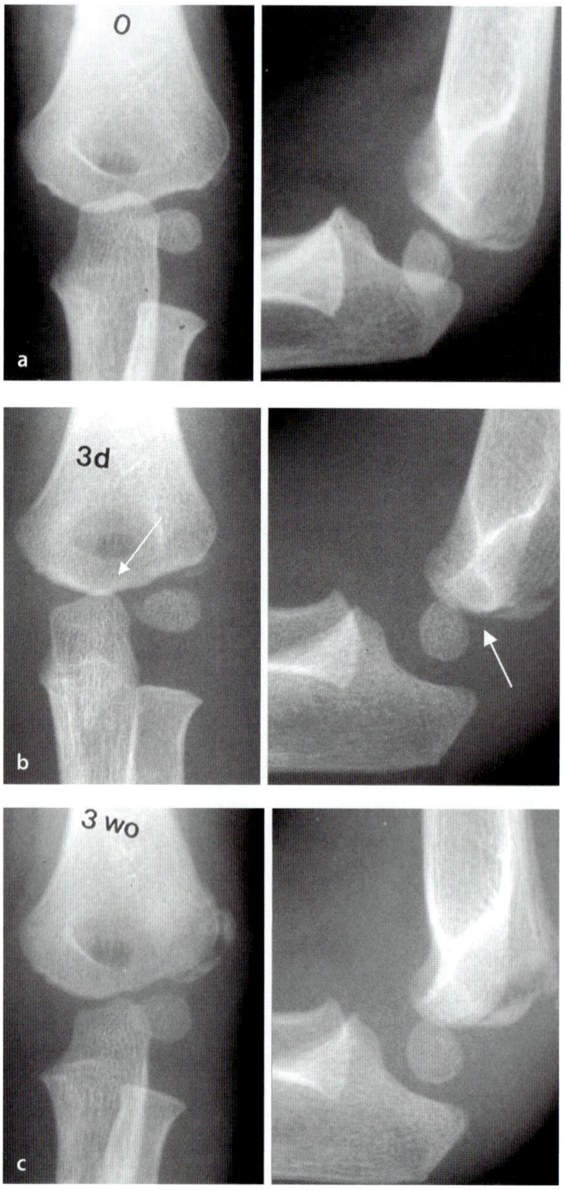

Abb. 14.6. a Undislozierte Condylus-radialis-Fraktur am Unfalltag. **b** Bei der gipsfreien Röntgenkontrolle nach 4 Tagen zeigt sich keine Sekundärdislokation. Hier wird im zentralen Bereich (*Pfeil*) geprüft, ob eine Dislokation eingetreten ist. **c** Nach 3 Wochen sieht man eine zunehmende Kallusbildung.

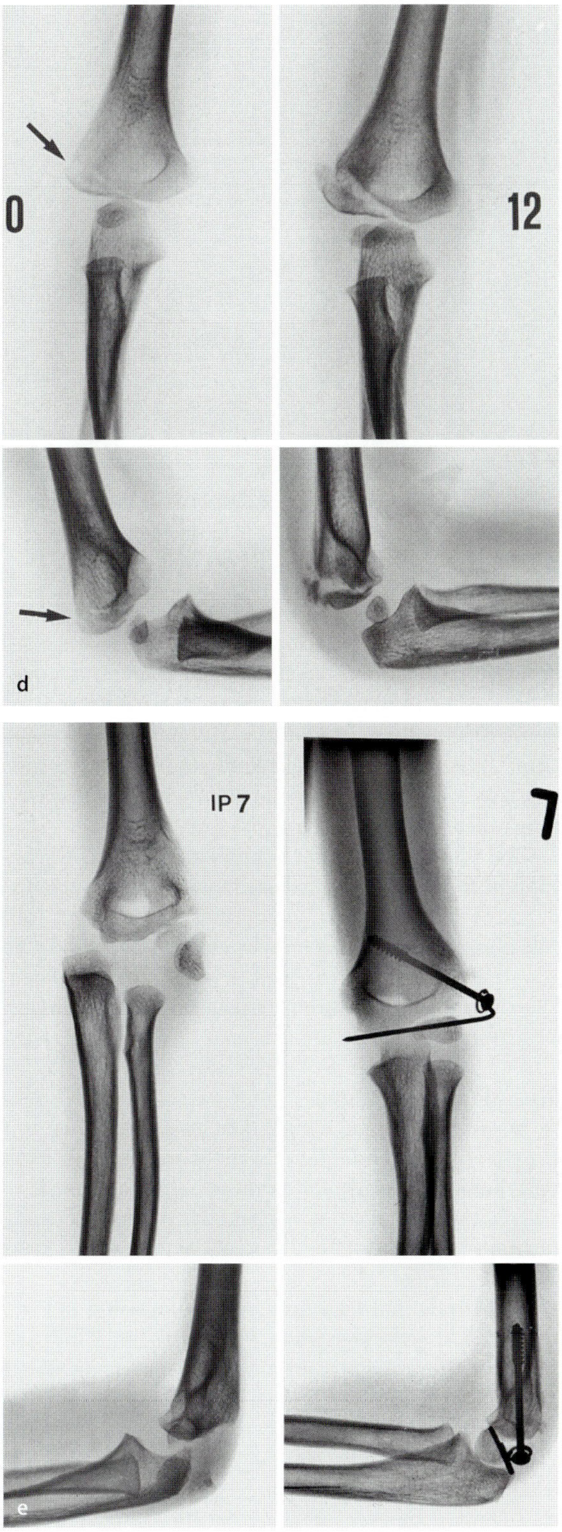

Abb. 14.6. d Primär undislozierte Fraktur, welche auf dem rechten Röntgenbild eine sekundäre Dislokation aufweist. Hier liegt eine komplette Gelenkfraktur vor. **e** Vollständig dislozierte Condylus-radialis-Fraktur mit rotiertem Fragment

Eine elegante, kindgerechte und nichtinvasive Methode zur Unterscheidung zwischen beiden Frakturformen stellt die *Ultraschalluntersuchung* der Ellbogenregion mittels Linearschallkopf dar (Vocke-Hell u. Schmid 2001). Hierbei wird die normale sonographische Ellbogenanatomie (Barr u. Babcock 1991; Markowitz et al. 1992; Abb. 14.8) der gesunden Gegenseite mit der frakturierten Seite verglichen. Bei einer kompletten Fraktur ist der Frakturspalt bis in das Gelenk sichtbar (Davidson et al. 1994; Dias et al. 1988; Abb. 14.9).

Die Unterscheidung zwischen der inkompletten und kompletten primär undislozierten Condylus-radialis-Fraktur ist von eminenter Wichtigkeit. Wird dies übersehen, kann es zu schwerwiegenden Komplikationen im Verlauf der Behandlung kommen.

CAVE

Therapie

Konservativ

Die inkomplette, hängende Condylus-radialis-Fraktur wird konservativ im gespaltenen Oberarmgips behandelt. Nach der initialen Ruhigstellung erfolgt am 4. Tag nach dem Unfall ein gipsfreies Röntgenbild, um eine Sekundärdislokation auszuschließen. Anschließend wird die Fraktur weiterhin mit einem Oberarmgips über eine Gesamtdauer von 4 Wochen ruhig gestellt. Nach der Gipsabnahme ist das spontane Bewegen erlaubt.

Operativ

Die primär undislozierte, aber komplette Fraktur, welche nach 4 Tagen im Röntgenbild eine Sekundärdislokation aufweist, und die vollständig dislozierte Condylus-radialis-Fraktur werden operativ behandelt. Hier ist eine Kompression der Frakturfragmente von Bedeutung, um eine stimulative Wachstumsstörung am Condylus radialis zu verhindern (Hasler u. v. Laer 1998, 2001). Dies wird am besten mit einer radialen Zugschraubenosteosynthese erreicht (v. Laer 1996; Taeger u. Nast-Kolb 2001). Diese kann bei älteren Kindern durch das Einbringen einer parallel zum Gelenkspalt gelegenen epiphysären Schraube oder eines Drahtes ergänzt werden (Abb. 14.10 a–f). Eine Osteosynthese mit Kirschner-Drähten (Abb. 14.11 a,b) hat den Nachteil, dass hierdurch oftmals keine adäquate Kompression erreicht wird und es hierdurch zu einem radialen Mehrwachstum im Sinne einer Stimulation der Fuge kommen kann (v. Laer 1984, 1998; So et al. 1985). Dies kann in einer Varusdeformität resultieren (Hasler u. v. Laer 1998, Laer 2001; Wilkins 1990).

Empfohlene Therapie

Die vollständig dislozierte Condylus-radialis-Fraktur ist eine Gelenkfraktur und stellt eine Indikation zur Osteosynthese dar, wobei eine notfallmäßige Versorgung bevorzugt wird. Bei der Sekundärdislokation erfolgt die operative Therapie zügig nach Diagnostik derselben.

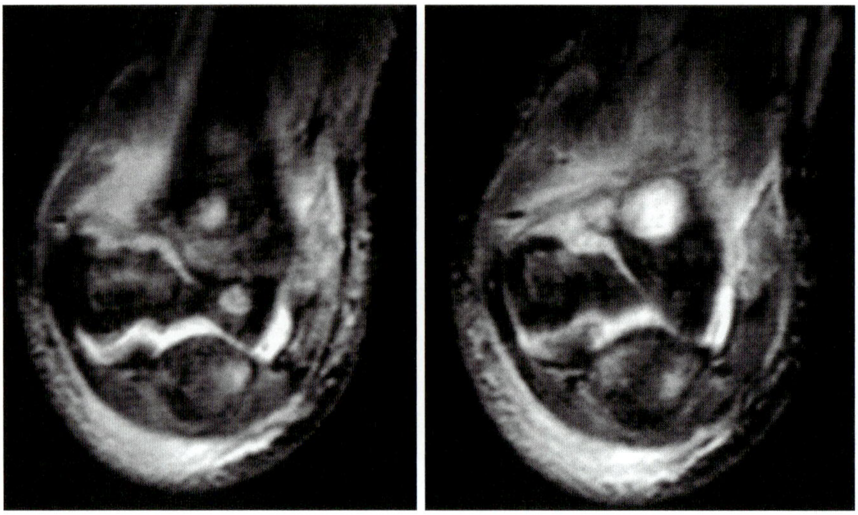

Abb. 14.7. MRT eines Ellbogens mit Condylus-radialis-Fraktur. Auf beiden Abbildungen verläuft der Frakturspalt nicht bis in das Gelenk. Es handelt sich somit um eine stabile, hängende Condylus-radialis-Fraktur

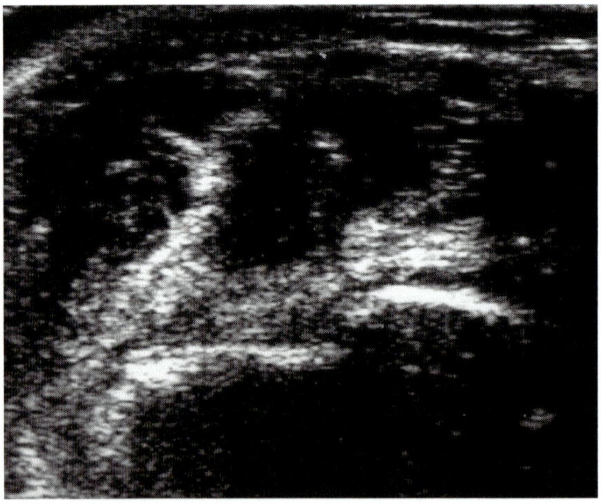

Abb. 14.8. Normale Sonoanatomie der Trochlea humeri, welche sich als geschwungene Klammer darstellt. Links im Bild ist der radiale Epiyphsenkern dargestellt

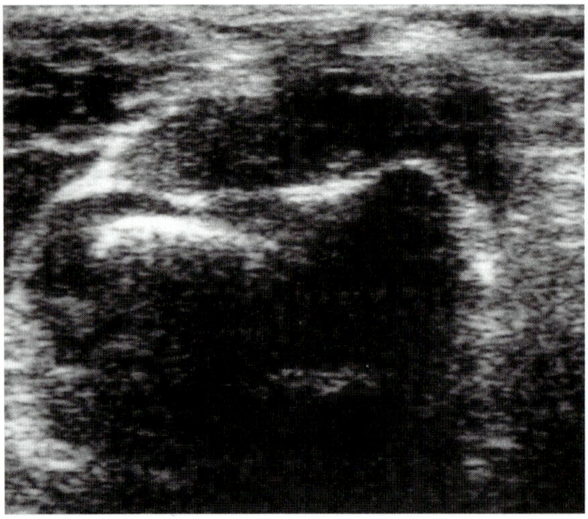

Abb. 14.9. Darstellung der Trochlea mit Durchbrechung derselben (Bildmitte). Hier liegt eine Gelenkfraktur vor

Eltern- und Patientenaufklärung

Grundsätzlich muss bei der primären Ruhigstellung von undislozierten Frakturen über das Risiko der Sekundärdislokation mit nachfolgender Operation aufgeklärt werden. Es muss besprochen werden, dass eine Sekundärdislokation nicht durch die Herausnahme aus dem Gips für das gipsfreie Röntgenbild erfolgt, sondern, dass die Dislokation im Rahmen der Abschwellung bereits im Gips eintritt.

Über die besprochenen Komplikationen und Wachstumsstörungen, wie Konsolidationsverzögerung, Pseudarthrosenbildung, Bewegungseinschränkungen am Ellbogen, Valgus- und Varusachsfehlstellungen und eine Ulnarisirritation im Langzeitverlauf, ist aufzuklären. Die allgemeinen Operationsrisiken müssen wie immer Beachtung finden.

Operationsvorbereitung

■ **Instrumentarium.** Kleinfragmentzugschrauben mit Unterlegscheiben oder kanülierte Schrauben aus Titan (Gewindelänge beachten, da diese Schrauben nicht in allen Gewindelängen vorliegen, damit das Gewinde nicht im Frakturspalt liegt!).

■ **Anästhesie und Lagerung.** Rückenlagerung mit frei beweglich abgedecktem Arm. Meist wird ein Handtisch verwendet. Eventuell kann auch eine Lagerung direkt auf dem Bildwandler erfolgen. Vollnarkose ist bei kleinen Kindern obligat, bei Jugendlichen kann evtl. eine Plexusanästhesie in Erwägung gezogen werden.

■ **Zugang.** Lateraler Zugang zum Ellbogengelenk. Die Hautinzision beginnt proximal des Epipcondylus lateralis humeri und verläuft geschwungen über das Radiusköpfchen, oder es wird eine gerade kurze Inzision gewählt. Nach Spaltung der Faszie werden die Muskelbäuche des M. extensor carpi ulnaris und des M. anconeus oder zwischen M. extensor carpi radialis longus und

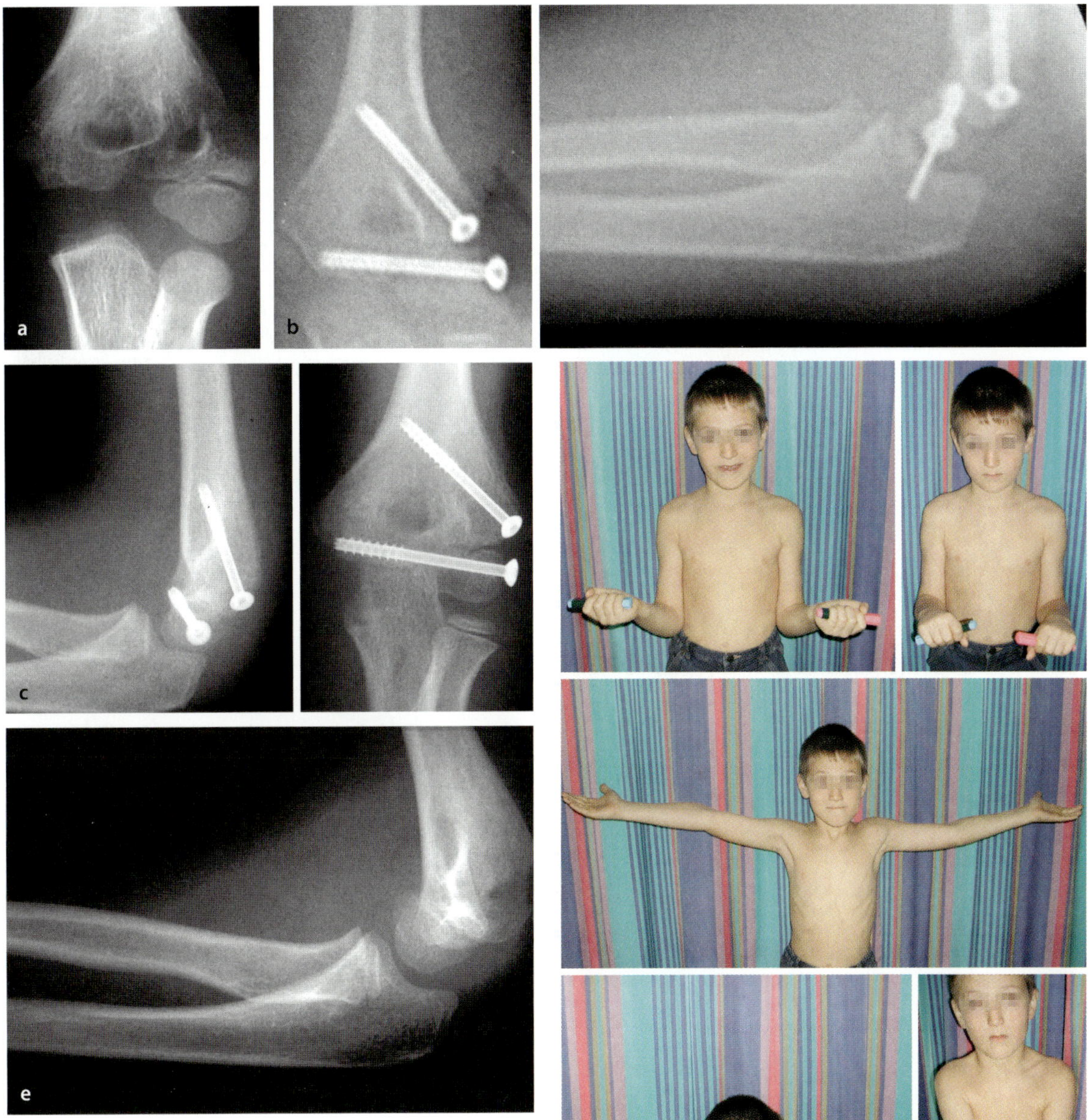

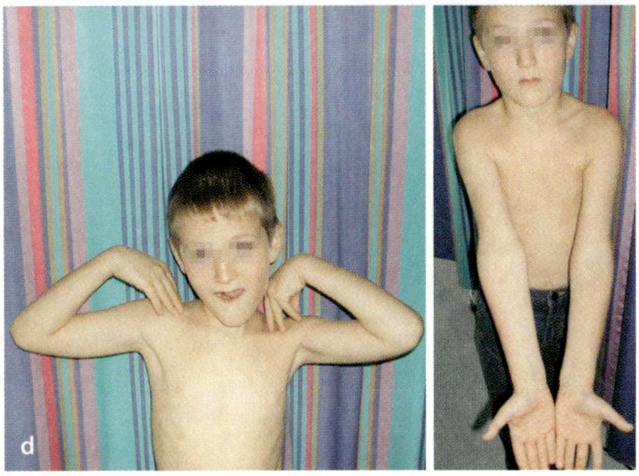

Abb. 14.10 a Unfallbild einer dislozierten Condylus-radialis-Fraktur (8 Jahre, nach Sturz vom Klettergerüst). **b** Intraoperative Bildwandlerdarstellung der Schraubenosteosynthese (radialer Zugang zum Gelenk). **c** Ausheilung nach 4 Wochen. **d** Klinische Funktion nach 9 Wochen. **e** Metallentfernung nach 12 Wochen

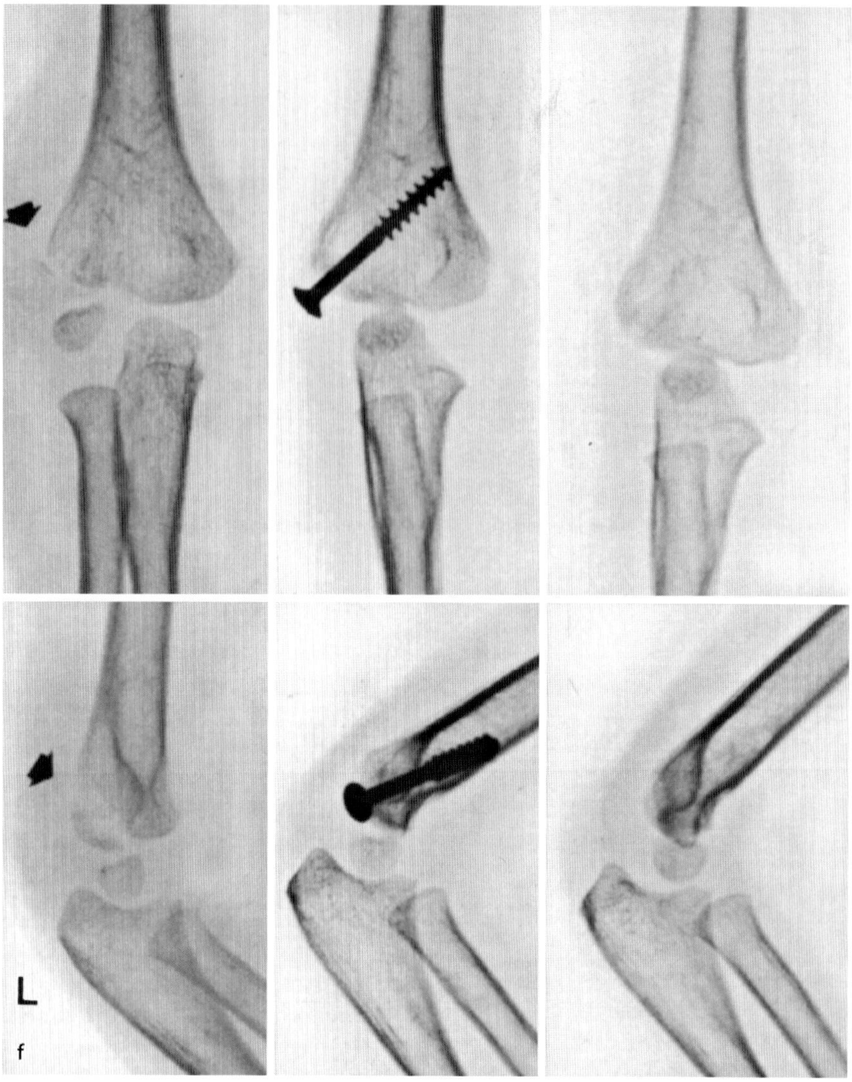

Abb. 14.10 f Bei kleinen Kindern reicht die alleinige Schraubenosteosynthese meist aus. Wichtig ist das Erzielen der metaphysären Kompression

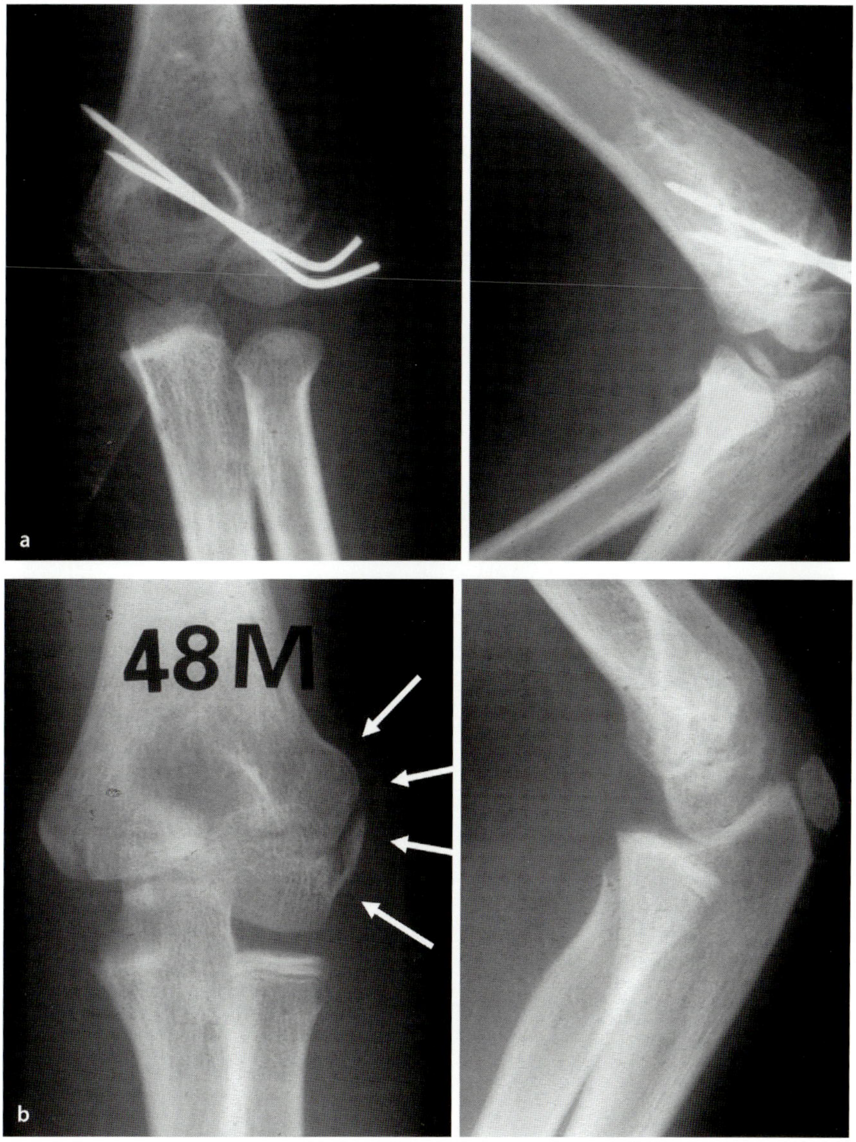

Abb. 14.11. a Primär dislozierte Fraktur wurde mit Kirschner-Drähten achsengerecht fixiert. **b** In der Folge kann bei zentraler Instabilität infolge der Osteosynthese (Drähte kreuzen im Frakturbereich) ein radiales Mehrwachstum mit radialer Verplumpung und Varisierung der Achse (48 Monate nach Unfall) beobachtet werden

M. extensor carpi digitorum gespreizt, sodass die Gelenkkapsel sichtbar wird. Meist ist die Fraktur bereits am Hämatom und entsprechender Zerreißung der Kapsel sichtbar, spätestens aber nach Eröffnung der Gelenkkapsel (Abb. 14.12 a–c, Abb. 14.13 a–i).

Empfohlene Therapie

Unseren Erfahrungen nach ist darauf zu achten, dass nicht zu weit dorsal, sondern eher lateral über dem meist tastbaren Fragment eingegangen wird, da dann die Reposition und Refixation wesentlich leichter gelingt. Ebenfalls schlingen wir meist das Fragment mit einem Haltefanden an, um die Reposition zu erleichtern. Das Periost wird, wenn dies möglich ist, adaptierend genäht. Bei der Hautnaht empfehlen wir, diese resorbierbar intrakutan zu setzen.

Operationstechnik

Die Fraktur wird unter Sicht reponiert und entweder mit einer Kleinfragmentzugschraubenosteosynthese mit Unterlegscheibe oder in der kanülierten Technik versorgt. Die Schraube zur Fixation des metaphysären Anteils sollte von radial und distal nach ulnar und proximal eingefügt werden. Bei unzureichender Kompression muss die Gegenkortikalis mit gefasst werden. Bei Bedarf kann parallel zum Gelenkspalt ein Draht oder eine weitere Schraube zur epiphysären Stabilisierung eingebracht werden (Abb. 14.14 a–d). Bei Kindern <5 Jahren ist das Frakturfragment für eine Schraubenosteosynthese zu klein, sodass hier eine Kirschner-Draht-Fixierung erfolgen sollte. Eine zentrale verbleibende Instabilität kann jedoch eine Fischschwanzdeformität nach sich ziehen.

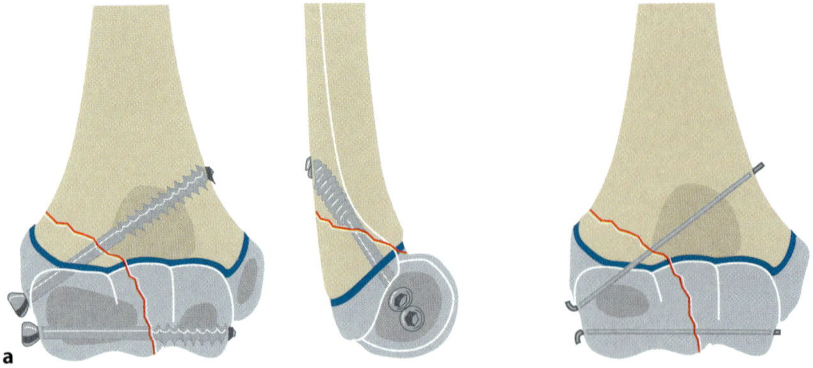
a

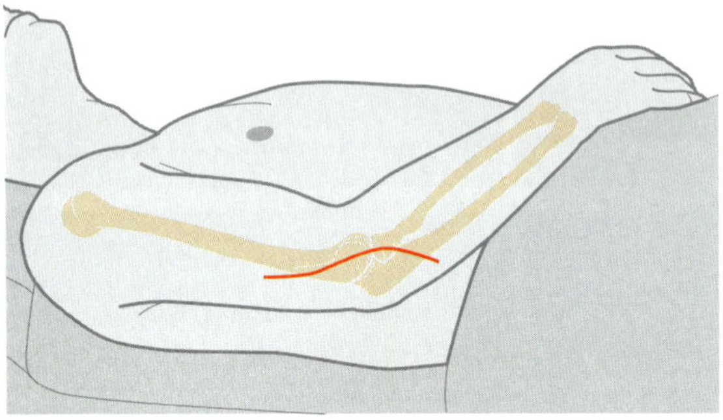
b

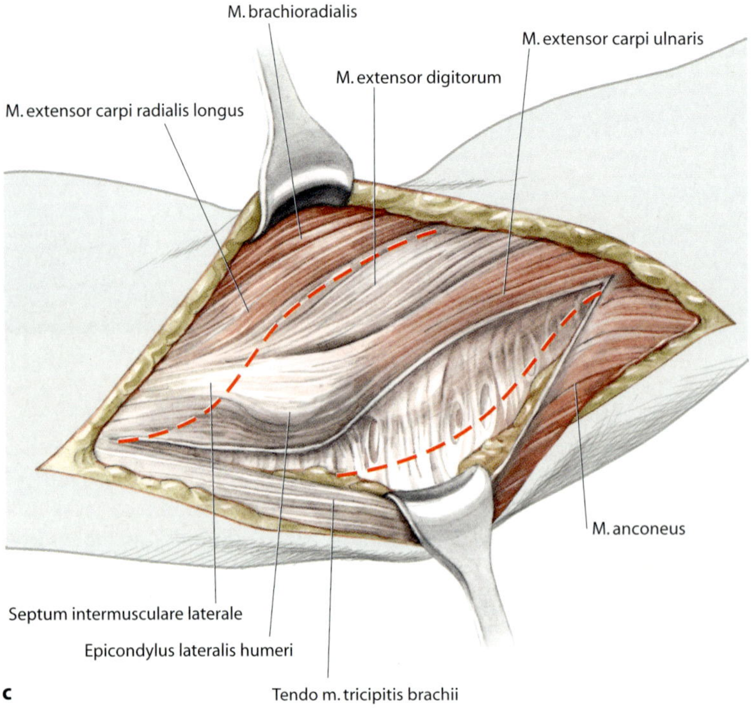

c

Abb. 14.12. a Schematische Darstellung der Schraubenlage. Bei kleinen Kindern reicht auch ein Spickdraht parallel zum Gelenk aus. Wichtig ist die metaphysäre Kompression. **b,c** Lateraler Zugang zum Ellbogengelenk (rechte Seite). Hautinzision: Der Schnitt kann wahlweise gerade oder S-förmig angelegt werden

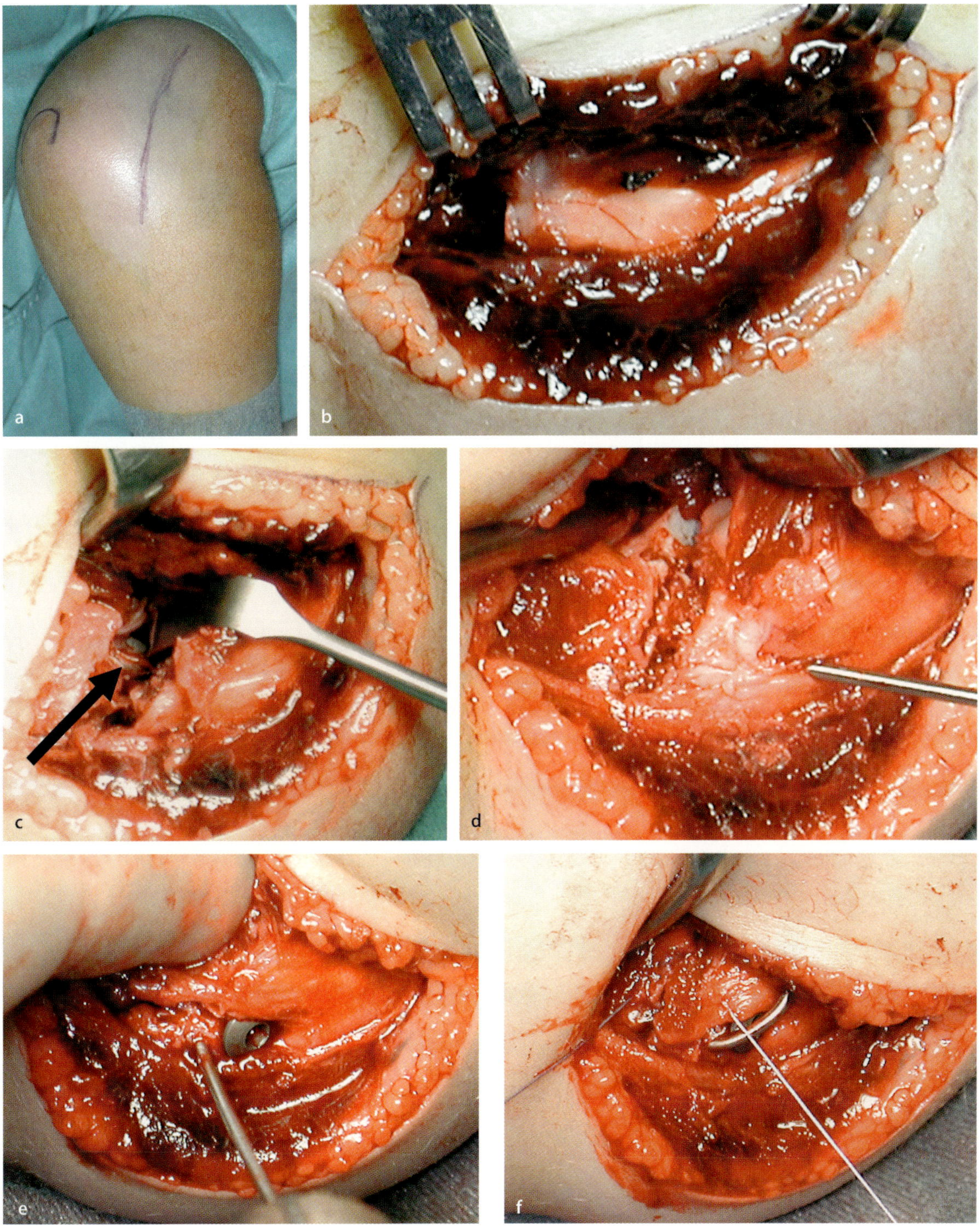

Abb. 14.13 a–i. Klinisches Beispiel einer dislozierten Condylus-radialis-Fraktur eines 4-jährigen Jungen. **a** Lateraler Zugang zum Ellbogengelenk. **b** Meist findet sich ein ausgeprägtes Hämatom. **c** Das Fragment bzw. das Periost ist meist im Gelenk eingeschlagen (*Pfeil*). **d** Reposition des Fragments und Transfixation mit einem Kirschner-Draht, über den die kanülierte Schraube eingebracht werden kann. **e** Einbringen der Schraube. **f** Periostnaht

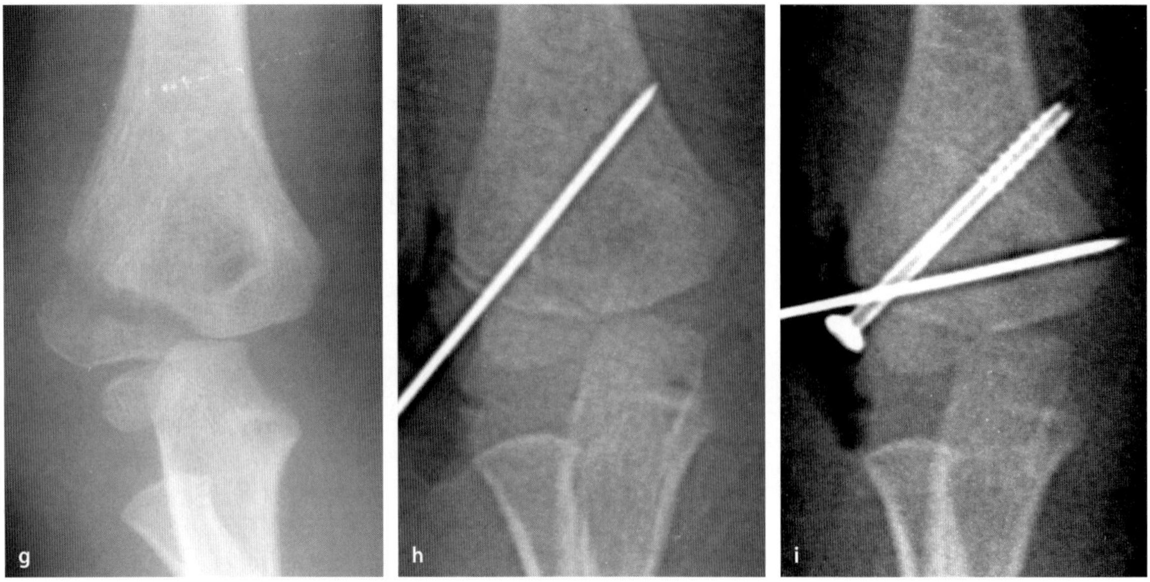

Abb. 14.13a–i. Klinisches Beispiel einer dislozierten Condylus-radialis-Fraktur eines 4-jährigen Jungen. **g** Unfallbild. **h,i** Kirschner-Draht-Einbringung für die kanülierte Schraube, wobei zusätzlich ein fixierender Kirschner-Draht eingebracht wurde. Um eine Kompression zu erreichen, sollte die Schraube bis zur Gegenkortikalis reichen

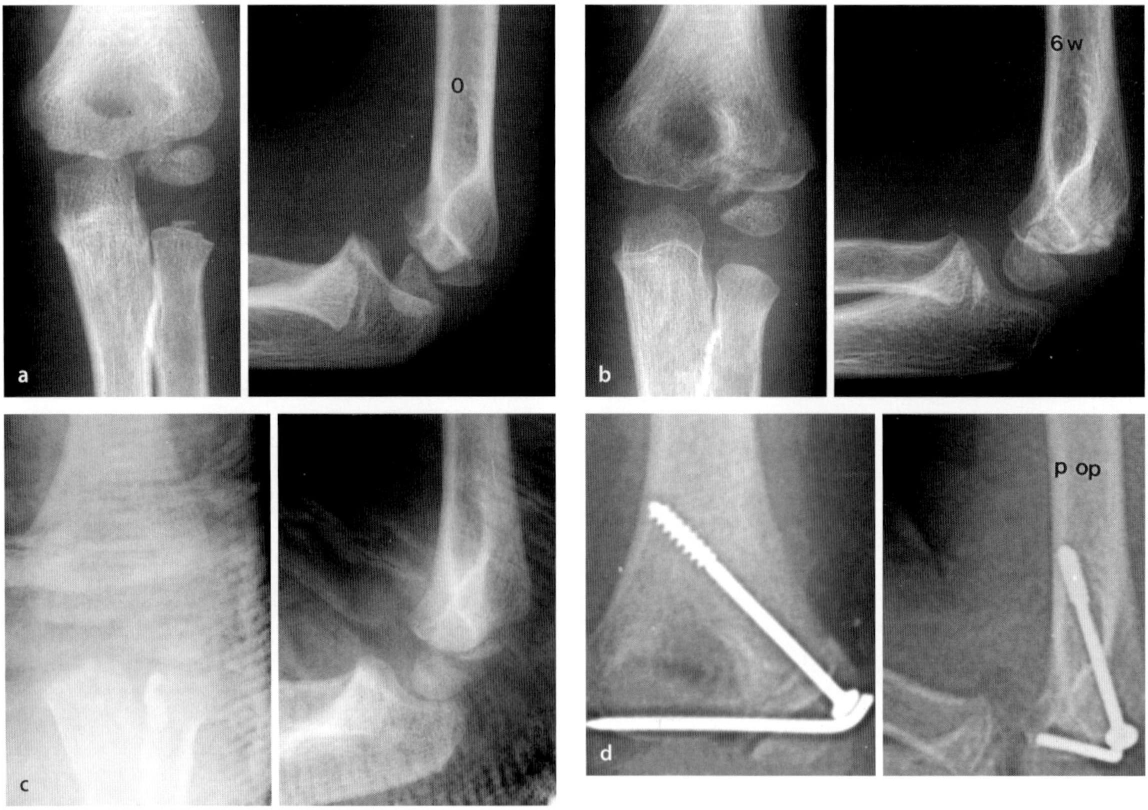

Abb. 14.14a–d. Primär undislozierte Fraktur. Im Verlauf wurde die Fraktur im Gips radiologisch kontrolliert. In der Folge kam es zur übersehenen sekundären Dislokation, die verspätet nach 3 Wochen mit einer Schrauben- und Spickdrahtosteosynthese versorgt wurde

Nach intraoperativer Bildwandlerkontrolle einer anatomisch perfekten Reposition und Refixation erfolgt der schichtweise Wundverschluss, wobei die Faszie in der Einzelknopftechnik genäht wird; wir empfehlen den resorbierbaren intrakutanen Hautverschluss. Zur Abschwellung wird eine Gipsschale für knapp eine Woche angelegt. Bei stabilen Frakturverhältnissen kann anschließend spontan bewegt werden. Bei instabilen Verhältnissen – dies trifft für alle Frakturen zu, die nur über Kirschner-Drähte versorgt wurden – sollte eine Gipsruhigstellung für etwa 4 Wochen erfolgen.

Komplikationen

Eine der Hauptkomplikationen stellt die Konsolidationsverzögerung der Condylus-radialis-Fraktur mit Stimulation des radialen Fugenabschnitts und entsprechendem Mehrwachstum dar. Dies führt zu einer kosmetisch störenden Varisierung der Ellbogenachse (v. Laer 1981; Rang 1974; So et al. 1985; Wilkins 1990; Zimmermann 1978). Nach konservativer wie auch operativer Therapie tritt als Ausdruck einer zentralen Instabilität die so genannte Fischschwanzdeformität (Morrissy u. Wilkins 1984; Hasler u. v. Laer 1998; v. Laer 1996; Wilkins 1990) auf, welche aber klinisch wenig Einfluss auf Funktion und Ellbogenachse hat.

Bleibt die Frakturkonsolidation aus, kann sich eine Pseudarthrose ausbilden, die eine schwere Valgusdeformität der Ellbogenachse mit eventueller späteren N. -ulnaris-Irritation nach sich zieht. Die Instabilität des Gelenks und die zunehmende Deformität führen oft erst nach Jahren zur beschriebenen Ulnarissymptomatik (Ippolito et al. 1996; v. Laer et al. 1991, 1997; Wilkins 1990).

Eine avaskuläre Nekrose des gesamten lateralen Condylus mit sekundärer Radiusköpfchenluxation und ausgeprägter Valgusdeformität ist selten (Vocke-Hell et al. 2001).

> **Klinischer Hinweis**
>
> Die Konsolidationsverzögerung und Pseudarthrosenbildung sollte durch eine adäquate Diagnostik (d. h. Erkennen der Sekundärdislokation) und eine adäquate Therapie (Kompressionsosteosynthese) verhindert werden.

Nachbehandlung

Konservativ

Nach einer Ruhigstellung in einem Oberarmgips für 4–6 Wochen erfolgt die Gipsabnahme. Die Patienten können und sollen ab diesem Zeitpunkt je nach Schmerzen spontan bewegen. Eine physiotherapeutische Nachbehandlung ist zu diesem Zeitpunkt nicht notwendig.

Postoperativ

Bei guter Stabilität kann der Patient entsprechend seiner Schmerzen den Arm bewegen. Bei instabilen Verhältnissen, d. h. bei allen alleinigen Kirschner-Draht-Osteosynthesen, wird eine Gipsruhigstellung für 4 Wochen empfohlen. Anschließend wird analog der konservativen Behandlung spontan bewegt, ohne Physiotherapie.

4–6 Wochen nach Konsolidation der Fraktur kann wieder Sport ausgeübt werden. Die Metallentfernung erfolgt 2–3 Monate postoperativ.

Klinische Kontrollen

Eine Nachkontrolle empfiehlt sich zur Gipsabnahme; anschließend sind Funktionskontrollen in 3- bis 4-wöchentlichen Abständen bis zur freien Funktion notwendig. Klinisch sollten die Kinder jedes Jahr zumindest bis 2 Jahre nach dem Trauma kontrolliert werden, damit evtl. auftretende Wachstumsstörungen erfasst werden können. Hier muss besonders die Ellbogenachse Beachtung finden.

Radiologische Kontrollen

- **Operativ.** Grundsätzlich wird intraoperativ eine radiologische Kontrolle durchgeführt. Vier Wochen nach Unfall sollte sowohl bei konservativer als auch bei operativer Therapie ein Konsolidationsröngten erfolgen.

- **Konservativ.** Eine radiologische Kontrolle muss gipsfrei am 4. Tag nach Unfall erfolgen, um eine Sekundärdislokation auszuschließen. Ist diese nicht eingetreten, so ist ein Konsolidationsröntgenbild 4 Wochen nach Unfall bei Gipsabnahme vorgesehen. Eine weitere Röntgenkontrolle empfehlen wir nach 3–4 Monaten, da Frakturen auch verspätet noch auseinanderweichen oder Störungen aufweisen können, deren Ursache unklar bleibt.

Wachstumskontrollen

In allen Fällen sollten Wachstumskontrollen in halbjährlichen Abständen über einen Zeitraum von 2 Jahren erfolgen. Radiologische Kontrollen sind bei zunehmender Achsfehlstellung oder Funktionsverlust notwendig.

Spätkomplikationen

Es sind vor allem *Valgus-* und *Varusdeformitäten* möglich (Hefti et al. 1981: v. Laer 1998; Masada et al. 1990; Morrissy u. Wilkins 1984; Shimada et al. 1997; Vocke-Hell et al. 2001; Wadsworth 1964; Wilkins 1990). Diese bedürfen nur selten einer Korrektur. Bei ausgesprochener Valgisierung, die oftmals auf bestehende Pseudarthrosen zurückgeführt werden kann, kann es zu Irritationen/Spätläsionen des N. ulnaris kommen (Abb. 14.15 a–c, Abb. 14.16 a–d). Bei entsprechender klinischer Symptomatik und Relevanz im Sinne einer Einschränkung im täglichen Leben – z. B. durch Schmerzen oder Taubheitsgefühle im 4. und 5. Finger oder gar muskuläre Defizite – kann eine Vorverlagerung des N. ulnaris erfolgen. Wird eine Korrektur einer Valgusfehlstellung durchgeführt, so muss bedacht werden, dass einige Patienten über die Pseudarthrose ein Pseudogelenk ausgebildet haben, über das die Bewegung im Ellbogen erfolgt. In diesem Fall darf die Korrektur zwar durchgeführt werden, die Pseudarthrose muss aber belassen werden, da es sonst zu einem Verlust der Beweglichkeit des Arms kommen kann.

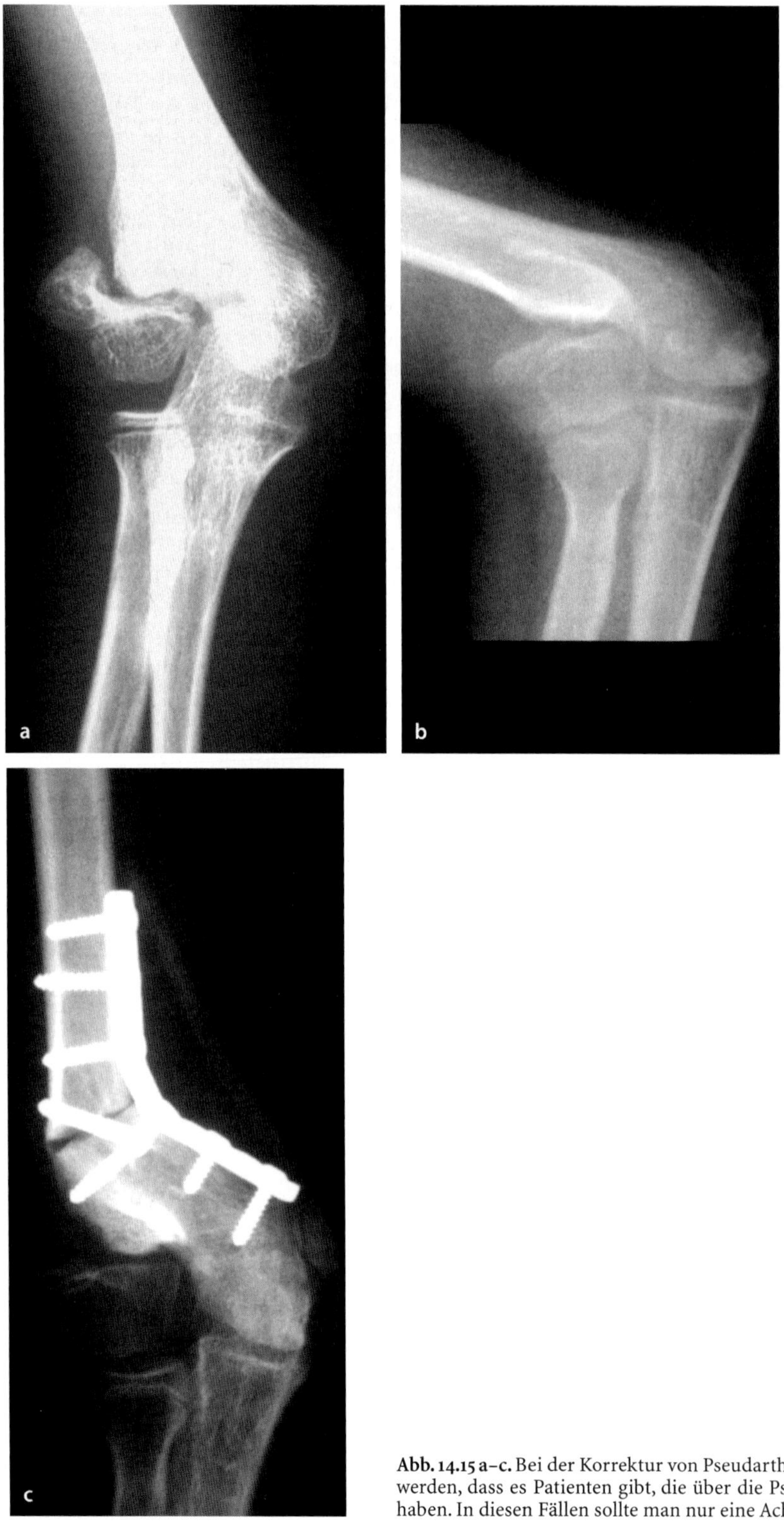

Abb. 14.15 a–c. Bei der Korrektur von Pseudarthrosen des Condylus radialis muss bedacht werden, dass es Patienten gibt, die über die Pseudarthrose ein Pseudogelenk entwickelt haben. In diesen Fällen sollte man nur eine Achskorrektur vornehmen

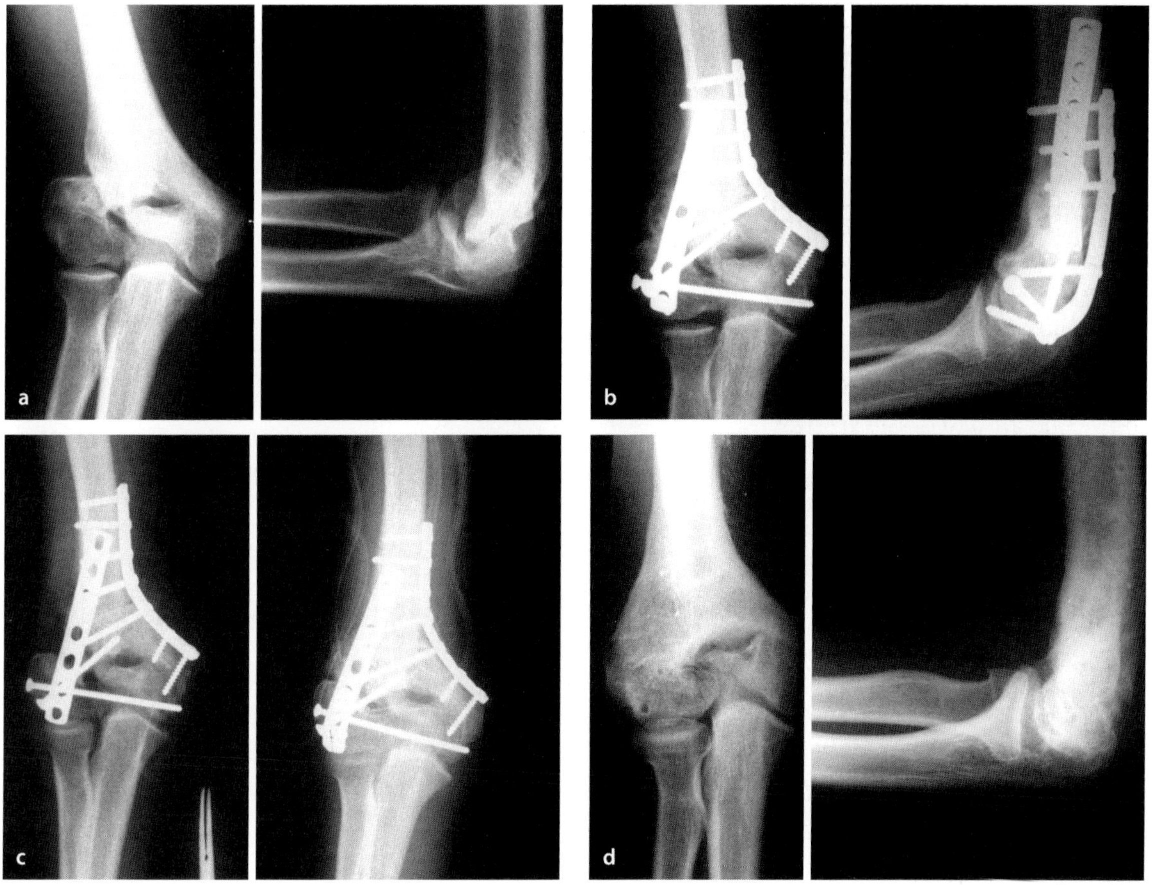

Abb. 14.16 a–d. Liegt kein Pseudogelenk vor, so kann die Achsenfehlstellung durch eine Korrekturosteotomie beseitigt werden, gleichzeitig wird die Pseudarthrose verschraubt, und in diesem Fall wurde sekundär noch Spongiosa angelagert, bis es zur Durchbauung kam

14.2 Transkondyläre Humerusfrakturen

R. KRAUS

Ursache und Häufigkeit

Transkondyläre T- oder Y-förmige Frakturen des körperfernen Oberarmendes sind außerordentlich seltene Verletzungen. Nach Jonasch u. Berthel (1981) machen sie nur 1,6% aller Humerusfrakturen und 9,6% aller kondylären, gelenkbeteiligenden distalen Oberarmfrakturen im Wachstumsalter aus. In einer eigenen Studie fanden wir unter 678 Frakturen der langen Röhrenknochen 0,6% transkondyläre Humerusfrakturen (Kraus et al. 2005). Vor dem 6. Lebensjahr kommen sie so gut wie nicht vor. Ein Häufigkeitsgipfel findet sich gegen Wachstumsabschluss. Die Frakturen gleichen sich dann den typischen transkondylären Frakturen des Erwachsenen an (v. Laer 2001).

Der *Verletzungsmechanismus* kann sowohl der Sturz auf die abstützende Hand als auch die direkte Gewalteinwirkung auf den dann meist gebeugten Ellbogen sein.

Entwicklung und Wachstum

Überlegungen zu Wachstumsstörungen in der Folge transkondylärer Oberarmfrakturen müssen die folgenden Punkte berücksichtigen:

- Die Spontankorrekturpotenz des distalen Oberarms endet etwa mit dem 7. Lebensjahr. Transkondyläre Frakturen bei jüngeren Kindern kommen jedoch kaum vor (v. Laer 2001).
- Im Bereich des Condylus-radialis-Fragments kann es im Rahmen der Frakturheilung – wie bei dessen isolierter Fraktur – zu einem Mehrwachstum kommen, welches zu einer Cubitus-varus-Fehlstellung führen kann. Auch die Gefahr einer verzögerten Knochenbruchheilung bis zur Pseudarthrose besteht (Horn et al. 2002).
- Da sich der Großteil der Frakturen am Ende des Wachstumsalters findet, ist mit signifikanten Wachstumsstörungen nicht zu rechnen. Sollte dennoch eine Längendifferenz durch vorzeitigen Fugenschluss entstehen, so ist diese bis zu einer Strecke von mindestens 2 cm weder funktionell noch kosmetisch problematisch.

Klassifikation

Eine spez[illegible] n Oberarmfraktu[illegible] en Gebrauch nic[illegible] .3.E.3-Frakturen [illegible] et al. 2000) und u[illegible] ssifikation. Wich[illegible] entscheidung di[illegible] *dislozierten* und *undisloziе*[illegible]

Diagnostik

Klinisch

Der klinische Befund gleicht dem jeder Fraktur des körperfernen Oberarms. Es findet sich eine ggf. hämatomverfärbte Weichteilschwellung mit Druckschmerzhaftigkeit und schmerzhafter Bewegungseinschränkung. Sichtbare Deformitäten – etwa im Sinne einer Antekurvation – sind möglich, aber nicht zwingend zu erwarten. Eine klinische Unterscheidung einer transkondylären von anderen distalen Humerusfrakturen ist nicht möglich.

Radiologisch

Die radiologische Basisdiagnostik besteht aus Röntgenaufnahmen des Ellbogengelenks in 2 Ebenen. Bei stark dislozierten Frakturen mit klarer Operationsindikation kann ggf. auf die zweite Ebene verzichtet werden. Bei undislozierten Frakturen ist unter Umständen die Unterscheidung von einer suprakondylären Fraktur erschwert. Hier ist auf den Frakturverlauf in der seitlichen Projektion zu achten (Abb. 14.17 a,b).

Die Sonographie kann insbesondere bei undislozierten Frakturen junger Verletzter zusätzliche Informatio-

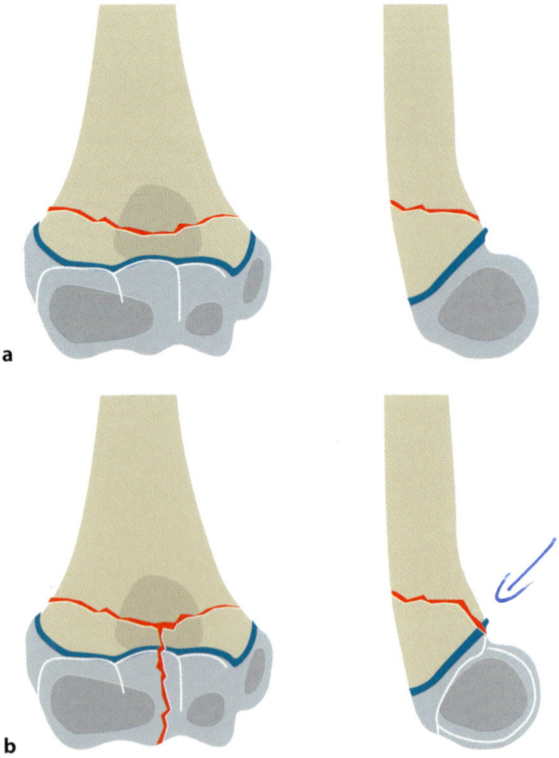

Abb. 14.17. a Suprakondyläre Fraktur: Im seitlichen Strahlengang tangiert die Fraktur die Wachstumsfuge nicht. **b** Transkondyläre Fraktur: Im seitlichen Strahlengang läuft die Frakturlinie in die Wachstumsfuge ein

nen in Form röntgenologisch nicht detektierter Kortikalisunregelmäßigkeiten, subperiostaler Hämatome und des Hämarthros erbringen (Moritz 2004; Vocke-Hell u. Schmid 2001).

Zur Operationsplanung kann bei Mehrfragmentfrakturen des Adoleszenten entsprechend dem Vorgehen beim Erwachsenen eine CT mit dreidimensionaler Darstellung hilfreich sein.

Bei Verdacht auf eine vaskuläre Verletzung wird diese durch eine Duplexsonographie ausgeschlossen. Unter Umständen ist eine angiographische Gefäßdarstellung notwendig.

Empfohlene Diagnostik

Nativröntgen in (ein bis) 2 Ebenen, bei kleinen Kindern ggf. zusätzlich Sonographie, bei Trümmerfrakturen Adoleszenter ggf. CT.

Therapie

Therapieziele sind die Erhaltung bzw. Rekonstruktion der Gelenkkongruenz, bei jüngeren Verletzten zusätzlich die Vermeidung posttraumatischer Wachstumsstörungen und Deformitäten bei uneingeschränkter Gelenkfunktion. Bei undislozierten Frakturen können diese Therapieziele durch eine konservative Therapie erreicht werden.

Bei dislozierten Frakturen insbesondere des Condylus radialis bei kleinen Kindern sollte die Operationsindikation großzügig gestellt werden. Am Ende des Wachstumsalters sollten wie beim Erwachsenen Stufenbildungen der Gelenkfläche nicht toleriert werden. Ein differenzialtherapeutischer Spielraum bezüglich des Therapieaufwandes besteht nicht.

Konservativ

Die konservative Therapie besteht in der Ruhigstellung im Oberarmgips bzw. Kunststoffverband in Rechtwinkelstellung für 4 Wochen. Die Mobilisation erfolgt spontan durch den täglichen Gebrauch. Krankengymnastische Übungstherapie sollte unterbleiben. Sportfreigabe kann nach Erreichen der schmerzfreien vollen Funktion erteilt werden.

Operativ

■ **Anästhesie und Lagerung.** Die operativen Eingriffe bei transkondylären Oberarmfrakturen sollten in Allgemeinnarkose durchgeführt werden. Die Lagerung erfolgt auf dem Bauch mit rechtwinklig abduziertem Oberarm und hängendem Unterarm. Es ist darauf zu achten, dass eine spitzwinklige Beugung des Ellbogens möglich ist, was die Fragmentreposition erleichtern kann.

■ **Indikation und Technik.** Die Indikation zur Operation besteht in jeder Art der Dislokation. Das operative Vorgehen unterscheidet sich durch die unterschiedlichen Frakturformen bei Kindern auf der einen und Heranwachsenden auf der anderen Seite.

Bei jüngeren Kindern ist die Kirschner-Draht- bzw. Schraubenosteosynthese meist ausreichend. Sollte eine Kondyle undisloziert sein, kann diese perkutan mit einem Draht fixiert werden, während die andere offen reponiert und fixiert wird. Sollten beide Kondylen disloziert sein, kann der Zugang von dorsal über eine Inzision, bzw. beidseitig über 2 Inzisionen erfolgen. Nach sicherer Wiederherstellung der Gelenkfläche darf eine osteosynthetische Verbindung beider Kondylen nicht vergessen werden. Diese kann in Abhängigkeit von der Entwicklung der Trochlea mit einem Kirschner-Draht oder einer Schraube erfolgen (Abb. 14.18 a,b, Abb. 14.19 a–d).

Im Falle der typischen intraartikulären Mehrfragment- oder Trümmerfraktur der Adoleszenten empfiehlt sich der dorsale Zugangsweg. Die Frakturdarstellung erfolgt paramuskulär oder transmuskulär durch Längsspaltung des M. triceps brachii. Die beste Übersicht wird jedoch durch eine intraartikuläre Olekranonosteotomie (Abb. 14.20) mit nachfolgender Zuggur-

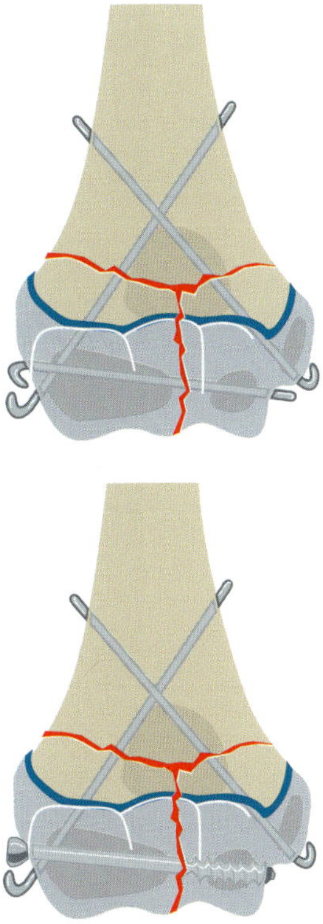

a

b

Abb. 14.18. **a** Schema der Kirschner-Draht-Osteosynthese einer transkondylären Fraktur beim Kind. **b** Diese kann auch altersabhängig mit einer Schraube kombiniert werden

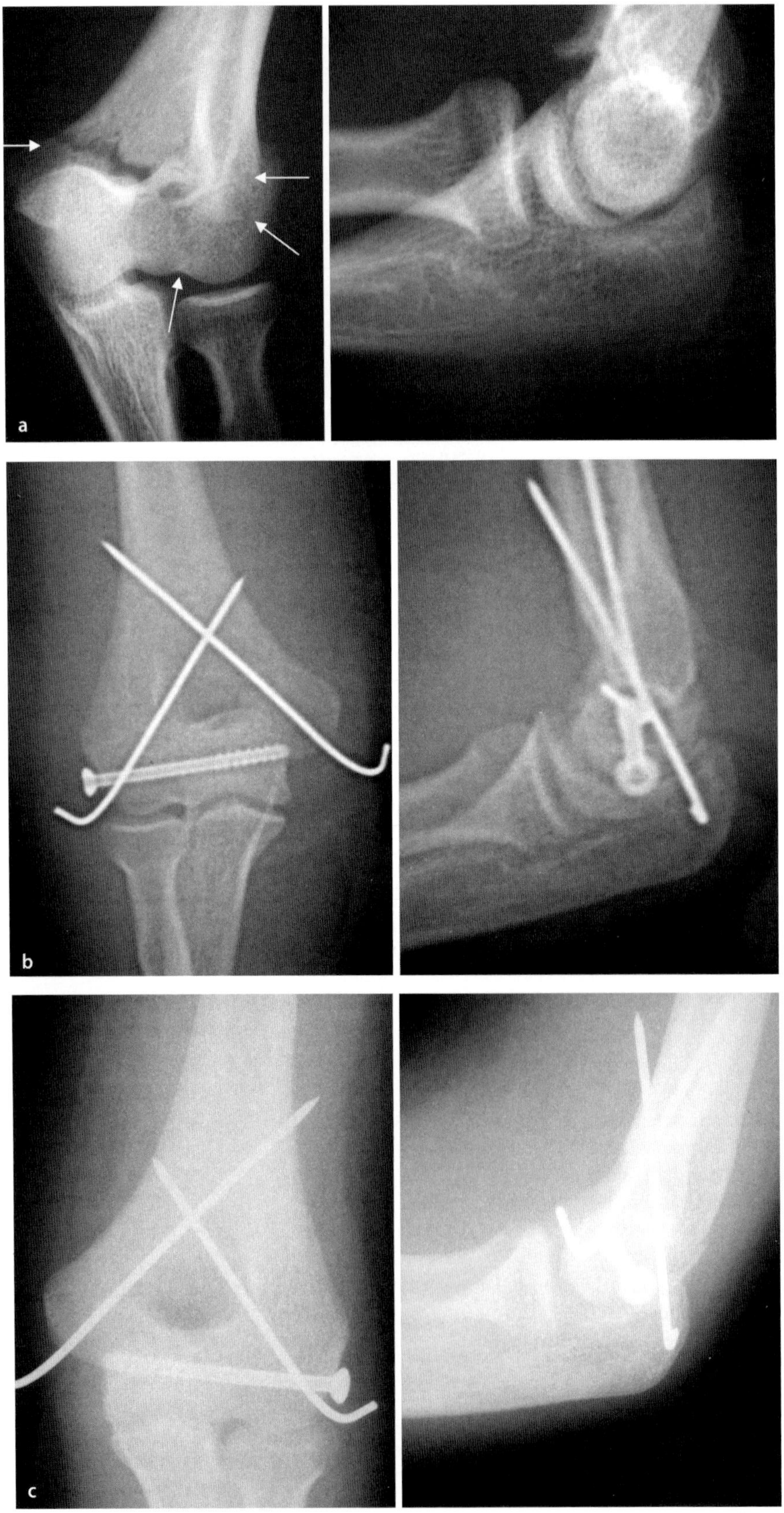

Abb. 14.19. a Unfallbild einer transkondylären Oberarmfraktur bei einer 13-jährigen Patientin. **b** Intraoperative Versorgung mit Spickdrähten und einer Schraube zur zentralen Fixation. **c** Ausheilungsbild nach 5 Wochen

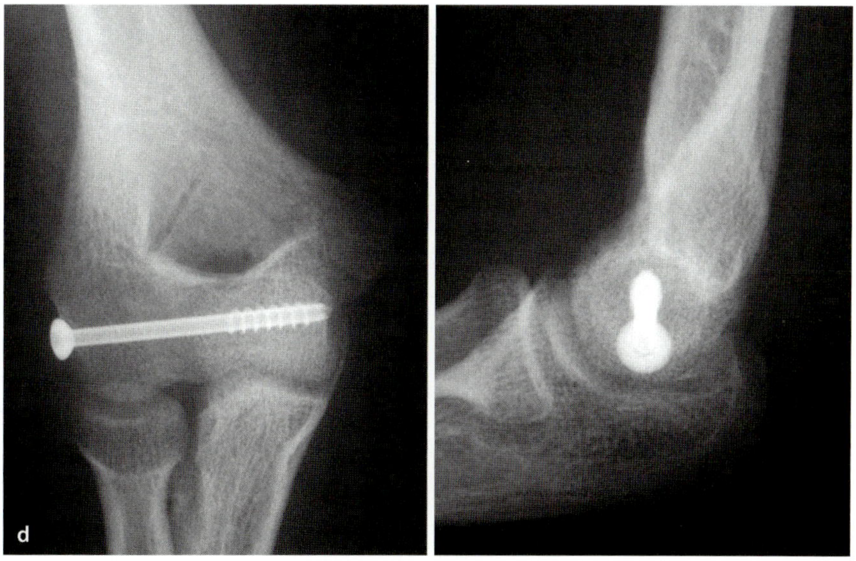

Abb. 14.19. d Teilentfernung der Kirschner-Drähten in ambulanter Behandlung. Die Schraube wurde belassen

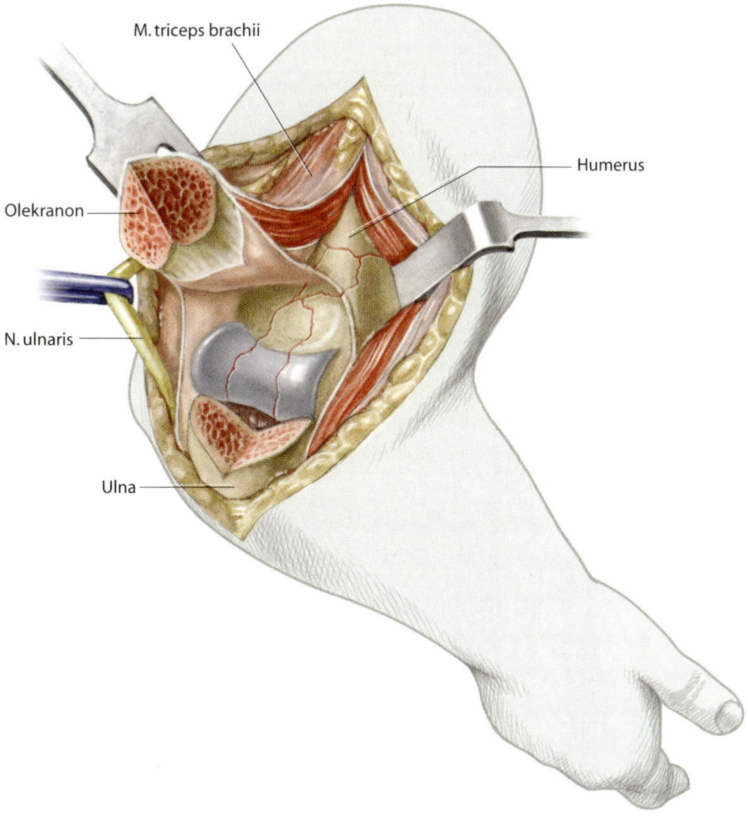

Abb. 14.20. Transkondyläre Fraktur des Adoleszenten von dorsal nach Olekranonosteotomie

Abb. 14.21. a Transkondyläre Oberarmfraktur. Unfallbild (Junge, 14 Jahre). **b** Versorgungsbild, Doppelplattenosteosynthese, Olekranonosteotomie. **c** Ausheilungsbild nach 4 Monaten

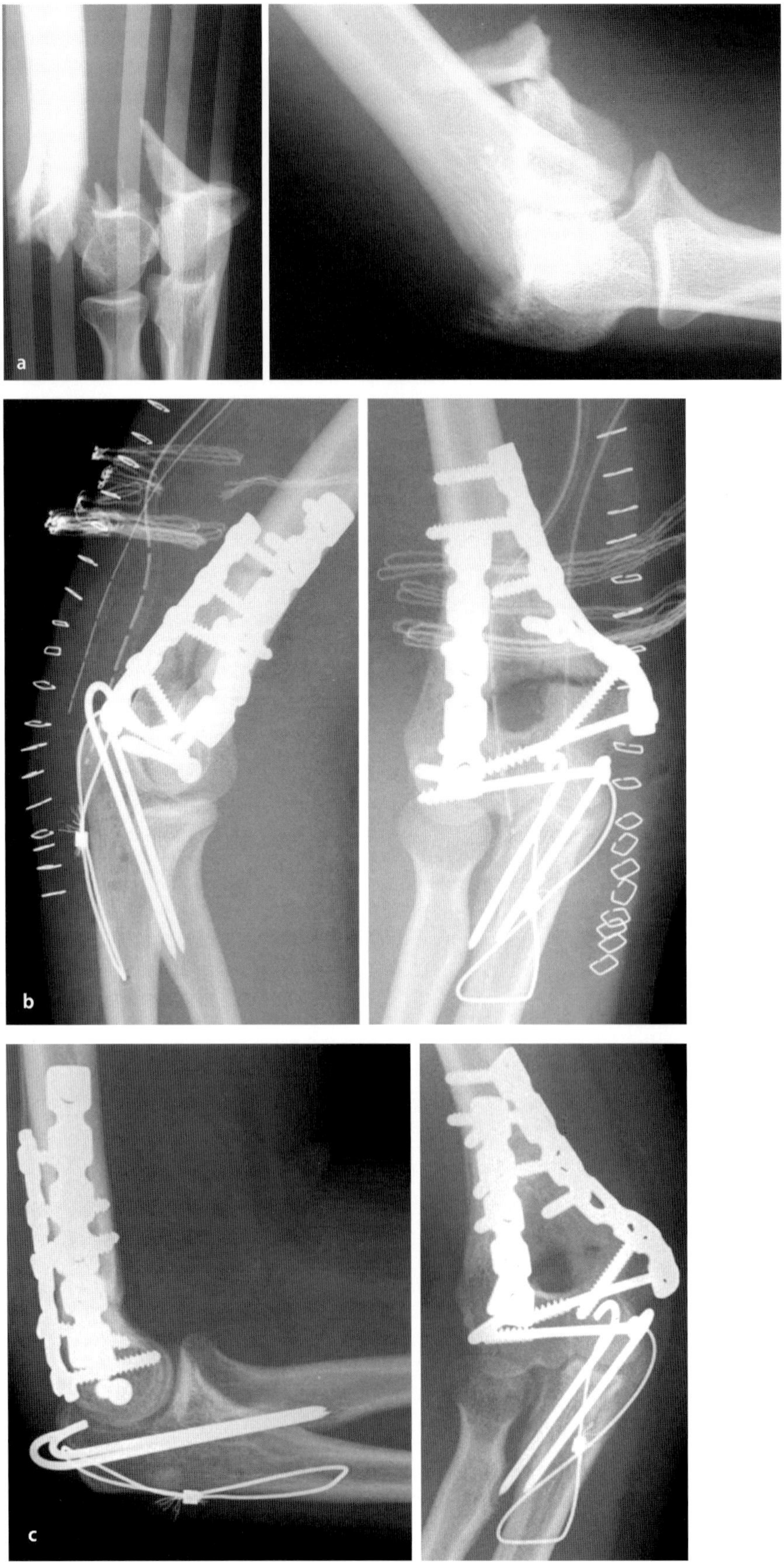

tungsosteosynthese erreicht. Eine V-förmige Anlage der Osteotomie erleichtert die korrekte Reposition des Ellenhakens und die anatomiegerechte Osteosynthese. Der Verlauf des N. ulnaris und des N. radialis sind zu beachten.

Die alleinige Kirschner-Draht- bzw. Schraubenosteosynthese ist nicht ausreichend. Nur eine Plattenosteosynthese in der Regel des krafttragenden radialen Pfeilers erzielt hier die ausreichende Stabilität. Unter Umständen ist sogar eine beiderseitige Plattenosteosynthese angezeigt (Abb. 14.21 a–c). Die Platten werden seitlich angebracht. Dorsale Platten halten oft dem steten Zug der Streckmuskulatur nicht Stand und führen zum Versagen der Osteosynthese. Zur Anwendung kommen Kleinfragmentrekonstruktions- und LCDC-Platten. Y-förmige, dorsal aufzubringende Rekonstruktionsplatten können ebenso wie die Anwendung von Drittelrohrplatten nicht empfohlen werden.

Nachbehandlung

Postoperativ wird für 4 Wochen im Oberarmgips ruhig gestellt. Bei Kindern kann nach 6–8 Wochen die Metallentfernung erfolgen. Krankengymnastische Therapie soll unterbleiben. Auch postoperativ erfolgt die Sportfreigabe nach Erreichen der schmerzfreien vollen Funktion.

Bei Adoleszenten kann insbesondere bei Anwendung einer Doppelplattenosteosynthese eine übungsstabile Situation erreicht werden, welche eine gipsfreie Nachbehandlung ermöglicht. Bei noch offenen Wachstumsfugen sollte die Metallentfernung nach 3–6 Monaten erfolgen. Bei erfolgtem Fugenschluss, bzw. wenn dieser unmittelbar bevorsteht, empfiehlt es sich, die Metallentfernung nach 9–12 Monaten durchzuführen.

Krankengymnastik sollte erst nach sicherer Frakturkonsolidierung erfolgen, falls zu diesem Zeitpunkt noch Bewegungseinschränkungen vorliegen. Sportfreigabe erfolgt ebenfalls nach dem Erreichen der uneingeschränkten Funktion des Gelenks.

Empfohlene Therapie

Oberarmgips für 4 Wochen bei undislozierten Frakturen. Offene Reposition und Kirschner-Draht-/Schraubenosteosynthese bei jungen Verletzten, Plattenosteosynthese bei Heranwachsenden.

Wachstumskontrollen und Spätkomplikationen

Wachstumskontrollen sollen entsprechend den allgemeinen Empfehlungen zur Nachbehandlung von Knochenbrüchen im Wachstumsalter >2 Jahre bzw. bis zum Wachstumsabschluss durchgeführt werden. Die Wachstumskontrollen erfolgen durch die klinische Untersuchung. Röntgenbilder werden nur im Falle klinischer, von der Norm abweichender Befunde wie Bewegungseinschränkungen und Achsabweichungen angefertigt.

Zu beachten ist vor allem die Ausbildung eines Cubitus varus. Dieser kann durch einen vorzeitigen partiellen ulnaren Fugenverschluss, häufiger aber durch ein radiales Mehrwachstum bei nicht erkannter oder unzureichend behandelter Dislokation des Condylus radialis verursacht werden.

Spezielle Gefahren und Komplikationen

Wie bei jeder ellbogennahen Fraktur müssen der *klinisch-neurologische Befund* und der *Durchblutungsstatus* subtil erhoben werden. Insbesondere der Verdacht auf eine Gefäßverletzung erhebt die Behandlung zu einem Notfalleingriff. Gegebenenfalls muss nach erfolgter Osteosynthese die Revision der A. cubitalis durchgeführt werden.

Intraoperativ muss sichergestellt werden, dass es nicht zu iatrogenen Verletzungen des N. ulnaris und des N. radialis kommt.

Die angemessene Wahl und Dimensionierung des Osteosynthesematerials hilft, postoperative Instabilitäten und einem Therapieversagen vorzubeugen. Eine eingehende Beurteilung der initialen Röntgenbilder muss besonders den Dislokationsgrad des Condylus radialis berücksichtigen. Fehleinschätzungen führen hier zu späteren Wachstumsstörungen.

14.3 Ellbogenluxationen, Frakturen der Epikondylen und ossäre Seitenbandausrisse am Ellbogen

A.-M. Weinberg, E. Haxhija

Ursache und Häufigkeit

Ellbogenluxationen

Ellbogenluxation treten vor allem in der 2. Dekade um das 12. bis 14. Lebensjahr auf. Die Häufigkeitsangaben schwanken sehr und betragen in kindertraumatologischen Studien zwischen 3% (Henrikson 1966) und 6% (Blount 1955). Studien, in denen auch Erwachsene berücksichtigt werden, zeigen, dass die hauptsächlich betroffene Altersgruppe die 10- bis 20-Jährigen sind. In dieser Patientenklientel werden Ellbogenluxationen mit einer Häufigkeit zwischen 40–50% aller Ellbogenverletzungen angegeben.

Im Kindesalter finden sich häufig begleitende Läsionen. Von Laer (2001) geht davon aus, dass es sich nur in 10% um *isolierte Ellbogenluxationen* handelt, in allen anderen Fällen ist zumeist der *Epicondylus ulnaris* mitverletzt, seltener das radiale Seitenband, der Epicondylus radialis oder auch Frakturen des Radiusköpfchens, der proximalen Ulna oder des Processus coronoideus.

Epikondyläre Läsionen

Die *Abrissverletzung der Epikondylen* des Ellbogens machen 10–11% aller Frakturen im Bereich des kindlichen Ellbogens aus (Hines et al. 1987; Landin u. Danielsson 1986; Weise et al. 1997). Es handelt sich dabei hauptsächlich um *Ausrisse des Epicondylus ulnaris* und nur in vereinzelten Fällen um *radiale Abrissfrakturen* (Kutscha-Lissberg u. Rauhs 1974). Die Epicondylus-ulnaris-Läsion geht in >50% der Fälle mit einer akuten Ellbogenluxation einher. Die Verletzung tritt 4-mal häufiger bei Jungen auf; das Prädilektionsalter liegt zwischen 9 und 14 Jahren (Wilkins et al. 2001).

Beim Abriss der Apophyse des Epicondylus ulnaris handelt es sich in erster Linie um *Avulsionsfrakturen* im Zuge einer posterolateralen Ellbogenluxation mit Valgusstress bei gestrecktem Ellbogengelenk. Je jünger das verletzte Kind ist, desto höher ist die Wahrscheinlichkeit, dass es sich bei dieser Verletzung um eine intraartikulär einstrahlende Fraktur handelt (Ter Egiazarov et al. 1989). Dies begründet sich darin, dass sich der Epicondylus ulnaris postnatal innerhalb der Gelenkkapsel befindet, im Rahmen des kindlichen Wachstums nach medial und proximal wächst und gegen Ende des Wachstums vollkommen extraartikulär liegt (Sahni u. Jit 1995).

Ossäre Seitenbandausrisse am Ellbogen

Kommt es zu einer Läsion an der radialen Seite des Ellbogens, so handelt es sich meist um *ossäre Ausrisse des Kollateralbandes*, selten um vollständige Abrisse des Epicondylus radialis. Dies liegt wahrscheinlich am breiteren Ansatz der Muskulatur und des Seitenbandes auf dieser Seite. Insgesamt handelt es sich um eine sehr seltene Verletzung.

Entwicklung und Wachstum (einschließlich Wachstumsprognose und Korrekturmöglichkeiten)

Das *Ossifikationszentrum des Epicondylus ulnaris* kommt röntgenologisch bei Mädchen ab dem 5. bis 8. Lebensjahr, bei Jungen ab dem 7. bis 9. Lebensjahr zur Darstellung und wird als letztes von den 4 sekundären Ossifikationszentren des distalen Humerus im Alter von etwa 15 Jahren mit dem Humerus fusioniert (Harraldson 1959; Sahni u. Jit 1995; Wilkins et al. 2001). Er befindet sich bei Geburt noch intraartikulär und wächst zunehmend in eine extraartikuläre Position.

Der *Epicondylus radialis* taucht um das 5. Lebensjahr auf und verschließt sich etwa zwischen dem 14. bis 18. Lebensjahr (v. Laer 1999; Wilkins et al. 2001; Abb. 14.22).

Spontankorrektur

Da es sich um *Apophysen* (Traktionsepiphysen) handelt, kommt kein spontanes Korrekturpotenzial zum Tragen. Findet das abgerissene Epicondylus-ulnaris/ radialis-Fragment keinen knöchernen Anschluss, so wird es – quasi wie ein Sesambein – in die Ansatzsehnen inkludiert und macht auch bei einer Nichteinheilung wenig Probleme (Skak et al. 1994; Van Niekerk u. Severijnen 1985; Wahl u. Friedrich 1986; Zanella u. Piroth 1985). In Bezug auf die radiale Seite finden sich allerdings in der Literatur keine gesicherten Daten, da es sich um eine äußerst seltene Läsion handelt. Gleichzeitig bedeutet dies aber auch, dass es nur in Ausnahmefällen zu komplizierten Langzeitverläufen kommt.

Wachstumsstörung

Wachstumsstörungen im eigentlichen Sinne sind nicht zu erwarten. Im Zuge der Versorgung – sei es konservativ oder operativ – kann es zur *Verbreiterung* und *Verdickung* des *Epicondylus ulnaris/radialis* kommen (Abb. 14.23 a–d). Bei Verplumpung des ulnaren Epikondylus kann dies mit einem *Engesyndrom des N. ulnaris* vergesellschaftet sein.

Bei den *Pseudarthrosen* handelt es sich nicht um eine Wachstumsstörung, sondern um eine Komplikation: die fehlende postoperative Einheilung.

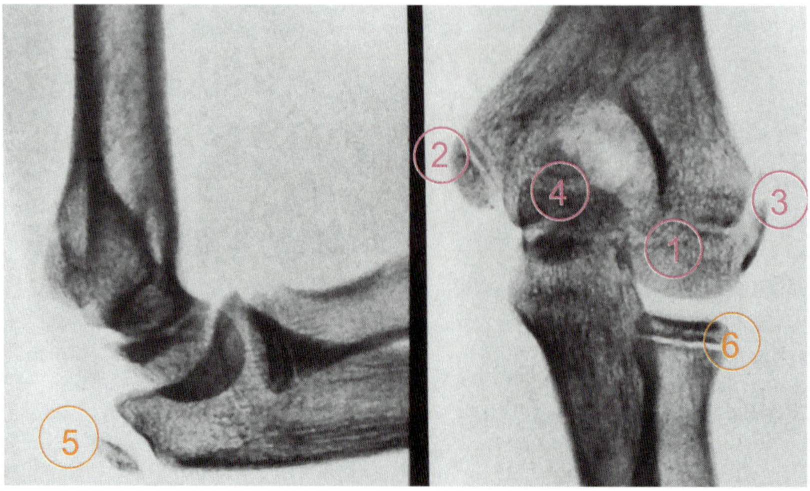

Abb. 14.22. Zeitpunkt des Auftretens der Ossifikationskerne und des Verschlusses der sekundären Ossifikationszentren des Ellbogens. *1* Capitulum humeri 4 Wochen/ 13. Lebensjahr), *2* Epicondylus ulnaris (5./14. Lebensjahr), *3* Epicondylus radialis (10./13. bis 14. Lebensjahr), *4* Trochlea (10./13. Lebensjahr), *5* Ulnaapophyse (9./14. Lebensjahr), *6* Radiusköpfchen (5./13. bis 15. Lebensjahr)

Abb. 14.23 a,b. Sturz mit dem Fahrrad, 14-jähriger Junge. **a** Unfallbild. **b** Operative Versorgung der Abrissfraktur des Epicondylus ulnaris mit Kirschner-Drähten nach Beseitigung der Luxation am Aufnahmetag. **c** Metallentfernung nach 6 Wochen. **d** Klinisches Ergebnis nach einem Jahr: deutliche sichtbare kosmetische Verbreiterung und Vergrößerung/Verplumpung des ulnaren Epikondylus

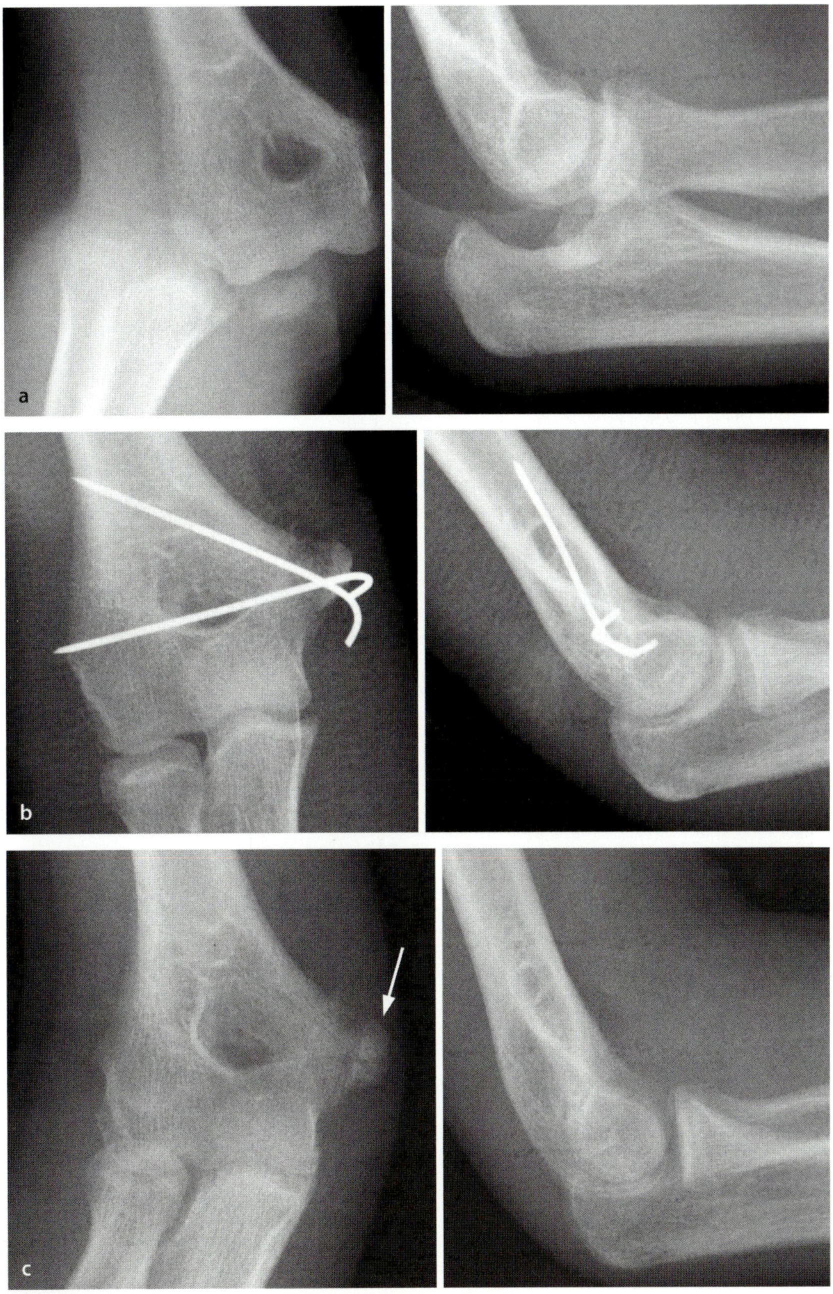

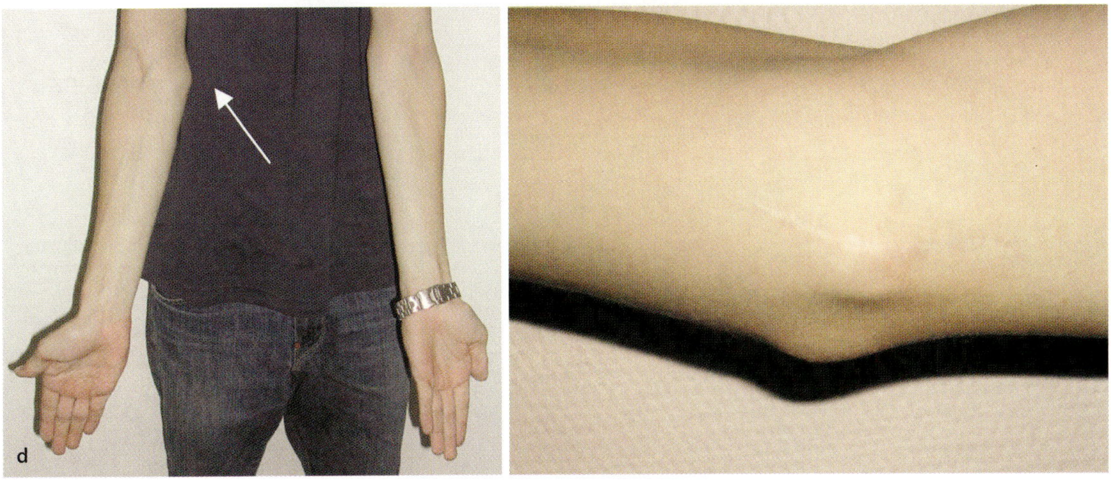

Chirurgische und spezielle Anatomie

Die Kenntnis des apophysären Ursprungs der Beugemuskulatur (M. flexor carpi radialis, M. flexor carpi ulnaris, M. flexor digitorum superficialis, M. palmaris longus und ein Teil des M. pronator teres) und der medialen Kollateralbänder des Ellbogengelenks sind für das Verständnis der Verletzung wichtig. Das *Dislokationsausmaß* wird durch die anhängende Muskulatur bestimmt (Abb. 14.24 a–e). Vice versa gilt dies bei radialem Ausriss für die Streckmuskulatur und das laterale Kollateralband. Auf der radialen Seite kommt es eher zum Ausriss des Seitenbandes als zum Abriss des Epicondylus radialis.

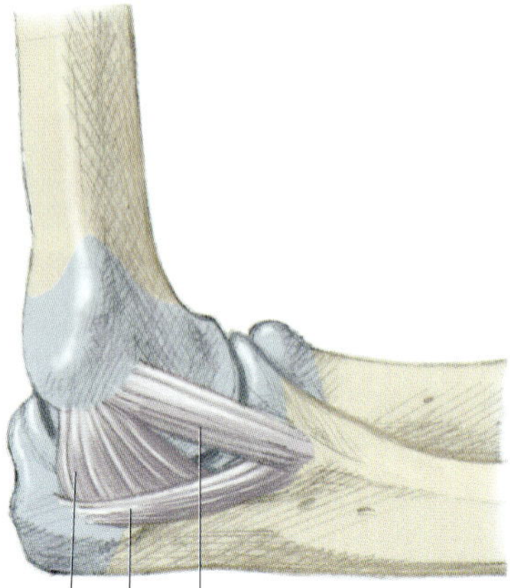

a

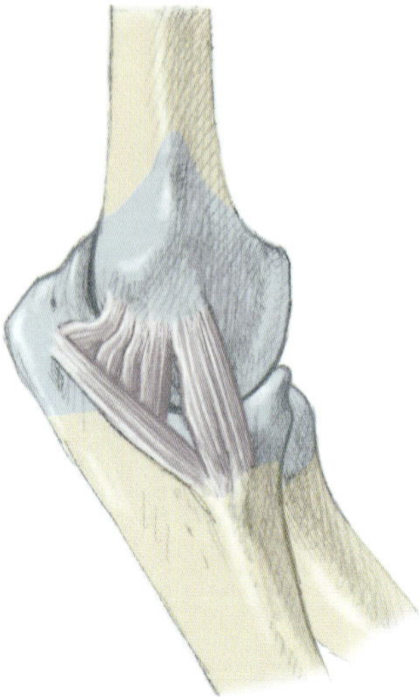

b

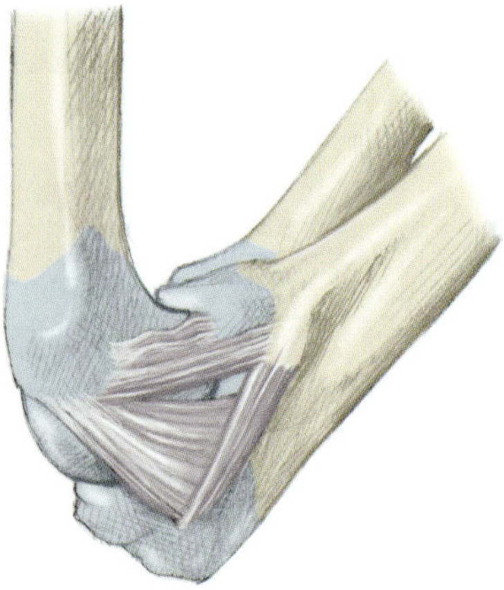

c

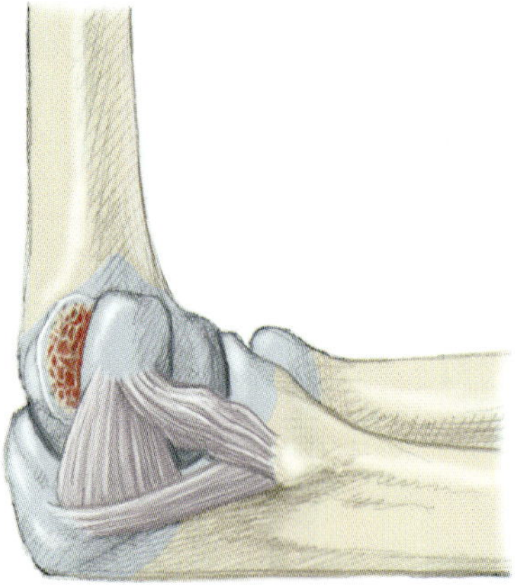

d

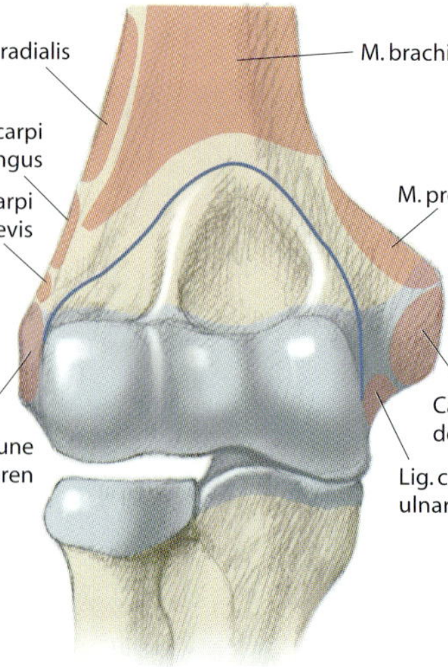

e

Abb. 14.24. a–d Mediale Kollateralbänder des Ellenogens und deren Anspannungen in den unterschiedlichen Stellungen des Ellenbogens. **e** Ansätze der Muskulatur am Ellbogen. Die ulnare Muskelgruppe entspringt zentral am Epicondylus ulnaris, die Extensoren dagegen breitflächig am gesamten distalen radialen Humerus

Bei Frakturen des Epicondylus ulnaris findet sich der N. ulnaris unmittelbar in der Nähe der Verletzung und kann primär ins Gelenk einschlagen (Fowles et al. 1984).

Klassifikation

Ellbogenluxationen

Die klassische Luxation findet zwischen den *proximalen Anteilen des Unterarms* und dem *distalen Humerus* statt (Abb. 14.25 a–f). Luxationen werden nach der *Richtung* eingeteilt. Es kann zu einer Dislokation nach medial, lateral, vorne (anterior) oder nach hinten, bzw. kombiniert zu einer posteromedialen oder posterolateralen Dislokation kommen. Weiterhin kann es zu einer Dissoziation im proximalen radioulnaren Gelenkanteil kommen. Diese Dissoziationen werden dann als divergierend bezeichnet, wobei die Dislokationsrichtung anteroposterior oder mediolateral sein kann. Letztendlich verursacht die *Dislokationsrichtung* den begleitenden Knochen-Weichteil-Schaden.

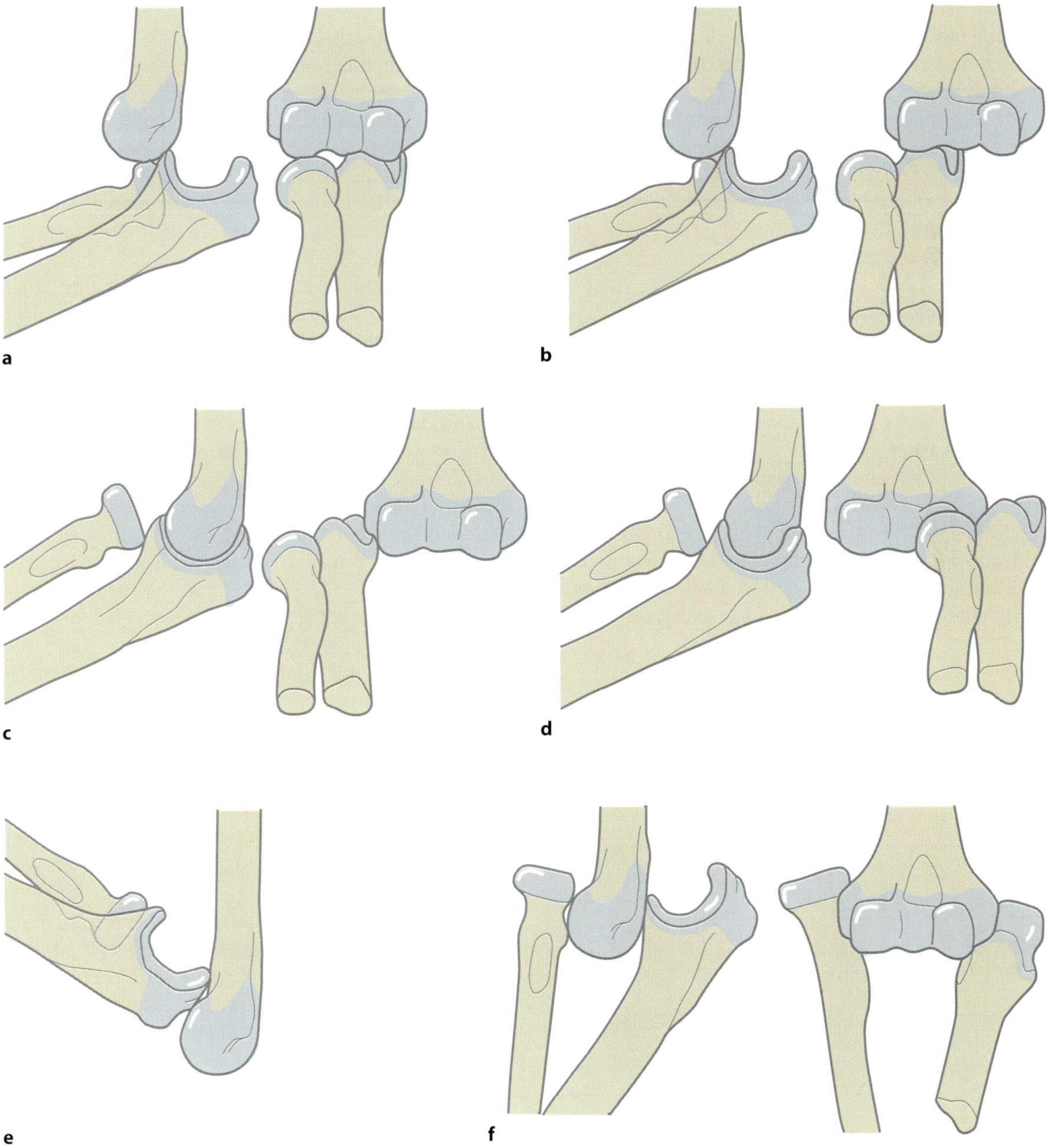

Abb. 14.25 a–f. Klassifikation der Ellbogenluxationen anhand der Luxationsrichtung. **a** Dorsal, **b** dorsoradial, **c** radial, **d** ulnar, **e** ventral, **f** divergierend

Epikondyläre Läsionen

In der Literatur finden sich verschiedene Klassifikationen der Abrissfraktur des Epicondylus ulnaris. Die Problematik besteht in der Tatsache, dass von diesen Klassifikationen weder ein einheitliches Therapieregime abgeleitet werden kann, noch kann eine Prognose für die Entstehung einer möglichen Pseudarthrose gestellt werden. Auch korreliert die Einteilung nicht mit den zu erwartenden posttraumatischen Schmerzen.

Das wichtigstes Kriterium aller Einteilungen stellt die *initiale Dislokation* und das *Einschlagen* bzw. die *Rotation des Fragments* dar. Uneinigkeit besteht in der Frage, ob 5 mm oder nur 2 mm als undisloziert zu bewerten sind. Bei den meisten Verletzungen handelt es sich nicht um eine intraartikuläre Läsion, da der Altersgipfel der Verletzung immer mit bereits extraartikulär liegendem Epicondylus ulnaris einhergeht (s. oben).

Wir bevorzugen die Einteilung nach Rang (1974; Tabelle 14.1).

Radiale Frakturen der Epikondylen kommen nur vereinzelt vor, sodass keine speziellen Klassifikationen erstellt wurden (Benz u. Roth 1985; Festge et al. 1980; Koudela u. Kavan 1977).

Ossäre Seitenbandausrisse

Diese sind ebenfalls sehr selten, sodass eine spezifische Unterteilung bisher nicht sinnvoll erschien.

Diagnostik

Ellbogenluxation

Der Verdacht auf eine Ellbogenluxation ergibt sich bereits durch die *Stellung des Arms*. Liegt eine Luxation vor, sollten die periphere Sensibilität, die Durchblutung und ggf. die Motorik dokumentiert werden und die Luxation zügig beseitigt werden. Radiologisch reicht meist eine Ebene, um die Diagnose zu verifizieren.

Tabelle 14.1. Klassifikationen der Epicondylus-ulnaris-Frakturen

Klassifikation nach Rang (1974)	
Grad I	Epicondylus-ulnaris-Frakturen ohne/mit minimaler Dislokation
Grad II	Epicondylus-ulnaris-Frakturen mit Dislokation und Rotation
Grad III	Epicondylus-ulnaris-Frakturen mit intraartikulär verlagertem Fragment
Grad IV	Epicondylus-ulnaris-Frakturen mit intraartikulär verlagertem Fragment und gleichzeitiger Ellbogenluxation
Klassifikation nach Bede et al. (1975), Smith (1950) und Smith u. Joyce (1954)	
Grad I	Undisloziert
Grad II	Minimal disloziert (<5 mm)
Grad III	Disloziert: >5 mm, eingeschlagener Epikondylus in das Ellbogengelenkfragment

Gleichzeitig kann intraoperativ nach erfolgter Reposition die Stabilität bzw. etwaige knöcherne Läsionen, die auf dem Primärbild überdeckt waren, beurteilt werden.

Kann der Patient auch nach 4 Wochen den Arm nicht strecken und gibt Schmerzen bzw. Blockierungen an, so kann dies auf ein *osteochondrales Fragment* hinweisen. In diesen Fällen sollte eine MRT die Diagnose sichern. Da dies aber im Kindesalter eine Rarität darstellt, verzichten wir routinemäßig auf eine solche Diagnostik, da die Fragmente nur selten refixiert werden können und diese Kinder bereits initial durch einen oftmals sehr weiten Gelenkspalt an die entsprechende Diagnose denken lassen.

Epicondylus-ulnaris-Läsionen

Periphere Durchblutung, Motorik und Sensibilität sollten zunächst beurteilt werden. Besonderes Augenmerk ist auf die genaue Dokumentation der Funktion des N. ulnaris zu richten: Finger maximal strecken, Finger maximal spreizen, Faustschlussprüfung, Sensibilitätsprüfung des Kleinfingers und der ulnaren Hälfte des Ringfingers. Dies ist möglich, da die Kinder meist 10 Jahre und älter sind.

Bestehen Schmerzen, so sollte umgehend eine Analgosedierung in kindgerechter Dosierung verabreicht werden (z. B. Midazolam-Hydrochlorid in Kombination mit Tramadol-Hydrochlorid).

Palpationen sind aufgrund der Schmerzen nicht sinnvoll, da die Radiologie die Diagnose sichert.

Die Röntgenstandardaufnahme in 2 Ebenen ist obligat (Chessare et al. 1977; Wilkins et al. 2001; Abb. 14.26, Abb. 14.27). Handelt es sich um eine Ellbogenluxation, kann auf die zweite Ebene zunächst verzichtet werden, diese Aufnahme muss aber nach Reposition zwingend erfolgen.

Meist wird die seitliche Ebene zuerst aufgenommen, da die Beugung weniger schmerzhaft ist. Kann die Streckung nicht eingenommen werden, so kann das Ellbogengelenk beurteilt werden, wenn die Ellbogenspitze mit gleichem Winkel von Oberarm und Unterarm zur Plattenebene liegt. Der angehobene Anteil sollte durch Lagerungshilfen unterstützt werden (Abb. 14.28).

Dislozierte Frakturen lassen sich meist primär erkennen. Bei sehr kleinen Kindern und nur knorpeligen Anteilen ist die Sonographie hilfreich, da diese die Verletzung darstellt.

Probleme bereiten undislozierte Frakturen, da diese sich der radiologischen Diagnostik entziehen können (Chessare et al. 1977). Die Verletzung kann ebenfalls sonographisch erfasst werden, oder ein sekundäres Röntgen nach 7–10 Tagen bestätigt die Verdachtsdiagnose.

Bei Analyse des Röntgenbildes kann die Linie nach Shenton eingesetzt werden, da hiermit Dislokationen erkannt werden können (Abb. 14.29 a–c).

Differenzialdiagnostisch kann auch eine *Apophysitis des Epicondylus ulnaris* bestehen. Meist fehlt die eindeutige Anamnese, die allerdings bei Kindern nicht immer

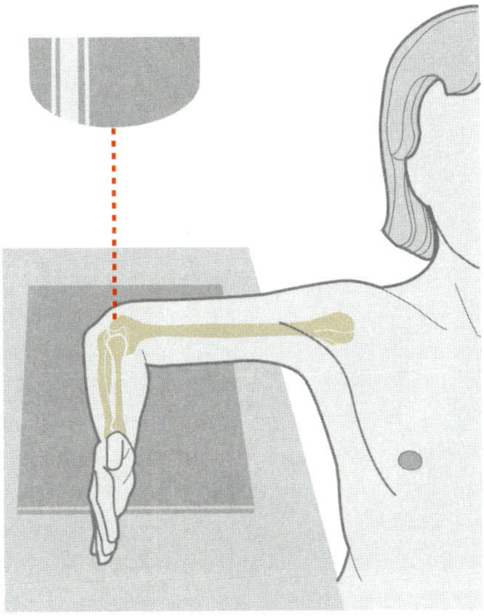

Abb. 14.26. Standardeinstellung bei Frakturen am Ellbogen: a.-p.-Aufnahme

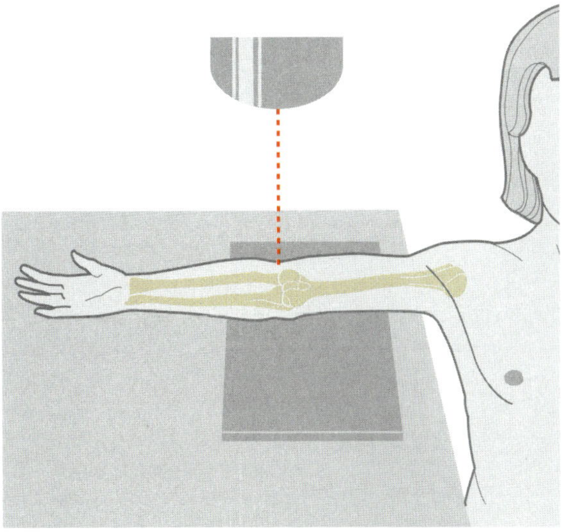

Abb. 14.27. Standardeinstellung bei Frakturen am Ellbogen: seitliche Aufnahme

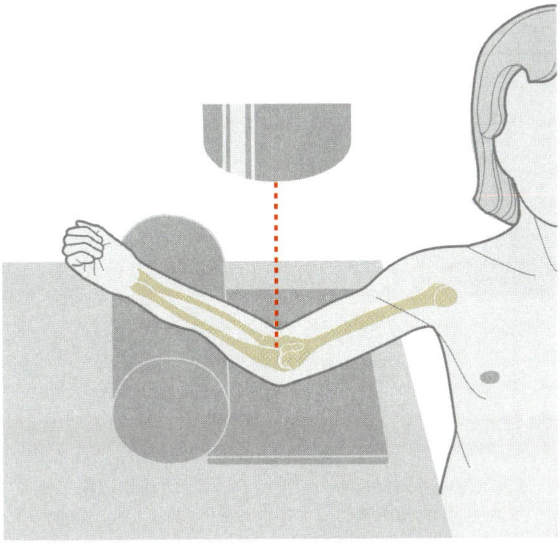

Abb. 14.28. Lagerung des Ellbogen bei schmerzhafter Streckung zur radiologischen Aufnahme zur Beurteilung intraartikulärer Verletzungen

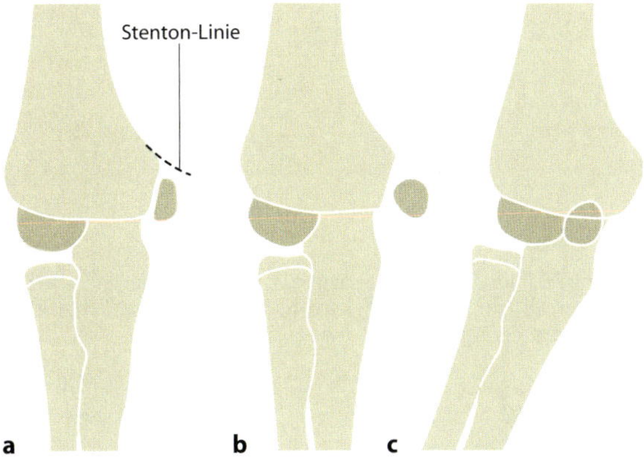

Abb. 14.29 a–c. Die Linie nach Shenton kann zur Beurteilung einer Dislokation und Verdrehung des Epicondylus ulnaris herangezogen werden. **a** Undislozierte Fraktur. **b** Dislozierte und rotierte Fraktur. **c** Epicondylus ulnaris, der bei der Ellbogenluxation ins Gelenk eingeschlagen ist

exakt erhoben werden kann. Die Apophysitis tritt vor allem bei Ballsportarten auf, aber auch bei Gymnastik, Aerobic oder Training mit Gewichten. Die auslösenden rezidivierenden Mikrotraumen können bis hin zu Segmentierungen der Apophyse und Verbreiterung der Fuge führen. Sportpause und kurzfristige Ruhigstellung, bei älteren Kindern ggf. Antiphlogistika führen meist zur Besserung der Symptomatik.

Ossäre Seitenbandausrisse

Diese sind eher auf der radialen Seite zu erwarten und können Probleme bei der Diagnoseerstellung bereiten, da die Fragmente sehr klein sein können. Intraligamentäre Verletzungen wie sie bei Erwachsenen auftreten, sind im Kindesalter nicht zu erwarten. In der Adoleszenz können die Verletzungen denen der Erwachsenen entsprechen (Blauth u. Gösling 2001). Kann radiologisch keine sichere Aussage erhoben werden, so stellt die Sonographie eine Alternative dar. Des Weiteren kann eine MRT die Verletzung sicher darstellen (Abb. 14.30 a–c). In diesen Fällen muss der hohe Aufwand (Kosten) gegenüber dem Nutzen abgewogen werden. In unserer Klinik hat sich daher folgendes Vorgehen etabliert: Wenn Schwellung und Schmerzen im Vor-

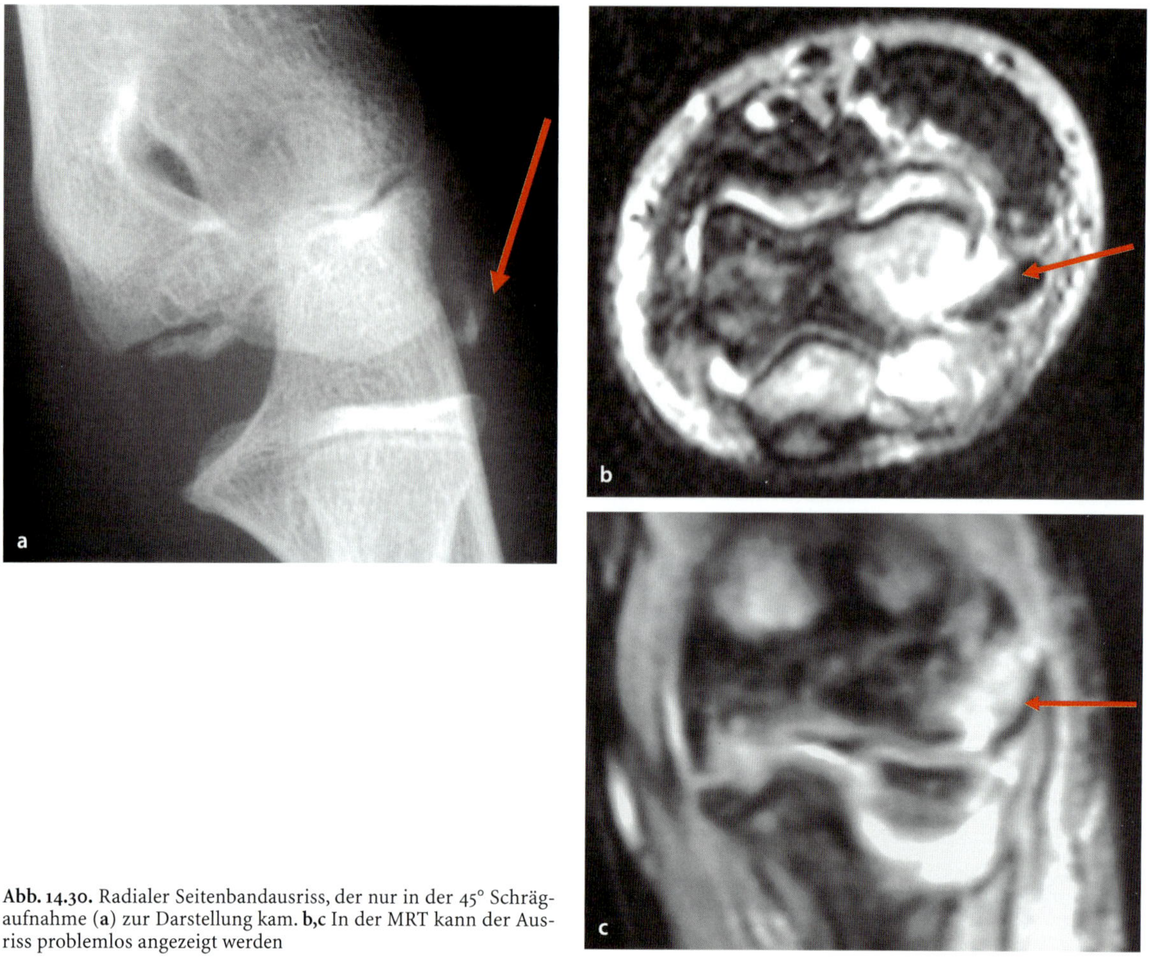

Abb. 14.30. Radialer Seitenbandausriss, der nur in der 45° Schrägaufnahme (**a**) zur Darstellung kam. **b,c** In der MRT kann der Ausriss problemlos angezeigt werden

dergrund stehen, wird der Ellbogen zunächst ruhig gestellt und nach 7–10 Tagen klinisch nachuntersucht. Zu diesem Zeitpunkt kann auch die Aufklappbarkeit geprüft werden, um eine Instabilität nicht zu übersehen. Besteht eine Instabilität, sollte eine Ruhigstellung für insgesamt 3–4 Wochen erfolgen. Beim sekundären Röntgen stellt sich die Verletzung radiologisch oftmals anhand sekundärer Kallusbildung dar.

Kann mit der definitiven Diagnosestellung nicht gewartet werden, so lässt sich diese Verletzung eindeutig in der MRT erheben. Jedoch ist diese Methode teuer und aufwendig, zudem ist eine Änderung des Therapieregimes nicht zu erwarten. Dislozierte Frakturen lassen sich weitaus einfacher im Röntgenbild erkennen. Meist zeigt sich der knöcherne Bandausriss als ein kleines Fragment neben einer knöchernen Schale, die dem Epicondylus radialis entspricht (Abb. 14.31 a–c).

CAVE

Die schalenförmige Konfiguration des Epicondylus radialis kann als Fragment im Sinne einer Fraktur fehlgedeutet werden.

Empfohlene Diagnostik

- *Ellbogenluxation*: konventionelles Röntgen (initial eine Ebene ausreichend), Kontrolle nach Reposition in 2 Ebenen (zusätzliche Läsionen häufig!),
- *epikondyläre Frakturen*: konventionelles Röntgen in 2 Ebenen, kleine Kinder: Sonographie,
- *ossäre Seitenbandausrisse*: konventionelles Röntgen, ggf. MRT,
- *chondrale Abscherfrakturen*: MRT.

Therapie

Ellbogenluxation

Bestehende Luxationen des Ellbogens müssen *notfallmäßig reponiert* werden. Verschiedene Repositionstechniken wurden beschrieben (vgl. Abb. 14.31 a–c) Meist reichen ein leichter Zug und Druck auf das Olekranon.

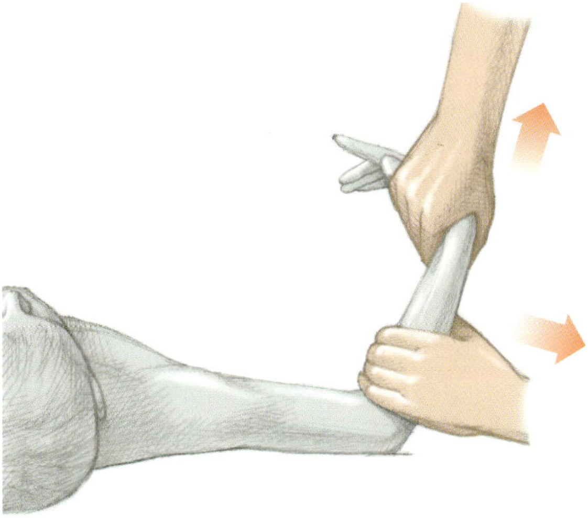

a

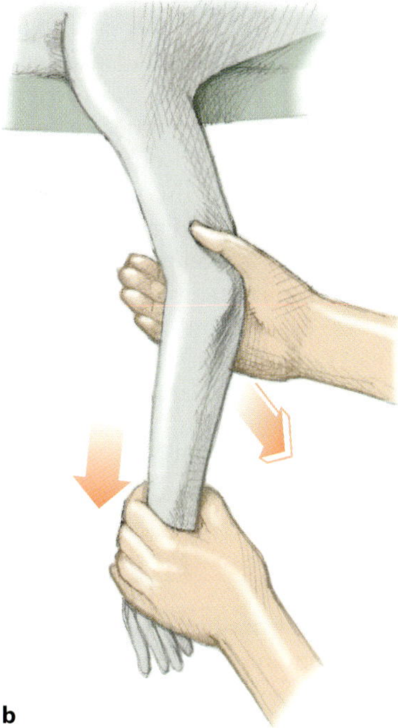

b

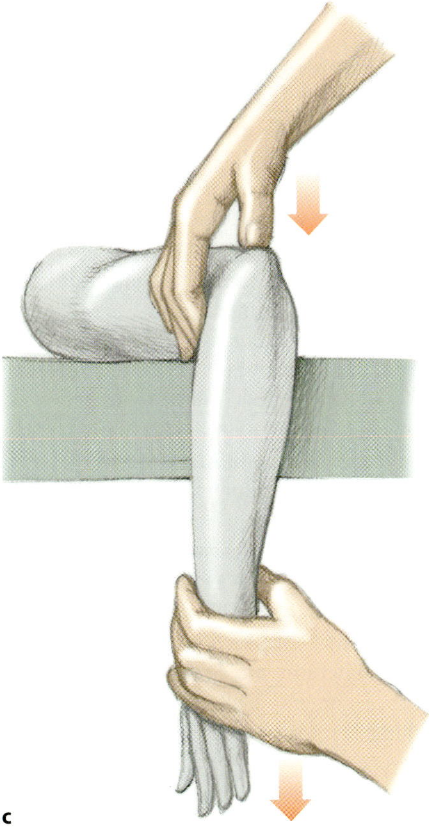

c

Abb. 14.31 a,b. Repositionstechniken bei Ellbogenluxationen. **a** *1. Technik*: Der Patint liegt auf dem Rücken. Durch Zug am angewinkelten Arm sowohl in der Längsrichtung als auch am Unterarm kann sich die Fraktur reponieren. Durch leichte Pronation oder Supination kann das Repositionsmanöver unterstützt werden. **b** *2. Technik*: Der Patient liegt auf dem Bauch und wiederum wird ein Längszug ausgeführt und gleichzeitig der Unterarm in Beugung ebenfalls unter Zug gesetzt. **c** 3. Technik: Insbesondere bei dorsalen Luxationen kann durch Druck auf die Olekranonspitze unter Längszug am Unterarm die Reposition erfolgen

Nach erfolgter Reposition müssen zum einen in den Standardebenen weitere Verletzungen des Ellbogens ausgeschlossen werden, zum andern sollte noch während der Vollnarkose die Seitenbandstabilität getestet werden. Müssen die Frakturen operativ stabilisiert werden, so ist nach durchgeführter Operation abschließend in Narkose immer die Stabilität der scheinbar unverletzten Gegenseite zu prüfen und zu dokumentieren.

Handelt es sich um eine isolierte Ellbogenluxation, so sollte die weitere Behandlung frühfunktionell erfolgen. Nach kurzfristiger Ruhigstellung von maximal 5–10 Tagen beginnt der Patient mit selbstständigen Bewegungsübungen.

Seitenbandläsionen

Seitenbandläsionen werden vorrangig konservativ therapiert. Die Ruhigstellung erfolgt im Oberarmgips für 3–4 Wochen. Handelt es sich um instabile, dislozierte Fragmente, so sind diese zu refixieren. Die Operationsindikation sollte jedoch äußerst vorsichtig gestellt werden, da auch Verletzungen, die in Höhe des Gelenks dislozieren – unter der Voraussetzung, dass diese nicht ins Gelenk eingeschlagen sind –, hervorragende funktionelle Ergebnisse erbringen können.

Interligamentäre Verletzungen finden sich im Kindesalter kaum. Prä- bzw. pubertäre Kinder sind dagegen entsprechend dem Protokoll der Erwachsenen zu therapieren, d. h. nach erfolgter Reposition wird die Stabilität geprüft und bei diagnostizierter Instabilität ggf. die Naht des Bandes vorgenommen (Abb. 14.32 a–c).

Epicondylus-ulnaris-Abrissfrakturen

Bei Abrissfrakturen der Epikondylen handelt es sich fast ausschließlich um Epicondylus-ulnaris-Läsionen. Radiale Verletzungen sind entsprechend zu therapieren. Bisher sind in der Literatur nur Einzelfälle dokumentiert wurden, daher lehnen sich alle Therapievorschläge an die Behandlung der Epicondylus-ulnaris-Verletzung an (Festge et al. 1980).

Einhellige Meinung herrscht bezüglich dem konservativem Vorgehen bei *Grad-I-Frakturen* (Abb. 14.33 a–d). Hinsichtlich der Notwendigkeit der operativen Versorgung der *dislozierten Epicondylus-ulnaris-Abrissfrakturen* bestehen unterschiedliche Meinungen (Case u. Hennrikus 1997; Hines et al. 1987; Schuck et al. 1989; Van Niekerk u. Severijnen 1985; Wahl u. Friedrichj 1986; Wilson 1960; Wilson et al. 1988; Zanella u. Pieroth 1985).

! Ein operatives Vorgehen wird bei bestehender Symptomatik einer kompletten N.-ulnaris-Läsion, der Notwendigkeit der Extraktion eines intraartikulär eingeschlagenen Epicondylus-ulnaris-Fragments sowie bei Grad-III- und -IV-Frakturen (nach Rang 1974) empfohlen.

Dies gilt mittlerweile als Standard sowohl in der angloamerikanischen als auch in der europäischen Literatur (Case u. Hennrikus 1997; Wahl u. Friedrich 1986; Zanella u. Piroth 1985). Zwar wird immer wieder beschrieben, dass das eingeschlagene Fragment auch durch geschlossene Repositionsmanöver aus dem Gelenk extrahiert werden kann, dennoch überwiegt die Meinung, dass ein operatives offenes Vorgehen schonender ist (Case u. Hennrikus 1997; Chrestian et al. 1985; Josefsson u. Danielsson 1986; Rang 1974; Smith 1950; Wahl u. Friedrich 1986; Wilson et al. 1988; Woods 1977; Zanella u. Pieroth 1985).

Uneinigkeit besteht bei *Grad-II-Frakturen*. Diese sind disloziert und rotiert, aber nicht im Gelenk interponiert. Ein konservatives Vorgehen ist grundsätzlich möglich, weil die ulnare Apophyse praktisch nicht zum Längenwachstum des Ellbogengelenks beiträgt (Smith 1950). Andererseits sind bei diesen Frakturen die ulnaren Kollateralbänder zusammen mit dem apophysären Ansatz der Unterarmbeugergruppe ausgerissenen, die bei starker Belastung entscheidend für die Stabilität des Ellbogengelenkes sind. Letztere kann jedoch nur bei korrekter Reposition, sicherer Fixation des Apophysenabrisses und entsprechender Einheilung in vollem Ausmaß wiederhergestellt werden. Die Entscheidung des behandlenden Arztes über das operative oder konservative Vorgehen bei Grad-II-Frakturen (nach Rang 1974) sollte nicht anhand der elterlichen Auskunft über das geplante Ausmaß der zukünftigen physischen Tätigkeit ihres Kindes (beabsichtigte Berufswahl des Kindes, Berücksichtigung des elterlichen Berufes) getroffen werden, wie dies von manchen Autoren empfohlen wird (Wilkins et al. 2001). Vielmehr sollte bei dislozierten Frakturen >4 Jahre alter Kinder die Entscheidung zur Operation großzügig ab einer Dislokation von >2 mm gestellt werden (Abb. 14.34 a–c).

Viele Studien zeigen jedoch sowohl bei operativer als auch bei konservativer Behandlung dislozierter Epicondylus-ulnaris-Apophysenabrisse gute Ergebnisse (Van Niekerk u. Severijnen 1985; Zanella u. Pieroth 1985). Gesichert erscheint, dass ein intraartikuläres Belassen oder die Exzision eines ins Gelenk eingeschlagenen Epicondylus-ulnaris-Abrissfragments zu schlechten Langzeitergebnissen führt (Farsetti et al. 2001; Fowles et al. 1984).

Empfohlene Therapie

- *Grad I* : konservativ,
- *Grad II*: zunehmend operativ,
- *Grad III bis IV*: operativ.

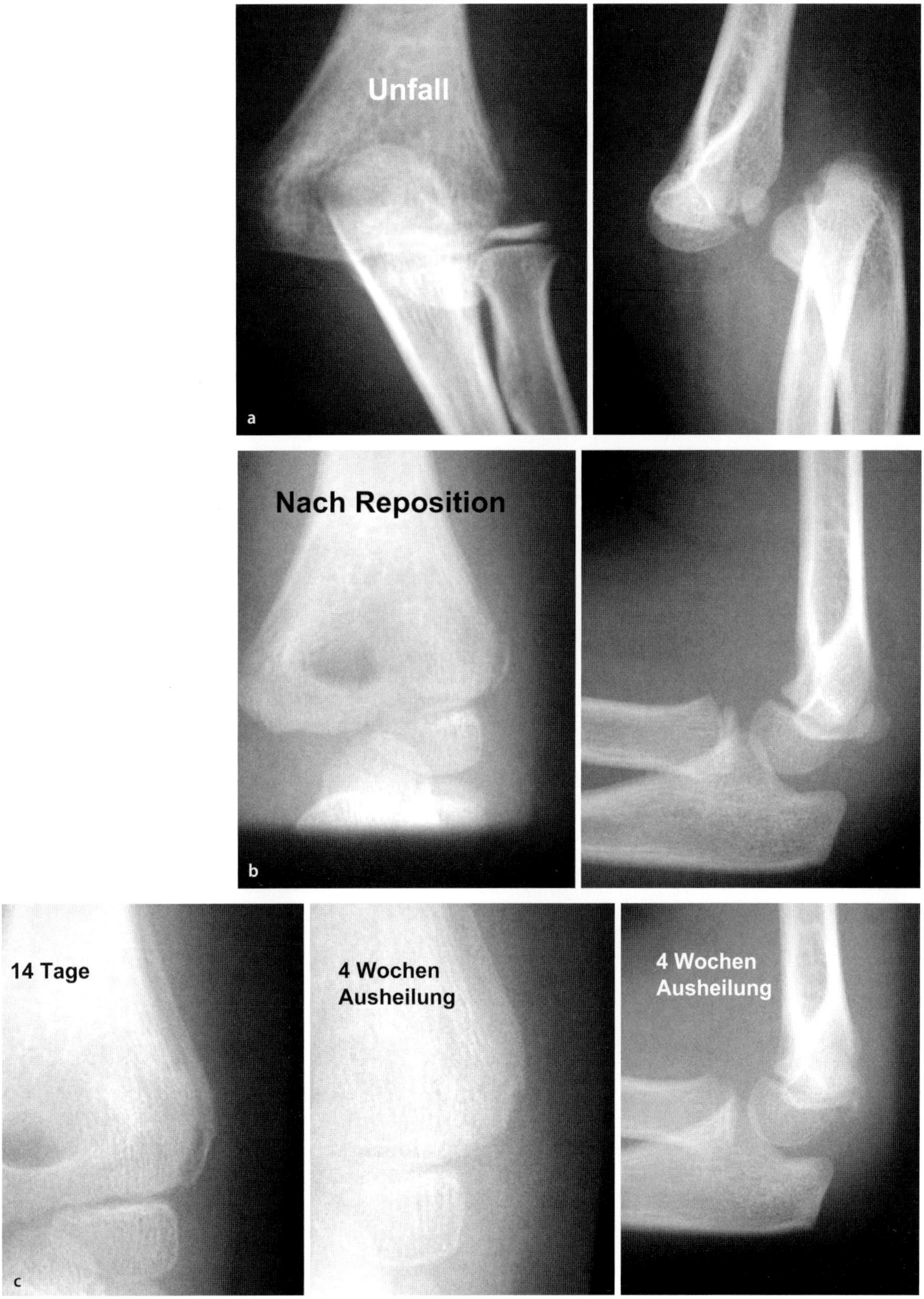

Abb. 14.32 a–c. Ellbogenluxation nach Sturz, 6-jähriges Mädchen. **a** Unfallaufnahme. **b** Nach Reposition zeigt sich ein schalenförmiges Fragment (knöcherner radialer Seitenbandausriss). **c** Kallussaum zeigt bereits nach 2 Wochen eine knöcherne Heilung der Fraktur. Nach 4 Wochen vollständige Ausheilung

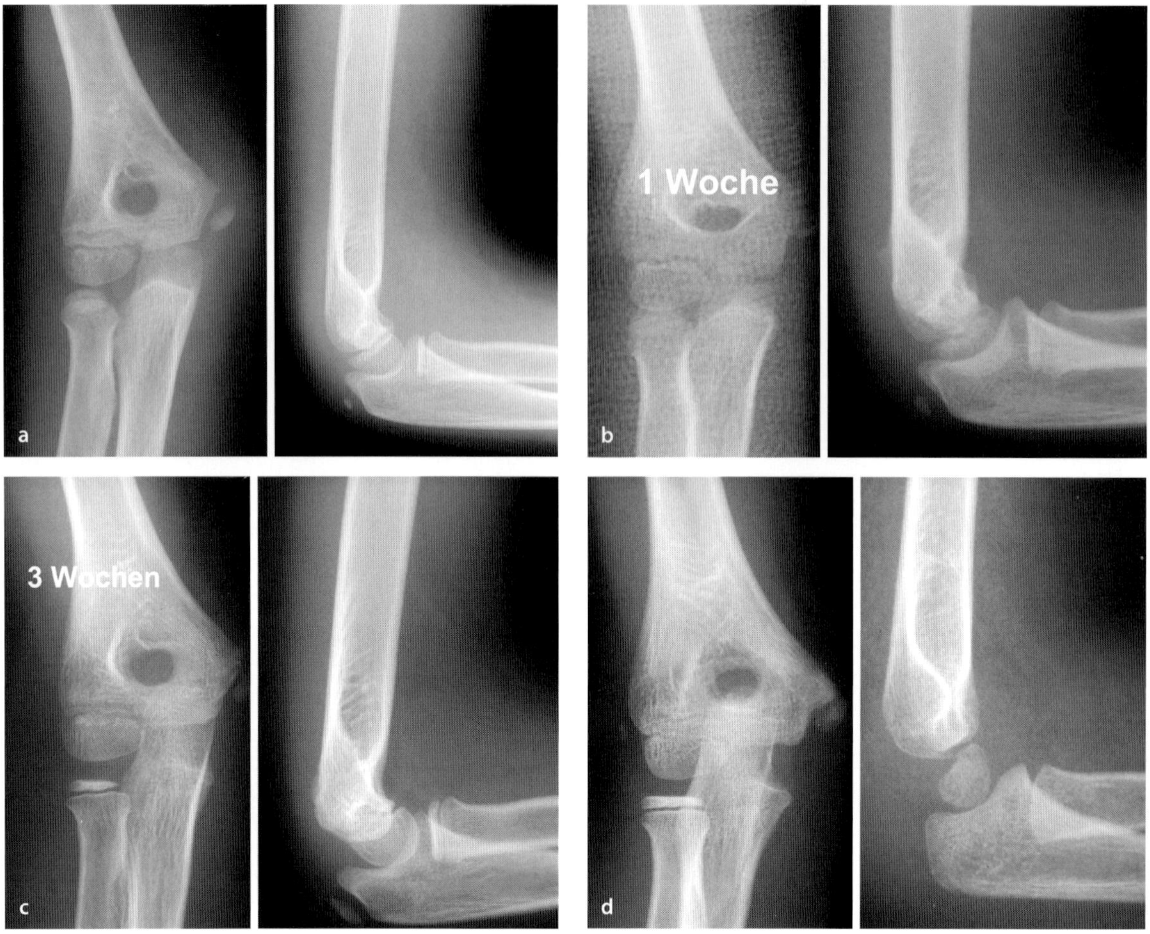

Abb. 14.33 a–d. Ellbogenluxation beim Judo, 9-jähriges Mädchen. **a** Das Unfallbild zeigt eine Ellbogenluxation. **b** Ruhigstellung im Oberarmgips. Kontrolle nach einer Woche. **c** Ausheilung nach 3 Wochen. **d** Ausheilungsergebnis nach einem Jahr

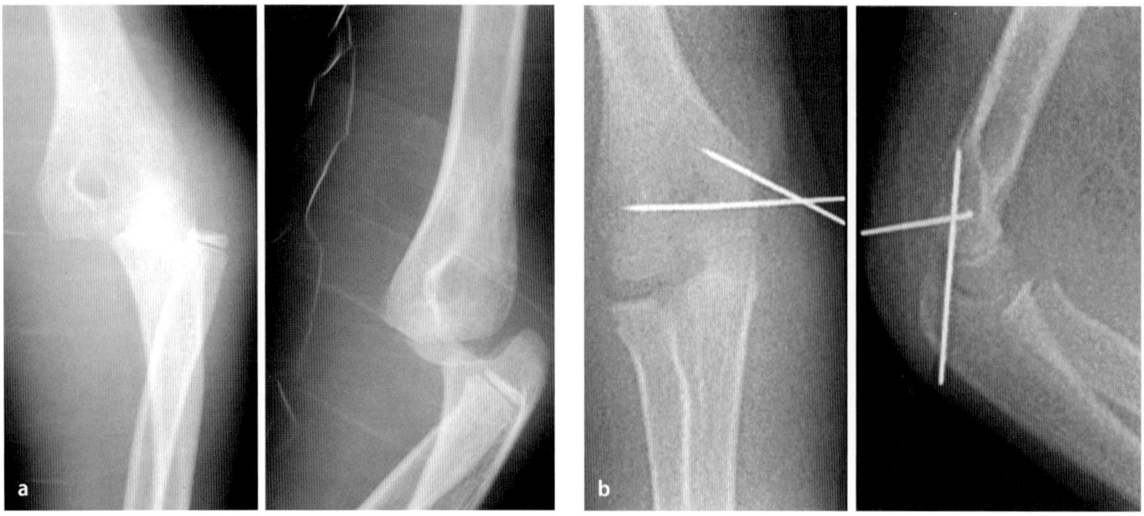

Abb. 14.34 a–c. Sturz beim Schulturnen, 9-jähriger Junge. **a** Die Unfallaufnahmen zeigen eine dorsoradiale Luxation. **b** Intraoperativ zeigte sich nach Reposition eine dislozierte Epicondylus-ulnaris-Läsion, die mit Kirschner-Drähten fixiert wurde. **c** Ausheilungsbild nach 4 Wochen

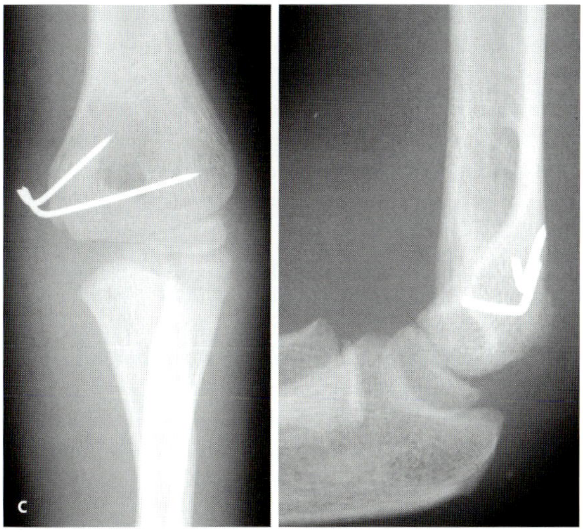

Abb. 14.34 c.

Zu den Operationsindikationen s. Tabelle 14.2.

Operationsprinzip und -ziel. Das Operationsziel ist die *anatomische und sichere Refixation der abgerissenen Epicondylus-ulnaris-Apophyse* und damit auch die Refixation der Ansätze der Unterarmbeugergruppe und des ulnaren Seitenbandapparates. Behandlungsziele sind:

- die Wiederherstellung des vollen Bewegungsumfanges des Ellbogengelenks,
- die Gewährleistung der Ellbogenbandstabilität und
- die Ermöglichung einer kraftvollen, schmerzfreien Ellbogengelenkbeweglichkeit ohne Gefährdung der Funktion des N. ulnaris.

Anzustreben ist die *Schraubenosteosynthese*, um eine funktionelle Therapie zu ermöglichen.

Tabelle 14.2. Operationsindikation bei Epicondylus-ulnaris-Frakturen

Absolute Indikation:
Grad-III- bis -IV- (nach Rang 1974) Frakturen des Epicondylus ulnaris bei >4 Jahre alten Kindern
Komplette N.-ulnaris-Läsion (Ausschluss einer N.-ulnaris-Verlagerung in den Frakturspalt)
Relative Indikation:
Grad-II-Frakturen des Epicondylus ulnaris bei >4 Jahre alten Kindern; nach unserer Meinung ist die Indikation mit zunehmender Dislokation und steigendem Alter des Kindes großzügig zu stellen

Osteosynthese (Schraube, ggf. Kirschner-Drähte)

- *Vorteile*
  - genaue Beurteilung des Verletzungsausmaßes,
  - bewusste Schonung des N. ulnaris, bei Bedarf Dekompression des N. ulnaris,
  - anatomische Refixation des Epicondylus-ulnaris-Fragments mitsamt den anhängenden Bandstrukturen und Muskelansätzen,
  - Wiederherstellung der Stabilität des Ellbogengelenks,
  - funktionelle Nachbehandlung.
- *Nachteile*
  - operativer Eingriff mit der Möglichkeit einer iatrogenen Schädigung des N. ulnaris,
  - möglicherweise störende Narbenbildung (allerdings günstige innenseitige Narbenlage),
  - Möglichkeit der operationsbedingten Fragmentierung des Apophysenabrissfragments,
  - allgemeine Operationsrisiken (Wundinfektion, Knocheneiterung, Nachblutung),
  - fast immer Notwendigkeit eines zweiten operativen Eingriffs (Metallentfernung unter Narkose),
  - Metall liegt im Epicondylus-ulnaris-Bereich knapp unter der Haut, stört häufig beim medialseitigen Auflegen des abgewinkelten Ellbogens auf einer harten Unterlage).
- *Kontraindikationen*
  - Grad-I-Frakturen des Epicondylus ulnaris,
  - Patientenalter ≤4 Jahre, sofern das Epicondylus-ulnaris-Abrissfragment nicht ins Ellbogengelenk eingeschlagen ist,
  - allgemeine Operationskontraindikationen.
- *Patienten- und Elternaufklärung*
  - allgemeine Operationsrisiken,
  - iatrogene Läsion des N. ulnaris (meist innerhalb von 6 Monaten vollständig spontan reversibel),
  - ggf. dreiwöchige postoperative Oberarmgipsbehandlung,
  - klinische und radiologische Kontrolle nach 3 Wochen sowie 6 Wochen nach Metallentfernung,
  - besteht eine deutliche Bewegungseinschränkung im Ellbogengelenk (>25° Streckdefizit und/oder 25° Beugedefizit) 6 Wochen nach Metallentfernung, so empfehlen wir die Physiotherapie,
  - meist Notwendigkeit eines zweiten operativen Eingriffs zur Metallentfernung in Narkose.

■ **Operationsvorbereitungen.** Falls bei der Erstversorgung keine zufriedenstellende Aufnahmen gemacht werden konnten, Anfertigung entsprechender Aufnahmen in Narkose, um präoperativ mögliche knöcherne Begleitverletzungen oder verbliebene Luxationsverletzungen im Ellbogenbereich sicher feststellen zu können.

Wird die Operation mit verzögerter Dringlichkeit durchgeführt, so ist eine *gepolsterte Oberarmschiene* als Ruhigstellung bis zur Operation anzulegen.

Ellenbogenluxation sowie in das Gelenk eingelagerte Epicondylus-ulnaris-Fragmente sind Notfallindikationen. Reine Dislokationen ohne Gelenkfehlstellung dringliche Operationen.

■ **Instrumentarium.** Ellbogengelenkset, Bohrmaschine, Bohrdrahtspender 160 mm (1,0, 1,2, 1,4, 1,6, 2,0 mm), Spongiosaschrauben 3,0–4,5 mm, kanüliert.

■ **Anästhesie und Lagerung.** Bevorzugt wird für Kinder die *Allgemeinnarkose*, bei älteren Kindern ist alternativ die *Plexusanästhesie* möglich. Die Lagerung erfolgt bei seitlichen Zugängen in *Rückenlage*, wobei der Arm auf einem Seitentisch frei ausgelagert oder frei beweglich auf dem Bauch des Patienten zu liegen kommt. Liegen keine wesentlichen Weichteilschäden vor, kann die Operation bei Bedarf unter Blutsperre erfolgen. Die Anlage der Oberarmblutsperrenmanschette ist jedoch empfehlenswert, um bei mangelnder Übersicht diese intraoperativ verwenden zu können.

Eine Antibiotikaprophylaxe erfolgt bei geschlossenen Frakturen in der Regel nicht (Ausnahme: bekannter Herzfehler, fieberhafte bakterielle Infektion).

■ **Operationstechnik.** Die offene Reposition erfolgt über einen kleinen ulnaren Zugang in leichter Beugestellung des Ellbogengelenks (Abb. 14.35 a–i). Der Hautschnitt kann dorsal oder auch volar des Epicondylus medialis erfolgen. Meist kann das Fragment getastet werden, und entsprechend ist die Hautinzision zu wählen. Der N. ulnaris muss identifiziert werden; er muss aber nicht in jedem Fall präpariert, angeschlungen oder nach vorne verlagert werden (Abb. 14.36 a–d).

Bei jüngeren Kindern bzw. bei sehr zarten Fragmenten erfolgt die Kirschner-Draht-Fixation.

Die Schraubenosteosynthese (kanülierte Schrauben 3,0–4,5 mm; Abb. 14.37 a–j), erfolgt bei größeren knöchernen Fragmenten und wenn möglich bei Patienten >10 Jahren (Mädchen), bzw. 12 Jahren (Jungen). Es ist darauf zu achten, dass das Osteosynthesematerial nicht in der Fossa olecrani oder coronoidea zu liegen kommt. Am kranialen Rand des Fragments wird das gerissene Periost mit 1–2 resorbierbaren Nähten genäht. Eine Drainage wird üblicherweise nicht verwendet. Die Hautnaht erfolgt intrakutan mit resorbierbarem Nahtmaterial. Zum Schluss erfolgt die Anlage einer Oberarmgipslongette in Mittelstellung des Ellbogengelenks.

Seltene begleitende N.-ulnaris-Schädigungen bedürfen nur dann der Therapie, wenn es sich um scharfe Durchtrennungen handelt. Bei stumpfen Verletzungen (Quetschungen) sollte abgewartet werden.

■ **Fehler, Gefahren, Komplikationen.** Die Präparation oder Mobilisation des N. ulnaris erfolgt nicht zwingend, um seine Blutversorgung nicht unnötig zu stören. Wir schlingen ihn auch nur in Ausnahmefällen an (meist bei älteren Kinder mit stark disloziertem großem Fragment), um intraoperativ keinen Zug auszuüben. Es wird keine primäre Vorverlagerung des N. ulnaris im Rahmen dieser Operation durchgeführt.

Zu dicke Bohrdrähte oder zu festes Anziehen der Schraube können dazu führen, dass das Fragment gesprengt wird: In diesem Fall wird, falls möglich, jedes Fragment mit 1,0 mm-Bohrdrähten fixiert, und die Fragmente werden zusätzlich mit resorbierbaren Nähten adaptiert. Kleinere abgesprengte Fragmente werden bei gleichzeitiger Refixation der größeren Fragmente entfernt. Es dürfen keine Fragmente im Bett des N. ulnaris (Sulcus n. ulnaris) belassen werden.

Bei einem Fragment, das für eine Fixierung mit Metall zu klein ist, bzw. bei mehreren kleinen Fragmenten wird der Ursprung der Flexorengruppe und des ulnaren Kollateralbandes mit dem größten Fragment an der Abrissfläche am Condylus ulnaris unter Verwendung einer Bassini-Nadel mit resorbierbarer Naht bzw. mit Knochenanker refixiert.

Auf Begleitverletzungen ist zu achten (Condylus-radialis-Fraktur, Radiushalsfraktur, oder Monteggia-Verletzung), diese sind ggf. mitversorgen. Dazu hat es sich als günstig erwiesen, am Ellbogenröntgenbild die Radiushalslängsachse einzuzeichnen und das Zentrum des Capitulum-humeri-Knochenkerns zu markieren. Dabei darf die Radiushalslängsachse nicht weiter als 2 mm vom Capitulum-humeri-Zentrum abweichen, unabhängig von der Projektionsrichtung der Röntgenaufnahme. Besteht jedoch eine Abweichung von >2 mm, so handelt es sich um eine Radiusköpfchenluxation oder -subluxation, wie sie typischerweise bei Monteggia-Verletzungen vorkommt.

CAVE

Eine Refixation des Epicondylus-ulnaris-Abrissfragments in starker Dislokation kann zur Pseudoarthrose oder Ellbogengelenkinstabilität bei Belastung und zu einer späteren Armkraftminderung führen.

Eine Infektion im Wundbereich tritt äußerst selten auf.

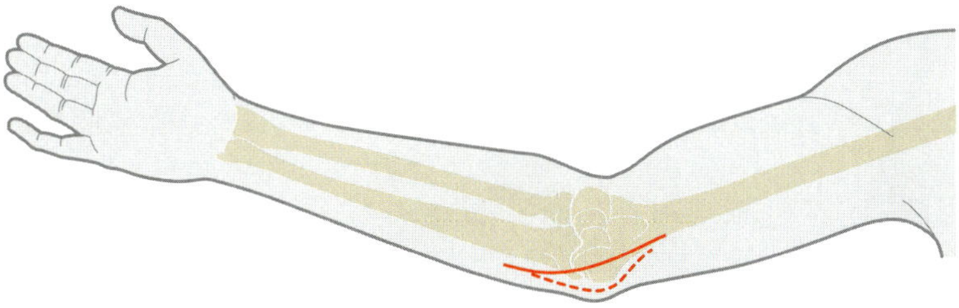

a

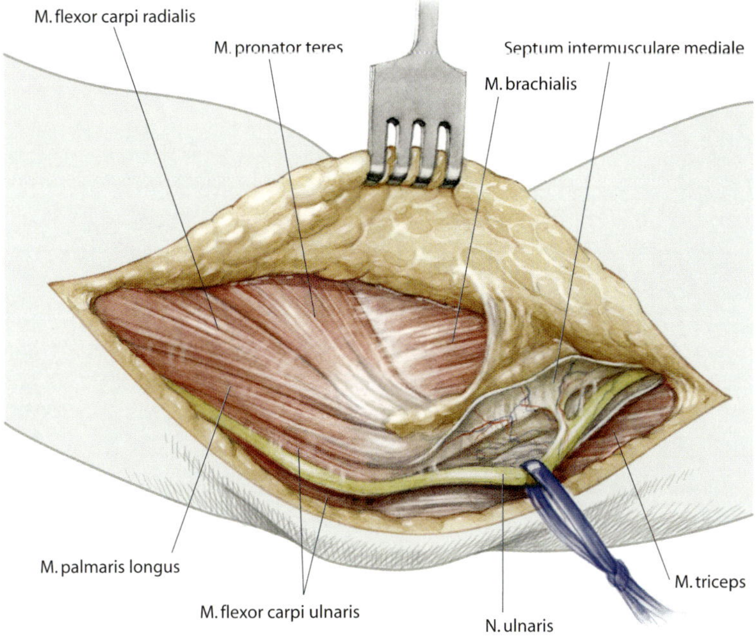

b

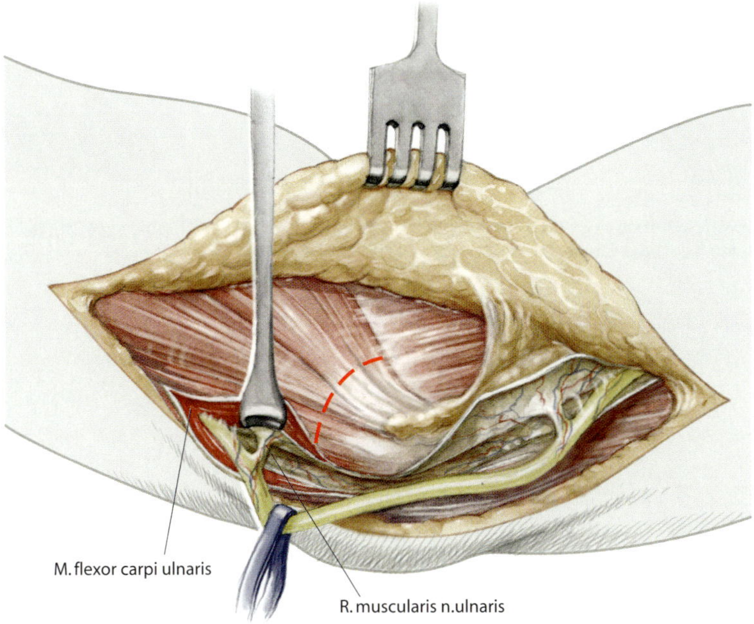

c

Abb. 14.35. a–c Ulnarer Zugang zum Ellbogengelenk. **a** Hautinzision. **b** Darstellung von Unterarmbeugern und N. ulnaris. **c** Inzision der Beugersehne

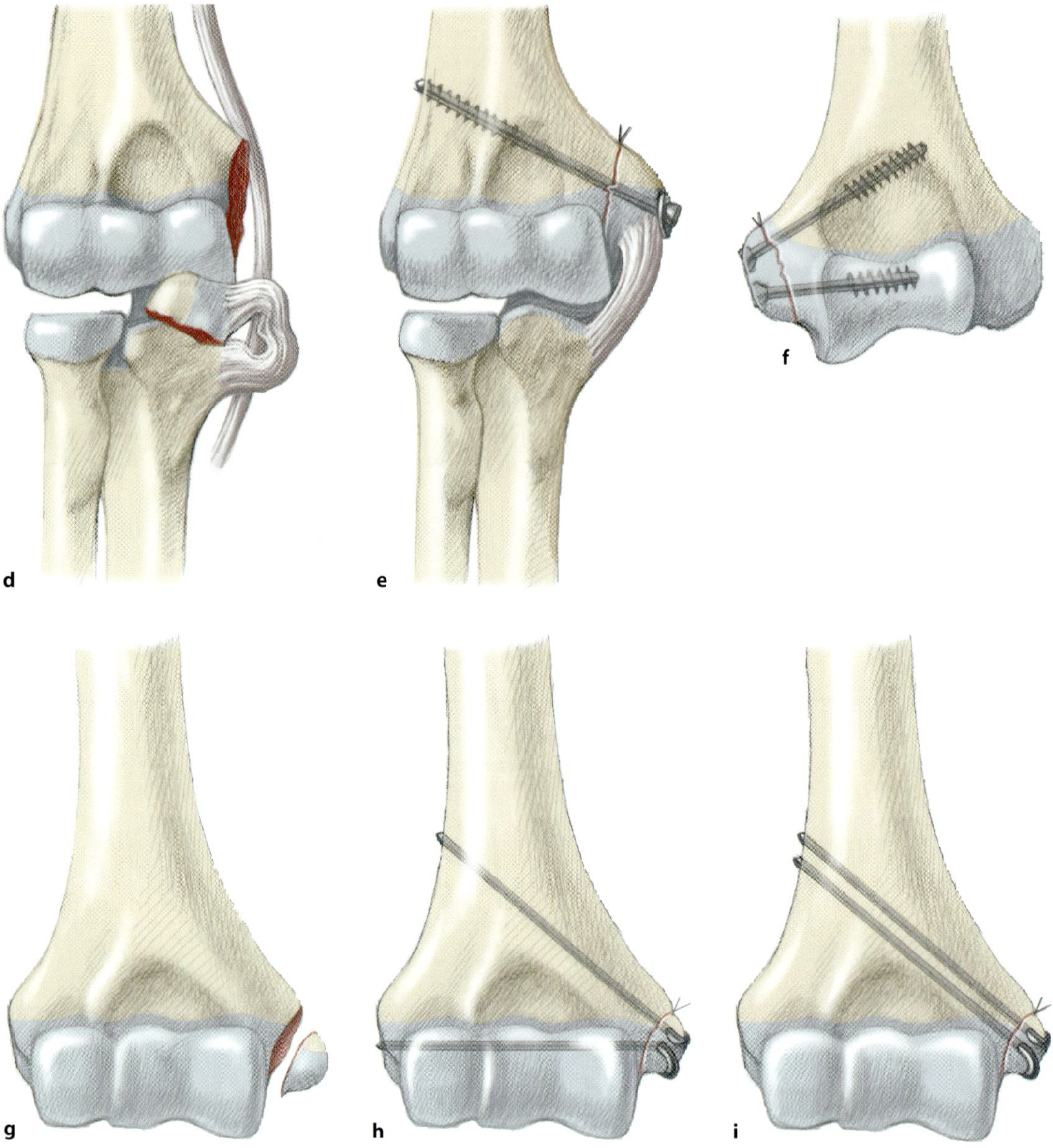

Abb. 14.35. d–f Schraubenosteosynthese einer Epicondylus-ulnaris-Abrissfraktur. **g–i** Spickdrahtosteosynthese: paralleles oder in 45°divergierendes Einbringen der Kirschner-Drähte

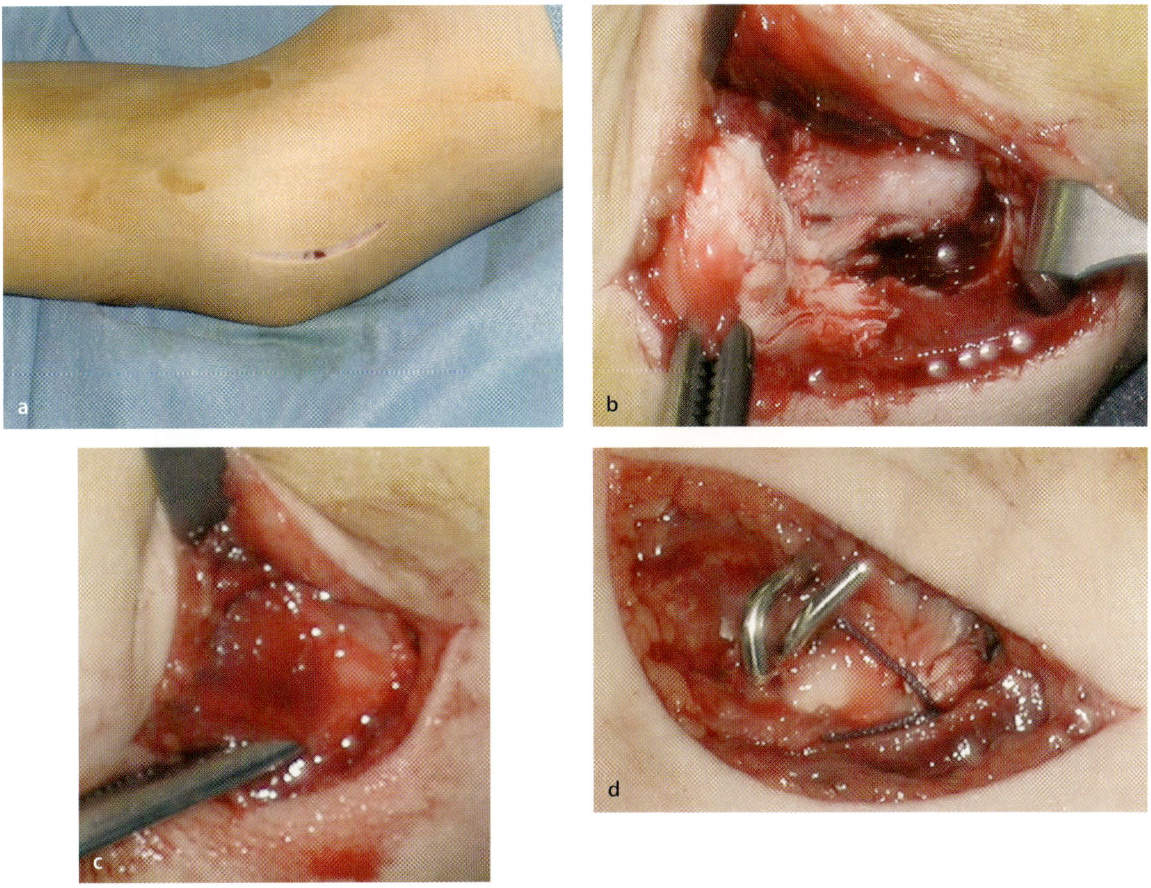

Abb. 14.36. **a** Medialseitige Hautinzision bei leicht gebeugtem Ellbogen. **b** Intraoperatives Bild mit Darstellung des Epicondylus-ulnaris-Fragments, welches eingeschlagen war. **c** Reposition des Fragments und Einbringen des ersten Kirschner-Drahtes. **d** Nach Einbringen des zweiten Kirschner-Drahtes wird dieser umgebogen. Setzen einer resorbierbaren Adampationsnaht am Oberrand des Fragments

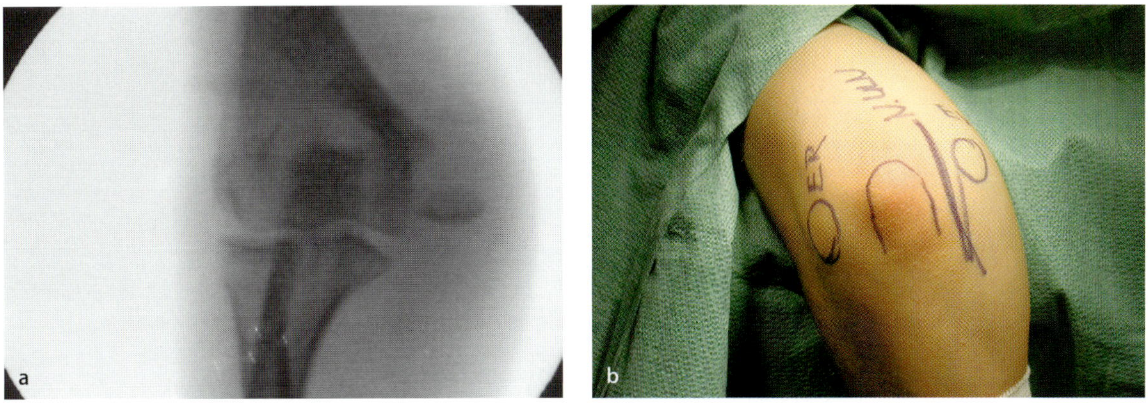

Abb. 14.37 a–f. Ellbogenluxation nach Sturz mit Inline-Skates, 13-jähriges Mädchen. **a** Deutlich sichtbare Dislokation des Epicondylus ulnaris nach Reposition einer Ellbogenluxation. **b** Bauchlagerung, Anzeichnen der anatomischen Strukturen. Lagebeziehung des N. ulnaris zum Epicondylus ulnaris

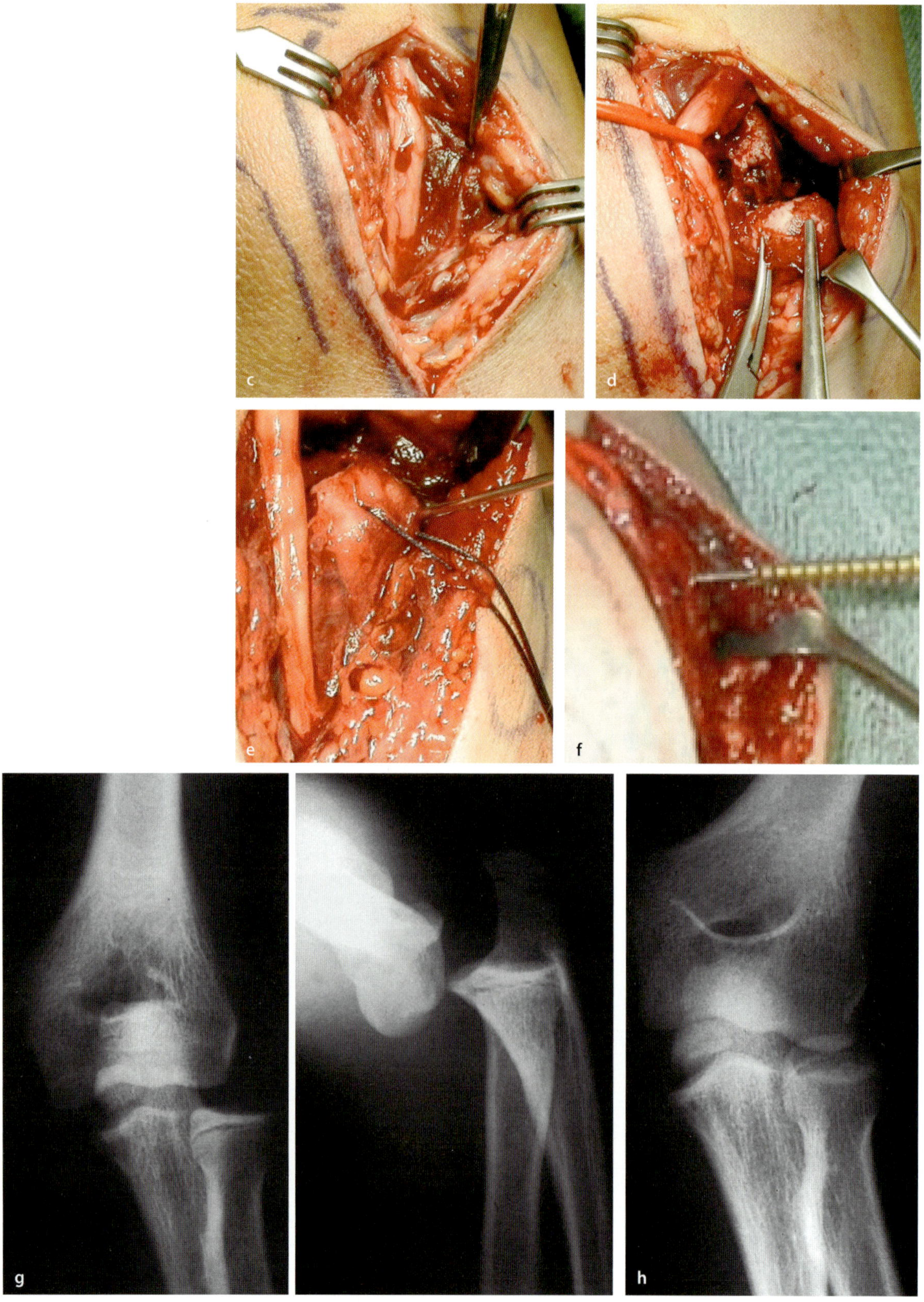

Abb. 14.37. c,d Darstellung des N. ulnaris mit Anschlingen. **e** Zur Erleichterung der Reposition kann das Fragment mit einem Haltefaden angeschlungen werden. **f** Nach Refixation mit Kirschner-Draht, welcher am Ende ein Gewinde aufweisen sollte, Einbringen der kanülierten Schraube. **g,h** Nach vorangegangener Reposition einer traumatischen Ellbogenluxation liegt das Epicondylus-ulnaris-Abrissfragment im Humeroulnargelenk eingeklemmt

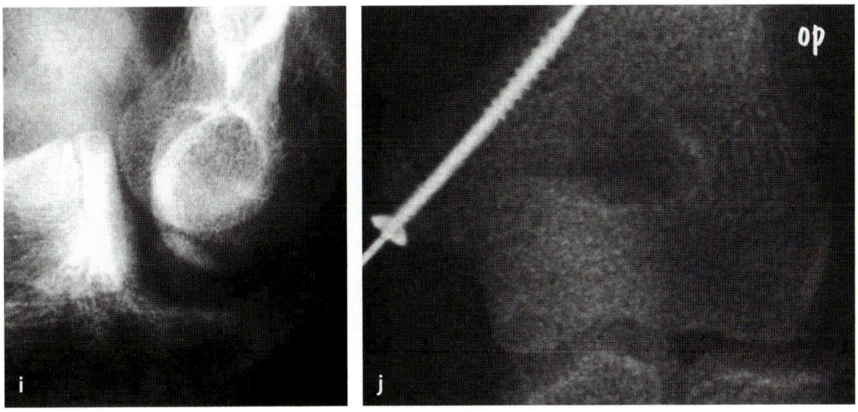

Abb. 14.37. i, Einbringen des Zieldrahtes nach offener Reposition der Abrissverletzung. **j** Einbringen der kanülierten Schraube zur Fixation des Epicondylus-ulnaris-Abrissfragments

Nachbehandlung

Konservativ

Ruhigstellung in einem gespaltenen Oberarmgips in 90°-Beugestellung für eine Woche, anschließend bei abgeschwollenen Weichteilen Anlage eines geschlossenen Gipses für 3–4 Wochen. Röntgenkontrolle nach 7–10 Tagen zum Ausschluss einer sekundären Dislokation. Nach 4 Wochen erfolgt eine Röntgenaufnahme zur Feststellung der Konsolidation, anschließend Freigabe des Bewegungsumfanges.

Postoperativ

Mitella in 90°-Beugestellung im Ellbogengelenk für einige Tage, je nach Beschwerden und Abschwellung. Wurde eine Schraubenosteosynthese vorgenommen, die wegen ihrer Stabilität vorzuziehen ist, kann der Patient anschließend nach seinem Ermessen bewegen. Konnte nur eine Kirschner-Draht-Osteosynthese durchgeführt werden, so muss nach Abschwellung (Oberarmgipslongette) der Oberarm insgesamt für 3 Wochen ruhig gestellt werden. Die Entlassung erfolgt bei komplikationslosem Verlauf ab dem ersten postoperativen Tag nach einem Verbandswechsel, ggf. kann dieser Eingriff auch ambulant erfolgen, zumal er keine Notfalloperation darstellt, wenn der Ellbogen initial nicht luxiert steht.

Es ist keine Nahtentfernung notwendig, da die Haut intrakutan mit resorbierbarem Material genäht werden sollte. Verbandswechsel und klinische Kontrolle werden ambulant am 7. und 21. postoperativen Tag durchgeführt.

Nach der Gipsabnahme erfolgt die spontane Mobilisation des Ellbogengelenks unter Beachtung der Schmerzgrenze durch das Kind.

Die Bohrdrahtentfernung wird nach 4–6 Wochen durchgeführt, die Schraubenentfernung nach 8–12 Wochen. Vor der Metallentfernung wird intraoperativ vorsichtig der passive Bewegungsumfang geprüft und im Operationsbericht dokumentiert. Der Ellbogen wird nach Metallentfernung erneut geröngt.

Nachkontrollen (Wachstumskontrollen)

Der Bewegungsumfang des Ellbogengelenks wird 6 Wochen nach Frakturversorgung kontrolliert. Bei Bewegungseinschränkung im Ellbogengelenk >25° wird eine Ellbogenröntgenkontrolle veranlasst und eine vorsichtige Physiotherapie eingeleitet.

Sportliche Betätigung kann bei freier Beweglichkeit (maximales Streckdefizit 10°) wieder begonnen werden.

Spätkomplikationen

Epicondylus ulnaris

Pseudarthrosen des Epicondylus ulnaris sind häufig und vor allem bei konservativ behandelten Patienten zu finden (Farsetti et al. 2001; Skak et al. 1994; Wahl u. Friedrich 1985; Abb. 14.38). Mögliche Spätfolgen sind Kraftverlust und Schmerzen im Ellbogenbereich bei starker Belastung durch z. B. Wurf- oder Schlägersportarten mit wiederholtem Valgusstress (Chambers u. Wilkins 1996; Woods 1977). Weiterhin können durch die

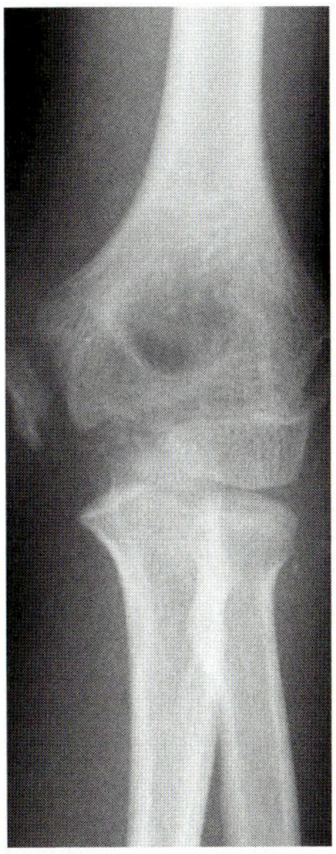

Abb. 14.38. Beispiel einer Pseudarthrose nach erlittener Epicondylus-ulnaris-Läsion

Verplumpung bzw. pseudarthrotisch verheilte Fragmente N.-ulnaris-Irritationen mit entsprechender Symptomatik auftreten (Fowles et al. 1984).

Valgusinstabilitäten sind aufgrund des Ansatzes des medialen Bandapparates möglich.

Bei Indikation zur Korrektur aufgrund der oben genannten Kriterien stehen folgende Möglichkeiten zur Verfügung:

- *bei alleiniger Ulnarisirritation*: Neurolyse und schräge Epikondylektomie unter Schonung des Ansatzes des medialen Bündels des medialen Kollateralbandes (O'Driscoll et al. 1992),
- *bei symptomatischer Instabilität*: ulnarer Zugang, Resektion des Kondylus und Reinsertion des medialen Kapsel-Band-Apparates mit Mitek-Ankern (Galley u. McKee 2000).

Epicondylus radialis, ossäre radiale Seitenbandausrisse

Nach Läsionen auf der radialen Seite kann es zu *extrakapsulären Osteochondrosen* nach Luxationen kommen oder zur *chronischen Instabilität*. Die Entfernung der extrakapsulären Osteochondrosen ist nur bei Beschwerden indiziert. Sie werden in diesem Fall reseziert.

Habituelle Luxationen des Ellbogens entstehen durch Abrisse des radialen Seitenbandes nach dorsal. Sie müssen entsprechend revidiert werden. Die Anfrischung und Vorverlagerung des Seitenbandapparates und anschließende Refixation – am besten mit einer Schraube – ist Methode der Wahl. Der Vorteil der Refixation mit Schraube liegt in der funktionellen Nachbehandlung.

Heterotope Ossifikationen sind im Kindesalter selten, sie können jedoch nach Luxationen auftreten. Sie verursachen zuweilen Einschränkungen der Ellbogenbeweglichkeit. Die operative Sanierung ist nur bei entsprechender Symptomatik mit erheblichen Einschränkungen indiziert, da im Kindesalter eine höhere Rezidivrate besteht und die postoperative Radiatio zur Prävention entsprechend dem Protokoll bei Erwachsenen im Kindesalter nicht durchgeführt werden kann (Abb. 14.39 a–c).

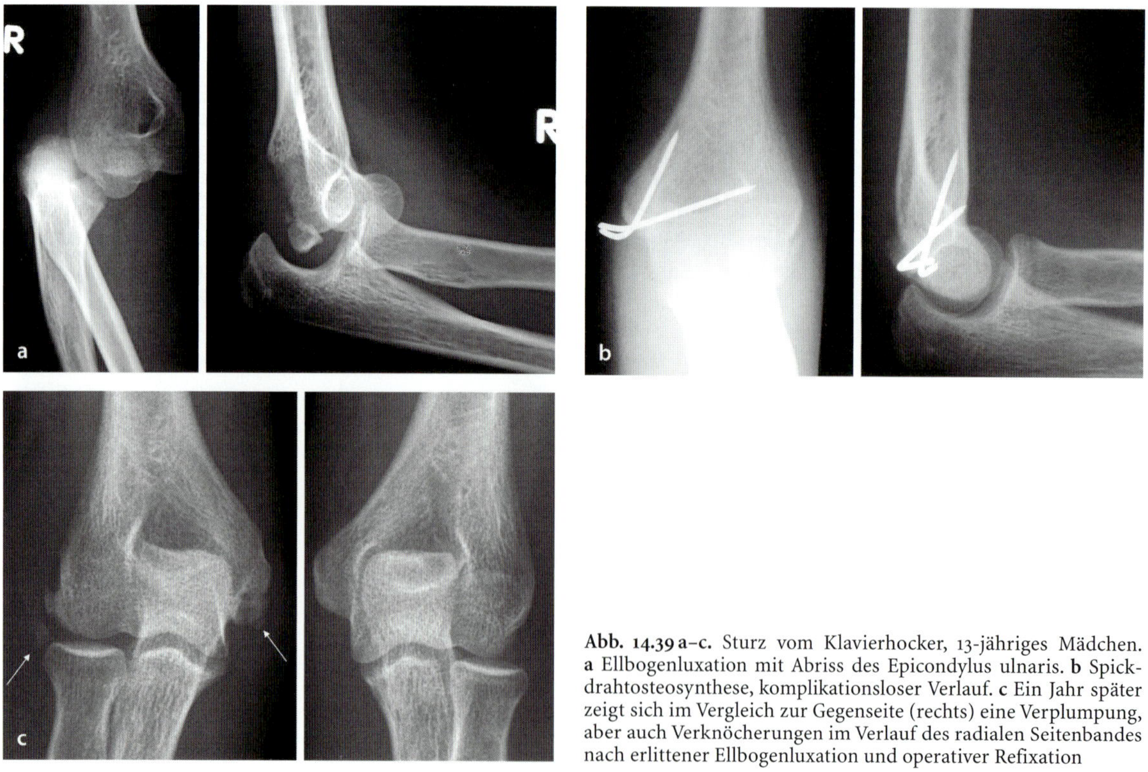

Abb. 14.39 a–c. Sturz vom Klavierhocker, 13-jähriges Mädchen. **a** Ellbogenluxation mit Abriss des Epicondylus ulnaris. **b** Spickdrahtosteosynthese, komplikationsloser Verlauf. **c** Ein Jahr später zeigt sich im Vergleich zur Gegenseite (rechts) eine Verplumpung, aber auch Verknöcherungen im Verlauf des radialen Seitenbandes nach erlittener Ellbogenluxation und operativer Refixation

14.3.1 Traumatische Radiusköpfchensubluxation (Pronatio dolorosa)

E. Haxhija, A.-M. Weinberg

Die *traumatische Radiusköfpchensubluxation* ist die häufigste Verletzung des Arms im Säuglings- und Kleinkindesalter. Für diese Entität sind eine Reihe von Synonymen in Gebrauch (Salter u. Zaltz 1971). Beispielhaft seien genannt: Subluxatio capituli radii peranularis, Lähmung nach Chassaignac, Pseudoparese des Armes, »temper tantrum elbow«, »pulled elbow«. Der Begriff *Pronatio dolorosa* findet am häufigsten Verwendung. Er wurde von Broca (1903) aufgrund des typischen klinischen Bildes dieser Verletzung eingeführt.

Spezielle funktionelle Anatomie

Es bestehen viele Theorien über die Pathophysiologie der Radiusköpfchensubluxation (Bretland 1994; Salter u. Zaltz 1971; Van Arsdale 1889). Dabei rutscht das *Ringband* aus seiner normalen Lage, in Höhe des Radiushalses, über das Radiusköpfchen ins radiohumerale Gelenk (Erlacher 1914; Abb. 14.40 a–c). Dieser Mechanismus wird einerseits durch die spezifische Anatomie des Radiusköpfchens, andererseits durch die Unfallart ermöglicht (Erlacher 1914; Hutchinson 1886; Stone 1916; Walcher et al. 1972). Zum Verständnis des Verletzungsmechanismus sind folgende anatomische Gegebenheiten zu beachten:

1. das Radiusköpfchen hat eine ovale Form mit einem größeren sagittalen als transversalen Durchmesser (Stone 1916),
2. der vordere Anteil des Radiusköpfchens, der in seiner Form noch unvollständig ist, zeigt eine steile Erhebung aus dem Radiushals (Supinationsstellung des Unterarms), im Vergleich zur rundlicheren aufgewölbten Form nach Ausreifung des chondralen Anteils (Saltzer u. Zaltz 1971),
3. das Ringband ist bis zum Alter von 6–7 Jahren deutlich weiter und dehnbarer als danach; außerdem ist seine trichterartige Form noch nicht entwickelt (Geyer 1962; Stone 1916; Walcher et al. 1972),
4. bei der Drehbewegung des Unterarms aus der Supinations- in die Pronationsstellung weitet sich aufgrund der Valgidität des kindlichen Arms der radiohumerale Gelenkspalt (Geyer 1962; Matles u. Eliopoulos 1967; Walcher et al. 1972).

Aufgrund dieser Gegebenheiten lässt es sich erklären, dass bei plötzlichem longitudinalem Zug an der ausgestreckten, in Pronation befindlichen kindlichen Hand sich das gespannte Ringband teilweise aus seiner lockeren distalen Befestigung löst und über das Radiusköpfchen z. T. in den geweiteten radiohumeralen Gelenk-

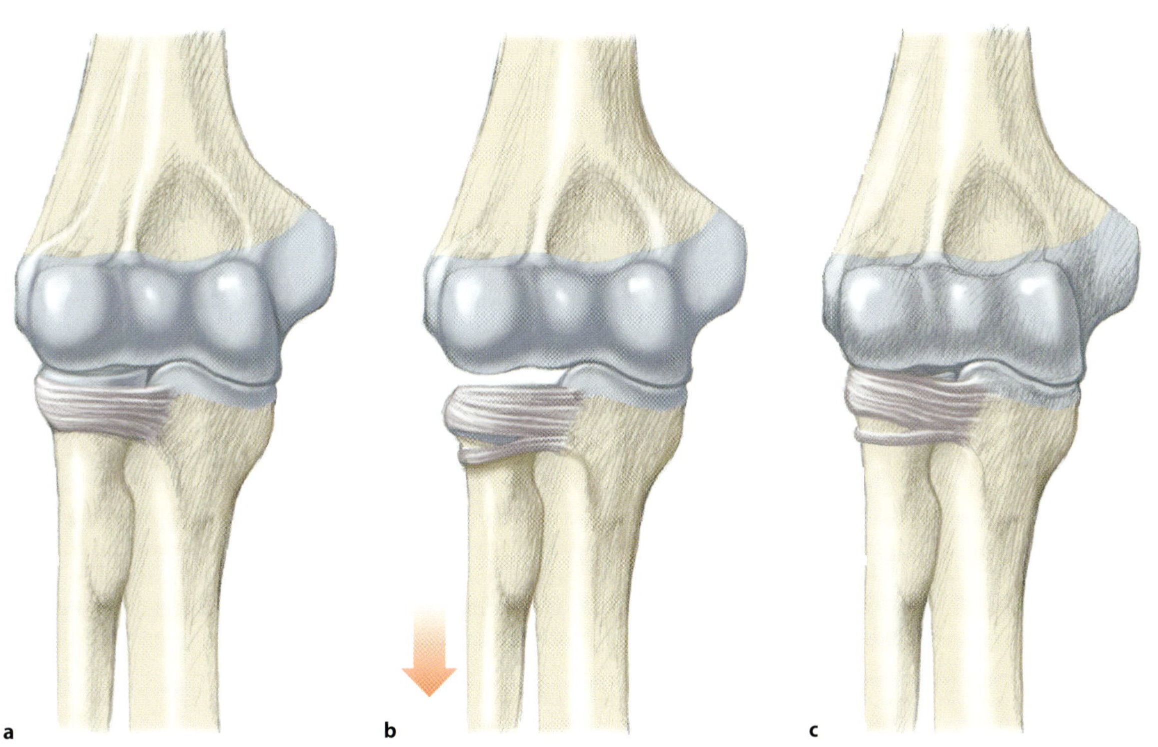

Abb. 14.40 a–c. Durch den plötzlichen longitudinalen Zug am ausgestreckten pronierten kindlichen Arm kommt es zur teilweisen Lösung des Lig. anulare aus seiner lockeren distalen Befestigung und zu dessen proximalen Hochrutschen über das Radiusköpfchen in den geweiteten radiohumeralen Gelenkspalt

spalt hinaufrutscht (Saltzer u. Zaltz 1971). Eine aktive oder passive Bewegung im Ellbogengelenk führt in dieser Situation zum Druck auf das interponierte Ringband und somit zu Schmerzen, weswegen die Kinder jede Bewegung des betroffenen Arms vermeiden.

Nach dem 5. Lebensjahr kommt es zur Verdickung des Ringbandes und zu seiner stärkeren Anhaftung an das Periost des Radiushalses. Es kann jetzt nur mehr mit großer Gewalt aus der anatomischen Position heraus luxiert werden (Saltzer u. Zaltz 1971). Weil die Achse zwischen dem Radiusköpfchen und dem Capitulum humeri unverändert bleibt, sind auch keine Abweichungen in der Röntgenaufnahme des Ellbogens sichtbar.

Ursache und Häufigkeit

Die jährliche *Inzidenz* beträgt bei Kindern <5 Jahren bei 1% (Chambers u. Wilkins 1996; Steen 2000). Der Häufigkeitsgipfel der Verletzung liegt zwischen dem 1,5. und 3. Lebensjahr. Mädchen sind häufiger betroffen als Jungen (2:1). Die linke Hand ist deutlich mehr betroffen (2:1). Dies lässt sich durch das bevorzugte Halten des Kleinkindes an der linken Hand bei rechtshändigen Eltern erklären.

Ein *plötzlicher, ruckartiger Zug an der Hand des ausgestreckten Arms* führt zu dieser Verletzung, die von einem heftigen, aber meist kurzzeitigen Schmerz begleitet ist (Abb. 14.41). Im Augenblick der Verletzung wird häufig ein Knacken verspürt.

Die Verletzung kann auch beim Spielen, z. B. beim »Flieger fahren« entstehen. Üblicherweise wird jedoch das Kind plötzlich hochgehoben, z. B. über Bordsteinkanten oder andere Hindernisse oder um das Kind vor Unfällen zu schützen. In vielen Fällen nimmt jedoch die Begleitperson die Verletzungsursache gar nicht wahr (Illingworth 1975; Macias et al. 1998; Quan u. Marcuse 1985; Schunk 1990; Snellman 1959).

Das Kind beruhigt sich nach dem Unfallereignis meist schnell, und die Verletzung wird erst erkannt, wenn sich die Bewegungsarmut des betroffenen Arms zeigt bzw. wenn erneut Schmerzen bei dem Versuch, den Arm aktiv oder passiv zu bewegen, auftreten.

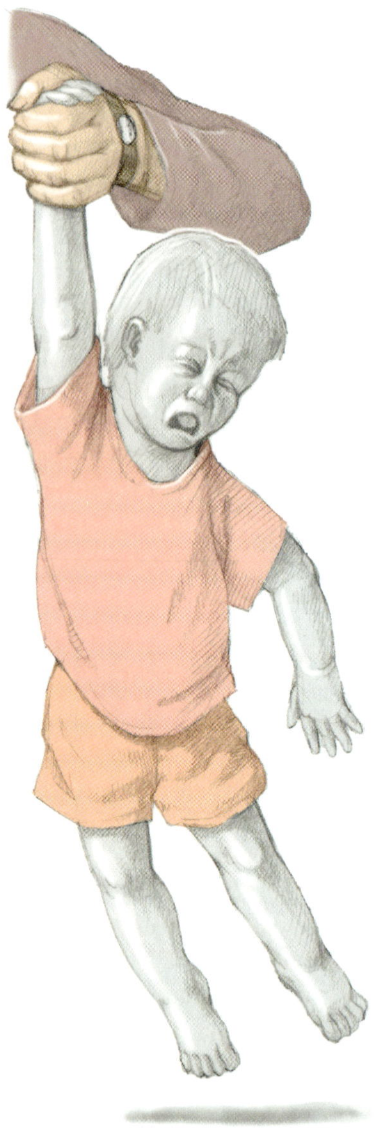

Abb. 14.41. Die Radiusköpfchensubluxation wird am häufigsten durch den plötzlichen Zug am ausgestreckten Arm ausgelöst

Anamnese, klinisches Bild und Diagnostik

Der Zuges am Arm des Kindes und das typische klinische Bild eines ruhigen schmerzfreien Kindes, welches den verletzten Arm neben dem Körper in Pronationsstellung hängen lässt, weisen eindeutig auf die richtige Diagnose hin (Abb. 14.42). Es finden sich keine äußeren Verletzungszeichen. Der verletzte Arm zeigt eine Bewegungseinschränkung, sodass sowohl eine aktive als auch eine passive Armbewegung wegen Schmerzen vom Kind vermieden wird. Die Supinationsbewegung ist schmerzbedingt gesperrt.

Im Falle einer *Sturzanamnese* ist die genaue klinische Untersuchung des Kindes und ggf. die Durchführung einer Röntgenaufnahme des Ellbogengelenks erforderlich. Ein Bruch im Bereich des Ellbogengelenks ist in der betroffenen Altersgruppe (<5 Jahre) relativ selten und in der Regel mit einer deutlichen Schwellung im Ellbogengelenk vergesellschaftet (Schutzman u. Teach 1995).

Problematisch für den behandelnden Arzt ist es, dass die Betreuenden Schuldgefühle entwickeln und den Unfallhergang nicht wahrheitsgetreu wiedergeben. Dies führt immer wieder trotz des eindeutigen klinischen Bildes zur unnötigen Verordnung einer Röntgenaufnahme.

Die *Röntgenaufnahme des Ellbogengelenks* zeigt bei der Radiusköpfchensubluxation keine Zeichen einer knöchernen Verletzung. Sie ist nur in Zweifelsfällen oder bei nicht erfolgreicher Reposition und nur von einem erfahrenen Arzt durchzuführen (Nichols 1988; Abb. 14.43 a,b).

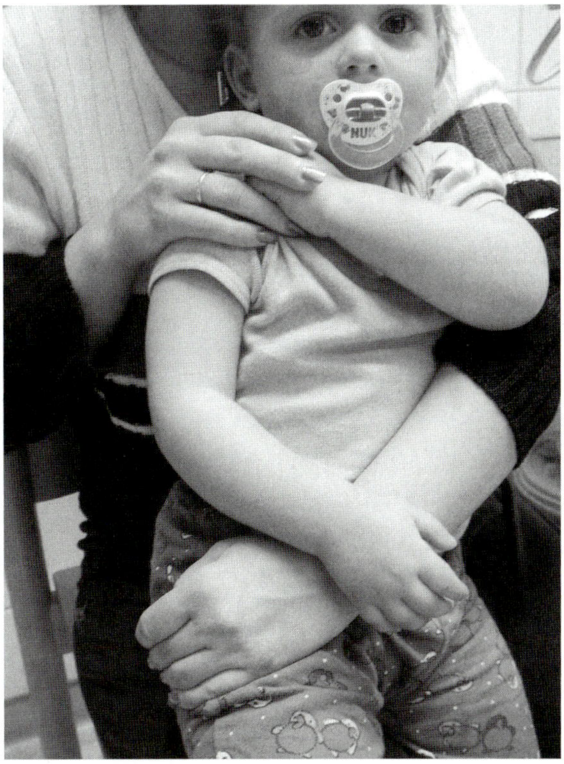

Abb. 14.42. Typische klinische Präsentation eines Kindes mit Radiusköpfchensubluxation. Das Kind wurde vom Boden an der rechten Hand hochgehoben und weigerte sich seither, die Hand zu benutzen

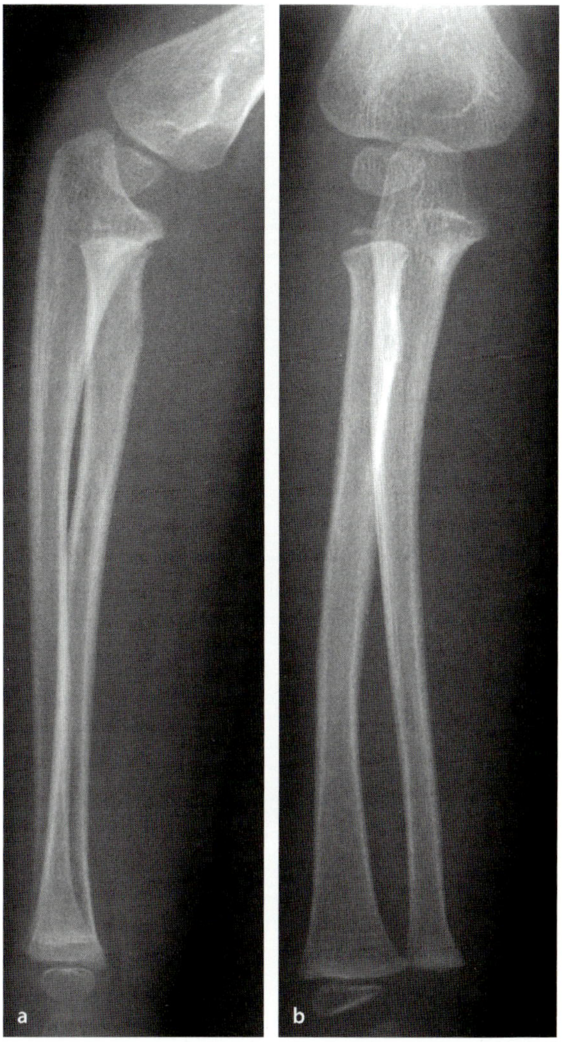

Abb. 14.43 a,b. 3-jähriges Kind mit Pronatio dolorosa. Es zeigt keine Zeichen einer knöchernen Verletzung oder einer Subluxationsstellung des Radiusköpfchens gegenüber dem Capitulum humeri, weil es zu keiner Achsenveränderung kommt

Eine Radiusköpfchensubluxation lässt sich in Zweifelsfällen aber sehr gut durch die Sonographie feststellen. Das teilweise ins radiohumerale Gelenk zurückgerutschte Ringband leuchtet im betroffenen Gelenk auf – als Kontrolle dient das nichtbetroffene Ellbogengelenk, welches regelrechte Gelenkverhältnisse zeigt (Abb. 14.45 a,b). Nach entsprechender Reposition ist das Ringband an seine anatomische Position zurückgerutscht und liegt nicht mehr intraartikulär (Abb. 14.44 c).

Therapie (Repositionstechniken)

Nach entsprechender Aufklärung der Eltern über die vorliegende Verletzungsart und der Notwendigkeit eines meist schmerzhaften *Repositionsmanövers* kann die Therapie ohne jegliche bildgebende Untersuchung durchgeführt werden.

Zur Zeit wird in der entsprechenden Fachliteratur das so genannte *Supinationsmanöver*, welches erstmalig Ende des 19. Jahrhunderts empfohlen wurde, einhellig als Repositionstechnik der ersten Wahl bevorzugt (Chambers u. Wilkins 1996; Joffe 1997; Kaplan u. Lillis 2002; Ludwig u. Loiselle 1993; Watts 1987). Hierbei wird der betroffene Arm supiniert und unter Beibehaltung der Supination im Ellbogengelenk maximal flektiert (Abb. 14.45 a–c). Meistens verspürt der behandelnde Arzt beim Repositionsmanöver ein »Knacken«, welches als ein sicheres Zeichen der erfolgreichen Reposition und somit auch als Bestätigung der richtigen Diagnose dient. Dieses Manöver kann für das Kind kurzzeitig sehr schmerzhaft sein, worüber die Eltern vor der Reposition aufgeklärt werden müssen. Nach der Reposition tritt eine baldige, wenn nicht sofortige Beschwerdefreiheit ein, und es kommt noch vor Augen des Arztes zum Wiedererlangen des Bewegungsumfanges der betroffenen Hand (Poinsot 1885; Triantafyllou et al. 1992).

Als Alternative kann ein *Pronationsmanöver* durchgeführt werden (Abb. 14.46 a–c). Der betroffene Arm wird zunächst proniert und unter Beibehaltung der Pronation im Ellbogengelenk flektiert. Auch diese Technik wurde gegen Ende des 19. Jahrhunderts veröffentlicht (Hutchinson 1885, 1886), fand aber keine breite Anwendung (Lyver 1990; McDonald et al. 1999). Neuere

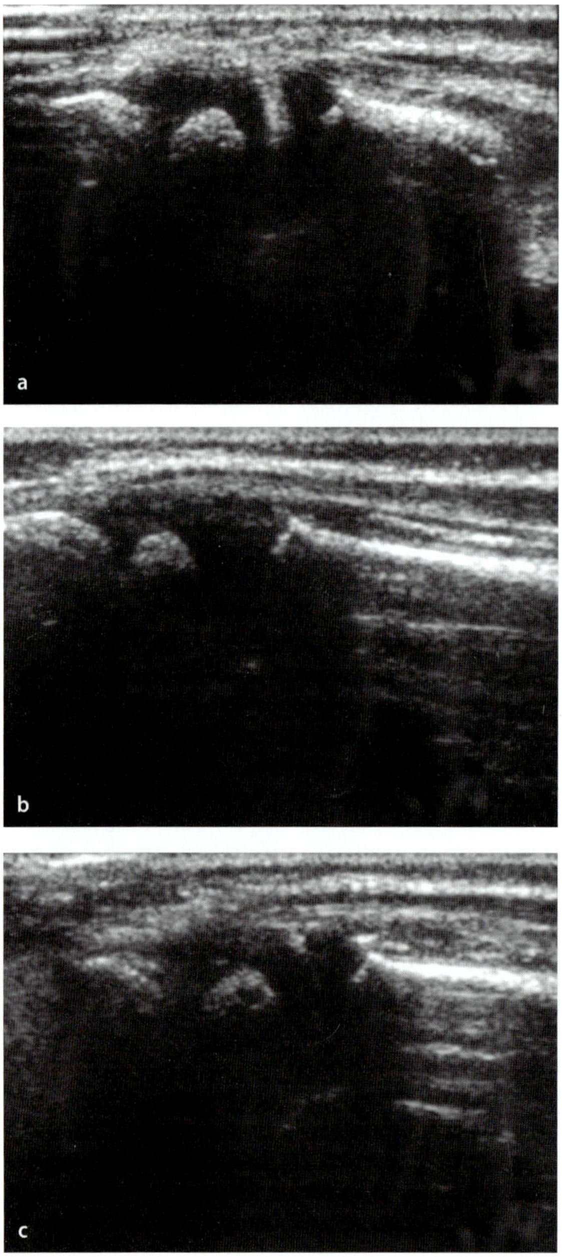

Abb. 14.44 a–c. Ultraschalldiagnostik bei Radiusköpfchensubluxation **a** Unauffällige Gelenkverhältnisse beim rechten Ellbogengelenk. **b** Hyperechogener Reflex zwischen dem Radiusköpfchen und dem Capitulum humeri links, verursacht durch das Hochrutschen des Ringbandes bei Pronatio dolorosa. **c** Nach erfolgreicher Reposition Verschwinden des hyperechogenen Reflexes zwischen dem Radiusköpfchen und dem Capitulum humeri links

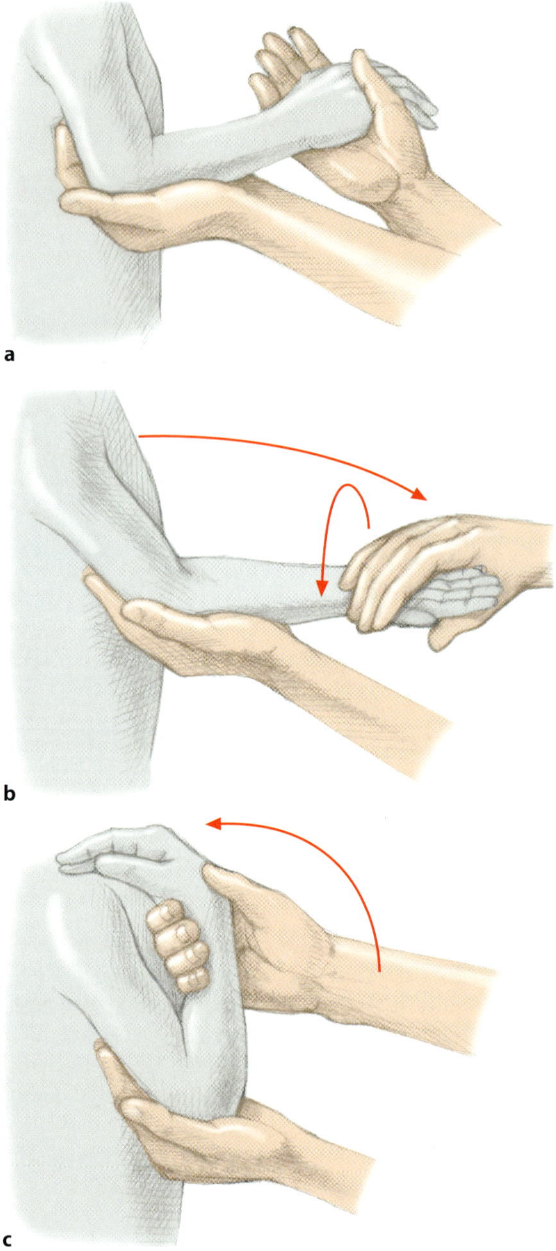

Abb. 14.45 a–c. Beim Supinationsmanöver wird der betroffene Arm supiniert und unter Beibehaltung der Supination im Ellbogengelenk maximal flektiert. Als Variante dieses Manövers kann bei der Flexionsbewegung ein leichter Druck mit dem Daumen auf das Radiusköpfchen ausgeübt werden

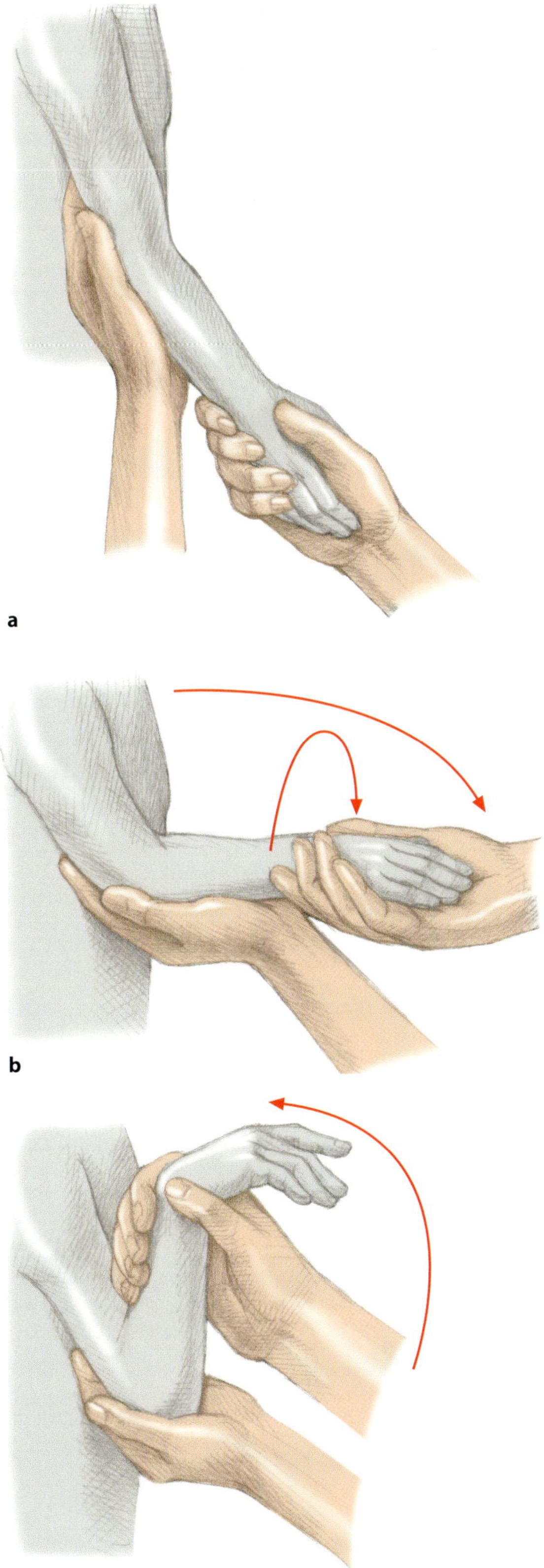

a

b

c

Abb. 14.46 a–c. Beim Pronationsmanöver wird der betroffene Arm proniert und unter Beibehaltung der Pronation im Ellbogengelenk maximal flektiert

Arbeiten zeigen auf, dass für die Kinder das Pronationsmanöver im Vergleich zum Supinationsmanöver weniger schmerzhaft ist und eine bessere Rate an erfolgreichen Repositionen zeigt (Macias et al. 1998; McDonald et al. 1999). Diese liegt beim Supinationsmanöver in der Literatur zwischen 75–92% (Bretland 1994; Choung u. Heinrich 1995; Illingworth 1975; McDonald et al. 1999; Quan u. Marcuse 1985; Schunk 1990), im Vergleich zur 93–97% beim Pronationsmanöver (Lyver 1990; Macias et al. 1998; McDonald et al. 1999). Die Anlage eines Verbandes oder Gipses zur Ruhigstellung nach erfolgreicher Reposition ist unnötig.

Die *Rezidivrate* ist hoch und wird in der Literatur mit Werten zwischen 5–39% angegeben (Illingworth 1975; Macias et al. 1998; Quan u. Marcuse 1985; Schunk 1990; Snellman 1959). Die Eltern sollten daher über den Unfallmechanismus im Sinne der Prävention obligatorisch aufgeklärt werden.

Nachkontrollen

Falls der Verdacht besteht, die Reposition könnte keinen Erfolge gehabt haben (meist bei bereits länger bestehender Subluxation), sollte – bei fehlenden Zeichen einer anderen Verletzung – eine Ruhigstellung im Gips für 3 Tage erfolgen und das Kind anschließend erneut untersucht werden (Nichols 1988; Newman 1985; Triantafyllou et al. 1992). Zu diesem Zeitpunkt sind die Kinder dann spätestens beschwerdefrei.

Wachstumskontrollen

Insgesamt hat die Verletzung eine gute Prognose. In der Literatur ist bislang kein einziger Fall einer Langzeitschädigung bei Zustand nach traumatischer Radiusköpfchensubluxation beschrieben worden.

Literatur

Literatur zu Abschn. 14.1

Akbaria BA, Silberstein MJ, Rende RJ, Graviss ER, Luisiri A (1986) Arthrography in the diagnosis of fractures of the distal end of the humerus in infants. J Bone Joint Surg Am 68: 599–602

Ashhurst APC (1910) An anatomical and surgical study of fractures of the lower end of the humerus. Lea & Febiger, Philadelphia

Badger FG (1954) Fractures of the lateral condyle of the humerus. J Bone Joint Surg 36: 147–148

Barr LL, Babcock DS (1991) Sonography of the normal elbow. AJR Am J Roentgenol 157: 793–798

Betran J, Rosenberg ZS, Kawelblum M, Montes L, Bergmann AG, Strongwater A (1994) Pediatric elbow fractures: MRI evaluation. Skeletal Radiol 23: 277–281

Canale G, Becarig L, Orestano U (1968) Detachment of external condyle of humerus in children. Minerva Orthop 19: 480–484

Chambers HG, Wilkins KE (1996) Fractures and dislocations of the elbow region. In: Rookwood CA, Wilkins KE, Beaty JH (eds) Fractures in Children. Lippincott, Philadelphia, pp 653–669

Davidson RS, Markowitz RI, Dormans J, Drummond DS (1994) Ultrasonographic evaluation of the elbow in infants and young children after suspected trauma. J Bone Joint Surg Am 76: 1804–1813

Dias JJ, Lamont AC, Jones JM (1988) Ultrasonic diagnosis of neonatal separation of the distal humeral epiphysis. J Bone Joint Surg Br 70: 825–828

Foster DE, Sullivan JA, Gross RH (1985) Lateral humeral condylar fractures in children. J Pediatr Orthop 5: 16–22

Hansen PE, Barnes DA, Tullos HS (1982) Arthrographic diagnosis of an injury pattern in the distal humerus of an infant. J Pediatr Orthop 2: 569–572

Haraldsson S (1959) Osteochondrosis deformans juvenilis capituli humeri including investigation of intraosseous vasculature in distal humerus. Acta Orthop Scand 38: 1–232

Hasler C, Laer L v (1998) Schraubenosteosynthese bei dislozierten Frakturen des Condylus radialis humeri im Wachstumsalter – eine prospective Langzeitstudie. Unfallchirurg 101: 280–286

Hasler C, Laer L v (2001) Prevention of growth disturbances after fractures of the lateral humeral condyle in children. J Pediatr Orthop B 10: 123–130

Hefti F, Jakob RP, Laer L v (1981) Fractures of the lateral humeral condyle in children and adolescents. Orthopade 10: 274–279

Ippolito E, Tudisco C, Farsetti P, Caterini R (1996) Fracture of the humeral condyles in children. Acta Orthop Scand 67: 173–178

Jakob R, Fowles JV, Rang M, Kassab MT (1975) Observations concerning fractures of the lateral humeral condyles in children. J Bone Joint Surg Br 40: 430–436

Kamegaya M, Shinohara Y, Kurokawa M, Ogata S (1999) Assessment of stability in children's minimally displaced lateral humeral condyle fracture by magnetic resonance imaging. J Pediatr Orthop 19: 570–572

Laer L v (1981) Fracture of condylus radialis humeri during skeletal growth. Arch Orthop Trauma Surg 98: 275–283

Laer L v (1984) Skelett-Traumata im Wachstumsalter. Hefte Unfallheilkd 166: 1–84

Laer L v (1996) Frakturen und Luxationen im Wachstumsalter, 3. Aufl. Thieme, Stuttgart

Laer L v (1998) Fracture of the radial condyle of the humerus in the growth period. Unfallchirurg 101: 271–279

Laer L v, Brunner R, Lampert C (1991) Malunion following supracondylar and condylar fractures of the humerus. Orthopade 20: 331–340

Laer L v, Pirwitz A, Vocke AK (1997) Posttraumatische Problemfälle am kindlichen Ellbogen. Orthopade 26: 1030–1036

Markowitz RI, Davidson RS, Harty MP, Bellah RD, Hubbard AM, Rosenberg HK (1992) Sonography of the elbow in infants and children. AJR Am J Roentgenol 159: 829–833

Marzo JM, D_Amato C, Strong M, Gillespie R (1990) Usefulness and accuracy of arthrography in management of lateral humeral condyle fractures in children. J Pediatr Orthop 10: 317–312

Masada K, Kawai H, Kawabata H, Masatomi T, Tsuyuguchi Y, Yamamoto K (1990) Osteosynthesis of old, established non-union of the lateral condyle of the humerus. J Bone Joint Surg Am 72: 32–40

Milch HE (1964) Fractures and fracture-dislocations of the humeral condyles. J Trauma 15: 592–607

Morrissy RT, Wilkins KE (1984) Deformity following distal humeral fractures in childhood. J Bone Joint Surg Am 66: 557–562

Nimkin K, Kleinman PK, Teeger S, Spevak MR (1995) Distal humeral physeal injuries in child abuse: MR imaging and ultrasonography findings. Pediatr Radiol 25: 562–565

Pirker M, Weinberg A, Höllwarth M, Haberlik A (2005) Subsequent displacement of initially non-an minimally displaced fractures of the lateral condyle in children. J Orthop Trauma (Accepted for publication)

Rang M (1974) Fractures in children. Lippincott, Philadelphia

Shimada K, Masada K, Tada K, Yamamoto T (1997) Osteosynthesis for treatment of non-union of the lateral humeral condyle in children. J Bone Joint Surg Am 79: 234–240

So YC, Fang D, Leong JCY, Bong SC (1985) Varus deformity following lateral humeral condylar fractures in children. J Pediatr Orthop 5: 569–572

Taeger G, Nast-Kolb D (2001) Distale Humerusfrakturen beim Kind. Unfallchirurg 104: 435–445

Vocke-Hell AK, Schmid A (2001) Sonographic differentiation of stable and unstable lateral condyle fractures of the humerus in children. J Pediatr Orthop B 10: 138–141

Vocke-Hell AK, Laer L v, Slongo T, Stankovic P (2001) Secondary radial head dislocation and dysplasia of the lateral condyle after elbow trauma in children. J Pediatr Orthop 21: 319–323

Wadsworth TG (1964) Premature epiphyseal fusion after injury of the capitulum. J Bone Joint Surg Br 46: 46–49

Wilkins KE (1990) Residuals of elbow trauma in children. Orthop Clin North Am 21: 291–314

Yang Z, Wang Y, Gilula LA, Yamaguchi K (1998) Microcirculation of the distal humeral epiphyseal cartilage: implications for posttraumatic growth deformities. J Hand Surg [Am] 23: 165–172

Zimmermann H (1978) Ellbogenbrüche. In: Weber BG, Brunner C, Freuler F (Hrsg) Frakturbehandlung bei Kindern und Jugendlichen. Springer, Berlin Heidelberg New York, S 123–145

Literatur zu Abschn. 14.2

Horn BD, Herman MJ, Crisci K, Pizzutillo PD, MacEwen GD (2002) Fractures of the lateral humeral condyle: role of the cartilage hinge in fracture stability. J Pediatr Orthop 22: 8–11

Jonasch E, Bertel E (1981) Verletzungen bei Kindern bis zum 14. Lebensjahr. Hefte Unfallheilkd 150: 1–146

Kraus R, Schneidmüller D, Röder C (2005) Aktuelle Daten zur Häufigkeit von Frakturen der langen Röhrenknochen im Wachstumsalter. Dtsch Ärztebl 102:A838–A842

Laer L v (2001) Frakturen und Luxationen im Wachstumsalter, 4. Auflage. Thieme, Stuttgart New York

Laer L v, Gruber R, Dallek M et al. (2000): Classification and documentation of children's fractures. Eur J Trauma 26: 2–14

Moritz JD (2004) Sonographie in der Diagnostik kindlicher Frakturen – unnötiger Ballast oder sinnvolle Ergänzung? Vortrag, 1. Kindertraumatologischer Nachmittag, Giessen, 03.12.2004

Toh S, Tsubo K, Nishikawa S, Inoue S, Nakamura R, Harata S (2002) Long-standing non-union of fractures of the lateral humeral condyle. J Bone Joint Surg Am 84: 593–598

Vocke-Hell AK, Schmid A (2001) Sonographic differentiation of stable and unstable lateral condyle fractures of the humerus in children. J Pediatr Orthop B 10: 138–141

Literatur zu Abschn. 14.3

Bede WB, Lefebure AR, Rostman MA (1975) Fractures of the medial humeral epicondyle in children. Can J Surg 18: 137–142

Benz G, Roth H (1985) Fractures in the elbow joint area in childhood and adolescence. Unfallchirurgie 11: 128–135

Blauth M, Gösling T (2001) Rekonstruktive Eingriffe am Ellenbogen. In: Schmit-Neuerburg KP, Letsch R, Towfigh H (Hrsg) Ellenbogen, Unterarm Hand. Springer, Berlin Heidelberg New York Tokyo, S 77–154 (Tscherne Unfallchirurgie)
Blount WP (1955) Fractures in children. Williams & Wilkins, Baltimore
Case SL, Hennrikus WL (1997) Surgical treatment of displaced medial epicondyle fractures in adolescent athletes. Am J Sports Med 25: 682 686
Chambers HG, Wilkins KE (1996) Apophyseal injuries of the distal humerus. In: Rockwood CA, Wilkins KE, Beaty JH (eds) Children's fractures. Lippincott Raven, Philadelphia, pp 801–822
Chessare JW, Rogers LF, White H, Tachdjian MO (1977) Injuries of the medial epicondylar ossification center of the humerus. AJR Am J Roentgenol 129: 49–55
Chrestian P, Jacquemier M, Pau C, Picault J, Mailaender C, Croiselle H (1985) Die Entwicklung unseres therapeutischen Konzeptes bei der Behandlung von Epicondylus-ulnaris-Frakturen. Z Kinderchir 40: 213–216
Farsetti P, Potenza V, Caterini R, Ippolito E (2001) Long-term-results of treatment of fractures of the medial humeral epicondyle in children. J Bone Joint Surg Am 83: 1299–1305
Festge OA, Tischer W, Schwock G, Christiansen C, Estel S (1980) Fractures of the distal end of the humerus in children. Zentralbl Chir 105: 710–720
Fowles JV, Kassab MT, Moula T (1984) Untreated intra-articular entrapment of the medial humeral epicondyle. J Bone Joint Surg Br 66: 562–565
Galley SH, McKee MD (2000) Operative treatment of nonunions about the elbow. Clin Orthop 370: 87–101
Harraldson S (1959) On osteochondrosis deformans juvenilis capituli humeri including investigation of the intaosseous vasculature of the distal humerus. Acta Orthop Scand 38 Suppl: 35–39
Henrikson B (1966) Supracondylar fracture of the humerus in children. Acta Chir Scand 369: 1–72
Hines RF, Hemdon WA, Evans JP (1987) Operative treatment of medial epicondyle fractures in children. Clin Orthop Rel Res 223: 170–174
Josefsson PO, Danielsson LG (1986) Epicondylar elbow fractures in children. Acta Orthop Scand 57: 313–315
Koudela K, Kavan Z (1977) Fracture of lateral epicondyle of humerus with elbow dislocation inward and detachment of medial epicondyle. Acta Chir Orthop Traumatol Cech 44: 553–556
Kutscha-Lissberg E, Rauhs R (1974) Fresh elbow injuries in the growing age. Hefte Unfallheilkd 118: 1–60
Laer L v (1999) Die suprakondyläre Humerusfraktur im Wachstumsalter – Anatomie und Biomechanik. Hefte Unfallchir 272: 612–617
Laer L v (2001) Frakturen und Luxationen im Wachstumsalter. Thieme, Stuttgart
Landin LA, Danielsson LG (1986) Elbow fractures in children. An epidemiological analysis of 589 cases. Acta Orthop Scand 57: 309–312
O'Driscoll SW, Jaloszynski R, Morrey BF, An KN (1992) Origin of the medial ulnar collateral ligament. J Hand Surg [Am] 17: 164–168
Rang M (1974) Children's fractures. Lippincott, Philadelphia
Sahni D, Jit I (1995) Time of fusion of epiphyses at the elbow and wrist joints in girls of northwest India. Forensic Sci Int 74: 47–55
Schuck R, Bartsch M, Link W (1989) Surgical treatment of distal humerus fractures in children. Z Kinderchir 44: 283–285
Skak SV, Grossmann E, Wagn P (1994) Deformity after internal fixation of fracture separation of the medial epicondyle of the humerus. J Bone Joint Surg Br 76: 297–302
Smith FM (1950) Medial epicondyle injuries. JAMA 142: 402
Smith FM, Joyce JJ (1954) Fractures of the lateral condyle of humerus in children. Am J Surg 7: 224–239
Ter Egiazarov GM, Gorchiev BM, Sanakoeva II (1989) Fractures of internal epicondyle of the humerus with intra-articular incarceration of bone fragments. Khirurgiia (Mosk) 11: 86–90
Van Niekerk JL, Severijnen RS (1985) Medial epicondyle fractures of the humerus. Neth J Surg 37: 141–144
Wahl D, Friedrich J (1986) Results of the treatment of avulsion fractures of the medial epicondyle of the humerus during the growth period. Zentralbl Chir 111: 1048–1055
Weise K, Schwab E, Scheufele TM (1997) Elbow injuries in childhood. Unfallchirurg 100: 255–269
Wilkins KE, Beaty JH, Chambers HG, Toniolo RM (2001) Fractures and dislocations of the elbow region. In: Anonymous. Fractures in Children. Lippincott Raven, Philadelphia, pp 653–904
Wilson JN (1960) The treatment of fractures of the medial epicondyle of the humerus. J Bone Joint Surg Br 42: 778–781
Wilson NI, Ingram R, Rymaszewski L, Miller JH (1988) Treatment of fractures of the medial epicondyle of the humerus. Injury 19: 342–344
Woods GM (1977) Elbow instability and medial epicondylar fractures. Am J Sports Med 5: 23–30
Zanella FE, Piroth P (1985) Injuries of the medial epicondyle of the humerus in children. Conservative or surgical therapy? ROFO Fortschr Geb Rontgenstr Nuklearmed 143: 346–350

Literatur zu Abschn. 14.3.1

Bretland PM (1994) Pulled elbow in childhood. Br J Radiol 67: 1176–1185
Broca A (1903) La pronation douloureuse des enfants. Revue d'Obst et Paed 16: 142–144
Chambers HG, Wilkins KE (1996) Dislocation of the joints of the elbow. In: Rockwood CA Jr, Wilkins KE, Beaty JH (eds) Fractures in children, 4th edn. Lippincott-Raven, Philadelphia, pp 840–1020
Choung W, Heinrich SD (1995) Acute annular ligament interposition into the radiocapitellar joint in children (nursemaid's elbow). J Pediatr Orthop 15: 454–456
Erlacher P (1914) Subluxatio radii perianularis. Dtsch Z Chir 126: 336–339
Geyer E (1962) Zur Pathogenese der Pronation douloureuse. Monatsschr Kinderheilk 110: 394
Hutchinson J (1885) On certain obscure sprains of the elbow occurring in young children. Ann Surg 2: 91–98
Hutchinson J (1886) Partial dislocation of the head of the radius peculiar to children. Br Med J 1: 9–10
Illingworth DM (1975) Pulled elbow: a study of 100 patients. Br Med J 2: 672–675
Joffe M (1997) Radial head subluxation (»nursemaid's elbow«). In: Barkin RM (ed) Pediatric emergency medicine. Mosby Year Book, St. Louis, pp 414–415
Kaplan RE, Lillis KA (2002) Recurrent nursemaid's elbow (annular ligament displacement) treatment via telephone. Pediatrics 110: 171–174
Ludwig S, Loiselle J (1993) Anatomy, growth and development. Impact on injury. In: Eichelberger MR (ed) Pediatric trauma. Mosby Year Book, St. Louis, pp 50–51
Lyver MB (1990) Radial head subluxation (letter). J Emerg Med 8: 154–155
Macias CG, Bothner J, Wiebe R (1998) A comparison of supination/flexion to hyperpronation in the reduction of radial head subluxations. Pediatrics 102: 10
Matles AL, Eliopoulos K (1967) Internal derangement of the elbow in children. Int Surg 48: 259–263
McDonald J, Whitelaw C, Goldsmith LJ (1999) Radial head subluxation: comparing two methods of reduction. Acad Emerg Med 6: 715–718
Nichols J (1988) Nursemaid's elbow: reducing it to simple terms. Contemp Pediatr 5: 50–55
Newman J (1985) »Nursemaid's elbow« in infants six months and under. J Emerg Med 2: 403–404
Poinsot G (1885) Dislocation of the head of the radius downward by elongation. N Y Med J 441: 8–11
Quan L, Marcuse EK (1985) The epidemiology and treatment of radial head subluxation. Am J Dis Child 139: 1194–1197
Salter RB, Zaltz C (1971) Anatomic investigations of the mechanism of injury and pathologic anatomy of pulled elbow in young children. Clin Orthop 77: 134–143
Schunk JE (1990) Radial head subluxation: epidemiology and treatment of 87 episodes. Ann Emerg Med 19: 1019–1023
Schutzman SA, Teach S (1995) Upper-extremity impairment in young children. Ann Emerg Med 26: 474–479

Snellman O (1959) Subluxation of the head of the radius in children. Acta Orthop Scand 28: 311–315
Steen K (2000) Subluxation of the radial head. Tidsskr Nor Laegeforen 120: 1323–1325
Stone CA (1916) Subluxation of the head of the radius. JAMA 67: 28–29
Triantafyllou SJ, Wilson SC, Rychak J (1992) Irreducible pulled elbow in a child. Clin Orthop 284: 153–155
Van Arsdale WW (1889) On subluxation of the head of the radius in children with a resume of one hundred consecutive cases. Ann Surg 9: 401–423
Watts HG (1987) The bones and joints, orthopedic problems. In: Behrman RE, Vaughan VC (eds) Nelson textbook of pediatrics, 13th edn. WB Saunders, Philadelphia, p 1356
Walcher K, Keyl W, Backe H (1972) Beobachtungen zur Ätiologie der Pronatio dolorosa. Arch Orthop Unfall Chir 74: 197–204

Kapitel 15

Unterarm 15

A.-M. Weinberg, S. Altermatt, A. Hell, H. Reilmann

Die Kenntnis der Anatomie des Unterarms unter Berücksichtigung der verschiedenen Entwicklungsphasen ist Voraussetzung für die korrekte Behandlung von Unterarmfrakturen bei Kindern.

Neben der anatomischen Form der Unterarmknochen ist

- die Ausdehnung des interossären Raums,
- die Kinematik der angrenzenden Gelenke sowie
- deren Zusammenspiel mit der Muskulatur

für das Verständnis der Funktionen des Unterarms und der Hand notwendig.

Grundsätzlich unterscheidet sich die Behandlung der Frakturen des Unterarms in der Kindheit gegenüber den Frakturen des Erwachsenenalters. Dies begründet sich durch das mögliche *Remodeling*, welches eine achsengerechte Heilung auch bei nicht exakter Stellung ermöglicht. Dieses Korrekturvermögen ist abhängig

- vom Zeitpunkt des Fugenschlusses,
- der Wachstumspotenz der jeweiligen Fuge,
- der Lokalisation der Fraktur zur Fuge,
- der Bewegungsebene des angrenzenden Gelenks und
- vom Alter des Kindes.

Entwicklung und Wachstum

Ossifikationszentren

Radius und Ulna ossifizieren, ausgehend von primären Ossifikationskernen, in der 8. Schwangerschaftswoche. Am Handgelenk erscheinen die sekundären Ossifikationskerne der *distalen radialen Physe* bei Mädchen im 5. Lebensmonat, bei Jungen etwas später.

Es ist nicht eindeutig geklärt, inwieweit es sich an der Spitze des Processus styloideus radii um einen eigenen Ossifikationskern handelt. Dieser kann im Rahmen von Frakturen Wachstumsstörungen aufweisen.

Die Ossifikation an der *distalen ulnaren Epiphyse* beginnt bei Jungen und Mädchen gleichermaßen im 6. Lebensjahr und geht häufig von 2 verschiedenen Punkten aus. Der Anteil der distalen Epiphysen von Radius und Ulna macht 75–80% des Gesamtwachstums des Unterarmknochens aus (Digby 1915).

Der Schluss der *distalen radialen Epiphysenfuge* findet bei Mädchen im Alter von 15, bei Jungen im Alter von 16–19 Jahren statt. Zwischen dem 16. und 17. Lebensjahr verschließt sich bei den Mädchen die *distale ulnare Fuge*, bei Jungen zwischen dem 17. und 18. Lebensjahr (Greulich u. Pyle 1964; King 1984; O'Brien 1984).

Der *proximale Epiphysenkern* des Radius erscheint im 5. bis 7. Lebensjahr, der *proximale Kern der Ulna* im 9. bis 10. Lebensjahr. Zwischen dem 15. und 18. Lebensjahr verbinden sich bei beiden Geschlechtern die *Fugen mit dem Schaft* (King 1984; Abb. 15.1).

Tabelle 15.1. Häufigkeit entsprechend des Alters für die einzelnen Frakturtypen

	Alter
Hand Am häufigsten Quetschverletzung der Endphalanx und SHII # der Grundphalanx	Peak 1: Kleinkind Peak 2: 13 Jahre mit deutlichem Anstieg nach dem 8. Lebensjahr
Carpus	Selten
Skaphoid	15 Jahre
Triquetrum	11–13 Jahre
Hamatum	Kurz vor der Skelettreife
Distaler Radius – Epiphysenlösung	Mädchen: 11–12 Jahre Jungen: 13–14 Jahre
Distale Ulna – Epiphysenlösung	11 Jahre
Distale Stauchungsfrakturen	3–6 Jahre
Unterarmschaft 5% proximal 20% Schaft 75% distal	Mädchen: 5–6 Jahre Jungen: Peak 1: 9 Jahre Peak 2: 14 Jahre
Proximaler Radius/Ulna	4–14 Jahre
Galeazzi-Fraktur	9–14 Jahre
Monteggia-Fraktur	5–9 Jahre

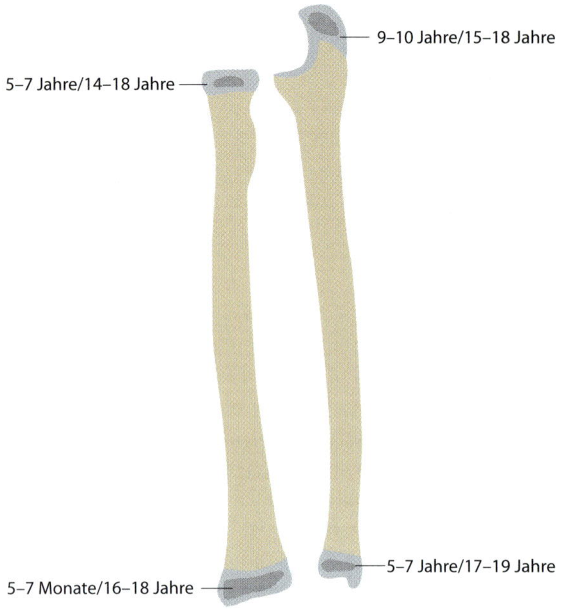

Abb. 15.1. Ossifikationskerne von Radius und Ulna. Die Daten belegen den Zeitpunkt des Auftretens und denjenigen des Fugenschlusses

Korrekturmechanismen

Am Unterarmschaft können Korrekturen sowohl *direkt* als auch *indirekt* ablaufen (s. Kap. 3; Alpar et al. 1981; Blount 1967; Brandesky u. Eberhard 1989; Brutscher u. Rüter 1989; Carey et al. 1992; Daruwalla 1979; Dau 1966; Ehalt 1967; Feldkamp u. Daum 1978; Fuller u. McCullough 1982; Hogstrom et al. 1976; Hughston 1962; Linke et al. 1995; Nilsson u. Obrant 1977; Nonnemann 1969 a,b; Oest u. Rettig 1989; Steinert 1966; Younger et al. 1997). Man unterscheidet die Korrektur der *Seit-zu-Seit-Verschiebung*, der *Verkürzung* oder der *Verlängerung*. Weiterhin gibt es *Korrekturen nach Achsenfehlstellungen*, welche in Fehlstellungen der *Frontal-* und der *Sagittalebene* eingeteilt werden sowie Korrekturen nach Rotationsfehlern.

! Allen Korrekturen ist gemeinsam, dass sie altersmäßig limitiert sind.

In der Literatur hat sich die Einteilung der Kinder mit einem Lebensalter über oder unter 10 Jahren bewährt (Rockwood u. Green 1995; v. Laer 1986). Dennoch finden sich am Unterarm am distalen wie auch am proximalen Radius noch bis zum 12. Lebensjahr ausgesprochen gute Korrekturpotenzen, die in einen Behandlungsalgorithmus integriert werden können. Diesbezüglich stellt der Unterarm eine Ausnahme gegenüber anderen Skelettabschnitten dar (v. Laer u. Hasler 2000).

! Seit-zu-Seit-Verschiebungen werden am Unterarm problemlos auch bis zur Schaftbreite ausgeglichen.

Die Geschwindigkeit der Korrektur hängt von ihrer Nähe zur distalen Fuge und vom Alter des Patienten ab.

! *Proximale* Seit-zu-Seit-Verschiebungen im Rahmen der Epiphysenlösung mit und ohne metaphysären Keil gehen oftmals mit einer Abkippung einher und korrigieren sich auch bei einem Ausmaß von bis zu 60°. Dennoch sollten reine Seit-zu-Seit-Verschiebungen proximal nicht über 1/3 Schaftbreite akzeptiert werden, da dies zu einer Verplumpung des Radiusköpfchens führt. *Distal* sollte die Seit-zu-Seit-Verschiebung nicht über halbe Schaftbreite und für die Schaftmitte nicht über 1/3 Schaft betragen, da es sonst gehäuft zu sekundären Dislokationen und in Schaftmitte zu Funktionseinschränkungen kommen kann. Generell kann sich am distalen Schaft auch eine Dislokation um ganze Schaftbreite noch korrigieren.

! Die Korrektur von Achsabweichungen in der *Frontal-* und *Sagittalebene* wird wie folgt beurteilt: Metaphysäre distale Frakturen zeigen eine ausgesprochen gute Korrekturpotenz bei Fehlstellungen von bis zu 40° vor allem in dorsoradialer Richtung. Die volare Fehlstellung korrigiert sich schlechter (Daruwalla 1979; Davis u. Green 1976; Fuller u. McCullough 1982; Kuderna 1980; Kuderna u. Weinstabl 1989; Rang u. Willis 1977).

Dagegen wird am Schaft die mögliche Spontankorrektur bei Achsenfehlstellungen bis 10° für Kinder bis zum 10. Lebensjahr für Frakturen aller Richtungen angegeben (Fuller u. McCullough 1982). Dennoch scheinen sich alle Fehlstellungen, welche den *interossären Raum einengen*, nicht zu korrigieren. *Blockierende Fehlstellungen* am diaphysären Unterarmschaft, die mit einer Aufhebung von Pro- oder der Supination einhergehen, korrigieren sich meistens schlecht, entsprechend bleibt auch der Funktionsverlust oftmals bestehen (Gräfe et al. 1995; Linke et al. 1995).

! Die Korrektur der in *Verkürzung verheilten Knochen* am Unterarmschaft ist möglich. Die im Zuge des Wachstums eintretende Verlängerung eines der Partnerknochen wird meistens bis zum Wachstumsabschluss ausgeglichen.

! Die Korrektur des *Rotationsfehlers* wird von den meisten Autoren bestritten (Creasman et al. 1984; Evans 1951; Ottl 2000). Da es sich um Röhrenknochen handelt und an anderen Skelettabschnitten Derotationsvorgänge registriert wurden, ist der eigentliche Nachweis für oder gegen mögliche Derotationsvorgänge bisher nicht geführt worden. Dies ist darauf zurückzuführen, dass der Rotationsfehler radiologisch unter 20° nur schwer zu diagnostizieren ist (Ray 1951). Klinisch ist der Rotationsfehler erst ab einem Ausmaß von 20° mit Einschränkung der Umwendbewegung verknüpft. Diese können auch im radiologischen Bild, durch einen Kalibersprung der Fragmente, nachgewiesen werden. Es scheint fraglich, ob mögliche Derotationsvorgänge dieses Ausmaß korrigieren würden. Daher ist der radiologisch nachgewiesene Rotationsfehler nicht zu belassen und sollte behandelt werden (Alpar et al. 1981; Tabelle 15.2).

Chirurgische und spezielle Anatomie

Knochen und Gelenke

Der *Radius* ist ein gebogener Knochen mit einem zylindrischen Querschnitt im proximalen Drittel, einem dreieckigen Querschnitt im mittleren Drittel und einer Abflachung zum distalen Ende des Radius hin. Die *Tuberositas bicipitalis*, die der Bizepssehne als Insertionspunkt dient, liegt kurz unterhalb des Radiushalses. Diese stellt eine der wenigen »Landmarks« am Unterarm dar. In der Supinationsstellung ist der Schaft distal von der Tuberositas bicipitalis nach lateral konvex gebogen (Abb. 15.2). Zusätzlich liegt in der Schaftregion eine schwache Biegung der Spitze nach posterior vor. Die *Membrana interossea anterior (M.I.A.)* verbindet beide Knochen miteinander und verhindert vor allem die Verschiebung in longitudinaler Richtung. Bei voller Pro- und Supination wird sie auch in horizontaler Richtung aufgespannt. Die M.I.A. dient a priori als Ursprung für die Muskulatur.

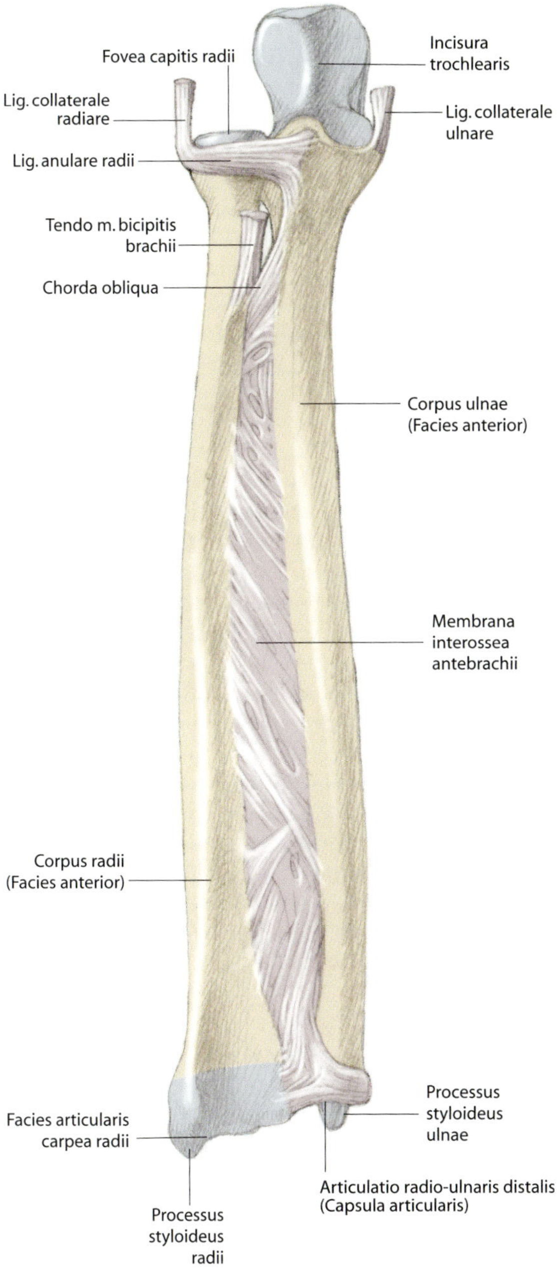

Abb. 15.2. Anatomie des Unterarms

Die *Ulna* hat im Schaftbereich einen dreieckigen Querschnitt. An deren seitlichen Kante ist die *M.I.A.* befestigt. Wie auch der Radius, weist die Ulna eine Biegung auf; allerdings ist ihre Spitze im proximalen Drittel nach posterior gebogen.

Bei Frakturen des Unterarms muss die *relative Lage von Ulna und Radius* zueinander, der Abstand beider Knochen, wiederhergestellt werden, um die Pro- und Supinationsfähigkeit zu erhalten. Bereits eine Abnahme von 4° des radialen Bogens führt bei Erwachsenen zu einem Funktionsverlust von 20%.

Der Radius ist über das proximale Radioulnargelenk, die M.I.A. und das distale Radioulnargelenk mit der Ulna verbunden.

Das *proximale Radioulnargelenk* weist die größte Stabilität in der Supinationsstellung auf, da hier der breiteste Gelenkflächenkontakt zwischen Radius und Ulna zu verzeichnen ist. Gleichzeitig ist die M.I.A. maximal gespannt, und die vorderen Fasern des Lig. quadratum stabilisieren den Radiuskopf im Gelenk (Spinner u. Kaplan 1970).

Die *Articulatio radio-ulnaris distalis* ist mechanisch an das proximale Radioulnargelenk und funktionell an das Handgelenk gebunden. Bei Pro- und Supination kommt es zur Bewegung aller beteiligten Gelenke (Hagert 1994; Jackson et a. 1994). Deren Zusammenspiel kann daher als eine *geschlossene kinematische Kette* betrachtet werden.

Der Gelenkanteil des *distalen Radius* ist bikonkav und dreieckig. Die Spitze des Dreiecks weist auf den Processus styloideus radii, während die Basis zur gelenkigen Verbindung mit dem Ulnaköpfchen dient. Die Gelenkflächen des Radius sind in ulnarer und palmarer Richtung gekippt (Oestern 1999).

Die wesentlichen Bänder des Handgelenks liegen intrakapsulär. Die palmaren Bänder sind stärker als die dorsalen. Der beugeseitige Bandapparat bildet die Form eines Dreiecks, dessen Innenraum direkt über dem capitulolunären Gelenk liegt. Taleisnik (1985) unterscheidet *intrinsische* und *extrinsische Bänder*. Die intrinsischen Bänder verbinden die Karpalknochen miteinander, während die extrinsischen Bänder den Carpus mit Radius und Metacarpus verbinden.

Der *fibrocartilage trianguläre Komplex* ist – wie andere Menisken- und Diskenflächen – adaptierendes und druckübertragendes Element. Er füllt die radiologisch sichtbare Lücke zwischen karpaler Ulnakopffläche und den Ossa lunatum und triquetrum. Während der Diskus an der Inzisur des Radius breit befestigt ist, besitzt er an der Ulna eine doppelte Verankerung. Zum einen wurzelt er in einer grubigen Vertiefung radial der Basis des Griffelfortsatzes, zum anderen ist er am Griffelfortsatz selbst fixiert. Dieser radioulnokarpale fibröse Komplex wird dynamisch durch die Sehne des M. extensor carpi ulnaris unter Spannung gehalten.

Bei einer *Fraktur des Processus styloideus ulnae* muss es deshalb nicht unbedingt zu einer vollständig ulnaren Ablösung des Diskus kommen, da die basale Fixierung erhalten bleiben kann (Abb. 15.3). Ingesamt sind Verletzungen des radioulnokarpalen fibrösen Komplexes im Kindesalter unter dem 12. Lebensjahr selten. Bei Adoleszenten muss daran gedacht werden. Die MRT kann die Diagnose sichern, andernfalls ist eine Arthroskopie des Handgelenks zu überlegen.

Die *Kraftübertragung* von der Hand erfolgt nicht allein über die Achse des distalen Radius, über Skaphoid und Lunatum, sondern zu 40% über die Achse des Caput ulnae, über Diskus, Os lunatum sowie Os triquetrum und die Articulatio ulnaris carpalis. Im Vergleich zum Os scaphoideum weisen Os lunatum und Lunatumfacette des Radius niedrigere chondrale Knochendichtewerte auf. Dies bedeutet, dass das Os scaphoideum eine physiologisch höhere Beanspruchung erfährt als das Os lunatum. Der Gelenkdruck zwischen Radius und Kahnbein ist demnach größer als derjenige zwischen Radius und Mondbein (Ostern 1999).

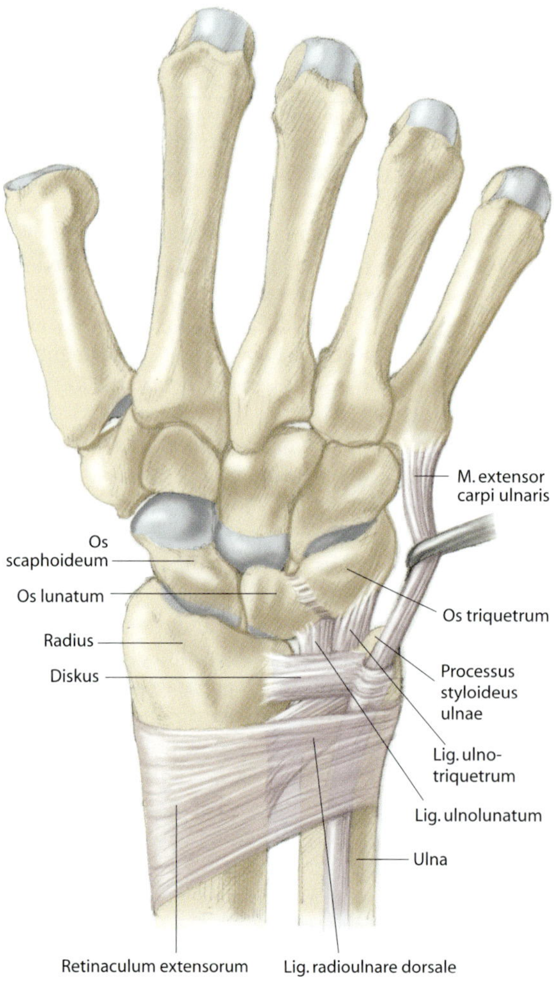

Abb. 15.3. Der trianguläre fibrokartilaginäre Komplex besteht aus dem Diskus, den distalen radioulnaren Bänder, den ulnokarpalen Bändern (Lig. ulnolunatum, Lig. ulnotriquetrum) und dem M. extensor carpi ulnaris

Periost

! Die Knochen von Kindern verfügen über ein sehr dickes, pluripotentes Periost, welches eine Fraktur mechanisch stabilisiert und auch zu einem schnellen Heilungsverlauf beiträgt.

Im Gegensatz zu der oft offenen Reposition und Fixation der Frakturen bei Erwachsenen können diese daher bei Kindern geschlossen ohne Osteosynthese therapiert werden. Im Falle einer *Grünholzfraktur* wird das Periost üblicherweise auf der konvexen oder gespannten Seite verletzt, während auf der konkaven oder Kompressionsseite eine intakte Brücke des Periosts vorhanden ist. Im Zuge der Frakturheilung kann es an der konvexen Bruchstelle zu einer Durchbauungsstörung kommen. Diese kann als *Refraktur* klinisch zum Tragen kommen. Unter Anwendung von Zugspannung kann das intakte Periost bei Grünholzfrakturen die Stabilität im Bereich der Fraktur wahren (Abb. 15.5 a–e, Abb. 15.6 a–c).

Unterarmmuskeln

Bei der Behandlung von Frakturen sind die *Muskelansätze am Unterarm* vor allem in Bezug auf die verschiedenen Repositionstechniken von Bedeutung. Die *Zugrichtungen* der Muskelansätze können die Position der Fragmente beeinflussen und stellen somit dislozierende Kräfte, welche auch während der Gipsruhigstellung auftreten können, dar (Abb. 15.7 a–c). Dabei wird die größte Bedeutung der Lokalisation der Fraktur im Verhältnis zum Insertionspunkt des M. pronator teres beigemessen.

Andere Faktoren, die die Rotationsposition der Fragmente beeinflussen, sind die *verschiedenen Richtungen* der Muskelzüge bei unterschiedlichen Winkelstellungen der Fragmente (z. B. die unterschiedliche Spannung der Bizepssehne in Flexions- und Extenssionstellung des Ellbogens). Zusätzlich werden die Effekte der M.I.A. diskutiert (Evans 1945).

Pro- und Supination

Die *Umwendbewegung* ist eine fast ausschließlich dem Menschen zur Verfügung stehende Bewegung. Nach Frakturen des Unterarms kommt es am häufigsten zu Störungen von Pro- oder Supination (Blackburn et al. 1984; Carey et al. 1992; Creasman et al. 1984; Fuller u. McCullough 1982; Nilsson u. Obrand 1977), wobei die Pronation häufiger beeinträchtigt ist (Daruwalla 1979; Feldkamp u. Daum 1978; Gruber u. v. Laer 1979). Die durchschnittliche Umwendbewegung des Unterarms liegt bei

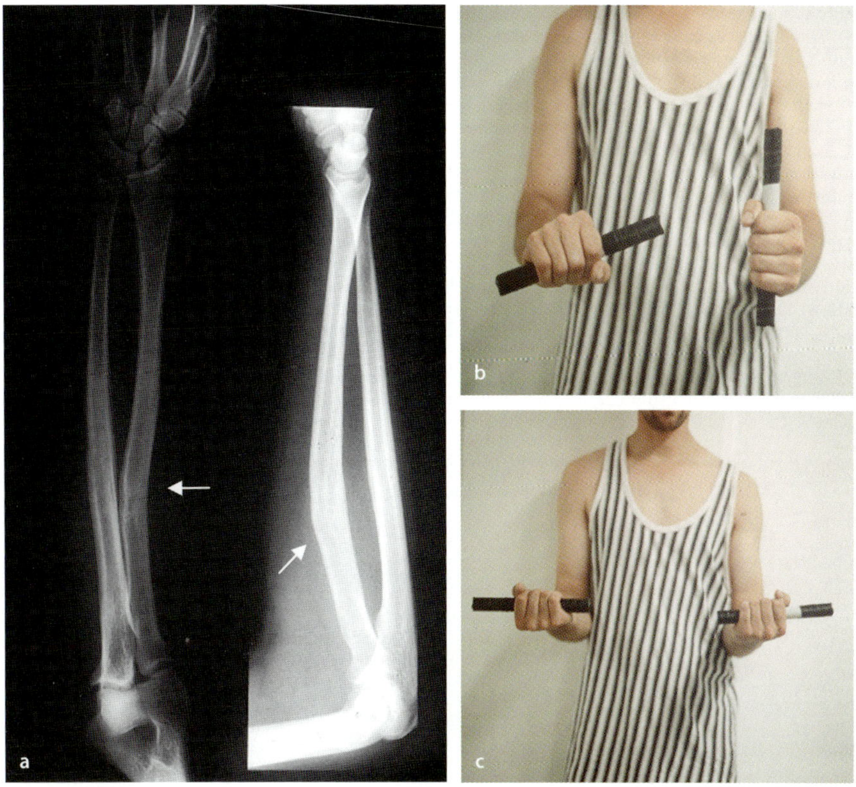

Abb. 15.4. a Die *Pfeile* zeigen in der Frontalebene eine Verengung des interossären Raums mit Abnahme des radialen Bogens wie auch in der Sagittalebene eine volare Achsenfehlstellung. **b,c** Klinisch weist der Patient eine Aufhebung der Supination auf

150–170° und kann durch Einbeziehung des Handgelenks Werte über 180° erreichen.

Der Abstand der Ansätze der *Membrana interossea antebrachii* zwischen Ulna und Radius wird für jede Knochenstellung und in jeder Schnittebene möglichst minimal gehalten. Für die beschriebene Umwendbewegung konnte keine konstante Drehachse gefunden werden. Stattdessen findet die Bewegung um eine *Bezugsachse* statt, deren räumliche Lage sich abhängig vom Drehwinkel ändert. Sie ist kinematisch als *momentane Schraubachse* zu definieren (Anderson 1901; Heiberg 1884; Kapandji 1992; Nakamura et al. 1994).

Dies kann auf die Bewegungsabläufe von Radius und Ulna zurückgeführt werden (Weinberg et a. 2000). Der Radius rotiert um seine Längsachse. Die Ulna führt eine Lateralisation, welche eine Abduktions-Extensions-Adduktions-Bewegung darstellt, aus. Sie kann auch als annähernd halbkreisförmige Bewegung beschrieben werden, wobei keine Rotation stattfindet (Abb. 15.8).

Funktionelle Deformitäten

Einschränkungen der Umwendbewegung sind abhängig

- von der Richtung der Achsenfehlstellung im Raum,
- dem Ausmaß und
- der Lokalisation der Fraktur.

Anhand von Experimenten an humanen Präparaten konnte aufgezeigt werden, dass besonders in der *Schaftmitte* ein Funktionsverlust bereits bei einer Angulation von 10° eintreten kann (Weinberg et al. 2000). Die Defizite sind vor allem bei Einengungen des interossären Raums zu erwarten. Andererseits müssen Fehlstellungen, die den interossären Raum vergrößern, nicht mit einer Bewegungsbehinderung einhergehen. Bei *proximalen Frakturen* kann die interossäre Distanzverkürzung eine Verminderung des Rotationsausmaßes dadurch verursachen, dass es zu einem Impingement der Tuberositas radii gegenüber der Ulna kommt. *Frakturen am distalen Ende des Unterarms* gehen seltener mit einer Bewegungseinschränkung einher. Dies begründet sich in der Tatsache, dass die Stelle, an der sich beide Knochen überkreuzen, am anfälligsten für Störungen ist. Diese liegt in Schaftmitte. Daher können im distalen Bereich auch höhere Fehlstellungen belassen werden.

Distale metaphysäre Frakturfehlstellungen der Ulna können die Spannung am Diskus derartig erhöhen, dass das Ulnaköpfchen nicht mehr frei bewegt werden kann. In diesem Fall kommt es dann ebenfalls zu Funktionsstörungen der Umwendbewegung, aber auch der anderen Bewegungsrichtungen des Unterarms.

Die Experimente an humanen Präparaten berücksichtigen nicht ein für Kinder typischerweise auftretendes *Remodeling*. Es findet sich eine Korrelation von Restwinkel der Frakturen und dem Bewegungsausmaß der involvierten Extremitäten einerseits sowie der eintretenden Spontankorrektur anderseits (Hogstrom et

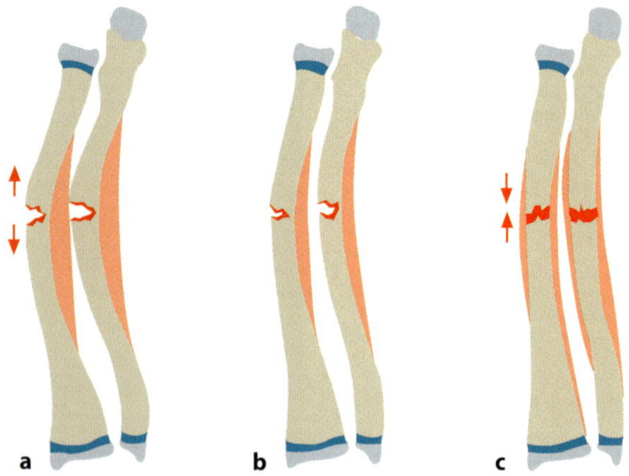

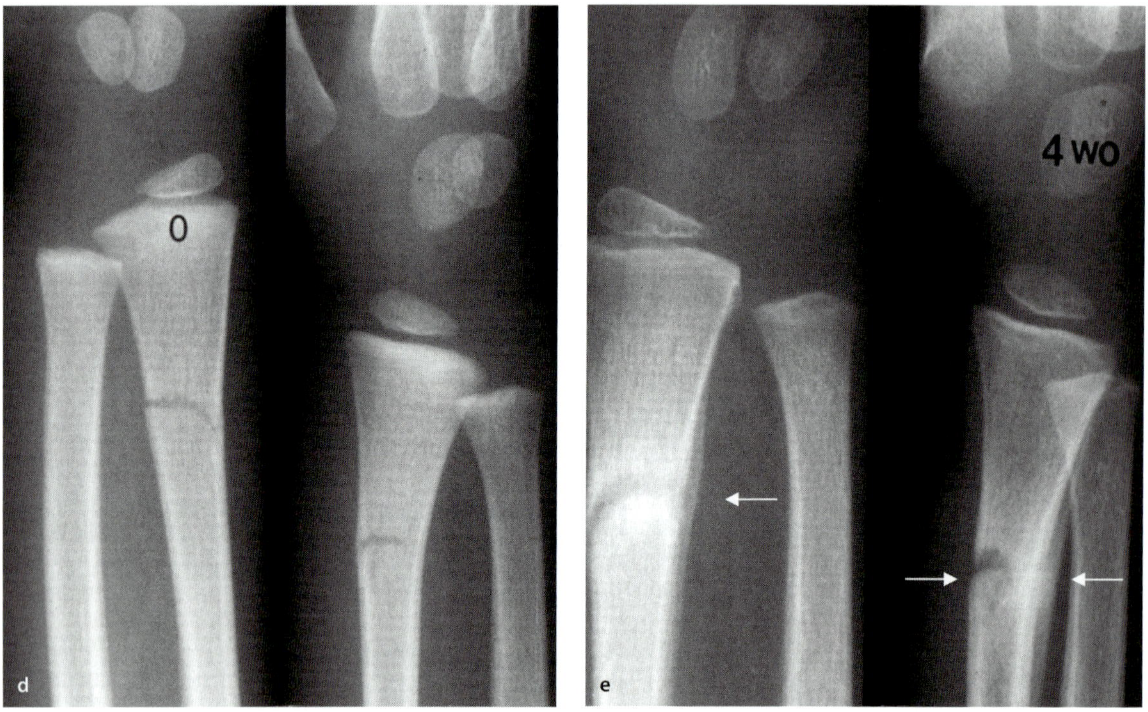

Abb. 15.5. a–c Abheilungsmodus der Grünholzfrakturen: **a** Bleibt bei den diaphysären Grünholzfrkturen die Kortikalis auf der Konkavseite der stets vorhandenen Achsabweichung intakt, so kommt es auf der konkaven Seite zur periostalen Überbrückung des Frakturspaltes, die auf der konvexen Seite aubleibt. Diese unausgewogene Konsolidation birgt die Gefahr einer Refraktur in sich. Ist die Achsabweichung größer, so ist der Abheilungskallus größer, die Gefahr der Refraktur geringer, aber die mögliche Funktionsstörung aufgrund der Achsabweichung größer. **b** Stellt man die Fraktur nur »gerade«, d. h. verbleibt nur eine dezente Achsabweichung bei erhaltener Kortikals auf der Konkavseite , so ist die Kallusabstützung kleiner, die Gefahr der Refraktur größer, dafür die Gefahr der Funktionseinschränkung wieder kleiner. **c** Erst wenn die Kortikalis auch auf der Konvexseite in Kontakt gerät, dann die Fraktur adäquat allseitig konsolidieren. Erst dann besteht keine Gefahr einer Refraktur mehr (v. Laer 2001). **d** Unfallbild einer distalen Grünholzfraktur. **e** Röntgenbild bei Frakturkonsolidation nach 4 Wochen. Es zeigt sich eine schöne Kallusbildung auf der konkaven Seite bei mangelnder Durchbauung auf der konvexen Seite

al. 1976). Allerdings finden sich in der Literatur Hinweise, dass auch Frakturen, die in anatomischer Stellung verheilen, mit Verlusten der Rotationsfähigkeit einhergehen können (Nilsson u. Obrant 1977). Es werden vor allem Narbenzüge dafür verantwortlich gemacht.

Klassifikation

Frakturen bei Kindern lassen sich nicht nach den Klassifikationen für das Erwachsenenalter einteilen (v. Laer et al. 2000). Auch die Übernahme spezifischer Fraktureinteilungen nach den betroffenen Knochenabschnitten aus der Traumatologie der Erwachsenen hat sich nicht bewährt, da im Gegensatz zum Adulten meistens keine einheitliche therapeutische Konsequenz aus diesen Einteilungen für das Kind abgeleitet werden kann. Sowohl für die Abschätzung einer möglichen *Spontankorrektur* als auch für ein *therapeutisches Vorgehen* können die Frakturen am Unterarm entsprechend der Klassifikation kindlicher Röhrenknochen in

- epiphysäre,
- metaphysäre und
- diaphysäre Brüche

unterschieden werden. Als Besonderheit des Unterarms ist hervorzuheben, dass es sich um ein *paariges Knochensegment* handelt. Jeder Knochenabschnitt hat eine Häufung typischer Frakturmuster (s. spezifische Frakturkapitel; Tabelle 15.1).

An der *Epiphyse* lassen sich
- die reinen Gelenkfrakturen Salter-Harris III und IV und die Übergangsfrakturen

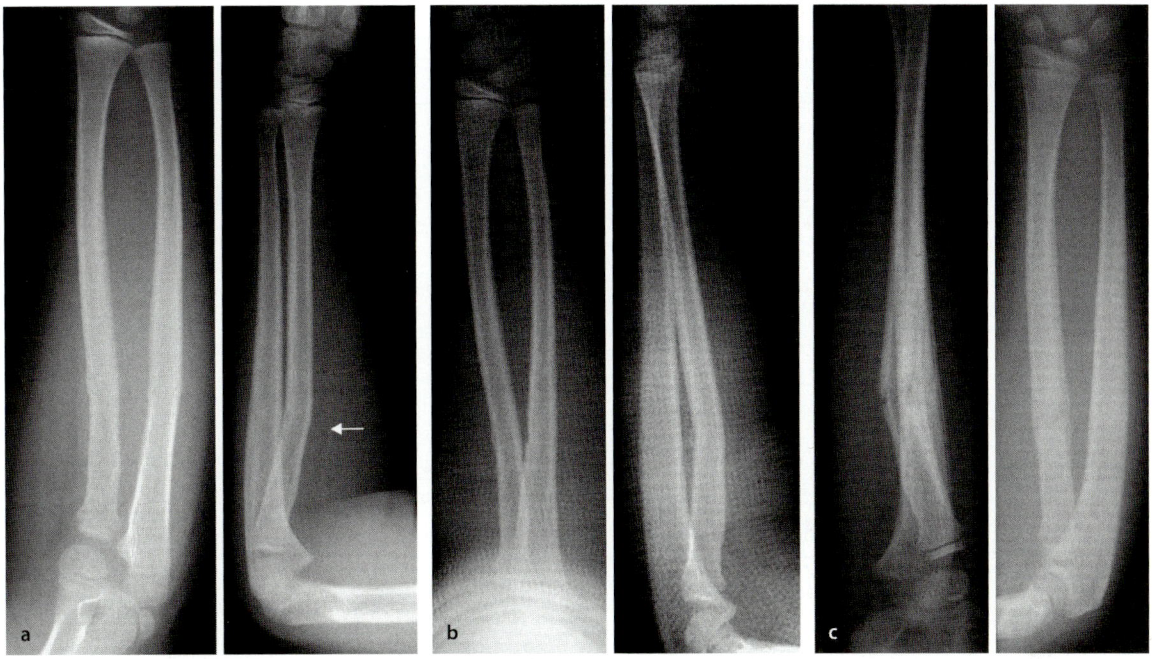

Abb. 15.6 a–c. Ein 5 Jahre altes Mädchen erlitt einen Sturz von der Schaukel. **a** Biegungsfraktur des Radius. **b** Ruhigstellung im Scotch-Cast-Gips für 4 Wochen. **c** Nach insgesamt 8 Wochen Refraktur mit deutlicher Zunahme der Achsabweichung

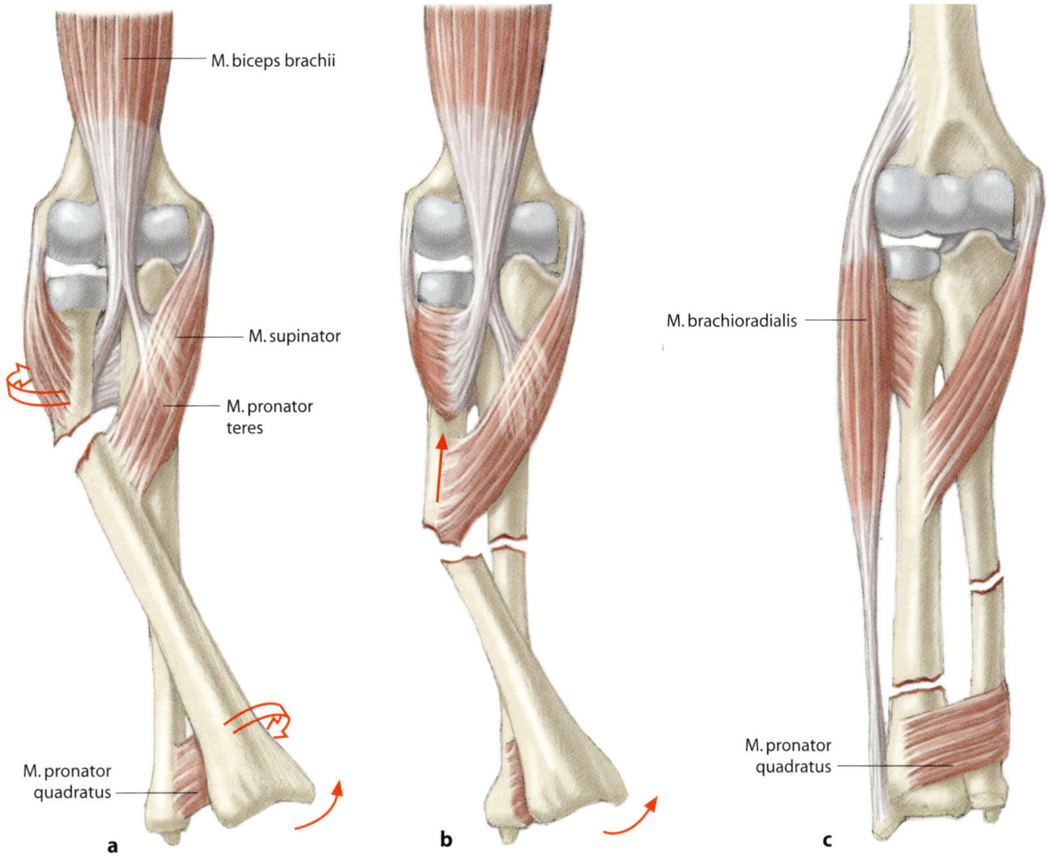

Abb. 15.7 a–c. Zugrichtung der wichtigsten Unterarmmuskeln

Tabelle 15.2. Korrekturpotenzial in Abhängigkeit der Lokalisation am Unterarm

	Proximaler Unterarm (ohne Radiusköpfchen)	Unterarmschaft	Distaler Unterarm
Seit-zu-Seit Verschiebung	Verschiebung um nahezu Schaftbreite Cave: Solche Fehlstellungen gehen immer mit Funktionseinschränkungen einher!	Verschiebung um Schaftbreite Cave: Wird der interossäre Raum eingeschränkt, sind Funktionseinschränkungen möglich!	Verschiebung um Schaftbreite Gehen *nie* mit Funktionseinschränkungen einher
Achsabweichung frontal	Maximal 10° Richtungsabhängig? Keine exakten Daten in der Literatur	Maximal 5–15° Richtungsabhängig: Volar 5° Palmar 15° Interossär einengend, wird bei blockierenden Einschränkungen nicht ausgeglichen	<10 Jahre: bis 40° >10 Jahre: bis 20°
Achsabweichung sagittal	Maximal 10°	Maximal bis 10°	<10 Jahre: bis 40° >10 Jahre: 20°
Rotation	Fragliche Korrektur	Fragliche Korrektur	Fragliche Korrektur
Verkürzung	Wird ausgeglichen	Wird ausgeglichen	Wird ausgeglichen

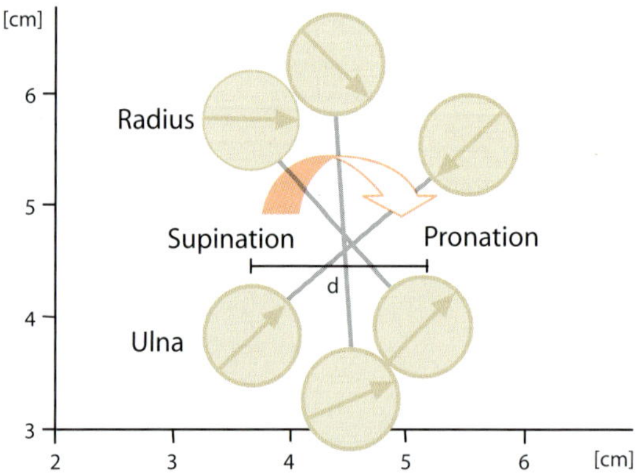

Abb. 15.8. Der Bewegungsablauf beider Knochen von der Supination in die Pronation. Der Radius vollführt eine Rotation, während die Ulna eine laterale Abduktion bei freier Drehung im Raum durchläuft

von den extraartikulären Frakturen abgrenzen, welche die Physe in ihrem metaphysären Anteil betreffen. Dies sind

- die Epiphysenlösungen (Salter-Harris I) mit und
- ohne metaphysären Keil (Salter-Harris II).

Prognostisch bezüglich Spontankorrekturen und Wachstumsstörungen sind diese Läsionen (Salter-Harris I und II) den *metaphysären Frakturen* als *distalste Form der Schaftfrakturen* zuzuordnen.

An zusätzlichen typischen *metaphysären Läsionen* können

- die Stauchungsfrakturen von
- den Biegungsfrakturen und den
- vollständigen Frakturen

differenziert werden. Da jedoch die Biegungsfrakturen an dieser Stelle prognostisch keinen Unterschied zu den Stauchungsfrakturen aufweisen, werden diese oft als eine Frakturgruppe zusammengefasst.

Im Bereich der *Diaphyse* treten neben den

- typischen Biegungsfrakturen
- die vollständigen Frakturen

  auf. Letztere werden wiederum in *Quer-*, *Schräg-* oder *Mehrfragmentfrakturen* differenziert.

Diagnostik

Die Untersuchung des Kindes setzt sich aus *Inspektion* und einer *gezielten klinischen Untersuchung*, die auf das Notwendige beschränkt werden sollte, zusammen (Green et al. 1998).

Die Inspektion umfasst die Beschreibung und Klassifizierung der offenen und geschlossenen Frakturen mit Weichteilschädigung. Bei der initialen klinischen Untersuchung werden Gefäß- und Nervenstatus der betroffenen Extremität beurteilt, wobei die sensible wie auch die motorische Versorgung den einzelnen Nerven zugeordnet werden kann.

Die Bewegungseinschränkungen der einzelnen Gelenke sollten dokumentiert werden, wobei es nicht wichtig ist, das komplette Ausmaß zu erfassen. Die Beurteilung des Bewegungsumfangs bei der klinischen Verlaufskontrolle wird bei intakten Gelenken anhand der *Neutral-Null-Methode* durchgeführt. Bei mehrfachverletzten Kindern sind alle angrenzenden Gelenke mitzubeurteilen. Begleitverletzungen sind ebenfalls mitzudokumentieren und radiologisch zu befunden. Ein standardisierter Untersuchungsablauf für alle Verletzungen der oberen Extremität erweist sich als sinnvoll.

Röntgen

Die radiologische Darstellung umfasst die a.-p.- sowie die seitliche Aufnahme des gesamten Unterarms unter

Einschluss der angrenzenden Gelenke, um eine mögliche Monteggia- oder Galeazzi-Verletzung nicht zu übersehen. Bei der Bildgebung müssen zur Beurteilung von möglichen Achsabweichungen immer 2 Ebenen dargestellt werden. Hierzu ist es notwendig, dass beide radiologische Ebenen exakt im 90°-Winkel zueinander stehen. In Ausnahmefällen kann auch die Darstellung von 4 radiologischen Ebenen, die jeweils in 45° zu der anderen Ebene stehen, hilfreich sein.

Die Standardröntgenaufnahme in 2 Ebenen hat sich für die Routinediagnostik bewährt. Klagt der Patient über Einschränkungen der Umwendbewegung, so kann die Standardtechnik nicht immer sachgerecht durchgeführt werden, da oftmals die Supinationshaltung fehlstellungsbedingt nicht eingenommen werden kann. Der Patient weicht dann entweder mit dem Oberarm aus, oder aber die Bilder und damit die vorhandene Fehlstellung können nicht exakt bewertet werden.

In diesem Fall hat sich folgende Aufnahmetechnik bewährt (Abb. 15.9 a–d):

1. Der Oberarm liegt in 45° zur Platte, der Unterarm liegt auf der Röntgenkassette.
2. Der Daumen zeigt senkrecht nach oben.
3. Der Zentralstrahl muss auf die Mitte des Unterarms und der Kassette gerichtet sein.
4. Bei der Palpation der humeralen Epikondylen soll deren Verbindungslinie parallel zur Röntgenkassette verlaufen.
5. Der FFA (Film-Fokus-Abstand) beträgt 1 m.

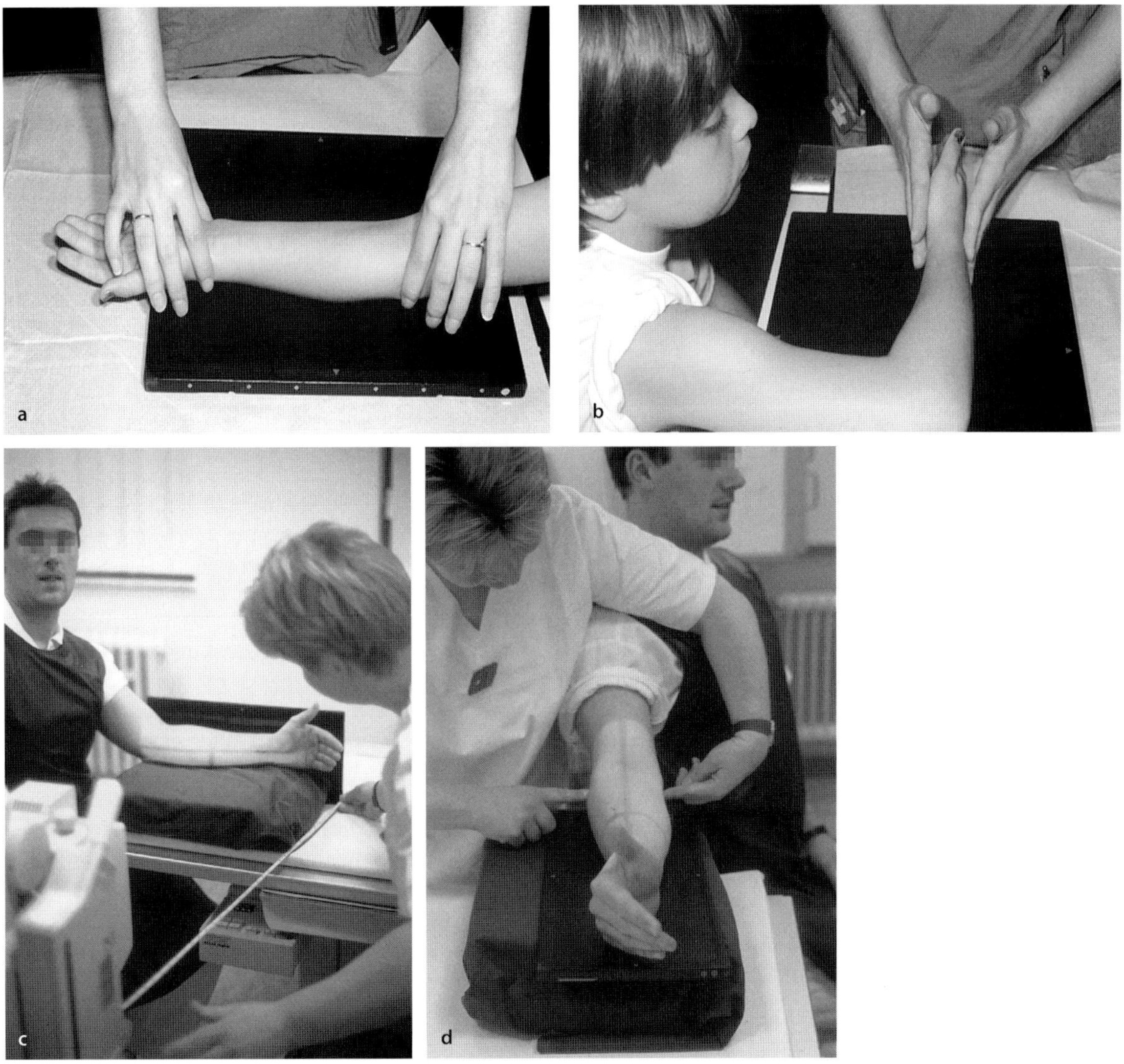

Abb. 15.9 a–d. Einstelltechnik zur radiologischen Diagnostik am Unterarm mit Einschluss der angrenzenden Gelenke. **a** A.-p.-Strahlengang. **b** Seitlicher Strahlengang. **c,d** Radiologische Einstelltechnik bei Einschränkungen der Umwendbewegung oder einer Gipsanlage, die die konventionelle korrekte Technik nicht zulässt (Gipsanlage in Neutral-Null-Stellung). **c** Volodorsale Ebene, Film-Fokus-Abstand 1 m. **d** Radioulnare Ebene

In dieser Stellung werden je eine Aufnahme der volodorsalen und der radioulnaren Ebene angefertigt. Vorteil dieser Methode ist, dass durch die kontrollierte Kippung der Röntgenröhre stets eine um 90° von der ersten abweichende zweite Aufnahme angefertigt wird.

Eigene Untersuchungen konnten zeigen, dass ein Rotationsfehler von 20° am Radius keine Einschränkungen der Umwendbewegung verursacht (Kasten et al. 2002).

Rotationsfehlstellungen von >20°, die Funktionseinschränkungen verursachen, können radiologisch erkannt werden, wenn Breite und Form von proximalem und distalem Knochenfragment nicht übereinstimmen oder wenn es nach der Reposition zu Diskontinuitäten der normalen Krümmung des Knochens kommt.

Sekundär lassen sich Rotationsfehler daher schlecht nachweisen.

Die Beurteilung des Rotationsfehlers anhand einer computertomographischen Untersuchung ist möglich, evaluierte Studien fehlen. Die Indikation einer CT-Untersuchung ist jedoch kritisch abzuwägen. Eine CT bedeutet für Kinder eine relativ hohe Strahlenbelastung. Sie kann allerdings für die Beurteilung anderer Aspekte, die radiologisch nicht zur Darstellung kommen, z. B. Weichteilvernarbungen oder Synostosen hilfreich sein.

Primärtherapie

Die Primärtherapie der kindlichen Unterarmfrakturen richtet sich nach der *Stabilität* und der *vorhandenen Dislokationen*. An Therapiemöglichkeiten stehen die *konservative Therapie*, welche keine Intervention, eine Gipskeilung oder eine geschlossene Reposition umfassen kann sowie verschiedene *operative Verfahren* zur Verfügung. Die Indikation der Verfahren wird unter der speziellen Frakturproblematik dargestellt (Hahn 1997; Younger et al. 1997).

Technik der geschlossenen Reposition und Gipsanlage

Die *Reposition* sollte *immer unter Anästhesie* in einer Einheit, in der ggf. auch ein notwendiges operatives Verfahren durchgeführt werden kann, erfolgen. Es ist sowohl auf die Lagerung des Patienten als auch auf eine gleich bleibende Positionierung des Bildwandlers zu achten. Bewährt hat sich die Reposition der diaphysären und distalen Unterarmfrakturen – vor allem in Verkürzungsstellung- im Aushang. Bei der Anlage des Gipses kann dieser gepolstert werden. Dies zieht weniger Komplikationen z. B. beim Entfernen nach sich. Zusätzlich ermöglicht dies eine Keilung, die kaum zu Druckstellen führt.

CAVE

Einen sekundären Repositionsverlust weisen die Gipse auf, die nicht entsprechend anmodelliert (Dreipunktfixation) oder deren Stabilität fehlinterpretiert wurde.

!

Jeder geschlossene Gips muss anfangs gespalten werden.

Die Zirkulation erfolgt nach Abschwellung zwischen dem 5. bis 8. Tag.

Bei Unterarmschaftfrakturen ist ein *Oberarmgips* bzw. eine *-gipsschiene* zu verwenden. Bei distalen Frakturen kann je nach Frakturtyp, insbesondere bei stabilen Frakturen eine dorsale Unterarmgipsschiene bzw. ein gespaltener Unterarmgips ausreichend sein, welcher nach Abschwellung geschlossen wird.

Die *Gipskeilung* kann bei allen Fehlstellungen im Schaftbereich in der Frontal- und/oder Sagittalebene zur Anwendung kommen. Allerdings ist zu berücksichtigen, dass eine Keilung nur bei zirkulär geschlossenem, konventionellem Weißgips möglich ist. Von Laer (1986) empfiehlt die Durchführung der Keilung erst ab dem 8. Tag nach Unfall, da zu diesem Zeitpunkt die posttraumatische Schwellung vollständig abgeklungen ist, sodass sekundäre Dislokationen nach der Keilung nicht mehr zu erwarten sind. Weiterhin ist die Keilung nach dem 5. Tag weniger schmerzhaft bzw. schmerzfrei möglich.

Die Keilung selbst sollte immer am tiefsten Punkt der Konkavität der Fehlstellung erfolgen. Dabei wird der Gips – abhängig von der Fehlstellung – aufgeschnitten. Zur Verlängerung des Hebelarms gilt: Je peripherer die Fraktur, desto proximaler sollte die Keilungsstelle liegen (Keenan u. Clegg 1995). Die Keilung kann in den ersten Minuten Schmerzen bereiten, sodass bei Korrektur von groben Fehlstellungen Analgetika verabreicht werden sollten. Von einer weiteren Medikation ist jedoch abzuraten, damit der Patient den Druck auf der Gegenseite spürt.

!

Die Aufklärung des Patienten hinsichtlich des Druckschmerzes ist unbedingt notwendig, um einen Druckulkus zu verhindern.

Bei zunehmenden Schmerzen muss eine Fensterung und Nachpolsterung mit anschließendem Verschluss des Fensters erfolgen. Im Anschluss an die Keilung ist das Ergebnis radiologisch zu dokumentieren. Der optimale Zeitpunkt für die Kontrolle ist erst nach 3–5 Tagen gegeben, da sich das Redressement bei der Keilung erst über die Zeit einstellt. Bei einer unbefriedigenden Stellung kann die Keilung nach 3–5 Tagen problemlos umgesetzt werden.

In diesem Zusammenhang muss darauf hingewiesen werden, dass – bei im Vergleich zur geschlossenen Reposition gleich guten Ergebnissen – die Keilung kostengünstiger ist. Dazu bedarf es aber entsprechend geschulten Personals, und dieses Verfahren sollte nach unserer Meinung nur am distalen Unterarm und bei Grünholzfrakturen der Diaphyse Anwendung finden (Jones u. Weiner 1999; Keenan u. Clegg 1995).

Empfohlene Therapie

Wir bevorzugen die *sofortige Reposition* bei einer altersentsprechend inakzeptablen Achsenfehlstellung am distalen Unterarm bzw. bei stabilen Brüchen in Schaftmitte (Grünholzfrakturen) anstelle der sekundären Gipskeilung nicht nur aus Kostengründen. Das Einrichten der Fraktur am distalen Unterarm in Analgosedierung oder Narkose gewährleistet eine gute Reposition. Zusätzlich zur Analgosedierung kann eine Lokalanästhesie (durch Pflaster mit einem entsprechenden oberflächlich wirkenden Anästhetikum; EMLA®) angewandt werden, sodass auch eine Bruchspaltanästhesie möglich wird (ältere Kinder über 12 Jahre).

Die *Komplikationsrate* ist gering, da unter Schmerzanalgesie auch der Gips wesentlich besser anmodelliert werden kann. Allerdings muss die entsprechende Logistik vorhanden sein. Kinder sollten nicht unnötig lange auf eine Narkose warten müssen, auf der anderen Seite muss genügend Zeit und Raum in der Ambulanz vorhanden sein, damit eine Analgosedierung und ein EMAL®-Pflaster, die wir allen Kindern mit repositionswürdigen Frakturen und/oder Schmerzen verabreichen, auch wirken können.

Nach unseren Erfahrungen können 80% der Frakturen in Analgosedierung reponiert werden, weitere 15–18% benötigen eine Vollnarkose und weniger als 5% werden zusätzliche definitiv mit Hilfe von Implantaten retiniert.

Operative Verfahren

Die *Indikation zur Osteosynthese* wird zunehmend bei *allen instabilen dislozierten Frakturen am Unterarm* gesehen. Eine *absolute Indikation* stellen offene Verletzungen oder Verletzungen mit Gefäß-, Nerven- oder Sehnenbeteiligung dar. Diese sind im Kindesalter selten und weisen eine Inzidenz von etwa 1% auf (Haasbeek u. Cole 1995).

Zur Beurteilung des *Nervenstatus* ist der Verlauf der Nerven von Bedeutung. Weiterhin ist die Kenntnis der nervalen Strukturen zur operativen Versorgung unabdingbare Voraussetzung.

An operativen Verfahren hat sich die *Markraumschienung der diaphysären Frakturen* gegenüber anderen Verfahren durchgesetzt. Die *Plattenosteosynthese* gewährleistet eine höhere Stabilität und kann daher bei adoleszenten Patienten bei vorhandenem Fugenschluss als alleinige Methode oder in Kombination mit der intramedullären Markraumschienung am anderen Knochen Anwendung finden.

Bei distalen Frakturen reicht oftmals die *Kirschner-Draht-Osteosynthese* aus. Bei instabilen Flexionsfrakturen des distalen Unterarms kann – insbesondere beim Adoleszenten – die *volare Platte* indiziert sein.

Der *Fixateur externe* ist nur in Ausnahmefällen bei offenen Frakturen oder schweren Weichteilschäden anzuwenden.

Im Bereich des Radiusköpfchens kann ein dorsaler oder radialer Zugang gewählt werden, in Schaftmitte ein dorsaler Zugang zum Radius und eine lateraler Zugang zur Ulna. Distal kommt bei Plattenosteosynthesen häufiger der volare Zugang zum Radius in Betracht (Boyd 1940).

Bei den *geschlossenen intramedullären Verfahren* ist – wie auch bei den zuvor oben genannten Möglichkeiten – darauf zu achten, dass bei den distalen Zugängen jeweils die sensiblen Äste der Hautnerven dargestellt werden, bevor das Osteosynthesematerial eingebracht wird.

Offene Repositionen des Unterarms sind nicht ohne Risiko für eine funktionelle Einschränkung. Im Kindesalter ziehen Frakturen des proximalen Drittels des Unterarms, welche mit offener Reposition und Fixation behandelt wurden, häufig *Einschränkungen der Umwendbewegung* nach sich, auch wenn eine anatomisch korrekte Position erreicht wurde (Cullen et al. 1998; Vainionpaa et al. 1987). Wahrscheinlich wird dieser Funktionsverlust durch Vernarbung der Weichteile verursacht. Dies sollte immer berücksichtigt werden, wenn ein chirurgischer Eingriff in Betracht gezogen wird. Geringe Winkel- oder Rotationsfehlstellungen nach geschlossener Reposition und konservativer Behandlung können Bewegungseinschränkungen verursachen, die im Vergleich zu Funktionseinschränkungen nach chirurgischen Eingriffen akzeptabel erscheinen (Friberg 1979). Bei Kindern kann es im Zuge des Wachstums und den damit verbundenen Spontankorrekturen auch zu einer Verbesserung der Funktion kommen. Ausnahmen stellen die vollständige Blockierung von Pro- oder Supination dar.

Nachuntersuchung

Um die Ergebnisse vergleichen zu können, ist es notwendig, die klinischen Folgen anhand einer Nachuntersuchung des Ellbogens und der Handgelenke zu dokumentieren.

Grundlage für die Dokumentation der Funktion stellt ein *standardisierter Untersuchungsablauf* dar (Abb. 15.10):

- *Position 1:*
  Im Stand werden die Kinder aufgefordert, die Arme in Schulterhöhe seitlich mit nach außen gedrehten Daumen auszustrecken. Dabei ist das Ellbogengelenk ausgestreckt. In dieser Position werden Streckdefizite und Hyperextensionen dokumentiert. Anschließend wird in der gleichen Haltung die Beugung im Ellbogengelenk eingenommen; dabei können Flexionsunterschiede beurteilt werden.
- *Position 2:*
  Die Beurteilung der Ellbogenachse erfolgt bei ausgestreckten, nach vorne gerichteten Unterarmen.
  Zur Beurteilung der Umwendbewegung sind die Kinder aufzufordern, das Ellbogengelenk in 90° anzuwinkeln und dabei den Oberarm seitlich an den Oberkörper anzulegen. Es können ihnen Stäbchen in die Hand gegeben werden, um eine Vergrößerung des Bewegungsausschlages in der Pro- und Supination zu erhalten.
  Die Kinder nehmen zunächst die Neutral-Null-Stellung des Unterarms ein. Anschließend werden sie

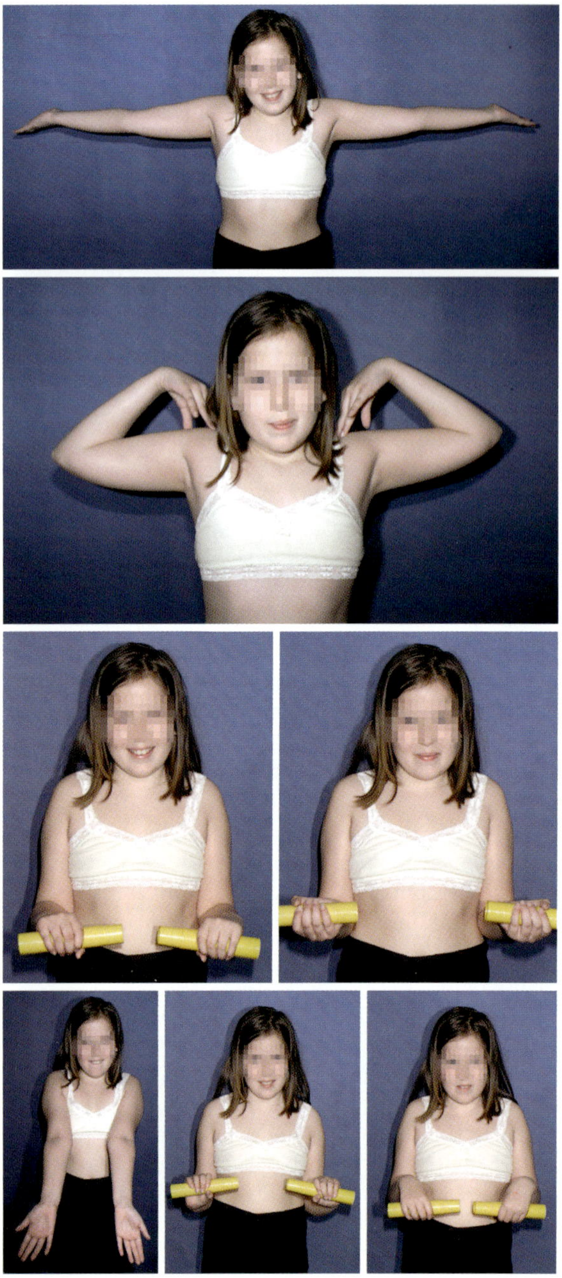

Abb. 15.10. Standardisiertes Nachuntersuchungsschema nach Verletzungen des Unterarms

aufgefordert, beide Arme gleichzeitig zu pro- und dann zu supinieren. Defizite gegenüber der anderen Seite können so für den Unterarm gemessen werden.

- *Position 3*:
  In der Pronationsstellung wird die Beweglichkeit des Handgelenks beurteilt. Es sind sowohl die Extension und Flexion als auch die Ad- und Abduktion des Handgelenks zu prüfen.
  Die Prüfung der Funktion erfolgt immer im direkten Seitenvergleich. Dokumentiert werden die Defizite gegenüber der Gegenseite in Grad oder in absoluten Werten. Hierbei ist zu bedenken, dass die absoluten Zahlen der Gegenseite ebenfalls mitzudokumentieren sind. Geschieht dies nicht, ist das Datenmaterial bei späteren Studien nicht mehr verwertbar, da es Kinder gibt, die bis 90° pronieren können, andere nur bis zu 70°.

15.1 Proximaler Unterarm

15.1.1 Radiusköpfchen- und Radiushalsfrakturen

A. Hell, A.-M. Weinberg

Ursache und Häufigkeit

Frakturen des proximalen Radius, des Radiusköpfchens und Radiushalsfrakturen im Wachstumsalter sind selten und machen etwa 1% aller Extremitätenfrakturen bei Kindern aus (v. Laer 2001). Ihre Inzidenz bezogen auf knöcherne Verletzungen des Ellbogengelenks liegt bei 5–10% (Boyd 1944; Fowles u. Kassab 1986; Henrikson 1969; Jeffery 1950; Kay u. Kurschner 1999; Landin u. Danielsson 1986; Leung u. Peterson 2000; Lindham u. Hugasson 1979; O'Brien 1965).

Der *Unfallmechanismus* verläuft zumeist indirekt durch Sturz auf die dorsalflektierte Hand bei durchgestrecktem Ellbogen (Takagi et al. 1999; Weise et al. 1997). In Kombination mit einem Valgusstress kann eine Grünholzfraktur des Olekranons, entsprechend einer Typ-I-Monteggia-Läsion nach Bado (1967; Theodorou et al. 1988), oder ein Abriss des medialen Epicondylus hinzukommen. In der Untersuchung von Fowles u. Kassab (1986) kam es in mehr als der Hälfte der Frakturen zu einer dieser Begleitverletzungen. Eine vollständige Dislokation des Radiusköpfchens kann mit einer Ellbogenluxation einhergehen (Papavasiliou u. Kirkos 1991; Lindham u. Hugosson 1979).

Für die Frakturentstehung ist bedeutsam, dass das Radiuskopfende – je nach Alter des Kindes – fast vollständig aus Knorpel besteht und einwirkende Kräfte absorbiert werden. **!**

Meißel- und Trümmerfrakturen, wie sie beim Erwachsenen vorkommen, sind daher selten zu beobachten und finden sich erst im Jugendlichenalter bei nahezu verknöchertem Radiusköpfchen.

Die Frakturen des proximalen Radiusendes sind fast ausschließlich metaphysäre Frakturen. Die subkapitale Radiushalsfraktur, welches oftmals als eine metaphysäre Stauchungsfraktur auftritt, macht nach v. Laer (2001) 2 Drittel der Fälle, die Epiphysenlösungen mit oder ohne metaphysären Keil ein Drittel aller Verletzungen aus. Gelenkfrakturen mit oder ohne metaphysäre Beteiligung sind bei offenen Fugen eine Seltenheit (Leung u. Petersson 2000). Eine Abgrenzung zur physiologischen Normvariante des gespaltenen Epiphysenkopfkernes

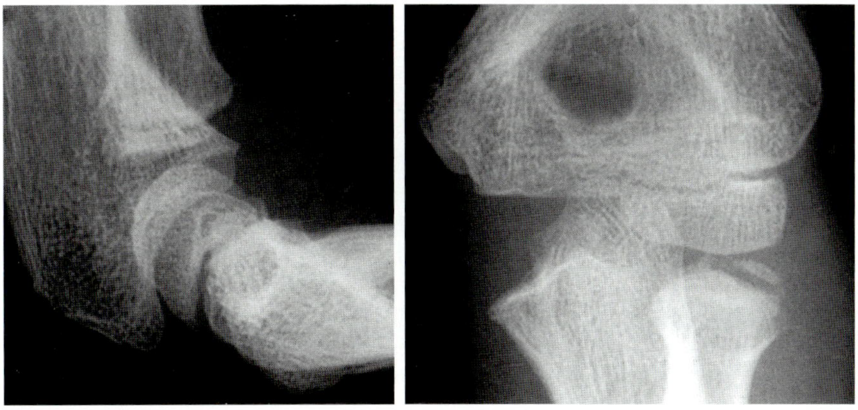

Abb. 15.11. Physiologisch gespaltener Epiphysenkern am proximalen Radiusende. Eine Abgrenzung zur Gelenkfraktur kann bei entsprechender Klinik unter Umständen schwierig sein

(Nucleus bipartia) ist hier differenzialdiagnostisch oft schwierig (Brodeur et al. 1981; McCarthy u. Ogden 1982; Silberstein et al. 1982; Abb. 15.11).

Entwicklung und Wachstum

Ossifikationskerne, Zeitpunkt des Fugenschlusses

Die embryologische Entwicklung des proximalen Radius mit Radiusköpfchen und -hals erfolgt etwa in der 9. Gestationswoche. Mit etwa 4 Jahren haben Radiuskopf und -hals die gleiche ovale Form wie im Erwachsenenalter (O'Brien 1965). Das *Kernsystem des Radiusköpfchens* erscheint um das 5. bis 7. Lebensjahr. In dieser Zeit imponiert der Epiphysenkern als flaches Band (Abb. 15.12) und verknöchert zwischen dem 14. und 18. Lebensjahr. Bis zum Auftreten der Ossifikationskerne erscheint der Radiushals anguliert. In der a.-p.-Aufnahme variiert diese Angulation zwischen 0 und 15° und liegt im Durchschnitt bei 12,5° (Vahvanen 1978). In der Seitaufnahme kann die Angulation von 10° anterior bis 5° posterior variieren, wobei der Durchschnitt bei 3,5° anterior liegt (ebd.).

Liegt eine *Angulation des Radiushalses* vor, muss beim Ausschluss einer Monteggia- oder Monteggia-äquivalenten Verletzung beachtet werden, dass bei einer Pronationsaufnahme die Angulation fälschlicherweise als eine Subluxation des Radiusköpfchens interpretiert werden kann. In diesen Fällen ist es wichtig, die seitliche Aufnahme zur Diagnosesicherung heranzuziehen und ggf. – bei Unsicherheit – eine erneute Aufnahme in Supinationsstellung durchzuführen. Reicht dies zur Dia-

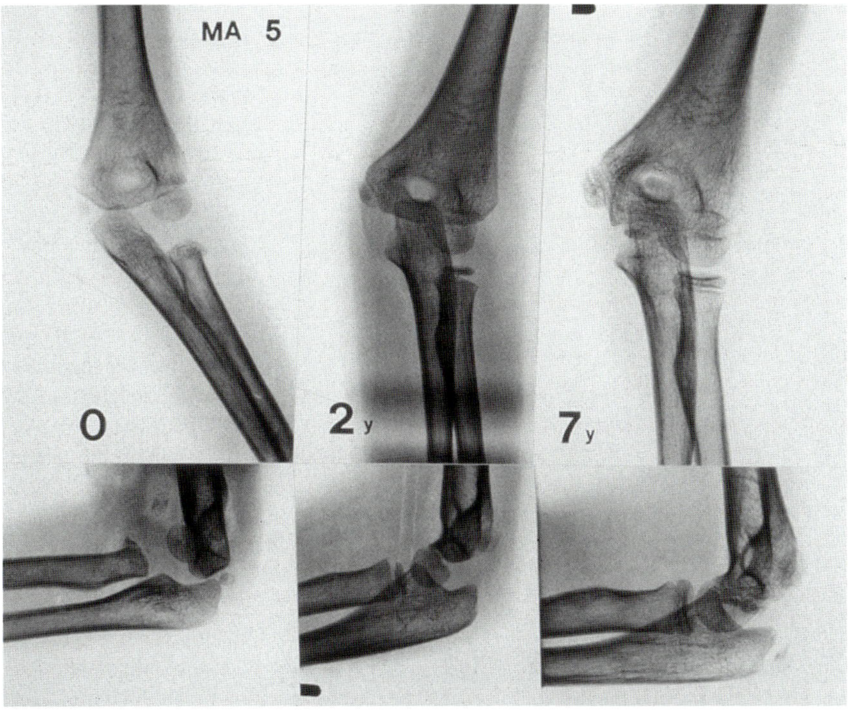

Abb. 15.12. Ossifikationskern im Alter von 5 Jahren als flaches Band (*links*), im Alter von 7 Jahren (*Mitte*) und im Alter von 12 Jahren (*rechts*)

gnosesicherung nicht aus, muss unter Bildwandlerkontrolle die Zentrierung des Radiusköpfchens bei der Umwendbewegung beurteilt werden.

Eine Besonderheit der Frakturen des proximalen Radiusendes im Wachstumsalter liegt in der *Blutversorgung*. Die Blutversorgung über periostale Blutgefäße entspricht einer Endstrombahn, sodass es im Bereich des proximalen Radiusendes nach Frakturen im Wachstumsalter zu mehr oder weniger ausgeprägten *Formveränderungen des Radiusköpfchens* aufgrund einer gestörten Blutversorgung mit nachfolgender Teil- oder Vollnekrose kommen kann (Häßle u. Mellerowicz 1991; Jeffery 1950, 1972; v. Laer 1984; v. Laer et al. 1997; Ritter 1984; Stankovic et al. 1975; Vocke u. v. Laer 1998 a, Vocke 1998 b; Weber 1977; Abb 15.13). Diese Formveränderungen können derart ausgeprägt sein, dass *Funktionsstörungen* bei der Pro- und Supination auftreten können (Henrikson 1969; Wedge u. Robertson 1982). Es gibt jedoch auch Autoren (Vocke u. v. Laer 1998 a, 1998 b, 2000), die Radiusköpfchendeformierungen und die eingeschränkte Funktion der Pro- und Supination nicht in einem direkten Zusammenhang sehen.

Auslösende Faktoren für die Funktionseinschränkungen scheinen nicht nur das Unfalltrauma, sondern auch die Therapie – geschlossene Reposition, Operationen und Physiotherapie nach langer Ruhigstellung – zu sein (Bätz et al. 1986; v. Laer 1982, 1984; v. Laer et al. 1997; Pseudo et al. 1982). Zu einer bedeutenden Funktionseinschränkung kann es durch *Weichteilvernarbungen* kommen, welche nach geschlossenen, aber vor allem nach offenen Repositionen auftreten können.

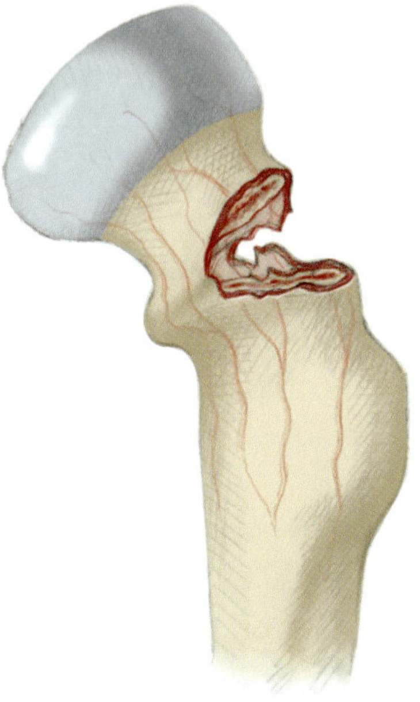

Abb 15.13. Proximale Radiusköpfchenfrakturen zerreißen das mediale Periost, gleichzeitig kommt es zur Unterbrechung der fast ausschließlich periostalen Durchblutung der Epiphyse

Wachstumsstörungen

Stimulative passagere Wachstumsstörungen sind am proximalen Radiusende klinisch nicht von Bedeutung. Dies kann darin begründet sein, dass die vorübergehende Stimulation durch die verkürzenden Effekte der Kopfumbaustörung kompensiert wird (v. Laer 1986). Zusätzlich beträgt der Wachstumsanteil der proximalen Radiusepiphyse am Längenwachstum des Radius nur etwa 20–30% (Chambers u. Wilkins 1996; v. Laer 1984; v. Laer et al. 1997).

Hingegen kann es im Rahmen der Frakturheilung zu einer *dezenten Verkürzung des proximalen Radius* mit einer Achsveränderung im Sinne eines *Cubitus valgus* kommen. Gleichzeitig tritt durch die Durchblutungsstörung zumeist eine Verplumpung und Verbreiterung des Radiusköpfchens auf.

In der Literatur werden *prämature Fugenschlüsse* nach Frakturen des proximalen Radiusendes im Wachstumsalter mit einer Häufigkeit zwischen 14% (Reidy u. van Gorder 1963) und 50% (Newman 1977) angegeben (Graff 1989; Guo-xun u. Rong-ying 1984; Newman 1977; Reidy u. van Gorder 1963; Steele u. Graham 1992). Die Ursache und der Entstehungsmechanismus von sekundären Wachstumsstörungen sind ungeklärt, wobei aber eine starke Traumatisierung – durch das Initialtrauma oder durch traumatisierende Fixation (Bätz et al. 1986) – als ursächlicher Faktor angenommen wird.

Eigentliche Wachstumsstörungen des *partiellen Fugenverschlusses* sind möglich (Abb. 15.14), aber eher selten (Henrikson 1969; v. Laer 1982; Vocke u. von Laer 2000; Weber 1977; Zimmermann 1978). Sie werden im Zusammenhang mit Läsionen des epiphysären ulnarseitigen Gefäßes beschrieben und enden in einer entsprechenden Deformierung und Einschränkungen der Umwendbewegung.

Die schwerwiegendste Komplikation und Wachstumsstörung nach Frakturen des proximalen Radius im Wachstumsalter stellt die *Ausbildung einer radioulnaren Synostose* dar. In der Literatur (Benz u. Roth 1985; Fielding 1964; Guo-xun u. Rong-ying 1984; Häßle u. Mellerowicz 1991; Henrikson 1969; Newman 1977; Steele u. Graham 1992; Vahvanen u. Gripenberg 1978; van Vugt 1985) finden sich radioulnare Synostosen zu 2% (Henrikson 1969) bis 10% (Newman 1977). Im eigenen Krankengut fanden sich radioulnare Synostosen in 3% (Vocke u. v. Laer 1998 a, 1998 b). Radioulnare Synostosen bilden sich gehäuft nach offener Reposition von proximalen Radiusfrakturen aus (Benz u. Roth 1985; Guo-xun u. Rong-ying 1984; Häßle u. Mellerowicz 1991). Ursächlich werden aber auch schwerste Traumen, wie die Ellbogenluxation, Band- und Kapselzerreißungen, Begleitverletztungen mit zweit- bis drittgradigen Weichteilschäden und operative Eingriffe für die Entstehung einer radioulnaren Synostose verantwortlich gemacht. Einzelfälle nach rein konservativer Therapie sind jedoch ebenfalls beschrieben worden (Chambers u. Wilkins 1996; Abb. 15.15).

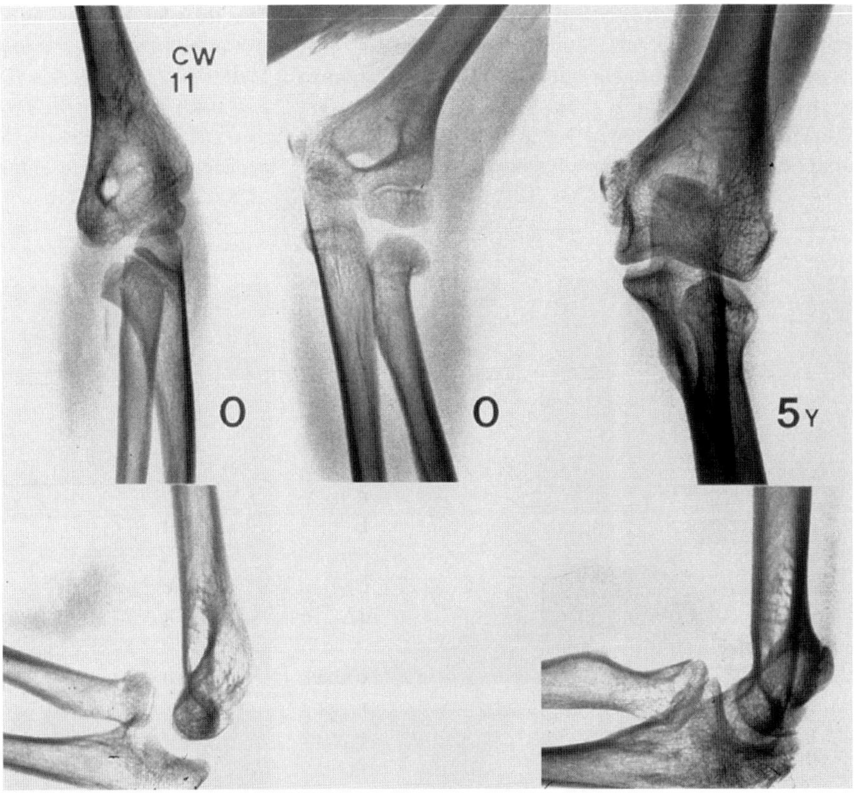

Abb. 15.14. 11-jähriger Junge mit einer proximalen Radiusfraktur, welche konservativ behandelt wurde. Bei einer Nachuntersuchung nach 5 Jahren zeigt sich der partielle Fugenverschluss. (Aus Vocke u. v. Laer 2000)

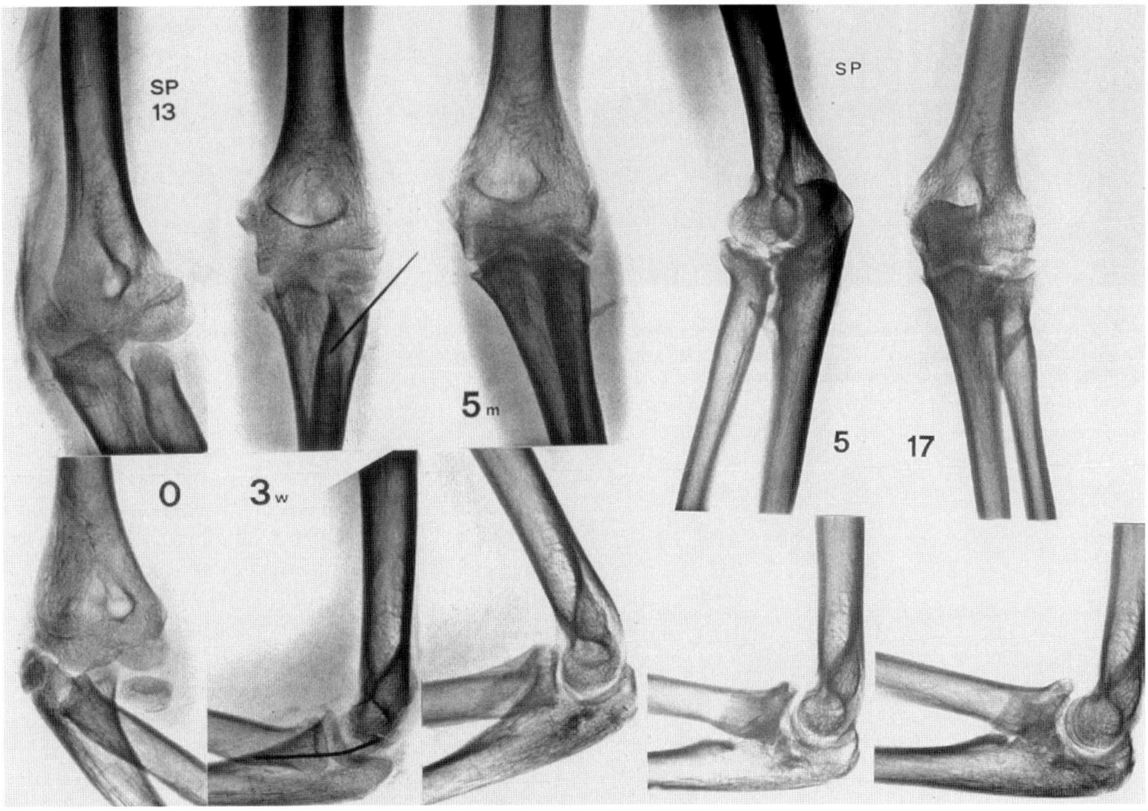

Abb 15.15. 13-jähriger Junge mit einer proximalen Radiusfraktur, welche vollständig disloziert ist. Es erfolgte eine offene Reposition und Kirschner-Draht-Osteosynthese. Nach 5 Jahren (zweites Bild von rechts) zeigt sich die Deformierung und beginnende Pseudarthrosenbildung. Bei einer Nachuntersuchung nach 17 Jahren liegt eine radioulnare Synostose vor mit Aufhebung von Pro- und Supination. (Aus Vocke u. v. Laer 2000)

Besonders nach der transartikulären Fixation nach Witt tritt der *Drahtbruch* (Benz u. Roth 1985; Betz 1988; D'Souza et al. 1993; Engelhardt 1988; Fischer u. Maroske 1976; Häßle u. Mellerowicz 1991; Jones u. Esah 1971; Merchan 1994; Mommsen et al. 1980; Newman 1977; Noodt 1981; Scullion u. Miller 1985; Stankovic et al. 1975, 1987; Tibone u. Stoltz 1981; van Vugt 1985) mit *avaskulärer Nekrosenbildung* und *Pseudarthrose* (Graff 1989; Häßle u. Mellerowicz 1991; Rokito et al. 1995; Wadsworth u. Haddad 1982; Waters u. Stewart 2001) als häufige Komplikation auf (Abb. 15.16 a–d). Daher ist heute die Transfixation nach Witt zu vermeiden.

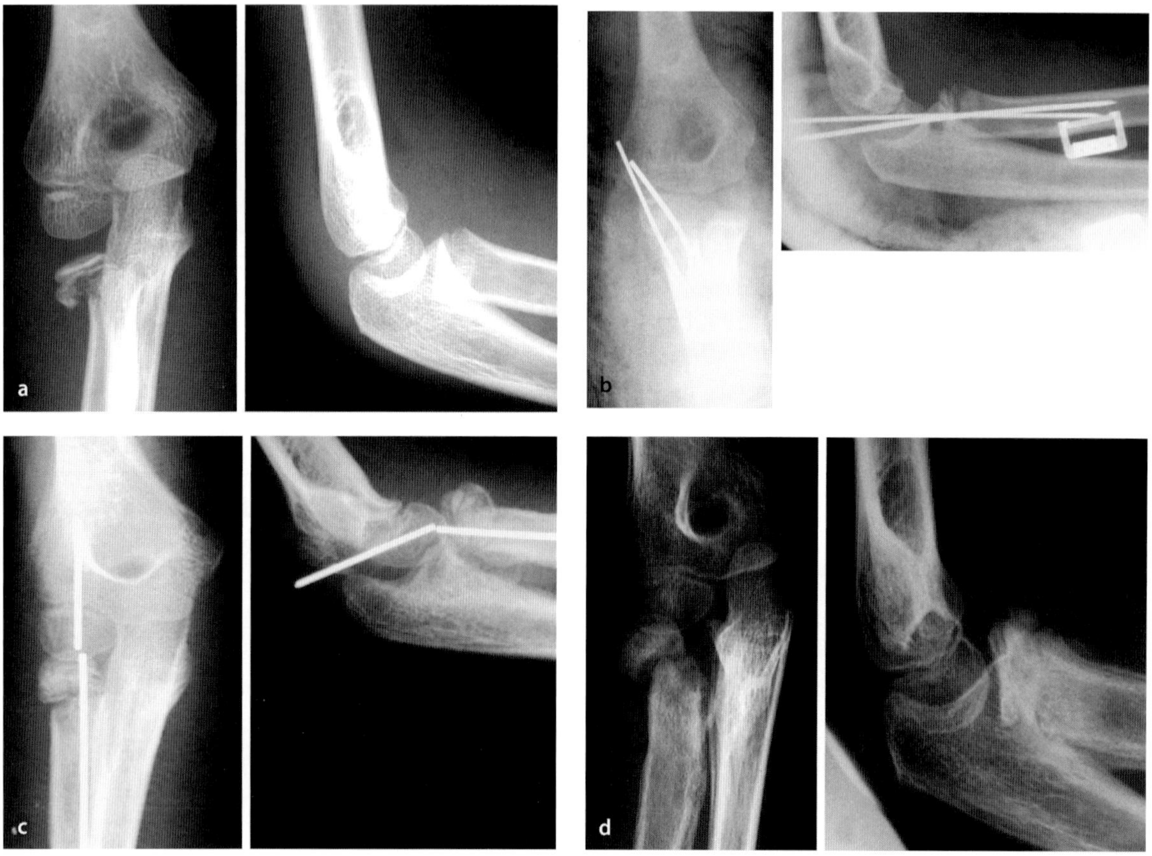

Abb. 15.16 a–d. Kirschner-Draht-Draht Fixierung nach Witt. **a** Unfallbild einer dislozierten Radiusköpfchenfraktur. **b** Postoperativ: Kirschner-Draht-Fixierung nach Witt. **c** Drahtbruch mit Pseudarthrose des Radiusköpfchens. **d** 3 Monate nach Metallentfernung: Deformierung mit Pseudarthrose des Radiusköpfchens

Möglichkeiten und Grenzen der Spontankorrektur

Das Phänomen der »Spontankorrektur« nach Frakturen des proximalen Radiusendes im Wachstumsalter wird in der Literatur wiederholt beschrieben (Benz u. Roth 1985; Graff 1989; v. Laer 1982, 1984; v. Laer et al. 1997; Reidy u. van Gorder 1963; Vocke u. v. Laer 1998 a, 1998 b). Hierbei handelt es sich um »spontane« Aufrichtungen nichtreponierter Fragmentabkippungen. Spontankorrekturen nach konservativ behandelten Fällen von bis zu 45° (Benz u. Roth 1985; Reidy u. van Gorder 1963) und sogar bis zu 60° Abkippung (Graff 1989; Vocke u. v. Laer 1998 a, 1998 b, 2000) sind dokumentiert und bekannt.

In eigenen Langzeituntersuchungen von Kindern mit dislozierten proximalen Radiusfrakturen konnte bei Kindern unter 10 Jahren eine vollständige Aufrichtung von Frakturabkippungen bis zu 60° beobachtet werden (Vocke u. v. Laer 1998 a, 1998 b, Laer 2000). Jenseits des 10. Lebensjahres wurden Fehlstellungen bis zu 20° korrigiert. Eine radiologisch dokumentierte Aufrichtung der Abkippungen konnte zwischen 4 und 24 Monaten – abhängig vom Zeitpunkt der Röntgenaufnahmen – festgestellt werden (Vocke u. v. Laer 1998 b). Dies ist umso erstaunlicher, als nur 20–30% des Längenwachstums des Radius auf die proximale Radiusephiphyse entfallen (Chambers u. Wilkins 1996; v. Laer 1984; v. Laer et al. 1997).

Bei nur geringem funktionellen Korrekturanreiz am Ellbogengelenk spricht die »spontane« Aufrichtung innerhalb weniger Monate dafür, dass die »Spontankorrektur« nicht auf das Wachstum, sondern vielmehr auf einen *mechanisch statischen Reiz* – im Sinne einer mechanischen Aufrichtung – zurückzuführen ist (v. Laer 1982, 1984; v. Laer et al. 1997; Vocke u. v. Laer 1998 a, 1998 b, 2000). Der vermutete mechanisch stimulative Effekt als ein wachstumsbedingter Korrekturmechanismus ist jedoch bisher nicht endgültig geklärt und bleibt spekulativ (Abb. 15.17).

Im Gegensatz zu anderen Lokalisationen am Skelett werden Seit-zu-Seit-Verschiebungen am proximalen Radius nicht vollständig remodelliert (Ehrensprenger 1990; Häßle u. Mellerowicz 1991; v. Laer 1996; v. Laer 1982, 1984; O'Brien 1965). Dies wird auf fehlende mechanische Stimuli in der seitlichen Bewegungsebene zurückgeführt. Dementsprechend findet sich ein Zusammenhang zwischen initial starker Seit-zu-Seit-Verschiebung und nachfolgender radiologischer Radiusköpfchendeformität und -verplumpung (Vocke u. v. Laer 1998 a, 1998 b, 2000; Abb. 15.18).

Klassifikation

Die unterschiedlichen Seit-zu-Seit-Verschiebungen und Abkippungen haben zu verschiedenen Einteilungen geführt. Die gebräuchlichste wurde von Judet eingeführt und umfasst 4 Grade (Judet et al. 1962) Metaizeau schlug 1993 eine Klassifikation ebenfalls in 4 Grade vor (Métaizeau et al. 1980). Diese ist aus seiner Behandlungsstrategie der Radiusköpfchenfraktur mittels intramedullärer Markraumschienung entstanden (ebd.; Abb. 15.19 a–d).

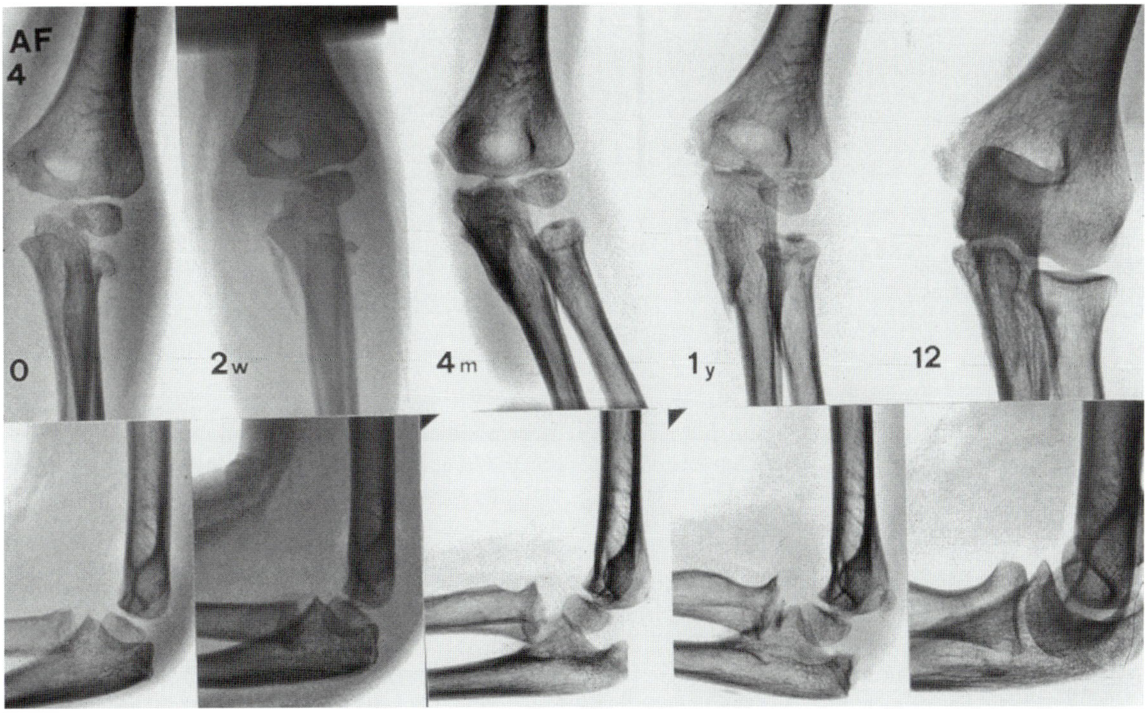

Abb. 15.17. 4-jähriges Mädchen mit konservativ behandelter abgekippter proximaler Radiusfraktur. Von rechts nach links wird der Verlauf dargestellt (Unfalltag, 2 Wochen, 4 Monate, 1 Jahr, 12 Jahre). Funktion und Kosmetik sind seitengleich zum unverletzten Gegenarm

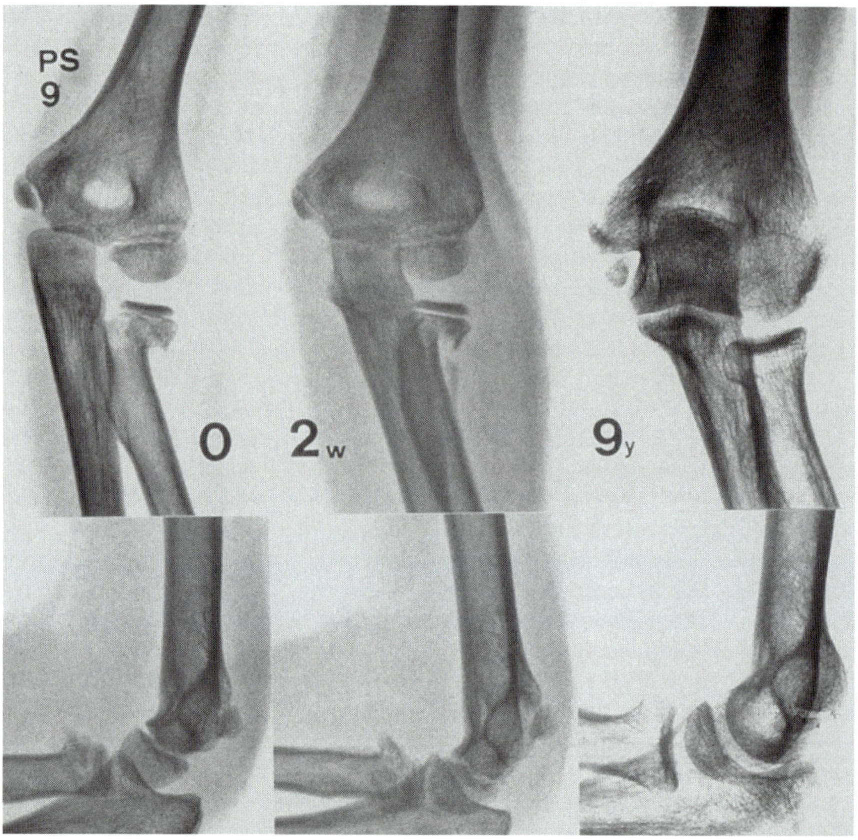

Abb. 15.18. 9-jähriges Mädchen mit einer 50%igen Seit-zu-Seit-Verschiebung des Radiusköpfchens. Nach 9 Jahren zeigt sich eine mäßige Deformität des Radiusköpfchens

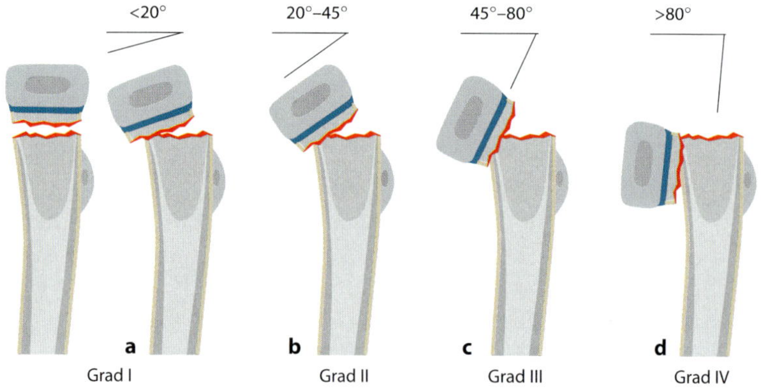

Abb. 15.19 a–d. Klassifikation der proximalen Radiusfraktur nach Maitezeau Grad I bis IV

Im angloamerikanischen Sprachraum hat sich die Klassifikation nach Mason (1954) durchgesetzt. Diese orientiert sich vor allem an Erwachsenenfrakturen und ist für Kinder unspezifisch und ungeeignet, da intraartikuläre und Trümmerfrakturen im Kindesalter so gut wie nie zu finden sind. Chambers u. Wilkins (1996) präferieren eine Einteilung, welche zwischen einer Dislokation des Radiuskopfes, einer Dislokation des Radiushalses und einer Stressfraktur unterscheidet.

In der Praxis hat es sich auch aus therapeutischer Sicht als sinnvoll erwiesen, die *Frakturen der Metaphyse* von den *Frakturen der Epiphyse* entsprechend der allgemeinen Einteilung kindlicher Frakturen zu differenzieren, wobei epiphysäre Verletzungen, die eine Gelenkbeteiligung aufweisen (Salter III und IV), sehr selten sind und erst mit der Pubertät auftreten (Abb. 15.20 a–c, Abb. 15.21 a–e).

Diagnostik

Klinisch

Klinisch variieren die Symptome mit der Schwere der Verletzung. Teilweise erfolgt aufgrund der gering ausgeprägten klinischen Symptomatik erst eine sekundäre Vorstellung beim Arzt. Die stärksten Schmerzen finden

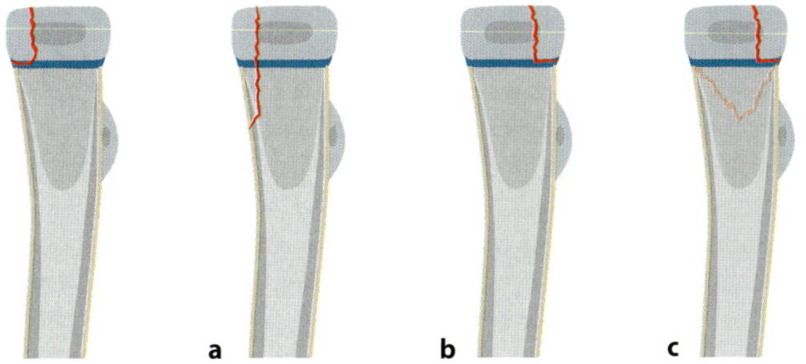

Abb. 15.20 a–c. Klassifikation der proximalen Radiusfrakturen – epiphysäre Verletzungen. **a** Epiphysenfraktur mit epiphysären Keil (Salter-Harris III). **b** Epiphysenfraktur mit epimetaphysären Keil (Salter-Harris IV). **c** Übergangsfrakturen (»two-triplane«).

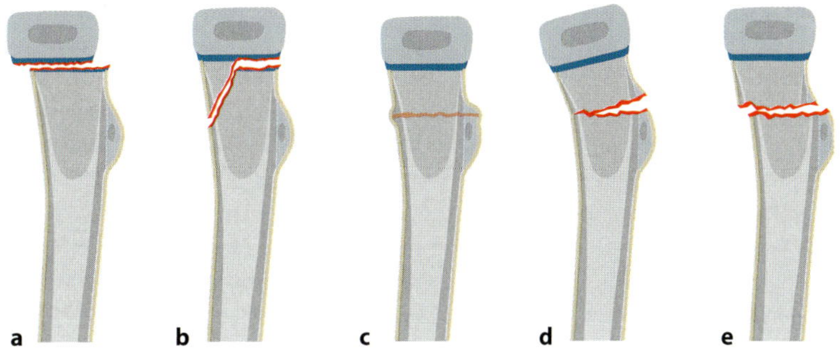

Abb. 15.21 a–e. Klassifikation der proximalen Radiusfrakturen – metaphysäre Verletzungen. **a** Epiphysenlösung. **b** Epiphysenlösung mit metaphysärem Keil. **c** Stauchungsfraktur. **d** Grünholzfraktur. **e** Vollständige Fraktur

sich bei der Pro- und Supinationsbewegung des Unterarms. In Ausnahmefällen kann es aber auch zu Paresen des N. radialis bei entsprechender Dislokationsrichtung kommen.

Radiologisch

Radiologisch erfolgt die Diagnostik der Fraktur des proximalen Radius im a.-p. und seitlichem *Röntgenbild*. Selbst wenn der Kern des proximalen Radiusendes radiologisch noch nicht sichtbar ist, können die Frakturen bei einer bestehenden Abkippung leicht erkannt werden. Das Ausmaß der Abkippung wird über den Epiphysenachsenwinkel ermittelt (Abb. 15.22 a,b).

Nur leicht dislozierte Frakturen können übersehen oder mit der Radiushalsangulation verwechselt werden. Eine metaphysäre Stauchungszone, die meist radial liegt, weist auf eine Fraktur hin. Indirekt können die Fettpolsterzeichen auf einen intraartikulären Erguss schließen lassen.

Mit einer *Sonographie* des Ellbogens kann die Diagnose bei noch nicht ossifiziertem Radiusköpfchen gestellt werden, insbesondere durch den Nachweis eines intraartikulären Ergusses (Kessler et al. 2002). Bei der Bildgebung muss jedoch berücksichtigt werden, dass nur der proximale Radiushals intraartikulär gelegen ist und somit ein Gelenkerguss bei weiter distal gelegen Frakturen fehlen kann.

In sehr seltenen Fällen kann eine *MRT* oder eine *Arthrographie* (Javed u. Guichet 2001) hilfreich sein. Dies betrifft hauptsächlich Kinder, bei denen noch kein Epipyhsenkern sichtbar ist. In dieser Altersgruppe finden sich jedoch vorwiegend Radiushalsfrakturen, die nicht das knorpelige Ende des Radius betreffen und somit auch konventionell-radiologisch sichtbar sind.

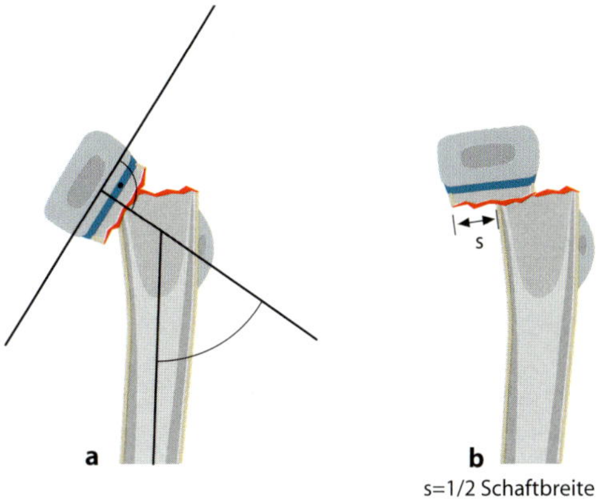

Abb 15.22. a Der Epiphysenachsenwinkel wird ermittelt, um die Dislokation und deren Höhe zu bestimmen. **b** Eine Seit-zu-Seit-Verschiebung von mehr als einer halben Schaftbreite darf in keinem Alter akzeptiert werden

Prinzipiell sollte man Kinder mit Schmerzen im Ellbogengelenk ruhigstellen und bei anhaltenden Beschwerden und unklarer Diagnostik nach 7–12 Tagen erneut röntgen. Meist ist dann ein sekundärer Kallus verifizierbar oder die Fraktur wird durch den gebildeten Resorptionssaum sichtbar.

Therapie

Therapieziel ist ausschließlich die *Erhaltung* bzw. die *Wiederherstellung der Funktion.*

! Um eine zusätzliche, sekundäre durch die Behandlung herbeigeführte Traumatisierung zu vermeiden, sollte die Therapie so schonend wie möglich erfolgen und eine achsengerechte Stellung nicht um jeden Preis erzwungen werden.

Entsprechend dem Ausmaß der primären und sekundären Traumatisierung – ersichtlich an der primären Dislokation, die zur operativen Therapie zwingt – werden in der Literatur die operativen Ergebnisse als funktionell schlecht geschildert (Chambers u. Wilkins 1996; Henrikson 1969; v. Laer 1982, 1984; v. Laer et al. 1997; Rang 1983; Reidy u. van Gorder 1963; Wedge u. Robertson 1982).

Indikation

Für die Therapieentscheidung sind das Alter des Patienten sowie die vorliegende Achsabweichung und die Seit-zu-Seit-Verschiebung zu berücksichtigen (v. Laer et al. 1997; Vocke u. v. Laer 1998 a, 1998 b). Primäre Abkippungen von 45–60° (Benz u. Roth 1985; Graff 1989; Reidy u. van Gorder 1963; Vocke u. v. Laer 1998 a, 1998 b, 2000) zeigen bis zum 10. Lebensjahr und bis zu 20° im Alter jenseits des 10. Lebensjahres unter frühzeitiger Selbstmobilisation des Ellbogens ohne Physiotherapie eine Spontankorrektur und gute funktionelle Endergebnisse (Liow 2002; Ostermann et al. 1999). Dagegen sollten Seit-zu-Seit-Verschiebungen um mehr als die Hälfte der Schaftbreite nicht belassen werden.

CAVE: Offene Repositionen gehen mit einem hohen Risiko für nachfolgende funktionelle Einschränkungen, die durch Weichteilvernarbungen entstehen können, einher.

Aber auch multiple geschlossene Repositionsmanöver, besonders unter Zuhilfenahme von Steinmann-Nägeln oder Kirschner-Drähten, die von außen perkutan eingebracht werden, können einen erheblichen Weichteilschaden bzw. eine Gefäßläsion provozieren, die ebenfalls mit einem schlechten Endergebnis einhergehen (Fasol u. Schedl 1976; Hilgert et al. 2002; Kaufman et al. 1989).

In den meisten Fällen wird nach 3 geschlossenen Versuchen auf ein offenes Verfahren übergegangen. Wichtig erscheint nochmals zu erwähnen, dass eine anatomische Stellung nicht um jeden Preis erzwungen werden sollte.

Klinischer Hinweis

Grundsätzlich ist eine therapiebedürftige Radiusköpfchenfraktur eine Notfallindikation in der Kindertraumatologie.

■ Indikation und Vorgehen bei verschiedenen Ausgangsbefunden. Bei Kindern unter 10 Jahren mit einer Frakturabkippung von bis zu 60° und bei Kindern über 10 Jahren bis zu 20° wird die konservative Therapie empfohlen. Durch die schonendere Technik der Nagelung wird die Grenze bei den 6- bis 10-jährigen zunehmend bereits bei 40°-Fehlstellung gezogen (Tabelle 15.3). Allerdings darf die Seit-zu-Seit-Verschiebung nicht mehr als eine halbe Schaftbreite betragen.

Bei der konservativen Therapie erfolgt eine kurzzeitige Ruhigstellung von etwa 10–14 Tagen im *gespaltenen Oberarmgips* bzw. in einer *Gipsschale*. Anschließend wird funktionell behandelt, ohne zusätzliche Krankengymnastik (Vocke u. v. Laer 1998 a, 1998 b).

Bei höhergradigen Abkippungen und älteren Kindern muss häufig die Indikation zur *Reposition in Anästhesie* gestellt werden. Ein entsprechend differenziertes Vorgehen ist vom radiologischen Befund abhängig.

Inkomplett dislozierte Frakturen können meist geschlossen aufgerichtet werden, wobei in folgenden Einzelschritten vorgegangen werden kann:

1. Zunächst sollte versucht werden, das proximale Fragment vorsichtig geschlossen wieder aufzurichten (Kaufman et al. 1989). Nach geschlossener Reposition werden Funktionsstörungen zwischen 0% (Jeffery 1950, 1972; Wedge u. Robertson 1982) und 50% (van Vugt 1985) angegeben.
   ! Erreichen Supination und Pronation bei der klinischen Prüfung 60°, kann eine Fraktur trotz nicht immer achsengerechter Stellung konservativ behandelt werden (Rockwood 1995). Ebenso ist die Spontankorrektur in das Therapiekonzept durchaus mit einzubeziehen.
2. Gelingt die geschlossene manuelle Reposition nicht auf Anhieb, so ist die Aufrichtung über einen *intramedullären Nagel in aufsteigender Richtung* angezeigt, um eine weitere Traumatisierung der Blutversorgung zu vermeiden (Keller et al. 1993; v. Laer et al.

Tabelle 15.3. Tolerables Dislokationsausmaß bei konservativer Therapie der proximalen Radiusköpfchenfraktur in Abhängigkeit vom Alter

Akzeptable Dislokationen	Kind bis 5 Jahre	Schulkind 5–10 Jahre	Schulkind 11–14 Jahre	Adoleszent >14 Jahre
Abkippung	60°	40 (60°[a])	20°	10°
Schaftbreite	1/2 Schaft	1/3 Schaftbreite	1/3 Schaftbreite	1/5 Schaft
Verkürzung	Keine	Keine	Keine	Keine

[a] In der Literatur zunehmend primäre Dislokation >40° bei Schulkindern Indikation zur intramedullären Nagelung, da die Ergebnisse durch das schonende geschlossene Verfahren verbessert werden konnten.

1997; Vocke u. v. Laer 1998 a, 1998 b; Richter et al. 1998; Salai et al. 1998). Nach Aufrichtung der Fraktur kann der intramedulläre Nagel zurückgezogen und die Pro- und Supination des Arms geprüft werden. Bleibt das Radiusköpfchen in der erreichten Stellung stabil, kann der Nagel wieder entfernt werden. Dieses Verfahren hat den Vorteil, dass die sonst notwendige zweite Narkose zur Entfernung des Implantats entfällt. Nach v. Laer (2001) sind die Frakturen nach Aufrichtung des Köpfchens ohne metaphysäre Trümmerzone bewegungsstabil – auch ohne intramedullären Draht (Métaizeau et al. 1980). Alle intramedullär versorgten Frakturen, deren Draht intramedullär belassen wurde, können gipsfrei frühfunktionell nachbehandelt werden.

Empfohlene Therapie

Die meisten Autoren (Chambers u. Wilkins 1996; Métaizeau et al. 1980) plädieren jedoch dafür, den Draht zu belassen und diesen sekundär in einer zweiten Narkose zu entfernen. Der belassene Draht hat den Vorteil, dass man die Bewegung sofort freigeben kann (gipsfreie Behandlung!) und nicht um eine sekundäre Dislokation fürchten muss – auch wenn dies scheinbar intraoperativ ausgeschlossen wurde.

3. *Vollständig dislozierte Frakturen* müssen oft offen reponiert werden, trotz der in der Literatur geschilderten schlechten funktionellen Ergebnisse (Chambers u. Wilkins 1996; Chotel et al. 2004; Henrikson 1969; v. Laer 1982, 1984; v. Laer et al. 1997; Rang 1983; Reidy u. van Gorder 1963; Wedge u. Robertson 1982). Bei der alleinigen offenen Reposition finden sich Funktionseinschränkungen zwischen 15% (Wirth u. Keyl 1977, 1981) und 56% (Jeffery 1950, 1972). Über einen dorsoradialen Zugang wird das vollständig dislozierte Köpfchen aufgesucht und auf den Radiusstumpf gesetzt. Bleibt nun bei der Pro- und Supinationsbewegung das Köpfchen – geschient durch das Lig. anulare – an Ort und Stelle, so kann auf ein Implantat verzichtet werden (Blount 1955; Newman 1977; Reidy u. van Gorder 1963; Wedge u. Robertson 1982). Ist dies nicht der Fall, so kann die Stabilisation mit einem intramedullären Draht erfolgen (Dormans u. Rang 1990; Fowles u. Kassab 1986; Jones u. Esah 1971; Wirth u. Keyl 1981), was in den letzten Jahren favorisiert wird.
   Ein randständig eingebrachter Kirschner-Draht scheint ebenso wie die transartikuläre Fixation nach Witt die Durchblutung des Radiusköpfchens zusätzlich zu beeinträchtigen. Nach offener Reposition mit Kirschner-Draht-Fixaiton werden Einschränkungen der Pro- und Supination von bis zu 100% (Wedge u. Robertson 1982) berichtet.
   Besonders nach der transartikulären Fixation nach Witt tritt der Drahtbruch mit avaskulärer Nekrosenbildung und Pseudarthrose als häufige Komplikation auf (Benz u. Roth 1985; Betz 1988; D'Souza et al. 1993; Engelhardt 1988; Fischer u. Maroske 1976; Graff 1989; Häßle u. Mellerowicz 1991; Jones u. Esah 1971; Merchan 1994; Mommsen et al. 1980; Newman 1977; Noodt 1981; Scullion u. Miller 1985; Stankovic et al. 1975, 1987; Tibone u. Stoltz 1981; van Vugt 1985; Wadsworth u. Haddad 1982). Daher ist unserer Meinung nach diese Fixationsmethode bei proximalen Radiusfrakturen im Kindesalter heutzutage obsolet.
4. Die Ergebnisse nach Platten- und Schraubenosteosynthese im Kindesalter sind nicht zufriedenstellend (v. Laer et al. 1997). Handelt es sich um Adoleszente mit bereits geschlossenen Fugen, so kann entsprechend den Richtlinien der Traumaversorgung im Erwachsenenalter mit Schrauben oder gelegentlich mit Platten die Fraktur stabilisiert werden.

Technik

■ **Geschlossene Reposition.** Wird eine geschlossene Reposition durchgeführt, so drückt der Daumen des Arztes je nach Fehlstellung bei leicht gebeugtem Ellbogen unter Pro- und Supinationsbewegung das Radiusköpfchen in seine ursprüngliche Position zurück (Abb. 15.23 a–d). Auf geschlossene Repositionen mit Hilfe von perkutan eingebrachten Repositionshilfen sollte wegen der zusätzlichen Traumatisierung der versorgenden Periostgefäße möglichst verzichtet werden (Abb. 15.24 a–d).

Intramedulläre Markraumschienung

■ **Vorteil.** Die intramedulläre Markraumschienung und indirekte Aufrichtung der Abkippung ist besonders für Frakturen des proximalen Radiusendes geeignet, da es sich um ein indirektes geschlossenes Verfahren handelt und zusätzliche Störungen der Blutversorgung von außen minimiert werden. Diese Versorgung gewährleistet eine funktionelle Nachbehandlung (Hahn et al. 1996).

■ **Patientenaufklärung.** Grundsätzlich muss über die Alteration der Blutversorgung des Radiusköpfchens durch das Trauma und operative Manöver aufgeklärt werden. Hieraus ergeben sich mögliche funktionelle Einschränkungen der Pro- und Supination und eine Verplumpung des Radiusköpfchens. Das Ausmaß der primären Dislokation und das Alter des Kindes bestimmen das therapeutische Vorgehen und damit die Prognose. Selbst bei schonender operativer Technik kommt es häufig zu Deformierungen, bedingt durch Durchblutungsstörungen (Endarterien) oder avaskuläre Nekrosen. Bei offenem, aber auch geschlossenem Manöver kann der N. radialis geschädigt werden. Wachstumsstörungen sind ebenfalls zu erwähnen. Die allgemeinen Operationsrisiken müssen wie immer Beachtung finden.

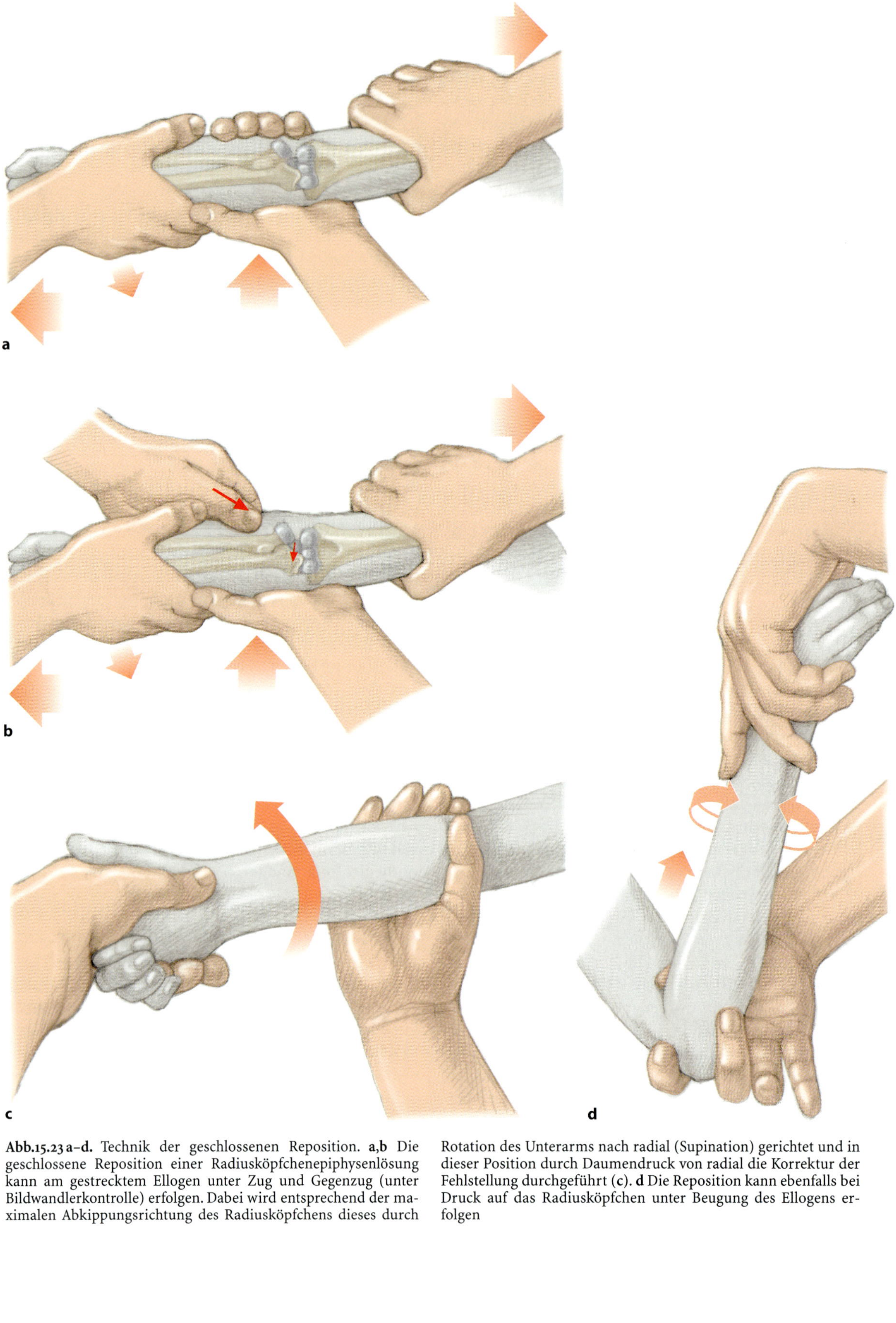

Abb. 15.23 a–d. Technik der geschlossenen Reposition. **a,b** Die geschlossene Reposition einer Radiusköpfchenepiphysenlösung kann am gestrecktem Ellogen unter Zug und Gegenzug (unter Bildwandlerkontrolle) erfolgen. Dabei wird entsprechend der maximalen Abkippungsrichtung des Radiusköpfchens dieses durch Rotation des Unterarms nach radial (Supination) gerichtet und in dieser Position durch Daumendruck von radial die Korrektur der Fehlstellung durchgeführt (**c**). **d** Die Reposition kann ebenfalls bei Druck auf das Radiusköpfchen unter Beugung des Ellogens erfolgen

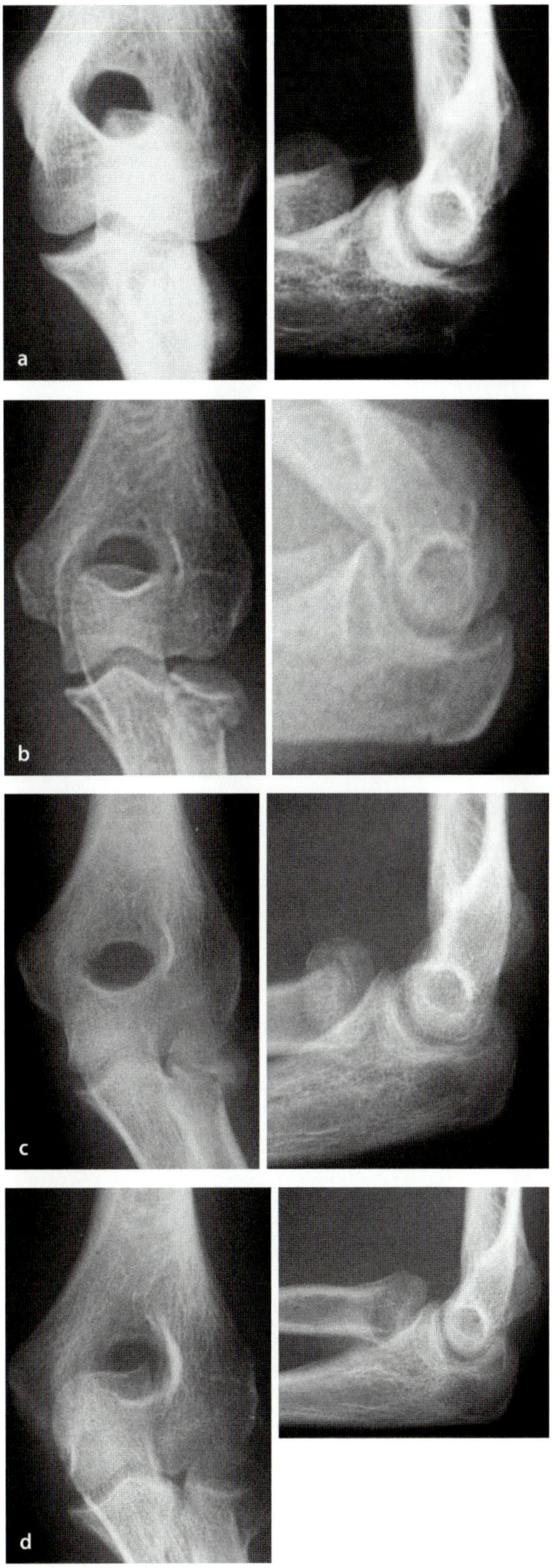

Abb 15.24. a Unfallaufnahme einer dislozierten Radiusköpfchenfraktur. **b** Geschlossene Reposition. **c** Nach 3 Wochen zeigt sich eine ausgeheilte Fraktur mit Seit-zu-Seit-Versetzung und diskreter Abkippung. **d** Bereits nach 4 Monaten zeigt sich ein gutes Remodeling, sowie eine Verbreiterung und Verplumpung des Radiusköpfchen bei immer stattfindender Kopfumbaustörung

■ **Instrumentarium.** Prevot-Nagel-Set.

■ **Anästhesie und Lagerung.** Rückenlagerung mit frei beweglich abgedecktem Arm. Meist wird ein Handtisch verwendet. Vollnarkose ist bei kleinen Kindern obligat, bei Jugendlichen kann evtl. eine Plexusanästhesie in Erwägung gezogen werden.

■ **Zugang.** Über dem distalen Radius 2 cm proximal der Radiusepiphyse unter Schonung des N. radialis r. superficialis (s. intramedulläre Markraumschienung des Unterarmes). Die Verwendung der Markraumschiene eignet sich besonders gut zur geschlossenen Reposition und Fixierung von Radiushalsfrakturen.

■ **Operationstechnik.** Folgende Abweichungen zur Standardanwendung von intramedullären Nägeln sind zu berücksichtigen (Abb. 15.25 a–e):

1. Nageldicke bestimmen: Für die Reposition einer Radiushalsfraktur verwendet man einen intramedullären Nagel oder notfalls einen Kirschner-Draht der Dicke 2,0 bzw. 2,5 mm entsprechend dem intramedullären Radiusdurchmesser.
2. Bei Verwendung eines Kirschner-Drahtes sollte dieser – entsprechend den Prevot-Nägeln – am spitzen Ende leicht abgewinkelt werden, um die Manövrierfähigkeit zu verbessern.
3. Der Zugang wird 2 cm proximal der distalen Radiusepiphyse gewählt. Nach stumpfen Spreizen der Schere bis zum Periost des Knochens (zur Schonung des R. superficialis des N. radialis) wird die Kortikalis mit einem Pfriem durchbrochen und der Draht mit dem stumpfen gebogenen Ende in den Markraum unter Drehbewegungen bis zur Fraktur vorgeschoben.
4. Das gebogene Nagelende wird in entsprechender Rotation bis an die Fraktur und das abgekippte Fragment herangeführt. Die Fraktur wird dann so gut wie möglich vorreponiert, sodass es zu einer ausreichenden Überlappung der Epiphysenlösungszone kommt. Nach Auffädelung der Fraktur wird das Radiusköpfchen bei gleichzeitigem Druck auf das Radiusköpfchen unter Rotation des Prevot-Nagels auf den Radiushals gehoben und ist somit im Erfolgsfall reponiert (Abb. 15.26 a–c). Nun wird der Kirschner-Draht etwas zurückgezogen und die Pro- und Supination des Arms ausgeführt. Bleibt das Radiusköpfchen reponiert, so kann der Nagel unter Umständen wieder entfernt werden (v. Laer et al. 1997). Zur besseren Stabilität wird dieser aber in der Mehrzahl der Fälle belassen, zumal dann eine gipsfreie Nachbehandlung möglich wird.
5. Der Draht wird an der Einbringungsstelle abgewinkelt, sodass eine Rotationsstabilität der Markschienung gewährleistet ist.

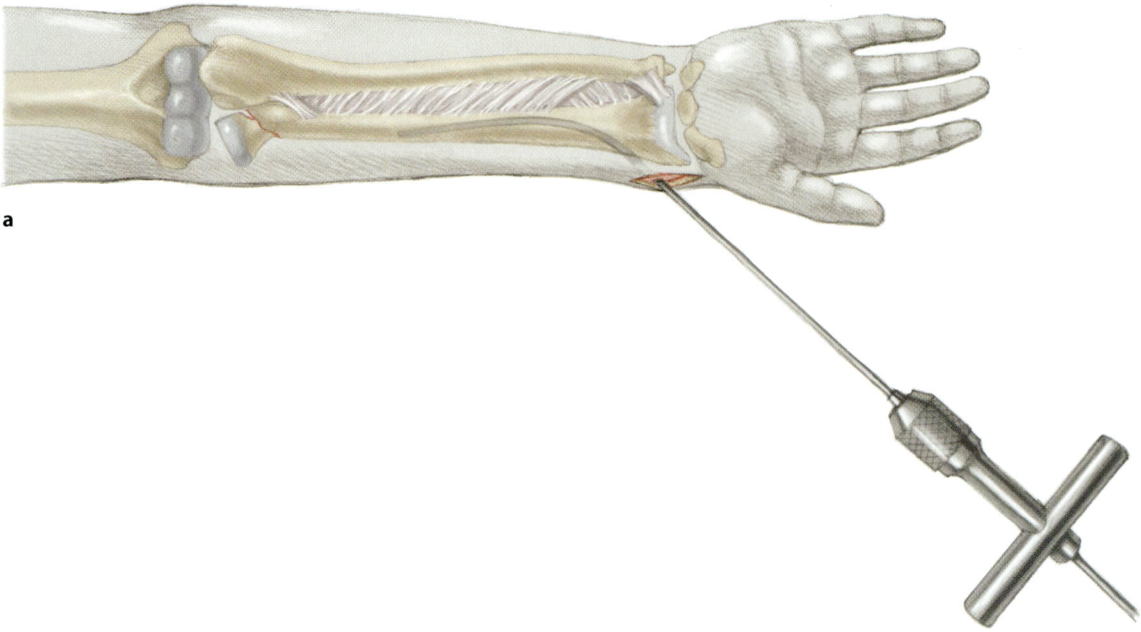

a

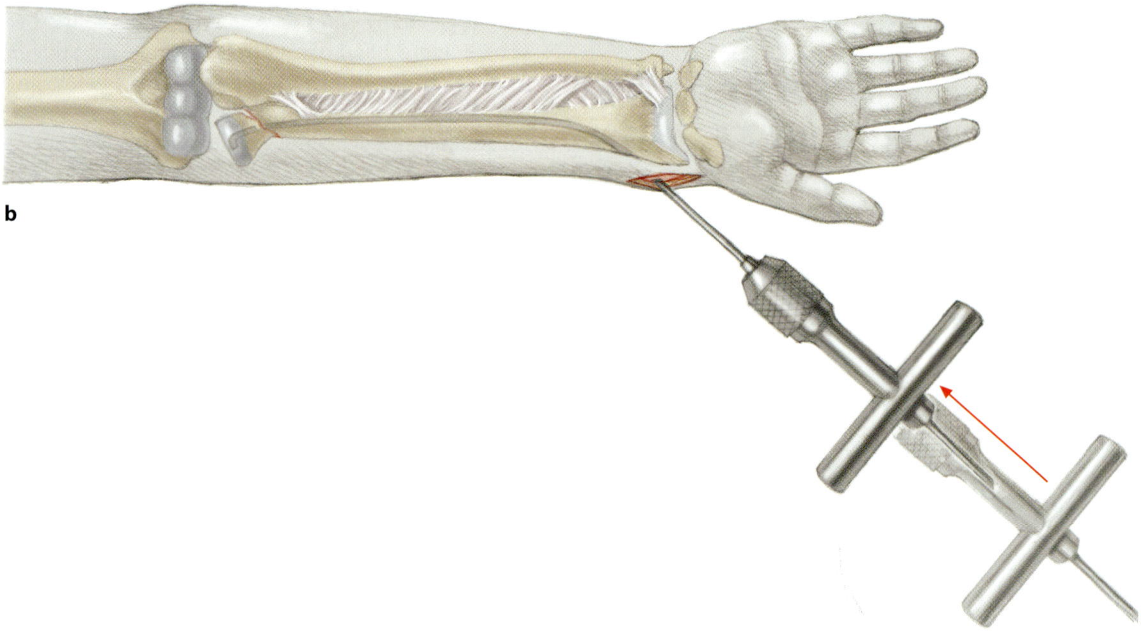

b

Abb. 15.25 a–e. Technik der operativen Versorgung der metaphysären Radiusfraktur. **a** Insertion des Nagels. **b,c** Die Nagelspitze wird unter leichten Hammerschlägen und entsprechender Rotation bis an die Fraktur herangeführt. Bei großer Dislokation kann durch Druck von außen das Radiusköpfchen vor die Nagelspitze gebracht werden. **d** Unter leicht axialem Druck auf den Nagel wird die Fraktur dekompaktiert. **e** Durch Rotation des Nagels wird das Radiusköpfchen definitiv reponiert

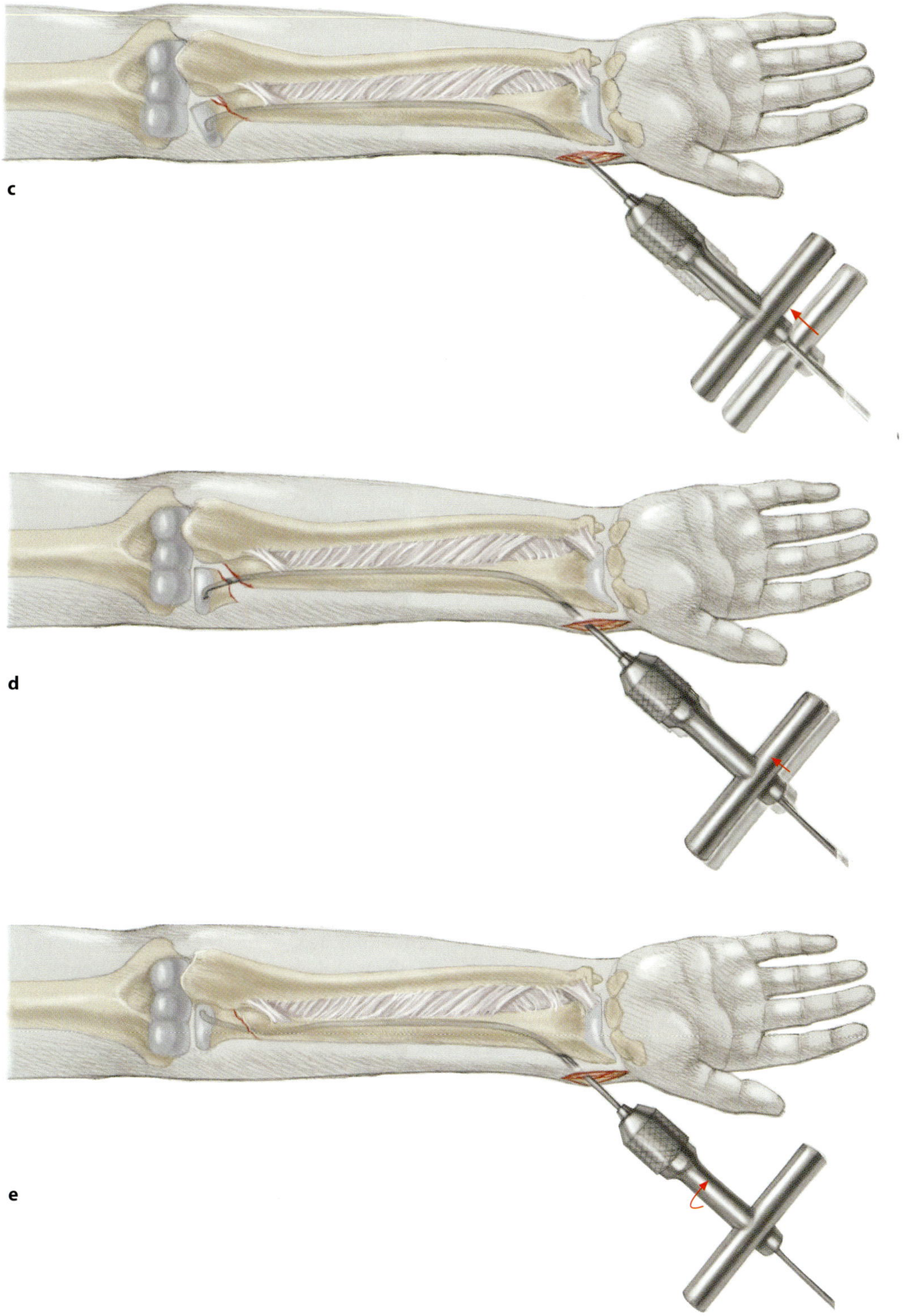

Abb. 15.25 a–e. Technik der operativen Versorgung der metaphysären Radiusfraktur

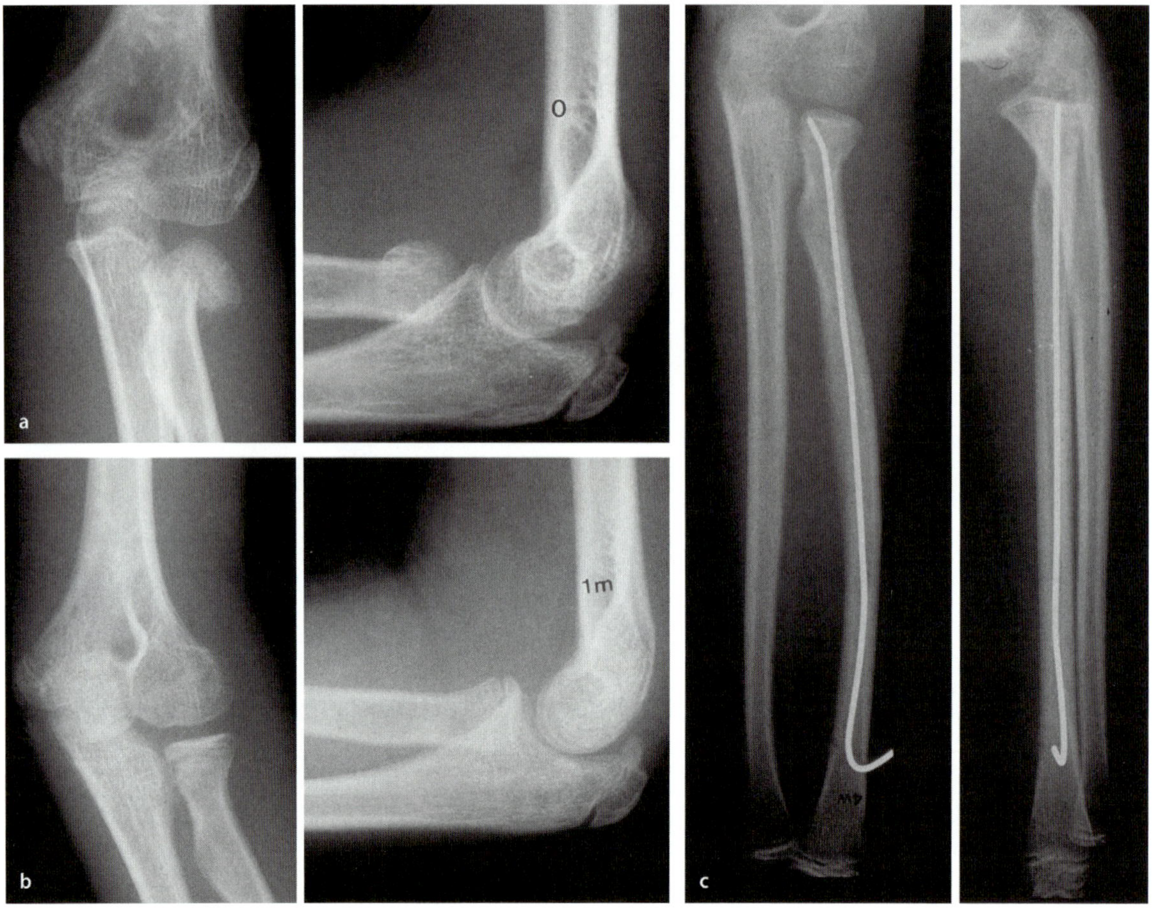

Abb. 15.26. a Proximale Radiusepiphysenlösung mit Abkippwinkel von 65° (Mädchen, 9 Jahre). **b** Röntgenbild nach geschlossener Aufrichtung mittels eines intramedullär eingebrachten und gedrehten Kirschner-Drahtes. Funktionelle gipsfreie Nachbehandlung. **c** Ausheilungsbild nach Metallentfernung 4 Wochen nach Unfall, keine Restfehlstellung, Fraktur konsolidiert

Offene Reposition

■ **Lagerung.** Die Operation wird in Rückenlage durchgeführt. Der Arm ist auf einem Armtisch ausgelagert. Unter Drehung der Hand lassen sich das proximale Radiusende und das Radiusköpfchen meist gut tasten.

■ **Zugang.** Zur offenen Reposition wird ein dorsoradialer Längsschnitt (Abb. 15.27 a–c) gewählt. Es erfolgt eine kurze gerade Inzision. Nach Spaltung der Muskulatur zwischen dem M. extensor carpis ulnaris und dem M. extensor digitorum können die Gelenkkapsel und das Lig. anulare radii eingesehen und bei Bedarf ggf. vorsichtig durchtrennt werden.

Zur Verlängerung nach distal wird der M. supinator an seinem ulnaren Ansatz abgelöst (cave: R. profundus n. radialis) und die Gelenkkapsel weiter inzidiert.

Normalerweise wird das Radiusköpfchen primär ohne zusätzliche Fixation auf den Radiushalsstumpf gesetzt. Unter Sichtkontrolle werden die Pro- und Supination geprüft. Da das Köpfchen durch das Lig. anulare gut geführt wird, sind weitere Retentionsmaßnahmen in den meisten Fällen nicht notwendig (Abb. 15.28).

Kippt das Köpfchen bei zusätzlichen Läsionen des Ligaments oder im Falle einer metaphysären Trümmerzone ab, so genügt die Retention mit einem aufsteigenden intramedullären Draht entsprechend der oben beschriebenen Technik ohne weitere Alteration der eigentliche Gelenkfläche. Wie bereits erwähnt sollten die

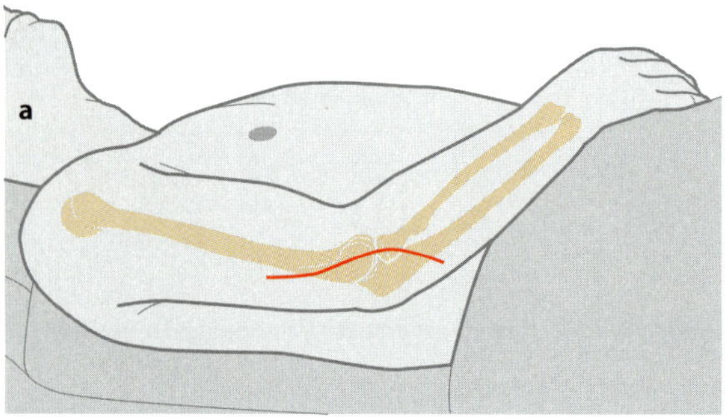

Abb.15.27 a–c. Zugang zum Radius. **a** Es wird ein dorsoradialer Zugang gewählt, wobei wir einen zunächst kurzen geraden Schnitt durchführen, ggf diesen dann entsprechend bogenförmig erweitern

Abb.15.27 a–c. Zugang zum Radius. **b** Spaltung der Muskulatur zwischen dem M. extensor carpis ulnaris und dem M. extensor digitorum. Man kann aber je nach Dislokationsrichtung des Radiusköpfchens auch weiter ventral zwischen dem M. extensor carpi radialis und den M. extensor digitorum eingehen. **c** Bei beiden Zugängen lässt sich die Gelenkkapsel eröffnen, und das Lig. anulare radii kann eingesehen werden. Zur Verlängerung nach distal wird der M. supinator an seinem ulnaren Ansatz abgelöst (cave: R. profundus N. radialis) und die Gelenkkapsel weiter inzidiert)

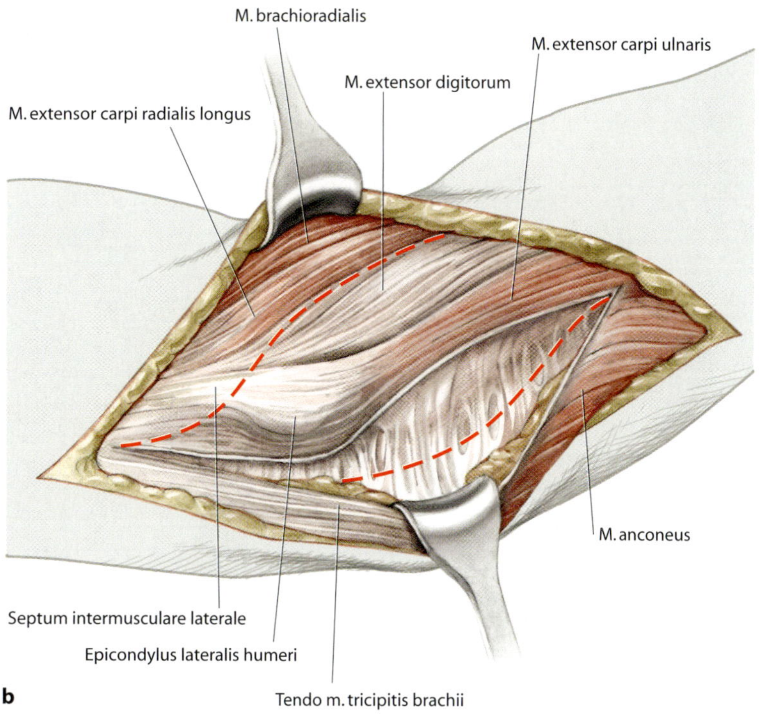

b

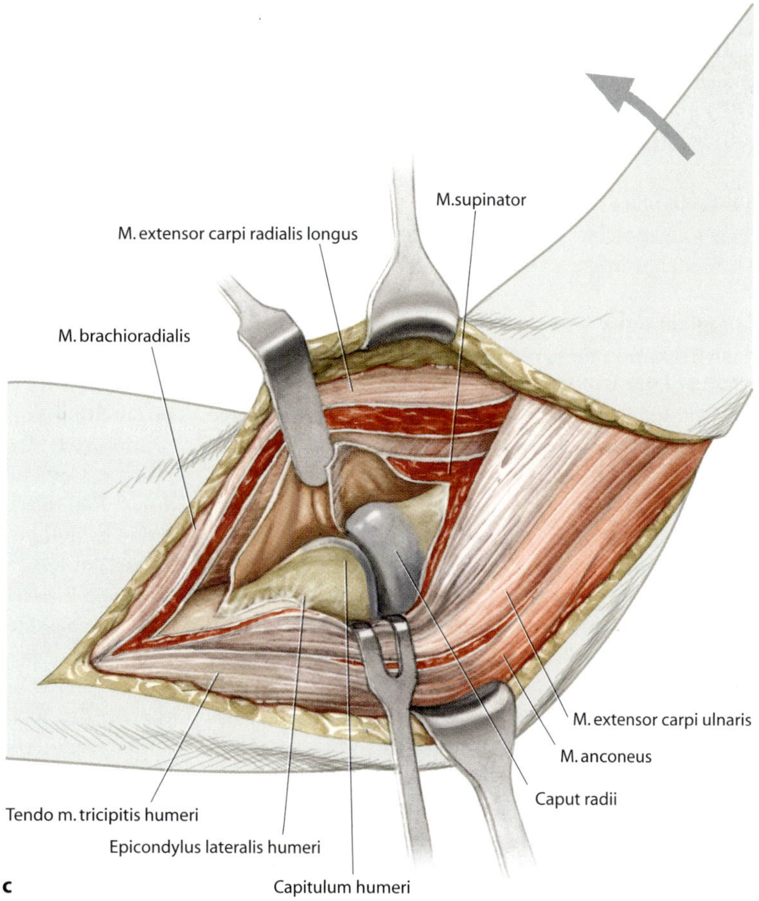

c

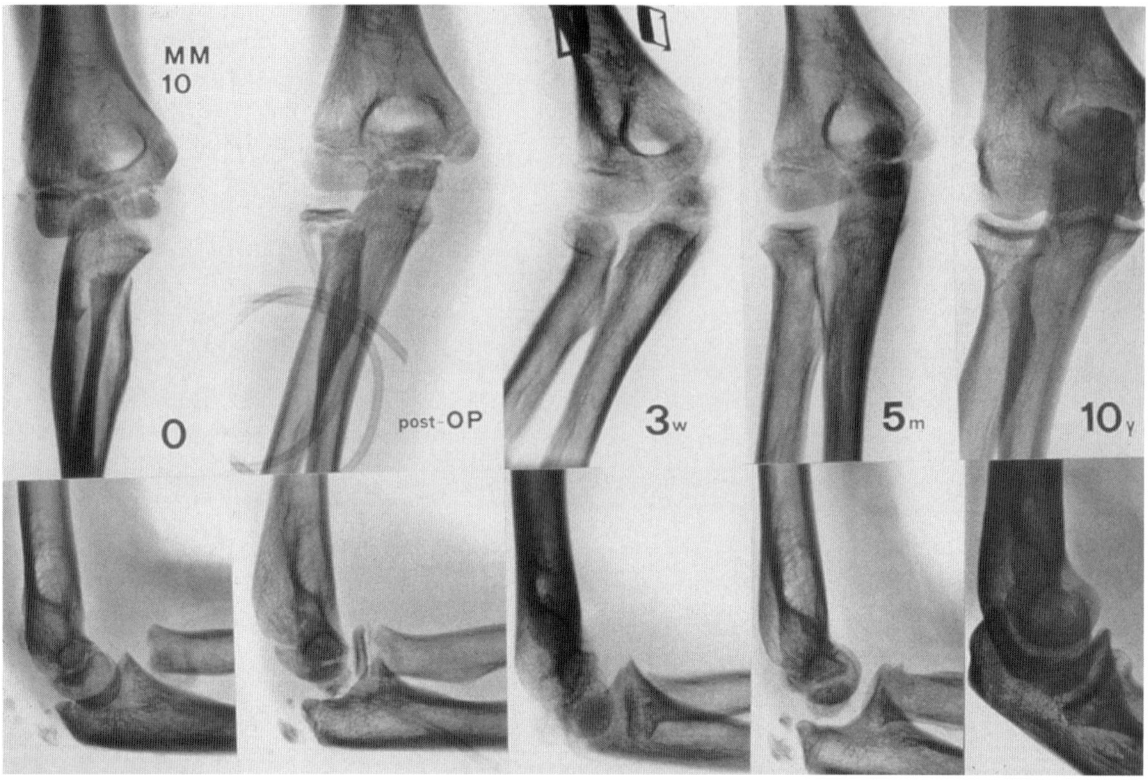

Abb. 15.28. 10-jähriger Junge mit vollständig dislozierter proximaler Radiusfraktur (links), welche offen reponiert und nicht fixiert wurde. Es verbleibt eine leichte Seit-zu-Seit-Verschiebung um ein Drittel der Schaftbreite (2. und 3. Bild von links). Nach 5 Monaten und 10 Jahren hat ein vollständiges Remodeling stattgefunden. Die Funktion ist frei

transartikuläre Fixation und der von radial in das Köpfchen eingebrachte Kirschner-Draht nach Möglichkeit vermieden werden.

Komplikationen

Nach Frakturen des proximalen Radius im Wachstumsalter kommt es zu mehr oder weniger ausgeprägten Formveränderungen des Radiusköpfchens, die auf eine gestörte Blutversorgung mit nachfolgender Teil- oder Vollnekrose zurückzuführen sind (Häßle u. Mellerowicz 1991; Jeffery 1950, 1972; v. Laer 1984; v. Laer et al. 1997; Ritter 1984; Stankovic et al. 1975; Vocke u. v. Laer 1998 a, 1998 b; Weber 1977). In der Literatur (Graff 1989; Guo-xun u. Rong-ying 1984; Häßle u. Mellerowicz 1991; Jones u. Esah 1971; Merchan 1994; Newman 1977; Reidy u. van Gorder 1963; Tibone u. Stoltz 1981; Vahvanen u. Gripenberg 1978) werden unabhängig von der Behandlungsmethode *Deformitäten des Radiusköpfchens* nach proximalen Radiusfrakturen im Kindesalter mit einer Häufigkeit zwischen 12% (Jones u. Esah 1971) und 100% (Graff 1989) angegeben. Die meisten Autoren (Fasol u. Schedl 1976; Graff 1989; Guo-xun u. Rong-ying 1984; Jones u. Esah 1971; Lindham u. Hugosson 1979; Newman 1977; Reidy u. van Gorder 1963; Vocke u. v. Laer 1998 a, 1998 b; Weber 1977) fanden bei Deformierung des Radiusköpfchens keinerlei oder nur minimale (Vahvanen u. Gripenberg 1978) funktionelle Einschränkungen. Die klinische stumme Radiusköpfchendeformität nach proximalen Radiusfrakturen im Kindesalter scheint somit ein sehr häufiges und für die Funktion irrelevantes Phänomen darzustellen.

Schwerwiegendere Komplikationen wie die *radioulnare Synostose* (Benz u. Roth 1985; Fielding 1964; Guo-xun u. Rong-ying 1984; Häßle u. Mellerowicz 1991; Henrikson 1969; Newman 1977; Steele u. Graham 1992; Vahvanen u. Gripenberg 1978; van Vugt 1985) oder die *chronische Pseudarthrose* und *Nekrosenbildung* (Graff 1989; Häßle u. Mellerowicz 1991; Rokito et al. 1995; Wadsworth u. Haddad 1982; Waters u. Stewart 2001) gehen mit einer massiven Einschränkung oder Aufhebung der Pro- und Supination einher. Die Therapie der radioulnaren Synostose ist frustran und hat eine hohe Rezidivrate (v. Laer 1996; v. Laer et al. 1997). Eingenähte Silastikmembranen können das Rezidiv minimieren, zeigen jedoch gleichzeitig Verplumpungen des Radiusköpfchens. Entsprechend wird die Funktion trotz erfolgreicher Resektion nicht immer verbessert. Neuere Arbeiten wählen Muskelinterpositionen zur Rezidivprophylaxe, wobei längerfristige Ergebnisse noch ausstehen. Oftmals ist die Akzeptanz der Bewegungseinschränkung oder die Resektion des Radiusköpfchens im Wachstumsalter die gewählte Alternative.

CAVE

Eine primäre Radiusköpfchenresektion sollte im Kindesalter vermieden werden, da es im Verlauf zu einem überschießenden Wachstum des proximalen Endes kommen kann mit Instabilität im Ellbogen und distalen Radioulnargelenk. Sekundär notwendige Radiusköpfchenresektionen sollten immer erst nach Wachstumsabschluss durchgeführt werden.

Eine sehr seltene Komplikation nach Frakturen des proximalen Radiusendes im Wachstumsalter ist das *Kompartmentsyndrom* mit der entsprechenden Problematik bei Verpassen der Diagnose. Weiterhin kann es zu einer *Myositis ossificans* bei der operativen Versorgung kommen, welche wiederum die Funktion beeinträchtigen kann.

Nachbehandlung

Konservativ

Nach einer Ruhigstellung in einer Oberarmgipsschiene 10 bis maximal 14 Tage lang erfolgt die Gipsabnahme. Die Patienten können und sollen ab diesem Zeitpunkt je nach Schmerzen spontan bewegen. Eine physiotherapeutische Nachbehandlung ist zu diesem Zeitpunkt nicht notwendig und kann sogar bei unsachgemäßer Ausführung zu Komplikationen wie eine erneute Epiphysenlösung führen (v. Laer et al. 1997).

Postoperativ

Bei guter Stabilität kann der Patient entsprechend seiner Schmerzen den Arm bewegen. Nach offener Repostion ohne Fixierung und bei Schmerzen erfolgt analog der konservativen Therapie eine kurzzeitige Gipsruhigstellung. Ein perkutan eingebrachter Kirschner-Draht ist nach 10 Tagen zu entfernen, eine belassene intramedulläre Schienung wird gipsfrei nachbehandelt. Der intramedulläre Draht kann nach 4 Wochen spätestens jedoch nach 12 Wochen entfernt werden.

Nach Erlangen der freien Funktion und Schmerzfreiheit können sportliche Aktivitäten wieder aufgenommen werden.

Nachkontrollen

■ **Klinisch.** Eine Nachkontrolle empfiehlt sich zur Gipsabnahme, anschließend sind Funktionskontrollen in 3- bis 4-wöchentlichen Abständen bis zur freien Funktion notwendig. Üblicherweise sollte die Pro- und Supination etwa 3–4 Monate nach Trauma seitengleich frei sein (v. Laer 2001). Ist dies nicht der Fall, sollte eine radiologische Kontrolle erfolgen. Klinisch sind die Kinder mindestens bis 2 Jahre nach dem Trauma nachzukontrollieren, damit evtl. auftretende Wachstumsstörungen erfasst werden können.

■ **Radiologisch.**

- *Operativ*: Grundsätzlich wird intraoperativ bzw. während des stationären Aufenthalts eine radiologische Kontrolle durchgeführt. Anschließend nach 3–4 Wochen zur Durchbauungskontrolle.
- *Konservativ*: Eine radiologische Kontrolle ist bei dislozierten reponierten Frakturen, die keinen intramedullären Draht zur Aufrichtung erhielten, zwischen dem 5. bis 8. Tag vorgesehen. Unverschobene Frakturen (Stauchungsfrakturen) werden nur klinisch kontrolliert. Frakturen mit einer Achsenfehlstellung, bei welcher eine Spontankorrektur zu erwarten ist, werden nach 3–4 Wochen zur Gipsabnahme und im weiteren Verlauf nur bei persistierenden Funktionseinschränkungen zwingend geröngt.

Wachstumskontrollen

In allen Fällen sollten Wachstumskontrollen in halbjährlichen Abständen über einen Zeitraum von 2 Jahren erfolgen. Radiologische Kontrollen sind nur bei zunehmendem Funktionsverlust oder bei nicht freier Funktion notwendig.

Posttraumatische Deformitäten

Geht eine persistierende oder sekundäre Fehlstellung bei vorzeitigem Fugenschluss mit einem *massiven Funktionsdefizit* einher, so kann nach Abschluss des Wachstums eine *subkapitale Korrekturosteotomie* durchgeführt werden (v. Laer et al. 1997) mit dem Ziel der Beweglichkeitsverbesserung. Größere Studien über die Ergebnisse hierzu liegen jedoch nicht vor.

Bei einer Radiusköpfchenverplumpung mit konsekutiver persistierender erheblicher Bewegungseinschränkung kann nach Wachstumsabschluss die *Resektion des Radiusköpfchens* notwendig werden. Zu beachten ist, dass dieses Procedere erst nach Verschluss der distalen Fuge durchgeführt werden darf, da es sonst zu erheblichen Alterationen des Ellbogengelenks durch den weiterwachsenden Radiusstumpf kommen kann (Herndon et al. 1990; Keyl et al. 1982; Mikic u. Vukadinovic 1983). Alternativ kann eine Radiusprothese implantiert werden. Diese verhindert auch sekundäre Probleme wie Valgisierung des Ellbogengelenks oder Zunahme der Instabilität. Leider sind die Langzeitergebnisse und das Auftreten von Komplikationen bei Verwendung des künstlichen Radiusköpfchenersatzes bisher noch unbefriedigend (Abb. 15.29 a,b).

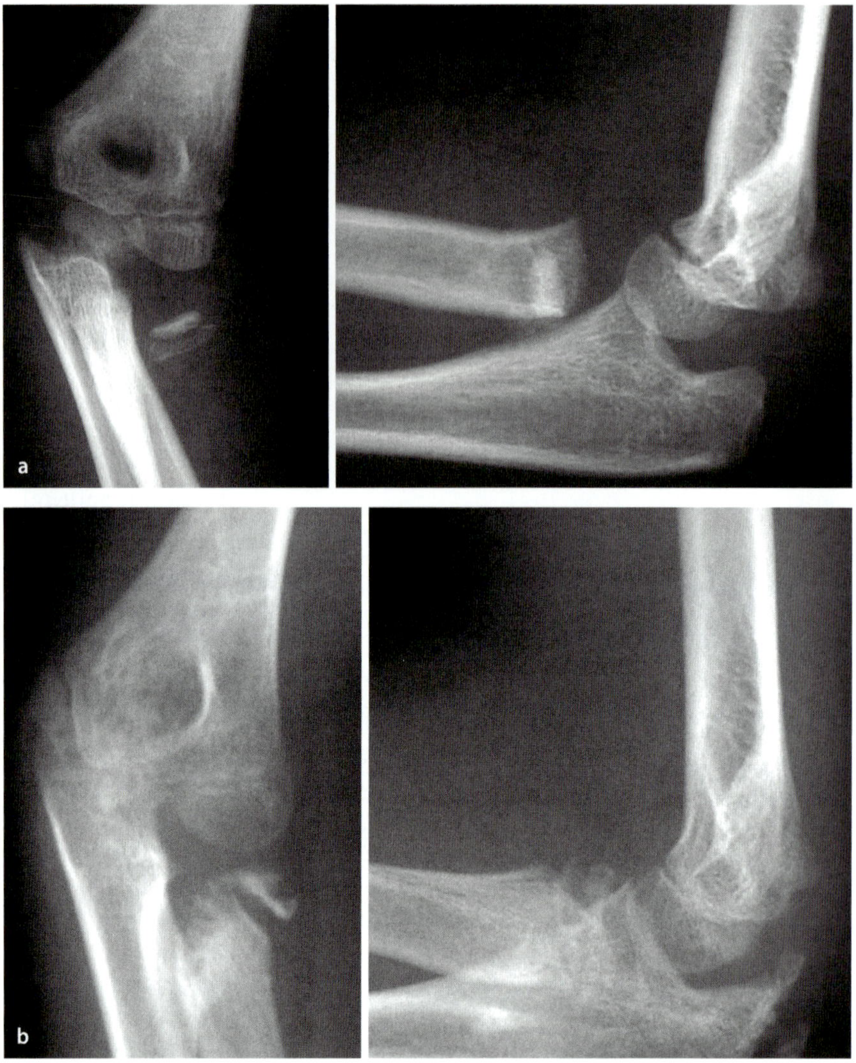

Abb. 15.29 a,b. Radiologisches Bild einer Radiusköpfchennekrose. **a** Unfallbild mit kompletter Dislokation des Radiusköpfchens. **b** Nekrose des Radiusköpfchen nach offener Reposition

15.1.2 Olekranonfrakturen

A.-M. WEINBERG, H. REILMANN

Ursache und Häufigkeit

Isolierte Olekranonfrakturen sind mit 0,4% aller Extremitätenfrakturen selten (Fahey 1980; Henrikson 1966; Maylahn u. Fahey 1958; Papavasilou et al. 1987).

Die *intraartikuläre apophysäre Fraktur* stellt eine Rarität dar. Die meisten Frakturen des Olekranons sind im Kindesalter *metaphysäre Stauchungsfrakturen*. Als Unfallursache wird für Frakturen, die die *proximale Apophyse* betreffen, sowohl ein direkter Mechanismus als auch ein indirekter im Sinne einer Apophysenläsion, entsprechend einer Abrissfraktur, vermutet. Für die *metaphysären Verletzungen*, die extraartikulär liegen, werden in der Literatur verschiedene Unfallmechanismen beschrieben, dabei kann während des Unfallgeschehens der Arm flektiert oder gestreckt sein (Takagi et al. 1999). Eine direkte Gewalteinwirkung ist ebenfalls möglich.

Oftmals findet sich die Olekranonfraktur in Kombination mit einer Läsion des Radius bei atypischen Monteggia-Läsionen (s. Abschn. 15.4, »Monteggia-Läsionen«). Seltener tritt sie bei Ellbogenluxationen auf.

Entwicklung und Wachstum

Ossifikationskerne, Zeitpunkt des Fugenschlusses

Die *Kernsysteme* am Olekranon tauchen zwischen dem 7. und 10. Lebensjahr auf und verschließen sich zwischen dem 14. und 18. Lebensjahr. Für die Diagnostik ist die *Grenze der Ossifikation* wichtig, die sich im Verlauf des Wachstums langsam nach proximal schiebt (Abb. 15.30 a–c).

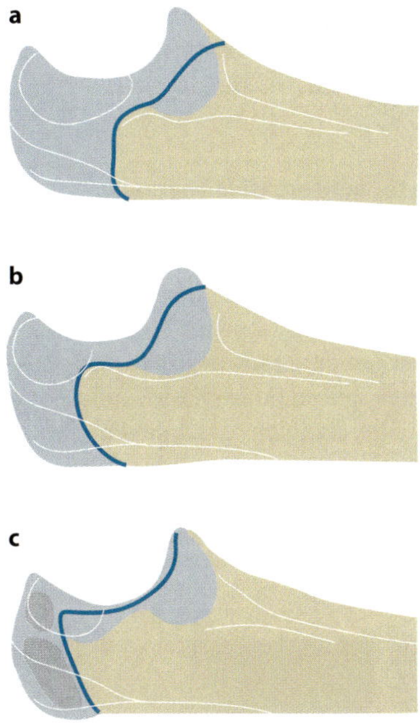

Abb. 15.30 a–c. Schematische Darstellung der Ossifikationsstadien der Olekranonapophyse. **a** Geburt, **b** 8 Jahre, **c** 12 Jahre

Wachstumsprognose

■ **Wachstumsstörungen.** Die proximale Ulnafuge entspricht funktionell einer Apophyse. Somit sind grundsätzlich keine Wachstumsstörungen mit gravierenden Folgen zu erwarten.

Dies darf nicht damit verwechselt werden, dass *intraartikuläre Frakturen mit Stufenbildung* grundsätzlich eine *präarthrotische Deformität* darstellen und dementsprechend initial anatomisch eingerichtet werden müssen.

■ **Spontankorrekturen.** Im Allgemeinen zeigen alle extraartikulär auftretenden Olekranonfrakturen eine gute Spontankorrektur. Dies gilt insbesondere für die Längsfrakturen. Aber auch intraartikuläre Frakturen, die im hinteren Drittel – also dem nichtgelenktragenden Anteil liegen – weisen ein gutes Remodeling auf, welches in die Primärtherapie durchaus integriert werden kann.

Klassifikation

Die Frakturlinien verlaufen quer bei Abrissfrakturen bzw. schräg bei Kombinationsverletzungen mit Radiusköpfchenluxation oder proximalen Radiusfrakturen (Givon et al. 1997) wie auch in Längsrichtung bei isoliertem Vorliegen. Eine eigene Klassifikation hat sich nicht bewährt (Abb. 15.31 a–g).

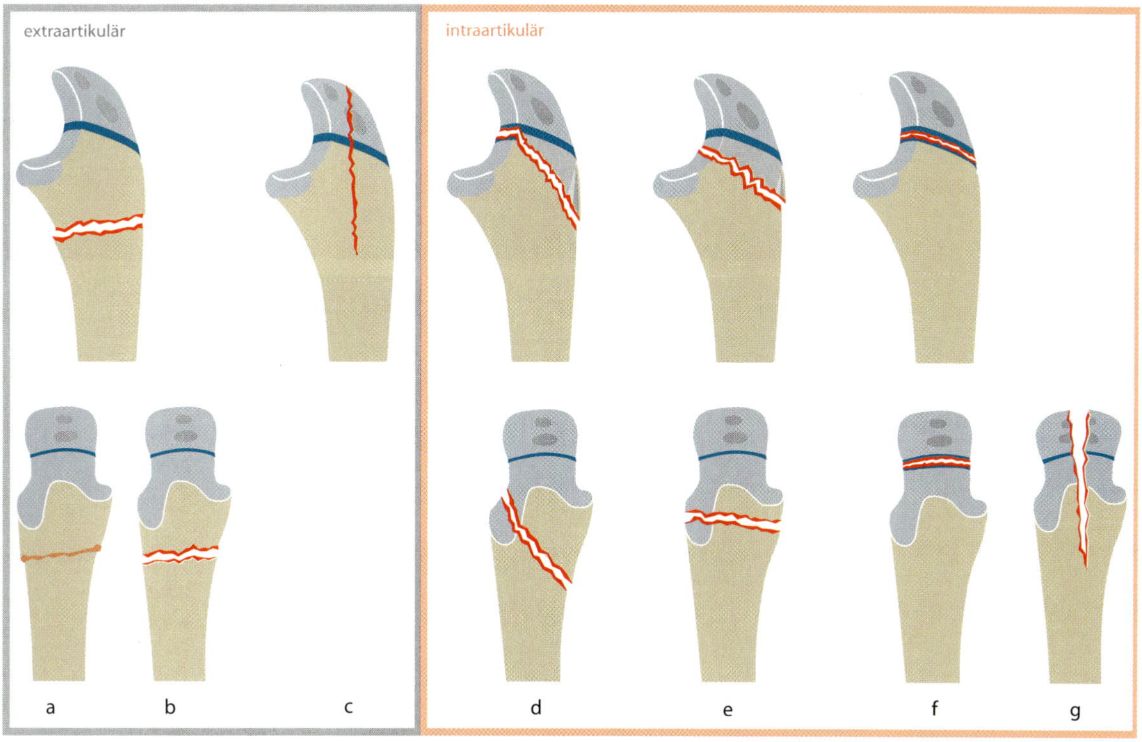

Abb. 15.31 a–g. Klassifikation der Olekranonfrakturen (Apophyse). a–c Extraartikuläre Frakturen (Metaphyse): **a** metaphysäre Stauchungsfraktur, **b** vollständige Fraktur, **c** Längsfraktur. **d–f** Intraartikuläre Frakturen: **d,e** schräge oder quere Frakturlinie, **f** Dislokation eines Apophysenkerns. **g** Intraartikuläre Längsfraktur

Diagnostik

Die Diagnose lässt sich anhand der a.-p.- und der seitlichen Röntgenaufnahme verifizieren. Die Frakturdarstellung bei undislozierten Apophysenfrakturen ist bei kleinen Kindern schwierig, da die Olekranonkerne noch nicht sichtbar sind. Hier kommt die Ultraschalluntersuchung zur Anwendung.

Es ist darauf zu achten, dass immer auch eine Beurteilung des Gelenks erfolgt, da die Frakturen des Radiusköpfchens als Monteggia-äquivalente Verletzungen von Frakturen des Olekranons bzw. Luxationen begleitet sein können.

Therapie

Ziel ist die *Rekonstruktion des Gelenks* bzw. der *Gelenkstellung* im Falle einer dislozierten intraartikulären Fraktur. Nicht alle extra bzw. intraartikulären Frakturen müssen durch eine Osteosynthese exakt anatomisch rekonstruiert werden, da sie ein gutes Remodeling aufweisen.

Indikation für konservative Therapie

Nichtdislozierte Frakturen zeigen gute Ergebnisse nach konservativer Therapie. Primär wird ein gespaltener Oberarmgips angelegt. Bei instabilen Frakturen oder undislozierten intraartikulären Gelenkfrakturen erfolgt nach 7–10 Tagen eine radiologische Kontrolle zum Ausschluss einer sekundären Dislokation. Anschließend wird der Oberarmgips geschlossen (Abb. 15.32 a–d, Abb. 15.33 a–c).

Alle intraartikulären Frakturen, die im hinteren Drittel gelegen sind, sind nicht gelenktragend. Daher

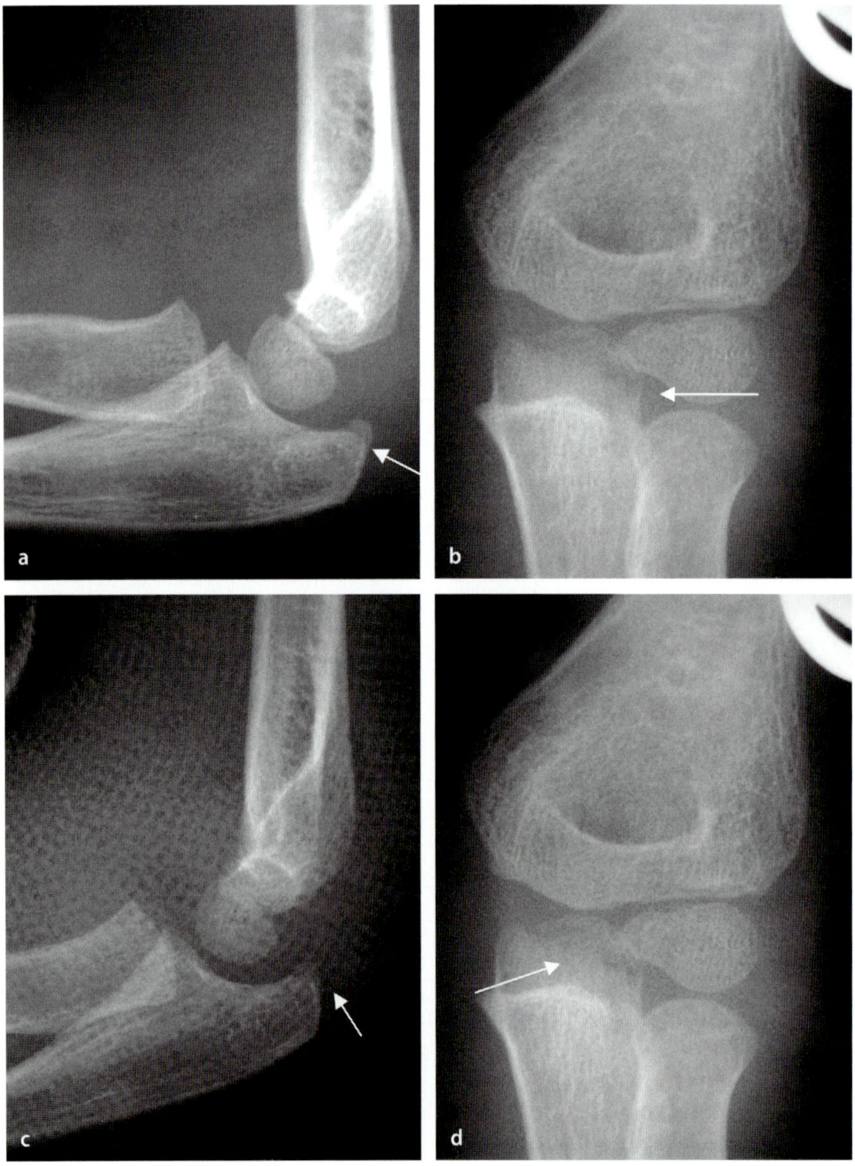

Abb. 15.32. a,b Unverschobene Olekranonfraktur, konservative Behandlung im Gips. **c,d** Diese zeigt nach 7 Tagen keine sekundäre Dislokation, sodass die konservative Behandlung weitergeführt wurde

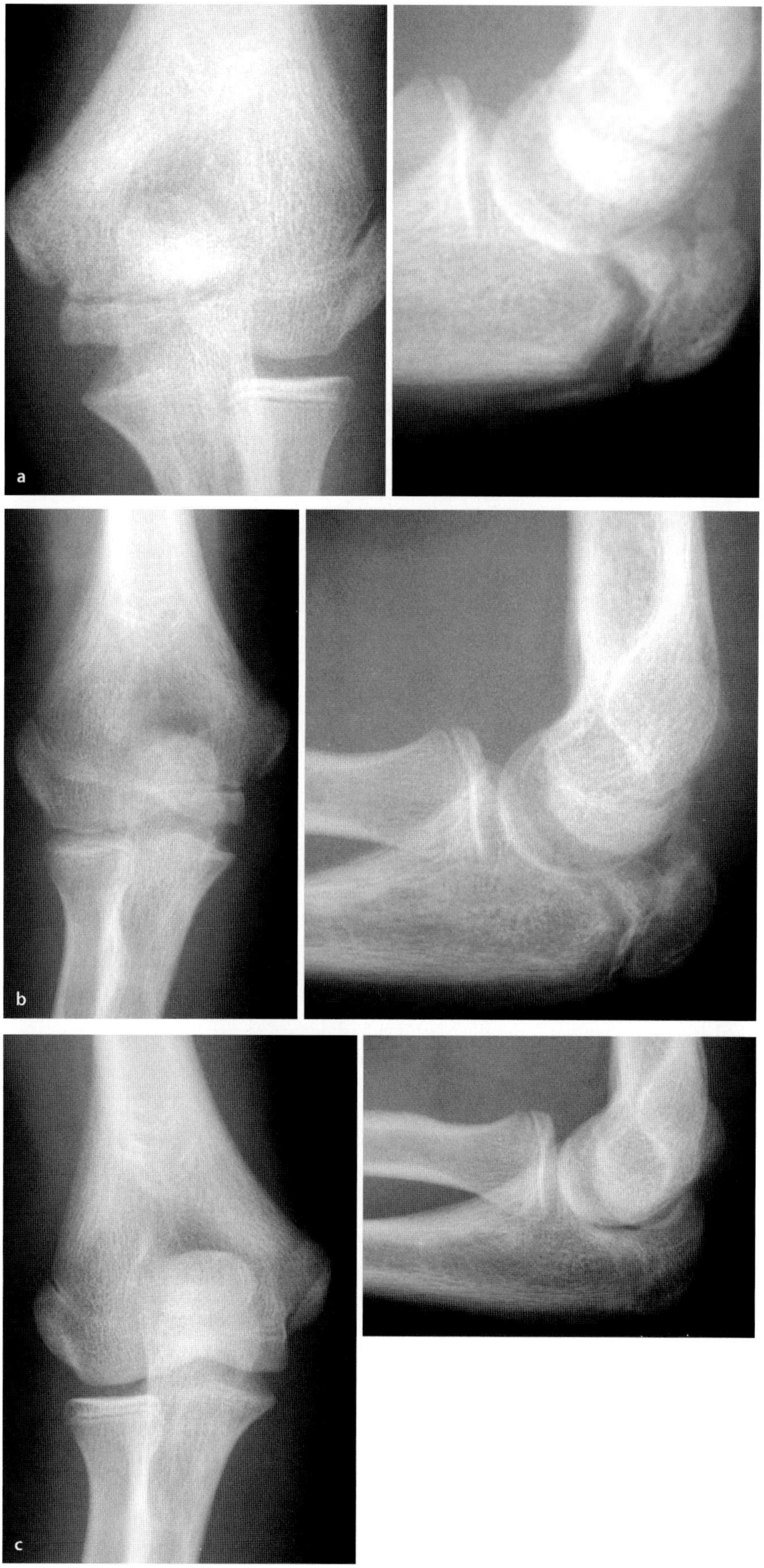

Abb. 15.33. a 10 Tage alte Olekranonabrissfraktur mit Diastase ohne Stufe. Auf eine operative Revision wurde bei bereits sichtbarer Kallusbildung verzichtet. **b** Ausheilungsbild nach 4 Wochen: regelrechte Gelenkstellung ohne Stufe bei unverändertem Befund. Der Patient zeigt keine funktionellen Einschränkungen. **c** Kontrolle nach 4 Monaten

können in dieser Region *Diastasen ohne Stufe* konservativ behandelt werden, da das Remodeling gut ist. Ausnahme bilden Frakturen, die nach ventral verkippt sind, da diese den Radius der Gelenkfläche verkleinern und zu Streckdefiziten führen können.

Indikation für operative Therapie

Dislozierte intraartikuläre Quer- und *Schrägfrakturen* müssen offen reponiert werden.

Die Querfraktur wird entsprechend der Behandlung Erwachsener mit einer *Zuggurtungsosteosynthese* versorgt. Schrägfrakturen können durch *Zugschrauben, Kirschner-Drähte* (altersabhängig) oder mit einer *intramedullären Schiene* behandelt werden. Wenn es sich um Stückfrakturen handelt – insbesondere in der Adoleszenz – können diese mit einer *Plattenosteosynthese* stabilisiert werden. Als Implantat eignen sich sowohl Drittelrohr- als auch Rekonstruktionsplatte (Abb. 15.34 a–c, Abb. 15.35 a–c).

Bei Kindern unter 6 Jahren kann durch eine alleinige Kirschner-Draht-Osteosynthese und anschließende Gipsruhigstellung für 2–3 Wochen eine ausreichende Fixierung und adäquate Versorgung der Fraktur gewährleistet werden. Allerdings werden dann die Drähte parallel zur Längsachse des Knochens eingebracht ohne Perforation der Gegenkortikalis (Abb. 15.36 a–g).

Technik

■ **Operationsprinzip und -ziel.** Rekonstruktion der Gelenkfläche.

■ **Patienten- und Elternaufklärung.** Drahtbruch, verbleibende Gelenkstufen, N.-ulnaris-Läsionen, allgemeine Risiken.

■ **Operationsvorbereitung.** Da es sich um keine Notfalloperation – außer bei offenen Frakturen oder Monteggia-ähnlichen Verletzungen mit Dislokation des Radiusköpfchen – handelt, kann die Nüchternheit des Patienten abgewartet werden. Auch eine Versorgung im darauf folgenden Tagesprogramm ist möglich.

■ **Anästhesie und Lagerung.** Die Operation kann in Bauch- oder auch in Rückenlage erfolgen. Im Kindesalter erfolgt eine Allgemeinanästhesie, in der Adoleszenz ist bei Rückenlagerung auch eine Plexusanästhesie möglich. Bei Bauchlagerung sollte der Arm über eine Rolle oder einen Handtisch so gelagert werden, dass der Bildwandler problemlos durchgeschwenkt werden kann. Eine Blutsperre ist empfehlenswert.

■ **Zugang.** In den meisten Fällen wird ein *dorsaler Zuggang* unter radialer Umschneidung des Olekranons gewählt. Begonnen wird 2,5 cm oberhalb der Olekranonspitze und je nach Frakturzone entlang der Ulnakante fortgefahren (Platte). Je nach Länge des Zugangs wird der M. anconaeus nach radial und der M. flexor carpi ulnaris ulnar abgelöst. Letzterer wird nach medial gehalten. Muss das Gelenk eingesehen werden, so muss die Gelenkkapsel dorsoradial eröffnet und ggf. das Lig. anulare durchtrennt werden.

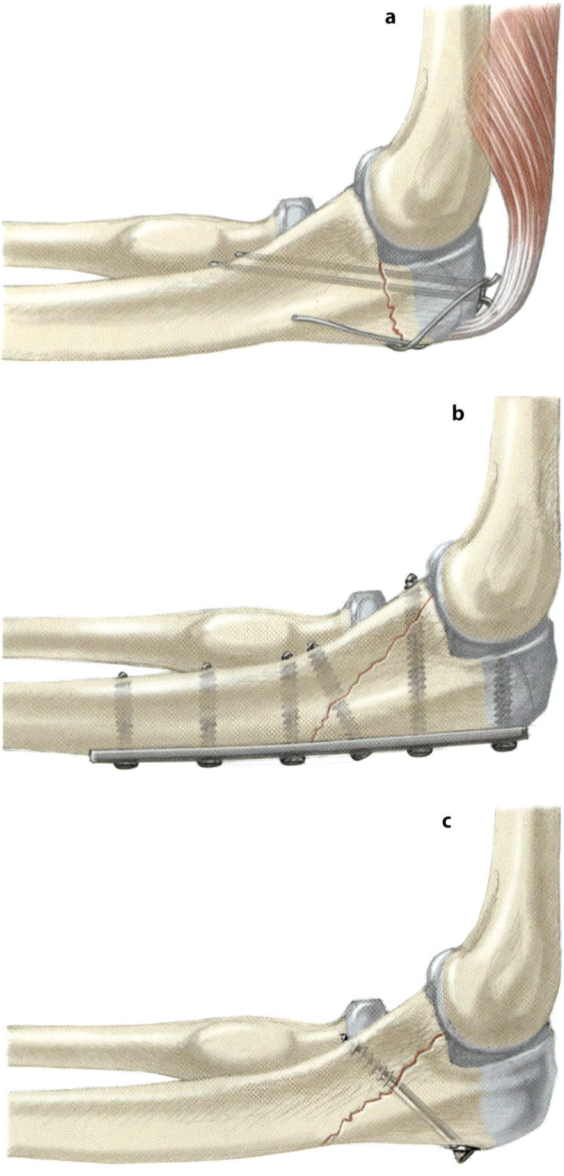

Abb. 15.34 a–c. Osteosynthesetechniken am Olekranon: **a** Zuggurtungsosteosynthese, bei kleinen Kindern unter 6 Jahren reicht oftmals die alleinige Kirschner-Draht-Osteosynthese. **b** Plattenosteosynthese. **c** Schraubenosteosynthese

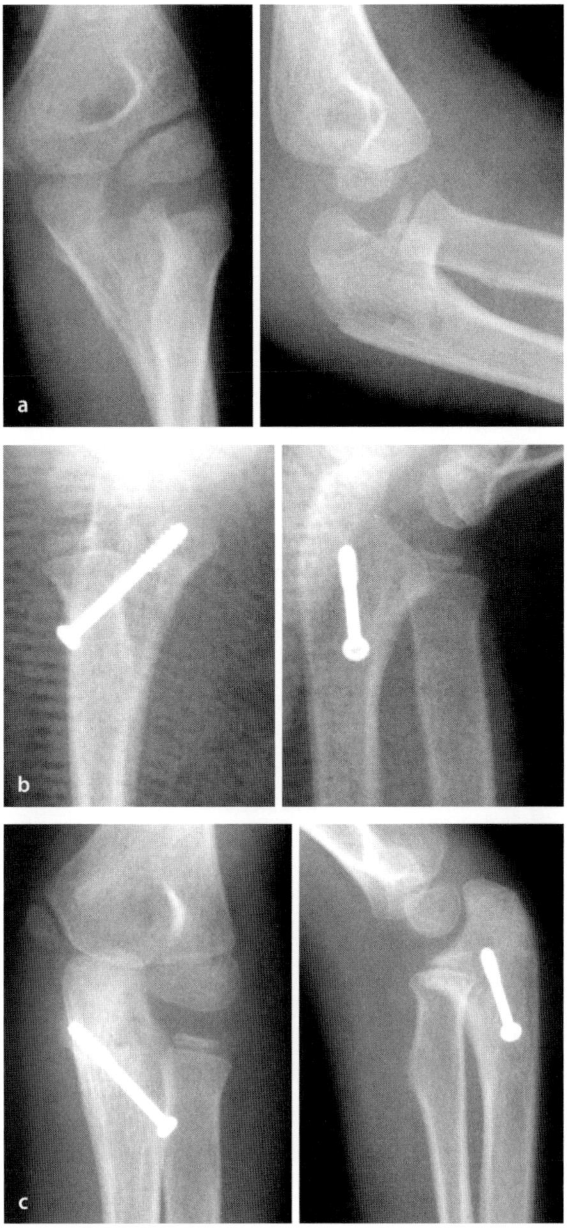

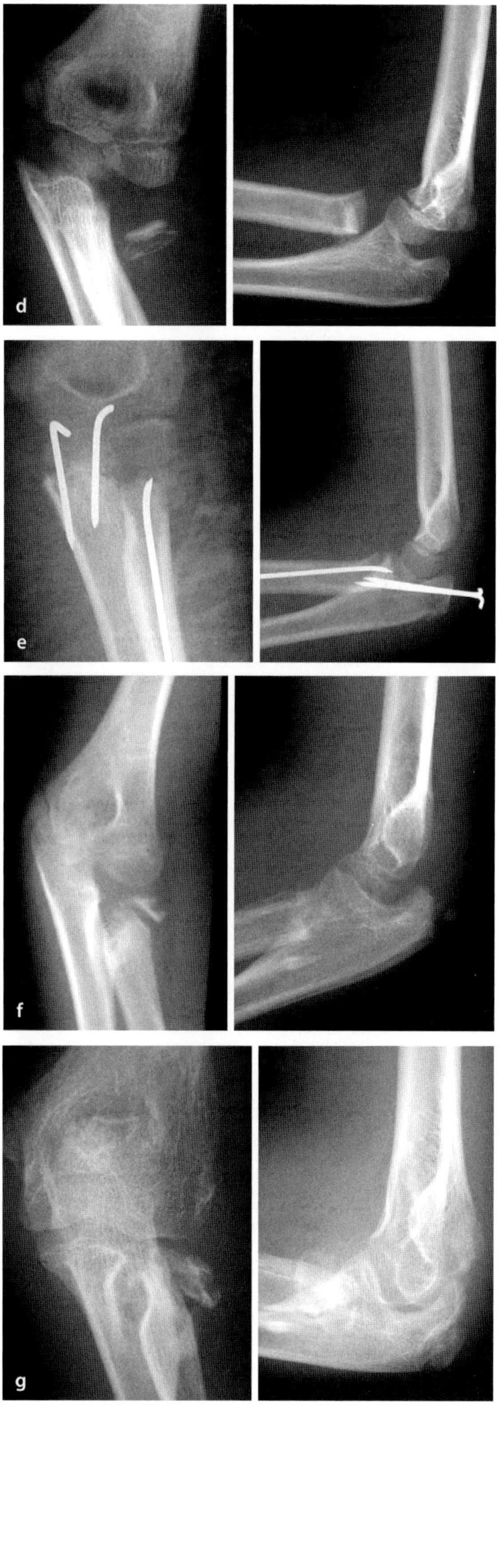

Abb. 15.35 a–g. Sturz mit dem Fahrrad, 9-jähriger Jungen. **a** Schräge Olekranonfraktur mit deutlicher Dislokation. **b** Schraubenosteosynthese. **c** Ausheilungsbild nach 6 Wochen. **d–g** Fall B: **d** Ein 9-jähriges Mädchen zog sich eine dislozierte Olekranon- und Radiusfraktur zu. **e** Das Olekranon wurde mit parallelen Kirschner-Drähten versorgt, der Radius offen reponiert und mit intramedullärem Nagel geschient. **f** Im Verlauf kam es zu einer avaskulären Nekrose des Radius, die proximale Olekranonfraktur heilte folgenlos aus. **g** Das Zweijahresergebnis zeigt, dass der proximale Radius trotz avaskulärer Nekrose sich zu erholen beginnt

Abb. 15.36 a–c. Die Olekranonfraktur tritt am häufigsten in Kombination mit Frakturen des Radius auf. a–c Fall A: **a** Ein 10-jähriges Mädchen zog sich eine dislozierte Radius- und Olekranonfraktur bei einem Unfall zu. **b** Intraoperativ: Versorgung der Ulna mit alleiniger Kirschner-Draht-Osteosynthese. Radius wurde offen reponiert und intramedullär geschient. Die Patientin wurde an anderer Stelle weiterbehandelt. **c** Ein Jahr später stellt sich das Mädchen zur Kontrolluntersuchung vor. Klinisch bestand eine freie Beweglichkeit

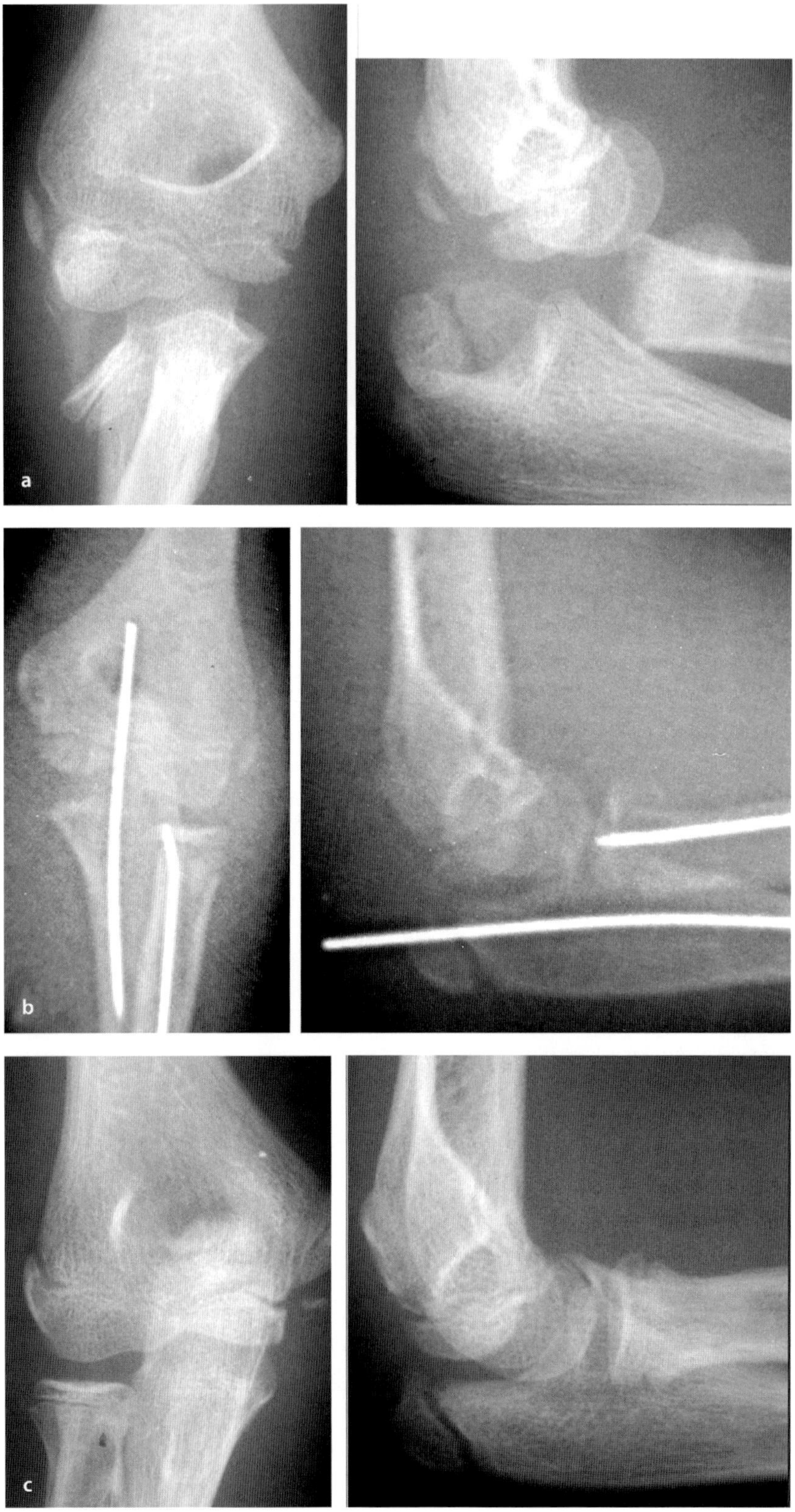

Olekanonzuggurtung

Abbildung 15.37 a–i.

Zunächst wird vorsichtig unter Schonung des N. ulnaris die Fraktur dargestellt. Meist ist Periost in die Fraktur eingeschlagen. Dieses wird aus dem Gelenkspalt entfernt.

Mit dem scharfen Löffel erfolgt das Entfernung von Blutkoageln oder kleinsten Fragmentanteilen aus dem Frakturspalt. Nachfolgend wird die Reposition durchgeführt und mit kleinen Repositionszangen gehalten. Die Reposition erfolgt in Streckstellung und supiniertem Arm. Bei Adoleszenten kann ggf. ein Bohrkanal in die proximale Ulna notwendig werden, um die Branche der Repositionszange einzuhaken. Hierfür kann das bereits vorgebohrte Loch zum Einbringen des Drahtes verwendet werden. Die Zuggurtung erfolgt mittels Bohrdrähten zwischen 1,5–2,0 mm Stärke. Die Drähte sollten von der dorsalen Olekranonspitze möglichst nahe an der Gelenkfläche der Ulna entlang bis zur Gegenkortikalis geführt und dieselbe ventral gerade durchbohren. Der zweite Draht wird parallel zum ersten eingebracht. Der Zuggurtungsdraht wird ebenfalls entsprechend dem Alter des Kindes angepasst. Distal erfolgt Anlage eines queren Bohrloches. Der Draht wird dann in einer 8er Tour gelegt, wobei der Draht am Knochen anliegen sollte, bevor dieser verzwirbelt wird. Um den interfragmentären Druck zu erhöhen, kann auf der Gegenseite mit einem Einzinkerhaken eine zweiter Zwirbel gelegt werden; Anziehen beider Zwirbel. Die Drahtenden werden um 180° umgebogen und möglichst flach an den Knochen unter der Trizepssehne angelegt; Kürzen der Zwirbel und Umbiegen derselben zum Knochen hin. Anschließend erfolgt die Bildwandlerkontrolle und der schichtweise Wundverschluss (Abb. 15.38 a–c).

■ **Schraubenosteosynthese.** Die Schraubenosteosynthese ist bei queren kurzen Fragmenten eine gute Alternative gegenüber der Platte, da es sich nur selten um Trümmerfrakturen handelt. Dagegen hat sich die Schraubenosteosynthese bei Abrissfrakturen in Längsachse der Ulna nur bei kleinen Kindern bewährt. Besonders bei Adoleszenten mit bereits geschlossenen Apophysen kommt es häufig zu Ausrissen. Die schlechtere biomechanische Stabilität wurde auch in Experimenten verifiziert (Fyfe et al. 1985).

■ **Plattenosteosynthese.** Nach der Reposition der Fraktur wird eine kleine Rekonstruktionsplatte/Drittelrohrplatte angebracht. Die proximalen Schrauben werden meist fächerförmig in Richtung Olekranonspitze und Processus coronoideus eingebracht. Distal müssen mindestens 2 Schrauben sicher im Ulnaschaftbereich platziert werden. Bei Frakturen der Olekranonspitze sollte ggf. die Platte umgebogen und die erste Schraube schräg in Richtung Gegenkortikalis eingebracht werden.

Fehler, Gefahren, Komplikationen

Bei Einbringen des radialen Drahtes ist darauf achten, dass dieser ventral durch die Kortikalis zieht und nicht radialseitig perforiert oder gar übersteht. Dies hat Bewegungseinschränkungen zur Folge.

Ein Drahtbruch während der Behandlung erfordert eine sekundäre Revision. Um Sollbruchstellen zu verhindern, sollte daher der Draht so wenig wie möglich außerhalb der Zwirbel mit der Zange gefasst werden.

Bei Jugendlichen über 14 Jahren mit geschlossenen Fugen ist die Drittelrohrplatte zu schwach, es empfiehlt sich eine 3,5 mm DCP- oder LCDC-Platte.

Läsionen des N. ulnaris sind möglich.

Olekranonfrakturen haben bei adäquater Therapie sehr selten Spätkomplikationen. Entsprechend jeder Frakturversorgung kann jede Osteosynthese mit einem Infekt oder einer Pseudarthrose einhergehen. Weiterhin können Drahtbrüche nach Zuggurtungsosteosynthesen auftreten.

Nachbehandlung

Konservativ

Eine Ruhigstellung im Oberarmgips, der primär die ersten 7 Tage gespalten, anschließend geschlossen wurde, sollte nicht länger als 3 Wochen andauern. Anschließend kann die Bewegung freigegeben werden.

Operativ

Bei stabil versorgten Frakturen kann auf eine zusätzliche Gipsruhigstellung über die Wundheilung hinaus verzichtet werden und nach Abklingen des Wundschmerzes mit spontanen Bewegungsübungen begonnen werden. Bei gleichbleibender Funktionseinschränkung ist eine physiotherapeutische Nachbehandlung hilfreich.

Die Metallentfernung der Zuggurtung erfolgt altersabhängig nach 4–9 Monaten. Es empfiehlt sich, Platten und/oder Schrauben bis zum 6. Monat nach erfolgter Osteosynthese zu entfernen.

Entsprechend der Ausheilung der Fraktur kann die sportliche Aktivität wieder aufgenommen werden.

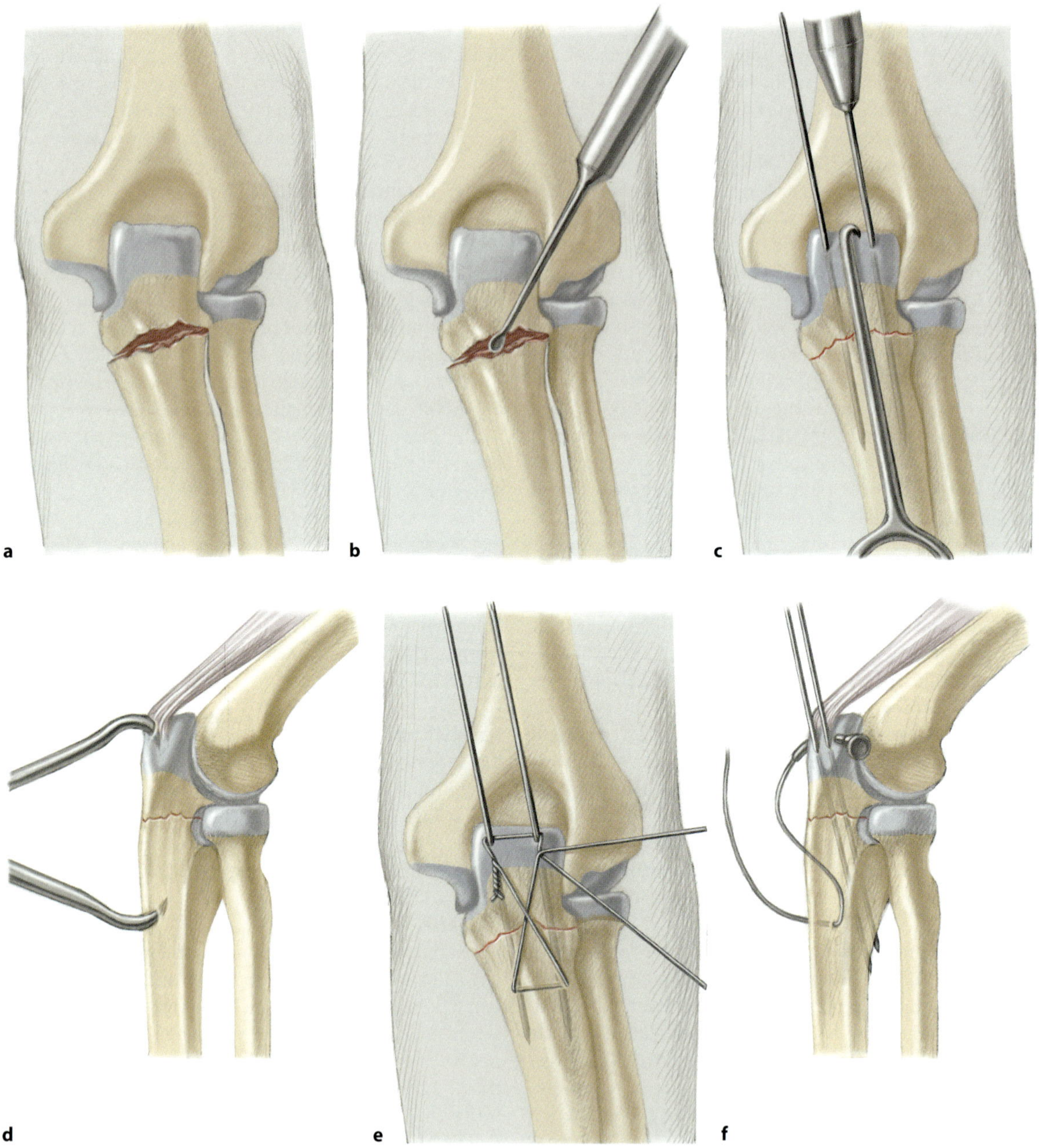

Abb. 15.37 a–i. Zuggurtungsosteosynthese. **a** Schnittführung, dorsaler Zugang unter radialer Umschneidung des Ellogengelenks. Darstellen der Fraktur. **c** Reposition der Fraktur über Einzinker. **d** Alternativ kann nach angelegtem Bohrloch eine Repositionszange genutzt werden. Einbringen von 2 parallelen Kirschner-Drähten. **e** Anlage der Achterschlinge, diese sollte nah am Knochen erfolgen. **f** Gegebenenfalls Festziehen durch 2 Zwirbel). **g** Umbiegen der Drähte, Kürzen. **h,i** Versenken derselben im Knochen, wobei diese nachgeschlagen werden können

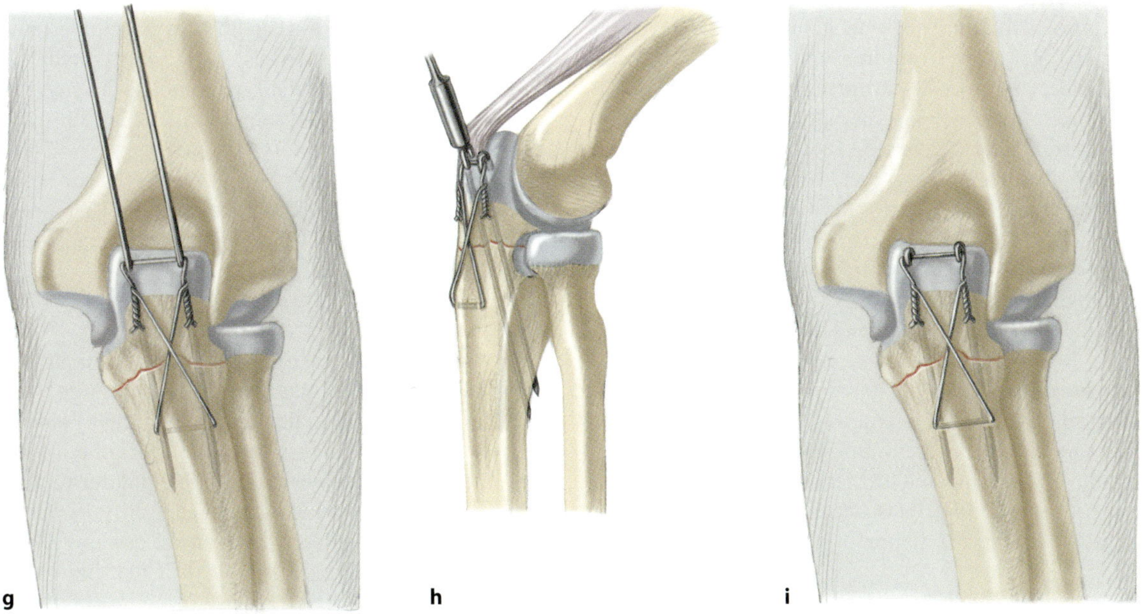

Abb. 15.37 g–i

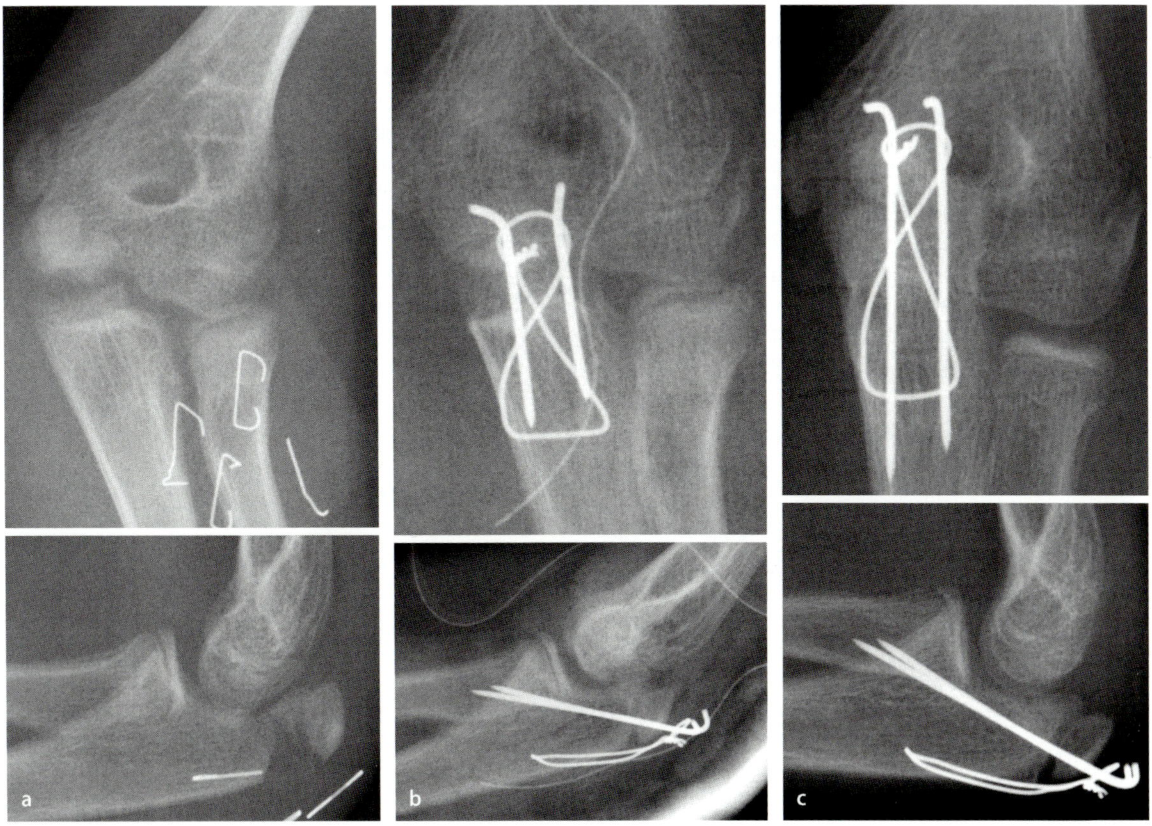

Abb. 15.38 a–f. 11-jähriger Junge, der mit dem Fahrrad stürzte. **a,b** Unfallbild einer intraartikulären Olekranonfraktur. **c,d** Postoperative Kontrolle: Osteosynthese mittels Zuggurtung. **e,f** Ausheilungsbild nach 6 Wochen

Radiologische Kontrollen

■ **Konservativ.** Undislozierte stabile Frakturen (metaphysäre Stauchungsfrakturen) werden nur klinisch kontrolliert. Dislozierte konservativ behandelte Frakturen werden nach 5–8 Tage geröngt, um eine sekundäre Dislokation auszuschließen. Diese Frakturen werden ebenfalls bei Durchbauung und Gipsabnahme nach 3–4 Wochen radiologisch kontrolliert.

■ **Operativ.** Alle operativ versorgten Frakturen werden intraoperativ bzw. innerhalb der ersten Woche geröngt; anschließend bei Durchbauung nach 3–4 Wochen.

Nachkontrollen

Diese sind in Abständen von 3–4 Wochen bis zur freien Funktion durchzuführen, anschließend kann die Behandlung abgeschlossen werden. Wachstumskontrollen sind nicht notwendig, da es sich um einen apophysären Frakturmechanismus handelt.

Spätkomplikationen

Da Wachstumsstörungen nicht zu erwarten sind, sind posttraumatische Deformitäten unwahrscheinlich. Funktionelle durch Kapselschrumpfungen bedingte Deformitäten oder ossäre Randanbauten sind bei der operativen Versorgung möglich. Diese können mit der Implantatentfernung angegangen werden.

15.1.3 Processus-coronoideus-ulnae-Frakturen

Eine Besonderheit am proximalen Ulnaende stellt die seltene *Abscherrfraktur des Processus coronoideus ulnae* dar. Sie macht nur etwa 1% der Ellbogenfrakturen aus (Regan u. Morrey 1992). Am häufigsten wird diese Fraktur als Begleitverletzung nach Ellbogenluxationen beobachtet und ist selten undisloziert.

Der Processus entwickelt sich als Ausbuchtung der Metaphyse ohne eigenen Ossifikationskern. Bis zum Alter von 5 Jahren ist er Bestandteil der knorpeligen Olekranonapophyse.

Die Einteilung erfolgt nach der Klassifikation nach Regan und Morrey in 3 Typen (Regan u. Morrey 1992; Abb. 15.39):

- *Typ I*: Ausrissfraktur der Spitze.
- *Typ II*: weniger als 50% des Processus frakturiert,
- *Typ III*: mehr als 50% des Processus frakturiert.

Therapie

Undislozierte Frakturen werden im Oberarmgipsverband für 2–3 Wochen in Rechtwinkelstellung ruhig gestellt.

Die *dislozierte Fraktur im Kleinkindalter* ist eine Rarität und das Fragment oft sehr klein, und sie kann daher oft konservativ therapiert werden. Bei einem ausreichend großen Fragment und in der Adoleszenz dagegen sollte diese offen exakt reponiert und mit Kirschner-Drähten oder kanülierten Schrauben mit kurzem Gewinde fixiert werden.

Zugang

Der Zugang ist meist von den Begleitverletzungen abhängig (dorsoradial bei Radiusköpfchenfrakturen). Die Reposition muss indirekt über einen Einzinker bewerkstelligt werden. Die Einbringung der Schraube erfolgt dann von dorsal. Den besten Überblick gibt der ventrale Zugang, der die direkte Kontrolle und die einfache Refixierung des Fragments von ventral erlaubt. Allerdings ist der Zugang technisch anspruchsvoller (Abb. 15.40, Abb. 15.41 a,b, Abb. 15.42 a–d). Wird eine exakte Reposition unterlassen, können Blockierungen im Ellbogengelenk oder Instabilitäten auftreten.

Nachbehandlung

Die Nachbehandlung erfolgt wie bei Olekranonfrakturen. Konservativ versorgte Frakturen werden hinsichtlich möglicher sekundärer Dislokationen nach 7–10 Tagen kontrolliert. Die Gipsdauer bei undislozierten Frakturen beträgt durchschnittlich 3 Wochen. Eine radiologische Kontrolle bei Abschluss der Primärbehandlung ist empfehlenswert. Klinisch sind die Frakturen bis zur freien Funktion zu verfolgen.

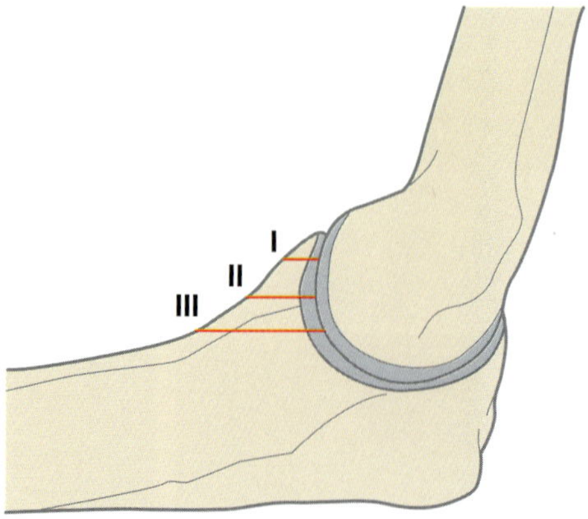

Abb. 15.39. Klassifikation der Processus-ulnae-Frakturen

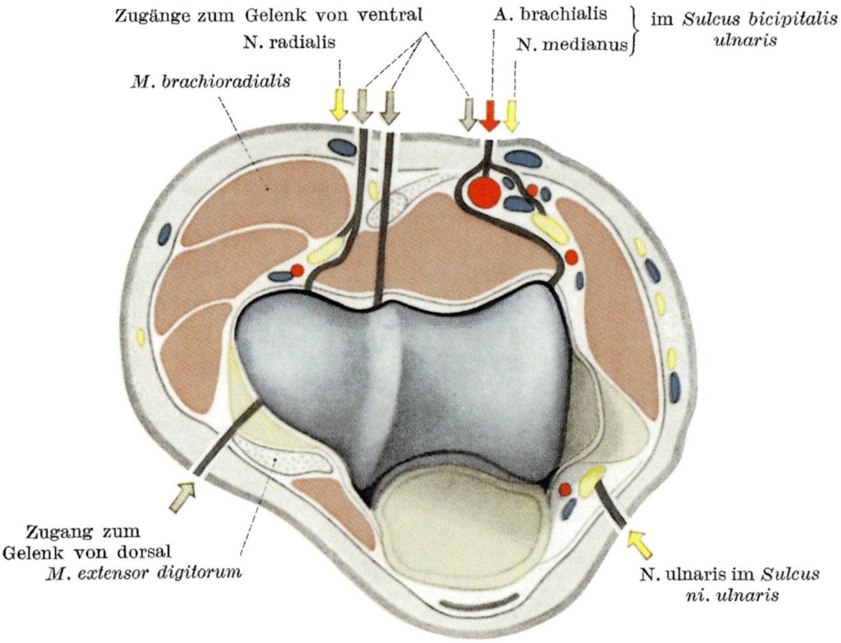

Abb. 15.40. Indirekte Refixation einer Processus-coronoideus-Fraktur von dorsal

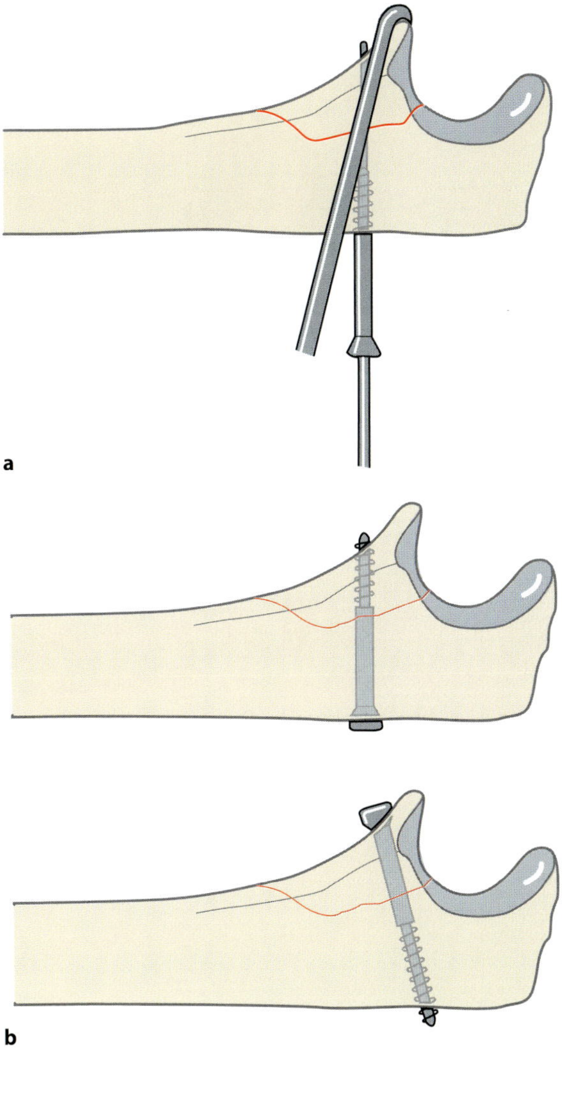

Abb. 15.41 a,b. Mögliche Zugangswege zur ventralen Gelenkhöhe des Ellogengelenks

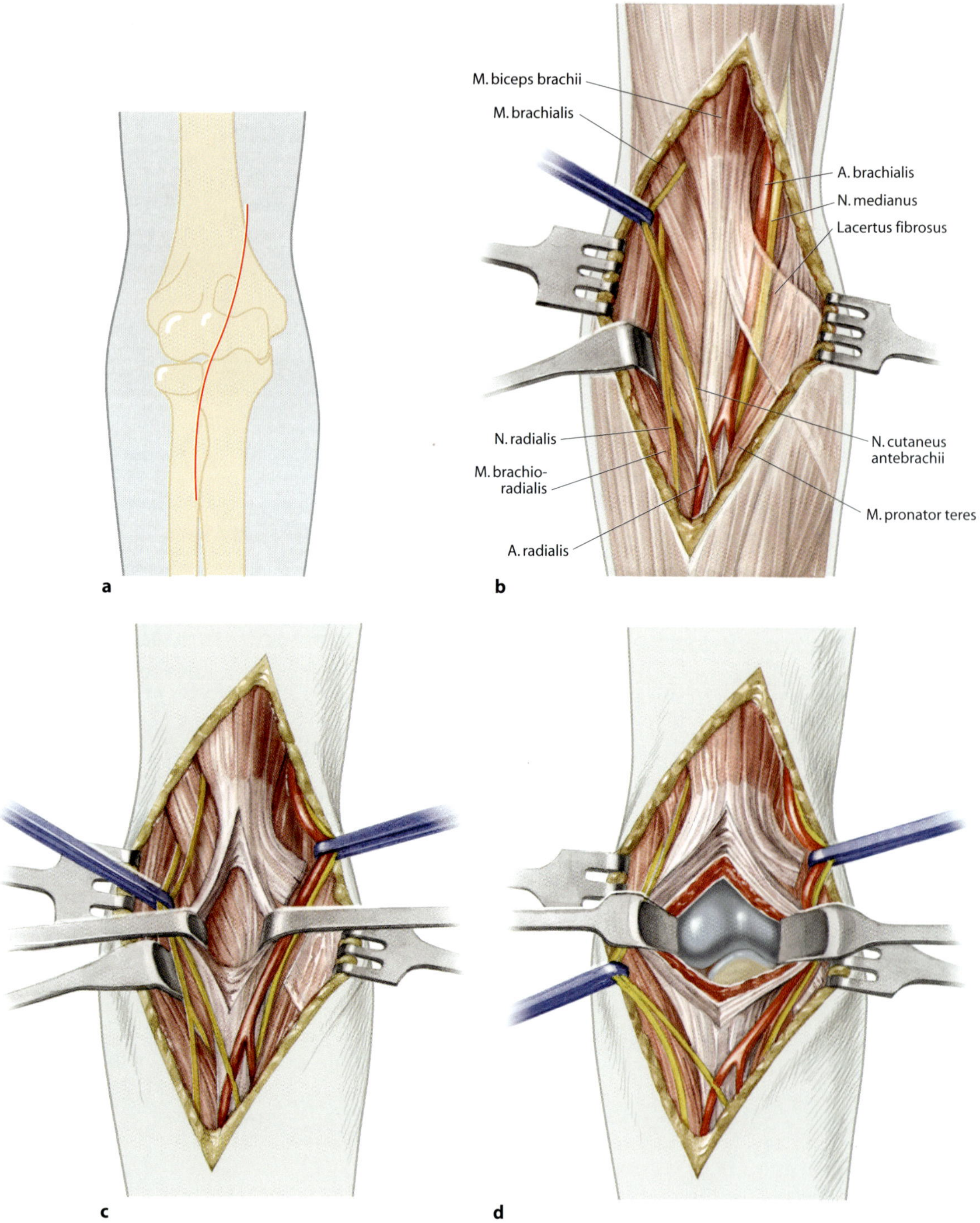

Abb. 15.42 a–d. Ventraler Zugang

15.2 Diaphysärer Unterarm

A.-M. Weinberg, H. Reilmann

Ursache und Häufigkeit

Frakturen im Bereich des Unterarmschaftes zählen mit 25% zu den häufigsten Extremitätenfrakturen im Kindesalter (Jonsson et al. 1999). Sie zeigen durch neue Rasanzsportarten wie Inline-Skating, Rollerblade- und Snowboard-Fahren eine Zunahme in den letzten Jahren (Heller et al. 1996; Powell u. Tanz 1996). Im proximalen Drittel sind sie mit 3–7% selten, im mittleren Drittel mit 15–20% häufiger und im distalen Drittel mit 50–80% am häufigsten vertreten; die distalen metaphysären Frakturen sind in dieser Angabe enthalten (v. Laer 1986).

Als *Unfallmechanismus* sind meist Stürze auf die ausgestreckte Hand bei Sport und Spiel zu beobachten (Johannsen et al. 1997). Nur selten spielt direkte Gewalteinwirkung eine Rolle. Am bekanntesten dafür ist die Parierfraktur, bei der es zu einer isolierten Fraktur der Ulna – meist im Bereich der Schaftmitte – kommt.

Entwicklung und Wachstum

Wachstumsprognose

Stimulative Wachstumstörungen nach Frakturen des Unterarmschaftes sind theoretisch möglich und äußern sich in Form eines *passageren Mehrwachstums* (Shaer et al. 1999).

Insbesondere nach wiederholten Repositionen kann es beim Radius zu einer Verlängerung gegenüber der Ulna kommen (de Pablos et al. 1994). Uneinigkeit besteht, inwiefern dieses Phänomen mehr nach proximalen oder aber nach distalen Frakturen zu beobachten ist (Carsi et al. 2003). *Spontankorrekturen* derartiger Längenalterationen scheinen möglich zu sein, dies ist aber nur gegenüber dem Partnerknochen zu beobachten.

Hemmende Wachstumsstörungen sind in der Literatur nur nach distalen Frakturen – vor allem nach metaphysären Läsionen – beschrieben und daher für den diaphysären Schaft vernachlässigbar.

Möglichkeiten und Grenzen der Spontankorrektur

Die Spontankorrektur an der Diaphyse wird in der Literatur kontrovers beurteilt. Dies hängt damit zusammen, dass die Funktion (Pro-/Supination) bereits bei geringen Achsenfehlstellungen Einschränkungen der Umwendbewegung verursachen kann und somit eine mögliche Spontankorrektur die Funktion nicht wieder herstellt. Dezidierte Studien diesbezüglich fehlen.

In der Literatur wird im Allgemeinen bei Kindern bis zum 10. Lebensjahr ein *Achsenfehler* von bis zu 10° akzeptiert, manche Autoren sprechen sogar von 20–30° im Schaftbereich. Dies wird mit dem hohen Potenzial einer spontanen Korrektur solcher Fehlstellungen begründet (Beyer et al. 1995; Daruwalla 1979; Fuller u. McCullough 1982; Johar u. Sinha 1999). Ab dem 10. Lebensjahr sind Achsenfehler über 10° in Schaftmitte zu vermeiden (Holdsworth u. Sloan 1982; Matthews et al. 1982; Tarr et al. 1984). Volat (Volat u. De Boeck 2003) geht sogar davon aus, dass das Korrekturpotenzial ab einem Alter von fünf Jahren für Frakturen >10° nicht mehr ausreichend ist. Bei diesen Angaben handelt es sich zumeist um Frakturen, die den *interossären Raum einengen*; diese korrigieren sich nicht. Das Problem bei dieser Achsabweichung ist die immer damit einhergehende funktionelle Einschränkung.

Größere Deformitäten – dorsale Abweichungen des Radius >20° – bedingen neben möglichen funktionellen Defiziten auch kosmetisch inakzeptable Ergebnisse (Forgon u. Mammel 1983; Matthews et al. 1982; Sanders u. Heckman 1984; Younger et al. 1997).

Daher hat sich in den letzten Jahren die Meinung durchgesetzt, dass sich Achsabweichungen >10° in der Diaphyse nicht ausreichend korrigieren. Handelt es sich um Einengungen des interossären Raums, so können auch geringere Achsenfehlstellungen die Funktion beeinträchtigen (vgl. Abb. 15.2).

Für einen *Rotationsfehler* lassen sich keine Angaben bezüglich der möglichen Spontankorrektur machen. Es wird immer wieder postuliert, dass dieser vermieden werden muss, wobei es eine Diskrepanz zwischen Forderung und klinischem Nachweis eines Rotationsfehler gibt. Der isolierte Rotationsfehler am Unterarm ist erst ab einer Größe über 30° radiologisch sicher zu erkennen. Die hohe Akzeptanz der intramedullären Nagelung zeigt, dass ein geringer Rotationsfehler klinisch keine Einschränkungen verursacht bzw. Derotationsvorgänge im Sinne der Spontankorrektur möglicherweise vorkommen können. Gezielte Studien fehlen in der Literatur.

Diagnostik

Die radiologische Diagnostik in 2 Ebenen ist obligatorisch. Dabei muss der ganze Unterarm inklusive der Gelenke dargestellt werden, da sonst Fehlstellungen der Achse leicht übersehen werden können. Insbesondere *isolierte Schaftfrakturen* sind als Hinweis auf eine Monteggia- oder Galeazzi-Verletzung zu sehen und können nur sicher ausgeschlossen werden, wenn die angrenzenden Gelenke mit abgebildet werden.

Bei den anschließenden radiologischen Stellungskontrollen ist darauf zu achten, dass sie in standardisierter Technik durchzuführen sind, da sonst eventuelle Fehlstellungen nicht erkannt werden.

Klassifikation

Man unterscheidet an der Diaphyse *vollständige Frakturen* von *Biegungsfrakturen* (Attia u. Glasstetter 1997). Die vollständigen Frakturen werden unterteilt in *Quer-*, *Schräg-* bzw. *Torsions-* oder *Trümmerfrakturen*.

Die Biegungsfrakturen werden bis zum 5. Lebensjahr in die *gestauchte Form*, die *gebogene Form* und in die *klassische Grünholzfraktur* unterteilt (Abb. 15.43 a–d).

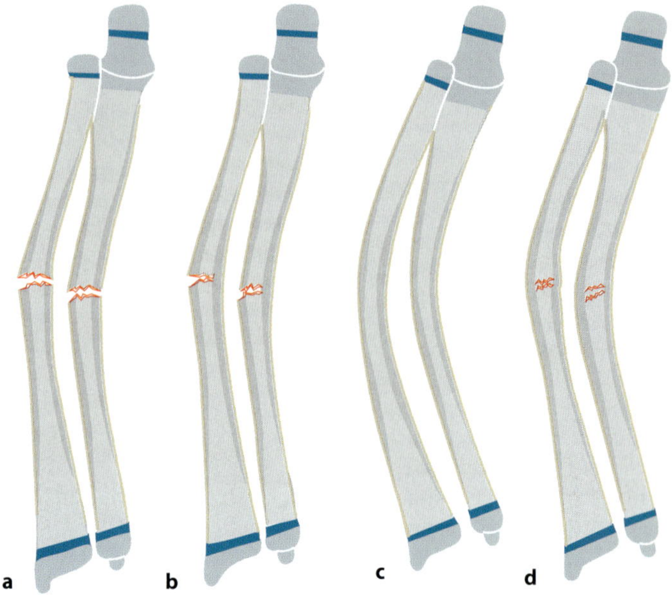

Abb. 15.43. a–d Klassifikation der diaphysären Unterarmfrakturen. **a** Vollständiger Unterarmbruch, **b** Grünholzfraktur, **c** gebogene Biegungsfraktur, **d** gestauchte Biegungsfraktur

! Grundsätzlich sollte darauf geachtet werden, dass am Unterarmschaft zwischen meta- und diaphysären Frakturen differenziert wird, da sie sich in ihrer Spontankorrektur und damit in ihrer Therapie deutlich unterscheiden.

Frakturart

Im Schaftbereich machen Grünholzfrakturen 30–50% der Fälle aus. Bei einem kleinen Teil handelt es sich um Biegungsfrakturen, deren Fehlstellung meist unter 10° liegt. Der noch verbleibende Anteil entfällt auf die vollständigen Frakturen von mindestens einem der beiden Knochen. Isolierte Frakturen sind selten. Eine Monteggia- oder Galeazzi-Verletzung sollte ausgeschlossen werden.

Therapie

Therapieziel ist eine *vollständige Knochenheilung ohne funktionelles Defizit* oder *kosmetische Deformität* (Stahl et al. 1997). Diese korrrelieren eng mit dem Grad der Achsabweichung und der vorhandenen Instabilität.

Instabilitätskriterien

Unterarmschaftbrüche werden in *stabile* und *instabile Frakturen* unterteilt.

! Frakturen beider Knochen, die disloziert sind und weniger als eine halbe Schaftbreite Fragmentkontakt aufweisen oder verkürzt sind, gelten als instabil.

Als stabil gelten Frakturen nur eines Knochens, Grünholzfrakturen sowie Frakturen ohne Verkürzung, bei denen die Kontaktfläche der Knochen mindestens 3/4 Schaftbreite beträgt.

Bei letzteren handelt es sich zumeist um *Querfrakturen*, die sich auch entsprechend ohne Verkürzung und gutem Fragmentkontakt verhaken können. *Schrägfrakturen* neigen zur sekundären Dislokation und gelten als instabil. Dies ist insbesondere bei der Behandlung von Grünholzfrakturen wichtig, da diese nach Durchbrechen der Gegenkortikalis meist instabil werden, da die Frakturlinie oft schräg verläuft (Abb. 15.44 a–f).

Achsenfehlstellung

Die Achsabweichung per se ist kein Zeichen der Instabilität. Bei folgenden Abweichungen ist in jedem Fall eine therapeutische Maßnahme indiziert, da diese in hohem Maße mit einem funktionellen Defizit vergesellschaftet sind:

- alle Achsabweichungen, die den *interossären Raum* einengen; hier kann es bereits bei 5°-Achsabweichungen zu Einschränkungen kommen,
- volare Achsenfehlstellung >10°,
- radiale Achsenfehlstellungen der Ulna.

Klinischer Hinweis

Besteht der Verdacht, dass eine Achsabweichung ein mögliches Funktionsdefizit nach sich zieht, jedoch die primären Frakturverhältnisse als stabil anzusehen sind, so bestellen wir die Kinder nach 7–10 Tagen, entfernen den Gips und führen passiv die Umwendbewegung durch, wobei darauf geachtet wird, nicht die Endstellung zu erreichen, sondern schmerzfrei in beide Richtungen über die Neutral-Null Position in die Supination bzw. Pronation zu kommen. Zeigt sich dies, so kann problemlos konservativ weiterbehandelt werden, andernfalls ist die Fraktur osteosynthetisch zu stabilisieren. Da es sich meist um Grünholzfrakturen handelt, sollte dementsprechend die Gegenkortikalis intraoperativ durchgebrochen werden (Abb. 15.45 a–c).

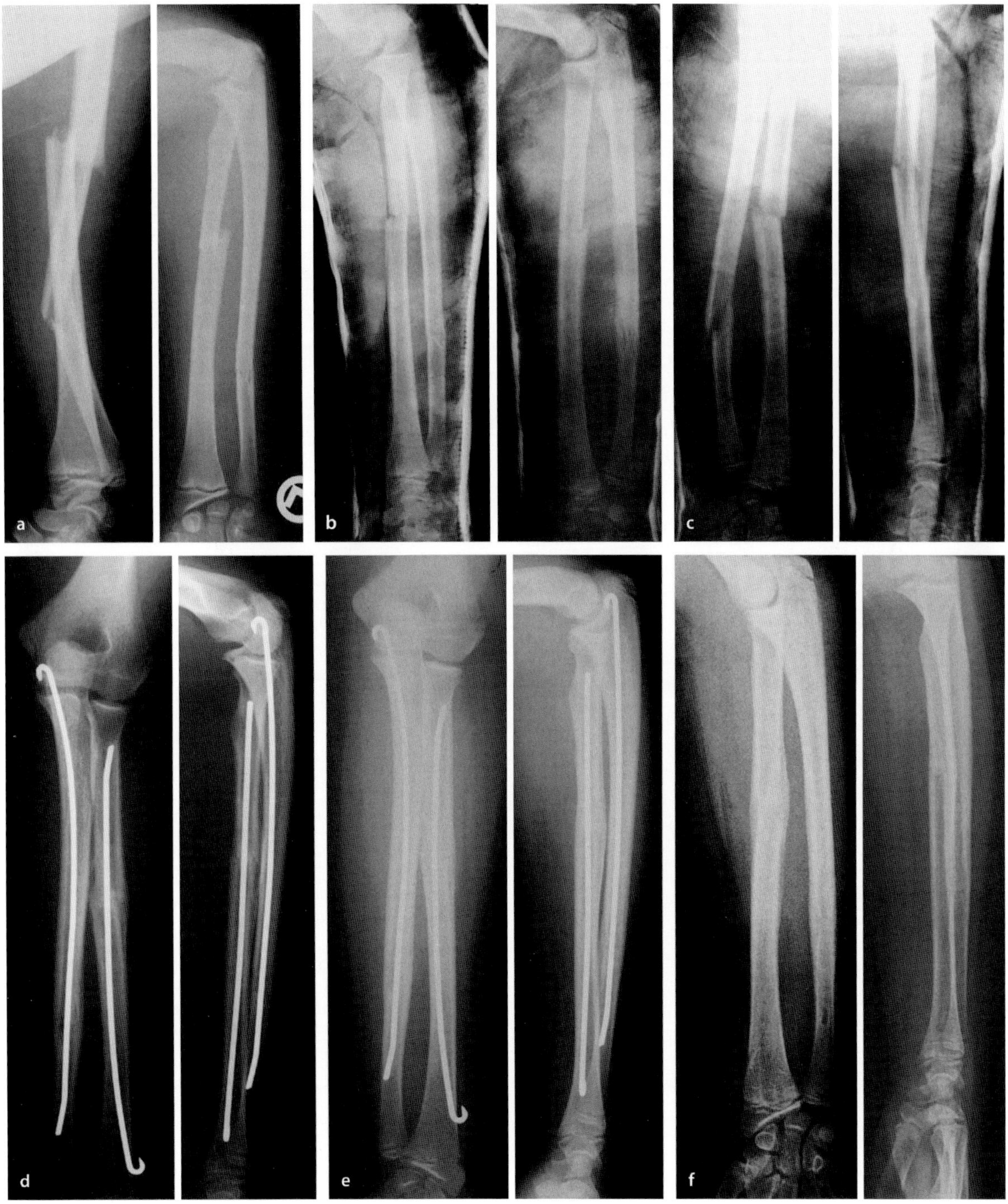

Abb. 15.44 a–f. Ein 11-jähriges Mädchen erlitt beim Inlineskaten eine Unfall und zog sich eine vollständig gebrochene dislozierte Unterarmschaftfraktur zu. **a** Unfallbild einer vollständigen Unterarmschaftfraktur (cave: instabil!). **b** Zunächst erfolgte die Reposition in Narkose. Es zeigen sich achsengerechte Verhältnisse. **c** Nach einer Woche typische sekundäre Dislokation der Fraktur. **d** Osteosynthetische Versorgung der Fraktur durch eine intramedulläre Markraumschienung. **e** Durchbauung der Fraktur nach 6 Monaten. **f** Zustand nach Implantatentfernung

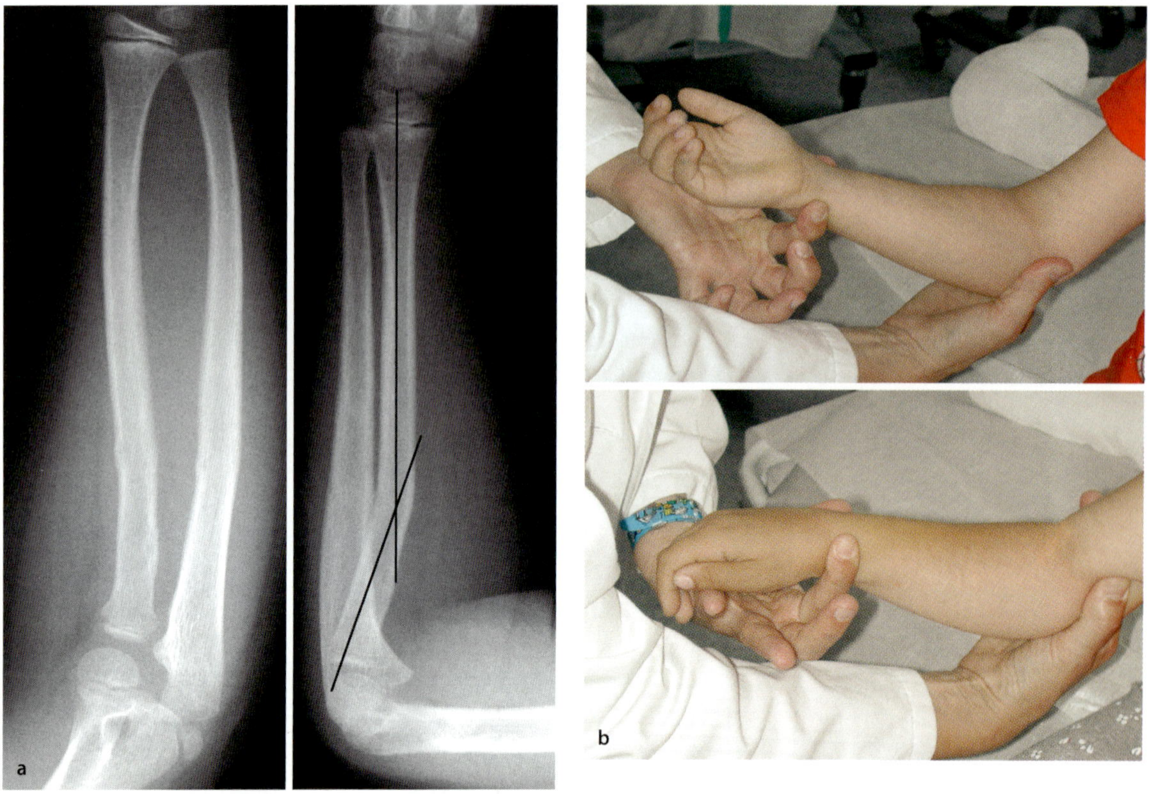

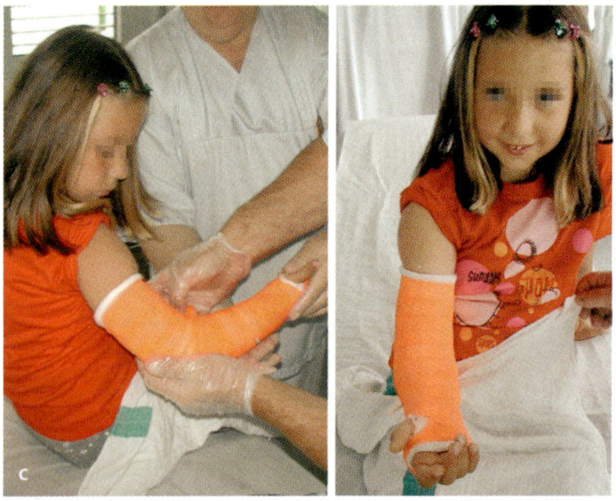

Abb. 15.45 a–c. 7-jährige Patientin mit proximaler Radiusfraktur. **a** Fragliche Einschränkung der Umwendbewegung bei volarer Achsenfehlstellung von 10° bei geplanter konservativer Therapie. **b** Nach 7 Tagen vorsichtige Prüfung der Stabilität. Es zeigt sich, dass die Pro- und Supination erreicht wird und keine Blockierung der Umwendbewegung eintritt. **c** Weiterführung der konservativen Therapie, wobei der Arm in Supinationsstellung eingegipst wird unter Aufspannung der Membrana interossea

Grünholzfrakturen

Ein Problem stellen die Grünholzfrakturen dar, bei denen es – im Rahmen einer inadäquaten Therapie – zu Konsolidationsstörungen kommen kann.

Bleibt bei den *diaphysären Grünholzfrakturen* die Kortikalis auf der Konkavseite der stets vorhandenen Achsabweichung intakt, kommt es auf dieser Seite zur periostalen Überbrückung des Frakturspaltes, die auf der Konvexseite ausbleibt. Diese einseitige Konsolidation birgt die Gefahr einer *Refraktur* in sich. Dabei handelt es sich um eine erneute Fraktur, welche innerhalb eines Jahres nach dem Unfall, meist ohne adäquates Trauma, an gleicher Stelle auftritt.

Die Refrakturrate liegt bei Grünholzfrakturen zwischen 5 und 25% und ist nicht von der primären Achsabweichung oder der Dauer der Ruhigstellung abhängig. Maßnahmen zur Prävention sind nach Abheilung der Fraktur nicht möglich.

Daher ist es wichtig, wenn die Entscheidung zur Reposition in Narkose fällt, die Gegenseite unter Kompression zu bringen. Gelingt dies nicht, muss die federnde inkomplett gebrochene Gegenkortikalis durchbrochen werden, um eine adäquate Durchbauung garantieren zu können. Rutscht die Fraktur dabei ab, so sollte sie wie eine primär instabile Fraktur behandelt und in gleicher Narkose reponiert und operativ versorgt werden (Bellemans u. Lamoureux 1995; Gotia et al. 1996; Ortega et al. 1996).

CAVE

Wird die Gegenkortikalis bei intramedullären Implantaten/konservativem Vorgehen nicht durchbrochen, müssen die Eltern bezüglich der Refrakturrate aufgeklärt werden. Die Metallentfernung sollte nicht vor dem 8. Monat post Trauma stattfinden (Abb. 15.46 a–c, Abb. 15.47 a–d).

Indikation für konservative Therapie

Stabile Frakturen können konservativ mit *Reposition* und *Gipsbehandlung* therapiert werden (Jones u. Weiner 1999; Ostermann et al. 1999; Shear et al. 1999), wenn die Achsabweichung das zu tolerierende Maß nicht überschreitet. Bei der Anlage des Gipses ist die Dreipunktabstützung wie auch die Aufspannung des interössären Raums wichtig. Bei volaren Achsenfehlstellungen ist die Supinationsstellung vorzuziehen (Abb. 15.48 a–d).

Sowohl bei abgekippten, insbesondere den Grünholzfrakturen, als auch bei instabilen Frakturen ohne Dislokation können sekundäre Fehlstellungen auftreten, die dann bis zum 8. Tag durch eine *Gipskeilung* oder eine erneute Reposition oder aber eine operative Versorgung zu behandeln ist (Noonan u. Price 1998).

Indikation für operative Therapie

Instabile Frakturen sollten grundsätzlich operativ versorgt werden. Als Alternative zur Plattenosteosynthese hat sich in den letzten Jahren die *bewegungsstabile intramedulläre Markraumschienung* etabliert (Calder et al. 2003; Flynn u. Waters 1996; Gibbons et al. 1994; Griffet et al. 1999; Huber et al. 1996; Luhmann et al. 1998; Qidwai 2001; Salai et al. 1998; Schlickewei u. Salm 2001).

Handelt es sich um eine sekundäre Dislokation einer instabilen Fraktur, so besteht die Indikation zur operativen Versorgung, da wiederholte Repositionen mit einem deutlich schlechteren funktionellen Ergebnis einhergehen (vgl. Abb. 15.44 a–f).

Bei Jugendlichen mit bereits geschlossenen Fugen ist aus Stabilitätsgründen eine *Plattenosteosynthese* notwendig. Es hat sich in diesem Alter bewährt, die Plattenosteosynthese mit der intramedullären Nagelung zu kombinieren (Abb. 15.49 a–d).

Operationszeitpunkt

Nur stark dislozierte oder offene Frakturen oder solche mit Gefäß-Nerven-Beteiligung stellen eine *Notfallindikation* dar. Verkürzte und nur mäßig dislozierte Frakturen können auch am folgenden Tag unter Nüchternheit des Patienten operativ versorgt werden.

Technik

■ **Intramedulläre Marknagelung.** Als *Lagerung* ist die Rückenlagerung zu wählen; der Arm muss frei beweglich abgedeckt werden, wobei ein Armtisch empfehlenswert ist (nicht obligat).

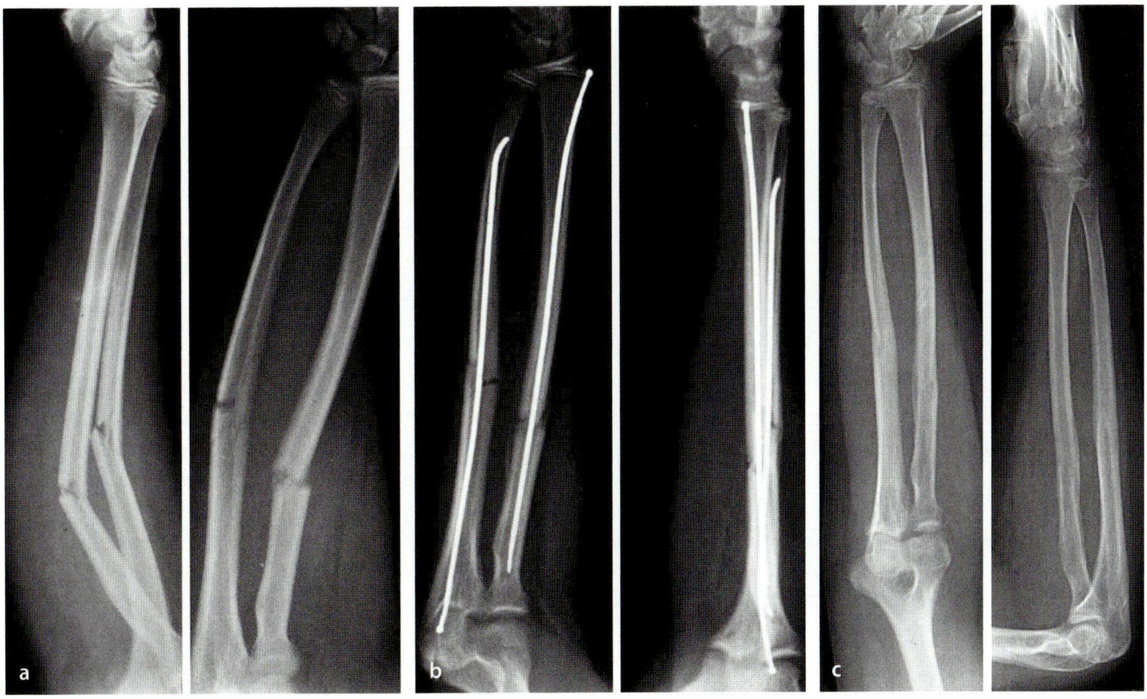

Abb. 15.46. a Unfallbild einer Biegungsfraktur des Unterarmschaftes. **b** Postoperative Kontrolle bei liegenden intramedullären Nägeln. **c** Ausheilungsbild nach 8 Monaten (nach Metallentfernung)

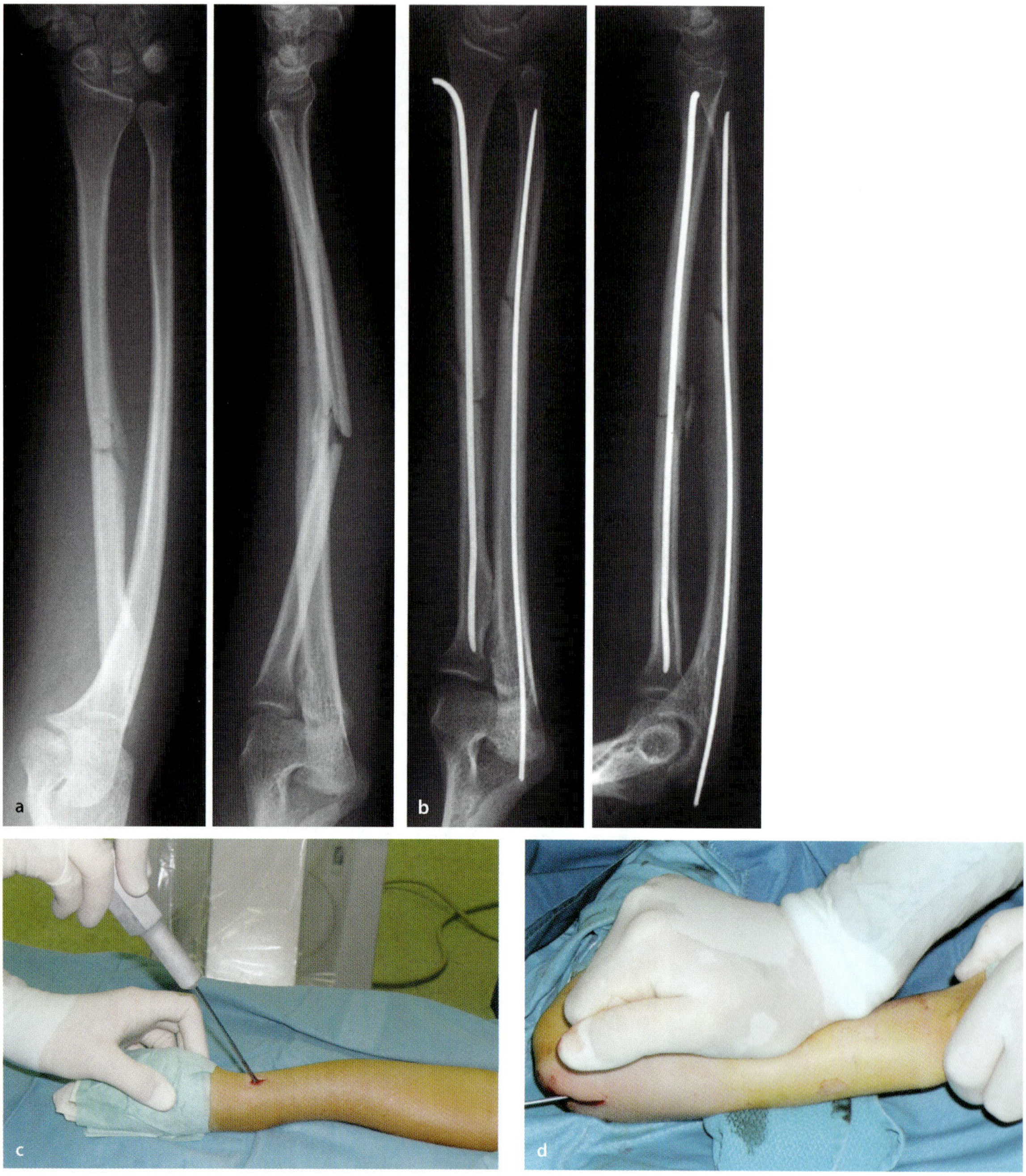

Abb. 15.47 a–d. Beispiel einer diaphysären Unterarmfraktur. **b–d** Nach Einbringung der intramedullären Schienen erfolgt erst das Durchbrechen beider Kortikalis zur Refrakturprophylaxe, da sonst das Auffädeln der Fraktur Probleme bereiten kann (Frakturenden können sonst sekundär dislozieren).

Nageleintritte und Zugang (Abb. 15.50 a–i): Im Gegensatz zu anderen Indikationsbereichen der intramedullären Schienung sollte am Unterarmschaft die Nageldicke 2 Drittel des Markraums betragen. Handelt es sich nicht um bereits präparierte bzw. Titanschienen, so wird der Nagel zunächst zum Erhalt der Vorspannung vorgebogen und das stumpfe Ende etwa 10 mm vom Ende 15–20° abgewinkelt, um die Manövrierfähigkeit zu verbessern.

Grundsätzlich sollte das Nagelende stumpf sein, da es sonst beim Vorschlagen zu Perforationen der Kortikalis kommen kann, da der Nagel sich mit der Spitze in den Knochen bohren kann. Um diese Gefahr zu minimieren ist es wichtig, unter drehenden Bewegungen den Nagel voran zu treiben.

Die *Eintrittsstelle am Radius* sollte radialseits etwa 2 cm proximal der distalen Epiphysenfuge liegen. Der R. superficialis des N. radialis kann dargestellt werden

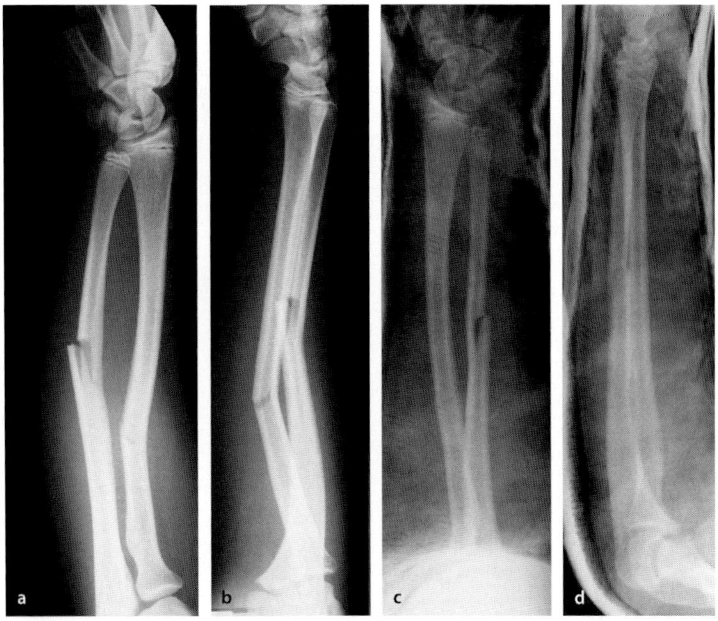

Abb. 15.48 a–d. Diaphysäre Unteramschaftgrünholzfraktur. Nach Reposition konnten Radius und Ulna unter ausreichende Kompression gebracht werden. Konservative Weiterbehandlung unter Aufspannung der M.I.A.

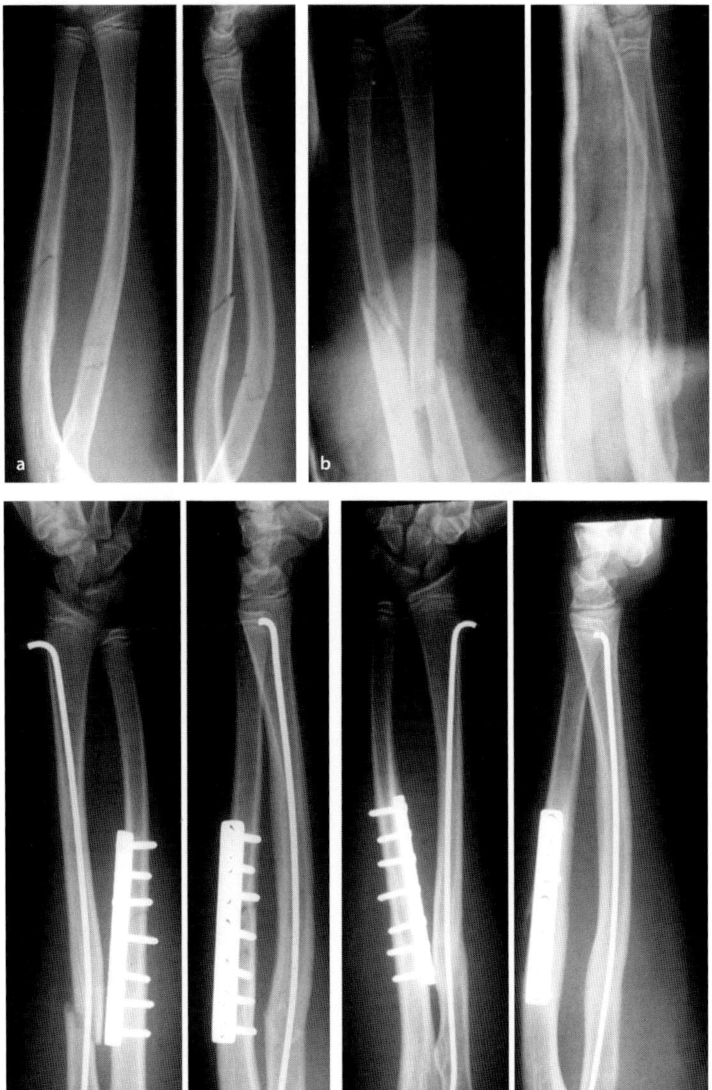

Abb. 15.49. a Unterarmschaftfraktur bei bereits bestehender volarer Achsenfehlstellung des Radius nach erlittener Unterarmfraktur vor 2 Jahren. **b** Bereits nach 2 Tagen deutliche sekundäre Dislokation der Fraktur (Cave: primäre Instabilität wurde nicht beachtet!). **c** Zur Korrektur und osteosynthetischer Versorgung der Fraktur wurde eine Kombination aus Verplattung der Ulna und Marknagelung des Radius gewählt. **d** Ausheilung der Fraktur bei freier Beweglichkeit

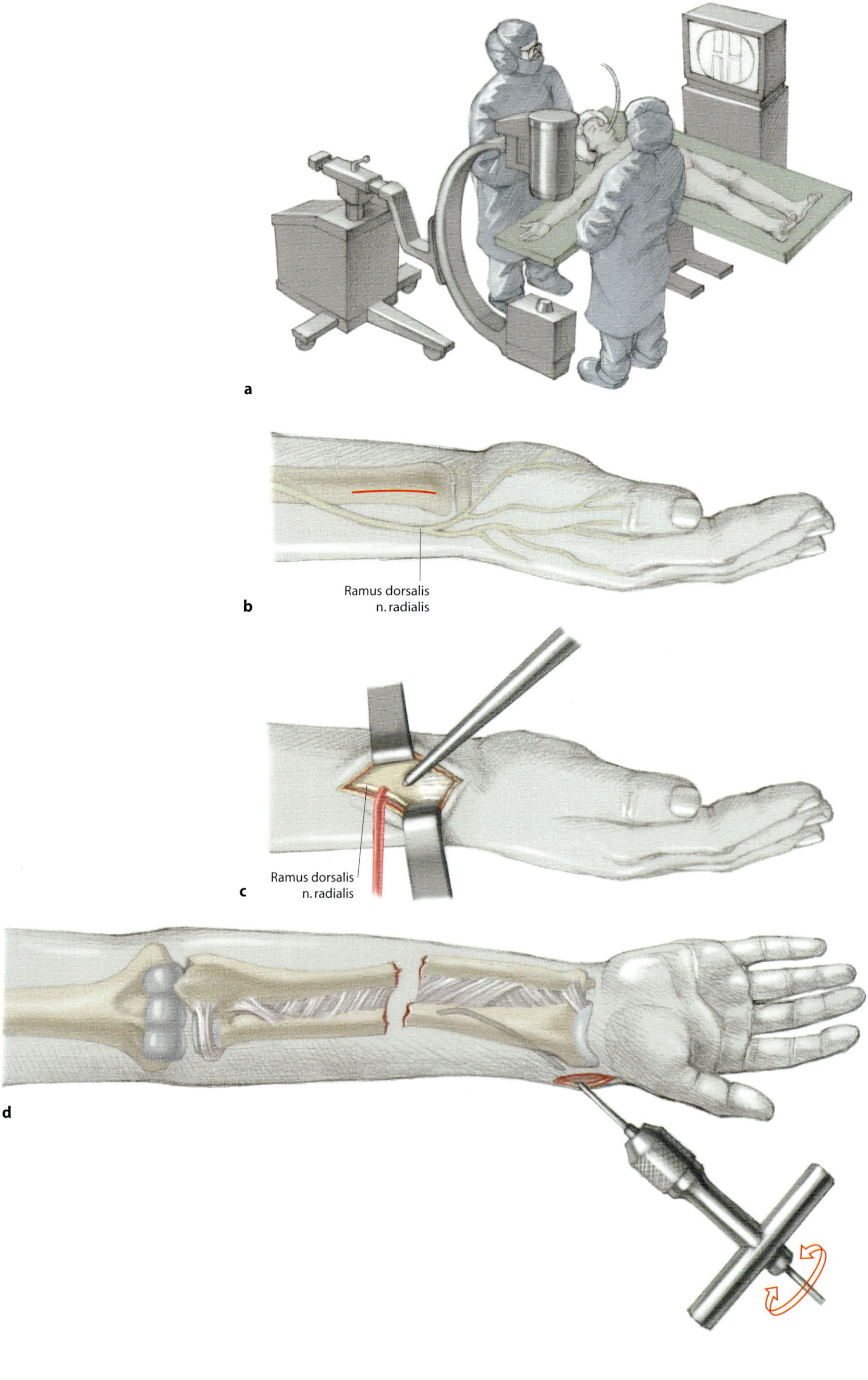
a
Ramus dorsalis
n. radialis
b
Ramus dorsalis
n. radialis
c
d

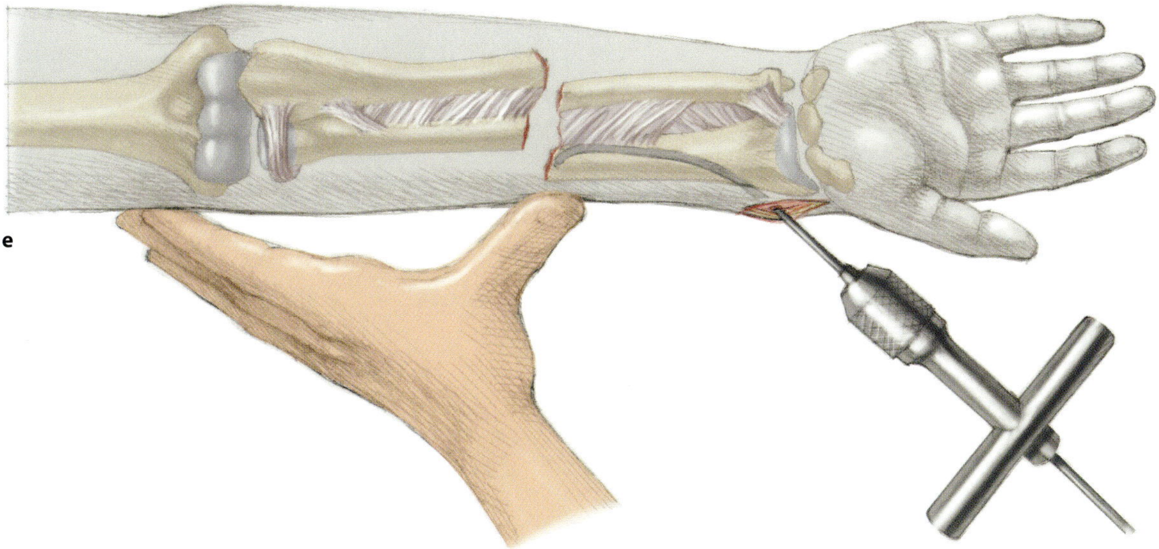

e

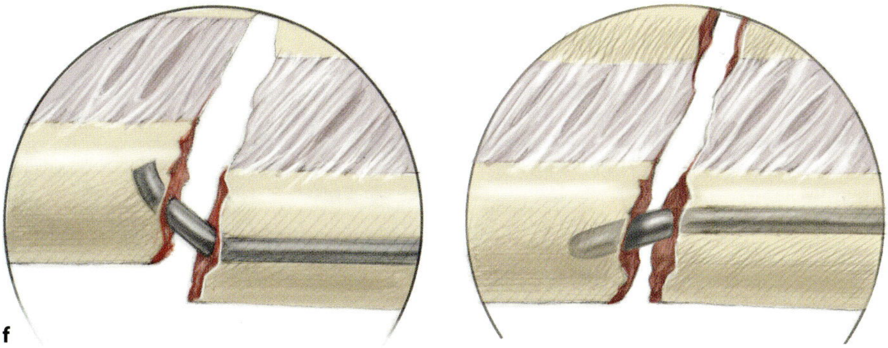

f

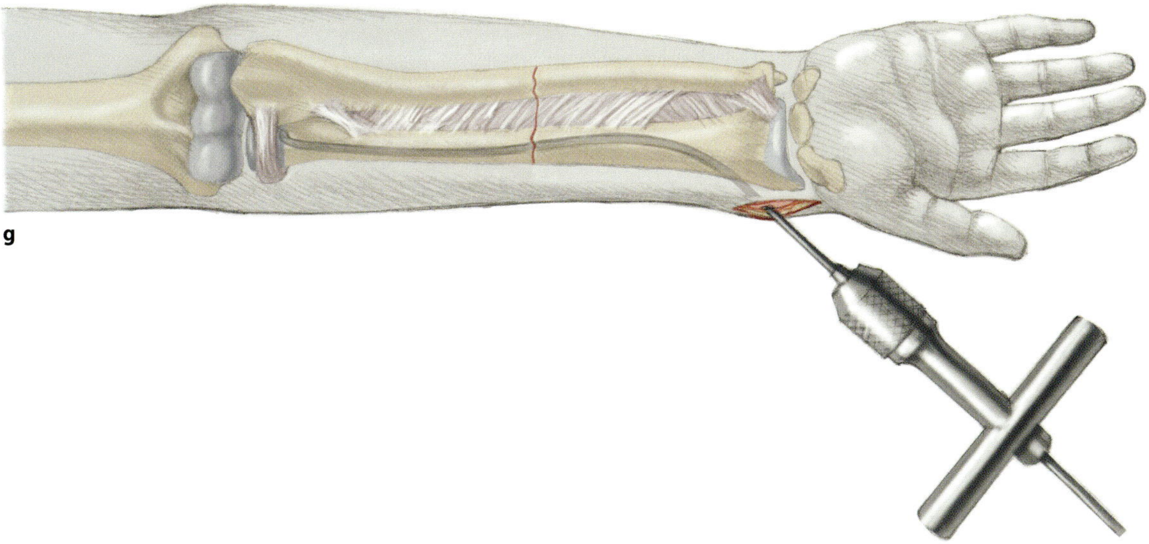

g

Abb. 15.50 a–i. Technik der intramedullären Markraumschienung. **a** Lagerung des Patienten mit frei beweglichen Arm, korrekte Aufstellung des Bildwandlers. **b–d** Die Eintrittsstelle am Radius sollte etwa 2 cm proximal der Epiphysenfuge liegen. Der R. superficialis des N. radialis kann dargestellt und zur Seite gehalten werden. Es ist wichtig, darauf zu achten, mit der Schere nur stumpf und in Längsrichtung des Weichteilgewebes bis zum Knochen zu spreizen. Anschließend erfolgt die Eröffnung der Kortikalis mit dem Pfriem. **e–g** Reposition der Fraktur. Durch die gekrümmte Spitze kann die Fraktur aufgefädelt werden. Der Nagel wird bis ins Radiusköpfchen vorgetrieben. Die Ulna wird meist deszendierend geschient. Die Hautinzision erfolgt dorsoradial unter Schonung der Olekranonapophyse. Die Ulna wird etwa 2 cm distal der Apophysenfuge mit dem Pfriem im Winkel von 45° perforiert. **h,i** Alternativ kann die Ulna auch aszendierend aufgefädelt werden

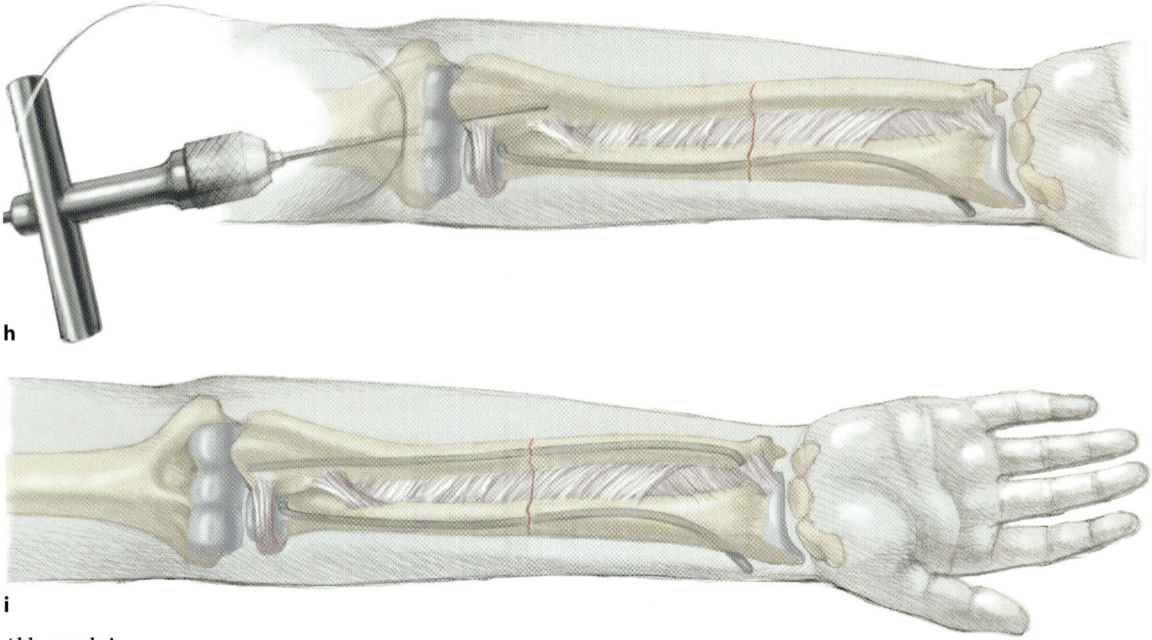

Abb. 15.50 h, i.

und sollte in diesem Fall zur Seite gehalten werden. Wichtig ist die stumpfe Präparation zum Knochen und unter Sicht den Pfriem einzubringen, insbesondere wenn der R. superficialis des N. radialis nicht dargestellt wurde. Anschließend erfolgt die Eröffnung der Kortikalis mit dem Pfriem.

Die *Ulna* wird meist deszendierend geschient. Die Hautinzision erfolgt dorsoradial unter Schonung der Olekranonapophyse. Die Elle wird etwa 2 cm distal der Apophysenfuge mit dem Pfriem im Winkel von 45° perforiert.

Beide Nägel werden je von distal-radial, bzw. von proximal-ulnar unter hin- und herdrehen bis auf Höhe der Fraktur vorgeschoben.

! In der Praxis hat sich gezeigt, dass der schwerer zu reponierende Knochen, meist der vollständig dislozierte, zuerst reponiert und stabilisiert werden sollte. In den meisten Fällen ist dies der Radius.

Gelingt nach 2–3 Versuchen weder die Reposition von Radius noch die der Ulna, so ist die Fraktur *offen zu reponieren*, da meist ein Muskelinterponat vorliegt.

Dafür wird ein kleiner Zugang (entsprechender Verlauf der Inzisionen für Radius und Ulna bei offenen Reposition s. S. 359 ff.) über der Fraktur des betroffenen Knochens gelegt und unter Sicht reponiert.

Die Nagelspitzen sollen aufeinander zugedreht zu liegen kommen, da dann die Knochen in physiologischer Krümmung zueinander liegen. Damit bleibt gewährleistet, dass die Membrana interossea ovalär aufgespannt wird und der interossäre Raum nicht eingeengt

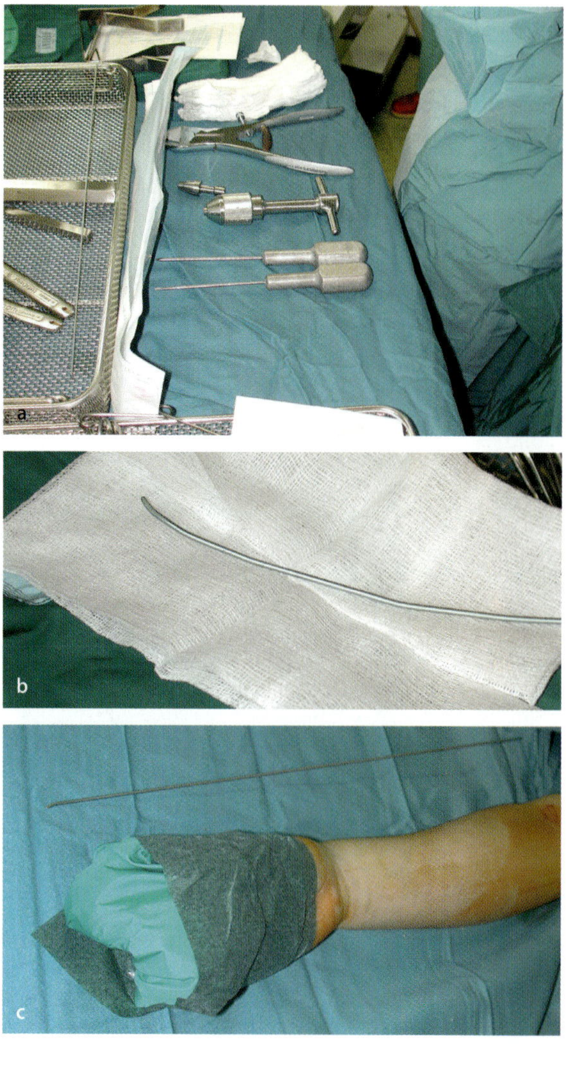

Abb. 15.51. a Nagelset. **b** Vorbiegen des Nagels. **c** Frei beweglicher, abgewaschener Arm

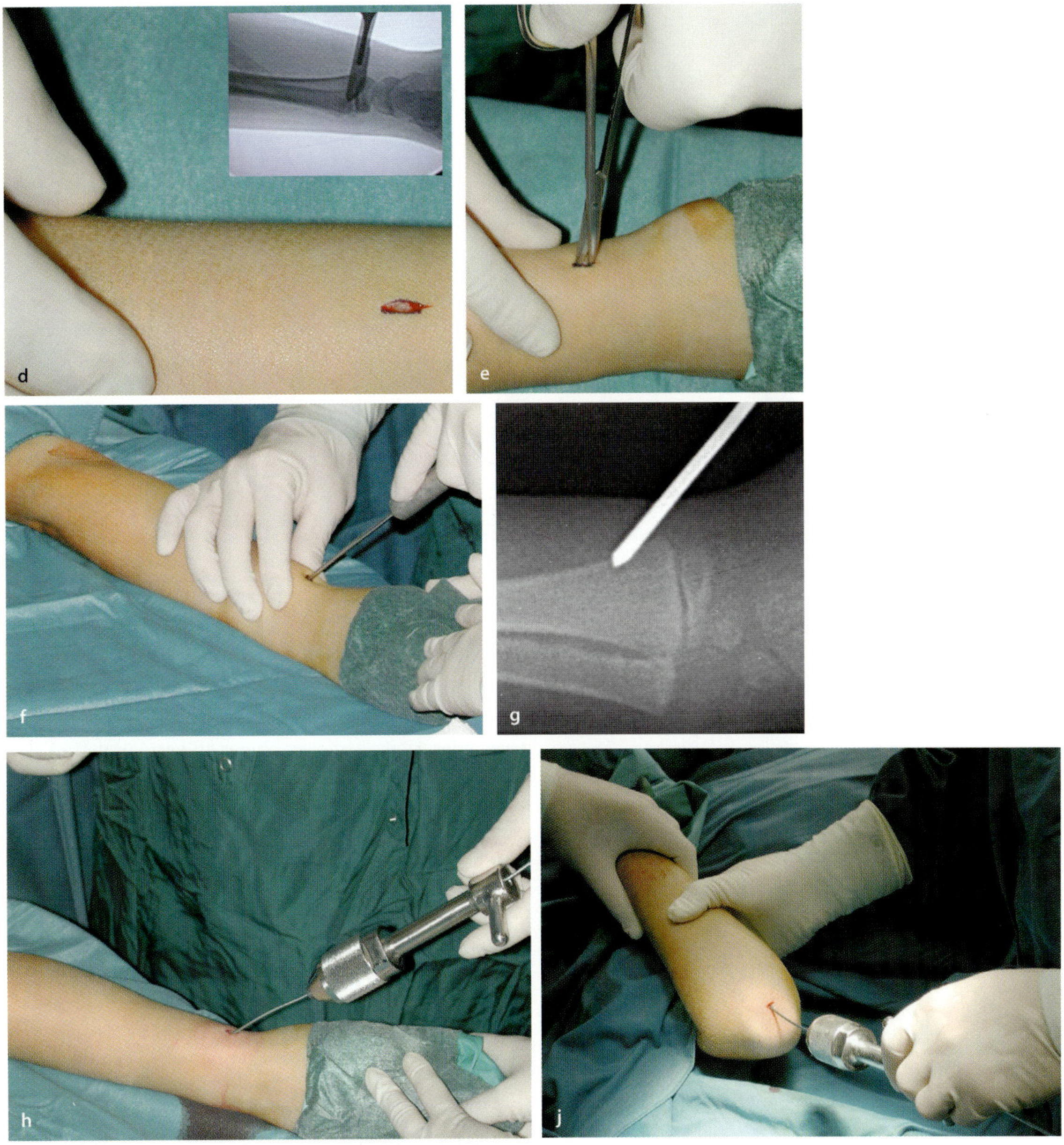

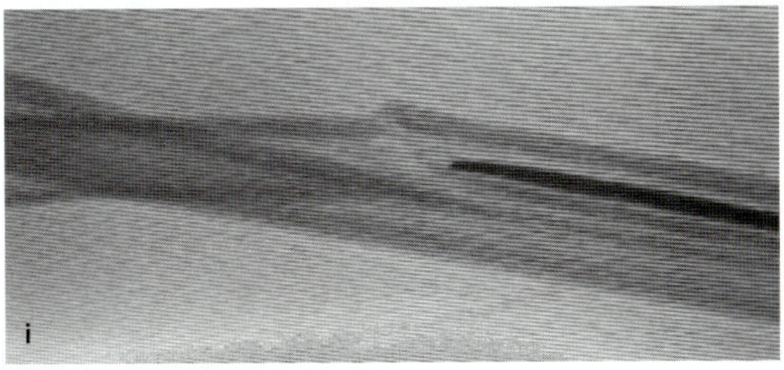

Abb. 15.51. d,e Unter Schonung des R. superficialis durch stumpfes Spreizen mit der Schere, **f,g** Einbringen des Pfriems oberhalb der Epiphysenfugenendes. **h,i** Der Nagel wird bis zur Fraktur vorgeschoben. **j** Die Ulna wird meist deszendierend geschient

wird. Die Nagelenden sollen nicht zu weit (5–6 mm) aus dem Knochen herausragen, um nach Abschwellung der Weichteile Hautirritationen zu vermeiden (Bass u. Stern 1994). Alternativ schlagen einige Autoren vor, das Ende bei Stahlnägeln umzubiegen, was die Metallentfernung erheblich erleichtert.

Alle Patienten erhalten postoperativ einen *elastischen Schlauchverband* oder ausschließlich einen *Pflasterverband*. Zusätzlich kann ein Dreieckstuch die ersten Tage getragen werden. Die Patienten können diesen entsprechend der individuell empfundenen Schmerzen jederzeit abnehmen (Abb. 15.51 a–j, Abb. 15.52 a,b).

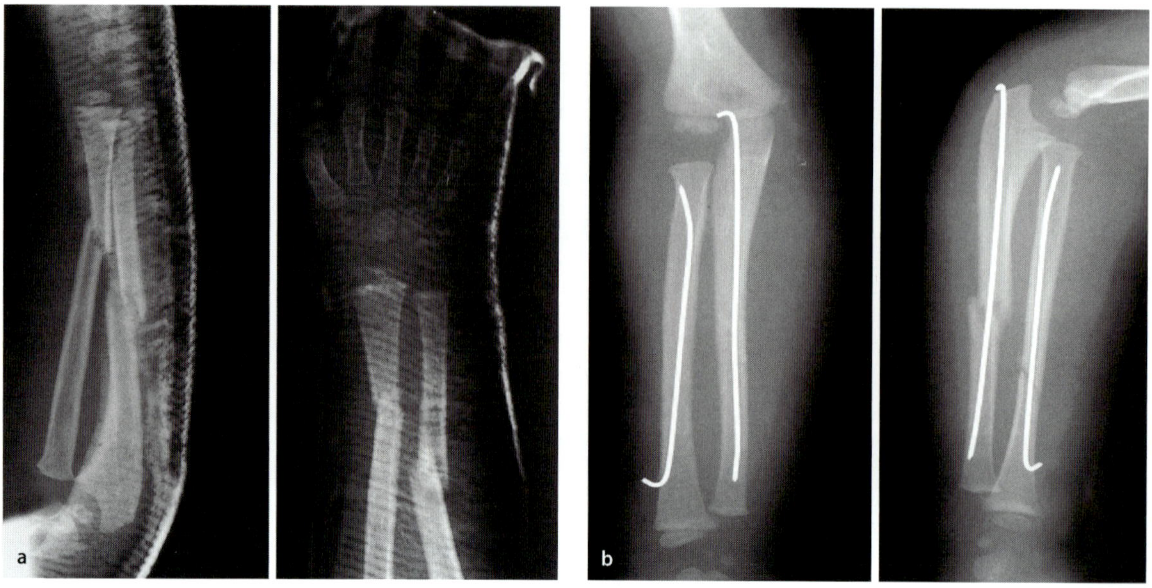

Abb. 15.52 a,b. Vollständig dislozierte Unterarmfraktur mit Luxation des Radiusköpfchens (Monteggia-ähnliche Verletzung). Versorgung mit ESIN bei gleichzeitiger Reposition des Radius. Bei kleinen Kindern kann aufgrund des sehr schmalen Markraums oftmals nur ein sehr dünner Nagel eingebracht werden, sodass Kirschner-Drähte benutzen werden müssen. Dabei ist es sinnvoll, die Spitze des Kirschner-Drahtes zu entfernen, um die Kortikalis nicht zu perforieren

Tipps und Tricks. Handelt es sich um eine Grünholzfraktur, so werden die Nägel kurz über die Fraktur geschoben, und erst dann wird die Gegenkortikalis gebrochen, um die immer vorhandene Achsabweichung zu beseitigen. Bei primärem Durchbrechen muss die Fraktur möglicherweise aufgefädelt werden, was eine längere Behandlungszeit und eine zusätzliche Strahlenexposition bedeutet.
Nachteil des Umbiegens der Nägel am Eintrittspunkt ist die Gefahr der Verletzung der Sehnen durch das abstehende Nagelende und die durch die Spitze verursachten Weichteilirritationen bis hin zu Schmerzen.
Gelingt nach mehreren Repositionsversuchen das Einbringen des Nagels nicht, so kann versucht werden, mit einem dünneren Nagel die Fraktur aufzufädeln, was oftmals leichter gelingt. Dann wird der andere Knochen versorgt, und anschließend kann meist problemlos der dünnere Nagel gegen einen dickeren ausgetauscht werden.
Die maximale Durchleuchtungszeit sollte 3 Minuten nicht überschreiten. In entsprechenden Fällen sollte dann rechtzeitig auf eine offene Reposition übergegangen werden. Der Anteil der notwendigen offenen Repositionen liegt im eigenen Krankengut unter 5%.

■ **Plattenosteosynthese.** Diese kommt im Kindesalter nur noch in Ausnahmefällen zur Anwendung. Meist reicht bei Adoleszenten auch die Kombination der Verplattung eines Knochens und die intramedulläre Nagelung des Partnerknochens. Meist wird die Ulna aufgrund des risikoärmeren Zugangs verplattet und der Radius intramedullär geschient. Zur Technik s. ausführlich Oestern (2001; Abb. 15.53 a–e).

Nachbehandlung

Konservativ

Je nach Alter der Patienten wird im Rahmen der konservativen Behandlung der Gips für 3–5 Wochen belassen und anschließend – abhängig von der radiologischen und klinischen Konsolidation – mit spontanem Bewegen begonnen. Nach 3 Wochen kann der Oberarmgips auch gegen einen Unterarmgips getauscht werden, wenn die Frakturheilung noch nicht abgeschlossen ist /Kinder >8 Jahre). Wir führen dies nur durch, wenn der initiale Gips beschädigt wurde.

Operativ

Alle operierten Patienten beginnen unmittelbar postoperativ, soweit es ihnen die Schmerzen erlauben, mit der Aufnahme von Bewegungsübungen ohne Physiotherapie (Griffet et al. 1999; Prevot et al. 1995). Bei den intramedullär eingebrachten Nägeln sollte die Implantatentferneung nicht vor 6 Monaten – bei bekanntem Risiko für eine Refraktur (nichtdurchgebrochene Grünholzfraktur beider Knochen) erst nach 8 Monaten – die Implantatentfernung erfolgen. Platten sind nach 8–12 Monaten postoperativ zu entfernen (Chia et al. 1996).

Radiologische Kontrollen

Eine radiologische Stellungskontrolle ist nach jeder Reposition und Retention durchzuführen. Außer den ope-

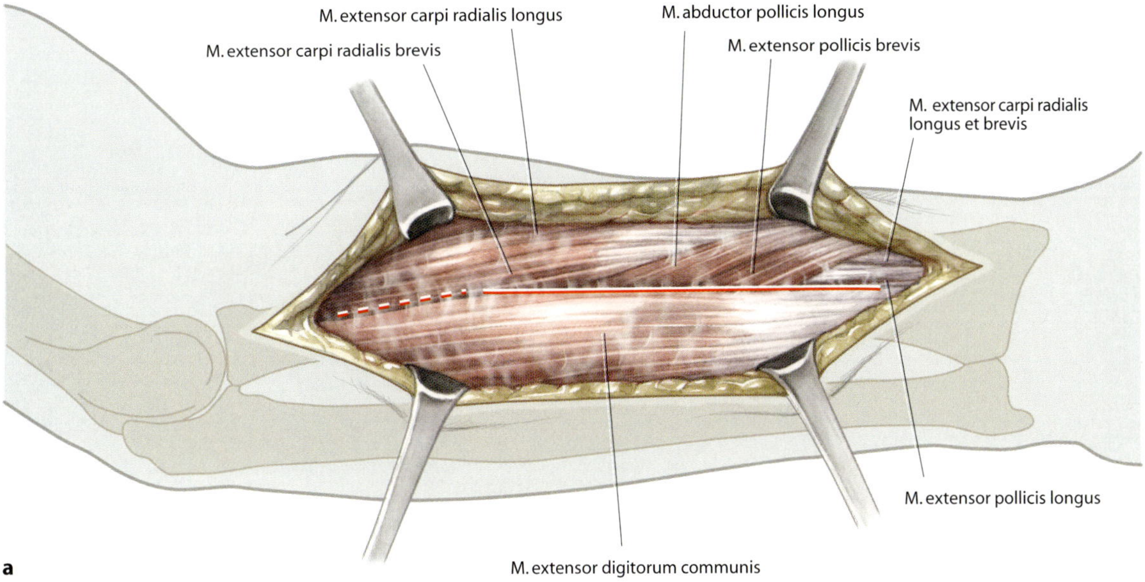

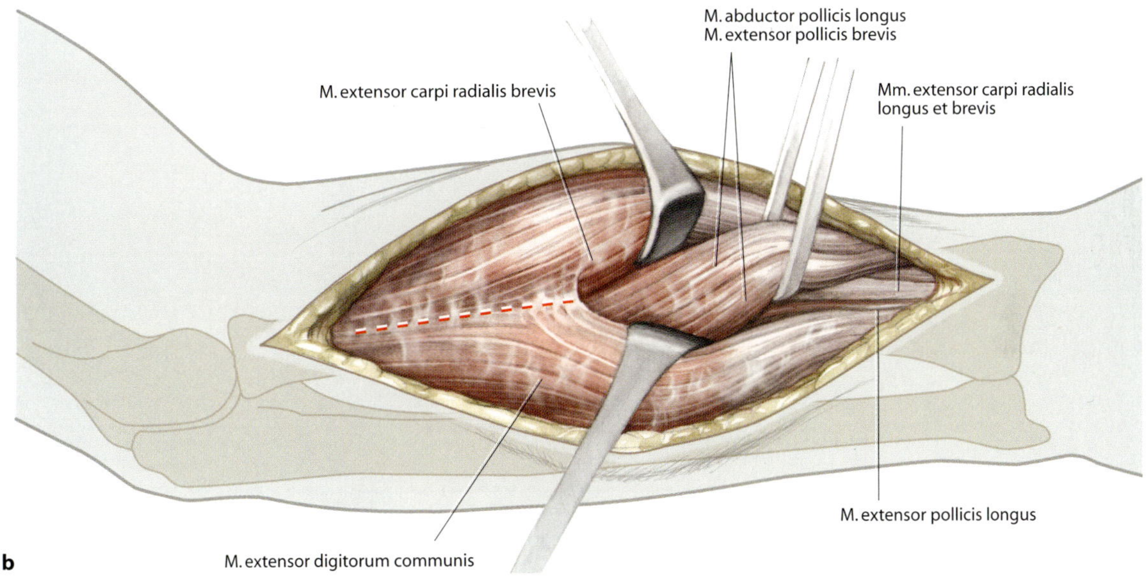

Abb. 15.53 a–e. Dorsaler Zugang zum mittleren und distalen Radius. **a** Der Hautschnitt liegt auf einer Linie zwischen dem Epicondylus radialis humeri und der dorsalen Mitte des Speichenendes (Tuberculum Lister). Der Unterarm wird leicht gebeugt und proniert gehalten. Man spaltet die Faszie am radialen Rand des M. extensor digitorum communis und dringt im Interstitium zwischen diesem Muskel und dem M. extensor carpi radialis brevis zur Speiche vor. Hält man die beiden Muskeln auseinander, stößt man distal auf die Mm. abductor pollicis longus und extensor pollicis brevis, die beide schräg auf das distale Drittel der Speiche ziehen. Die beide Muskeln umhüllende Faszie wird improximalen und distalen Rand eingeschnitten. **b** M. abductor pollicis longus und M. extensor pollicis werden mobilisiert, angeschlungen und können je nach Bedarf nach proximal oder distal verzogen werden. Nach proximal ist der Zugang durch den M. supinator begrenzt. Durch ihn läuft der R. profundus des N. radialis. Normalerweise liegt der tiefe Ast des N. radialis (N. interosseus posterius) geschützt im Muskel. Bei jedem 4. Patienten aber liegt er direkt auf dem Periost. Das Einschieben einer Platte unter den Muskel ist daher risikoreich. Wenn man sich bei proximalen Radiusschaftfrakturen für den dorsalen Zugang entscheidet, muss unbedingt der N. radialis aufgesucht werden. Dazu unterfährt man zunächst mit einem Finger die erste Muskelschicht, um hier die eng verbundenen M. extensor digitorum communis und M. extensor carpi radialis brevis zu trennen

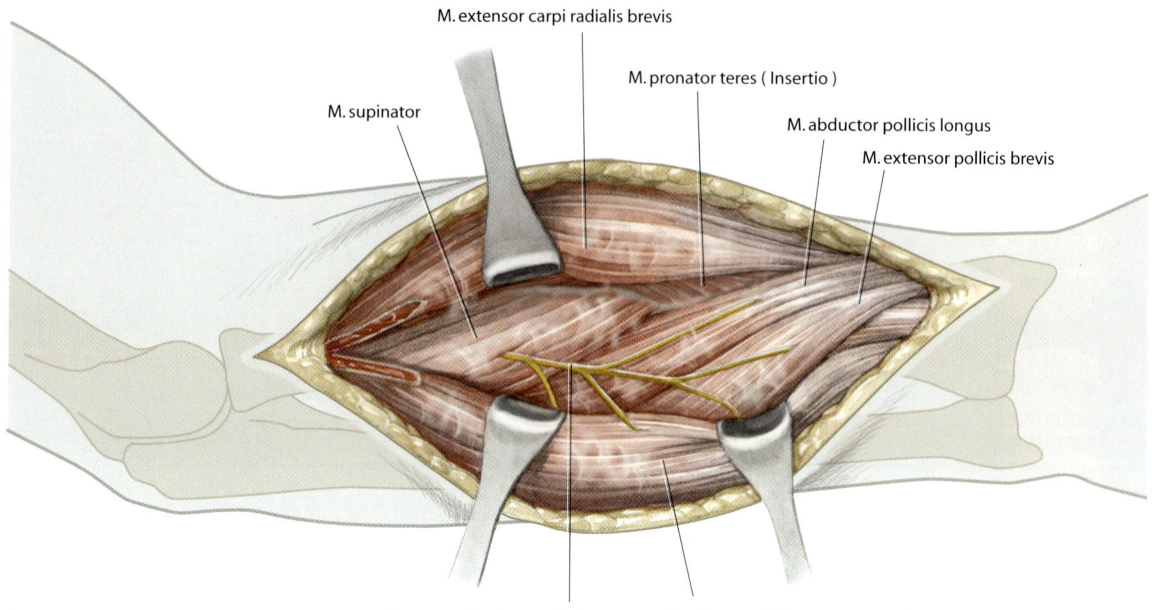

c

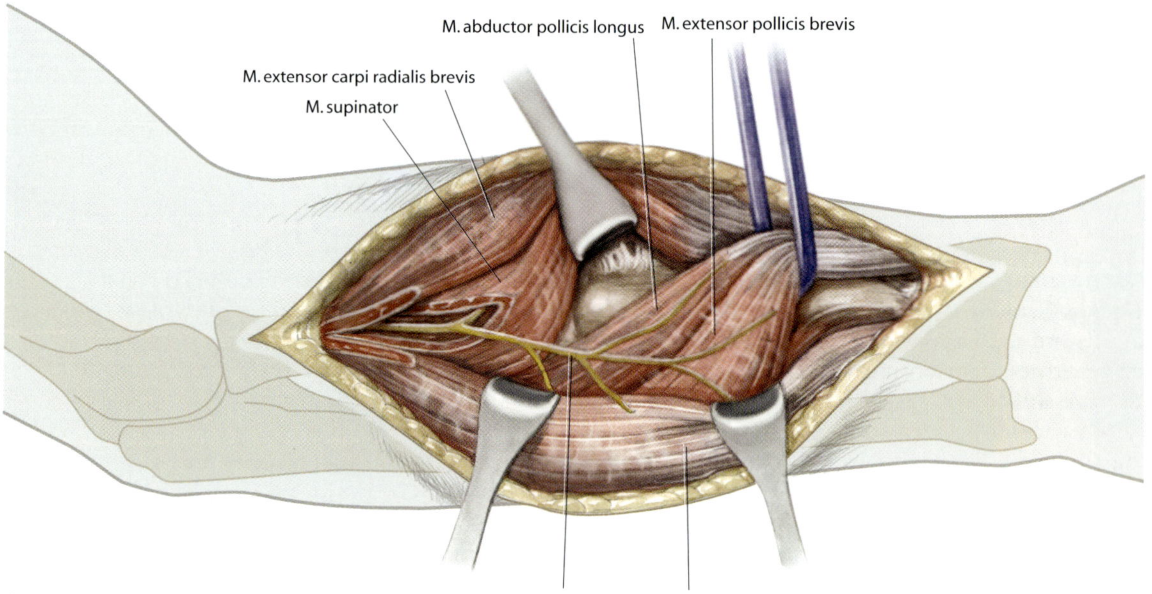

d

Abb. 15.53 a–e. Dorsaler Zugang zum mittleren und distalen Radius. **c** Werden diese beiden Muskel auseinander gehalten, erscheint in der Tiefe der M. supinator. Das Speichenköpfchen wird getastet, 3 Querfinger unterhalb kann nun der N. radialis palpiert werden, er verläuft quer zur Faserrichtung des Supinator. **d** Wundhaken sollten nicht an der dorsalen Fläche des Radius eingesetzt werden, da der Nerv in etwa 25% direkt auf dem Periost und nicht geschützt im Supinator liegt. Die einzige Möglichkeit, den Nerven sicher zu schonen, besteht in der Spaltung des M. supinator und völliger Freilegung des Nerven

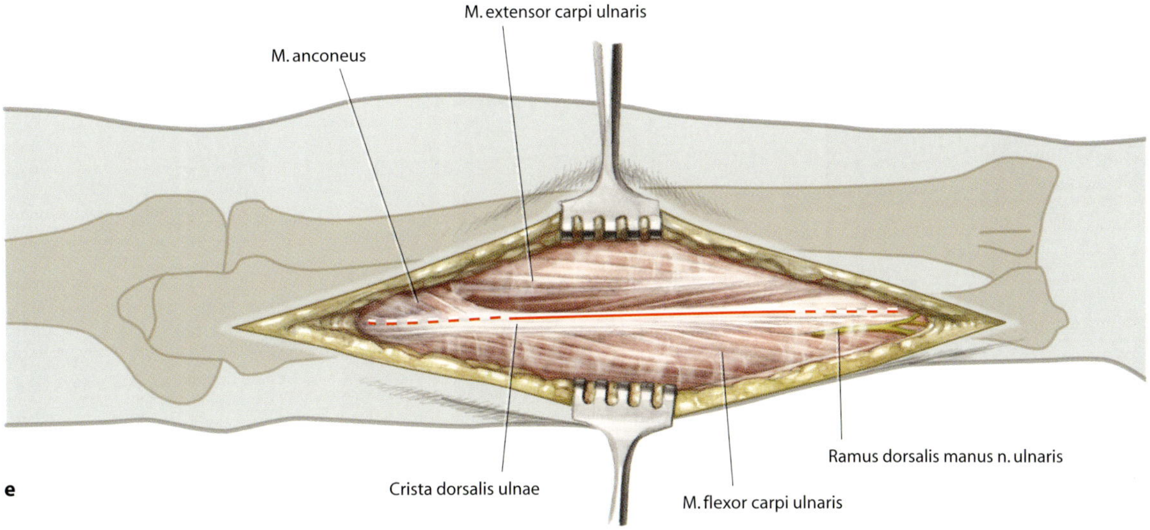

Abb. 15.53 a–e. Dorsaler Zugang zum mittleren und distalen Radius. **e** Die Elle liegt dorsal oder volar zur gut tastbaren Kante der Ulna. Die Inzision verläuft gerade und liegt auf einer Linie zwischen Olekranon und Processus styloideus liegt. Zwischen M. extensor und flexor carpi ulnaris wird direkt auf den Knochen zugegangen. Im proximalen Drittel kann es notwendig werden, den M. anconaeus von der Ulna abzulösen. Distal sollte der N. dorsalis manus N. ulnaris geschont werden

rativ versorgten Frakturen sind alle Frakturen, die sekundär dislozieren können, zwischen dem 5. und dem 8. Tag einer Stellungskontrolle zu unterziehen, um notwendige Stellungskorrekturen vorzunehmen. Nach 3–4 Wochen erfolgt dann eine radiologische Kontrolle zur Überprüfung der Durchbauung der Fraktur.

Nachkontrollen

Bis zum Erreichen des freien Bewegungsumfanges ist der Patient nachzukontrollieren. Der Patient kann bei eingetretener Durchbauung der Fraktur nach seinem Ermessen die sportliche Aktivität wieder aufnehmen. Mit Erreichen der freien Funktion und kosmetisch unauffälligen Befunden wird die Behandlung abgeschlossen. Andernfalls ist die Beweglichkeit in halbjährigen Kontrollen zu prüfen. Bleibt eine Verbesserung der Beweglichkeit aus, so sollte frühzeitig korrigiert werden.

Spätkomplikationen

Wachstumsstörungen sind nach diaphysären Frakturen am Unterarm nicht zu erwarten. Meist handelt es sich um *funktionelle Einschränkungen der Umwendbewegung* aufgrund einer übersehenen verbliebenen Achsenfehlstellung. Diese tritt auf bei Verringerungen des Abstands beider Knochen zueinander und gehäuft nach verbliebenen volaren und ulnaren Fehlstellungen des Radiusschaftes. Die Problematik liegt in der Beurteilung der Fehlstellung beider Knochen im Raum und einer unzureichenden Primärdiagnostik.

Tritt eine *blockierende Einschränkung der Umwendbewegung* auf, so sollte diese möglichst früh – zeitnah zum Unfall – korrigiert werden, da bei nur mäßiger Spontankorrektur die Wiedererlangung dieser Funktion meist ausbleibt und im Laufe des Wachstums die zusätzliche Gegenkorrektur des Partnerknochens eine entsprechende Korrekturoperation erheblich erschwert.

Handelt es sich dagegen um eine Diminuierung der jeweiligen Pro- oder Supination, so sollte zugewartet und in einem halben Jahr geprüft werden, inwieweit ein Zuwachs des Bewegungsumfanges sich eingestellt hat (Abb. 15.54 a–g, Abb. 15.55 a–d).

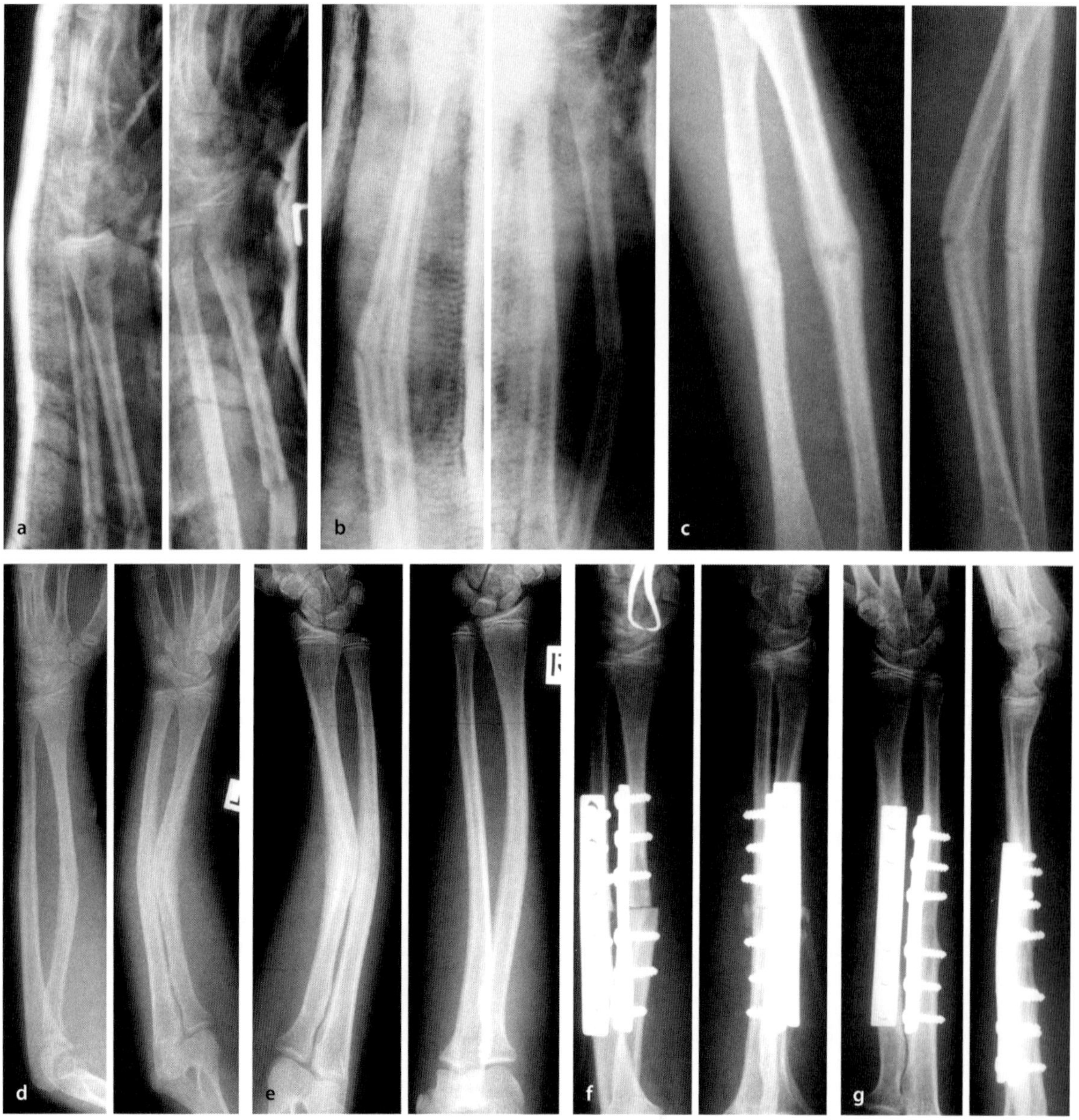

Abb. 15.54 a–g. Posttraumatische Achsenfehlstellung nach konservativer Therapie mit Einschränkung der Umwendbewegung. Dorsaler Zugang zum Radius sowie lateraler Zugang zur Ulna. Osteotomie in Höhe der Achsenfehlstellung. Korrektur über beidseitige Plattenanlage. Auch über intramedulläre Nagel kann die Korrektur erfolgen, man muss dann den Knochen allerdings meist an der Osteotomie aufbohren. Selten gelingt dies geschlossen und eigentlich nur zeitnah zum Unfall

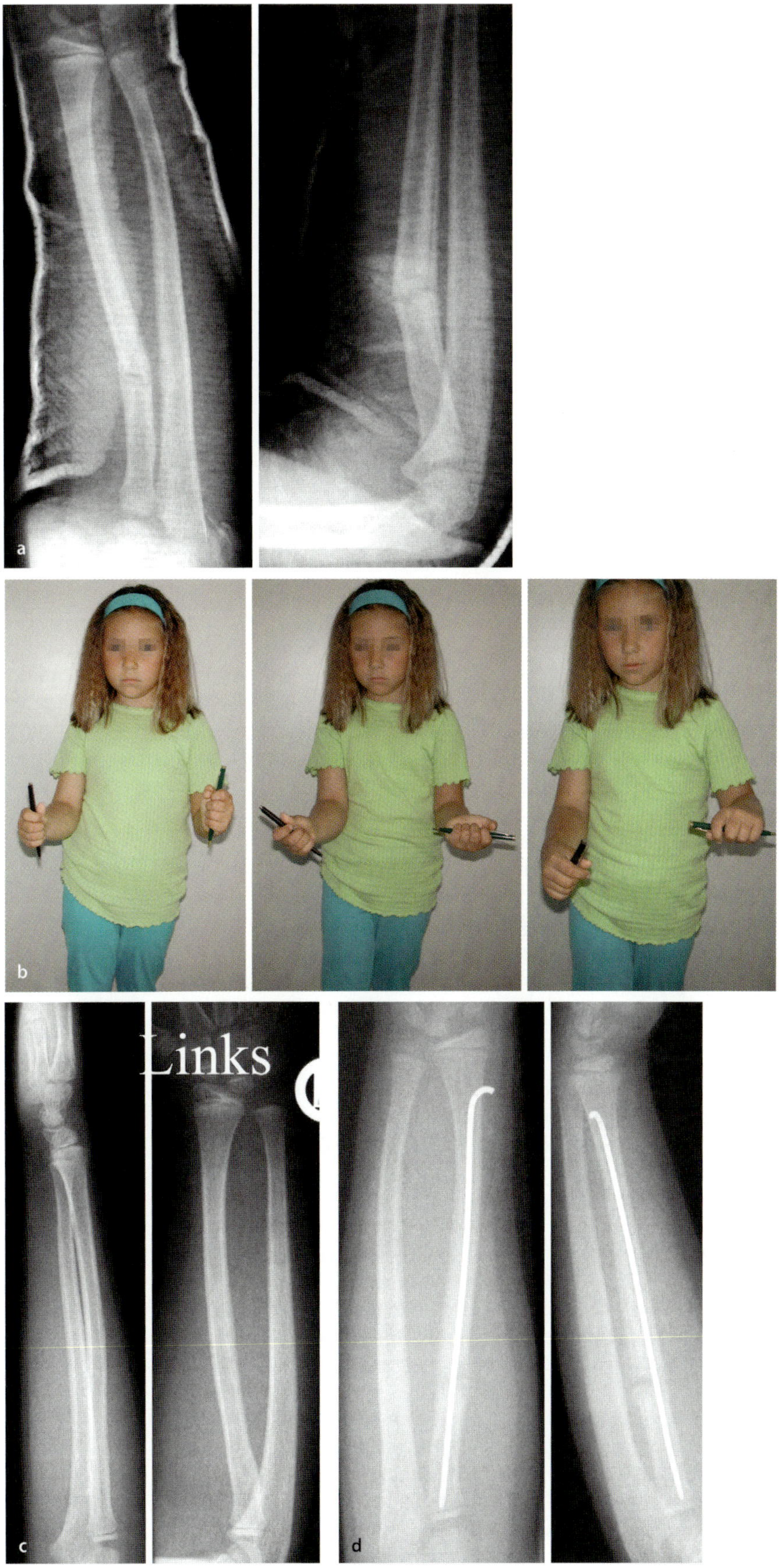

Abb. 15.55. a 3 Wochen nach Refraktur einer diaphysären Unterarmfraktur. Weiterbehandlung konservativ. **b** Klinisch nach 6 Wochen komplett aufgehobene Pronation und enggradige Einschränkung der Supination. **c** Seitenvergleich zur Korrekturplanung. **d** Frühkorrektur nach 12 Wochen mit intramedullärem Nagel. Vorgehen erfolgt meist offen in Höhe der Fraktur, da bereits zu diesem Zeitpunkt der Markraum aufgebohrt werden muss (Cave: Abdeckung des Markraumes), um eine entsprechend gute Korrektur zu erlangen

15.3
Distaler Unterarm

A.-M. Weinberg, H. Reilmann

Bei distalen Unterarmverletzungen unterscheidet man die *extraartikulären* von den *intraartikulären Frakturen*. Als extraartikuläre Frakturen finden sich *distale metaphysäre Frakturen* sowie *Epiphysenlockerungen* und *-lösungen* (Salter-Harris I und II). Letztgenannte Verletzungen führen transversal durch die Fuge. Da sie dort ausschließlich den mineralisierten Anteil betreffen, sind diese Frakturen zu den metaphysären Frakturen zu zählen.

Demgegenüber handelt es sich bei den intraartikulären Frakturen um *Epiphysenfrakturen* mit *epiphysärem* (Salter-Harris III) oder *epimetaphysärem* (Salter-Harris IV) *Bruchlinienverlauf*. Sie kreuzen die Fuge immer sagittal. Umstritten bleibt, inwieweit Übergangsfrakturen am distalen Unterarm auftreten. Es wird vermutet, dass der Fugenschluss weitaus schneller als an der distalen Tibia eintritt und daher dieser Frakturtyp nicht oder nur ganz selten auftritt. Aber auch Salter-Harris-III- und -IV-Verletzungen des distalen Radius bleiben Raritäten im Kindesalter.

Demgegenüber weist der Adoleszente bei Fugenschluss entsprechend den Erwachsenen intraartikuläre Frakturen auf, die entsprechend der Einteilung der AO klassifiziert werden. Eine Sonderform am distalen Unterarm sind die Galeazzi-Frakturen oder deren Äquivalent. Die metaphysären Frakturen und die Epiphysenlösungen mit oder ohne metaphysären Keil sind im Gegensatz zu den Epiphysenfrakturen durch dieselbe Wachstumsprognose und Spontankorrektur gekennzeichnet. Daher erscheint es sinnvoll, einem daraus abgeleiteten Behandlungskonzept zu folgen.

! Alle intraartikulären Frakturen müssen anatomisch reponiert werden, um mögliche posttraumatische Schäden, die eine Präarthrose für das Handgelenk darstellen würden, zu vermeiden.

Bei allen extraartikulären Verletzungen kann die ausgesprochen gute Korrekturpotenz in das Behandlungsregime entsprechend dem Alter integriert werden.

Ursache und Häufigkeit

Am distalen Unterarm treten 75% aller Unterarmfrakturen auf. Somit stellen diese Frakturen 20% sämtlicher Extremitätenfrakturen dar (Biasca et al. 1995; Jonasch u. Bertel 1981; Largiader et al. 1998). Dabei treten isolierte Radiusfrakturen etwa doppelt so häufig auf wie alle anderen Frakturen des distalen Unterarms zusammengenommen.

Bei der Analyse der *Unfallmechanismen* konnte festgestellt werden, dass der größte Teil der Patienten einen Sturz auf die *dorsalflektierte Hand* erleidet (Biasca et al. 1995; Borton et al. 1994; Hilgert et al. 1998; Jonsson et al. 1999; Nork et al. 1999; Orenstein 1996; Oskam et al. 1998). In neuerer Zeit nimmt die Rate derjenigen zu, die aufgrund neuerer Rasanzsportarten wie Skateboard- oder Scooter-Fahren oder im Winter Snowboard-Gleiten stürzen und sich dabei an der Hand verletzen (Heller et al. 1996; Houshian et al. 1997; Jerosch et al. 1998; Johannsen et al. 1997; Largiader et al. 1998; Powell u. Tanz 1996; Skillern 1915).

Entwicklung und Wachstum

Ossifikationskerne, Zeitpunkt des Fugenschlusses

Die sekundären Ossifikationszentren der distalen radialen Epiphyse erscheinen im 7. Monat, die der ulnaren zwischen dem 6. und 7. Lebensjahr. Der Fugenschluss findet zwischen dem 16. und 19. Lebensjahr statt.

Wachstumsprognose

■ **Hemmende Wachstumsstörungen.** Zu Wachstumsstörungen des vorzeitigen partiellen oder vollständigen Verschlusses einer Wachstumsfuge mit konsekutivem Fehlwachstum kann es nach Epiphysenfrakturen, Epiphysenlösungen, aber auch nach epiphysennahen metaphysären, undislozierten und dislozierten Brüchen kommen (Hove u. Engesaeter 1997; Johari u. Sinha 1999). Die eigentliche Ursache derartiger Wachstumsstörungen ist unbekannt.

Die Rate der angegebenen Wachstumsstörungen variiert, dabei werden für den Radius Werte zwischen 1 (Davis u. Green 1976) bis 7% (Lee et al. 1984) und für die Ulna bis zu 21% (Nelson et al. 1984) genannt. Die Häufigkeit ist signifikant niedriger als der entsprechende Wert für die untere Extremität, der mit 20–30% angegeben wird (Abb. 15.56 a–c).

■ **Stimulative Wachstumsstörungen.** Am Radius sind Wachstumsstörungen im Sinne eines partiellen Mehrwachstums nach jeder Fraktur anzutreffen. Das Auftreten einer verstärkten Längenzunahme korreliert entsprechend anderer Lokalisationen am Skelett mit der Zahl der Repositionen und Refrakturen. Die resultierende Längendifferenz zwischen Radius und Ulna ist jedoch aufgrund der schnellen Frakturheilung gering und wird meist bis zum Wachstumsabschluss auf ein tolerables Ausmaß zurück korrigiert. Diese Längenkorrektur findet nur gegenüber der Ulna und nicht gegenüber dem entsprechenden Knochen der anderen Körperseite statt.

Refrakturen nach Grünholzfrakturen im metadiaphysären Übergang und nach abgekippten Frakturen des distalen Radius treten im Gegensatz zu Brüchen der Diaphyse seltener auf. Eine verzögerte Frakturheilung an der konkaven Seite ist zwar möglich, diese kommt jedoch durch die Schnelle der Heilung klinisch nur selten zum Tragen.

Möglichkeiten und Grenzen der Spontankorrektur

Bei der metaphysären Unterarmfraktur können bedingt durch die Nähe ihrer Lage zur distalen Radiusepiphy-

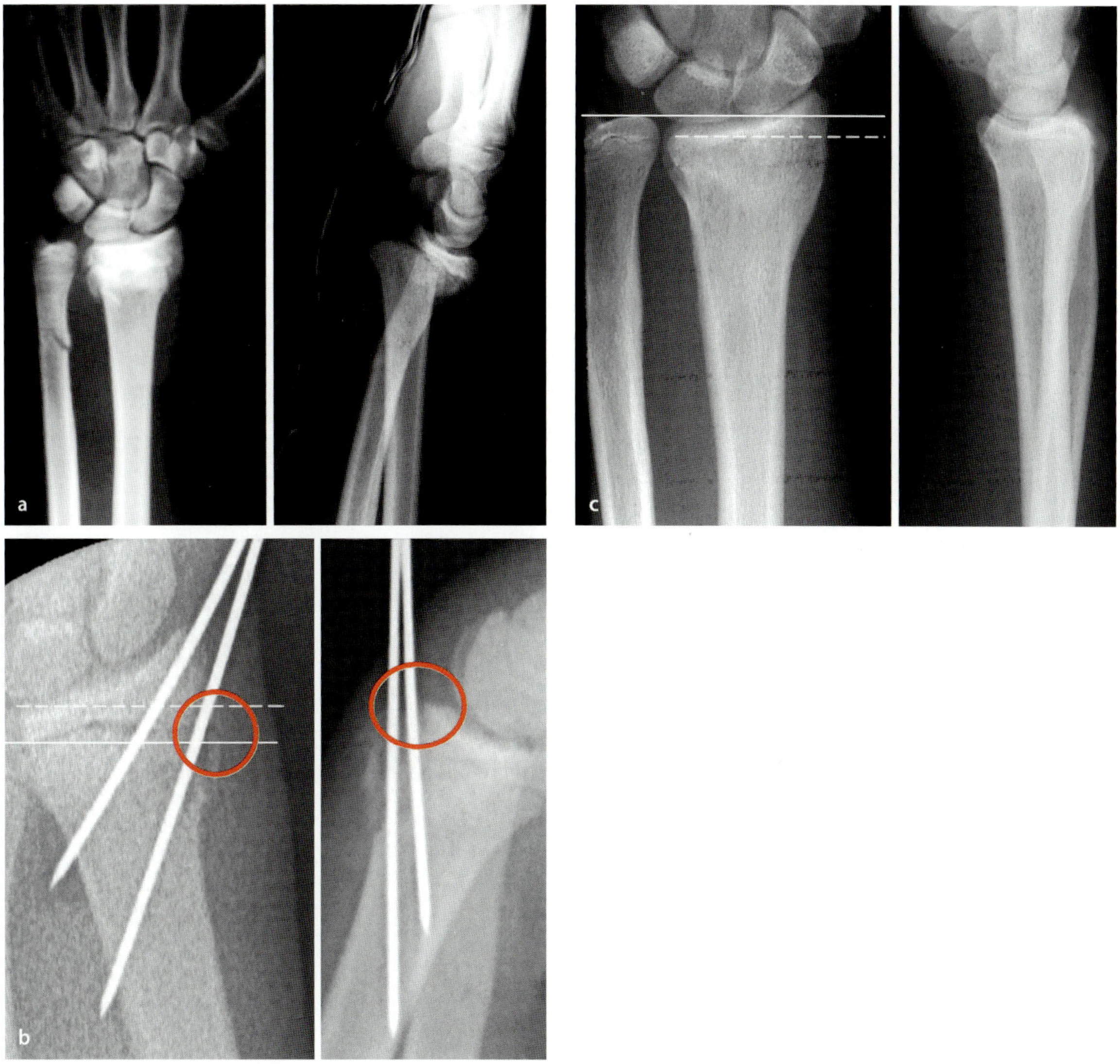

Abb. 15.56. a 12-jährige Junge, Salter-Harris-II-Verletzung beim Sturz mit dem Fahrrad. **b** Intraoperative Darstellung der Reposition mit anschließender Spickdrahtosteosynthese. Bei der Einbringung des Drahtes ist darauf zu achten, dass dieser nicht am Rand (Ranvier-Zone), sondern mittig eingebracht wird, da randständig die Durchblutung erfolgt und dadurch eine Brückenbildungen herbeigeführt werden kann (*Kreismarkierung im Bild*). Bei diesem Jungen entwickelte sich ein postoperativer Infekt. Eine vorzeitige Entfernung der Drähte erfolgte. Der Infekt wurde operativ und unter Antibiose saniert. **c** Nach einem Jahr vorzeitiger Epiphysenfugenschluss des distalen Radius mit bereits sichtbarer Längenalteration gegenüber der Ulna

senfuge und durch den späten Verschluss derselben zwischen dem 15. und 18. Lebensjahr sowohl *Seit-zu-Seit-Verschiebungen* bis zur vollen Schaftbreite als auch *Achsenknicke* – in der Frontal- wie auch Sagittalebene – bis zu 40° im weiteren Wachstum spontan korrigiert werden. Die seltenere *volare Abkippung* korrigiert sich schlechter als die dorsale. Im Allgemeinen wird als Altersgrenze für das Auftreten dieser Korrektur das 10. Lebensjahr angegeben. Aber auch nach dem 10. Lebensjahr treten aufgrund des späten Verschlusses der Fuge noch Spontankorrekturen von Fehlstellungen bis zu 20–30° auf (Abb. 15.57 a–e, Abb. 15.58 a–c).

Do et al. (2003) bestätigten diese Annahme mit der Beobachtung, dass sich bei offener Epiphysenfuge Achsabweichungen bei isolierten Verletzungen von 15° in allen Richtungen sowie Verkürzungen von 1 cm im Durchschnitt nach bereits 7.5 Monaten vollständig remodellieren .

Grundsätzlich wächst eine verbliebene Achsenfehlstellung in den Schaftbereich und wird dort periostal ausgeglichen. Die Epiphyse richtet sich im weiteren Verlauf wieder zur Bewegungsebene auf.

Die Mechanismen, die dieses Phänomen beeinflussen, sind nicht geklärt, man vermutet *statische Impulse*

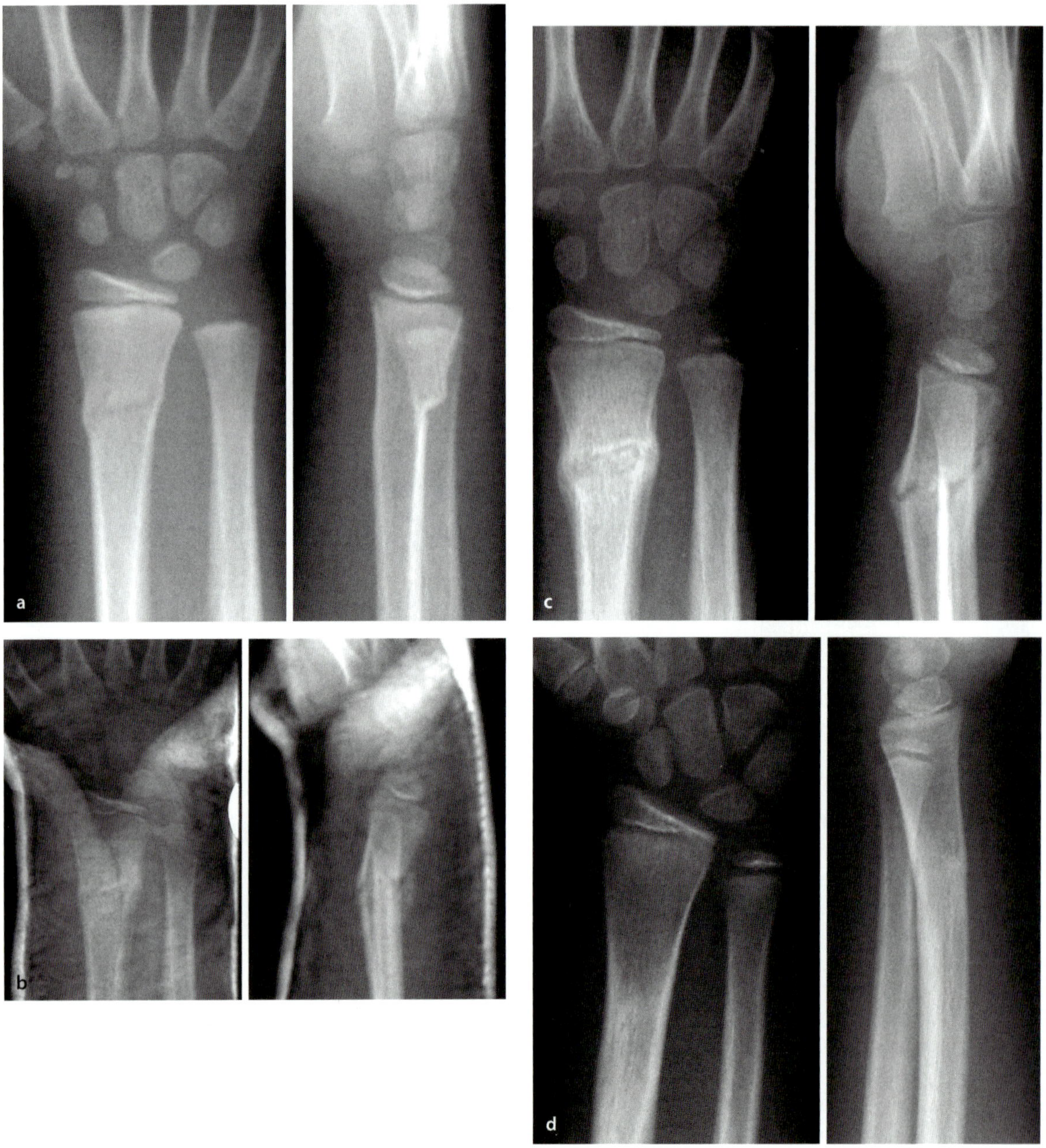

Abb. 15.57 a–e. a 9-jähriger Junge, Unfall beim Fußballspielen. **a** Unfallbild. **b** Kontrolle im Gips nach 3 Wochen mit noch druckdolenter Metaphyse. Nach 4 Wochen Gipsabnahme. Schiene für weitere 2 Wochen. **c** Röntgenkontrolle nach 6 Wochen. Es zeigt sich eine Abkippung nach dorsal von 25°. **d** Nachkontrolle nach 4 Monaten. Fast vollständige Korrektur der Achsenfehlstellung, wobei die Fehlstellung nach proximal vom Gelenk wegwandert

im Sinne einer *mechanischen Korrektur* gegenüber den langsamen Korrekturen an anderen Stellen.

Klassifikation

Die Einteilung der *distalen metaphysären Frakturen* in 4 unterschiedliche Läsionen erscheint sinnvoll, da sich daraus unterschiedliche Behandlungsalgorithmen ableiten lassen. Manche Autoren sprechen auch von fünf Läsionen und schließen den metadiaphysären Übergang mit ein (Abb. 15.59 a–d):

- *Metaphysäre Stauchungsbrüche* eines oder beider Knochen: Diese Stauchungszonen können dabei auf die dorsale Seite beschränkt sein, es können aber auch ventrale und dorsale Knochenbereiche gestaucht sein. Sie werden auch als *Wulstfrakturen* des kindlichen Unterarms bezeichnet.

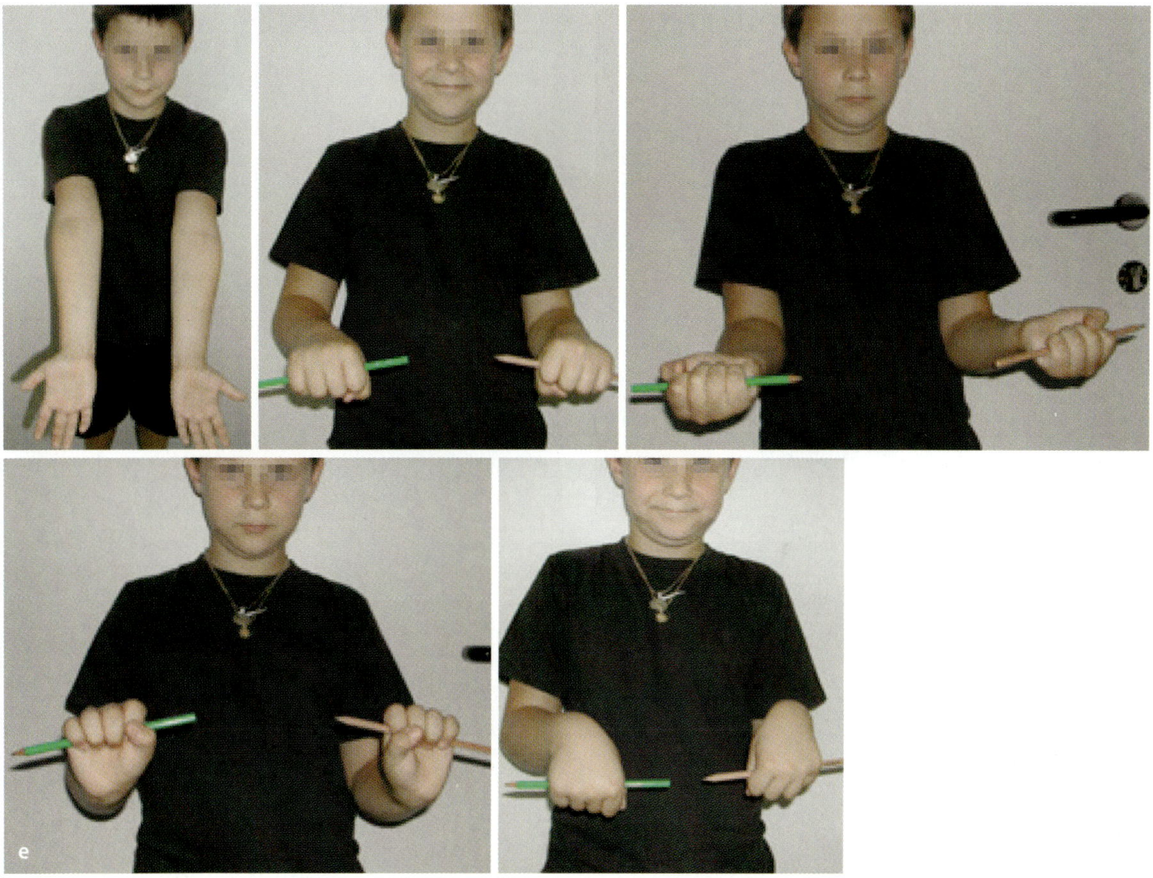

Abb. 15.57 a–e. e Freie Beweglichkeit bei Abschluss der Behandlung nach 4 Wochen, keine sichtbare Deformität

- *Metaphysäre Biegungsbrüche* eines oder beider Knochen: Diese Läsionen imponieren durch die Fraktur nur einer Kortikalis und meist der Stauchung der anderen Kortikalis. Diese Frakturen gehen häufig mit einer Achsabweichung einher. Zusätzlich weisen diese Frakturen oft einen Wulstbruch an der Ulna auf. Es ist nicht immer einfach, die Grünholzfraktur von der Stauchungsfraktur, die abgekippt ist, zu trennen. Da die Grünholzfraktur in der Metaphyse nur selten Komplikationen aufweist, kann man diese beiden Frakturformen zusammen betrachten.
- *Vollständige Fraktur*, die beide Kortikales durchbricht und meist vollständig disloziert ist: Hier kommt es zusätzlich meist zu einer Verkürzungsfehlstellung.
- *Epiphysenlösung des distalen Radius* mit oder ohne metaphysären Keil: Meist gehen diese Verletzungen mit einer Läsion der Ulna einher. Dabei kann es sich um Frakturen des Processus styloideus ulnae, eine Epiphysenlösung oder einen metaphysären Wulstbruch handeln. Neben der Epiphysenlösung werden auch Epiphysenlockerungen am Radius beschrieben, die wiederum zusätzlich von den oben genannten Läsionen der Ulna begleitet sein können.
- *Frakturen am metadiaphysären Übergang*: Sie nehmen eine Sonderstellung ein. Ihre Versorgung entspricht oft den diaphysären Frakturen. Prognostisch sind diese Frakturen jedoch zu den metaphysären Läsionen zu rechnen, sowohl bezüglich der Spontankorrekturen als auch den zu erwartenden Bewegungseinschränkungen (diese Frakturen befinden sich hinter dem Überkreuzungspunkt der Knochen bei der Umwendbewegung).

Zusätzlich nützt die Einteilung in *stabile* und *instabile Verletzungen* des distalen Unterarms. Als stabil gelten alle Frakturen mit Bruch nur einer Kortikalis, weiterhin alle Stauchungsfrakturen sowie Frakturen nur eines Knochens.

Die Abkippung stellt ein therapeutisches Kriterium, jedoch keinen eindeutigen Hinweis auf Instabilität bei diesen Frakturen dar. **!**

Als instabil gelten alle Frakturen beider Kortikales (vollständige Frakturen) sowie alle Epiphysenlösungen. **!**

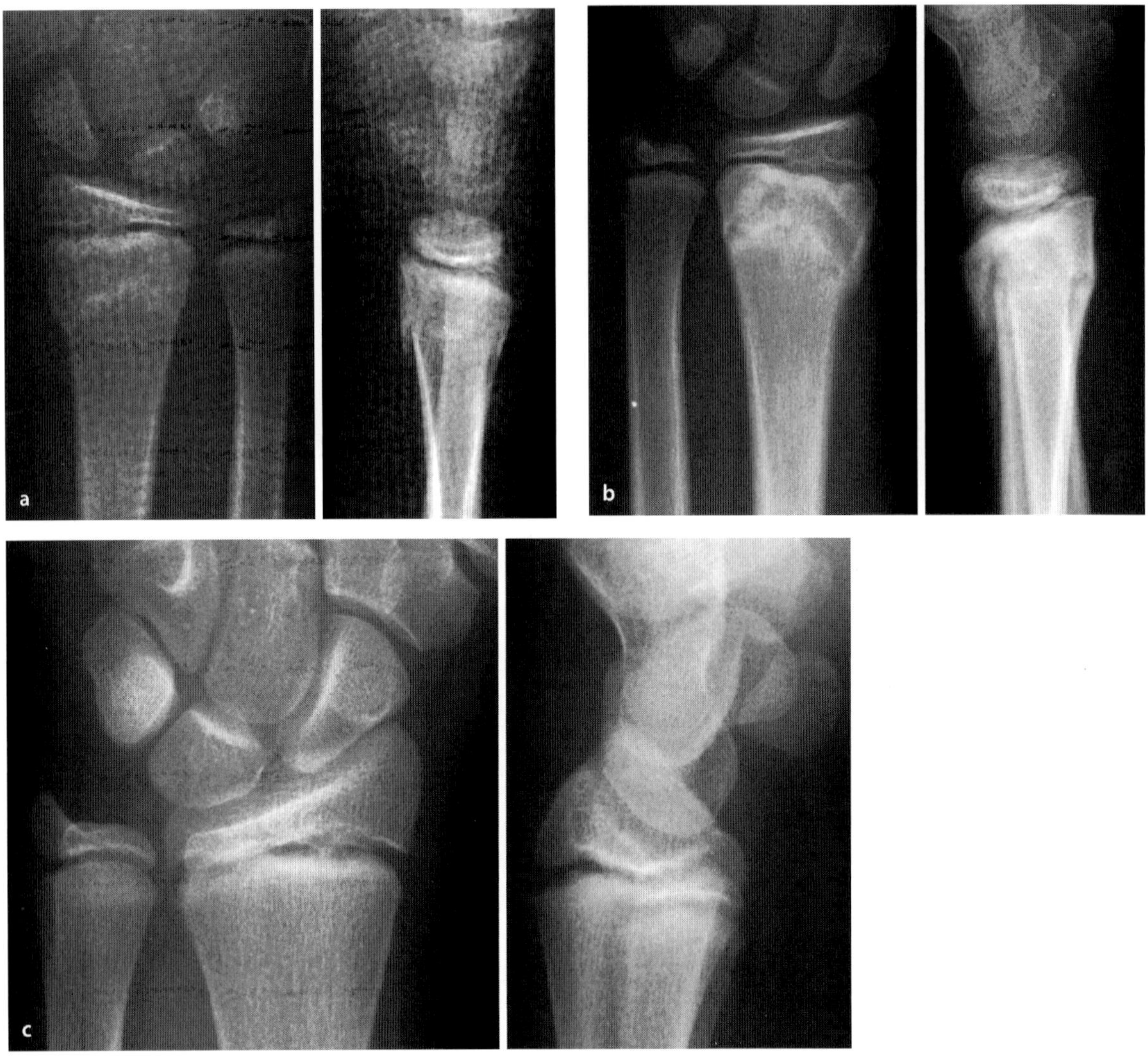

Abb. 15.58. a 12-jähriger Patient, der vorstellig wurde 2,5 Wochen nach erlittenem metaphysäreren Biegungsbruch mit einer Abkippung der Gelenkfläche nach dorsal von 20°. Auf eine Korrektur wurde verzichtet, zu Gunsten der Spontankorrektur abgewartet. **b** Ausheilungsbild nach 4 Wochen. **c** Nach 2 Jahren erneute Vorstellung in der Klinik nach erneutem Sturz. Es zeigt sich eine vollständig spontan korrigierte Achsenfehlstellung

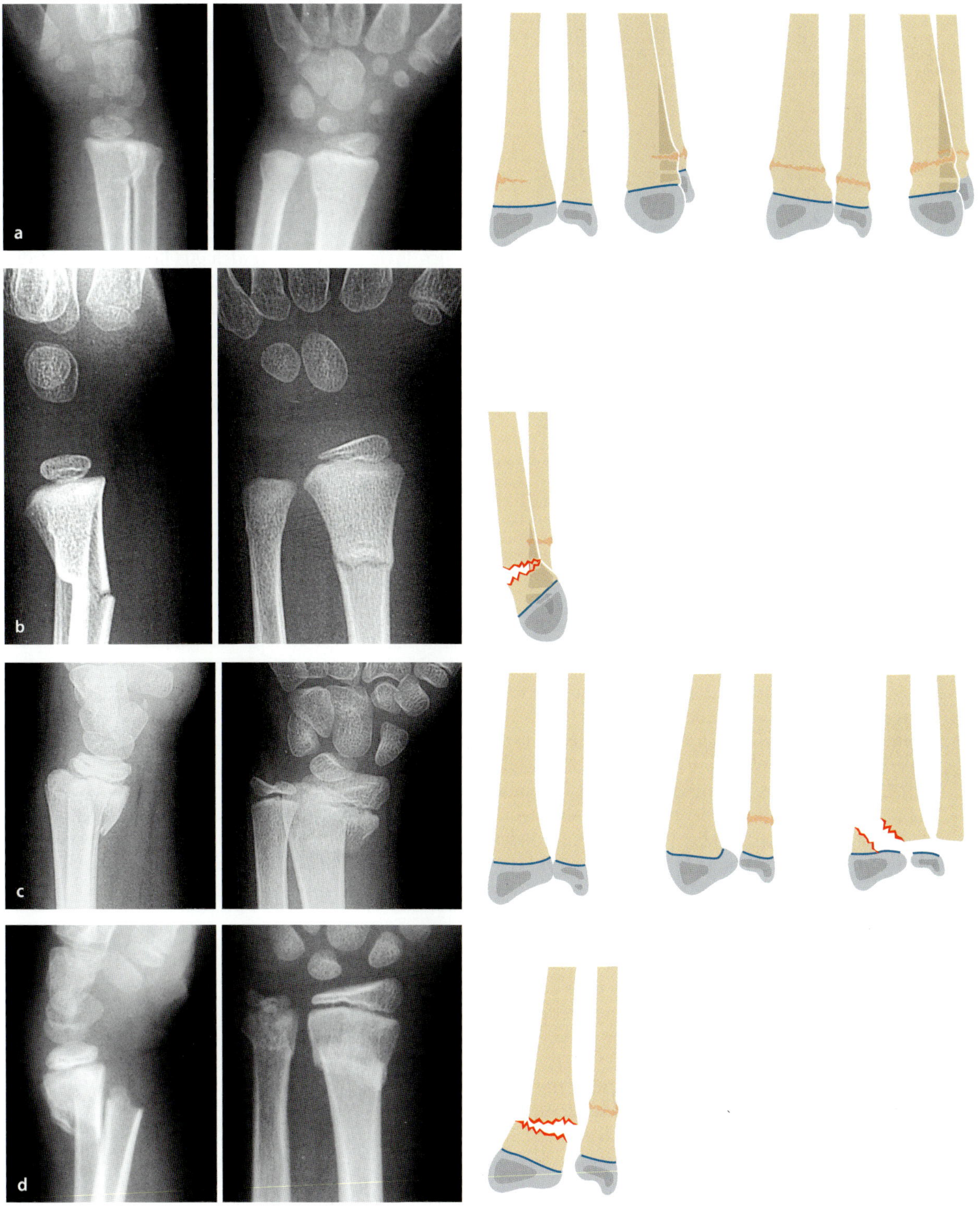

Abb. 15.59 a–d. Einteilung der distalen metaphysären Unterarmfrakturen. **a** Epiphysenlösung/-lockerung oder Epiphysenlösung mit metaphysärem Keil.. **b** Grünholzfraktur. **c** Vollständige Fraktur, **d** Stauchungsfraktur

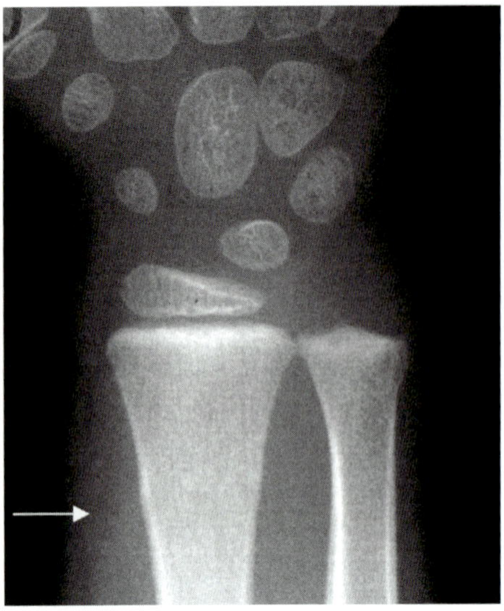

Abb. 15.60. Typische Wulstfraktur (metaphysärer Stauchungsbruch) des distalen Radius, den sich ein 3-jähriger Junge bei einem Sturz auf die Hand zuzog. Initial kann die Fraktur nur schwer erkannt werden (*Pfeil*). Therapeutisch werden Kinder, deren Fraktur nicht sicher erkannt wurde, ruhig gestellt und nach einer Woche klinisch kontrolliert. Die Ruhigstellungszeit für die metaphysäre Stauchungsfraktur beträgt 3 Wochen. Altersabhängig ist eine frühere Gipsabnahme möglich

Diagnostik

Zur Diagnostik der distalen Unterarmfrakturen werden Röntgenaufnahmen in 2 Ebenen durchgeführt. Die Diagnose kann bei *undislozierten* oder auch *spontan reponierten Epiphysenlösungen* schwierig sein. Denn auch die sekundäre Diagnostik erbringt bei ideal stehenden Frakturen durch das Fehlen der periostalen Abstützung keinen Nachweis einer Fraktur (Abb. 15.60). In diesen Fällen sind eine Ruhigstellung des Unterarms und klinische Verlaufskontrollen ausreichend. Zu diesem Zeitpunkt halten wir zusätzliche Röntgenaufnahmen für überflüssig. Werden nach einer Woche noch Schmerzen angegeben, so wird der distale Unterarm insgesamt 3 Wochen ruhig gestellt. Nur wenn dann über das tolerable Maß hinaus noch Schmerzen bestehen, fertigen wir erneut Röntgenbilder an bzw. leiten weitere diagnostische Schritte ein.

Dislozierten Frakturen des distalen Unterarms können zu *Nervenkompressionen* und daraus resultierenden *Parästhesien* führen, die sich jedoch nach erfolgter Reposition spontan bessern. Das bei einigen Frakturen zu beobachtende *Pronatorzeichen* entsteht durch subperiostale Blutungen, die das Periost und das darüber liegende Fettgewebe sowie den M. pronator teres einengen.

Therapie

Bei den metaphysären Frakturen einschließlich der Epiphysenlösung ist das Ziel der Therapie, sowohl *funktionelle* als auch *kosmetische Deformitäten zu vermeiden* (v. Laer 2001). Da es sich um extraartikuläre Frakturen handelt, muss die achsengerechte Redression nicht um jeden Preis angestrebt werden. Als Behandlungsmodalitäten stehen folgende Optionen zur Verfügung:

- konservativ mit Integration der Spontankorrekturen,
- geschlossene Reposition und Gips,
- geschlossene Reposition mit Kirschner-Draht-Stabilisierung,
- offene Reposition, Osteosynthese,
- Gipskeilung; beachte: Dies ist nur möglich bei entsprechend geschultem Personal und die Weiterbehandlung des Patienten in derselben Institution!
- Kirschner-Draht-Stabilisierung, Platte bei Adoleszenten; Jansky et al. 1994; Jones u. Weiner 1999; Ostermann et al. 1999; Shea et al. 1997; Tabelle 15.4, Tabelle 15.5, Tabelle 15.6).

Alle *primär undislozierten stabilen Frakturen* werden im *Unterarmgips/-schiene* ruhiggestellt (Chess et al. 1994). Geschlossene Gipse müssen gespalten werden und sind um den 6.–8. Tag zirkulär zu schließen bzw. die Anlage eines geschlossenen Scotch Cast ist möglich. Generell polstern wir alle Gipse – im Gegensatz zur konservativen Frakturenbehandlung im Erwachsenenalter –, denn die Polsterung erleichtert die Gipsabnahme. Unnötig dicke Polsterlagen sind zu vermeiden. Weiterhin muss beim Gipsanlegen darauf geachtet werden, dass dieser nicht die Finger einengt und gut anmodel-

Tabelle 15.5. Maximale tolerable altersabhängige Fehlstellungswerte *in der Primärtherapie* für distale metaphysäre Biegungs- und Stauchungsfrakturen im Wachstumsalter

Alter [Jahre]	Achsabweichung (in Grad) nach	
	Palmar/dorsal	Radial/ulnar
0–3	10–25	15–20
>3–6	10–20	10–15
>6–10	10–15	<10
>10–14	<10	<10

Tabelle 15.4. Maximal tolerable altersabhängige Fehlstellungswerte *in der Primärtherapie* der distalen Radiusepiphysenlösungen im Wachstumsalter. Bei Überschreitung empfehlen wir die Reposition

Alter [Jahre]	Achsabweichung (in Grad) nach		Seitverschiebung nach	
	Palmar/dorsal	Radial/ulnar	Dorsal/palmar	Radial/ulnar
0–3	15–25	15–20	1/2 Schaftbreite	1/4 Schaftbreite
>3–6	10–20	10–15	1/3 Schaftbreite	4 mm
>6–10	10–15	<10	1/4 Schaftbreite	3 mm
>10–14	<10	<10	3 mm	2 mm

Tabelle 15.6. Maximale tolerable altersabhängige Fehlstellungswerte *in der Primärtherapie* für komplett durchgebrochene distale metaphysäre Unterarmfrakturen im Wachstumsalter. Bei Überschreiten der Werte empfehlen wir die Reposition

Alter [Jahre]	Achsabweichung (in Grad) nach		Seitverschiebung nach	
	Dorsal/palmar	Radial/ulnar	Dorsal/palmar	Radial/ulnar
0–3	15–25	15–20	Fast Schaftbreite	1/2 Schaftbreite
>3–6	10–20	10–15	2/3 Schaftbreite	1/3 Schaftbreite
>6–101	0–15	<10	1/3 Schaftbreite	1/3 Schaftbreite
>10–14	<10	<10	3 mm	3 mm

liert wird, damit er durch die Abschwellung nicht zu weit wird und entsprechend dadurch möglichen sekundären Dislokationen Platz schafft (Abb. 15.61 a–f).

Eine radiologische Kontrolle der stabilen undislozierten metaphysären Unterarmfraktur ist nicht notwendig.

Handelt es sich um eine *undislozierte instabile Fraktur*, so wird diese ebenfalls im Gips retiniert (Jones u. Weiner 1999), wobei die Instabilität per se einen *Oberarmgips* für den Patienten nach sich zieht. Geschlossene Gipse müssen gespalten werden und um den 6. bis 8. Tag nach dem Trauma bei entsprechender Abschwellung zirkulär geschlossen werden. Zu diesem Zeitpunkt werden diese Frakturen radiologisch kontrolliert. Zeigt sich eine sekundäre Dislokation der Fraktur, so entscheiden die Kriterien *Verschiebung ad latus, Verkürzung* sowie *Ausmaß der Abkippung* – entsprechend den primär abgekippten Frakturen – über das weitere Vorgehen.

Primär oder sekundär abgekippte stabile Frakturen bedürfen einer *geschlossenen Reposition.* Zeigt sich die Fraktursituation danach stabil, kann die konservative Therapie fortgesetzt werden. Kommt es jedoch unter der Reposition zur Instabilität, so sind diese Frakturen operativ zu stabilisieren. Dies stellt sich ein, wenn bei metaphysären Biegungsfrakturen beide Kortikales durchgebrochen werden mussten und gleichzeitig ein vollständiger Bruch der Ulna vorliegt.

Von Laer (1986) empfiehlt bei allen abgekippten/dislozierten per definitionem stabilen Frakturen den Gipsschluss um den 4. Tag, anschließend eine Keilung um den 8. Tag. Er plädiert nur bei älteren Kindern für eine radiologische Kontrolle. In unserem Hause werden diese Frakturen zwischen dem 7. und 10. Tag klinisch und radiologisch kontrolliert. In Absprache mit den Eltern wird bei tolerierbarem Ausmaß der Achsenfehlstellung das weiter Procedere festgelegt. In aller Regel entscheiden sich die Eltern für das spontane Remodeling.

Ist bei *primär oder sekundär abgekippten dislozierte instabile Frakturen* eine Reposition notwendig, so wird die sofortige definitive Versorgung der Läsion bei notwendiger Allgemeinanästhesie gefordert. Diese Forderung ist durch die hohe Rate an Nachrepositionen begründet, die einen unnötig hohen Aufwand bedeuten. Eine Nachreposition ist in einem Drittel aller Frakturen notwendig. Dennoch konnte gezeigt werden, dass sowohl primär mit Kirschner-Drähten stabilisierte als auch sekundär erneut reponierte Frakturen gute Endergebnisse aufweisen (v. Laer 1986; Abb. 15.62 a–c). In diesen Fällen sollte das Vorgehen mit den Eltern abgesprochen werden; bei einem Patientenalter über 12 Jahren empfehlen wir die definitive Retention mit Kirschner-Drähten.

An *Osteosynthesen* wird die *perkutane Kirschner-Draht-Spickung* (Shoemaker et al. 1999; Waseem u. Paton 1999; Yung et al. 1998) von radial oder gekreuzt empfohlen. Bei Adoleszenten kann die Plattenosteosynthese ebenfalls zum Einsatz kommen, insbesondere wenn eine geschlossene Reposition keine achsengerechte Stellung aufweist.

Findet sich die Fraktur am *metadiaphysären Übergang* und ist disloziert, so kann die *intramedulläre Nagelung* wie auch die *Kirschner-Draht-Spickung* oder auch die *Platte* Anwendung finden. Das Problem der intramedullären Nagelung ist der immer auftretende Seitversatz bei lateral eingebrachtem Draht (Eintrittspunkt – Nähe zur Frakturhöhe). Der Seitversatz kann im Kindesalter problemlos dem spontanen Remodeling überlassen werden. Die Nagelung ist in dieser Altersklasse gegenüber offenen Verfahren unbedingt vorzuziehen. Bei größeren Kindern sollte der Seitversatz nicht mehr als 1/3 betragen. Daher empfehlen einige Autoren die Einbringung der intramedullären Schiene von dorsal (Dietz et al. 1997).

Der Draht darf bei der dorsalen Einbringung nicht so weit gekürzt werden, dass er an den Sehnen reibt (Riss der Sehne) (Abb. 15.63 a–i, Abb. 15.64 a,b). CAVE

Bei der *Kirschner-Draht-Osteosynthese* muss der Draht sehr steil eingebracht werden. Daher ist dies auch nur bei kleinen Kindern gut möglich. Je älter das Kind ist, desto steiler ist der Winkel. Dies birgt die Gefahr, dass der Draht die Gegenkortikalis nicht perforieren kann.

Bei Adoleszenten ist die *Plattenosteosynthese* anwendbar, da hier eine nahezu anatomische Reposition erreicht werden sollte und die intramedulläre Nagelung wie auch die Kirschner-Draht-Osteosynthese insuffizient sein können. In der eigenen Klinik kommt bei Frakturen am diametaphysären Übergang auch hin und wieder die Nagelung des Radius deszendierend zur Anwendung. Hierbei ist darauf zu achten, dass die Einbringung des Pfriems nur in voller Supination erfolgt, um bei der Umwendbewegung keine Einschränkung zu produzieren. Weiterhin ist streng darauf zu achten, dass nicht zu distal eingegangen wird, wegen der Gefahr einer Läsion des N. radialis.

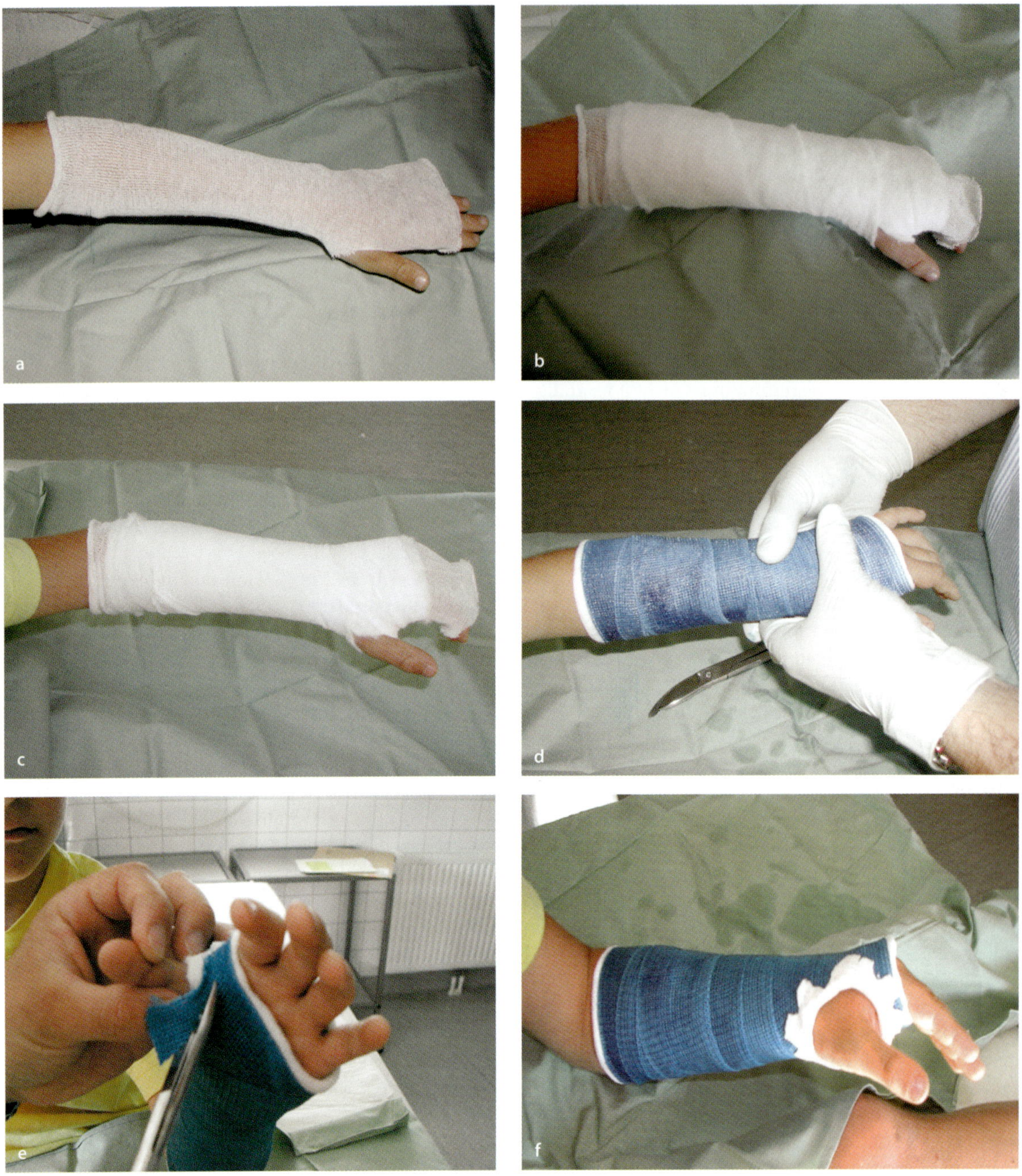

Abb. 15.61 a–f. Gipsanlage am distalen Unterarm. **a** Baumwollstrumpf als Unterlage, da Kinder auf die Watte häufig allergisch reagieren, alternativ kann Papier als erste Lage eingesetzt werden. **b** Eine dünne Lage Watte. Im Gegensatz zu Erwachsenen polstern wir die Kindergipse, da man in diesem Fall nur keilen kann; außerdem wird das Entfernen erleichtert. Wichtig ist dabei darauf zu achten, dass die Watte nicht zu dick aufgelegt wird. **c** Papierlage; diese kann bereits zum Anmodellieren benutzt werden, dabei dürfen keine Falten entstehen. **d** Kunststoffgips: maximal 2 Lagen werden anmodelliert. Es ist darauf zu achten, dass die Finger nicht eingeschnürt werden. **e,f** Freie Beweglichkeit des Daumens als auch der Finger

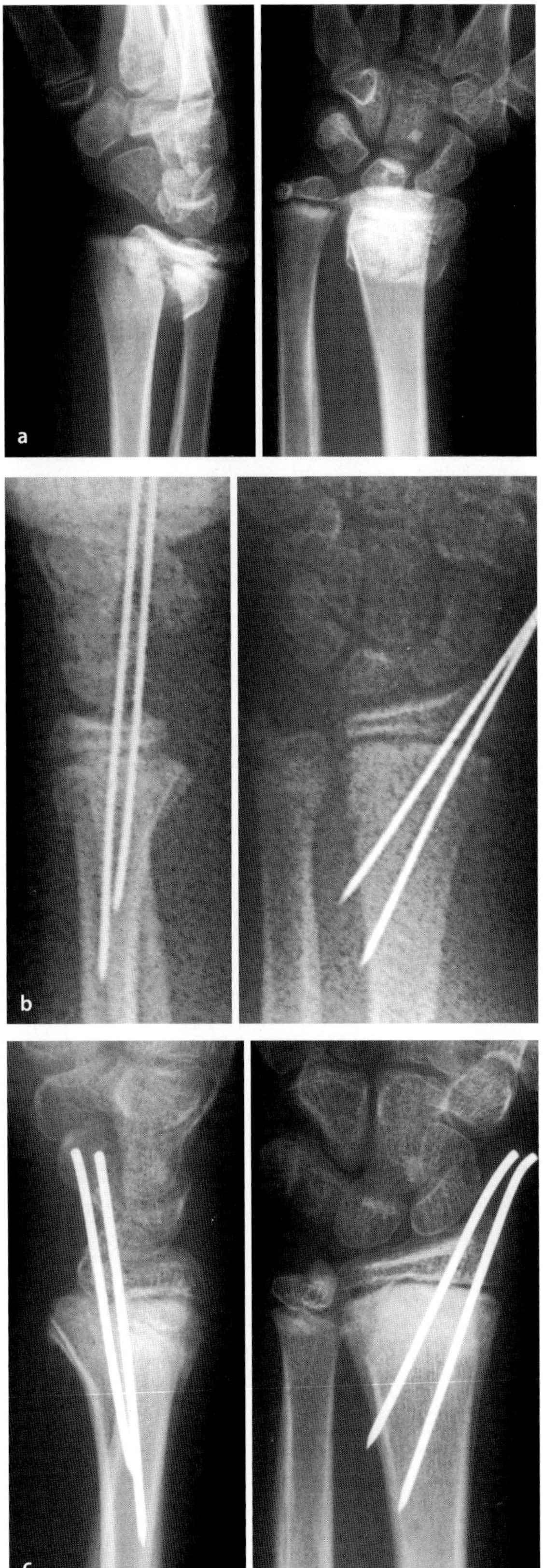

Abb. 15.62 a–c. 13-jährige Junge, der beim Mountainbikefahren verunglückte. **a** Epiphysiolyse mit metaphysärem Keil, die initial disloziert ist. **b** Reposition und primär definitive Versorgung mit Kirschner-Drähten. Diese wurden außerhalb der Haut belassen. Vorteil ist die ambulante Entfernung in dieser Altersgruppe **c** Ausheilungsbild nach 4 Wochen

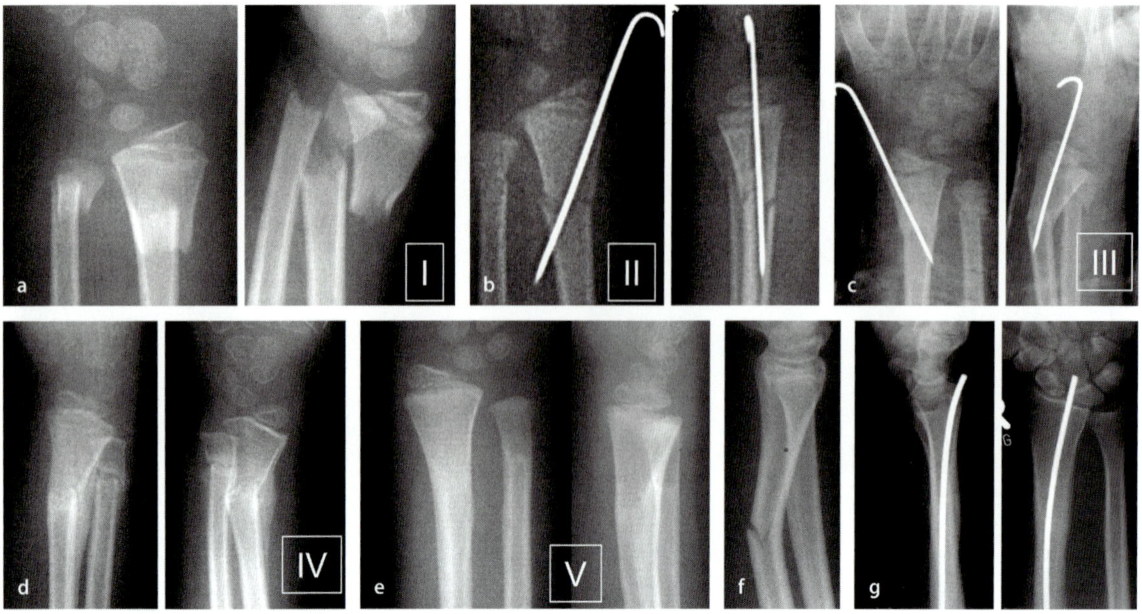

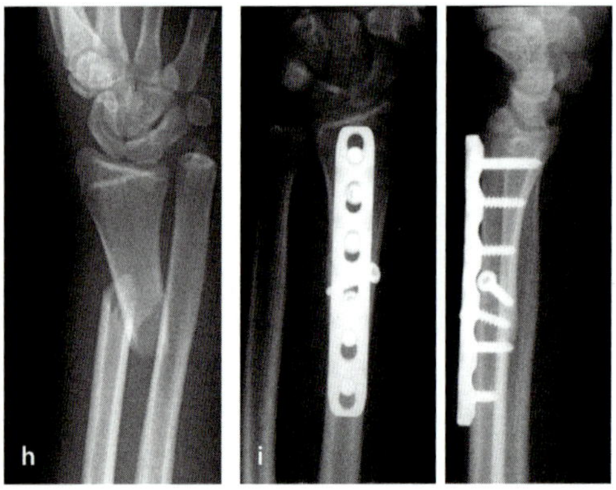

Abb. 15.63 a–i. 7-jähriger Junge, Fahrradunfall. **a** Das Unfallbild zeigt eine Fraktur am metadiaphysären Übergang beider Knochen. **b** Aufgrund der Instabilität wurde die Kirschner-Draht-Osteosynthese zur Stabilisierung gewählt. Das Problem der Kirschner-Draht-Osteosynthese ist das ausreichende Fassen des proximalen Fragments. **c** Sekundäres Abkippen des Fragments bei liegendem Draht. Der Draht wurde daraufhin vorzeitig entfernt. **d** Ausheilungsbild nach 6 Wochen. **e** Remodeling der Achsenfehlstellung nach 6 Monaten. **f,g** Eine Alternative stellt das Einbringen eines intramedullären Drahtes von dorsal dar. Es muss darauf geachtet werden, die Schiene nicht zu sehr zu kürzen, damit die Sehnen nicht irritiert werden. **h,i** Auch die Plattenosteosynthese stellt bei Jugendlichen eine Alternative dar. Der 16-jährige Junge stürzte mit dem Moped. Die Fraktur wurde mit einer Platte operativ stabilisiert

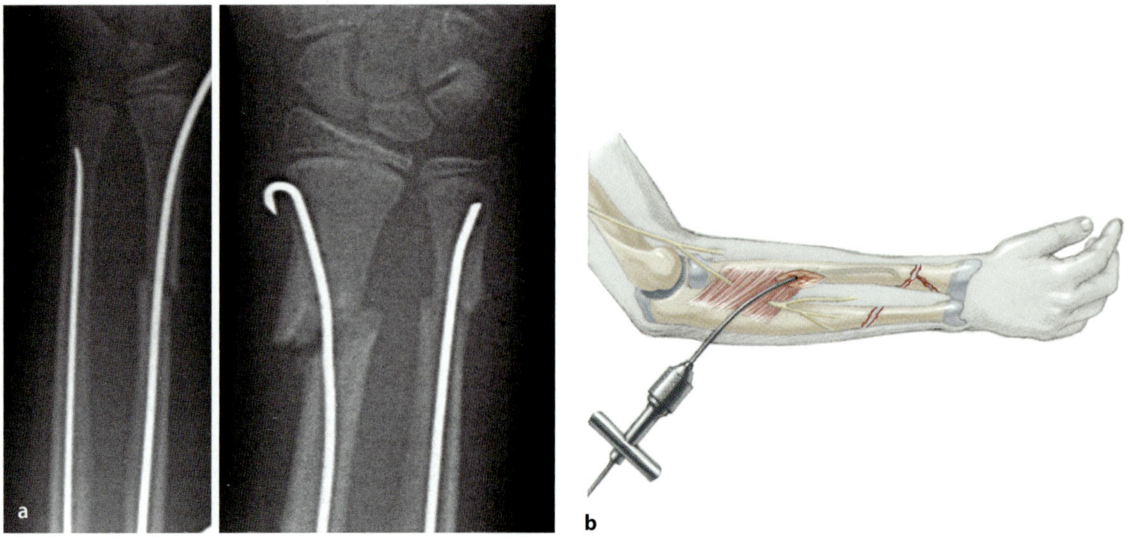

Abb. 15.64. **a** Die Schienung von distal kann bei Frakturen des Übergangs von der Meta- zur Diaphyse problematisch sein. Hier spielt die Distanz zur Fraktur und die Dicke eines Nagels die entscheidende Rolle. **b** Alternativ kann auch die deszendierende Nagelung Anwendung finden, wobei neben der dargestellten Technik auch von dorsal in maximaler Supination der Nagel proximal in Höhe des Eintrittspunkt der Ulna eingebracht werden kann. Cave: vorübergehende Bewegungseinschränkung, Gefahr der Nervenverletzung!

Empfohlene Therapie

Unser Therapiealgorithmus richtet sich nach dem *Alter*, bzw. der *Reife der Fuge*:

- Bei *geschlossenen Fugen* orientieren wir uns bei der Therapieentscheidung an den Kriterien für Erwachsene.
- *Kinder über 12 Jahre* mit abgekippten Frakturen sind primär definitiv zu versorgen und werden daher in Allgemeinanästhesie reponiert. Bei Instabilität werden diese Frakturen entsprechend osteosynthetisch versorgt, insbesondere weil in dieser Altersgruppe die Epiphysenlösungen zunehmen und die Gefahr besteht, im Verlauf eine sekundäre Dislokation zu entwickeln. Repositionen in Analgosedierung haben sich in diese Altersgruppe bei instabilen, verkürzten Frakturen nicht bewährt, da bei insuffizienten Repositionen – durch die geringere Spontankorrektur – ggf. Nachrepostionen notwendig werden.
- Kinder zwischen dem *6. und 12. Lebensjahr* werden in Narkose reponiert, wenn es sich um verkürzte, vollständig dislozierte und instabile Verletzungen handelt. Intraoperativ wird die Stabilität getestet und ggf. eine Kirschner-Draht-Osteosynthese durchgeführt (Abb. 15.65 a–c, Abb. 15.66 a–d). Alle dislozierten abgekippten per se stabilen Frakturen werden in Analgosedierung reponiert. Dabei wird in Kauf genommen, dass bereits initial eine mögliche Spontankorrektur bei der Beurteilung des altersentsprechend akzeptablen Ergebnisses mitintegriert wird (in Absprache mit den Eltern, die über das zumutbare Maß und den Aufwand aufgeklärt wurden).

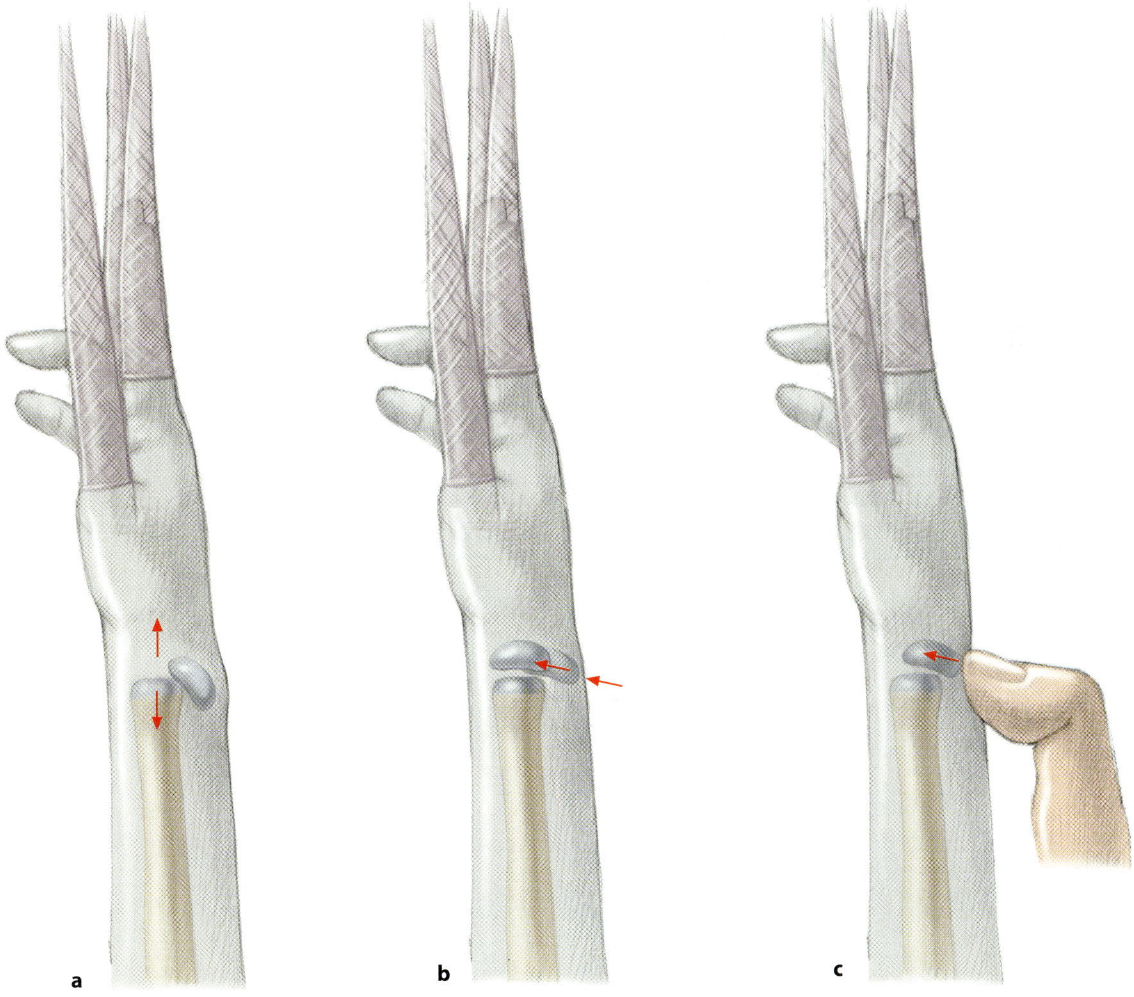

Abb. 15.65 a–c. Repositionstechnik bei Epiphysiolysen. **a** Anlegen des Mädchenfängers unter Zug. Dabei gleicht sich oftmals eine Verkürzungsfehlstellung aus. **b** Theoretisches Vorgehen, Druckrichtung der Reposition. **c** Durch Daumendruck wird die Reposition achsengerecht erreicht

- Dagegen kann bei *Kindern unter dem 6. Lebensjahr* nach durchgeführter Reposition eine konservative Therapie in allen Fällen empfohlen werden, da sich fast alle Fehlstellungen in einem zumutbaren Zeitfenster spontan korrigieren können und damit eine zweite Narkose zur erneuten Metallentfernung entfallen kann.

Altersabhängig ist *Kindern unter dem 4. Lebensjahr* bei notwendiger Reposition diese nur in Vollnarkose zumutbar (Traumabewältigung!; Tabelle 15.7, Tabelle 15.8, Tabelle 15.9, Tabelle 15.10).

! Bis zum 6. Lebensjahr können Achsenfehlstellungen von bis zu 40°, bis zum 12. Lebensjahr bis zu 30°, in der Sagittalebene und entsprechend 10–20° in der Frontalebene problemlos korrigiert werden. Jenseits des 12. Lebensjahres spielt der geschlechtsspezifische Reifezustand der Fugen die größte Rolle. Findet sich das Kind noch nicht im prämaturen Reifezustand, können auch in diesem Alter 20° spontan gut korrigiert werden.

Technik der geschlossenen Reposition

■ **Analgosedierung.** Wenn Frakturen abgekippt und als stabil definiert wurden, so hat es sich bewährt, die Frakturen zunächst im Aushang zu extendieren (hier reponiert sich bereits eine große Anzahl der Achsenfehlstellung von selbst). Die Kinder tolerieren die Extension unter Analgosedierung gut und sind darunter schmerzfrei.

Zusätzlich kann bei älteren Kindern eine *Bruchspaltanästhesie* angewandt werden. Bei entsprechender Verabreichung der Analgosedierung kann ein EMLA®-Pflaster auf der Stelle der Bruchspaltanästhesie aufgelegt werden. Wichtig ist, dem Kind jeden Behandlungsschritt zu erklären. Zusätzlich sollte den Eltern ermöglicht werden, so weit wie möglich bei ihrem Kind bleiben zu können.

Die endgültige Reposition darf erst bei bereits sicher eingetretener Sedierung durchgeführt werden. Die endgültige Stellung kann dann im Aushang durch die entsprechende Reposition oder über den retinierenden Gips erreicht werden; anschließend Anlage eines Unterarmgipses mit Dreipunktabstützung, der gespalten wird (Abb. 15.67 a–f, Abb. 15.68 a–c).

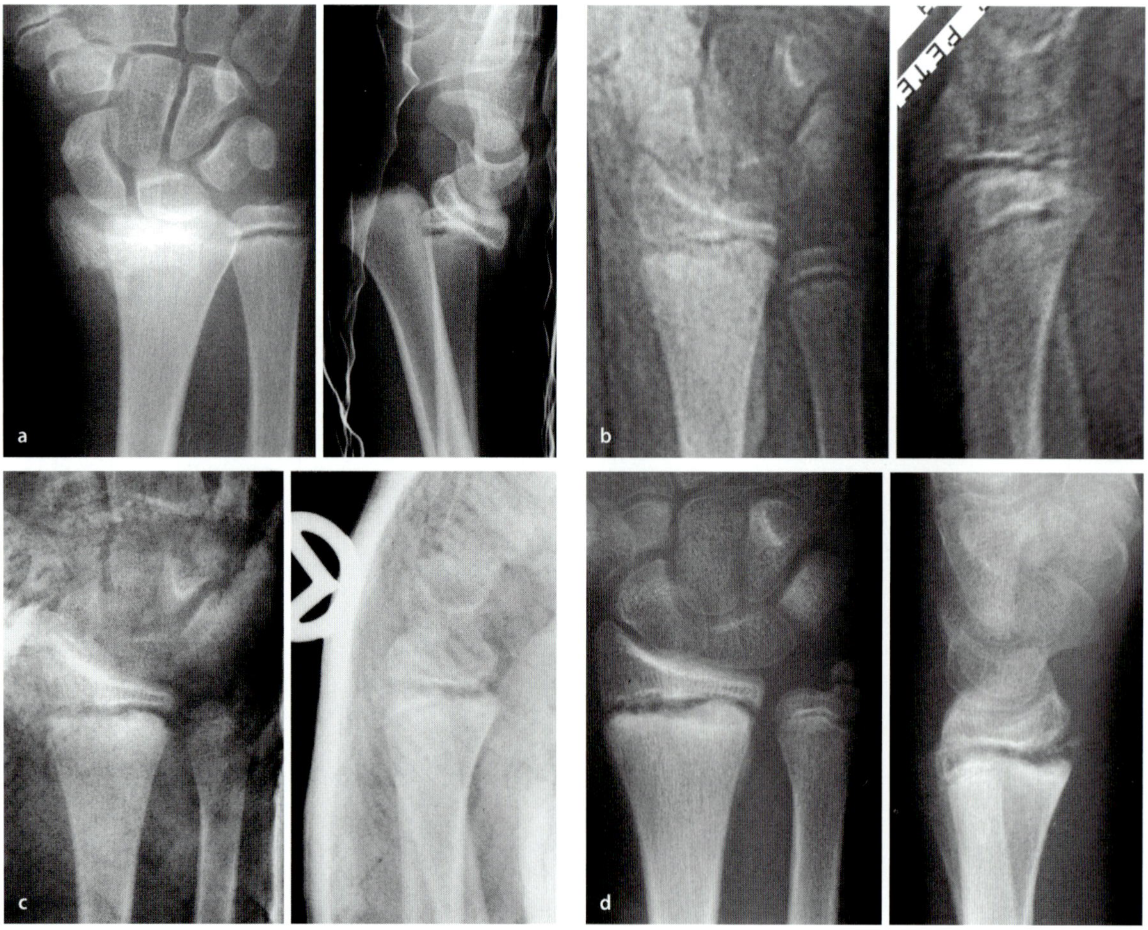

Abb. 15.66 a–d. 14-jähriger Junge, Sturz vom Skateboard. **a** Unfallbild. **b** Geschlossene Reposition, intraoperativ unter Bildwandlerkontrolle zeigt sich, dass bei Durchbewegen sowohl in der Dorsalextension als auch -flexion, die Fraktur stabil bleibt. Es wurde konservativ weiter behandelt. **c** Kontrolle nach einer Woche, unverändert gute Stellung. **d** Ausheilung nach 3,5 Wochen

Tabelle 15.7. Undislozierte metaphysäre Stauchungsfrakturen

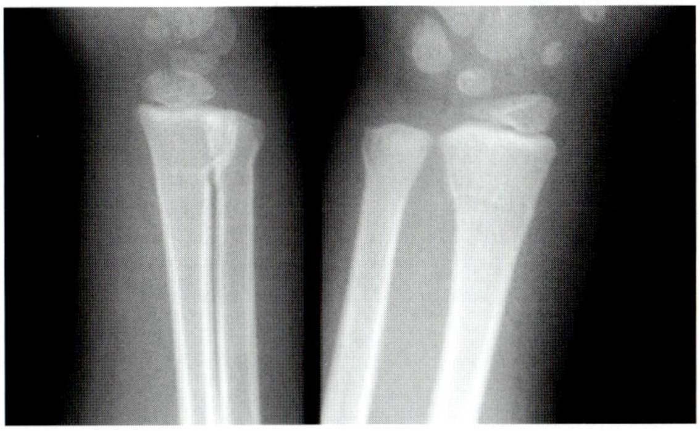

Unfall:	Gipsschiene
7. Tag:	Gipsschluss
14. bis 21. Tag:	Gipsentfernung
	Klinische Kontrolle
	Kein Röntgen notwendig

Tabelle 15.8. Metaphysäre Biegungsfrakturen (undisloziert bzw. mit primär altersentsprechend akzeptablen Achsenfehlstellung)

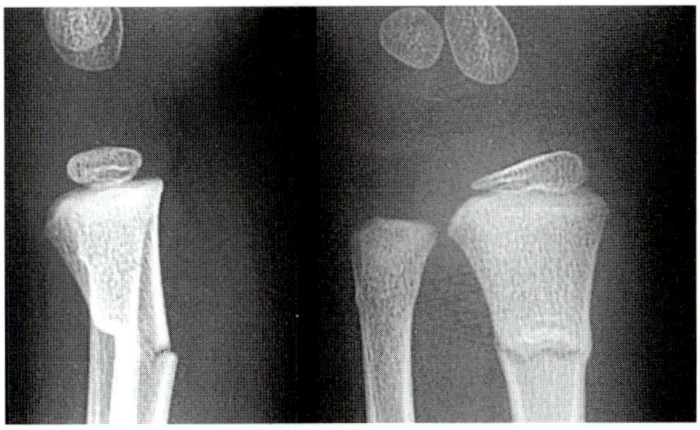

	<10 Lebensjahre	>12 Lebensjahre
	Zwischen 10. bis 12. Lebensjahr entsprechend dem *Knochenalter* und nicht dem biologischen Alter vorgehen!	
Unfall:	Gipsschiene	Gipsschiene
7. Tag:	Gipsschluss	Röntgenkontrolle, Gipsschluss
3. bis 4. Woche:	Gipsentfernung,	Gipsentfernung, Röntgenkontrolle
	Fakultativ Röntgenkontrolle	

Tabelle 15.9. Primär abgekippte stabile Frakturen (Bruch nur eines Knochens, Biegungsfraktur)

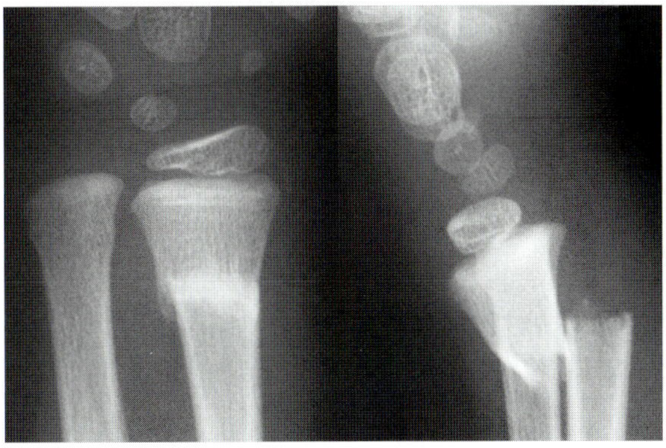

	<10 Lebensjahre	>12 Lebensjahre
	Zwischen 10. bis 12. Lebensjahr entsprechend dem Knochenalter und nicht dem biologischen Alter vorgehen!	
Unfall:	Reposition	Reposition, post repositionem stabil (sonst Vorgehen)
	Gipsschiene	Gipsschiene
7. Tag:	Gipsschluss	Röntgenkontrolle, Gipsschluss
	Keilung, (Reposition), (Röntgenkontrolle)	Röntgenkontrolle, ggf. Reposition + Röntgenkontrolle
14. Tag:	–	(Röntgenkontrolle)
4. Woche:	Gipsentfernung, (Röntgenkontrolle)	Gipsentfernung, Röntgenkontrolle

Tabelle 15.10. Vollständig dislozierte Epiphysiolysen/Frakturen beider Knochen (instabil)

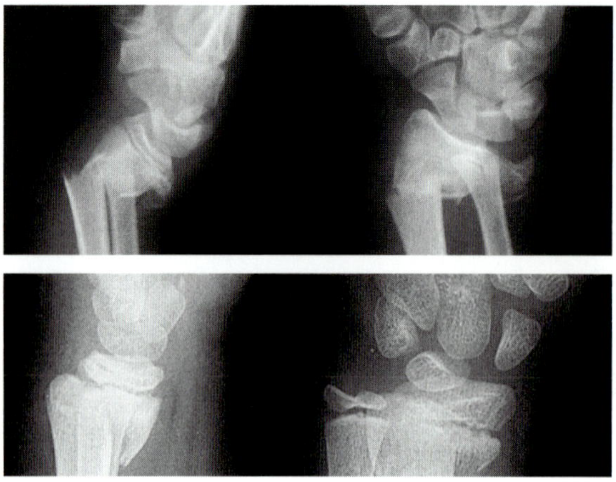

	<10 Lebensjahre	>12 Lebensjahre
	Zwischen 10. bis 12. Lebensjahr entsprechend dem Knochenalter und nicht dem biologischen Alter vorgehen!	
Unfall:	Reposition Ggf. Osteosynthese, Oberarmgipsschiene, Röntgenkontrolle	Reposition Osteosynthese! Oberarmgipsschiene, Röntgenkontrolle
7. Tag:	Gipsschluss, Röntgenkontrolle	Gipsschluss, Röntgenkontrolle
14. Tag:	Fakultativ Röntgenkontrolle	Röntgenkontrolle
4. Woche:	Gipsentfernung, Röntgenkontrolle	Gipsentfernung, Röntgenkontrolle

■ **Allgemeinanästhesie.** Insbesondere verkürzte bzw. vollständig dislozierte Frakturen werden in Narkose reponiert. Die Reposition erfolgt im Aushang oder unter manuellem Zug, wobei zunächst vermehrt dorsal extendiert wird und anschließend unter Zug der entsprechende volare Repositionsdruck auf das distale Fragment erfolgt (Abb. 15.69 a–d). Die Reposition wird hinsichtlich ihrer Stabilität geprüft. Frakturen, die bei der Reposition oft hörbar einrasten, oder stabile Ulnafrakturen, die den Radius schienen müssen oft nicht osteosynthetisch versorgt werden. Bei Instabilität wird der Radius anschließend mit Kirschner-Drähten definitiv stabilisiert.

Absolute Indikation zur Reposition in Allgemeinanästhesie bzw. ggf. zur definitiven Osteosynthese

- Massive Schwellungen
- Ipsilaterale Frakturen des gleichseitigen Arms
- Wiederholte Nachrepositionen
- Vorliegen von schweren Hautverletzungen wie Brandwunden oder ausgedehnten offenen Quetschverletzungen
- Die primär offene Reposition kommt bei offenen Frakturen, irreponierbaren Frakturen und Weichteilkomplikationen wie Kompartement- oder Karpaltunnelsyndrom zum Einsatz
- Nach der Reposition persistierende Pulslosigkeit oder sensomotorische Ausfälle

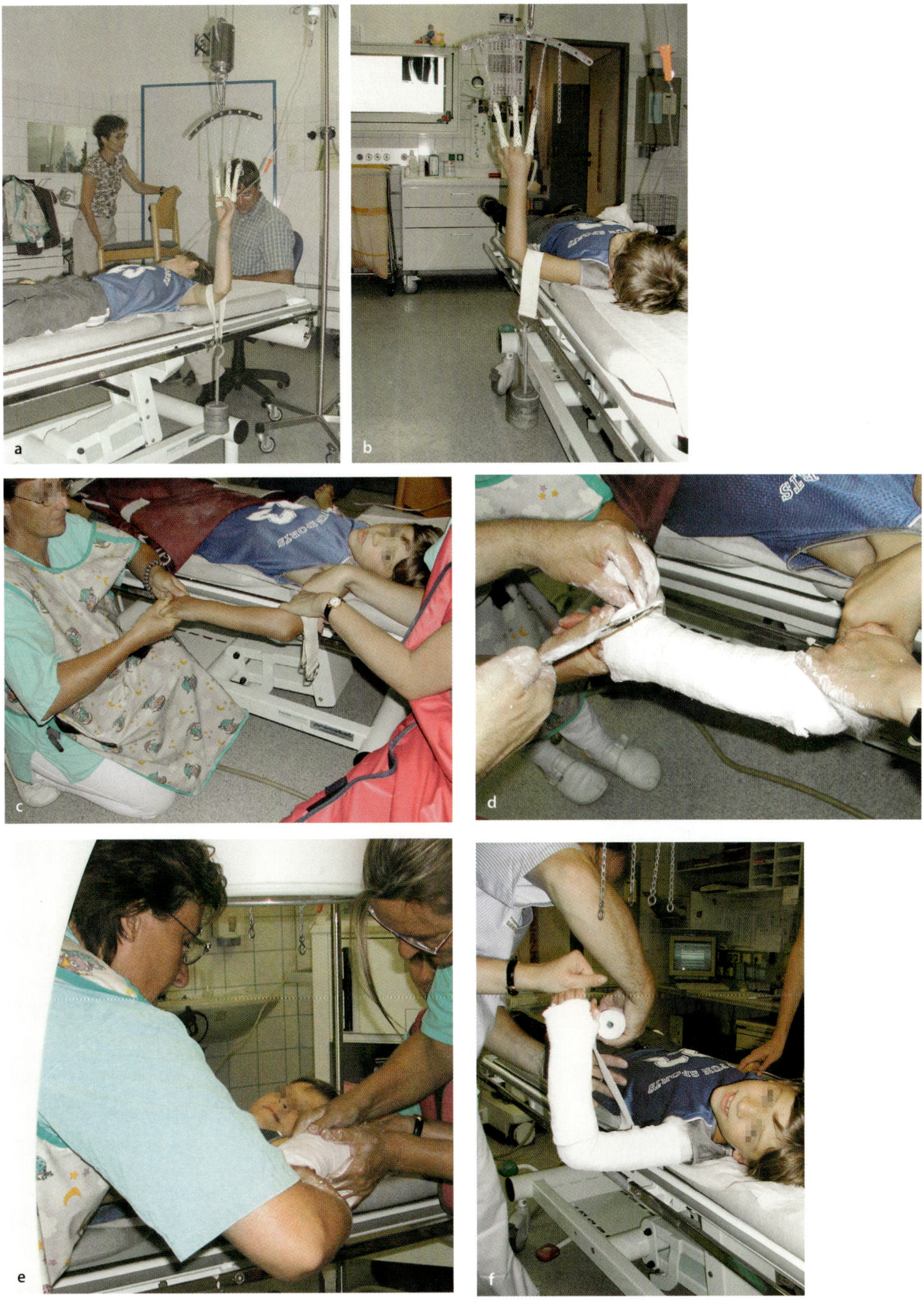

Abb. 15.67. a,b In Analgosedierung Reposition einer abgekippten distalen Radiusfraktur. Bei Eintritt der Analgesie Aushängen im Mädchenfänger, anschließend warten bis die Sedierung suffizient wirkt. Meist hat sich die Achsenfehlstellung bereits spontan deutlich gebessert. **c,d** Anlage des Gipses unter Zug, alternativ im Mädchenfänger. **e,f** Einhalten des Gipses nach Reposition zur Redresssion des Bruches. Verlängerung des Gipses zum gespaltenen Oberarmgips

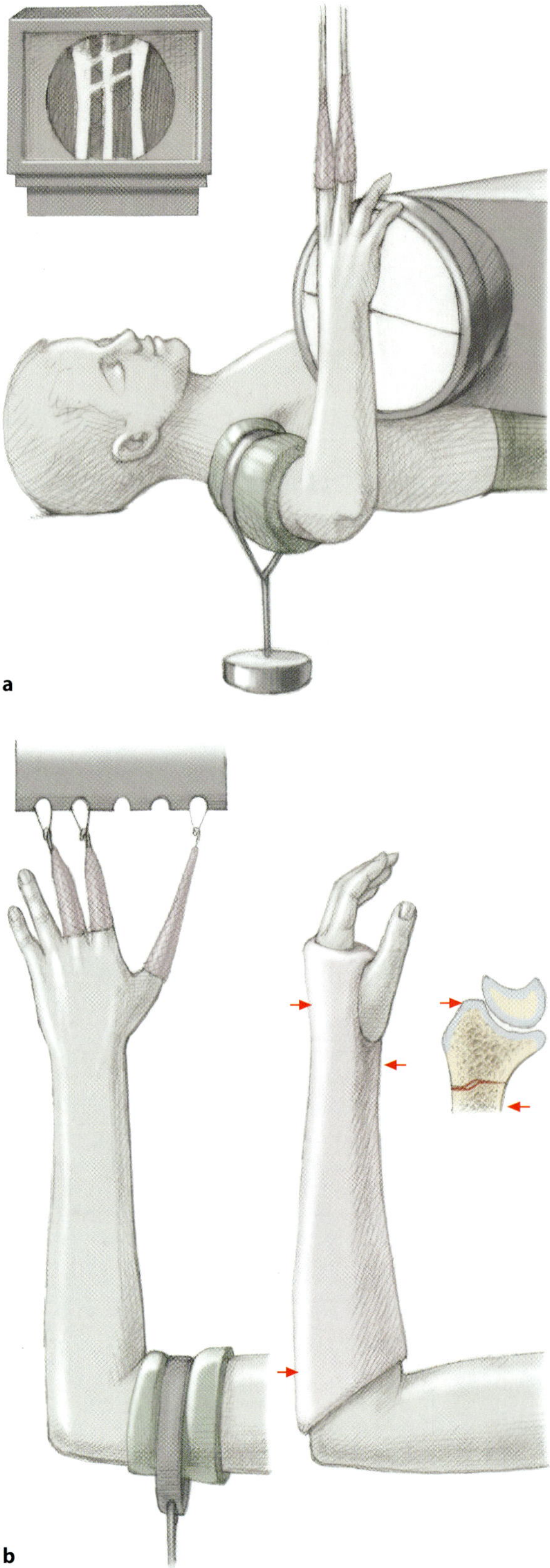

Abb. 15.68. a,b Anlage des Mädchenfängers über dem Daumen und den 2. und 3. Finger. Rechtwinkelstellung, Korrekte Bildwandlereinstellung. **c** Dreipunktabstützung des Gipses zur Redression der Fraktur

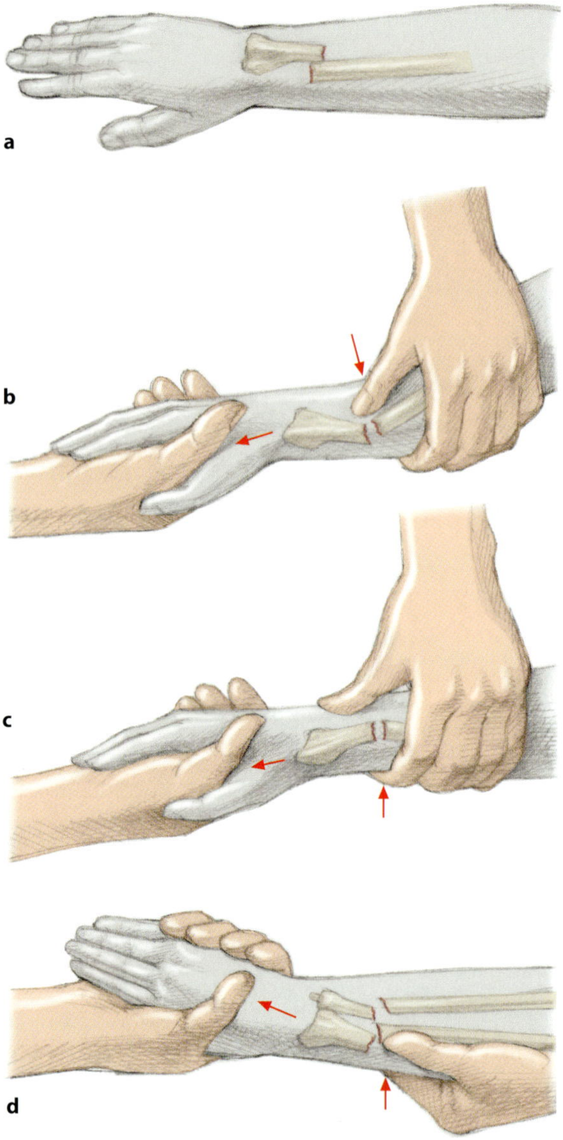

Abb. 15.69. a Bei verkürzten und vollständig dislozierten Frakturen wird das Repositionsmanöver nach Charney angewandt. Zunächst Dorsalextension der Fraktur, um die Fragmente zu mobilisieren. **b** Unter Zug Reponieren der Fraktur, wobei das distale Fragment nach volar eingehalten wird. **c** Neben dem volaren Redressionsdruck wird gleichzeitig eine ulnare Abduktionsstellung bevorzugt, da die Fragmente meist nach radial disloziert sind. **d** Bei der Reposition kann es notwendig werden, verhakte Fragmente zunächst durch Druck in Richtung der Fehlstellung voneinander zu lösen und dann erst die Achsenfehlstellung in der Sagittal- und Frontalebene auszugleichen

Operationstechnik

Kirschner-Draht-Osteosynthese. Bei jüngeren Kindern erfolgt eine *Vollnarkose*, bei älteren Kindern ist auch eine *Plexusanästhesie* möglich.

Die Patienten werden in *Rückenlagerung* gebracht. Manche Ärzte bevorzugen einen *Armtisch*, andere reponieren gerne unter Bildwandlerkontrolle, der dann entsprechend steril abgedeckt werden muss.

Die Kirschner-Draht-Osteosynthese kann wahlweise mit einem oder 2 Drähten durchgeführt werden. Bei Verwendung eines Drahtes wird dieser über den Processus styloideus radii eingebracht. Um eine größtmögliche Stabilität zu erreichen, sollte der Draht die Fraktur in einem möglichst steilen Winkel kreuzen und die Gegenkortikalis sicher fassen. Dies bedeutet in den meisten Fällen einen Zugang über die Epiphyse mit Kreuzung der Fuge (Abb. 15.70 a–d).

! Es ist unbedingt darauf zu achten, dass die Kirschner-Drähte zentral durch die Fuge eingebracht werden, da eine periphere Lage die Durchblutung der Epiphyse in der Ranvier-Zone gefährdet (s. Kap. 2, vgl. Abb. 15.56 b).

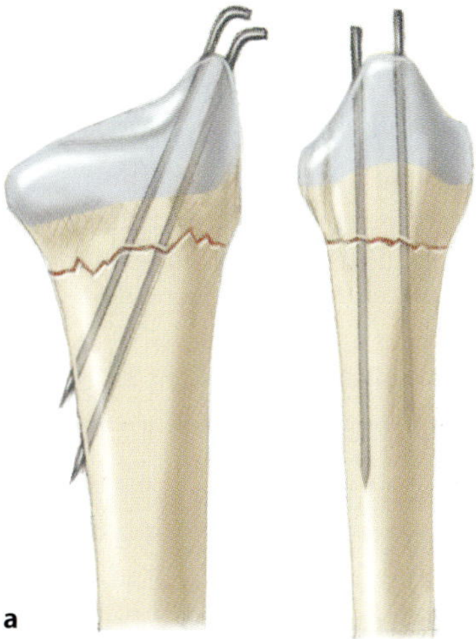
a

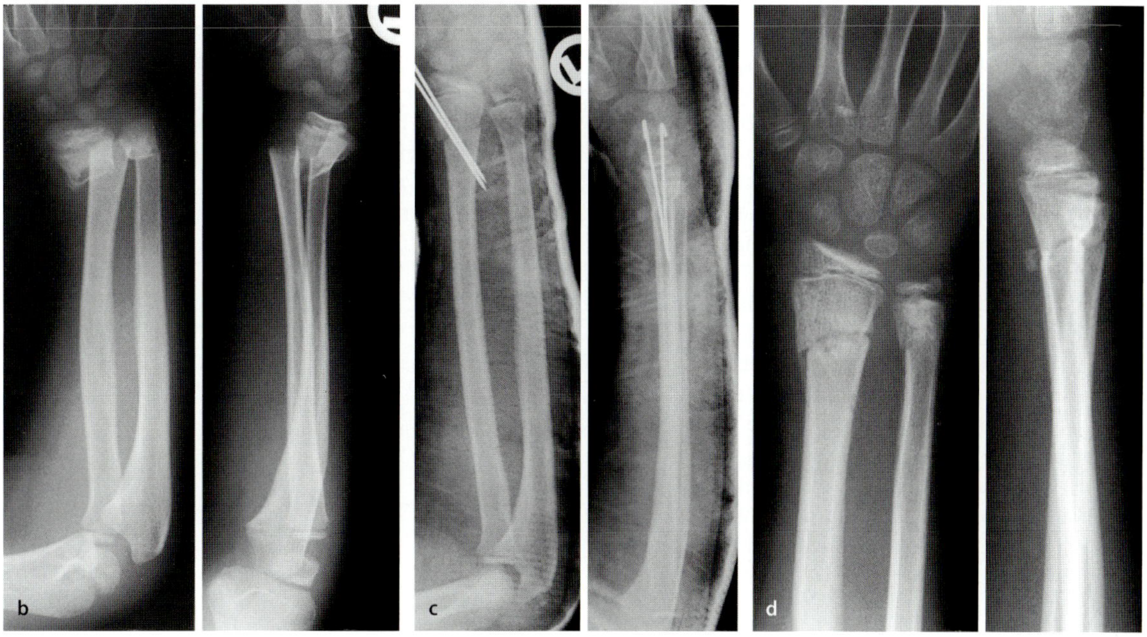

Abb. 15.70 a–d. Technik der Kirschner-Dracht-Osteosynthese. **a** Die Einbringung der Spickdrähte erfolgt über die Epiphyse. Die Drähte sollten immer die Gegenkortikalis fassen und sich nicht in Höhe des Frakturspalts kreuzen. Grundsätzlich reicht die Einbringung eines Drahtes ebenfalls aus. **b–d** Beispiel einer distalen vollständig dislozierten Unterarmfraktur bei einem 14-jährigen Jungen, der sich diese Fraktur bei einem Sturz beim Fußball zuzog. **c** Reposition und Einbringung von 2 Spickdrähten. Postoperatives Ergebnis. **d** Ausheilungsbild nach 4 Wochen

Alternativ kann eine gekreuzte Spickdrahtosteosynthese angewendet werden. Kurz et al. (1982, 1986) versenken die Drähte unter die Haut. Sowohl v. Laer als auch Choi empfehlen, die Drähte perkutan herausstehen zu lassen (Choi et al. 1995; v. Laer 1986).

CAVE Ein steil eingebrachter Draht kann Druckulzera an der Haut verursachen und muss umgebogen werden.

Choi et al. (1995) biegen den Draht nach radial und unterpolstert ihn. Er empfiehlt die anschließende Anlage einer Unterarmgipsschiene. Von Laer legt einen zirkulären Gips mit gipsfreiem Hof an (v. Laer 1986).

Eigene Erfahrungen bestätigen, dass die Infektrate bei herausstehenden Drähten nicht höher als bei perkutan versenkten Drähten ist. Ein Infekt kann durch vorzeitiges Entfernen der Drähte problemlos behandelt werden, ein Therapiewechsel ist aufgrund der kurzen Konsolidationszeiten meist nicht nötig. Diese Methode benötigt einen etwas höheren Pflegeaufwand als versenkte Drähte, bietet aber den Vorteil, diese in Lokalänasthesie entfernen zu können und dem Patienten einen Zweiteingriff in Narkose zu ersparen.

■ **Plattenosteosynthese.** Bei intrartikulären Frakturen, die nur in der Adoleszenz auftreten, werden die Indikationen für die dorsale oder volare Plattenosteosynthese entsprechend den Kriterien im Erwachsenenalter definiert. Bei starker Dislokation nach dorsal wird die *dorsale Platte* angelegt, bei den instabilen B-Frakturen mit schrägem Frakturverlauf und der fehlenden palmaren Abstützung kommt die *volare Platte* zum Einsatz. Handelt es sich dagegen um metaphysäre extraartikuläre Frakturen so bevorzugen wir die volare Plattenosteosynthese. In den letzten Jahren haben sich die winkelstabilen Implatate durchgesetzt und sind zu bevorzugen.

Die Reposition über einen volaren Zugang lässt sich am einfachsten über ein Hypermochlion bewerkstelligen, welches dorsal unter das Handgelenk gelegt wird.

Der Zugang erfolgt zwischen dem M. flexor carpi radialis und der A. radialis. Der M. pronator quadratus wird am Radius abgelöst und Richtung Ulna geschoben. (Bei notwendiger Spaltung des Karpaltunnels ist der Zugang zwischen der Sehne des M. palmaris longus und N. medianus einerseits und der Sehne des M. flexor carpi radialis und der A. radialis anderseits zu wählen.)

CAVE Es ist unbedingt zu vermeiden, die radiokarpalen Bänder zur Darstellung des Gelenks zu durchtrennen, da es entsprechend zu Instabilitäten kommen kann.

Notfalls sollte zunächst das anteriore Gelenkfragment weggehalten werden, um weitere Fragmente reponieren zu können; anschließend wird das anteriore Fragment zurückgeschoben. Zusätzliche Transfixationen mit Kirschner-Drähten sind möglich. Bei der Fixation der Platte gibt es die Möglichkeit, das proximale ovale Loch zu nutzen; dadurch können noch Korrekturen an der Plattenlage vorgenommen werden. Bei den neueren winkelstabilen Platten ist dies bei einigen Fabrikaten nicht mehr möglich. Unter Bildwandler ist die Plattenlage zu kontrollieren und dann entsprechend definitiv zu fixieren (Abb. 15.71 a–d).

Komplikationen

Die meisten distalen Unterarmfrakturen heilen folgenlos aus. Bei Verletzungen mit Beteiligung der Epiphysenfuge können *Wachstumsstörungen* vorkommen. Dieses Risiko ist hoch bei ulnaren Epiphysenverletzungen (Cannata et al. 2003).

Eine *persistierenden Schmerzsymptomatik* im Handgelenk kann auf Begleitverletzungen oder chronische Kompression des ulnokarpalen Diskus im distalen Radioulnargelenk zurückzuführen sein (Zimmermann et al. 2000). Eine MRT zum Ausschluss einer solchen Läsion ist empfehlenswert.

Zu den weiteren Komplikationen zählen belassene Fehlstellungen, die funktionelle Beeinträchtigungen nach sich ziehen.

Nach wie vor existieren nur wenige Studien, in denen dezidiert die Fehlstellung hinsichtlich der Wiedererlangung der Beweglichkeit prospektiv kontrolliert wurde. Nach unserer Erfahrung erholen sich die Bewegungsdefizite unterhalb des 10. Lebensjahres alle gut, da die Überkreuzung beider Knochen proximal der Verletzungshöhe liegt und die Knochen sich spontan gut korrigieren können. Bei älteren Kindern korrigieren sich blockierende Fehlstellungen dagegen nicht immer.

Bei offenen Frakturen ist das Risiko einer *Infektion* erhöht. Des Weiteren können *Refrakturen* und *Wachstumsstörungen* vermehrt nach diesen Verletzungen beobachtet werden.

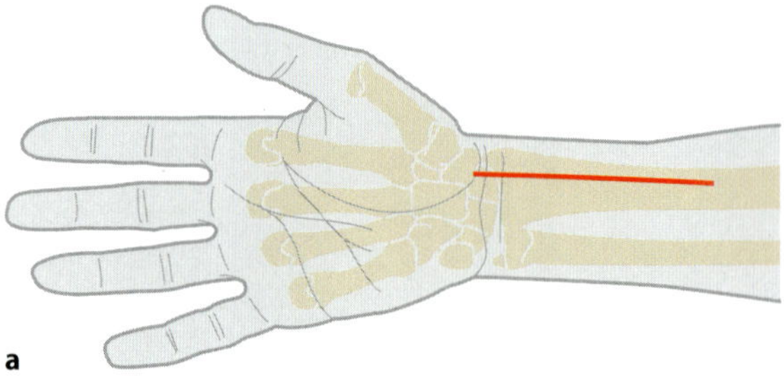

a

Abb. 15.71. a Palmarer Zugang zum distalen Anteil des Radius. Mit Hilfe eines als Rolle geformten Operationstuches kann eine forcierte Dorsalextension durchgeführt werden. Damit kann die Reposition eines abgescherten Fragments erreicht werden. Der Hautschnitt erfolgt ulnar der A. radialis bis zur Handgelenkbeugefalte. **b** Anatomischer Situs mit schematischem Querschnitt des Unterarms im distalen Drittel. Der *rote Pfeil* markiert den Zugangsweg auf den Radius. **c** Nach Spaltung der Sehnenscheide des M. flexor carpi radialis erfolgt die Präparation radial des M. flexor carpi radialis in die Tiefe auf den M. flexor pollicis longus. **d** M. flexor digitorum superficialis und M. flexor pollicis longus werden nach ulnar beiseite gehalten. Der M. pronator quadratus wird entlang der *gestrichelten Linie* mit dem elektrischen Messer vom Radius abgelöst, der direkt darunter gelegen ist

Abb. 15.71b–d

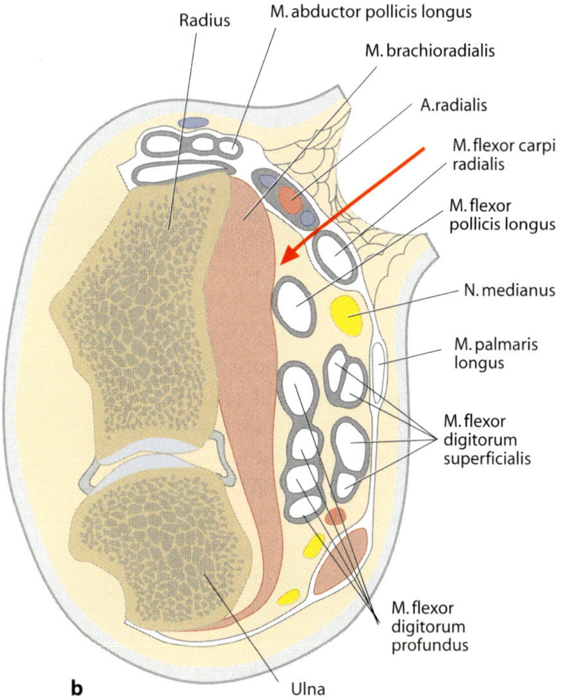

b

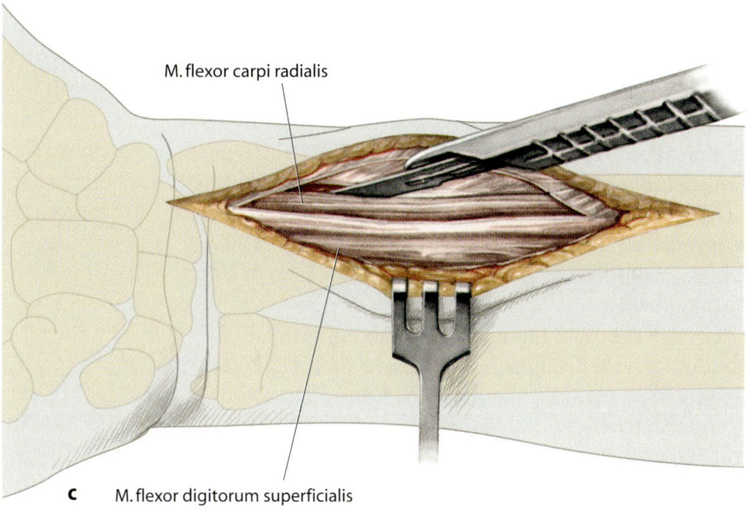

c

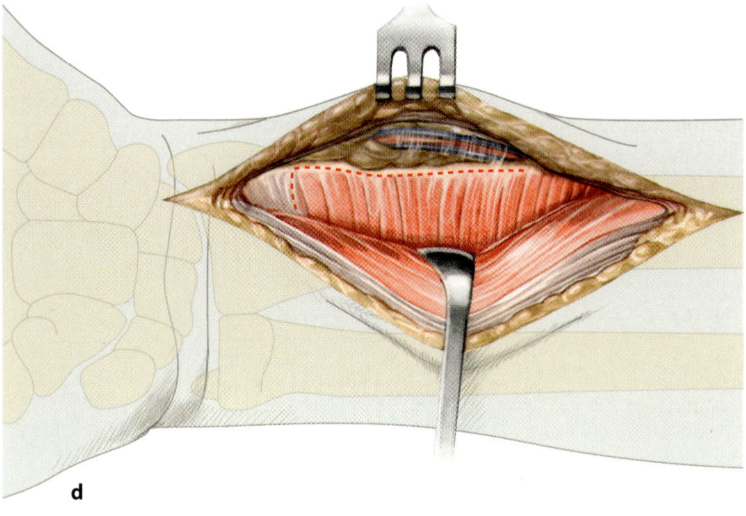

d

Nachbehandlung

Klinisch

Ungeachtet der Position der Ruhigstellung und der Frakturtypen empfehlen die meisten Autoren einen *Oberarmgips*. Erst Chess et al. (1994) konnten in ihrer Studie zeigen, dass ein adäquat angelegter *Unterarmgips* ebenso effektiv ist.

! Wir empfehlen, instabile Frakturen im Oberarmgips ruhig zu stellen. Stabile Frakturen sind im geschlossenen Unterarmgips ausreichend versorgt.

Die Frakturheilung ist bei Kindern bis zum 5. Lebensjahr innerhalb von 2 bis maximal 3 Wochen abgeschlossen. Bei Kindern zwischen dem 5. und 10. Lebensjahr ist die Frakturheilung nach 3 bis maximal 4 Wochen beendet. Eine Ruhigstellung über 4 Wochen ist aber auch bei Kindern über dem 10. Lebensjahr selten notwendig.

Nach Gipsabnahme erfolgt die *spontane Mobilisation* durch die Patienten selbst. Eine physiotherapeutische Behandlung ist nicht notwendig. Die *Metallentfernung* der Kirschner-Drähte erfolgt mit Konsolidation der Fraktur. Volare Platten werden bei noch offenen Fugen nach 4 Monaten entfernt, bei geschlossenen Fugen sollten sie mindestens 6–9 Monate belassen werden.

Radiologisch

Nach Gipsabnahme wird die Konsolidation bei allen konservativ behandelten Patienten mit stabilen Frakturen klinisch überprüft. Auch sonographische Abschlusskontrollen können durchgeführt werden.

Bei allen reponierten Frakturen oder belassenen Fehlstellungen sowie bei operativ versorgten Frakturen ist der Heilungsprozess klinisch und radiologisch zu kontrollieren (Green et al. 1998).

Nachkontrollen

Nach Bewegungsaufnahme bei unkompliziertem Behandlungsverlauf erfolgen in unserer Klinik keine routinemäßigen Funktionskontrollen. Kontrollen werden bei entsprechender Indikation ansonsten in 2- bis 4-wöchigen Abständen bis zur freien Funktion durchgeführt. Die sportliche Belastung kann der Patient bei freier Beweglichkeit oder auch nach seinem Ermessen entsprechend wieder aufnehmen. Mit Erreichen der freien Beweglichkeit sowie nach sportlicher Belastung kann die Behandlung beendet werden. Wurde eine Achsabweichung belassen, so wird diese in halbjährlichen Abständen klinisch, wenn nötig nachkontrolliert. Bei Erreichen der freien Funktion und dem Verschwinden der klinisch sichtbaren Deformität kann die Behandlung ebenfalls beendet werden.

Kontrollen zum Ausschluss von Wachstumsstörungen durch vorzeitigen Epiphysenfugenverschluss sind aufgrund ihrer Seltenheit nicht angezeigt. Im Falle einer Wachstumsstörung stellt sich der Patient meist wegen Beschwerden oder der zunehmenden sichtbaren Deformierung erneut vor. Am häufigsten klagen diese Patienten bei meist bestehender Radialduktion über eine schmerzhafte Ulnarabduktion bei entsprechend verkürztem Radius. Dieses Impingement hindert die jungen Patienten in ihrer sportlichen oder auch musikalischen Aktivität (Abb. 15.72 a–d).

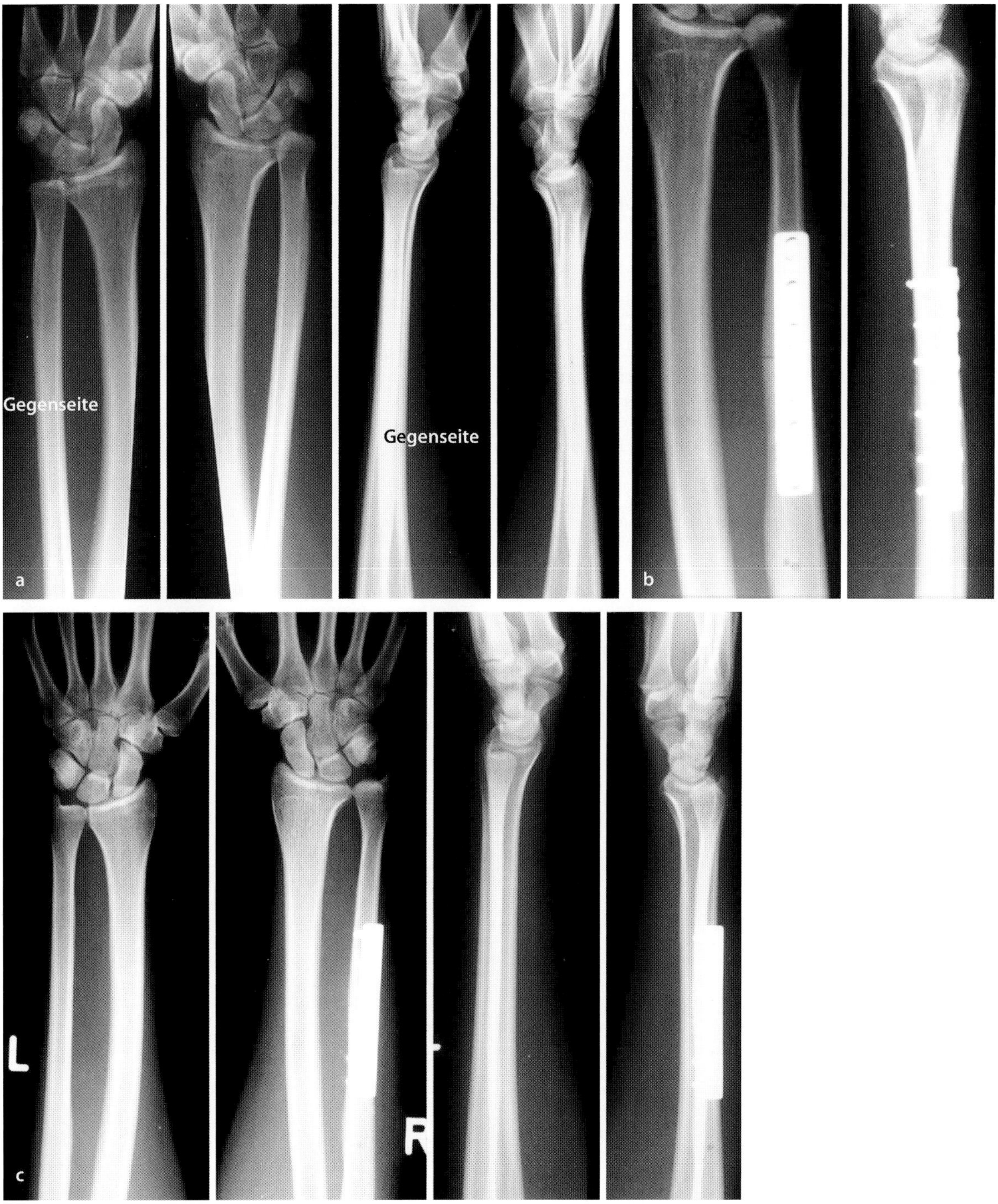

Abb. 15.72. **a** Bei erlittener Wachstumsstörung nach distaler Radiusfraktur klagte das 16-jährige Mädchen über eine Impingementsymptomatik am Handgelenk. **b** Es wurde eine Verkürzungsosteotomie der Ulna mit einer Platte durchgeführt. **c** Ausheilungsbild nach 4 Wochen

15.3.1 Epiphysäre Frakturen des distalen Radius

Epiphysenfrakturen am distalen Radius sind Raritäten. Die Häufigkeit liegt weit unter einem Prozent. Der Unfallmechanismus entspricht wahrscheinlich dem der metaphysären Frakturen.

Zur Wachstumprognose s. oben unter distale metaphysäre Frakturen.

Klassifikation

Entsprechend den epiphysären Frakturen können diese am distalen Radius zum einen in

- reine epiphysäre Frakturen (Salter-Harris III) oder
- epimetaphysären Läsione (Salter-Harris IV)

differenziert werden. Zusätzlich sind *Übergangsfrakturen* beschrieben worden. Bei geschlossenen Fugen kommt die AO-Klassifikation der distalen Radiusfraktur zur Anwendung (Abb. 15.73 a–d).

Diagnostik

Die Diagnose wird durch die *radiologische Darstellung* des distalen Unterarms unter Einschluss des Handgelenks in der a.-p.- und der seitlichen Aufnahme gestellt.

In einigen wenigen Fällen, bei denen es zu osteochondralen Frakturen oder intraartikulären physären Verletzungen kommt, kann eine CT zur Diagnosesicherung und zur Lage der Fragmente weitere Hinweise geben.

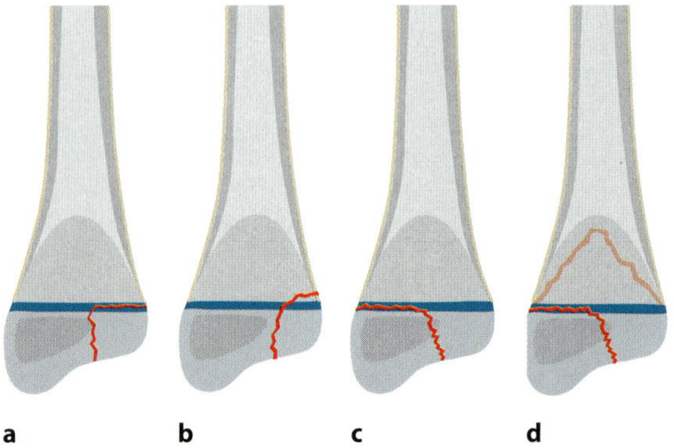

Abb. 15.73 a–d. Klassifikation der epiphysären Verletzungen des distalen Radius. **a** Epiphysenfraktur mit epiphysärem Anteil (Salter-Harris III). **b** Epiphysenfraktur mit metaepiphysärem Teil (Salter-Harris IV). **c,d** Übergangsfraktur mit verschiedenen Keilen

Therapie

Das Therapieziel einer solchen Verletzung ist die *Rekonstruktion der ursprünglichen Gelenkanatomie.* Es soll sowohl eine funktionelle als auch eine kosmetische Fehlstellung verhindert, aber auch das Risiko einer präarthrotischen Deformität verkleinert werden.

Da es sich um Gelenkverletzungen handelt, sind offene Reposition und eine Fixation bei Dislokationen oder Distraktionen über 2 mm des Gelenkspaltes und bei Stufenbildungen im Gelenk angezeigt.

Die Retention der operierten Frakturen kann angesichts der geringen Größe der Knochen im Kindesalter mit kleinen Schrauben und dünnen Kirschner-Drähten erfolgen. Mögliche Wachstumsstörungen sind durch eine Operation bei noch offenen Fugen nicht sicher zu verhindern.

Handelt es sich um Patienten mit geschlossenen Fugen, so kommen die winkelstabilen Implantate bei volarem Zugang am häufigsten zum Einsatz (Abb. 15.74 a–f).

Nachbehandlung

Die Nachbehandlung erfolgt mit einer *Unterarmschiene* bis zur Wundheilung. Konnte eine bewegungsstabile Situation erreicht werden (Platte), kann funktionell weiter behandelt werden. Liegt eine adaptierende Osteosynthese (Schrauben, Kirschner-Drähte) vor, so wird der Unterarm für insgesamt 4 Wochen ruhiggestellt. Entsprechend der Wahl der Implantate erfolgt die Metallentfernung.

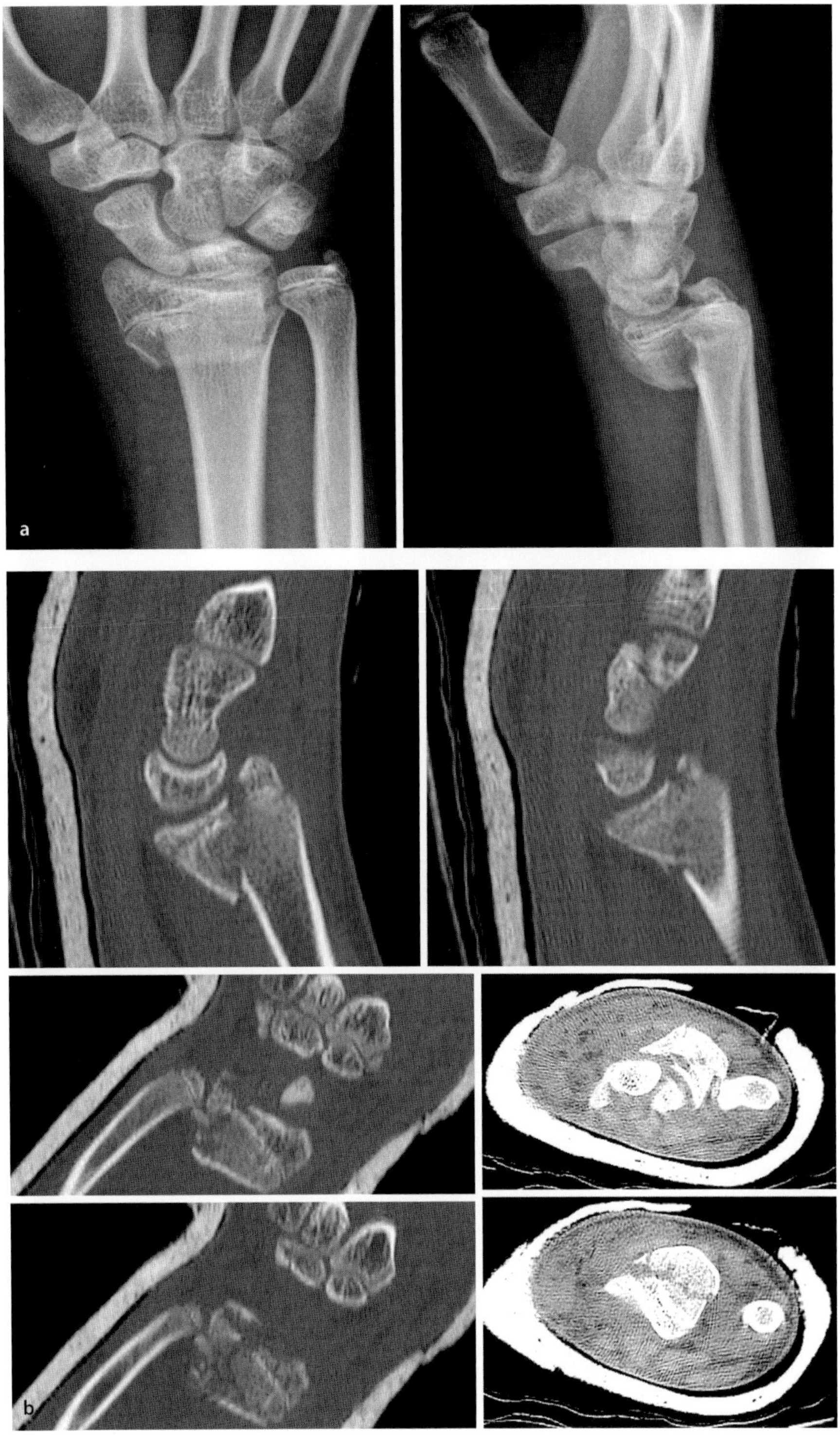

Abb. 15.74 a–d. 15-jähriger Junge verunfallte beim Skaten. **a** Unfallbild einer intraartikulären Faktur (Übergangsfraktur). **b** Die CT zeigt eine Stufe sowie neben einem volaren Fragment ein zusätzliches ulnares Fragment (metaepiphysär)

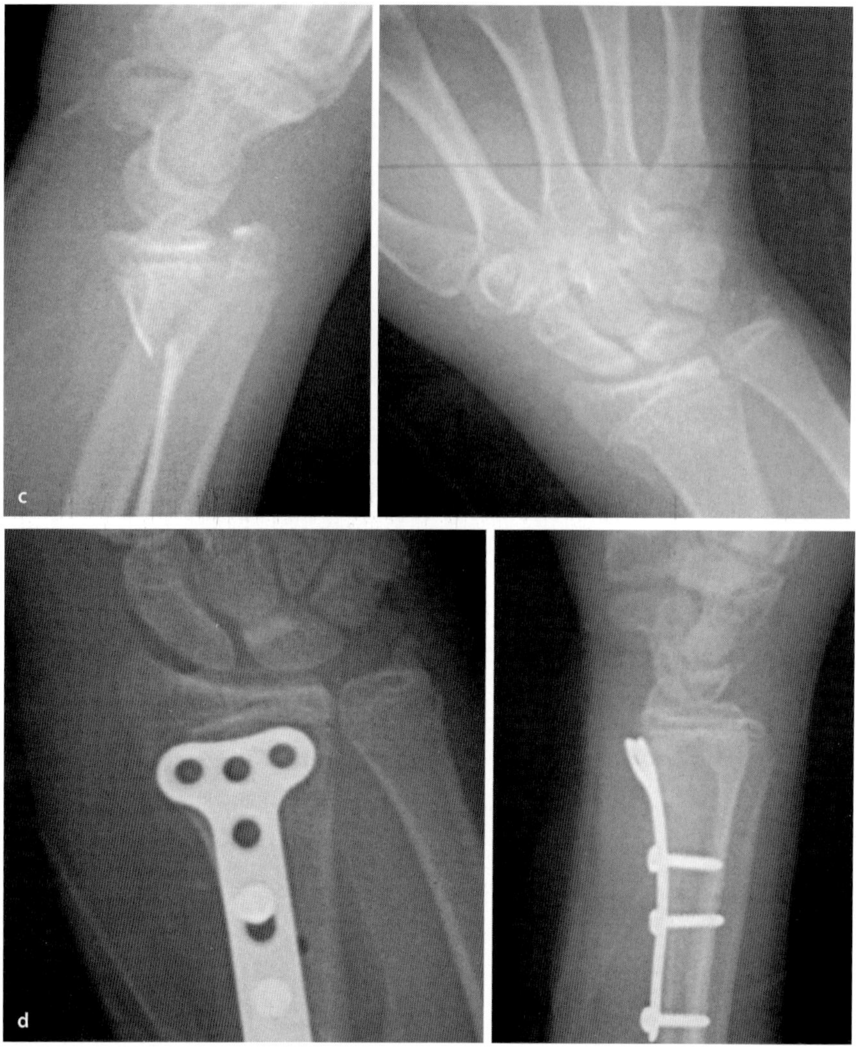

Abb. 15.74 a–f. 15-jähriger Junge verunfallte beim Skaten. **c** Intraoperative Röntgenaufnahme vor der Versorgung (instabile Verletzung). **d** Versorgung mit volarer Platte entsprechend den Kautelen der Erwachsenenversorgung

15.3.2
Physäre Verletzungen der distalen Ulna

Die in nur 5% aller physären Frakturen vorkommende *isolierte distale Fraktur der Ulna* ist mit einer hohen Komplikationsrate vergesellschaftet. Die Darstellung der Altersverteilung weist einen geschlechtsunspezifischen Gipfel um das 11. Lebensjahr auf. Es wird die *transepiphysäre Verletzung* von der *intraepiphysären Läsion* abgegrenzt. Für die diagnostische Sicherung der Wachstumsfugenverletzung im Bereich der distalen Ulna werden Röntgenaufnahmen in 2 Ebenen angefertigt.

Therapie

Transepiphysäre Frakturen werden im Rahmen der konservativen Therapie geschlossen reponiert. Intraepiphysäre Frakturen des ulnaren Styloids liegen in 33% der Fälle als Begleitverletzungen einer distalen Radiusfraktur vor. In diesen Fällen wird der Radius zuerst reponiert. Die Therapie der Ulna ist sekundär und häufig nicht separat notwendig, da sie während der Reposition des Radius spontan mitreponiert wird.

Kann eine geschlossene Reposition aufgrund von interponierten Weichteilen nicht erfolgreich durchgeführt werden, so ist, ebenso wie bei Frakturinstabilität, ein operatives Vorgehen zu wählen. Primär offene Frakturen bedeuten eine absolute Operationsindikation.

Die Nachbehandlung erfolgt entsprechend den distalen Radiusfrakturen.

Komplikation

In der Literatur wird betont, dass diese Verletzung mit einer hohen Rate an *Pseudarthrosen* einhergeht. Diese brauchen in den meisten Fällen nicht behandelt zu werden, da sie fast immer assymptomatisch bleiben. Gelegentlich kann die Exzision des Fragments ratsam sein, um Schmerzen und Funktionseinschränkungen zu verhindern.

15.4
Monteggia-Läsionen

S. Altermatt

Der Mailänder Giovanni Monteggia hat 1814 zwei Patienten mit einer Fraktur der Ulna im proximalen Drittel und Luxation des Radiusköpfchens beschrieben. Noch im 19. Jahrhundert wurde erkannt, dass die Luxation des Radius bei Frakturen der Ulna unterschiedliche Richtungen aufweisen kann (Cooper 1826). Der Begriff *Monteggia-Läsion* wurde von Bado (1967) geprägt. Die von ihm eingeführte Klassifikation hat sich durchgesetzt und wird auch heute noch verwendet.

> Die Monteggia-Verletzung ist definiert ist als eine Fraktur der Ulna mit begleitender Radiusköpfchenluxation.

Neben den klassischen diaphysären Ulnafrakturen kommen auch proximale intra- oder extraartikuläre Schräg- und Querfrakturen mit begleitender Radiusköpfchenluxation vor. Eine ähnliche Verletzungsform, nämlich die Fraktur der Ulna mit begleitender Radiushals- oder -köpfchenfraktur wird als Monteggia-äquivalente Verletzung bezeichnet.

Ursache und Häufigkeit

Monteggia-Verletzungen sind insgesamt selten, sie kommen bei Kindern – hier etwa 1,4% aller Frakturen (Vinz 1989) – und Erwachsenen vor. Allerdings unterscheiden sich die Formen, der Unfallmechanismus und die Prognose wesentlich. Beim Erwachsenen scheint es sich um eine durch direkte Krafteinwirkung entstandene Läsion zu handeln (Reckling 1982), deren Prognose bezüglich der Funktion ungünstig ist.

Beim Kind werden verschiedene *indirekte Mechanismen* diskutiert. Evans (1949) postulierte, dass die *ventrale Luxation* durch einen Hyperextensions-Pronations-Mechanismus bei einem Sturz auf den ausgestreckten Arm entsteht. Bei diesem Mechanismus bricht zuerst die Ulna, und der Radius wird durch die Kraftumverteilung herausgehebelt. Tompkins (1971) verwarf diese Theorie, er vertrat die Ansicht, dass bei der Hyperextension im Ellbogen die Kontraktion des M. biceps den proximalen Radius luxiert und erst dann, durch die Überlastung, die Ulna bricht. Diese Theorie wird gestützt durch die Beobachtung, dass das Radiusköpfchen nach der Reposition durch Flexion des Ellbogens stabilisiert wird.

Nach Ansicht von Penrose (1951) ist ein Sturz mit angewinkelten Ellbogen die Ursache für eine Luxation des Radius nach dorsal.

Die Mechanismen, welche zur *lateralen Luxation* des Radius führen, sind unklar. Es werden Hyperextension und Supination (Wright 1963) gegen Angulation und Rotation (Mullick 1977) gegen forcierte Supination (Bado 1967) abgewogen.

Der Sturz auf den ausgestreckten Arm führt neben der Monteggia-Läsion nicht selten zusätzlich zu einer distalen Radiusstauchungsfraktur ipsilateral oder, wenn der Sturz mit beiden Armen abgefangen wird, auch kontralateral.

Wachstumsstörungen

Um die Prognose abschätzen zu können, müssen grundsätzlich 3 Situationen unterschieden werden.

1. Die *primär erkannte Monteggia-Läsion*, die adäquat versorgt wird. Diese hat insgesamt, fast unabhängig vom Typ bezüglich Funktion und weiterem Wachstum eine gute Prognose (Givon et al. 1997; Wilkins 2002).
2. Die *verpassten Montegia-Läsionen*, die erst nach Abheilen der Ulnafraktur erkannt werden. Diese fallen meist durch eine Einschränkung der Beweglichkeit und Schmerzen auf. Die Ulna ist fast immer in einer Achsenfehlstellung konsolidiert. Die Folge ist, dass das Wachstum der Unterarmknochen, bedingt durch die unzureichende Kraftübertragung zwischen Ulna und Radius, nicht mehr symmetrisch ist. Dabei könnte der Radius »entfesselt« wachsen, aber wahrscheinlich bleibt die Ulna im Wachstum zurück (Angermann et al. 2000; Rossack 1970; Schulitz 1975). Eine Erklärung dafür könnte sein, dass im Bereich des distalen Radioulnargelenks das Längenwachstum stattfindet, und somit der Wachstumsdruck des Radius fehlt. Bei diesen veralteten Verletzungen ist der therapeutische Aufwand entsprechend größer, da eine Ulnaosteotomie mit Korrektur der Achse und der Länge durchgeführt werden muss, um diese Imbalance zu beseitigen. Bei idealer Versorgung ist aber die Prognose insgesamt recht gut. Ist das System des Unterarms wiederhergestellt, kann auch eine Remodellierung und Achskorrektur der Ulna wieder stattfinden. Nahe am Wachstumsabschluss ist die Remodellierung nicht mehr möglich und es persistieren eher Bewegungseinschränkung. Gleichzeitig steigt und auch die Gefahr einer Reluxation.
3. Ungünstig ist die Prognose in der dritten Gruppe, der *Monteggia-äquivalenten Läsion*. Durch die Verletzung im Bereich des Radiushalses oder -köpfchens kann es zu Nekrose oder Hypertrophie des Radiusköpfchens kommen, sowie zu einer radioulnaren Synostose (s. Abschn. 5.1.1).

Chirurgische Anatomie

Der Radius wird bei Pro- und Supination durch verschiedene Strukturen im proximalen Radioulnargelenk gehalten (Abb. 15.75 a,b):

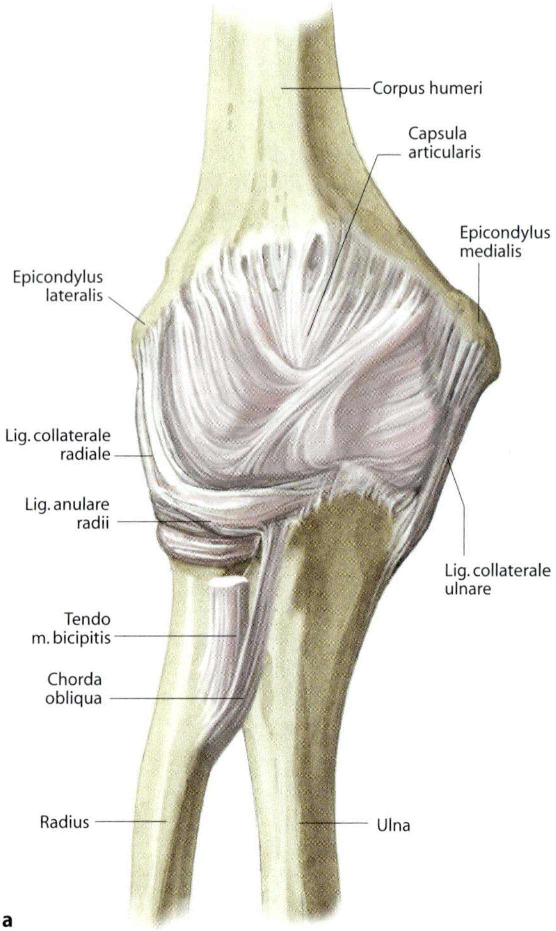

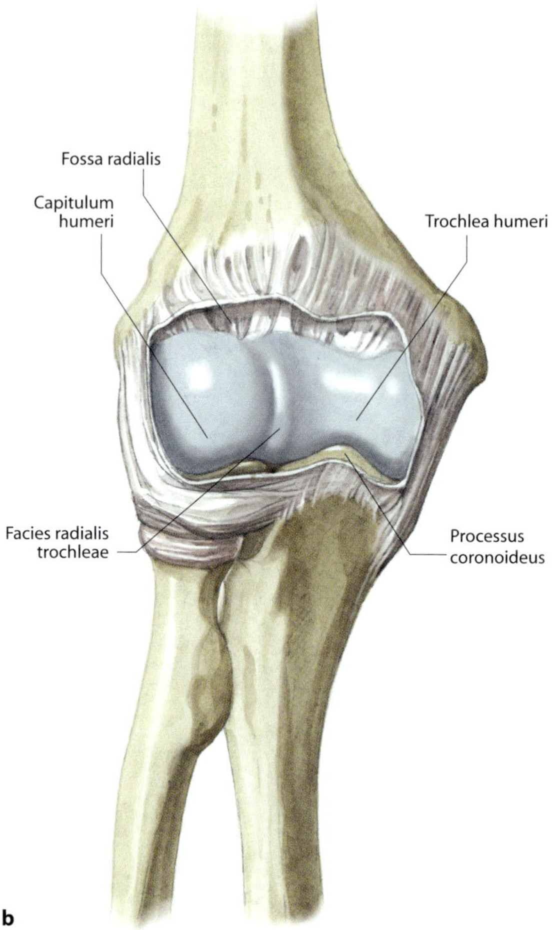

Abb. 15.75 a,b. Ellogengelenk von ventral

- die Gelenkkapsel des Ellbogengelenks, die distal in das Lig. anulare übergeht; dieses Ligament setzt ventral und dorsal an der Incisura radialis der Ulna an und umschließt das Radiusköpfchen,
- das Lig. quadratum zwischen Radiushals und distalem Rand der Incisura radialis,
- die Chorda obliqua der Membrana interossea; diese ist in Pronation lax und gespannt in Supination,
- das Lig. collaterale radiale zwischen Epicondylus radialis und Lig. anulare.

Eine im Zusammenhang mit der Monteggia-Läsion wichtige Struktur ist die Arkade des M. Supinator (Frohse). Diese Arkade beginnt an der lateralen Begrenzung des Epicondylus radialis und endet an der medialen Begrenzung des Epicondylus radialis (Abb. 15.76). Durch sie tritt der R. profundus des N. radialis (N. interosseus posterior) und kann bei einer Luxation des Radiusköpfchens nach lateral komprimiert werden (Spinner et al. 1968).

Klassifikation

Die Klassifikation entsprechend der Luxation des Radiusköpfchens, wie sie von Bado (1967) vorgeschlagen wurde, ist klinisch relevant, weil daraus die korrekte Reposition und Fixation abgeleitet werden kann. Es werden vier Monteggia-Frakturen und 2 Monteggia-Äquivalent-Läsionen unterschieden.

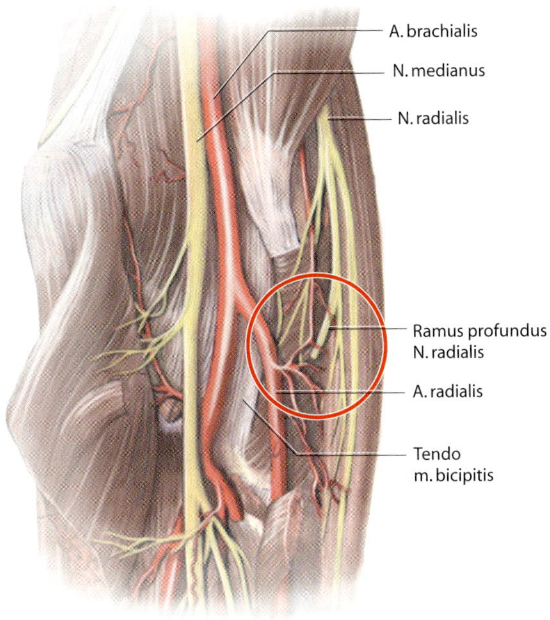

Abb. 15.76. Beugefläche linker Vorderarm, Eintritt des R. profunduns n. radialis in den M. supinator (*markiert*)

- *Typ I*: Dies ist der häufigste Typ mit etwa 70% aller Monteggia-Frakturen bei Kindern. Der proximale Radius ist dabei nach ventral luxiert (Abb. 15.77, Abb. 15.78), die Ulna ist proximal oder im Schaftbereich frakturiert und befindet sich in Antekurvationsfehlstellung. Bei der Ulnafraktur kann es sich auch lediglich um ein »bowing« oder um eine Grünholzfraktur handeln. Dies wurde von Letts et al. (1985) in einer modifizierten Klassifikation berücksichtigt. Eine Verbiegung (»bowing«) der Ulna kann eine isolierte Radiusköpfchenluxation vortäuschen (Lincoln u. Mubarak 1994). Wird die Ulnaverletzung nicht erkannt, kann die Luxation nicht erfolgreich reponiert werden (Abb. 15.79).
- *Typ II*: Eine mit nur 5% aller kindlichen Monteggia-Frakturen seltene Form der Monteggia-Fraktur. Der proximale Radius ist nach dorsal luxiert, die frakturierte Ulna befindet sich in einer Rekurvationsfehlstellung (Abb. 15.81).
- *Typ III*: Mit 20% die zweithäufigste Form der Monteggia-Fraktur bei Kindern. Der proximale Radius ist nach lateral luxiert (Abb. 15.82, Abb. 15.83). Hier liegt oft eine Fraktur der proximalen Metaphyse der Ulna vor, möglicherweise mehrfragmentär oder mit einer plastischen Verformung des Olekranons beim kleinen Kind. Bei diesem Typ kann es vorkommen, dass das Lig. anulare nicht zerrissen ist, sondern im Gelenk interponiert, was die geschlossene Reposition verhindern kann.
- *Typ IV*: Diese sehr seltene Form entspricht einem Typ I mit zusätzlicher Radiusschaftfraktur (Abb. 15.84).
- *Äquivalent Typ I*: Hier liegt eine Fraktur des Ulnaschaftes und proximal davon des Radius, inklusive Halsregion, vor, ohne Luxation des proximalen Radioulnargelenks (Abb. 15.85, Abb. 15.86 a,b).
- *Äquivalent Typ II*: Die Ulnafraktur entspricht dem Typ II, also mit Rekurvationsfehlstellung. Proximal der Ulnafraktur ist der Radius frakturiert und das Ellbogengelenk nach dorsal luxiert (Abb. 15.87).

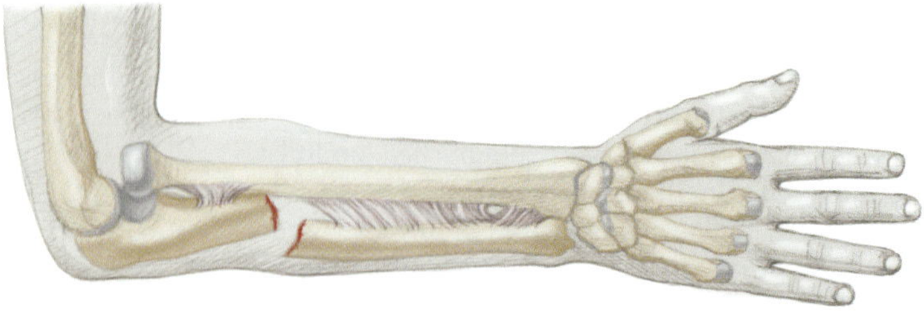

Abb. 15.77. Monteggia-Fraktur Typ I, Luxation des Radius nach ventral

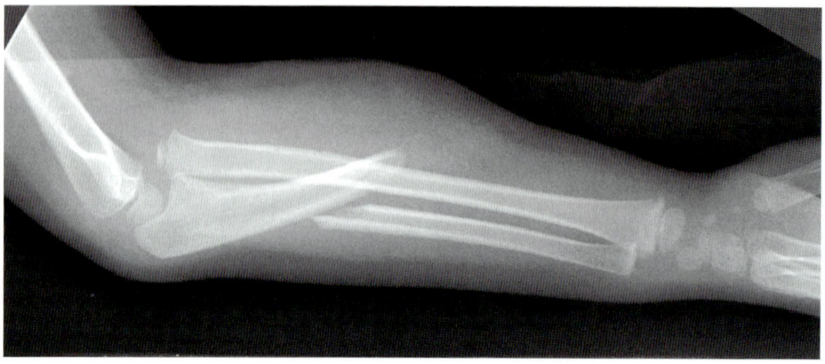

Abb. 15.78. Monteggia-Fraktur Typ I präoperativ (Junge, 6 Jahre)

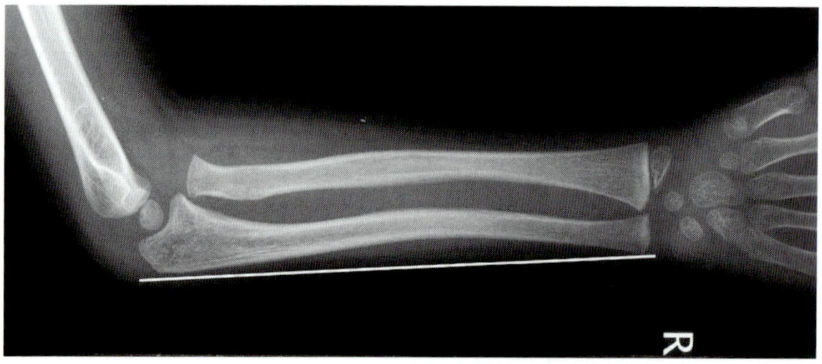

Abb. 15.79. »Bowing« der Ulna (verdeutlicht durch *weiße Hilfslinie*; Mädchen, 5 Jahre)

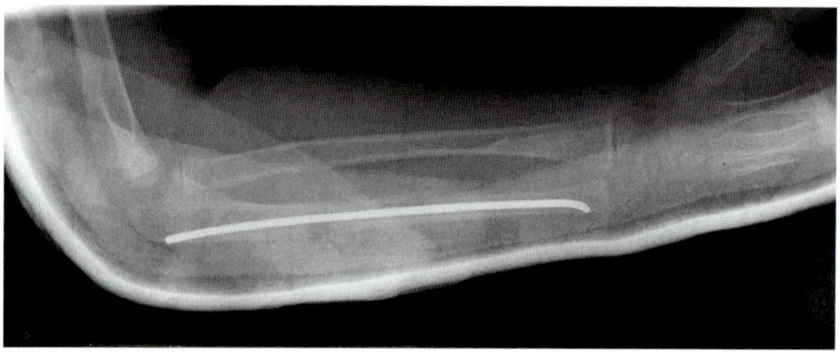

Abb. 15.80. Monteggia-Fraktur Typ I postoperativ (der gleiche Fall wie Abb. 15.79)

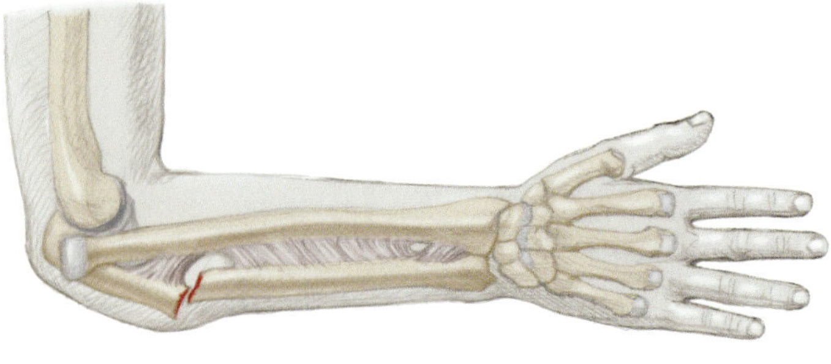

Abb. 15.81. Monteggia-Fraktur Typ II, Luxation des Radius nach dorsal

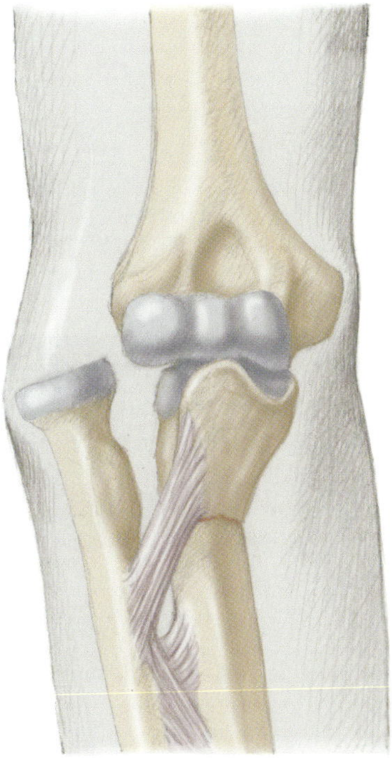

Abb. 15.82. Monteggia-Fraktur Typ III, Luxation des Radius nach lateral

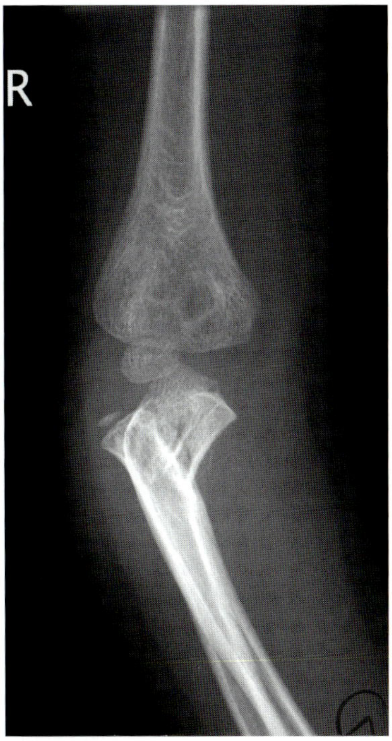

Abb. 15.83. Monteggia-Fraktur Typ III (Mädchen, 6 Jahre)

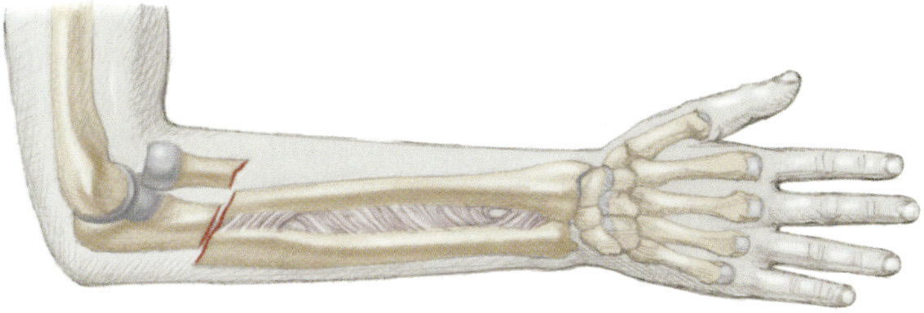

Abb. 15.84. Monteggia-Fraktur Typ IV, Fraktur der Ulna und des Radius, Luxation des Radius

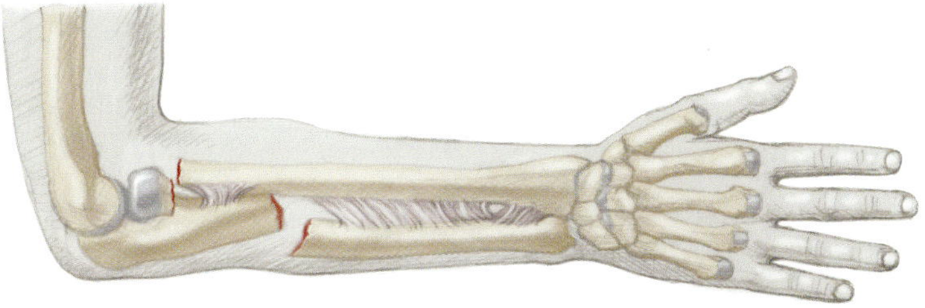

Abb. 15.85. Monteggia-Äquivalent Typ I, Fraktur des Radius proximal der Fraktur der Ulna. Der Radius kann auch mehrfach frakturiert sein. Keine Luxation des proximalen Radioulnargelenks

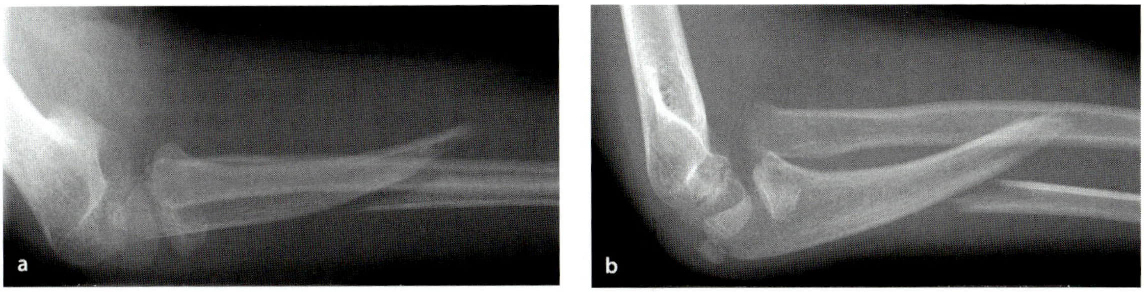

Abb. 15.86 a,b. Ulnaschaftfraktur und Radiushalsfraktur, ohne Dislokation des Radiusköpfchens, präoperativ (Mädchen, 9 Jahre)

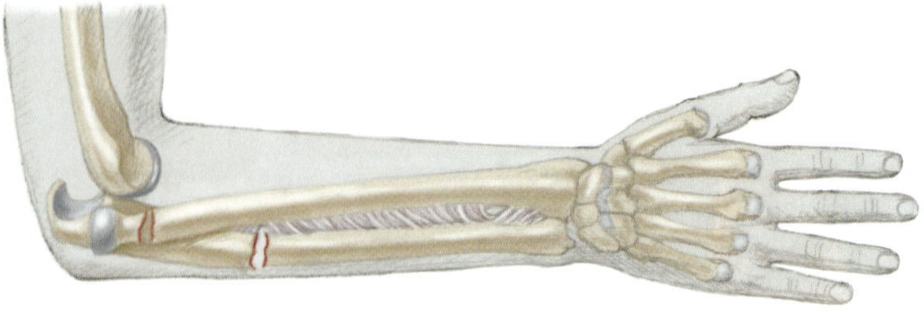

Abb. 15.87. Monteggia-Äquivalent Typ II, Fraktur der Ulna und des Radius, Luxation des Ellbogengelenks nach dorsal

Diagnostik

Schwellung, Schmerz und Funktionseinschränkung sind die typischen klinischen Zeichen. Die Flexion ist aktiv kaum möglich, die Fehlstellung der Ulna ist evtl. klinisch sichtbar. Außer einer Untersuchung der peripheren Durchblutung, Sensibilität und Motorik ist keine klinische Frakturuntersuchung angezeigt. Die richtige Diagnose kann nur *radiologisch* gestellt werden.

Das häufigste Problem der Monteggia-Läsion ist die Tatsache, dass sie primär nicht erkannt wird (Kay u. Skaggs 1998). Durch die »Blickdiagnose« Ulnafraktur wird in einem Drittel der Fälle, manche Autoren sprechen sogar von einer Rate um 50%, die begleitende Luxation nicht gesehen (Gleeson u. Beattie 1994). Bei der radiologischen Abklärung einer Vorderarmfraktur ist deshalb folgendes zu beachten:

- Bei Unterarmschaftfrakturen müssen immer beide Gelenke, Ellbogen und Handgelenk, abgebildet werden.
- Der Ellbogen muss in 2 Ebenen dargestellt sein.
- Auf jeder Darstellung (a.-p. und lateral) muss geprüft werden, ob die Achse des proximalen Radiusendes auf den Kern des Capitulum humeri zentriert ist (Abb. 15.88, Abb. 15.89).

Klinischer Hinweis

Auf jeder Röntgendarstellung des Ellbogens in 2 Ebenen muss die Achse des proximalen Radiusendes stets auf den Kern des Capitulums zentriert sein. Ist dies in einer der beiden Ebenen nicht der Fall, so liegt eine Radiusköpfchenluxation vor.

Therapie

Gute Resultate nach Monteggia-Läsion werden erreicht durch frühe Diagnose und prompte, stabile, anatomische Reposition der Ulnafraktur (Boyd u. Boals 1969; Olney u. Menelaus 1989; Ring u. Waters 1996). Die Klassifikation der Verletzung entsprechend der Dislokation des Radius ist hilfreich, um die korrekte Repositionstechnik und Immobilisationstellung zu wählen (Bado 1967).

Die Art der Ulnafraktur ist der entscheidende Faktor, ob eine geschlossene, stabile Reposition überhaupt möglich ist. Ist die reponierte Ulna *instabil* kann die Verletzung nur adäquat versorgt werden, wenn diese *operativ stabilisiert* wird (Fowles et al. 1983; Olney u. Menelaus 1989; Ring u. Waters 1996). Diese Entscheidung muss kompromisslos gefällt werden. Wird die Ul- !

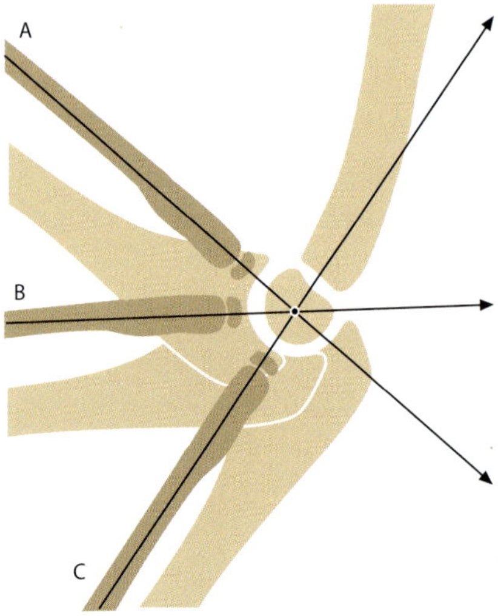

Abb. 15.88. Zentrierung des proximalen Radius auf das Capitulum humeri im Seitenbild

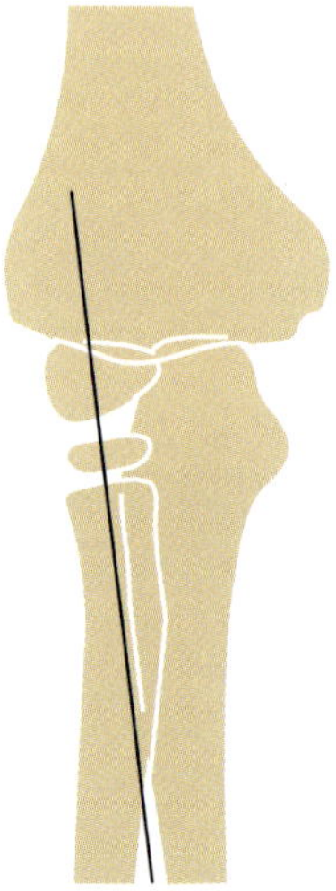

Abb. 15.89. Zentrierung des proximalen Radius auf das Capitulum humeri im a.-p.-Bild

na nicht anatomisch wiederhergestellt, kann der Radius nicht reponiert werden oder es tritt eine Redislokation ein.

Wird eine Ulnaschaft-Grünholz-Fraktur zur Reposition durchgebrochen, muss sie zur Stabilisierung mit einer elastischen Marknagelung versorgt werden. Die Reposition des Radius muss am Ende der Manipulationen in Pro- und Supination geprüft werden (Abb. 15.90).

Bei der *Typ-I-Fraktur* ist oft ein *konservatives Vorgehen* möglich, insbesondere wenn eine Grünholzfraktur der Ulna vorliegt. Als erster Schritt wird die Ulna reponiert, die Länge wiederhergestellt und die Antekurvation korrigiert. Die Reposition des Radius beginnt in Extension und Supination mit einem leichten Daumendruck auf den proximalen Radius und gleichzeitiger Flexion im Ellbogen. Die Reposition wird oft als Klick gespürt. Die Ruhigstellung im Gips erfolgt, da es sich ursprünglich um eine Hyperextensionsverletzung handelt, in einer Flexion von 100–110°. Ein Oberarmgips wird anmodelliert und für 4 Wochen belassen, bei größeren Kindern muss eine vollständige Ulnaschaftfraktur mitunter 6 Wochen ruhiggestellt werden. Eine Röntgenkontrolle wird nach einer Woche durchgeführt, um eine eventuelle Redislokation des Radius zu erkennen.

Eine *instabile Ulnafraktur*, typischerweise eine vollständige Schrägfraktur, wird im Schaftbereich durch eine *elastische Marknagelung* fixiert oder im Falle einer mehrfragmentären Fraktur durch eine *Plattenosteosynthese* stabilisiert. Im metaphysären Bereich wird die Plattenosteosynthese bevorzugt. Bei proximalen Olekranonfrakturen kann eine Zuggurtung oder bei sehr kleinen Kindern die alleinige Kirschner-Draht-Osteosynthese die Methode der Wahl sein (s. auch Abschn. 5.1.2). Dann folgt die geschlossene Reposition des Radius mit anschließender Ruhigstellung im Gips. Eine Röntgenkontrolle nach einer Woche und bei Beginn der Mobilisation nach 3–4 Wochen (Abb. 15.80) sollte durchgeführt werden.

Gelingt es ausnahmsweise nicht, nach anatomischer Rekonstruktion der Ulna das Radiusköpfchen zu reponieren, liegt ein Repositionshindernis in Form des eingeschlagenen Lig. anulare vor. In diesem seltenen Fall wird eine offene Reposition des Radius durch einen dorsolateralen Zugang durchgeführt (Abb. 15.91 a–c). Eine Rekonstruktion des Lig. anulare mit Faszienschlinge ist bei der akuten Versorgung nicht nötig, eine Adaptation von Kapsel und Ligament ist ausreichend (Boyd u. Boals 1969; Jupiter et al. 1991). Auf eine Transfixation des Radius mittels Kirschner-Draht verzichten wir wegen der Gefahr der Infektion, des Brechens des Drahtes und der sekundären Dislokation. Diese Technik erachten wir als obsolet. Wenn eine Fixation des Radius nötig ist, wird ein Kirschner-Draht durch den Radius in die Ulna eingebracht (Abb. 15.92 a,b). !

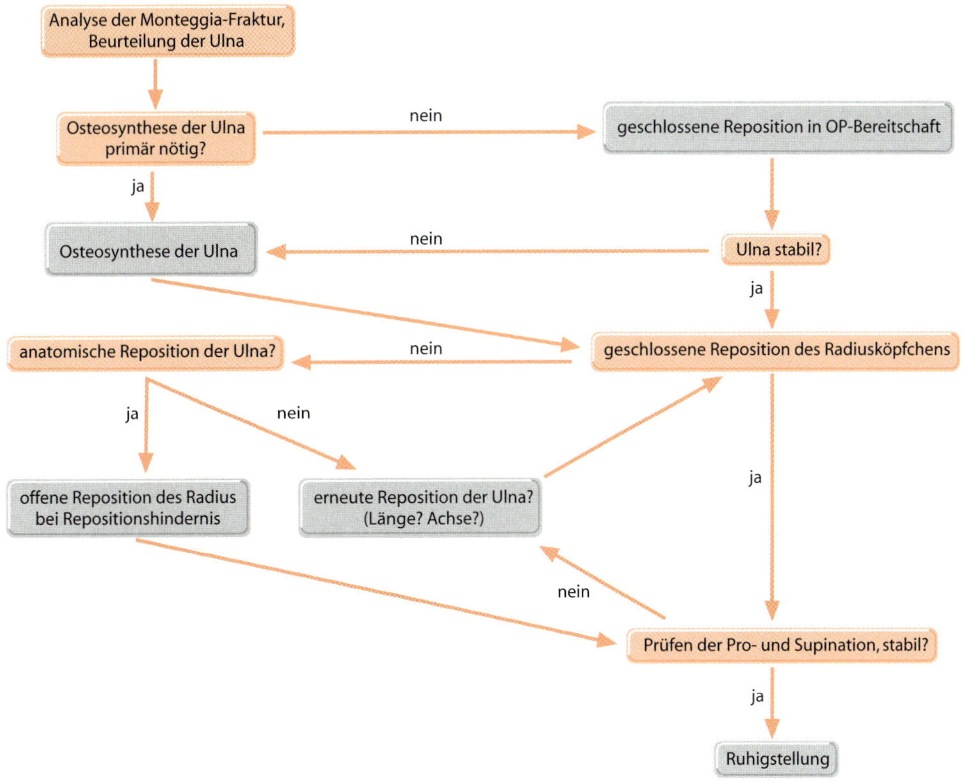

Abb. 15.90. Algorithmus zum Vorgehen bei Monteggia-Fraktur

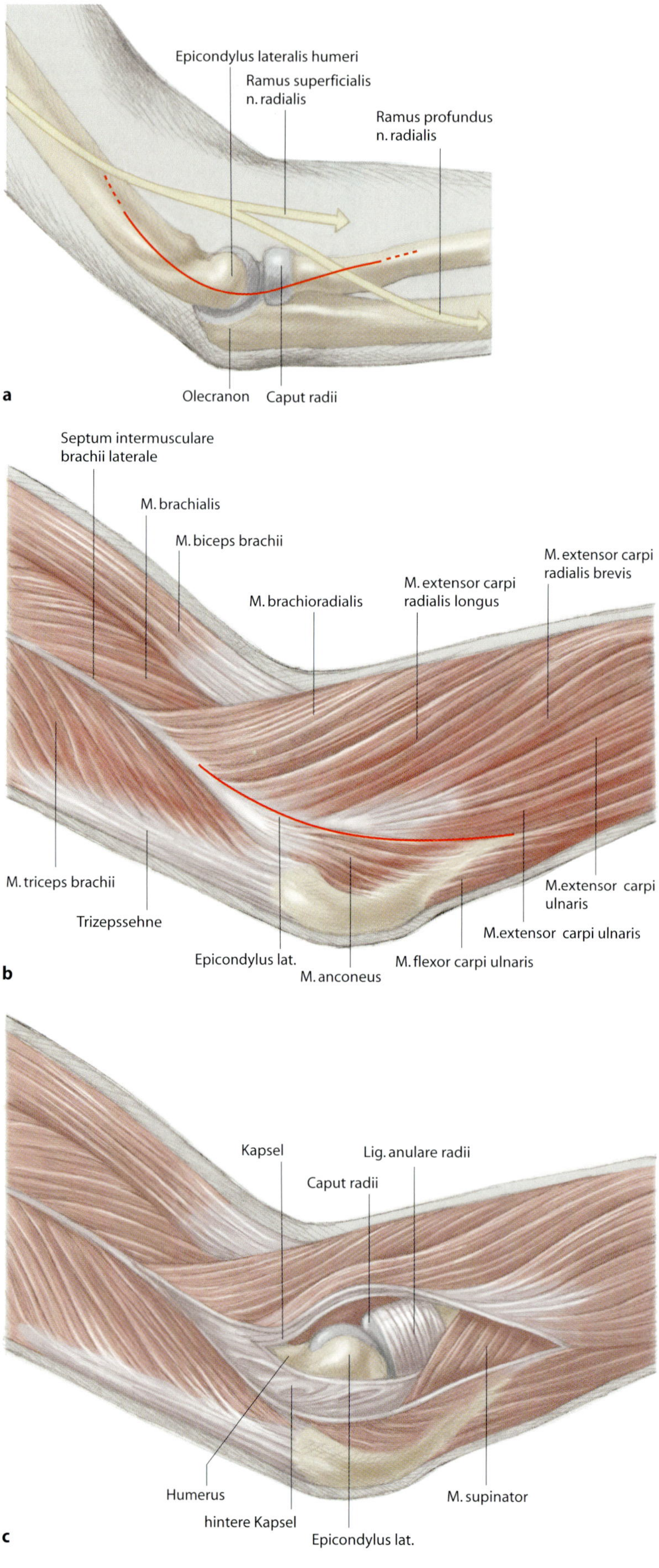

Abb. 15.91 a–c. Radiodorsaler Zugang. **a** Radialer Operationszugang, Rückenlage, Blutsperre, Ellbogen leicht flektiert und Vorderarm proniert (Schnittführung *rot*). **b** Muskelschnitt zwischen M. extensor carpi ulnaris und M. anconeus. Ablösen des Caput commune der Extensoren vom Epicondylus mit Hilfe eines Raspartoriums dicht am Knochen und Weghalten nach ventral. **c** Tiefe Kapselinzision über dem lateralen Anteil des Radiusköpfchens. Dadurch werden die Gelenkflächen von Radiusköpfchen und distalem Humerusende dargestellt

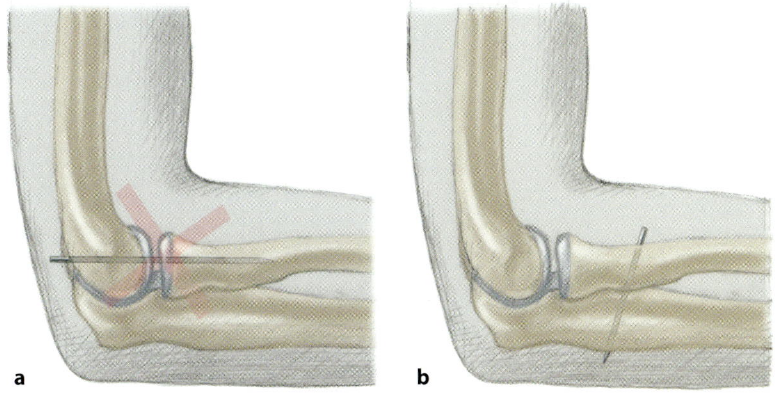

Abb. 15.92 a,b. Fixation des Radius mit Kirschner-Draht, keine Transfixation durch das Capitulum humeri. Gefahr des Drahtbruches, Infektion und Dislokation des Drahtes

Bei der *Typ-II-Fraktur* ist das entsprechende Manöver bei geschlossener Reposition der Daumendruck von dorsal bei extendiertem Ellbogen. Die Ruhigstellung erfolgt dann ebenfalls in Streckstellung. Die Operationsindikationen sind die gleichen wie beim Typ I.

Bei der *geschlossenen Reposition der Typ-III-Fraktur* wird ebenfalls der Unfallmechanismus zurückgedreht. In Extension wird die Varisierung der Ulna korrigiert. Ein leichter Druck von lateral hilft, die Reposition des Radius zu vervollständigen. Für die anschließende Ruhigstellung gibt es verschiedene Ansätze: entweder die Flexionsstellung entsprechend der Typ-I-Läsion oder die Gipsruhigstellung in Extension, damit die Varisierung der Ulna sicher aufgehoben werden kann. Bei Typ-III-Verletzungen gelten ebenfalls die bereits dargestellten Operationsindikationen: Eine instabile Ulnafraktur muss operativ stabilisiert und ein eventuelles Repositionshindernis im Radioulnargelenk offen beseitigt werden. Letzteres ist bei Typ-III-Verletzungen häufiger nötig als beim Typ I.

Bei der sehr seltenen *Typ-IV-Fraktur* muss meist direkt eine *operative Stabilisierung* von Radius und Ulna durchgeführt werden. Es kommen die *elastische Markraumschienung* und die *Plattenosteosynthese* zur Anwendung. Nach anatomischer Rekonstruktion von Radius und Ulna ist die Reposition des Radiusköpfchens meist analog zur Typ-I-Fraktur möglich.

Die *Monteggia-äquivalenten Läsionen* sind meist *primär chirurgisch* anzugehen. Beim *Typ I* wird wiederum zuerst die Ulna reponiert und stabilisiert (intramedulläre Schienung oder Platte), danach wird die Radiushals- bzw. -köpfchenfraktur durch einen retrograd in den Radius eingeführten Spickdraht reponiert und stabilisiert (Technik wie bei der isolierten, dislozierten Radiushalsfraktur, s. dort). Die auf diese Weise versorgte Fraktur wird kurzzeitig mit Hilfe einer dorsalen Oberarmgipsschiene ruhiggestellt und nach 10 Tagen funktionell nachbehandelt (Abb. 15.93 a,b).

Bei der *Äquivalentläsion Typ II* müssen initial Begleitfrakturen gesucht werden. Es sind meist Condylus-radialis- oder Epicondylus-ulnaris-Frakturen, die entsprechend mitversorgt werden müssen, das weitere Vorgehen entspricht dem Typ I.

Nachbehandlung

Unabhängig davon, ob bei der Erstversorgung die Ulna osteosynthetisiert wurde oder nicht, wird initial nach der Reposition des Radius eine *Ruhigstellung im Gips* für mindestens 2 Wochen durchgeführt. Die Dauer der Ruhigstellung ist bei konservativer Therapie der Ulnafraktur entsprechend länger, d. h. 4–6 Wochen je nach Ulnafraktur. Nach Gipsabnahme wird zuerst die spontane Bewegung beobachtet und erst im Rahmen einer Funktionskontrolle nach 2–3 Wochen entschieden, ob eine Physiotherapie nötig ist. Eine solche Therapie wird eingeleitet, wenn nicht schon ein nahezu vollständiger Bewegungsumfang erreicht ist. Wichtig dabei ist die aktive Bewegung durch das Kind und die Unterstützung durch die Therapeutin. Keinesfalls soll eine passive Gelenkmobilisation durchgeführt werden. Sobald ein ausreichender Bewegungsumfang erreicht ist, ist auch eine sportliche Aktivität wieder erlaubt.

Nach einer offenen Radiusköpfchenreposition muss schon früh eine vorsichtige, assistierende Physiotherapie begonnen werden.

Komplikationen

Verletzungen von Nerven und Gefäßen bei einer Monteggia-Läsion sind selten. Die bei der Typ III selten beobachtete Neuropraxie des R. profundus n. radialis erholt sich in der Regel spontan (Angermann et al. 2000; Spinner et al. 1968; Wilkins 2002). Bei der verpassten Monteggia-Läsion sind die entsprechenden Probleme durch die chronische Luxation des Radius im folgenden Abschnitt dezidiert beschrieben.

Bei den Monteggia-äquivalenten Verletzungen können gehäuft Komplikationen auftreten. Analog zur isolierten Radiushalfraktur sind Radiusköpfchennekrosen, -hypertrophie und Synostosen zwischen Radius und Ulna möglich. Periartikuläre Verkalkungen sind insgesamt selten, können aber nach invasiver Therapie beobachtet werden (Wilkins 2002).

Empfohlene Therapie

Die Monteggia-Läsion wird oft verpasst, weil nicht daran gedacht und danach gesucht wird.

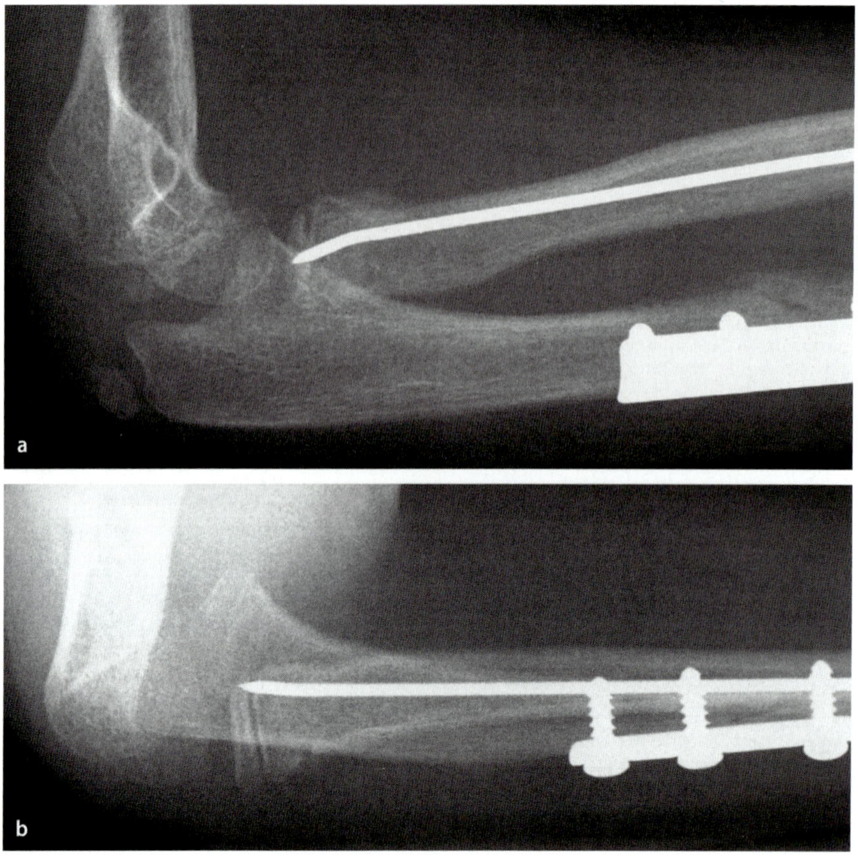

Abb. 15.93 a,b. Die Ulnaschaftfraktur wurde zur sicheren Stabilisierung der Länge mit einer Plattenosteosynthese versorgt, das Radiusköpfchen mit Hilfe eines intramedullären Kirschner-Drahts geschlossen reponiert (der gleiche Fall wie Abb. 15.86 a,b)

15.4.1 Die chronische Monteggia-Läsion

Synonym: chronische Luxation des Radiusköpfchens.

Wird initial die Diagnose verpasst, führt die persisitierende Luxation des Radius zu folgenden Problemen:

- Einschränkung der Pro- und Supination,
- zunehmende Dislokation im proximalen Radioulnargelenk durch asymmetrisches Wachstum der Unterarmknochen,
- zunehmende Valgusfehlstellung des Ellbogens durch fehlende laterale Abstützung,
- chronische oder belastungsabhängige Schmerzen im proximalen und evtl. distalen Radioulnargelenk.

Die Therapie der chronischen Läsion ist chirurgisch.

! Alle erkannten Monteggia-Läsionen müssen beim Kind korrigiert werden, da die Problematik mit dem Wachstum zunimmt.

Bei Erwachsenen besteht die Therapie oft in der Resektion des Radiusköpfchens, beim Kind muss eine Repostion des Radius Ziel der Therapie sein.

Die Kombination einer *Ulnaosteotomie* zur Korrektur der Fehlstellung und einer *offenen Repostion des Radius* wurde durch Judet erstmals beschrieben (Judet et al. 1962) und fand weite Verbreitung.

Die Ulna wird typischerweise mit einer Plattenosteosynthese, evtl. mit einer Markraumschienung stabilisiert. Die Markraumschienung ist nur möglich, wenn der zeitliche Abstand zwischen Unfallereignis und Diagnose kurz (6–12 Wochen) und das Kind sehr klein ist. Problem der Nagelung ist der verblockte Markraum. Weiterhin muss der Nagel eine andere Richtung bekommen, damit sich der Nagel nicht immer in die alte Achsenfehlstellung dreht. Somit muss der Markraum entsprechend mit dem Bohrer aufgebohrt werden. Weiterhin zeigt die Ulnaosteotomie in Schaftmitte gehäuft Pseudarthrosen, daher ist ein metaphysäres Vorgehen sinnvoller.

Bei der offenen Reposition des Radius plädieren einige Autoren für die Ringbandrekonstruktion. Dabei wird eine Schlinge aus dem zentralen Trizepsehnenspiegel (Bell Tawse 1965) oder aus dem lateralen Anteil des Sehnenspiegels (Lloyd-Roberts u. Bucknill 1977) verwendet. Neuere Arbeiten bezweifeln jedoch die Notwendigkeit der Rekonstruktion des Lig. anulare (Papandrea u. Waters 2000) oder zeigen alternative Verfahren mit möglicher geschlossenen Reposition des Radius auf (Exner 2001). Bei dieser Technik wird primär eine Osteotomie der Ulna im proximalen Drittel nach Anlegen eines Fixateur externe durchgeführt. Nach einer Ruhepause von 5–7 Tagen, je nach Alter des Patienten, wird mit der Kallusdistraktion von etwa 1 mm pro Tag begonnen. Die Distraktion wird so lange durchgeführt, bis der Radius im Seitenbild das Capitulum nicht mehr überragt. In Narkose wird dann die Ulna anguliert und der Radius geschlossen reponiert. Die Ulna muss dabei deutlich anguliert werden, und nach Reposition muss das Resultat in maximaler Pro- und Supination geprüft werden. Die Konsolidationsphase für die Ulna beträgt ein Vielfaches der Distraktionsphase, in der Regel 6–12 Wochen (Abb. 15.94 a–i). Diese Technik scheint auch bei schon jahrelang bestehender Luxation anwendbar, sodass wir primär die geschlossene Reposition nach Distraktion versuchen und nur bei einem Repositionshindernis eine offene Radiusreposition durchführen.

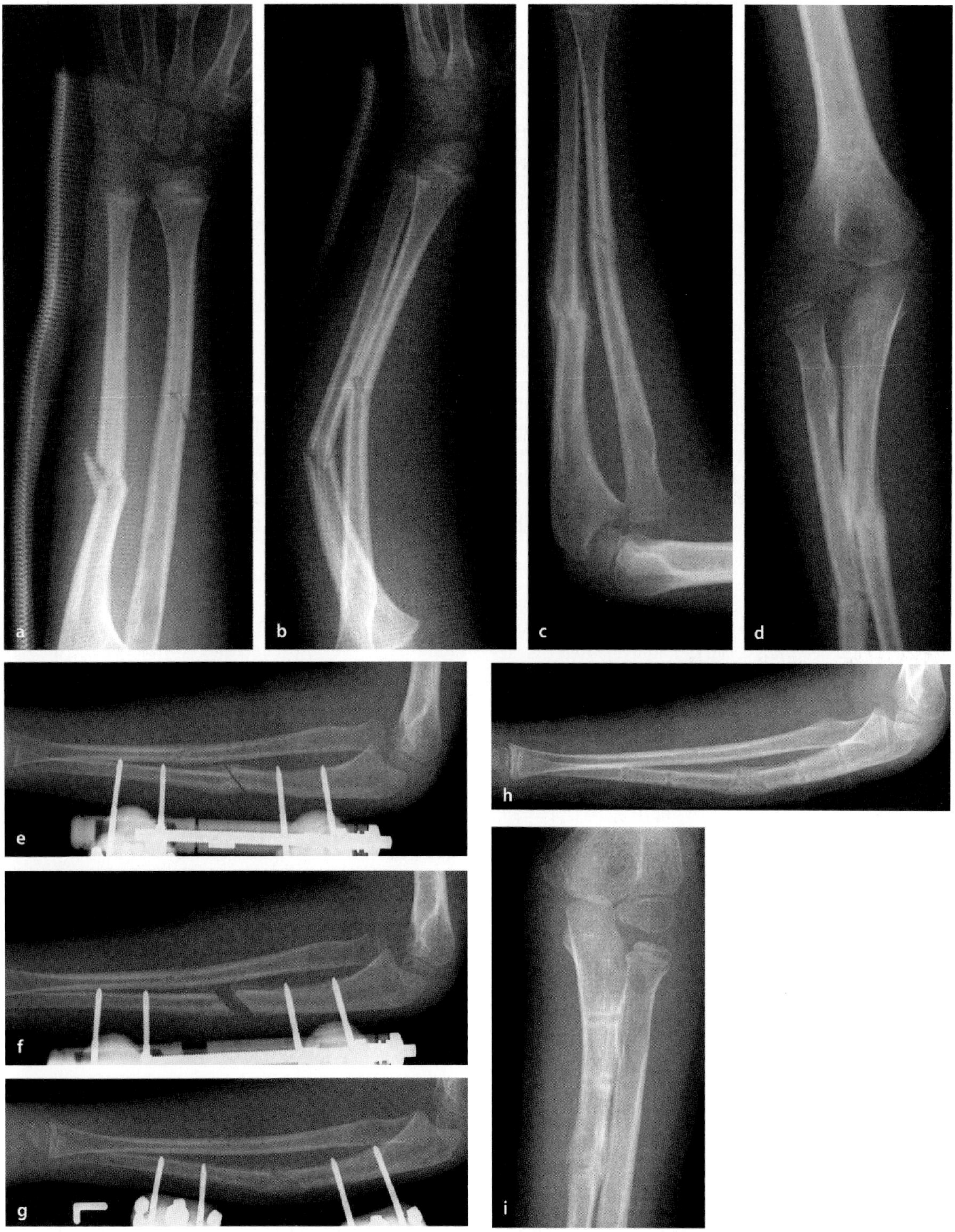

Abb. 15.94. a,b Monteggia-Fraktur Typ IV. Initial ungenügende radiologische Darstellung und deshalb Fehldiagnose als Vorderarmschaftfraktur, konservativ behandelt (Junge, 8 Jahre). **c,d** Bei Gipsabnahme fällt eine schmerzhafte Bewegungseinschränkung im Ellbogengelenk auf. Die erneute radiologische Abklärung zeigt die Luxation des Radius. **e,f** Die Ulna ist verkürzt und in Fehlstellung konsolidiert. Anlegen eines Fixateur externe und Osteotomie. Beginn der Kallusdistraktion nach 5 Tagen. **g** Nach 10 Tagen Distraktion, Angulation der Ulna und geschlossene Reposition des Radius. **h,i** Entfernen des Fixateur externe nach 6 Wochen

15.5 Galeazzi-Läsionen

Eine Fraktur des Radiusschaftes kombiniert mit einer Luxation im distalen Radioulnargelenk wurde bei Erwachsenen schon 1826 durch Cooper beschrieben. Der Begriff Galeazzi-Fraktur geht auf den Mailänder Riccardo Galeazzi zurück, der 1934 der *lombardischen chirurgischen Gesellschaft* über eine Serie von Patienten mit dieser Verletzung berichtete. Neben der klassischen Form ist auch eine äquvalente Läsion bekannt: die Radiusfraktur kombiniert mit einer Epiphysiolyse der distalen Ulna (Letts u. Rowhani 1993).

Ursache und Häufigkeit

Galeazzi-Frakturen sind selten. Unter 1453 Radiusfrakturen bei Kindern fanden Walsh et al. (1987) nur 41 Luxationen der Ulna. Bemerkenswert ist, dass auch hier, wie bei der Monteggia-Läsion, initial bis zur Hälfte der Luxationen nicht bemerkt wurden. Die Galeazzi-Fraktur ist seltener als die Monteggia-Läsion (Maeda et al. 2003), entgegen den Angaben von Galeazzi.

Ursächlich werden *indirekte Kraftwirkungen* beim Sturz auf den ausgestrekten Arm in Pronation angenommen. Die typische Frakturform ist die nach volar dislozierte Radiusschaftfraktur am Übergang des mittleren zum distalen Drittel (Abb. 15.95), es sind aber fast gleich häufig Frakturen im distalen Drittel mit Dislokation nach dorsal beschrieben (Abb. 15.96).

Wachstumsstörungen

Das Wachstum des Unterarms wird durch die Galeazzi-Fraktur kaum beeinflusst. Bei der äquivalenten Galeazzi-Läsion sind Wachstumsstörungen der Ulna durch vorzeitigen Verschluss der Fuge möglich.

Chirurgische Anatomie

Das distale Radioulnargelenk ist umschlossen durch die Gelenkkapsel und stabilisiert durch das ulnare Seitenband, das volare und dorsale radiokarpale Ligament und durch den triangulären Diskus(Abb. 15.97). Diesen Verband fasst man funktionell zusammen als TFCC (»triangular fibrocartilage complex«).

Klassifikation

Die Form der Radiusfraktur und die Dislokationsrichtung der Ulna sind unterschiedlich und in vielfältigen Kombinationen zu beobachten. Dieser Vielfältigkeit versuchen Letts u. Rowhani (1993) mit einer Klassifikation in vier Haupttypen entsprechend der Radiusfraktur gerecht zu werden. Die weitere Unterteilung wird dann entsprechend der Dislokation bzw. Fraktur der Ulna vorgenommen. Diese Klassifikation ist hilfreich für die Beschreibung der Läsion, aber für die Therapie und Prognose wenig aussagekräftig.

Diagnostik

Als klinische Symptome bestehen eine Schwellung und Schmerzhaftigkeit über dem distalen Radioulnargelenk. Für die Diagnose ist aber das Röntgenbild mit genauer lateraler Projektion ausschlaggebend. Es kann schwierig sein, bei der frischen Verletzung eine genau seitliche Röntgenaufnahme durchzuführen, weshalb unbedingt unter Anästhesie vor und nach der Reposition des Radius das distale Radioulnargelenk geprüft werden muss.

Therapie

Die Therapie der Galeazzi-Fraktur bei Kindern erfolgt primär konservativ. Walsh et al. (1987) berichten über 90% gute Resultate nach geschlossener Repostion und Ruhigstellung im Gips, und dies obwohl bei 41% der Patienten initial die Diagnose nicht gestellt wurde. Gelingt es nicht, den Radius geschlossen zu reponieren, oder ist die Reposition instabil, werden die üblichen Methoden zur Therapie der Radiusfraktur angewendet. Unter der Voraussetzung einer korrekten Reposition des Radius stellt sich die Ulna spontan ein. Es sind nur einzelne Pa-

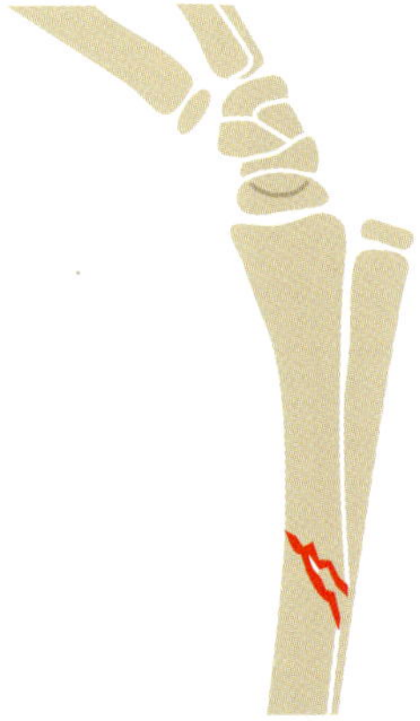

Abb. 15.95. Radiusschaftfraktur am Übergang des mittleren zum distalen Drittel mit Dislokation der Ulna nach dorsal

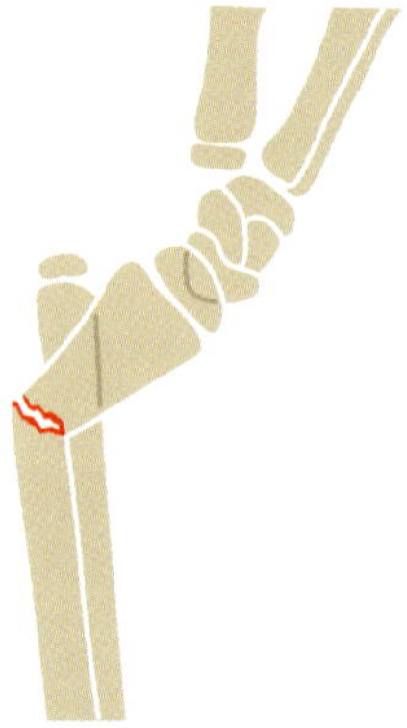

Abb. 15.96. Distale Radiusfraktur mit Dislokation der Ulna nach volar

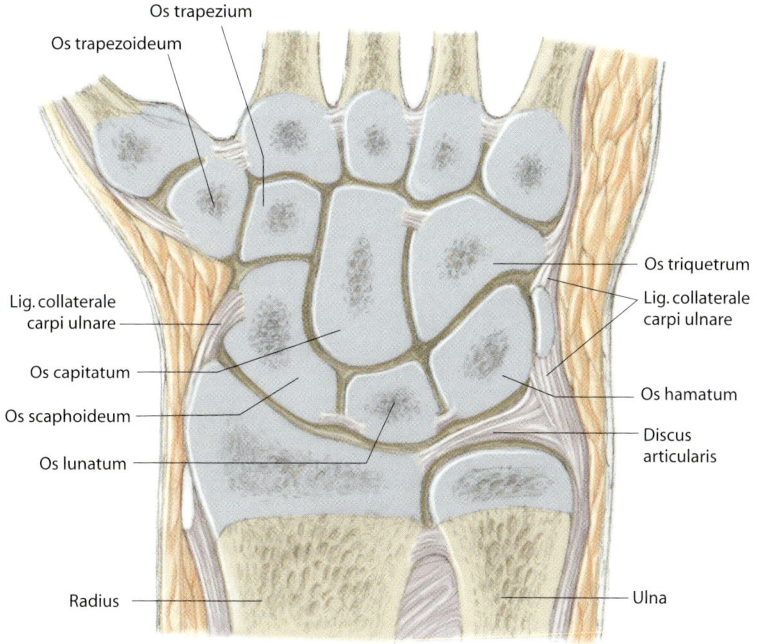

Abb. 15.97. Flachschnitt durch die Handwurzel. Beachte den Discus articularis, der ulnar am Seitenband und am Processus styloideus, radial an der Kante der Incisura ulnaris fixiert ist

tienten mit Galeazzi-äquvalenten Läsionen beschrieben, bei denen im Bereich der Epiphysiolyse der Ulna ein Repositionshindernis offen entfernt werden musste. Eine offene Reposition der Ulna bei der klassischen Galeazzi-Fraktur ist nicht beschrieben.

Die Ruhigstellung im Oberarmgips erfolgt für 4–6 Wochen. Je nach Radiusfraktur und deren Versorgung muss diese entsprechend radiologisch und klinisch im Verlauf beurteilt werden.

Komplikationen

Bei rechtzeitiger Diagnose und entsprechender Therapie treten kaum Komplikationen auf. Die Prognose ist bei Kindern deutlich besser als bei Erwachsenen (Mikic 1975). Zu erwähnen ist die mögliche Störung der Epiphysenfuge der distalen Ulna bei der Galeazzi-Äquivalentläsion und die übersehene Galeazzi-Fraktur mit persistierender Luxation der Ulna.

Literatur

Literatur zu Abschn. 15.1.1

Bado JL (1967) The Monteggia lesion. Clin Orthop 50: 71–86
Bätz W, Hofmann-v. Kapherr S, Pistor G (1986) Posttraumatische radioulnare Synostosen im Kindesalter. Aktuelle Traumatol 16: 13–16
Benz G, Roth H (1985) Zur Problematik der Radiusköpfchenfraktur beim Kind. Z Kinderchir 40: 289–293
Betz A (1988) Die operative Differentialtherapie bei der Radiusköpfchenfraktur. Orthopade 17: 320–327
Blount WP (1955) Fractures in Children. Williams & Wilkins, Baltimore
Boyd HB, Altenberg AR (1944) Fractures about the elbow in children. Arch Surg 49: 213–224
Brodeur AE, Solberstein JJ, Graviss ER (1981) Radiology of the pediatric elbow. Hall Medical Publishers, Boston
Chambers HG, Wilkins KE (1996) Fractures of the proximal radius and ulna. In: Rookwood CA, Wilkins KE, Beaty JH (eds) Fractures in children. JB Lippincott, Philadelphia, pp 586–651
Chotel F, Vallese P, Parot R, Laville JM, Hodgkinson I, Muller C, Berard J (2004) Complete dislocation of the radial head following fracture of the radial neck in children: Jeffery type II lesion. J Pediatr Orthop 13: 268–274
Dormans JP, Rang M (1990) Fractures of the olecranon and radial neck in children. Orthop Clin North Am 21: 189–191
D'Souza S, Vaishya R, Klenerman L (1993) Management of radial neck fractures in children: a retrospective analysis of one hundred patients. J Pediatr Orthop 13: 232–238
Ehrensperger J (1990) Osteosynthese proximaler Radiusfrakturen mit Ethipins beim Kind. Z Unfallchir Versicherungsmed 83: 84–90
Engelhardt P (1988) Intraartikuläre Frakturen des Ellenbogens im Kindesalter. Orthopade 17: 297–305
Fasol P, Schedl R (1976) Die perkutane Reposition kindlicher Speichenköpfchenfrakturen mit dem Steinmann-Nagel. Wiener Klin Wochenschrift 88: 135–138
Fielding JW (1964) Radio-ulnar crossed union following displacement of the proximal radial epiphysis. J Bone Joint Surg Am 46: 1277–1278
Fischer M, Maroske D (1976) Der Drahtbruch als Komplikation der transartikulären Spickung bei der kindlichen Radiushalsfraktur. Unfallheilkunde 79: 277–279
Fowles JV, Kassab MT (1986) Observations concerning radial neck fractures in children. J Paediatr Orthop 6: 51–57
Graff A (1989) Die Behandlung kindlicher Radiushalsfrakturen und Epiphysenlösungen des Speichenköpfchens. Acta Chir Austr 2: 42–47
Guo-xun G, Rong-ying Z (1984) Radial neck fractures in children. Chinese Med J 97: 893–896
Hahn MR, Richter D, Ostermann PAW, Muhr G (1996) Die elastische Markraumschienung – ein Konzept zur Behandlung der instabilen Unterarmschaftfraktur im Kindesalter. Chirurg 67: 409–412
Häßle M, Mellerowicz H (1991) Frakturen des proximalen Radius im Wachstumsalter. Unfallchirurgie 17: 24–33
Henrikson B (1969) Isolated fractures of the proximal end of the radius in children. Acta Orthop Scand 40: 246–260

Herndon JH, Williams JJ, Weidman CD (1990) Radial growth and function of the forearm after excision of the radial head. J Bone Joint Surg Am 72: 736–741
Hilgert RE, Dallek M, Rueger JM (2002) Die minimal-invasive Behandlung massiv dislozierter kindlicher Radiushalsfrakturen durch perkutane Joystick-Repostion und Prevot Nagelung. Unfallchirurg 105: 116–119
Javed A, Guichet JM (2001) Arthrography for reduction of a fracture of the radial neck in a child with a non-ossified radial epiphysis. J Bone Joint Surg Br 83: 542–543
Jeffery CC (1950) Fractures of the head of the radius in children. J Bone Joint Surg Br 32: 314–324
Jeffery CC (1972) Fractures of the neck of the radius in children. J Bone Joint Surg Br 54: 717–719
Jones ERL, Esah M (1971) Displaced fractures of the neck of the radius in children. J Bone Joint Surg Br 53: 429–439
Judet J, Judet R, Lefranc J (1962) Fracture du col radial chez l'enfant. Ann Chir 16: 1377–1385
Kaufman B, Rinott MG, Tanzman M (1989) Closed reduction of fractures of the proximal radius in children. J Bone Joint Surg Br 71: 66–67
Kay RM, Kurschner SH (1999) Bilateral proximal radial and scaphoid fractures in a child. J Hand Surg [Br] 24: 255–257
Keller HW, Huber R, Rehm KE (1993) Die intramedulläre Schienung vom Frakturen im Wachstumsalter mit einem neuen Implantant. Chirurg 64: 180–184
Kessler T, Winkler H, Weiss C, Konermann W, Gruber G (2002) Sonographie des Ellenbogengelenkes bei der Radiusköpfchenfraktur. Orthopade 31: 268–270
Keyl W, Wirth CJ, Hagena F (1982) Ergebnisse nach Radiusköpfchenresektionen. In: Burri C, Rüter A (Hrsg) Verletzungen des Ellenbogens. Springer, Berlin Heidelberg New York, S 289–299 (Hefte zur Unfallheilkunde)
Laer L v (1982) The fracture of the proximal end of the radius in adolescence. Arch Orthop Trauma Surg 99: 167–174
Laer L v (1984) Skelett-Traumata im Wachstumsalter. Springer, Berlin Heidelberg New York Tokyo (Hefte zur Unfallheilkunde)
Laer LR v (1986) Frakturen und Luxationen im Kindesalter. Thieme, Wien Berlin New York
Laer L v (2001) Frakturen und Luxationen im Wachstumsalter, 3. neubearb. Aufl. Thieme, Stuttgart New York
Laer L v, Pirwitz A, Vocke AK (1997) Posttraumtatische Problemfälle am kindlichen Ellbogen. Orthopade 26: 1030–1036
Landin LA, Danielsson LG (1986) Elbow fractures in children. An epidemiologigal analysis of 589 cases. Acta Orthop Scand 57: 306–313
Leung AG, Peterson HA (2000) Fractures of the proximal radial head and neck in children with emphasis on those that involve the articular cartillage. J Pediatr Orthop 20: 7–14
Lindham S, Hugosson C (1979) The significance of associated lesions inclucing dislocation in fractures of the neck of the radius in children. Acta Orthop Scand 50: 79–83
Liow RYL, Cregan A, Nanda R et al. (2002) Early mobilization for minimally displaced radial head fractures is desirable. A prospective randomized study of two protocols. Injury 33: 801–806
Mason ML (1954) Some observations on fractures of the head of the radius with a review of one hundred cases. Br J Surg 42: 123–132
McCarthy SM, Odgen JA (1982) Radiology of postnatal skeletal development. VI. Elbow joint, proximal radius and ulna. Skeletal Radiol 9: 17–26
Merchan ECR (1994) Percutaneous reduction of displaced radial neck fractures in children. J Trauma 37: 812–814
Métaizeau JP, Prévot J, Schmitt M (1980) Réduction et fixation des fractures et décollements épiphysaires de la tête radiale par broche centro-médullaire. [Reduction and fixation of fractures of the neck of the radius by centro-medullary pinning. Original technic.] Rev Chir Orthop Reparatrice Appar Mot 66: 47–49
Mikic ZD, Vukadinovic SM (1983) Late results in fractures of the radial head treated by excision. Clin Orthop 181: 220–228
Mommsen U, Sauer HD, Schöntag H (1980) Der Bruch des proximalen Radius im Kindesalter. Langenbecks Arch Chir 351: 111–118
Newman JH (1977) Displaced radial neck fractures in children. Injury 9: 114–121
Noodt H (1981) Beitrag zur operativen Behandlung kindlicher Radiusköpfchenfrakturen. Chirurg 52: 59–61
O'Brien PI (1965) Injuries involving the proximal radial epiphysis. Clin Orthop 41: 51–58
Ostermann PA, Richter D, Mecklenburg K et al. (1999) Pediatric forearm fractures: indications, technique, and limits of conservative management. Unfallchirurg 102: 784–790
Papavasiliou VA, Kirkos JM (1991) Dislocation of the elbow joint associated with fracture of the radial neck in children. Injury 22: 49–50
Pseudo JV, Aracil J, Barcelo M (1982) Leverage method in displaced fractures of the radial neck in children. Clin Orthop 169: 215–218
Rang M (1983) Children's fractures, 2nd edn. (Fractures of the proximal radius, pp 182–196). Lippincott, Philadelphia Toronto
Reidy JA, van Gorder GW (1963) Treatment of displacement of the proximal radial epiphysis. J Bone Joint Surg Am 45: 1355–1372
Richter D, Ostermann PA, Ekkernkamp A et al. (1998) Elastic intramedullary nailing: a minimally invasive concept in the treatment of unstable forearm fractures in children. J Pediatr Orthop 18: 457–461
Ritter G (1984) Frakturen des Capitulum radii. In: Sauer H (Hrsg) Das verletzte Kind. Thieme, Stuttgart New York, S 460–461
Rockwood CA, Green DP (1995. Fractures. Lippincott, Philadelphia
Rokito SE, Anticevic D, Strongwater AM, Lehman WB, Grant AD (1995) Chronic fracture-separation of the readial head in a child. J Orthop Trauma 9: 259–262
Salai M, Segal E, Amit Y et al. (1998) Closed intramedullary nailing of forearm fractures in young patients. Harefuah 134: 15–159
Scullion JE, Miller JH (1985) Fracture of the neck of the radius in children: prognostic factors and recommodations for management. J Bone Joint Surg Br 67: 491
Silberstein MJ, Brodeur AE, Graviss ER (1982) Some vagaries of the radial head and neck. J Bone Joint Surg Am 64: 1153–1157
Stankovic P, Emmermann H, Burkhardt K, Krtsch U (1975) Die Frakturen des proximalen Radius im Kindesalter. Z Kinderchir 16: 77–86
Stankovic P, Ohnesorge W, Burchhardt H, Schlemminger H (1987) Die Problematik der Frakturen des proximalen Radius. In: Hoffmann-v. Kapherr S (Hrsg) Operationsindikationen bei Frakturen im Kindesalter. Fischer, Stuttgart New York, S 79–81
Steele JA, Graham HK (1992) Angulated radial neck fractures in children. J Bone Joint Surg Br 74: 760–764
Takagi M, Sasaki K, Kiysoshige Y et al. (1999) Fracture and dislocation of snowboarder's elbow. J Trauma 47: 77–81
Theodorou SD, Ierodiaconou MN, Roussis N (1988) Fractures of the upper end of the ulna associated with dislocation of the head of the radius in children. Clin Orthop 228: 240–249
Tibone JE, Stoltz M (1981) Fractures of the radial head and neck in children. J Bone Joint Surg Am 63: 100–106
Vahvanen V, Gripenberg L (1978) Fracture of the radial neck in children. Acta Orthop Scand 49: 32–38
Van Vugt AB (1985) Surgical treatment of fractures of the proximal end of the radius in children. Arch Orthop Trauma Surg 104: 37–41
Vocke AK, Laer L v (1998 a) Die Prognose proximaler Radiusfrakturen im Wachstumsalter. Unfallchirurg 101: 287–295
Vocke AK, Laer L v (1998 b) Displaced proximal radius fractures in children – long-term results and prognosis of conservative treatment. J Pediatr Orthop 7: 217–222
Vocke AK, Laer L v (2000) Treatment and prognosis of displaced proximal radius fractures. Techniques in Orthopaedics 15: 58–66
Wadsworth TG, Haddad RJ (1982) Childhood trauma. In: Wadsworth TG (ed) The elbow. Churchill Livingstone, Edinburgh London Melbourne New York, pp 140–189
Waters PM, Stewart SL (2001) Radial neck fracture nonunion in children. J Pediatr Orthop 21: 570–576
Weber M (1977) Fehlwachstum nach isolierten Frakturen am proximalen Radiusende. Orthop Praxis 14: 94–97
Wedge JH, Robertson DE (1982) Displaced fractures of the neck of the radius in children. J Bone Joint Surg Br 64: 256
Weise K, Schwab E, Scheufele TM (1997) Elbow injuries in childhood. Unfallchirurg 100: 255–269

Wirth CJ, Keyl W (1977) Frakturen und Luxationen des Radiusköpfchens – Problematik der Diagnostik und der Therapie. Orthop Praxis 14: 103–108
Wirth CJ, Keyl W (1981) Fractures and dislocations of the radial head – problems in diagnosis and treatment. In: Chapchal G (ed) Fractures in children. Thieme, Stuttgart New York, pp 189–191
Zimmermann H (1978) Ellbogenbrüche. In Weber BG, Brunner C, Freuler F (Hrsg) Frakturbehandlung bei Kindern und Jugendlichen. Springer, Berlin Heidelberg New York

Literatur zu Abschn. 15.1 bis 15.3 (außer Abschn. 15.1.1)

Alpar EK, Thompson K, Owen R, Taylor JF (1981) Midshaft fractures of forearm bones in children. Injury 13: 153–158
Anderson R (1901) Rotation of the forearm. Lancet 1333–1334
Attia MW, Glasstetter DS (1997) Plastic bowing type fracture of the forearm in two children. Pediatr Emerg Care 13: 392–393
Bass RL, Stern PJ (1994) Elbow and forearm anatomy and surgical approaches. Hand Clin 10: 343–356
Bellemans M, Lamoureux J (1995) Indications for immediate percutaneous intramedullary nailing of complete diaphyseal forearm shaft fractures in children. Acta Orthop Belg 61 Suppl 1: 169–172
Beyer W, Stolzenburg T, Paris S (1995) Functional limitation of the forearm after shaft fracture in childhood. Possible role of the antebrachial interosseous membrane: MRI and ultrasound studies. Unfallchirurgie 21: 275–284
Biasca N, Battaglia H, Simmen HP, Disler P, Trentz O (1995) An overview of snow-boarding injuries. Unfallchirurg 98: 33–39
Blackburn N, Ziv I, Rang M (1984) Correction of the malunited forearm fracture. Clin Orthop 188: 54–57
Blount WP (1967) Forearm fractures in children. Clin Orthop 51: 93–107
Borton D, Masterson E, O'Brien T (1994) Distal forearm fractures in children: the role of hand dominance. J Pediatr Orthop 14: 496–497
Boyd HB (1940) Surgical exposure of the ulna and proximal one-third of the radius through one incision. Surg Gynecol Obstet 71: 86–88
Brandesky G, Eberhard D (1989) Analyse und Ergebnisse von 100 kindlichen Unterarmschaftbrüchen. Hefte Unfallheilkd 201: 400–402
Brutscher S, Rüter A (1989) Unterarmschaftbrüche im Kindesalter. Hefte Unfallheilkd 201: 395–396
Calder PR, Achan P, Barry M (2003) Diaphyseal forearm fractures in children treated with intramedullary fixation: outcome of K-wire versus elastic stable intramedullary nail. Injury 34: 278–282
Cannata G, De Maio F, Mancini F, Ippolito E (2003) Physeal fractures of the distal radius and ulna: long-term prognosis. J Orthop Trauma 17: 172–179
Carey PJ, Alburger PD, Betz RR, Clancy M, Steel HH (1992) Both-bone forearm fractures in children. Orthopedics 15: 1015–1019
Carsi B, Abril JC, Epeldegui T (2003) Longitudinal growth after nonphyseal forearm fractures. J Pediatr Orthop 23: 203–207
Chess DG, Hyndman JC, Leahey JL, Brown DC, Sinclair AM (1994) Short-arm plaster cast for distal pediatric forearm fractures. J Pediatr Orthop 14: 211–213
Chia J, Soh CR, Wong HP, Low YP (1996) Complications following metal removal: a follow-up of surgically treated forearm fractures. Singapore Med J 37: 268–269
Choi KY, Chan WS, Lam TP, Cheng JC (1995) Percutaneous Kirschner-wire pinning for severely displaced distal radial fractures in children. A report of 157 cases. J Bone Joint Surg Br 77: 797–801
Creasman C, Zaleske DJ, Ehrlich MG (1984) Analyzing forearm fractures in children. The more subtle signs of impending problems. Clin Orthop 188: 40–53
Cruess RL (1973) The managment of forearm injuries. Orthop Clin North Am 4: 969–982
Cullen MC, Roy DR, Giza E, Crawford AH (1998) Complications of intramedullary fixation of pediatric forearm fractures. J Pediatr Orthop 18: 14–21
Daruwalla JS (1979) A study of radioulnar movements following fractures of the forearm in children. Clin Orthop 139: 114–120
Dau W (1966) Behandlung von Unterarmschaftbrüchen im Kindesalter. Chir Praxis 10: 229–234
Davis DR, Green DP (1976) Forearm fractures in children: pitfalls and complications. Clin Orthop 120: 172–183
de Pablos J, Franzreb M, Barrios C (1994) Longitudinal growth pattern of the radius after forearm fractures conservatively treated in children. J Pediatr Orthop 14: 492–495
Dietz HG, Schmittenbecher PP, Illing P (1997) Intramedulläre Osteosynthese im Wachstumsalter. Urban & Schwarzenberg, München
Digby K (1915) The measurement of diaphyseal growth in proximal and distal direction. J Anat Physiol 50: 187
Do TT, Strub WM, Foad SL, Mehlman CT, Crawford AH (2003) Reduction versus remodeling in pediatric distal forearm fractures: a preliminary cost analysis. J Pediatr Orthop B 12: 109–115
Ehalt W (1967) Fehler und Gefahren der Frakturbehandlung. Beitr Orthop 14: 685–692
Evans EM (1945) Rotation deformity in the treatment of fractures of both bones of the forearm. J Bone Joint Surg Am 27: 373–379
Evans EM (1951) Fractures of the radius and ulna. J Bone Joint Surg Am 33: 548–561
Fahey JJ (1980) Fractures of the elbow in children. AAOS Instr Course Lect 17: 13–46
Feldkamp G, Daum R (1978) Long term results of forearm shaft fractures in children. Hefte Unfallheilkd 132: 389–392
Flynn JM, Waters PM (1996) Single-bone fixation of both-bone forearm fractures. J Pediatr Orthop 16: 655–659
Forgon M, Mammel E (1983) Our corrective osteotomy for radius fractures healed in defective position at a typical spot. Unfallchirurgie 9: 318–324
Friberg KS (1979) Remodeling after distal forearm fractures in children. I. The effect of residual angulation on the spatial orientation of the epiphyseal plates. Acta Orthop Scand 50: 537–546
Fuller DJ, McCullough CJ (1982) Malunited fractures of the forearm in children. J Bone Joint Surg Br 64: 364–367
Fyfe IS, Mossad MM, Holdsworth BJ (1985) Methods of fixation of olecranon fractures. An experimental mechanical study. J Bone Joint Surg Br 67: 367–372
Gibbons CL, Woods DA, Pailthorpe C, Carr AJ, Worlock P (1994) The management of isolated distal radius fractures in children. J Pediatr Orthop 14: 207–210
Givon U, Pritsch M, Levy O, Yosepovich A, Amit Y, Horozowski H (1997) Monteggia and equivalent lesions. A study of 41 cases. Clin Orthop 337: 208–215
Gotia DG, Apostol D, Ardelean M, Trandafir M, Botez C (1996) Displaced fractures of the middle third of the Forearm in Children. The therapeutic considerations. Rev Med Chir Soc Med Nat Iasi 100: 107–111
Gräfe G, Tischler W, Wottek G, Eisett C (1995) Spätergebnisse reponierter Unterarmfrakturen unter besonderer Berücksichtigung des Ausgleichs der mit Stellungsfehler verheilten Frakturen. In: Anonymus. Die Frakturen an Unterarm und Hand im Kindesalter. Universum, Wiesbaden, S 160–164
Green JS, Williams SC, Finlay D, Harper WM (1998) Distal forearm fractures in children: the role of radiographs during follow up. Injury 29: 309–312
Greulich WW, Pyle SI (1964) Radiographic atlas of skeletal development of the hand and wrist. Stanford University Press, Stanford/CA
Griffet J, el Hayek T, Baby M (1999) Intramedullary nailing of forearm fractures in children. J Pediatr Orthop B 8: 88–89
Gruber R, Laer LR v (1979) The etiology of the refracture of the forearm in childhood (author's transl). Aktuelle Traumatol 9: 251–259
Haasbeek JF, Cole WG (1995) Open fractures of the arm in children. J Bone Joint Surg Br 77: 576–581
Hagert CG (1994) Distal radius fracture and the distal radioulnar joint – Anatomical considerations. Handchir Mikrochir Plast Chir 26: 22–26

Hahn MP (1997) Pediatric forearm fractures. Unfallchirurg 100: 759
Heiberg J (1884) The movement of the ulna in rotation of the forearm. J Anat Physiol 19: 237–240
Heller DR, Routley V, Chambers S (1996) Rollerblading injuries in young people. J Paediatr Child Health 32: 35–38
Henrikson B (1966) Supracondylar fracture of the humerus in children. Acta Orthop Scand 369: 1–72
Hilgert RE, Dallek M, Radonich H, Jungbluth KH (1998) Trendy inline skating sports. Pattern of injuries and groups at risk. Unfallchirurg 101: 845–850
Hogstrom H, Nilsson BE, Willner S (1976) Correction with growth following diaphyseal forearm fracture. Acta Orthop Scand 47: 299–303
Holdsworth BJ, Sloan JP (1982) Proximal forearm fractures in children: residual disability. Injury 14: 174–179
Houshian S, Herold N, Rock ND (1997) Roller skating injuries. Ugeskr Laeger 159: 3580–3582
Hove LM, Engesaeter LB (1997) Corrective osteotomies after injuries of the distal radial physis in children. J Hand Surg [Br] 22: 699–704
Huber RI, Keller HW, Huber PM, Rehm KE (1996) Flexible intramedullary nailing as fracture treatment in children. J Pediatr Orthop 16: 602–605
Hughston JC (1962) Fractures of the forearm – Anatomical considerations. J Bone Joint Surg Am 44: 1664–1667
Jackson WT, Hefzy MS, Guo H (1994) Determination of wrist kinematics using a magnetic tracking device. Med Eng Phys 16: 123–133
Jansky W, Laminger K, Iqbal M, Seeger T (1994) Clinical and radiological results of distal radius fractures. Unfallchirurgie 20: 197–202
Jerosch J, Heidjann J, Thorwesten L, Lepsien U (1998) Injury pattern and acceptance of passive and active injury prophylaxis for inline skating. Knee Surg Sports Traumatol Arthrosc 6: 44–49
Johannsen HG, Mikkelsen JB, Fricke A (1997) Skating injuries. A study of an injury sample in a danish community skating rink. Nord Med 112: 61–62
Johari AN, Sinha M (1999) Remodeling of forearm fractures in children. J Pediatr Orthop B 8: 84–87
Jonasch E, Bertel E (1981) Verletzungen bei Kindern bis zum 14. Lebensjahr. Hefte Unfallheilkd 150: 32–42
Jones K, Weiner DS (1999) The management of forearm fractures in children: a plea for conservatism. J Pediatr Orthop 19: 811–815
Jonsson B, Bengner U, Redlund-Johnell I, Johnell O (1999) Forearm fractures in Malmö, Sweden. Changes in the incedence occuring during the 1950 s, 1980 s and 1990 s. Acta Orthop Scand 70: 129–132
Kapandji IA (1992) Funktionelle Anatomie der Gelenke, Bd I – Obere Extremität. Enke, Stuttgart
Kasten P, Krefft M, Hesselbach J, Weinberg AM (2002) Computer simulation of forearm rotation in angular deformities: a new therapeutic approach. Injury 33: 807–813
Keenan WN, Clegg J (1995) Intraoperative wedging of casts: correction of residual angulation after manipulation. J Pediatr Orthop 15: 826–829
King RE (1984) Fractures of the shafts of radius and ulna. In: Rockwood CA, Wilkins KE, King RE (eds) Fractures in children. Lippincott, Philadelphia, pp 301–362
Kuderna H (1980) Connection between deviated axis and impaired function after fractures of the forearm (author's transl). Unfallchirurgie 6: 7–13
Kuderna H, Weinstabl R (1989) Der Einfluss von Unterarmachsenknickungen auf die Umwendbewegung. Hefte Unfallheilkd 201: 47–58
Kurz W, Vinz H, Wahl D (1982) Late results of osteosynthesis in forearm fractures in childhood. Zentralbl Chir 107: 149–155
Kurz W, Vinz H, Wahl D (1986) Errors and risks in osteosynthesis of forearm fractures in childhood. Zentralbl Chir 111: 659–665
Laer LR v (1986) Frakturen und Luxationen im Kindesalter. Thieme, Wien Berlin New York
Laer LR v, Hasler C (2000) Spontaneous corrections, growth disorders and post-traumatic deformities after fractures in the area of the forearm of the growing skeleton. Handchir Mikrochir Plast Chir 32: 231–241
Laer LR v, Gruber R, Dallek M et al. (2000) Classification and documentation of children's fractures. Eur J Trauma 26: 2–14
Largiader U, Nufer M, Hotz T, Kach K (1998) Inline skating, an old sport, newly discovered: harmless or a potential danger with socioeconomic effects? Schweiz Rundsch Med Prax 87: 259–262
Lee BS, Esterhai JL, Das M (1984) Fracture of the distal radial epiphysis. Characteristics and surgical treatment of premature, post-traumatic epiphyseal closure. Clin Orthop 185: 90–96
Linke F, Clausner A, Voigt A, Engel V (1995) Die diaphysären Vorderarmfrakturen bei Kindern – Analyse von 317 Fällen. In: Anonymus. Die Frakturen an Unterarm und Hand im Kindesalter. Universum, Wiesbaden, S 150–159
Luhmann SJ, Gordon JE, Schoenecker PL (1998) Intramedullary fixation of unstable both-bone forearm fractures in children. J Pediatr Orthop 18: 451–456
Matthews LS, Kaufer H, Garver DF, Sonstegard DA (1982) The effect on supination-pronation of angular malalignment of fractures of both bones of the forearm. J Bone Joint Surg Am 64: 14–17
Maylahn DJ, Fahey JJ (1958) Fractures of the elbow in children. JAMA 166: 220–228
Nakamura T, Yabe Y, Horiuchi Y (1994) A biomechanical analysis of pronation-supination of the forearm using magnetic resonance imaging: dynamic changes of the interosseus membrane of the forearm during pronation-supination. Nippon Seikeigeka Gakkai Zasshi 68: 14–25
Nelson OA, Buchanan JR, Harrison CS (1984) Distal ulnar growth arrest. J Hand Surg [Am] 9: 164–170
Nilsson BE, Obrant K (1977) The range of motion following fracture of the shaft of the forearm in children. Acta Orthop Scand 48: 600–602
Nonnemann HC (1969 a) Grenzen der Spontankorrektur fehlgeheilter Frakturen bei Jugendlichen. Langenbecks Arch Chir 324: 78–86
Nonnemann HC (1969 b) Wachstumsveränderungen am frakturierten Knochen bei Kindern und Jugendlichen. Hefte Unfallheilkd 99: 176–179
Noonan KJ, Price CT (1998) Forearm and distal radius fractures in children. J Am Acad Orthop Surg 6: 146–156
Nork SE, Hennrikus WL, Loncarich DP, Gillingham BL, Lapinsky AS (1999) Relationship between ligamentous laxity and the site of upper extremity fractures in children: extension supracondylar fracture versus distal forearm fracture. J Pediatr Orthop B 8: 90–92
O'Brien ET (1984) Fractures of the hand and wrist region. In: Rockwood CA, Wilkins KE, King RE (eds) Fractures in children. Lippincott, Philadelphia, pp 229–299
Oest W, Rettig H (1989) Die anbehandelte Unterarmschaftfraktur des Kindes. Hefte Unfallheilkd 201: 415–417
Oestern HJ (2001) Unterarmschaftfrakturen. In: Schmit-Neuerburg K-P, Letsch R, Towfigh H (Hrsg) Ellenbogen, Unterarm, Hand. Springer, Berlin Heidelberg New York Tokyo, S 181–196 (Tscherne Unfallchirurgie)
Oestern HJ (1999) Distale Radiusfrakturen, Teil I. Chirurg 70: 1180–1192
Orenstein JB (1996) Injuries and small-wheel skates. Ann Emerg Med 27: 204–209
Ortega R, Loder RT, Louis DS (1996) Open reduction and internal fixation of forearm fractures in children. J Pediatr Orthop 16: 651–654
Oskam J, Kingma J, Klasen HJ (1998) Fracture of the distal forearm: epidemiological developments in the period 1971–1995. Injury 29: 353–355
Ostermann PA, Richter D, Mecklenburg K, Ekkernkamp A, Muhr G, Hahn MP (1999) Pediatric forearm fractures: indications, technique, and limits of conservative management. Unfallchirurg 102: 784–790
Ottl D (2000) Analytische Mechanik. Vorlesungsskript. TU Braunschweig
Papavasilou VA, Beslikas TA, Nenopoulos S (1987) Isolated fractures of the olecranon in children. Injury 18: 100–102
Powell EC, Tanz RR (1996) In-line skate and rollerskate injuries in childhood. Pediatr Emerg Care 12: 259–262

Prevot J, Lascombes P, Metaizeau JP, Ligier JN, Dautel G (1995) Zur Behandlung der Unterarm- und Mittelhandfrakturen mit dem Nancy Nagel. In: Anonymus. Die Frakturen an Unterarm und Hand im Kindesalter. Universum, Wiesbaden, S 41–45
Qidwai SA (2001) Treatment of diaphyseal forearm fractures in children by intramedullary Kirschner wires. J Trauma 50: 303–307
Rang MC, Willis RB (1977) Fractures and sprains. Pediatr Clin North Am 24: 749–773
Rauber A, Kopsch F, Leonhardt H (Hrsg) (1987) Lehrbuch der Anatomie des Menschen. Thieme, Stuttgart (Anatomie des Menschen)
Ray D (1951) Rotation of the forearm – An experimental study of pronation and supination. J Bone Joint Surg Am 33: 993–996
Regan W, Morrey BF (1992) Classification and treatment of coronoid process fractures. Orthopedics 15: 845–848
Rockwood CA, Green DP (1995) Fractures. Lippincott, Philadelphia
Salai M, Segal E, Amit Y, Chechnick A (1998) Closed intramedullary nailing of forearm fractures in young patients. Harefuah 134: 15–159
Sanders WE, Heckman JD (1984) Traumatic plastic deformation of the radius and ulna. A closed method of correction of deformity. Clin Orthop 188: 58–67
Schmit-Neuerburg K-P, Letsch R, Towfigh H (Hrsg) (2001) Ellenbogen, Unterarm, Hand. Springer, Berlin Heidelberg New York Tokyo (Tscherne Unfallchirurgie)
Schlickewei W, Salm R (2001) Indications for intramedullary stabilization of shaft fractures in childhood. What is reliable, what is assumption? Kongressbd Dtsch Ges Chir Kongr 118: 431–434
Shaer JA, Smith B, Turco VJ (1999) Mid-third forearm fractures in children: an unorthodox treatment. Am J Orthop 28: 60–63
Shea K, Fernandez DL, Jesse BJ, Martin C (1997) Corrective osteotomy for malunited volary displaced fractures of the distal end of the radius. J Bone Joint Surg Am 79: 1816–1826
Shoemaker SD, Comstock CP, Mubarak SJ, Wenger DR, Chambers HG (1999) Intramedullary Kirschner wire fixation of open or unstable forearm fractures in children. J Pediatr Orthop 19: 329–337
Skillern PG (1915) Complete fracture of the lower third of the radius in childhood with greenstick fracture of the ulna. Ann Surg 22: 209–225
Spinner M, Kaplan EB (1970) The quadrate ligament of the elbow – Its relationship to the stability of the proximal radio-ulnar joint. Acta Orthop Scand 41: 632–647
Stahl S, Rozen N, Michaelson M (1997) Ulnar nerve injury following midshaft forearm fractures in children. J Hand Surg [Br] 22: 788–789
Steinert V (1966) Fractures of the forearm in childhood. Bruns Beitr Klin Chir 212: 170–184
Takagi M, Sasaki K, Kiysoshige Y, Ida H, Ogino T (1999) Fracture and dislocation of snowboarder's elbow. J Trauma 47: 77–81
Taleisnik J (1985) The wrist. Churchill Livingstone, Philadelphia
Tarr RR, Garfinkel AI, Sarmiento A (1984) The effects of angular and rotational deformities of both bones of the forearm. An in vitro study. J Bone Joint Surg Am 66: 65–70
Vainionpaa S, Bostman O, Patiala H, Rokkanen P (1987) Internal fixation of forearm fractures in children. Acta Orthop Scand 58: 121–123
Volat P, De Boeck H (2003) Bowing fractures of the forearm in children: a long-term-follow-up. Clin Orthop 413: 233–237
Waseem M, Paton RW (1999) Percutaneous intramedullary elastic wiring of displaced diaphyseal forearm fractures in children. A modified technique. Injury 30: 21–24
Weinberg AM, Pietsch IT, Helm MB, Hesselbach J, Tscherne H (2000) A new kinematic model of pro- and supination of the human forearm. J Biomechanics 33: 487–491
Younger AS, Tredwell SJ, Mackenzie WG (1997) Factors affecting fracture position at cast removal after pediatric forearm fracture. J Pediatr Orthop 17: 332–336
Yung SH, Lam CY, Choi KY, Ng KW, Maffulli N, Cheng JC (1998) Percutaneous intramedullary Kirschner wiring for displaced diaphyseal forearm fractures in children. J Bone Joint Surg Br 80: 91–94
Zimmermann R, Gabl M, Angermann P, Lutz M, Reinhart C, Kralinger F, Pechlaner S (2000) Monteggia injuries in childhood. Handchir Mikrochir Plast Chir 32: 242–249

Literatur zu Abschn. 15.4 und 15.5

Angermann P, Lutz M, Zimmermann R (2000) Monteggia-Verletzungen im Kindesalter. Handchir Mikrochir Plast Chir 32: 260–270
Bado JL (1967) The Monteggia lesion. Clin Orthop 50: 71–86
Bell Tawse AJS (1965) The treatment of malunited anterior Monteggia fractures in children. J Bone Joint Surg Br 47: 718–723
Boyd HB, Boals JC (1969) The Monteggia lesion: a review of 159 cases. Clin Orthop 66: 94–100
Cooper A (1826) A treatise on dislocations and on fractures of the joints, 5th edn. Longman, London
Evans EM (1949) Pronation injuries of the forearm with special reference to the anterior Monteggia fracture. J Bone Joint Surg Br 31: 578–588
Exner GU (2001) Missed chronic anterior Monteggia lesion. Closed reduction by gradual lengthening and angulation of the ulna. J Bone Joint Surg Br 83: 547–550
Fowles JV, Sliman N, Kassab MT (1983) The Monteggia lesion in children: fracture of the ulna and dislocation of the radial head. J Bone Joint Surg Am 65: 1276–1283
Galeazzi R (1934) Di una oarticulare sindrome traumatica delle scheletro dell avambraccio. Attie Mem Soc Lombardi di Chir 2: 12
Givon U, Pritsch M, Levy O (1997) Monteggia and equivalent lesions. A study of 41 cases. Clin Orthop 337: 208–215
Gleeson AP, Beattie TF (1994) Monteggia fracture-dislocation in children. J Accid Emerg Med 11: 192–194
Judet R, Lord G, Roy-Camille R (1962) Osteotomiy of the cubital diaphysis in old dislocations of the radial head in the child. Presse Med 70: 1307–1308
Jupiter JB, Leibovic SJ, Ribbans W (1991) The posterior Monteggia lesion. J Orthop Trauma 5: 395–402
Kay RM, Skaggs DL (1998) The pediatric Monteggia fracture. Am J Orthop 27: 606–609
Letts M, Rowhani N (1993) Galeazzi-equivalent injuries of the wrist in children. J Pediatr Orthop 13: 561–566
Letts M, Locht R, Wiens J (1985) Monteggia fracture dislocations in children. J Bone Joint Surg Br 67: 724–727
Lincoln TL, Mubarak SJ (1994) »Isolated« traumatic radial head dislocation. J Pediatr Orthop 14: 454–457
Lloyd-Roberts GC, Bucknill TM (1977) Anterior dislocation of the radial head in children. J Bone Joint Surg Br 59: 402–407
Maeda H, Yoshida K, Doi R (2003) Combined Monteggia and Galeazzi fractures in a child. J Orthop Trauma 17: 128–131
Mikic Z (1975) Galeazzi Fracture dislocations. J Bone Joint Surg Am 57: 1071–1080
Monteggia GB (1814) Instituzioni chirurgiche. Maspero, Milano
Mullick S (1977) The lateral Monteggia fracture. J Bone Joint Surg Am 59: 543–545
Olney BW, Menelaus MB (1989) Monteggia and equivalent lesions in childhood. J Pediatr Orthop 9: 219–223
Papandrea R, Waters PM (2000) Posttraumatic reconstruction of the elbow in the pediatric patient. Clin Orthop 370: 115–126
Penrose JH (1951) The Monteggia fracture with posterior dislocation of the radial head. J Bone Joint Surg Br 33: 65–73
Reckling FW (1982) Unstable fracture-dislocations of the forearm. J Bone Joint Surg Am 64: 857–863
Ring D, Waters PM (1996) Operative fixation of Monteggia fractures in children. J Bone Joint Surg Br 78: 734–739
Rockwood CA Jr, Wilkins KE, King RE (1984) Fractures in children, 3rd edn. Lippincott, Philadelphia
Rossack K (1970) Experimentelle Druckuntersuchungen am Unterarm und ihre klinischen Folgerungen. Ergebn Orthop Unfallchir 54: 141–175
Rüedi T, Hochstetter AHC v, Schlumpf R (1984) Operative Zugäng der Osteosynthese. Springer, Berlin Heidelberg New York Tokyo

Schulitz KP (1975) Die operative Behandlung der veralteten Radiusköpchenluxation im Kindesalter. Arch Orthop Unfallchir 81: 225–237

Sobotta J, Becher H (1972) Atlas der Anatomie, 17. Aufl. Urban & Schwarzenberg, München Wien Baltimore

Spinner M, Freundlich BD, Teicher J (1968) Posterior interosseus nerve palsy as a complication of Monteggia fractures in children. Clin Orthop 58: 141–145

Tompkins DG (1971) The anterior Monteggia fracture. J Bone Joint Surg Am 53: 1109–1114

Torklus HD v (1992) Atlas orthopädisch-chirurgischer Zugangswege, 4. Aufl. Urban & Schwarzenberg, München Wien Baltimore

Vinz H (1989) Monteggiafrakturen im Kindesalter. Beitr Orthop Traumatol 36: 153

Walsh HP, McLaren CA, Owen R (1987) Galeazzi fractures in children. J Bone Joint Surg Br 69: 730–733

Wilkins KE (2002) Changes in the management of Monteggia fractures. J Pediatr Orthop 22: 548–554

Wright PR (1963) Greenstick fracture of the upper end of the ulna with dislocation of the radio-humeral joint or displacement of the superior radial epiphysis. J Bone Joint Surg Br 45: 727–731

Kapitel 16

Hand 16

A.-M. Weinberg, T. Ebinger, M. Mentzel, H. Friedrich, B. Schmidt

16.1 Handfrakturen

A.-M. Weinberg, T. Ebinger, M. Mentzel

Lokalisation und *Häufigkeit* von Frakturen des Handskelettes sind im Wesentlichen vom Lebensalter der Kinder abhängig. Oft ziehen sich Kleinkinder besonders an Türen Quetschverletzungen der Fingerendglieder mit der Folge einer Nagelkranzfraktur zu. Bei Schulkindern treten Frakturen der Mittelhand und Grundglieder wesentlich häufiger durch Unfälle bei Ball- und Kontaktsportarten auf. Betroffen sind meist der Kleinfinger und der Daumen.

Die *Diagnostik* der Verletzungen des knöchernen Skeletts der Hand des Kindes und des Jugendlichen folgt den allgemeinen Richtlinien. Am Anfang steht die Anamnese. Typische Unfallmechanismen haben richtungsweisenden Charakter. So sind Grundphalanxbasisfrakturen bei Kindern immer wieder nach indirekter Gewalteinwirkung zu beobachten, z. B. wenn versucht wurde, einen Ball zu fangen oder abzuwehren oder nach Einklemmungen der Finger an Türen. Komplexe Verletzungen mit ausgedehnten offenen Wunden oder Quetschungen, wie sie bei Kindern aus dem Bereich der Landwirtschaft auftreten, müssen an Verletzungen des knöchernen Skeletts denken lassen. Dies lässt diagnostische Schwierigkeiten erwarten, wenn die radiologische Diagnostik am Carpus – bedingt durch das Alter – noch wenig aussagekräftig ist.

Nach der Unfallanamnese folgt die Frage nach der *Schmerzlokalisation*. Die Betrachtung beginnt bei Schwellungen und Hämatomen; Fehlstellungen und Verletzungen der Haut werden registriert. Es folgt die Betastung. Sie hat zum einen das Ziel, den maximalen Schmerzpunkt zu lokalisieren und wird entsprechend behutsam vorgenommen, zum anderen werden die Oberflächensensibilität und die Durchblutung überprüft. Die Prüfung der motorischen Funktion und der Beweglichkeit ist dem Einzelfall anzupassen.

An dieser Stelle sei bereits darauf hingewiesen, dass das Erkennen oder Ausschließen eines *Drehfehlers* bei den Mittelhand- und Fingerbrüchen ein wesentlicher Punkt der klinischen Untersuchung ist. Drehfehler können bei gestreckten Fingern dem Untersucher leicht entgehen, werden aber beim Schließen der Faust durch Überkreuzungsphänomene der Finger offenbar.

Nach der Anamnese und der klinischen Untersuchung folgt die *radiologische Diagnostik*, wobei in der Regel Standardaufnahmen in 2 Ebenen, im Einzellfall auch Zusatzaufnahmen angefertigt werden.

Die *Therapie* beruht auf den 3 Grundprinzipien Schmerzbehandlung, ggf. Reposition und Immobilisation.

Komplikationen sind selten; sie treten vor allem dann auf, wenn die Verletzung zunächst nicht erkannt und somit inadäquat behandelt wird. Dies ist nach mangelhaftem Repositionsergebnis oder nach häufigen und da vor allem nach offenen Mehrfachmanipulationen zu erwarten.

16.1.1 Handwurzelfrakturen

A.-M. Weinberg, T. Ebinger, M. Mentzel

Entwicklung und Wachstum

Ossifikationskerne, Zeitpunkt des Fugenschlusses

Das menschliche Handgelenk entsteht zunächst aus einer einzigen knorpeligen Struktur, die sich dann ab der 10. SSW in 8 eigene Entitäten mit definierbarer interkarpaler Separation gliedert. Daneben lassen sich kleinere Veränderungen der Kontur beobachten, die den späteren reifen Karpalknochen in ihrer individuellen Ausprägung ähneln (Light 1988). Die Karpalknochen ossifizieren in einer vorhersagbaren Form mit nur geringen Abweichungen (Greulich u. Pyle 1964; Stuart et al. 1962; Abb. 16.1 a,b).

Das *Os capitatum* weist bis zum 6. Monat kein Ossifikationszentrum auf. Ist bis zum 1. Jahr noch keine Ossifikation vorhanden, so kann dies ein Hinweis auf eine angeborene Anomalie sein. Das *Os hamatum* ähnelt röntgenologisch dem Os capitatum im 4. Monat. Das Ossifikationszentrum des *Os triquetrum* erscheint während des 2. Lebensjahres und ist im 3. Lebensjahr bei fast allen Kindern vorhanden. Die Ossifikation des *Os lunatum* beginnt um das 4. Lebensjahr, die des *Os scaphoideum* um das 5. Lebensjahr. Die Tatsache, dass die Verknöcherung des Skaphoids von distal beginnend nach proximal fortschreitet, findet sich in zahlreichen pathologischen Vorgängen wieder (Odgen 1990). Sowohl das *Trapezium* als auch das *Trapezoideum* weisen im 5. Lebensjahr radiologisch Ossifikationszentren auf, wobei das des Trapezoids etwas verzögert erscheinen kann. Die Ossifikation endet mit der Verknöcherung des *Os pisiforme* im 9. bis 10. Lebensjahr.

Die Ossifikation verläuft von einem definierten Zentrum aus in einer festgelegten Form (Pick u. Segal 1983). Skaphoid, Trapezoid, Lunatum, Trapezium und Pisiforme können multiple Ossifikaztionszentren aufweisen. Obwohl diese Variationen bekannt sind, können sie bei Betrachtung von frischen Frakturen im Röntgenbild zu Fehldiagnosen führen. Darüber hinaus kann das bis zum 15. Lebensjahr noch nicht ausgereifte Skaphoid eine vergrößerte Lücke zum Lunatum hin vortäuschen und im Sinn einer skapholunären Bandverletzung fehlinterpretiert werden.

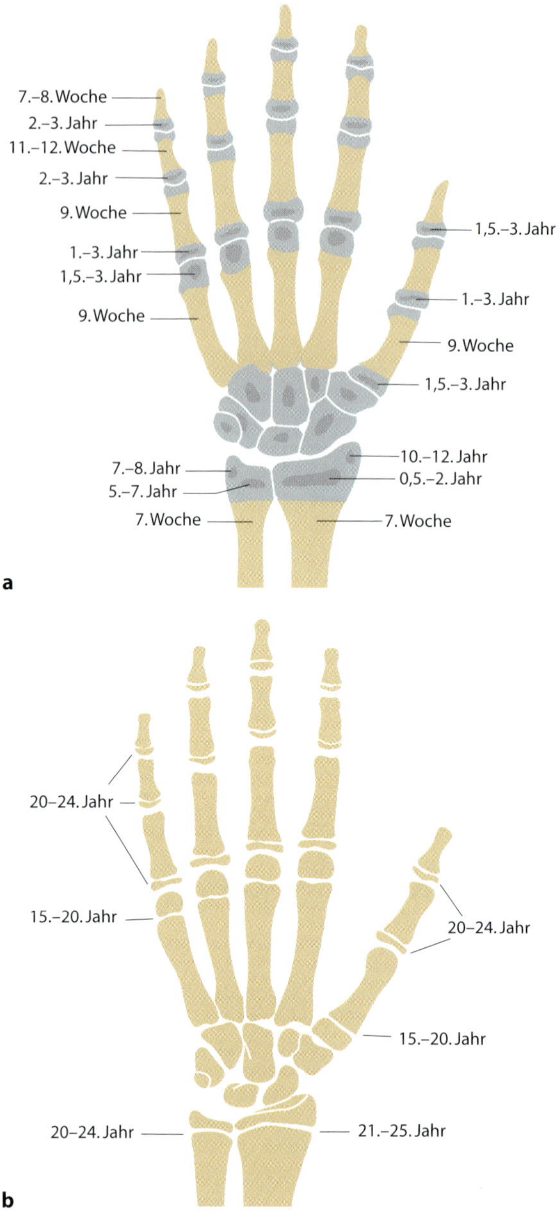

Abb. 16.1 a,b. Ossifikationszentren der Handwurzelknochen und deren erstes Auftreten (Wochen/Jahre) sowie deren Verschluss

Skaphoidfrakturen

Ursache und Häufigkeit

Frakturen der Handwurzelknochen bei Kindern sind selten und kommen wahrscheinlich erst ab dem 10. bis zum 15. Lebensjahr vor (Wulff u. Schmidt 1998). Am häufigsten betroffen ist das Skaphoid (0,45% der Frakturen der oberen Extremitäten), meist isoliert, selten in Kombination mit einer distalen Radiusfraktur (Greene MH et al. 1984; Green WB u. Anderson 1982; Jonasch u. Bertel 1981; Kay u. Kurschner 1999; Smida et al. 2003).

Der typische *Unfallmechanismus* ist der Fall auf die ausgestreckte Hand, aber auch ein direktes Trauma stellt zuweilen die Unfallursache dar (Wulff u. Schmidt 1998).

Diagnostik

Patienten mit Skaphoidfrakturen weisen häufig keine äußeren Verletzungszeichen auf. Eine *Schwellung* radial am Handgelenk kann vorliegen. Wegweisend ist ein *Druckschmerz in der Tabatiere*, also dorsoradial am Handgelenk zwischen den Sehnen des ersten und des dritten Strecksehnenfaches (Parvizi et al. 1998; Senall et al. 2004). Beugeseitig am Handgelenk ist über dem distalen Kahnbeinpol ebenfalls häufig ein Druckschmerz auszulösen. Der distale Kahnbeinpol ist radial der Flexor-carpi-radialis-Sehne in Höhe der distalen Handgelenkbeugefurche palpabel.

Die *radiologische Diagnostik* beginnt mit Aufnahmen des Handgelenks in 2 Ebenen, gefolgt von Zielaufnahmen des Kahnbeins (Berna et al. 1998, 2004). Die klassischen Kahnbeinaufnahmen sind im Kahnbeinquartett zusammengefasst (Roolker et al. 1997). Einige Autoren weisen darauf hin, dass in erster Linie die p.-a.-Aufnahme in Ulnarduktion, die Stecher-Projektion des Kahnbeinquartetts, von Bedeutung ist, da in ihr das Kahnbein vollständig aufgerichtet ist und sich damit zur Beurteilung in ausreichender Weise darstellt (ebd.; Abb. 16.2 a,b)).

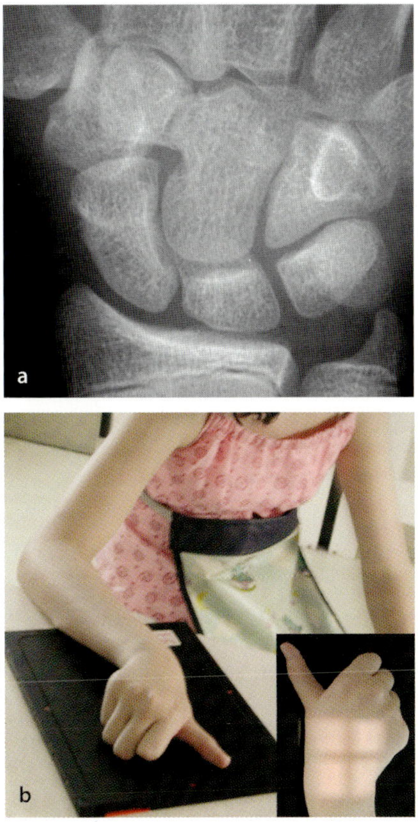

Abb. 16.2 a,b. Radiologische Darstellung der Kahnbeinfraktur: Stecherposition. **a** In dieser Position ist das Kahnbein in seiner gesamten Länge dargestellt und bildet Frakturen oft ausreichend ab. **b** Die Hand wird in Ulnarduktion mit Faustschluss der Finger bei gestrecktem Daumen auf die Röntgenkassette gelegt

Das Ausmaß einer Dislokation der Skaphoidfraktur erschließt sich oftmals erst in der *CT-Untersuchung*, deren Schnitte idealerweise entlang der Kahnbeinachse gelegt werden sollten. Probleme der Heilung von Kahnbeinbrüchen werden auf übersehene Dislokationen zurückgeführt (Belsole et al. 1991; Roolker et al. 1997; Abb. 16.3).

Ein Problem besteht in der Praxis immer dann, wenn trotz korrekt durchgeführter Röntgenaufnahmen eine Skaphoidfraktur nicht eindeutig diagnostiziert werden kann. Wenn frühzeitig – also noch am Unfalltag – eine Diagnose erstellt werden soll, muss eine *MRT-Untersuchung* erwogen werden (Brydie u. Raby 2003; Johnson et al. 2000; Moller et al. 2004; Roolker et al. 1997; Abb. 16.4 a–c).

Das klassische Vorgehen besteht jedoch in der Ruhigstellung in einer Kahnbeinschiene, die allein schon wegen der Schmerzhaftigkeit der verletzten Hand indiziert ist, und der Wiederholung der klinischen und radiologischen Untersuchung nach 7–14 Tagen (Bohler et al. 2003; v. Laer 1986; Schubert 2000; Toh et al. 2003). Im Falle einer knöchernen Verletzung ist zu diesem Zeitpunkt mit *Umbauprozessen an der Fraktur* zu rechnen, die sekundär eine Skaphoidfraktur einfacher erkennen lassen.

Bestehen nach 14 Tagen weiterhin Zweifel bei entsprechenden klinisch verdächtigen Symptomen für eine Fraktur, so sollte man nicht zögern, auch im Kindesalter mit einer MRT die Diagnose zu sichern (Brydie u. Raby 2003; Johnson et al. 2000; Moller et al. 2004; Roolker et al. 1997).

CAVE Da die Ossa lunatum, pisiforme und scaphoideum häufig mehr als ein Ossifikationszentrum besitzen, besteht bei der radiologischen Deutung der Aufnahmen die Gefahr der Verwechslung mit einer Fraktur.

Klassifikation

Man unterscheidet am Os scaphoideum entsprechend der Lokalisation insgesamt 3 verschiedene Subtypen. Dies sind die Frakturen des *distalen*, des *mittleren* und *proximalen Pols* (Bohler et al. 2003; Szabo u. Manske 1988). Im Gegensatz zu Erwachsenen finden sich die

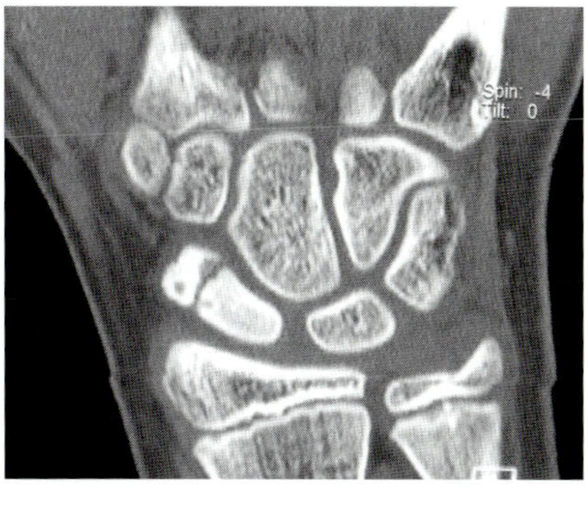

Abb. 16.3. CT einer beginnenden Skaphoidpseudarthrose

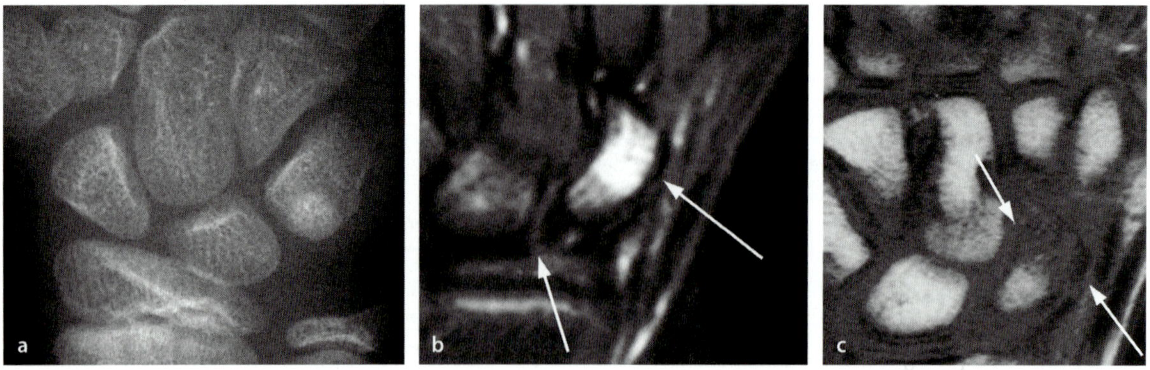

Abb. 16.4 a–c. Sturz vom Fahrrad, Mädchen, 10 Jahre. **a** Röntgenbild. **b,c** MRT: Es zeigt sich ein Kontusionherd (»bone bruise«) im Kahnbein (*Pfeile*)

Frakturen des Skaphoids bei Kindern meist am distalen Pol (Fabre et al. 2001).

Grundsätzlich wird zwischen *dislozierten* und *undislozierten Frakturen* differenziert, da dieses therapeutische Konsequenzen nach sich zieht (Bohler et al. 2003; Green u. O'Brien 1980; Szabo u. Manske 1988; Abb. 16.5).

Therapie

Indikation

Die Entscheidung zur *konservativen* oder *offenen Therapie* wird anhand der Dislokation vorgenommen.

Eine *nichtdislozierte Skaphoidfraktur* kann konservativ behandelt werden (Bohler et al. 2003; Greene et al. 1984; Toh et al. 2003; Wulff u. Schmidt 1998). Die Ruhigstellung erfolgt im *Kahnbeingips*, d. h. in einer Unterarmschiene mit Einschluss des Daumengrundgelenks. Zunächst wird dieser Gips als eine dorsoradiale Schiene angelegt, sekundär wird auf einen zirkulären Gips umgestiegen. Leichte Kunststoffmaterialien haben sich hierbei bewährt.

Operationsindikationen bestehen bei *dislozierten* und *instabilen Skaphoidfrakturen* (Mintzer u. Waters 1999; Schubert 2000; Szabo u. Manske 1988). Eine relative Indikation zur operativen Versorgung stellen konservativ behandelbare Skaphoidfrakturen dar, wenn Gründe gegen eine Ruhigstellung sprechen. *Übungsstabilität* sollte dann das Operationsziel sein.

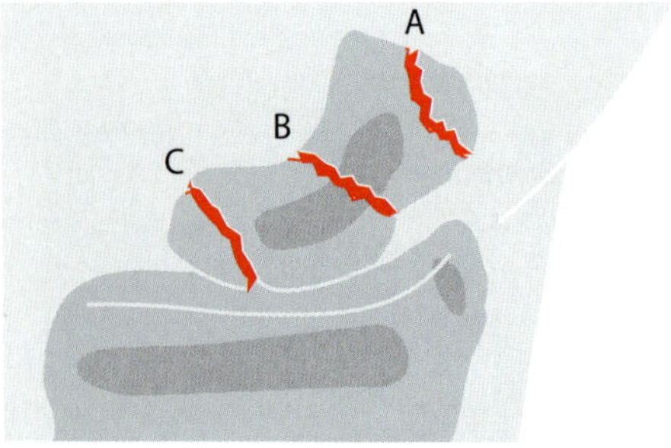

Abb. 16.5. Klassifikation der Kahnbeinfrakturen: *A* distales Drittel, *B* mittleres Drittel, *C* proximales Drittel. Prognostisch günstig sind bei Jugendlichen Frakturen des distalen Drittels, die ungünstigere Prognose weisen Verletzungen im proximalen Drittel auf. Bei Kindern ist die Prognose insgesamt günstiger

Da Einsteifungen des Handgelenks nach konservativ behandelten Kahnbeinbrüchen gerade bei Kindern und Jugendlichen nicht beobachtet werden, ist die Operationsindikation, die sich nur auf eine Verkürzung der Ruhigstellungszeit gründet, mit besonderer Sorgfalt zu prüfen (Abb. 16.6 a–d). !

Als disloziert gelten alle sichtbaren Stufenbildungen und Spaltbildungen >2 mm sowie Abkippungen von >10°.

Ob es dabei zum Einsatz von Kirschner-Drähten oder kanülierten Schrauben bis hin zu speziell für diese Frakturen entwickelten Schrauben (Herbert-Schrauben) kommt, ist abhängig vom Alter des Patienten und der Fragmentgröße (Henderson u. Letts 2003; Mintzer u. Waters 1999; Mintzer et al. 1995; Szabo u. Manske 1988).

Das therapeutische Vorgehen ist abhängig vom klinischen Bild und der radiologischen Diagnostik. Nicht immer ist eine Fraktur des Skaphoids primär radiologisch zu verifizieren.

Folgendes Prozedere hat sich für die Behandlung von Skaphoidfrakturen bei Kindern bewährt:

- Liegt trotz klinischen Verdachts ein unauffälliges Röntgenbild vor, wird zunächst für 7–14 Tage ein Unterarmgips mit Daumeneinschluss angelegt. Anschließend erfolgt eine neuerliche gipsfreie Röntgenkontrolle. Sind keine Frakturzeichen zu erkennen und gibt der Patient keine Schmerzen mehr an, gilt die Behandlung als abgeschlossen.
- Nach 7–14 Tagen: Bei immer noch andauerndem Schmerz wird entweder eine neuerliche Immobilisation für 2 Wochen durchgeführt oder aber eine MRT-Untersuchung. Wird weiter konservativ ohne MRT vorgegangen, erfolgt nach 4 Wochen erneut eine klinische und radiologische Kontrolle, ggf. ist die Behandlung bei bestehender Symptomatik auf 6 Wochen auszudehnen.

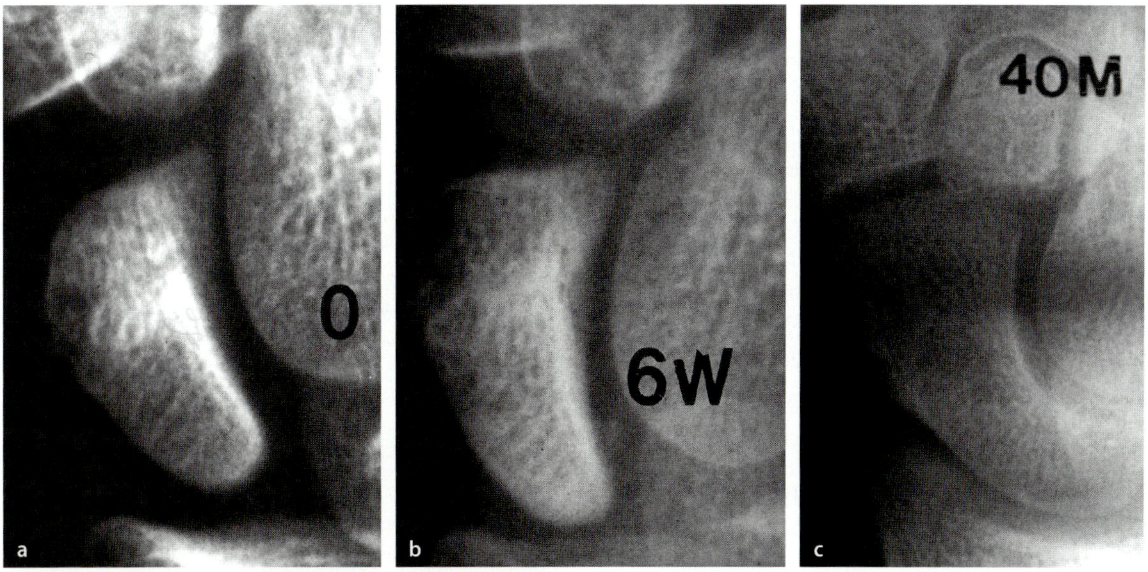

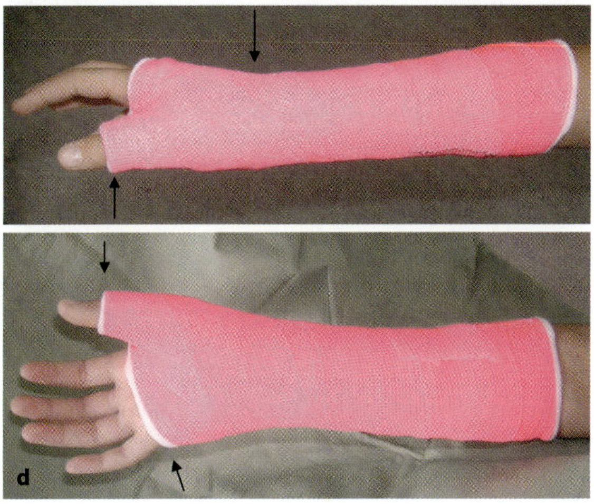

Abb. 16.6 a–d. Konservative Therapie einer Kahnbeinfraktur. **a** Unfallbild einer undislozierten Kahnbeinfraktur. **b** Ausheilungsbild nach 6 Wochen. **c** Verlaufskontrolle nach 40 Monaten. **d** Gips mit Daumeneinschluss

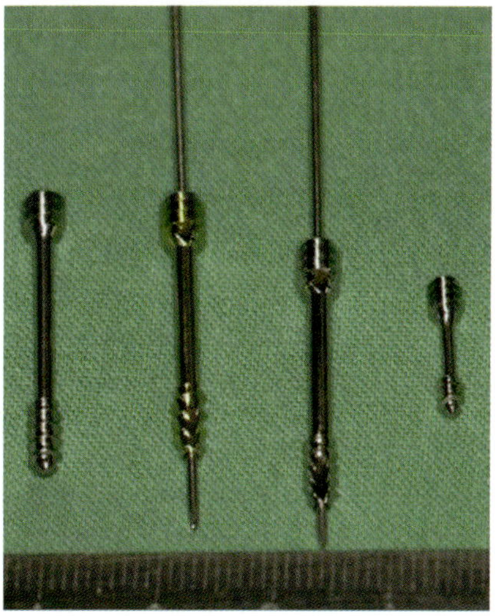

Abb. 16.7. Herbert-Schrauben

- Zeigt sich bereits primär eine Fraktur im Röntgenbild, so wird für 6 Wochen ein Unterarmgips mit Daumeneinschluss angelegt. Kann nach sechs Wochen ein Knochendurchbau radiologisch gesichert werden, so kann mit Bewegungsübungen begonnen werden.
- Zeigt sich nach dieser Zeit keine knöcherne Konsolidierung der Fraktur, muss erneut eine Immobilisation für weitere 4 Wochen erfolgen. Dies ist im Kindesalter eine Rarität. Ist der Patient in der Pubertät, sollte die Fraktur spätestens zu diesem Zeitpunkt operativ stabilisiert werden. Auch sekundär nach 6 Wochen zeigt die Behandlung dieser Frakturen noch gute Ergebnisse.
- Handelt es sich um eine dislozierte Fraktur, so gestaltet es sich äußerst schwierig, die anatomische Position durch einen Gips zu retinieren. In diesen Fällen sind offene Reposition und Transfixation der Fraktur indiziert.

Operationsprinzip und Ziel

Die *Kahnbeinosteosynthese* erfolgt im Allgemeinen mit einer *Herbert-Schraube*. Dieses Implantat besitzt an beiden Enden jeweils ein Gewinde mit unterschiedlichen Steigungen, sodass die Fraktur bei vollständig versenkter Schraube unter Kompression gebracht werden kann (Brauer et al. 1997; Jeon et al. 2003; Schadel-Hopfner et al. 2000; Abb. 16.7). Eine Metallentfernung unterbleibt bei erfolgreicher Behandlung. Herbert-Schrauben werden mittlerweile von verschiedenen Herstellern angeboten. Dem Standardmodell steht eine miniaturisierte Ausgabe zur Seite, die sich gerade bei kleinen proximalen Polfragmenten und im Kindesalter bewährt hat.

Darüber hinaus sind Herbert-Schrauben kanüliert und mit verschiedenen Kompressionsstufen erhältlich.

Anästhesie und Lagerung

Die operative Versorgung einer Skaphoidfraktur sollte bei Kindern in Allgemeinanästhesie vorgenommen werden. Bei Jugendlichen ist ebenfalls eine Leitungsanästhesie des Plexus brachialis möglich. Die Lagerung erfolgt auf einem Armtisch. Eine Oberarmblutleere, ein handchirurgisches Instrumentarium und eine Lupenbrille haben sich dabei bewährt.

Operationstechnik

■ **Zugang (Abb. 16.8 a–d).** Skaphoidfrakturen des distalen und des mittleren Drittels werden meist über einen *palmar-radialen Zugang* versorgt, Frakturen des proximalen Drittels und insbesondere proximale Polfrakturen über einen *dorsalen Zugang*.

Beim palmar-radialen Zugang wird die Hand des Patienten supiniert und über einem gerollten Tuch im Handgelenk extendiert. Idealerweise wird nur eine 1 cm

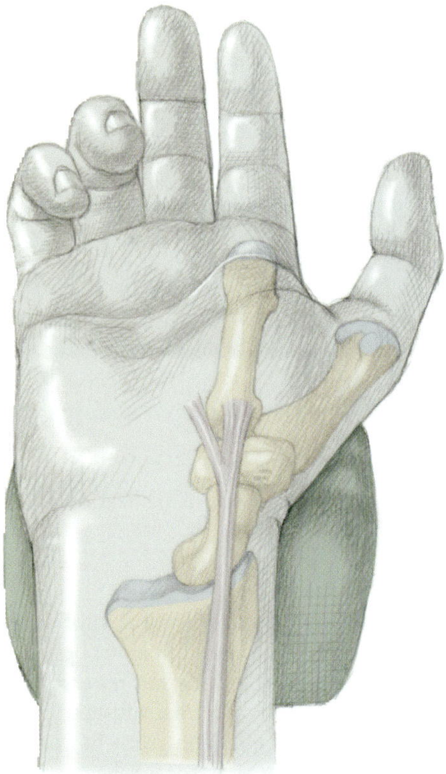

a

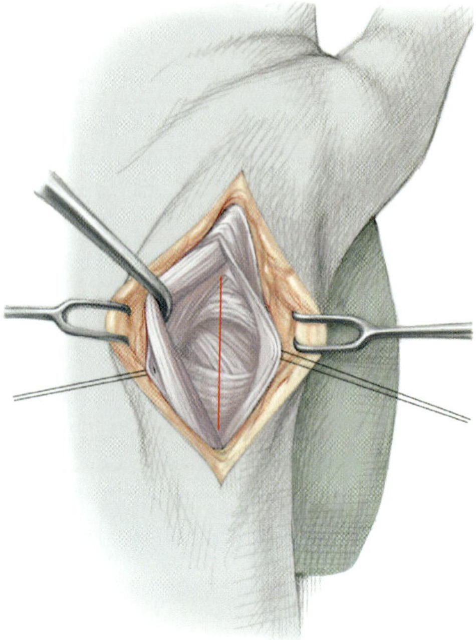

b

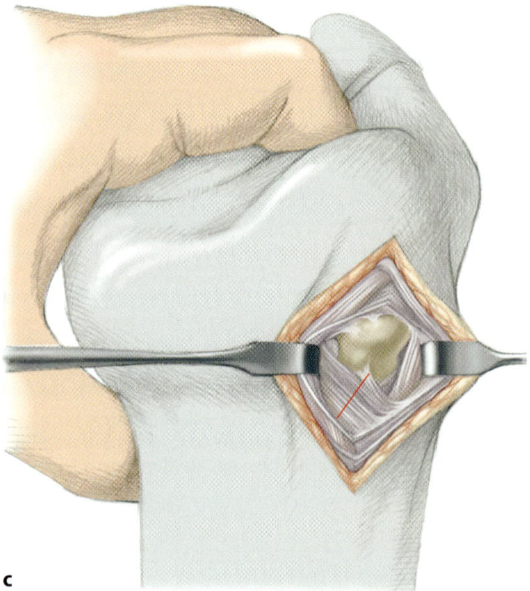

c

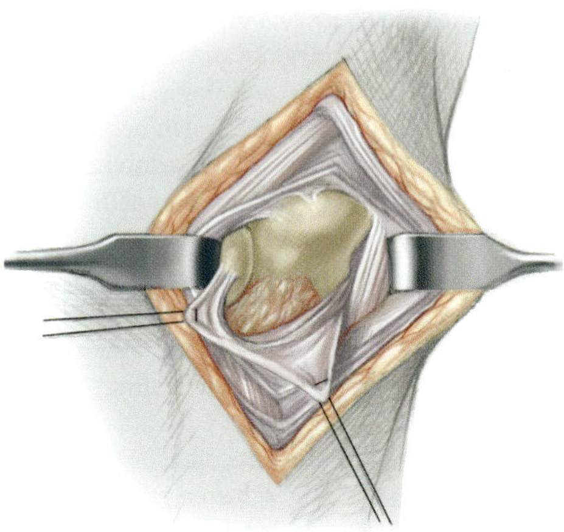

d

Abb. 16.8 a–d. Palmaren Zugang bei Operationen am Kahnbein. **a** Leitstrukturen; Sehne des M. flexor carpi radialis. **b** Durchtrennen der Sehnengleitbahn und der derben Gelenkkapsel. **c** Einkerben (Durchtrennen) des Lig. radioscaphocapitatum. **d** Darstellen des Kahnbeins: Zur Operation im mittleren und distalen Drittel wird die Sehne des M. flexor carpi radialis nach ular gehalten, zur Darstellung des proximalen Pols nach radial lange Inzision über dem distalen Kahnbeinpol angelegt. Dieser Pol ist in der beschriebenen Lagerung gut in Höhe der distalen Handgelenkbeugefurche palpabel.

Eine *radiologische Kontrolle unter dem Bildwandler* hat sich in der Praxis bewährt. Der Bildwandler bleibt während der gesamten Operation unverändert über dem Situs eingestellt. Die Reposition der Skaphoidfraktur kann so durch Drehen der Hand, unter Zug am Daumen, leicht in mehreren Ebenen kontrolliert werden.

Unter Umständen ist es sinnvoll, einen Kirschner-Draht der Stärke 1,0 oder 1,2 mm zunächst in dem distalen Fragment zu platzieren, um über ihn die Reposition herbeizuführen. In das proximale Fragment vorgebohrt, wirkt er dem Verdrehen der Fragmente beim Einbringen der Schraube entgegen. Wird eine kanülierte Schraube verwendet, kann es hilfreich sein, den Führungsdraht über das proximale Kahnbeinfragment hinaus in den Radius zu platzieren, da er dann bei den Manipulationen mit dem Handbohrer keine Dislokationsneigung mehr hat.

Gelingt die Reposition nicht über den beschriebenen kleinen Zugang, muss das Kahnbein von palmar dargestellt werden. Die Inzision wird nach proximal über der Flexor-carpi-radialis-Sehne verlängert, die Sehne wird nach ulnar gehalten, der Boden des Sehnenfachs wird gespalten. Der Blick fällt auf die radialen Schenkel der palmaren V-Bänder. Sie werden durchtrennt. Das Skaphoid liegt von palmar frei. Die Bänder sowie der Boden des Sehnenfachs müssen nach Beendigung der Osteosynthese wieder genäht werden. Zur Heilung der genähten Bandstrukturen ist eine Ruhigstellungszeit von 6–8 Wochen erforderlich.

Daraus folgt, dass eine Operation, die nur indiziert wird, um dem Patienten die Dauer der Ruhigstellung zu verkürzen, ohne eine Durchtrennung der palmaren Handgelenkbänder auskommen sollte (Abb. 16.9 a–j).

Für den dorsalen Zugang wird die Hand proniert und im Handgelenk flektiert. Eine etwa 1 cm lange Inzision 1 cm wird distal des Lister-Tuberkels zwischen dem 3. und dem 4. Strecksehnenfach angelegt. Nach Verlagerung der Sehnen wird der Boden des Sehnenfachs quer inzidiert. Dort zeigt sich der proximale Schenkel des dorsalen V-Bandes. Eine Inzision wird im Faserverlauf bei maximal flektierter Hand am proximalen Rand des Bandes angelegt. Der proximale Kahnbeinpol ist nun gut exponiert. Auch beim dorsalen Zugang bleibt der *Bildwandler* während der gesamten Operation über dem Situs eingestellt. Wird eine kanülierte Schraube verwendet, kann der Führungsdraht analog zum palmar-radialen Zugang, in das Os trapezium eingebracht werden, um beim Einsatz von Handbohrern Dislokationen des Kahnbeins zu vermeiden.

Während bisher der dorsale Zugang zunächst den proximalen Frakturen vorbehalten war, wird er mittlerweile immer öfter auch für die anderen Frakturlokalisationen verwendet. Der Vorteil des dorsalen Zugangs ist die einfachere Platzierung der Schraube. Darüber hinaus bleiben die palmaren Bandstrukturen unberührt. Von Nachteil am dorsalen Zugang ist die Tatsache, dass die Schraube durch den knorpeltragenden proximalen Pol eingebracht werden muss. Sie ist unbedingt unter dem Knorpelniveau zu versenken. Besondere Sorgfalt muss auch der skapholunären Bandverbindung gelten.

Ist der Sitz der Schraube optimal und wurden die Handgelenkbänder nicht durchtrennt, kann frühfunktionell weiterbehandelt werden. Im Einzelfall ist zu prüfen, bei welcher Tätigkeit (z. B. Sport) und für wie lange der Patient dennoch eine äußere Schienung erhält.

Fehler, Gefahren, Komplikationen

Kommt es zu einer mangelhaften Vereinigung der Frakturfragmente, so kann diese in den meisten Fällen durch eine verlängerte Immobilisation revidiert werden. Ist allerdings nach 12 Wochen noch keine Zusammenführung der Fragmente erreicht, sollte zur offenen Reposition und zur Fixation mit Schrauben oder Kirschner-Drähten übergegangen werden. In der Regel ist dann eine Spongiosaplastik erforderlich.

Nachbehandlung

Nachkontrolle

Im Allgemeinen heilen die Frakturen in 6–8 Wochen aus, allerdings wird in der Literatur empfohlen (v. Laer 1986), nach 4 Wochen ein gipsfreies Röntgenbild aufzunehmen und je nach klinischem Befund evtl. nochmals im Skaphoidgips für 2–4 Wochen ruhig zu stellen. Danach ist die Konsolidierung bei entsprechendem radiologischen und klinischen Befund nochmals zu beurteilen.

Wachstumskontrollen

Da auch sekundär aufgetretene Pseudarthrosen beschrieben werden, scheint es sinnvoll, eine klinische und – bei entsprechender Symptomatik – eine radiologische Verlaufskontrolle nach 6 Monaten durchzuführen.

Sportfähigkeit

Nach konservativer wie auch operativer Behandlung kann bei gesicherter Durchbauung und freier Beweglichkeit mit der sportlichen Betätigung begonnen werden. Dies ist meist ab der 12. Woche möglich.

Spätkomplikationen

Avaskuläre Nekrosen haben im Kindesalter noch keinen Stellenwert, allerdings kann mangelnde bzw. fehlerhafte Vereinigung der Bruchfragmente, besonders bei verspäteter Diagnosestellung, zu Schmerzen führen (Jensen u. Leicht 1995). Rockwood bezweifelt frühzeitige degenerative Veränderungen, wie sie bei Erwachsenen auftreten, bei Kindern (Rockwood u. Wilkins 2001).

! Grundsätzlich sind *Pseudarthrosen* nicht zu befürchten, wenn zum Zeitpunkt des Unfalls die Wachstumsfugen der Umgebung noch weit offen sind.

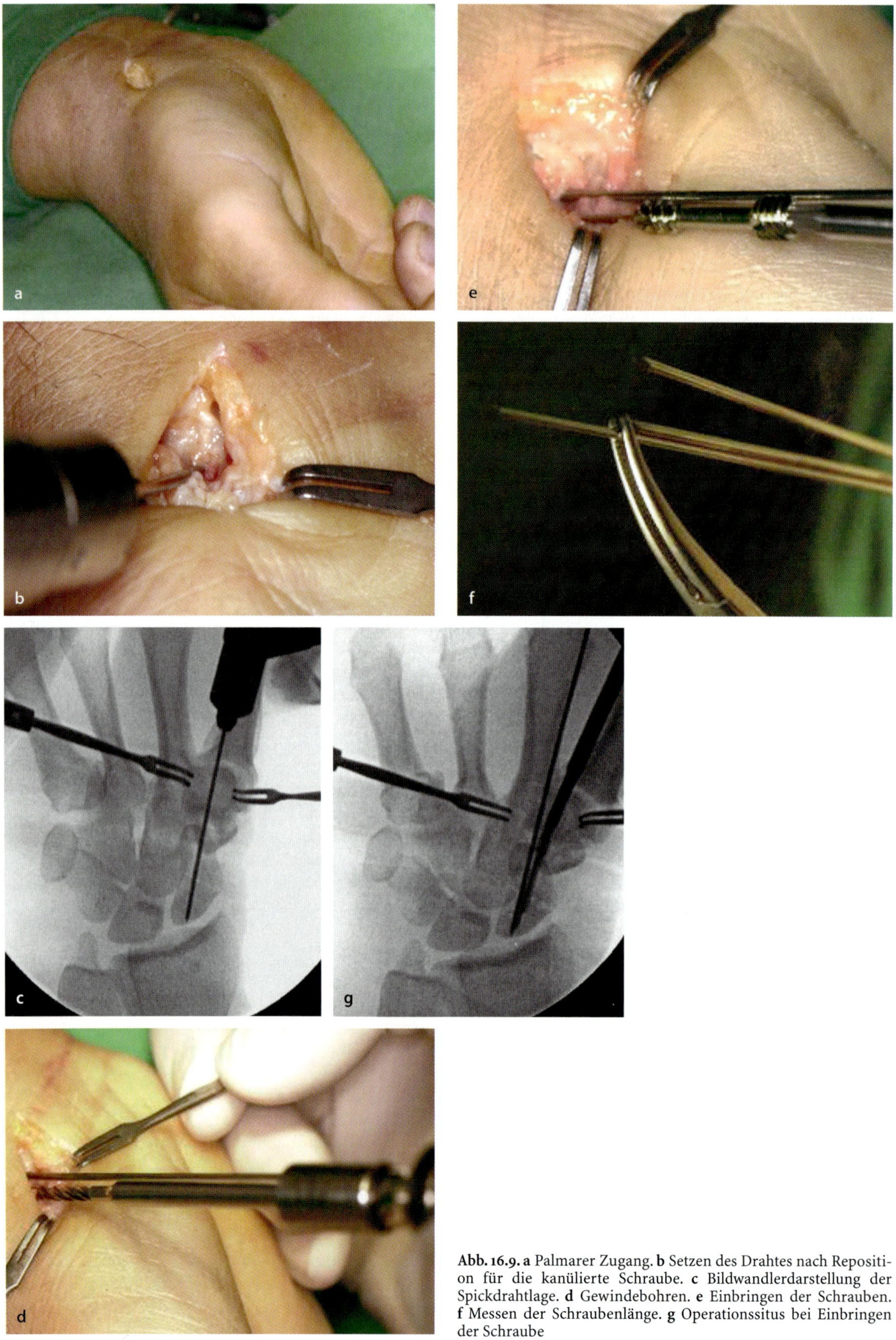

Abb. 16.9. a Palmarer Zugang. **b** Setzen des Drahtes nach Reposition für die kanülierte Schraube. **c** Bildwandlerdarstellung der Spickdrahtlage. **d** Gewindebohren. **e** Einbringen der Schrauben. **f** Messen der Schraubenlänge. **g** Operationssitus bei Einbringen der Schraube

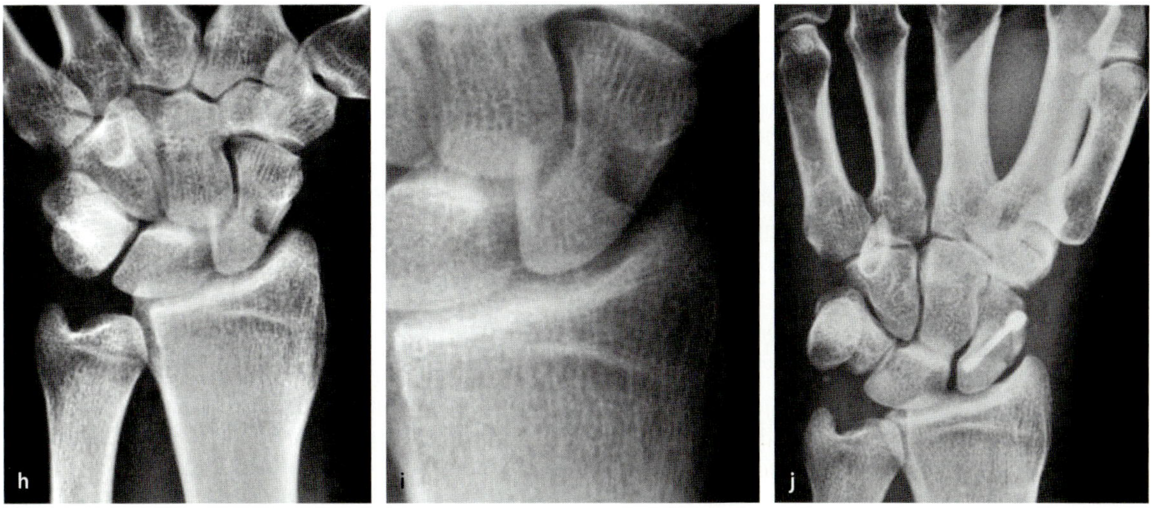

Abb. 16.9. h Unfallbild. **i** Deutliche Dislokation im Detailbild. **j** Postoperative Röntgenkontrolle

Treten dennoch Pseudarthrosen auf, so sind diese operativ zu behandeln, wobei sich eine Schraubenosteosynthese in Kombination mit einem Knochentransplantat (Spananlagerung) oder die Spongiosaplastik bewährt haben (Fabre et al. 2001; Garcia-Mata 2002; Henderson u. Letts 2003; Martini 1995; Mintzer u. Waters 1999; Mintzer et al. 1995; Abb. 16.10 a–d).

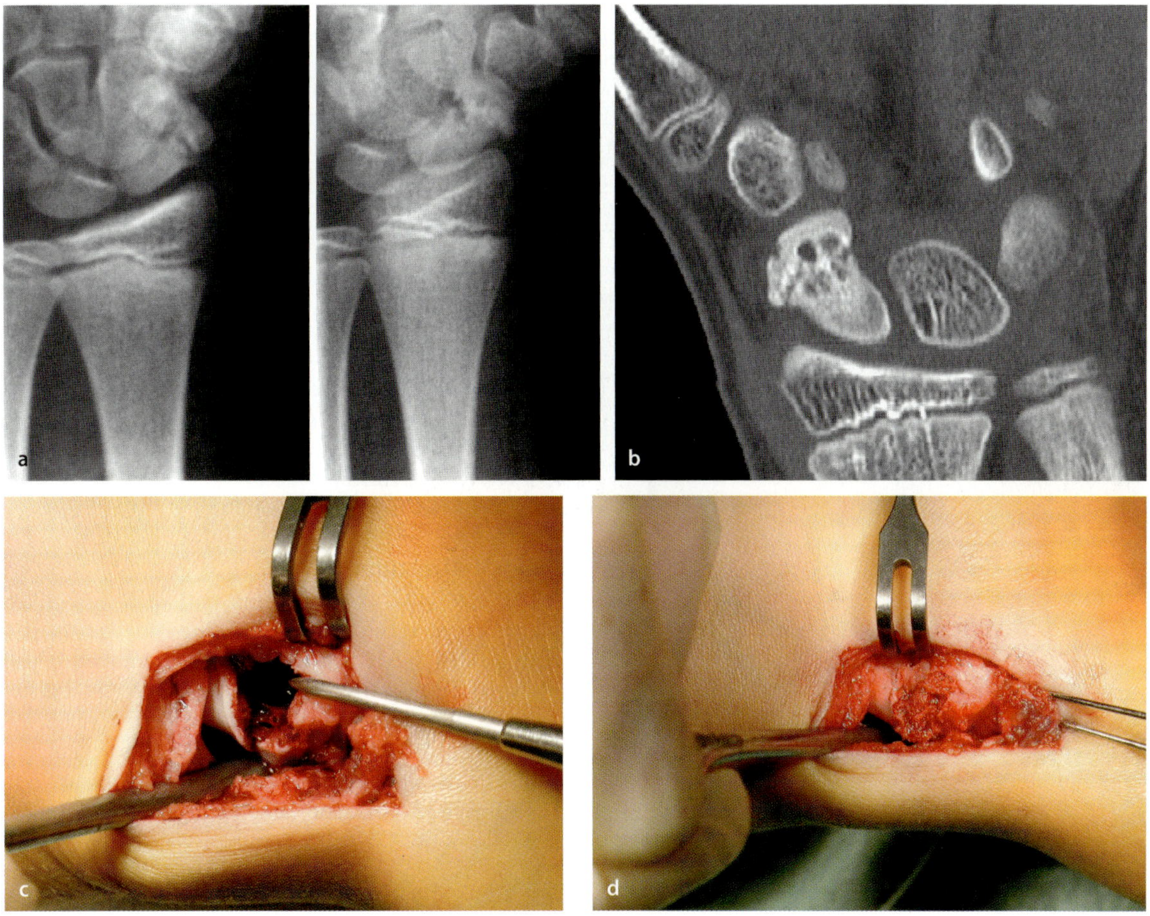

Abb. 16.10. a Röntgenbild einer Pseudarthrose. **b** CT: bereits degenerative Zystenbildung im Pseudarthrosenbereich. **c** Ausräumung der zystischen Anteile der Pseudarthrose mit einem Löffel. **d** Auffüllung mit homologer Spongiosa

Capitatumfrakturen

Ursache und Häufigkeit

Isolierte Frakturen des Capitatums sind sehr selten und weisen zumeist auf *Hochrasanztraumen* (»High-energy-Traumen«) hin (Mazur et al. 1995). Typische Unfallmechanismen sind neben der Hyperdorsalflexion vor allem die direkte Kompression, wobei das Skaphoid häufig mitbetroffen ist.

Diagnostik

Die *radiologische Beurteilung* kann teilweise eine Herausforderung darstellen, da das Capitatum um 180° rotieren und damit besonders bei Aufnahmen des noch unreifen Skeletts ein verwirrendes Bild ergeben kann. Besteht der Verdacht, so ist eine *MRT* hilfreich und nicht strahlenbelastend (Roolker et al. 1997). Da diese Frakturen selten disloziert sind, ist die *CT* zweite Wahl, auch wenn Knochenstrukturen und vor allem Stufen nur hiermit zu erkennen sind. Bestätigt sich in der MRT eine Fraktur, so kann immer noch eine CT durchgeführt werden, falls dies notwendig erscheint (Abb. 16.11 a,b).

Therapie

Liegt nur eine geringe oder keine Dislokation vor, so genügt die 3- bis 4-wöchige Immobilisation. Kommt es jedoch zu signifikanten Dislokationen des proximalen Pols, ist eine offene Reposition mit oder ohne anschließender Fixation indiziert (Wulff u. Schmidt 1998). Zu den beobachteten Komplikationen zählen auch ischämische Nekrosen sowie Pseudarthrosen (Duteille u. Dautel 2004).

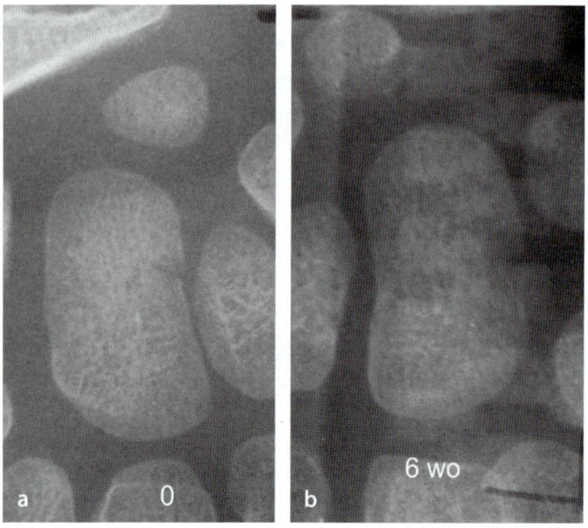

Abb. 16.11 a,b. Fraktur des Os capitatum. **a** Unfallbild. **b** Ausheilung nach 6-wöchiger Ruhigstellung

Nachkontrollen

Nach 4 Wochen erfolgt die radiologische und klinische Kontrolle der Fraktur. Bei freier Beweglichkeit kann mit sportlicher Aktivität begonnen werden.

Triquetrumfrakturen

Frakturen des Os triquetrum treten häufig in Kombination mit anderen Verletzungen im Bereich des Handskeletts auf. Der Altersgipfel dieser Fraktur liegt zwischen dem 11. und dem 13. Lebensjahr (Letts u. Esser 1993). Zumeist reicht die konservative Behandlung mit kurzzeitiger Immobilisation für 2–3 Wochen im Unterarmgips oder in einer volaren Unterarmschiene aus. In diesen Fällen ist eine frühzeitige Mobilisation wünschenswert (Hocker u. Menschik 1994; Letts u. Esser 1993). Die sportliche Aktivität sollte aber erst bei absoluter Schmerzfreiheit wieder aufgenommen werden.

Hamatumfrakturen

Die seltenen Hamatumfrakturen treten typischerweise im Rahmen von Sportarten mit Schlägereinsatz kurz vor der Skelettreife auf. Initial sollte eine geschlossene Behandlung angestrebt werden. Letztendlich fehlen aber detaillierte Berichte bezüglich dieser Frakturen in der Literatur. Aufgrund der Erfahrungen erscheint eine Immobilisation im geschlossenen Unterarmgips für 4 Wochen empfehlenswert. Mit der sportlichen Betätigung sollte erst bei uneingeschränkter Funktion und Schmerzfreiheit begonnen werden (Bishop u. Beckenbaugh 1988; Wulff u. Schmidt 1998).

Pisiformefrakturen

Die eher bei Erwachsenen auftretenden Frakturen des Os pisiforme werden im Kindesalter symptomatisch behandelt. Auch hier liegt häufig eine Kombination mit anderen Frakturen vor.

Trapeziumfrakturen

Die außerordentlich seltenen Frakturen des Os trapezium werden durch direkte palmare Traumen oder Hyperextensionsverletzungen hervorgerufen. Immobilisation und symptomatische Therapie sind im Normalfall ausreichend. Eine Ruhigstellung im Unterarmgips mit Daumeneinschluss ist für 3–4 Wochen empfehlenswert. Anschließend Mobilisation und langsamer Belastungsaufbau.

16.1.2 Frakturen der Metakarpalia

T. Ebinger, M. Mentzel, A.-M. Weinberg

Ursache und Häufigkeit

Zusammen mit den phalangealen Frakturen machen die *Frakturen der Metakarpalia* einen Anteil von 10–30% aller Frakturen im Kindesalter aus (de Jonge et al. 1994; Fischer u. McElfresh 1994; v. Laer 1986; Landin, 1983; Van Onselen et al. 2003). Die Verletzungen erfolgen sehr häufig bei Kontaktsportarten, aber auch Unfälle beim Fahrradfahren sind beschrieben worden (Rajesh et al. 2001; Rettig et al. 1989; Worlock u. Stower 1986). Als Boxerverletzung ist die subkapitale Fraktur vor allem des 5. Mittelhandknochen bekannt (Abdon et al. 1984; Greer u. Williams 1999; Porter et al. 1988). Brüche der Mittelhand können auch durch direkte Traumen z. B. herabfallende Gegenstände verursacht werden.

Metakarpale I

Der Daumen und in seiner Verlängerung der 1. Mittelhandstrahl nehmen eine Sonderrolle ein. Durch das Vorhandensein der basalen Fuge kommt es am 1. Metakarpalknochen gehäuft zu *proximalen metaphysären Stauchungsfrakturen* oder *Epiphysenlösungen*, die mit einem metaphysären Ausbruchkeil kombiniert sein können. Bennett- und Rolando-Frakturen werden bei noch offenen Fugen selten beobachtet und finden sich erst am Ende der Adoleszenz bei in Fugenschluss befindlichen Mittelhandknochen.

Metakarpalia II bis V

Bei diesen Knochen sind Frakturen im Bereich von Basis und Schaft eher selten, hier überwiegen die *distalen subkapitalen Frakturen*, die als Stauchungsfrakturen und als Epiphysenlösungen mit metaphysärem Keil (Fuge distal!) vorkommen (Holst-Nielsen 1976; Laurnen et al. 1970; Light u. Ogden 1987; Prosser u. Irvine 1988). Der am häufigsten betroffene Knochen ist das Metakarpale V (Abdon et al. 1984; Arafa et al. 1986; v. Laer 1986; Abb. 16.12 a–f).

Entwicklung und Wachstum

Ossifikationskerne, Zeitpunkt des Fugenschlusses

Alle Metakarpalknochen verfügen nur über eine richtige *Epiphysenfuge*, die von den häufig vorhandenen Pseudofugen differenziert werden muss und von einer Fraktur zu unterscheiden ist. Während das Metakarpale I eine basale (proximale) Fuge aufweist, zeigen die übrigen Metakarpalia eine distale Fuge (v. Laer 1986).

Die *sekundären Ossifikationszentren* der Metakarpalknochen treten zwischen 1,5 und 3 Jahren auf. Der *Epiphysenschluss* findet zwischen dem 15. bis 20. Lebensjahr statt (Haavikko 1974; v. Laer 1986; Roche 1965; vgl. Abb. 16.1 a,b).

Wachstumsstörungen sowie Möglichkeiten und Grenzen der Spontankorrektur

Die Korrekturkapazität einer Deformität wird grundsätzlich durch die Faktoren *Kindesalter*, *Frakturlokalisation* sowie das *Ausmaß der Fehlstellung* beeinflusst. Bei epiphysennahen Frakturen, bei Fehlstellungen in der Sagittalebene (Bewegungsebene) sowie bei Seit-zu-Seit-Verschiebungen ist eine Spontankorrektur bis zu 2 Jahre vor Abschluss des Längenwachstums möglich

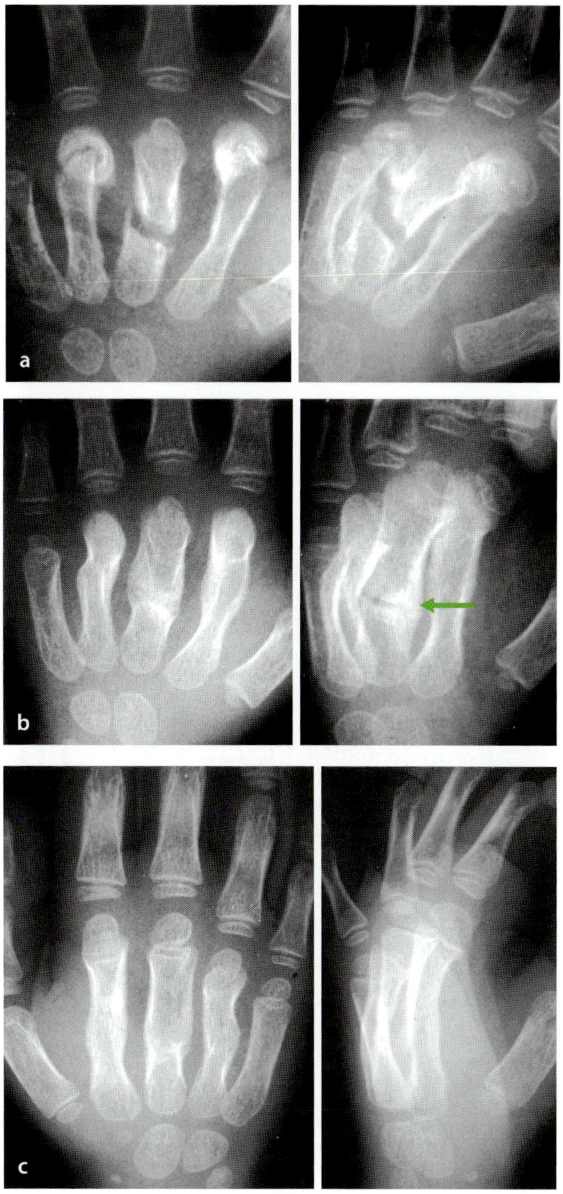

Abb. 16.12. **a** Quetschverletzung der linken Hand mit offenen Frakturen, zunächst rein konservatives Vorgehen. **b** Ausheilungsbild nach 6 Wochen. **c** Kontrolle nach 2 Jahren zeigt ein gutes Remodeling der Frakturen

(Lumplesch et al. 1985). Auch eine Verkürzung von 0,5 cm korrigiert sich problemlos.

CAVE

Nicht zu erwarten sind Korrekturen bei Fehlstellungen in der Frontalebene, bei Drehfehlern sowie bei Verkürzungen im Schaftbereich (Abdon et al. 1984; Fischer u. McElfresh, 1994; v. Laer 1986; Nonnemann 1969).

Eine *Achsabweichung in der Sagittalebene* kann mit Ausnahme des 1. Mittelhandknochen bis zum 10. Lebensjahr altersabhängig bis zu 30° toleriert werden (Abdon et al. 1984; Hocker 1993; Torre 1988; vgl. Abb. 16.12 a–f).

Eine Wachstumsstörung wird in der Literatur nach fugennahen bzw. fugenkreuzenden Frakturen beschrieben, bleibt aber insgesamt eine seltene Traumafolge. Der vollständige frühzeitige Verschluss führt zu einer Längenalteration. Eine partielle Wachstumsstörung ist noch seltener und führt zu entsprechender Achsendeviation (Light u. Ogden 1987).

Chirurgisch und spezielle Anatomie

Auch im Kindesalter sind vollständige Schaftfrakturen in der Mitte bzw. am distalen 1. Metakarpalknochen aufgrund des Muskelzugs instabil und können sekundär dislozieren (Abb. 16.13).

Bei den Zugängen wird die *dorsale Längsinzision* bevorzugt, wobei diese eher radialseitig am 2. bis 5. Strahl vorzunehmen ist. Eine Umschneidung des Caput ist möglich, aber selten notwendig.

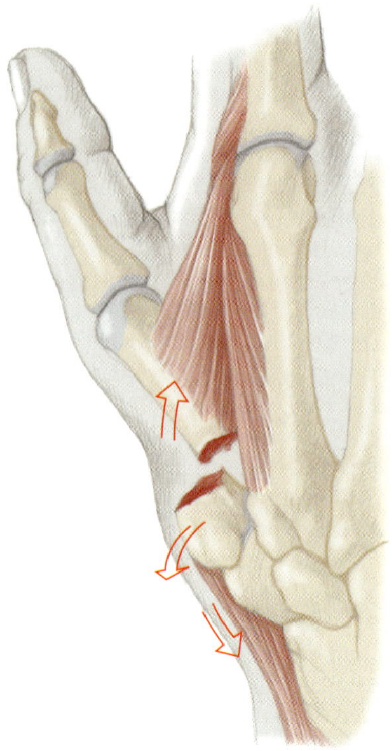

Abb. 16.13. Achsenfehlstellung durch Muskel und Sehnenzug. *1* Sehne des M. abductor pollicis longus; *2* M. interosseus dorsalis

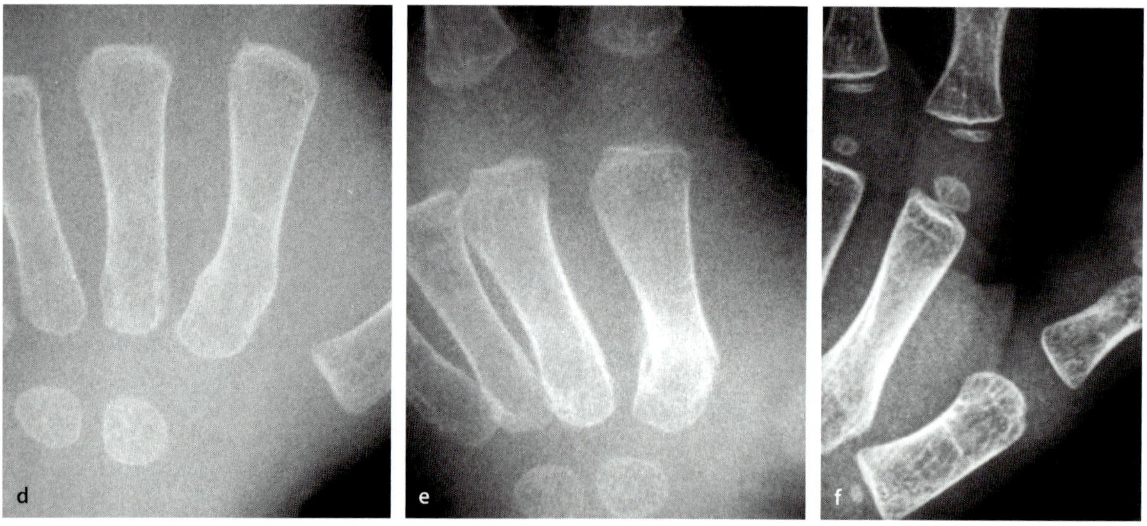

Abb. 16.12. d Unfallbild mit Achsenfehlstellung in der Frontalebene bei einem Kleinkind. **e** Ausheilungsbild nach 4 Wochen. **f** Kontrolle nach einem Jahr. Bei sehr kleinen Kindern können noch Achsenfehlstellungen in der Frontalebene korrigiert werden, wobei das Ausmaß 15° nicht überschreiten sollte

Klassifikation

Im Bereich der Frakturen der Metakarpalia unterscheidet man entsprechend ihrer anatomischen Lokalisation 4 Formen (Abb. 16.14).

Frakturen des Caput

Bei Frakturen des Caput handelt es sich um *Gelenkfrakturen*. Sie können die Gelenkfläche betreffen oder außerhalb der gelenktragenden Fläche liegen. Sie sind meist innerhalb der Kapsel lokalisiert. Insgesamt treten Frakturen des Caput des 2. bis 5. Mittelhandknochen nur selten auf.

Subkapitale Frakturen

Diese sind gekennzeichnet durch ihre Nähe zur dort befindlichen Epiphysenfuge. Es handelt sich um *Epiphysenlösungen* mit und ohne Keil oder *metaphysäre Stauchungsfrakturen*.

Frakturen des Korpus

Frakturen des Korpus sind *Schaftfrakturen*, deren Frakturlinie quer oder schräg verlaufen kann. Weiterhin zählen *Trümmerfrakturen* zu dieser Entität. Eine weitere Frakturform in diesem Bereich sind die *Biegungsfrakturen* (Bowing- und Grünholzfrakturen; Hocker 1993). Grünholzfrakturen weisen auch an dieser Stelle Refrakturen auf (Abb. 16.15 a–f).

Basale Frakturen

Basale Frakturen der Mittelhand des 2. bis 5. Fingers sind selten. Am 1. Strahl handelt es sich um *echte Epiphysenlösungen* mit oder ohne Keil (Fuge proximal). Weiterhin kommen *intraartikuläre Frakturen* vor (Fischer u. McElfresh 1994; Jehanno et al. 1999; Torre 1988; Worlock u. Stower, 1986).

Diagnostik

Die *klinische Untersuchung* berücksichtigt Schmerz, Schwellung, Fehlstellung und Bewegungseinschränkungen. Besonderes Augenmerk gilt möglichen Drehfehlern, die in der Regel nur bei der Beugung der Finger offensichtlich werden (Abb. 16.16 a,b). Die palmare Achsenfehlstellung (Sagittalebene) fällt durch ein Tiefertreten des Köpfchens auf. Dieses verschwindet erst mit vollständigem Remodeling.

Röntgenbilder der Mittelhand in 2 Ebenen sind der Standard. Bei massiver Schwellung und fehlendem radiologischen Nachweis einer Fraktur empfiehlt es sich, eine Ruhigstellung für 7–10 Tage durchzuführen. Bei entsprechender weiter bestehender klinischer Symptomatik kann nach diesem Zeitintervall gezielt geröngt werden (Curtis et al. 1984).

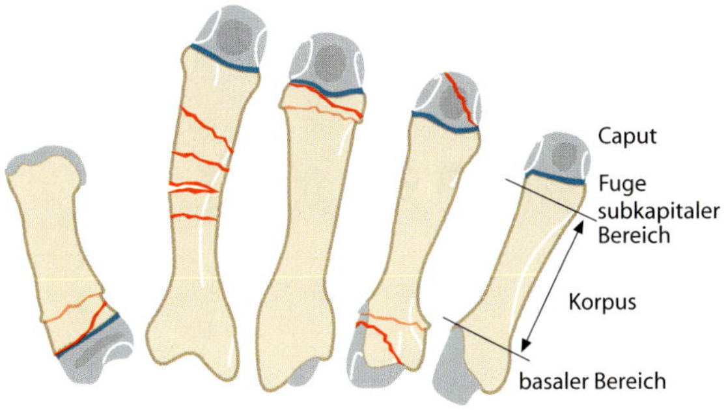

Abb. 16.14. Klassifikation: *Digitus 2* Schaftfrakturen: vollständige Brüche (Quer-, Schräg- und Trümmerfrakturen), Biegungsfrakturen (Bowing- und Grünholzfrakturen); *Digitus 3* subkapitale Frakturen: Epiphyseolysen mit und ohne Keil (Salter-Harris I und II), Stauchungsfrakturen

Therapie

Das vorrangige Ziel ist das Vermeiden von Bewegungseinschränkungen bei Ausheilung der Fraktur in einer altersentsprechend anatomiegerechten Stellung (Schaefer u. Siebert 2000; Wood 1976; Tabelle 16.1).

Der *Grad der Stabilität* ist in der Kindertraumatologie das Entscheidungskriterium für die einzelnen Verfahren.

Als *stabil* gelten alle Stauchungsfrakturen, sowie inkomplett gebrochene Brüche (Grünholzfrakturen). Grundsätzlich stellen wir diese Frakturen für 10–14 Tage ruhig, um die Schmerzen zu lindern.

Bei Kindern über dem 8. Lebensjahr und insbesondere bei Adoleszenten sowie bei sportlich aktiven Jugendlichen kann die Fraktur durch einen *funktionellen Brace* ruhig gestellt werden (Poulsen et al. 1994; Sorensen et al. 1993; Toronto et al. 1996). Dies trifft für Frakturen zu, die mit oder ohne Osteosynthese versorgt wurden. Dabei wird der betroffene Finger an einen gesunden Nachbarfinger in künstlicher Syndaktyliestellung fixiert. Die Schienenanordnung berücksichtigt die Intrinsc-plus-Stellung und besteht aus 2 Hälften, die z. B. durch Klettbänder fixiert werden. Der beugeseitige Anteil reicht vom Unterarm bis zur distalen Hohlhandbeugefalte, im Gegensatz dazu endet der streckseitige Anteil über den proximalen Interphalangeal- (PIP-) Gelenken. Die Kinder werden angehalten, gleichzeitig die Finger II bis V im proximalen und distalen Interphalangealgelenk (DIP) zu bewegen. Dabei werden Verklebungen der Strecksehnen vermieden, sodass nach Beendigung der Schienenbehandlung eine Frakturkonsolidierung und gleichzeitig freie Beweglichkeit erreicht werden (Barton 1989; Burkhalter1989; Ebinger et al. 2001; Abb. 16.17 a–e).

Instabil können vollständige Frakturen bzw. Epiphyseolysen mit oder ohne metaphysärem Keil sein. Gelenkfrakturen treten sehr selten auf. Sie sind bei jeglicher Dislokation, wenn diese den gelenktragenden Teil betrifft, achsengerecht zu versorgen. Insgesamt sind die Verletzungen des 2. bis 5. Strahls weniger dislokationsgefährdet als die des 1. Strahles (s. oben, vgl. Abb. 16.13).

Falls ein operatives Vorgehen notwendig wird, sind wenn möglich die geschlossenen den offenen Verfahren vorzuziehen. Die Indikation zur Osteosynthese ist ebenfalls bei offenen Frakturen gegeben (Vinz 1980).

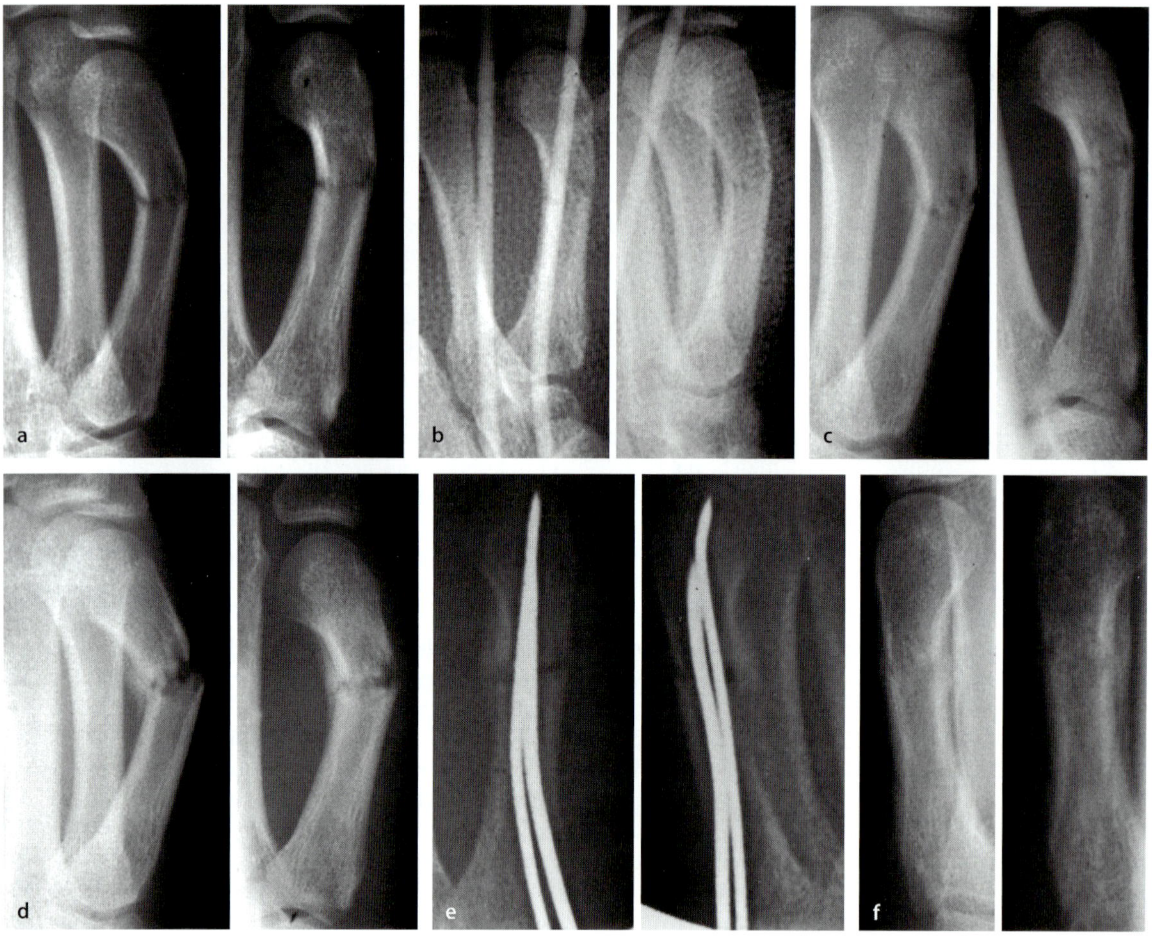

Abb. 16.15 a–f. Fraktur in Schaftmitte des 5. Mittelhandknochens (Mädchen, 12 Jahre). **a** Unfallbild einer Grünholzfraktur in Schaftmitte des 5. Mittelhandknochens. **b** Konservative Therapie. **c** Ausheilung nach 4 Wochen. **d** Refraktur mit inakzeptabler Achsenfehlstellung. **e** Intramedulläre Schienung der Refraktur. **f** Ausheilungsbild nach 8 Wochen nach durchgeführter Implantatentfernung

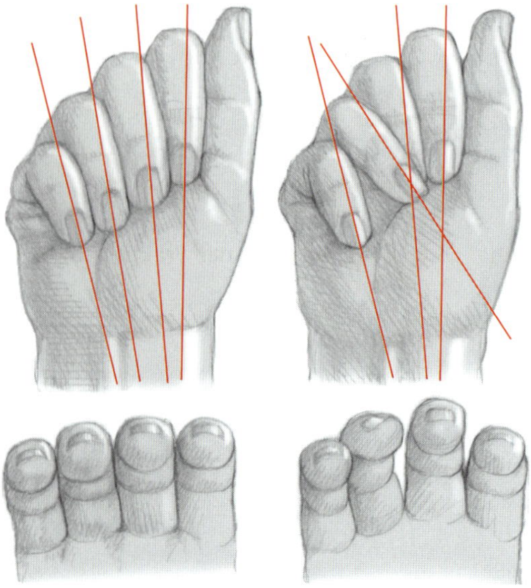

Abb. 16.16 a,b. Alle Finger zeigen beim Faustschluss gegen die Thenarbasis. **a** Normale Stellung. **b** Bei Dislokationen zeigt die Divergenz die Achsenfehlstellung (Rotationsfehler) an

Tabelle 16.1. Behandlungsalgorithmus der Mittelhandfrakturen I bis V

		Dislokation	Therapie	Ruhigstellung
MCP I	Basale Frakturen	Nichtdisloziert (meist Stauchungsfraktur)		10–14 Tage Daumenabduktionsgips
		Disloziert	Reposition *Instabil: Osteosynthese*	
	Frakturen des Korpus (Schaft)	Nichtdisloziert		3–4 Wochen Daumenabduktionsgips
		Disloziert	Reposition *Instabil: Osteosynthese*	
MCP II bis V	Frakturen des Caput	Nichtdisloziert		3 Wochen
		Disloziert, intrartikuläre Frakturen	Reposition (meist offen) Osteosynthese	3 Wochen
	Subkapitale Frakturen	Nichtdisloziert (meist Stauchungsfraktur)		10–14 Tage volare Schiene
		Disloziert	Bei Reposition intramedulläre Schienung	7 Tage, anschließend funktionell
	Frakturen des Korpus (Schaft)	Nichtdisloziert	Kontrolle nach 7 Tagen: sekundäre Dislokation?	3 Wochen
		Disloziert	Intramedulläre Schienung, bei Spiralfrakturen Schrauben	7–10 Tage, bei Stabilität anschließend funktionell
	Basale Frakturen	Nichtdisloziert		10–14 Tage
		Disloziert	Reposition meist offen Kirschner-Draht	3 Wochen

Metakarpale II bis V

Frakturen des Caput

Unverschobene, stabile Frakturen werden konservativ behandelt (Fischer u. McElfresh 1994; Maess u. Graf 1987). Bei dislozierten intraartikulären (epiphysären!) Frakturen ist die offene Reposition mit anschließender Fixation indiziert. Dabei erfolgt der Zugang über eine Längsinzision und Spaltung der Sehne des M. extensor digitorum und Eröffnen der Kapsel. Meist werden bei Kindern Kirschner-Drähte oder bei größeren Fragmenten Minischrauben verwendet (Prosser u. Irvine 1988; Torre 1988).

Subkapitale Frakturen

Konservative Therapie

Die häufig vorkommenden subkapitalen Frakturen treten – als Lösung oder spongiöse Stauchungsfraktur – fast immer in Kombination mit unterschiedlich ausgeprägten Kippungen des Köpfchens nach palmar auf. Es lässt sich zu der palmaren Abkippung oft auch eine Dislokation nach ulnar diagnostizieren. Wird eine zusätzliche seitliche Achsabweichung nach ulnar oder radial festgestellt, ist eine Reposition der Fraktur mit anschließender Ruhigstellung in einem Unterarmgips mit Einschluss des betroffenen Fingers und mindestens eines gesunden Nachbarfingers indiziert. Handelt es sich dagegen um eine Seit-zu-Seit-Verschiebung kann diese bis zu einem Drittel des Schaftdurchmessers toleriert werden und benötigt keine Reposition. In der Adoleszenz wird die Intrinsic-plus-Stellung bevorzugt.

Ist eine Achsabweichung in der Frontalebene oder ein Rotationsfehler ausgeschlossen, so kann bei einer palmaren Abkippung altersabhängig bis 30° auf eine Reposition verzichtet werden (Abdon et al. 1984; Hocker 1993; Lumplesch et al. 1985; Prosser u. Irvine 1988; Theeuwen et al. 1991; Torre 1988).

Die rein funktionelle Therapie der gering dislozierten Fraktur ist ebenfalls möglich, sie sollte sich aber unserer Meinung nach am Alter und der notwendigen Compliance orientieren (Sorensen et al. 1993).

Bei Ruhigstellung mit Unterarmgips unter Einschluss einer volaren Böhler-Finger-Schiene sollte die Krümmung der Schiene in Höhe der Interdigitalfalten liegen, damit von palmar ein entsprechender Redressionsdruck auf das Köpfchen ausgeübt werden kann.

Operative Therapie

Bei Jugendlichen mit nahezu geschlossenen Fugen, bei denen eine möglichst exakte Stellung angestrebt wird, oder bei inakzeptablen Achsenabweichungen vor allem in der Frontalebene sowie bei Instabilität sollte das Repositionsergebnis mit axialen Kirschner-Drähten – im Sinne einer intramedullären Schienung – fixiert werden. Ähnlich wie am Radiusköpfchen kann versucht werden, das Köpfchen in der »Joy-stick-Methode« auf den Schaft zu setzen. In Ausnahmefällen ist die Miniplattenosteosynthese indiziert (Havranek u. Pesl 2002; Massart u. Bezes 1982; Abb. 16.18 a–d).

Frakturen des Korpus

Konservative Therapie

Bei undislozierten oder nur leicht dislozierten Schaftfrakturen liegt eine maximale Verkürzung ohne Rotationsfehler von bis zu 6 mm oder eine Seit-zu-Seit-Verschiebung von 1/3 Schaftbreite vor. In diesen Fällen kann konservativ behandelt werden. Dies trifft beson-

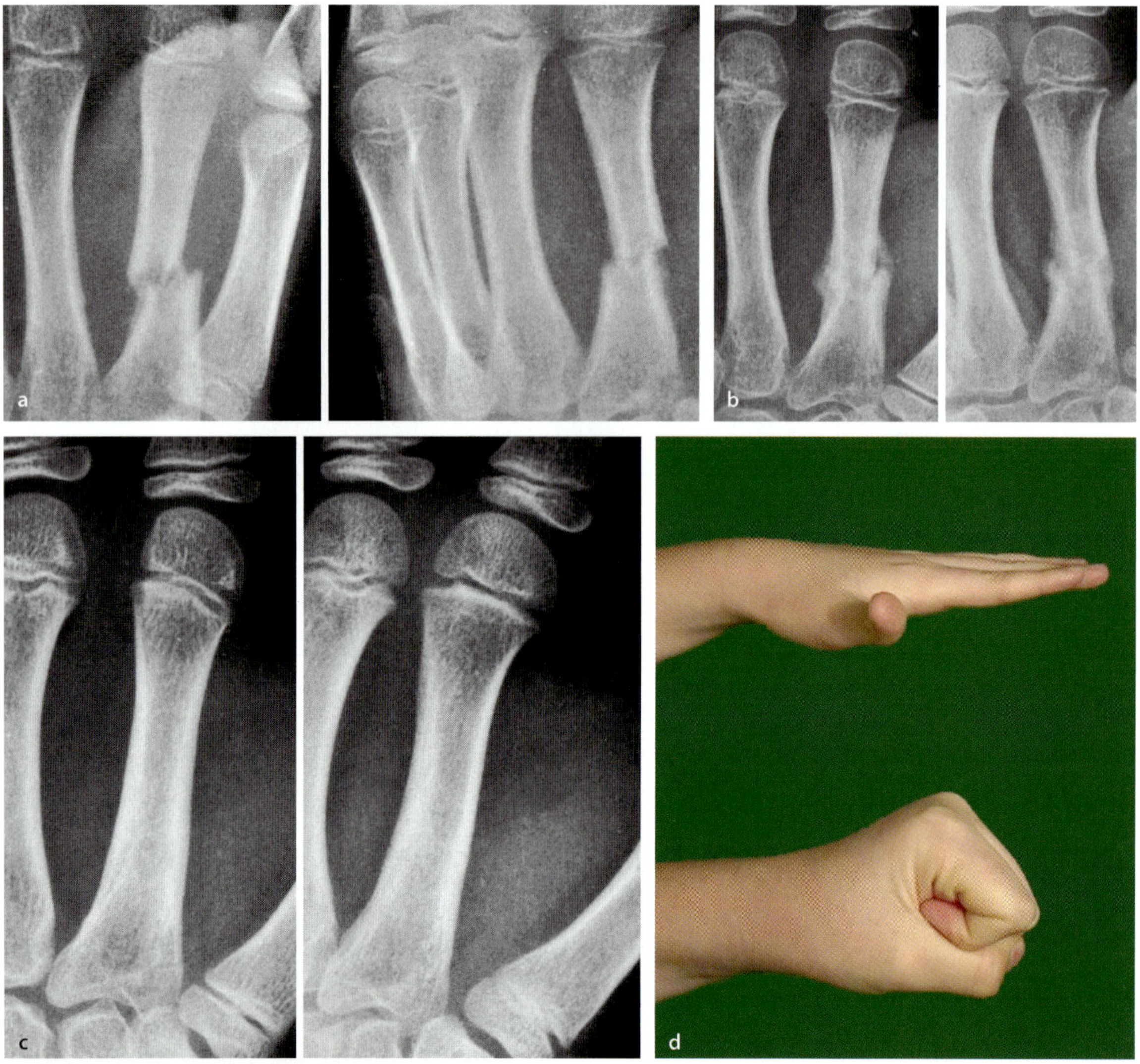

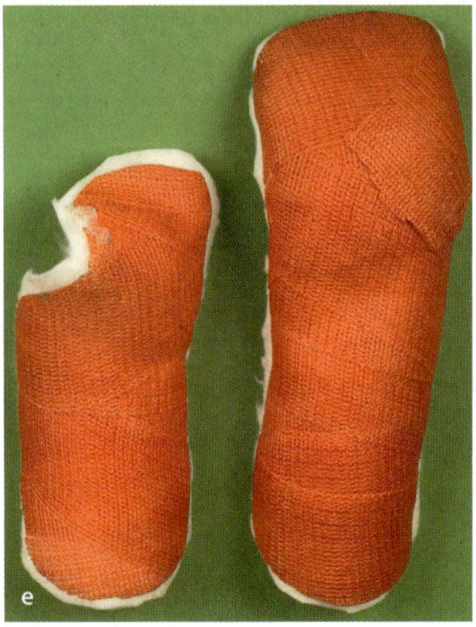

Abb. 16.17 a–e. Schaftfraktur am 2. Mittelhandknochen (Mädchen, 13 Jahre). **a** Unfallbild. **b** Ausheilung nach konservativer Therapie im Brace. **c,d** Kontrollbild nach 19 Monaten und klinische Funktion. **e** Prinzip der Brace-Behandlung

ders für den 3. und 4. Strahl bei intakten metakarpalen Bandverbindungen zu.

Schaftfrakturen des 2. und 5. Mittelhandknochens weisen ein höheres Risiko auf, sekundär zu dislozieren.

Dislozierte und vor allem verkürzte Schaftfrakturen können mit Hilfe einer eingegipsten Fingerschiene nach Böhler wieder reponiert werden: Es wird nach üblicher Polsterung eine beugeseitige Gipsschiene angelegt. Dabei ist bei gebeugtem Metaphalangeal- (MP-) und PIP-Gelenk auf die Achsausrichtung der Finger in Richtung Skaphoid zu achten. Beim Anlegen der ersten Gipslonguette ist streng darauf zu achten, dass der Gips in der proximalen Hohlhandfurche endet. Ist der Gips angetrocknet, so wird der Finger durch die Pflasterstreifen in Streckstellung an die Schiene gefesselt und die Schiene mit dem Finger in der distalen Hohlhandfurche, d. h. im Grundgelenk, nach volar umgebogen. Dadurch stellt sich die Fraktur achsengerecht ein, die Verkürzung korrigiert sich durch den Extensionseffekt.

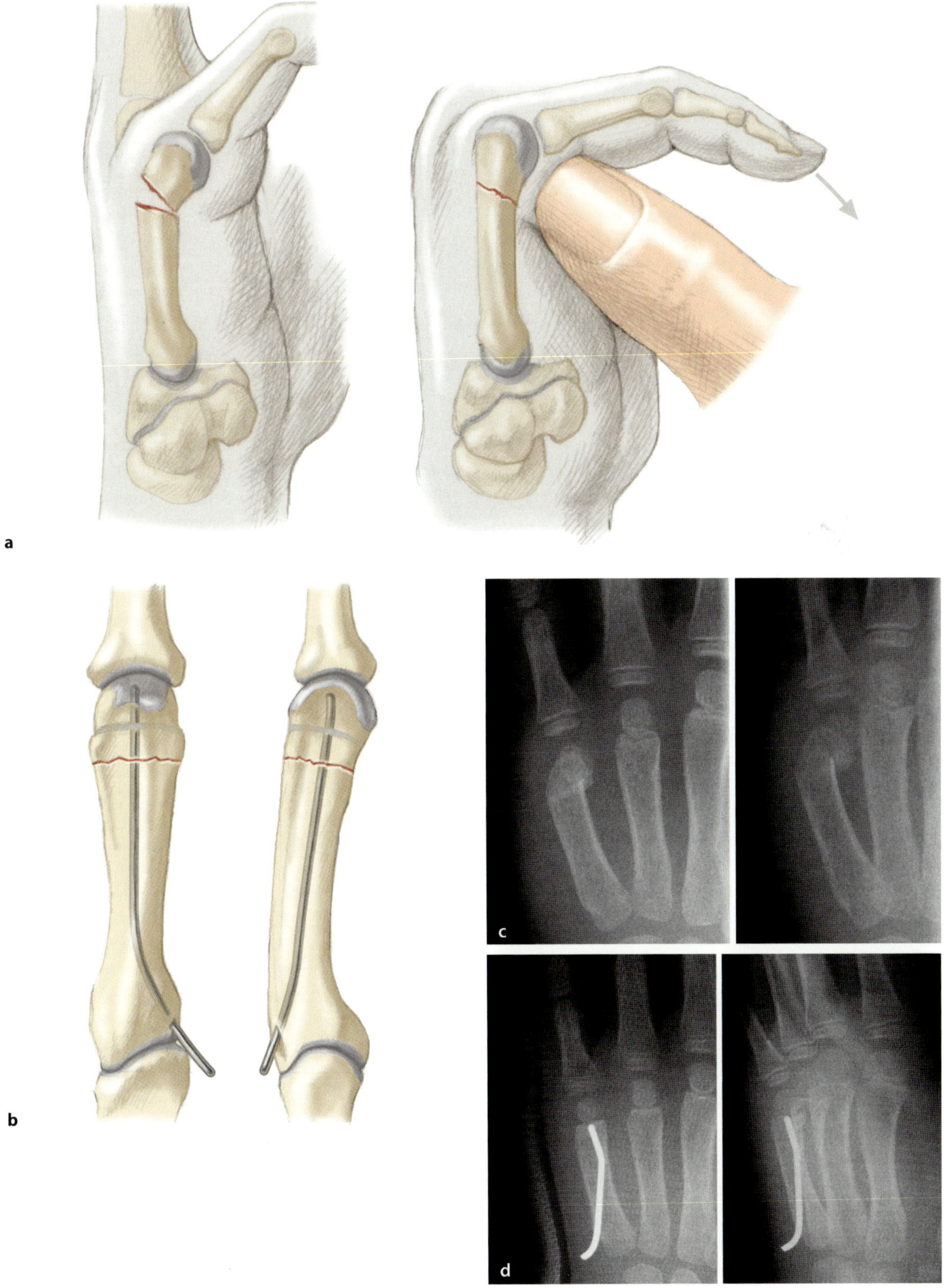

Abb. 16.18. a Gipsanlage bei konservativer Therapie einer subkapitalen Mittelhandfraktur. Es ist darauf zu achten, dass der Redressionsdruck auf das Köpfchen zielt. **b** Schematische Darstellung der intramedullären Schienung bei subkapitalen Frakturen des 5. Mittelhandknochens. **c** Ein 6-jähriger Junge zog sich diese Fraktur beim Fußball zu. Das Unfallbild zeigt neben einer Achsenfehlstellung in der Sagittalebene eine Dislokation des Köpfchens nach radial. **d** Transkutanes Einbringen und Aufrichten des Köpfchens durch intramedullären Draht

Die Grünholzfraktur im Schaftbereich birgt die Gefahr einer möglichen Refraktur. Wie auch bei der distalen Radiusfraktur scheint dies altersabhängig zu sein. Je älter das Kind ist, desto eher kommt es zur Refraktur. Dies ist nicht von der Dauer der Ruhigstellung abhängig.

Operative Therapie

Indikationen für eine Osteosynthese stellen Drehfehler jeglicher Art sowie Achsenfehler >10–15° dar. Bei Verkürzungen, die sich nicht durch Längszug reponieren, sowie bei Beteiligung mehrerer Mittelhandknochen ist eine Stabilisierung ebenfalls sinnvoll. Gängige Osteosyntheseverfahren stellen die transkutane intramedulläre Stabilisierung sowie die Schraubenosteosynthese bei Spiralfrakturen dar (Lallemand u. de Jesse 2002; Massart u. Bezes 1982; Abb. 16.19 a–f). Bei Jugendlichen wird die Miniplattenosteosynthese analog zu den Kriterien der Erwachsenen angewendet. Die gekreuzte Spickdrahtosteosynthese kommt bei Schaftfrakturen in Knochenmitte nur noch selten zum Einsatz und ist vorrangig bei basalen Frakturen indiziert. Bei Weichteilproblemen stellt die Montage eines Mini-Fixateur-externe ebenfalls ein mögliches Verfahren dar (Schuind et al. 1991, 1993).

Wurde durch die Osteosynthese keine übungsstabile Situation erzielt, sollte eine Immobilisation in einer Intrinsic-plus-Stellung für 4 Wochen erfolgen.

■ **Anästhesie und Lagerung.** Aausschließlich in Vollnarkose, bei Jugendlichen ist auch eine Plexusanästhesie möglich.

■ **Implantate.** Kirschner-Drähte 0,8–1,2 mm entsprechend dem Alter des Patienten.

■ **Zugangsweg.** Nur bei offenem Vorgehen (Schrauben- und Plattenosteosynthese) erfolgt eine dorsole Längsinzision. Bei der Versorgung mehrerer Frakturen wird zwischen den zu versorgenden benachbarten Brüchen inzidiert.

■ **Intramedulläre Schienung.** Transkutanes Einbringen des Drahtes, wobei zur Schonung der subkapitalen Wachstumsfugen am 2. bis 5. Mittelhandknochen diese

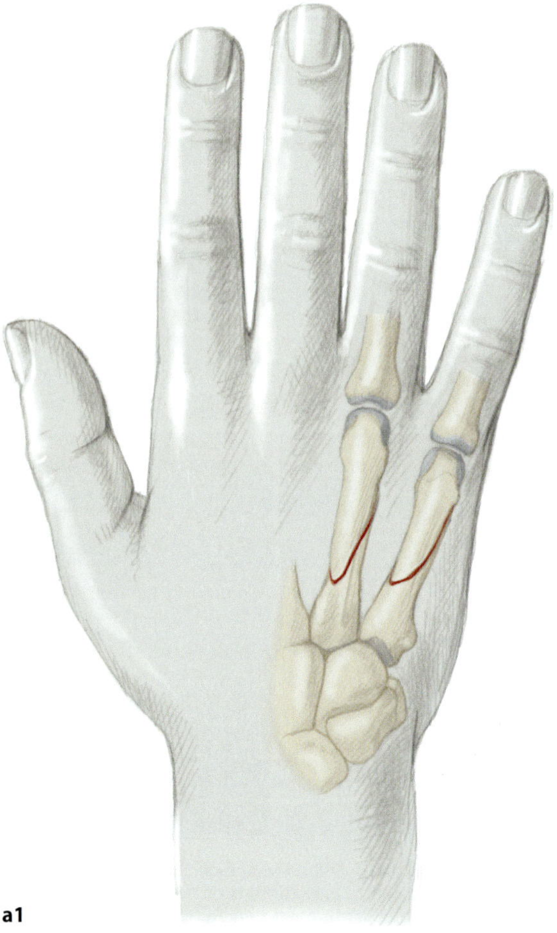

a1

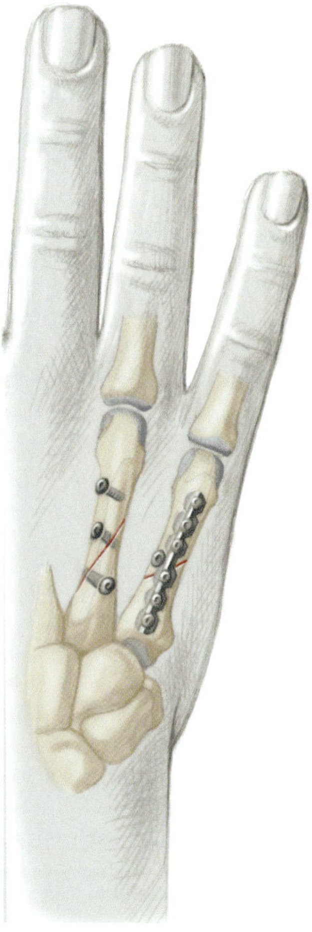

a2

Abb. 16.19. a Zugschraubenosteosynthese am 4. Mittelhandknochen, Plattenosteosynthese am 5. Mittelhandknochen

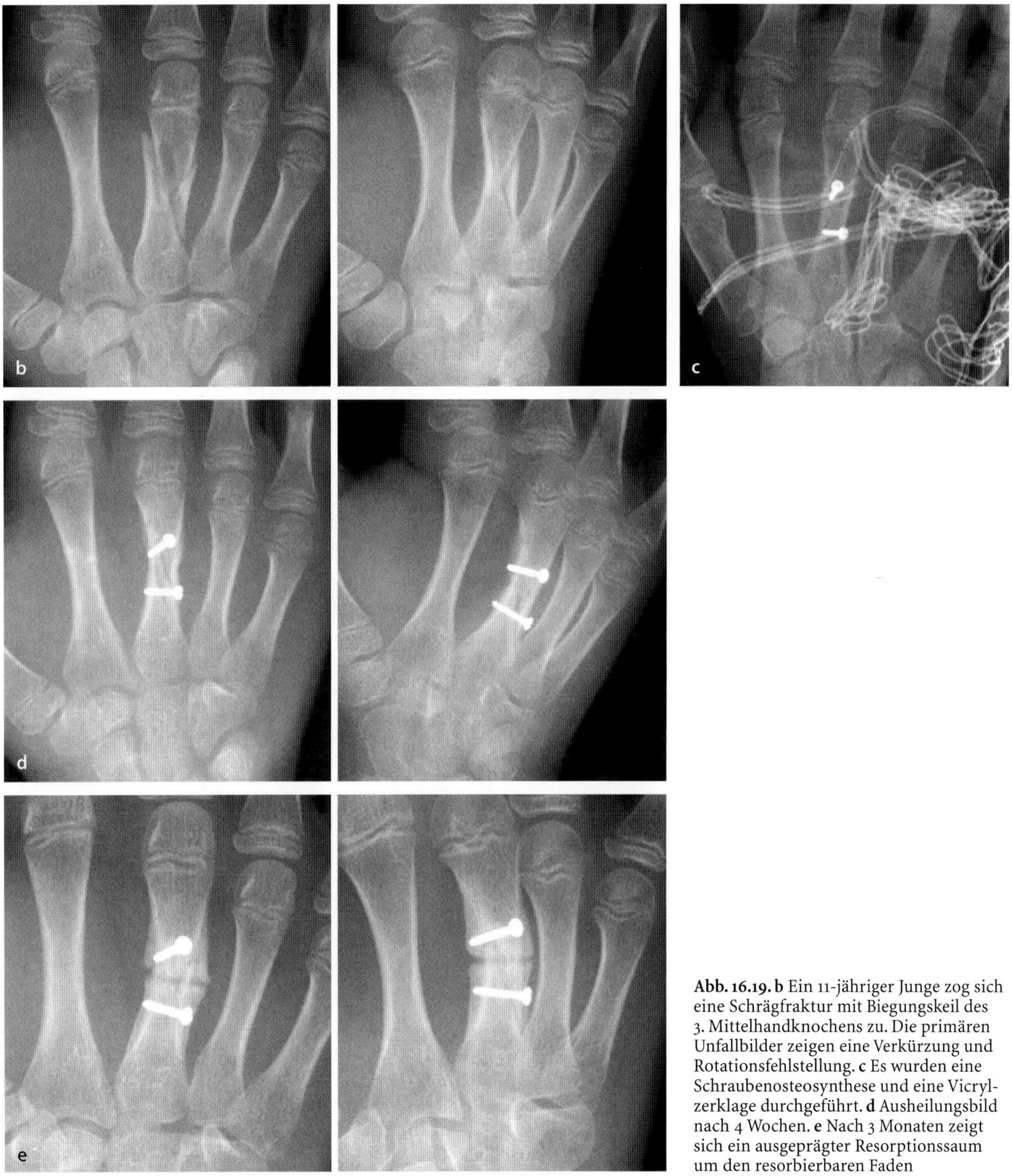

Abb. 16.19. b Ein 11-jähriger Junge zog sich eine Schrägfraktur mit Biegungskeil des 3. Mittelhandknochens zu. Die primären Unfallbilder zeigen eine Verkürzung und Rotationsfehlstellung. **c** Es wurden eine Schraubenosteosynthese und eine Vicrylzerklage durchgeführt. **d** Ausheilungsbild nach 4 Wochen. **e** Nach 3 Monaten zeigt sich ein ausgeprägter Resorptionssaum um den resorbierbaren Faden

möglichst von proximal platziert werden; Auffädeln der Fraktur. Meist reicht ein Draht, bei größeren Kindern 2 intramedulläre Stifte (Lallemand u. de Jesse 2002). Die Drähte können versenkt oder auch außerhalb der Haut belassen werden. Bei versenkten Drähten kann bei Stabilität eine funktionelle Therapie eingeleitet werden (Abb. 16.20 a–c).

■ **Schraubenosteosynthese.** Darstellen und Schonung der Strecksehnen sowie der Hautnerven. Das Periost sollte inzidiert und mit den Mm. interossei abgeschoben werden. Nach Fixation mit Schrauben oder bei Jugendlichen evtl. mit Platten erfolgt die Refixation des Periost und der Mm. interossei. Je nach Stabilität Festlegen des weiteren Prozedere. Zur Reduktion der Schmerzen erhalten die Kinder bis zur Wundheilung eine volare Schiene.

Verwendete resorbierbare Zerklagen können durch den vorhandenen Resorptionssaum eine Pseudarthrose vortäuschen (Bruser et al. 1999). CAVE

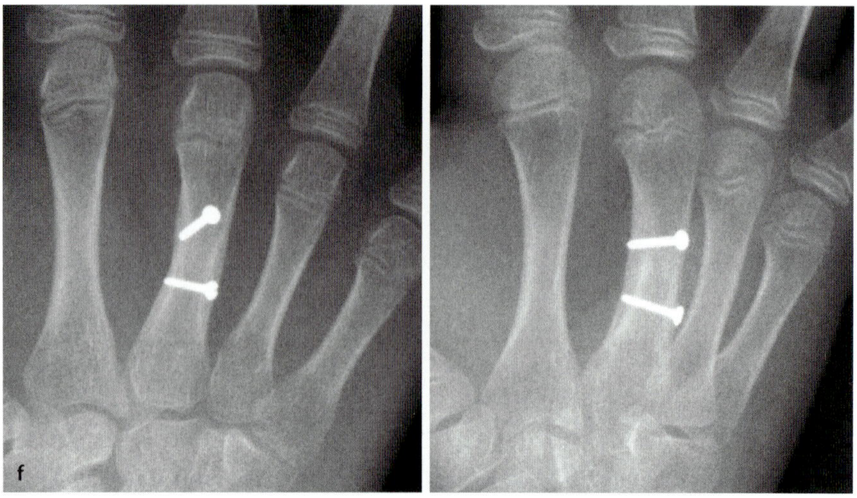

Abb. 16.19. f Nach 6 Monaten Ausheilung der Fraktur vor Metallentfernung

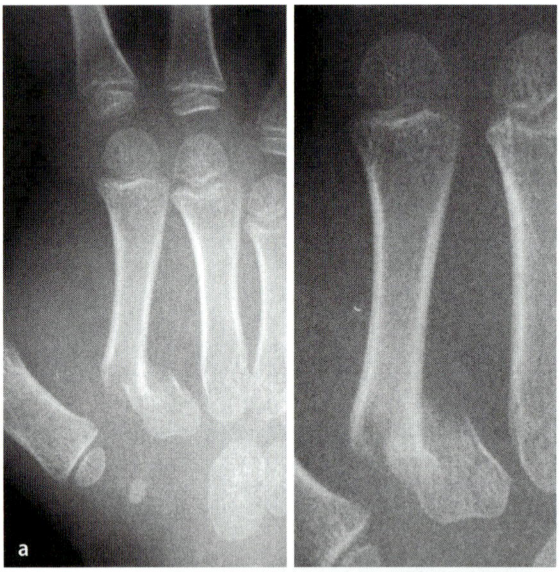

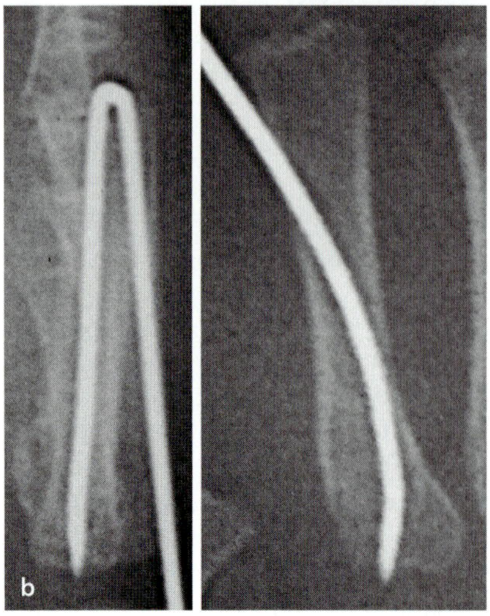

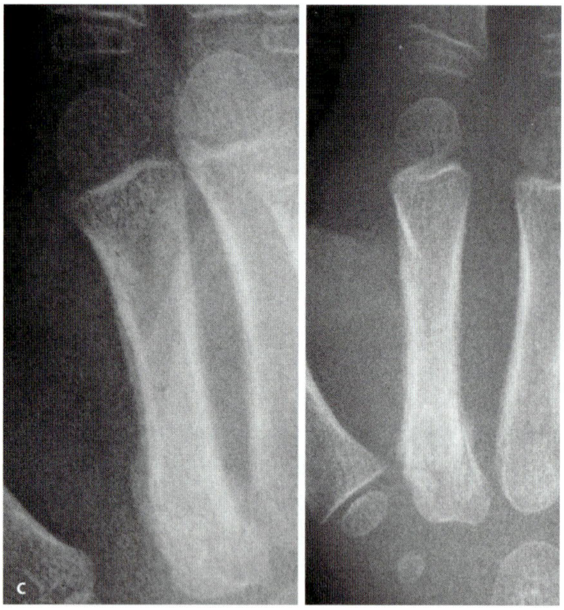

Abb. 16.20. a Dislozierte proximale Schaftfraktur des 2. Mittelhandknochens. **b** Deszendierende Schienung durch intramedullären Draht. **c** Ausheilung 4 Wochen nach erfolgter Metallentfernung

Basale Frakturen

Konservative Therapie

Bei den basalen Frakturen der Mittelhandknochen II bis IV handelt es sich meist um Stauchungsbrüche ohne wesentliche Dislokation, sodass nach einer kurzen Immobilisation von 14 Tagen eine frühfunktionelle Übungsbehandlung möglich ist.

Operative Therapie

Bei primär bzw. sekundär dislozierten Frakturen, die ins Gelenk ziehen, bei bestehendem Repositionshindernis und auch bei offenen Frakturen ist eine offene Rekonstruktion des Gelenks indiziert.

Auch bei Kindern ist am 5. Strahl besonders bei der Radialduktion des Handgelenks durch den Zug des M. extensor carpi ulnaris die Dislokation eines ulnaren Hauptfragments im Sinne einer »reversed Benett-Fraktur« möglich. Diese kann entweder mit Kirschner-Drähten oder kleinen Schrauben refixiert werden.

Komplikationen

Zu den Komplikationen der Metakarpalfrakturen zählen besonders *Drehfehler* mit einer Funktionseinschränkung sowie in seltenen Fällen *avaskuläre Nekrosen* des Metakarpalkopfes.

Bei allen offenen Frakturen kann es zu Verklebungen der Strecksehnen kommen. Diese müssen mit Physiotherapie/Ergotherapie und unter Mithilfe der Eltern nachbehandelt werden. Sie sind im Langzeitverlauf mühsam, da die erforderliche Motivation des Kindes zur Durchführung täglicher Übungen oft schwierig ist. Dies ist präoperativ zu bedenken (Creighton u. Steichen, 1994).

Metakarpale I

Frakturen des Caput

Die Behandlungsrichtlinien der Frakturen des Caputs des 1. Metakarpale entsprechen der Behandlung der Frakturen des Caputs im Bereich des 2. bis 5. Mittelhandknochens.

Subkapitale Frakturen

Konservative Therapie

Die Therapie der distalen Frakturen des Metakarpale I erfolgt bei undislozierten Frakturen (meist Stauchungsfrakturen) durch eine 10- bis 14-tägige Ruhigstellung.

Dislozierte Frakturen werden zunächst reponiert und dann im Daumenabduktionsgips immobilisiert. Während Achsabweichungen in der Frontalebene nicht toleriert werden dürfen, können sich Achsabweichungen in der Sagittalebene bis zu einem Ausmaß von 30° im Verlauf korrigieren. Im Gegensatz zu den anderen Mittelhandknochen toleriert man in der Primärtherapie des 1. Mittelhandknochens maximal eine Achsenabweichung von 10–20° (altersabhängig).

> **Klinischer Hinweis**
>
> Am Metakarpale I befindet sich die Wachstumsfuge basal!

Operative Therapie

Handelt es sich um instabile Frakturen, die auch nach der Reposition nicht stabil sind, empfiehlt sich die perkutane axiale Kirschner-Draht-Osteosynthese, aber auch die gekreuzte Einbringung der Drähte. Bei größeren Kindern kann in Ausnahmefällen die Miniplattenosteosynthese angewendet werden. Offene Frakturen sind ebenfalls osteosynthetisch zu versorgen entsprechend den bereits beschriebenen Kriterien bei Frakturen des 2. bis 5. Mittelhandknochens.

Frakturen des Korpus

Konservative Therapie

Nichtdislozierte Frakturen des anatomisch exponierten 1. Mittelhandknochens sind selten. Bei diesen ist die konservative Therapie angezeigt.

Operative Therapie

Dislozierte Frakturen zeigen trotz der zeltähnlichen Weichteilstabilisierung des Daumens ungeachtet der Frakturlokalisation eine erhebliche Instabilität. Wird nach der Reposition auf eine Osteosynthese verzichtet, findet sich meist ein sekundärer Repositionsverlust. Aufgrund der Wertigkeit des Daumens sollten zur Vermeidung einer späteren Funktionseinschränkung Fehlstellungen außerhalb der Sagittalebene nicht toleriert werden.

Handelt es sich um dislozierte, nach Reposition instabile Frakturen, empfiehlt sich die intramedulläre Markraumschienung. Manche Autoren bevorzugen die gekreuzte Kirschner-Draht-Osteosynthese. Ein Vorteil der intramedullären Markraumschienung ist der frakturferne Eintrittspunkt, die einfachere Handhabung der Implantation sowie die indirekte Schienung der Frakturen. Bei Adoleszenten können auch Schrauben oder Platten notwendig werden, dies ist insbesondere bei Spiralfrakturen der Fall. Offene Frakturen sind ebenfalls osteosynthestisch zu versorgen.

Basale Frakturen

Operative Therapie

Meist finden sich Stauchungsfrakturen. Da aber die Fuge am 1. Mittelhandknochen proximal liegt, kommen nicht selten Epiphyseolysen mit oder ohne Keil vor. Letztere sind instabil und neigen durch den Zug des M. abductor pollicis longus zur sekundären Dislokation. Die Kirschner-Draht-Osteosynthese ist ein geeignetes Verfahren (Abb. 16.21).

Kurz vor Wachstumsabschluss kann es zu Benett- und Rolando-Frakturen kommen; diese werden entsprechend den Vorgaben in der Traumatologie der erwachsenen Hand versorgt.

■ **Anästhesie und Lagerung.** Ausschließlich in Vollnarkose; bei Jugendlichen kann auch eine Plexusanästhesie angewendet werden.

■ **Implantate.** Kirschner-Drähte 0,8–1,2 mm entsprechend dem Alter des Patienten.

■ **Zugangsweg.** Nur bei Repositionsschwierigkeiten erfolgt eine dorsoradiale Inzision (Abb. 16.22 a,b).

■ **Technik.** Die Reposition erfolgt im Kindesalter geschlossen ohne Aushang. Die Drahtfixation ist bei kleinen Kindern nur axial möglich, meist wird vorübergehend eine Transfixation des Daumensattelgelenks notwendig. Bei älteren Kindern/Jugendlichen ist die ge-

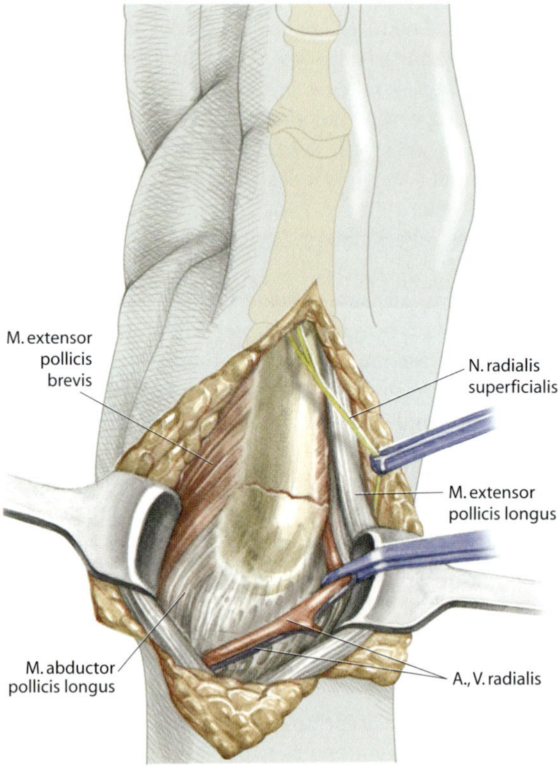

Abb. 16.21. Darstellung der Strecksehnen am Sattelgelenk. Zugang zu einer proximalen Fraktur des 1. Mittelhandknochens

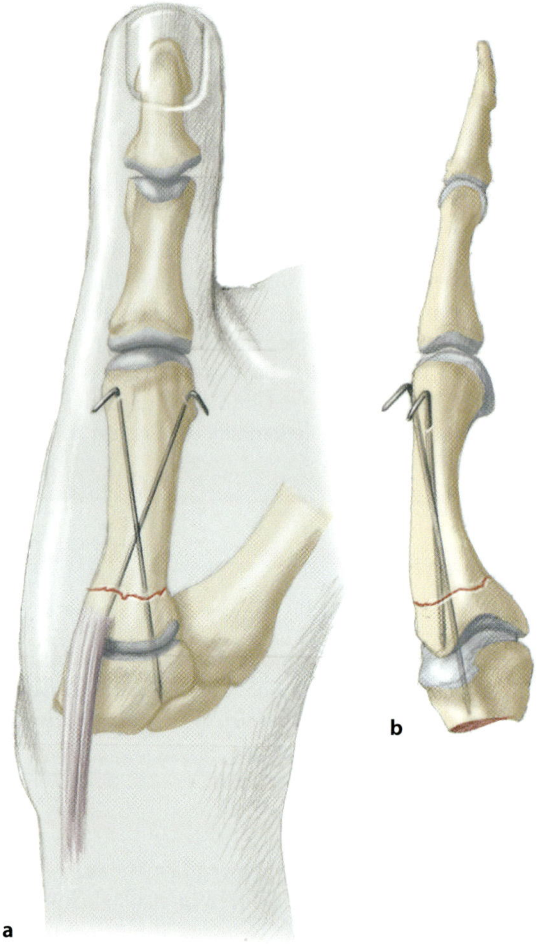

Abb. 16.22 a,b. Gekreuzte Spickdrahtosteosynthese bei basisnaher Fraktur des 1. Mittelhandknochens. Bei kleineren Kindern reicht auch ein Draht aus

kreuzte Technik möglich. Bei offenem Vorgehen ist die Miniplattenosteosynthese zu bevorzugen.

Nachbehandlung

Klinisch

1. Alle *primär stabilen Frakturen* (meist Stauchungsfrakturen, aber auch undislozierte, inkomplette Frakturen) werden nach 5–7 Tagen klinisch kontrolliert, insgesamt für 10–14 Tage ruhig gestellt. Eine Röntgenkontrolle ist nicht mehr notwendig (Braakman et al. 1996).
2. Alle *reponierten*, bzw. *abrutschgefährdeten Frakturen* werden ebenfalls nach 5–7 Tagen kontrolliert und geröngt. Ruhigstellung insgesamt 3–4 Wochen. Ein druckschmerzhafter Kallus weist auf eine inkomplette Frakturkonsolidierung hin. In diesem Fall wird die Immobilisation noch für weitere 2 Wochen fortgesetzt.
3. Alle *operativ versorgten Frakturen* werden klinisch kontrolliert. Je nach Stabilität der Osteosynthese erfolgt eine Ruhigstellung bis zur Wund- oder bis zur endgültigen Frakturheilung.

Radiologisch

Am 5. bis 7. Tag nach dem Unfall sind alle reponierten und sekundär dislokationsgefährdeten Frakturen *radiologischen Stellungskontrollen* zu unterziehen. Eine Röntgenaufnahme zur Überprüfung der Durchbauung ist nach 3–4 Wochen angezeigt.

Metallentfernung

Alle intramedullären Implantate, sowie Kirschner-Drähte werden bei ausreichender Durchbauung entfernt.

Platten und Schrauben sollten spätesten nach 3–6 Monaten entfernt werden.

Sport
Ist die Beweglichkeit inklusive des vollständigen Faustschlusses etwa 3 Wochen nach Freigabe der Fraktur möglich, so kann die sportliche Betätigung wieder voll aufgenommen werden. Liegt weder eine funktionelle noch eine kosmetische Deformität vor, wird die Behandlung abgeschlossen (Rettig et al. 1989).

Wachstumskontrollen
Bei belassenen oder verbliebenen Fehlstellungen im Rahmen von Epiphysenlösungen und subkapitalen Frakturen – meist ist beim Faustschluss die Kontur des verletzten Köpfchens deutlich nach palmar abgesunken – sind in Halbjahresabständen klinische, evtl. auch fotographische Kontrollen bis zur Wiederherstellung der normalen, seitengleichen Knöchelkontur vorzunehmen. Wenn keine Schmerzen bestehen, erübrigen sich weitere Röntgenkontrollen.

Posttraumatische Deformitäten
Posttraumatische Deformitäten im Sinne von *Wachstumsstörungen* sind normalerweise nicht zu erwarten. Kam es im Verlauf der Behandlung zu Drehfehlern (Rotationsfehlern), so müssen diese durch eine Korrekturosteotomie behoben werden (Menon 1990; Sanders u. Frederick 1991).

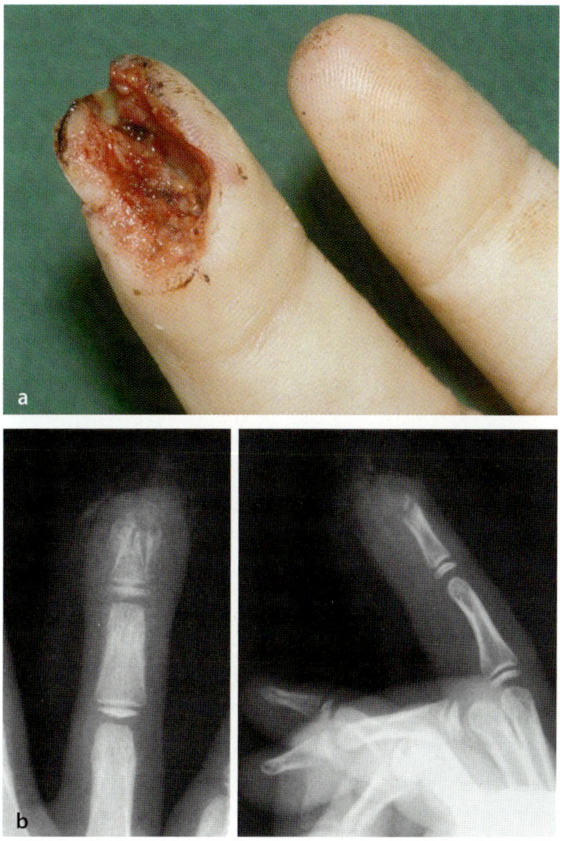

Abb. 16.23 a,b. 4-jähriges Mädchen zog sich eine offene Nagelkranzfraktur des 3. Fingers zu

16.1.3 Phalangen

A.-M. Weinberg, M. Mentzel, T. Ebinger, B. Schmid

Ursache und Häufigkeit
Verletzungen der Finger gehören im Kindesalter zu den häufigsten Traumen, aber auch zu den anspruchvollsten in der Therapie. Mikrochirurgische Verfahren müssen zur Verfügung stehen, da die Frakturen häufig mit Weichteilverletzungen kombiniert sind (s. Abschn. 16.2.3).

Die Verletzung der *distalen Phalanx* mit Beteiligung des Nagelbetts stellt eine typische Verletzung des Kleinkindes dar. Hierbei handelt es sich meist um Nagelkranz- oder Schaftfrakturen, seltener kommt es zu Verletzungen der Wachstumsfuge oder des DIP-Gelenks. Da es sich üblicherweise um eine Quetschverletzung handelt, ist neben der Fraktur oft eine ausgedehnte Traumatisierung des Weichteilmantels mit Beteiligung des Nagelbetts gegeben (Ljungberg et al. 2003; Abb. 16.23 a,b). Bei der Untersuchung muss beachtet werden, dass diese Verletzungen für Kinder sehr schmerzhaft sind. Gründliche Inspektionen und klinische Untersuchungen der Weichteile sind nur einem narkotisierten Kind zuzumuten.

Im jugendlichen Alter können Frakturen der *Grundphalanx* basisnah mit oder ohne Beteiligung der Wachstumsfugen vor. Schaft- und subkapitale Frakturen sind hingegen wesentlich seltener. In dieser Altersgruppe kommt es vor allem bei der Ausübung von Ballsportarten zu Verletzungen wie z. B.knöchernen Seitenbandausrissen. Fibrokartilaginäre Ausriss im Bereich des PIP-Gelenks werden die durch Hyperextension bei Volley- oder Handballspiel verursacht (Abb. 16.24 a–d).

Epiphysäre Gelenkverletzungen kommen im Gegensatz zu den Salter-Harris-I- und -II-Läsionen selten vor (Barton 1970; De Jonge et al. 1994; Greene u. Anderson 1982; Hastings u. Simmons 1984; Jonasch u. Bertel 1981; v. Laer 1982; Millesi u. Piza-Katzer 1978).

Grundsätzlich wird aus therapeutischen Überlegungen zwischen *undislozierten* und *dislozierten Brüchen* unterschieden, und als zusätzliches Kriterium wird die Stabilität herangezogen.

- *Instabile undislozierte Verletzungen* können konservativ behandelt werden, müssen aber kurzfristig kontrolliert werden.
- Hingegen werden *dislozierte stabile Verletzungen* altersentsprechend toleriert oder reponiert.
- *Dislozierte instabile Verletzungen* müssen meist reponiert und – insbesondere bei offenen Verletzungen – oft operativ stabilisiert werden.

Gelenkfrakturen neigen vor allem bei älteren Kindern wie bei den Erwachsenen zu Schmerzen und funktio-

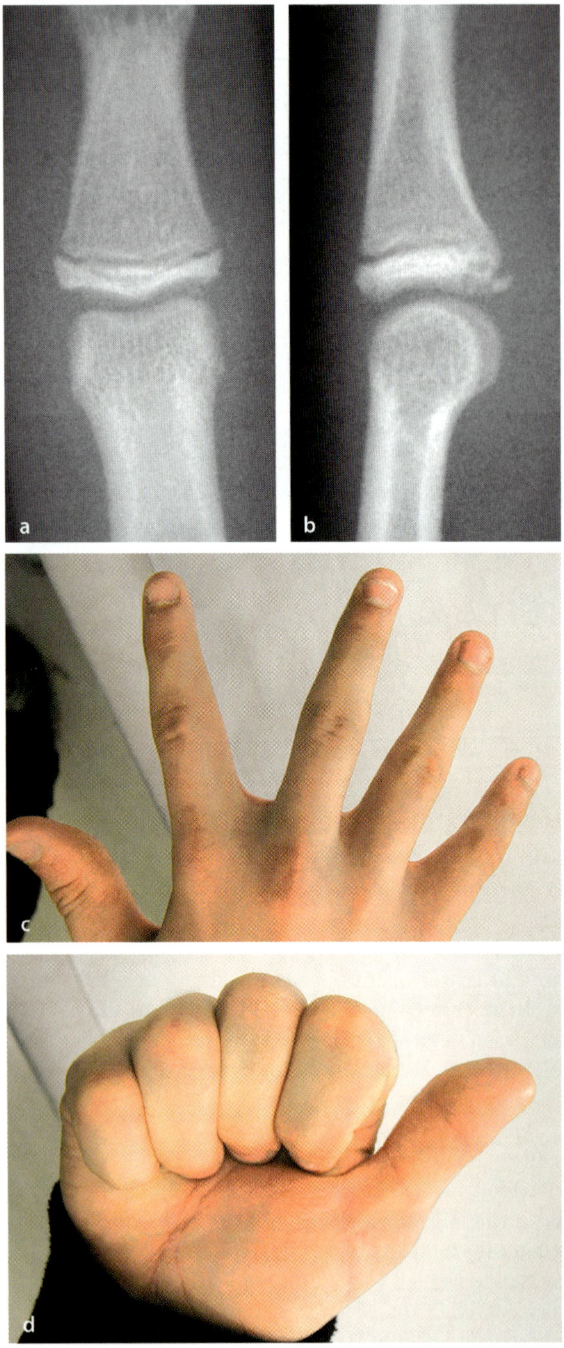

Abb. 16.24. a,b Ein 12-jähriger Junge zog sich beim Volleyball eine typische Kapsel-Band-Läsion an der palmaren Platte zu. Wenig dislozierte Fragmente können konservativ in einer Schiene, die das Mittelgelenk in einer Streckstellung bringen, die für 2 Wochen belassen wird, behandelt werden. Dislozierte Fragmente müssen bei erheblicher Instabilität operativ versorgt werden. Dies ist im Kindesalter selten notwendig. **c,d** Funktionelles Ergebnis nach 3 Wochen. Eine Kapselverdickung kann noch nach Monaten beobachtet werden

nellen Einschränkungen. Daher sollten diese Verletzungen anatomisch reponiert, ausreichend stabilisiert und kontrolliert werden.

Entwicklung und Wachstum

Ossifikationskerne, Zeitpunkt des Fugenschlusses der Phalangen

Die jeweiligen Epiphysenfugen finden sich stets basal. Die sekundären Ossifikationskerne treten zwischen dem 1. und 3. Lebensjahr auf. Der Epiphysenschluss findet erst zwischen dem 20. bis 24. Lebensjahr statt (vgl. Abb. 16.1 a,b).

Wachstumsstörungen

Nach einer Salter-Harris-I- und -II-Verletzung ist eine Wachsstumsstörung nicht zu erwarten. *Intraartikuläre Läsionen* (Salter-Harris III und IV) neigen eher zu posttraumatischen Veränderungen. Meist ist die Minderdurchblutung, die sich aus der ursprünglichen Verletzung, Fragmentgröße, einer offenen Defektverletzung oder einem schweren Quetschverletzung sowie einer offenen Reposition ergibt, für diese Spätschäden verantwortlich. Bei derartigen Verletzungen kann es zu einem vorzeitigen Fugenschluss mit Entwicklung einer Brachyphalangie kommen (Abb. 16.25 a,b).

Möglichkeiten und Grenzen der Spontankorrektur

Eine problemlose Spontankorrektur wird bei Achsabweichungen in der Sagittalebene bis zu 30° ebenso wie bei Seit-zu-Seit-Verschiebungen bis Schaftbreite bei jungen Kindern (<8 Jahre) beobachtet. Im Gegensatz dazu erfahren *Achsabweichungen in der Frontalebene* im Wachstum keine bzw. nur im Kleinkindalter eine geringe Korrektur. Fehlstellungen nach Basisfrakturen der *Grundphalanx* können funktionell durch das benachbarte Grundgelenk kompensiert werden; daher können Fehlstellungen in der Frontalebene bis zu 10° durchaus belassen werden.

Da dieser Kompensationsmechanismus im Bereich von Mittel- und Endphalanx nicht vorhanden ist, führen Achsabweichungen >15° in der Frontalebene meist zu Beschwerden und Behinderungen (Abb. 16.26 a–e, Abb. 16.27 a,b). Auch Rotationsfehler korrigieren sich nicht von selbst und stören besonders beim Faustschluss.

Diagnostik

Die Diagnostik erfolgt mittels Röntgenbild in 2 Ebenen. Im Zweifelsfall muss jeder Finger einzeln geröngt werden, da Röntgenaufnahmen der ganzen Hand oft nur unzureichend beurteilt werden können. Besonders bei Frakturen der distalen Phalanx sollte eine genaue Begutachtung des Nagelbetts erfolgen, da bei der Hälfte der Frakturen eine zusätzliche Verletzung in diesem Bereich vorliegt.

Im Bereich des PIP-Gelenks findet man nach Hyperextensionsverletzungen neben einer starken Schwellung des Gelenk radiologisch meist ein kleines, nur we-

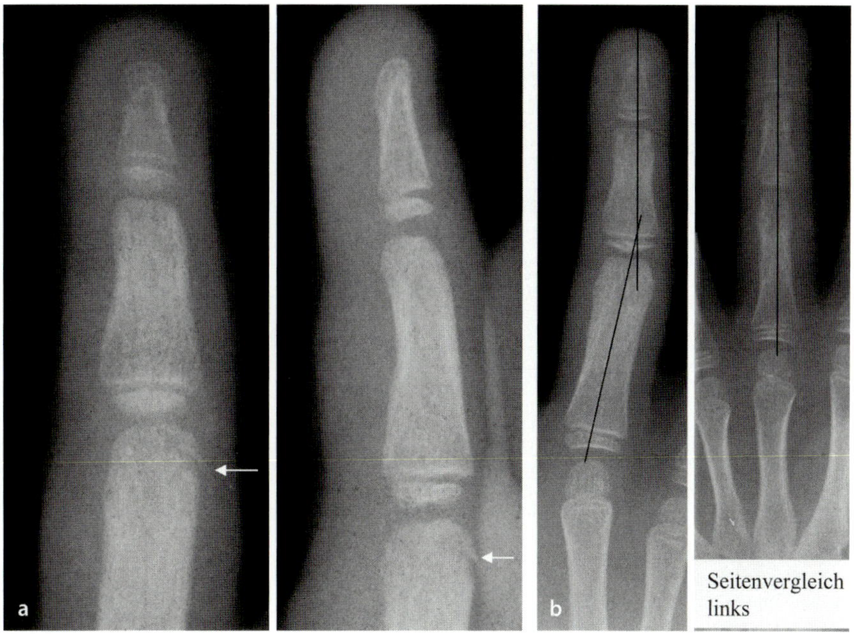

Abb. 16.25. **a** 5-jähriges Mädchen quetschte sich den 3. Finger in einer Tür ein und zog sich dabei eine undislozierte Trochleafraktur des Grundgliedes des rechten Fingers zu. Es erfolgte eine 2-wöchige Ruhigstellung mit komplikationslosem Verlauf. **b** Nach 9 Monaten stellt sich die Patientin wieder vor mit einer Achsabweichung in der Frontalebene nach ulnar von 15° bei freie Streckung (im Seitenvergleich)

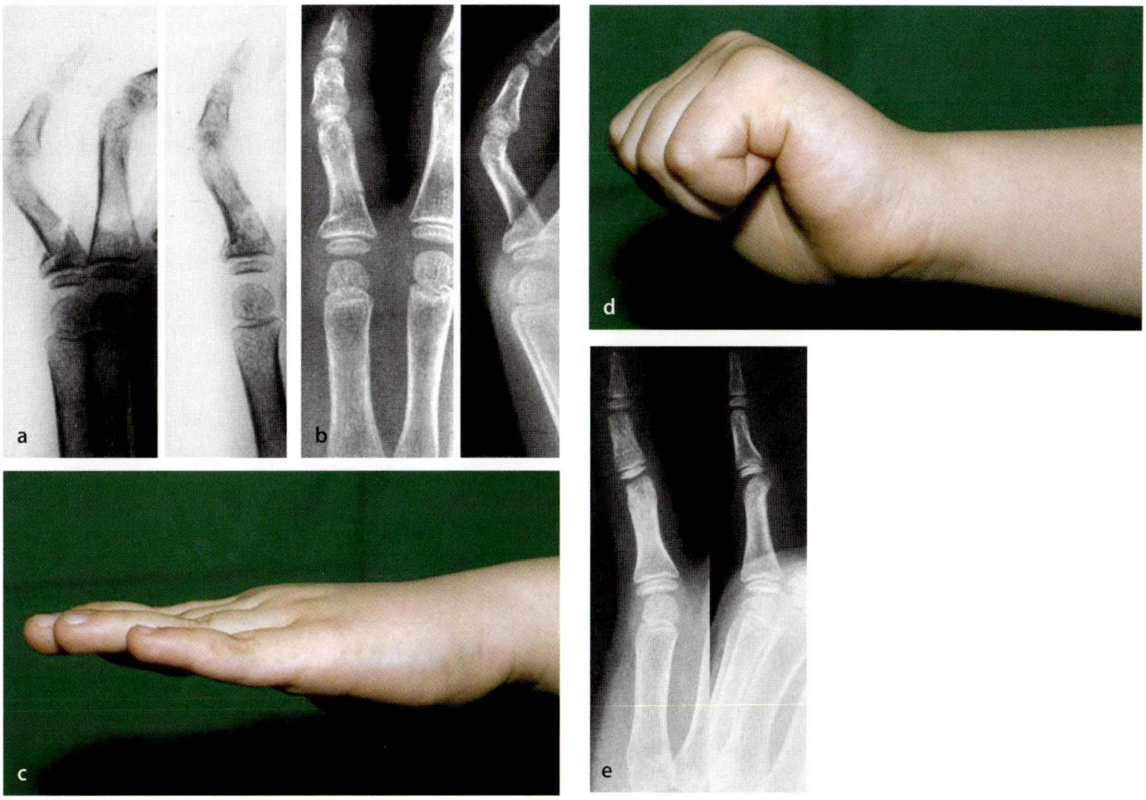

Abb. 16.26. **a** Unfallbild eines 8-järigen Jungen, der sich eine Epiphysenlösung mit metaphysärem Keil am Grundglied des 5. Fingers zuzog. Funktionelle Behandlung mit Brace-Ruhigstellung. **b** Ausheilungsbild nach 4 Wochen. Geringe Achsenfehlstellung in der Frontalebene, in der Sagittalebene nahezu 25° Achsenfehlstellung. **c,d** Klinische Funktion bei Abschluss der Behandlung nach 4 Wochen. **e** Nach 2 Jahren Ausgleich der Fehlstellung in der Sagittalebene (gutes Remodeling) bei ausbleibender Spontankorrektur in der Frontalebene bei guter Funktion

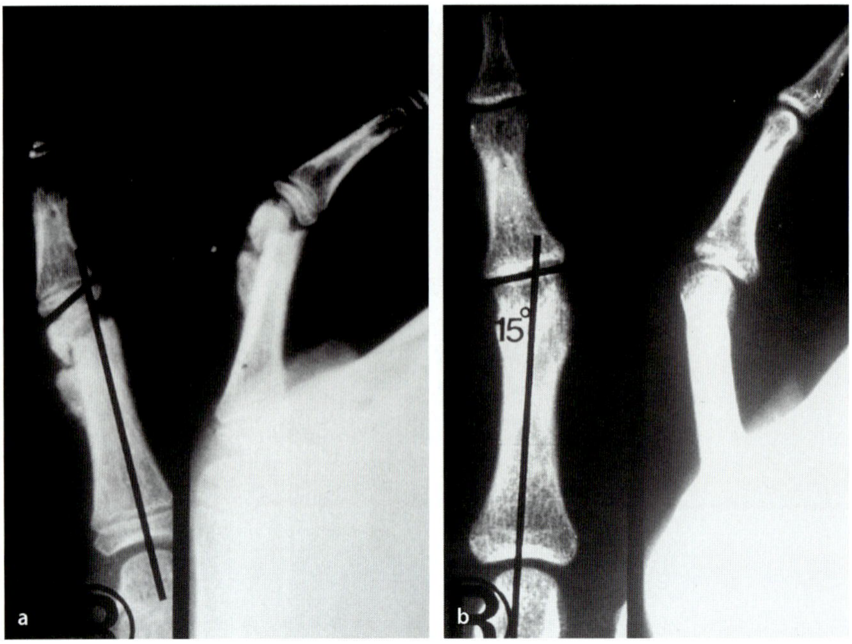

Abb. 16.27. a Dislozierte subkapitale Trochleafraktur, die damals konservativ therapiert wurde. **b** Eine Nachuntersuchung nach 13 Jahren zeigt ein gutes Remodeling in der Sagittalebene bei ausbleibendem Remodeling in der Frontalebene

nig disloziertes palmares Fragment als Hinweis auf einen fibrokartilaginären Ausriss (v. Laer 2001).

Frakturen der Endphalanx

Klassifikation

Am Endglied unterscheidet man

- die Nagelkranzfrakturen,
- die vollständigen Quer- bzw. Längsfrakturen und
- die Epiphysiolysen.

Die *Querfrakturen* sind oftmals kombiniert mit Schädigungen des Nagelbetts. Ein bis mehrere *Längsfrakturen* können bei Kegelverletzungen beobachtet werden und reichen bisweilen bis in die Epiphyse (Carmichael u. Stewart 2004; Abb. 16.28 a–e). Die *Epiphysiolysen*, die vor allem bei Kindern unter dem 12. Lebensjahr zu finden sind, weisen häufig eine Dislokation auf, bei der sich typischerweise das distale Fragment aufgrund des Zuges der Sehne des M. flexor digitorum profundus nach palmar verschiebt (Abb. 16.29 a,b).

An *Epiphysenverletzungen mit Gelenkbeteiligung* finden sich im Teenageralter Salter-Harris-III- oder -IV-Verletzungen bzw. knöcherne Ausrisse der Strecksehne oder intraartikuläre Luxationsfrakturen als Folge eines Hyperextensionstraumas (s. Abschn. 16.2.1).

Therapie

Konservativ

Nichtdislozierte Epiphysenlösungen oder *stabile Quer-* oder *Längsfrakturen* werden durch eine Immobilisation für insgesamt 2–3 Wochen therapiert. Abhängig vom Alter erfolgt dies bei Kindern durch eine angegipste Fingerschiene oder eine isolierte Finger-Böhler-Schiene. Die Phalanx wird auf der Schiene mit einem Pflaster-

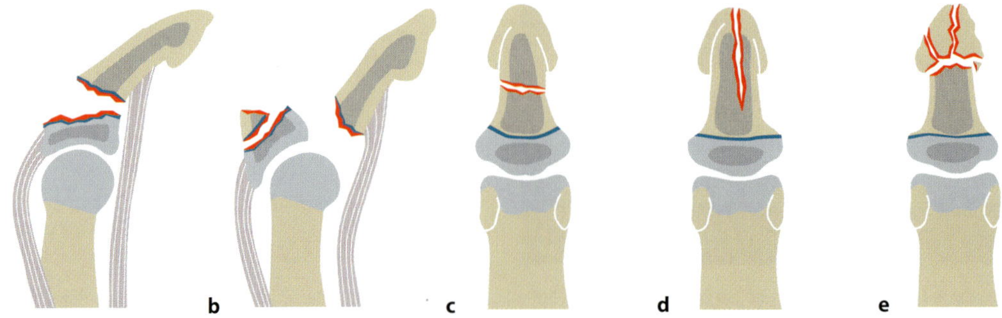

Abb. 16.28 a–e. Typische Frakturen des Endgliedes (ohne knöcherne Strecksehenabrisse, s. hierzu Abschn. 16.2.1). **a** Nagelkranzfraktur. **b** Epiphysiolyse (Salter-Harris I). **c** Epiphyseolyse mit metaphysärem Keil. **d** Querfraktur. **e** Längsfraktur (typische Kegelverletzung im Kindesalter)

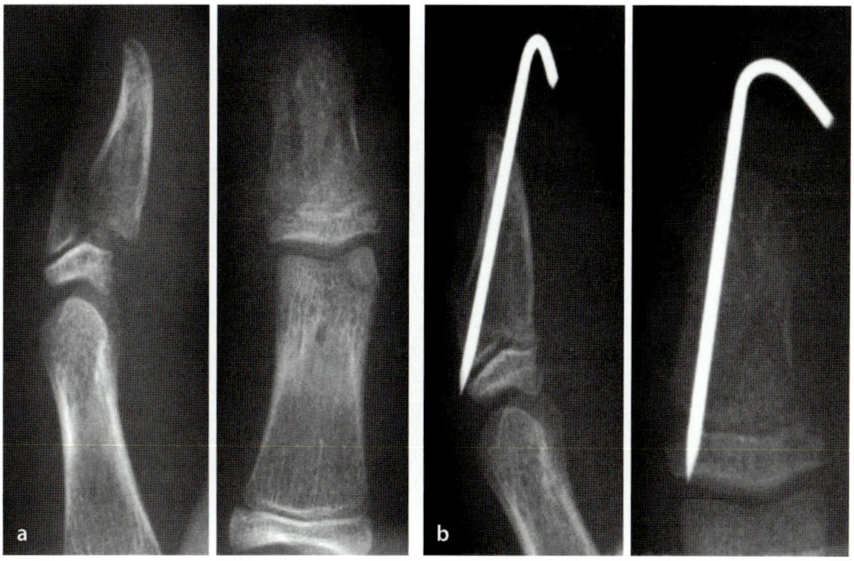

Abb. 16.29. Unfallbild einer dislozierten Epiphysiolyse der Endphalanx (**a**), die mit einem Spickdraht retiniert wurde, da diese Verletzungen eine hohe Instabilität aufweisen (**b**)

streifen fixiert. In der Adoleszenz können stabile Frakturen auch mit einem Tapeverband oder einer Stack-Schiene ausbehandelt werden (DaCruz et al. 1988).

Dislozierte Frakturen müssen reponiert werden, wenn sie das zu akzeptierende Dislokationsausmaß der jeweiligen Altersgruppe überschreiten (Tabelle 16.2).

Operativ

Instabile Läsionen müssen mit einem dünnen Kirschner-Draht fixiert werden, wobei die Stiftelung bei kleinen Kindern ausschließlich mit Bohrdrähten der Stärke 0,6–0,8 mm mittels eines Handbohrers durchgeführt werden sollte. Bei sehr kleinen Kindern kann die Fixierung auch mit dünnen Kanülen (mitunter paraossär eingebracht) erfolgen.

Offene Frakturen mit Weichteilschaden erhalten zusätzlich eine antibiotische Therapie und müssen sorgfältig bezüglich ihrer Weichteilverletzung vor allem zu Beginn regelmäßig nachkontrolliert werden (s. Abschn. 16.2.3).

Subunguales Hämatom

Ein begleitendes Hämatom, das in der Fingerbeere besonders schmerzhaft ist, sollte dann trepaniert werden, wenn es mehr als 2 Drittel des Nagels erfasst. Anschließend ist ein Schutzverband nötig, denn die Trepanationsstelle kann eine Infektionsquelle darstellen. Die früher praktizierte Entfernung des Nagels wird heute nicht mehr durchgeführt. Man versucht den Nagel zu erhalten, bis dieser vom nachwachsenden Nagel abgestoßen wird. Wir stellen diese Verletzung insbesondere bei Kleinkindern für 2 Wochen ruhig. Es kann nie vorausgesagt werden, ob der nachwachsende Nagel deformiert ist.

Luxationen im distalen Interphangelagelenk

Luxationen im DIP-Gelenk können meist problemlos reponiert werden und heilen im Kindesalter in fast allen Fällen konservativ durch Ruhigstellung des Fingers aus (Abb. 16.30 a,b).

Ausriss- oder Hyperextensionsfrakturen (Bush-Fraktur) bei erlittener Luxation können ebenfalls meist konservativ versorgt werden, anfangs mit einer angegipsten Fingeschiene, dann mit einer Stack-Schiene. Gelingt die Reposition nicht, so muss operativ die Fixierung erfolgen (s. auch Abschn. 16.2.1).

Frakturen der Mittel- und Grundphalanx

Anatomie

An der Grundphalanx kommt es meist zur Beugung des proximalen Fragments durch die Mm. interossei und lum-

Tabelle 16.2. Maximale Achsenfehlstellung, die in der Primärtherapie akzeptiert werden kann. (Die Spontankorrekturpotenz kann über diesen Werten liegen, sollte jedoch in das primäre Konzept nicht integriert werden. Dies sind dann individuelle Einzelfallentscheidungen)

Akzeptable Dislokationen	Kind bis 6 Jahre	Schulkind 6–12 Jahre	Schulkind 12–14 Jahre	Adoleszent >14 Jahre
Frontalebene (maximal)	15°	10°	Keine	Keine
Sagittalebene (maximal)	30°	20°	10°	Keine
Seitverschiebung (maximale Schaftbreite)	1/2	1/2	1/3	1/3
Rotationsfehler	Keinen	Keinen	Keinen	Keinen

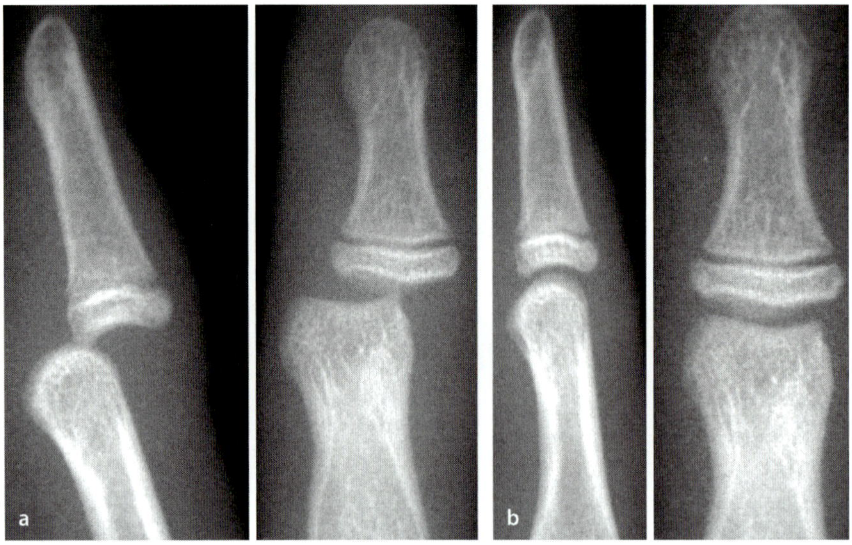

Abb. 16.30. **a** Typische Luxation des DIP-Gelenks bei einem 12-jährigen Jungen, der sich als Torwart verletzte. Reposition in Oberst-Lokalanästhesie. **b** Nach der Reposition achsengerechte Stellung, konservative Behandlung mittels Tapeverband für 3 Wochen

bricalia, während der mittlere und der seitliche Anteil des Streckapparates das distale Fragment gestreckt halten.

An der Mittelphalanx hängt die Stellung der Fragmente auch von der Lokalisation der Fraktur ab: Bei einer proximalen Fraktur kommt es zur Streckung des proximalen Fragments durch Zug der Sehne des M. extensor digitorum. Bei distalen Frakturen überwiegen die oberflächlichen Beuger und flektieren das proximale Fragment (Abb. 16.31 a–c).

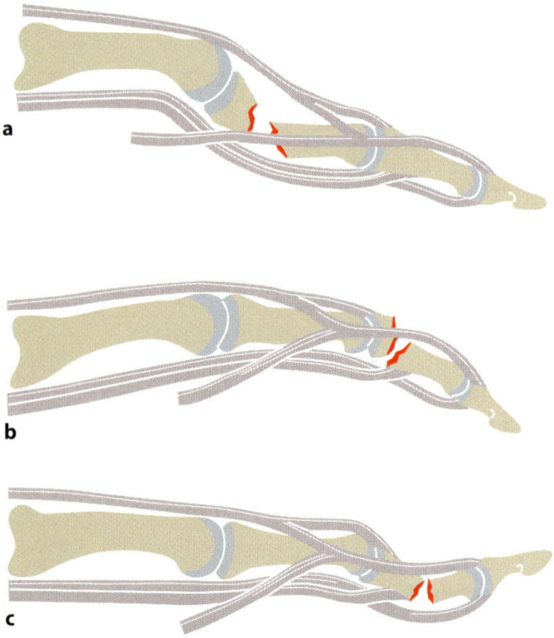

Abb. 16.31. **a** Fehlstellung, die typischerweise bei Frakturen der Grundphalanx auftritt. **b** Bei den Frakturen der Mittelphalanx kommt es bei proximalen Frakturen zu einer Streckung des proximalen Fragments. **c** Bei distalen Frakturen zu einer Beugung des proximalen Fragments

Klassifikation

Zu differenzierende Läsionen am Mittel- und Grundglied:

- *Fraktur des Condylus*: Dabei handelt es sich um Gelenkfrakturen. Sie können als uni- (mono-) oder bikondyläre Trochleafrakturen auftreten, selten auch als Mehrfragmentköpfchenfraktur. Sie sind meist innerhalb der Gelenkkapsel lokalisiert und können manchmal auf die palmare oder dorsale Seite begrenzt auftreten (Abb. 16.32 a–c).
- *Fraktur des Caput phalangis*: Diese Frakturen liegen subtrochlear, wobei am häufigsten subkapitale Frakturen auftreten. Sie können inner- oder außerhalb der Gelenkkapsel liegen (Abb.16.33 a–e).

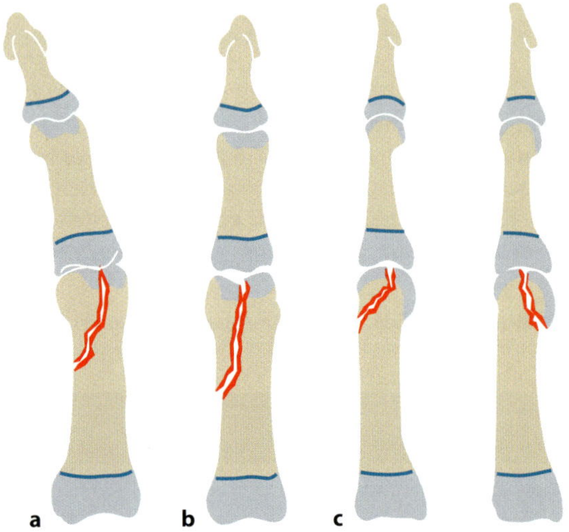

Abb. 16.32 a–c. Mögliche Formen der unikondylären Trochleafraktur

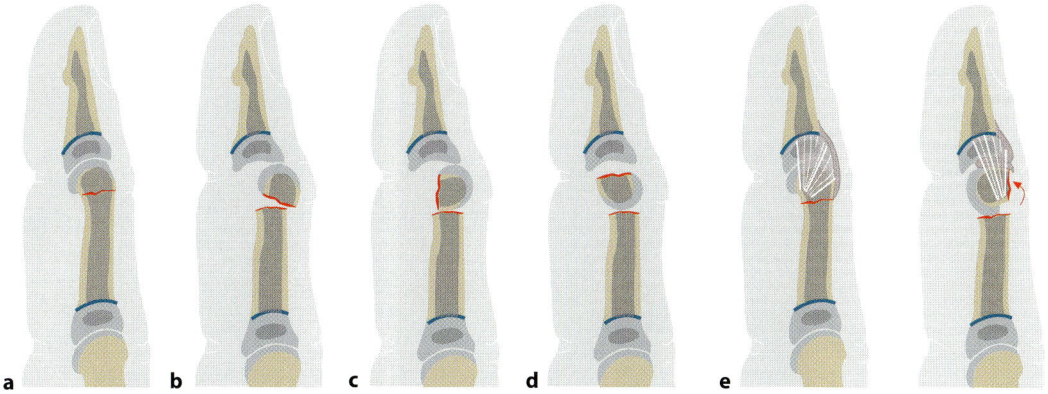

Abb. 16.33 a–e. Die Therapie der subkapitalen Frakturen richtet sich nach dem Dislokationsausmaß. **a** und **b** lassen sich konservativ behandeln, wobei bei **b** altersabhängig eine geschlossene Reposition erfolgt. Bei **c** und **d** erfolgt die offene Reposition mit operativer Refixation, da es in diesen Fällen zu Fragmentrotation mit eingeschlagener Kapsel (**e**) kommen kann (Durchblutung, Gefahr der Nekrose!)

- *Fraktur des Corpus phalangis*: Dies sind Schaftfrakturen, deren Frakturlinie quer oder schräg verlaufen kann. Weiterhin zählen Mehrfragment- oder Trümmerfrakturen zu dieser Gruppe.
- *Fraktur der Basis phalangis*: Die basalen Frakturen können extraartikuläre Salter-Harris-I- und -II-Läsionen wie auch Stauchungsfrakturen sein. Weitaus seltener finden sich intraartikuläre Brüche, die eine Salter-Harris-III- oder -IV-Läsionen enthalten.

In den meisten Fällen handelt es sich bei den Epiphysenfrakturen, vor allem beim ulnaren knöchernen Seitenbandausriss am Daumen, um *Übergangsfrakturen*. Das heißt, dass der physiologische Fugenschluss im nichtdislozierten Anteil der Epiphyse schon begonnen hat und Wachstumsstörungen nicht mehr zu befürchten sind. Zum Teil ist der nichtgelöste Teil der Fuge schon fest oder beginnt zu verknöchern. Auch im Bereich der Phalangen wurden in der Literatur Übergangsfrakturen beschrieben (Mata u. Ovejero 1999).

Erst in der Adoleszenz kommt es zu *ligamentären Bandverletzungen* und zu *intraartikulären Frakturen*, die den typischen Läsionen des Erwachsenen gleichen und entsprechend behandelt werden.

Zusätzlich müssen die *Luxationen* mit knöcherner Beteiligung und die reinen Kapsel-Band-Läsionen differenziert werden.

Therapie

Frakturen der Kondylen (Trochleafrakturen)

Undislozierte bzw. *tolerable Abweichungen* können konservativ behandelt werden. Letztere werden definiert als eine Diastase von 1–2 mm und eine Stufe von Kortikalisdicke bis zum 10. Lebensjahr, anschließend sind keine Abweichungen mehr zu akzeptieren. Die Frakturen werden mit einer angegipsten Fingerschiene ruhig gestellt. Nach einer Woche erfolgt eine radiologische Kontrolle der Fraktur, um eine sekundäre Dislokation rechtzeitig zu erkennen. Insgesamt wird der Finger maximal 2 Wochen ruhig gestellt. Meist beginnen wir die frühfunktionelle Therapie nach 10 Tagen.

Dislozierte Frakturen sind operativ zu versorgen. Auch intraartikuläre Stauchungsfrakturen müssen operativ versorgt werden, um die Gelenkkongruenz wieder herzustellen (Newington et al. 1995).

CAVE

Insgesamt ist jedoch nach jeder operativen Therapie und dem dadurch zusätzlich hervorgerufenen Weichteilschaden neben der durch das Trauma reduzierten Durchblutung mit einer weiteren Störung der Durchblutung zu rechnen, die in einer Deformität mit Beeinträchtigung der Funktion einhergehen kann.

Je kleiner das Kind ist, desto kritischer muss die Indikation zur operativen Fixierung gestellt werden, da diese Frakturen trotz Deformierung des Gelenks eine gute Funktion aufweisen können (Hennrikus u. Cohen 2003; Majumder et al. 2003). Operativ stabilisierte Trochleafrakturen weisen trotz gutem radiologischem Endergebnisses nicht selten eine schlechte Funktion auf (Bergeron et al. 2005; Mintzer et al. 1994; Abb. 16.34 a,b, Abb. 16.35 a–c).

Frakturen des Caput phalangis

Frakturen des Caputs, die knapp unterhalb der Gelenkfläche lokalisiert sind, werden konservativ frühfunktionell behandelt, wenn diese undisloziert bzw. maximal um ein Drittel Schaftbreite in der Sagittalebene abgekippt sind. Auch die Seit-zu-Seit-Versetzung ist bis zu einem Drittel Schaftbreite akzeptabel. Ab dem 10. Lebensjahr ist die Toleranzgrenze deutlich geringer.

Rotations- und Achsfehlstellungen in der Frontalebene müssen in allen Alterstufen vermieden werden (Abb. 16.36 a,b).

Dislozierte Frakturen werden operativ versorgt. Die intramedulläre Aufrichtung stellt das dafür am besten geeignete Verfahren dar, zumal ein geschlossenes Vor-

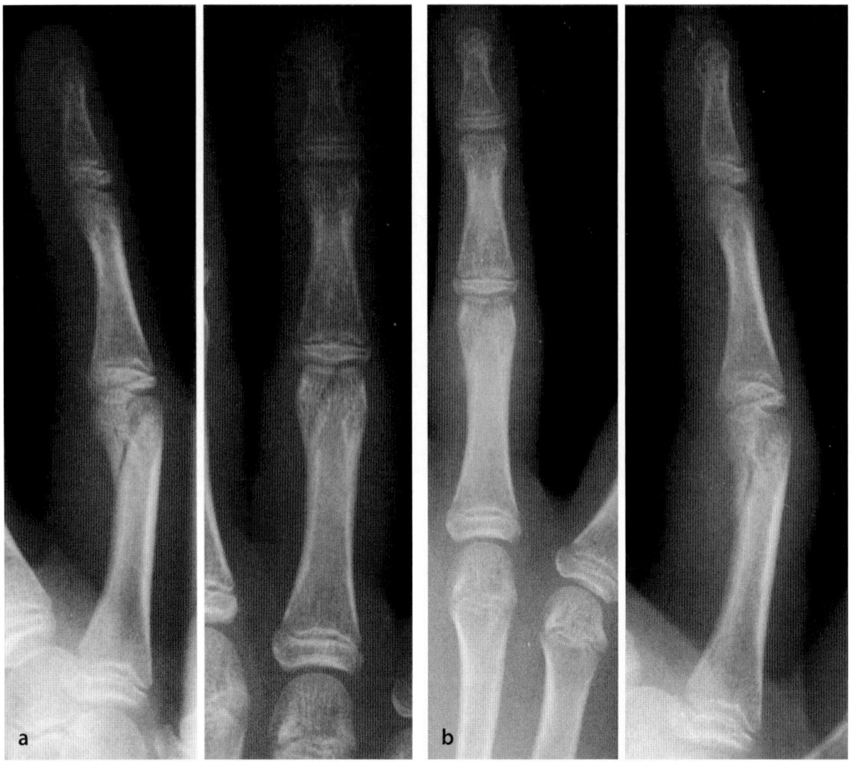

Abb. 16.34 a,b. Bei einem 12-jährigen Patienten wurde eine unikondyläre Trochleafraktur des Grundgelenks des 3. Fingers diagnostiziert. **a** Da keine sichtbare Stufe vorhanden war erfolgte die konservative Behandlung. **b** Ausheilungsbild nach 3 Wochen

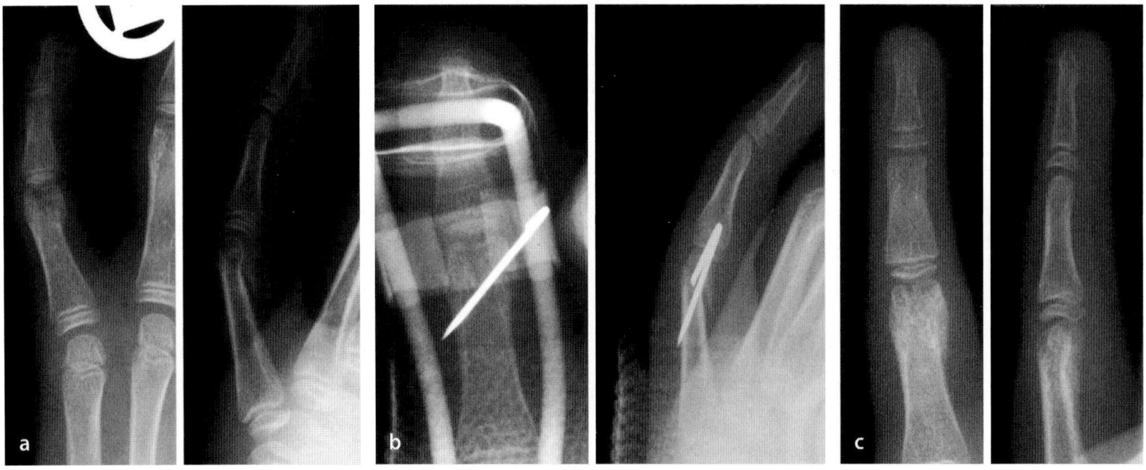

Abb. 16.35. **a** 9-jähriger Patient mit einer verschobenen unikondylären Trochleafraktur. **b** Offene Reposition, Fixation des Fragments mit einem Spickdraht. **c** Ausheilungsbild nach 3 Monaten

gehen möglich ist. Andernfalls ist offen vorzugehen, und je nach Frakturtyp ist eine Schrauben- oder Kirschner-Draht-Osteosynthese indiziert.

Vollständig rotierte Fragmente müssen immer offen reponiert werden. Bei Trümmerfrakturen des Köpfchens ist meist keine Osteosynthese möglich, um die Gelenkfläche zu rekonstruieren. Diese Frakturen werden nach 2 Wochen Ruhigstellung funktionell nachbehandelt (Al-Qattan 2001 b; Woods 1988; Abb. 16.37 a–d).

Frakturen des Corpus phalangis

Stabile und instabile *nichtdislozierte Frakturen* (unverschobene Schaftfrakturen) können ebenfalls konservativ mit einer angegipsten Fingerschiene in Intrinsic-plus-Stellung behandelt werden, müssen aber nach 7 Tagen radiologisch bezüglich einer sekundären Dislokation kontrolliert werden.

Alle instabilen *dislozierten Frakturen* – meist Schräg- und instabile Querfrakturen sowie vorliegende Drehfehler – müssen definitiv stabilisiert werden, wenn keine altersentsprechend akzeptable Stellung konserva-

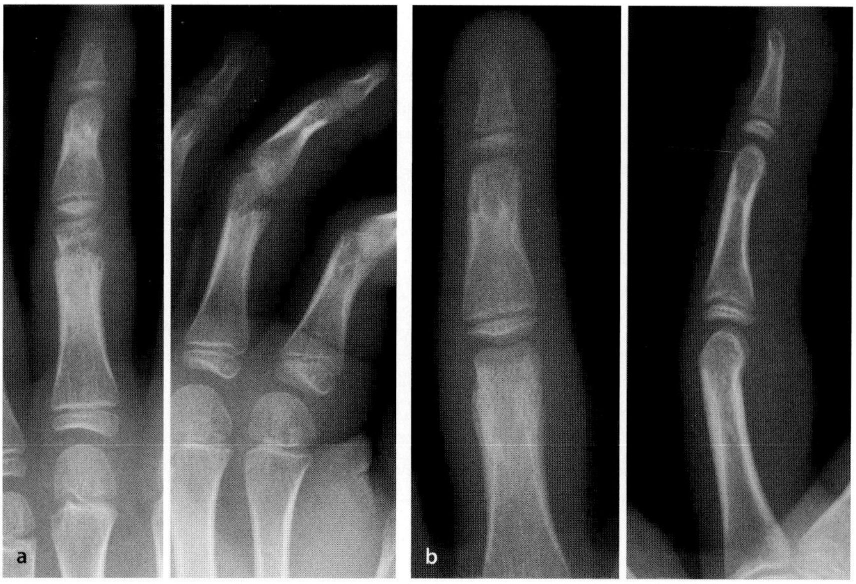

Abb. 16.36. **a** 9-jähriges Mädchen zog sich eine mäßig dislozierte subkapitale Fraktur des Grundgelenks zu. **b** Es wurde eine konservative frühfunktionelle Behandlung durchgeführt. Nach 3 Wochen Frakturheilung mit gutem funktionellem Endergebnis

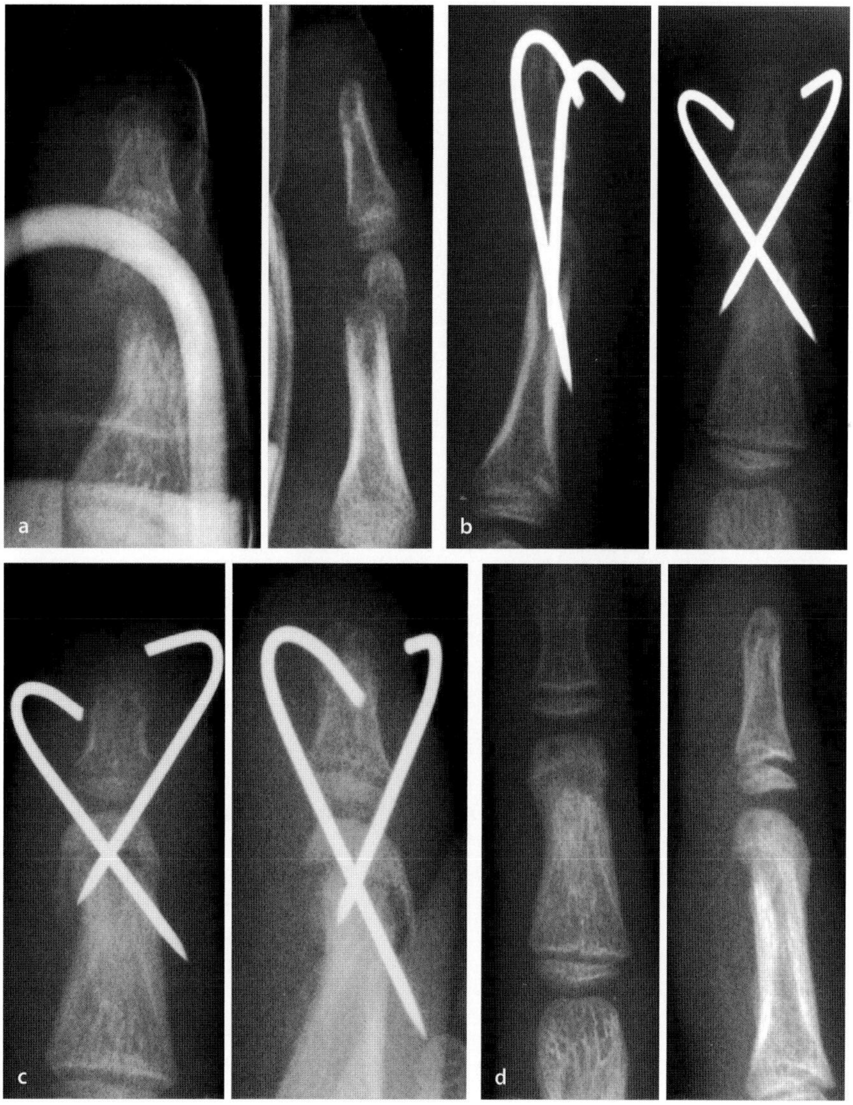

Abb. 16.37. **a** Dislozierte subkapitale Fraktur des Mittelgliedes. **b** Operative Versorgung mit gekreuzten Spickdrähten. **c** Ausheilungsbild vor Implantatentfernung nach 4 Wochen. **d** Ausheilungsbild nach 3 Monaten

tiv zu erreichen ist (vgl. Tabelle 16.2). Dazu werden gekreuzte Kirschner-Drähte verwendet. Diese können oft perkutan schräg lateral vom Köpfchen aus eingebracht werden. Das Gelenk sollte unbedingt geschont werden. Die beim Erwachsenen verwendeten Plättchen wurden bisher für Kinder nicht hergestellt (Abb. 16.38 a–d, Abb. 16.39 a,b).

Frakturen der Basis phalangis

Konservativ können *undislozierte Frakturen* - meist Stauchungsfrakturen, bzw. Epiphysiolysen - konservativ behandelt werden. *Dislozierte Frakturen* (Epiphysiolysen) sind ebenfalls konservativ zu therapieren, wenn sie sich nach der Reposition stabil eingestellt haben. Eine sekundäre Dislokation tritt selten ein, sollte dann aber mit Kirschner-Drähten stabilisiert werden. Bei einer Reposition ist besonders auf die Vermeidung eines Rotationsfehlers und einer Achsabweichung in der Frontalebene zu achten. Im Bereich der Grundgelenke ist es von Vorteil, die Reposition über ein Hypomochlion durchzuführen (Schere, Kugelschreiber; Al-Qattan 2001 a; Ebinger et al. 2001; Hennrikus u. Cohen 2003; Abb.16.40 a–c).

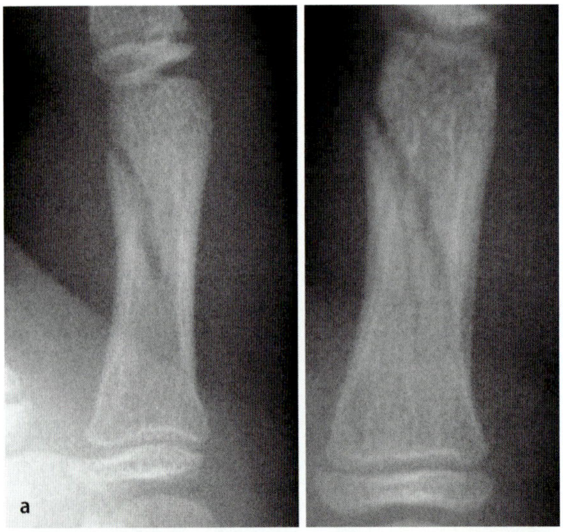
a

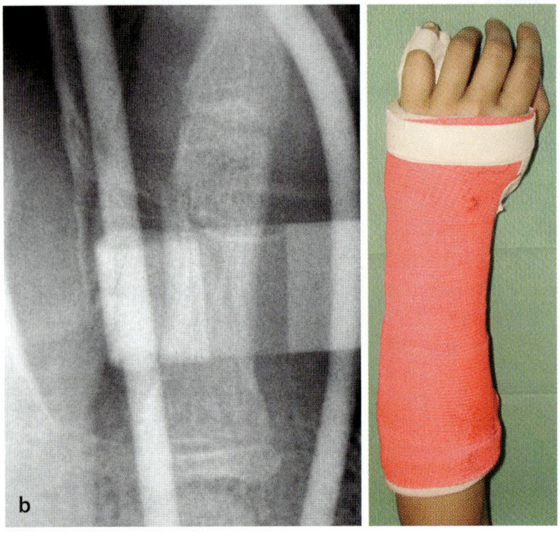
b

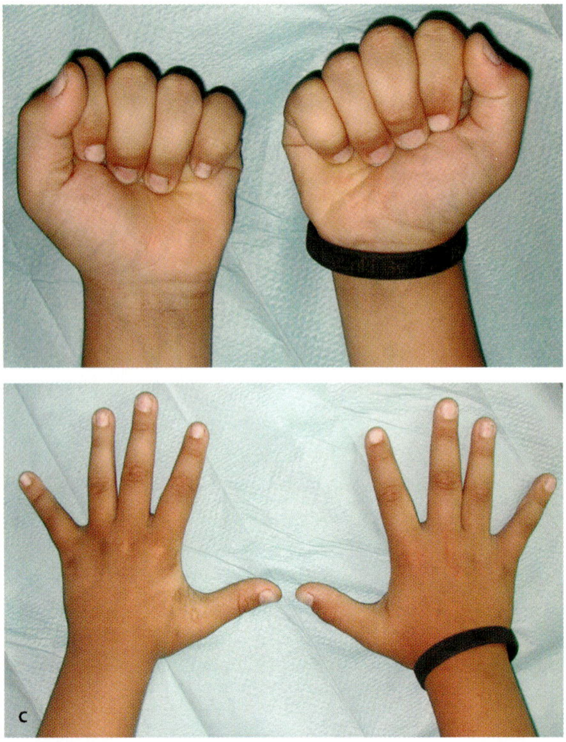
c

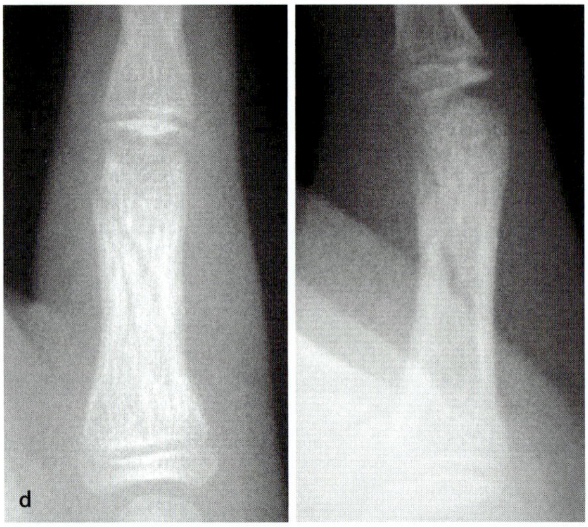
d

Abb. 16.38. a Längsfraktur des Schaftes des Grundgliedes. **b** Konservative Therapie mit angegipster Finger-Böhler-Schiene für 2 Wochen. **c,d** Gute Funktion und Ausheilung nach 4 Wochen

Undislozierte Gelenkfrakturen können ebenfalls konservativ behandelt werden. Dabei besteht aber stets die Gefahr des sekundären Abrutschens in den Achsenfehler in der Frontalebene und der möglichen Fehlstellung im Gelenk. Um dies rechtzeitig zu erkennen, sollte 7 Tagen nach dem Unfall nochmals eine radiologische Stellungskontrolle durchgeführt werden.

Kleine Ausrissfragmente palmar an der Basis der Mittelphalanx können ebenfalls konservativ behandelt werden. Diese werden oft durch den Anprall des Balls

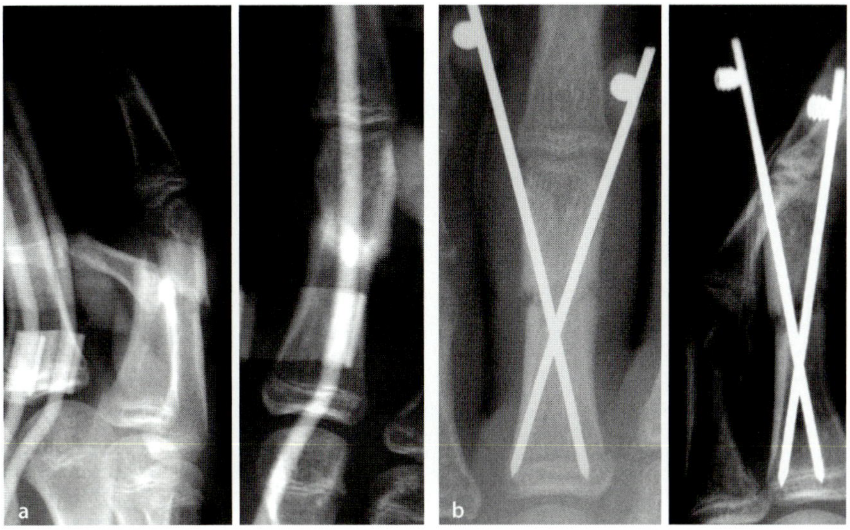

Abb. 16.39. a Ein 13-jähriger Junge zog sich eine dislozierte Schaftfraktur des 4. Fingers am Grundglied beim Snowboarden zu. **b** Operative Versorgung mit gekreuzten Kirschner-Drähten

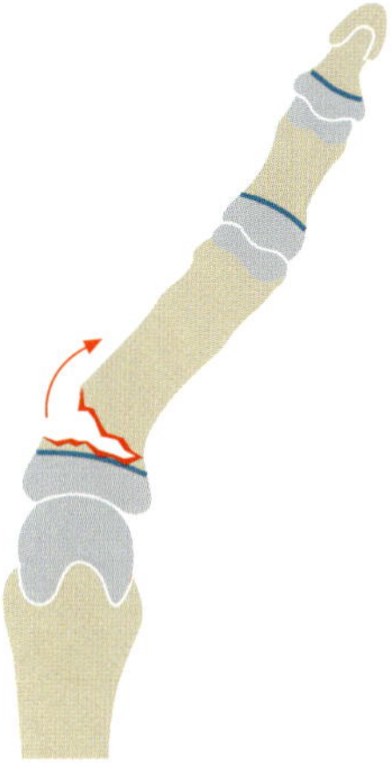

a

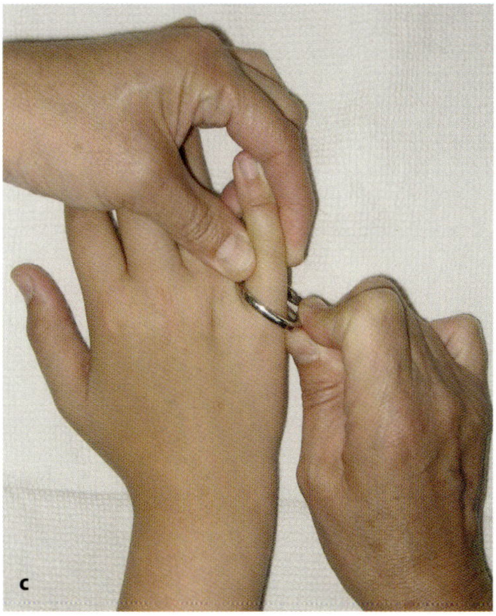

c

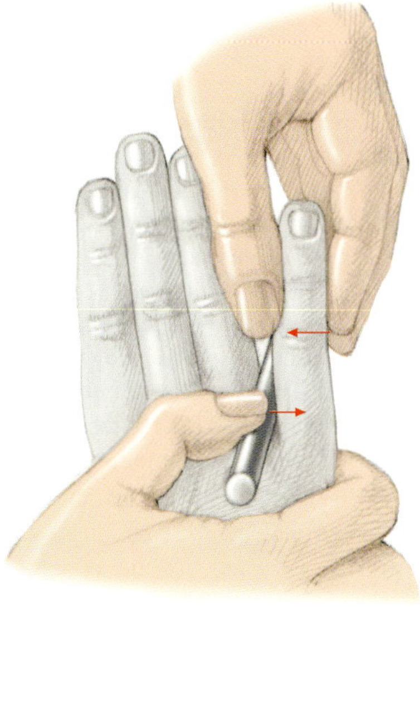

b

Abb. 16.40 1 a–c. Repositionstechnik über Hypomochlion (Schere, Kuli) bei dislozierten Epiphysenlösungen mit oder ohne Keil bei primärer Achsendeviation. Ein 7-jähriger Junge stürzte und zog sich eine Epiphysiolyse mit metaphysärem Keil des Grundgliedes des Daumens zu (**a**). Die Fraktur wurde über einem Hypomochlion reponiert (**b**)

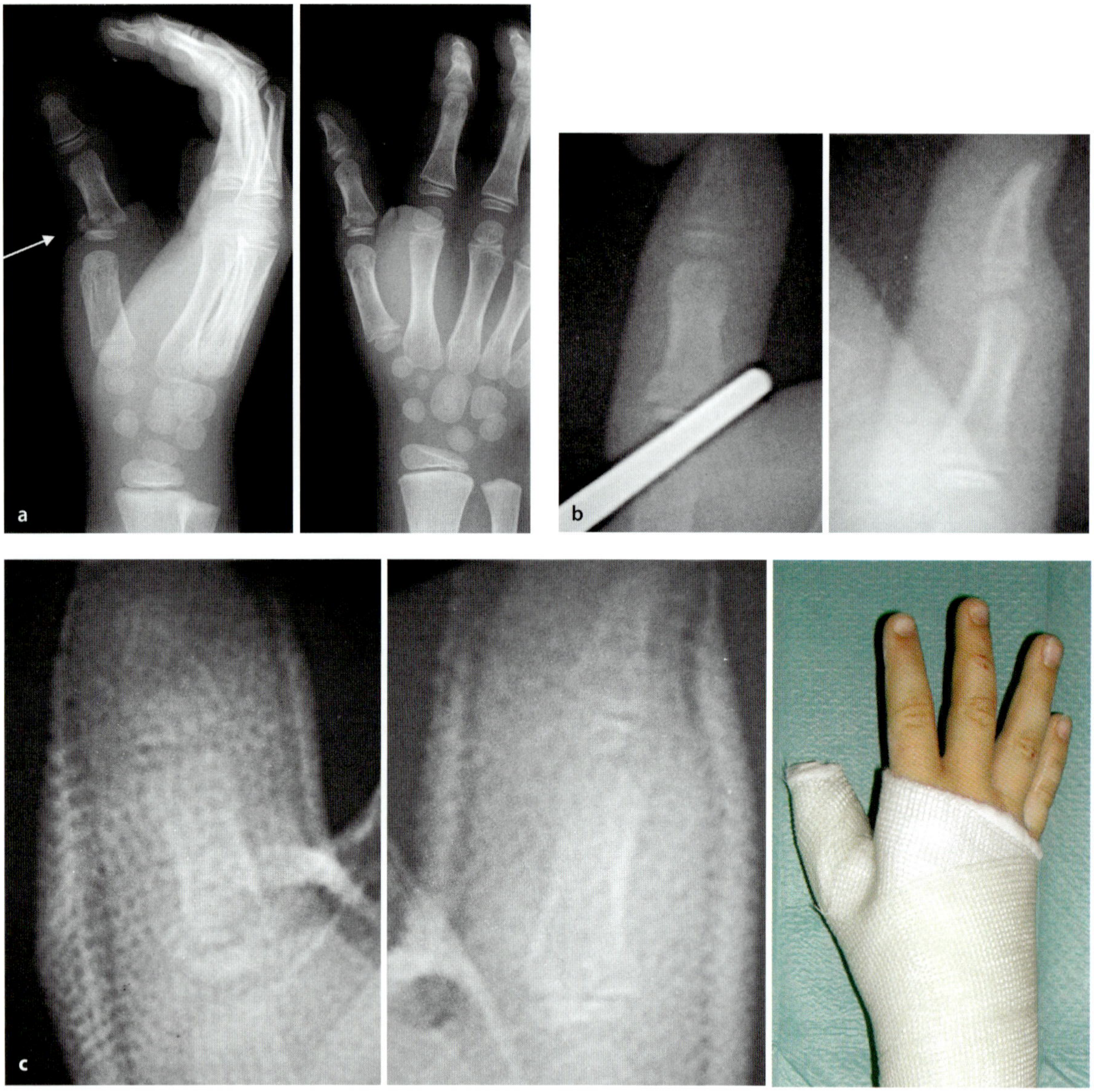

Abb. 16.40 2a–c. Repositionstechnik über Hypomochlion (Schere, Kuli) bei dislozierten Epiphysenlösungen mit oder ohne Keil bei primärer Achsendeviation. **c** Postoperative Kontrolle; geschlossene Gipsanalge mit Einschluss der benachbarten Gelenke

auf den gestreckten Finger verursacht. Es kommt dabei zu einer Verschiebung der Mittelphalanx nach dorsal. Bei Kindern ist im Gegensatz zum Erwachsenen das Fragment selten so groß, dass es operativ fixiert werden muss. Die Fragmente verursachen oft längere Zeit Schwellung und Schmerzen. Sobald ein intraartikuläres Fragment einen Teil der Gelenkfläche bildet, wird es bei einem kleinen Fragment (höchstens ein Viertel der Gelenkfläche) entfernt oder es wird versucht, die Gelenkfläche wiederherzustellen.

Dislozierte Gelenkfrakturen sowie offene Läsionen sind operativ zu stabilisieren.

! Schwellungen des PIP-Gelenks nach Verletzungen meist durch Bälle können als Kapselverdickung bis zu einem halben Jahr persistieren, bei älteren Kindern sogar länger.

Operatives Vorgehen

■ **Anästhesie.** Bei kleinen Kindern empfehlen wir ausschließlich die Vollnarkose. Aber auch bei größeren Kindern lehnen wir die regionale Anästhesie – wie dies beim Jugendlichen möglich ist – ab, da die Kinder nicht lang genug still liegen können.

■ **Indikation.** Eine absolute Indikation zu einer offenen Reposition besteht bei fehlgeschlagener geschlossener Reposition. Alle offenen Frakturen sollten fixiert werden, außer die Fraktur ist per se stabil und nicht dislokationsgefährdet. Letztere können auch ohne eingebrachte Fixation ausbehandelt werden (Duncan et al. 1993).

■ **Zugang.** Über dem DIP-Gelenk wählt man einen dorsalseitigen treppenförmigen Zugang, über dem PIP-Gelenk den Zugang in einem stumpfen Winkel, sodass der Hautverschluss leichter durchgeführt werden kann. Im Bereich des Schaftes wird eine dorsalseitige leicht geschwungene Schnittführung gewählt.

CAVE

Mitt-Seit-Schnitte, wie sie bei der Behandlung dieser Verletzungen im Erwachsenenalter üblich sind, sollten bei Kindern nicht vorgenommen werden, da eine straffe Narbenbildung am wachsenden Skelett eine mögliche Achsabweichung provoziert.

Bei offenen Frakturen wird die Reposition über die Verletzungswunde oder entsprechende Erweiterungsschnitte empfohlen.

■ **Osteosynthesematerial.** Dünne Kirschner-Drähte (1,0 mm Durchmesser je nach Alter des Kindes) oder Schrauben (1,3–2 mm Durchmesser).

■ **Osteosynthesetechniken.** Folgende Osteosynthesetechniken haben sich bei den einzelnen Frakturformen durchgesetzt:

Bei *uni- bzw. bikondylären Frakturen* erfolgt entweder das Einbringen von einem bzw. 2 Drähten parallel zum Gelenk, bei größeren Kindern empfiehlt sich die Schraubenosteosynthese.

Schaftfrakturen können im Fall von Schrägfrakturen ebenfalls mit Schrauben oder auch mit Kirschner-Drähten und bei größeren Kindern und Jugendlichen mit kleinen Platten (wenn entsprechende Dimensionen vorhanden sind) versorgt werden.

CAVE

Es sollten keine Zerklagedrähte verwendet werden, da bei ihrer Einbringung die Fragmente oftmals zirkulär freigelegt werden. Dies kann zu einer Störung der Ernährung und in der Folge zu einer Deformität führen. Die Beuge- und Strecksehnen können verletzt werden.

Querfrakturen in Schaftmitte lassen sich intramedullär auffädeln oder mit gekreuzten Kirschner-Drähten versorgen.

Epiphysiolysen werden mit Kirschner-Drähten gekreuzt retiniert, wobei möglichst keine Transfixation des PIP-Gelenks erfolgen sollte; im Bereich des DIP-Gelenks lässt sich dies nicht immer vermeiden (Elmaraghy et al. 1998; Hashizume et al. 1996; Abb. 16.41 a,b, Abb. 16.42 a,b).

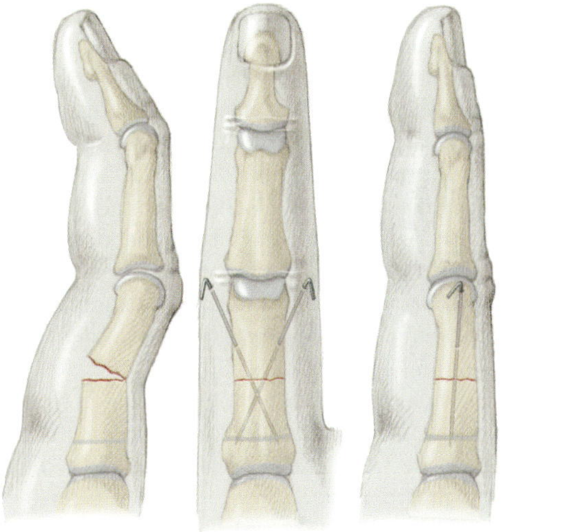

a

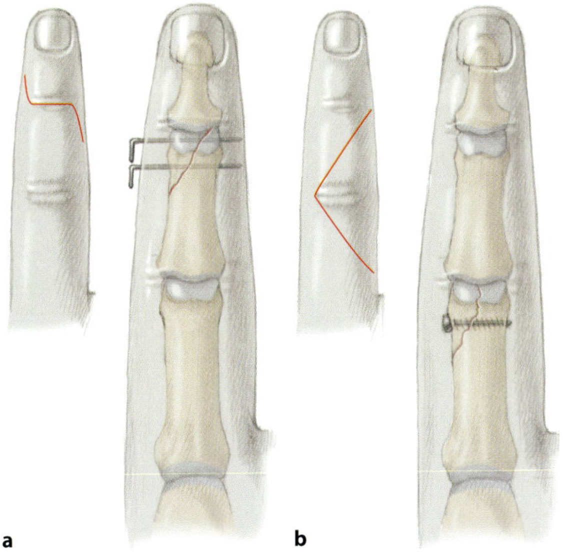

a b

Abb. 16.41 a,b. Die dislozierten monokondylären Fingerfrakturen können mit parallel eingebrachten Spickdrähten oder mit Schrauben versorgt werden. Dies hängt vom Alter und dem betroffenen Glied des Fingers ab. **a** Zugang bei Trochlerarfraktur am Mittelglied, treppenförmige Inzision, Spickdrahtosteosynthese, bei kleinen Kinder ist auch ein Draht ausreichend. **b** Unikondyläre Trochleafraktur am distalen Grundglied. Bogenförmige Inzision. Schraubenosteosynthese, wenn dies das Fragment erlaubt

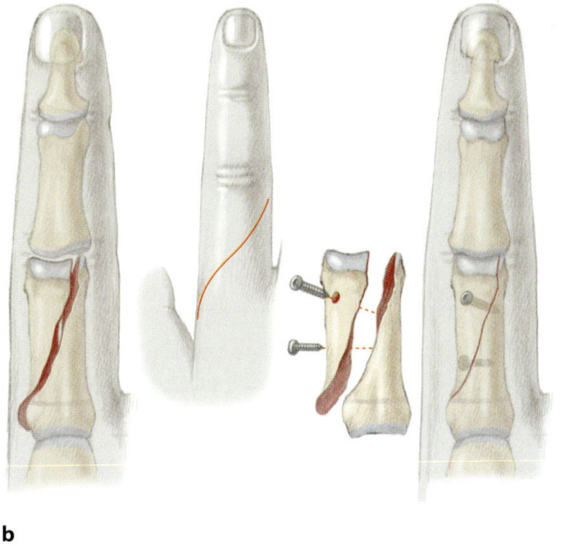

b

Abb. 16.42. a Gekreuzte Spickdrahtosteosynthese bei Querfrakturen des Schaftes (keine Zerklagen!). **b** Schraubenosteosynthese bei Drehfehlern der Grundphalanx. Bogenformiger dorsaler Zugang (Bei kleinen Kindern kein Mitt-Seit-Schnitt, da Narbenbildungen Achsabweichungen beim wachsenden Skelett verursachen können). Einbringen der Schrauben entsprechend der größten Auflagefläche der Bruchfragmente

Verletzung der kollateralen Seitenbandapparates

Seitenbandrupturen und *periostale Seitenbandausrisse* kommen vorwiegend am Daumen vor und werden klinisch verifiziert (Abb. 16.43). Bei radiologischen Aufnahmen – insbesondere der gehaltenen Aufnahmen – ist darauf zu achten, dass der Daumen im Grundgelenk 20° gebeugt sein muss und dabei der erste Mittelhandstrahl und die Streckseite des Daumens exakt auf der Röntgenplatte liegen müssen.

> Als komplette Rupturen werden Verletzungen gewertet, die eine Abweichung von >20–30° und das Fehlen eines festen Anschlages aufweisen.

Wichtig im Kindesalter ist der Seitenvergleich, da es ernorme Normvarianten geben kann. Weiterhin sind alle Verletzungen *instabil*, die in der seitlichen Aufnahme eine palmare Subluxationsstellung aufweisen oder in mehreren Ebenen klinisch instabil sind. Instabile Verletzungen treten selten vor dem 12. Lebensjahr auf. Die Rekonstruktion des Seitenbandapparates bei bestehender Instabilität muss sowohl auf *radialer* als auch auf *ulnarer Seite* operativ erfolgen. Anschließend werden diese Bandverletzungen für 4 Wochen im Gips und für weitere 3 Wochen in einer Abduktionsschiene ruhig gestellt. *Knöcherner Seitenbandausrisse* werden nur für 3 Wochen im Gips ruhig gestellt. Im Kindesalter haben auch sekundär diagnostizierte Instabilitäten (nach 5–8 Wochen) im Gegensatz zum Erwachsenen noch eine gute Prognose, wenn erst zu diesem Zeitpunkt die Naht erfolgt (vgl. Abb. 16.43).

Gefahren, Fehler, Komplikationen

Siehe Abb. 16.44 a–c, Abb. 16.45 a–e, Abb. 16.46 a–d, Abb. 16.47 a–d.

- Gerade im Kindesalter scheint bei den uni- bzw. bikondylären Frakturen, insbesondere da die Reposition meist nur durch offene Verfahren zu erreichen ist, die Durchblutung gefährdet zu sein, und es können entsprechende Nekrosen oder Deformitäten auftreten.
- Nichterkannte sekundäre Dislokationen von Gelenkfrakturen führen ebenfalls zu Gelenkdeformitäten und Achsabweichungen.

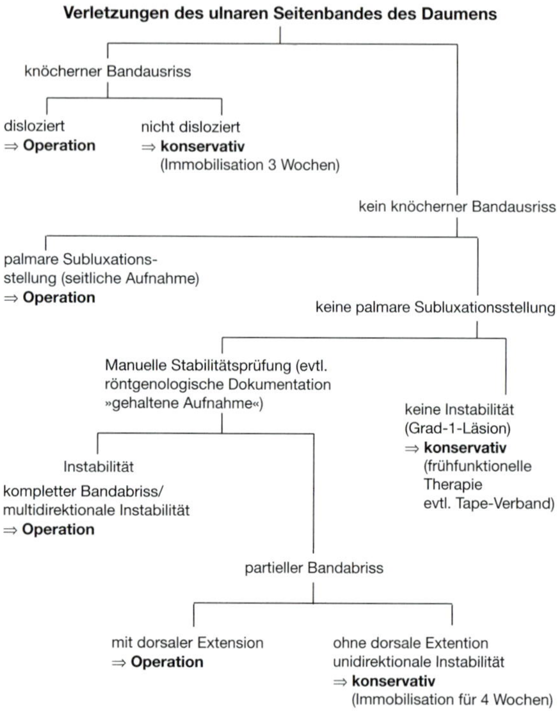

Abb. 16.43. Algorithmus zur Versorgung der Verletzungen des ulnaren Kollateralbandes am Daumen

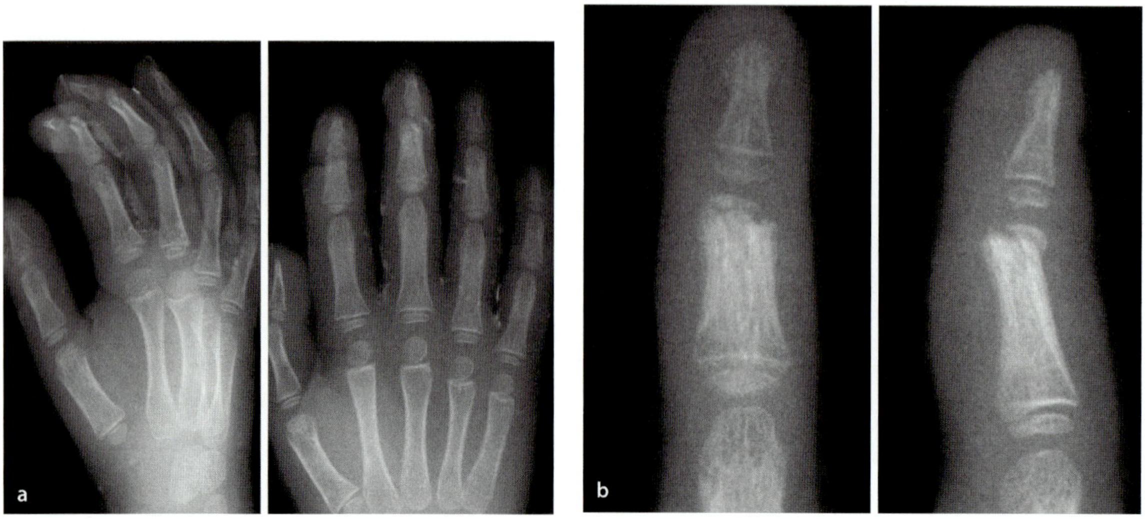

Abb. 16.44 a–c. Gefahren und Komplikationen bei der Behandlung von Fingerfrakturen. **a** 4-jährige Junge, der sich die Hand quetschte und sich dabei eine subkapitale Fraktur des Mittelgliedes des 3. Fingers zuzog. **b** Nach 7 Wochen zeigt sich eine Duchbauung der Fraktur mit Abkippung nach volar. **c** Bereits nach 9 Monaten beginnendes Remodeling bei guter Funktion

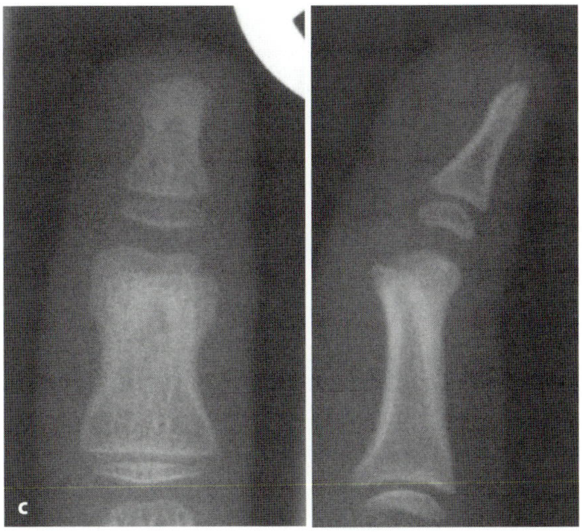

Abb. 16.44 c.

- Achsenfehlstellungen in der Frontalebene korrigieren sich nicht und müssen vermieden werden.
- Da das kleine knöcherne Fragment beim fibrokartilaginären Ausriss aus der Epiphyse stammt, muss diese Verletzung zu den Epiphysenverletzungen gezählt werden. Wachstumsstörungen sind jedoch nicht zu befürchten (v. Laer 2001).
- Verklebungen der Strecksehnen und der Gelenkkapsel sind insbesondere nach Transfixationen der Gelenke nicht selten anzutreffen. Eine Tenolyse kann nicht in allen Fällen die Funktion verbessern. Wichtig ist eine gute Compliance bei der Nachbehandlung, um Verklebungen zu verhindern. Eine entsprechende Aufklärung der Eltern über diese mögliche Komplikation ist notwendig (Creighton u. Steichen 1994).

Fraktur der Sesambeine

Sesambeine findet man palmar am Köpfchen aller Metacarpalia, wobei vor allem diejenigen über dem

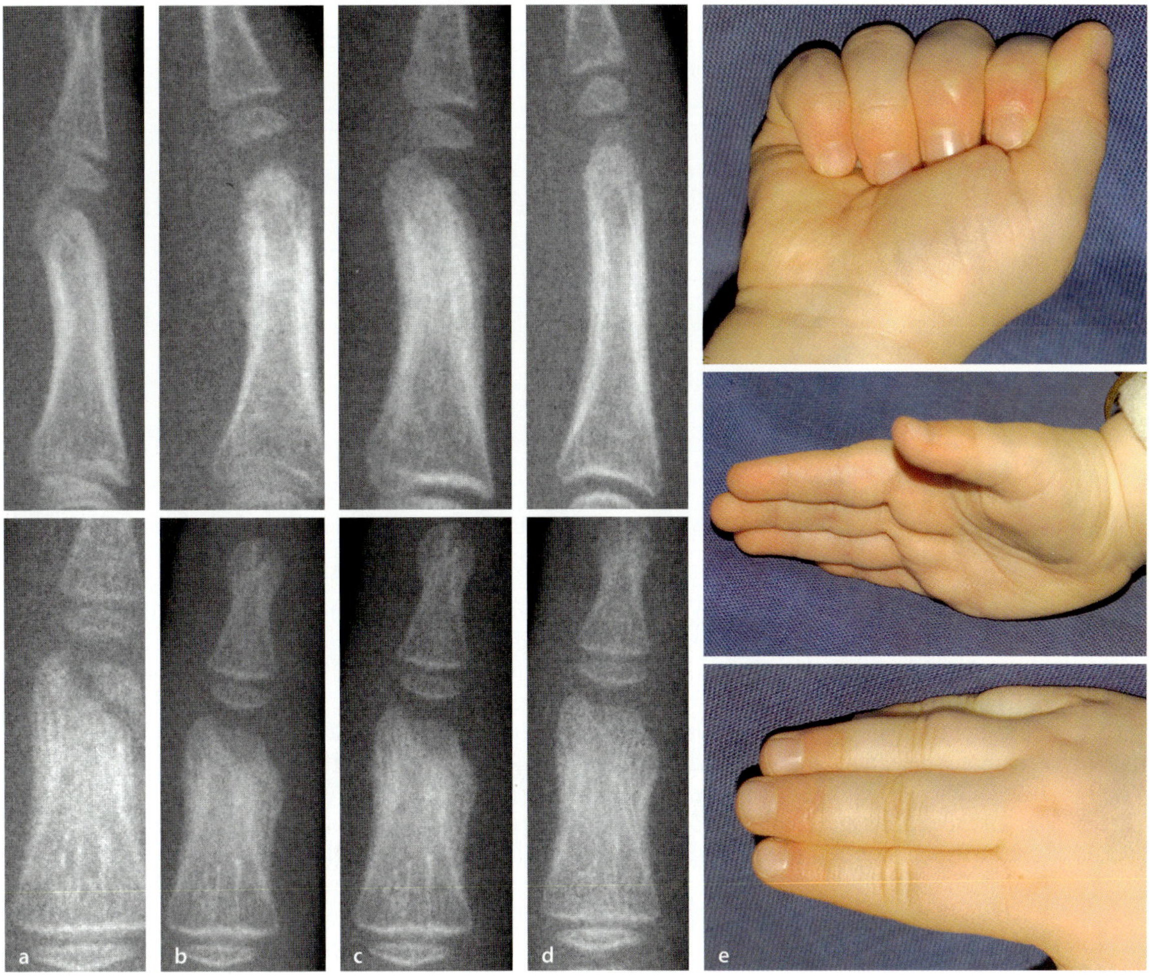

Abb. 16.45 a–e. Gefahren und Komplikationen bei der Behandlung von Fingerfrakturen. **a** 3-jähriges Mädchen, welches erstmalig nach 10 Tagen nach erlittener unikondylären Trochleafraktur des Mittelgliedes des 3. Fingers vorstellig wurde. Eine operative Intervention wurde in Anbetracht des Alters und der bereits in Heilung befindlichen Fraktur mit Gefahr der erheblichen Durchblutungsstörung bei verzögertem offenen Verfahren nicht durchgeführt. Es wurde konservativ frühfunktionell behandelt. Im Verlauf nach 3 Wochen (**b**), nach 3 Monaten (**c**) und 15 Monaten (**d**) zeigt sich ein gutes Remodeling bei sehr guter Funktion (**e**)

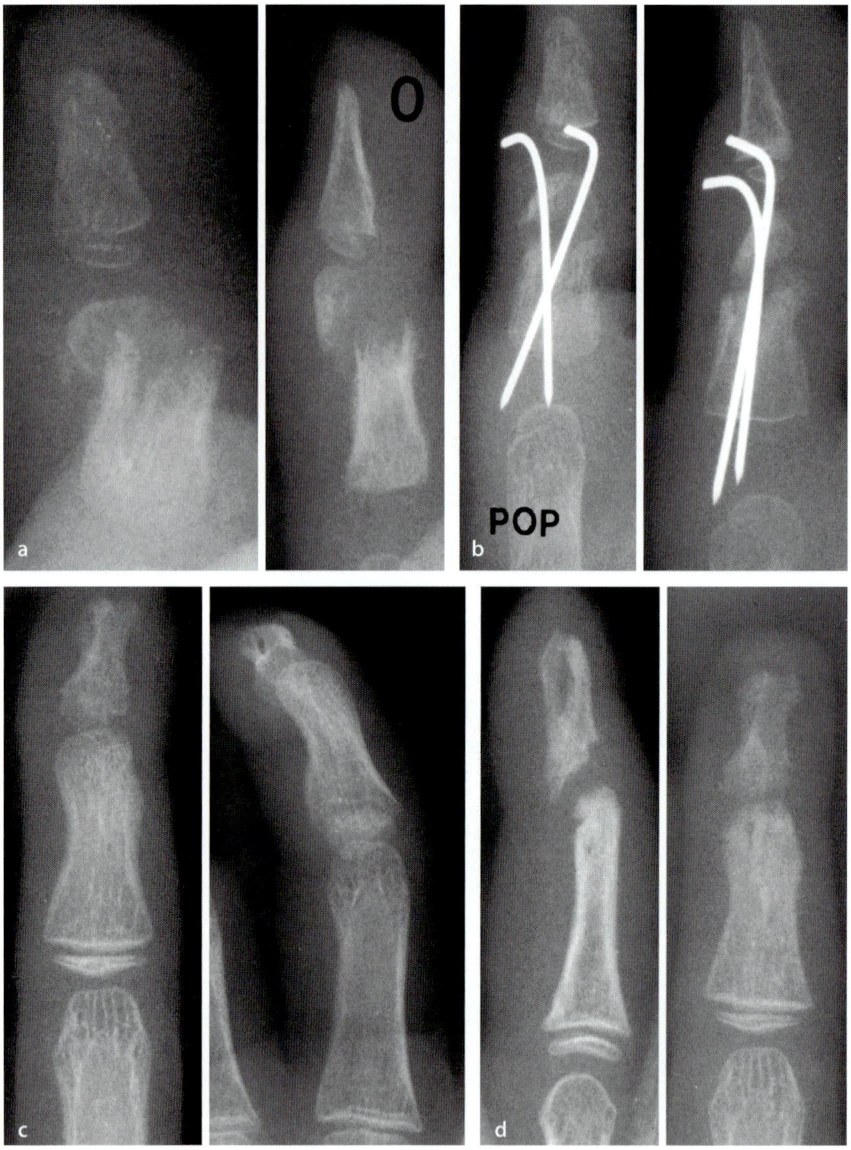

Abb. 16.46 a–d. Gefahren und Komplikationen bei der Behandlung von Fingerfrakturen. Dislozierte subkapitale Fraktur (**a**), die operativ mit Spickdrähten versorgt wurde (**b**), **c,d** Im Verlauf zwar gutes Remodeling der subkkapitalen Fraktur bei leider eingetretenem posttraumatischem vorzeitigen Fugenschluss im Endgelenk und mäßiger Funktion

Daumengrundgelenk infolge eines direkten Traumas oder als Abrissfraktur bei einem Hyperextensionstrauma frakturieren können. Dies kommt bei Kindern sowie bei Erwachsenen äußerst selten vor. Die Diagnose wird durch das Röntgenbild gestellt, wobei die Frakturen von so genannten geteilten Sesambeinen abgegrenzt werden müssen. Meist gelingt unter der konservativen Therapie die Ausheilung. Bei anhaltenden Beschwerden kann ggf. eine Exstirpation in Betracht gezogen werden.

Ausriss der Strecksehne

Siehe Abschn. 16.2.1.

Nachbehandlung

Die Beurteilung der *Konsolidation* wird bei allen Fingerfrakturen klinisch vorgenommen, da erst nach Wochen bzw. mehreren Monaten radiologisch eine Durchbauung der Fraktur sichtbar wird. Bei indolentem Kallus kann mit spontanen Bewegungsübungen begonnen werden. Die volle Beweglichkeit ist meist in 1–2 Wochen erreicht, dann können sportliche Betätigungen wieder aufgenommen werden. Die Behandlung ist mit dem Erreichen der freien Funktion bei symmetrischen Fingerachsen zu beenden. Eine gewisse Verdickung im Bereich des Gelenks oder der Phalangen verschwindet erst nach stattgehabtem Remodeling (6–12 Monate).

Stabile Läsionen jeglicher Lokalisation können auch funktionell nachbehandelt werden, wobei wir dies nur bei älteren Kindern empfehlen. Jüngere Kinder bedürfen einer adäquaten Schmerzbekämpfung, die im Allgemeinen nur durch eine Ruhigstellung zu erreichen ist (Ebinger et al. 2001; Pezzei et al. 1993).

Frakturen der Kondylen

Trochleafrakturen werden für 3 Wochen ruhig gestellt, anschließend erfolgt die funktionelle Behandlung. Dies

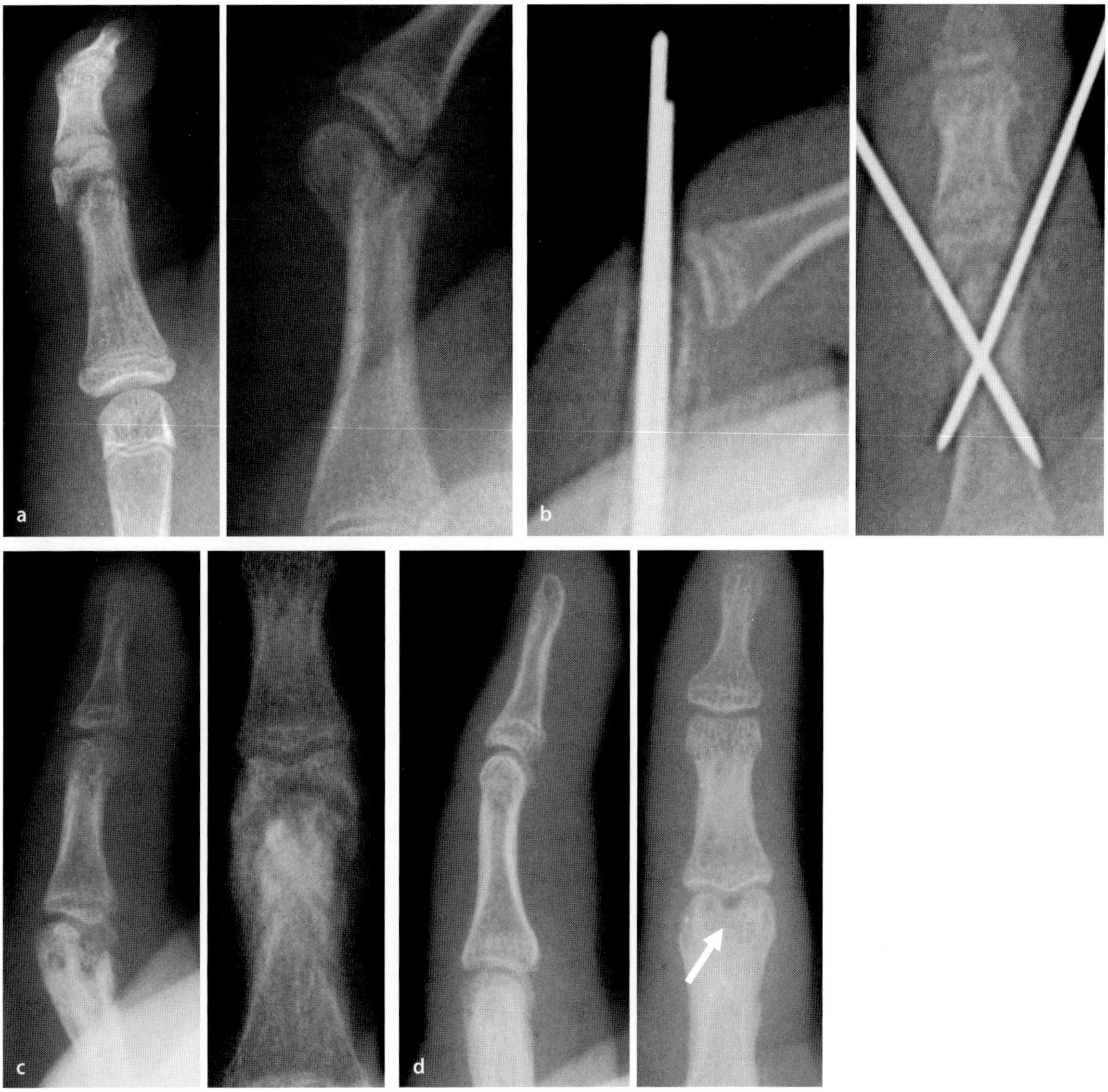

Abb. 16.47 a–d. Gefahren und Komplikationen bei der Behandlung von Fingerfrakturen. **a** 12-jährige Junge, der eine dislozierte subkapitale Fraktur des Mittelgliedes des 5. Fingers erlitt. **b** Operative Versorgung mit Spickdrähten. **c** Ausheilungsbild nach 4 Wochen. **d** Kontrolle nach einem Jahr. Typische Verbreiterung und Verplumpung im zentralen Anteil des Gelenks (*Pfeil*) als Ausdruck einer stattgehabten Wachstumsstörung

gilt auch für operativ versorgte Frakturen. Bei intraoperativer Stabilität wird die Ruhigstellung nur bis zur Abschwellung durchgeführt. Allerdings müssen Eltern und Patient hinsichtlich der Prognose der Fraktur aufgeklärt werden. Gerade bei den uni- oder bikondylären Frakturen kann es aufgrund einer Schädigung der zentralen Durchblutung zu Defektheilungen kommen. Diese können mit einer Verbreiterung des Köpfchens, aber auch mit entsprechendem posttraumatischem Achsenfehlwachstum einhergehen.

Subkapitale Frakturen

Die Konsolidationsbeurteilung wird klinisch durchgeführt. Das weitere Procedere erfolgt wie bei allen anderen Frakturen des Handskeletts.

Schaftfrakturen

Bleibt nach 3 Wochen klinisch eine Druckdolenz des Kallus bestehen, so muss die Fraktur weiterhin ruhiggestellt werden. Für den Abschluss der Behandlung sollten freie Funktion und symmetrische Fingerachsen vorliegen, um eine beschwerdefreie Sportausübung zu gewährleisten (v. Laer 2001).

Basale Frakturen

Nach 2–3 Wochen Gipsruhigstellung kann die konservative Behandlung beendet und mit spontanen Bewegungsübungen begonnen werden. Eine Sport- und Turnbefreiung sollte für 2 Wochen verordnet werden.

Bei operativ versorgten Frakturen wird für 3 Wochen der Finger ruhig gestellt. Anschließend werden Kirschner-Drähte entfernt und funktionell weiter behandelt.

Spätkomplikationen

Bei Verletzungsmustern, die eine offene Reposition erfordern, besteht immer die Gefahr der *Periostverletzung* sowie der *Unterbrechung der Blutzufuhr* für die Epiphyse mit der Folge einer posttraumatischen Defektheilung.

Zu den selten auftretenden Komplikationen zählen Bewegungseinschränkungen, Fehlstellungen und Wachstumsstörungen. Der Patient bzw. dessen Familie sollte bei einer Fraktur darauf hingewiesen werden, dass ein möglicher vorzeitiger Fugenschluss Wachstumsstörungen nach sich ziehen kann.

Im Rahmen von Frakturen der Grundphalangen kann es unter Umständen zu einem »entrapement« der Flexorsehne kommen (Harryman u. Jordan 1990).

Falls eine Korrektur notwendig wird, muss das Vorgehen entsprechend dem Zeitpunkt der stattgehabten Verletzung gewählt werden. Frühkorrekturen innerhalb von 4–8 Wochen lassen sich noch durch Kallusmobilisation und entsprechende Kirschner-Draht-Fixation korrigieren (Waters et al. 2004). Liegt der Unfall länger zurück, so versuchen wir die Korrektur des Schaftes über einen Minifixateur durchzuführen, aber auch die Miniplattenosteosynthese findet Anwendung mit guten Resultaten(Duncan et al. 1993; Sanders u. Frederick 1991; Wray u. Glunk 1989). Bei Frakturen, die das Gelenk betreffen, warten wir das Remodeling und die Funktion ab. Nicht selten zeigen diese Frakturen einen befriedigenden Bewegungsumfang trotz Deformität des Gelenks. Eine Achskorrektur kann in diesem Fall nicht selten die Funktion verbessern.

16.2 Weichteilverletzungen

16.2.1 Strecksehnenverletzungen beim Kind

H. Friedrich

Verletzungen der Strecksehnen kommen beim Kind relativ häufig vor. Bedingt durch ihre anatomisch-topographische Lage zwischen Haut und Subkutangewebe einerseits, den Metakarpalia und Phalangen andererseits, gibt es für sie bei Verletzungseinwirkung kaum eine Möglichkeit auszuweichen. Die Behandlung der Strecksehnen ist im allgemeinen mit weniger Problemen als die der Beugesehnen behaftet; und zwar aus folgenden Gründen:

- die eigentlichen Sehnenscheiden mit erhöhter Verwachsungsgefahr sind kurz,
- die Sehnengleitstrecken sind ebenfalls kurz,
- die Haut des Handrückens erlaubt auch beim Kind bei Adhäsionen mit ihr eine ausreichende Bewegung,
- mehr Kompensationsmöglichkeiten als an der Beugeseite.

Chirurgische und spezielle Anatomie

Beugesehnen sind außer in ihrer Ansatzzone von gleichbleibender Form, sodass sie in allen Abschnitten in gleicher Weise operativ versorgt werden können. Der *Verlauf der Strecksehnen* hingegen (Abb. 16.48) verändert sich mehrmals, wobei die Gleitfähigkeit durch das *Paratenon*, ein lockeres Verschiebegewebe, gewährleistet ist. Paratenon findet man am distalen Unterarm und am Handrücken. Am Unterarm sind die Strecksehnen wie die Beugesehnen stark und rund, im Handgelenkbereich sind sie unter dem Retinaculum extensorum von Sehnenscheiden umgeben, über den Metakarpalia sind sie oval und durch die Connexus intertendinei miteinander verbunden.

Für die Behandlung der Strecksehnen ist die Kenntnis der funktionellen Anatomie eine grundlegende Voraussetzung. Die Streckung im Handgelenk erfolgt über die *Extensoren am Unterarm*, während die Streckung der 3 Fingergelenke durch das Zusammenspiel des *Extrinsic-Systems*, also der langen Fingerstrecker, und des *Intrinsic-Systems*, der Handbinnenmuskeln, erfolgt.

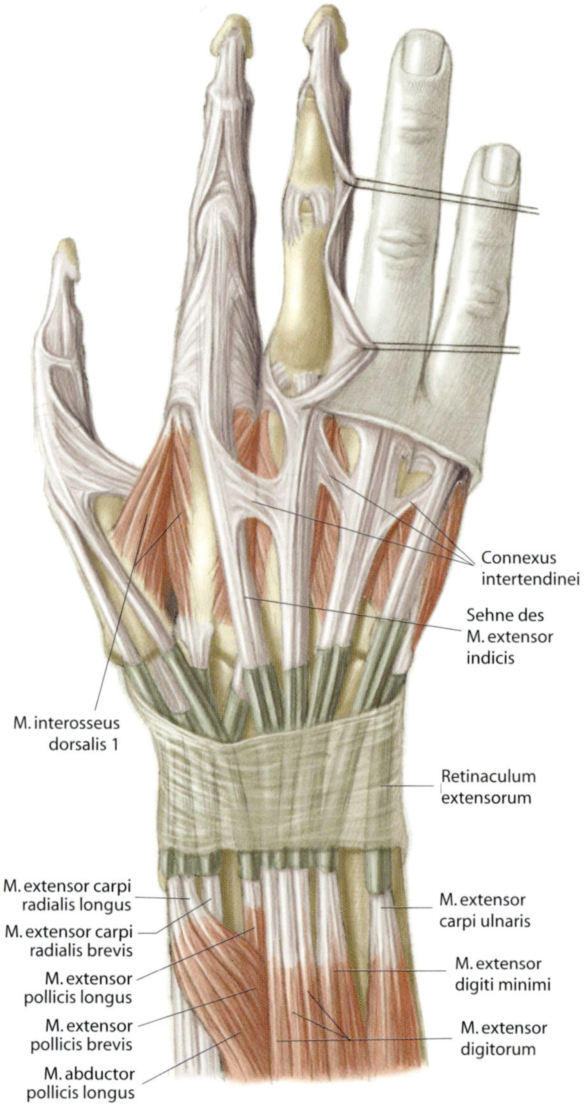

Abb. 16.48. Anatomie

Zu den *Binnenmuskeln* zählen die Mm. interossei und die Mm. lumbricales. Sie beugen die Grundgelenke. Die Mm. lumbricales strecken über die Seitenzügel die Interphalangealgelenke. Am Finger sind zarte Faserzüge mit denen der intrinsischen Muskulatur zur *Streckaponeurose* vereinigt, die durch beide Systeme bewegt wird (Abb. 16.49).

Beide Muskelgruppen wirken synergistisch in ihrer Funktion auf die Fingergelenke ein (Mentzel 1998): Die komplexe Funktion der Aponeurose bestimmt ihren Faserverlauf. Der zentrale Anteil, der vor allem aus der Sehne des M. extensor digitorum gebildet wird, setzt proximal des Grundgelenks mit der *Lamina sagittalis* am Lig. metacarpeum transversum profundum an. Die Lamina sagittalis zentriert die Strecksehne und begrenzt ihr Gleiten nach proximal. Gemeinsam mit der palmaren Platte bildet sie eine Schlinge um die Basis der Grundphalanx und streckt im Wesentlichen das Grundgelenk. An die Lamina sagittalis schließt sich die Lamina intertendinea an. In Höhe der Grundphalanx teilt sich die Sehne in eine Pars medialis und Partes laterales. Die Pars medialis der Extensorsehne läuft mit den Partes mediales der Interosseussehnen zusammen und bildet gemeinsam den *Tractus intermedius*. Beiderseits des Grundgelenks strahlt jeweils ein M. interosseus ein, der mit der Extensorensehne das Sehnenhäubchen des Grundgelenks bildet und mit einem Teil der Fasern an der Basis der Grundphalanx ansetzt.

Der Tractus intermedius setzt an der Basis der Mittelphalanx an, während die Tractus laterales, die über der Mittelphalanx durch ein Lig. triangulare miteinander verbunden sind, erst an der Basis der Endphalanx inserieren. Der radiale Tractus lateralis wird palmarseitig durch die Sehne des M. lumbricalis verstärkt (Abb. 16.50).

Zum *retinakulärem System* gehört das *Retinaculum transversum*, das in Höhe des Mittelgelenks die seitlichen Sehnenzügel mit dem Ringband A3 der Beugesehnenscheide verbindet. Es verhindert die Verschiebung der seitlichen Zügel und zieht diese bei Beugung des Mittelgelenks palmarseitig. Dadurch wird distal der Weg der Streckaponeurose in Beugung verkürzt und so die Beugung des Endgelenks möglich.

Ähnlich funktioniert das *Retinaculum obliquum*, das 1742 bereits von Weitbrecht beschrieben und 1949 von Landsmeer genauer untersucht wurde. Es entspringt

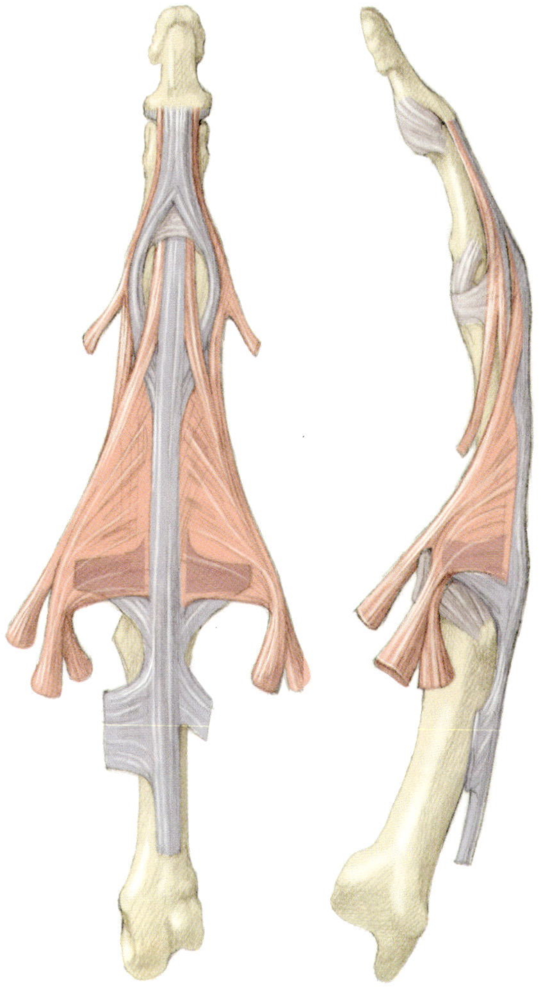

Abb. 16.49. Streckaponeurose eines Langfingers. *Hell*: Extrinsic-System, *dunkel*: Intrinsic-System

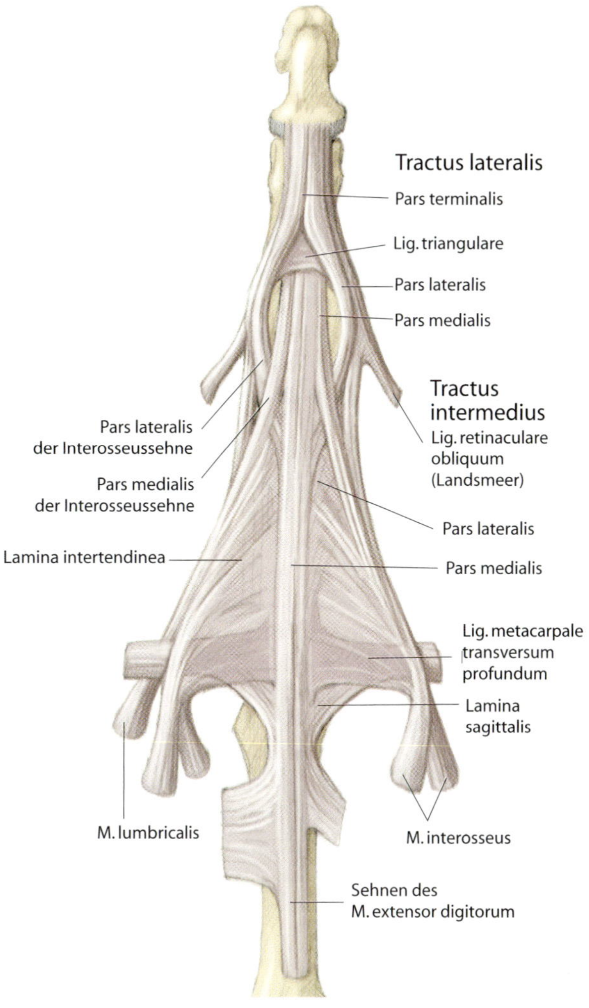

Abb. 16.50. Anatomische Besonderheiten des Fingers

palmarseitig in der Mitte der Grundphalanx am distalen Ende des A2-Ringbandes und strahlt, sich dreieckförmig ausspannend, in die Tractus laterales ein. Es verläuft palmar der Mittelgelenkachse und hat dadurch eine Tenodesewirkung. Bei aktiver Streckung im Mittelgelenk wird es maximal angespannt, worauf es zu einer passiven Streckung im Endgelenk kommt. Umgekehrt kommt es bei Beugung des Mittelgelenks durch Entspannung zur Beugung des Endgelenks. Das *Landsmeer-Band* ist außerdem für die Hyperextensionsdeformität der Endphalanx wie z. B. im Rahmen eines *Knopflochphänomens*, wichtig, wobei die Luxation der Seitenzügel durch die zunehmende Schrumpfung dieses Bandes aufrechterhalten wird.

Diesen anatomischen Gegebenheiten muss die Versorgung angepasst werden. Aus diesem Grund sind die Strecksehnen auch in Zonen eingeteilt. Durch die Connexus intertendinei können sich die Strecksehnen bei Durchtrennung nur wenige Millimeter nach proximal zurückziehen, die gilt nicht für die Sehne des des M. extensor pollicis longus.

Bis auf einzelne geschlossene Strecksehnenverletzungen wird ein Großteil davon auch beim Kind operativ therapiert. Auch hier sollen wie bei den Beugesehnenverletzungen *Verwachsungen* möglichst vermieden werden. Leider zeigen gerade Kinder aufgrund der zarten Sehnenstrukturen und der erforderlichen langen Ruhigstellung immer wieder eine starke Verwachsungstendenz, sodass trotz sorgfältigen operativen Vorgehens die Ergebnisse oft nicht zufrieden stellend ausfallen. Ein suffizienter Faustschluss ist aber unbedingt anzustreben.

Eine Sehnenverletzung führt zunächst zu einer *Blutung*, die schon nach wenigen Minuten eine *Entzündungsreaktion* auslöst. Es kommt zu einer Azidose und in weiterer Folge zu einem interstitiellen Ödem. Durch proteolytische Enzyme aus zerfallenden Zellen sowie durch Permeabilitätsfaktoren (Histamin, Serotonin, Bradykinin) kann sich ein *entzündliches Wundödem* bilden.

Bleibt die Strecksehne unversorgt, so kommt es zu *Proliferationen* im Bereich der Sehnenstümpfe, zu so genannten Pseudopodien, die sich in der Umgebung zu verankern versuchen, wenn sie nicht den distalen Sehnenstumpf erreichen (Bunnell 1959). Das ist mit ein Grund, weshalb *partielle Durchtrennungen* immer durch zarte adaptierende Nähte versorgt werden sollen, da einerseits die Gefahr einer Ruptur infolge der degenerativen Veränderungen im Rahmen der Heilung besteht, andererseits solche Proliferationen leicht zu Verwachsungen mit der Umgebung führen.

Dies gilt jedoch nicht für Sehnendurchtrennungen innerhalb der Sehnenscheide. Dort gibt es keine Proliferationen und keine Verwachsungen, sofern die Sehnenscheide intakt geblieben und keine Infektion aufgetreten ist.

Man unterscheidet eine *intrinsische* und *extrinsische Sehnenheilung* (Lanz 1983), die im Wesentlichen vom Ausmaß der Verletzung der umgebenden Strukturen, von der Defektstrecke zwischen den Sehnenstümpfen und von der intakten Durchblutung abhängt.

Die *Sehnenheilung* verläuft nach Bunnell (1959) in 4 Stadien:

- In der 1. Woche kommt es zur *fibroplastischen Schienung*. Die Sehnenenden schwellen spindelförmig an, Bindegewebezellen beginnen einzuwachsen.
- In der 2. Woche kommt es zur weiteren *Bindegewebeproliferation*, unregelmäßig angeordnete kollagene Fibrillen zeigen sich, der Kollagenanteil steigt insgesamt stark an. Die Quervernetzung (»cross-linking«) der Kollagenfibrillen bedingt eine deutlich zunehmende Reißfestigkeit. am Ende der 2. Wochej überbrücken Sehnenfaser den Defekt. Gleichzeitig verwächst die Nahtstelle mit der Umgebung.
- In der 3. Woche entstehen *kollagene Fasern*, die die Nahtstelle langsam übungsstabil überbrücken.
- Erst in der 4. Woche ist die ursprüngliche Schwellung rückläufig, die physiologischen Verwachsungen im Narbenbereich bilden sich wieder zurück und am Ende der Wundheilung resultiert eine *bindegewebige Narbe*, wobei die kollagenen Fibrillen nur sehr dünn ausgebildet sind.

In weiterer Folge ist ab der 5. bis 6. Woche durch Üben die Gleitfähigkeit wiederhergestellt. Dieselben Heilungsvorgänge findet man auch beim Kind, sodass die Immobilisierung je nach Zone mehrere Wochen wie beim Erwachsenen dauern soll. Auch hier nimmt die Belastbarkeit der Nahtstelle in der 1. Woche ab, um sich gegen Ende der 2. Woche wieder zu verbessern. Im Durchschnitt kann zu Beginn der 4. Woche mit aktiven, vorsichtigen Bewegungsübungen begonnen werden.

CAVE Wird die Gipsschiene zu früh entfernt, so wird der entstandene Sehnenkallus auftrainiert, wodurch es zur Insuffizienz der genähten Strecksehnenaponeurose kommt.

Die *Qualität der Sehnenheilung* hängt einerseits von der Verletzung, andererseits auch von weiteren Faktoren, wie dem Sehnengleitlager, dem Nahtmaterial usw. ab.

Klassifikation

Zoneneinteilung

Aufgrund der unterschiedlichen Struktur in ihrem Verlauf werden die Strecksehnen ähnlich den Beugesehnen in Zonen eingeteilt. Die Behandlung wird dem jeweiligen Sehnenaufbau angepasst. Bei der Zoneneinteilung nach Verdan (1966) unterscheidet man von distal nach proximal 8 Zonen. Eine ähnliche Einteilung gibt es von Wilhelm (1965) in 8 Zonen von A bis H (Abb. 16.51 a,b).

Einteilung der Verletzungen

Man unterscheidet auch beim Kind *offene* und *geschlossene* bzw. *subkutane Strecksehnenverletzungen*, wobei die offenen sowie ein Teil der geschlossenen operativ zu behandeln sind. Der übrige Anteil der geschlossenen Verletzungen lässt sich auch konservativ gut therapieren. Die Sehnen können *komplette* Durchtrennungen oder auch *partielle* Einrisse aufweisen, die dann bei einem zweiten Trauma möglicherweise völlig rupturieren

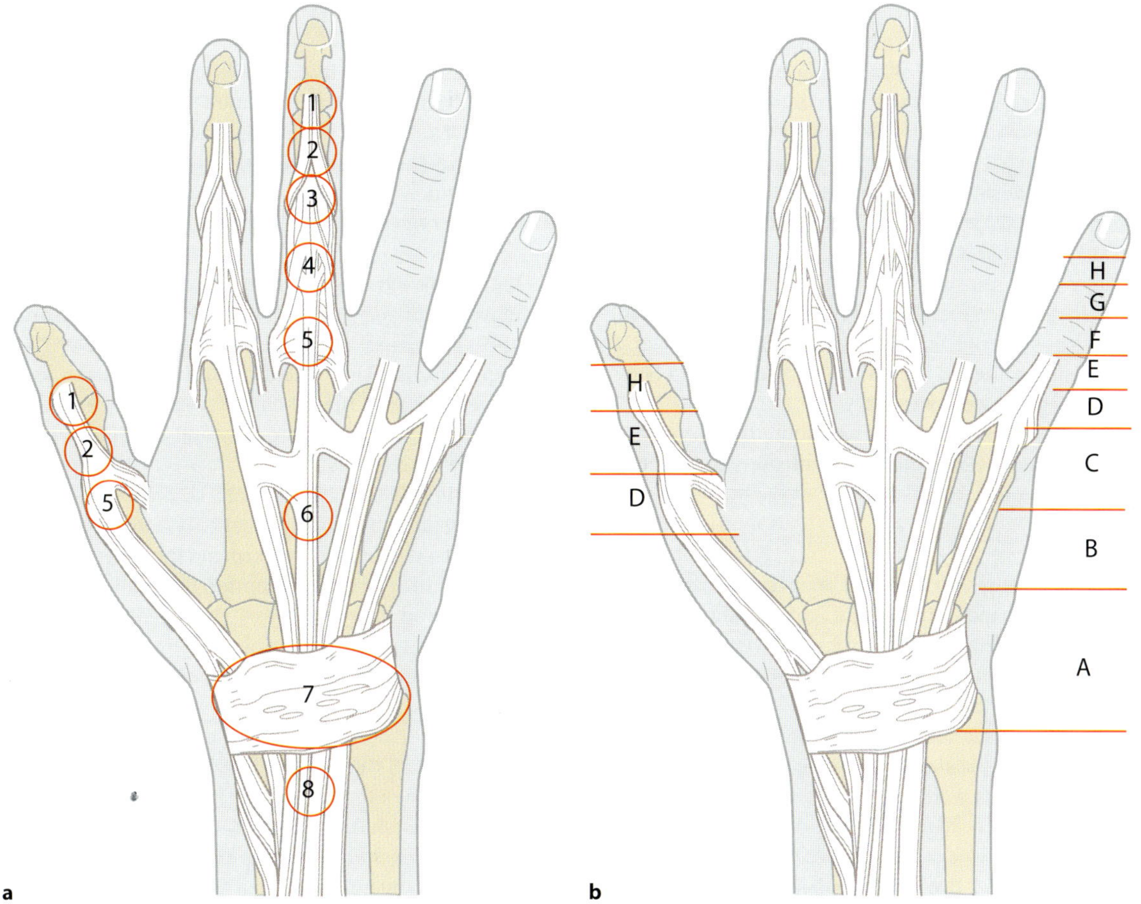

Abb. 16.51. Zoneneinteilung nach Verdan (**a**) und nach Wilhelm (**b**)

(Wilhelm 1983), oder auch komplett durchtrennt sein. Bei diesen *Teilrupturen* kann in weiterer Folge auch beim Kind die *Degeneration* des verbliebenen Gewebes infolge des lokalen Ödems und der Ernährungsstörung so weit fortschreiten, dass die Sehnen bei einem Bagatelltrauma vollständig reißen können.

Bei *offenen Verletzungen* unterscheidet man solche *ohne Substanzverlust* und solche *mit Defektbildung*. Für die letzteren sind meist Sehnentransplantate oder Sehnentransfers nötig.

Diagnostik

Anamnese

Bei frischen wie auch bei veralteten Strecksehnenverletzungen beim Kind ist die Erhebung des *Unfallhergangs* oft besonders wichtig und gibt Aufschluss über das Ausmaß und die Art der Schädigung. Aber auch bei geschlossenen Verletzungen ergibt die Anamnese oft wichtige Hinweise.

Strecksehnenverletzungen kommen bei Kindern durch Schnitt-, Riss- und Stichverletzungen zustande; seltener sind es bei älteren Kindern Kreissägenverletzungen. Sie sollen möglichst primär versorgt werden, ehe es zu einer Wundinfektion kommt.

Bei Wunden über dem Grundgelenk besteht vor allem bei kleineren Kindern immer der Verdacht auf eine Bissverletzung, wobei *Menschenbisse* besonders infektiös sind. Dabei kann die Strecksehne auch nur partiell durchtrennt werden.

Besonders schwierig ist die Versorgung von *Schussverletzungen* sowie von *thermischen* und *chemischen Schädigungen*, da das Ausmaß der Verletzungen der Weichteile oft nicht beurteilt werden kann. In diesen Fällen muss man sich mit einer radikalen Wundrevision und Wundweichteildeckung begnügen.

Subkutane Rupturen – vor allem über dem Endgelenk, vereinzelt in Höhe des Mittelgelenks – bilden den größten Anteil der Strecksehnenverletzungen, gleich wie bei den Erwachsenen. Bei Kindern werden sie am häufigsten durch Ballspiele oder durch Einklemmen des Fingers in Türen verursacht, während in dieser Altersgruppe praktisch keine pathologisch gedeckten Strecksehnendurchtrennungen vorkommen.

Zur möglichst präoperativ gestellten Diagnose sollen die Anamnese, die Überprüfung eines eventuellen Funktionsausfalls sowie die Inspektion der Wunde beitragen. Um die Funktion der Streckaponeurose am Finger zu beurteilen, muss die Beweglichkeit des Fingers im Mittelgelenk bei gestrecktem und gebeugtem Grundgelenk überprüft werden, was beim kleineren Kind meist nur theoretisch möglich ist.

Inspektion

Vor allem bei kleineren Kindern ist eine genaue Inspektion ohne Narkose meist nicht durchführbar. Das Suchen in einer Wunde nach einer durchtrennten Sehne ist beim tobenden Kind nicht nur schwierig, sondern auch unnötig und schädlich. Das Gewebe wird dadurch mehr traumatisiert und Wundkeime werden weiter verschleppt. Besser ist es, die Funktion der Hand für eine kurze Zeit zu beobachten.

Durch die spezielle Anatomie sind aber Strecksehnen(teil)läsionen manchmal klinisch nicht so eindeutig zu diagnostizieren wie Beugesehnenverletzungen. Im Zweifelsfall sollte die Indikation zur Revision in Narkose großzügig gestellt werden.

Ein Röntgenbild in 2 Ebenen sollte obligat sein, um eine knöcherne Beteiligung ausschließen zu können.

Therapie

Operativ

Die Versorgung von Strecksehnenverletzungen sollte nur von einem mit den Bedingungen der Handchirurgie vertrauten Chirurgen übernommen werden. Wichtige Voraussetzungen für ein gutes postoperatives Ergebnis sind ausreichend Zeit und Geduld. Außerdem sollten solche Handverletzungen primär, aber nicht in der Hektik der Ambulanz, sondern in aseptischen Operationsräumen revidiert werden.

Bei Kindern erfolgt – wie bei den Beugesehnen- so auch bei den Strecksehnenverletzungen – die Versorgung immer in Allgemeinanästhesie, in Blutleere und mit Lupenbrille unter der Verwendung von atraumatischem Nahtmaterial und adäquaten Instrumente sowie bipolarer Koagulation. Der Druck der Blutleere soll bei Kindern zwischen 180 und 230 mmHg liegen. Die Dauer der Blutleere sollte 2 Stunden nicht wesentlich überziehen. Dann ist nach einer Durchblutungsphase von 20 min bei Bedarf eine erneute Blutleere für eine weitere Stunde möglich. Aber man kann auch eine relative Blutleere anwenden: Dabei wird der Unterarm vom Handgelenk bis zum Ellbogen ausgewickelt und eine Oberarmblutsperre angelegt. Das Restblut aus der nicht ausgewickelten Hand erleichtert bei der Operation die Differenzierung von Gefäßen und Nerven (Pechlaner 1998).

Strecksehnen am Handrücken und an den Fingern können sich durch ihre Fixierung über den Connexus intertendinei bzw. durch die Seitenzügel am Finger kaum retrahieren, im Unterschied zu den Beugesehnen. Nur die Sehne des M. extensor pollicis longus kann sich unter Umständen mehrere Zentimeter zurückziehen. Schnitt-, Stich- und Rissverletzungen brauchen meist nur eine sparsame Wundexzision, bevor die entsprechende Naht durchgeführt werden kann. Bei Quetschverletzungen hängt die Versorgung von den Begleitverletzungen ab, wobei auch hier eine primäre definitive Revision angestrebt werden sollte.

! Eine später evtl. notwendige Tenolyse lässt ein besseres Endergebnis erwarten als sekundäre Wiederherstellungsmaßnahmen. Deshalb sollten auch bei plastischem Hautersatz die Strecksehnen primär mitrekonstruiert werden.

Um Komplikationen wie Infektionen zu vermeiden, bekommen die kleinen Patienten bei geschlossenen Verletzungen, die mit Fremdmaterial versorgt werden, ein »Single-shot-Antibiotikum« verabreicht. Offene Verletzungen werden je nach Schweregrad für 3 Tage oder länger mit einem Antibiotikum behandelt.

■ **Operationszeitpunkt.** Für die Versorgung von Strecksehnenverletzungen gelten dieselben handchirurgischen Bedingungen wie für die Beugesehnen. Der Zeitrahmen zwischen Unfall und operativer Revision kann bei aufgeschobener Dringlichkeit 12–24 Stunden betragen, sofern die Wunden gereinigt und die Hand ruhiggestellt wurden.

Kann ein Weichteilverlust bei schwerer Weichteilschädigung nicht plastisch gedeckt und auch die Strecksehne nicht primär genäht werden, empfehlen sich die außer der Wundreinigung adaptierende Nähte, eine Ruhigstellung und eine Antibiose. Die Wiederherstellung der Strecksehnenfunktion erfolgt dann erst später. Falls der Weichteilverlust aber durch eine plastische Operation primär gedeckt wird, kann auch die Strecksehne primär versorgt werden (Towfigh 2001).

Frakturen müssen ausreichend stabilisiert werden, um postoperativ eine suffiziente Physiotherapie durchführen zu können. Bei größeren Knochendefekten verwendet man zur Stabilisierung einen Fixateur externe; diese Technik, die auch bei Kleinkindern in Form eines Minifixateurs durchführbar ist. In diesen Fällen wird die Strecksehne wegen des fehlenden Gleitlagers erst sekundär durch eine Naht oder ein Transplantat wiederhergestellt. Ist der Hautverschluss spannungsfrei möglich, so ist dieser anzustreben.

Erfolgt keine primäre Versorgung, so kommt es nach einiger Zeit zu Degeneration und Schrumpfung der verletzten Bänder und Sehnen, sowie zum langsamen Verlust der Gleitamplitude infolge der Muskelinaktivität. Bei einer späteren Versorgung muss zuerst die Verkürzung der Sehne aufgedehnt bzw. eine entsprechende Vorbehandlung mittels Physiotherapie und Quengelschiene eingeleitet werden.

■ **Indikation.** Nicht nur offene Strecksehnenrupturen, auch Teilrupturen sollten aus oben erwähntem Grund unbedingt operativ versorgt werden. Begleitverletzungen (an Knochen, Gefäßen und Nerven) sind vor der Strecksehnennaht zu versorgen. Die Lokalisation der Strecksehnenverletzung bestimmt die Operationsmethode und die Zeit der Immobilisierung. Geschlossene Strecksehnenverletzungen können gut geplant und in Ruhe unter aseptischen Bedingungen im Operationssaal durchgeführt werden, sofern sie nicht konservativ behandelt werden können.

■ **Operationstechnik.** Strecksehnenverletzungen müssen ebenso wie die Beugesehnenverletzungen sorgfältig atraumatisch versorgt werden, wobei auf die Sehnengleitflächen geachtet und das Austrocknen des Gewebes vermieden werden muss. Die Sehnen sollten möglichst nur wenig berührt werden, da die dadurch entstehenden Adhäsionen das Gleitvermögen stark beeinträchtigen.

Ist eine Sehne zum Zeitpunkt der Durchtrennung angespannt, so schlüpft der proximale Stumpf einerseits durch die reflektorische Muskelkontraktion, andererseits durch die Eigenspannung des zugehörigen Muskels nach proximal zurück. Das Ausmaß der Verkürzung hängt aber auch vom anatomischen Aufbau ab. Weiterhin nimmt die Gleitamplitude bei den Langfingerstrecksehnen vom distalen Unterarm bis zum Endgelenk kontinuierlich ab. Das heißt, dass auch beim Kind ein *Anfrischen der Sehnenstümpfe* umso sparsamer durchgeführt werden muss, je weiter distal die Verletzung gelegen ist. Am Finger selbst kommt es kaum zum Zurückgleiten der Sehnen, da sie hier zusätzlich durch die Connexus intertendinei gehalten werden, anders am Handrücken und distalen Unterarm bzw. im Bereich des langen Daumenstreckers.

Die Blutleere ist vor dem Wundverschluss nur dann aufzuheben, wenn nicht mit einer Blutung aus einem größeren Gefäß zu rechnen ist. Ist eine der beiden Unterarmarterien (A. radialis oder ulnaris) durchtrennt, so müssen diese anastomosiert werden, unter Umständen unter Interposition eines Venentransplantates.

Defektverletzungen benötigen eine gute subkutane und subtendinöse Gleitschicht. Lässt sich diese aus dem lokalem Gewebe nicht bilden, so sind gestielte Hautlappenplastiken notwendig. Beim Wundverschluss ist auf Subkutannähte wegen der ohnehin starken Verwachsungstendenz zu verzichten. In die Wunde ist je nach Bedarf eine Drainage einzulegen, und abschließend wird die Verletzung in einem leichten Kompressionsverband mittels einer Gipsschiene ruhig gestellt. Für Kleinkinder ist eine kurze Oberarmgipslonguette indiziert, da diese nicht gleich abgestreift werden kann.

■ **Inzisionen.** Eine Wunde muss meistens erweitert werden, um eine gute Übersicht zu haben. Dabei sollte die Inzision möglichst außerhalb des zu versorgenden Sehnenabschnittes liegen und von den Wundwinkeln ausgehen. Die Schnittführung am Handrücken sollte in den Hautspaltlinien bzw. parallel dazu erfolgen; die Inzisionen sind S-, Z-, stufen- oder wellenförmig auszuführen (Abb. 16.52).

Bei der Auswahl müssen auch beim Kind die Durchblutungsverhältnisse des neu entstandenen Hautlappens beachtet werden bzw. dass wesentliche Begleitverletzungen mit versorgt werden können.

Um Kontrakturen und Keloidnarben zu vermeiden, sind alle Inzisionen so anzulegen, dass sie beim Faustschluss keiner Zugbeanspruchung ausgesetzt sind.

! Bei der Präparation an Hand- und Fingerrücken muss an die sensiblen Endäste der Nn. radialis und ulnaris gedacht und diese geschont werden.

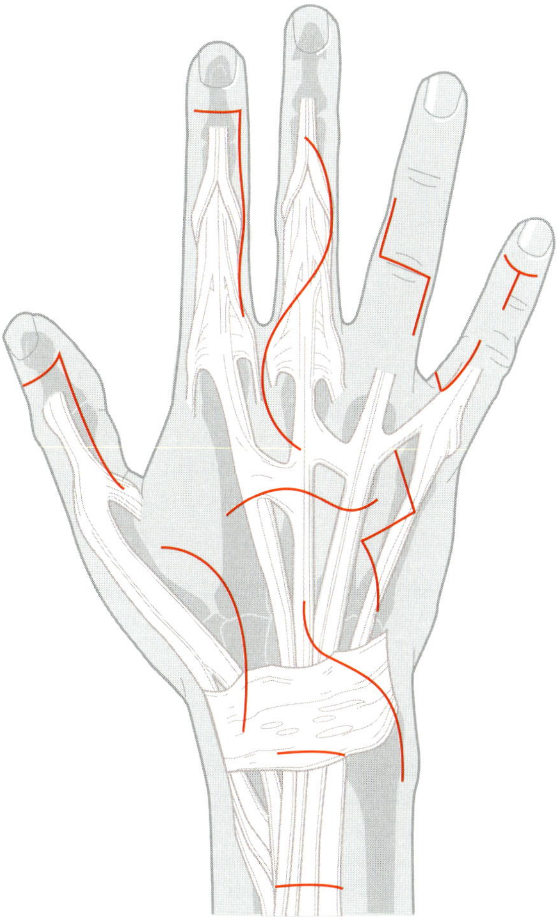

Abb. 16.52. Inzisionen

■ **Nahttechnik.** Bei der Versorgung von Strecksehnen-, aber auch von Beugesehnenverletzungen, haben sich folgende Nähte bewährt:

- *U-Naht*: Die U-Naht ist vor allem für Sehnen mit flacher Form zu verwenden. Man benötigt dazu einen nichtresorbierbaren Faden in der Stärke 5/0 (oder 4/0) mit einer gebogenen Nadel. Zur Feinadaptation ist ein resorbierbarer Faden in der Stärke 6/0 geeignet.
- *Ausziehnaht*: Diese wird vor allem zur transossären Insertion von Streck- und Beugesehnen mittels eines Ausziehfadens verwendet. Es handelt sich um einen nichtresorbierbaren Faden, der an beiden Enden mit einer geraden Nadel armiert ist; zusätzlich gibt es eine Rückziehschlinge, einen Orthoplastknopf und eine weiche Unterlegscheibe.(Abb. 16.53a). Ähnlich verhält es sich bei der *Ausziehdrahtnaht*, die aus einem doppelt armierten Draht mit gerader Nadel besteht. Die Nadeln werden zickzackförmig in den proximalen Stumpf eingeführt (Unterschied zur Lengemann-Drahtnaht), wobei die zweite Nadel im Winkel von 45° zur ersten eingestochen wird. Dann wird die zusätzliche Drahtschlinge eingelegt und mit einer eigenen Nadel durch die Haut ausgestochen. Nach

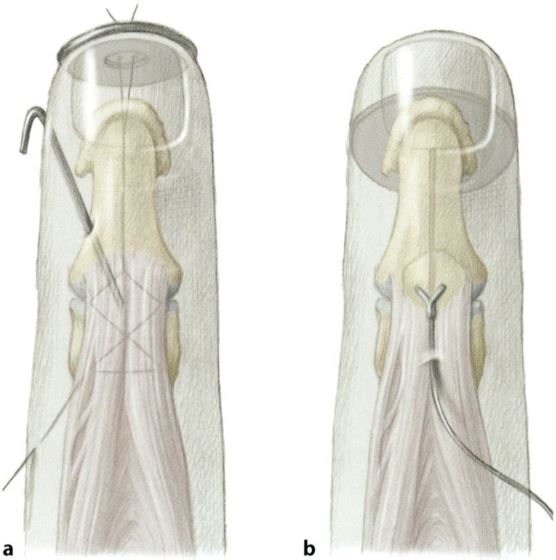

Abb. 16.53. **a** Ausziehnaht, **b** Ausziehdrahtnaht nach Lengemann

dreimaliger, schnürsenkelartiger Naht werden die beiden geraden Nadeln aus dem proximalen Stumpf zentral herausgeführt. Nach Abheben einer Knochenlamelle an der Endgliedbasis werden sie transossär durch das Endglied geführt, bis der Sehnenstumpf gut am Knochen anliegt. Dann werden die beiden Drahtenden über dem Knopf unter leichten Zug geknotet.

- Die entlastende Naht für die Sehnen der Extensoren und für die Streckaponeurose ist die Widerhakennaht, deren Technik von Lengemann (1951) für Beugesehnen angegeben worden war.
- *Lengemann-Ausziehdrahtnaht* (Abb. 16.53 b): Sie besteht aus einem Stahldraht mit Y-förmigem Anker, an einem Ende mit einer geraden Nadel, am anderen Ende mit einer kleineren, gebogenen Hautnadel, zusätzlich aus 2 Bleioliven und 2 Gummiplättchen. Dieser Ausziehdraht wird etwa 1–2 cm proximal der Durchtrennungsstelle (je nach Alter des Kindes) eingestochen, wobei die gerade Nadel dazu etwas zurechtgebogen wird, dann nach distal in den distalen Stumpf geführt, angezogen bis es zur Adaptation der Sehnenenden kommt und etwa 1,5 cm distal wieder über die Haut herausgeleitet. Um ein Weitergleiten des Widerhakens in der bisweilen zarten Struktur der Streckaponeurose zu verhindern, kann man unmittelbar davor eine breit fassende, quer geführte Einzelknopfnaht legen. Dadurch hat man ausreichend Widerstand für die Drahtnaht. Dann wird die Naht durch die Haut gestochen und über einer Bleiplombe fixiert. Die zweite Nadel wird proximal des Widerhakens herausgeleitet. Abschließend werden adaptierende Einzelknopfnähte mit einem atraumatischen, monophilen Faden gelegt, um das Aufwerfen der Sehenstümpfe zu verhindern.

Zur Entfernung der Lengemann-Naht wird diese unter der Bleiplombe desinfiziert, durchtrennt und – meist erst nach einer Woche – der proximale Teil des Drahtes, der über der Haut liegt, herausgezogen. In dieser Woche hat sich der Draht soweit gelockert, dass das Entfernen desselben bei Kindern etwas weniger Schwierigkeiten bereitet.

Einige Autoren stehen der Lengemann-Naht nicht unkritisch gegenüber, da bei der Entfernung der Widerhaken ziemlich grob aus dem Gewebe herausgerissen werden muss (Buck-Gramcko 1983).

Der Nachteil dieser Naht liegt außerdem noch an den beiden Hautdurchtrittsstellen und der dort bestehenden Infektionsgefahr. Zudem ist eine Nekrose der Haut bei zu starkem Anziehen der Naht im Bereich des distalen Fixierungspunktes trotz Unterlegens einer Gummischeibe möglich. CAVE

Beim Kind kann die Lengemann-Naht aber auch durch 2–3 U-Nähte ersetzt werden, sofern das Gelenk durch einen Kirschner-Draht fixiert ist

Die postoperative Übungsbehandlung bei liegender Lengemann-Naht ist vor allem bei kleineren Kindern sehr schwierig, sodass eine längere Immobilisierungszeit in Kauf genommen werden muss.

■ **Temporäre Kirschner-Draht-Fixation.** Die Gelenktransfixation ist beim Kind mit einem möglichst dünnen Kirschner-Draht (0,6–1 mm) von distal-ulnar im 2. und 3. Strahl und von distal-radial beim 4. und 5. Strahl – möglichst schräg wegen der geringeren Infektionsgefahr – durchzuführen. Es sollte dafür ein Handbohrer und nur bei älteren Kindern eine Bohrmaschine mit möglichst geringer Drehzahl, um eine Überhitzung zu vermeiden, verwendet werden.

Mehrfache »Probebohrungen« sind wegen der jeweils entstehenden Knorpelschäden zu unterlassen (Voigt 2002). CAVE

Der Bohrdraht ist wenig über dem Hautniveau zu kürzen und umzubiegen. So kann er auch bei kleineren Kindern rasch und ohne weitere Narkose entfernt werden. Der Wundverschluss soll locker mit evertierenden Nähten erfolgen, um auf diese Weise die Verwachsungstendenz weiter herabzusetzen.

■ **Postoperative Behandlung.** Die Immobilisierung der Gelenke erfolgt durch eine palmare Gipsschiene. Bei Kleinkindern muss eine Oberarmgipsschiene angelegt werden, die nicht gleich abgestreift werden kann.

Eine genau abgegrenzte Stellung der einzelnen Fingerabschnitte ist bei den kleinen Patienten meist nicht möglich, sodass Gipsschienen in annähernder Stellung ausreichen müssen.

Verletzungen in Zone 1 und 2 werden bei Erwachsenen bei Beugestellung des Grund- und Mittelgelenks und leichter Überstreckung des Endgelenks für 6–8 Wochen ruhiggestellt. Bei Verletzungen in Zone 3 wird das Handgelenk 30–40° dorsal extendiert, die Grundgelenke etwa 70° gebeugt, das Mittel- und Endgelenk gestreckt, die so genannte *Sicherheitsposition* oder *Intrinsic-plus-Stellung* (Abb. 16.54). In dieser Stellung sind die Kollateralbänder straff und können nicht schrumpfen. Eine Strecksteife der Grundgelenke und eine Beugekontraktur der Mittelgelenke werden dadurch ausgeschlossen. Diese kommen bei Kindern allerdings kaum vor.

Die benötigte Immobilisierungszeit ist in den einzelnen Zonen unterschiedlich lang. Sie nimmt von proximal nach distal zu. In den Zonen 6–8 sind zur Heilung 3 Wochen notwendig, in Zone 5 sind es 4 Wochen, ansteigend in Zone 1 und 2 sind es 6–8 Wochen. Dies hängt zu einem von der Blutversorgung der Strecksehnen ab, die im Bereich des Unterarms wesentlich besser als peripher ist. Zum anderen nimmt die Gleitamplitude der Strecksehne ab, die Zugspannung aber zu (Partecke u. Peterhof 1998). Die lange Ruhigstellungszeit, vor allem in Zone 1 und 2, lässt sich auch damit erklären, dass der geringen Streckkraft des Strecksehnenzügels die starke Beugekraft der Profundussehne gegenübersteht. Bei zu kurzer Ruhigstellung ist der entstandene Narbenkallus noch nicht ausreichend konsolidiert. Die Befristung ist ähnlich der bei Erwachsenen, wobei kindliche Sehnen wahrscheinlich rascher heilen, aber dann oft ruckartigen Bewegungen ausgesetzt sind.

Nachbehandlung

Strecksehnenverletzungen sind wie Beugesehnenverletzungen auch beim Kind als »schwere Handverletzungen« zu werten, deren Ausheilung nicht der Natur überlassen werden darf. Die postoperative Immobilisations- und die weitere Mobilisationsphase müssen individuell der Verletzungsart und der Verletzungsstelle angepasst werden. Prinzipiell ist die Heilung der Sehnenwunde nach 3 Wochen abgeschlossen, die entstandene Narbe aber ist erst wesentlich später belastbar (Geldmacher u. Köckerling 1991). Zur Ruhigstellung verwenden wir zunächst eine gut anmodellierte Gipsschiene, die meist nach einiger Zeit durch eine Kunststoffschiene, durch eine *Stack-Schiene* ersetzt werden kann (Abb. 16.55 a,b).

Allerdings werden diese Kunststoffschienen nur für Erwachsene hergestellt, sodass sie für Kinderfinger meist zu lang sind und gekürzt werden müssen. Bei dieser Schienenversorgung bleibt das Mittelgelenk oft immobilisiert, d. h. annähernd gestreckt. Dies ist zwar nicht erwünscht, jedoch gibt die längere Schiene einen besseren Halt. Die Schiene wird mittels eines Klettverschlusses an größeren Kindern oder eines Pflasterzuges an kleineren Kindern fixiert, muss Tag und Nacht getragen werden und darf nur zum Trocknen der Haut nach dem Waschen (um Hautmazerationen zu vermeiden, ohne das Endgelenk dabei zu beugen) für kurze Zeit entfernt werden. Die Verbandsanordnung wird jede zweite Woche kontrolliert. Manchmal ist bei ängstlichen Kindern nach Abnahme der Schiene wegen der langen Ruhigstellung noch eine ergotherapeutische Behandlung nötig.

Allerdings kann bei Erwachsenen durch die nicht ganz optimale Adaptation vor allem bei kompletten Strecksehnenabrissen nach Beendigung der Schienenbehandlung ein Streckdefizit von 5–10° zurückbleiben (Rudigier 1987). Die Immobilisationsphase ist im Durchschnitt länger als nach Wiederherstellung verletzter Beugesehnen. Nach Freigabe werden Flexion/Extension sowie Zirkumduktion zunehmend geübt, wobei die volle Belastung erst 4–6 Wochen später erlaubt ist. Die in den letzten Jahren propagierte frühfunktionelle Bewegungsbehandlung (Blair u. Steyers 1992) von versorgten Strecksehnen – ähnlich der dynamischen Behandlung nach Beugesehnenverletzungen – ist beim Kind außer in einigen Ausnahmefällen nicht nötig. Bei entsprechender Mitarbeit der Eltern sind die Kinder ausreichend motiviert, täglich mit ihren Fingern zu turnen.

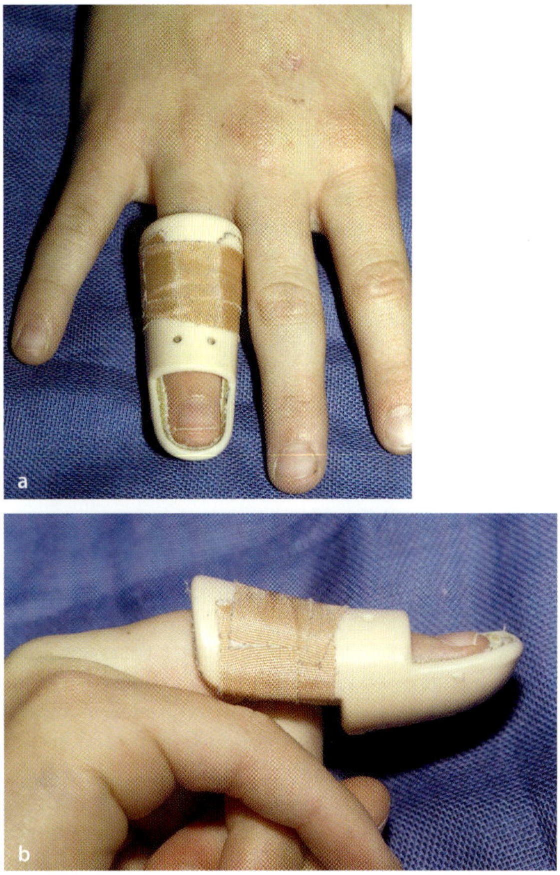

Abb. 16.55 a,b. Stack-Schiene an einem Kinderfinger

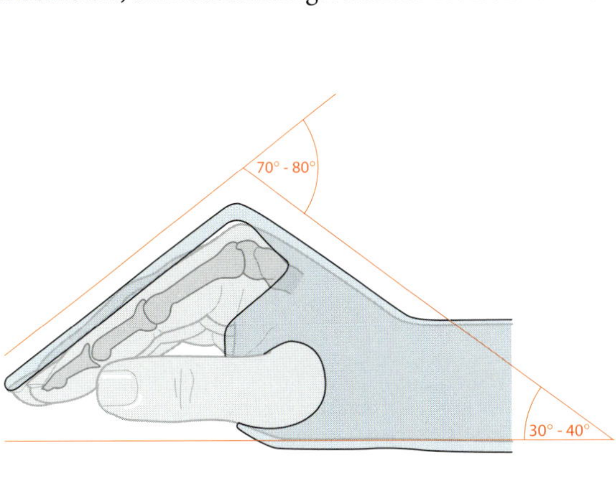

Abb. 16.54. Ruhigstellung: Intrinsic-plus-Stellung

Verletzungen in Zone 1 (über dem Endgelenk)

Bei Kindern sowie bei Erwachsenen zählen *geschlossene Verletzungen der Strecksehne über dem Endgelenk* zu den häufigsten Sehnenverletzungen. Sie werden meistens durch den Anprall eines Balls oder durch das Anstoßen an einem harten Gegenstand, wie an eine Wand usw., verursacht. Dabei kommt es zu einer Längsstauchung des gestreckten Fingers, wobei die Endphalanx plötzlich nach palmar gedrückt wird. Am häufigsten ist einer der 3 ulnaren Langfinger betroffen. Weicht die Endphalanx aber nach dorsal aus, so kann es zur Meißel- oder Buschfraktur kommen. Die Strecksehnenruptur in Zone 1 wird auch als Hammer-, Dropping-, Mallet- oder Baseball-Finger bezeichnet.

Offene Verletzungen sind häufig Folge einer direkten Schnittverletzung.

Klassifikation

Zur Einteilung der subkutanen Strecksehnenverletzungen s. Abb. 16.56 a–d).

- *Abriss der Streckaponeurose*: von der Basis der Endphalanx. Die Sehne ist mit den Landsmeer-Bändern abgerissen; das Endgelenk ist etwa 30° durch den Tonus der Sehne des M. flexor digitorum profundus gebeugt. *Klinisch*: Die Endphalanx kann nicht gestreckt werden. *Symptome*: leichte Schwellung, Rötung und mäßiger lokaler Druckschmerz über dem Endgelenk. Diese Form findet man nur bei älteren Kindern (Abb. 16.57).
- *Ruptur der Streckaponeurose*: proximal der Einstrahlung der Landsmeer-Bänder. Das Endgelenk steht in etwa 45°-Beugung, bedingt die Landsmeer-Ligamente, die palmarseitig abgleiten. Nach Stack (1969) ist dies der typische »Mallet-Finger« (Abb. 16.58).

CAVE

Unversorgt kann die Durchtrennung der Strecksehne am Endgelenk zu einer posttraumatischen »Schwanenhalsdeformität« führen.

- *Ausriss der Streckaponeurose mit einem kleinen dorsalen ossären Fragment aus der Basis der Endphalanx*: Das Endgelenk steht in etwa 30°-Beugestellung. *Klinisch*: deutlicher Druckschmerz. Diese Meißel-Fraktur (Busch-Fraktur) kommt zustande, wenn bei der Verletzung das Endglied nach dorsal auszuweichen versucht (Hyperflexionsverletzung; Abb. 16.59). Beim jüngeren Kind handelt es sich dabei um eine Epiphysenfraktur (Graham 1996) der Endphalanx (Salter-Harris-III-Verletzung).
- *Palmare Luxationsfraktur mit Abscherung eines größeren, dorsalen, ossären Fragments aus der Basis der Endphalanx*: Das Endgelenk ist instabil und wenig gebeugt, in Subluxationsstellung, wobei die Endphalanx verkürzt und verdickt erscheint (Hyperextensionsverletzung).

Therapie

Offene Verletzungen

Offene Durchtrennungen der Strecksehnen in Zone 1 müssen auch beim Kind unmittelbar operativ versorgt werden. Nach Wundreinigung und treppenförmiger Erweiterung der Wunde wird das Gelenk mittels eines Kirschner-Drahtes (0,6–1 mm) temporär fixiert. Wie bereits erwähnt, ist der Kirschner-Draht wegen der geringeren Infektionsgefahr schräg einzubringen. Er steht dann über dem Hautniveau vor und wird umgebogen. Dadurch kann er auch bei Kleinkindern ohne Narkose rasch entfernt werden. So wird das Endgelenk in Neutralstellung oder maximal bis 10° Hyperextension fixiert, um die Strecksehne spannungsfrei wiedervereinigen zu können. Es können dazu zarte 6/0-Einzelknopfnähte verwendet werden, da sie keiner Belastung ausgesetzt sind (Abb. 16.60 a,b).

Bei einem ausgedehnten Strecksehnendefekt in Zone 1, wie er beim Kind nur selten vorkommt, kann nur ein *Sehnentransplantat* die defekte Zone überbrücken. Dies sollte erst bei blander Wundheilung als Sekun-

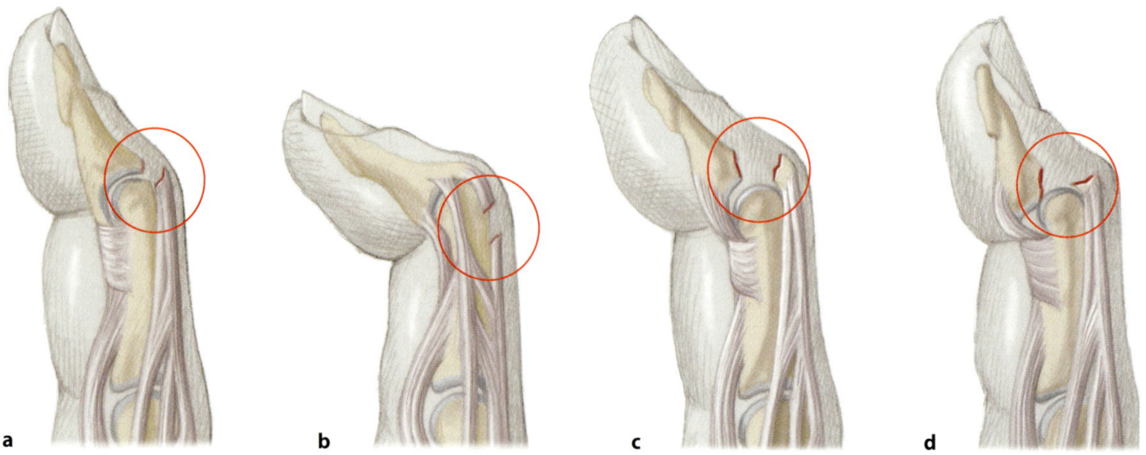

Abb. 16.56 a–d. Verletzungen in Zone 1 (Endgelenk). **a** Abriss der Streckaponeurose. **b** Ruptur der Streckaponeurose. **c** Ausriss der Streckaponeurose mit einem kleinen dorsalen ossären Fragment aus der Basis der Endphalanx. **d** Palmare Luxationsfraktur mit Abscherung eines größeren dorsalen ossären Fragments aus der Basis der Endphalanx

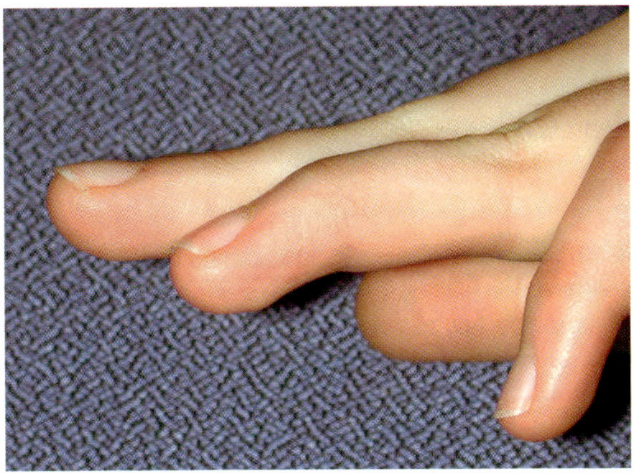

Abb. 16.57. Abriss der Streckaponeurose

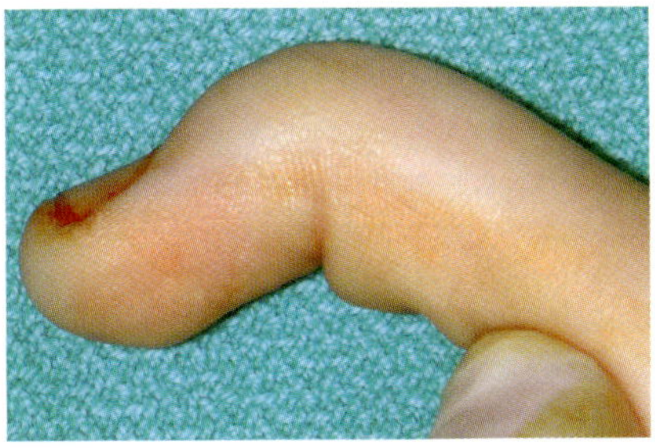

Abb. 16.58. Ruptur der Streckaponeurose (Mallet-Finger)

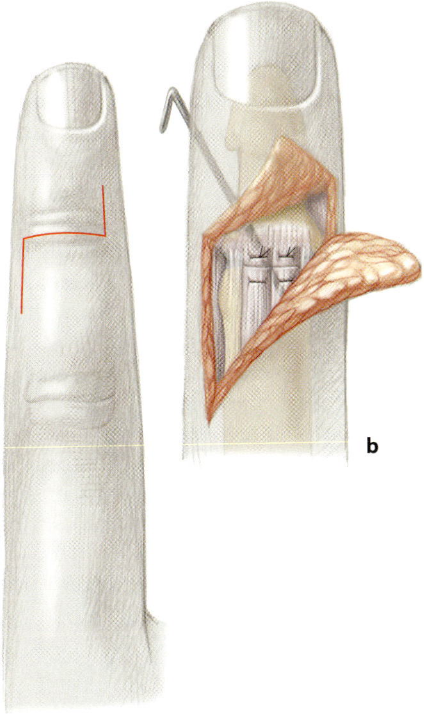

Abb. 16.60 a,b. Verletzung in Zone 1 (Endgelenk). U-Drähte mit Kirschner-Draht-Fixation

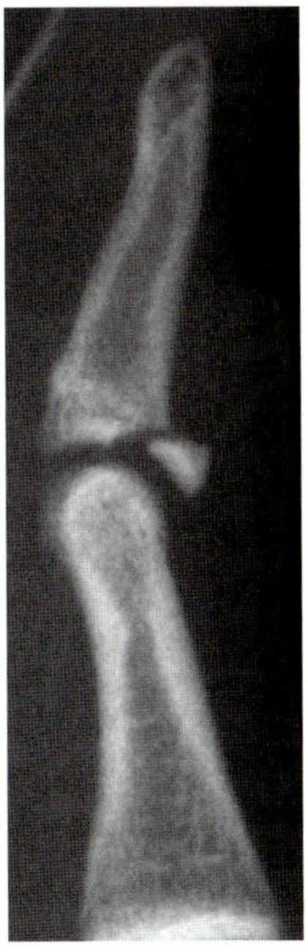

Abb. 16.59. Knöcherner Ausriss der Streckaponeurose

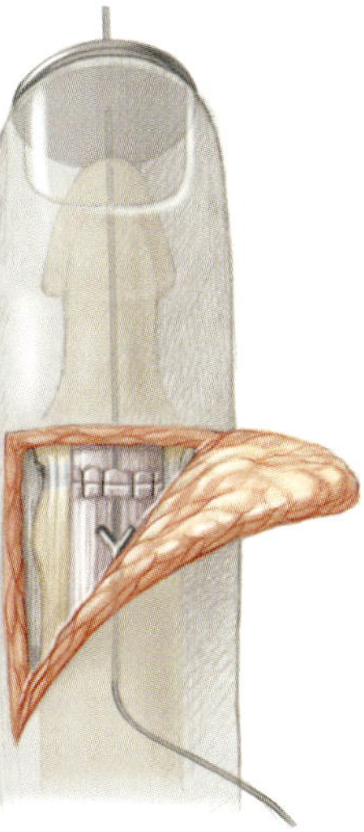

Abb. 16.61. Lengemann-Naht

däreingriff durchgeführt werden. Bei sehr großen Defekten ist unter Umständen eine Versteifung des Endgelenks durchzuführen, wobei dieses 10–20° Beugung im Endgelenk aufweisen soll.

- Ad 1.: Bei Abriss der Streckaponeurose von der Basis der Endphalanx, sei er frisch oder veraltet, ist eine Reinsertion notwenig. Dies kann mittels einer Lengemann-Naht erfolgen, wobei zusätzlich eine temporäre Kirschner-Draht-Arthrodes des Endgelenks zur Entlastung der Naht verwendet wird (Abb. 16.61). Eine weitere Möglichkeit ist die Ausziehdrahtnaht.

- Ad 2.: Bei Ruptur der Streckaponeurose wird in derselben Weise wie bei offener Durchtrennung (s. oben) vorgegangen. Hier wird ebenfalls mit einem nichtresorbierbaren Faden »metric 1« (5/0–6/0) sehr vorsichtig, da der Sehnenstumpf leicht einreißt, mit U-Nähten die Kontinuität wiederhergestellt. Die Sehnenstrukturen sind in diesem Bereich besonders zart, sodass es leicht zum Durchschneiden des Fadens in Längsrichtung kommt. Die Ruhigstellung erfolgt mittels einer angegipsten Fingerschiene für 6 Wochen; diese kann nach 4 Wochen auch durch eine *Stack-Schiene* ersetzt werden (vgl. Abb. 16.55 a,b).
- Ad 3.: Beim knöchernen Ausriss der Streckaponeurose erfolgt die Refixation mit einem Lengemann-Ausziehdraht. Nach der Reposition sollte möglichst keine Stufe in der Gelenkfläche, wie sonst auch bei Gelenkverletzungen, mehr zu finden sein. Zur Fixation des Gelenks wird ein Kirschner-Draht benötigt. Nach 5 Wochen können Kirschner-Draht und Lengemann-Naht in einer kurzen Narkose gemeinsam entfernt werden.

Geschlossene Verletzungen

Eine gedeckt rupturierte Strecksehne in Zone 1 – entweder direkt am Ansatz oder etwas weiter proximal davon – sollte primär konservativ behandelt werden. Das Ergebnis der konservativen Therapie führt zu ebenso guten bis sehr guten Erfolgen wie das operative Vorgehen. Nur bei insuffizientem Ergebnis ist eine sekundäre operative Revision angezeigt. Bei Kindern empfiehlt sich zunächst eine angegipste Fingerschiene, da diese am besten anmodelliert werden kann. Dabei sollen das Grund- und Mittelgelenk gebeugt und das Endgelenk leicht überstreckt werden. In dieser Stellung überlappen sich die beiden Sehnenstümpfe sogar. Allerdings ist diese Form der angepassten Gipslonguette bei kleineren Kindern und damit kleinen Fingern nur theoretisch möglich. Nach 4 Wochen kann die Gipsschiene durch eine Kunststoffschiene nach Stack ausgewechselt werden, die nochmals 4 Wochen getragen werden soll. Die Position der Schiene wird jede zweite Woche kontrolliert, und gleichzeitig werden Kinder und Eltern entsprechend motiviert, die lange Ruhigstellungszeit zu akzeptieren. Aus Nachuntersuchungsergebnissen weiß man, dass sich der Prozentsatz an Misserfolgen umgekehrt proportional zur Dauer der Ruhigstellung verhält (Nigst 1967).

Falls es trotz konservativer Therapie zu keinem ausreichenden Ergebnis kommt – oder auch im Rahmen von insuffizient behandelten Strecksehnenabrissen –, entsteht zwischen den rupturierten Enden ein oft zu langer Sehnenkallus, um eine aktive Streckung im Endgelenk durchführen zu können. In solchen Fällen stehen verschiedene Rekonstruktionsmöglichkeiten zur Verfügung. Am einfachsten ist die Raffnaht nach Georg (1959), dabei wird nach temporärer Arthrodese der Sehnenkallus gerafft, oder die Strecksehnenfaltung. Beide Methoden haben sich beim Kind bewährt. Auch die Resektion des überlangen Sehnenkallus mit einfacher Naht der Resektionsenden und Kirschner-Draht-Fixation des Endgelenks ist oft erfolgreich.

Bei Kindern ist mit einem Schrumpfen der Gelenkkapsel und der Kollateralbänder normalerweise nicht zu rechnen.

■ **Knöcherner Ausriss der Streckaponeurose.** Dasselbe konservative Vorgehen empfehlen wir auch bei einem gedeckten, knöchernen Strecksehnenausriss: nämlich das Anlegen einer angegipsten Fingerschiene für 4 Wochen mit Röntgenkontrollen (nur ein seitliches Bild ist nötig) und weitere 4 Wochen Ruhigstellung mit einer Stack-Schiene (Abb. 16.62 a–c). Allerdings muss bei Abkippen oder bei einem geschlossenen, nichtreponierbaren Fragment, die Fixation operativ erfolgen, dies gilt auch für die Luxationsfrakturen.

Nach der offenen Reposition kann das knöcherne Fragment mittels einer Lengemann-Drahtnaht fixiert werden. Dabei muss ein Bohrkanal angelegt werden, durch den die Lengemann-Drahtnaht durchgezogen wird. Anschließend wird die Naht mittels einer Bleiolive fixiert. Gleichzeitig wird das Endgelenk mittels eines Kirschner-Drahtes immobilisiert. Die Ruhigstellung erfolgt für 6 Wochen mit einer angegipsten Fingerschiene.

Bei größeren knöchernen Fragmenten wird das Fragment fixiert und gleichzeitig das Endgelenk durch eine temporäre Kirschner-Draht-Transfixation ruhig gestellt. Dazu wird der Draht, der retrograd eingebracht das Fragment in reponierter Stellung hält, orthograd nach proximal geschoben. Auch hier benötigt man anschließend eine Ruhigstellung von 6 Wochen.

Beim *Hammerfinger* kommt es zum Streckverlust im Endgelenk durch eine narbige Verlängerung der Streckaponeurose in diesem Bereich. Die Voraussetzung für eine Korrektur ist die passiv freie Beweglichkeit des Endgelenks. Nach einer treppenförmigen Inzision über dem Endgelenk wird das Narbengewebe nach zentraler Exzision gerafft und eine Sekundärnaht der Streckaponeurose bei Fixation des Endgelenks mittels eines Kirschner-Drahtes durchgeführt; abschließend erfolgt eine Ruhigstellung für 6 Wochen mit einer angegipsten Fingerschiene. Beim Kind ist ein Hammerfinger in den überwiegenden Fällen nur posttraumatisch anzutreffen, beim Erwachsenen ist er häufig die Folge einer Sehnendegeneration.

Verletzungen in Zone 2 (über dem Mittelglied)

Zur Überprüfung eines intakten Streckapparates in dieser Zone muss der Finger im Endgelenk gegen einen Widerstand gestreckt werden können. Bei Verletzungen kann das Endgelenk noch aktiv gestreckt werden, wenn einer der beiden Seitenzügel unverletzt geblieben ist. Sind beide Seitenzügel durchtrennt, so trotzdem ist die Streckfähigkeit des Endgelenks durch die Landsmeer-

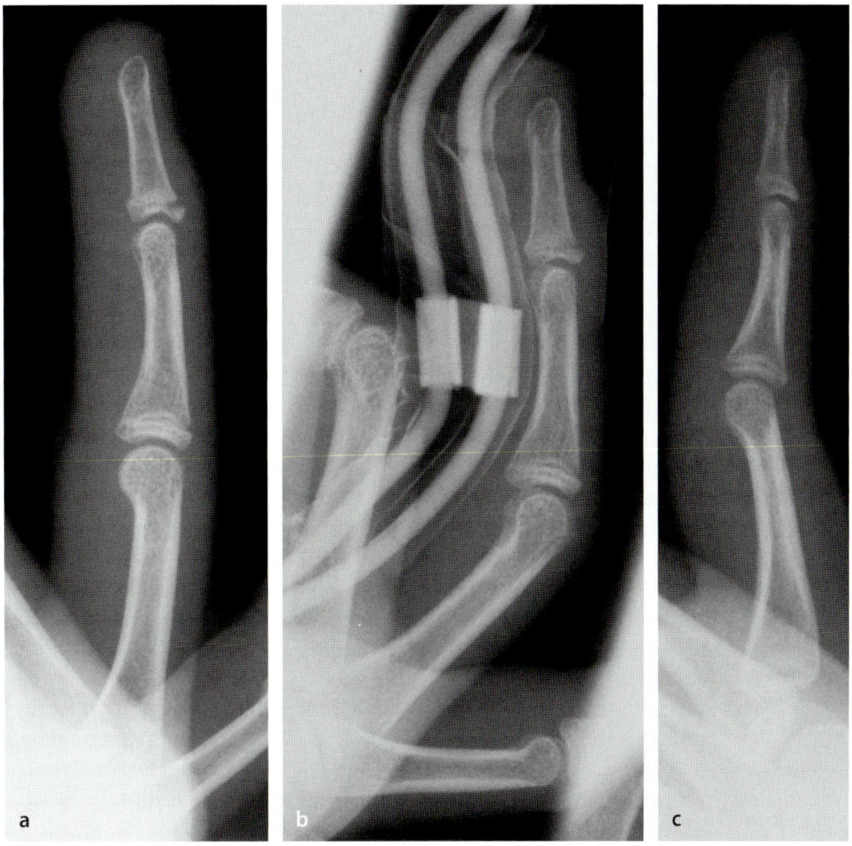

Abb. 16.62 a–c. Ausriss der Streckaponeurose mit kleinem dorsalen Fragment aus der Basis der Endphalanx (konservative Therapie). **a** Knöcherner Ausriss. **b** Zunächst Ruhigstellung mittels einer angegipsten Fingerschiene. **c** Röntgenkontrolle nach insgesamt 8 Wochen

Bänder noch z. T. erhalten. Nur bei kompletter Zerstörung der Streckaponeurose zeigt das Endglied die Form eines Hammerfingers.

Therapie

Für die operative Versorgung ist zu beachten, dass in dieser Zone die Aponeurose flächig und dünn ist. Es überwiegt eine fasrige Längsstruktur, die Nähte schneiden sehr leicht in Längsrichtung durch, wenn sie zu fest zugezogen werden.

Offene Verletzungen

Ist nur ein Seitenzügel durchtrennt, so muss er mittels Einzelknopfnähten (5/0–6/0) mit einem resorbierbaren Faden adaptiert werden. Sind beide Seitenzügel verletzt, so werden neben einer temporären Fixation des Endgelenks einige U-Nähte zur Adaptierung empfohlen (Abb. 16.63 a,b). Anschließend erfolgt die Ruhigstellung für 6 Wochen mittels palmarer angegipster Fingerschiene bei gebeugtem Grund-, gestreckten Mittel- udn Endgelenk (in Intrinsic-plus-Stellung).

Defektverletzungen der Strecksehen in diesem Bereich müssen nicht versorgt werden, sofern die Landsmeer-Bänder erhalten geblieben sind. Bei Überbrückung durch Sehnentransplantate sind diese Operationen oft infolge des zerstörten Gleitlagers nicht sehr erfolgreich.

Geschlossene Verletzungen

Geschlossene Verletzungen können beim Kind konservativ behandelt werden. Aber sie benötigen unbedingt die Immobilisierung für 8 Wochen (für 4 Wochen eine angegipste Fingerschiene, evtl. in leichter Hyperextension des Endgelenks; für weitere 4 Wochen eine Stack-Schiene).

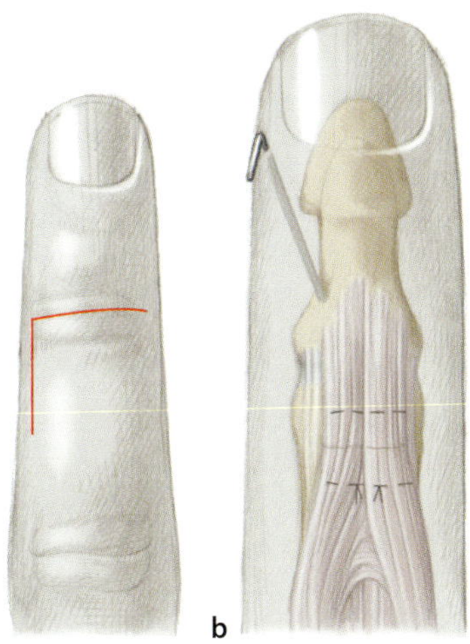

Abb. 16.63 a,b. Verletzung in Zone 2 (Mittelglied). **a** Treppenförmige Inzision. **b** Zarte U-Nähte nach Transfixation des Endgelenks

Verletzungen in Zone 3 (über dem Mittelgelenk)

Verletzungen über dem Mittelgelenk sind entsprechend ihrem komplizierten anatomischen Aufbau bisweilen schwierig zu behandeln. Im Zweifelsfall ist die operative Revision vorzunehmen, um keine Sehnendurchtrennung zu übersehen. Die Streckaponeurose über dem Mittelgelenk besteht aus dem distalen Anteil des Tractus intermedius, den Seitenzügeln der Mm. interossei und des M. lumbricalis sowie aus Fasern dazwischen.

Ist die Pars triangularis verletzt, kommt es zur Beugestellung in diesem Gelenk.

Einrisse des Tractus intermedius bewirken nur eine verminderte Streckkraft und werden oft übersehen, solange der seitliche Bandapparat und das Lig. triangulare erhalten sind. Anfangs findet man eine leichte, druckschmerzhafte Schwellung dorsal über dem Mittelgelenk. Bei Nichtbehandlung retrahiert sich der Tractus intermedius langsam, die Seitenzügel gleiten palmarwärts, und das Köpfchen der Grundphalanx tritt zwischen den Seitenzügeln wie durch ein Knopfloch hindurch, wobei diese das Endgelenk in Überstreckung fixieren. So kommt es zur *Knopflochdeformität* (auch: *Boutonniere* oder *»button hole«*; Abb. 16.64), durchschnittlich 10–14 Tage nach dem Unfall (Bradford Rockwell et al. 1999).

Bei Durchtrennung nur des Tractus intermedius kann der Finger passiv gestreckt und über die Seitenzügel so gehalten werden. Wird er aber gebeugt, so kann er nicht mehr aktiv gestreckt werden. Bei kompletter Durchtrennung des Tractus intermedius und der Pars medialis, also der gesamten Streckaponeurose, ist der Finger im Mittelgelenk stark gebeugt. Meistens ist auch die Gelenkkapsel eröffnet.

Durch einen plötzlichen Schlag gegen die Mittelphalanx bei gestrecktem Finger kommt es gelegentlich zu einem knöchernen Ausriss des Tractus intermedius.

Therapie

Offene Verletzungen

Für die Versorgung offener Strecksehnenverletzungen über dem Mittelgelenk wird entweder die Wunde ausreichend erweitert oder ein gesonderter Zugang über einen bogenförmigern, dorsolateralern Schnitt mit Umschneidung des Gelenks gewählt. Bei Gelenkeröffnung muss dieses mehrmals gespült werden. Die einzelnen durchtrennten Sehnenanteile werden mittels eines atraumatischen, resorbierbaren Fadens der Stärke 5/0–6/0 durch Einzelknopf- oder U-Nähte verschlossen. Es ist notwendig, die einzelnen Sehnenabschnitte selektiv zu nähen, um das unterschiedliche Gleiten bei der Bewegung nicht zu behindern. Ein zusätzlich schräg – bei völlig gestrecktem Mittelgelenk – eingebrachter Kirschner-Draht stellt dieses anschließend für 5 Wochen ruhig und ist zumindest für kleine Kinder ratsam (Abb. 16.65 a–c).

Beim größeren Kind verwendet man bei kompletter Durchtrennung des Tractus intermedius eine entlastende Lengemann-Drahtnaht und U-Nähte zur Feinadaptation. Zur Ruhigstellung ist dann außer einer angegipsten Fingerschiene eine transartikuläre Kirschner-Draht-Osteosynthese nicht unbedingt nötig (Abb. 16.66).

Kleinere Defekte im Bereich des Tractus intermedius lassen sich durch Mobilisieren des Tractus, der dabei von den Seitenzügeln beidseits abgelöst wird, überbrücken. Er wird dann nach distal verschoben, in der neuen Position reinseriert, und die Seitenzügel werden auf diese Weise neuerlich mit dem Tractus vereinigt. Eine Lengemann-Naht ist zumindest bei größeren Kindern von Vorteil, wobei der Y-förmige Anker die End-zu-End genähte Strecke entlastet.

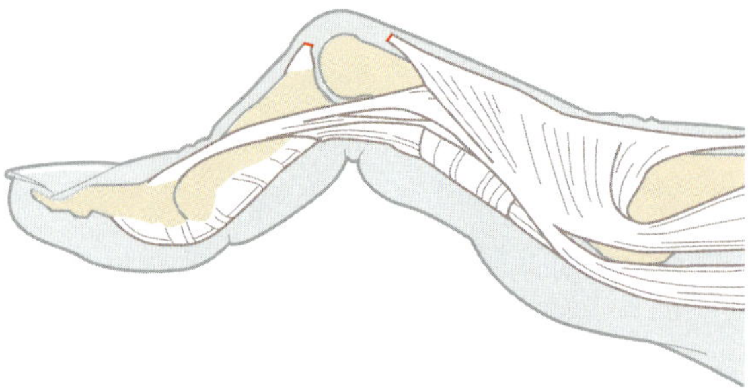

Abb. 16.64. Knopflochphänomen

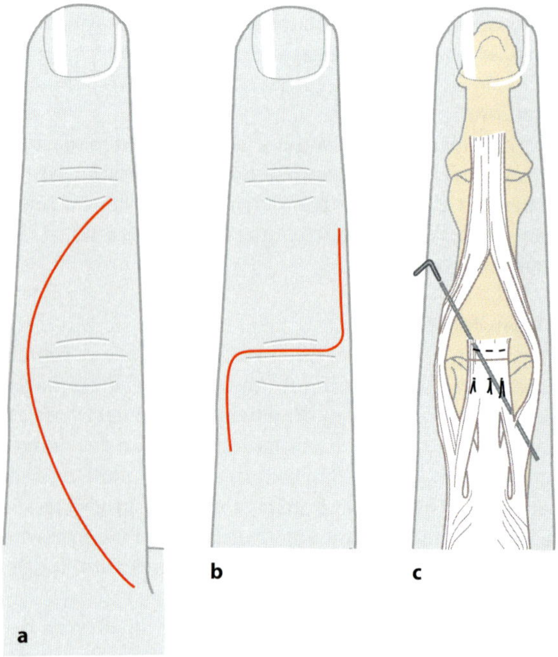

Abb. 16.65 a–c. Verletzung in Zone 3 (Mittelgelenk). **a** Bogenförmige, dorsolaterale Inzision. **b** Treppenförmige Inzision über dem Mittelgelenk. **c** Sehnennaht mittels U-Nähten und Transfixation des Mittelgelenks bei Durchtrennung des Tractus intermedius, der Pars lateralis und der Landsmeer-Bänder

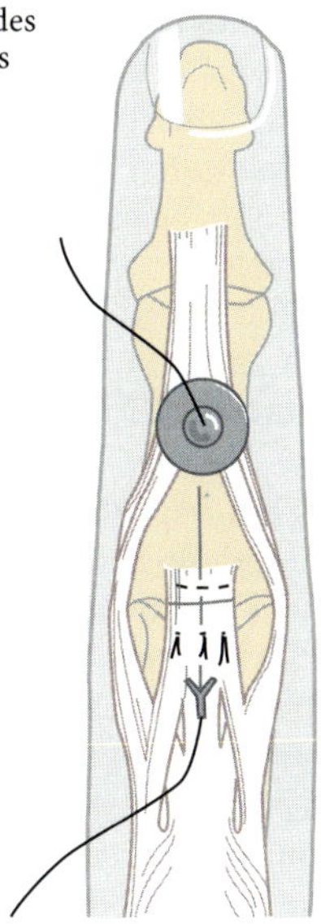

Abb. 16.66. Operative Versorgung des durchtrennten Tractus intermedius mittels eines Ausziehdrahtes

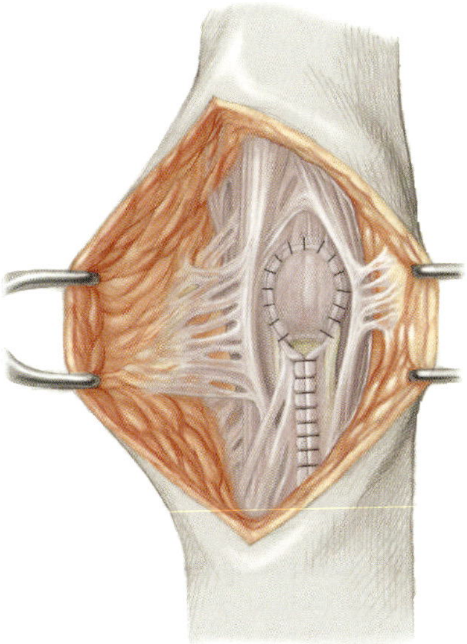

Abb. 16.68. Rekonstruktion des Tractus intermedius mit Umkippplastik nach Snow

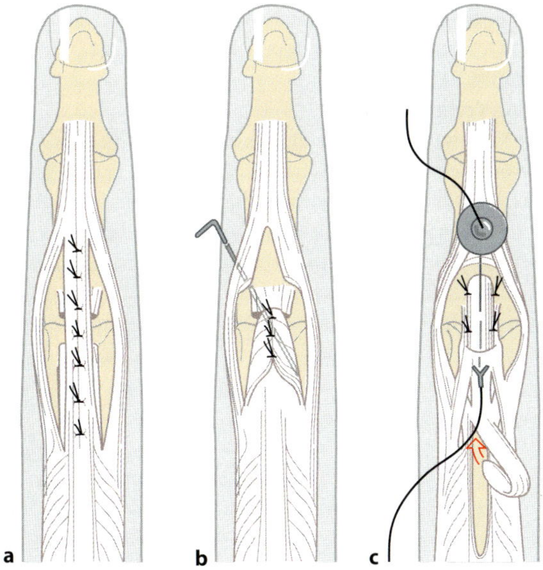

Abb. 16.67 a–c. Operationsmöglichkeit nach Defektverletzung des Tractus intermedius. **a** Behandlung des Knopflochphänomens nach Hellmann. **b** Behandlung des Knopflochphänomens nach Littler und Eaton. **c** Umkippplastik nach Wilhelm

Eventuell kann die Ruhigstellung des Mittelgelenks auch nur mit einer angegipsten Fingerschiene in dieser Stellung erfolgen. Dabei muss aber mit einem gewissen Streckdefizit infolge der nichtadaptierten Mittelzügelinsertion gerechnet werden.

Eine Knopflochschiene aus Kunststoff, wie sie für Erwachsene zur konservativen Behandlung bei gedeckter Ruptur der Pars medialis des Tractus intermedius zur Verfügung steht, gibt es für Kinder nicht. Man kann für sie nur die kleineren Größen für Erwachsene verwenden.

Zur Deckung größerer Defekte dienen verschiedene Sehnenersatzplastiken (Abb. 16.67 a–c), die evtl. schon in der Primärversorgung angewandt werden können (z. B. Umkippplastik nach Snow 1973).

■ **Umkippplastik nach Snow.** Ein etwa 3–4 mm breiter und 1,5–2 cm langer Lappen wird distal gestielt aus dem mittleren Anteil des Tractus intermedius umschnitten, von der Unterlage abpräpariert und nach distal umgeschlagen. Es ist wichtig, dass die Eckpunkte der Umschlagfalte durch je eine feine Einzelknopfnaht vor möglichem Ausreißen geschützt werden. Der Lappen wird an der Basis der Mittelphalanx mit einem nichtresorbierbaren Faden mittels Einzelknopfnähten fixiert, die Entnahmestelle ebenfalls verschlossen (Abb. 16.68).

Geschlossene Verletzungen

Diese sind auch zum großen Teil operativ zu versorgen. Nur in Ausnahmefällen (bei Ruptur der Pars medialis des Tractus intermedius, sofern die Partes laterales intakt sind) sind die Voraussetzungen für eine konservative Behandlung gegeben. Bedingung ist, dass der im Mittelgelenk passiv gestreckte Finger aktiv in Streckhaltung gehalten werden kann. Der verletzte Finger wird dann auf einer angegipsten Fingerschiene in Intrinsic-plus-Stellung ebenfalls für 6 Wochen ruhiggestellt. Bei der operativen Versorgung, bei der die Streckaponeurose mittels U-Nähten exakt adaptiert werden muss, wird gleich vorgegangen wie bei offenen Verletzungen. Auch hier muss das Gelenk mittels eines Kirschner-Drahtes für 6 Wochen transfixiert werden. Größere knöcherne Ausrisse können auch nach offener Reposition mit einer Kleinfragmentminischraube fixiert werden.

Der »Knopflochriss« des Tractus intermedius ist bei Kindern primär häufig schwierig zu diagnostizieren, da die Seitenzügel direkt nach dem Unfall noch nicht so weit nach palmar gerutscht sind (s. oben). Mitunter sind sie auf exakt seitlichen Röntgenbildern zu erkennen. Da die fixierte Knopflochdeformität in der Behandlung oft Schwierigkeiten bereitet, ist es gerechtfertigt, bei druckschmerzhafter Schwellung dorsalseitig über dem Mittelgelenk (verbunden mit leichter Beugung im Mittel- und Streckung im Endgelenk) dieses operativ zu inspizieren. Lässt sich die Deformität passiv nicht ausgleichen, so sind Seitenzügel und Landsmeer-Bänder bereits geschrumpft und müssen mit Hilfe einer Quengelbehandlung erst präoperativ aufgedehnt werden. Die Operation kann noch bis zu 8 Wochen nach der Ruptur erfolgreich sein.

Defekte über dem Mittelgelenk können durch mehrere Methoden überbrückt werden, wobei die Umkippplastik nach Snow (1973) sich wegen ihrer Einfachheit bewährt hat (Abb. 16.69 a–c). Eine weitere Lengemann-Naht wie sie von anderen Autoren (Wilhelm 1978) empfohlen wird, war bei unseren Kindern nicht nötig, wohl aber die Gipsruhigstellung.

Postoperativ sind zur Wiederherstellung der Streckfunktion konsequente Übungen nötig, ebenso ist die regelmäßige Kontrolle der Kinder erforderlich. Oft sind zunächst auch spezielle ergotherapeutische Behandlungen sowie Nachtlagerungsschienen in Streckstellung von Vorteil. Bei den meisten Kindern ist die Sehnenfunktion, d. h. ein suffizienter Faustschluss, nach 3–4 Wochen völlig wiederhergestellt.

Auch bei größeren Begleitverletzungen, wie Haut-, Weichteil-, Sehnen- und Knochendefekten, empfehlen wir bei Kindern unbedingt den Versuch einer Rekonstruktion, wobei gleich bei der Erstversorgung an die Möglichkeit einer Arthrodese gedacht werden soll. Wir werden von guten Erfolgen in der Funktion auch bei schweren Zerstörungen gelenkbildender Strukturen dazu ermutigt.

Verletzungen in Zone 4 (über dem Grundglied)

Über der Grundphalanx sind komplette Durchtrennungen des gesamten Streckapparates selten, da er hier mindestens die halbe Zirkumferenz des Fingers einnimmt. Ist hingegen nur der zentrale Anteil betroffen, wie es bei Schnitt- und Stichverletzungen häufig passiert, kommt es zu keinem wesentlichen Funktionsausfall, da die Seitenzügel dies kompensieren können. Bei Verletzungen des zentralen und eines Seitenzügels kommt es zur Streckhemmung im Mittelgelenk. Bei der sehr seltenen kompletten Durchtrennung der Streckaponeurose kommt es hingegen zum Streckverlust im Mittel- und Endgelenk. Dabei ist auch immer der Knochen mitbeteiligt.

Therapie

Offene Verletzungen

Eine Verletzung im Bereich des zentralen Anteiles ist – obwohl kein Funktionsausfall besteht – mit einem atraumatischen, nichtresorbierbaren Faden der Stärke 5/0 zu versorgen; dies gilt auch zur Verbesserung des Ergebnisses für die isolierte Verletzung eines Seitenzügels. Bei Durchtrennung des zentralen Anteils und eines der beiden Seitenzügel muss die Streckaponeurose exakt

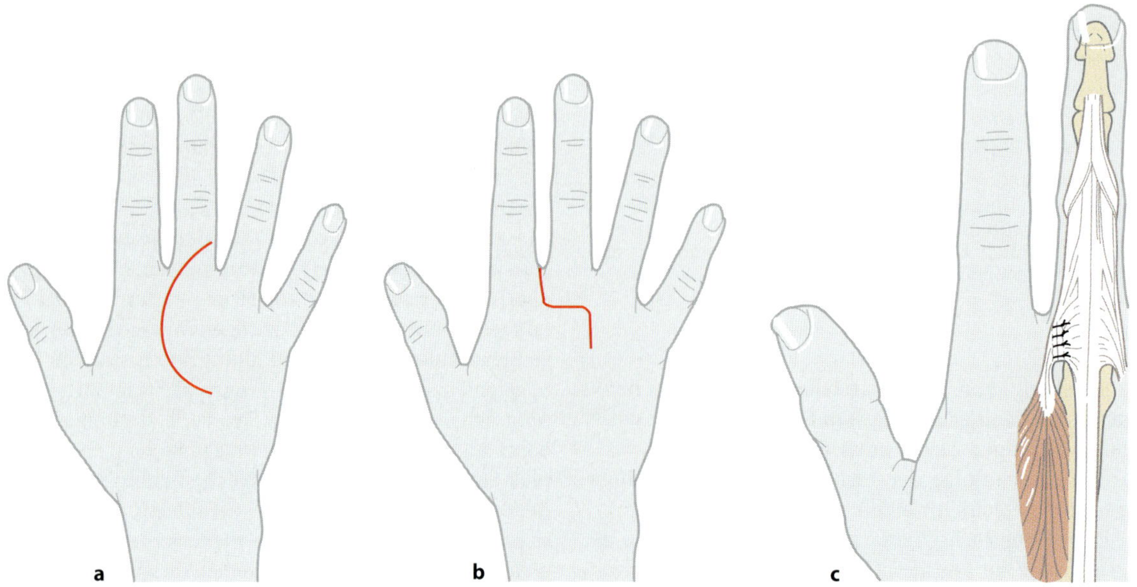

Abb. 16.69 a–c. Verletzung in Zone 5 (Grundgelenk). **a** Bogenförmige Umschneidung des Grundgelenks bei geschlossenen Verletzungen. **b** Treppenförmige Erweiterung der Wunde bei offenen Verletzungen. **c** U-Nähte an der durchtrennten Strecksehne in Höhe des Grundgelenks

mit Einzelknopfnähten adaptiert werden. Eine Lengemann-Naht ist beim Kind nicht unbedingt erforderlich.

! Wichtig ist die Erhaltung des Sehnengleitlagers, um störende Verwachsungen möglichst zu vermeiden.

Bei gleichzeitiger Fraktur wird das Osteosynthesematerial durch peritendinöses Gewebe gedeckt. Damit die Sehne aber reibungsfrei gleiten kann, darf kein Osteosynthesematerial im Sehnengleitlager dorsalseitig eingebracht werden. So bleiben auch die Verwachsungen eher gering.

Am *Daumen* bildet die Sehne des M. extensor pollicus longus den zentralen Zügel der Aponeurose. Ist sie komplett durchtrennt, kommt es zum Streckausfall im Endglied. Die Sehne kann durch U-Nähte mit einem monophilen Faden der Stärke 5/0 rekonstruiert werden; evtl. ist zusätzlich noch eine semizirkuläre resorbierbare Naht (Stärke 6/0) zur besseren Adaptierung der Sehnenstümpfe nötig. Anschließend erfolgt die Ruhigstellung mittels einer angegipsten Daumenschiene in Streckstellung für 4 Wochen. Eine Lengemann-Naht, wei sie bei Erwachsenen in Zone 4 durchgeführt wird, ist zumindest bei kleineren Kindern nicht notwendig.

Geschlossene Verletzungen

Geschlossene Verletzungen in der Zone 4 kommen beim Kind sehr selten vor, meist bei schweren Quetschtraumen oder geschlossenen Grundphalanxfrakturen. Sie sollten aber, um die volle Funktion zu erlangen, ebenfalls operativ versorgt werden. Anschließend empfiehlt sich die Ruhigstellung mittels angegipster Fingerschiene für 4 Wochen. In der 5. postoperativen Woche beginnt das Kind nach der Gipsentfernung zunächst mit täglichen Fingerübungen, in der 6. postoperativen Woche schließen sich gezielte physio- oder ergotherapeutische Übungen an – sofern das Kind nicht selbst die freie Beweglichkeit wiedererlangt hat. In dieser Zeit sind regelmäßige ambulante Kontrollen zur Motivierung des Kindes und der Eltern nötig.

Verletzungen in Zone 5 (über dem Grundgelenk)

Über den Grundgelenken können entweder die verdickte Endstrecke der langen Extensorensehne oder die Streckerhaube oder beide Strukturen zusammen verletzt sein.

Bei Durchtrennung der Strecksehnen in dieser Zone ist die Streckung im Grundgelenk nicht mehr möglich, wohl aber die Streckung im Mittel- und Endgelenk durch eine intakte Handbinnenmuskulatur. Man findet einen (»drop finger«, eine »hängenden« Finger (Tusge 1991). Bei zusätzlicher Durchtrennung der seitlichen Aponeurose kommt es beim Faustschluss zum Abweichen der Strecksehne auf die unverletzte Seite. So gleitet sie nicht mehr über das Mittelhandköpfchen, sondern seitlich davon. Die Strecksehne ist dadurch scheinbar länger geworden, und es kommt so zu einem Streckdefizit des verletzten Fingers.

Bei Verletzung der Strecksehne des 2. und 5. Fingers ist jeweils durch die Sehnen des M. extensor indicis proprius und des M. extensor digiti minimi noch eine gewisse Streckung zu erzielen. Nur wenn auch sie verletzt sind, kann im Grundgelenk nicht mehr gestreckt werden, wie dies bei Durchtrennung der Strecksehnen für den 3. und 4. Finger der Fall ist.

Bei Verletzung des Strecksehnenhäubchens ist meist die radiale Seite betroffen, sodass es auch hier zum Abrutschen der Extensorensehne nach ulnar kommt. Dies macht sich durch ein Schnappen beim Faustschluss bemerkbar.

! Die Wiederherstellung der Radialseite der Strecksehnenhaube ist ganz besonders am Zeigefinger wichtig, um den Spitzgriff zu stabilisieren.

Bei Abheilung ohne Korrektur kommt es zu einem Streckdefizit, da die Sehne einen anderen Weg nimmt und die Kontraktionsfähigkeit des Muskels dies nicht kompensieren kann.

Verletzungen im Grundgelenkbereich des Daumens führen meist zu totalem Streckausfall des Grund- und Endgelenks, da fast immer beide Daumenextensoren betroffen sind.

Therapie

Offene Verletzungen

Offene Verletzungen in Zone 5, aber auch proximal davon, sollten möglichst primär versorgt werden (vgl. Abb. 16.69 a–c). Durchtrennte Sehnen werden durch U-Nähte mit einem nichtresorbierbaren Faden (Stärke 5/0) wiedervereinigt. Zusätzlich erfolgt eine zarte Naht mit einem resorbierbaren Faden zur Adaptierung der Sehnenenden, um so eine bessere Gleitfähigkeit zu erreichen. Eine Lengemann-Naht, wie sie bei Erwachsenen üblich ist, ist beim Kind nicht notwendig, wohl aber bei Jugendlichen. Zusätzliche Weichteildefekte werden durch einen Verschiebelappen gedeckt – falls eine Entnahmestelle zur Verfügung steht mittels eines möglichst dünnen Vollhauttransplantates.

Bei Verletzungen über dem Grundgelenk muss immer auch an eine Gelenkeröffnung gedacht werden, da direkt unterhalb der Gleitschicht der Strecksehnen die sehr dünne und leicht verletzliche Synovia der Grundgelenke liegt. Wegen der Kontamination des Gelenks und des evtl. nachfolgenden Infektes ist die Indikation zur operativen Revision großzügig zu stellen, um das Gelenk ausreichend zu spülen und mit feinen Nähten zu verschließen. Partielle Durchtrennungen der Strecksehnen über den Grundgelenken müssen immer durch einige oberflächlich gelegene Nähte adaptiert werden. Ohne Versorgung dieser Sehnen entsteht ein überschießender Sehnenkallus, der die Beugung schmerzhaft behindert.

Eine mitverletzte, durchtrennte Aponeurose sowie rupturierte Ligg. metacarpalia transversa müssen ebenfalls mittels U-Nähten mit einem monophilen Faden wiedervereinigt werden. Sonst kommt es – zwar nicht sofort, sondern erst nach einiger Zeit – zu Luxationen der Sehnen, vor allem ulnarseitig oder auch zu überschießendem Sehnenkallus, der die Beugung schmerzhaft behindern kann.

Besteht ein Defekt am seitlichen Anteil der Streckaponeurose, so muss dieser ebenfalls durch Doppelung oder Raffung des intertendinösen Gewebes gedeckt werden, um spätere Sehnenluxationen zu vermeiden. Beim Kind ist dies immer mit Einzelkopfnähten ausreichend stabil. Diffizilere Operationsmethoden zur Erhaltung der Sehnenbalance sind in der Regel nicht nötig (Abb. 16.70 a–c).

Bei Verletzung beider Daumenstrecksehnen in Höhe des Grundgelenks müssen beim Kind dise nur durch adaptierende U-Nähte wieder vereinigt werden (Abb. 16.71). Hier sind die Extensorensehnen durch das Paratenon relativ gut fixiert und können sich kaum retrahieren (Verdan 1972).

Abschließend muss der Daumen mittels einer angegipsten Fingerschiene für 4 Wochen ruhig gestellt werden. Dabei sollte das Handgelenk eine leichte Dorsalflexion aufweisen, die Grundgelenke in 60°-Beugung ausgerichtet werden, die Mittel- und Endgelenke sollten gestreckt sein.

Geschlossene Verletzungen

Geschlossene Verletzungen über dem Grundgelenk, vor allem gedeckte Rupturen der seitlichen Anteile der Streckaponeurose bzw. des Strecksehnenhäubchens entstehen meist durch direktes Trauma auf die Metakarpaleköpfchen. Dabei kommt es meist zu dorsoradialen Längsrissen, die zu Luxationen der Strecksehnen vor allem nach ulnar führen können.

Geschlossene Verletzungen werden in dieser Zone in gleicher Weise wie offene Verletzungen operativ behandelt. Bei veralteten Verletzungen bildet sich vor allem über dem Metakarpaleköpfchen ein überschießender Sehnenkallus, durch den es zu schmerzhafter, endgradiger Bewegungseinschränkung des Grundgelenks kommt. Nach bogenförmiger Umschneidung des Grundgelenks muss der Sehnenkallus entfernt und die Stelle durch U-Nähte geschlossen werden. Es schließt sich eine Ruhigstellung für 4 Wochen an.

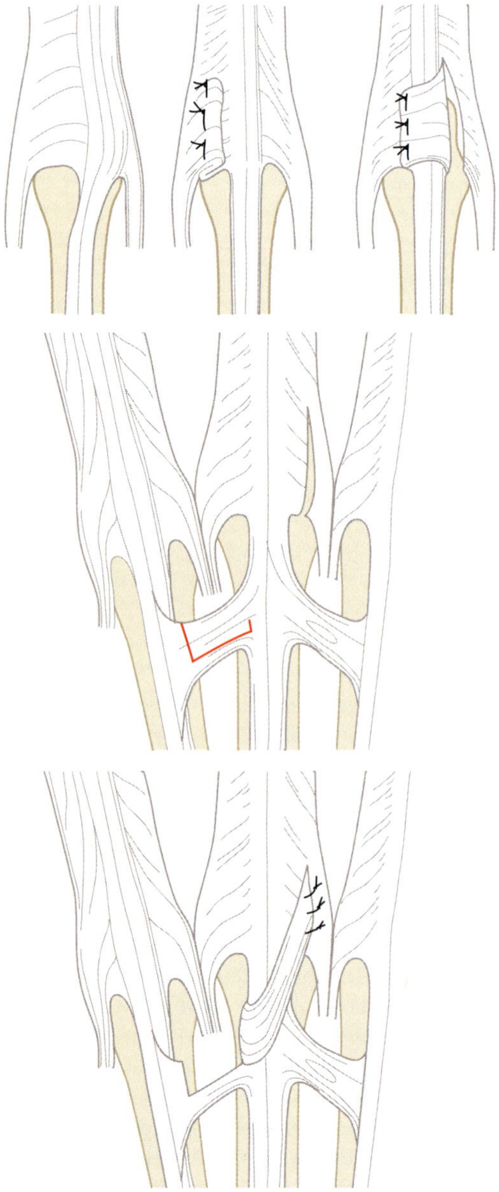

a

b

c

Abb. 16.70 a–c. Strecksehnenplastiken in Zone 5 bei Luxation der Sehne

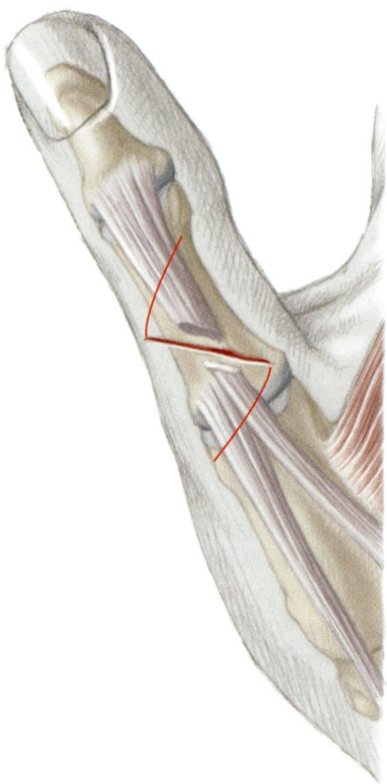

Abb. 16.71. Strecksehnenverletzungen am Daumengrundgelenk

! Bei Strecksehnenluxationen an 2 oder mehreren Fingern muss an eine angeborene Fehlbildung gedacht werden, nämlich an die hypoplastische Ausbildung der Strecksehnenhäubchen, einschließlich der Bandstrukturen, durch die der Strecksehnenapparat am Lig. metacarpeum transversum profundum fixiert wird (Wilhelm 1983).

Verletzungen in Zone 6 (über dem Handrücken)

Bei Verletzungen über dem Handrücken kommt es nur teilweise zu einem Streckverlust der Fingergrundgelenke, bedingt durch die Connexus intertendinei, die die Streckfunktion von den benachbarten Fingern z. T. übernehmen und auch das Zurückgleiten der Sehnen verhindern. Es besteht ein Streckverlust im Grundgelenk, aber durch die Mm. lumbricales eine Streckung im Mittel- und Endgelenk. Der Finger »hängt« weniger als bei Durchtrennung distal der Connexus intertendinei in Zone 5. Nur bei Durchtrennung der Strecksehnen des Daumens und des Kleinfingers können die proximalen Stümpfe zurückschnellen, weshalb sie manchmal nicht leicht zu finden sind. Die isolierte Verletzung der kurzen Daumenstrecksehne ist klinisch nur schwer nachzuweisen. Im Zweifel muss operativ in Narkose revidiert werden.

Therapie

Offene Verletzungen

Je weiter die Sehnen vom Muskelbauch entfernt sind, desto flacher werden sie im Querschnitt und desto dünner im Durchmesser. Daher können beim Kind Sehnenverletzungen über dem Handrücken, wenn die Sehnen sehr flach sind, mittels U-Nähten mit einem nichtresorbierbaren Faden (Stärke 5/0) genäht werden, oder sie werden mit einer Naht aus der Beugesehnenchirurgie versorgt (z. B. nach Kirchmayr-Zechner; Abb. 16.72 a,b). Beim älteren Jugendlichen ist genauso wie beim Erwachsenen eine Ausziehnaht ja nach Durchmesser bzw. Stärke der Sehnenstümpfe durchführbar.

Postoperativ wird das Handgelenk mittels einer palmaren Gipslonguette (Grundgelenk gebeugt, Mittelgelenk gestreckt) für 4 Wochen ruhiggestellt. Die ggf. angelegt Ausziehnaht sollte erst nach 6 Wochen entfernt werden.

Bei Verletzung der Sehne des M. extensor carpi radialis brevis sollt, da es sonst zu einer beim Faustschluss feststellbaren Kraftverminderung bei der Handgelenkstreckung kommt, mit 2–3 U-Nähten mit einer Ausziehnaht – je nach Alter des Kindes – versorgt werden. Ebenso wird bei der Sehne des M. extensor carpi ulnaris vorgegangen, der für Abduktionsbewegungen mitverantwortlich ist.

■ **Daumen.** Die durchtrennte Sehne des M. extensor pollicis longus muss wegen des vollständigen Streckverlustes des Daumens immer wieder hergestellt werden, während die isolierte Durchtrennung der Sehne des M. extensor pollicis brevis evtl. überlegt werden kann. Bei Kindern sollte sie bei der ohnehin stattfindenden Operation aber mitversorgt werden. Beim kleineren Kind reichen 2 U-Nähte mit einem nichtresorbierbaren Faden aus. Der proximale Stumpf der Sehne des M. ex-

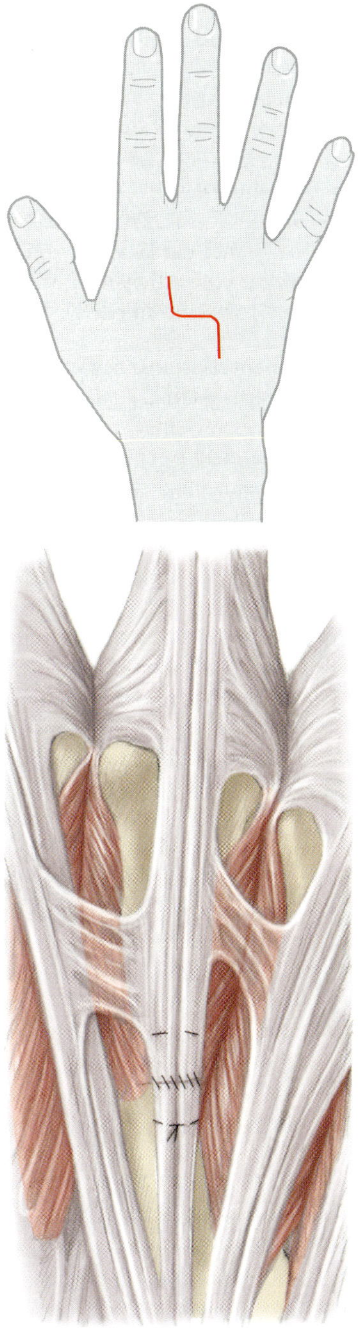

a

b

Abb. 16.72 a,b. Verletzung in Zone 6 (Handrücken) proximal der Connexus intertendinei. **a** Treppenförmige Erweiterung der primären Wunde. **b** Versorgung mittels modifizierter Kirchmayr-Naht tensor pollicis longus gleitet auch beim Kind sehr oft weit nach proximal zurück. In diesem Fall ist er mittels eines randständigen Erweiterungsschnittes der Wunde nach proximal aufzusuchen. Der Stumpf sollte dann nicht durch sein ursprüngliches 3. Sehnenscheidenfach, sondern subkutan nach distal gezogen werden. Im Sehnenscheidenfach kann die Sehne sehr leicht mit diesem verwachsen, daher muss es gespalten und z. T. reseziert werden, um eine Blockierung durch die Naht zu verhindern. Anschließend erfolgt die Ruhigstellung für 4 Wochen. Bei größeren Kindern empfehlen wir dazu einen *Steigbügelgips*.

Für frische Sehnenverletzungen, wie sie z. B. auch bei Kindern mit landwirtschaftliche Maschinen eintreten können, bieten sich es verschiedene Operationsmethoden an. Beträgt der Defekt >1 cm, so wird eine End-zu-End-Naht kaum mehr möglich sein. Die einfachste Möglichkeit ist, den distalen Sehnenstumpf an eine benachbarte Sehne zu nähen. Eine weitere Methode ist der primäre Sehnentransfer (z. B. die Sehne des M. extensor indicis oder des M. extensor digiti minimi) zur Überbrückung für die Sehne des M. extensor pollicis longus oder eine Sehnentransplantation (Abb. 16.73). Als Transplantat hat sich beim Kind eine Hälfte einer breit oder gar doppelt angelegten benachbarten Sehne sehr bewährt. Oder es können die Sehnen des M. extensor indicis bzw. des M. extensor digiti minimi sowie ein Sehnenspan des M. extensor digitorum oder ein freies Transplantat verwendet werden. Um unterschiedliche Sehnenquerschnitte von 2 Sehnenstümpfen miteinander zu vereinigen, hat sich die *Sandwich-Methode* auch beim Kind durchgesetzt (Abb. 16.74 a,b).

Große Defektverletzungen sind meist auch mit Weichteil- und Skelettverletzungen verbunden; sie sollen möglichst primär wiederhergestellt werden, während die Versorgung der Strecksehnen sekundär durchzuführen ist. Bei der primären Versorgung wird der Strecksehnendefekt nur durch einen Silikonstab überbrückt.

Geschlossene Verletzungen

Geschlossene Durchtrennungen der langen Daumenstrecksehne, wie sie bei Erwachsenen, z. B. nach distaler Radiusfraktur oder bei progressiv-chronischer Polyarthritis, vorkommen, findet man beim Kind nur äußerst selten. In diesen Fällen ist nach Anfrischen der Sehnenstümpfe der Defekt meist so groß, dass die Umlagerung der Nachbarsehne oder ein Transplantat notwendig wird.

■ **Daumen.** Die postoperative Ruhigstellung der Daumenstrecksehne erfolgt mit einer Gipsschiene in der so genannten »Autostoppstellung« (Verdan 1972) für 3 Wochen. Das Grundgelenk wird dabei leicht gebeugt und das Handgelenk dorsalflektiert.

Langfingerstrecksehnen sind im Gegensatz dazu, nachdem sie mittels U-Nähten wieder vereinigt worden sind, in Funktionsstellung für 4 Wochen zu immobilisieren.

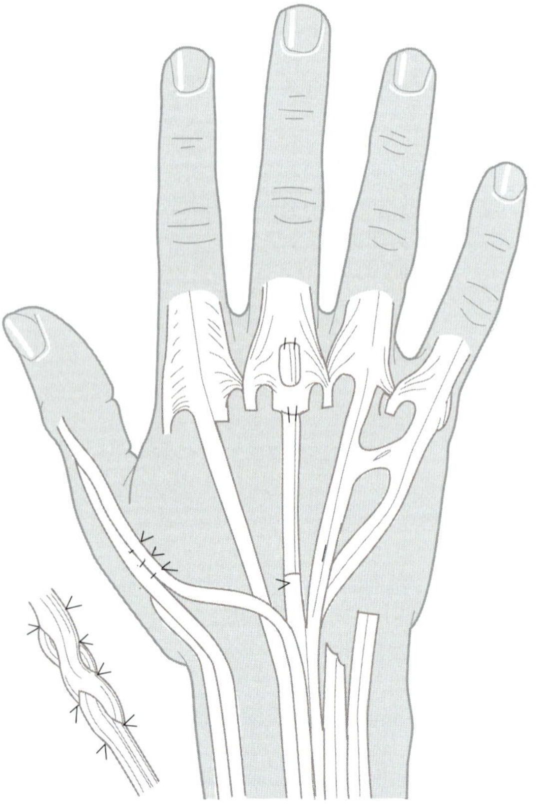

Abb. 16.73. Zur Überbrückung von Strecksehnendefekten: Sehnentransfer (Extensor indicis – Extensor pollicis longus), Sehnentransplantation (für den 3. Fingerstrahl), Fixierung des distalen Sehnenstumpfes an die nächstliegende Sehne

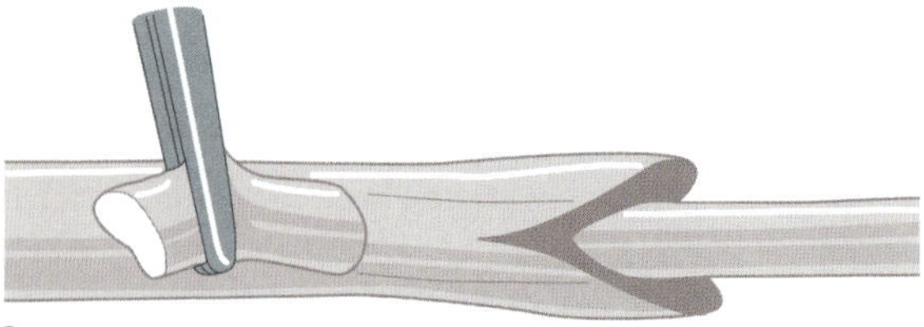

a

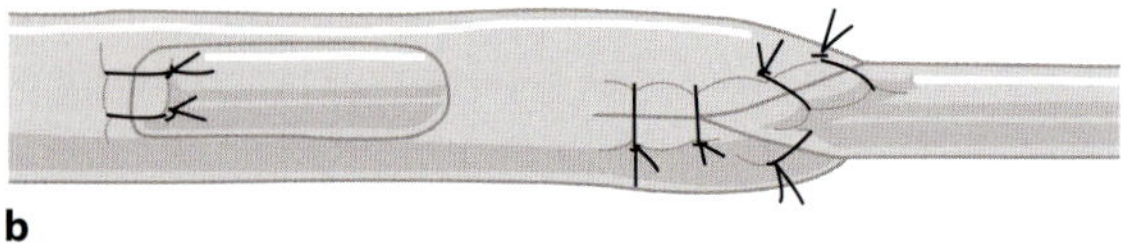

b

Abb. 16.74 a,b. Sandwichmethode. **a**: Einflechten des Transplantats. **b** Naht des Transplantats mit dem distalen Sehnenstumpf bei unterschiedlichem Durchmesser

Verletzungen in Zone 7 (über dem Handgelenk)

Bei Verletzungen in Zone 7 gleiten die Strecksehnen nach Durchtrennung – bedingt durch das Fehlen der Connexus intertendinei – weit nach proximal zurück und führen zu einem Streckausfall der betroffenen Finger. Beim Erwachsenen ist es am häufigsten die Daumenstrecksehne im Rahmen einer distalen Radiusfraktur, und zwar am distalen Ende des 3. Strecksehnenscheidenfaches, wo die Sehne in einem spitzen Winkel nach radial umgelenkt wird. Beim Kind ist eine solche Verletzung sehr selten. Die Behandlungsergebnisse in dieser Zone sind durch Adhäsionen in den osteofibrösen Kanälen der Sehnenscheiden oft schlechter als am Handrücken oder am distalem Unterarm.

Therapie

Offene Verletzungen

Damit die Sehnen in den Sehnenscheidenfächern problemlos gleiten können, muss das betroffene Fach prophylaktisch längs gespalten und die ligamentäre Überdachung reseziert werden. Allerdings muss letztere sekundär (z. B. aus dem Retinaculum extensorum) wieder rekonstruiert werden, da sonst die Strecksehnen die Haut zeltartig anheben, was optisch sehr stört. Außerdem ist auf weitere Läsionen benachbarter Sehnen, die im engen Sehnenscheidenfach nicht ausweichen konnten, besonders zu achten.

Für die eher runden Sehnen des M. extensor carpi radialis, des M. extensor carpi ulnaris und des M. extensor pollicis longus eignen sich die Nähte aus der Beugesehnenchirurgie (z. B. Kirchmayr-Zechner) oder evtl. eine Schnürsenkelnaht beim größeren Kind. Die eher flachen Sehnenstümpfe der Langfingerstrecker können bei jüngeren Kindern mit U-Nähten adaptiert werden, während für Erwachsene wegen der stärkeren Beanspruchung eine Lengemann-Naht zu empfehlen ist.

Bei größeren Defektverletzungen sind unter Umständen auch mehrere Brückentransplantate nötig.

Die Ruhigstellung erfolgt mittels palmarer Unterarmgipslonguette für 3 Wochen, wobei das Handgelenk in Nullstellung und die Grundgelenke in Beugestellung gehalten werden. oder es erfolgt eine Frühmobilisierung mit dynamischer Schiene für 3–4 Wochen.

Verletzungen in Zone 8 (am distalen Unterarm)

Die häufigste Ursache für Verletzungen in diesem Bereich sind auch bei Kindern oft schwere Handverletzungen, die entweder durch landwirtschaftliche Maschinen oder durch Sportgeräte (wie z. B. Go-Kart) entstanden sind, wobei eine oder mehrere Sehnen betroffen sein können. Nach Durchtrennung einer Strecksehne in dieser Zone kommt es nicht immer zum völligen Ausfall der Streckfunktion, sondern nur teilweise zu einer Kraftminderung bedingt durch die Connexus intertendinei. Durch sie kommt es aber auch zu völlig ausreichender Streckung in den Grundgelenken.

Therapie

Offene Verletzungen

Bisweilen kann in dieser Zone erst nach Verlängerungsschnitten der proximale Sehnenstumpf aufgefunden werden. Die Sehnen werden durch U-Nähte (Stärke 4/0–5/0) wiedervereinigt. Eine entlastende Lengemann-Naht ist beim Kind meist nicht nötig. Aus forensischen Gründen muss bei größeren Verletzungen der R. profundus des N. radialis immer dargestellt und fotographiert werden. Klinisch ist ein schlechtes Ergebnis von einer Parese nicht zu unterscheiden (Hoffmann 1997).

Bei komplexen, schweren Verletzungen benötigt man häufig einen Sehnentransfer (besonders geeignet ist dazu z. B. die Sehne des M. extensor carpi radialis longus) oder ein Sehnentransplantat. Für die proximale Naht ist die Einflechtnaht nach Pulvertaft am besten geeignet, distal ist dies die Sandwich-Methode. Dafür sind nur 2–3 U-Nähte nötig, um das Transplantat mit dem aufgespaltenen distalen Stumpf zu verbinden. Eine andere Möglichkeit ist es, den distalen, evtl. auch den proximalen Sehnenstumpf an eine benachbarte, intakte Sehne des M. extensor digitorum zu nähen. Findet man am verletzten Streckmuskel proximal keine Sehnenanteile mehr, so empfiehlt sich ein Sehnentransfer. Für die Wiederherstellung der Funktion des M. extensor digitorum eignet sich am besten der M. flexor digitorum superficialis, der durch ein Fenster in der Membrana interossea verlagert werden kann.

Geschlossene Verletzungen

Geschlossene Verletzungen in Zone 8 sind fast immer schwere Quetschverletzungen mit entsprechendem Weichteilschaden. Subkutane Rupturen sind in diesem Bereich – bis auf Rheumaerkrankungen beim Erwachsenen – nicht zu erwarten.

Ausrissverletzungen, wie sie im Rahmen von Traktionsverletzungen vor allem bei Arbeitsunfällen vorkommen, sind bei Kindern fast unbekannt.

Zur postoperativen Ruhigstellung nach Strecksehnenverletzungen in Zone 8 dient eine dorsale Unterarmgipslonguette in leichter Beugestellung der Grundgelenke für insgesamt 3–4 Wochen, für kleinere Kinder eine Oberarmgipslonquette.

Tenolyse der Strecksehnen

Die Indikation für die Tenolyse ist ein persistierendes Streckdefizit oder eine Beugebehinderung durch Tenodeseeffekt. Die narbigen Verwachsungen, wie sie vor allem nach schweren Quetschungen, Infektionen oder Verbrennungen entstehen, müssen vollständig gelöst werden, um die Sehnengleitfähigkeit wieder zu erreichen. Intraoperativ muss durch Zug an der Sehne proximal des ehemaligen Narbenbereiches überprüft werden, ob das Streckdefizit beseitigt ist.

! Die Tenolyse ist erst nach ungefähr 6 Monaten nach dem Entstehen der Vernarbungen durchzuführen, da zu diesem Zeitpunkt nicht mehr mit einer Besserung der Funktion zu rechnen ist.

Nach Verdan (1972) ist eine Tenolyse erfolgreich, wenn:

- die Funktion der Synergisten und Antagonisten ungestört ist,
- die betroffenen Gelenke frei beweglich sind,
- der Zustand der zu lösenden Sehne keine Ruptur befürchten lässt,
- die Oberfläche der Sehne glatt bzw. ihr Kaliber regelmäßig ist,
- das Gleitlager frei von scharfkantigem Knochen bzw. dieser periostbedeckt ist,
- der Patient muss kooperativ sein und engagiert die Behandlung mittragen!

16.2.2 Beugesehnenverletzungen beim Kind

H. FRIEDRICH

Verletzungen im Bereich der Hand kommen im Kindesalter relativ häufig vor, so auch Verletzungen der Sehnen. Die Wiederherstellung durchtrennter Beugesehnen beim Kind stellt auch heute noch eine therapeutische Herausforderung dar. Peritendineum und Sehnenscheiden sind besonders vulnerabel. Bei ihrer Schädigung kommt es zu Verwachsungen und dadurch zu Funktionseinschränkungen. Doch es muss gerade beim Kind eine Restitutio ad integrum angestrebt werden, um ihm alle Möglichkeiten im Berufsleben wie auch für Freizeitaktivitäten zu geben. Der Unterschied in der Prognose zu verletzten Strecksehnen ist vor allem durch die Anatomie vorgezeichnet.

Entwicklung der Sehnenchirurgie

Die Sehnenchirurgie im Speziellen ist eng mit der Entwicklung der Anatomie und der Physiologie verbunden. Erst seit der Renaissance wurden mit der Sektion von menschlichen Leichen auch Sehnen genauer beachtet und von Nerven differenziert. So wurden Sehnen auch auf Bildern dargestellt, wie z. B. von *Leonardo da Vinci*, *Andreas Vesalius* oder *Rembrandt*.

Die *Naht einer Sehne* ist mit der Entwicklung des Nahtmaterials in der zweiten Hälfte des 19. Jahrhunderts eng verknüpft. Zunächst fanden Leinenfäden, Rosshaare, Baumwolle und Seide Verwendung und schließlich Catgut. Aber dieses Nahtmaterial konnte im Bereich der Hand im Digitalkanal kaum gleiten; daher gab es fast nur schlechte Ergebnisse. Noch auf dem Chirurgenkongress von 1916 in Berlin wurde vorgeschlagen, dass der mit einer durchtrennten Beugesehne verletzte Finger gleich zu amputieren wäre. 1944 gab Bunnell sein erstes Handbuch heraus und empfahl im so genannten »No-man's land« (von der distalen Hohlhandfalte bis zum Ansatz der oberflächlichen Beugesehne an der Mittelphalanx) nur die Haut zu verschließen und freie Sehnentransplantationen durchzuführen, um so die besonders verwachsungsgefährdeten Nahtstellen außerhalb des Niemandslandes zu legen. Claude Verdan berichtete 1961 als erster über die Ergebnisse der primären Naht durchtrennter Beugesehnen (Verdan u. Michon 1961). 1967 wurden von Harold Kleinert in Louisville, Kentucky, auch primäre Nähte in Zone 2 mit gutem Erfolg ausgeführt. In der Folge erschienen einige experimentelle Arbeiten über die Vaskularisation und dem Heilungsablauf durchtrennter Sehnen. Harold Kleinert führte 1973, nachdem zugfestes Nahtmaterial aus Kunststoff entwickelt worden war, die Frühmobilisierung ein. Der beste Zeitpunkt für die Versorgung einer Beugesehnenverletzung ist bei Erwachsenen nach Buck-Gramcko et al. (1983) unbestritten primär, bzw. verzögert primär; dies gilt auch beim Kind.

Pathophysiologie

Neue Erkenntnisse in der Pathophysiologie der Sehnenheilung haben die Operationstechnik in den letzten Jahren immer weiter verbessert. Durch eine atraumatische Operationsmethode und die Frühmobilisierung mit Hilfe der »dynamischen Fixierung« werden trotz manchmal ausgedehnterer Gewebeverletzungen und starker Verschmutzung auch beim Kind gute Ergebnisse erzielt.

Um *Verwachsungen*, die nach jeder Beugesehnennaht entstehen, möglichst gering zu halten, müssen 3 Faktoren beachtet werden (Verdan 1981):

1. die Vaskularisierung der Sehne,
2. der Verschluss der Sehnenscheide und
3. die frühzeitige Mobilisierung.

Die Schwierigkeit der Sehnenheilung liegt in der *Blutversorgung* der Sehnen, die durch die Verletzung unterbrochen ist. Für die Vaskularisierung einer Sehne sind sowohl das lockere, mit Gefäßen durchsetzte Sehnengleitgewebe, das Paratenon und Mesotenon, als auch im Sehnenscheidentunnel das Mesotendineum und die Vincula tendinea verantwortlich. Das Vinculum tendineum erhält wiederum seine Blutversorgung aus den palmaren Gefäßen, die mit kleineren, über dem Periost verlaufenden Seitenästen anastomosieren (Abb. 16.75). Ist ein solches Vinculum durch die Verletzung geschädigt, so muss die Sehne innerhalb der Sehnenscheide aus dem Paratenon revaskularisiert werden. Dies geschieht durch kapilläre Strukturen, die in die Sehnenscheide einwachsen und andererseits zur Blockierung der Sehne führen.

Spezielle funktionelle Anatomie

Vor allem im Bereich der Langfinger zeigen die Beugesehnen eine sehr differenzierte Anatomie (Abb. 16.76). Die tiefe Beugesehne tritt durch die oberflächliche in

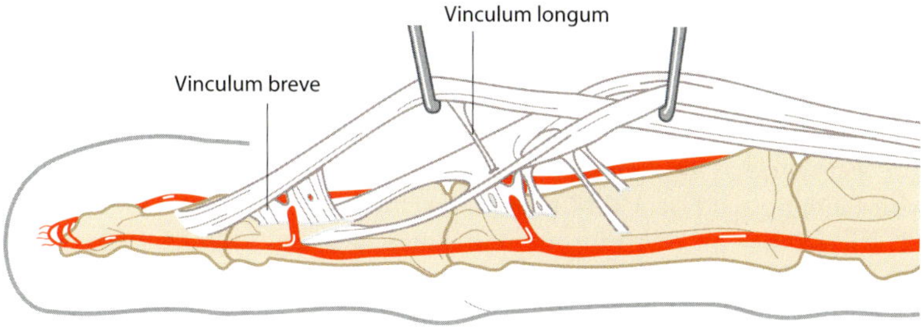

Abb. 16.75. Anordnung der Vincula tendinea

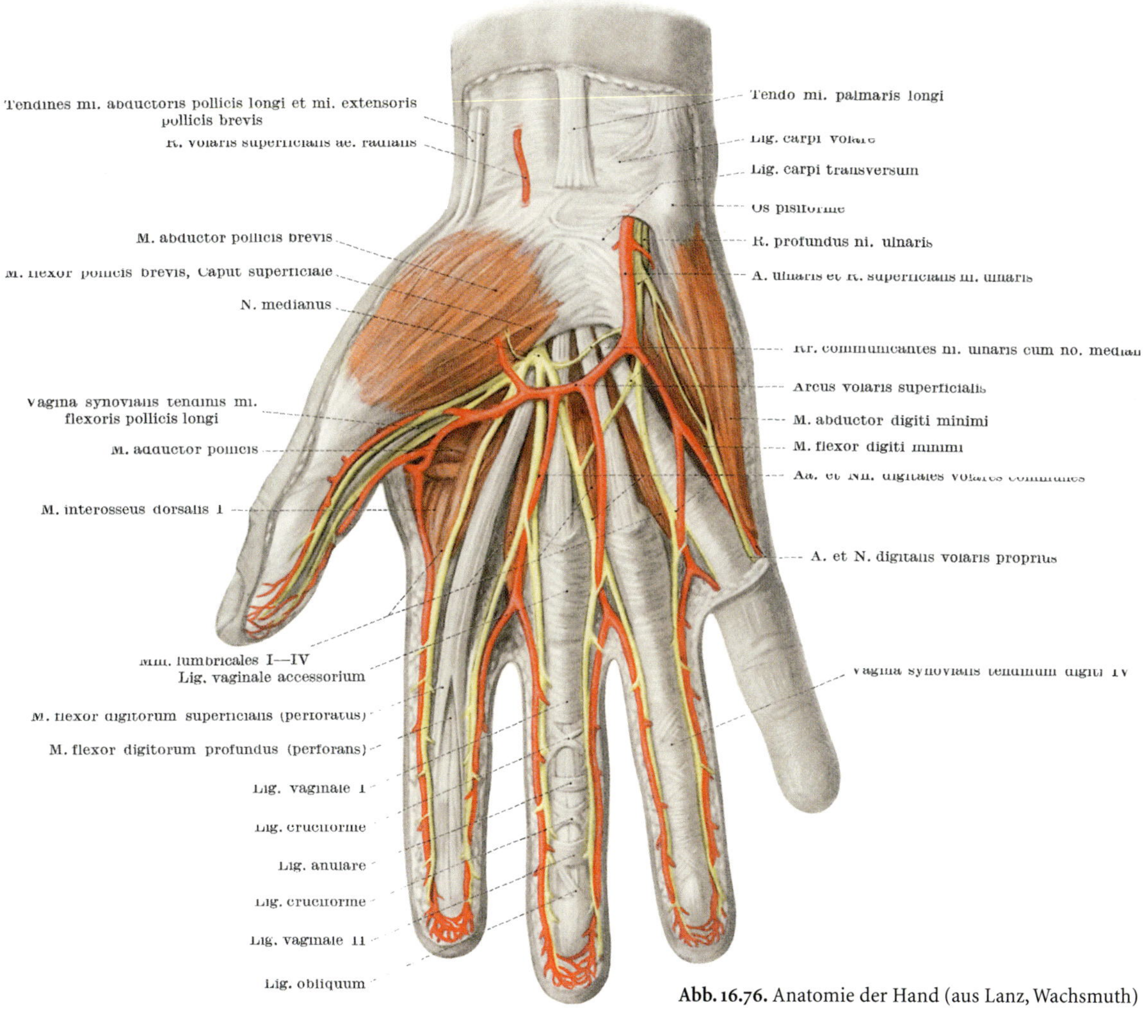

Abb. 16.76. Anatomie der Hand (aus Lanz, Wachsmuth)

Höhe der Grundphalanx hindurch. Die *Blutversorgung* für die Sehne verläuft über den muskulotendinösen Übergang sowie rückläufig über die Insertion am Knochen (Buck-Gramcko et al. 1983), zusätzlich auch über das Paratenon bzw. Mesotenon, dem lockeren, kollagenen Verschiebegewebe. Intratendinös gibt es in der dem Knochen zugewandten Seite ein längs verlaufendes Gefäßsystem mit quer im Bindegewebe liegenden Verbindungen (Lundborg 1977). Innerhalb der Sehnenscheide erfolgt die Blutversorgung vor allem über die Vincula tendinea, Faserzüge, die Arterien und Venen enthalten und außerdem über die synoviale Umschlagfalte bzw. das Mesotenon. So ist die Versorgung der oberflächlichen Beugesehne auch – zumindest in einigen Zonen – für die tiefe Beugesehne wichtig.

Die Resektion der oberflächlichen Sehne, damit die tiefere Sehne besser gleitet – wie es früher empfohlen wurde –, mindert die Ernährung der tiefen Sehne. Nachuntersuchungen haben gezeigt, dass die Naht beider Sehnen bessere Ergebnisse erbringt (Kleinert et al. 1975)

Werden bei einer Verletzung auch die *Vincula tendinea* zerstört, so zieht sich die Sehne in die Hohlhand zurück. Bleiben sie erhalten, so ist das Zurückgleiten des proximalen Sehnenstumpfes limitiert, und man findet die Sehne im Sehnenscheidenkanal.

Sehnenscheiden sind überall dort ausgebildet, wo außer Reibung auch Druckkräfte auf die Sehne einwirken, wie palmar an den Fingern und unter dem Retinaculum flexorum und extensorum. Die Sehnenscheide selbst besteht aus 2 Teilen,

- dem *Epitenon*, das direkt auf der Sehne anfliegt, und
- dem *Paratenon*, das den fibrösen Kanal auskleidet und der Gefäßversorgung dient.

Das Gleiten der Sehne wird durch die Sehnenscheide mit der Synovialflüssigkeit möglich.

Die Sehnenscheide im Bereich der Langfinger überspannt 3 Gelenke. Die Wand dieses Kanals ist daher eher starr und wird durch 5 *Ringbänder* und 3 *Kreuzbänder* ergänzt, die als A_1 bis A_5 und C_1 bis C_3 nach Doyle u. Blythe (1975) bezeichnet werden (Abb. 16.77). Besonders A_2 (über der Grundphalanx) und A_4 (über der Mittelphalanx) sind zur Führung der Beugesehnen wichtig.

Ein teilweiser Verlust dieser Bänder führt zum lästigen Vorspringen der Beugesehnen, zum »Bow-string-Phänomen« und zur Verminderung der Beugung des Interphalangealgelenks, da die Sehne, wenn sie nicht am Knochen festgehalten wird, ihren Weg abkürzt und dadurch ihre Gleitamplitude entsprechend verringert.

Am Daumen verläuft die Sehne des M. flexor pollicis longus ebenfalls in einem Sehnenscheidenkanal mit dem wichtigsten Ringband über dem Grundgelenk (Abb. 16.78). Anstelle einer oberflächlichen Beugesehne findet man den M. pollicis brevis in Höhe des Grundgelenks zusammen mit der übrigen Thenarmuskulatur (M. abductor pollicis brevis und M. adductor pollicis) bzw. setzt er am radialen und ulnaren Sesambein zu beiden Seiten des M. flexor pollicis longus an.

Sehnenheilung

Verwachsungen sind in der Folgen von Sehnenverletzungen praktisch unvermeidbar.

! Verwachsungsarme Sehnenheilung kommt nur unter größtmöglicher Gewebeschonung und Anwendung einer Nahttechnik, die die Blutzirkulation möglichst wenig beeinträchtigt, vor.

Einige Autoren (Peacock 1965; Potenza 1962) vertraten die Meinung, dass die Sehnenheilung vom *Gewebe der Umgebung* in Form eines »extrinsic peripheral healing« ausgeht: Es entsteht ein gelatinöses Granulationsgewebe, in das bereits nach einer Woche kollagene Fasern einwachsen. Die Sehne ist dann durch die Narbe mit sich selbst und mit der Umgebung verwachsen. Durch die Beanspruchung lockern sich die Verwachsungen, werden länger und die Sehne kann wieder gleiten. Wichtig für die Sehnenheilung ist auch das Paratenon, das auf Verletzungsreize mit Proliferation reagiert. Im Bereich der Sehnenscheide soll die Sehnenheilung jedoch verwachsungsfrei bleiben. Das Granulationsgewebe zwischen den Sehnenstümpfen kommt entweder vom gefäßtragenden Epitenon oder aber von intratendinösen Gefäßen. Ausgedehnte Traumatisierung, un-

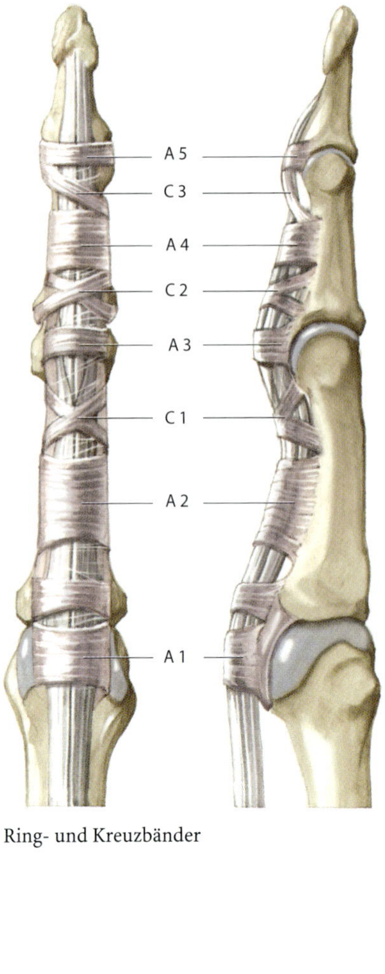

Abb. 16.77. Ring- und Kreuzbänder

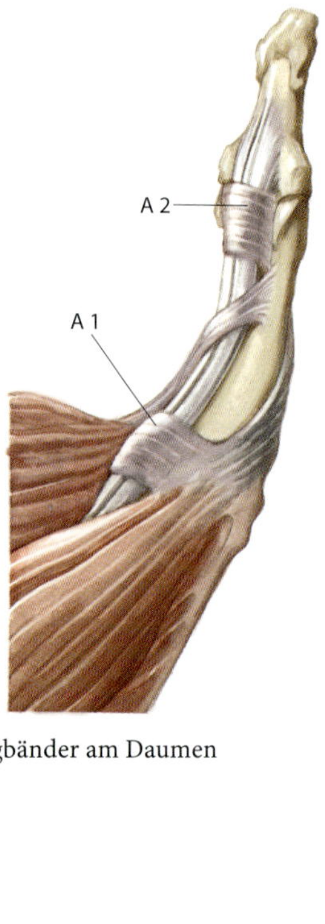

Abb. 16.78. Ringbänder am Daumen

günstiges Nahtmaterial und Gewebehypoxie durch abschnürende Nähte führen zusätzlich zu Entzündungsreaktionen und so auch zur Bildung von Granulationsgewebe und zu Verwachsungen.

Experimentelle Untersuchungen anderer Autoren (Lundborg, 1977; Towfigh 1982) zeigten hingegen, dass Sehnen auch zur *inneren Zellproliferation* und *Kollagensynthese* als »intrinsic axial healing« fähig sind und ferner dass die *Wiederherstellungsaktivität* der Sehnen durch Nahtmaterial und Immobilisation verhindert wird, die mechanische Beanspruchung sich aber günstig auf die Sehnenheilung auswirkt. Außerdem kommt es zu einer Entzündungsreaktion, einerseits durch die Gewebehypoxie, die durch strangulierende Nähte oder durch das Fehlen der Synovialis hervorgerufen wird, andererseits durch die Verletzung und ungünstiges Nahtmaterial. Die Folge ist auch hier die Ausbildung von Granulationsgewebe bzw. von Verwachsungen. Je mehr daher das Gewebe geschont wird, desto geringer sind die Adhäsionen. Außerdem ändert eine konstante Belastung die Verwachsungen in der Sehne so, dass wieder eine gute Beweglichkeit ermöglicht wird.

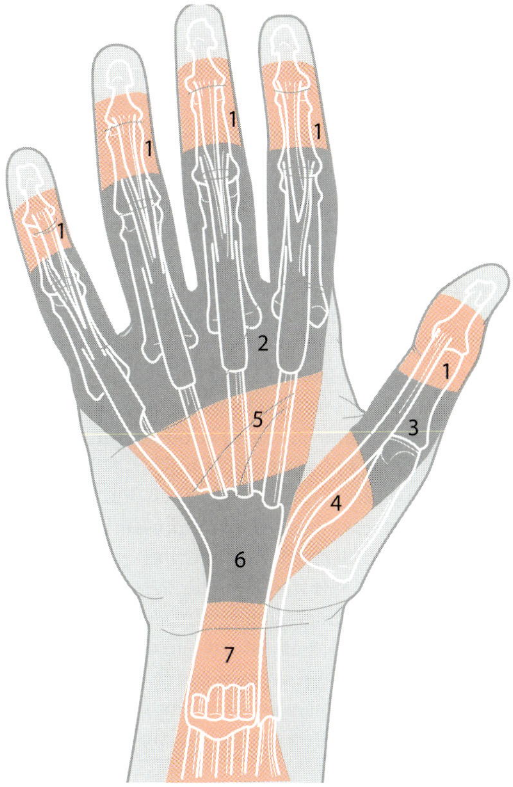

Abb. 16.79. Zoneneinteilung nach Verdan u. Michon

Zoneneinteilung

Wie beim Erwachsenen werden auch die Beugesehnen einer Kinderhand in verschiedene Verletzungszonen eingeteilt, nach denen die entsprechende Therapie eingeleitet wird. Verdan u. Michon (1961) unterteilten die Verlaufsstrecke der Flexoren in 7 topographische Zonen (Abb. 16.79). Neben der von Bunnell (1944) noch heute aktuellen Einteilung schuf Wilhelm (1965) eine mit Buchstaben versehene Unterteilung, Kleinert et al. (1973) eine mit römischen Ziffern bezeichnete. Von der Deutschen Arbeitsgesellschaft für Handchirurgie wurde die von Nigst (1976) erstellte Zoneneinteilung übernommen (Abb. 16.80).

Bunnell hat 1944 den Teil zwischen dem proximalen Ende der Beugesehnenscheide (= distale Hohlhandfalte) und dem Ansatz der oberflächlichen Beugesehne (FDS/Flexor-digitorum-superficialis-Sehne) an der Mittelphalanx als »Niemandsland« bezeichnet. Dies entspricht der Zone 2. Hier kommt es bei kleinen Kinderhänden besonders leicht zu Verwachsungen, da oberflächliche und tiefe Beugesehnen sehr eng nebeneinander in einem osteofibrösen Gleitkanal zu liegen kommen. Außerdem sind die Sehnen in diesem Bereich schlechter vaskularisiert, weshalb Bunnel empfahl, sekundäre Beugesehnennähte bzw. freie Transplantate zu verwenden, um dieser kritischen Zone auszuweichen. In der Zwischenzeit wurde aber aus dem »Niemandsland« ein »Nichtjedermannsland«, indem sehr wohl von geübten Chirurgen primäre Beugesehnennähte durchgeführt werden können.

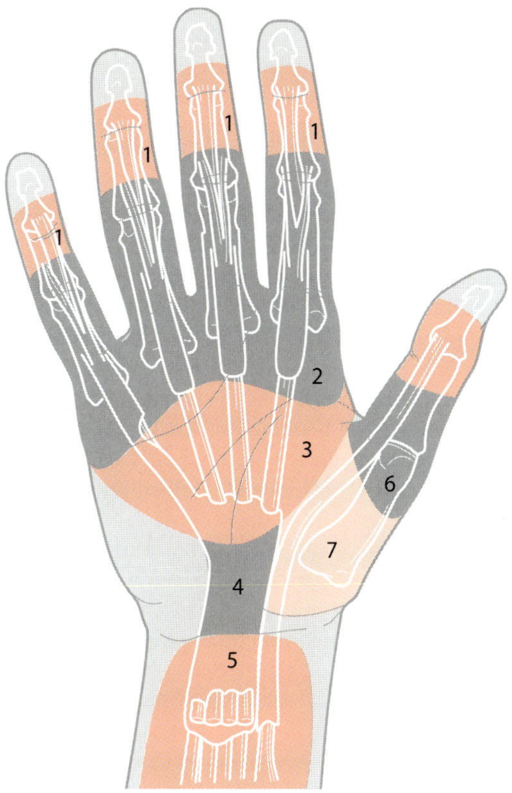

Abb. 16.80. Zoneneinteilung nach Nigst

Diagnostik

Um eine Beugesehnenverletzung diagnostizieren zu können sind die Kenntnisse der Anatomie wie auch der

Funktion der Sehnen, der Ringbänder und Handbinnenmuskeln unbedingt erforderlich.

Durch die Überprüfung der *Sehnenfunktion* sollte die Schwere der Verletzung abgeklärt werden. Dies ist beim kleineren Kind allerdings oft nicht immer ausreichend möglich. Die *Lokalisation* der Wunde und die *Ruheposition* der Hand geben oft den einzigen Hinweis auf eine mögliche Sehnendurchtrennung.

Anamnese

Es ist auch beim Kind wichtig, nach der *Verletzungsursache* zu fragen. Eventuell kann durch die Anamnese und durch die Lokalisation der Wunde auf eine mögliche Sehnenverletzung rückgeschlossen werden. Im Zweifelsfall ist immer die Inspektion in Narkose nötig. Im Kleinkindesalter kommen häufiger Schnittverletzungen vor, z. B. verursacht durch einen Sturz mit einem Glas oder einer Flasche in der Hand oder in eine Glasscheibe, beim größeren Kind ist es oft ein spitzer Gegenstand, wie ein Messer, der die Verletzung herbeiführt. In dieser Altersgruppe kommt es auch häufig zu Sägeverletzungen, die meist zu einem Sehnendefekt führen. Geschlossene Rupturen durch starke Zerrung, wie sie beim Erwachsenen öfter zu sehen sind, sind beim Kind extrem selten. Pathologische Rupturen kommen so gut wie nie vor.

Inspektion

Beim Lockern und vorsichtigen Entfernen des Notverbandes soll das Kind unbedingt abgelenkt werden und nicht zusehen, da der Schock durch den Unfall meist noch nicht verarbeitet ist. Bei jeder Wunde palmarseitig an der Hand oder am distalen Unterarm muss eine Verletzung der Beugesehnen angenommen bzw. erst ausgeschlossen werden.

! Bei Verdacht auf eine Beugesehnendurchtrennung ist die Wunde mit einem nichtschmerzhaften Desinfektionsmittel zu reinigen und provisorisch durch einen Pflasterverband zu verschließen, die Hand zu schienen und perioperativ ein Antibiotikum zu geben.

Die eigentliche *operative Revision* kann unmittelbar primär oder aber erst am nächsten Morgen durch einen geübten Chirurgen erfolgen. Dieses Behandlungsschema sollte auch nur beim geringsten Verdacht auf eine Sehnenläsion eingehalten werden. Speziell bei Kleinkindern soll man großzügig die Indikation zur Inspektion in Narkose stellen, da die Prüfung der Motorik und Sensibilität in der Regel nicht sicher durchführbar ist. Man soll sich auch nicht bei kleinen Wunden, die beugeseitig gelegen sind, dazu verleiten lassen, diese zu verschließen, ohne sich vom intakten Zustand der Beugesehne überzeugt zu haben. Selbst bei einer 0,6 cm langen Wunde wurde schon eine durchtrennte tiefe Beugesehne gefunden.

Außerdem ist zu bedenken, dass die Durchtrennungsstelle der Beugesehne nicht unbedingt in derselben Höhe wie die Hautwunde liegen muss. Vor allem bei Glassplitterverletzungen werden beim Kind häufig isolierte Durchtrennungen einzelner Beugesehnen übersehen. Bei schrägem Eindringen eines spitzen Glassplitters kann z. B. die oberflächliche Beugesehne weitgehend unversehrt bleiben, während die tiefe durchtrennt wird. Bei größeren Kindern kann in solchen Fällen auch die Ultraschalluntersuchung zum Auffinden proximaler Sehnenstümpfe dienlich sein.

Inspektion der Hand

Ebenso gibt die Beobachtung der Ruheposition der Hand einen Hinweis auf die Läsion.

- Das Endglied ist gestreckt bei Beugung im Mittelgelenk:
  die Sehne des M. flexor digitorum profundus oder des M. flexor pollicis longus ist durchtrennt (Abb. 16.81).
- Der Finger ist nur wenig gebeugt:
  die Sehne des M. flexor digitorum superficilis ist durchtrennt, verminderte Beugehaltung (Abb. 16.82).
- Der Finger wird gestreckt gehalten:
  beide Sehnen sind durchtrennt, die aktive Beugung im Mittel- und Endgelenk ist nicht möglich (Abb. 16.83).

Die Beugung im Grundgelenk kommt durch die Mm. interossei und lumbricales bzw. die Daumenballenmuskeln zustande und wird durch die Sehnen der

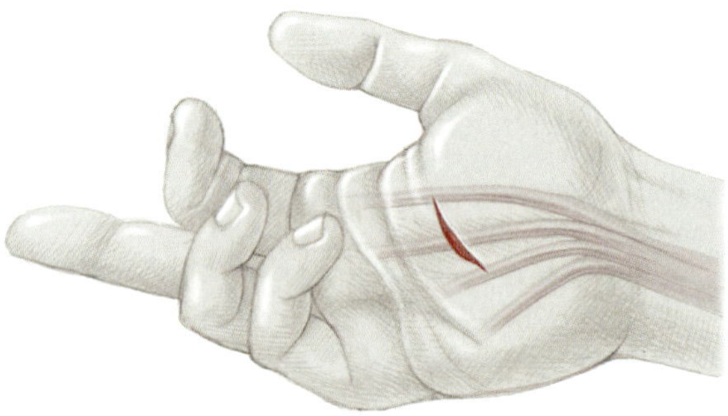

Abb. 16.81. Durchtrennung der Sehne des M. flexor digitorum profundus III

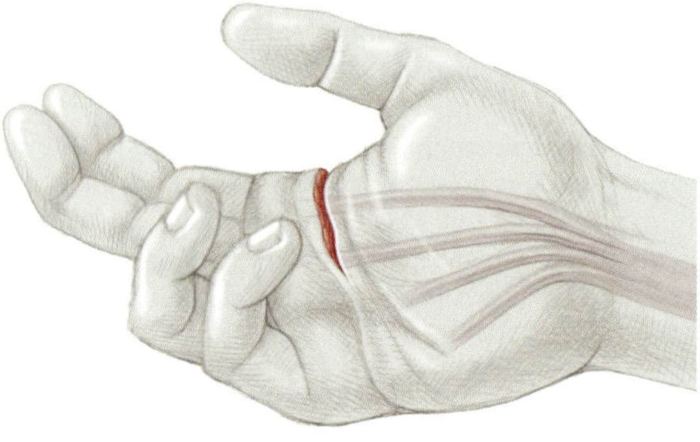

Abb. 16.82. Durchtrennung der Sehne des M. flexor digitorum superficialis II und III

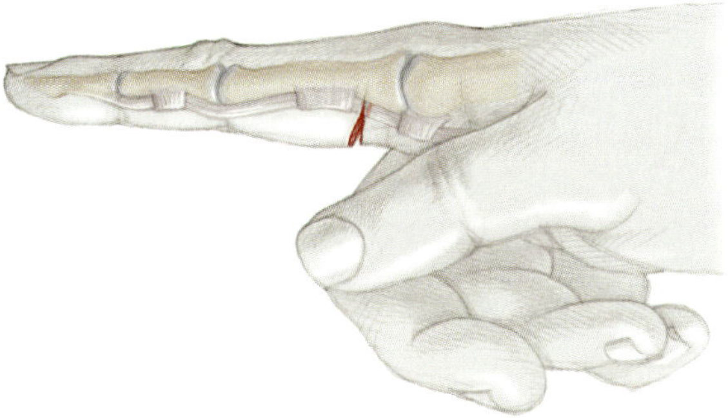

Abb. 16.83. Durchtrennung beider Beugesehnen

Flexoren nur unterstützt. Das bedeutet, dass bei Durchtrennung beider Beugesehnen das Grundgelenk normal gebeugt werden kann – nicht jedoch bei gleichzeitiger Nervenverletzung des N. ulnaris (evtl. auch des N. medianus), der die Mm. interossei und lumbricales versorgt. In diesem Fall entfällt die aktive Beugung im Grundgelenk.

Ist die Beugung gegen Widerstand sehr schmerzhaft, so besteht der Verdacht auf Teildurchtrennung der beugenden Sehne. Dies sollte dann ebenso operativ revidiert werden, um einer späteren Ruptur dieser Sehne vorzubeugen.

Prüfung der Motorik

- Bei fixiertem Mittelgelenk wird die aktive Beugung im Endgelenk und damit die Funktion der tiefen Beugesehne und des M. flexor pollicis longus geprüft (Abb. 16.84).
- Bei gestreckt fixierten Nebenfingern wird die aktive Beugung im Mittelgelenk und damit die Funktion der oberflächlichen Beugesehne geprüft (Abb. 16.85). Dabei wird wegen der gemeinsamen Muskelbäuche am Unterarm die Aktion der tiefen Beugesehnen ausgeschaltet.

Die oberflächliche Beugesehne des Zeigefingers kann auf diese Weise nicht überprüft werden, da sie einen isolierten Muskelbauch besitzt. Sondern bei durchtrennter oberflächlicher Beugesehne II wird das Endgelenk durch die tiefe Beugesehne bei Spitzgriff gebeugt gehalten.

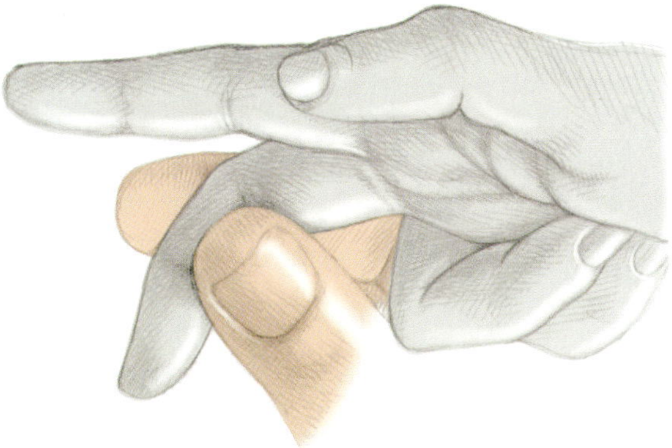

Abb. 16.84. Prüfung der Funktion der tiefen Beugesehne

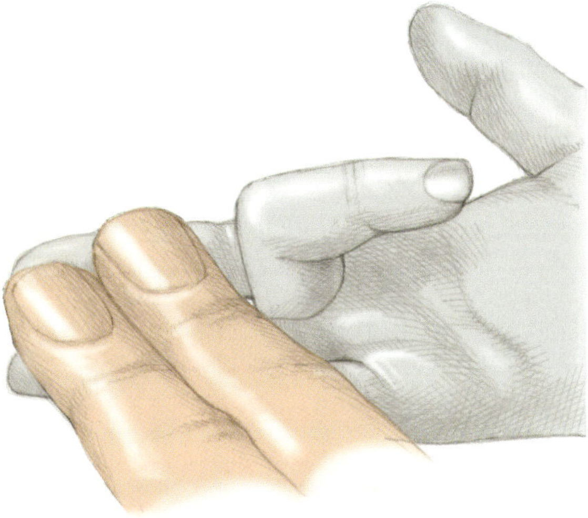

Abb. 16.85. Prüfung der Funktion der oberflächlichen Beugesehne

Folgende Symptome führen zur Diagnose, wobei zu beachten ist, dass die normale mittlere Beugestellung der Finger, die durch den Muskeltonus hervorgerufen wird, bei einer Beugesehnendurchtrennung aufgehoben ist:

- keine aktive Beugung im Mittel- und Endgelenk: bei Durchtrennung beider Beugesehnen,
- keine aktive Beugung im Endgelenk: bei Durchtrennung der tiefen Beugesehne,
- keine aktive Beugung im Mittelgelenk: bei Durchtrennung der oberflächlichen Beugesehne (zumindest der Finger III bis V).

Aufklärung des Patienten

Neben den allgemein auftretenden Komplikationen ist es von großer Bedeutung, bereits präoperativ mit den älteren Kindern und ihren Eltern, bzw. nur mit diesen zu sprechen, um ihnen die notwendig werdenden postoperativen Bewegungsübungen zu erklären. Die aktiven Übungen sowie die Ergo-/Physiotherapie haben für den Erfolg der Behandlung einen ebenso großen Stellenwert wie eine subtile Operationstechnik. Es ist für Laien, wie es Eltern meistens sind, oft nur schwer verständlich, dass z. B. eine knapp 1 cm große Schnittwunde solche Konsequenzen nach sich zieht (Abb. 16.86). Das tägliche Üben, vor allem mit einem Kleinkind, erfordert sehr viel Disziplin und Geduld auch von den Eltern. Nur wenn diese physiotherapeutischen Maßnahmen konsequent durchgeführt werden, werden sie einerseits vom Kind akzeptiert und bringen andererseits den gewünschten Erfolg (Friedrich u. Bäumel 2003).

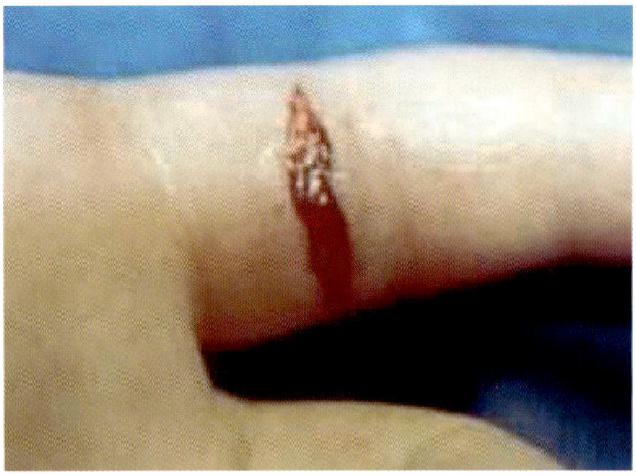

Abb. 16.86. Scheinbar geringgradige Schnittwunde am 5. Finger, aber trotzdem mit durchtrennter tiefer Beugesehne

Therapie

Operativ

Nach dem Vorschlag von Bunnell (1944) wurde früher in der kritischen Zone 2 auf die primäre Beugesehnennaht verzichtet und erst nach 3 Wochen eine freie Transplantation durchgeführt. Es wurde zunächst nur die Profundussehne genäht, die Superficialissehne exstirpiert. Unter den damaligen Bedingungen wurden mit diesem Verfahren meist nur schlechte Ergebnisse erzielt. Mit mehr Erfolg wurde daraufhin die primäre Naht eingesetzt und darüber aus einzelnen Zentren berichtet (Buck-Gramcko 1977; Lister u. Kleinert 1977; Nigst 1976; Verdan u. Michon 1961). Die Erfolge waren z. T. auf die Erkenntnis, dass die Blutversorgung der tiefen Beugesehne über die oberflächliche läuft, zurückzuführen, z. T. auch auf die sofortige postoperative frühfunktionelle Nachbehandlung. Dies führte zu der Empfehlung, unabhängig von der Verletzungshöhe und von den Wundverhältnissen – z. B. auch bei Bissverletzungen – beim Kind die *primäre* Naht anzustreben.

Allerdings dauerte die Diskussion, ob die Beugesehnenrekonstruktion beim Kleinkind primär oder sekundär, evtl. sogar erst nach Jahren durchgeführt werden soll, noch lange an. Aber auch in dieser Altersgruppe hat man sich für die *primäre* operative Versorgung entschieden, da ein Finger, der nicht bewegt wird, nicht nur seinen Bewegungsumfang einbüßt, sondern auch nicht mitwächst. Falls es erst nach einigen Jahren zur Revision kommt, ist der Finger mittlerweile kürzer und schmäler sein als der der anderen Hand, wie wir aus eigener Beobachtung sehen mussten.

Außerdem wies Buck-Gramcko bereits 1969 darauf hin, dass Sehnennähte in Zone 2 nur von entsprechend erfahrenen Chirurgen durchgeführt werden sollten. Dies gilt insbesondere für das Kind, bei dem zarte Strukturen eine noch feinere atraumatische Operationstechnik erfordern.

Eine *primäre Beugesehnennaht* erfolgt innerhalb von 24 Stunden, *eine verzögert primäre Beugesehnennaht* innerhalb der ersten 2 Wochen, bzw. solange die Hautwunde nicht verheilt ist. Nach Abheilung der Wunde, spätestens ab dem 15. Tag, spricht man von einer *sekundären Beugesehnennaht*, von einer *früh sekundären Naht* von der 3. bis 6. Woche, einer Zeitspanne mit besonders hoher Komplikationsrate.

Diese Unterscheidung ist nur wichtig zur Beurteilung des Ergebnisses, bedeutet aber keinen Unterschied in der Behandlung.

■ **Anästhesie.** Besteht der Verdacht auf eine Beugesehnenverletzung, so ist die operative Versorgung immer in Allgemeinnarkose, ferner unter aseptischen Bedingungen im Operationssaal durchzuführen. Außerdem benötigt man zarte Instrumente, eine Lupenbrille und/oder ein Mikroskop sowie eine Blutleere (Abb. 16.87). Vom Narkosearzt wird meistens zusätzlich ein Handblock und eine Plexusanästhesie zur postoperativen Analgesie durchgeführt. Der eingeführte Katheter hält das Kind in den ersten Tagen schmerzfrei, sodass das aktive Üben wesentlich erleichtert wird.

■ **Inzisionen.** Die Wunde muss meistens nach proximal und distal etwas erweitert werden, um einen guten Überblick und auch genügend Platz für die Naht zu haben. Dabei werden zickzackförmige Inzisionen, Bruner-Schnitte am Finger (Abb. 16.88), bogen- oder L-förmige Inzisionen in der Hohlhand und am Unterarm entsprechend den Hautspaltlinien angewandt.

CAVE

Von den mittseitlichen Inzisionen beim Kind wird dringend abgeraten, da sie meist zu einer starken Narbenbildung führen, die Wachstumsstörungen am Finger verursachen kann.

Bei einigen Kindern mussten dadurch entstandene Achsabweichungen des Knochens durch eine Korrektu-

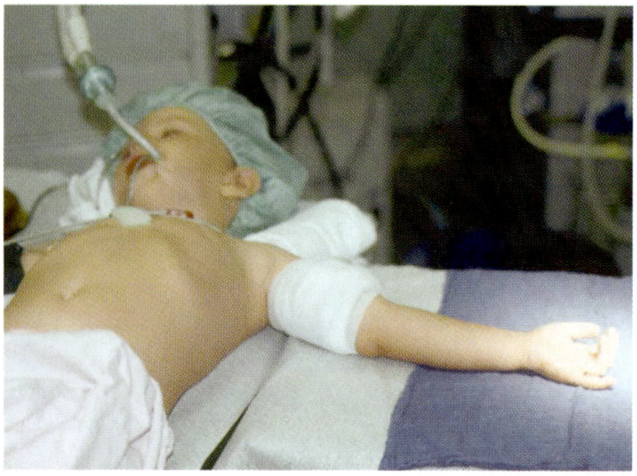

Abb. 16.87. Lagerung des kleinen Patienten mit angelegter Oberarmmanschette (in Narkose)

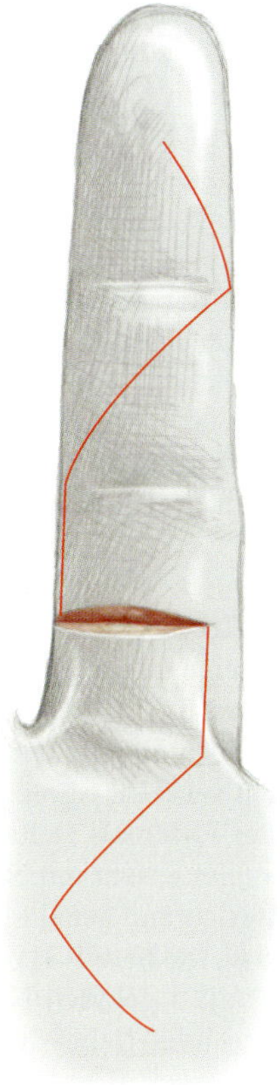

Abb. 16.88. Bruner-Inzision

rosteotomie nach einiger Zeit wieder ausgeglichen werden. Ein Längsschnitt palmarseitig wurde bereits von Bunell (1944) strikt abgelehnt, da durch eine straffe Narbe die Streckung des Fingers eingeschränkt werden kann. Die Inzisionen müssen so gewählt sein, dass sie keine Durchblutungsstörungen der Hautlappen verursachen.

■ **Operationstechnik.** Prinzipiell sollten auch kleine Wunden beim Kind bei Verdacht auf eine Sehnenverletzung nur in Blutleere revidiert werden. Zum Aufsuchen der Stümpfe wird die Sehnenscheide dargestellt, wobei oft der Stumpf mit seinem Hämatom bereits durchschimmert. Aber die Sehnenstümpfe sind nicht immer im Wundbereich zu finden. Ihre Lage hängt von der Stellung des Fingers zum Zeitpunkt der Verletzung ab, bzw. es hängt die Lage des proximalen Stumpfes vom Zustand der Vincula tendinea ab. Sind diese durch die starke Muskelanspannung im Augenblick der Verletzung auch gerissen, so kann sich die Sehne bis in die Hohlhand zurückziehen. Manchmal bleibt sie aber am proximalen Rand des A_2-Ringbandes stecken. Die Sehne kann durch verschiedene Maßnahmen nach distal geholt werden – wie starke Beugung im Handgelenk und auch in den Fingergelenken, ferner durch zartes Anfassen mit einer Pinzette an der Durchtrennungsfläche, nicht an der Oberfläche der Sehne, sondern am Querschnitt oder durch Vorziehen mit Hilfe einer zarten Sehnenfasszange.

Je nach Stellung des Fingers, bzw. Haltung der Hand zum Zeitpunkt der Verletzung, ist die Stelle der Beugesehnenverletzung von der Wunde entfernt:

- Findet man den proximalen Stumpf weit nach proximal zurückgeschnellt (4 cm und mehr sind auch beim Kind möglich!), den distalen Stumpf aber im Wundbereich, so war der Finger gestreckt (Abb. 16.89 a,b).
- Findet man den proximalen Stumpf im Wundbereich, den distalen weit distal von der Wunde entfernt, so war der Finger gebeugt (Abb. 16.90 a,b).

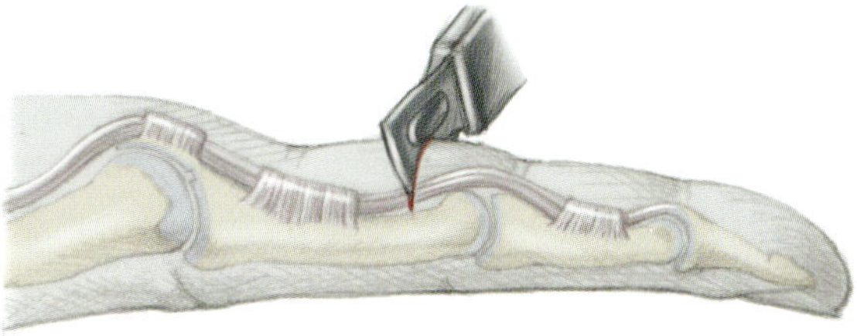

a

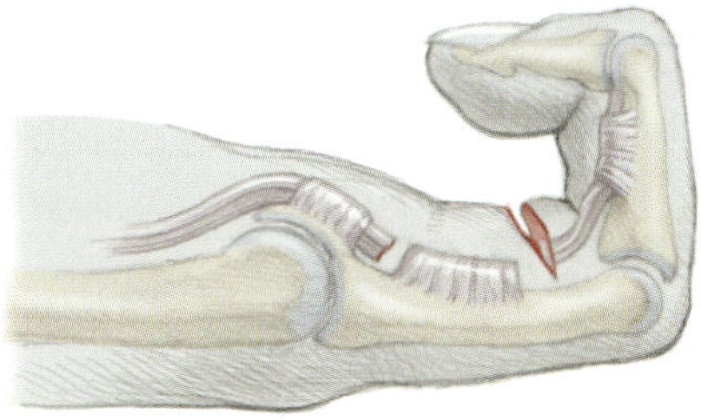

b

Abb. 16.89 a,b. Beugesehnendurchtrennung bei gestrecktem Finger

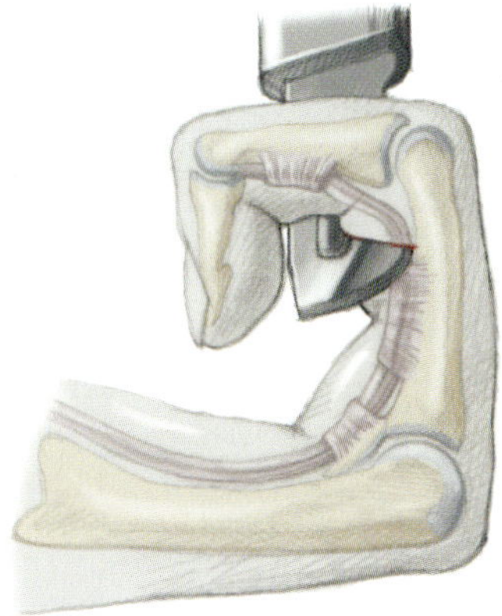

a

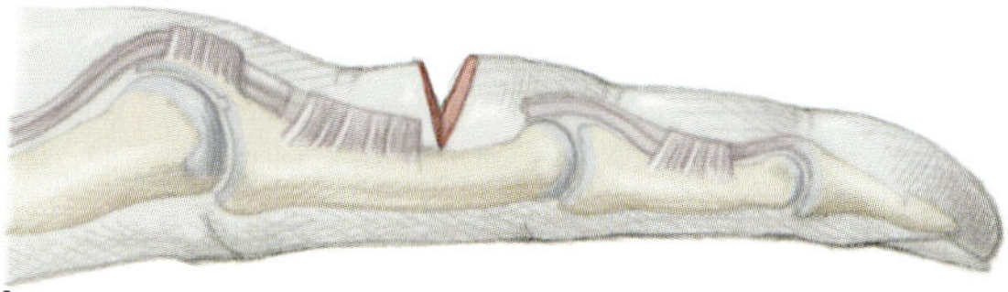

b

Abb. 16.90 a,b. Beugesehnendurchtrennung bei gebeugtem Finger

Bei Kenntnis dieser Verhältnisse kann bereits bei Operationsbeginn die Schnitterweiterung miteingeplant und so eine unnötige Schnittverlängerung vermieden werden.

■ **Nahttechnik.** Die Naht an der durchtrennten Beugesehne sollte möglichst atraumatisch erfolgen, ohne zusätzliche Schädigung z.B. durch Anfassen der Sehnenoberfläche mit einer Pinzette oder mehrmaliges Einstechen mit der Nadel usw. Außerdem sind zarte Instrumente und feines Nahtmaterial, das eine hohe Reißfestigkeit besitzen muss, erforderlich. Für die Kernnaht in der Kleinert-Technik verwendet man beim Kind einen nichtresorbierbaren Faden der Stärke metric 1,5 (4/0) oder metric 1 (5/0) und 2 geraden Nadeln, die etwas zurecht gebogen werden (Abb. 16.91), für die fortlaufende zirkuläre, epitendinöse Adaptationsnaht einen resorbierbaren Faden in der Stärke von metric 0,7 (6/0), um das Aufwulsten der Stumpfenden zu verhindern, mit runder Nadel. Für die Naht der Sehnenscheide wird ebenfalls ein resorbierbarer Faden in der Stärke metric 1 (5/0) oder metric 0,7 (6/0) empfohlen.

Untersuchungen u.a. von Lundborg (1977) haben gezeigt, dass es durch die Naht an dieser Stelle zu einer avaskulären Nekrose kommt und dass die Regenerationskraft der Sehne durch Nahtmaterial und Immobilisierung behindert wird.

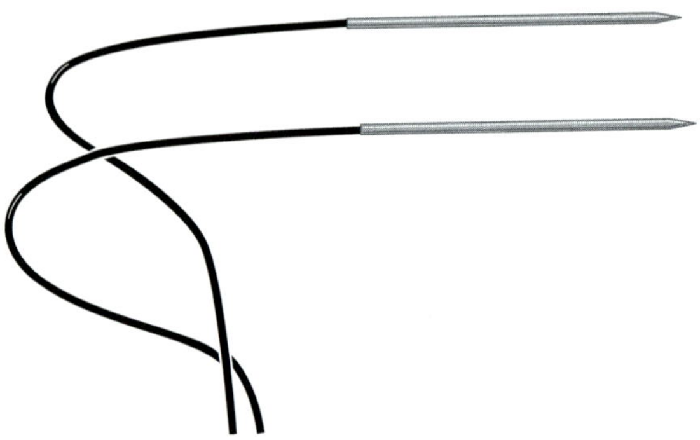

Abb. 16.91. Faden mit 2 geraden Nadeln armiert

Seit der ersten beschriebenen Naht vor etwa 100 Jahren wurden bis Ende 2002 mehr als 50 Nahtmethoden publiziert. Die mit kleinen Abwandlungen am häufigste verwendete ist die von Kirchmayr (1917) beschriebene Nahttechnik (Abb. 16.92 a–c). Diese Naht besitzt eine besonders hohe Reißfestigkeit (Urbaniak et al. 1975).

Eine Variante der Kirchmayr-Naht ist diejenige nach Zechner. Hierbei wird der Knoten im Querschnitt der Sehne versenkt, und die beiden Fadenenden werden jeweils von dieser Stelle zum Rand hin ausgestochen (Abb. 16.93). Beim relativ kleinen Querschnitt einer kindlichen Sehne gelingt das Versenken des Knotens nur zum Teil (bei halberwachsenen Kindern; Abb. 16.94 a–d).

Naht nach Kirchmayr-Zechner: Nach Eröffnung der Sehnenscheide und Hervorholen beider Stümpfe wird der proximale durch eine quer eingestochene Nadel gehalten. Vor Beginn der Kernnaht werden die Stümpfe durch einen beidseitigen Haltefaden in ihrer Lage fixiert, sodass sie nicht verdreht werden können. Auf der einen Seite bleibt der Faden als Haltefaden stehen, auf der anderen die komplette Naht mit Nadel. Mit ihr wird dann epitendinös fortlaufend genäht (Hoffmann 1997). Für die Kernnaht wird, wie bereits erwähnt, ein nichtresorbierbarer Faden mit 2 geraden Nadeln verwendet. Für die Kirchmayr-Zechner-Naht wird auch beim Kind die Sehne proximal etwas eingekerbt, um dort den Knoten zu versenken. Von dieser Stelle wird der Faden zum Rand geführt, hinterstochen, entlang der Sehne zur Durchtrennungsstelle und ebenso in den distalen Stumpf. Nach dem Querstich wird die Nadel in derselben Weise an der gegenüberliegenden Seite der Sehne zurückgeführt. Die Sehne kann dabei schonender mit dem Finger als mit der Pinzette gehalten werden. Der Faden wird zuerst nur locker vorgelegt und dann mit 2 anatomischen Pinzetten am Ende der Naht nachgezogen. So kann der Faden wesentlich gleichmäßiger angelegt werden. Zum Schluss werden die beiden Fadenenden mehrmals miteinander verknüpft und mit Hilfe der Nadeln jeweils zum Rand ausgestochen. Die Knoten dürfen nicht so fest zugezogen werden, dass es zum Auf-

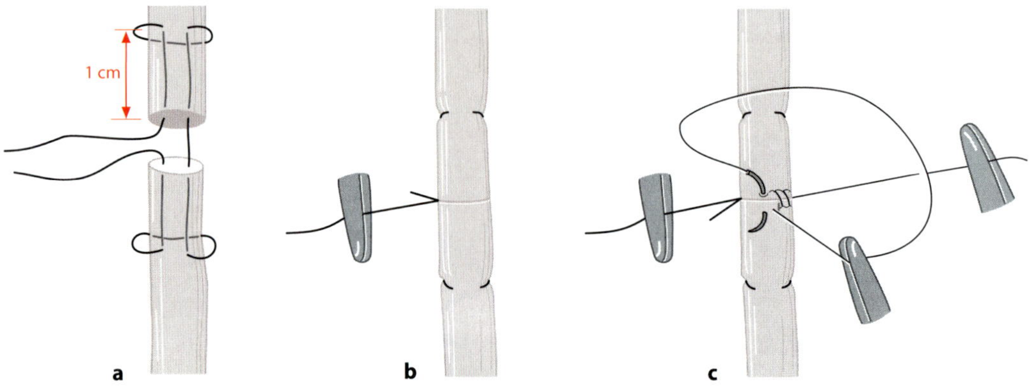

Abb. 16.92 a–c. Naht nach Kirchmayr (1917)

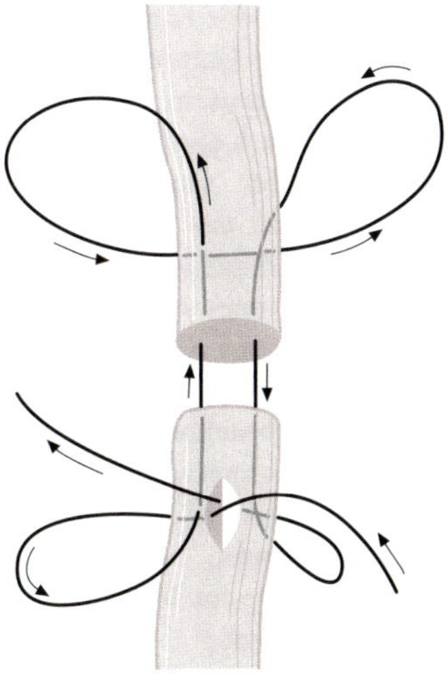

Abb. 16.93. Naht nach Kirchmayr-Zechner

stehen der Stumpfenden kommt. Um das Auffasern der Sehne durch den Faden zu verhindern, muss der Querstich gut 1 cm von der Durchtrennungsstelle entfernt sein. Insgesamt muss die Naht wegen der Gefäßversorgung eher in die palmare Hälfte der Sehne gelegt werden, da in diesem Anteil weniger Gefäße ziehen (Geldmacher u. Köcherling 1991). In der dorsalen Hälfte des Sehnenquerschnittes teilen sich die Gefäße auf, die über das Vinculum tendineum in die Sehne eintreten. Die zirkuläre Adaptationsnaht wird mit einem resorbierbaren Faden fortlaufend überwendelnd durchgeführt, wobei die Sehne am geknüpften, lang gelassenen Fadenende gedreht werden kann.

Die Ringbänder A_2 und A_4 sollen dabei möglichst intakt bleiben, bzw. sollte die Beugesehnennaht proximal oder distal davon durchgeführt werden. Danach muss die Sehnenscheide möglichst wieder verschlossen werden.

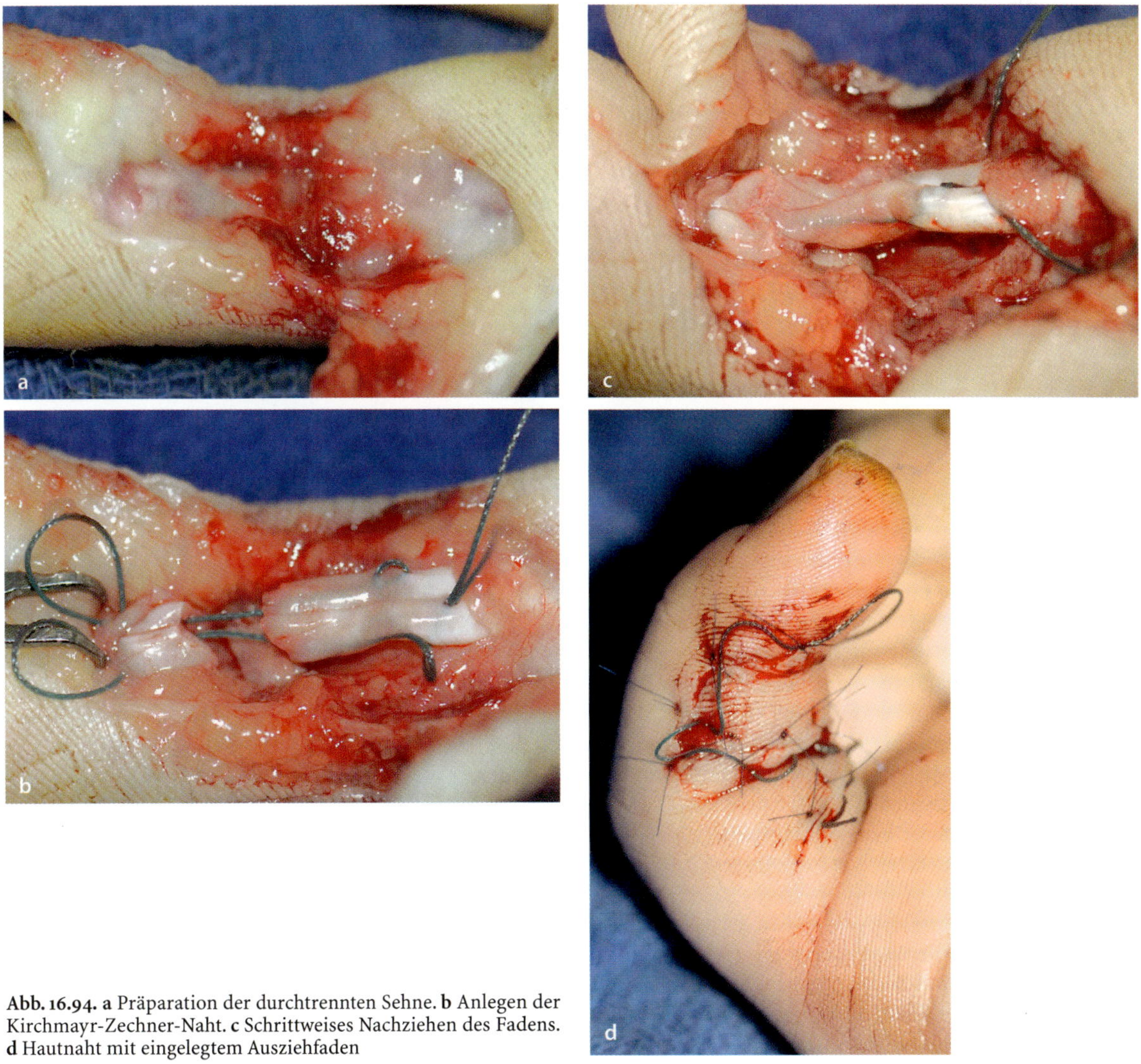

Abb. 16.94. a Präparation der durchtrennten Sehne. **b** Anlegen der Kirchmayr-Zechner-Naht. **c** Schrittweises Nachziehen des Fadens. **d** Hautnaht mit eingelegtem Ausziehfaden

Begleitverletzungen

Begleitverletzungen kommen vor allem bei Beugesehnenverletzungen an den Fingern recht häufig vor. Betroffen ist meistens das benachbarte Gefäß-Nerven-Bündel. Bei der operativen Versorgung sollte nicht nur der Fingernerv, sondern wenn möglich auch die durchtrennte Arterie rekonstruiert werden. Mit einer intakt gebliebenen Arterie ist zwar die Blutversorgung des Fingers sichergestellt, aber die Kinder klagen oft über große Kälteempfindlichkeit. Dies kann durch die Naht beider Arterien verhindert werden.

Nervendefekte an den Fingern oder in der Hohlhand sollen primär – wenn möglich – durch Transplantate überbrückt werden, am Unterarm an den großen Nervenstämmen aber erst sekundär. Bei starken Quetschverletzungen erfolgt die Versorgung ebenfalls erst sekundär.

Begleitende Frakturen müssen so stabilisiert werden, dass möglichst am Ende der ersten Woche mit physiotherapeutischen Maßnahmen begonnen werden kann.

Bei Sehnendefekten mit ausreichend guten Hautverhältnissen kann bereits primär ein Silastikstab für die nachfolgende Sehnentransplantation eingelegt werden. Hautdefekte, die durch Lappenbildung gedeckt werden können, stellen keine Kontraindikation für eine primäre Beugesehnennaht dar. Die isolierte Durchtrennung des M. flexor carpi radialis benötigt ebenso wie die Durchtrennung des M. flexor carpi ulnaris keine funktionelle Therapie postoperativ, sondern nur die Ruhigstellung für 4 Wochen.

Geringgradigere Begleitverletzungen beeinflussen das Behandlungsergebnis in unserer Statistik kaum. So scheint die Durchtrennung des benachbarten Gefäß-Nerven-Bündels die Durchblutung der Beugesehnen nicht wesentlich zu verschlechtern. Sehr wohl aber erschwert eine Gelenkbeteiligung die Behandlung (Friedrich u. Bäumel 2003). Auch von anderen Autoren wurde festgestellt, dass geringere Begleitverletzungen keinen negativen Einfluss auf das Ergebnis haben, dass sie sich aber bei einer größeren Handverletzung zusätzlich erschwerend auswirken (Kleinert et al. 1975).

Postoperative Behandlung

Verwachsungen, die aus Läsionen an der Sehnenoberfläche entstehen, müssen möglichst verhindert werden: Dies geschieht durch eine *kontrollierte Mobilisierung nach Kleinert* unter Entlastung der Sehnennaht mittels eines *Gummizügels*, d. h. die Sehne selbst wird durch den Zug nicht beansprucht. Durch Innervation der Streckmuskulatur kommt es dabei zu einer synergistischen Entspannung der Beugemuskulatur. Jedoch wird immer nur der betroffene Finger ruhig gestellt, die übrigen bleiben frei.

Am Ende der Operation wird der verletzte Finger mittels eines ausgedehnten Bürogummis oder durch »vessel-loops«, die auf den Fingernagel mit Hilfe eines Lederplättchens mit einem Superkleber aufgeklebt werden, in Beugestellung gehlaten. Wegen der ziehenden Schmerzen bzw. wegen der drohenden Hautnekrose wird vom Durchstechen des Fingernagels bei Kindern dringend abgeraten. Die Gummizügel werden in der Hohlhand in leichter Spannung mit einer Sicherheitsnadel fixiert, wodurch auch das Endgelenk gebeugt werden soll. Bei sehr kleinen Kinderfingern und kleiner Hohlhand gelingt das oft aus Platzgründen nicht. Ein zweites mal werden die Zügel proximal am Unterarm fixiert und der verletzte Finger so in Beugestellung gehalten. Die axiale Zugrichtung der einzelnen Langfinger, die in einem Punkt über dem Os scaphoideum zusammenlaufen, muss dabei beachtet werden, da es sonst zu Schmerzen in den Fingergelenken kommen kann. Die bei Erwachsenen gelegentlich auftretende Gefahr des Schrumpfens der palmaren Gelenkkapsel durch die langfristige Beugestellung im Mittelgelenk kommt bei Kindern praktisch nicht vor.

Die dynamische Fixierung nach Kleinert wird mit Hilfe einer dorsalen Gipslonguette oder auch einer Kunststofflonguette durchgeführt. Bei kleineren Kindern muss dies in Form einer kurzen Oberarmgipslonguette stattfinden, damit diese über Nacht nicht so leicht abgestreift werden kann. Allerdings sind wir vom Original-Kleinert-Gips, also von der ursprünglichen 60°-Beugestellung im Handgelenk und 40°-Stellung im Grundgelenk (Abb. 16.95) abgekommen, da Kinder aus Gewohnheit die Hand weiterhin in dieser Stellung halten, auch wenn der Gips bereits abgenommen ist. Es dauert dann fast ebenso lange und unter steter Ermahnung bis das Handgelenk wieder annähernd die Neutralstellung erreicht hat. Die Möglichkeit, den Gips bereits nach 3 Wochen abzunehmen und den Gummizügel am Uhr-

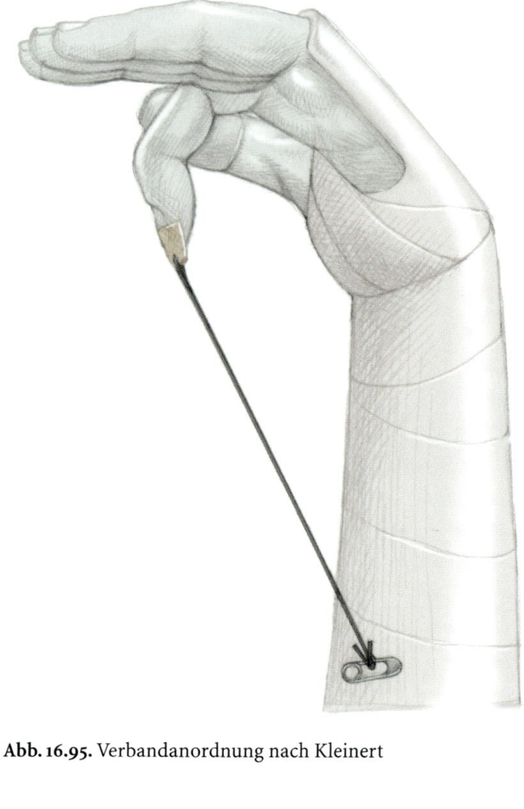

Abb. 16.95. Verbandanordnung nach Kleinert

band zu fixieren, ist für Kinder aus den oben genannten Gründen ebenfalls abzulehnen. Außerdem soll die Longuette nicht über die Fingerkuppen, sondern nur bis zum Grundgelenk nach distal reichen, damit die Fingergelenke beim Üben leichter zu strecken sind.

Die dynamische Schienung soll auch beim Kind für 5 Wochen beibehalten werden.

Die genähte Beugesehne wird durch aktive Streckung des verletzten Fingers bewegt. Die Naht wird dabei aber nicht beansprucht, da die Beugemuskulatur am Unterarm nicht kontrahiert wird, sondern die Beugung erfolgt über den Gummizügel sobald die Strecker erschlaffen (Abb. 16.96).

Elektromyographische Untersuchungen haben bewiesen, dass während der aktiven Streckung die Beugesehne entspannt ist. Die aktive Beugung ist ebenso wie die passive Streckung des verletzten Fingers zu vermeiden.

! Auch beim Kind muss innerhalb von 3 Tagen die Streckung im Mittelgelenk und bis zum 10. postoperativen Tag die volle Streckung des Fingers erreicht werden, sonst kann es leicht zur Beugekontraktur in diesem Gelenk kommen.

Diese Streckübungen werden mit Einlegen eines Holzspatels zwischen Gipslonguette und Grundphalanx durchgeführt, wodurch das Grundgelenk mehr gebeugt und so die Streckung im Mittelgelenk erleichtert wird. Durch diese unmittelbar postoperative, frühe Bewegung sollen einerseits weniger Adhäsionen gebildet werden, andererseits nur solche, die die Bewegung der Beugesehne mitmachen. Kleinert, der diese dynamische Schienung gemeinsam mit einer modifizierten Kirchmayr-Naht vorgeschlagen hat (Kleinert et al. 1973), erreichte damit wesentlich bessere Ergebnisse als mit einer starren Verbandsanordnung. Nach insgesamt 5 Wochen kann die Hand wieder belastet werden. Dabei ist die Gefahr einer sekundären Beugesehnenruptur beim Kind sehr gering.

Ist die Sehne des M. flexor pollicis longus betroffen, so genügt eine Gipslonguette für den Daumen, die auch nur bis zum Grundgelenk reicht. Der Gummizügel wird zuerst seitlich in Höhe des Ulnaköpfchens fixiert und ein zweites Mal am proximalen Unterarm.

■ **Physiotherapie.** Bereits am 1. postoperativen Tag beginnt die Physiotherapie vorsichtig mit den aktiven Streckübungen (Abb. 16.97). Bei sehr ängstlichen Kindern ist eine zusätzliche Schmerzmedikation (oft genügen Suppositorien oder Tropfen) anfangs hilfreich. Es werden aktive und passive Übungen und zusätzlich ergotherapeutische Maßnahmen durchgeführt (Fasching et al. 1998). Diese Nachbehandlung wird auch als »Washington-Regime« bezeichnet, wobei zusätzlich die einzelnen Fingergelenke passiv durchbewegt werden (Friedel et al. 1998).

Die Ergo-/Physiotherapeutin muss entsprechend geduldig sein und immer wieder durch Spiel das Kind motivieren, die Finger zu strecken. Während des stationären Aufenthaltes kommt sie 5- bis 6-mal täglich und schult dann auch die Mutter, die das Üben zu Hause konsequent durchführen muss (Abb. 16.98). Erst wenn die Übungen vom Kind verstanden und erfolgreich durchgeführt werden, kann es aus der stationären Behandlung entlassen werden. In der 1. Woche nach der Entlassung kommt der Patient jeden 2. bis 3. Tag zur ambulanten Physiotherapie, die dann allmählich reduziert wird. Die angestrebte Restitutio ad integrum soll innerhalb von 3 Monaten erreicht werden. Die Nahtentfernung erfolgt am 10. bis 12. postoperativen Tag. Bei kleineren Kindern muss sie in Narkose durchgeführt werden, um das Vertrauen nicht zu zerstören. !

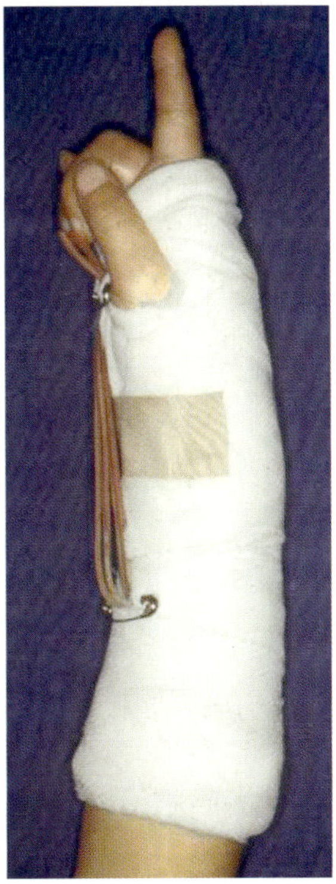

Abb. 16.96. Modifizierter Kleinert-Gips

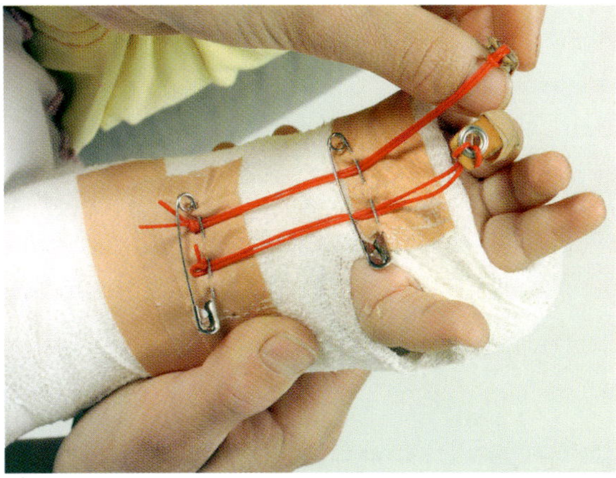

Abb. 16.97. Streckübung

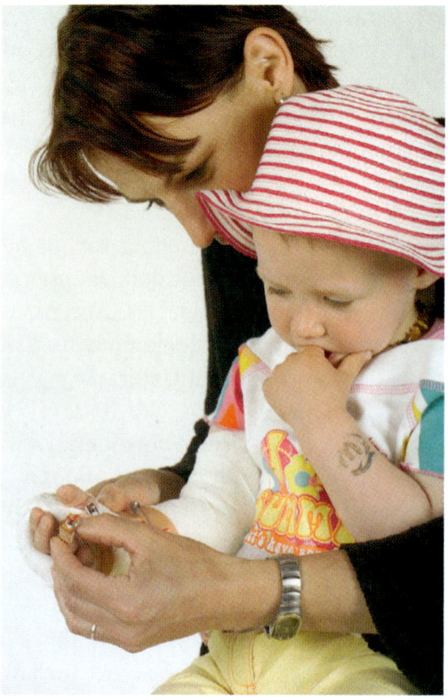

Abb. 16.98. Üben mit der Mutter

Nachbehandlung

Weitere ambulante Kontrollen in immer größeren Abständen sind im 1. Jahr vorgesehen, müssen aber insgesamt bis zum Wachstumsabschluss jährlich bis später zweijährlich erfolgen. Bei manchen Kindern wird nach anfangs intakter Beugesehnenrekonstruktion eine nochmalige Physiotherapie notwendig, da es bei raschem Wachstum zu einer neuerlichen Beugesehnenverkürzung kommen kann.

Die Idee, verletzte Beugesehnen im Kindesalter nicht dynamisch zu bewegen, lehnen wir strickt ab. Wir haben beobachtet, dass couragierte Kinder ihre Finger von sich aus zu bewegen begannen und so zu einem respektablen Ergebnis kamen. Ängstliche Kinder hingegen bewegen ihre Finger so gut wie gar nicht, sodass es zu den gefürchteten Verwachsungen kommen muss.

Naht beider Beugesehnen

Aufsuchen der Sehnenenden

Die Wunde muss, um eine gute Übersicht zu gewinnen, meistens nach proximal und distal erweitert werden. Hierbei muss auf die Durchblutung der Hautlappen geachtet werden. Die Sehnenstümpfe liegen nur selten im Verletzungsbereich (s. oben).

Durch starke Beugung des Handgelenks und durch Ausmassieren der Sehnenscheiden von proximal nach distal kommt der *proximale Stumpf* oft im Verletzungsgebiet zum Vorschein und kann an der Durchtrennungsstelle mit einer Pinzette zart gefasst werden. Falls dies nicht gelingt, kann der Stumpf vorsichtig mit einer Sehnenfasszange nach distal gezogen werden. Eine weitere Möglichkeit wäre es, über einen zusätzlichen Hilfsschnitt proximal der Wunde den Sehnenstumpf darzustellen und so schrittweise in das Verletzungsgebiet zu verlagern. Sobald der proximale Sehnenabschnitt gefunden ist, wird er durch eine quer eingestochene Injektionskanüle fixiert, um auf diese Weise ein neuerliches Zurückgleiten zu verhindern.

Grundsätzlich müssen beide Sehnen aufgesucht und versorgt werden, auch im Sehnenscheidenkanal, um die Blutversorgung der tiefen Beugesehne zu erhalten. !

Lundborg konnte bereits 1977 nachweisen, dass die Vincula longa Abzweigungen der Vincula breves sind, die die Superfizialissehnen versorgen.

Eröffnung der Sehnenscheide

Experimentelle Untersuchungen haben ergeben, dass die Sehnenscheide für die Heilung der Sehnen von Bedeutung ist. Daher wird sie nach der Beugesehnennnaht wieder mit einem resorbierbaren Nahtmaterial verschlossen. Die Ringbänder A_2 und A_4 dürfen auch beim Kind nicht durchtrennt werden, sondern die Naht der Profundussehne muss proximal oder distal davon erfolgen (Abb. 16.99). Die dazwischen liegenden Ligg. cruciata können L-förmig eröffnet werden, um die Beugesehne zu nähen.

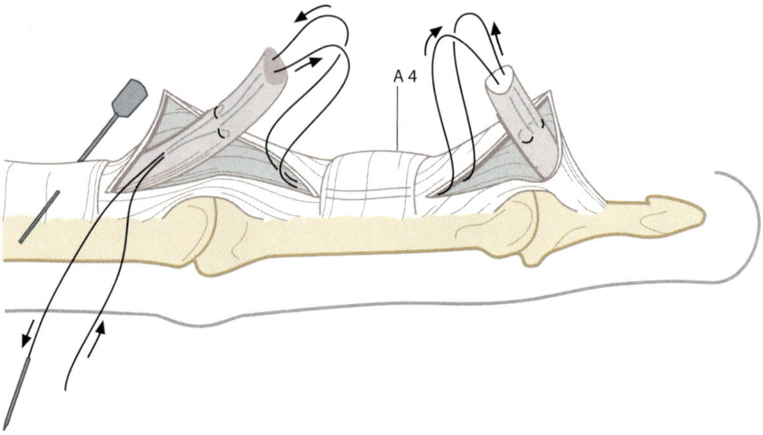

Abb. 16.99. Naht der Sehnenstümpfe proximal und distal des A_4-Ringbandes

Naht der oberflächlichen Beugesehne (FDS)

Ist die Superfizialissehne kurz vor ihrem Ansatz durchtrennt, so werden ihre beiden Schenkel durch einzelne U-Nähte oder durch sich kreuzende U-Nähte mit einem nichtresorbierbaren Faden wieder vereinigt, wobei der Knoten möglichst nicht an der Profundussehne zu liegen kommen soll (Abb. 16.100). Ist die Superfizialissehne proximal durchtrennt, wo sie noch eine runde Form aufweist, wird sie wie eine Profundussehne versorgt.

Naht der tiefen Beugesehne (FDP)

Nach Eröffnung der Sehnenscheide und Aufsuchen beider Sehnenstümpfe wird eine Naht nach Kirchmayr-Zechner empfohlen (s. oben). Sind die Sehnenenden nicht glattrandig, so können sie mit Hilfe eines adaptierten Nervenschneidegerätes gehalten und angefrischt werden (Pechlaner et al. 1998).

Ist die Profundussehne im Bereich des A_4-Bandes durchtrennt, so muss die Kernnaht getrennt im Sinne einer *kombinierten Naht* durchgeführt werden. Dazu wird nach Legen der proximalen Kernnaht die Nadel unter dem A_4-Ringband hindurchgeschoben, hier die distale Kernnaht angelegt und die Nadel wieder zurückgeführt. Anschließend wird bei gebeugtem Endgelenk die zirkuläre Adaptationsnaht ausgeführt.

Bei Durchtrennung mehrerer Beugesehnen in der Hohlhand ist auf die Größe des Sehnendurchmessers bzw. auf die Schnittfläche zur Identifikation der Sehnen zu achten.

Bei Verletzung im Bereich des Handgelenks muss meist das Retinaculum flexorum schräg durchtrennt und zum Abschluss wieder locker adaptiert werden. Bleibt es unversorgt, können N. medianus und Beugesehnen bei den Bewegungsübungen aus dem Karpalkanal treten, was zu eingeschränkter Gleitfähigkeit führt.

Refixation der tiefen Beugesehne (FDP)

Distaler Stumpf

Bleibt, wie in den meisten Fällen, distal ein etwa 1 cm langer Stumpf stehen, ist zur Schonung der Epiphysenfuge folgende Methode beim Kind anzuwenden: Der distale Stumpf wird in der Mitte geteilt, die proximale Sehne eingezogen und durch U- oder Matratzennähte fixiert oder der distale Stumpf bekommt einen Schlitz, in den der proximale eingelegt und angenäht wird (Abb. 16.101 a–c). Dies ist eine einfache Methode, die sich bei unseren Patienten sehr bewährt hat.

An der Ansatzbasis des Endgliedes

Bei Durchtrennung der tiefen Beugesehne an ihrem Ansatz im Bereich des Endgliedes ist beim Erwachsenen ein »advancement« mit *transossärer Refixation* nötig. Dieses ist nicht indiziert, wenn der distale Stumpf etwas länger ist. Dann kann es zu einer starken Verkürzung der Sehne und zu starker Beugung der Endphalanx bzw. zur Funktionseinschränkung der Nachbarfinger durch den gemeinsamen Muskelbauch des M. flexor digitorum profundus kommen. Geschlossene Abrissverletzungen der Sehne von der Endphalanx wie sie beim Erwachsenen öfter vorkommen, findet man beim Kind fast nie.

Bei Kinder empfehlen wird die folgende Ausziehnaht, wobei die Epiphysenfuge geschont wird. Der proximale Sehnenstumpf wird mit Hilfe einer Schnürsenkelnaht nach Bunnell – der mit 2 geraden Nadeln armierte Faden wird 2- bis 3-mal kreuzweise durch den proximalen Sehnenstumpf geführt – angeschlungen. In die erste Nahtschlinge wird ein Ausziehfaden eingelegt und nach proximal durch die Haut herausgeleitet. Bei Verwendung eines resorbierbaren Fadens benötigt man dementsprechend keinen Ausziehfaden. Die Naht wird durch den distalen Stumpf und durch die Endphalanx geführt, mit Fixation an der Fingerkuppe. Dabei werden die Enden miteinander über einen Orthoplastknopf mit weicher Unterlage unter mäßigen Zug bei gebeugten Handgelenk verknüpft (Abb. 16.102 a–c). Der distale Stumpf wird zusätzlich gespalten und mit Einzelknopfnähten in der Stärke 6/0 am proximalen Stumpf seitlich vernäht.

Anschließend erfolgt die dynamische Schienung nach Kleinert für 5 Wochen. Nach dieser Zeit kann der Knoten abgeschnitten und erst nach einer weiteren Woche der Ausziehfaden mit der Naht entfernt werden. In dieser Woche hat sich durch die Bewegung der Ausziehfaden soweit gelockert, dass er ohne Schmerzen gezogen werden kann. Eine Knochenlamelle an der Endgliedbasis abzuheben, ist bei Kindern nicht nötig. Diese Ausziehnaht wird auch zur Fixation eines Sehnentransplantats verwendet.

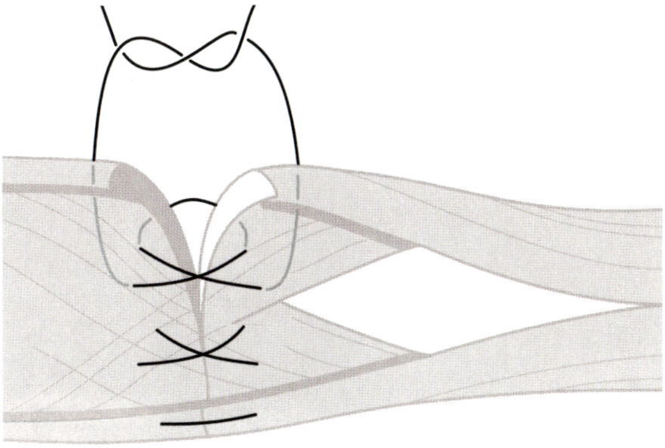

Abb. 16.100. Naht der oberflächlichen Beugesehne

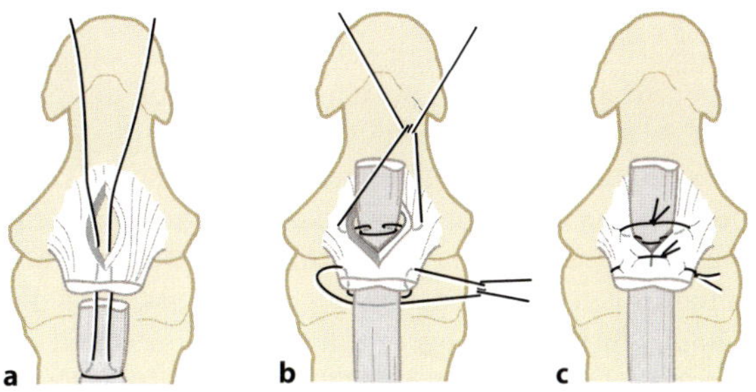

Abb. 16.101 a–c. Fixation der Sehne bei kurzem distalem Stumpf

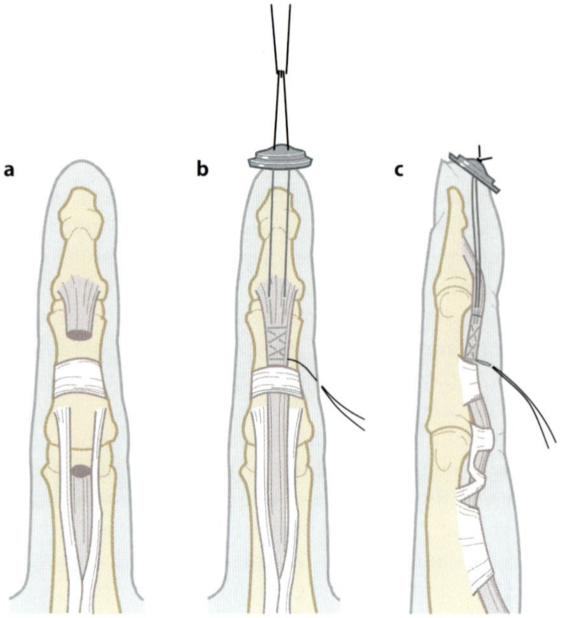

Abb. 16.102 a–c. Ausziehnaht

Knöcherner Ausriss

Bei Ausriss der Sehne von der Endphalanx verwendet man auch beim Kind eine *Drahtnaht mit Y-förmigem Anker und gerader Nadel*, das zweite Ende mit einer gebogenen Nadel armiert. Das knöcherne Fragment sollte mittels des Ankers in guter Position gehalten werden. Man sticht die Drahtnaht schräg durch die Basis der Endphalanx, was beim Kind ohne transossäre Vorbohrung gelingt. Anschließend wird der Draht unter mäßigem Zug über einer oder 2 Bleioliven fixiert. Es reicht eine Ruhigstellung mittels palmarer Gipslonguette für insgesamt 4–5 Wochen, ohne funktionelle Therapie, da der Draht durch die Bewegung vorzeitig brechen könnte. Wenn allerdings das knöcherne Fragment mehr als ein Drittel der Gelenkfläche ausmacht, so ist das Endgelenk instabil (= dorsale Luxationsfraktur). Dieses ist dann mittels Kirschner-Drähten oder einer Titanminischraube zu fixieren.

Naht der langen Daumenbeugesehne (FPL)

Die Sehne des M. flexor pollicis longus kann, wenn nötig, Z-förmig verlängert und so nach distal verschoben werden, während dies bei den Langfingern durch deren Fixation über den Lumbricalisursprung nicht möglich ist. Beim Kind im Schulalter können so etwa 2 cm gewonnen werden. Bei einer Reinsertion des proximalen Sehnenstumpfes muss mit einer zusätzlichen Verkürzung der Sehne gerechnet werden, zudem kann die Naht genau im Niemandsland zu liegen kommen. Nachdem am distalen Unterarm der Übergang der Sehne in den Muskel dargestellt worden ist, wird die Sehne Z-förmig verlängert. Die Sehne wird dann in doppelter Länge der eigentlichen Verlängerung längs geteilt. Nach Verschiebung der Sehnenenden werden diese mittels Matratzennähten aneinander genäht; dabei soll sich die Hälfte der geteilten Sehne überschneiden (Abb. 16.103 a,b).

Ist die Sehne des M. flexor pollicis longus im Bereich der Endphalanx durchtrennt, so kann man bei Kindern in den distalen Sehnenstumpf einen Schlitz schneiden und den proximalen durchziehen und abschließend mittels mehrerer U-Nähte fixieren (s.oben) oder man führt eine Ausziehnaht durch den proximalen Sehnenstumpf und bei Schonung der noch offenen Epiphysenfugen durch die Endphalanx (s. oben).

Komplikationen

Auch bei sorgfältiger Nahttechnik, atraumatischem Operieren und entsprechender Nachbehandlung sind bestimmte Komplikationen in der Hand des geübten Chirurgen nicht zu vermeiden (Towfigh 2001). Beim Kind kommt die oft fehlende eigene *Kooperationsbereitschaft* und die der Eltern als prognostisch hemmender Faktor dazu. Ohne Mitarbeit der Eltern können jüngere Kinder kaum zum Üben motiviert werden. Noch kleinere Kinder verstehen meist gar nicht, *wie* sie üben müssen. Es ist ihnen kaum möglich, sich auf eine Hand oder auf einen Finger zu konzentrieren. Wenn sie den verletzten Finger strecken sollen, spannen sie alle anderen Muskeln auch an, so auch die Gesichtsmuskulatur, sodass sie oft zu grimassieren beginnen. Ängstliche Kinder wiederum üben kaum mit ihren Fingern; hier ist

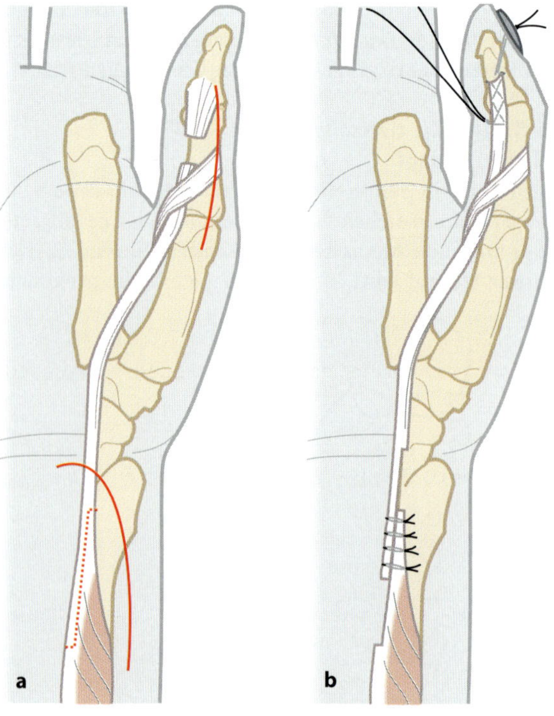

Abb. 16.103 a,b. Naht der langen Daumenbeugesehne

die gezielte, regelmäßige Physiotherapie ein ganz wichtiger Teil der Behandlung.

Sekundäre Rupturen, deren Häufigkeit beim Erwachsenen zwischen 3–18% liegt, kommen bei entsprechender Nahttechnik bei Kindern fast nicht vor.

Eine weitere Komplikation ist die *Infektion* nach Beugesehnenverletzung. Sie führt nicht nur zu einer längeren Behandlung, sondern meist auch zur Einschränkung der Fingerfunktion. Da die Weichteilinfektion Beschwerden bereitet, hören die Kinder oft deshalb auf zu üben.

Eine andere Schwierigkeit stellt der für den dynamischen Verband benötigte Gummizug dar, der zwar häufig nicht mehr durch den Nagel, wohl aber durch die Fingerkuppe gezogen wird. Dieser Durchzug kann zu Beschwerden und sogar zu Nekrosen an den Fingerkuppen führen.

Die Prognose der Sehnenwiederherstellung hängt einerseits von der Schwere der Verletzung ab, andererseits auch von der Kooperationsbereitschaft und den Übungsbehandlungen.

Ergebnisse nach Beugesehnenwiederherstellung

Es wurden verschiedene Bewertungskriterien publiziert; wir verwenden das Schema nach Buck-Gramcko et al. (1976). Allerdings gestaltet sich das Ausmessen einzelner Langfingergelenke bei kleinen Kinderhänden mitunter als sehr schwierig. Man misst den *Fingerkuppen-Hohlhand-Abstand* in Höhe der distalen Hohlhandbeugefalte sowie die *Beweglichkeit einzelner Fingergelenke* in Winkelgraden, aus denen sich dann die Gesamtbeugefähigkeit (= Summe der maximalen Beugung der 3 Fingergelenke) errechnen lässt. Das *Streckdefizit* errechnet sich aus der Summe der maximalen Streckung der 3 Fingergelenke. Die Differenz aus Gesamtbeugung und Streckdefizit ergibt das *aktive Bewegungsausmaß*. Bei der Messung muss sich das Handgelenk in Funktionsstellung (etwa 30° Extension im Handgelenk) befinden, und die Beugung der Fingergelenke muss bei gleichzeitiger Beugung aller Gelenke gemessen werden. Über eine Punktebewertung wird das Ergebnis in ein sehr gutes, gutes, befriedigendes oder schlechtes eingeteilt (Tabelle 16.3).

Tabelle 16.3. Bewertungsschema zur Beurteilung des Ergebnisses nach Beugesehnenwiederherstellungen. (Nach Buck-Gramcko et al. 1976)

		Punkte
Messung an den Langfingern		
FKHA/Gesamtbeugung	0–2,5 cm/≥200°	6
	2,5–4 cm/≥180°	4
	4–6 cm/≥150°	2
	>6 cm/<150°	0
Streckdefizit	0–30°	3
	31–50°	2
	51–70°	1
	>70°	0
Bewegungsausmaß	≥160°	6
	≥140°	4
	<120°	0
Messung am Daumen		
Beugung im Endgelenk	50–70°	6
	30–49°	4
	10–29°	2
	<10°	0
Streckdefizit	0–10°	3
	11–20°	2
	21–30°	1
	>30°	0
Bewegungsausmaß	≥40°	6
	30–39°	4
	20–29°	2
	<20°	0
		Punkte
Bewertung:	Sehr gut	14–15
	Gut	11–13
	Befriedigend	7–10
	Schlecht	0–6

Sekundäre Eingriffe nach Beugesehnenverletzungen

Sekundäre Eingriffe nach Beugesehnenverletzungen umfassen:

- die *Sehnentransplantation*,
- die *Transposition* (Umlagerung),
- die *Tenodese* und
- die *Arthrodese*.

Die Wahl der anzuwendenden Methode der Sehnenwiederherstellung wird durch den Zeitpunkt der Operation, die Lokalisation sowie das Ausmaß der Vernarbungen bestimmt.

War eine primäre Naht, aus welchem Grund auch immer, nicht möglich, so kann eine frühsekundäre bis sekundäre Beugesehnennaht auch nach 3–6 Wochen nachgeholt werden. (Buck-Gramcko 1977), unter Umständen ist sie auch nach 12 Wochen noch möglich.

Die sekundäre Naht weist meist bessere Erfolge auf als der sekundäre Eingriff mit einer Transplantation. Komplikationen kommen aber häufiger vor als bei primärer Naht. Nach Durchtrennung der Sehne beginnen sich die Schnittstellen langsam narbig zu verändern, es kommt zum Einrollen der Enden, Abknicken der Gefäße und somit zu einer Minderdurchblutung und Degeneration, sodass eine direkte Wiedervereinigung mit der Zeit nicht mehr möglich wird oder nur mit der Gefahr einer wahrscheinlich eintretenden Nahtruptur.

Die Diagnose veralteter Sehnenverletzungen ist immer durch eingetretene Verwachsungen, durch Bewegungseinschränkungen der Gelenke oder auch durch Nervenverletzungen und damit verbundenem Muskelausfall erschwert. So kann z. B. der proximale Sehnenstumpf mit der Sehnenscheide verwachsen sein. Die Muskelkontraktur wird dann von der Sehne über die Sehnenscheide auf den Knochen bzw. auf die palmare Platte weitergeleitet, wodurch es zu einer unvollständigen Beugung im Fingergelenk kommt. Oft ist präoperativ eine physiotherapeutische Behandlung notwendig.

Bei Sehnenverletzung in der mittleren Hohlhand, über dem Handgelenk und am proximalen Unterarm benötigt man bei guter Gleitfähigkeit ein Brückentransplantat. Befindet sich die Verletzung in Zone 2, so wird jeweils ein Transplantat eingesetzt, bei dem sich die Nahtstellen außerhalb der Sehnenscheide befinden.

Je nach Vernarbung der Sehnenenden und des Gleitlagers wird die Transplantation ein- oder zweizeitig durchgeführt. Bei der zweizeitigen Transplantation wird primär ein Silastikstab eingesetzt, um den sich eine Pseudosehnenscheide entwickelt, und der später durch ein Transplantat ausgetauscht wird.

Am Daumen und am Kleinfinger können Transpositionen mit Hilfe der Superfizialissehne des Ringfingers durchgeführt werden. Liegt die Verletzung sehr weit distal, so können außer einer Transplantation nur noch eine Arthrodese oder Tenodese erfolgen.

Sehnentransplantation

Man benötigt ein Sehnentransplantat, z. B. wenn die beiden Sehnenstümpfe nicht miteinander vereinigt werden können. Dieses muss so gewählt werden, dass die Nahtreihe außerhalb des Sehnenscheidenkanals in einem Bereich zu liegen kommt, in dem sich Verwachsungen weniger ungünstig auf die Gleitfähigkeit der Sehnen auswirken. Es kann entweder ein kurzes (von der Endphalanx bis zur Hohlhand) oder ein langes Sehnentransplantat (das bis zum Unterarm reicht) verwendet werden. Je nach Vernarbung der Sehnenenden, bzw. des Gleitlagers muss eine ein- oder zweizeitige Sehnentransplantation erfolgen (s. oben).

! Nur die tiefe Beugesehne wird durch ein Transplantat ersetzt.

Bei Verlust der oberflächlichen Beugesehne besteht keine Indikation für eine Transplantation, da die Funktion des Fingers nur wenig beeinträchtigt ist.

Eine Sehnentransplantation ist indiziert:

- wenn keine Primärversorgung erfolgte,
- bei erfolgloser Primärversorgung,
- nach ausgedehnten Zerstörungen (z. B. Kreissägenverletzung),
- bei starker Vernarbung des Gleitlagers sowie
- nach größeren Infektionen.

Vorbedingungen für eine Sehnentransplantation sind:

- infektfreie Weichteile,
- narbenfreies Gleitlager und intakte Ringbänder (A_2 und A_4),
- passiv frei bewegliche Gelenke,
- intakte Muskulatur.

Als Sehnentransplantat sind geeignet (Abb. 16.104 a–c):

- die Sehne des M. palmaris longus,
- die Sehne des M. plantaris,
- die langen Strecksehnen der 3. und 4. Zehe,
- die Sehne des M. extensor indicis.

Die Sehnen des M. palmaris longus und des M. plantaris können auch fehlen (in etwa 25%). Ist die Sehne des M. palmaris longus vorhanden, so kann sie vor allem beim Kleinkind so dünn sein, dass sie gedoppelt werden muss. Sie hat trotzdem noch ausreichend Platz im Sehnenscheidenkanal. Nach Erfahrungen von Buck-Gramcko et al. (1983) – und wir können es auch bestätigen – wachsen die Transplantate bei Kindern nach ihrer Einheilung normal mit. Trotzdem sind Kontrollen in größeren Zeitabständen bis zum Wachstumsabschluss zu empfehlen.

■ **Plantarissehnentransplantat.** Die Sehne des M. plantaris ist besonders gut als Transplantat geeignet: einerseits, da sie meist lang genug ist, andererseits, da sie selten fehlt. Zur Gewinnung der Plantarissehne wird eine etwa 2 cm lange längs verlaufende Inzision dorsal des Innenknöchels ausgeführt, die Sehne dargestellt, meist ohnen einen Sehnenstripper nach proximal verfolgt, am muskulotendinösen Übergang durchtrennt und nach kaudal herausgezogen.

■ **Kurzes Beugesehnentransplantat.** Der distale Stumpf der neuen Sehne wird mit dem Stumpf der ehemaligen Beugesehne vernäht, wobei die proximale Nahtstelle in der Hohlhand liegt. Es wird eine Durchflechtungsnaht nach Pulvertaft durchgeführt, zusätzlich Befestigungsnähte in Fadenstärke metric 1 (5/0). Dabei ist unbedingt auf die richtige Spannung des Fingers zu achten.

■ **Langes Beugesehnentransplantat.** Da es bei kurzen Transplantaten zu behindernden Verwachsungen in der Hohlhand kommen kann – was wir nicht bestätigen können – schlug Matev (1970) das lange Transplantat vor. Das lockere Subkutangewebe am distalen Unterarm gleitet mit der Nahtstelle bei jeder Bewegung besser mit als das Gleitgewebe in der Hohlhand.

■ **Einzeitiges Vorgehen bei einer Sehnentransplantation.** Nach Eröffnung von Haut und Subkutangewebe mittels zickzackförmiger (Bruner-) Schnitte müssen Narben soweit wie nötig reseziert werden, möglichst bei Erhaltung der Sehnenscheide und des A_2- und A_4-Ringbandes. Am Unterarm sollte ein L-förmiger Schnitt im Verlauf der Hautspaltlinie durchgeführt werden und der Karpaltunnel nur bei starken Verwachsungen eröffnet werden. Bestehen im Sehnenscheidenkanal starke Adhäsionen, so ist ein zweizeitiges Vorgehen unbedingt indiziert (s. unten).

Nach Präparation der Sehnenscheide werden die Sehnen exzidiert, wobei ein etwa 1 cm langer Profundusstumpf distal belassen werden sollte. Bei Kindern wird dort die neue Sehne fischmaulartig in den Stumpf eingelegt und durch Matratzennähte fixiert. Bei Erwachsenen wird eher die transossäre Ausziehnaht empfohlen. Diese führt jedoch beim Kind immer wieder zu Schädigungen an der Epiphysenfuge oder am Fingerna-

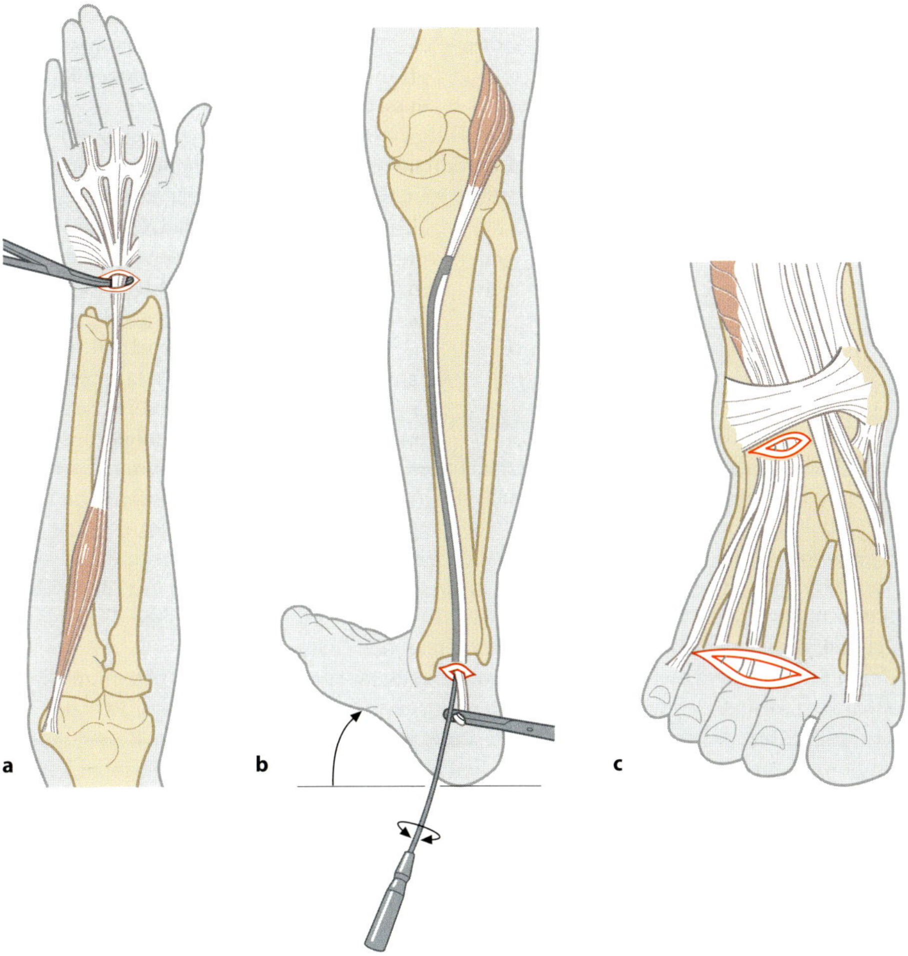

Abb. 16.104 a–c. Mögliche Sehnen für eine Transplantation

gel. Anschließend wird das Transplantat mittels eines Fadens langsam in die Sehnenscheide eingezogen. Es ist darauf zu achten, dass die Sehne gut zu liegen kommt.

Durch Beugung und Streckung im Handgelenk kann man die exakte Position des Fingers bzw. die Länge des Transplantats bestimmen. Dabei wird die Hand passiv gestreckt. Die Beugung vom 5. zum 2. Finger wird kontinuierlich weniger, während bei passiver Beugung die Streckung vom 5. zum 2. kontinuierlich zunimmt. Der verletzte Finger sollte sich dabei gut einreihen bzw. eine geringfügig stärkere Beugestellung als die übrigen Finger einnehmen (Abb. 16.105).

Wird das Transplantat zu kurz gewählt, kommt es zu einer *Beugekontraktur* des Fingers. Ist es zu lang, so ist die Beugung stark eingeschränkt bzw. kommt es zu einem *Lumbricalisplussyndrom*. Die Kontraktion der tiefen Beugesehne wird über die Lumbricales auf die Streckaponeurose weitergeleitet, sodass es beim Versuch des Beugens paradoxerweise zu einer Streckung der Mittel- und Endphalanx kommt, bevor die Kontraktion über das zu lange Transplantat zur Beugung im Mittel- und Endgelenk führt.

■ **Durchflechtungsnaht nach Pulvertaft.** Nach Bestimmen der Transplantatlänge wird der proximale Profundusstumpf mit einer Sehneneinflechtklemme oder mit einem Skalpell geschlitzt, jeweils im Winkel von 90° versetzt. Anschließend wird das Transplantat mittels einer

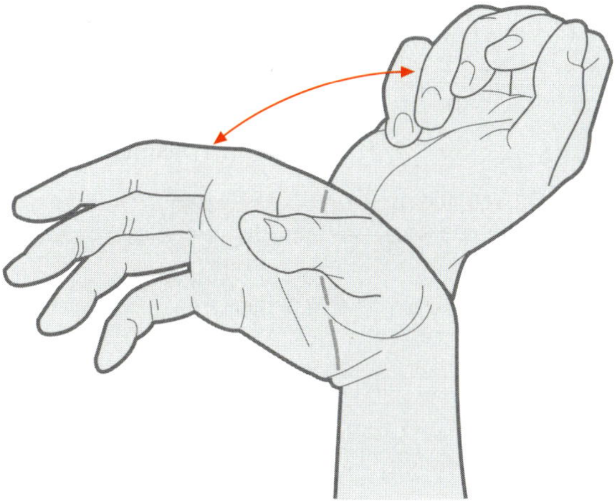

Abb. 16.105. Längenbestimmung des Sehnentransplantats

Sehnenfassklemme mindestens durch 3 Schlitze durchgezogen und mit Nähten fixiert (Abb. 16.106 a–e).

■ **Zweizeitiges Vorgehen.** Das von Carroll u. Bassett (1963) vorgestellte zweizeitige Vorgehen mit Hilfe eines Silastikstabes hat sich auch bei Kindern bewährt. Voraussetzung für ein solches Transplantat ist die freie Gelenkbeweglichkeit.

Das zweizeitige Vorgehen ist indiziert bei:

- bei erfolgloser Erstoperation,
- bei ausgedehntem Sehnendefekt,
- bei zerstörter Sehnenscheide,
- bei erfolgloser Sehnentransplantation,
- nach ausgedehnter Sehnenscheidenphlegmone.

Diese Methode wird auch bei erhaltener oberflächlicher Beugesehne verwendet. Bei der Erstoperation wird das Sehnengleitlager rekonstruiert, wobei auf die Ringbänder geachtet werden muss. Fehlt ein Ringband, so soll es in derselben Sitzung durch ein Sehnenstück, das an der ulnaren und radialen Seite am Periost angenäht wird, wiederhergestellt werden. Am Unterarm werden an der ulnaren Seite die Beugesehnen bis zur Muskulatur dargestellt. Der distale Sehnenstumpf wird bis auf einen 1 cm langer Rest exzidiert. Der proximale Profundusstumpf wird am Retinaculum oder Seit-zu-Seit an einer

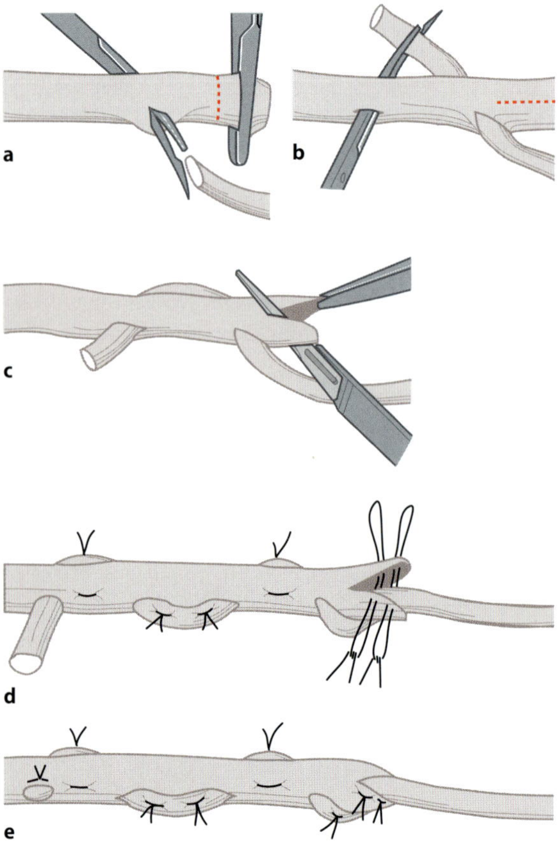

Abb. 16.106 a–e. Durchflechtungsnaht nach Pulvertaft

benachbarten tiefen Beugesehne fixiert, sodass eine Retraktion durch Schrumpfung vermieden wird. Außerdem kann das Sehnenende in der Zweitoperation leichter gefunden werden.

Jetzt kann entweder ein kurzer, von der Endphalanx bis zur Hohlhand reichender, oder ein langer, von der Endphalanx bis zum Unterarm reichender, Silastikstab eingelegt werden. Die Silastikstäbe für Kinder haben einen Durchmesser von 3–4 mm, je nach Größe des Kindes bzw. der Hand. Der Durchmesser des Silastikstabes sollte eher etwas größer gewählt werden, damit später das Sehnentransplantat leichter durchgezogen werden kann. Der Silastikstab, der am distalen Ende etwas zugespitzt wurde, wird im Sehnenscheidenkanal unter den Ringbändern durchgezogen und distal mittels U-Nähten am Sehnenstumpf fixiert. Proximal reicht der Stab entweder bis in die Hohlhand oder bis zum distalen Unterarm. Dort muss er nicht fixiert werden, sondern er wird umgebogen und mit sich selbst vernäht. So entsteht etwas Platz für die Zweitoperation, für die spätere Naht zwischen dem Transplantat und dem proximalen Stumpf.

Postoperativ bekommt das Kind eine dorsale Gipslonguette angelegt. Es kann ab dem 3. postoperativen Tag mit passiven Bewegungsübungen begonnen werden. Nach der Gipsabnahme am Ende der 5. Woche muss regelmäßig weiter geübt werden. Nach 12–16 Wochen insgesamt sollte die Zweitoperation angeschlossen werden (Abb. 16.107), frühestens ab der 10. Woche.

Dabei wird die Haut nur über dem distalen Ende des Silastikstabes inzidiert und die Fixationsstelle dargestellt. Ebenso wird am distalen Unterarm verfahren, wo der Silastikstab durch passives Bewegen des Fingers meist gut zu tasten ist. Das bereits vorbereitete Transplantat wird nun mit Hilfe des Silastikstabes eingezogen und distal am ehemaligen Profundusstumpf herausgeleitet. Es wird an der Basis der Endphalanx durch U-Nähte am ehemaligen Profundusstumpf (s. oben) oder mittels einer transossären Ausziehdrahtnaht fixiert. Proximal wird das Transplantat mit dem Rest der Profundussehne umscheidet und mittels der Durchflechtungstechnik nach Pulvertaft vernäht (vgl. Abb. 16.106 a–e). Dabei muss die Länge des Transplantates beachtet werden. Postoperativ bekommt das Kind eine Unterarmgipslonguette angepasst und beginnt ab dem 3. Tag, vorsichtig mit der Ergo-/Physiotherapeutin zu üben. Die Ausziehdrahtnaht, falls vorhanden, wird nach 5–6 Wochen entfernt. Eine gute Beweglichkeit sollte sich ab der 6. Woche einstellen.

■ **Komplikationen.** Es kann zu einer *Synovitis* entlang des Silastikstabes kommen, die unter Umständen zu einer Fistelbildung führt. Daher sollte die Hand mit einer Unterarmlonguette ruhig gestellt werden. Ferner können *Hautnekrosen* und *Perforationen* auftreten, wenn der Silastikstab nicht ausreichend gedeckt ist. Auch besteht die Gefahr einer *Infektion* eines Hämatoms und ei-

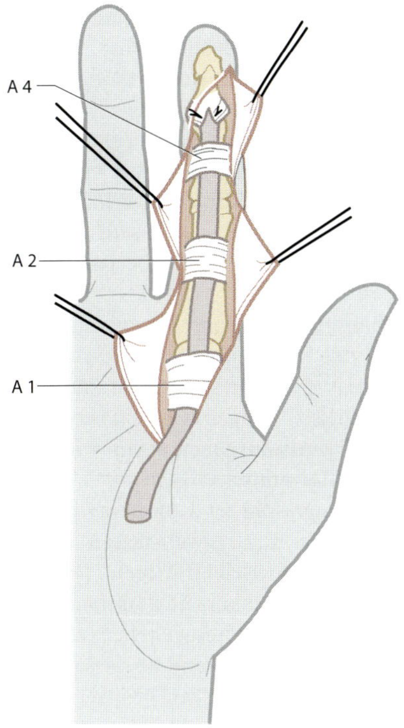

Abb. 16.107. Zweizeitige Sehnentransplantation

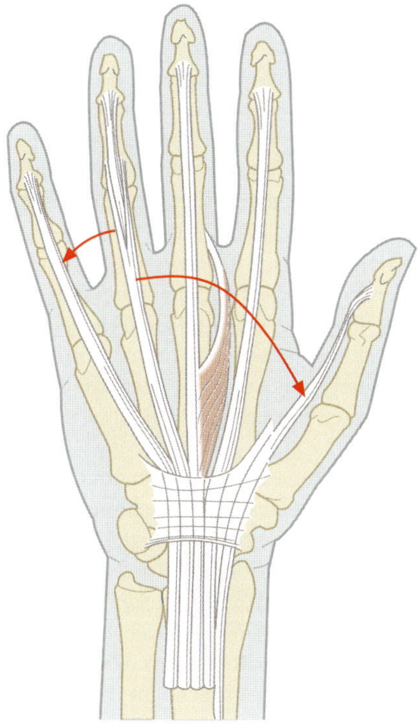

Abb. 16.108. Sehnentransposition

ner Ruptur oder es kann auch durch Verwachsungen zu Blockierungen kommen. Als Folge eines zu kurzen oder zu langen Transplantats kann nicht die volle Beweglichkeit erreicht werden. Die Rupturgefahr ist sowohl bei der ein- als auch bei der zweizeitigen Sehnentransplantation gegeben. Eine Revision ist dann frühestens nach 4–6 Monaten angezeigt. Das Lumbricalisplussyndrom ist eine seltene Komplikation und tritt bei zu langen Transplantaten auf.

Beugesehnentranspositionen

Die Indikation zur Transposition ist das Fehlen eines geeigneten Transplantates. Am häufigsten wird dabei die oberflächliche Beugesehne des 4. Fingers für den Daumen oder für den 5. Finger verwendet (Abb. 16.108).

Operationstechnik

Zuerst wird die Ansatzstelle der oberflächlichen Beugesehne am 4. Finger dargestellt und die Sehne etwa 1 cm proximal davon durchtrennt. Mittels eines bogenförmigen Schnittes am distalen Unterarm zum Handgelenk hin, wird sie herausgezogen und unter den erhalten gebliebenen Ringbändern des verletzten Fingers eingezogen. Das Sehnenende wird durch eine Auszieh(draht)-naht an der Endphalanx refixiert. Postoperativ ist auch hier ein modifizierter Kleinert-Gips und die entsprechende Physiotherapie erforderlich.

Komplikationen

Es kann sich eine *Schwanenhalsdeformität* als Folge einer Superfizialissehnendurchtrennung ausbilden. Durch Stehenlassen eines etwa 1–1,5 cm langen distalen Sehnenstumpfes, der mit der Umgebung verwächst, kann dieser Komplikation entgegengewirkt werden.

Ringbandrekonstruktion

Die Ringbänder vor allem im Bereich der Mittel- und Grundphalanx sind für ein gutes Gleiten der Beugesehnen unbedingt erforderlich. Fehlen sie, so kommt es zum bogenartigen Vorspringen der Sehnen. Dadurch verlieren diese an Bewegungsumfang und Funktion. Die Ringbänder A_2 und A_4 sind am wichtigsten und müssen, wenn sie zerstört wurden, wieder rekonstruiert werden. Als Ringbandersatz dient z. B. ein Teil des Retinaculum extensorum, das über eine quere Inzision entnommen wird. Das neue Band wird halbringförmig jeweils ulnar und radial am Periost fixiert. Das Ringband kann außer aus Narbengewebe auch aus einem der beiden Schenkel der oberflächlichen Beugesehne rekonstruiert werden, indem dieser im Bereich der Aufspaltung abgetrennt, schräg über die Sehne geführt und an der Basis der Sehnenscheide fixiert wird (Schneider u. Hunter 1993).

Tenolyse

Infolge von Verwachsungen kann es zu Blockierungen von Sehnen kommen, die dann gelöst werden müssen. Zu Verwachsungen kommt es durch Verletzung des umgebenden Sehnengewebes, durch Weichteilkontusionen aber auch nach Infektionen sowie nach Frakturen, Verbrennungen und Verletzungen mit Fremdkörpern. Beim *Quadrigasyndrom*, das z. B. auch beim Vernähen der Beuge- und Strecksehne über einen Amputationsstumpf entsteht, führen die Adhäsionen einer Beugesehne zur Bewegungseinschränkung der übrigen Sehnen.

Eine Tenolyse sollte frühestens 3–6 Monate nach der Operation erfolgen, wie die Arbeit von Wray et al. (1974) gezeigt hat. Für eine erfolgreiche Tenolyse sind eine gute Hautdeckung, intakte Knochenkontinuität, frei bewegliche Fingergelenke und vor allem die aktive Mitarbeit des Patienten postoperativ Voraussetzung.

Operationstechnik

Die Sehnenscheide wird unter Schonung des Gefäß-Nerven-Bündels vorsichtig freigelegt. Die Sehnenscheide kann nach Präparation der Ringbänder A_2 und A_4 vollständig – oder auch nur streckenweise – reseziert werden oder sie kann seitlich inzidiert und aufgeklappt werden. Dabei werden die Sehnen dargestellt. In seltenen Fällen muss die oberflächliche Beugesehne reseziert werden, um der tiefen Beugesehne mehr Platz im Sehnenscheidenkanal zu geben. Manchmal muss zusätzlich eine Kapsulektomie im Mittelgelenk durchgeführt sowie die derbe Narbenplatte zwischen Gelenkkapsel und Sehnenscheide reseziert werden, um eine freie Beweglichkeit der tiefen Beugesehne zu erreichen.

Komplikationen

Beim Erwachsenen kann es nach einer Tenolyse auch noch nach Wochen zu einer *Sehnenruptur* kommen. Beim Kind ist diese Gefahr wesentlich geringer. Es muss noch am Operationstag mit der Physiotherapie begonnen werden, um erneute Verwachsungen zu vermeiden, anfangs durch passive Übungen, ab dem 2. postoperativen Tag auch durch aktive. Dabei soll die Sehne nur langsam gedehnt und nicht stärker belastet werden, um keine Ruptur infolge der Devaskularisation und der damit entstandenen Ernährungsstörung zu riskieren. Die Gefahr einer Ruptur ist nach der 1. postoperativen Woche am größten. Die volle Belastbarkeit der Sehne ist nach ungefähr 3 Monaten gegeben (Tsuge 1990).

16.2.3 Haut- und Weichteilverletzungen

H. Friedrich

Hautdefekte bzw. Defektwunden an der Hand sollen auch beim Kind, wenn irgendwie möglich, primär verschlossen werden. Besonders bei Mehrfachverletzungen stellt dies noch oft eine therapeutische Herausforderung dar. Auch beim Kind muss der Verschluss des Hautdefektes von Dauer sein, es soll zu einem funktionell befriedigenden Ergebnis kommen bei frühzeitiger Belastbarkeit und nur kurzer Immobilisierung. Zudem wird ein entsprechendes kosmetisches Aussehen erwartet, wie dies für Erwachsene schon längere Zeit selbstverständlich ist (Hierner u. Berger 2001). Häufig sind auch noch tiefere Strukturen wie Sehnen, Nerven, Gefäße oder Knochen mitverletzt und müssen exakt rekonstruiert werden. Kleine Hautverletzungen müssen ebenso beachtet werden, da sich bisweilen Nerven- oder Sehnenverletzungen dahinter verbergen.

Anatomische Besonderheiten

Die Haut an der Hand ist entsprechend den speziellen Erfordernissen – Tastsinn, Elastizität und mechanische Beanspruchbarkeit – aufgebaut. Sie ist von unterschiedlich vielen Nervenendorganen sowie von Schweißdrüsen und Haarbälgen durchsetzt.

Das *Subkutangewebe* ist kammerartig durch senkrecht angeordnete Bindegewebefasern unterteilt, wodurch es zu einer gleichmäßigen Druckverteilung kommt. Die Haut ist palmarseitig stärkerem Druck ausgesetzt, daher ist sie an dieser Stelle wesentlich dicker und damit belastbarer, während sie dorsalseitig dünn ist und eine gute Verschieblichkeit besitzt. An der *palmaren Seite* enthält sie neben zahlreichen Schweißdrüsen, die Vater-Pacini- und Wagner-Meißner-Körperchen, während Haare und Talgdrüsen fehlen. Im Bereich der Beugefalten ist die Haut an die Palmaraponeurose oder an Sehnenscheiden durch Bindegewebezüge fixiert.

Haut und Unterhaut der Finger zeigen im Prinzip den gleichen Aufbau wie in der Palma bzw. am Dorsum manus (Poisel 1981). Die dicke Hornschicht der *Epidermis* palmarseitig (Stratum corneum) neigt bei entsprechender Beanspruchung zu starker Schwielenbildung und heilt nur langsam, sodass leicht infizierte Wunden nach der Nahtentfernung oft klaffen. Auch das *Korium*, aus straffen Bindegewebezügen aufgebaut, ist palmarseitig relativ dick und weist starke Schrumpfungstendenz nach Längsinzisionen auf. Daher müssen diese vermieden werden (v. Lanz u. Wachsmuth 1959).

Die Haut der Hände lässt sich nach Tubiana (1980) in *Funktionseinheiten* unterteilen (Abb. 16.109 a,b), die auch beim Kind beachtet werden sollten. Damit können bessere Ergebnisse z. B. bei der Versorgung von Hautdefekten oder bei sekundärer Lappenplastik zur Auflösung von Kontrakturen erzielt werden.

Diagnostik

Das Ausmaß der Verletzung sollte möglichst bereits präoperativ unter aseptischen Bedingungen festgestellt werden. Außer einer genauen Anamnese sollte zumindest beim größeren Kind eine *Inspektion* und *Funktionsprüfung* durchgeführt werden. Beim kleineren Kind wird dies wahrscheinlich kaum gelingen. Dazu gehört die *exakte Beschreibung des Hautdefektes*, und zwar:

- Größe,
- Tiefe,

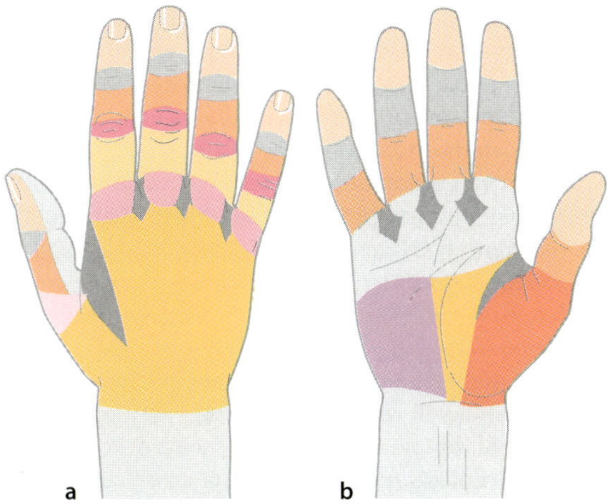

Abb. 16.109 a,b. Funktionseinheiten der Hand

- Durchblutung und
- Innervation des Wundbereichs.

Weitere *Begleitverletzungen* wie Nerven- oder Gefäßverletzungen sollen ebenfalls präoperativ festgehalten werden. Dies ist aber vor allem bei Kleinkindern ohne Narkose meist nicht möglich. Außerdem muss immer daran gedacht werden, dass die *Stelle der Wunde* nicht identisch mit der *Stelle der Läsion tieferer Strukturen* sein muss. Kleine Wunden müssen meistens, da die Motorik beim Kind nicht sicher zu prüfen ist, zur Inspektion intraoperativ großzügig erweitert werden.

! Bei *starker Blutung* aus der Wunde wird ein Kompressionsverband mit einer elastischen Bandage angelegt.

Das Abklemmen bzw. Unterbinden der stark blutenden Gefäße, wie es leider noch immer vorkommt, ist strikt abzulehnen, da die Rekonstruktion dieser Gefäße dann nur noch mit einem Veneninterponat möglich ist.

Das Anlegen bzw. Aufblasen einer Blutdruckmanschette ist nur bei Verletzung einer großen Arterie notwendig. Lässt sich die Blutung nicht komprimieren, so besteht der Verdacht auf eine Teildurchtrennung einer größeren Arterie. Dabei kann sich der Gefäßstumpf nicht komprimieren und thrombosieren, sodass die Blutung anhält.

Zum Abschluss der Untersuchung müssen fast immer Röntgenbilder (a.-p., seitlich und evtl. schräg) angefertigt werden.

Wunden ohne Substanzdefekt

Schnittwunden

Schnittwunden sind meist glattrandig und sollen im Handbereich möglichst ohne größere Hautexzisionen *primär* verschlossen werden, ausgenommen sind infizierte Wunden. Vermutet man einen Fremdkörper in der Tiefe, so ist ein Röntgenbild in 2 Ebenen erforderlich, oft ist der Fremdkörper auch mit Hilfe der Sonographie feststellbar.

Riss- und Quetschwunden

Diese Form der Wunde muss beim Kind meist in Narkose inspiziert, ausreichend gespült und débridiert werden. Dabei soll devitales Weichteilgewebe entfernt, Nerven, Gefäße und Sehnen aber geschont werden. Die Wunde muss locker verschlossen werden, um keine Wundrandnekrose zu riskieren.

Stichwunden

Auch beim Kind sind Stichwunden operativ in Blutsperre zu erweitern und zu inspizieren, wenn der Verdacht auf eine verletzte Struktur in der Tiefe besteht. Nadelstich- oder ähnliche Verletzungen, bei denen keine Kontinuitätsdurchtrennung einer wichtigen Struktur vermutet wird, müssen jedoch nicht revidiert werden, wohl aber abgebrochene Bleistiftminen und Ähnliches, die im Röntgenbild gesehen und dann gezielt entfernt werden können. Hilfreich kann dabei die intraoperative Lokalisierung mittels Ultraschall sein.

Bisswunden

Wunden über dem Metaphalangeal- (MP-) Gelenk, meist über dem Metakarpale- (MC-) Köpfchen III, können von einem Menschenbiss stammen, wie es des öfteren bei Kindergartenkindern zu sehen ist. !

Bissverletzungen von Menschen wie auch von Tieren sind hochinfektiös und müssen gezielt mit Antibiotika gegen Aerobier und Anaerobier behandelt werden.

Injektionsverletzungen

Injektionsverletzungen, wie sie beim Erwachsenen z.B. mittels Spritzpistolen oder hydraulischen Apparaten verursacht werden, sind einerseits wegen des hohen Druckes besonders gefürchtet sind, andererseits sind sie meist je nach injizierter Substanz (Lösungsmittel, Farbe usw.) gewebetoxisch. Bedingt durch die kleine Einspritzwunde wird das Ausmaß der Verletzung oft unterschätzt. Sie kommen jedoch bei Kindern kaum vor.

Wunden mit Substanzdefekt

Der Wundverschluss kann durch direkte Naht nach Mobilisierung der Wundränder, mittels eines Spalt- oder Vollhauttransplantats, eines Verschiebe- oder Rotationslappens oder gestielten Nahlappens erfolgen. In manchen Fällen ist es auch beim Kind günstiger, primär den Defekt mit künstlicher Haut zu decken und erst nach dem ersten Verbandswechsel, nachdem das endgültige Defektausmaß feststeht, die weitere Deckung zu planen.

Künstliche Haut

Künstliche Haut aus Polyurethan wird für kontaminierte Defekte benötigt, die nicht primär, sondern erst nach Sanierung der lokalen Infektion gedeckt werden dürfen. Beim Kind sind dies häufig Bissverletzungen. Durch diese Vorbehandlung entsteht in einigen Tagen z. B. auf Fettgewebe ein granulierender Wundgrund, auf dem ein Vollhauttransplantat gut anheilt (Towfigh u. Schmit-Neuerburg 2001).

Hautdefekte

Für die Rekonstruktion eines Hautdefekts müssen die *Lokalisation* des Defekts sowie die *Hautbeschaffenheit* in die Überlegung mit einbezogen werden. So hat die Hand z. B. palmarseitig eine hohe Sensibilität bei starker mechanischer Beanspruchungsfähigkeit, über dem Handrücken hingegen sind vor allem Zugspannungen vorhanden.

Bei Hautdefekten muss der *scheinbare Defekt* (bedingt durch eine Gewebedehiszenz) vom *echten Defekt* unterschieden werden.

Weiterhin unterscheidet man:

- *Typ-A-Defekt*: Hautdefekte bis zur Faszie reichend,
- *Typ-B-Defekt*: Haut-, Muskel- und andere Weichteildefekte,
- *Typ-C-Defekt*: kombinierte Weichteil-Knochen-Defekte.

Definitive Deckung eines Hautdefekts

1. Sekundäre Wundheilung: spontan oder VAC (Vakuumversiegelung)
2. Primärer oder sekundärer Wundverschluss:
   - einzeitig (durch Wundrandmobilisierung)
   - mehrzeitig (dynamische Hautnaht)
3. Hauttransplantation (Vollhaut, Spalthaut, »mesh graft«)
4. Lappenplastik
   a. lokale, defektangrenzende Lappenplastik: Transpositions-, Rotations-, Dehnungslappenplastik
   b. nichtdefektangrenzende Lappenplastik: Nah-, Fern-, freie mikrovaskuläre Lappenplastik
5. Amputation

Indikation für eine Hautlappenplastik

! Alle Wunden, die sich nicht spannungslos verschließen lassen, bedürfen einer Hautlappenplastik.

Das Ziel einer Lappenplastik ist die *funktionelle* und *ästhetische Rekonstruktion* der Haut und des Subkutangewebes (z. B. für ein gutes Sehnengleitlager).

Der wichtigste Grundsatz lautet: »Um ein gutes Ergebnis bei der Hautdefektdeckung zu erzielen, soll das einfachste Verfahren gewählt werden, … Oberstes Kriterium sollte sein, dass nicht der Defekt, sondern der Patient zu behandeln ist und dass deshalb der Defekt nicht isoliert gesehen werden darf.« (Wilhelm et al. 1997)

Bei jedem Hautdefekt ist zu überlegen, ob nicht z. B. eine Hauttransplantation ein vergleichbares Ergebnis erreicht wie die wesentlich aufwendigere Hautlappenplastik. Wenn eine Lappenplastik notwendig ist, so soll zuerst eine *defektangrenzende Lappenplastik* erwogen werden, bzw. eine *Nahlappenplastik* aus dem Handbereich und erst dann aus dem Unterarmbereich. Erst wenn die Nahlappenplastik nicht möglich ist, soll eine Fernlappenplastik verwendet werden.

Die Wahl der Hautlappenplastik wird durch Größe, Tiefe und Lokalisation des Defekts sowie durch die Hautqualität des defektangrenzenden Bereichs bestimmt. Letztere hängt wiederum von der Ursache des Defekts ab: posttraumatisch, Infektion, Verbrennung usw.

Zeitpunkt des Hautverschlusses

Es muss immer die *komplette einzeitige Rekonstruktion* angestrebt werden oder zumindest die »urgence differée« (nach Iselin M. und F. Iselin 1967), die »verzögert akute Rekonstruktion« 24–72 Stunden nach dem Trauma. Ein erhöhtes Infektionsrisiko tritt erst danach ein (Godina et al. 1986).

Grundsätzlich sollten alle Strukturen primär wiederhergestellt werden (s. oben). Ist dies bei größeren Defekten nicht möglich, so muss auf jeden Fall auch beim Kind zuerst der *Knochen* (z. B. durch eine Bohrdrahtosteosynthese) stabilisiert und, wenn nötig, Kompartimente dekomprimiert sowie weitere Blutungen und Ödeme verhindert werden. Ferner muss bei Durchblutungsstörungen das verletzte Gefäß rekonstruiert und die Weichteile mit dem Hautanteil wieder geschlossen werden. Sehnen- und Nervenverletzungen können dann in einer zweiten Sitzung »primär verzögert« versorgt werden. Die Adaptation der Weichteile sollte nicht erzwungen werden, sondern möglichst spannungsfrei, evtl. mit Sekretableitung, erfolgen. Eine gezielte Lappenplastik ist erst dann durchzuführen, wenn das *Ausmaß* der Hautschädigung abzugrenzen ist.

Hautverschlusstechniken

Der Hautverschluss kann erfolgen durch:

- Hauttransplantate,
- lokale Verschiebelappen,
- gestielte Nah- und Fernlappen,
- Insellappen,
- freie Hautlappen.

Hauttransplantate

Defekte, die mit einem Hauttransplantat gedeckt werden müssen, sollen eine *möglichst gute Durchblutung* aufweisen. Zum Decken mit einem freien Hauttransplantat eignen sich Subkutangewebe, unverletztes Sehnengleitgewebe und mit Kunsthaut vorbehandelte Wundflächen. Nicht geeignet sind Defekte über offenen Gelenken, Sehnen, deren Sehnenscheide zerstört ist, und denudierter Knochen.

Je dünner das gewählte Transplantat ist, desto leichter heilt es ein, jedoch ist es weniger belastbar und schrumpft stärker. So heilt *Spalthaut* fast immer an, schrumpft aber mehr als *Vollhaut* (Abb. 16.110). Diese hingegen ist belastbarer, weshalb sie vor allem für die Hohlhandseite verwendet wird. Außerdem passt sich Vollhaut innerhalb eines Jahres an das Empfängergebiet sehr gut an, weshalb sie beim Kind besonders gern verwendet wird. Hebedefekte von Vollhauttranplantaten müssen entweder direkt verschlossen oder durch Spalthaut gedeckt werden. Hebedefekte nach Spalthautentnahme heilen mit Hilfe der übrig gebliebenen Epithelinseln von selbst ab. Bevorzugte Entnahmestelle für Spalthaut ist die Vorderseite des Oberschenkels, für Vollhaut das Handgelenk palmarseitig, die Ellenbeuge oder linken Leiste (die linke Seite wird wegen möglicher Verwechslung mit einer Appendektomienarbe bevorzugt).

Wird die Wunde am Handgelenk intrakutan geschlossen, so sieht es eher wie eine Hautfalte aus und der Verdacht eines Suizidversuches kommt gar nicht erst auf. Bei Verwendung von palmarer Haut muss daran gedacht werden, dass diese nur wenige melaninhaltige Pigmentzellen und keine Talgdrüsen enthält, ferner weniger elastisch ist, aber stärker beansprucht werden kann. Aus diesen Gründen ist Vollhaut vom ulnaren Hypothenar besonders geeignet.

Nach Einnähen des Transplantats ist die allgemein übliche Kompression mittels eines Schaumgummiwiderlagers anzulegen, das am 6. postoperativen Tag wieder entfernt werden kann. Bei kleinen Kindern und somit kleinen Fingern ist es oft schwierig, das Widerlager vor allem in der Zwischenfingerfalte so anzubringen, dass es nicht stört. In diesen Fällen kann es auch weggelassen werden, sofern der Verband straff gebunden und am 2. Tag in gleicher Art neu angelegt wird.

Entnahme eines Vollhauttransplantats. Zuerst wird vom Defekt eine Schablone angefertigt. Entsprechend dieser wird die Entnahmestelle angezeichnet (auf die Hautspaltlinien achten!). Die Haut muss dann unter Spannung und Zug von der Subkutis abpräpariert werden, subkutane Gewebereste werden anschließend noch mit der Schere entfernt. Das Transplantat soll beim Einnähen zuerst durchstochen werden. Ein Überknüpfverband über einem Schaumgummipolster ist nur bei einzelnen größeren Transplantaten notwendig, bzw. wenn das Transplantatlager nach innen gewölbt ist (wie z. B. in der Hohlhand). Bei kleineren Transplantaten

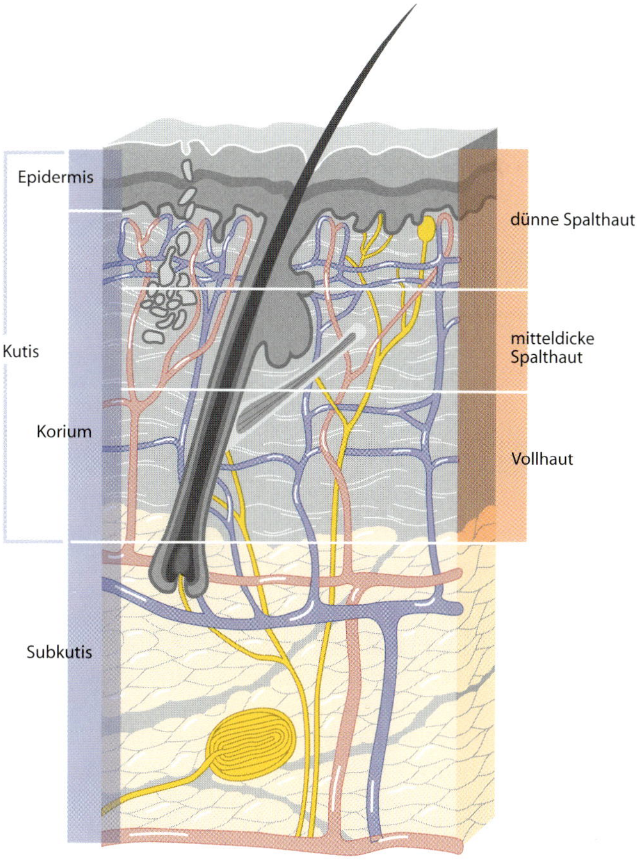

Abb. 16.110. Spalthaut-Vollhaut

bzw. bei nach außen gewölbten, also konvexen Defekten (z. B. am Handrücken oder an der Streckseite der Finger) genügt ein exakt angelegter Verband für die nötige Kompression. Eine Skarifikation ist normalerweise nicht notwendig, wenn vor dem Aufnähen für ausreichende Blutstillung gesorgt wurde. Anschließend soll die betroffene Stelle bis zur Entfernung des Schaumgummiverbandes am 6. postoperativen Tag ruhiggestellt werden und die Nahtentfernung erst am 10. bis 12. postoperativen Tag erfolgen.

■ **Entnahme von Spalthaut.** Das zur Entnahme vorgesehene Hautareal muss um ein Drittel größer sein als der Hautdefekt. Nach Einfetten der Haut mit Vaseline wird diese gespannt und das Dermatom im Winkel von 45° angesetzt, um dann etwas flacher zu schneiden. Das Transplantat sollte möglichst gleichmäßig dick sein.

! Beim Einnähen wird zuerst das Transplantat durchstochen, wobei die Fäden für einen Schaumgummiüberknüpfverband lang bleiben.

■ **Mesh-graft-Transplantate.** Nur in Ausnahmefällen (wie bei großflächigen Verbrennungen) sollen an der Hand Mesh-graft-Transplantate verwendet werden, da normalerweise genügend Haut verfügbar ist. Mesh-graft-Transplantate schrumpfen besonders stark.

Hautlappenplastiken für die Versorgung von Haut- und Weichteilverletzungen der Hand des Kindes (Auswahl)

Lokale Verschiebelappen

Lokale Verschiebelappen eignen sich vor allem für kleinere Defekte (z. B. am Handrücken) mit freiliegenden tieferen Strukturen. Die Länge des Lappens darf dabei höchstens das Dreifache der Lappenbasis betragen, damit die Durchblutung bis zur Lappenspitze nicht gefährdet ist (McGregor 1960). Über einem Lappenstiel sind diese Hautlappen durchgehend vaskularisiert und innerviert.

! Der Vorteil der lokalen Verschiebelappen liegt in der Sensibilität, der Elastizität und in dem handtypischen Aufbau der Haut.

Nach Art der Verlagerung unterscheidet man (Abb. 16.111 a–c):

- Dehnungslappen,
- Rotationslappen,
- Transpositionslappen.

Bei Dehnungs- und Rotationslappen lässt sich der Hebedefekt primär verschließen, nur bei Transpositionslappen muss er durch ein Hauttransplantat gedeckt werden.

Zu den Verschiebelappen gehören auch die VY-Plastik sowie die bilaterale VY-Plastik, die Kutler-Plastik.

Hautexpansion und Hautdistraktion werden als Sonderformen angesehen, sie dürfen aber an der Hand nur in Ausnahmefällen verwendet werden.

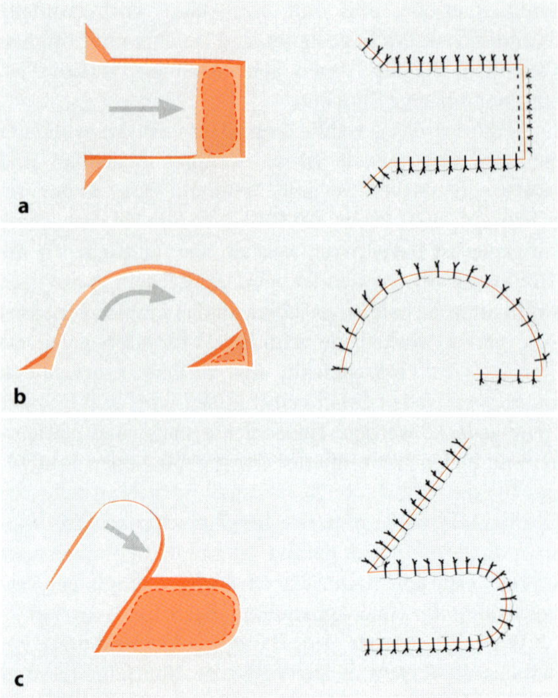

Abb. 16.111 a–c. Lokale Verschiebelappen

■ **VY-Dehnungslappenplastik (Tranquilli-Leali, Erler).** Tranquilli-Leali präsentierten 1935 den gestielten V-förmigen Lappen, der Y-förmig vernäht wird (Abb. 16.112 a–d). Von mehreren Autoren wird über gute Resultate in Bezug auf Sensibilität, Funktion und Aussehen mit dieser Methode auch bei Kindern berichtet, was wir bestätigen können. Die VY-Plastik ist besonders für quere und leicht schräg verlaufende Defekte der distalen Fingerkuppe (Zone 1 und 2) sowie bei weiter proximal gelegenen Amputationen des Fingers geeignet, weniger bei über 50° nach palmar-proximal geneigter Amputationsfläche und bei sehr großen Hautdefekten.

In Blutleere oder -sperre wird ein V-förmiger Lappen inzidiert, dessen Basis der Breite des dorsalen Defekts entsprechen muss und dessen Lappenspitze bis zur Endgelenkbeugefalte reicht oder diese auch wenig überschreiten kann.

CAVE Bei zu breiter Basis fällt die Fingerkuppe oft eckig aus!

Die im Subkutangewebe verlaufenden Gefäß- und Nervenäste müssen dabei erhalten bleiben, die Bindegewebesepten aber durchtrennt werden. Das Gefäß-Nerven-Bündel lässt sich gut dehnen, die Bindegewebesepten jedoch nicht. Durch einen Scherenschlag direkt am Periost und an der Beugesehnenscheide lässt sich der Lappen mobilisieren und mit einem Hauthäckchen nach distal verschieben, wo er durch Nähte am Nagel fixiert wird. Er wird spannungsfrei mit 6/0-Nähten eingenäht; dabei wird aus dem V ein Y gebildet. Der Ansatz der tiefen Beugesehne darf dabei nicht von der Endphalanx gelöst werden. Falls ein kleiner Restdefekt zurückbleibt, heilt dieser spontan ab.

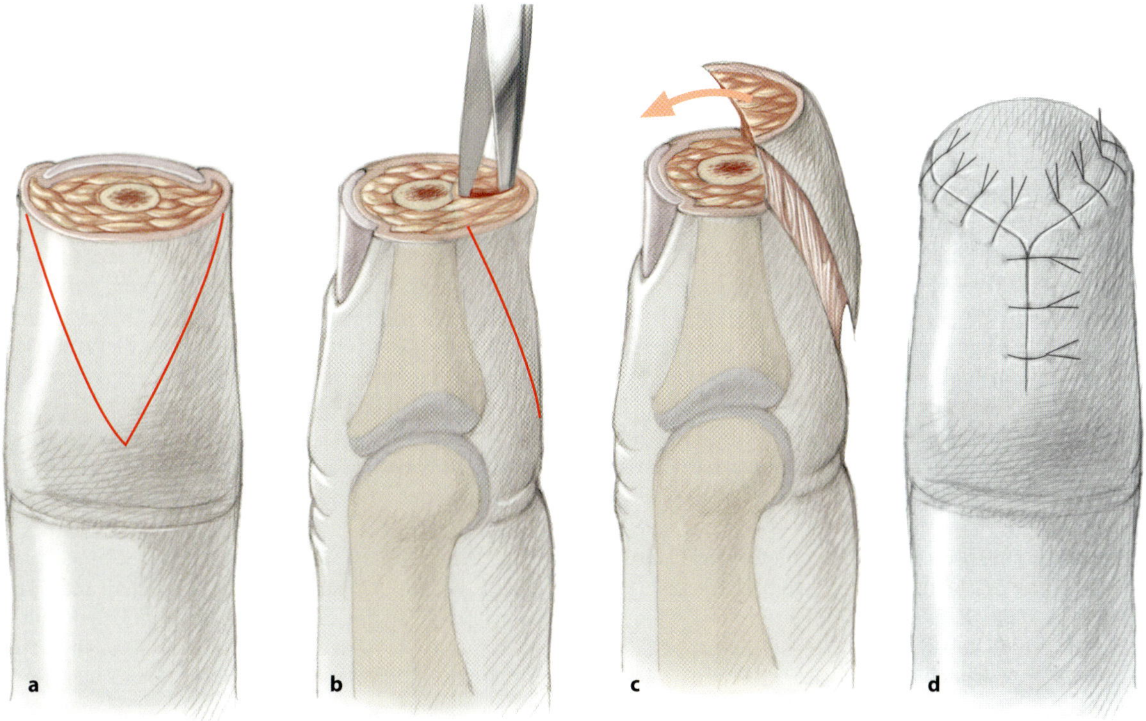

Abb. 16.112 a–d. VY-Plastik

Auf die intraossär eingestochene Kanüle zur Lappenfixierung kann beim Kind verzichtet werden, da der Lappen auch so fast immer anheilt und die Kanüle nur schwer kindgerecht unter dem Verband zu verstecken ist. Aber es ist keine Operation für Anfänger! Zur Nachbehandlung benötigt man bei Kindern eine angegipste Fingerschiene bis zur Nahtentfernung am 12. bis 14. Tag.

■ **Bilaterale VY-Plastik nach Geissendörfer (1943) bzw. nach Kutler (1947).** Diese Form eignet sich vor allem bei transversaler Fingerkuppenamputation oder für Defekte in Zone 1 und 2, die schräg von palmar-proximal nach dorsal-distal verlaufen, aber nicht bei Quetschverletzungen. Bei der bilateralen VY-Plastik werden 2 dreieckförmige Lappen verschoben, um eine gut geformte Fingerkuppe zu bilden (Abb. 16.113 a,b). Dabei werden 2 seitliche, V-förmige Lappen so präpariert, dass sie in der Mitte miteinander und am Nagelbettrand vernäht werden können. Die neu gebildete proximale Lappenspitze soll im Bereich der Endgelenkbeugefalte zu liegen kommen, kann aber auch weiter nach proximal reichen. Auch hier müssen die Bindegewebesepten völlig durchtrennt werden, um den Lappen nach distal verschieben zu können. Die auslaufenden Gefäß- und Nervenäste müssen entsprechend geschont werden.

Abschließend wird die Wunde Y-förmig verschlossen. Nach Öffnen der Blutleere muss der Lappen gut durchblutet sein; treten hierbei Probleme auf, müssen einzelne Nähte wieder geöffnet werden. Der Lappen wird dann einen leichten Fettgazekompressionsverband versehen. Bei Kindern wird noch eine angegipste Schiene zur Ruhigstellung bis zur Nahtentfernung angelegt. Die Fingerkuppe ist nach 4–5 Wochen wieder voll belastbar. Bis dahin soll sie tagsüber mit Hilfe eines leichten Schutzverbandes geschont werden, nachts aber möglichst offen bleiben.

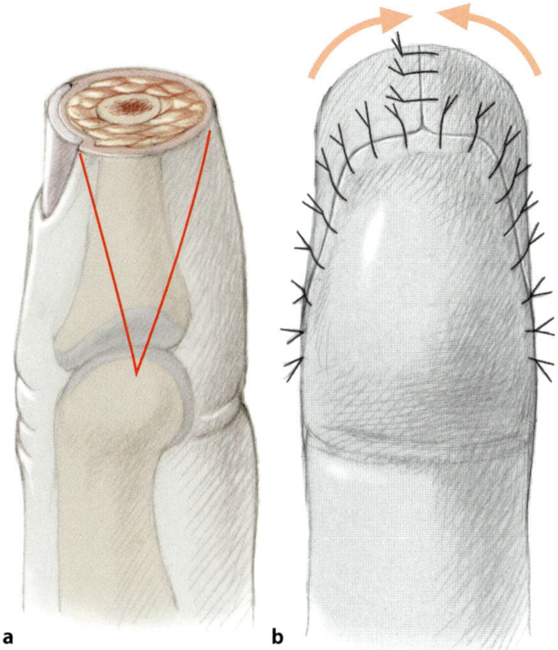

Abb. 16.113 a,b. Bilaterale VY-Plastik

Bei dieser Plastik kommt es zu nahezu normaler Kuppensensibilität, und kosmetisch entsteht eine konisch verlaufende und damit natürlich wirkende Fingerkuppe, während bei der VY-Plastik oft die neue Kuppe zu breit gestaltet wird.

Dehnungslappenplastik nach Moberg (1964). Diese Lappenplastik eignet sich für größere, schräge oder gerade verlaufende Fingerkuppendefekte am Daumen. Sie wird aber auch bei Kindern an den Langfingern nach Amputationen im Mittelphalanxbereich zum Decken des Stumpfes eingesetzt, mit dem Vorteil, dass der Knochen nicht weiter gekürzt werden muss.

Dabei wird die palmare Haut mit beiden Gefäß-Nerven-Bündeln nach einer mittseitlichen Inzision bis zur Basis des Daumens oder eines Langfingers präpariert, nach distal verschoben und bei leichter Beugestellung des Fingers vernäht (Abb. 16.114 a–c). Distal soll der Lappen nur lateral im Nagelwallbereich fixiert werden, nicht zentral, um keine Krallennagelbildung zu erzeugen. Der Lappen kann auch beim Kind etwa 0,8–1 cm nach distal verschoben werden. Reicht die Lappenlänge nicht zur Deckung aus, so wird dieser Lappen an seiner Basis durchtrennt und kann so noch weiter mobilisiert werden (Abb. 16.115 a,b). Der Hebedefekt wird dann mit einem Vollhauttransplantat gedeckt (neurovaskulär gestielter Insellappen nach Littler).

Der Finger wird in leichter Flexion mittels einer angegipsten Fingerschiene bis zur Nahtentfernung ruhiggestellt; anschließend kann mit physio- bzw. ergotherapeutischen Übungen begonnen werden. Der Nachteil liegt bei beiden Methoden – sowohl bei der Dehnungslappenplastik nach Moberg als auch bei derjenigen nach Littler – darin, dass das Kind auch nach der Nahtentfernung den Finger immer gebeugt hält und nur, wenn es von der Umgebung aufgefordert wird, den Finger streckt. Dabei soll die Narbe entsprechend gedehnt werden. Die beim Erwachsenen häufig gesehene Komplikation der Nekrose der Lappenspitze (Tsuge 1990) haben wir beim Kind jedoch noch nicht beobachtet.

Dehnungslappenplastik nach Snow (1967). Bei der Dehnungslappenplastik nach Snow für Langfinger werden die von den Gefäß-Nerven-Bündeln nach dorsal abgehenden Äste außerdem noch durchtrennt, um den Lappen besser mobilisieren zu können. Es hat sich aber gezeigt, dass diese Gefäße auch erhalten bleiben können, da sie bei ausreichender Mobilisierung keine Behinderung darstellen. Eine leichte Beugestellung des Fingers ist für den spannungsfreien Wundverschluss zunächst notwendig, kann aber später durch Streckübungen wieder ausgeglichen werden.

Gestielte Nahlappen

Gestielte Nahlappen sind der Cross-Finger- und der Thenarlappen. Zu den Fernlappen gehören Bauchhaut-, Leisten- und Cross-Arm-Lappen. Diese Lappenplastiken müssen bei größeren Defekten herangezogen werden. Im Allgemeinen wird der Lappen an 3 Seiten umschnitten. Die vierte Seite ist der eigentliche Stiel und wird beim Kind schon nach 2 Wochen durchtrennt. Dann sind bereits ausreichend Gefäße aus der Umgebung eingesprossen. Beim Erwachsenen wird die Durchtrennung oft erst nach 3 Wochen empfohlen.

Ein Nachteil der gestielten Lappen ist die primär fehlende Sensibilität, aber nach einigen Monaten entsteht eine gewisse Schutzsensibilität.

Cross-Finger-Lappenplastik nach Cronin (1951). Sie eignet sich für Haut- und Weichteildefekte palmarseitig

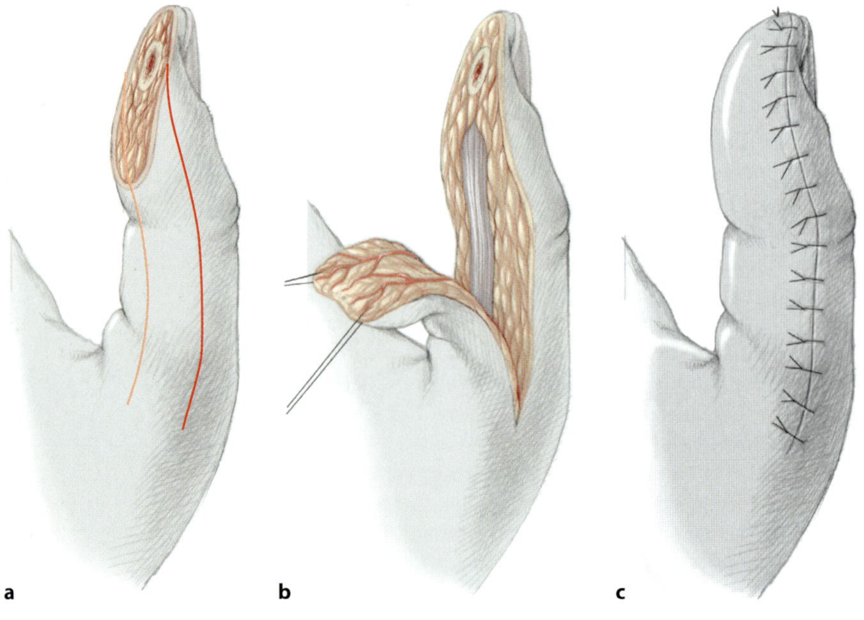

Abb. 16.114 a–c. Dehnungslappen nach Moberg

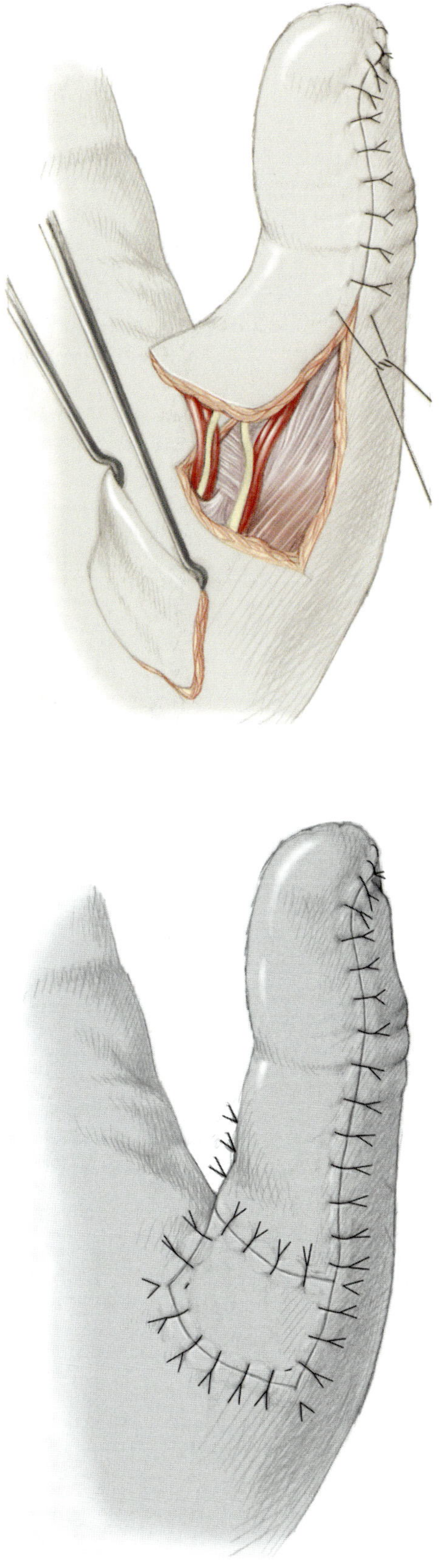

a

b

Abb. 16.115 a,b. Dehnungslappenplastik nach Littler

an der Mittel- und Grundphalanx der Langfinger, vor allem für nach palmar schräg verlaufende Fingerkuppendefekte. Sie ist aber nicht geeignet für Defekte am Daumen oder an der Zeigefingerendphalanx, da diese Plastik asensibel ist. Als Spendergebiet wird die dorsale Seite eines Langfingers bis zum DIP-Gelenk verwendet. Dabei wird von der Streckseite des Nachbarfingers ein Lappen unter Schonung des paratendinösen Gleitgewebes bis zu seinem lateralen Stiel präpariert, umgeschlagen und auf den beugeseitigen Defekt genäht. Der Lappen muss etwa um 30% größer sein als der zu deckende Defekt (Abb. 16.116 a,b). Der Hebedefekt wird mit einem ausgedünnten Vollhauttransplantat verschlossen. Abschließend wird die Hand mittels einer angegipsten Fingerschiene bis zur Stieltrennung am 12. bis 14. postoperativen Tag ruhiggestellt.

Der Nachteil dieser Plastik liegt darin, dass beim Kind eine zweite Narkose zur Stieltrennung notwendig ist. Beim Erwachsenen kann dies in Lokalanästhesie durchgeführt werden.

Befindet sich der Defekt an der Streckseite der Mittel- oder Grundphalanx der Langfinger, so benötigt man eine *umgekehrte (entepithelialisierte) Cross-Finger-Lappenplastik*. Dabei wird Subkutangewebe auf den Nachbarfinger verlagert, wodurch eine Hauttransplantation erst möglich wird (Abb. 16.117 a,b). Nach Inzision an der dem Defekt zugewandten Seite wird ein Dermislappen in Spalthautdicke abpräpariert. Von der anderen Fingerseite wird ein Subkutanlappen auf den gereinigten Defekt transponiert, womit eine gute Grundlage für die Hauttransplantation geschaffen ist. So entstehen ein Haut- und ein Subkutislappen, die 2 türflügelähnliche Scharniere auf den jeweils entgegengesetzten Seiten des Spenderfingers haben. Nach Lappenschwenkung wird die Spenderstelle durch den Dermislappen verschlossen und mit einem Überknüpfverband versorgt, die Empfängerstelle durch ein Vollhauttransplantat, aber ohne Überknüpfverband. Der Lappenstiel wird ebenfalls am 12. bis 14. postoperativen Tag durchtrennt.

Durch diese Lappenplastik wird eine gute Sensibilität bei geringem funktionellen Hebedefekt erreicht.

■ **Thenarlappenplastik nach Gatewood (1926).** Man kann sie beim Kind für ausgedehnte Fingerkuppen- und Endglieddefekte für alle 4 Langfinger verwenden, sodass von einer Thenar- und Hypothenarlappenplastik gesprochen werden kann. Sie wird für den Erwachsenen wegen der langen Ruhigstellung der Gelenke in Beugung eher abgelehnt, hat sich aber beim Kind sehr bewährt (Abb. 16.118 a,b). Nach Anzeichnen des palmaren Defekts wird der proximal gestielte Lappen hoch auf dem Thenar umschnitten, gemeinsam mit möglichst viel Subkutangewebe gehoben und mit Einzelknopfnähten als neue Fingerkuppe fixiert, wobei der distale Rand auch der Spontanheilung überlassen werden kann (Lister 1993). Dabei muss die Lappenbreite 1,5-mal

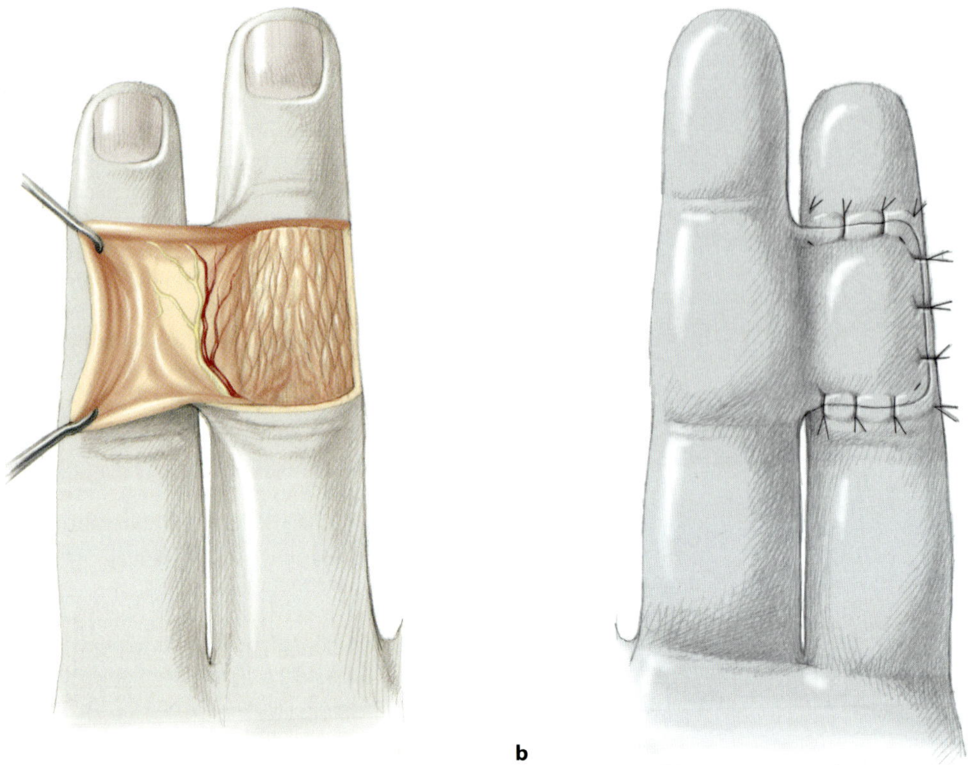

a b

Abb. 16.116 a,b. Cross-Finger-Lappenplastik

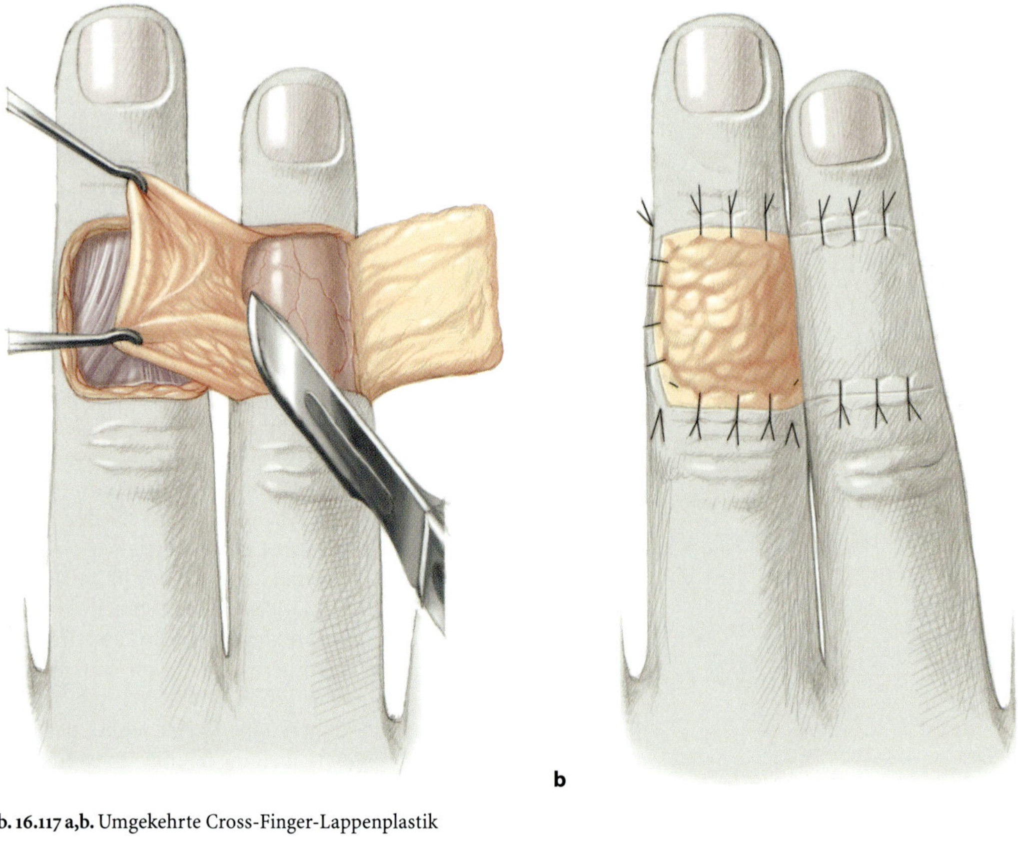

a b

Abb. 16.117 a,b. Umgekehrte Cross-Finger-Lappenplastik

größer als die Defektbreite sein. Der Hautdefekt der Entnahmestelle muss beim Kind nicht gedeckt werden, sondern kann ausgranulieren.

Der einzige Nachteil bei dieser Methode ist, dass der Lappenstiel beim Kind nach etwa 14 Tagen in einer zweiten kurzen Narkose durchtrennt werden muss. Die in der Zwischenzeit gebeugte Stellung des Fingers, die mit Hilfe einer dorsalen Gipslonguette gehalten wird, wird von den Kindern meist rasch akzeptiert.

■ **Insellappenplastik.** Der homodigitale Insellappen, der für große Endglieddefekte bzw. bei großen, palmaren Defekten am Daumen ulnarseitig oder am Zeige- und Mittelfinger radialseitig geeignet ist, ist aus der lateralen VY-Plastik entstanden, indem das Gefäß-Nerven-Bündel weiter nach proximal präpariert wurde (Abb. 16.119 a). Diese relativ anspruchsvolle Lappenplastik sollte nicht bei Verletzung eines Gefäß-Nerven-Bündels, bei Quetschung des Fingers und bei Verletzungen mit wahrscheinlich hohem Infektionsrisiko, wie z. B. nach einem Menschenbiss, ausgeführt werden. Bei Erwachsenen sind der Allen-Test oder eine Doppleruntersuchung präoperativ obligat, bei größeren Kindern sollten sie zumindest versucht werden.

Mittels einer mitt-seitlichen oder zickzackförmigen Inzision in Höhe des Daumengrundgelenks wird das Gefäß-Nerven-Bündel mit möglichst viel Fettgewebe zur Erhaltung des venösen Abflusses präpariert. Der Hautlappen wird umschnitten und von distal nach proximal mobilisiert. Bei gleich bleibender guter Durchblutung wird dieser in den Defekt geschwenkt und eingenäht. Der Hebedefekt wird mit einem ausgedünnten Vollhauttransplantat gedeckt oder der spontanen Granulation überlassen.

Nach demselben Prinzip kann auch bei palmaren Fingerkuppendefekten an den Langfingern vorgegangen werden, allerdings empfehlen wir dafür den weniger anspruchsvollen Thenarlappen.

Die *heterodigitale Insellappenplastik*, zu Ende des 19. Jahrhunderts bereits in der Gesichtschirurgie verwendet wurde, wurde 1952 von Bunnell und 1953 von Littler in die Handchirurgie eingeführt. Es handelt sich um einen neurovaskulären Lappen, der von der ulnaren Kuppe des Mittelfingers oder des Ringfingers entnommen und für Defekte am Daumen oder am Zeigefinger verwendet wird. Die Methode kann auch bei Sekundäreingriffen zur Resensibilisierung angewandt werden.

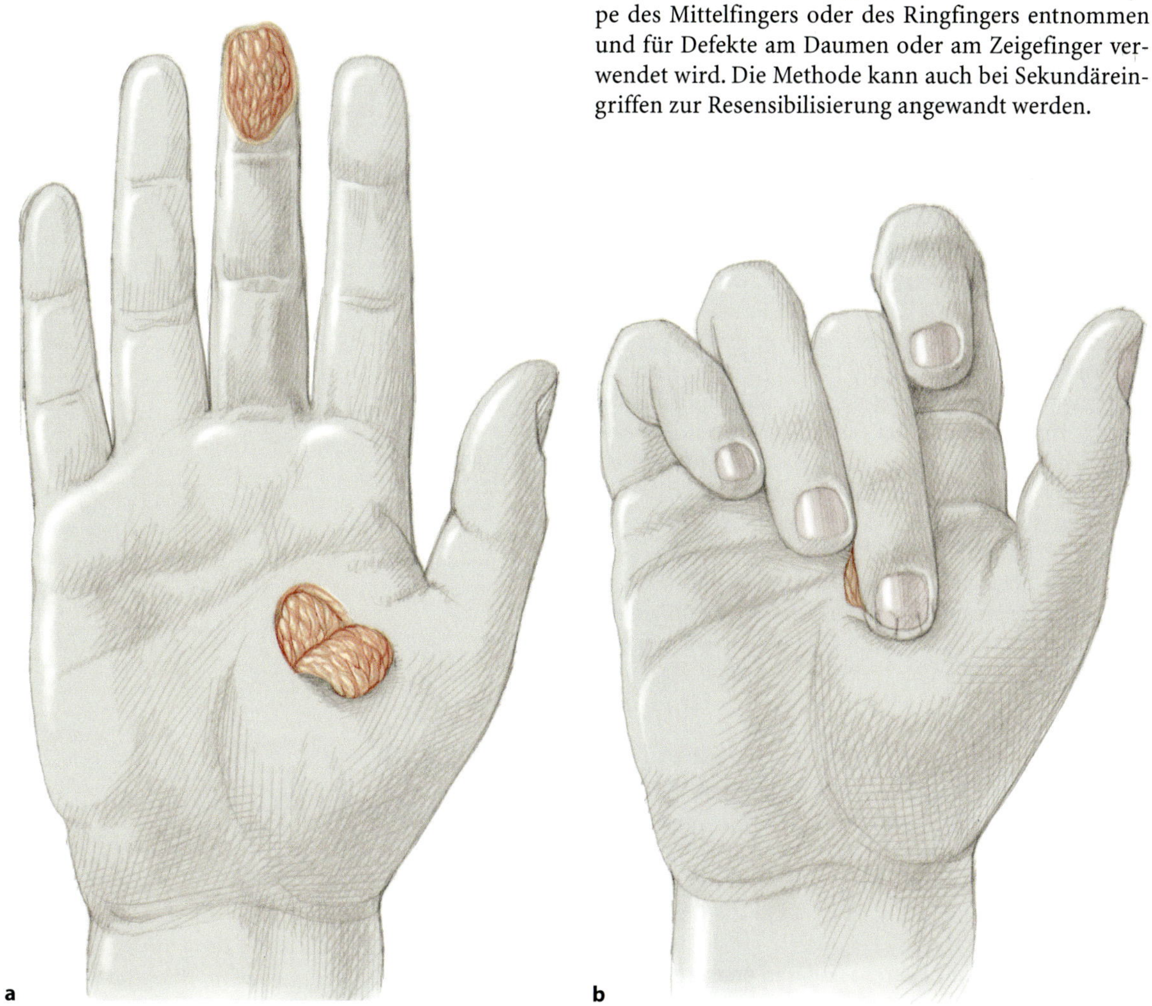

Abb. 16.118 a,b. Thenarlappenplastik

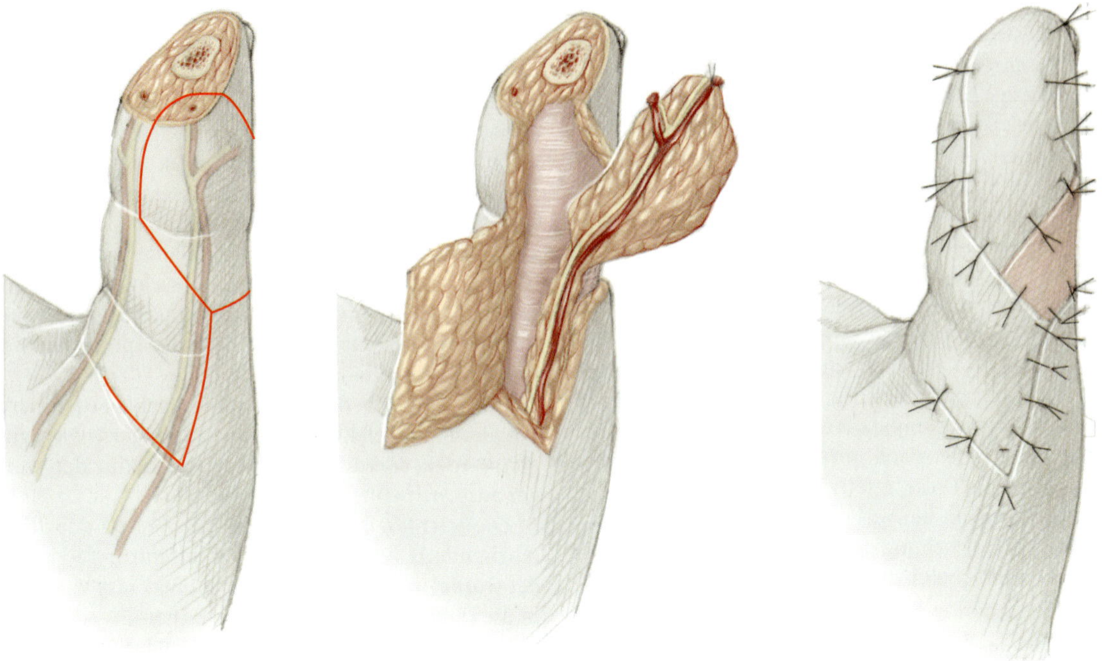

a

Abb. 16.119. a Homodigitale Insellappenplastik

Der Lappen wird ulnar am Endglied vollständig umschnitten, anschließend wird die Haut zickzackförmig nach proximal bis in die Hohlhand inzidiert (Abb. 16.119 b). Dann wird das Gefäß-Nerven-Bündel nach proximal freipräpariert, wobei auch auf die Begleitvenen geachtet werden muss. Der Lappen wird lateral bis zur Sehnenscheide bzw. bis zum Periost mobilisiert. Das Heben erfolgt von distal nach proximal bis der Lappen frei am Gefäß-Nerven-Bündel hängt. Der gemeinsame Fingernerv muss gespalten und die A. digitalis palmaris propria zum benachbarten Finger ligiert werden. Anschließend wird ein Tunnel zum Daumen präpariert, der Lappen durchgezogen und eingenäht. Es ist darauf zu achten ist, dass das Gefäß-Nerven-Bündel nicht verdreht wird. Danach kann die Blutleere geöffnet werden. Eine leicht bläuliche Lappenverfärbung kann das Zeichen einer meist ungefährlichen, venösen Stauung sein. Der Hebedefekt wird – je nach Größe – entweder durch ein Vollhauttransplantat gedeckt oder man lässt ihn granulieren. Dazu wird eine Ruhigstellung für 10 Tage empfohlen, anschließend Physiotherapie.

Mouchet u. Gilbert (1982) versorgten bei Kindern damit zahlreiche Kuppendefekte mit gutem bis ausgezeichnetem Erfolg, wobei vor allem die Sensibilität sogleich vorhanden war. Demselben Prinzip folgt der Insellappen vom dorsalen Zeigefingergrundglied (Foucher et al. 1989).

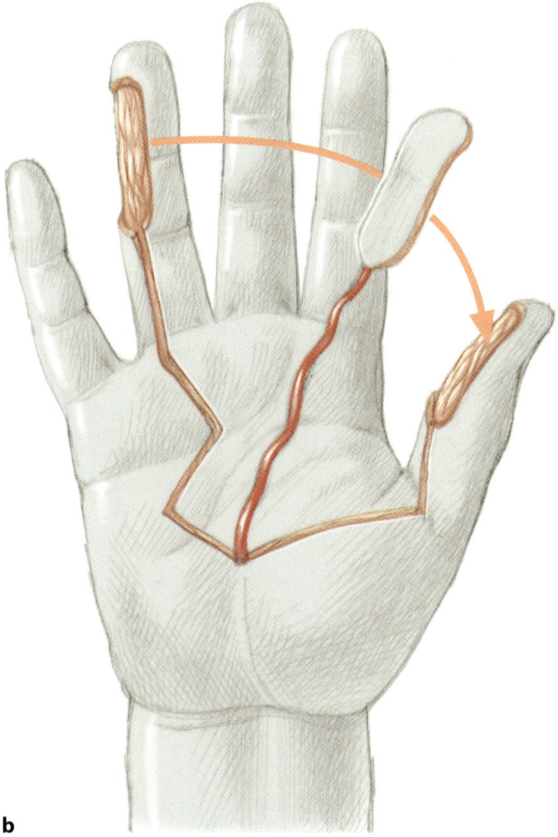

b

Abb. 16.119. b Heterodigitale Insellappenplastik

Freie Hautlappen mit mikrovaskulären Anastomosen

Diese Methode hat zwar den Vorteil, dass keine Zweitoperation zur Lappenstieldurchtrennung notwendig ist. Der Eingriff sollte aber nur von mikrochirurgisch geübten Kollegen durchgeführt werden. Bei günstigen Bedingungen kann diese freie Lappenübertragung auch schon bei der Primärversorgung erfolgen.

Operativer Eingriff

Die operative Versorgung erfolgt beim Kind fast immer in Vollnarkose, in Blutleere, mit Lupenbrille und entsprechend feinen Instrumenten. Die Esmarch-Binde wird dabei am Oberarm angewickelt. Der Druck beträgt bei Kindern 180–230 mmHg. Nach 2 Stunden Blutleere muss die Manschette geöffnet werden, kann aber nach 20 min Durchblutungspause nochmals für eine Stunde angewickelt werden.

Muss zur besseren Übersicht bei der operativen Versorgung die Wunde erweitert werden, so sollte dies beim Kind im Bereich der Finger palmarseitig mit Hilfe der Bruner-Schnitte, also zickzackförmig, geschehen. In der Hohlhand folgen die Inzisionen den Hautspaltlinien, während sie streckseitig S- oder L-förmig abgerundet, möglichst ohne das Gelenk senkrecht zu überkreuzen, verlaufen (Abb. 16.120 a,b).

CAVE

Mediolaterale Inzisionen am Finger, wie sie beim Erwachsenen vorgenommen werden, können beim Kind im weiteren Wachstum zu Achsabweichungen des Fingers infolge derber Narbenzüge führen und sind deshalb zu vermeiden.

Intraoperativ müssen nochmals Nerven, Sehnen und die entsprechenden Gefäße inspiziert werden, um z. B. partielle Durchtrennungen von Sehnen oder Nerven oder auch Fremdkörper nicht zu übersehen. Stark verschmutzte Wunden müssen am besten gleich zu Beginn der operativen Versorgung mit einer Wundspülung (z. B. mit Polyvinylpyrrolidon-Iod-Lösung) gespült werden. Klaffen diese Wunden nur wenig, kann unter Umständen auf die Hautnaht verzichtet werden.

Der Wundverschluss darf nicht erzwungen werden. Freiliegende Strukturen wie Knochen, Sehnen, Gefäße und Nerven sind gut zu bedecken. Hautdefekte, die nicht geschlossen werden können, werden am besten mit künstlicher Haut primär gedeckt. Sekundär kann dann ein direkter Wundverschluss oder eine Hautlappenplastik, die beim Kind besonders sorgfältig erfolgen muss, durchgeführt werden.

Nach einer schweren Kontusionsverletzung ist der Wundverschluss auch bei der kindlichen Hand meist nicht möglich. Wird er dennoch durchgeführt, so kommt es oft zu Mikrozirkulationsstörungen, die grenzwertig vital gefährdete Haut- und Weichteilbezirke endgültig untergehen lassen. Das möglichst rasche Abschwellen der Weichteile muss einerseits durch Hochlagerung der Extremität, andererseits durch medikamentöse Therapie forciert werden.

Die Wunde wird beim Kind entweder durch Einzelknopfnähte oder durch evertierende Rückstichnähte (z. B. mit einem nichtresorbierbaren monofilen Faden der Stärke 5/0–6/0 je nach Alter des Kindes) mit Einlage eines dickeren Ausziehfadens verschlossen (Abb. 16.121). Bei der Nahtentfernung muss dann nur der Ausziehfaden hochgehoben werden, und darunter wird der eigentliche Faden durchgeschnitten. So gelingt auch beim kleineren Kind die Nahtentfernung bei blutverkrusteten Wunden häufig ohne Narkose und relativ rasch. Für den Handrücken empfehlen wir – wenn nichts dagegen spricht – die Intrakutannaht. Bei Ansammlung von Sekret ist eine Lasche oder auch eine Vakuumdrainage einzulegen.

!

Auf Subkutannähte sollte im Handbereich generell verzichtet werden, da entstehende Fadengranulome durch die dichte Innervation oft als sehr unangenehm empfunden werden.

Wichtiges Ziel der Wundversorgung ist die Verhütung von Infektionen und Vernarbungen. Bereits nach einer Ischämiezeit von annähernd 6 Stunden ab Unfall beginnt die Muskeldegeneration, die eine vermehrte Fibrosierung, Kontrakturen und Adhäsionen tieferer Strukturen verursacht. Eine sekundäre operative Revision tieferer Strukturen im infektfreien Intervall unter einer primär geheilten Wunde ist besser als eine Weichteilinfektion durch eine nicht fachgerecht versorgte Handverletzung, die auch die beste primäre Rekonstruktion in der Tiefe zunichte oder eine sekundäre Revision unmöglich macht (Towfigh u. Schmit-Neuerburg 2001).

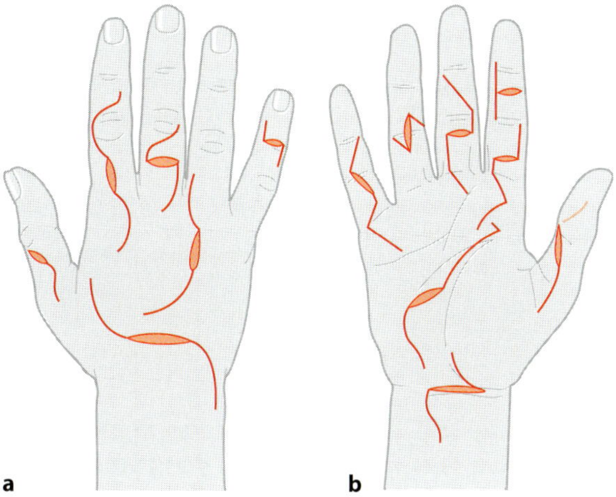

Abb. 16.120 a,b. Inzisionen

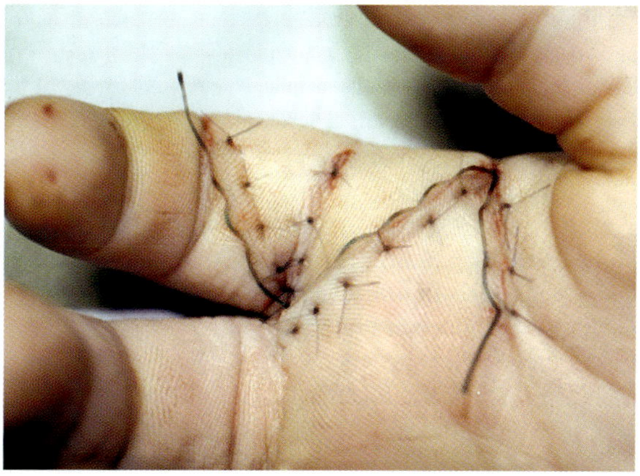

Abb. 16.21. Darstellung der Strecksehnen am Sattelgelenk. Zugang zu einer proximalen Fraktur des 1. Mittelhandknochens

Nekrektomie

Nur sicher zerstörte Haut und Weichteile sowie sicher devaskularisierte Knochenanteile müssen beim Kind sparsam entfernt werden.

Versorgung von Frakturen

Frakturen im Bereich der Mittelhand und Finger können bei Kindern in den meisten Fällen konservativ behandelt werden. Bei größeren Weichteilschäden, bei Mehrfachfrakturen mit stärkerer Dislokation sowie Gelenkfrakturen sind oft Minimalosteosynthesen angezeigt. Hier kommen entweder Kirschner-Draht-Osteosynthesen, kleine Schrauben oder ein Minifixateur externe zum Einsatz. Für das Auffüllen von Knochendefekten hat sich die Verwendung von autologer Spongiosa, die aus der distalen Radiusmetaphyse entnommen werden kann, bewährt.

Dekompression

Bei Drucksteigerung, z. B. in der Hohlhand, müssen palmare Handfaszie und unter Umständen auch der Karpaltunnel inzidiert werden. In einigen Fällen ist zusätzlich die Durchtrennung der dorsalen Handfaszie nötig. Um eine ischämische Kontraktur der Handbinnenmuskeln zu verhindern, müssen die Interdigitalräume zur Dekompression der Mm. interossei breit dargelegt werden. Bei Kompression am distalen Unterarm bzw. im Handgelenkbereich wird die Guyon-Loge eröffnet und evtl. auch die Unterarmfaszie gespalten.

Nachbehandlung

Epitheldefekte müssen mit einem Fett-Gaze-Verband vor dem Austrocknen der Wunde geschützt werden. Diese oberflächlichen Wunden im Bereich der Finger sollen zur Verbesserung der Durchblutung und damit zur rascheren Heilung nicht ruhiggestellt werden. Wohl aber müssen alle anderen operativ versorgten Verletzungen mit einer Gips- oder Kunststoffschiene in Funktionsstellung immobilisiert werden. Bei kleineren Kindern ist dazu eine Oberarmschiene notwendig, die vom Kind nicht so leicht abgestreift werden kann. Die Nahtentfernung erfolgt am 10. bis 12. postoperativen Tag, an exponierten Stellen evtl. erst am 14. Tag. Bei jüngeren Kindern ist dazu meist eine kurze Narkose erforderlich. Der erste Verbandswechsel wird am 2. postoperativen Tag durchgeführt, um den z. T. blutigen und damit sehr hart gewordenen Verband zu erneuern. Zeigt sich die Wunde reizlos, so wird der Verband erst zur Nahtentfernung wieder gewechselt. Stark infektgefährdete Wunden sowie durchblutungsgefährdete Verletzungen bedürfen einer täglichen Wundkontrolle.

Die häufigste Komplikation bei Handverletzungen ist die *Infektion*. Bei lokalen Entzündungen ist oft die operative Revision mit Entfernung des Nahtmaterials und anschließender offener Wundbehandlung verbunden mit einer entsprechenden antibiotischen Therapie die einzige Option. Das Antibiotikum wird ebenso wie evtl. ein Analgetikum auch beim Kind in den ersten postoperativen Tagen bei entsprechender Indikation über den Zugang für die Regionalanästhesie verabreicht.

Auch an der Hand kann es posttraumatisch bzw. postoperativ zu einem Kompartmentsyndrom, also zur Drucksteigerung in den anatomischen Logen, kommen, die aber kaum durch eine Druckmessung erfasst werden kann. Sie muss durch die klinische Beobachtung rechtzeitig erkannt und dann rasch dekomprimiert werden.

Eine sekundäre operative Revision, teils zur Nekrektomie, teils zum Hautverschluss ist meist erst 2–3 Wochen nach der Erstversorgung angezeigt. Nerventransplantate sowie Sehnenersatzoperationen sollen frühestens nach Wundheilung bzw. bei guten Wundverhältnissen erfolgen.

Amputationsverletzungen am Finger

Endphalanx

Auch beim Kind sind die Fingerkuppen der wertvollste Teil des Fingers. Allerdings werden sie, da die Fingerkuppen klein sind und deshalb der Defekt auch eher klein erscheint, oft vernachlässigt. Es wird nicht beachtet, dass die taktile Gnosis später für viele Berufe besonders wichtig ist und dass der Verlust der Fingerkuppensensibilität eine deutliche Behinderung darstellt (Verdan u. Egloff 1981).

Rosenthal 1983 setzte eine Einteilung der Endphalanx in 3 Zonen fest. Nach Dautel (1992) werden 4 Zonen je nach Amputationshöhe unterschieden (Abb. 16.122).

- *Zone 1*: umfasst die Fingerkuppenamputation, der Knochen ist intakt und liegt dabei nicht frei,
- *Zone 2*: quer durch die Nagelmitte, Knochen liegt frei, Nagellänge reicht aus, um die Bildung eines Krallennagels zu verhindern,
- *Zone 3*: gesamter Nagel fehlt! Nagelbettlänge reicht nicht aus, um einen Krallennagel zu verhindern,
- *Zone 4*: fast die gesamte Endphalanx fehlt.

Neben der *Amputationshöhe* müssen primär auch die *Defektneigung* (z. B. von palmar-proximal nach dorsal-

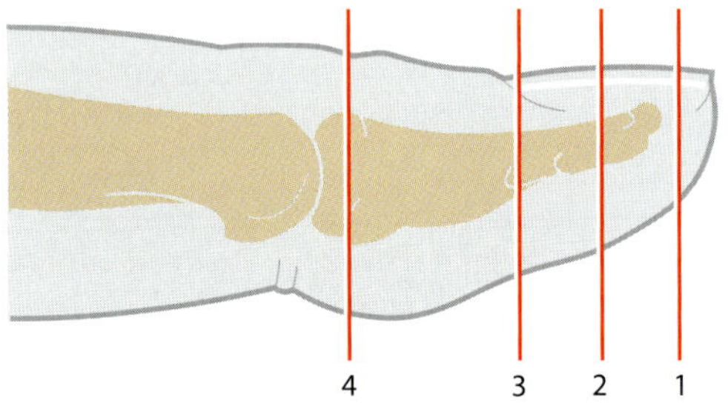

Abb. 16.122. Zoneneinteilung an der Endphalanx

distal, von palmar-distal nach dorsal-proximal, sowie seitlich radial oder ulnar) und die *Durchblutung des angrenzenden Gebietes* festgestellt werden. Relativ häufig wird vor allem bei Fingerkuppenverletzungen die Defektgröße falsch eingeschätzt und dementsprechend eine nicht geeignete Lappenplastik gewählt.

Langfinger

Endphalanx

Bei einem Hautdefekt im Endphalangenbereich der Langfinger muss bei der Rekonstruktion an die mechanische Beanspruchung, an eine gute Sensibilität und an die Erhaltung der Fingerlänge gedacht werden. Die Knochenkürzung nur zum Stumpfverschluss lehnen wir nicht nur am Daumen, sondern auch an den Langfingern strikt ab. Bei der großen Auswahl an Lappenplastiken sollte es möglich sein, den Knochen auch ohne Kürzung gut zu decken, sodass eine weiche, sensible, nicht berührungsempfindliche Tastfläche entsteht.

Die Erhaltung der Knochenlänge ist auch beim Kind unbedingt anzustreben, da diese sowohl im Alltag, z. B. beim Schreiben am Computer, aber auch in der Freizeit, z. B. beim Musizieren, für Können oder Nichtkönnen ausschlaggebend sein kann.

Kleine operative Eingriffe im Bereich der Endphalanx bedürfen nur einer Blutsperre an der Fingerbasis, für größere empfehlen wir eine Blutleere mittels Oberarmmanschette.

Bei stark verschmutzten Wunden neigen wir dazu, ein Antibiotikum als »single shot« vor Operationsbeginn zu geben. Die Gabe eines Antibiotikums sollte auch bei herabgesetzter Durchblutung und gleichzeitig schwererer Quetschverletzung, dann aber für einige Tage, erfolgen.

■ **Verletzung in der Zone 1.** Die Amputationshöhe befindet sich im Bereich der Fingerkuppe, der Knochen liegt nicht frei. Wegen der taktilen Gnosis dürfen Verletzungen auch in Zone 1 nicht bagatellisiert werden! Die Therapie besteht bei bis zu etwa 1,5 cm im Durchmesser großen Defekten in einer kontrollierten Sekundärheilung mit dem Ziel einer weichen, nicht berührungsempfindlichen Tastfläche (Böhler 1983; Buck-Gramcko et al. 1983). Um das Austrocknen der Wunde zu verhindern, wird ein Fettgazeverband verwendet. Es wird keine Ruhigstellung empfohlen, um durch eine bessere Durchblutung eine schnellere Heilung zu erreichen.

Bei Erhalt des Amputates soll beim Kind dieses nach entsprechender Wundreinigung als »composite graft« refixiert werden (Abb. 16.123 a,b). Das Amputat muss nicht entfettet und ausgedünnt werden, wie dies beim Erwachsenen gehandhabt wird. Postoperativ ist eine rheologische Therapie zu empfehlen. In den meisten Fällen wird die Fingerkuppe ohne Sensibilitätsverlust wieder anheilen, was beim Erwachsenen nicht der Fall ist (Tsuge 1990). Unter Umständen bildet sich eine dicke Kruste, die nicht vorzeitig gelöst werden soll, sondern

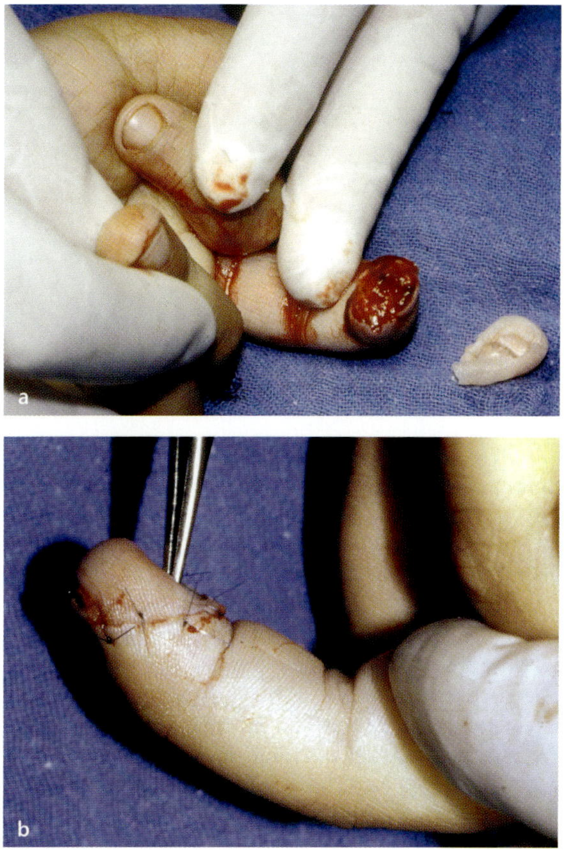

Abb. 16.123 a,b. Composite graft

sich von selbst abstößt, sobald die Epidermis nekrotisch geworden ist.

Größere Defekte sollen durch eine lokale Lappenplastik (z. B. VY-Plastik) oder – in Ausnahmsfällen – durch ein dünnes Vollhauttransplantat (vom Hypothenar) gedeckt werden.

■ **Verletzung in der Zone 2.** Die Amputationshöhe verläuft ungefähr durch die Nagelmitte; es ist also mehr als ein Drittel des Nagelbettes vorhanden, aber der Knochen liegt frei.

Der Fingernagel sollte zur besseren Defektdeckung auch beim Kind auf keinen Fall gekürzt werden. Er hat neben seiner kosmetischen Bedeutung auch eine stabilisierende Funktion für die Kuppe und wird beim Spitz- und Dreifingergriff gebraucht.

Als Therapie wird für Erwachsene die Replantation als Möglichkeit angegeben. Beim Kind wird eher eine *Refixation* angestrebt, bei der das Amputat fast immer anheilt. Vorstehende, meist auch gequetschte Knochenzacken können dabei geglättet werden. Eine sichere Methode bei palmarem Defekt ist die VY-Plastik, die meist eine kosmetisch befriedigende und funktionell gut belastbare Fingerkuppe ergibt (Abb. 16.124).

Bei schräg verlaufenden Hautdefekten in Zone 2 bietet sich die bilaterale Dehnungslappenplastik an.

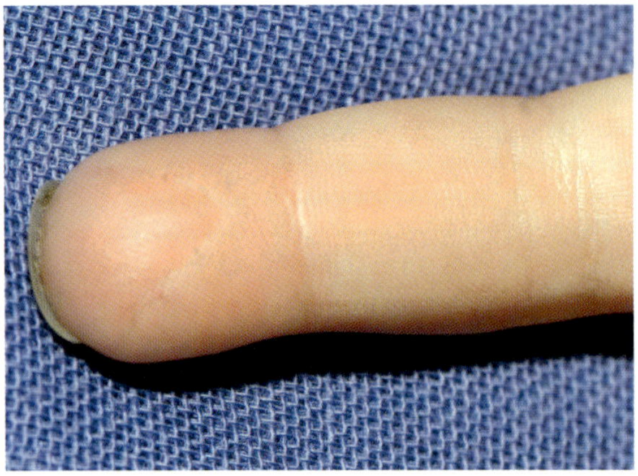

Abb. 16.124. VY-Plastik

Ein Vollhauttransplantat ist wegen der fehlenden Polsterung in Zone 2 nicht zielführend.

Eventuell ist auch an einem Langfinger eine palmare Dehnungslappenplastik nach Snow indiziert, bei der die ganze Fingerlänge erhalten werden kann. Bei einem oberflächlichem Defekt dorsalseitig und erhalten gebliebener germinativer Matrix kann eine Spaltnagelbetttransplantation durchgeführt werden.

■ **Verletzung in der Zone 3.** In dieser Zone fehlt ein Großteil des Nagels bzw. des Nagelbettes. Meist ist ein posttraumatisches Nagelfehlwachstum zu einem Krallennagel nicht zu verhindern, weshalb die Matrix in toto zu entfernen ist. Ein kurzer krallenförmiger Nagel stört nicht nur in seiner Funktion, sondern auch im Aussehen.

Eine Replantation, die Therapie in Zone 3 beim Erwachsenen, ist beim Kind nur in seltenen Fällen erfolgreich. Bewährt haben sich hingegen die lokalen Lappenplastiken oder die Stumpfbildung.

- Bei nach palmar schräg verlaufendem Defekt empfiehlt sich der Thenarlappen (Abb. 16.125 a,b), der auch als ein Hypothenarlappen für den kleinen Finger präpariert werden kann. Mit dem Subkutangewebe lässt sich die Fingerkuppe meist gut aufbauen.
- Bei nach dorsal schräg verlaufendem Defekt und zerstörtem Knochen ist keine Abstützung für den Nagel gegeben, sodass sich ein Krallennagel bilden würde. Daher ist eine gute Stumpfbildung am ehesten angezeigt.

Vor der Stumpfbildung muss das Gefäß-Nerven-Bündel aufgesucht und frei präpariert werden. Die Arterien müssen ligiert oder koaguliert werden, die Fingernerven nach proximal frei präpariert und reseziert werden (bei größeren Kindern bedarf es evtl. sogar einer ossären Neuromverlagerung; Hoffmann 1997). Die Weichteile für den Stumpf dürfen nicht unter Spannung stehen, da es so zur Nekrose kommen kann, sie dürfen aber auch nicht zu reichlich sein, da sie dann funktionell stören. Außerdem dürfen Beuge- und Strecksehne nicht miteinander vernäht werden, da es durch den Tenodeseeffekt zur Beugebehinderung der übrigen Finger kommt (Quadrigaphänomen). Auch darf die Fflexor-digitorum-profundus-Sehne nicht am Stumpf fixiert werden.

Kann der Knochen aber ausreichend mit Subkutangewebe gedeckt werden, so kann beim Kind auch ein Vollhauttransplantat verwendet werden. Dieses bekommt in den meisten Fällen eine gewisse Sensibilität durch erhalten gebliebene Nervenendorgane und bietet außerdem eine gute Belastbarkeit.

■ **Verletzung in der Zone 4.** Die Amputationslinie verläuft distal des DIP-Gelenks, bzw. proximal der Lunula.

Bei einer glatten Amputation in dieser Höhe kann auch beim Kind die Replantation bereits erfolgreich sein. Ist die Replantation nicht möglich, so braucht man eine gute, sensible, schmerzfreie Weichteildeckung, um einen belastbaren Stumpf zu bilden (Abb. 16.126 a,b). Dazu müssen die evtl. noch vorhandenen Reste der Nagelmatrix entfernt werden.

- Bei palmar schräg verlaufendem Defekt und erhalten gebliebenem Ansatz der Strecksehne an der End-

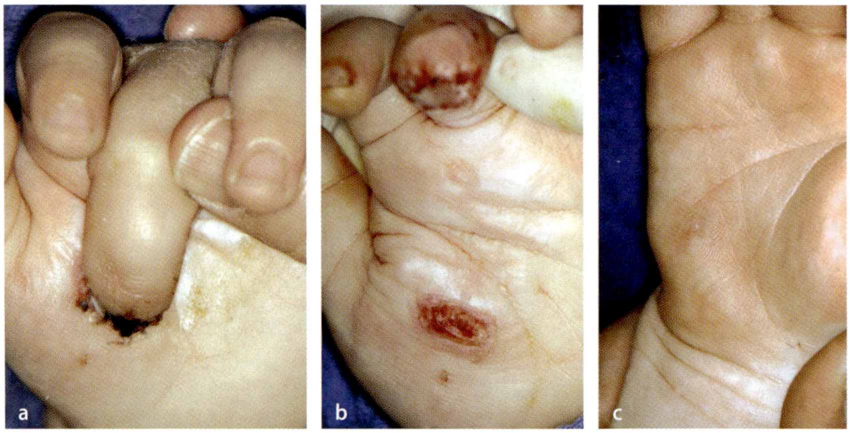

Abb. 16.125 a,b. Thenarlappen

Abb. 16.126 a,b. Stumpfbildung

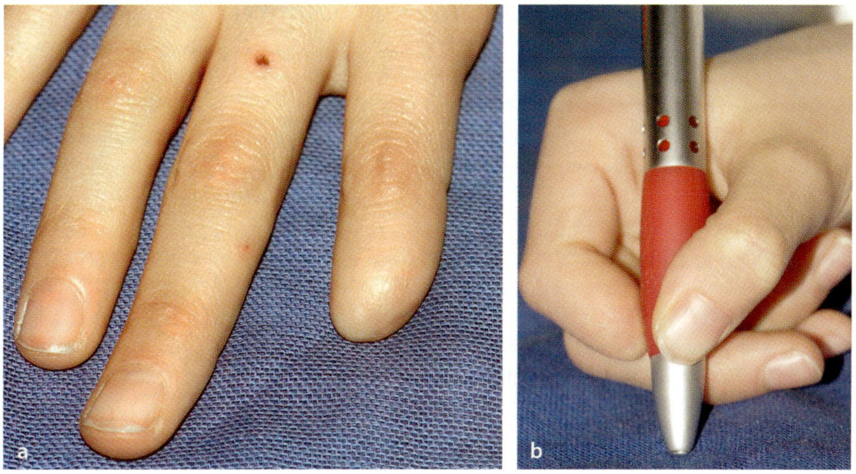

gliedbasis sollte ein Stumpf unter Erhaltung des DIP-Gelenks gebildet werden.

- Bei komplettem Pulpadefekt im Langfingerbereich wird zumindest für den Zeige- und Mittelfinger eine heterodigitale Insellappenplastik, ein Thenar- oder Cross-Finger-Lappen durchgeführt.

Mittel- und Grundphalanx

Kleinere Substanzdefekte ohne freiliegenden Knochen können mit einem Vollhauttransplantat vom Handgelenk palmarseitig, aus der Ellenbeuge, vom Kleinfingerballen oder evtl. mit Spalthaut gedeckt werden.

Bei größeren Substanzdefekten mit freiliegendem Knochen sollte möglichst keine Knochenresektion vorgenommen werden. Frei liegende Gefäß-Nerven-Bündel und Beugesehnen mit intakten Sehnenscheiden können auch mit einem freien Hauttransplantat gedeckt werden. Aber bei Sehnenscheidendefekten bzw. über genähten Beugesehnen benötigt man einen Transpositionslappen oder Cross-Finger-Lappen (Abb. 16.127 a,b).

- Transversaler Defekt: VY-Plastik, bilaterale VY-Plastik,
- palmarer Defekt: Thenarlappen, Cross-Finger-Lappen,
- lateraler Defekt: Vollhauttransplantat,
- dorsaler Defekt: umgekehrter Cross-Finger-Lappen
  - über dem PIP-Gelenk und Grundphalanx: Verschiebe- und Transpositionslappen.

Daumen

Auch beim Kind ist vor allem die Daumenkuppe als Oppositionspartner für die Langfinger sehr wichtig, eben-

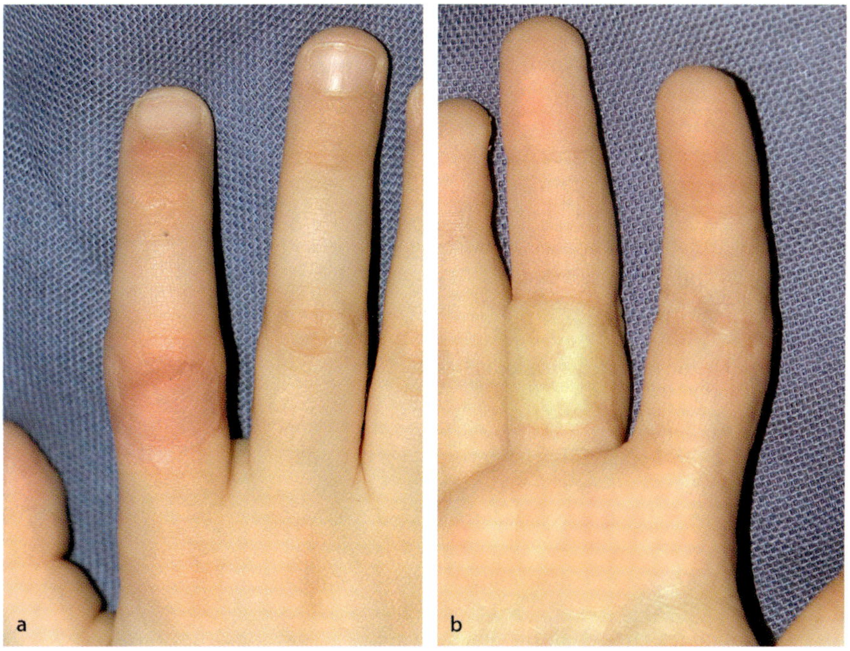

Abb. 16.127 a,b. Cross-Finger-Lappen

so deren die Sensibilität, wie auch die volle Knochenlänge (Moberg 1964; Verdan u. Eglof 1981). Die Versorgung von Daumendefektverletzungen bedeutet deshalb immer auch die Erhaltung der noch vorhandenen Skelettlänge. Jeder Millimeter an Längenverlust zieht eine relevante Funktionseinbuße nach sich (Simmen 1987).

■ **Verletzung in der Zone 1.** Bei nicht zu sehr gequetschtem Fingerkuppenamputat ist beim Kind in den meisten Fällen die Refixierung im Sinne eines »composite graft« erfolgreich (vgl. Abb. 16.123 a,b). Dabei kommt es fast immer zu völliger Einheilung ohne späteren Sensibilitätsverlust. Im anderen Fall empfehlen sich die Sekundärheilung und nur in seltenen Fällen eine VY-Plastik bzw. ein freies Hauttransplantat, das etwas verminderte Sensibilität aufweist.

■ **Verletzung in der Zone 2.** Hier liegt der Knochen frei. Er darf höchstens etwas geglättet, aber nicht gekürzt werden. Gerade beim Kind ist man verleitet, den kleinen Daumen »schön« zu modellieren und ihn dabei zu kürzen, was aber nach Abschluss des Wachstums fatale Auswirkungen auf die Funktion haben kann.

Für transversale oder nach dorsal geneigte Defekte empfiehlt sich eine VY-Plastik, bei größeren Defekten unbedingt der palmare Dehnungslappen nach Moberg (1964) oder Lappen nach Littler (1953; vgl. Abb. 16.114 a–c, Abb. 16.115 a,b).

■ **Verletzung in der Zone 3.** In dieser Zone ist am Daumen der Versuch einer Replantation auch beim Kind indiziert. Ist dies nicht möglich, muss, um eine Krallenfehlbildung zu verhindern, auch beim Kind der Nagelrest einschließlich der Matrix entfernt werden. Dadurch ergibt sich oft ein primärer spannungsfreier Wundverschluss. Bei Kindern kann bei gut bedecktem Knochen auch an ein Vollhauttransplantat aus plantarer Zehenhaut gedacht werden. Dabei kann der N. digitalis der Zehe mit dem proximalen Stumpf des Fingernervs mikrochirurgisch koadaptiert werden. Daneben besteht noch die Möglichkeit eines neurovaskulären Insellappens, sei es als schräger Dreieckslappen oder als Insellappen vom Zeigefingergrundglied dorsal. Die Insellappen vom Ring- oder Mittelfingerendglied ulnarseitig sind etwas aufwendiger. Das Verschieben eines Lappens von der Daumenstreckseite oder von der 1. Zwischenfingerfalte erfordert vom Kind ein gewisses Umlernen, das aber naturgemäß keine weiteren Probleme bereitet.

■ **Verletzung in der Zone 4.** Primär sollte in dieser Verletzungshöhe die Replantation angestrebt werden, da das funktionelle, vor allem aber das ästhetische Ergebnis immer besser als bei der alternativen Methode ist. Die andere Möglichkeit stellt bei Kindern ein Vollhauttransplantat mit plantarer Zehenhaut dar, wenn möglich mit dem entsprechenden N. digitalis. Sonst ist eine neurovaskuläre Insellappenplastik zu empfehlen.

Zwischenfingerfalte

Bei einer Verletzung der Zwischenfingerfalte (ZFF) kann es zu Hautdefekten kommen, die auf die Kommissur beschränkt sind und solche, die darüber hinausreichen. Zusätzlich sind auch oft Vernarbungen im Bereich der ZFF zu lösen, die Bewegungseinschränkungen und damit einen Funktionsverlust verursachen.

1. Zwischenfingerfalte

Bei kleineren Hautdefekten oder bei einer linearen Narbe im Bereich der 1. ZFF, verwendet man am besten eine Zwei- oder Vierlappen-Z-Plastik (Abb. 16.128). Bei einem größeren Defekt hat sich auch beim Kind neben dem Vollhauttransplantat der *Tridentlappen* nach Glicenstein u. Bonnefous (1975; Abb. 16.129) bewährt, ferner die *Schmetterlingsplastik* nach Shaw et al. (1973; Abb. 16.130) oder der dorsopalmare *Transpositionslappen* nach Flatt (1994; Abb. 16.131 a,b).

Für größere Hautdefekte empfiehlt sich auch hier eine Hauttransplantation, wie sie bei Syndaktylien verwendet wird (Buck-Gramcko 1998).

■ **Z-Plastik.** Diese Plastik ist das am häufigsten angewandte plastische Verfahren und wurde 1837 von Horner das erste Mal beschrieben. Limberg berichtete 1946 über jene mathematischen Berechnungen mit deren Hilfe Form, Abmessungen und Winkel der erforderlichen Lappen exakt geplant werden können (Zoltan 1984).

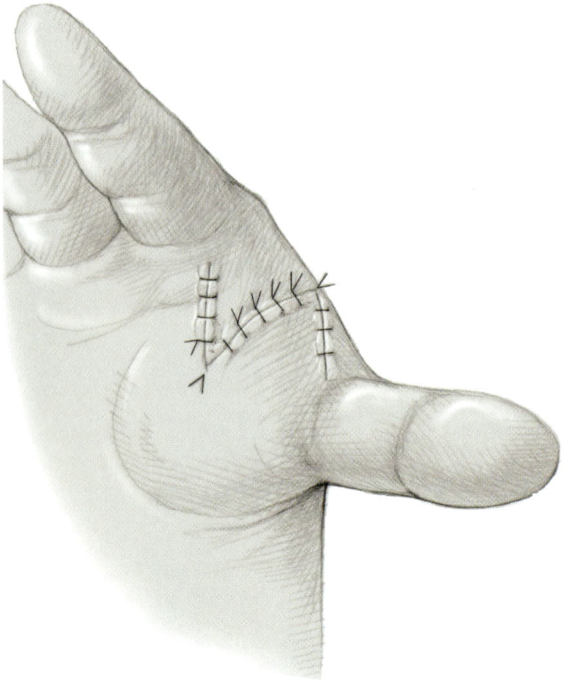

Abb. 16.128. Z-Plastik

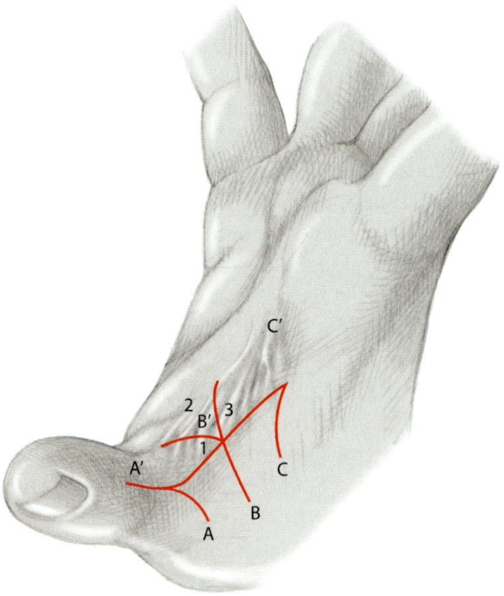

a

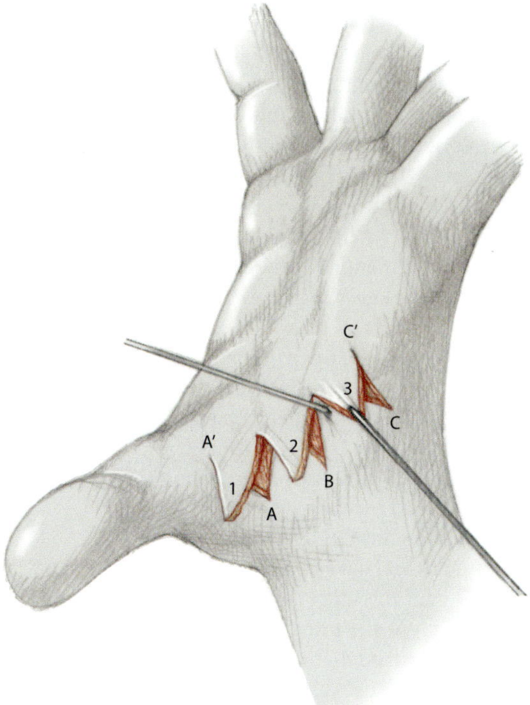

b

Abb. 16.129 a,b. Tridentlappenplastik

Dabei werden 2 einander gegenüber liegende Hautlappen verlagert, um eine Zugentlastung in der Längsachse auf Kosten der Breite zu erreichen (vgl. Abb. 16.128). In der Richtung, die verlängert werden soll, muss eine Inzision durchgeführt werden sowie an beiden Enden im Winkel von 60° jeweils ein weiterer gleichlanger Schnitt. Dann werden die beiden Hautlappen mit dem Subkutangewebe gehoben und verlagert, sodass aus dem »Z« eine zickzackförmige Narbe entsteht. Es können auch mehrere Z-Plastiken für einen größeren Längengewinn aneinander gereiht werden.

■ **Tridentlappenplastik nach Glicenstein u. Bonnefous (1975).** Diese Lappenplastik kombiniert 2 asymmetrische Z-Plastiken mit einer VY-Plastik (vgl. Abb. 16.129 a,b). Zuerst wird im Bereich des Defekts oder des Narbenstrangs längs inzidiert und dann werden 3 gleich lange Inzisionen senkrecht dazu vorgenommen. Auf der palmaren Seite gehen von der Mitte der Längsinzision 2 Inzisionen im Winkel von 45° ab. Die Hautlappen werden präpariert, gegeneinander ausgetauscht und eingenäht.

■ **Schmetterlingsplastik.** Dabei handelt es sich um eine doppelte, gegenläufige Z-Plastik, deren zentraler Schnitt auf der Höhe der ZFF unter Bildung je eines 60°-Dreiecklappens verläuft (Shaw et al. 1973). Die Hautlappen dürfen nicht zu spitz, sondern müssen etwas abgerundet geschnitten werden. Sie werden gegeneinander verschoben und spannungsfrei eingenäht (vgl. Abb. 16.130).

■ **Transpositionslappenplastik nach Flatt (1994).** Diese Lappenplastik dient ebenfalls zur Rekonstruktion einer ausreichend weiten Kommissur. Palmarseitig wird ein Hautlappen mit der Basis zum Daumen, der bis zur radialen und palmaren Zeigefingerfalte reicht, angezeichnet und umschnitten. Dann wird der palmare Lappen um 90° gedreht und an seiner ulnaren Seite eingenäht. Ein Areal nahe der Zeigefingerbasis muss durch ein Hauttransplantat geschlossen werden (vgl. Abb. 16.131 a,b).

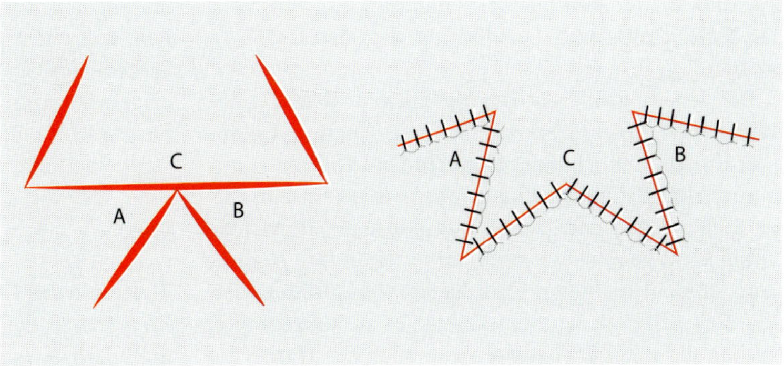

Abb. 16.130. Schmetterlingsplastik

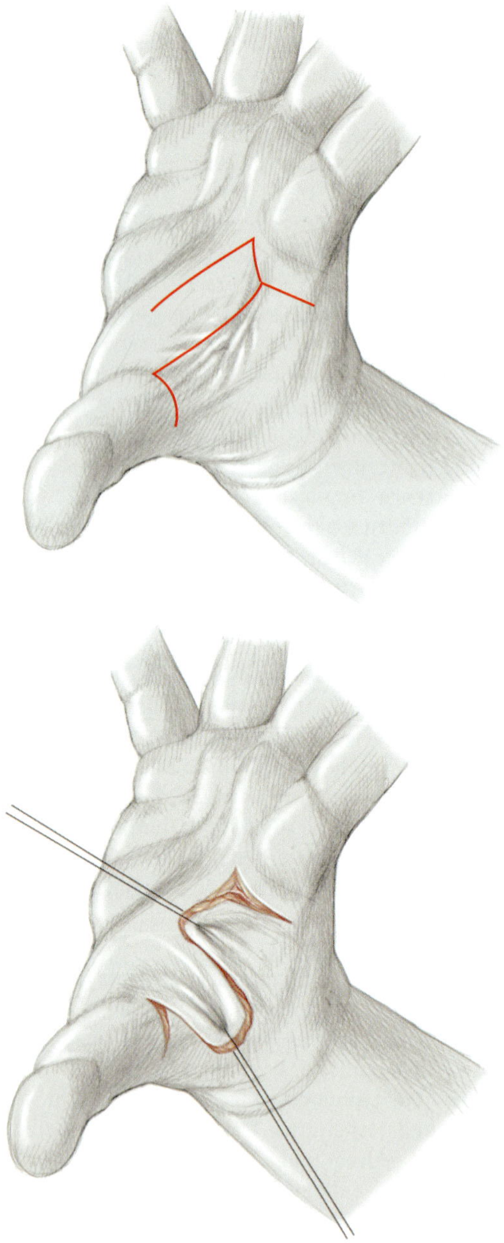

a

b

Abb. 16.131 a,b. Transpositionslappen nach Flatt

Hautdefekte in der Hohlhand

Die Auswahl der Methode zur Defektdeckung hängt von der Tiefe, Größe und Lokalisation des Defekts ab (s. oben).

Bei einem größeren, oberflächlichen Defekt ohne freiliegende Strukturen wie Sehnen, Nerven, Gefäße oder Knochen führt in der Hohlhand ein Vollhauttransplantat zum Erfolg. Spalthauttransplantate sind an dieser Stelle wegen der großen mechanischen Beanspruchung nicht geeignet (s. oben). Eine sekundäre Heilung kann nur bei kleineren Hautdefekten empfohlen werden. Bei größeren Wunden kommt es zu ausgeprägter Narbenbildung. Zum besseren Einheilen des Transplantats ist eine Ruhigstellung mit einer Unterarm- oder Oberarmgipslonguette, letztere vor allem für Kleinkinder, ratsam. Eine anschließende Mobilisierung durch die Physiotherapie ist beim Kind meist nicht notwendig.

Bei tieferen Defekten müssen Strukturen wie Knochen oder Sehnen, die kein Gleitgewebe mehr haben, einen Hautverschluss mit Subkutangewebe als neues Gleitlager bekommen. Erschwerend wirken in der Hohlhand einerseits die geringe Verschieblichkeit, andererseits die vorgegebene Schnittführung. Bei größeren ulnaren Defekten bietet sich dafür ein Transpositionslappen vom ulnaren Handrücken zur sensiblen Defektdeckung an. Bei größeren radialen Defekten ist ein sensibler Transpositionslappen von der Daumenrückseite indiziert, wobei der Spenderdefekt durch ein Vollhauttransplantat gedeckt wird. Bei einem ausgedehnten zentralen Defekt muss ein gestielter oder freier Hautlappen gewählt werden.

Hautdefekte an der Streckseite

Am Handrücken ist durch die gute Verschieblichkeit der Haut oft ein direkter Hautverschluss nach ausreichender Wundrandmobilisierung möglich. Ist die Spannung zu groß, ist der Hautverschluss mit Hilfe eines Verschiebelappens (Dehnungs-, Rotations-, Transpositionslappen) durchzuführen. Dazu ist besonders die proximale Haut geeignet. An beiden Seiten sowie distal ist die Haut an der Handinnenfläche fixiert.

Bei einem freien Hauttransplantat am Handrücken ist darauf zu achten, dass das Transplantat in Querrichtung weniger gespannt wird als in Längsrichtung, um die später erforderliche Dehnung zu ermöglichen.

Die Ursache dafür ist ein System von elastischen Fasern in der Haut, das die transversale Dehnung eher zulässt als die längsgerichtete (Zoltan 1984).

Verletzungen des Fingernagels

Der Fingernagel hat sowohl eine funktionelle (für Spitz- und Feingriff) als auch eine ästhetische Bedeutung. Sein distales Drittel stellt das Widerlager für die Fingerkuppe dar und ermöglicht so das Greifen kleiner Gegenstände. Bei Verlust des Nagels ist die Tastempfindung der Fingerbeere herabgesetzt (Zook u. Brown 1993). Leider werden Fingernagelverletzungen beim Kind oft als Bagatellverletzungen abgetan, ohne daran zu denken, wie wichtig die Fingerkuppe beim Betasten und Halten von Gegenständen ist, oder dass ein gestörtes Nagelwachstum eine bleibende Behinderung in der Funktion – z. B. durch ständiges Hängenbleiben – darstellt. Sekundär lassen sich solche Fehlbildungen kaum oder oft nur unbefriedigend korrigieren (Hoffmann 1997).

Anatomie des Fingernagels

Zwei Drittel des Fingernagels sind zu sehen, das proximale Drittel wird vom *Nagelfalz* bedeckt (Abb. 16.132).

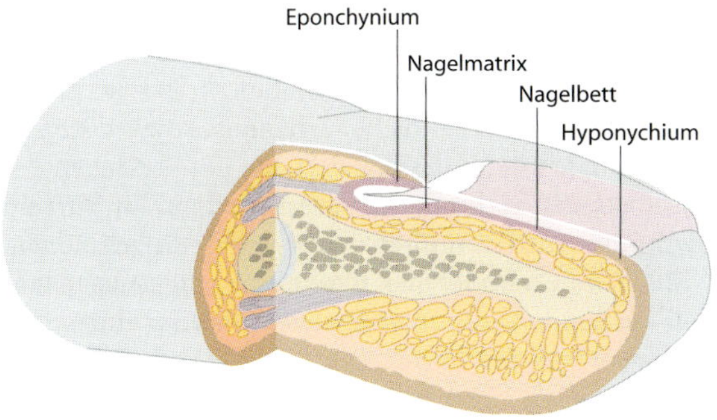

Abb. 16.132. Anatomie des Nagels

Hier unterscheidet man eine dünne Membran, die eigentlich den Nagel bedeckt, das *Eponychium*. Distal davon findet man die *Lunula*; hier haftet der Nagel nicht auf seiner Unterlage. Daran schließt sich das *Nagelbett*. Unter der *Nagelmatrix* versteht man das Gewebe proximal davon bis zur Lunula. Nach distal ist das Nagelbett durch eine Keratinschicht, dem *Hyponychium*, begrenzt. *Perionychium* heißt das Gewebe um den Nagel.

Der Nagelfalz ist für einen glatten, normal geformten Nagel zuständig und hat außerdem eine infektionsprotektive Aufgabe, bei deren Verlust eine lokake Infektion (Paronychie) entstehen kann. Der Druck des Eponychiums auf den entstehenden Nagel bewirkt dessen glatte, flache Form.

Für ein ungestörtes Wachstum des Nagels sind der gesunde Knochen der Endphalanx, das Nagelbett mit seiner Matrix und der Nagel selbst unentbehrlich. Ist der Knochen zerstört, so findet die Nagelanlage keinen Halt mehr. Verliert das Nagelbett seine Bedeckung durch den Nagel, entsteht unter Verlust der Keratinschicht Narbengewebe, auf dem der nachwachsende Nagel keine Haftung mehr findet (Schmidt u. Lanz 1992). Matrixdefekte führen zur Ausbildung eines gespaltenen Nagels oder zum völligen Ausbleiben eines Nagelwachstums. Defekte des Eponychiums ergeben matte Längsstreifen an der Nageloberfläche (Wilhelm et al. 1997).

Der Nagel wächst schneller an den Langfingern als am Daumen und etwa viermal schneller an der Hand als am Fuß, insgesamt braucht der neue Nagel etwa 4–5 Monate bis er nachgewachsen ist.

Verletzungsformen

Die Verletzungen am Nagel lassen sich am besten nach ihren Ursachen einteilen.

■ **Subungualhämatom.** Bei Kindern kommt es besonders häufig z. B. durch Einklemmen eines Fingers in eine Türe zur Bildung eines Hämatoms. Der Knochen muss dazu nicht frakturiert sein, sondern es genügt bereits eine Verletzung des gut vaskularisierten Nagelbettes. Ein Röntgenbild der Endphalanx ist obligat. Das durch die Druckentwicklung ziemlich schmerzhafte, subunguale Hämatom muss nach entsprechender Reinigung mit Hilfe eines spitzen Skalpells oder einer erhitzten Büroklammer entleert werden. Der Nagel wird dabei, um spätere Wachstumsstörungen zu vermeiden, distal der Lunula durchstoßen. Die heiße Büroklammer schmilzt die Hornschicht des Nagels, und das Hämatom kann durch die entstandene Öffnung abfließen (Rudigier 1987).

Nach Desinfektion mit Alkohol kann es bei offenem Feuer zu einer Stichflamme kommen (Abb. 16.133 a,b). CAVE

Partielle, subunguale Hämatome müssen nicht entleert werden.

■ **Einrisse des Nagels.** Ist der Nagel ein größeres Stück eingerissen, haftet aber noch, so darf er nicht entfernt oder herausgezogen werden. Er muss nur vorsichtig aufgeklappt werden, um eine Verletzung des Nagelbettes auszuschließen. Dies muss bei kleineren Kindern allerdings in einer kurzen Allgemeinnarkose und mit Hilfe einer Tourniquet-Blutsperre erfolgen.

Besteht keine Nagelbettverletzung, so wird der Nagel mit dem Skalpell zugeschnitten, gefenstert und mittels einer U-Naht refixiert (Abb. 16.134 a,b). Damit wird das Nagelbett für den nachwachsenden Nagel geschient und

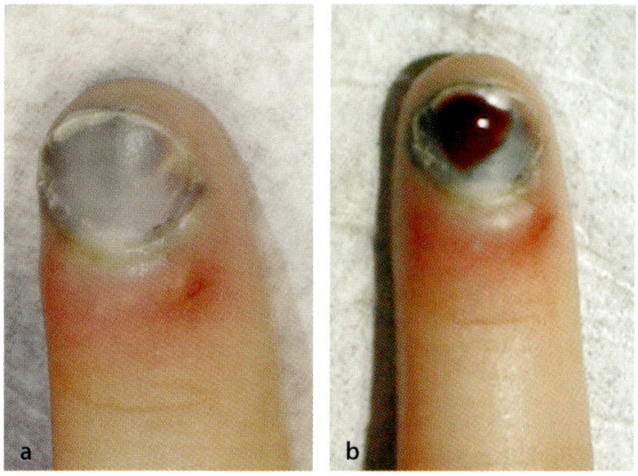

Abb. 16.133 a,b. Subunguales Hämatom

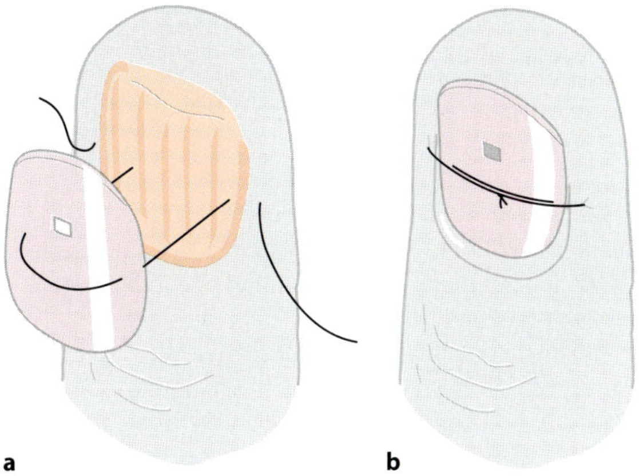

Abb. 16.134 a,b. U-Naht für den Fingernagel

die Epithelialisierung, die zur Deformierung führen würde, verhindert. Zur Ruhigstellung dient beim Kind eine angegipste Fingerschiene für 2 Wochen. Eine Wundkontrolle nach 2 Tagen wegen möglich eintretender Infektion ist unbedingt notwendig.

Besteht aber eine Nagelbettverletzung, so muss diese mit einem resorbierbaren Faden in der Stärke 6/0–7/0 mit Einzelknopfnähten versorgt werden (Abb. 16.135 a,b), sonst entsteht eine Narbe, die zur Deformierung des Nagels führt.

Bei Nagelverlust muss das Nagelbett mit Fettgaze oder einem Kunsthautblättchen geschützt werden, bis der nächste Nagel nachwächst. Hat sich der Fingernagel vollständig gelöst, so wird er etwas zugeschnitten und replantiert.

Bei Zerstörung des Nagelbettes muss dieses mit einem von seinem Epithel befreiten Vollhauttransplantat gedeckt werden. Mit Hilfe eines freien Nageltransplantates (z. B. von der Großzehe) wird das Nagelbett für den neuen Fingernagel geschützt.

■ **Schnittverletzungen.** Bei glatten Schnittverletzungen muss der Nagel exakt adaptiert werden, wodurch gleichzeitig auch das Nagelbett reponiert und geglättet wird. Die anschließende Ruhigstellung erfolgt für 2–3 Wochen.

■ **Quetschverletzungen.** Bei einer Quetschverletzung der Endphalanx muss nach der obligaten Röntgenkontrolle meist zuerst der Nagel trepaniert und anschließend von der noch anhaftenden Matrix mit einer Klemme gelöst werden. Dabei soll man ihn nur nach proximal aufklappen, sodass er im Nagelfalz z. T. fixiert bleibt.

Ein zerrissenes Nagelbett muss nach Mobilisierung des darunter liegenden Periosts mit resorbierbaren Nähten 6/0–7/0 locker wieder adaptiert werden. Dann wird der für die Drainage gefensterte Nagel nach Entfernung eines schmalen proximalen Streifens wieder in den proximalen Nagelfalz geschoben und mittels einer U-Naht lateral fixiert. Die Nähte werden erst nach 2–3 Wochen entfernt. Meist wird der Nagel nach 2–3 Monaten durch einen neuen weggeschoben.

Ist der Fingernagel nicht vorhanden, so wird Kunsthaut anstelle des Nagels platziert, um ein Verkleben des Nagelfalzes zu verhindern, oder es wird nur ein zurecht geschnittener Salbentüll in den Nagelfalz eingeschoben.

Bei Kindern findet man häufig eine Fingernagelluxation verbunden mit einer Epiphysenlösung mit metaphysärem Keil im Sinne einer Salter-Harris-II-Fraktur (Abb. 16.136 a,b). Dabei kommt es zur Dislokation des peripheren Fragments zur Streckseite, und gleichzeitig luxiert der Nagel ebenfalls dorsalseitig aus seinem Nagelbett. Nur selten muss der dislozierte Knochen reponiert werden. Der Nagel muss aber nach Wundreinigung und Fensterung zur Hämatomdrainage refixiert werden.

Oft wird beim Erwachsenen zusätzlich eine transartikuläre Kirschner-Draht-Fixation durchgeführt, die aber beim Kind nur bei sehr instabilen Frakturen zusätzlich notwendig ist.

■ **Dorsale Nagelbettverletzungen.** Dorsale Nagel- und Nagelbettverletzungen, wie sie bei Erwachsenen durch Schleifmaschinen, aber auch durch Laufbänder verursacht werden können, kommen gelegentlich auch bei Kindern vor. Hier bewährt sich die Sekundärheilung nicht, da es zu starker Narbenbildung kommen kann. Liegen Defekte vor, kann an eine freie Nagelbetttransplantation von einer Zehe gedacht werden. Der Nachteil besteht im Hebedefekt. Eine relativ sichere Möglichkeit

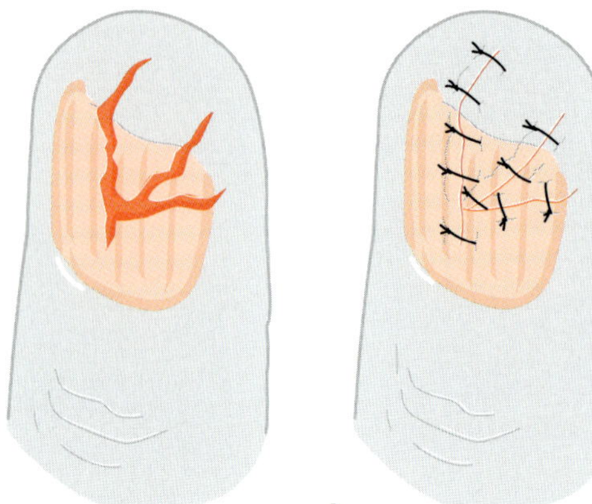

a b

Abb. 16.135 a,b. Naht des Nagelbettes

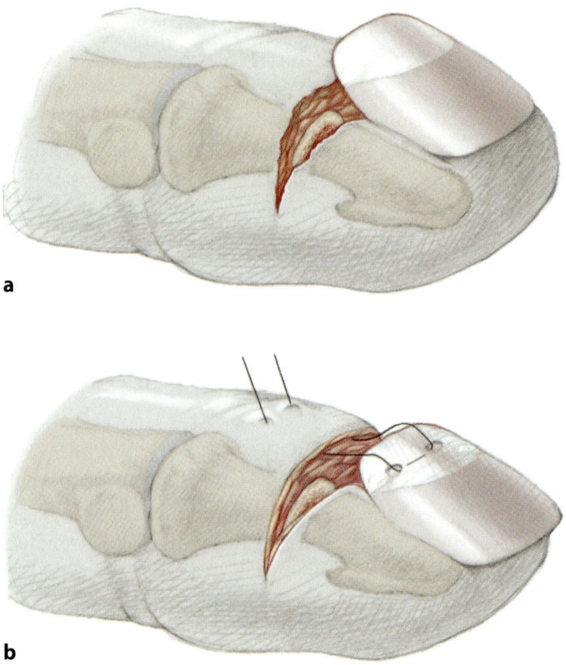

a

b

Abb. 16.136 a,b. Fingernagelluxation

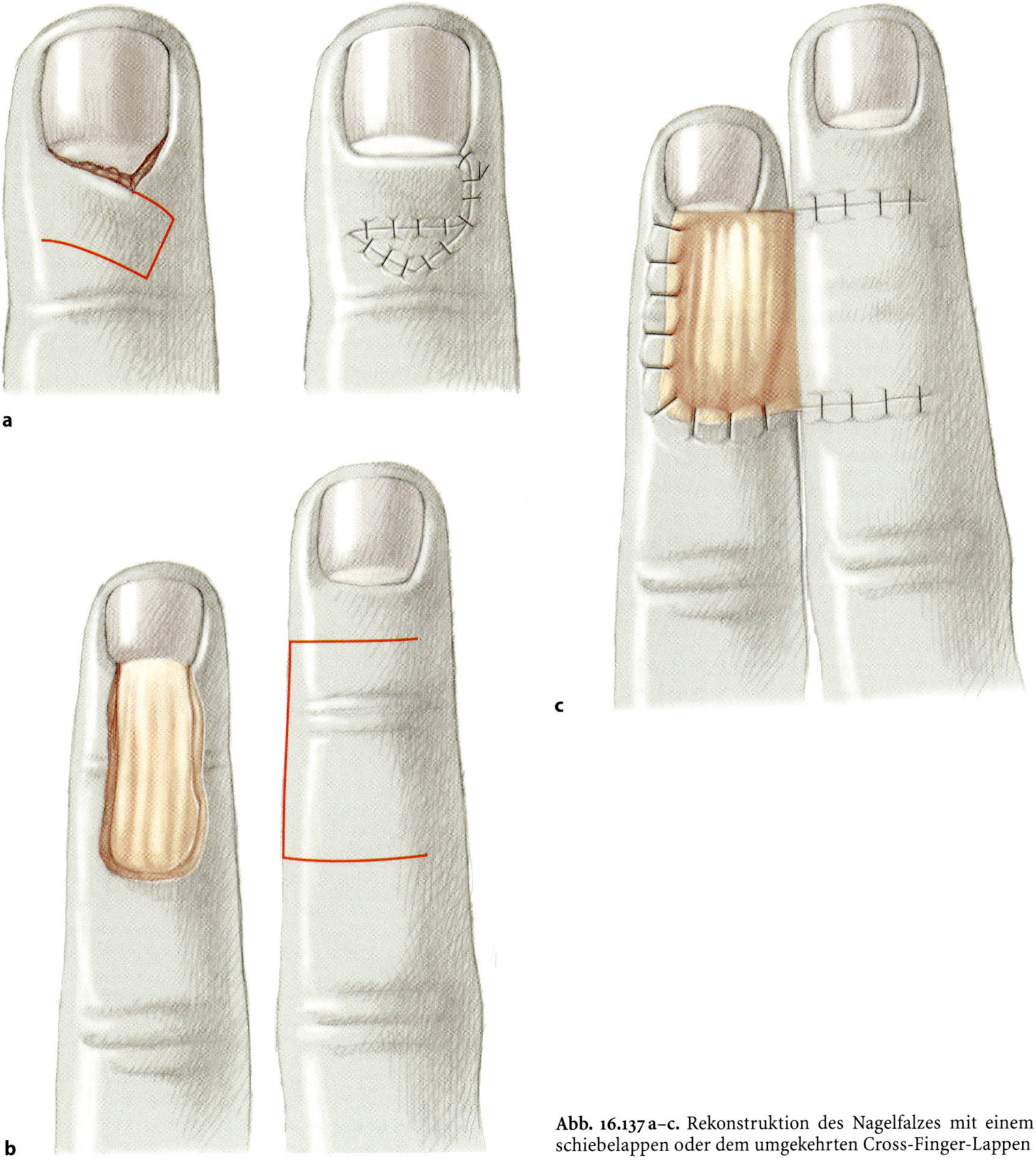

Abb. 16.137 a–c. Rekonstruktion des Nagelfalzes mit einem Verschiebelappen oder dem umgekehrten Cross-Finger-Lappen

ist die Rekonstruktion des proximalen Nagelfalzes mit Hilfe eines Verschiebelappens (Abb. 16.137 a–c) oder eines umgekehrten Cross-Finger-Lappens.

Defekte im Bereich der Nagelmatrix oder des proximalen Nagelfalzes sind schwierig kosmetisch akzeptabel wiederherzustellen. Bei größeren Defekten bietet sich der umgekehrte Cross-Finger-Lappen an; allerdings wird nur bei genügend Nagelmatrix ein neuer Nagel nachwachsen.

■ **Sekundäre Veränderungen des Fingernagels.**

- *Krallen-, Schnabel- oder Krummnagel.* Er entsteht nach einer traumatischen Fingerendgliedteilamputation durch Knochen- und Weichteilverlust und eine dadurch bedingte mangelnde Abstützung des Nagelbettes (Abb. 16.138). Bei der Korrektur muss der Fingernagel entfernt und das Nagelbett von der Kuppenhaut abgetrennt und angehoben werden. Gleichzeitig muss die fehlende Endphalanx durch ein kortikospongiöses Knochentransplantat rekonstruiert werden (vgl. Abb. 16.138). Alternativ kann zur Weichteildeckung auch ein Cross-Finger-Lappen oder auch eine VY-Plastik verwendet werden. Aber die Korrektur ohne neue knöcherne Abstützung ergibt nur vorübergehend ein gutes Resultat (Pechlaner et al. 1998).
- *Spaltnagel.* Verursacht wird der Spaltnagel durch Narben in der germinativen Matrix z. B. durch belassene Fremdkörper oder eine unversorgte Riss-Quetsch-Wunde des Nagelbettes. Das Ergebnis nach versuchter Korrektur dieser Deformität ist oft nicht zufriedenstellend. Dabei werden nach Extraktion des Nagels die Narben im Nagelbett exzidiert und das Nagelbett vernäht. Entsteht ein Defekt, so muss dieser durch eine Nagelbetttransplantation behoben werden.

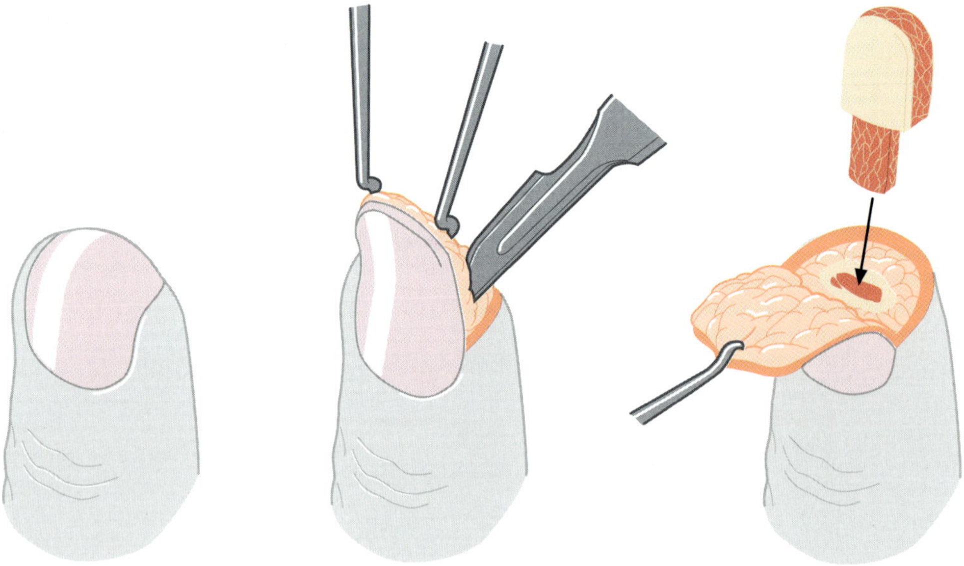

Abb. 16.138. Krallen- oder Krummnagel

Literatur

Literatur zu Abschn. 16.1.1

Belsole RJ, Hilbelink DR, Llewellyn JA, Dale M, Greene TL, Rayhack JM (1991) Computed analyses of the pathomechanics of scaphoid waist nonunions. J Hand Surg [Am] 16: 899–906

Berna JD, Abaledejo F, Sanchez-Canizares MA, Chavarria G, Pardo A, Pellicer A (1998) Scaphoid fractures and nonunions: a comparison between panoramic radiography and plain X-rays. J Hand Surg [Br] 23: 328–331

Berna JD, Chavarria G, Albaladejo F, Meseguer L, Pellicer A, Sanchez-Canizares MA, Perez-Flores D (2004) Panoramic versus conventional radiography of scaphoid fractures. AJR Am J Roentgenol 182: 155–159

Bishop AT, Beckenbaugh RD (1988) Fracture of the hamate hook. J Hand Surg [Am] 13: 135–139

Bohler L, Trojan E, Jahna H (2003) The results of treatment of 734 fresh, simple fractures of the scaphoid. J Hand Surg [Br] 28: 319–331

Brauer RB, Dierking M, Werber KD (1997) Use of the Herbert screw with the freehand method for osteosynthesis of acute scaphoid fracture. Unfallchirurg 100: 776–781

Brydie A, Raby N (2003) Early MRI in the management of clinical scaphoid fracture. Br J Radiol 76: 296–300

Duteille F, Dautel G (2004) Non-union fractures of the scaphoid and carpal bones in children: surgical treatment. J Pediatr Orthop B 13: 34–38

Fabre O, De Boeck H, Haentjens P (2001) Fractures and nonunions of the carpal scaphoid in children. Acta Orthop Belg 67: 121–125

Garcia-Mata S (2002) Carpal scaphoid fracture nonunion in children. J Pediatr Orthop 22: 448–451

Green DP, O'Brien ET (1980) Classification and management of carpal dislocations. Clin Orthop 149: 55–72

Greene MH, Hadied AM, LaMont RL (1984) Scaphoid fractures in children. J Hand Surg [Am] 9: 536–541

Greene WB, Anderson WJ (1982) Simultaneous fracture of the scaphoid and radius in a child. J Pediatr Orthop 2: 191–194

Greulich WW, Pyle SI (1964) Radiographic atlas of skeletal develepement of the hand and wrist. Stanford University Press, Stanford/CA

Henderson B, Letts M (2003) Operative management of pediatric scaphoid fracture nonunion. J Pediatr Orthop 23: 402–406

Hocker K, Menschik A (1994) Fracture of the triquetrum. Pathomechanics, classification, treatment and results within the scope of follow-up. Handchir Mikrochir Plast Chir 26: 207–212

Jensen CH, Leicht P (1995) Idiopathic avascular necrosis of the scaphoid in a child. Scand J Plast Reconstr Surg Hand Surg 29: 359–360

Jeon IH, Oh CW, Park BC, Ihn JC, Kim PT (2003) Minimal invasive percutaneous Herbert screw fixation in acute unstable scaphoid fracture. Hand Surg 8: 213–218

Johnson KJ, Haigh SF, Symonds KE (2000) MRI in the management of scaphoid fractures in skeletally immature patients. Pediatr Radiol 30: 685–688

Jonasch E, Bertel E (1981) Verletzungen bei Kindern bis zum 14. Lebensjahr. Hefte Unfallheilkd 150: 1–146

Kay RM, Kurschner SH (1999) Bilateral proximal radial and scaphoid fractures in a child. J Hand Surg [Br] 24: 255–257

Laer LR v (1986) Frakturen und Luxationen im Kindesalter. Thieme. Wien Berlin New York

Letts M, Esser D (1993) Fractures of the triquetrum in children. J Pediatr Orthop 13: 228–231

Light TR (1988) Injury to the immature carpus. Hand Clin 4: 415–424

Martini AK (1995) Surgical and conservative therapy of scaphoid pseudarthrosis. Zentralbl Chir 120: 940–944

Mazur K, Stevanovic M, Schnall SB, Hannani K, Zionts LE (1997) Scaphocapitate syndrome in a child associated with a distal radius and ulna fracture. J Orthop Trauma 11: 230–232

Mintzer CM, Waters PM (1999) Surgical treatment of pediatric scaphoid fracture nonunions. J Pediatr Orthop 19: 236–239

Mintzer CM, Waters PM, Simmons BP (1995) Nonunion of the scaphoid in children treated by Herbert screw fixation and bone grafting. A report of five cases. J Bone Joint Surg Br 77: 98–100

Moller JM, Larsen L, Bovin J et al. (2004) MRI diagnosis of fracture of the scaphoid bone: impact of a new practice where the images are read by radiographers. Acad Radiol 11: 724–728

Odgen JA (1990) Skeletal injury in the child. WB Saunders, Philadelphia

Parvizi J, Wayman J, Kelly P, Moran CG (1998) Combining the clinical signs improves diagnosis of scaphoid fractures. A prospective study with follow-up. J Hand Surg [Br] 23: 324–327

Pick RY, Segal D (1983) Carpal scaphoid fracture and non-union in an eight-year-old child. Report of a case. J Bone Joint Surg Am 65: 1188–1189

Rockwood CA, Wilkins KE (2001) Fractures in Children. Lippincott Williams & Wilkins, Philadelphia

Roolker W, Tiel-van Buul MM, Ritt MJ, Verbeeten B Jr, Griffioen FM, Broekhuizen AH (1997) Experimental evaluation of scaphoid X-series, carpal box radiographs, planar tomography, computed tomography, and magnetic resonance imaging in the diagnosis of scaphoid fracture. J Trauma 42: 247–253

Schadel-Hopfner M, Bohringer G, Gotzen L (2000) Percutaneous osteosynthesis of scaphoid fracture with the Herbert-Whipple screw – technique and results. Handchir Mikrochir Plast Chir 32: 271–276

Schubert HE (2000) Scaphoid fracture. Review of diagnostic tests and treatment. Can Fam Physician 46: 1825–1832

Senall JA, Failla JM, Bouffard JA, van Holsbeeck M (2004) Ultrasound for the early diagnosis of clinically suspected scaphoid fracture. J Hand Surg [Am] 29: 400–405

Smida M, Nigrou K, Soohun T, Sallem R, Jalel C, Ben Ghachem M (2003) Combined fracture of the distal radius and scaphoid in children. Report of 2 cases. Acta Orthop Belg 69: 79–81

Stuart HC, Pyle SI, Cornon J, Reed RB (1962) Onsets, completions, and spans of ossification in the 29 bone-growth centers of the hand and wrist. Paediatrics 29: 237–249

Szabo RM, Manske D (1988) Displaced fractures of the scaphoid. Clin Orthop 230: 30–38

Toh S, Miura H, Arai K, Yasumura M, Wada M, Tsubo K (2003) Scaphoid fractures in children: problems and treatment. J Pediatr Orthop 23: 216–221

Wulff RN, Schmidt TL (1998) Carpal fractures in children. J Pediatr Orthop 18: 462–465

Literatur zu Abschn. 16.1.2

Abdon P, Muhlow A, Stigsson L, Thorngren KG, Werner CO, Westman L (1984) Subcapital fractures of the fifth metacarpal bone. Arch Orthop Trauma Surg 103: 231–234

Arafa M, Haines J, Noble J, Carden D (1986) Immediate mobilization of fractures of the neck of the fifth metacarpal. Injury 17: 277–278

Barton N (1989) Conservative treatment of articular fractures in the hand. J Hand Surg [Am] 14: 386–390

Braakman M, Verburg AD, Oderwald EE (1996) Are routine radiographs during conservative treatment of fractures of the fourth and fifth metacarpals useful? Acta Orthop Belg 62: 151–155

Bruser P, Krein R, Larkin G (1999) Fixation of metacarpal fractures using absorbable hemi-cerclage sutures. J Hand Surg [Br] 24: 683–687

Burkhalter WE (1989) Closed treatment of hand fractures. J Hand Surg [Am] 14: 390–393

Creighton JJ Jr, Steichen JB (1994) Complications in phalangeal and metacarpal fracture management. Results of extensor tenolysis. Hand Clin 10: 111–116

Curtis DJ, Downey EF Jr, Brower AC, Cruess DF, Herrington WT, Ghaed N (1984) Importance of soft-tissue evaluation in hand and wrist trauma: statistical evaluation. AJR Am J Roentgenol 142: 781–788

de Jonge JJ, Kingma J, van der LB, Klasen HJ (1994) Fractures of the metacarpals. A retrospective analysis of incidence and aetiology and a review of the English-language literature. Injury 25: 365–369

Ebinger T, Roesch M, Wachter N, Kinzl L, Mentzel M (2001) Functional treatment of physeal and periphyseal injuries of the metacarpal and proximal phalangeal bones. J Pediatr Surg 36: 611–615
Fischer MD, McElfresh EC (1994) Physeal and periphyseal injuries of the hand. Patterns of injury and results of treatment. Hand Clin 10: 287–301
Greer SE, Williams JM (1999) Boxer's fracture: an indicator of intentional and recurrent injury. Am J Emerg Med 17: 357–360
Haavikko K (1974) Skeletal age estimated in a few selected ossification centers of the hand wrist. A simple method for clinical use. Proc Finn Dent Soc 70: 7–14
Havranek P, Pesl T (2002) [Use of the elastic stable intramedullary nailing technique in non-typical pediatric fractures]. Acta Chir Orthop Traumatol Cech 69: 73–78
Hocker K (1993) [Subcapital metacarpal fracture. Treatment and results within the scope of follow-up]. Aktuelle Traumatol 23: 85–89
Holst-Nielsen F (1976) Subcapital fractures of the four ulnar metacarpal bones. Hand 8: 290–293
Jehanno P, Iselin F, Frajman JM, Pennecot GF, Glicenstein J (1999) Fractures of the base of the first metacarpal in children. Role of K-wire stabilisation. Chir Main 18: 184–190
Laer LR v (1986) Frakturen und Luxationen im Kindesalter. Thieme, Wien Berlin New York
Lallemand S, de Jesse LA (2002) [Elastic stable intramedullary nailing of hand bones. ECMES even with the hand]. Chir Main 21: 176–181
Landin LA (1983) Fracture patterns in children. Analysis of 8,682 fractures with special reference to incidence, etiology and secular changes in a Swedish urban population 1950–1979. Acta Orthop Scand Suppl 202: 1–109
Laurnen EL, Fisher DE, Linscheid RL (1970) Fractures of the metacarpals. Minn Med 53: 289–295
Light TR, Ogden JA (1987) Metacarpal epiphyseal fractures. J Hand Surg [Am] 12: 460–464
Lumplesch R, Zilch H, Friedebold G (1985) [Fractures of the metacarpal bones II to V – conservative and surgical treatment]. Unfallchirurgie 11: 115–118
Maess M, Graf C (1987) [Middle-hand and finger fractures]. Zentralbl Chir 112: 1029–1038
Massart P, Bezes H (1982) Screw or mini-plate fixation in fractures of the first metacarpal. Experience with thirty-nine cases. Ann Chir Main 1: 293–300
Menon J (1990) Correction of rotary malunion of the fingers by metacarpal rotational osteotomy. Orthopedics 13: 197–200
Nonnemann HC (1969) [Limits of spontaneous correction of incorrectly healed fractures in adolescence]. Langenbecks Arch Chir 324: 78–86
Porter ML, Hodgkinson JP, Hirst P, Wharton MR, Cunliffe M (1988) The boxers' fracture: a prospective study of functional recovery. Arch Emerg Med 5: 212–215
Poulsen MB, Hansen TB, Bang DM (1994) [Treatment of subcapital fractures of the 4th and the 5th metacarpus. A clinical trial of the results after treatment without immobilization and reposition and a study of the treatment of these fractures at casualty departments in Denmark]. Ugeskr Laeger 156: 1465–1467
Prosser AJ, Irvine GB (1988) Epiphyseal fracture of the metacarpal head. Injury 19: 34–35
Rajesh A, Basu AK, Vaidhyanath R, Finlay D (2001) Hand fractures: a study of their site and type in childhood. Clin Radiol 56: 667–669
Rettig AC, Ryan R, Shelbourne KD, McCarroll JR, Johnson F Jr, Ahlfeld SK (1989) Metacarpal fractures in the athlete. Am J Sports Med 17: 567–572
Roche AF (1965) The sites of elongation of human metacarpals and metatarsals. Acta Anat (Basel) 61: 193–202
Sanders RA, Frederick HA (1991) Metacarpal and phalangeal osteotomy with miniplate fixation. Orthop Rev 20: 449–456
Schaefer M, Siebert HR (2000) Finger and metacarpal fractures. Surgical and nonsurgical treatment procedures, I. Unfallchirurg 103: 482–494
Schuind F, Cooney WP III, Burny F, An KN (1993) Small external fixation devices for the hand and wrist. Clin Orthop 293: 77–82
Schuind F, Donkerwolcke M, Burny F (1991) External minifixation for treatment of closed fractures of the metacarpal bones. J Orthop Trauma 5: 146–152
Sorensen JS, Freund KG, Kejla G (1993) Functional fracture bracing in metacarpal fractures: the Galveston metacarpal brace versus a plaster-of-Paris bandage in a prospective study. J Hand Ther 6: 263–265
Theeuwen GA, Lemmens JA, van Niekerk JL (1991) Conservative treatment of boxer's fracture: a retrospective analysis. Injury 22: 394–396
Toronto R, Donovan PJ, Macintyre J (1996) An alternative method of treatment for metacarpal fractures in athletes. Clin J Sport Med 6: 4–8
Torre BA (1988) Epiphyseal injuries in the small joints of the hand. Hand Clin 4: 113–121
Van Onselen EB, Karim RB, Hage JJ, Ritt MJ (2003) Prevalence and distribution of hand fractures. J Hand Surg [Br] 28: 491–495
Vinz H (1980) Behandlung offener kindlicher Frakturen. Zentralbl Chir 105: 1483–1493
Wood VE (1976) Fractures of the hand in children. Orthop Clin North Am 7: 527–542
Worlock PH, Stower MJ (1986) The incidence and pattern of hand fractures in children. J Hand Surg [Br] 11: 198–200

Literatur zu Abschn. 16.1.3

Al-Qattan MM (2001 a) Extra-articular transverse fractures of the base of the distal phalanx (Seymour's fracture) in children and adults. J Hand Surg [Br] 26: 201–206
Al-Qattan MM (2001 b) Phalangeal neck fractures in children: classification and outcome in 66 cases. J Hand Surg [Br] 26: 112–121
Barton NJ (1970) Fractures of the phalanges of the hand in children. Hand 11: 134–143
Bergeron L, Gagnon I, l'Ecuyer C, Caouette-Laberge L (2005) Treatment outcomes of unstable proximal phalangeal head fractures of the finger in children. Ann Plast Surg 54: 28–32
Carmichael KD, Stewart D Jr (2004) Bowling injuries in children. Am J Orthop 33: 93–95
Creighton JJ Jr, Steichen JB (1994) Complications in phalangeal and metacarpal fracture management. Results of extensor tenolysis. Hand Clin 10: 111–116
DaCruz DJ, Slade RJ, Malone W (1988) Fractures of the distal phalanges. J Hand Surg [Br] 13: 350–352
De Jonge JJ, Kingma J, van der LB, Klasen HJ (1994) Phalangeal fractures of the hand. An analysis of gender and age-related incidence and aetiology. J Hand Surg [Br] 19: 168–170
Duncan RW, Freeland AE, Jabaley ME, Meydrech EF (1993) Open hand fractures: an analysis of the recovery of active motion and of complications. J Hand Surg [Am] 18: 387–394
Ebinger T, Roesch M, Wachter N, Kinzl L, Mentzel M (2001) Functional treatment of physeal and periphyseal injuries of the metacarpal and proximal phalangeal bones. J Pediatr Surg 36: 611–615
Elmaraghy MW, Elmaraghy AW, Richards RS, Chinchalkar SJ, Turner R, Roth JH (1998) Transmetacarpal intramedullary K-wire fixation of proximal phalangeal fractures. Ann Plast Surg 41: 125–130
Greene WB, Anderson WJ (1982) Simultaneous fracture of the scaphoid and radius in a child. J Pediatr Orthop 2: 191–194
Harryman DT, Jordan TF III (1990) Physeal phalangeal fracture with flexor tendon entrapment. A case report and review of the literature. Clin Orthop 250: 194–196
Hashizume H, Nishida K, Mizumoto D, Takagoshi H, Inoue H (1996) Dorsally displaced epiphyseal fracture of the phalangeal base. J Hand Surg [Br] 21: 136–138
Hastings H, Simmons BP (1984) Hand fractures in children. A statistical analysis. Clin Orthop 188: 120–130
Hennrikus WL, Cohen MR (2003) Complete remodelling of displaced fractures of the neck of the phalanx. J Bone Joint Surg Br 85: 273–274
Jonasch E, Bertel E (1981) Verletzungen bei Kindern bis zum 14. Lebensjahr. Hefte Unfallheilkd 150: 1–146
Laer L v (1982) Die Grenzen posttraumatischer Fehlstellungskorrekturen am wachsenden Handskelett. Orthop Prax 18: 266–271
Laer L v (2001) Frakturen und Luxationen im Wachstumsalter. Thieme, Stuttgart
Leclercq C, Korn W (2000) Articular fractures of the fingers in children. Hand Clin 16: 523–534

Ljungberg E, Rosberg HE, Dahlin LB (2003) Hand injuries in young children. J Hand Surg [Br] 28: 376–380
Majumder S, Peck F, Watson JS, Lees VC (2003) Lessons learned from the management of complex intra-articular fractures at the base of the middle phalanges of fingers. J Hand Surg [Br] 28: 559–565
Mata SG, Ovejero AH, Grande MM (1999) Triplane fractures in the hand. Am J Orthop 28: 125–127
Millesi H, Piza-Katzer H (1978) Free transplantation of a fibula with epiphysis. Handchirurgie 10: 115–119
Mintzer CM, Waters PM, Brown DJ (1994) Remodelling of a displaced phalangeal neck fracture. J Hand Surg [Br] 19: 594–596
Newington DP, Craigen MA, Bennet GC (1995) Children's proximal phalangeal neck fractures with 180 degrees rotational deformity. J Hand Surg [Br] 20: 353–356
Pezzei C, Leixnering M, Hintringer W (1993) [Functional treatment of basal joint fractures of three-joint fingers]. Handchir Mikrochir Plast Chir 25: 319–329
Rockwood CA, Wilkins KE (2001) Fractures in children. Lippincott & Williams, Philadelphia Baltimore New York
Sanders RA, Frederick HA (1991) Metacarpal and phalangeal osteotomy with miniplate fixation. Orthop Rev 20: 449–456
Waters PM, Taylor BA, Kuo AY (2004) Percutaneous reduction of incipient malunion of phalangeal neck fractures in children. J Hand Surg [Am] 29: 707–711
Woods GL (1988) Troublesome shaft fractures of the proximal phalanx. Early treatment to avoid late problems at the metacarpophalangeal and proximal phalangeal joints. Hand Clin 4: 75–85
Wray RC Jr, Glunk R (1989) Treatment of delayed union, nonunion, and malunion of the phalanges of the hand. Ann Plast Surg 22: 14–18

Literatur zu Abschn. 16.2.1

Blair WF, Steyers CM (1992) Extensor tendon injuries. Orthop Clin North Am 23: 141–148
Bradford Rockwell W, Butler PN, Byrne BA (2000) Extensor tendon: anatomy, injury, and reconstruction. Plast Reconstr Surg 106: 1592–1604
Bunnell S (1959) Die Chirurgie der Hand. Maudrich, Wien (deutsche Übersetzung von J. Böhler)
Geldmacher J, Köckerling F (1991) Sehnenchirurgie. Urban & Schwarzenberg, München Wien Baltimore
Georg H (1959) Zur Behandlung des geschlossenen Strecksehnenabrisses am Fingerglied. Langenbecks Arch Klin Chir 292: 485–489
Graham TJ (1996) Specific fractures of the pediatric hand. In: Rockwood CA, Wilkins KE, Beaty JH (eds) Fractures in Children, Part II Vol 3. Lippincott-Raven, Philadelphia New York, pp 333–447
Hoffmann R (1997) Sehnenverletzungen. Checkliste Handchirurgie. Thieme, Stuttgart New York
Lanz U (1983) Physiologie der Sehnenheilung. In: Nigst H, Buck-Gramcko D, Millesi H (Hrsg) Handchirurgie, Bd II. Thieme, Stuttgart New York
Lengemann F (1951) Eine neue Drahtnaht für Sehnen. Zentralbl Chir 76: 964–967
Mentzel M (1998) Strecksehnenverletzungen: Anatomie. Unfallchirurg 101: 804–806
Nigst H (1967) Erfahrungen in der ambulanten Behandlung von Strecksehnenverletzungen der Langfinger anhand eines Krankengutes von 566 Fällen. Wiederherstellungschir Traum 9: 58–61
Partecke B-D, Peterhof G (1998) Die Versorgung und Nachbehandlung von Strecksehnenverletzungen an der Hand. Unfallchirurg 101: 807–812
Pechlaner S, Hussl H, Kerschbaumer F (1998) Strecksehnenverletzungen, In: Pechlaner S, Hussl H, Kerschbaumer F (Hrsg) Operationsatlas Handchirurgie, Thieme, Stuttgart New York, S 189–221
Rudigier J (1987) Strecksehnenverletzungen. In: Rudigier J (Hrsg) Kurzgefaßte Handchirurgie, 2. Aufl. Hippokrates, Stuttgart, S 115–125
Snow JW (1973) Use of a retrograde tendon flap in repairing a severed extensor in the PIP joint area. Plast Reconstr Surg 51: 555–558
Stack HG (1969) Mallet Finger. Hand 1: 83–85
Towfigh H (2001) Strecksehnenverletzungen. In: Schmit-Neuerburg K-P, Towfigh H, Letsch R (Hrsg) Ellenbogen, Unterarm, Hand. Springer, Berlin Heidelberg New York Tokyo, S 620–644 (Tscherne Unfallchirurgie)
Tsuge K (1990) Strecksehnenverletzungen. In: Tsuge K (Hrsg) Atlas der Handchirurgie. Hippokrates, Stuttgart, S 343–368
Verdan CE (1966) Primary and secondary repair of flexor and extensor tendon injuries. In: Flynn JE (ed) Hand surgery. Williams & Wilkins, Baltimore, pp 251–258
Verdan CE (1972) Die Eingriffe an Muskeln, Sehnen und Sehnenscheiden. In: Wachsmuth W, Wilhelm A (Hrsg) Allgemeine und spezielle chirurgische Operationslehre, Bd X/3: Die Operationen an der Hand. Springer, Berlin Heidelberg New York
Voigt C (2002) Sehnenverletzungen an der Hand. Chirurg 73: 744–767
Wilhelm A (1965) Sehnenverletzungen (Allg. Teil). In: Wilhelm A (-Hrsg) Traumatologie in der chirurgischen Praxis. Springer, Berlin Heidelberg New York
Wilhelm A (1969) Neue Operationstechniken in der Strecksehnenchirurgie. Chir Plast Reconstr 6: 23–25
Wilhelm A (1978) Die Behandlung des Knopflochphänomens und ähnlicher Funktionsausfälle, Vortrag auf dem Kongress d. ungarischen Ges. für Traumatologie. Budapest 16.06.1978
Wilhelm A (1983) Verletzungen der Strecksehne. In: Nigst H, Buck-Gramcko D, Millesi H (Hrsg) Handchirurgie, Bd 2. Thieme, Stuttgart New York, S 29.1–29.43

Literatur zu Abschn. 16.2.2

Buck-Gramcko D (1969) Zur Versorgung von Beugesehnenverletzungen der Hand. Untersuchungen über die Ursachen der Misserfolge von Primärnähten. Monatsschr Unfallheilkd 72: 55–58
Buck-Gramcko (1977) Erstbehandlung von Beugesehnendurchtrennungen an der Hand. Unfallheilk 80: 57–60
Buck-Gramcko D, Dietrich FE, Gögge S (1976) Bewertungskriterien bei Nachuntersuchungen von Beugesehnenwiederherstellungen. Handchirurgie 8: 65–69
Buck-Gramcko D, Nigst N, Milesi H (1983) Verletzungen der Beugesehnen Handchirurgie, Bd 2. Thieme, Stuttgart New York
Bunnell S (1944) Surgery of the Hand. Lippincott, Philadelphia
Carroll RE, Bassett AL (1963) Formation of tendon sheath by silicone rod implants J Bone Joint Surg Am 45: 884–885
Doyle JR, Blythe W (1975) The finger flexor tendon sheath and pulleys: anatomy and reconstruction. In: Amer. Acad. Orthop. Surg.-Symposium on Tendon Surgery in the Hand. Mosby, St. Louis, pp 81–87
Fasching G, Schmidt B, Friedrich H, Mayr J (1998) Die dynamische Schienung nach Beugesehnenverletzung der kindlichen Hand. Handchir Mikrochir Plast Chir 30: 243–248
Friedel R, Appelt S, Markgraf E (1998) Spätergebnisse bei Beugesehnendurchtrennungen im Hand- und Fingerbereich. Unfallchirurgie 2: 92–99
Friedrich H, Bäumel D (2003) Die Behandlung von Beugesehnenverletzungen im Kindesalter. Handchir Mikrochir Plast Chir 35: 347–352
Geldmacher J, Köcherling F (1991) Sehnenchirurgie. Urban & Schwarzenberg, München Wien Baltimore
Hoffmann R (1997) Checkliste Handchirurgie. Thieme, Stuttgart New York
Kirchmayer L (1917) Zur Technik der Sehnennaht. Zentralbl Chirurgie 44: 906–907
Kleinert H, Atasoy JE, Stormo A (1973) Primary repair of flexor tendons. Orthop Clin North Am 4: 865–876
Kleinert HE, Kurtz JL, Cohen NJ (1975) Primary repair of zone-II flexor tendon lacerations, In: A.A.O.S.-Symposium of Tendon Surgery of the Hand. Mosby, St. Louis, pp 91–104
Lister GD, Kleinert HE (1977) Primary flexor tendon repair followed by immediate controlled mobilisation. J Hand Surg 2: 441–451

Lundborg G (1977) The vascularisation and structure of human tendon sheaths as related to flexor tendon function. Scand J Plast Reconstr Surg 11: 195–203
Matev I (1970) Beugesehnenwiederherstellungen an den Fingern durch lange Sehnentransplantate. Handchirurgie 2: 226–227
Nigst N (1976) Chirurgie der Beugesehnen. Baseler Arbeitstagung Handchirurgie 8: 225–236
Peacock EE (1965) Physiology of tendon repair. Am J Surg 109: 283–286
Pechlaner S, Hussl H, Kerschbaumer F (1998) Sehnenverletzungen. In: Operationsatlas Handchirurgie. Thieme, Stuttgart New York, S 223–261
Potenza AD (1962) Tendon healing within the flexor digital sheath. An experimental study. J Bone Joint Surg Am 44: 49–64
Schneider LH, Hunter JM (1993) Flexor tendons late reconstruction. In: Green DP (ed) Operative hand surgery, vol 2, 3rd edn. Churchill Livingstone, New York Edinburgh London Melbourne Tokyo, pp 1853–1924
Towfigh H (1982) Entwicklung einer neuen übungsstabilen Sehnennaht. Unfallchirurgie 8: 226–229
Towfigh H (2001) Sehnenchirurgie. In: Schmit-Neuerburg K-P, Letsch R, Towfigh H (Hrsg) Ellenbogen, Unterarm, Hand 2. Springer, Berlin Heidelberg New York Tokyo, S 582–619 (Tscherne Unfallchirurgie)
Tsuge K (1990) Beugesehnenverletzungen. In: Atlas der Handchirurgie. Hippokrates, Stuttgart, S 283–342
Urbaniak JR, Cahill JD, Mortenson RA (1975) Tendon suturing methods. In: A.A.O.S.-Symposium on Tendon Surgery in the Hand. Mosby, St.Louis, pp 70–80
Verdan C (1981) Detaillierte Beschreibung einer Beugesehnennaht im Digitalkanal. Handchirurgie 13: 180–185, 186–188, 285–425
Verdan C, Michon J (1961) Le traitement des plaies des tendons fléchisseur des doigts. Rev Chir Orthop 47: 381–387
Wilhelm A (1965) Sehnenverletzungen an der oberen Extremität, In: Wilhelm A (Hrsg) Traumatologie in der chirurgischen Praxis. Springer, Berlin Heidelberg New York, S 525–548
Wray RC, Gagnes R, Lowry R, Weeks PM (1974) Effect of stress on the mechanical properties of tendon adhesions. Plast Reconstr Surg 25: 520–521

Literatur zu Abschn. 16.2.3

Böhler J (1983) Offene Verletzungen. In: Nigst H, Buck-Gramcko D, Millesi H (Hrsg) Handchirurgie, Bd II. Thieme, Stuttgart, S 123.1–23.23
Buck-Gramcko D (1998) Syndactyly between the thumb and index finger. In: Buck-Gramcko (ed) Congenital malformation of the hand and forearm. Churchill Livingstone, London Edinburgh Philadelphia Sidney Toronto, pp 131–147
Buck-Gramcko D, Hoffmann R, Neumann R (1983) Fingerspitzenverletzungen. In: Buck-Gramcko D, Nigst H (Hrsg) Der handchirurgische Notfall. Hippokrates, Stuttgart, S 51–63
Bunnell S (1952) Digit transfer by neurovascular pedicle. J. Bone Joint Surg Am 34: 772–774
Cronin TD (1951) The cross-finger flap. A new method of repair. Am J Surg 17: 419–425
Dautel G (1992) Couverture cutanée. In: Merle M G, Dautel (eds) La main traumatique, tome 1: l'urgence. Masson, Paris, pp 74–178
Flatt AE (1994) Webbed fingers. In: The care of congenital hand anomalies. Quality Medical Publishing, St. Louis, pp 228–275
Foucher G, Smith D, Pempinello C, Braun FM, Citron N (1989) Homodigital neurovascular Island flaps for digital pulp loss. J Hand Surg [Br] 14: 204–208
Gatewood J (1926) A plastic repair of finger defects without hospitalization. J Am. Med Assoc 87: 1479
Geissendörfer H (1943) Beitrag zur Fingerkuppenplastik. Zentralbl Chir 31: 1107–1108
Glicenstein J, Bonnefous G (1975) La plastie en trident. Ann Chir Plast 20: 257–260
Godina M, Barjec J, Barga A (1986) Early microsurgical reconstruction of complex trauma of the extremities. Plast Reconstr Surg 78: 285–292
Hierner R, Berger A (2001) Hautdefekte (ohne Verbrennung). In: K.-P. Schmit-Neuerburg, Letsch R, Towfigh H (Hrsg) Ellenbogen, Unterarm, Hand. Springer, Berlin Heidelberg New York Tokyo, S 325–356 (Tscherne Unfallchirurgie)
Hoffmann R (1997) Nagelbettverletzungen. In: Wicki O, Largiader F, Sturm A (Hrsg) Handchirurgie-Checkliste. Thieme, Stuttgart, S 94–105
Iselin M, Iselin F (1967) Traité de chirurgie de la main. Flammarion, Paris
Kutler WA (1947) A new method of fingertip amputation. J Am Med Assoc 133: 29–30
Lanz T v, Wachsmuth W (1959) Praktische Anatomie, Bd. 1. Springer, Berlin Göttingen Heidelberg
Limberg AA (1946) Mathematische Grundlagen der Lokallappenplastik an der Oberfläche des menschlichen Körpers. Medgis, Leningrad
Lister GD (1989) Skin flaps. In: Green DP (ed) Operative handsurgery, vol. 2. Churchill Livingstone, New York Edinburgh London, pp 1741–1822
Littler J W (1953) The neurovascular pedicle method of digital transposition for reconstruction of the hand. Plastic Reconstr Surg 12: 309-319
McGregor JA (1960) Fundamental techniques of plastic surgery and their surgical applications. Livingstone, Edinburgh
Moberg E (1964) Aspects of sensation in reconstructive surgery of the upper limb. J Bone Joint Surg Am 46: 817–825
Mouchet A, Gilbert A (1982) Couverture des amputations distales des doigts par lambeau neurovasculaire homodigital en ilot. Ann Chir Main 1: 180-182
Partecke BD (1987) Der Weichteilschaden an der Hand. In: Buck-Gramcko D, Nigst H (Hrsg) Der Weichteilschaden an der Hand. Hippokrates, Stuttgart, S 13–22
Pechlaner S, Hussl H, Kerschbaumer F (1998) Haut- und Weichteilverletzungen. In: Operationsatlas Handchirurgie. Thieme, Stuttgart, S 35–73
Poisel S (1981) Dekriptive Anatomie. In: Nigst H, Buck-Gramcko D, Millesi H (Hrsg) Handchirurgie, Bd 1. Thieme, Stuttgart, S 1.1–1.54
Rosenthal EA (1983) Treatment of fingertip and nail bed injuries. Orthop Clin North Am 14: 675–697
Rudigier J (1987) Hautverletzungen. In: Kurzgefaßte Handchirurgie. Hippokrates, Stuttgart, S 34–50
Schmidt H-M, Lanz U (1992) Nagelanlagen. In: Chirurgische Anatomie der Hand. Hippokrates, Stuttgart, S 248–254
Shaw DT, Li CS, Richey DG, Nahigan SH (1973) Interdigital butterfly flap in the hand (the double opposing Z-plasty). J. Bone Joint Surg Am 55: 1677–1679
Simmen BR (1987) Amputationen. In: Buck-Gramcko D, Nigst H (Hrsg) Der Weichteilschaden an der Hand. Hippokrates, Stuttgart, S 23–59
Snow JW (1967) The use of a volar flap for repair of fingertip amputations. A preliminary report. Plastic Reconstr Surg. 40: 163–168
Tsuge K (1990) Fingerkuppenverletzungen, In: Atlas der Handchirurgie. Hippokrates, Stuttgart, S 77–89
Towfigh H, Schmit-Neuerburg K-P (2001) Haut- und Weichteilverletzungen. In: K.-P. Schmit-Neuerburg, Letsch R, Towfigh H (Hrsg) Ellenbogen, Unterarm, Hand. Springer, Berlin Heidelberg New York Tokyo, S 303–323 (Tscherne Unfallchirurgie)
Tranquilli-Leali LE (1935) Ricostruzione dell'apice delle falangi ungueali mediante autoplastica volare peduncolata per scorrimento. Infort Traum Lavoro 1: 186–193
Tubiana R (1980) Anatomie fonctionnelle. In: Traite de chirurgie de la main, tome 1. Masson, Paris, pp 52–141
Verdan CE, Egloff DV (1981) Fingertip injuries. Surg Clin North Am 61: 237–266
Wilhelm K, Putz R, Hierner R, Giunta RE (19971) Grundlagen der Lappenplastiken. In: Lappenplastiken in der Handchirurgie. Urban & Schwarzenberg, München, S 32–44
Zoltan J (1984) Atlas der Hautersatzvefahren. Karger, Basel
Zook EG, Brown RE (1993) The peronychium. In: Green DP (ed) Operative hand surgery, vol 2, 3rd edn. Churchill Livingstone, New York Edinburgh

Teil IV Wirbelsäule

Kapitel 17

Wirbelsäulenverletzungen im Kindesalter 17

A. Kathrein, M. Blauth

Verletzungen des kindlichen Achsenskelettes kommen überaus selten vor. Sie unterscheiden sich in Hinblick auf Epidemiologie, Pathomorphologie und Prognose deutlich von denen des Erwachsenen. Auch in der Diagnostik und den Behandlungsmöglichkeiten nehmen sie eine Sonderstellung ein. Die genaue Kenntnis der altersspezifischen röntgenologischen Erscheinungsbilder und des breiten pathomorphologischen Spektrums ist daher von größter Bedeutung. Nur damit kann eine Verletzungen in Bezug auf Stabilität und Schweregrad richtig eingeschätzt werden. Das Wissen der vom individuellen Skelettalter abhängigen Heilungs- und Korrekturpotenz eines betroffenen Wirbelsäulenabschnitts stellt ein weiteres, wesentliches Kriterien für ein verletzungsadäquates, therapeutisches Vorgehen dar.

Da sich ab dem 8. bis 10. Lebensjahr die Wirbelsäule des Kindes sowohl anatomisch als auch biomechanisch nur noch geringfügig von der des Erwachsenen unterscheidet, wird – mit wenigen Ausnahmen – in weiterer Folge nur auf die Altersgruppe bis zum 10. Lebensjahr eingegangen (Bailey 1952; Caffey 1974; Townsend u. Rowe 1952).

Anatomie, Entwicklung und Wachstum

Nur mit dem Wissen um die spezielle Entwicklung und Reifung des kindlichen Achsenskelettes können wir normale Befunde von pathologischen Veränderungen abgrenzen. Variationen der Wachstumsfugen, inkomplette Ossifikationen, segmentale Hypermobilitäten, oft kombiniert mit unklaren klinischen Symptomen, können zu Unsicherheit und nicht selten zu falsch-positiven Fehlinterpretationen führen (Cattel u. Fitzer 1965; Schwarz et al. 1993; Townsend u. Rowe 1952).

Halswirbelsäule

Atlas und Axis zeigen im Gegensatz zum 3. bis 7. Halswirbel eine spezielle Morphogenese.

Der *Atlas* entwickelt sich aus 3 Knochenkernen, dem Körper und den beiden Neuralbögen zu beiden Seiten. Die Knochenkerne sind zum Zeitpunkt der Geburt nicht immer vorhanden. Die beiden Neuralbögen verschmelzen im 3. Lebensjahr, während die neurozentralen Synchondrosen zum Körper (vorderer Atlasbogen) üblicherweise im 7. Lebensjahr verknöchern (Bailey 1952; Caffey 1967; Abb. 17.1 a–c).

Der *Axis* entwickelt sich aus 4 Knochenkernen, dem Körper, dem Dens und den beiden Neuralbögen (Bailey 1952; Caffey 1967). Anfänglich sind diese Elemente durch die neurozentrale und die subdentale Synchondrose bindegewebig verbunden. Um das 6. Lebensjahr verknöchern diese Synchondrosen. Auf dem V-förmigen, knöchern konfigurierten Dens befindet sich eine mächtige, knorpelige Kappe, in welcher sich zwischen dem 3. und 6. Lebensjahr ein weiterer Knochenkern entwickelt, welcher wiederum um das 12. Lebensjahr mit dem Dens verknöchert. Bleibt diese Verschmelzung aus, so spricht man von einem Ossiculum terminale (Hadley 1956; Abb. 17.2 a–d).

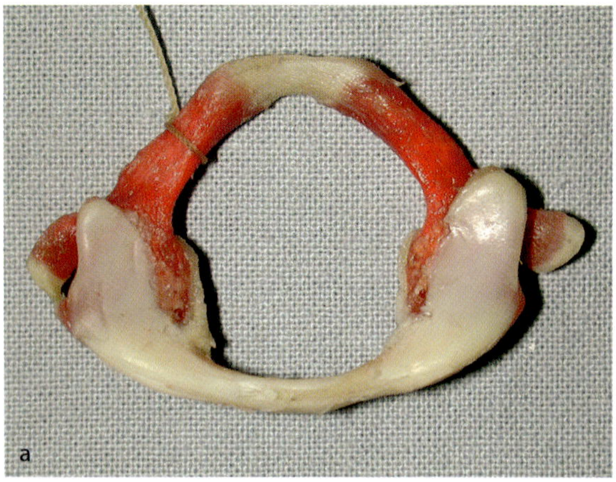

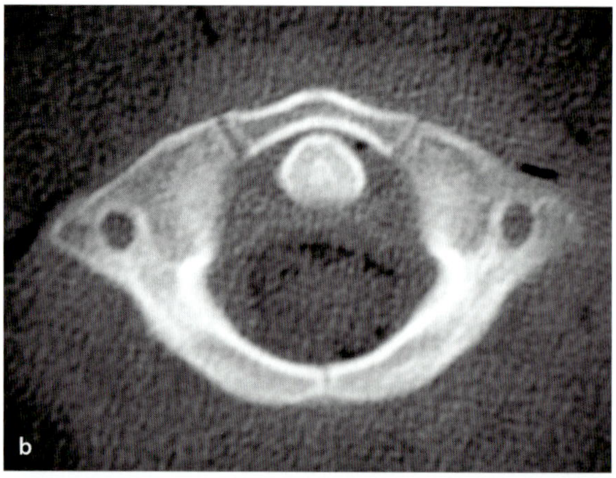

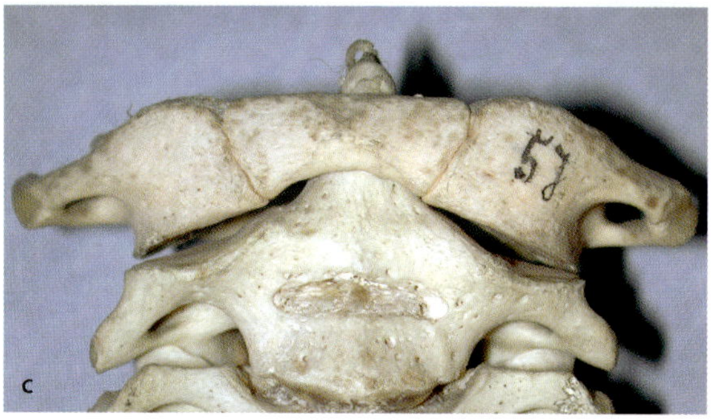

Abb. 17.1 a–c. Entwicklung des Atlas. **a** Atlas eines Neugeborenen (Alyzerin-Präparat). Die Bögen sind bereits knöchern ausgebildet. **b** Axiale CT: Atlas beim 2-jährigen Kind. Die Bögen sind beim Verschmelzen, die neurozentralen Synchondrosen sind noch offen. **c** Knochenpräparat: Atlas und Axis eines 5-jährigen Kindes. Die Synchondrosen am vorderen Atlasbogen sind noch offen. Die subdentale Synchondrose ist bereits verschlossen

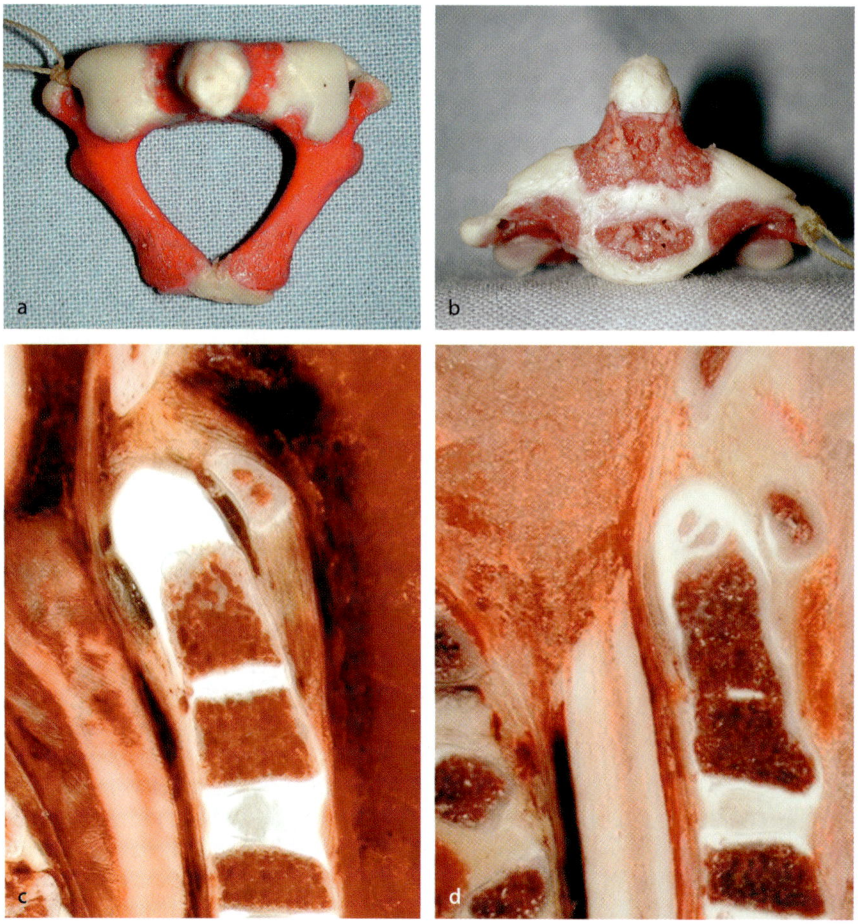

Abb. 17.2 a–d. Entwicklung des Axis. **a,b** Axis eines Neugeborenen (Alyzerin-Präparat). Die Knochenkerne der Bögen, des Korpus als auch des Dens sind bereits entwickelt. **c** Sagittaler Rotationskryotomieschnitt (RCT) der oberen HWS beim 4-jährigen Kind. Die subdentale Synchondrose ist noch offen, die Densspitze noch rein knorpelig ausgebildet. **d** Sagittaler RCT-Schnitt beim 12-Jährigen. Die subdentale Synchondrose ist bereits verknöchert, an der Densspitze sind Knochenkerne sichtbar

Der 3. *bis 7. Halswirbel* entwickelt sich wiederum aus 3 Knochenkernen, dem Körper und den beiden Neuralbögen. Die Neuralbögen verschmelzen dorsal um das 2. Lebensjahr, die neurozentralen Synchondrosen zwischen dem 3. und 6. Lebensjahr. Bis zum 7. Lebensjahr ist der knöcherne Wirbel häufig noch keilförmig konfiguriert. Die Unci corporis richten sich erst zum Wachstumsabschluss auf. Um das 12. Lebensjahr werden die knöchernen *Ringapophysen* an den Endplatten sichtbar, sie verschmelzen manchmal erst bis zum 25. Lebensjahr mit den Endplatten (Bailey 1952; Caffey 1967; Cattel u. Fitzer 1965; Parke u. Schiff 1971). Diese Apophysen dürfen nicht mit Epiphysen verwechselt werden, sie tragen nichts zum Längenwachstum der Wirbel bei (Caffey 1967).

Die kartilaginären Endplatten der Wirbelkörper sind histologisch *Epiphysen* gleichzusetzen. Hier findet das Wirbelkörperlängenwachstum statt (Aufdermaur 1974; Abb. 17.3 a–e).

Brust- und Lendenwirbelsäule

Das Wachstum und die Reifung der Brust- und Lendenwirbelsäule (BLWS) verläuft ähnlich wie an der unteren Halwirbelsäule (HWS). Die Wirbelkörper weisen auch hier ein den langen Röhrenknochen ähnliches Wachstumsverhalten auf. Durch enchondrale Knochenneubildung entwickelt sich aus den anfänglich angelegten Knorpelwirbeln ein Knochenwirbel, welcher ein Diaphysen- und Metaphysenäquivalent eines Röhrenknochens darstellt. Die dicken, aus hyalinem Knorpel bestehenden, bandscheibenwärts gelegenen Endplatten entsprechen den Epiphysen, welche für das weitere Längen- und Höhenwachstum von Bedeutung sind (Dubousset 1993; Ogden 1982; Töndury 1957; Töndury u. Tillman 1987).

Beim Neugeborenen und Kleinkind sind Wirbelkörper und Bandscheiben noch etwa gleich hoch ausgebildet. Dieser hohe Bindegewebeanteil verleiht der Wirbelsäule in allen Abschnitten eine überaus hohe Flexibilität und bedingt dadurch eine Widerstandsfähigkeit gegen axiale Kräfte (Abb. 17.4 a–e).

Durch die Verschiebung der Relation zwischen Wirbelkörper und Zwischenwirbelscheiben zugunsten der knöchernen Elemente kommt es im weiteren Wachstum zu einer zunehmenden Festigung und Versteifung. Beim 10- bis 12-jährigen Kind ist das Achsenskelett soweit gereift, dass keine wesentlichen Unterschiede gegenüber dem Erwachsenen mehr bestehen (Aufdermaur 1974; Roaf 1960).

Zwischen dem 8. und 12. Lebensjahr entwickeln sich sekundäre Ossifikationszonen an den Endplatten im Sinne von apophysären, knöchernen Randleisten, welche bis zum 25. Lebensjahr mit den Wirbelkörperendplatten definitiv verschmelzen.

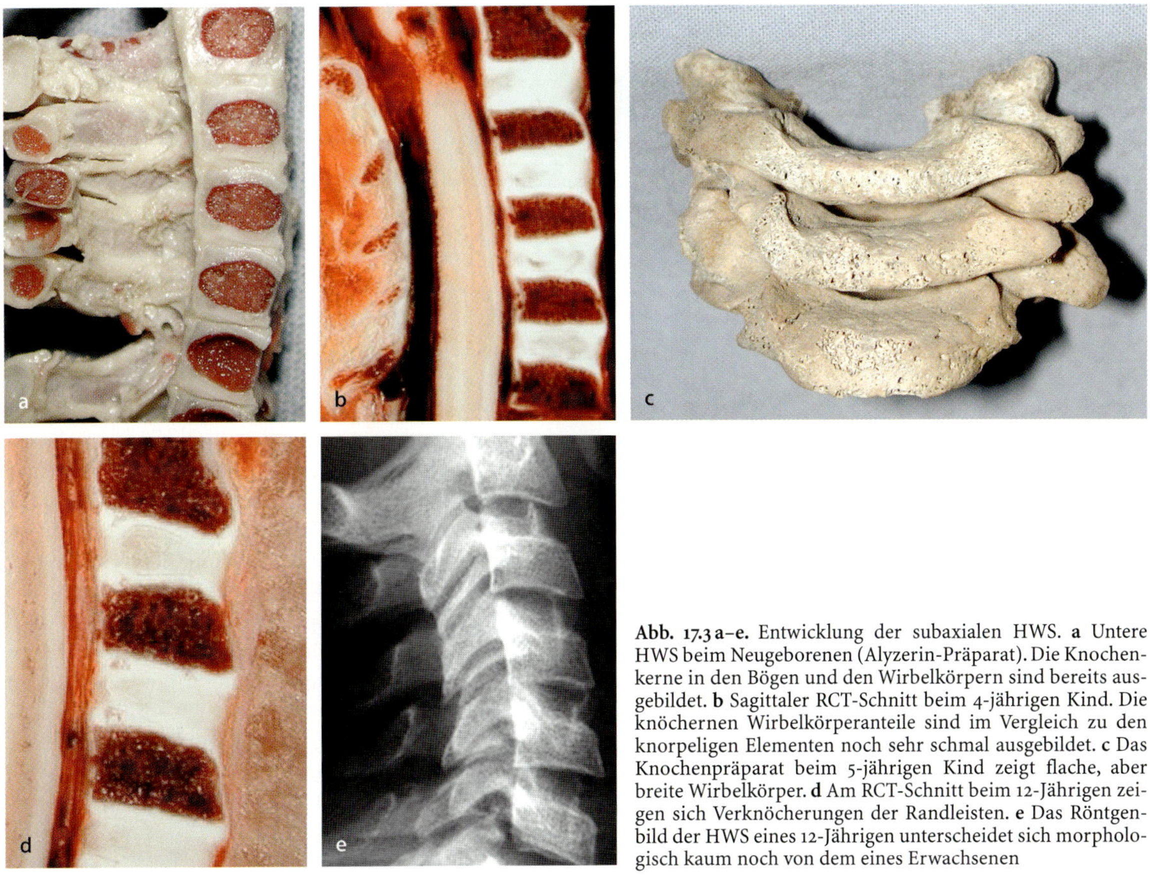

Abb. 17.3 a–e. Entwicklung der subaxialen HWS. **a** Untere HWS beim Neugeborenen (Alyzerin-Präparat). Die Knochenkerne in den Bögen und den Wirbelkörpern sind bereits ausgebildet. **b** Sagittaler RCT-Schnitt beim 4-jährigen Kind. Die knöchernen Wirbelkörperanteile sind im Vergleich zu den knorpeligen Elementen noch sehr schmal ausgebildet. **c** Das Knochenpräparat beim 5-jährigen Kind zeigt flache, aber breite Wirbelkörper. **d** Am RCT-Schnitt beim 12-Jährigen zeigen sich Verknöcherungen der Randleisten. **e** Das Röntgenbild der HWS eines 12-Jährigen unterscheidet sich morphologisch kaum noch von dem eines Erwachsenen

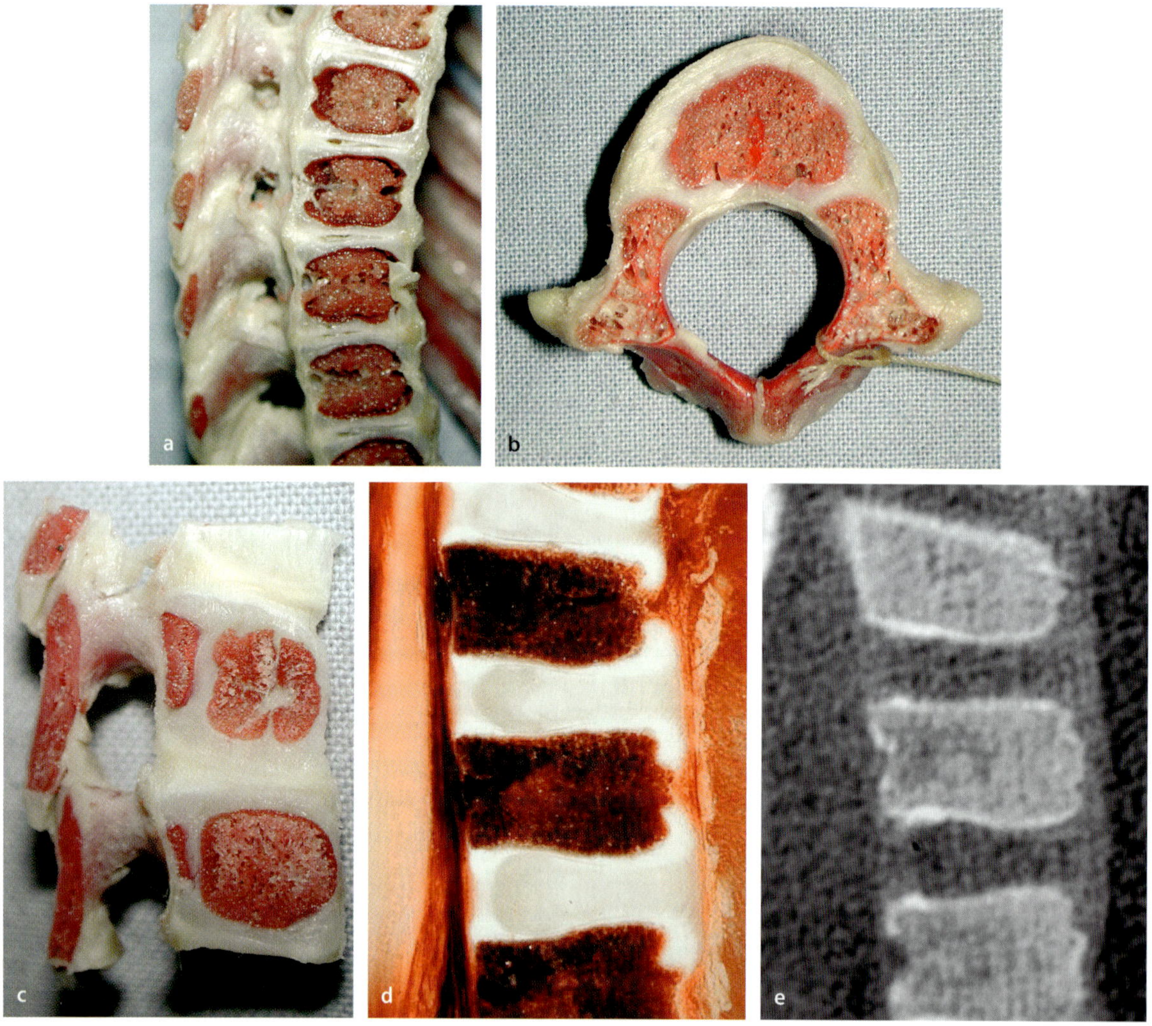

Abb. 17.4 a–e. Entwicklung der BWS und LWS. **a–c** BWS und LWS beim Neugeborenen (Alyzerin-Präparat). **d,e** Am RCT-Schnitt und an der sagittalen CT-Rekonstruktion erkennt man dicken knorpeligen Endplatten

Diese Randleisten sind nicht am Wirbelkörperlängenwachstum beteiligt, sondern dienen der Verankerung des Bandscheibenrings (Butler 1955; Töndury 1957; Töndury u. Tillman 1987; Wagoner u. Pendergrass 1939).

Die anfänglichen bindegewebigen Verbindungen zwischen Bogen und Wirbelkörper bestehen über die so genannten *neurozentralen Synchondrosen*, welche bis zum 6. Lebensjahr knöchern verschließen. Die Wirbelbögen und deren Fortsätze entstehen durch periostales und apositionelles Knochenwachstum (Abb. 17.5 a,b).

Aus anatomisch funktioneller Sicht stehen beim Kleinkind die mächtigen Bandscheiben und die dicken, knorpeligen Endplatten als flexible, elastische Bauelemente zunächst im Vordergrund. Sie zeigen naturgemäß eine hohe Widerstandsfähigkeit gegenüber Kompressionskräften. Die mechanische Schwachstelle gegenüber übermäßigen Distraktions- und Scherkräften stellt die *osteochondrale Übergangszone an den Endplatten* dar (Aufdermaur 1974).

Die hohe Elastizität des Bindegewebes und die Summe dieser elastischen Elemente erlaubt beim Kleinkind eine longitudinale Dehnung der Wirbelsäule von bis zu 5 cm, ohne dass strukturelle Schädigungen nachweisbar wären. Da die Widerstandsfähigkeit des Rückenmarks bei Zugbelastungen im Vergleich dazu viel geringer ist, kann es zu schwerwiegenden Schädigungen des Marks kommen, ohne dass strukturelle Verletzungen des Rückenmarks nachweisbar wären.

Da zumeist keine röntgenologisch nachweisbaren Verletzungen vorliegen, nennt man diese Verletzungen *SCIWORA-Syndrom* (»spinal cord injury without radiographic abnormalities«; Bannizia von Bazan u. Paeslack 1977; Burke 1974; Glasauer u. Cares 1972; Melzak 1969; Pang u. Wildberger 1982).

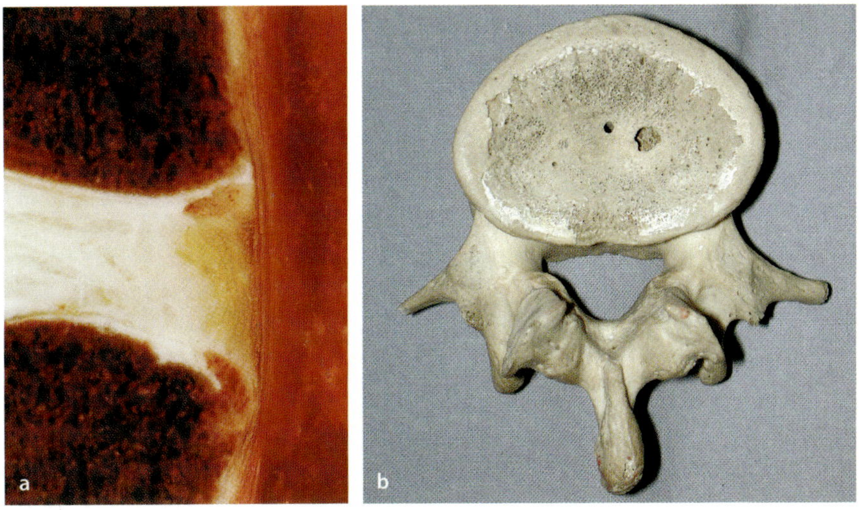

Abb. 17.5 a,b. Randleistenentwicklung. **a** RCT-Schnitt: knöcherne Randleisten beim Adoleszenten. **b** Knochenpräparat eines Lendenwirbels beim jungen Erwachsenen

Radiologische Besonderheiten beim wachsenden Achsenskelett

Knochenkerne, Wachstumsfugen oder Synchondrosen können differenzialdiagnostisch immer wieder erhebliche Schwierigkeiten bereiten und mit Verletzungen verwechselt werden. An der bei Kindern überaus beweglichen HWS stellt die Abgrenzung von *normaler Mobilität* und *pathologischer Instabilität* ein Problem dar (Fielding 1973).

Im Einzelnen stellten sich häufig folgende Probleme:

1. Der *Knochenkern an der Densspitze* erscheint in den ersten 6 Lebensmonaten und fusioniert üblicherweise um das 12. Lebensjahr mit dem Dens axis. Er darf nicht mit Frakturen des Dens verwechselt werden.
2. Der *atlantodentale Abstand*, als Ausdruck der ligamentären Stabilität von Atlas und Axis, ist von besonderer klinischer Relevanz. Beim Erwachsenen wird ein Abstand von vorderem Atlasbogen zu Dens von 3 mm als Grenze zum Pathologischen angegeben, während 5 mm bereits als eindeutig pathologisch gewertet werden (Fielding 1973). Beim Kind kann bis zum 7. Lebensjahr auch ein Abstand bis 5 mm noch normal sein, da durch die knorpeligen Anteile des Atlasbogens wie auch des Dens eine vermeintliche Diastase vorgetäuscht werden kann (Cattel u. Fitzer 1965).
   Besteht der Verdacht auf eine sagittale atlantoaxiale Instabilität, müssen unbedingt passive Funktionsaufnahmen in maximaler Flexion und Extension unter Bildwandlerkontrolle angefertigt werden.
3. Eine *Pseudosubluxation des Atlas* in Extension wird bei Kindern <8 Jahren häufig beobachtet. Ursache dafür ist die radiologisch nicht sichtbare, knorpelige Densspitze (Cattel u. Fitzer 1965).
4. Die *neurozentralen Synchondrosen am Atlas* können in der transoralen Aufnahme bei Kindern bis zum 7. Lebensjahr sichtbar sein und können leicht mit Frakturen verwechselt werden. Ein scheinbares seitliches Überhängen des Atlas über den Axis (»pseudospread«) kann bis zum 4. Lebensjahr beobachtet werden und ist nicht als Instabilität zu werten (Suss et al. 1983).
5. Die *subdentale Synchondrose* kann gelegentlich im seitlichen wie auch im transoralen Strahlengang bis zum 11. Lebensjahr radiologisch sichtbar bleiben (Hill et al. 1984).
6. Die *neurozentralen Synchondrosen am Axis* können als traumatische Spondylolysen fehlinterpretiert werden (Swischuk 1977).
7. So genannte *Pseudosubluxationen*, also das ventral Gleiten von Wirbeln an den Segmenten C2/C3 und C3/C4 machen immer wieder erhebliche Probleme in der Diagnostik und werden häufig als operationspflichtige Instabilität fehlgedeutet. Die relativ horizontal ausgebildeten Facettengelenke werden bei Kindern bis zum 7. Lebensjahr zumeist als Ursache angegeben. Bis zu 4 mm Verschiebung im Segment wird noch als normal gewertet (Schwarz et al. 1993; Sullivan u. Bickel 1960).
8. *Kyphotische Fehlhaltungen* haben beim Kind zumeist keine klinische Bedeutung, sie werden auch bei gesunden Kindern ab dem 8. Lebensjahr nicht selten beobachtet (Weir 1975).
9. *Kongenitale Fehlbildungen* wie Spina bifida, Halbwirbelbildungen, ein- oder beidseitige Bogenaplasien oder angeborene Spondylolysen können als posttraumatische Veränderungen fehlinterpretiert werden.
10. Der *retropharyngeale Weichteilschatten*, als verdächtiges Zeichen für posttraumatische Ödeme oder Hämatome, sollte nach Wholey nicht >7 mm und der retrotracheale Abstand zur Wirbelsäule nicht >22 mm betragen (Blount 1974). Untersuchungen von Ardran u. Kemp (1968) zeigen allerdings,

dass es bei unverletzten, schreienden und pressenden Kindern auch zu einer deutlichen Zunahme dieses Weichteilschattens bis zu pathologischen Werten kommen kann.

11. Die *Wirbelkörperform* unterliegt einer großen individuellen und altersabhängigen Schwankungsbreite. Trapezförmige Wirbelkörper werden nicht selten als Keilkompressionsfrakturen fehlinterpretiert (Abb. 17.6).

Häufigkeit, Lokalisation und Ursache

Während beim Erwachsenen etwa 3% aller Frakturen an der Wirbelsäule lokalisiert sind finden sich beim Kind nur 0,2% aller Frakturen am Achsenskelett (Becker 1963; Bohlmann 1979; Rang 1974; Vinz 1964). Der Anteil von strukturellen Wirbelsäulenverletzungen bei Kindern und Adoleszenten bezogen auf alle Wirbelsäulenverletzungen wird in der Literatur mit 0,6–3% als sehr niedrig angegeben (Aufdermaur 1974; Babcock 1975; Hachen 1977; Henrys et al. 1977; Jonasch u. Bertel 1981; Maurer et al. 1970; Povacz 1969; Ruckstuhl et al. 1976; Schwarz et al. 1993). Angaben über den relativen Anteil von Verletzungen der HWS schwanken zwischen 29 und 76% (Anderson J.M. u. Schutt; Anderson P.A. u. Montesano 1988; Bollini 1993; Hadley 1956; Hubbard 1974, 1976; McPhee 1981; Ruge et al. 1988). Dabei ist vor allem bei sehr jungen Verletzten die obere HWS besonders häufig betroffen (Hamilton u. Myles 1992; Hensinger 1984; Henrys et al. 1977; Rang 1974; Schwarz et al. 1993).

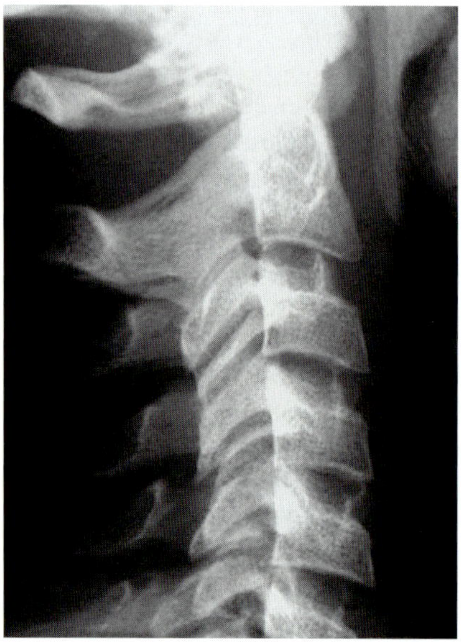

Abb. 17.6. Seitliche Röntgenaufnahme der HWS eines 12-Jährigen ohne Traumaanamnese. Die trapezförmig ausgebildeten Wirbelkörper entsprechen keinen Kompressionsfrakturen

An der BWS und LWS ist die mittlere und untere BWS am häufigsten betroffen (Kathrein et al. 1999).

Bei etwa 2 Dritteln der Verletzten handelt es sich um Jungen (Anderson J.M. u. Schutt 1980; Horal et al. 1972; Hubbard 1974, 1976; Lesoin et al. 1984; Ruge et al. 1988).

Das Verletzungsrisiko steigt mit zunehmendem Lebensalter, Aktivitäts- und Mobilitätsgrad steil an.

Allgemein wird auf eine große Dunkelziffer nichtdiagnostizierter Verletzungen von bis zu 50% hingewiesen, da bei geringen oder nur flüchtigen Beschwerden kein Arzt aufgesucht wird oder aber trotz Bildgebung diskrete radiologische Zeichen unerkannt bleiben können (Aufdermaur 1974; Blount 1974; Bohlman 1979; Kewalramani u. Tori 1980 a,b; Swischuk 1969). !

Aufdermaur (1974) konnte anhand von autoptischem Material zeigen, dass nur eine von 12 Verletzungen im Röntgen, und diese auch nur durch indirekte Zeichen erkennbar war.

Bereits bei Neugeborenen werden schwere Wirbelsäulenverletzungen beschrieben. Parrot beschrieb bereits 1870 Rückenmarkverletzungen mit Querschnittslähmungen bei Neugeborenen nach *Zangengeburten* (Leventhal 1960; Parrot 1870). Der muskulär schwache Nacken, die hohe Elastizität und die großen Kräfte, welche dabei auf die HWS einwirken, werden dafür verantwortlich gemacht. Obwohl es zu schweren Rückenmarkverletzungen und auch Gefäßverletzungen kommen kann, liegen häufig keine, oder zumindest keine radiologisch nachweisbaren Verletzungen an den knöchernen und diskoligamentären Wirbelsäulenelementen vor (Aufdermaur 1974; Stanley et al. 1985; Yates 1959).

Bei Säuglingen und Kleinkindern können Wirbelsäulen- und Rückenmarkverletzungen auch Folge von *Kindesmisshandlung* sein (Caffey 1974; Carrion et al. 1996; Cullen 1975; Swischuk 1969). Das »battered child syndrom« oder das »whiplash shaken infantile syndrome« sind traurige Beispiele dafür.

Im Vorschulalter ereignen sich die Unfälle vorwiegend im häuslichen Bereich, oder die Kinder werden als passive Verkehrsteilnehmer, als Fußgänger oder als PKW-Insassen, verletzt. Mit zunehmendem Aktivitätsgrad und verstärkter Mobilität ereignen sich die Unfälle bei Schulkindern vorwiegend bei Sport-, Schul- und Freizeitaktivitäten sowie im Straßenverkehr (Glasauer u. Cares 1972; Hegenbarth u. Ebel 1976; Horal et al. 1972).

Neurologische Begleitverletzungen werden bei HWS-Verletzungen häufig beschrieben. Der Prozentsatz schwankt zwischen 14 und 50% (Hadley 1956; McPhee 1981; Melzak 1969). An der BWS und LWS wird der Anteil mit 10–15% angegeben (Banniza von Bazan u. Paeslack 1977; Burke 1974; Glasauer u. Cares 1972; Horal et al. 1972; Kathrein et al. 1999; Kewalramani u. Tori 1980 a,b).

17.1 Spezielle Verletzungsformen im Kindesalter

17.1.1 Komplette Lösung der Epiphysenplatte in der Wachstumszone

Es handelt sich um eine *osteokartilaginäre Ablösung*, sodass die Verletzung einer Salter-Harris-Typ-I-Läsion entspricht. Sie kommt vorwiegend an der unteren HWS und der oberen BWS vor und betrifft zumeist die kaudale Endplatte. Die obere Endplatte ist durch die Processus uncinati besser geschützt und seltener betroffen (Aufdermaur 1974; Lawson et al. 1987; Stanley et al. 1985).

Die knorpeligen Wachstumsscheiben stellen sich röntgenologisch zunächst noch nicht dar; erst bis zum 12. Lebensjahr bildet sich allmählich ein geschlossener knöcherner Ring durch die Verschmelzung einzelner Knochenbildungszentren (Töndury 1957; Töndury u. Tillman 1987). Deshalb werden die Verletzungen möglicherweise häufiger übersehen. Das Wirbelkörperwachstum kann nach einer Lösung der Epiphysenplatte beeinträchtigt werden (Ogden 1982; Abb. 17.7 a–c).

17.1.2 Abbruch der vorderen unteren Wirbelkörperkante

Diese Verletzung ist im Sinne einer Aitken-II- oder Salter-Harris-Typ-III-Verletzung zu werten. Sie kommt überwiegend bei Adoleszenten vor, heilt gut aus und zieht keine Wachstumsstörungen nach sich. Vom abgehobenen Periost aus kann aber ein Spondylophyt entstehen (Keller 1974; Abb. 17.8 a,b).

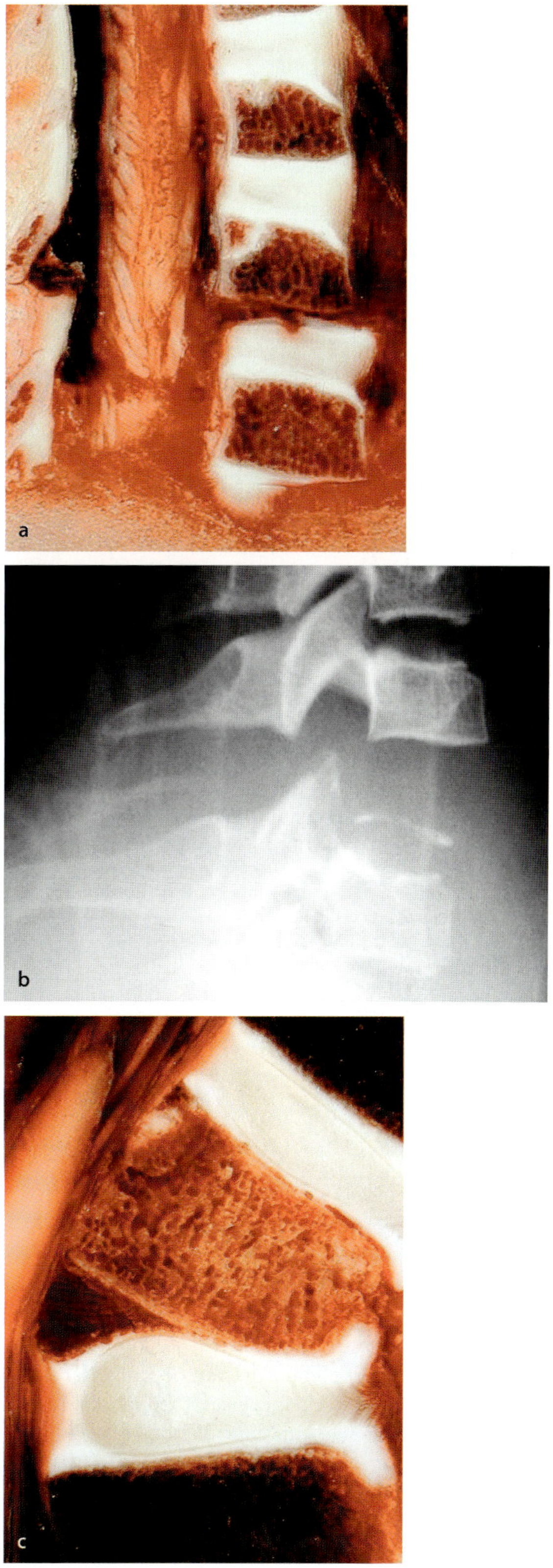

Abb. 17.7. a Sagittaler RCT-Schnitt an der unteren HWS bei einem 4-jährigen Kind: komplette diskoligamentäre Zerreißung im Segment C7/Th1. Die Ablösung des Diskus erfolgte an der osteokartilaginären Grenzzone an der kaudalen Endplatte von C7. **b** Seitliches Röntgenbilder der unteren HWS bei einem 12 -Jährigen: Distraktionsverletzung mit kompletter diskoligamentärer Zerreißung des Segments C6/C7. Es ist zu einem Abriss der gesamten Epiphysenplatte und der Randleiste an der kaudalen Endplatte von C6 gekommen. **c** Sagittaler RCT-Schnitt an der mittleren BWS bei einem 7-jährigen Kind: Flexions-/Distraktionsverletzung, subtotale Ablösung entlang der osteokartilaginären Übergangszone an der kaudalen Endplatte

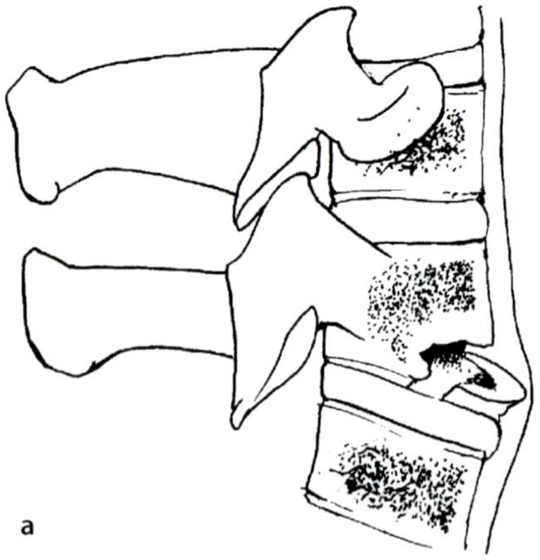
a

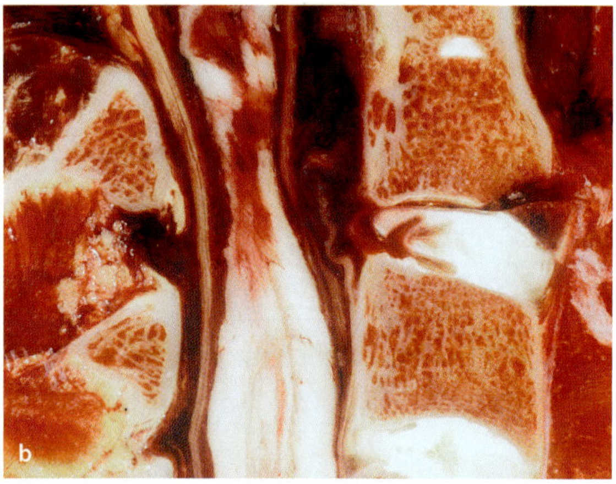
b

Abb. 17.8. **a** Graphische Darstellung eines Ausbruches der vorderen unteren Wirbelkörperecke beim Adoleszenten. **b** Sagittaler RCT-Schnitt an der oberen HWS beim Adoleszenten: Zustand nach Hyperextensionstrauma, Zerreißung des vorderen Längsbandes, knöcherner Abriss der vorderen unteren Kante am Axis, osteochondrale Ablösung des Diskus an der Unterfläche von C2. Zerreißung des interspinalen Bandapparates. Das Rückenmark ist auf Verletzungshöhe schwerst geschädigt

17.1.3
Frakturen der knöchernen Wirbelkörperrandleiste

Im Bereich der Grund- und Deckplatte eines Wirbelkörpers findet man bei Kindern und Jugendlichen eine ringförmige Apophyse, die so genannte *Randleiste*. Sie spielt eine wichtige Rolle für die Verankerung des Anulus fibrosus der Bandscheibe, besitzt jedoch keine Bedeutung für das Wachstum eines Wirbelkörpers. Töndury u. Tillmann bezeichneten sie als »rudimentäre Epiphysen« der Wirbelkörper mit geringer Wachstumspotenz (Töndury 1957; Töndury u. Tillman 1987). Teile dieser Leiste können abreißen und nach ventral oder dorsal dislozieren.

Genau genommen werden diese Verletzungsformen nur sehr selten im Kindesalter, jedoch häufiger im Adoleszentenalter gesehen.

1. *Nach ventral*: als Abrissfrakturen des vorderen Längsbandes und des Anulus fibrosus,
2. *Nach dorsal*: in 3 verschiedenen Formen:
   - *Typ I*: einfache Ablösung des gesamten hinteren Randes; die Verletzung kommt bei Kindern zwischen dem 11. und 13. Lebensjahr vor,
   - *Typ II*: Ausreißfraktur der Randleiste mit einem Anteil des Wirbelkörpers; die betroffenen Patienten sind gewöhnlich etwas älter,
   - *Typ III*: Ausriss eines örtlich begrenzten, lateralen Teils der Randleiste mit einem Teil des Wirbelkörpers; diese Verletzungsform fand sich nur bei Patienten, die älter als 14 Jahre waren.

   Nach Takata et al. (1988) können die Fragmente Symptome wie bei einer Diskushernie auslösen; sie sind auf konventionellen Röntgenbildern zumeist nicht zu erkennen. Eine nichttraumatische Ursache ist bei einem Teil der Patienten zu beobachten.
   - Epstein et al. (1989) fügten einen *Typ IV* hinzu. Es handelt sich um eine Fraktur der gesamten Wirbelkörperhinterwand, die sich zwischen den Endplatten erstreckt. Der nach dorsal verlagerte Knochen kann im Verlauf der knorpeligen, knöchernen und bindegewebigen Heilung zu einer erheblichen Einengung des Spinalkanals führen.

Bei neurologischen Symptomen ist die chirurgische Entfernung der Fragmente angezeigt (Abb. 17.9).

17.1.4
Frakturen und Lösungen knorpeliger Zwischenzonen

Lösungen von Synchondrosen können an allen Wirbeln vorkommen.

An den Brust- und Lendenwirbelkörpern bleibt zu den Bogenkernen ein Knorpelbezirk bestehen, der allmählich die Form einer Platte annimmt und zwischen dem 5. und 9. Lebensjahr verknöchert (Rickenbacher et al. 1982). Diese Zone kann unter Erweiterung des Spinalkanals abreißen. Am Axis können Abrisse auf beiden Seiten an eine atypische Hangman-Fraktur erinnern (Bollini 1993; Abb. 17.10 a,b).

17.1.5
SCIWORA

SCIWORA (»spinal cord injuries without radiographic abnormalities«) kommen häufig bei Kindern vor. Die Verletzung ist durch ein *neurologisches Defizit* ohne röntgenologische Zeichen einer Fraktur oder Instabilität gekennzeichnet (Pang u. Wilberger 1982). Bei Kindern <8 Jahren liegt das neurologische Niveau meistens in Höhe der oberen HWS (Hill et al. 1984; Pang u. Wilberger 1982), bei Jugendlichen und Erwachsenen in der unteren HWS und der thorakolumbalen Wirbelsäule.

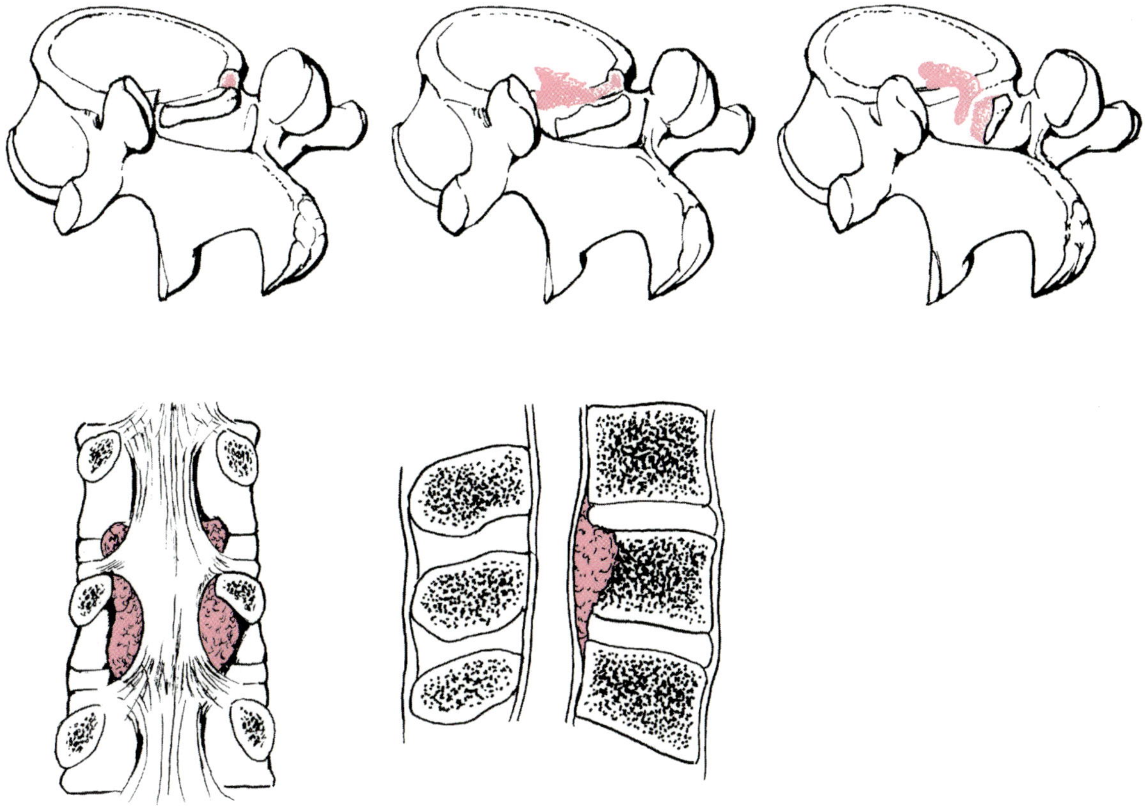

Abb. 17.9. Frakturen der knöchernen Wirbelkörperrandleiste: Typ I bis III (nach Takata et al. 1988) und Typ IV (nach Epstein et al. 1989)

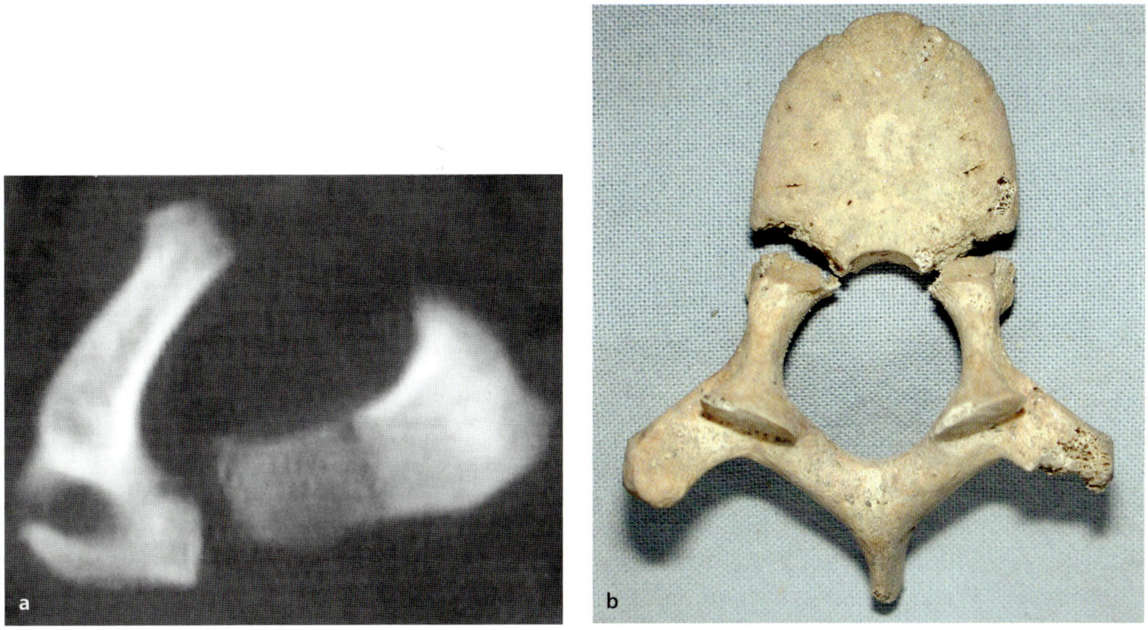

Abb. 17.10. a Axiale CT auf Höhe des Axis beim 18 Monate alten Kind: Lösung der rechten Synchondrose zwischen Axiskörper und -bogen. **b** Brustwirbel eines 6-jährigen Kindes: die Verbindung zwischen Wirbelkörper und Bogen ist noch nicht verknöchert

Das Syndrom wird bei 20–66 % aller Kinder mit Rückenmarkläsionen gefunden (Andrews u. Jung 1979; Pang u. Wilberger 1982; Ruge et al. 1988). Bei 65 Patienten mit isoliertem SCIWORA-Syndrom waren in 46% die HWS, in 27% die obere BWS, in 20% die untere BWS und in 7% die LWS betroffen (Bollini 1993).

! An ein SCIWORA-Syndrom muss man bei jedem verunglückten Kind mit Zeichen einer medullären Symptomatik denken.

Konventionelle Röntgenaufnahmen, Funktionsuntersuchungen, computertomographische und magnetresonanztomographische Untersuchungen ergeben keine Hinweise auf knöcherne oder ligamentäre Verletzungen. In der MRT können am Rückenmark zumeist lokalisierte ödematöse Veränderungen und Hämatome nachgewiesen werden. Kinder jeden Alters können betroffen sein; je jünger sie sind, desto umfangreicher fallen die neurologischen Störungen aus (Pang u. Wilberger 1982). Das SCIWORA-Syndrom kann auch verzögert, teilweise erst nach einigen Tagen, auftreten. Dabei stellt sich dann nicht selten ein flüchtiges, bei der ersten Untersuchung übersehenes, neurologisches Defizit heraus. Nach der Entlassung kann ein geringes, nochmaliges Trauma zu einem SCIWORA-Syndrom führen (Ahmann et al. 1975; Butler 1955; Pang u. Wilberger 1982).

Als eine mögliche Ursache für das Syndrom könnte die unterschiedliche Elastizität von Rückenmark, Bandapparat und Knochen im Kindesalter angesehen werden: Leventhal zeigte, dass die kindliche Wirbelsäule bis zu 5 cm ohne Zerreißung ligamentärer Strukturen gedehnt werden kann (Leventhal 1960).

Andere denkbare Gründe könnten Ischämie mit Infarkt des Rückenmarks oder spontan reponierte Abrisse der Wachstumsplatten sein.

Die neurologischen Symptome des SCIWORA-Syndroms umfassen geringgradige, flüchtige Ausfälle bis hin zu kompletten, bleibenden Querschnittsläsionen (Abb. 17.11).

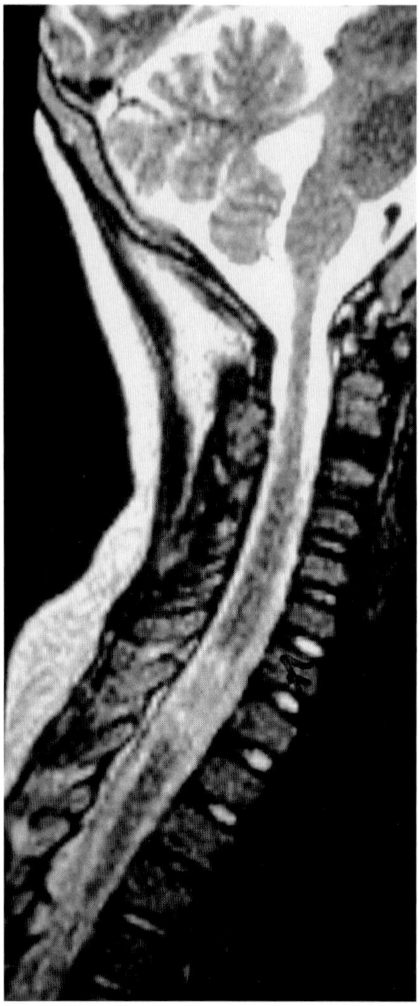

Abb. 17.11. Seitliche MRT bei einem 4-jährigen Kind: Zustand nach Flexions-Distraktions-Verletzung im Rahmen eines PKW-Frontalzusammenstoßes. Das Rückenmark ist auf Höhe des zervikothorakalen Überganges schwerst geschädigt. Das Kind bot das Bild einer kompletten Querschnittslähmung. Auf der MRT zeigen sich keine sicheren Hinweise für eine strukturelle Zerreißung am Achsenskelett. Das Kind hatte keine Lokalbeschwerden

17.1.6 Pathologische Frakturen

Wirbelfrakturen nach einem minimalen Trauma legen den Verdacht einer pathologischen Fraktur nahe. Eosinophile Granulome, Metastasen eines Neuroblastoms, aneurysmatische Knochenzysten, ein Osteoblastom und das sehr seltene Ewing-Sarkom sowie systemische Erkrankungen können verantwortlich sein.

Differenzialdiagnostisch kann eine juvenile Kyphose (so genannte Scheuermann-Erkrankung) eine Rolle spielen. Bestehen Zweifel, lassen sich frische, traumatische Veränderungen am besten durch die MRT nachweisen (Abb. 17.12 a–e).

17.2 Verletzungen der Halswirbelsäule (HWS)

Die kindliche HWS ist Verletzungen besonders ausgesetzt. Die Diskrepanz zwischen dem *relativ großen Kopf* und der *Zartheit des Halses* kann vor allem bei Dezellerationstraumen zu schweren strukturellen Verletzungen führen. Die große Flexibilität wiederum schützt im Falle von axial einwirkenden Kräften. Je jünger das Kind, umso häufiger ist die obere HWS betroffen. Nicht selten finden sich Verletzungen in mehreren Etagen und Wirbelsäulenabschnitten. Deshalb müssen bei Nachweis einer Verletzung stets weitere ausgeschlossen werden.

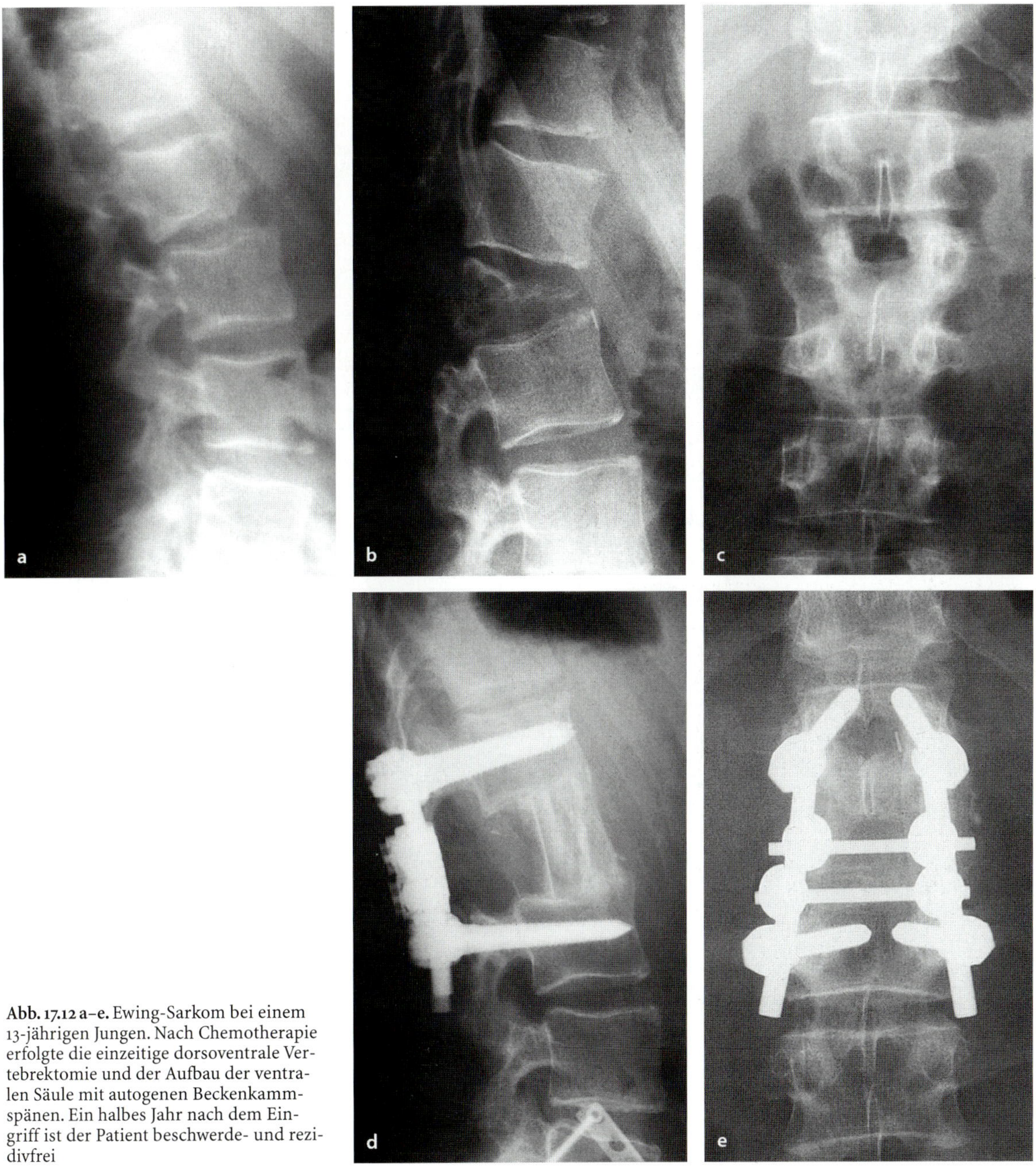

Abb. 17.12 a–e. Ewing-Sarkom bei einem 13-jährigen Jungen. Nach Chemotherapie erfolgte die einzeitige dorsoventrale Vertebrektomie und der Aufbau der ventralen Säule mit autogenen Beckenkammspänen. Ein halbes Jahr nach dem Eingriff ist der Patient beschwerde- und rezidivfrei

17.2.1 C0-Verletzungen

Frakturen der Okzipitalkondylen entstehen üblicherweise durch direkte axiale Stauchung oder durch Scherbelastungen bei massiven Dezellerationstraumen. Die Diagnose ist schwierig zu stellen.

Diagnostik

Subokzipitale Schmerzen, ein retropharyngeales Hämatom oder Hirnnervenausfälle (Hirnnerven VI bis XII) können richtungweisende Symptome für diese Verletzung sein (Bridgman u. McNab 1992; Schliack u. Schäfer 1965).

Im Röntgenbild sind diese Verletzungen zumeist nicht erkennbar. Die CT zeigt den Frakturverlauf zumeist am deutlichsten. Zum Ausschluss einer begleitenden okzipitozervikalen Instabilität sind seitliche Funktionsaufnahmen und Traktionsaufnahmen hilfreich (Mann u. Cohen 1994). Im Zweifel kann auch die MRT aufschlussreich sein. Ein Knochenmarködem, ein Hämarthros im C0/C1-Gelenk und Weichteileinblutungen sowie Zeichen einer Bandverletzung sprechen für eine frische Verletzung (Abb. 17.13 a–c).

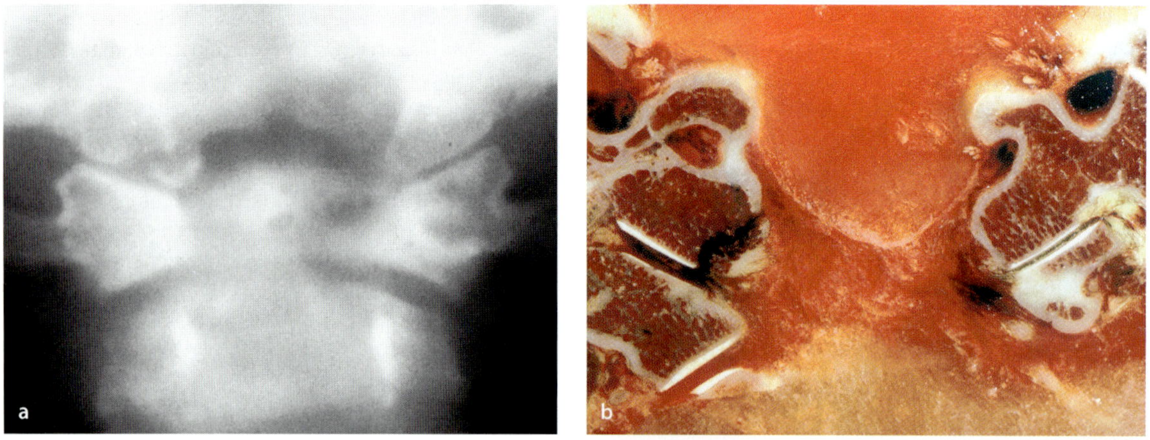

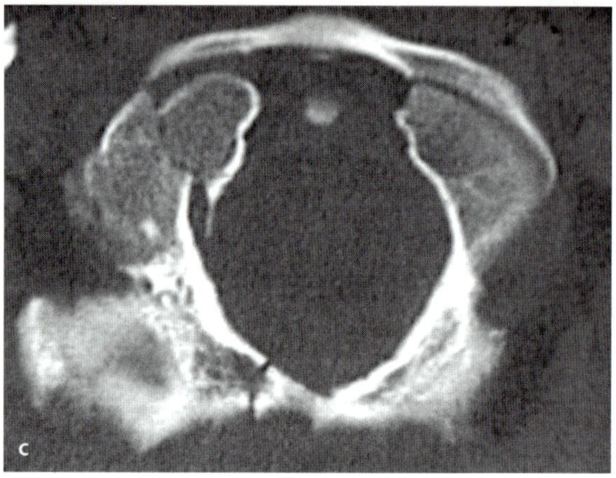

Abb. 17.13. Okzipitalkondylenfraktur. **a** Koronare Röntgentomographie und **b** RCT-Schnitt bei einem Adoleszenten: knöcherner Ausriss des Lig. alare am rechten Condylus occipitalis. **c** Axiale CT: okzipitale Schädelfraktur mit Abscherfraktur am rechten Condylus occipitalis

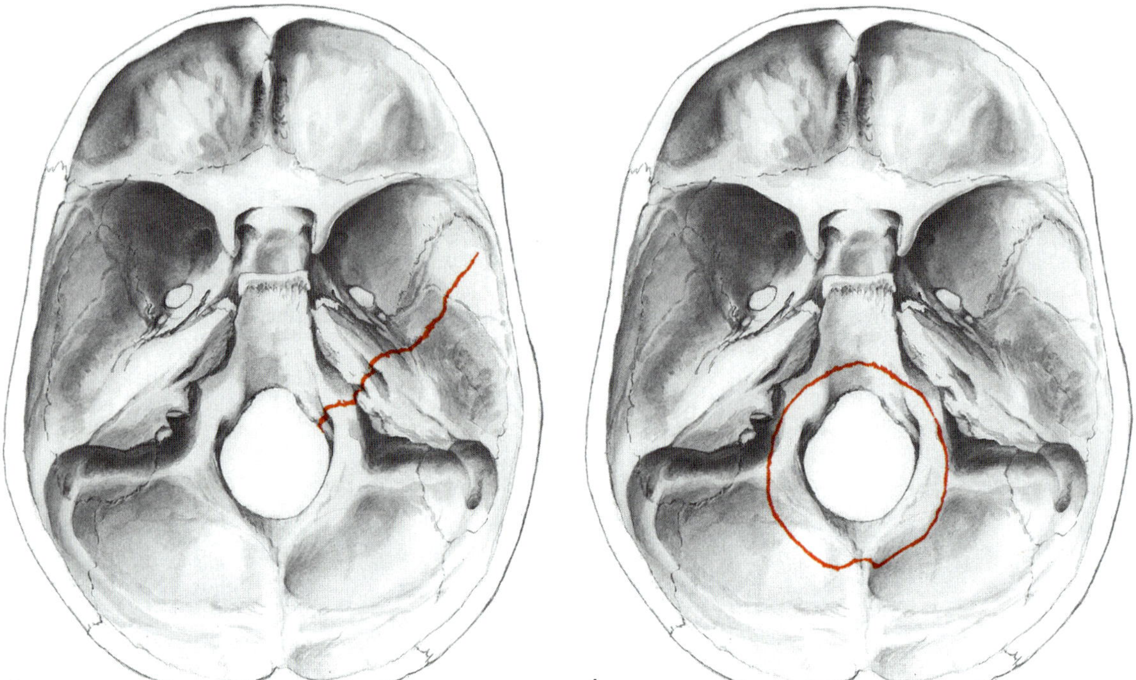

a b

Abb. 17.14 a–d. Einteilung von Frakturen der Okzipitalkondylen in 4 Typen nach Jeanneret 1994

Klassifikation

Nach Jeanneret (1994) werden 4 Typen unterschieden:

- *Typ I* beschreibt eine Mitbeteiligung einer oder beider Kondylen bei einer Schädelbasisfraktur. Hirnnerven können an deren Durchtritt durch die Schädelbasis verletzt werden (Saternus 1987).
- *Typ II*: Schädelbasisringausbrüche können beide Okzipitalkondylen betreffen. Diese Frakturform wurde bisher nur bei Verstorbenen beobachtet (Alker et al. 1975; Jonnson et al. 1991; Maeda et al. 1993).
- *Typ III*: Stauchungsfraktur eines Kondylenmassivs, zumeist ohne neurologische Ausfälle.
- *Typ IV*: Abrissfraktur eines oder beider Ligg. alaria aus den Kondylen. Dieser Frakturtyp stellt einen Hinweis auf eine mögliche atlantookzipitale Instabilität dar (Bucholz u. Burkhead 1979; Abb. 17.14 a–d).

Therapie und Prognose

Okzipitalkondylenfrakturen ohne atlantookzipitale Dislokation können konservativ mit einer Zervikalstütze bis zur Schmerzfreiheit behandelt werden (Anderson J.M. u. Schutt 1980; Bettini et al. 1993; Mann u. Cohen 1994; Spencer et al. 1984; Valaskatzis u. Hammer 1990; Young et al. 1994). Bei einer begleitenden atlantookzipi-

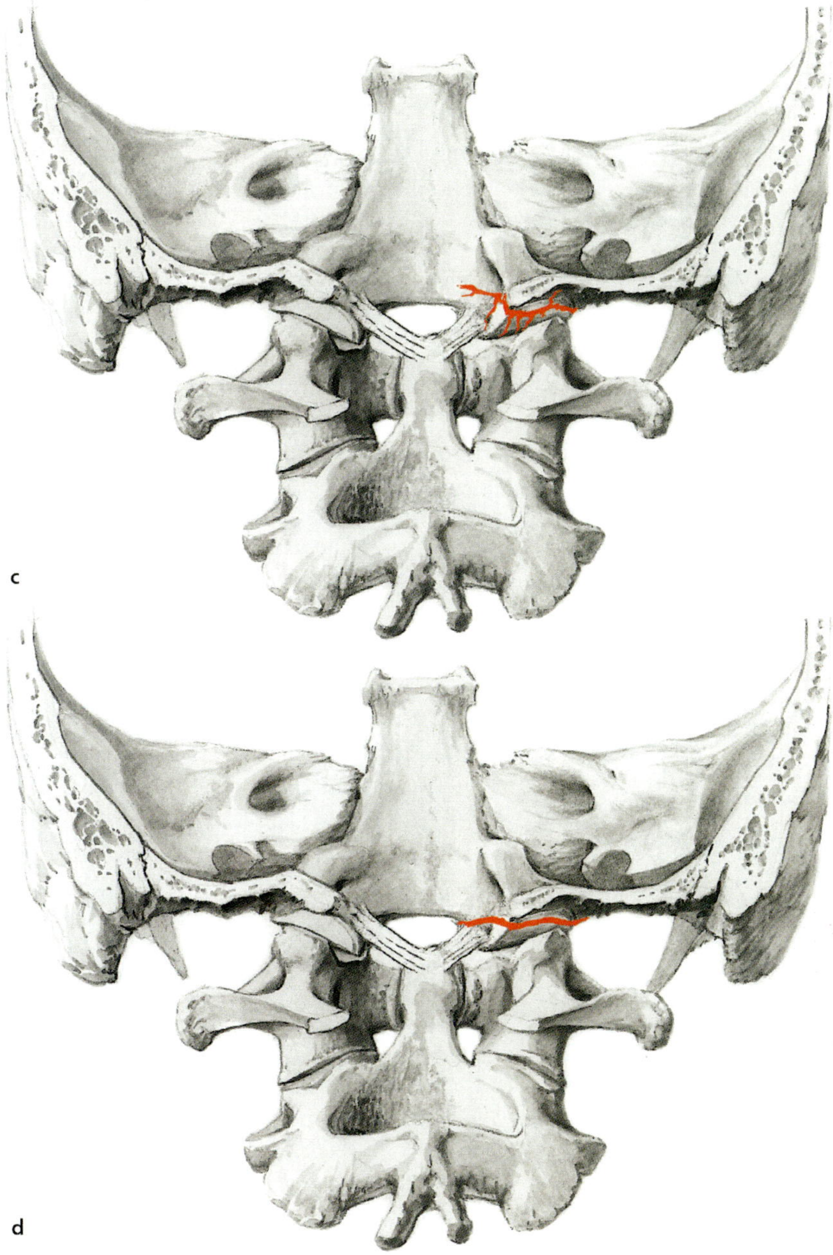

Abb. 17.14 c, d

talen Dislokation sind nach allgemeiner Ansicht eine dauerhafte Retention und eine stabile Ausheilung zumeist nur durch eine okzipitozervikale Stabilisierung und Spondylodese C0/C2 zu gewährleisten.

Eigene Erfahrungen belegen jedoch, dass bei Kindern möglicherweise eine innere Retention ohne Fusion ausreichend sein kann.

17.2.2 C0/C1-Verletzungen – alantookzipitale Dislokation (AOD)

Okzipitozervikale Luxationen und Zerreißungen werden klinisch nur sehr selten beobachtet, da die Verletzten zumeist noch prähospital versterben (Alker et al. 1975; Bucholz u. Burkhead 1979; Collalto et al. 1986; Di Benedetto u. Lee 1990; Georgopoulos et al. 1987). In der neueren Literatur wird jedoch immer wieder darauf hingewiesen, dass durch eine Verbesserung der Erstbehandlung mehr Verletzte als früher in die Kliniken kommen. Auch gibt es mittlerweile zahlreiche Berichte, die über kleinere Serien von erfolgreich behandelten Patienten berichten.

Bei Überlebenden sind neurologische Störungen häufig, wobei die Medulla oblongata mit den Kerngebieten der Hirnnerven betroffen ist. Die relative Schwere und Trägheit des Kopfes bei Dezellerationsereignissen, eine relative Bandlaxizität beim Kind sowie die kleinen, noch teilweise nur knorpelig ausgebildeten und flachen Gelenkmassive begünstigen Verletzungen in dieser Region (Bridgman u. McNab 1992; Levtich 1989; Töndury 1957; Töndury u. Tillman 1987). Als Hauptverletzungsmechanismuen werden die Hyperextension und die Distraktion angenommen.

Diagnostik

Klinisch zeigen die Verletzten häufig Zeichen einer Hirnstammsymptomatik mit tiefem Koma, Schnappatmung, Herzrhythmusstörungen, Hirnnervenausfälle mit Bulbusmotilitätsstörungen und peripher schlaffe Tetraparesen. Verletzungen der Aa. vertebrales sind häufig.

Während multidirektionale Instabilitäten mit einer atlantookzipitalen Diastase röntgenologisch bereits am seitlichen Schädelröntgen unschwer erkennbar sind, können inkomplette Formen mit Subluxationen diagnostische Probleme bereiten (Dublin et al. 1980; Jevtich 1989; Lee et al. 1987; Powers et al. 1979; Abb. 17.15 a–c, Abb. 17.16 a,b).

Von mehreren Autoren wurden verschiedene radiologische Messmethoden zur Diagnosesicherung angegeben. (Harris et al. 1994 a,b; Pang u. Wilberger 1980, 1982; Powers et al. 1979).

Empfohlene Diagnostik

Die von Harris et al. (1994 a,b) angegebene Methode gilt für alle Verletzungsformen als sehr zuverlässig. Die Feinschicht-CT mit 2D- oder 3D-Rekonstruktionen ermöglicht eine exakte Beurteilung der gelenkbildenden Strukturen und muss bei Verdacht einer C0/C1-Läsion gefordert werden.

Eine Feinschicht-CT dient nicht nur dazu, Inkongruenzen der Gelenke viel deutlicher zu zeigen als die konventionelle Röntgenaufnahme, vielfach sind die oben angegebenen Messmethoden überhaupt nur in biplanaren Rekonstruktionen der CT mit ausreichender Genauigkeit anzugeben (Abb. 17.17 a–c).

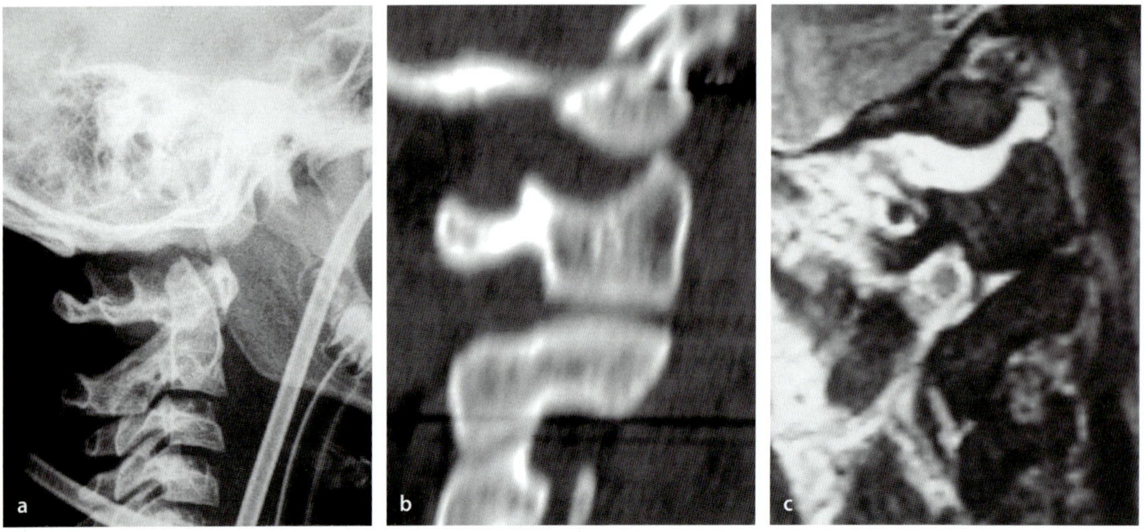

Abb. 17.15. a Seitliches Röntgen des okzipitozervikalen Übergangs beim 12-jährigen Kind: atlantookzipitale Dislokation nach ventral, Erweiterung des atlantookzipitalen Abstandes. **b** 2D-Rekonstruktion durch den kraniozervikalen Übergang zeigt eine Subluxationsstellung des Condylus occipitalis. **c** Die vergleichbare MRT-Ebene zeigt ein ausgeprägtes Hämarthros im C0/C1-Gelenk

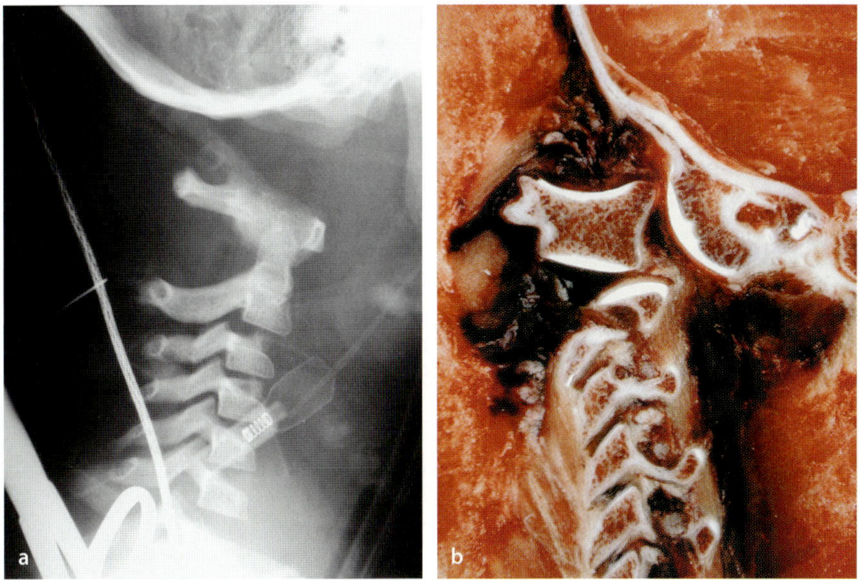

Abb. 17.16. **a** Seitliches Röntgenbild der HWS bei einem 4-jährigen Kind: massive Erweiterung des atlantookzipitalen aber auch des atlantoaxialen Abstandes, massiv verbreiterter retropharyngealer Weichteilschaden. **b** Sagittaler RCT-Schnitt der HWS desselben Patienten

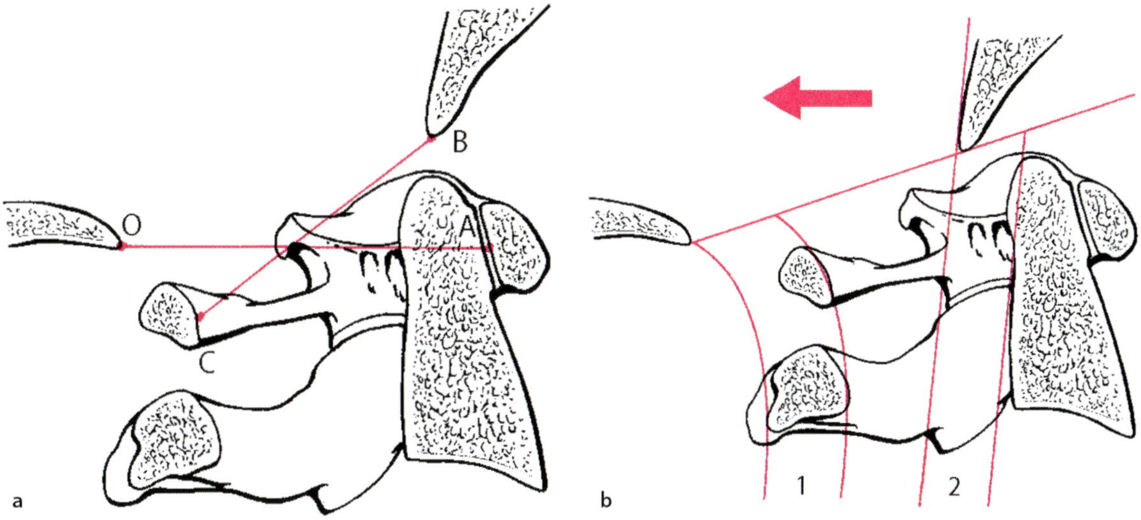

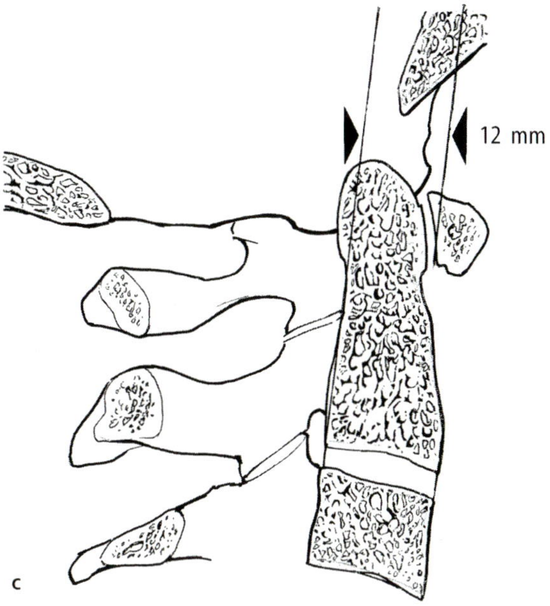

Abb. 17.17 a–c. 3 Möglichkeiten, mit Hilfe von Landmarken und Hilfslinien eine atlantookzipitale Dislokation im Röntgenbild zu erkennen: **a** Methode nach Powers (1979): der Quotient der Abstände BC zu AO beträgt normalerweise <0,9. Ein Wert >1 spricht für eine Dislokation der Okzipitalkondylen nach vorne, *B* Basion = Mittelpunkt des vorderen Randes des Foramen magnum, *C* innerer Rand des hinteren Atlasbogens, *A* innerer Rand des vorderen Atlasbogens, *O* Ophistion = Mittelpunkt des hinteren Randes des Foramen magnum. Gelegentlich können Schwierigkeiten, Basion und Ophistion im konventionellen Röntgenbild zu erkennen, Schichtaufnahmen erforderlich machen. **b** Versetzung der spinolaminären Linie (*1*), die sich normalerweise harmonisch zum Ophistion hin fortsetzt und der hinteren Wirbelkörperlinie C2 (*2*) die sich beim Gesunden zum Klivus fortsetzt. **c** Methode nach Harris (1994): Einzeichnen der hinteren axialen Linie, der Verlängerung der hinteren Wirbelkörperlinie C2. Das Basion darf von dieser Linie nicht weniger als 6 und nicht mehr als 12 mm entfernt sein. Die Spitze des Dens darf außerdem nicht mehr als 12 mm vom Basiom entfernt sein. Diese Messmethode gilt allerdings nur bei Adoleszenten und kann nur bei >13-jährigen Patienten mit einiger Verlässlichkeit angewandt werden

Die MRT ergibt zusätzliche Informationen über begleitende Rückenmark-, Band- und Gefäßschäden.

Eine vorsichtige funktionelle Untersuchung der oberen HWS im seitlichen Strahlengang des Bildwandlers kann nicht nur letzte Zweifel über eine mögliche Instabilität im obersten HWS-Segment ausräumen, sie ist auch notwendig, um das Ausmaß der Gefügestörung zu definieren.

Klassifikation

Wie bei Erwachsenen unterscheiden wir nach Harris et al. (1994 b) 3 Typen (Abb. 17.18 a–c):

- *Typ I*: Dislokation nach ventral,
- *Typ II*: Dislokation nach dorsal,
- *Typ III*: Dislokation in axialer Richtung.

Therapie und Prognose

Eine möglichst frühzeitige Diagnosestellung ist entscheidend, um nicht bei weiteren Lagerungs- und Therapiemaßnahmen zusätzliche Schäden zu verursachen. Nach Erkennen einer Dislokation muss so rasch wie möglich eine Reposition und Retention in einer Orthese oder einem Halo-Fixateur erfolgen. Eine Distraktion ist in jedem Fall zu vermeiden (Montane et al. 1991; Page et al. 1973; Pang u. Wilberger 1980; Woodring et al. 1981).

Die weiteren therapeutischen Maßnahmen richten sich nach dem Ausmaß der Instabilität.

Ist die Retention im Halo-Fixateur, Minerva-Gipsverband oder einer Kombination aus beidem möglich, so kann weiter konservativ verfahren werden. Wir stellen bis zu 2 Monate lang ruhig. Der Halo-Fixateur bietet den Vorteil, auch im Behandlungsverlauf kleinere Stellungskorrekturen vornehmen zu können. Enge Kontrollintervalle sind in jedem Fall notwendig (Powers et al. 1979). Auch nach Abschluss der Behandlung muss eine möglicherweise verbleibende Instabilität mit Funktionsaufnahmen ausgeschlossen werden.

Liegt von Anfang an eine ausgeprägte Instabilität vor oder gelingt eine Retention mit konservativen Maßnahmen nicht, muss eine okzipitozervikale Fusion vorgenommen werden. Sie erstreckt sich von C0 bis C2, am besten kombiniert mit einer transartikulären Verschraubung C1/C2 (Collalto et al. 1986; Di Benedetto u. Lee 1990; Evarts 1970; Lee et al. 1987; Roy-Camille et al. 1983; Woodring et al. 1981).

Empfohlene Therapie

Bei Kindern scheint eine ausreichend stabile Vernarbung und Einsteifung auch ohne knöcherne Fusion möglich zu sein. Diesem Verfahren wäre der Vorzug zu geben, um eine gewisse Restbeweglichkeit bei den kleinen Patienten zu erhalten. Bei Kindern kommen manchmal ganz erstaunliche neurologische Erholungen zustande (Abb. 17.19 a–h).

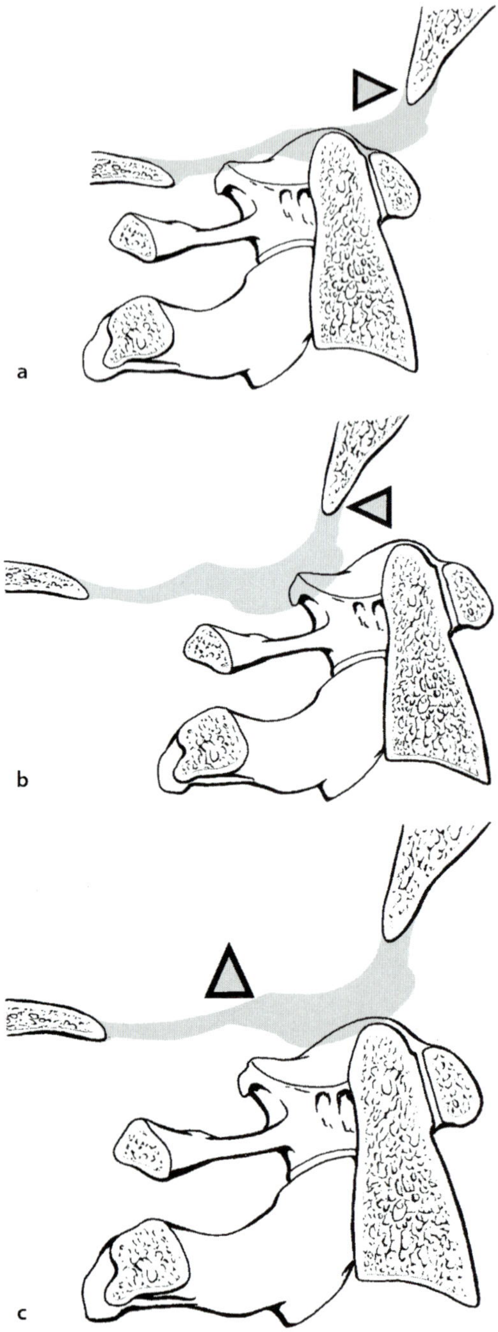

Abb. 17.18 a–c. Einteilung der atlantookzipitalen Dislokationen in 3 Typen nach der Dislokationsrichtung des Kopfes gegenüber der oberen HWS: Eine Kombination aus vorderer (**a**) und axialer (**b**) Instabilität ist die häufigste Form. (Traynelis et al. 1986)

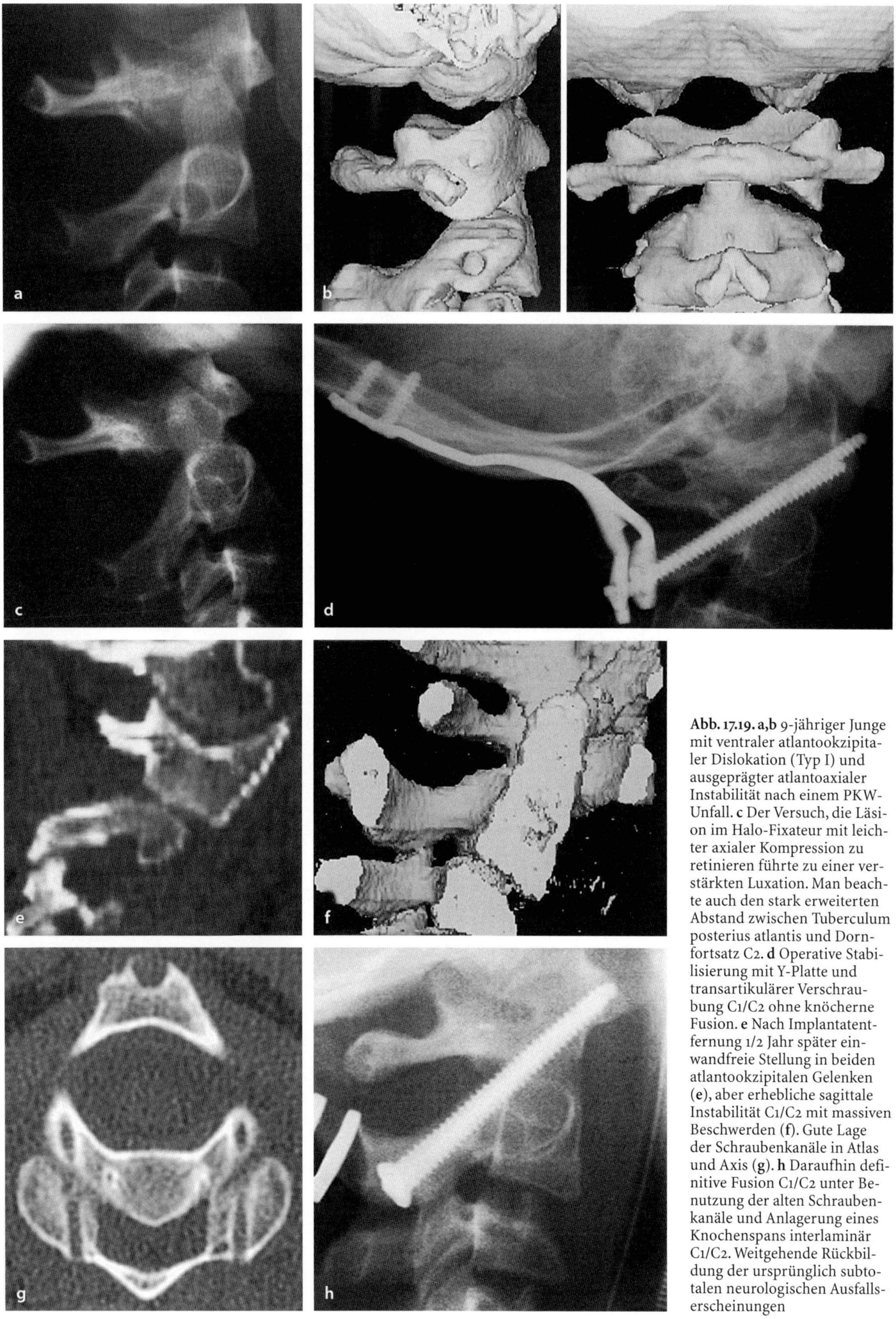

Abb. 17.19. a,b 9-jähriger Junge mit ventraler atlantookzipitaler Dislokation (Typ I) und ausgeprägter atlantoaxialer Instabilität nach einem PKW-Unfall. **c** Der Versuch, die Läsion im Halo-Fixateur mit leichter axialer Kompression zu retinieren führte zu einer verstärkten Luxation. Man beachte auch den stark erweiterten Abstand zwischen Tuberculum posterius atlantis und Dornfortsatz C2. **d** Operative Stabilisierung mit Y-Platte und transartikulärer Verschraubung C1/C2 ohne knöcherne Fusion. **e** Nach Implantatentfernung 1/2 Jahr später einwandfreie Stellung in beiden atlantookzipitalen Gelenken (**e**), aber erhebliche sagittale Instabilität C1/C2 mit massiven Beschwerden (**f**). Gute Lage der Schraubenkanäle in Atlas und Axis (**g**). **h** Daraufhin definitive Fusion C1/C2 unter Benutzung der alten Schraubenkanäle und Anlagerung eines Knochenspans interlaminär C1/C2. Weitgehende Rückbildung der ursprünglich subtotalen neurologischen Ausfallserscheinungen

17.2.3 Atlasfrakturen (C1)

Atlasfrakturen sind im Kindesalter eine Rarität und werden eher in Kombination mit anderen Verletzungen der oberen HWS gesehen. Zumeist sind die Synchondrosen beteiligt (Mikawa et al. 1987).

Diagnostik

Kongenitale Fehlbildungen des Atlas, wie unvollständige Bogenschlüsse, können Verletzungen vortäuschen.

Auch Jefferson-Frakturen wurden beobachtet (Hadley et al. 1988; Marlin et al. 1983; Routt u. Green 1989). Klinisch sind die Leitsymptome subokzipitaler Schmerz, Bewegungseinschränkung, Torticollis und gelegentlich auch neurologische Symptome. Es gibt keine eigene Frakturklassifikation für kindliche Verletzungen. Die bekannteste und gebräuchlichste Verletzungsklassifikation ist die nach Gehweiler et al. (1976).

Klassifikation

Nach Gehweiler et al. (1976) werden 5 Typen unterteilt (Abb. 17.20 a–c, Abb. 17.21 a–c):

- *Typ I*: isolierte Fraktur des vorderen Atlasbogens,
- *Typ II*: isolierte Fraktur des hinteren Atlasbogens,
- *Typ III*: kombinierte Frakturen des vorderen und hinteren Atlasbogens,
- *Typ IV*: isolierte Fraktur einer Massa lateralis,
- *Typ V*: isolierte Fraktur eines Processus transversus.

Therapie und Prognose

Da es sich bei Kindern fast ausschließlich um stabile Verletzungen handelt, ist eine konservative Behandlung mit einer Orthese, Minerva-Gipsverband oder Halo-

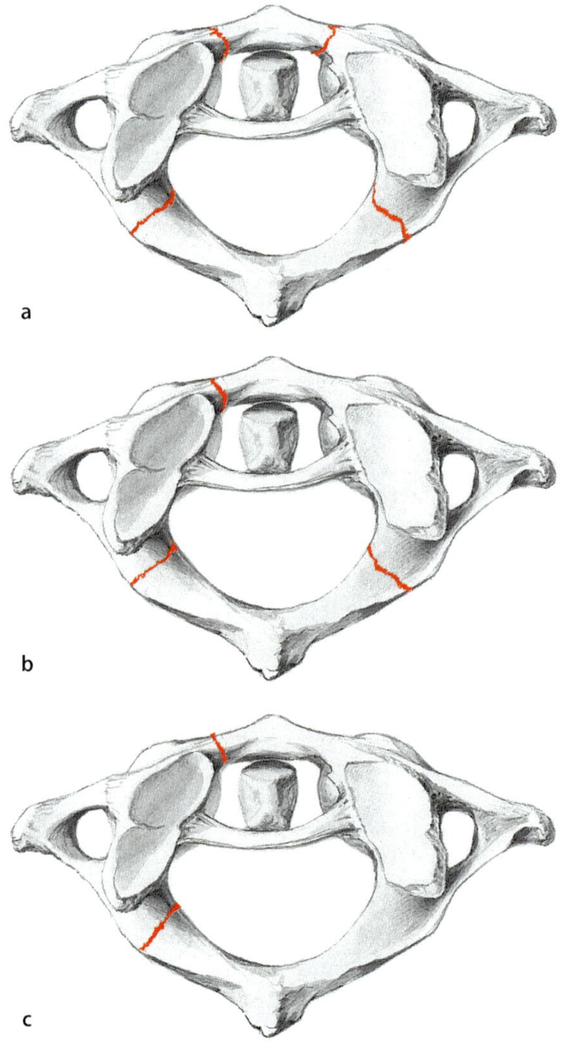

Abb. 17.20 a–c. Stabile, kombinierte Frakturen des vorderen und hinteren Atlasbogens. Da das Lig. transversum atlantis intakt ist, wird ein Auseinanderweichen der Massae lateralis verhindert

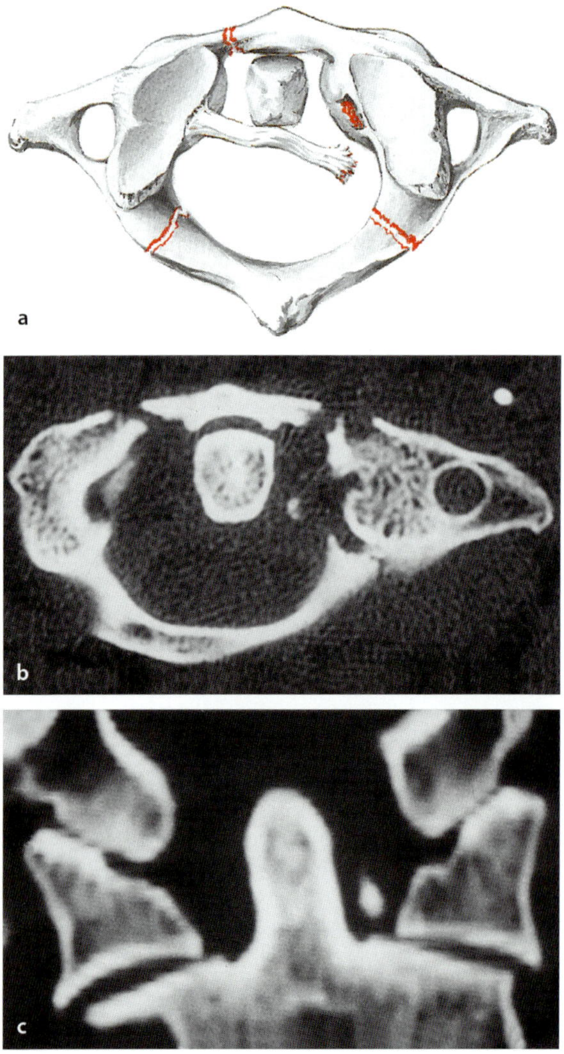

Abb. 17.21 a–c. Instabile Atlasfraktur. **a** Knöcherner Ausriss des Lig. transversums atlantis in Kombination mit vorderem und hinterem Atlasbogenbruch. **b,c** Röntgenologisches Beispiel einer Vierteilefraktur mit knöchernem Ausriss des Lig. transversum atlantis und seitlicher Dislokation der Gelenksmassive

Fixateur für bis zu 6 Wochen empfehlenswert (Hadley et al. 1988; Richards 1984).

17.2.4 C1/C2-Verletzungen – atlantoaxiale Dislokation (AAD)

Der atlantoaxiale Gelenkkomplex besteht aus 2 kombinierten Drehgelenken, der Articulatio atlantoaxialis mediana und den Articulationes atlantoaxiales laterales. Die Gelenkflächen der seitlichen Gelenke sind knorpelig konvex gestaltet und erlauben bei weiten Gelenkkapseln ein Rotationsausmaß von etwa 45° zu beiden Seiten. Der Dens axis ist dabei das Rotationszentrum. Das Lig. transversum atlantis stellt für die Kinematik und Stabilität dieser Gelenke die wichtigste Bandverbindung dar. Als sekundäre ligamentäre Stabilisatoren gelten das Lig. cruciforme atlantis, die paarigen Ligg. alaria und das Lig. atlantodentale anterius (Abb. 17.22 a,b).

Diagnostik

Atlantoaxiale Verletzungen können als rein ligamentäre oder, im Falle von begleitenden Densfrakturen, auch als osteoligamentäre Instabilitäten vorliegen. Es werden *translatorische* und *rotatorische Instabilitäten* unterschieden.

Neben lokalen Schmerzen und Bewegungseinschränkungen sind neurologische Störungen häufig und können auch sekundär auftreten (De Beer et al. 1988).

Eine AAD tritt bei Kindern sehr häufig im Gefolge entzündlicher Prozesse im Mund- und Rachenraum auf oder wird typischerweise durch ein Bagatelltrauma verursacht (Fielding 1973; Fielding u. Hawkins 1977; Grisel 1930; Werne 1957).

Diagnostisch bereiten translatorische Dislokationen keine wesentlichen, rotatorische Fehlstellungen dagegen zumeist erhebliche Schwierigkeiten.

Translatorische Instabilitäten

■ **Ventrale Dislokation.** Die häufigste Form ist die ventrale Dislokation des Atlas. Diese führt zu einem erweiterten atlantodentalen Abstand im seitlichen Röntgenbild. Bei Kindern gilt ein Abstand von >5 mm als sicher pathologisch und weist auf eine Ruptur des Lig. transversum atlantis hin. Differenzialdiagnostisch müssen auch entzündliche Prozesse ausgeschlossen werden (Abb. 17.23 a,b).

Empfohlene Diagnostik

Seitliche Röntgenaufnahmen, sowie Funktionsaufnahmen führen zur Diagnose. Die CT gibt über mögliche begleitende knöcherne Verletzungen Aufschluss. Die MRT lässt zusätzlich eine Beurteilung des Rückenmarks und verletzter Bänder zu.

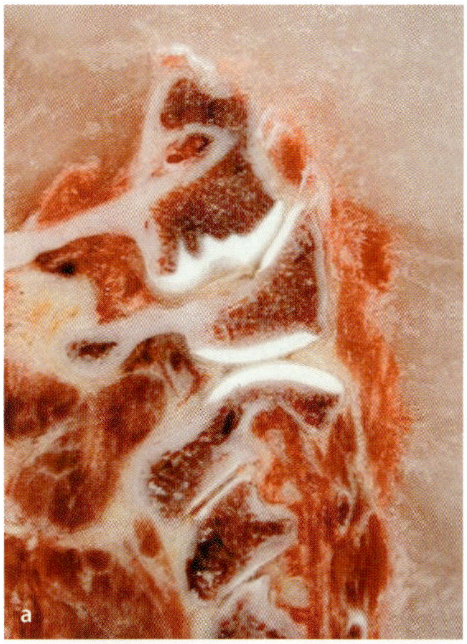

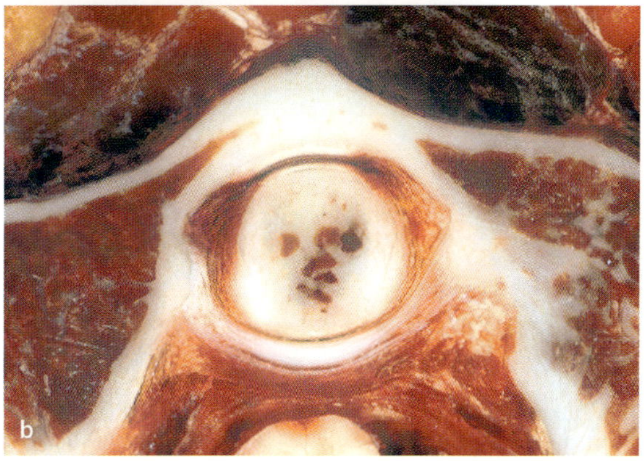

Abb. 17.22. a Sagittaler RCT-Schnitt durch die seitlichen Kopfgelenke beim 10-jährigen Kind: Die Gelenkflächen sind von dicken hyalinen Gelenkknorpeln überzogen. Die atlantoaxialen Gelenkflächen sind konvex konfiguriert, und zur Verbesserung der Kongruenz sind meniskuide Schleimhautfalten ausgebildet. **b** Axialer Schnitt durch das atlantodentale Gelenk: die Führung des Atlas um das Drehzentrum des Dens wird durch den vorderen Atlasbogen und das Lig. transversum atlantis gewährleistet

■ **Kraniale Dislokation.** Diese Verletzungsform kann inkomplett, komplett und mit zusätzlicher Verrenkung des Atlas über den Dens nach dorsal vorliegen (Haralson u. Boyd 1969; Jamshidi et al. 1983; Patzakis et al. 1974; Silbergeld et al. 1991; Abb. 17.24 a–c).

Rotatorische Instabilitäten

Rotationsfehlstellungen der atlantoaxialen Gelenke können durch entzündliche Prozesse der Halsweichteile oder seltener durch ein Trauma verursacht sein. Das klinische Erscheinungsbild beider Pathologien – der »Schiefhals« – kann sehr ähnlich sein. Der Kopf ist zu einer Seite geneigt und gleichzeitig zur jeweils anderen Seite gedreht. Die Drehung des Kopfes ist zumeist nicht bis in die Mittellinie möglich. Bei traumatischer Genese finden sich nicht selten begleitende Schlüsselbeinfrak-

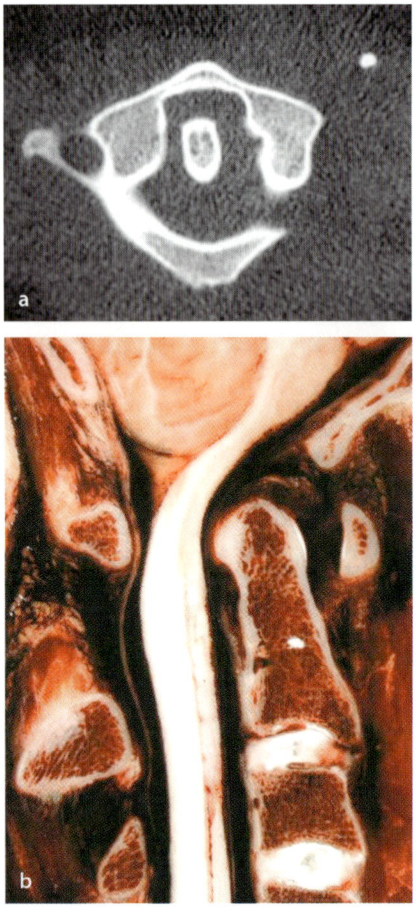

Abb. 17.23 a,b. Atlantoaxiale translatorische Instabilität nach Flexionstrauma: intraligamentäre Ruptur des Lig. transversum atlantis. **a** Die axiale CT zeigt eine deutliche Distanzerweiterung zwischen vorderem Atlasbogen und Dens. **b** Der sagittale RCT-Schnitt zeigt eine massive subokzipitale Einblutung, Subluxation des Atlas wie auch des Hinterhauptes nach ventral. Deutliche Einengung des Spinalkanals und Bedrängung der Medulla oblongata durch den Dens axis

turen. Nach anfänglichen heftigen Schmerzen verbleibt dann zumeist eine schmerzlose Fehlstellung. Die Diagnosestellung ist üblicherweise verzögert.

Das radiologische Erscheinungsbild kann verwirrend sein.

Empfohlene Diagnostik

Die CT in zwei- und dreidimensionaler Darstellung gibt Aufschluss über die Fehlstellung der Gelenkanteile.

Nach Fielding u. Hawkins (1977) werden 4 Typen unterschieden (Abb. 17.25 a–d):

- *Typ I*: rotatorische Fehlstellung des Atlas ohne Verschiebung des Atlas nach ventral. Das Lig. transversum atlantis ist intakt.

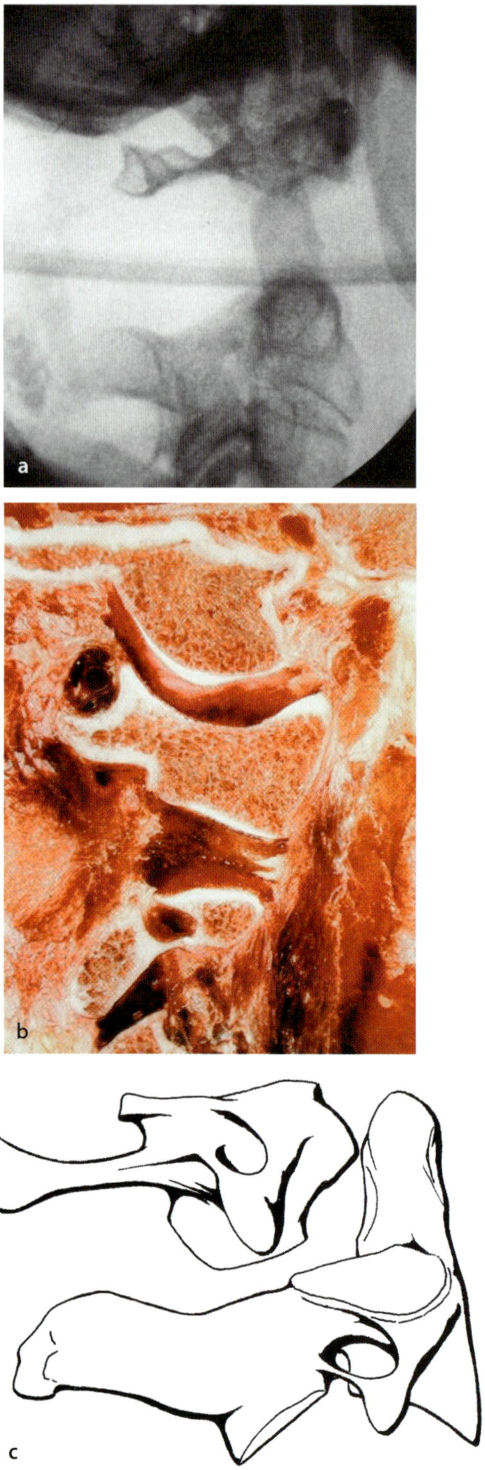

Abb. 17.24 a–c. Komplette atlantoaxiale Dislokation nach kranial. **a** Der Atlas steht kranial der Densspitze, sämtliche atlantoaxialen ligamentären Strukturen sind zerrissen. **b** Massive Weichteileinblutung und Hämarthros vor allem im atlantoaxialen Gelenk. **c** Kraniale Dislokation des Atlas mit Dorsalversetzung

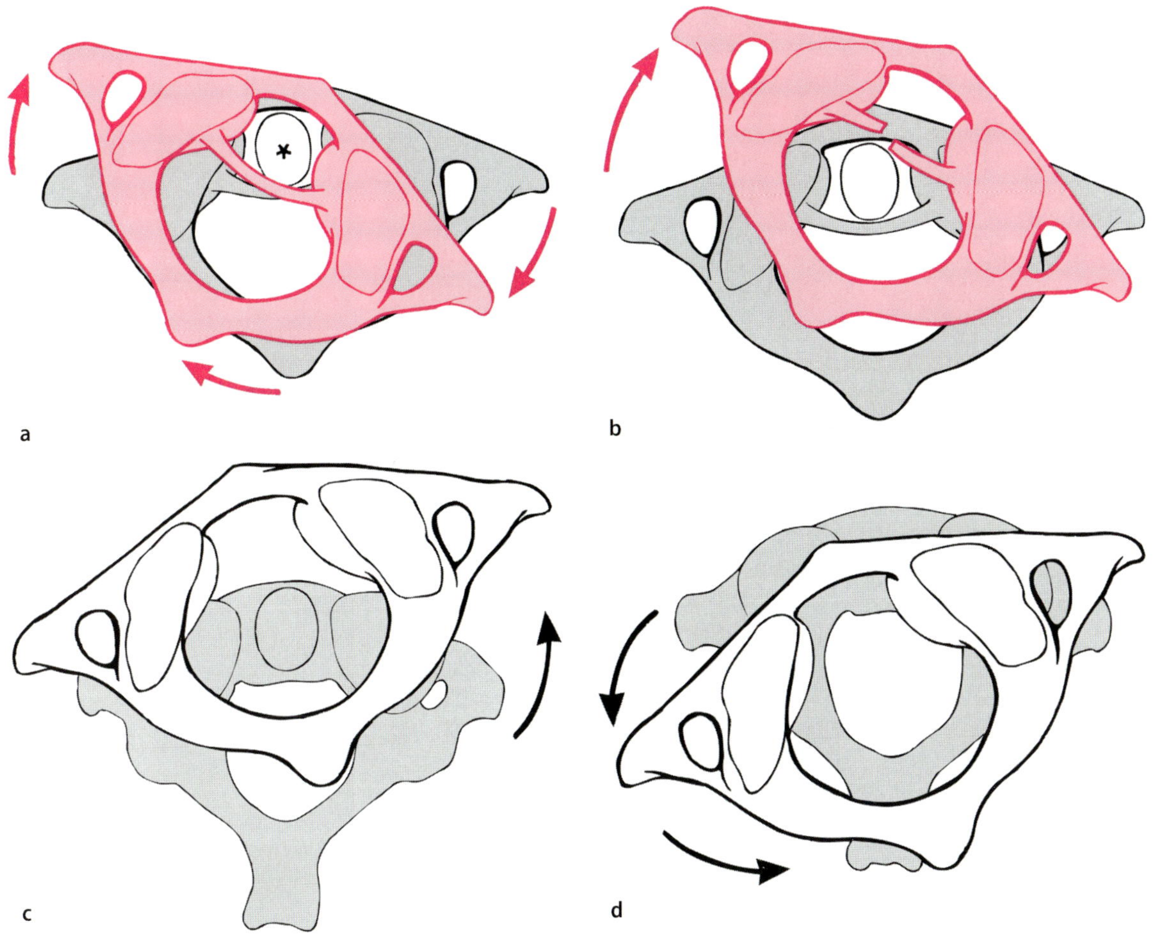

Abb. 17.25 a–d. 4 verschiedene Formen der atlantoaxialen rotatorischen Dislokation: Typ I und II (**a,b**) kommen posttraumatisch vor, die Typen III und IV (**c,d**) nur bei begleitender transdentaler Instabilität bzw. bei degenerativen Krankheitsbildern. (Fielding u. Hawinks 1977)

- *Typ II*: Rotatorische Fehlstellung des Atlas mit Verschiebung des Atlas um bis zu 5 mm. Das Drehzentrum liegt in einem der beiden seitlichen Gelenke. Das Lig. transversum ist lädiert.
- *Typ III*: Rotatorische Fehlstellung mit Verschiebung des Atlas um >5 mm. Das Lig. transversum und die sekundären ligamentären Stabilisatoren sind rupturiert.
- *Typ IV*: Rotatorische Fehlstellung mit Verschiebung des Atlas nach dorsal. Eine transdentale Instabilität muss vorliegen.

Therapie

Translatorische Instabilitäten heilen bei konservativer Therapie, trotz langer Ruhigstellungszeiten, nicht stabil aus (De Beer et al. 1988; Maiman u. Cusick 1982). Allgemein wird die dorsale Spondylodese C1/C2 für notwendig erachtet (Dubrana et al. 1994; Filipe et al. 1982; Floman et al. 1991; Hardy et al. 1990).

Sublaminäre Drahtschlingen mit einer interlaminären Spananlagerung gelten als Standardverfahren. Als biomechanisch am stabilsten hat sich die Technik der transartikulären Verschraubung von C1/C2 nach Magerl u. Seemann (1986) erwiesen.

Bei rotatorischen Fehlstellungen ist der *Zeitpunkt des Therapiebeginns* entscheidend. Frische traumatische Rotationsluxationen ohne begleitende Verletzungen des Lig. transversum (Typ I) können fast immer leicht durch manuellen Längszug, manchmal auch nur durch flache Lagerung des Kindes reponiert werden (El-Khoury et al. 1984; Phillips u. Hensinger 1989). Bei veralteten Fehlstellungen kann eine Extensionsbehandlung zur Reposition führen (Fielding 1973; Fielding u. Hawkins 1977; Phillips u. Hensinger 1989). Im Anschluss an eine erfolgreiche Reposition stellen wir für weitere 6–8 Wochen im Minerva-Gipsverband oder Halo-Fixateur ruhig.

Gelingt die geschlossene Reposition nicht, so empfehlen manche Autoren die In-situ-Fusion von C1/C2, welche auch langfristig gute Ergebnisse liefern soll (Fielding u. Hawkins 1977; Goddard et al. 1990; Phillips u. Hensinger 1989; Abb. 17.26 a–e, Abb. 17.27 a–f).

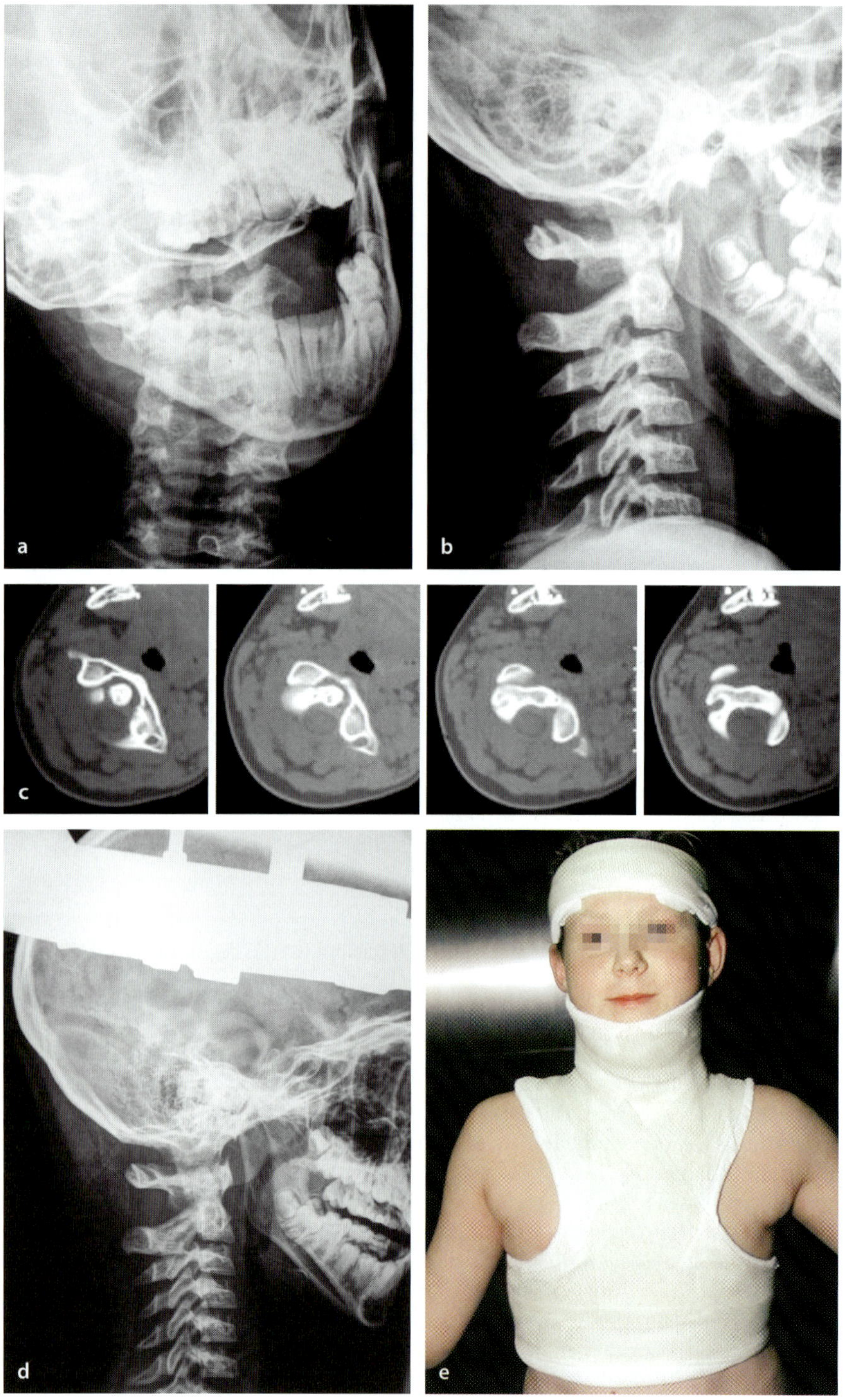

Abb. 17.26 a–e. 12-jähriger Junge. Nach Absturz von einem Sportgerät Bruch des rechten Schlüsselbeins und Zerrung der HWS. Diagnosestellung der rotatorischen Dislokation C1/C2 erst nach 5 Wochen. **a** Typische Rotationsfehlstellung des Kopfes und Seitneigung. **b** In der seitlichen Aufnahme ist die Rotationsfehlstellung C1 zu C2 zu vermuten. **c** Die CT bestätigte die Rotationsluxation C1/C2. **d** Nach Halo-Extension kommt es zur spontanen Reposition. **e** Die Ausbehandlung erfolgte in diesem Fall mit 6-wöchiger Ruhigstellung im Minerva-Gipsverband

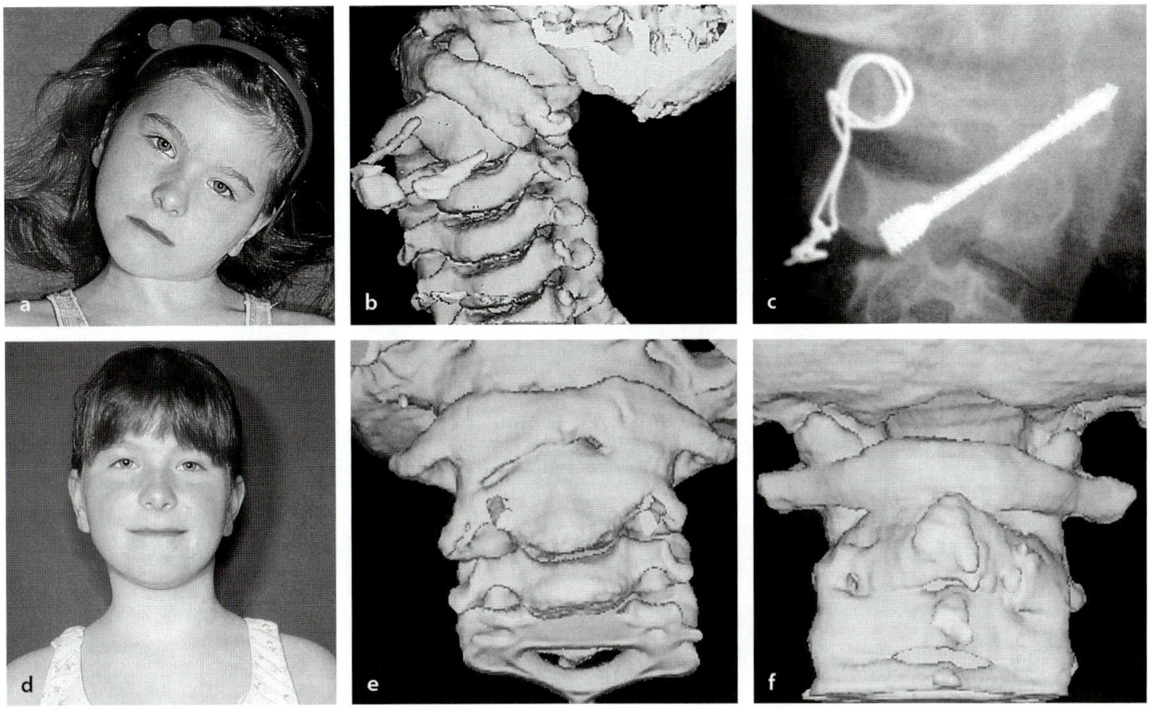

Abb. 17.27 a–e. 6-jähriges Mädchen, 5 Monate nach Sturz beim Turnen mit traumatischer Rotationsluxation C1/C2 und linksseitiger Klavikulafraktur. **a,b** Der Kopf ist nach rechts gedreht, Seitneigung des Halses nach links. **c** Nach Extension im Halo-Fixateur und Teilreposition erfolgte die operative, definitive Reposition von dorsal, temporäre Stabilisierung C1/C2 mit transartikulären Schrauben und Drahtzerklage. Es erfolgte keine knöcherne Fusion. **d–f** Klinischer Aspekt und dreidimensionale CT mit anatomischer Stellung der ersten beiden Halswirbel nach Implantatentfernung. Die Eintrittsstellen der Schrauben sind ebenso zu erkennen wie eine posttraumatische Ankylose der Gelenke ventral

Empfohlene Therapie

Primär sollte stets versucht werden, durch Extension die Stellung zu verbessern. Gelingt dies nicht, so haben eigene Erfahrungen gezeigt, dass auch nach Monaten noch erfolgreich offen reponiert werden kann.
Liegt eine Typ-II- bis -IV-Verletzung vor, so sollte nach der Reposition die operative Stabilisierung und Fusion des Segments C1/C2 durchgeführt werden.

17.2.5 Densfrakturen (C2)

Die »klassische« kindliche Densfraktur verläuft entlang der subdentalen Synchondrose. Diese Frakturen werden daher fast ausschließlich nur bis zum 6. Lebensjahr beobachtet. Pathomechanisch handelt es sich fast immer um Flexions- oder Translationsverletzungen mit Dislokation des Atlas nach ventral (Kindersitz mit Vierpunktgurt). Dabei bricht der knöcherne Denssockel aus dem Wirbelkörper C2 heraus. In seltenen Fällen können auch die neurozentrale Synchondrose zu den Wirbelbögen oder das Korpus des Axis zusätzlich betroffen sein (Blauth u. Schmidt 1997; Blauth et al. 1998; Hadley et al. 1986; Vining et al. 1992).

Diagnostik

Die Diagnose lässt sich zumeist bereits röntgenologisch sichern. Die CT gibt Aufschluss über den Grad der Dislokation (Abb. 17.28 a,b, Abb. 17.29 a,b).

Therapie und Prognose

Solange sich die Verletzung des Dens retinieren lässt, kann konservativ behandelt werden. Nach der Reposition wird ein redressierender Minerva-Gipsverband oder ein Halo-Fixateur angepasst. Bewährt hat sich auch die Kombination einer Gipsweste mit dem Halo-Ring und den -Stangen.

Die Halo-Behandlung bei Kindern über viele Wochen ist nicht unproblematisch. Pin-Lockerungen, Perforationen und Entzündungen sind mögliche Komplikationen (Letts et al. 1988; Abb. 17.30 a–c). CAVE

Es wird empfohlen, mehr Pins als beim Erwachsenen zu verwenden. Das regelmäßige Kontrollieren und Pflegen der Eintrittsstellen ist besonders wichtig. !

Abb. 17.28 a,b. Typische »Densfraktur« beim 3-jährigen Kind. Inklinationsverletzung mit Verschiebung des Dens in Relation zum Korpus von C2. Es liegt eine subtotale Synchondrosenlösung vor

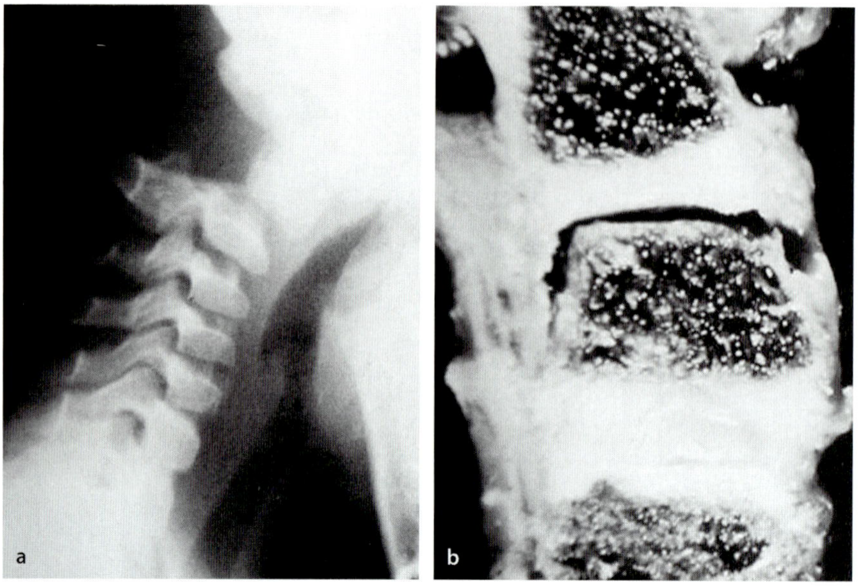

Abb. 17.29. Atypische Densfraktur beim 4-jährigen Kind nach Flexionstrauma. Ausbruch des Dens axis auf Höhe des Korpus C2. Zusätzlich liegt eine osteochondrale Lösung im Segment C2/C3 vor

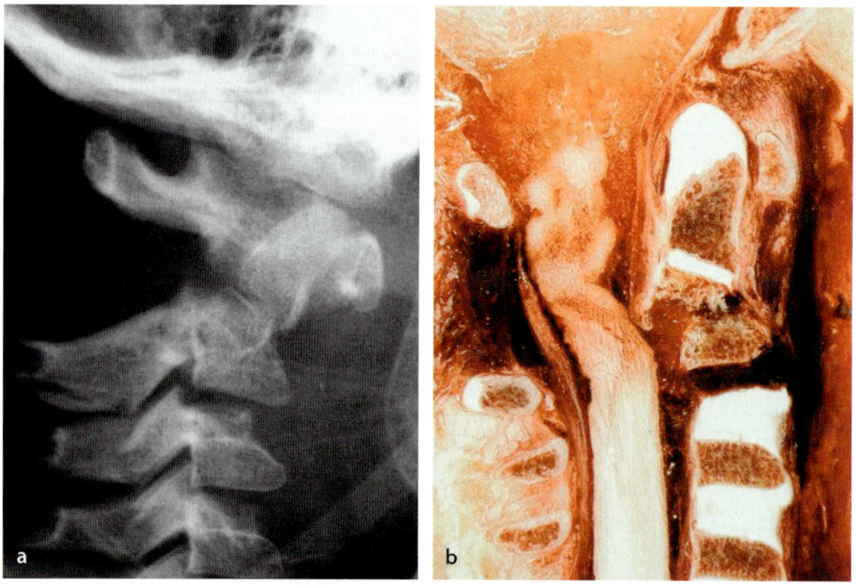

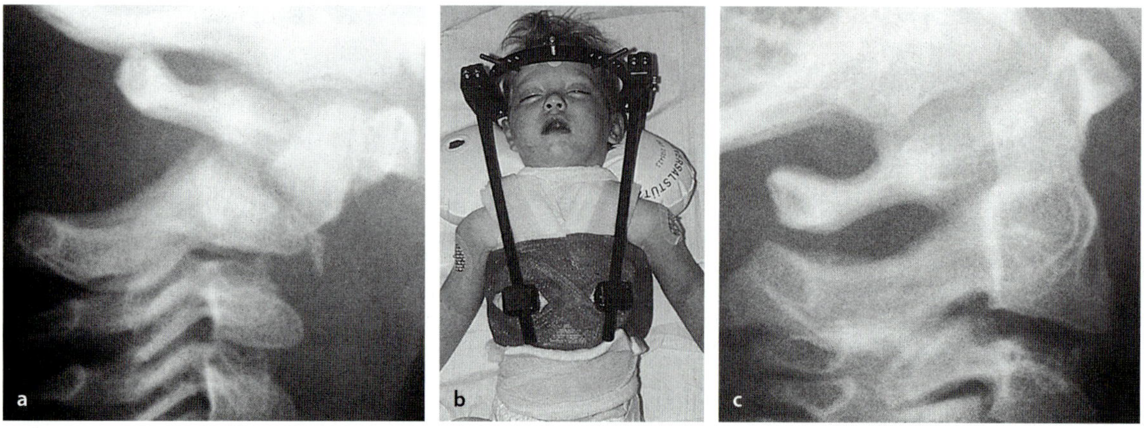

Abb. 17.30 a–c. 22 Monate altes Mädchen mit subdentaler Synchondrosenlösung. **a** Die seitliche Röntgenaufnahme zeigt zusätzlich eine Abscherfraktur an der Wirbelkörpervorderkante. **b** Nach Reposition der Fraktur erfolgte die Retention im Halo-Fixateur mit Gipsweste. **d** Ausheilungsergebnis nach 3 Jahren in achsengerechter Stellung

Empfohlene Therapie

Eine Operationsindikation sehen wir dann als gegeben an, wenn sich die Fraktur nicht oder in nur extremer Kopfposition retinieren lässt oder eine hochgradig instabile Verletzung vorliegt. Auch wenn nach konservativer Therapie eine atlantoaxiale Instabilität verbleiben sollte, kann sekundär eine Operationsindikation gegeben sein. Auch bei Kleinkindern ist eine Densverschraubung mit angepassten Implantaten wie beim Erwachsenen möglich (Blauth et al. 1994, 1996; Junge et al. 1994) und einer dorsalen Fusion C1/C2 (Grob et al. 1991 a; Van Laer 1986) vorzuziehen (Abb. 17.31 a–g).

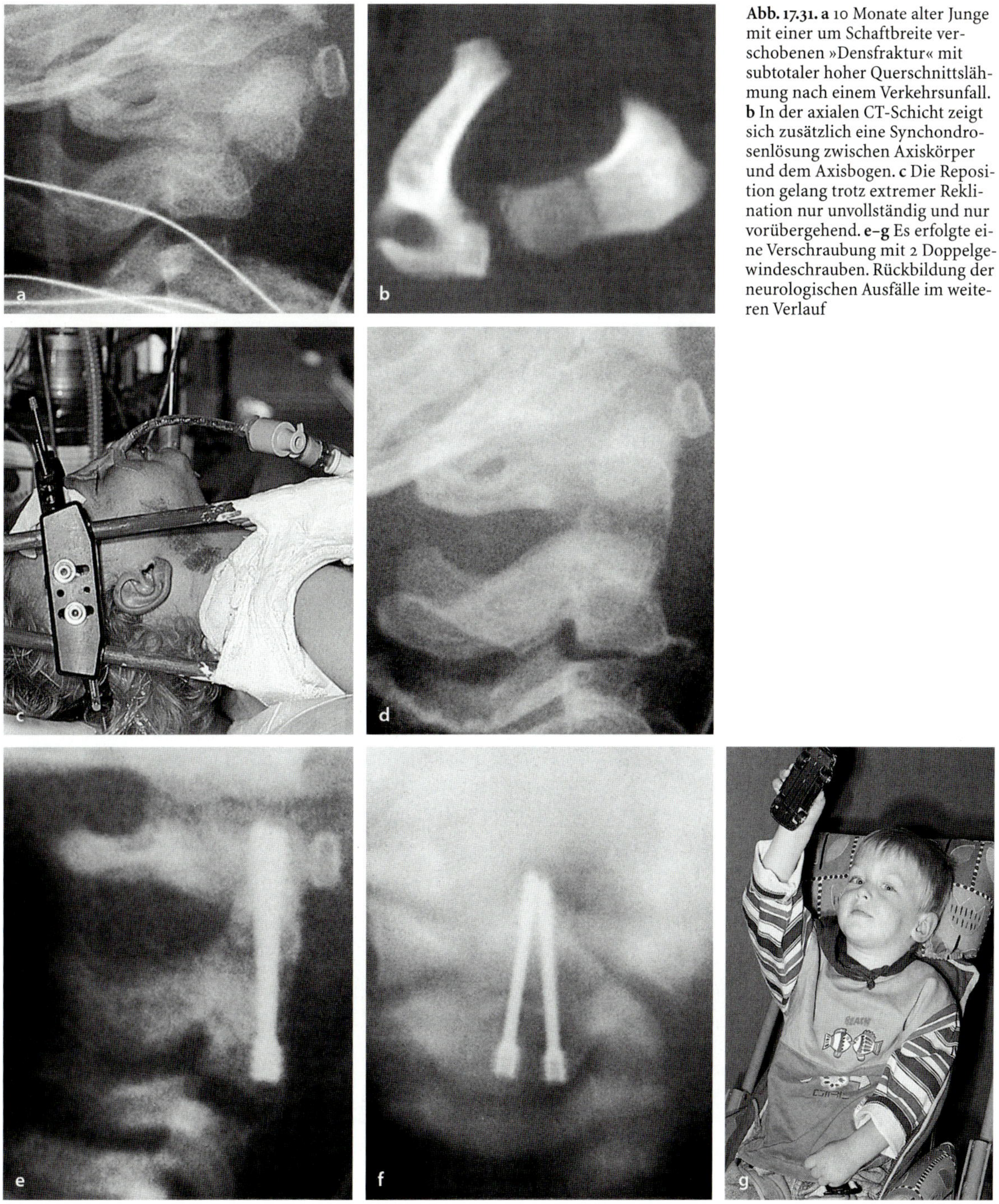

Abb. 17.31. **a** 10 Monate alter Junge mit einer um Schaftbreite verschobenen »Densfraktur« mit subtotaler hoher Querschnittslähmung nach einem Verkehrsunfall. **b** In der axialen CT-Schicht zeigt sich zusätzlich eine Synchondrosenlösung zwischen Axiskörper und dem Axisbogen. **c** Die Reposition gelang trotz extremer Reklination nur unvollständig und nur vorübergehend. **e–g** Es erfolgte eine Verschraubung mit 2 Doppelgewindeschrauben. Rückbildung der neurologischen Ausfälle im weiteren Verlauf

17.2.6 C2/C3-Verletzungen – traumatische Spondylolyse/Spondylolisthese

Diese Verletzungsform wird beim Kind sehr selten beobachtet und ist zumeist Folge von Verkehrsunfällen (Gaufin u. Goodman 1975; Hadley 1956).

Diagnostik

Die Frakturen im Pedikel- oder Isthmusbereich der Bögen sind im seitlichen Röntgenbild zumeist gut erkennbar.

> **Empfohlene Diagnostik**
>
> Mit seitlichen Funktionsaufnahmen kann das Instabilitätsausmaß bestimmt werden.

Es können Flexions- und Extensionsverletzungen vorkommen. Im eigenen Krankengut verliefen die Verletzungen stets an der Bandscheibe entlang der osteokartilaginären Grenzzone.

Klassifikation

Die Klassifikation nach Effendi et al. (1981) kann auch beim Kind verwendet werden (Abb. 17.32 a–d):

- *Typ I*: beidseitiger Bogenbruch mit oder ohne Beteiligung der Wirbelkörperhinterwand; funktionell intakter Diskus C2/C3 und vorderes Längsband; reine Flexionsinstabilität.
- *Typ II*: wird nach Levine u. Edwards (1985) unterteilt:
  - *Typ IIa*: Durch Hyperflexion kommt es zu einer Translation von C2/C3. Der Dens steht zumeist in Hyperflexion, das vordere Längsband ist funktionell intakt.

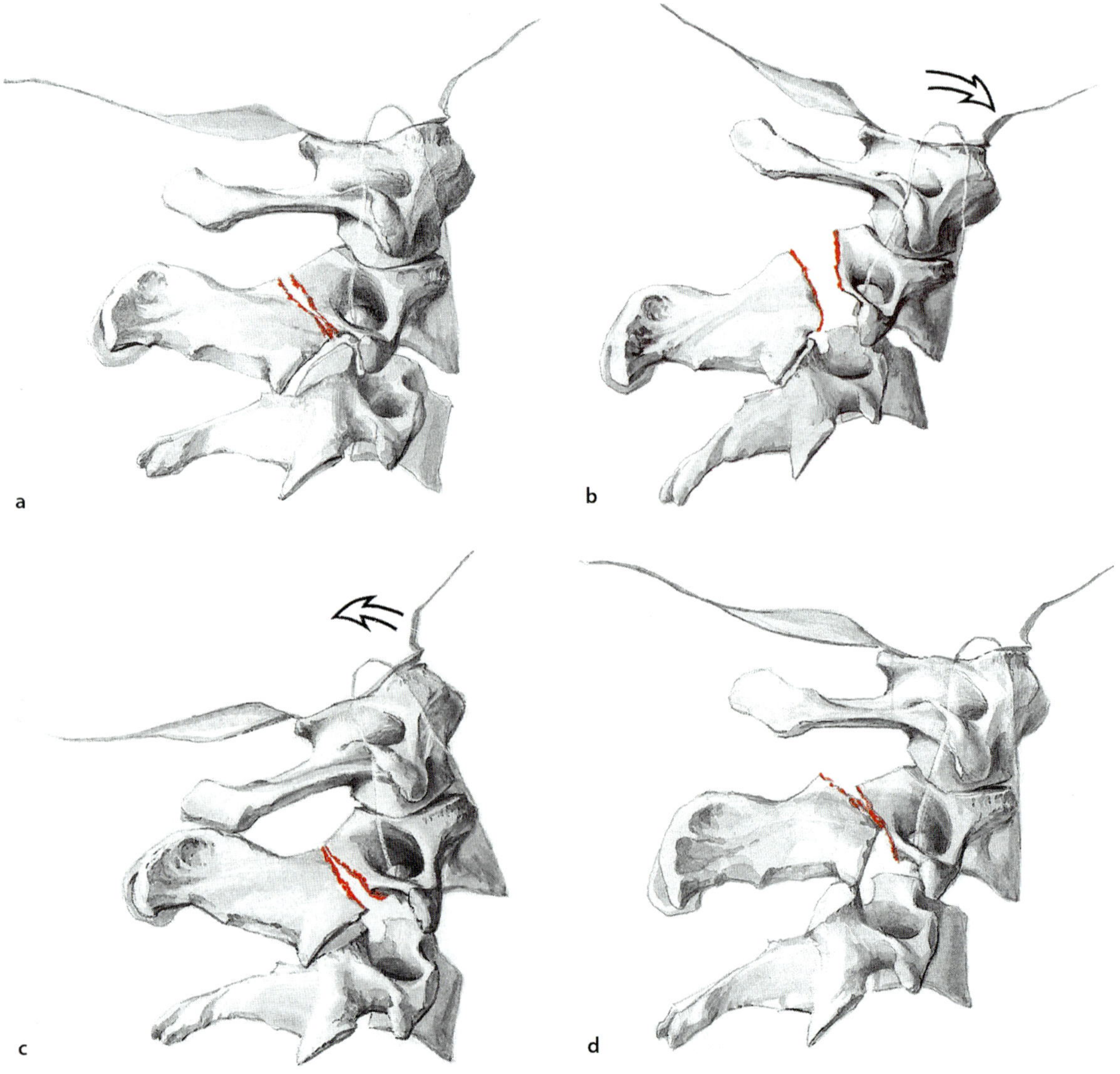

Abb. 17.32. a Traumatische Spondylolisthese, »Hangman's fracture« (Typ I nach Effendi). **b,c** Typ-II-Fraktur nach Effendi. **d** Typ III nach Effendi. (Effendi et al. 1981)

- *Typ IIb*: Durch Hyperextension kommt es zu einer Translation von C2/C3. Der Dens steht in Hyperextension, das vordere Längsband ist zerrissen.
- *Typ III*: Ist gekennzeichnet durch eine Typ-II-Verletzung bei gleichzeitiger Verhakung eines oder beider Facettengelenke C2/C3.

Therapie und Prognose

Therapeutisch entscheidend ist – wie beim Erwachsenen – der *Grad der Instabilität*, welcher vor allem von der Intaktheit des vorderen Längsbandes abhängt. Die Behandlung ist durchwegs konservativ mit Minerva-Gipsverband oder Halo-Fixateur für 4–6 Wochen möglich. Ist die Bandscheibe gravierend mitverletzt, kommt es beim Erwachsenen häufig innerhalb von Monaten zu einer Spontanfusion des Segments. Ob es beim Kind bei den typischen osteochondralen Bandscheibenablösungen auch dazu kommt, ist nicht bekannt (Abb. 17.33 a–c).

17.2.7 C2- bis C7-Verletzungen – Verletzungen der unteren Halswirbelsäule

Über Verletzungen an der unteren HWS von Kindern ist besonders wenig bekannt. Aufgrund der hohen Elastizität und Flexibilität werden reine Kompressionsverletzungen sehr selten beobachtet. Gegen Distraktions- und Scherbelastungen besteht eine geringere Widerstandsfähigkeit. Die Schwachstellen dabei sind die *osteokartilaginäre Übergangszone* an den Wirbelkörperendplatten und die *intervertebralen Bandverbindungen* (Aufdermaur 1974). Die Bandscheiben selbst sind zumeist nicht verletzt, sondern nur an den Endplatten der Wirbelkörper – der Ossifikationszone – abgelöst.

Mit zunehmendem Instabilitätsgrad nimmt verständlicherweise auch das Risiko neurologischer Störungen zu.

Diagnostik

Die Diagnose lässt sich röntgenologisch nicht immer sichern. Die CT gibt Aufschluss über den Grad der Dislokation.

Klassifikation

Aus pathomechanischen und auch pathomorphologischen Gesichtspunkten kann die von Magerl et al. (1994) für die BWS und LWS angegebene Klassifikation auch an der unteren HWS verwendet werden.

Dementsprechend kann zwischen
- Kompressions- (*Typ A*),
- Distraktions- (*Typ B*) und
- Rotationsverletzungen (*Typ C*)

unterschieden werden. Die besonderen Verletzungsformen beim Kind, wie z. B. an den knorpeligen Übergangszonen und den Fugen sind zu berücksichtigen.

Typ-A-Verletzungen liegen zumeist als Keilkompressionsfrakturen vor. Nicht selten werden Wirbelkörperserienbrüche diagnostiziert. Die Frakturen sind zumeist so stabil eingestaucht, dass eine gedeckte Reposition nicht möglich ist und eine entsprechende, bleibende, kyphotische Fehlstellung resultiert (Braakmann u. Braakmann 1987; Evans u. Bethem 1989; Schwarz et al. 1993). In manchen Fällen wurde aber auch eine gewisse Spontankorrektur beobachtet, wenngleich die Korrekturfähigkeit an der HWS geringer als an der BLWS angenommen wird (Braakmann u. Braakmann 1987). Berstungsfrakturen sind die Ausnahme (Tabelle 17.1).

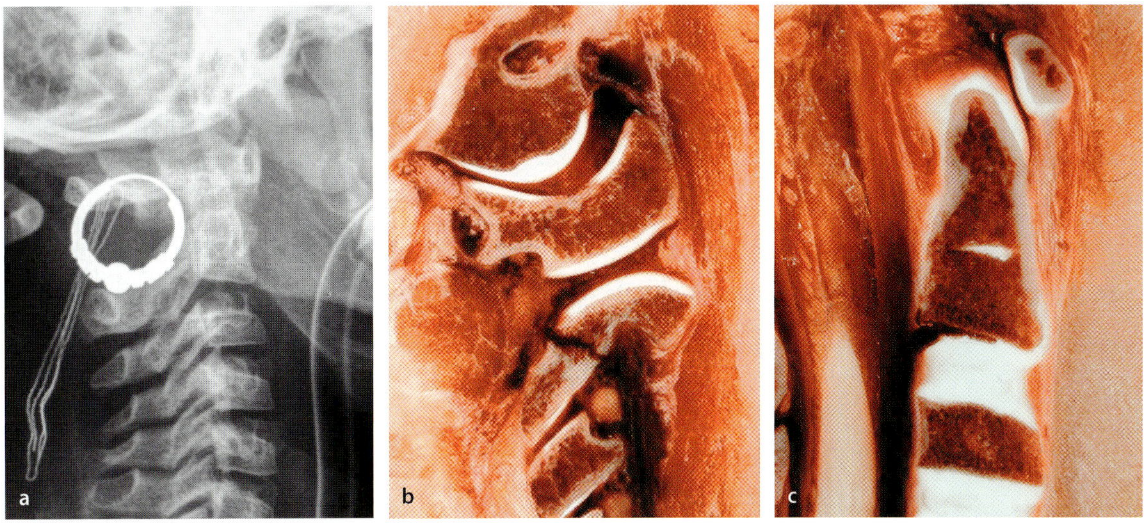

Abb. 17.33 a–c. 6-jähriges Mädchen, Zustand nach Polytrauma im Rahmen eines PKW-Frontalzusammenstosses. **a** Seitliches HWS-Röntgen zeigt keine auffallenden Pathologien, wobei die Bogenregion des 2. Halswirbels allerdings durch einen Ohrring überdeckt war. Das Kind verstarb an schweren inneren Verletzungen. **b** Am HWS-Präparat zeigte sich eine intraartikuläre unverschobene Bogenfraktur im Sinne einer Hangman's-fracture. **c** In der mediansagittalen Ebene zeigt sich eine osteokartilaginäre subtotale Lösung im Segment C2/C3

Typ-B-Verletzungen können als Hyperflexions- oder Hyperextensionsverletzung vorliegen. Zumeist bestehen schwerwiegende diskoligamentäre Segmentschädigungen. Die Heilungsfähigkeit bei derartigen Verletzungen wird allgemein als ähnlich schlecht wie beim Erwachsenen angegeben. Vor allem nach dorsalen ligamentären Zerreißungen ist bei fehlender Zuggurtung mit schweren, progredienten, kyphotischen Fehlstellungen zu rechnen (Tabelle 17.2).

Typ-C-Verletzungen sind zumeist hoch instabile Segmentzerreißungen mit Rotationsfehlstellungen, welche zumeist mit schweren begleitenden neurologischen Störungen einhergehen (Tabelle 17.3).

Therapie und Prognose

Bei Typ-A-Verletzungen stellen nur die Berstungsbrüche mit einer ausgeprägten Kyphose und/oder begleitender neurologischer Störung eine Operationsindikation dar. Keilkompressionsbrüche können konservativ mit einer

Tabelle 17.1. Typ-A-Verletzungen der unteren HWS

Typ-A-Verletzung vorwiegend vordere Elemente durch Kompression			
A 1	*Impaktion*	A 1.1	Deckplatteneinbruch
		A 1.2	Keilwirbelbildung
		A 1.3	Kollaps des Wirbelkörpers (Osteoporose)
A 2	*Spaltbildung*	A 2.1	Spaltung in der Frontalebene ohne Dislokation
		A 2.2	Spaltung in der Frontalebene mit Dislokation
		A 2.3	Spaltung in der Sagittalebene mit/ohne Spaltung in der Frontalebene
A 3	*Berstung*	A 3.1	Inkompletter Berstungsbruch
		A 3.2	Kompletter Berstungsbruch

Tabelle 17.2. Typ-B-Verletzungen der unteren HWS. Typisch für B1- und B2-Läsionen sich außer der dorsalen Zerreißung *zusätzliche* Diskusläsionen oder Frakturen im Bereich der vorderen Säule. (In Anführungsstrichen sind gebräuchliche Bezeichnungen für die entsprechenden Verletzungen aufgeführt)

Typ-A-Verletzung hinterer und/oder vorderer Elemente durch Distraktion (können mit Typ-A-Verletzungen der vorderen Säule kombiniert sein)			
B 1 *Vorwiegend ossäre Verletzungen der hinteren Elemente*	»Knöcherne Distraktionsverletzung« »Luxationsfraktur«	B 1.1 B 1.2 B 1.3	Querfraktur durch den Bogen Fraktur durch die Facettengelenke beidseits Fraktur durch die Pedikel
B 2	»Diskoligamentäre Instabilität«	B 2.1	Zerreißung des hinteren Ligamentkomplexes mit *Subluxation* der kleinen Wirbelgelenke beidseits bis zur *reitenden Verrenkung*
Vorwiegend ligamentäre Verletzungen der hinteren Elemente	»Luxation«	B 2.2	Zerreißung des hinteren Ligamentkomplexes mit *Luxation* der kleinen Wirbelgelenke beidseits (*verhakte Gelenke*)
	»Luxationsfraktur«	B 2.3	Zerreißung des hinteren Ligamentkomplexes mit *Luxation und/oder Fraktur* der kleinen Wirbelgelenke beidseits und *Translation nach vorne*
B 3	»Hyperextensionsverletzung«	B 3.1	Zerreißung der Bandscheibe mit knöchernem Ab-/Ausriss von Grund- und Deckplatten
Ventrale Dislokation durch die Bandscheibe mit Extension		B 3.2 B 3.3	Reine Zerreißung der Bandscheibe Zerreißung der Bandscheibe mit Isthmusfraktur und dorsaler Dislokation

Tabelle 17.3. Typ-C-Verletzungen der unteren HWS. (In Anführungszeichen sind gebräuchliche Ausdrücke für die entsprechenden Verletzungen aufgeführt)

Typ-C-Verletzungen hinterer und vorderer Elemente durch Rotation (immer mit einer Typ-B- und/oder Typ-A-Verletzung kombiniert)			
C 1 Mit Verletzungen vom Typ A kombiniert	*»Luxationsfraktur«*		
C 2 Mit Verletzungen vom Typ B kombiniertn	*»Einseitige Verrenkung«* *»Rotations(sub)luxation«* *»Traumatische rotatorsiche Dislokation«*	C 2.1 C 2.2 C 2.3	Unifacettale Fraktur Unifacettale Subluxatio Unifacettale Luxation mir Verhakung
C 3 Spezielle Verletzungen	*C 3.1: »Separation eines Gelenkmassivs«*	C 3.1 C 3.2 C 3.3	Unilaterale Frakturdislokation der Massa lateralis »Slice fracture« Trennung der Wirbelkörper über mehrere Segmente

Zervikalstütze behandelt werden. Bei Typ-B- und -C-Verletzungen ist aufgrund der hohen Instabilität, der schwierigen Retention, den häufigen begleitenden neurologischen Störungen und der zu erwartenden posttraumatischen Fehlstellung eine Operationsindikation gegeben.

Die ventrale interkorporelle Spondylodese gilt als das Verfahren der Wahl. Im Falle von Serienverletzungen hat es sich als günstig herausgestellt, nach konservativer Behandlung ggf. verbleibende Fehlstellungen oder Instabilitäten zu einem späteren Zeitpunkt operativ-rekonstruktiv anzugehen (Abb. 17.34 a–f, Abb. 17.35 a,b, Abb. 17.36 a,b).

Rückenmark- und Nervenwurzelverletzungen haben eine ähnliche Prognose, wie beim Erwachsenen.

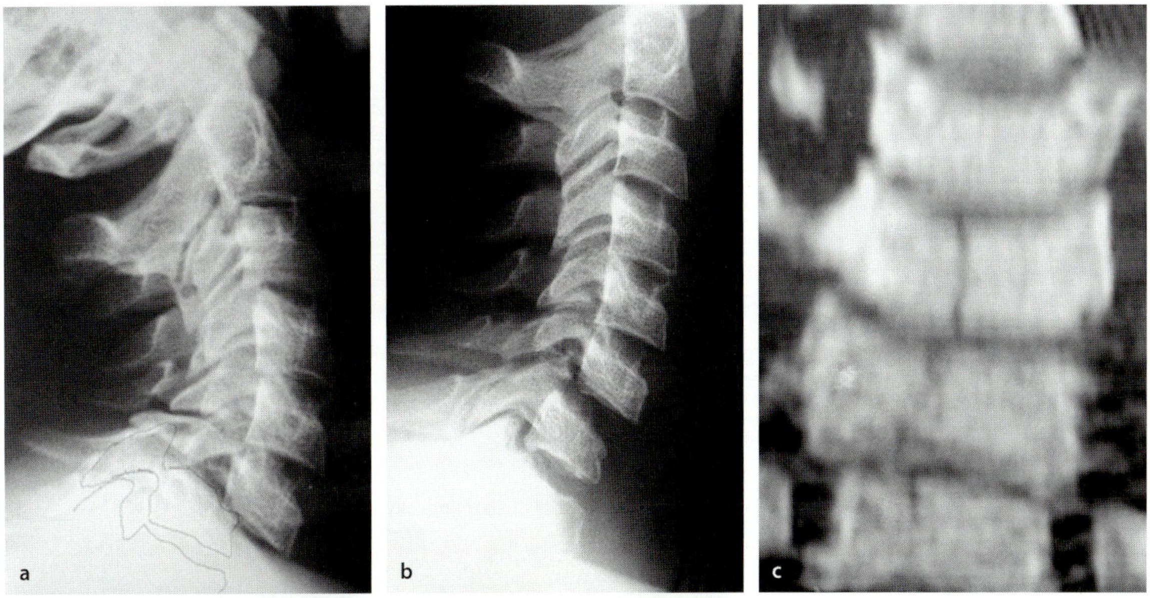

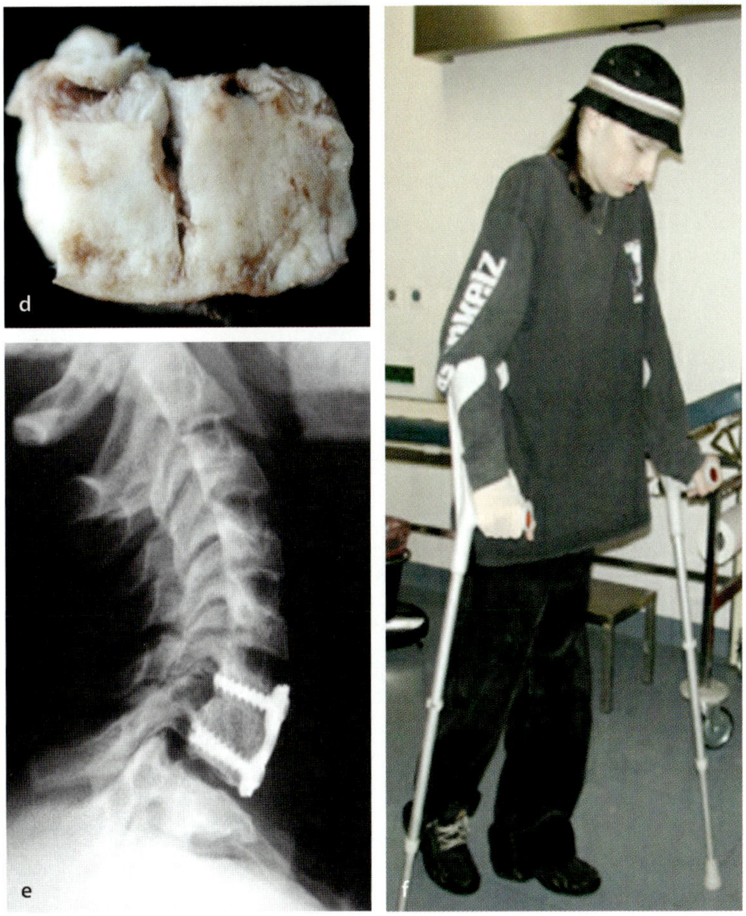

Abb. 17.34. a Seitliches HWS-Röntgen bei einem 12-jährigen Jungen mit beidseits verhakter Luxation C6/C7 mit begleitender inkompletter Querschnittslähmung. **b** Es erfolgte eine sofortige gedeckte Reposition durch Längszug. Das Röntgen zeigte Kompressionsserienfrakturen am zervikothorakalen Übergang. **c** Es liegen Wirbelkörperserienfrakturen C5 bis Th1 vor. **d** Intraoperativ entnommenes Diskuspräparat. Es zeigte sich die Bandscheibe sowohl von der Deck- als auch von der Grundplatte an der Knorpel-Knochen-Grenze abgeschert. Am Präparat ist eine anhaftende, frakturierte knorpelige Endplatte sichtbar. **e** Das Ausheilungsbild nach 6 Jahren zeigt eine knöcherne Fusion des Segments C6/C7. Es ist allerdings zu einer posttraumatisch kyphotischen Deformierung des 1. Brustwirbels gekommen. **f** Der Patient ist an der HWS beschwerdefrei, er hat ein freies Bewegungsausmaß, von Seiten der ursprünglich kompletten Querschnittslähmung ist es zu einer deutlichen Remission gekommen. Der Patient ist mit 2 Unterarmstützkrücken selbständig gehfähig

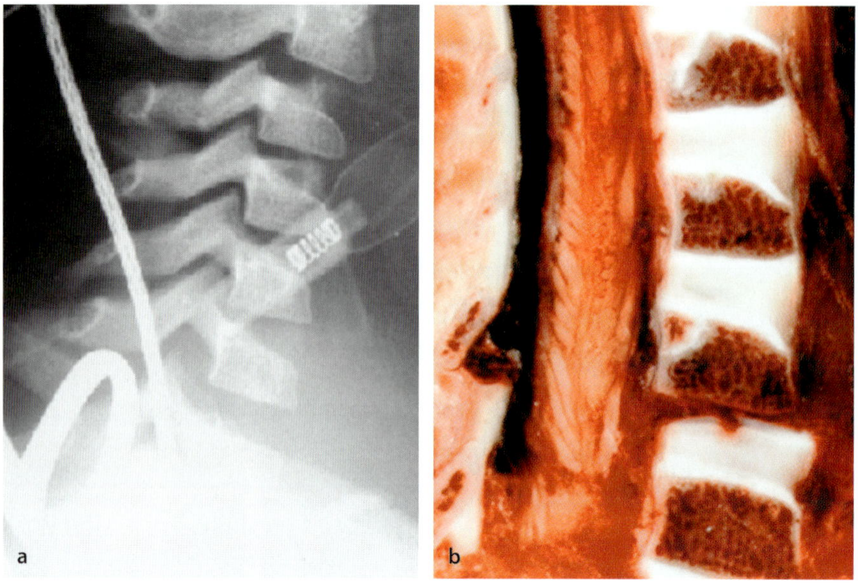

Abb. 17.35 a,b. 4-jähriges Kind wurde als angegurteter Beifahrer bei einem Frontalzusammenstoß verletzt und verstarb schlussendlich an schweren inneren Verletzungen. **a** Die seitlichen Röntgenaufnahme zeigt keine sicheren frischen pathologischen Auffälligkeiten. **b** Die median-sagittale RCT-Sektion der HWS zeigt eine komplette diskoligamentäre Zerreißung im Segment C6/C7 mit einer osteokartilaginären Lösung an der Grundplatte von C6

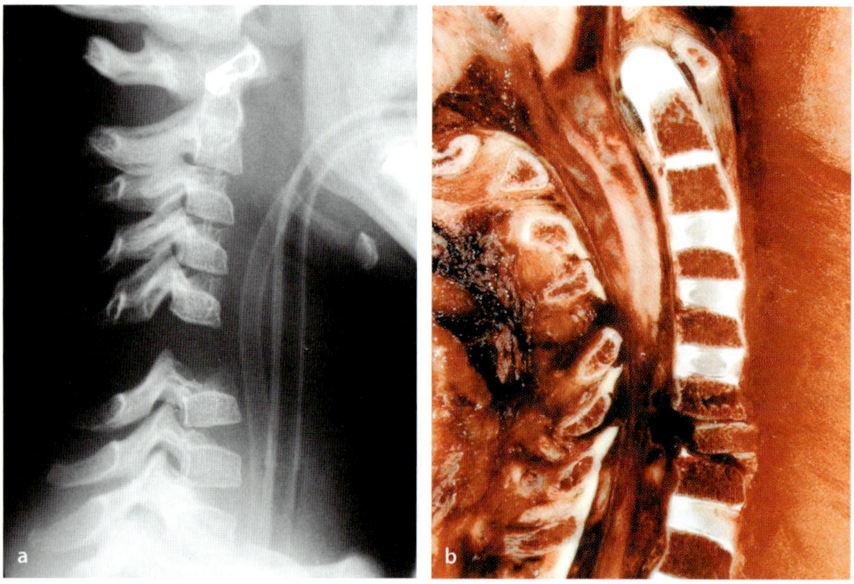

Abb. 17.36 a,b. 6-jähriges Mädchen erlitt eine Distraktionsverletzung an der HWS als sie zwischen einem Traktor und einem Anhänger eingeklemmt wurde. Es lag eine komplette Querschnittslähmung vor. **a** Die seitliche Röntgenaufnahme zeigte eine axiale Zerreißung an der HWS auf Höhe des Segments C5/C6. Es erfolgte eine sofortige operative Pflegestabilisierung. Das Kind verstarb Tage später an einem malignen Hirnödem. **b** Die Kryosektion an der HWS nach operativer Versorgung zeigt ein komplett abgerissenes zervikales Rückenmark. Interkorporell C5/C6 ist das eingebrachte Knochentransplantat sichtbar, interspinal sind auf 4 Höhen die Ligg. flava zerrissen

17.2.8 Konservative Therapiemöglichkeiten der Halswirbelsäule

Die *Grundprinzipien* der konservativen Behandlung,

- Reposition durch Längszug und
- geschlossene Manipulationen mit nachfolgender Ruhigstellung,

haben sich im Laufe der letzten Jahrhunderte wenig geändert. Fortschritte wurden aber auf dem Gebiet der Behandlungstechniken gemacht. Sie sind mit einer gezielten Indikationsstellung und größeren Kenntnissen über die zu erwartenden Resultate, Grundlage für deren Erfolg. Die Indikationen für eine konservative Therapie sind bei den einzelnen Verletzungen abgehandelt.

Orthesen

Orthesen werden entweder in der präklinischen Phase bei Verdacht auf eine Läsion der HWS oder später zur endgültigen Behandlung von stabilen Verletzungen und zur postoperativen Ruhigstellung benutzt. Die einzelnen Orthesentypen schränken die Beweglichkeit der HWS in unterschiedlichem Maße ein. Zu achten ist auf die an Kinder und Adoleszente angepasste Größe.

Weiche Zervikalstütze

Synonyme: Schanz-Kragen, Schanz-Krawatte oder Schanz-Verband.

Dieses Hilfsmittel bietet die *geringste Immobilisation,* gibt dem Patienten aber ein angenehmes Gefühl der Sicherheit und besitzt oft nur den Charakter einer »Mahnbandage«.

Harte Zervikalstütze

Synonyme: Camp-Krawatte oder Camp-Kragen, »Philadelphia collar« oder »Philadelphia brace«.

In der Unfallchirurgie ist sie die am häufigsten gebrauchte HWS-Stütze. Sie umfasst den Hals rundherum und sitzt dem Thorax auf. Sie begrenzt die Bewegungsmöglichkeiten mehr als eine weiche Zervikalstütze und ist für die Einschränkung der Flexion und Extension von C0-C3 fast so wirkungsvoll, wie eine starre Orthese, z. B. der SOMI-Brace (s. unten). Im mittleren und unteren HWS-Bereich bietet die harte Stütze dagegen weniger Halt als aufwendigere Orthesen.

Steife Zervikalstütze

Synonym: »stiff-neck«.

Ihr liegt das gleiche Wirkungsprinzip wie der harten Stütze zugrunde, das Herstellungsmaterial ist aber steifer. Wegen der Gefahr von Druckstellen im Randbereich, vor allem am Kinn, darf sie nur wenige Stunden angelegt bleiben; sie muss ggf. anschließend durch eine andere Stütze ersetzt werden. Anwendungsbereich: prophylaktische oder therapeutische Ruhigstellung der HWS in der präklinischen Phase und Schienung der HWS während der ersten Stunden im Krankenhaus und während der Diagnostik (Abb. 17.37 a,b).

»Sternal occiput mandibular immobilization«, SOMI-Brace

Dies ist ein starrer Metallrahmen, der sich auf der Brust abstützt und mit einer Kinnstütze verbunden ist. Er verhindert die Flexion der HWS besser als die Extension und die Rotation nicht so gut wie eine harte Zervikalstütze. Er ist bei uns im Gegensatz zum angloamerikanischen Raum weniger gebräuchlich. Nachteile dieser Orthesen sind ihr geringer Komfort, ihr Aussehen und die Gefahr von Druckstellen, oft verbunden mit Mazerationen der Haut im Bereich von Unterkiefer und Okziput.

Kopf-Brust-Gipsverband (Minerva-Gipsverband)

Ein Kopf-Brust-Gipsverband wird von Kindern in der Regel gut toleriert. Er stellt nach wie vor eine wirkungsvolle und auch kostengünstige Alternative zum Halo-Fixateur dar. Die Gipstechnik ist diffizil und die Anlage im Liegen schwierig.

Halo-Fixateur

Es wird eine Vielzahl von Halo-Fixateur-Modellen angeboten; ihre Auswahl hängt neben den Kosten auch von den Vorlieben des Chirurgen ab. Geräte mit Ring und Stangen aus Kohlefasern und Stiften aus Titan besitzen große Vorteile bei der Auswertung von Röntgenaufnahmen, weil weniger störende Artefakte entstehen. Gegenüber anderen Methoden der äußeren Ruhigstellung bietet der Halo-Fixateur Vor- und Nachteile.

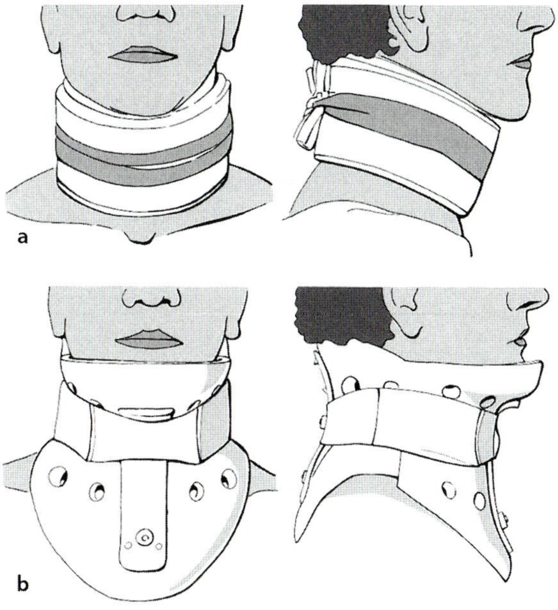

Abb. 17.37. **a** Weiche Zervikalstütze (Schanz-Krawatte). **b** Harte Zervikalstütze (Camp-Krawatte)

Vorteile des Halo-Fixateurs

- Bessere Körperpflege als beim Tragen eines Gipsverbandes möglich.
- Die Stellung der HWS kann gezielt auf einfache Art in vielen Richtungen verändert werden; fortschreitend kann eine Zugkraft in Längsrichtung erhöht und eine noch verbliebene Fehlstellung korrigiert werden.
- Der Patient ist mobil und kann oft sogar ambulant behandelt werden, was bei einer Dauerzugbehandlung mit Crutchfield- oder Gardener-Wells-Zange nicht möglich ist.
- Die Komplikationsmöglichkeiten langer Bettruhe können verringert werden, der Verletzte kann früher an erweiterten Rehabilitationsmaßnahmen teilnehmen und davon einen positiven psychischen Einfluss erfahren.
- Der Unterkiefer bleibt im Halo-Fixateur frei, sodass der Patient ungehindert kauen und essen kann.
- Der Halo-Fixateur bietet eine bessere Ruhigstellung der HWS als viele andere Orthesen.

Nachteile des Halo-Fixateurs

- Wesentlich höhere Kosten als z.B. ein Gipsverband.
- Aufwendige Lagerhaltung, da verschiedene Größen vorhanden sein müssen.

■ **Anlage des Halo-Fixateurs.** Normalerweise liegt der Patient bei der Montage auf dem Rücken; ein Halo-Fixateur kann aber auch im Sitzen angelegt werden. Alle Teile, die direkt mit der Haut in Berührung kommen, sind steril in einem Set verpackt und werden auf einem steril gedeckten Beistelltisch ausgebreitet. Der Chirurg arbeitet mit sterilen Handschuhen. Am besten wird der Halo-Ring in Zusammenarbeit von 3 Personen angelegt: Eine Person hält den Kopf, die beiden anderen drehen die Schrauben in die Tabula externa der Kalotte ein.

- *Eintrittspunkte der vorderen Stifte.* Das zentrale Loch sollte über dem Nasenrücken liegen. Stifte mit einem Eintrittswinkel von etwa *90° zur Kalottenoberfläche* bieten einen signifikant besseren Halt gegenüber Scherkräften als spitzwinkliger eingebrachte.
  Für die Eintrittspunkte der Stifte werden folgende »Landmarken« empfohlen:
  1. *ventral des M. temporalis und der Fossa temporalis,* weil der Knochen im Bereich der Squama ossis temporalis dünn ist und schmerzhafte Irritationen des Muskels beim Kauen entstehen können,
  2. *lateral der Mitte der supraorbitalen Leiste,* um die Nn. supraorbitalis und supratrochlearis sowie den Sinus frontalis zu schonen,
  3. *unterhalb der größten Schädelzirkumferenz* (»Schädeläquator«), um eine Verschiebung des Rings nach kranial zu vermeiden; der Ring darf nicht höher als maximal 1 cm oberhalb der oberen Begrenzung der Ohrmuschel angebracht werden,
  4. *oberhalb der supraorbitalen Leiste,* um eine Verschiebung oder ein Eindringen in die Orbita zu vermeiden.
- *Eintrittspunkte der hinteren Stifte.* Deren Lage ist weniger kritisch. Sie werden posterolateral etwa bei 4 und 8 Uhr (Okziput=6 Uhr) und möglichst diagonal zu den vorderen Stiften eingedreht.
- *Örtliche Betäubung.* Ein Lokalanästhetikum (z.B. 1% Lidocainhydrochlorid) wird um die ausgewählten Eintrittsstellen der 4 Stifte quaddelartig gespritzt und bis zum Periost infiltriert. Um die richtigen Stellen zu finden, kann zuvor der Ring mit 3 Abstandhaltern provisorisch angelegt werden. Das Anästhetikum spritzt man dann durch die Schraubenlöcher. Stichinzisionen sind *nicht* erforderlich.
  Ein intravenös verabreichtes Beruhigungsmittel ist oftmals hilfreich.
- *Eindrehen der Stifte.* Der Ring muss entweder mit Abstandhaltern oder manuell symmetrisch gehalten werden. Die Stifte besitzen eine sehr scharfe Spitze, die auf kurzem Weg in eine breite »Schulter« ausläuft. Dadurch wird nur die Lamina externa durchdrungen und die Lamina interna nicht verletzt. Sobald die Stifte die Haut berühren, sollte der Patient die Augen geschlossen halten; andernfalls könnten nach Anlage des Rings Hautspannungen im Bereich der Oberlider auftreten. Die Stifte werden mit einem Drehmomentschlüssel »über Kreuz« eingedreht. Die symmetrische Stellung des Halo-Rings kann auch durch ungleichmäßiges Anziehen und Herausdrehen der 4 Stifte erreicht werden. Der Drehmomentschlüssel muss vor jedem Gebrauch überprüft und richtig eingestellt werden. Nach Anlage des Halo-Rings müssen die Abstandhalter zurückgedreht werden, weil sonst sehr schnell Druckstellen und Hautnekrosen darunter drohen. Bei einem Sturz können die Abstandhalter ein tiefes Eindringen der Stifte in das Schädelinnere verhindern (Abb. 17.38, Abb. 17.39).
  Die Stifte werden abschließend mit Muttern auf dem Ring gesichert.

■ **Nachbehandlung.** Die Stifte müssen nach 48 Stunden nachgezogen werden. Regelmäßige Kontrollen und Nachziehen der Pins in zweiwöchigen Abständen trägt zur Vermeidung von Lockerungen und Infektionen bei. Die Eintrittsstellen der Stifte werden täglich sorgfältig gesäubert und desinfiziert. Die Patienten werden zu isometrischen Übungen der Nackenmuskulatur angehalten. Der Halo-Fixateur kann ohne Anästhesie abgenommen werden. Wegen der geschwächten Halsmuskulatur wird für einige Wochen eine steife Zervikalstütze angelegt und eine krankengymnastische Behandlung eingeleitet.

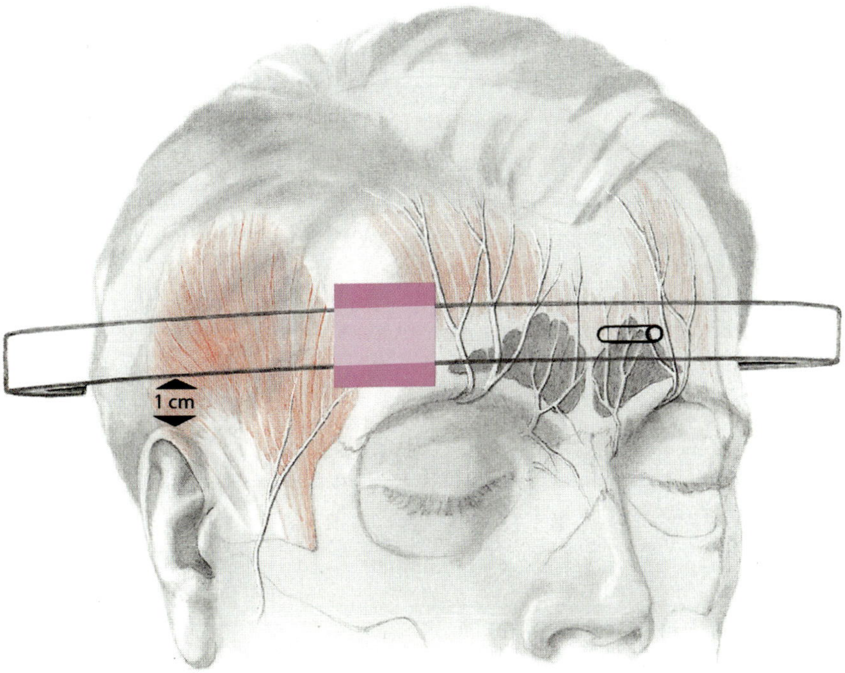

Abb. 17.38. Korrekte Positionierung des Halo-Rings: Die ventralen Pins sind symmetrisch über den lateralen Augenwinkeln zu positionieren, um einerseits die Äste des N. supraorbitalis und andererseits den M. temporalis nicht zu irritieren

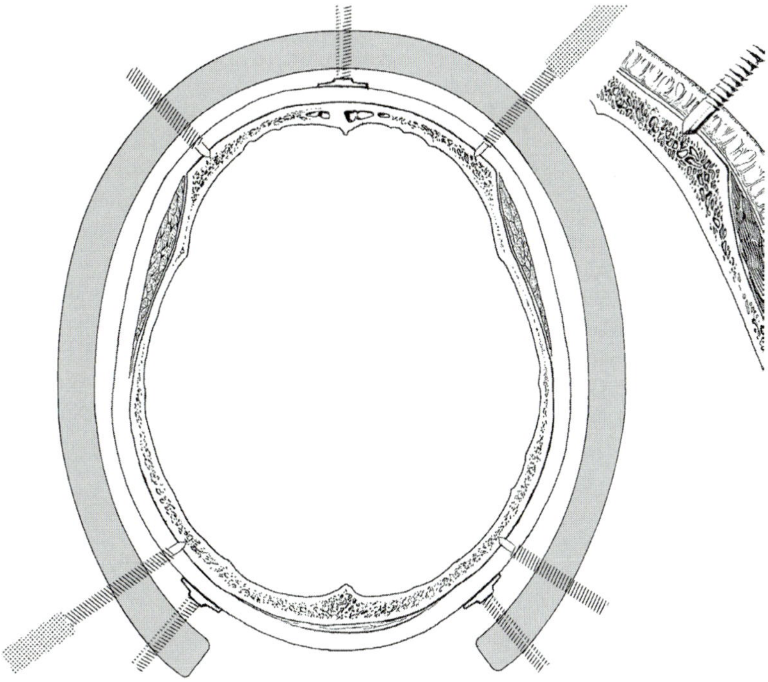

Abb. 17.39. Die Verwendung von Abstandhaltern erleichtert die Positionierung der Rings. Die Pins durchdringen nur die Tabula externa der Kalotte

Fehler und Gefahren beim Einsatz des Halo-Fixateurs

- *Mangelnde Beachtung von Kontraindikationen.* Kontraindikationen können gleichzeitige *Schädelfrakturen,* ein begleitendes *Thoraxtrauma* oder eine ausgeprägte *Fettleibigkeit* sein, was beim Kind selten der Fall ist.
- *Dislokationsgefahr.* Eine zuverlässige und genaue Retention *instabiler* Verletzungen der HWS im Halo-Fixateur ist *nicht* möglich. Es kann zu Dislokation von reponierten Frakturen oder Luxationen kommen. Die Risiken einer fortschreitenden Fehlstellung und Instabilität lassen sich nur vermeiden, wenn man die Grenzen der Indikation für eine Behandlung im Halo-Fixateur genau kennt, instabile Läsionen häufig röntgenologisch kontrolliert und ggf. Stellungskorrekturen vornimmt und regelmäßig den Sitz der Weste kontrolliert.
- *Infektionen.* Eine Infektion der Eintrittsstellen ist nicht selten. Die Entzündungen können bei festem Sitz eines Stiftes zunächst durch häufigere Pflege, evtl. unter gezielter Antibiotikagabe nach Antibiogramm behandelt werden. Bei über einige Tagen infizierten Hautwunden müssen die Stifte umgesetzt werden. Bei Nachlässigkeiten können Osteomyelitiden und subdurale oder gar Gehirnabszesse vorkommen.
- *So genanntes Liquorleck.* Diese Komplikation wurde nur sehr selten beschrieben. Ein Umsetzen der Stifte führte zur Ausheilung.
- *Druckstellen.* Sie können sowohl unter der Halo-Weste als auch unter dem Gipsverband entstehen. Die Haut über Skapula und Sternum ist am meisten gefährdet und muss, besonders bei Gelähmten, sorgfältig gepolstert werden. Druckbedingte Armplexusparesen sind ebenfalls möglich. Diese Komplikation kann durch richtige Auswahl der Westengröße verhindert werden. Druckstellen oder Ulzera können einen Verfahrenswechsel erforderlich machen.
- *Nervenverletzungen.* Verletzungen der Nn. supraorbitalis oder supratrochlearis entstehen durch falsche Wahl der Schraubeneintrittsstellen.
- *Narbenbildung.* Störende Narben an den Eintrittsstellen der Stifte sind nur bei kompliziertem Verlauf zu erwarten.
- *Lockerung der Stifte.* Eine Lockerung der Stifte wird in bis zu 25% der Stifte beschrieben. Wenn ein Stift gelockert ist, kann man versuchen, ihn wieder in seiner alten Position zu befestigen. Spürt man jedoch nach einigen Umdrehungen keinen angemessenen Widerstand, sollte er besser umgesetzt werden.
- *Halo-Intoleranz.* Nicht wenige Patienten beklagen sich während der Behandlung im Halo-Fixateur über starke Beeinträchtigungen, hier kann eine anxiolytische medikamentöse Therapie begleitend notwendig werden.

17.2.9 Operative Therapiemöglichkeiten der Halswirbelsäule

Operative Therapie der oberen Halswirbelsäule

Eingriffe an der oberen HWS gehören zu den schwierigsten und komplikationsträchtigsten Operationen an der Wirbelsäule. Der Lagerung des Patienten und der intraoperativen Bildgebung kommt eine sehr große Bedeutung zu.

Dorsaler Zugang zur Halswirbelsäule

Anatomische Landmarken stellen die Protuberantia occipitalis externa und die Dornfortsatzreihe bis zum Vertebra prominens (7. Halswirbel) dar. Der Hautschnitt erfolgt median in Längsrichtung. Die tiefe Präparation erfolgt durch das derbe Lig. nuchae bis auf die Dornfortsätze. Die autochtone Nackenmuskulatur wir subperiostal von den Dornfortsätzen und den Wirbelbögen abpräpariert. Im subokzipitalen Abschnitt werden die Mm. rectus capitis posterior major und obliquus capitis inferior dargestellt und deren Ansatz am Dornfortsatz des Axis abgelöst. Der hintere Atlasbogen kann relativ gefahrlos zu beiden Seiten etwa 2 cm dargestellt werden.

CAVE

Eine Verletzung der A. vertebralis, des N. occipitalis major, des Venenplexus und der Membrana atlantooccipitalis und atlantoaxialis ist unbedingt zu vermeiden (Abb. 17.40 a,b).

■ **Okzipitozervikale Fusion (C0/C2).** Es handelt sich bei Kindern um Eingriffe unter Verwendung von Zerklagen oder Versteifungen mit Platten und Schrauben. Techniken, bei denen nur Knochenspäne angelagert werden, erfordern eine sehr lange äußere Ruhigstellung. Bei Unfallpatienten mit einer okzipitozervikaler Instabilität wird eine Plattenspondylodese bevorzugt; sie kann bei Bedarf auch mit einer transartikulären Verschraubung C1/C2 kombiniert werden. Das besondere Problem bei der Verankerung von Implantaten ist die relativ dünne Hinterhauptschuppe (Abb. 17.41).

■ **Okzipitozervikale Fusion mit Y-Platte.** Dieses Implantat nach Grob et al. (1991 b) wird in der Regel zusammen mit einer *autogenen, kortikospongiösen Knochentransplantation* angewendet. Das *Ausmaß der Fusionsstrecke* hängt von der Verletzungsschwere ab. Es sollten immer nur so viele Segmente wie unbedingt nötig in die Fusion einbezogen werden. Das Implantat ist ursprünglich für Erwachsene entwickelt worden und ist daher für kleine Kinder nicht optimal geeignet (Abb. 17.42 a,b).

- *Vorteile*: Ein intakter Atlasbogen ist nicht erforderlich. Es müssen keine sublaminären Drähte eingebracht werden.
- *Nachteile*: Der Abstand der Plattenlöcher ist nicht variabel. Die transartikuläre Verschraubung C1/C2 ist technisch anspruchsvoll.

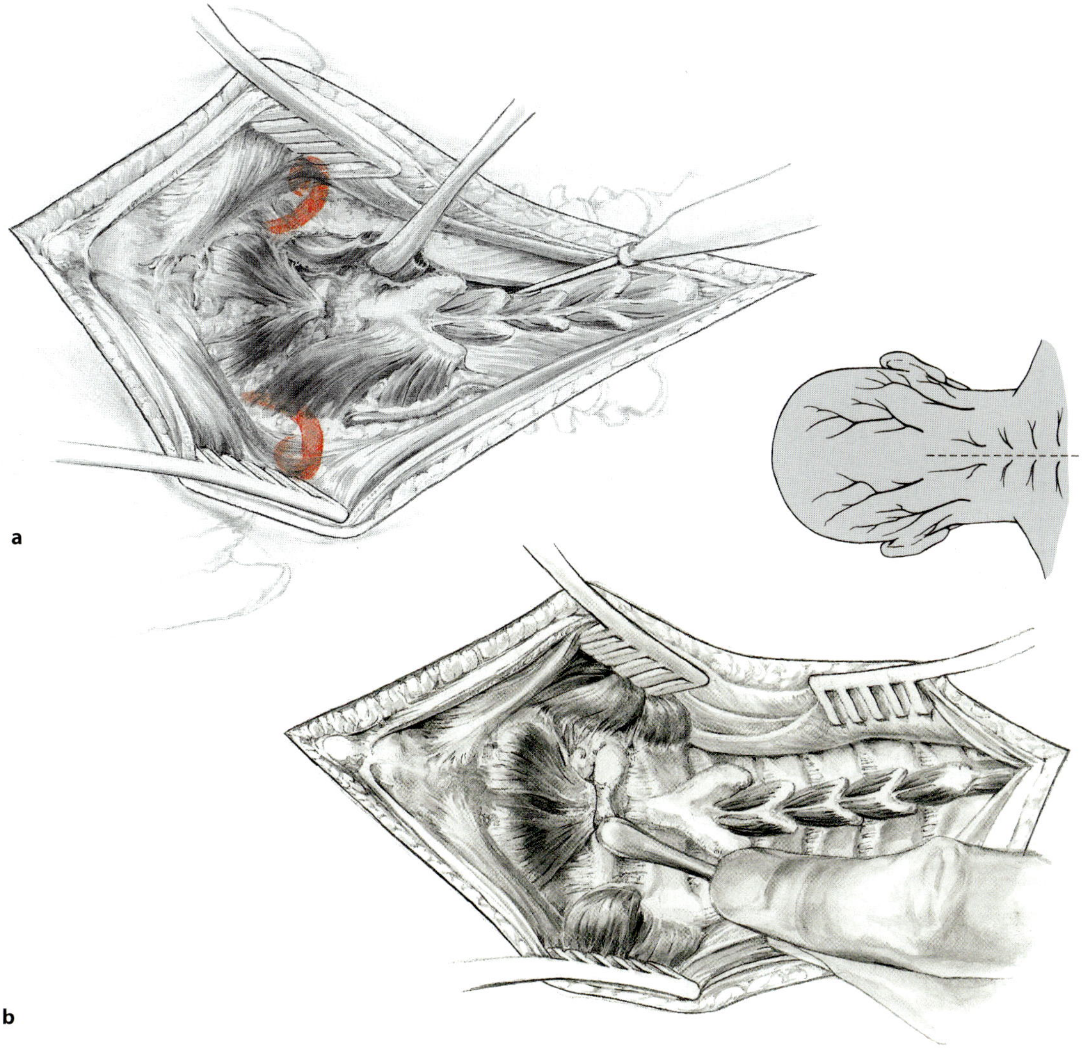

Abb. 17.40 a,b. Die Präparation der dorsalen HWS erfolgt durch subperiostales Freilegen der Wirbelbögen

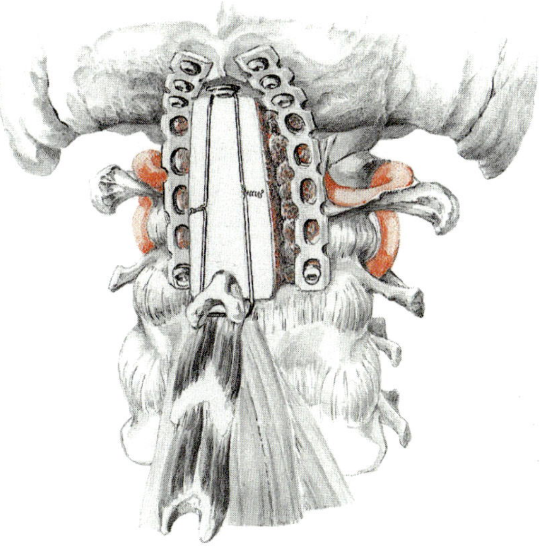

Abb. 17.41. Okzipitozervikale Plattenspondylodese mit 3,5 mm-Rekonstruktionsplatten und transartikulärer Verschraubung von C1/C2 nach Magerl. Additive Zuggurtung mit einer Drahtzerklage und Anlagerung eines großen kortikospongiösen Spans

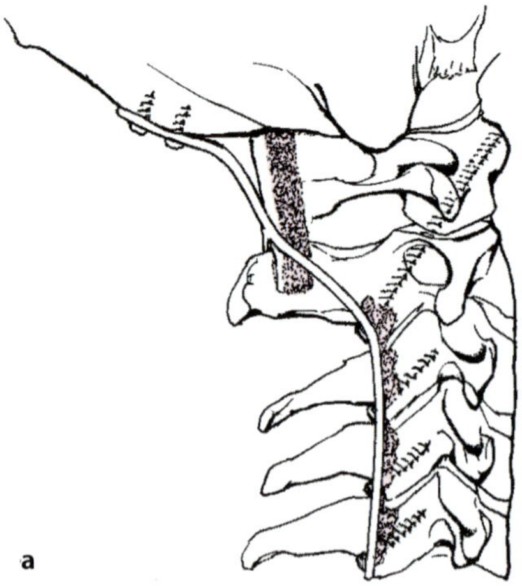

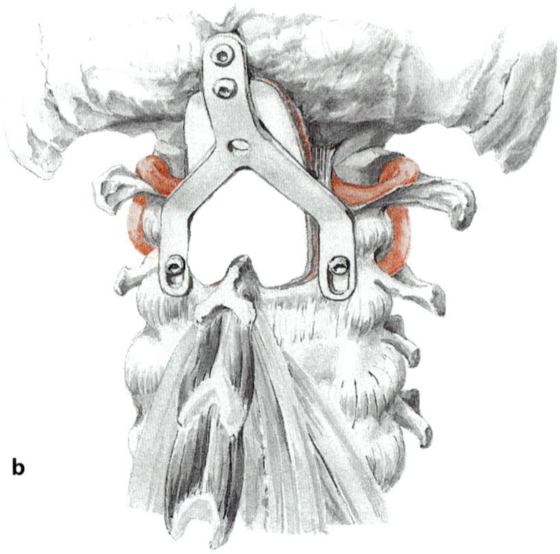

Abb. 17.42 a,b. Y-Platte nach Grob et al. (1991 b). Mediane Plattenlage am Hinterhaupt, transartikuläre Schraubenlage in C1 und C2

Fehler und Gefahren

- *Liquoraustritt oder venöse Blutung.* Diese Komplikationen können beim Anbringen der Bohrlöcher am Schädel auftreten. Das Eindrehen der Schrauben stoppt den Flüssigkeitsaustritt in der Regel folgenlos.
- *Fixation des Kopfes in zu starker Inklination.* Behinderung der Sicht. Schluckstörungen durch Druck des Kinns auf den Kehlkopf. Durch Versetzen der Schrauben am Okziput kann die Stellung des Kopfes korrigiert werden.

- *Postoperative Behandlung*: Anfangs keine Bewegungen gegen Widerstand, Stellungsänderungen von Kopf und Oberkörper »en bloc«. Harte Zervikalstütze für 6–8 Wochen außerhalb des Bettes, danach Beginn mit isometrischen Übungen. Nach frischen traumatischen Instabilitäten kann postoperativ ein Halo-Fixateur für 6 Wochen notwendig sein. Eine Implantatentfernung ist in der Regel nicht notwendig.

Dorsale atlantoaxiale Fusion (C1/C2) mit Zerklagen. Die dorsale atlantoaxiale Fusion mit Zerklagen und Knochenspänen gilt bis heute als etabliertes Verfahren. Man unterscheidet im wesentlichen 2 Modifikationen.

Die *Technik nach Brooks* (Brooks u. Jenkins 1978; sublaminäre Drahtschlingen) hat sich biomechanisch als vorteilhafter durch eine höhere Stabilität erwiesen als die einfache *Technik nach Gallie* (1939; Zerklage der Wirbelbögen in der Mittellinie mit oder ohne Implantation eines Knochenspans; Abb. 17.43 a,b, Abb. 17.44 a–c).

- *Vorteile*: Die Fixation mit sublaminären Drahtschlingen ist technisch relativ einfach. Dieses Vorgehen gewährleistet eine große Kontaktfläche in der Mitte des

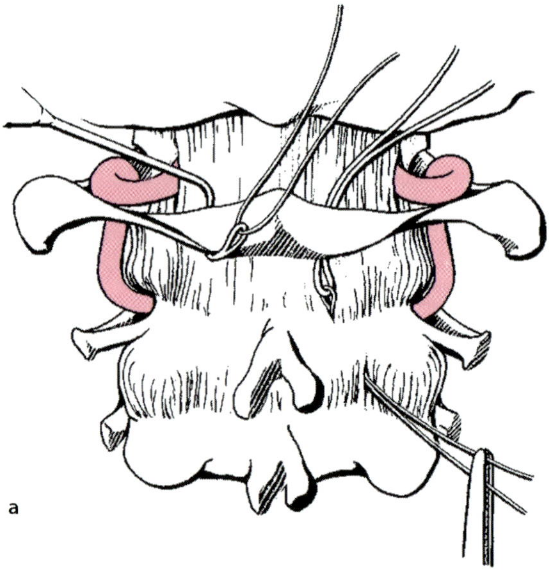

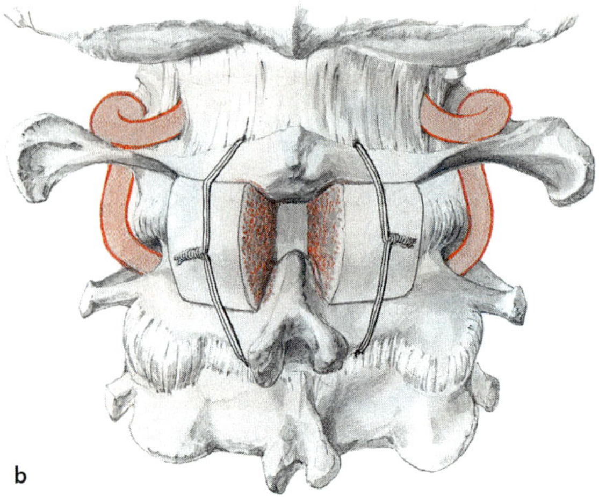

Abb. 17.43 a,b. Technik der C1/C2-Fusion nach Brooks (Brooks u. Jenkins 1978)

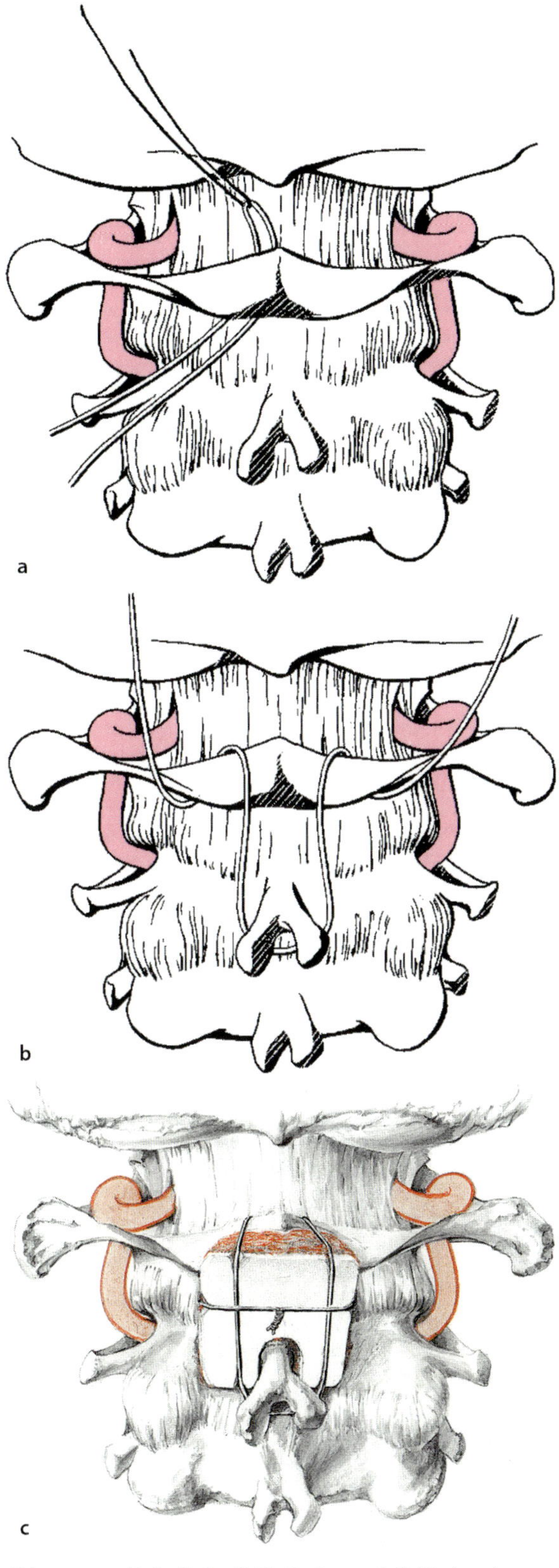

Abb. 17.44 a–c. Technik der C1/C2-Fusion nach Gallie (1939)

Atlasbogens und ein sicheres Festziehen des Drahtes. Die Methode ist billig, man benötigt keine besonderen Implantate oder Instrumente. Es ist die einzige Technik, bei der die Zerklagen innerhalb des Bogens von C2 verlaufen. Ein Verrutschen des Beckenspans in den Spinalkanal kann dadurch sicher verhindert werden.

- *Nachteile*: Es müssen mehr kurze Nackenmuskeln abgelöst werden als bei Zerklagen in der Mittellinie. Bei Instabilitäten, speziell bei instabilen Densfrakturen und -pseudarthrosen kommt es postoperativ häufig zu einem Korrekturverlust durch eine sagittale Translation und axiale Rotation. Wegen der Möglichkeit eines postoperativen Korrekturverlusts müssen Patienten, die ausschließlich mit Zerklagen gesicherte Fusionen erhalten, sehr vorsichtig nachbehandelt werden. Für alle Zerklagetechniken muss ein intakter und kräftiger hinterer Atlasbogen vorhanden sein!

Fehler und Gefahren

- *Postoperativer Korrekturverlust und/oder Instabilität.* Besonders ein Korrekturverlust in sagittaler Richtung ist auch bei richtig angewendeter Technik möglich. Ihm kann nur durch eine zusätzliche äußere Ruhigstellung im Halo-Fixateur vorgebeugt werden. Liegt gleichzeitig eine Instabilität vor, muss die Indikation zur erneuten Spondylodese, in diesem Fall am besten mit einer transartikulären Verschraubung, gestellt werden.
- *Verletzung der Membrana atlantooccipitalis, atlantoaxialis und/oder der Dura mater.* Die genannten Strukturen können beim Durchziehen der Zerklagen verletzt werden. Bei Liquoraustritt sollte der Bereich direkt übernäht und ggf. zusätzlich mit Fibrinkleber oder mit einem Muskellappen abgedichtet werden.
- *Brechen oder Abreißen des hinteren Wirbelbogens von C1.* Besonders bei zu festem Anziehen kann der hintere Atlasbogen brechen. Eine transartikuläre Verschraubung von C1/C2 wird notwendig.
- *Einschränkung der Extension der HWS.* Durch einen zu großen, am Hinterhaupt anstoßenden Knochenspan kann die Reklination des Kopfes behindert werden.

- *Postoperative Behandlung*: Je nach präoperativer Instabilität kommen unterschiedliche Möglichkeiten einer postoperativen Ruhigstellung vom Halo-Fixateur bis zu einer weichen Zervikalstütze in Betracht.

■ **Dorsale atlantoaxiale Fusion (C1/C2) mit transartikulärer Verschraubung.** Magerl führte die zusätzliche transartikuläre Verschraubung der Gelenke zwischen C1 und C2 von dorsal ein, um die größten Nachteile der

Zerklagetechniken, nämlich den postoperativen Korrekturverlust und die restriktive Nachbehandlung, zu umgehen (Magerl u. Seemann 1986). Die atlantoaxiale Spondylodese im Sinne einer Fusion nach Gallie (s. oben) ist ein integraler Teil des Eingriffs! Die Zerklage verbessert die Stabilität der gesamten Konstruktion und erlaubt eine optimale Fixation eines Knochenspans. Wenn eine Zerklage nicht angebracht werden kann, sollten die Knochenspäne zwischen die angefrischten Gelenkflächen und über die dorsalen Wirbelelemente gelegt werden. Der Eingriff führt, wie alle Spondylodesen zwischen C1 und C2, zu einer Einschränkung der Kopfdrehung um etwa 30° (Abb. 17.45 a–c).

- *Vorteile*: Durch die Verschraubung erreicht man eine *hohe Stabilität in Flexion/Extension und Rotation.* Bio*mechanisch* zeigt sich eine hochsignifikante Überlegenheit der Methode von Magerl im Vergleich zu den Techniken von Brooks und Gallie (Brooks u. Jenikins 1978; Gallie 1939; Magerl u. Seemann 1986) in einem Verhältnis von 10:2:1. Besonders augenfällig wird dieser Vorteil, wenn gleichzeitig eine transdentale Instabilität zu behandeln ist: Wegen der hohen primären Stabilität ist zur postoperativen Behandlung nur eine steife Orthese für etwa 6 Wochen nötig.
- *Nachteile*: Hoher Aufwand bei der Lagerung des Patienten. Relativ ausgedehnter Zugang. Hoher Schwierigkeitsgrad und höheres Risiko im Vergleich zu einfachen Drahtfixationen.

Minimal-invasive Methode. Das Vorgehen kann minimal-invasiv modifiziert und erleichtert werden: Die Schrauben werden über ein Kanülensystem perkutan eingebracht, um den Zugang zu verkürzen. Das Instrumentarium dazu besteht aus einem 3 mm dicken Kirschner-Draht als »Trokar«, 2 abgestuften Führungshülsen, einem kalibrierten Bohrer und Gewindeschneider sowie dem langen Schraubendreher. Es können – wie üblich – herkömmliche 3,5 mm Kleinfragmentkortikalisschrauben benutzt werden (Abb. 17.46 a,b).

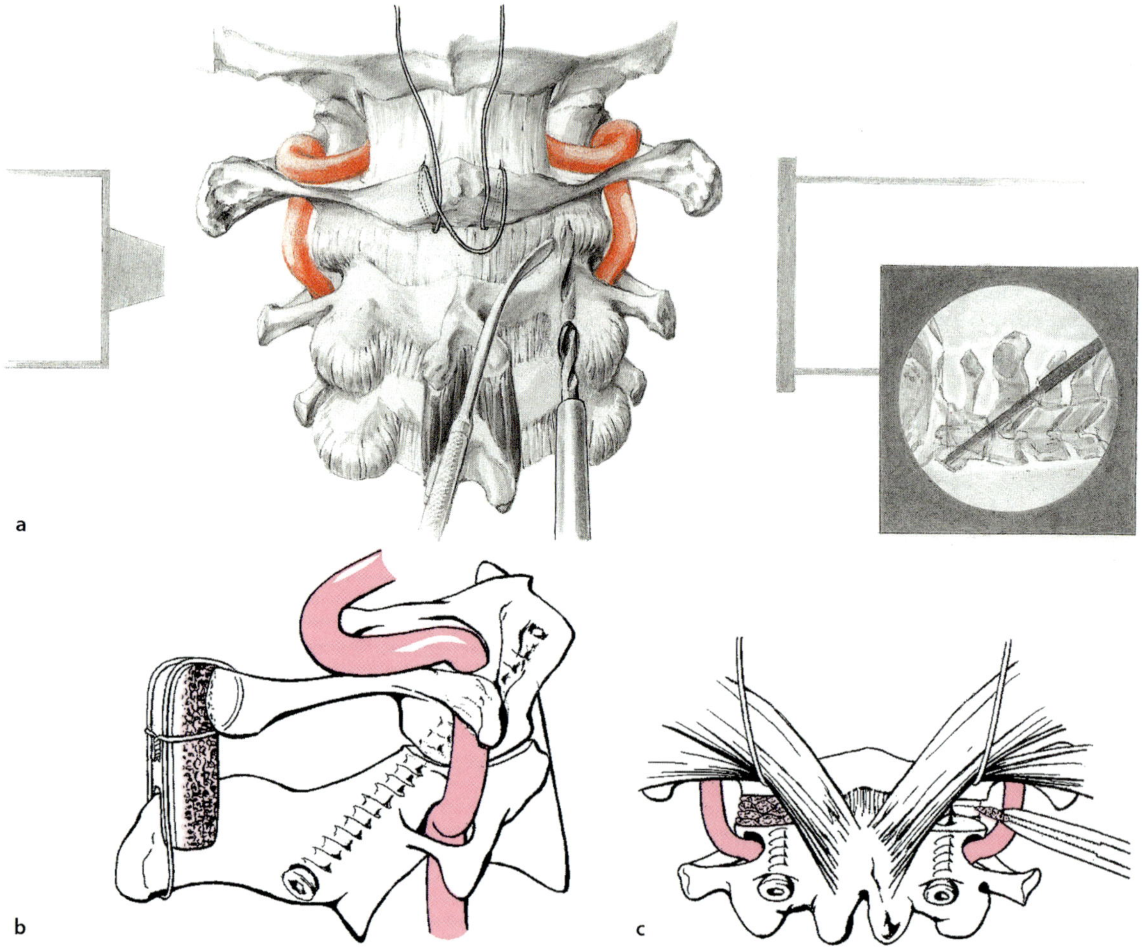

Abb. 17.45 a–c. Transartikuläre Verschraubung C1/C2 nach Magerl (Magerl u. Seemann 1986)

- *Vorteile*:
  - Wichtigster Vorteil: Die Bohrrichtung in der Sagittalebene kann fast beliebig steil gewählt werden. Es ist in der Regel problemlos möglich, mit der Bohrerspitze im kranialsten Bereich des lateralen Gelenkmassivs von C1 herauszukommen. Dadurch wird eine langstreckige Schraubenverankerung im Atlas mit zusätzlichem Stabilitätsgewinn erzielt.
  - Deutlich kürzerer Zugang mit Schonung der empfindlichen Nackenmuskulatur unterhalb von C2,
  - kürzere Operationszeit und Blutverlust.

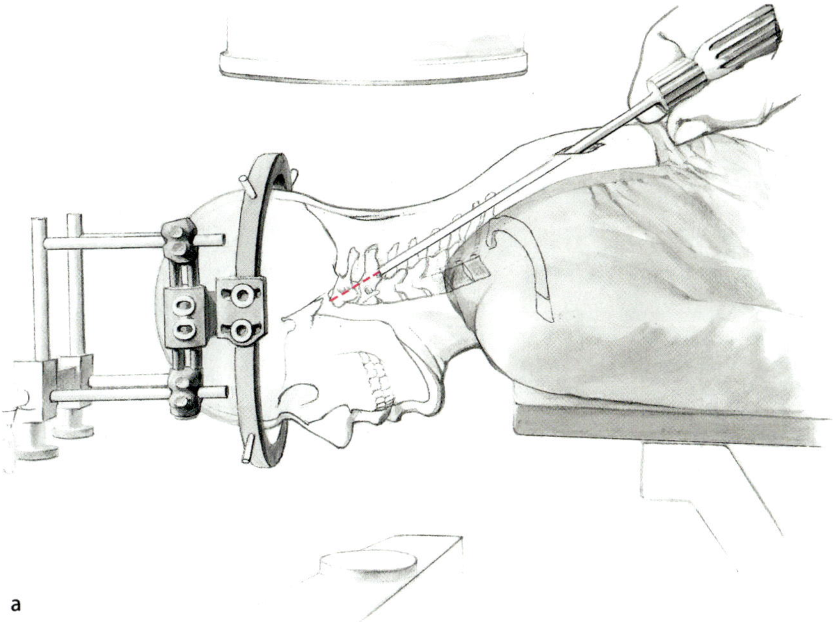

a

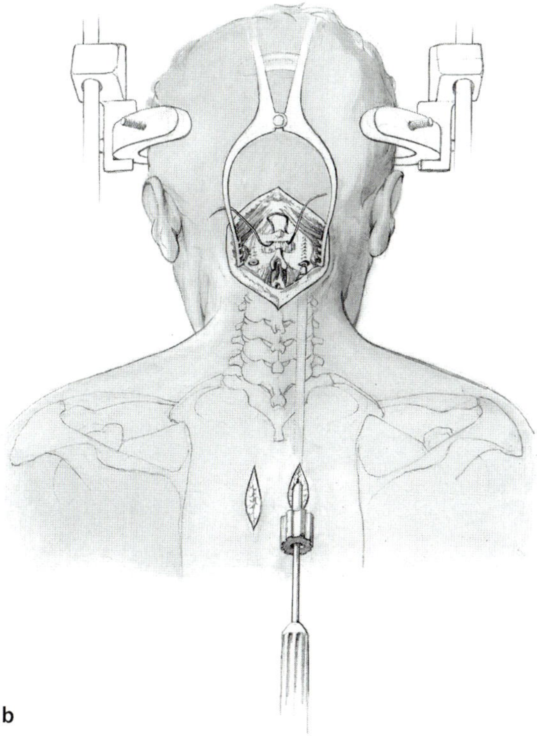

b

Abb. 17.46 a,b. Minimal-invasive atlantoaxiale Verschraubung nach McGuire u. Harkey (1995)

Fehler und Gefahren

- *Verletzung der A. vertebralis.* Bei zu lateraler Bohrung kann die Arterie verletzt werden.
  Es gibt anatomische Variationen des intraossären Verlaufs der A. vertebralis sowie der Größe und Form des Foramen processus transversi. Ein genaues Studium der präoperativen CT mit Beachtung einer möglichen medialen Ausweitung des Foramens ist daher erforderlich! Durch Eindrehen der Schraube kann die Blutung gestoppt werden. Auch Knochenwachs wurde zur Blutstillung erfolgreich verwendet. Steht die Blutung nicht, sollte man die ossären Teile der Lamina von C2 abtragen, die Arterie darstellen und ligieren. Die Vertebralarterie kann auch lateral des Gelenkmassivs C2 verletzt werden. Hier ist eine Tamponade z. B. mit Tabotamp empfehlenswert.
  Bei Verletzung einer A. vertebralis sollte natürlich aus Sicherheitsgründen auf das Bohren der anderen Seite verzichtet und eine alternative Fixierung, z. B. mit sublaminären Zerklagen, gewählt werden.
- *Verletzung des N. occipitalis major und der begleitenden Venenplexus.* Die Gefahr einer Verletzung dieser Strukturen ist besonders bei der Präparation des Gelenks C1/C2 gegeben. Die Facetten sollten daher nur dargestellt werden, wenn es unbedingt erforderlich ist.
- *Verletzung des Rückenmarks und der Dura mater.* Die Komplikation erfordert einen Verschluss der Dura mit atraumatischer Naht und das Aufkleben eines Muskellappens mit Fibrinkleber. Bei nicht verschließbarem Defekt muss evtl. eine vorübergehende lumbale Liquordrainage für mehrere Wochen zur Herabsetzung des intrathekalen Drucks angelegt werden.
- *Fehlerhafte Schraubenlage.* Bei zu flach verlaufenden Schrauben erreichen nur einzelne oder gar keine Gewindegänge die Massa lateralis atlantis. Schuld daran können die Nackenweichteile sein, die bei der Standardtechnik ein ausreichendes Absenken des Bohrers verhindern. Der Gefahr kann durch Lagerung des Kopfes mit *Extension der unteren HWS* und *Flexion im Atlantookzipitalgelenk* vorgebeugt werden.
  Ein ungenügender Schraubenhalt oder eine Verletzung von Strukturen des Spinalkanals droht auch dann, wenn eine Schraube zu weit medial liegt oder zu stark konvergiert.
  Die Korrektur einer fehlerhaft sitzenden Schraube ist nur bei kräftigem Knochen möglich. Im Notfall muss auf eine Zerklagentechnik ausgewichen werden.
  Eine mögliche Gefahr besteht auch dann, wenn eine Stellschraube zu fest angezogen wird, der Schraubenkopf sich durch die relativ harte Kortikalis der Lamina bis in die weichere Spongiosa »eingräbt« und die Schraube auf diese Weise ihren Halt verliert.

- *Postoperative Behandlung*: In der postoperativen Behandlung reicht eine harte Zervikalstütze für 6 Wochen aus. Schon frühzeitig sollte man die manchmal langwierige physiotherapeutische Weiterbehandlung einleiten. Schrauben und Drahtzerklage werden normalerweise nicht wieder entfernt.

■ **Dorsale Verschraubung der traumatischen Spondylolisthese (Osteosynthese C2).** Die Methode wurde erstmals 1970 von Judet beschrieben (Judet et al. 1970). Sie stellt ein direktes Osteosyntheseverfahren dar, wobei aber der diskoligamentäre Begleitschaden unbehandelt bleibt. Das Verfahren konkurrenziert daher mit der Fusion des Segments C2/C3 von ventral. Das Verfahren hat bei Kindern wenig Bedeutung und wird nur der Vollständigkeit halber erwähnt (Abb. 17.47 a,b).

- *Vorteil*: Stabile Kompressionsosteosynthese, bei der kein Bewegungssegment fusioniert werden muss.
- *Nachteile*: Technisch relativ schwierig, besonders wegen der Verletzungsgefahr der A. vertebralis mit ihren anatomischen Varianten. Es handelt sich in der Regel um eine Flexionsverletzung; die Reposition in Bauchlage kann deshalb erschwert sein.

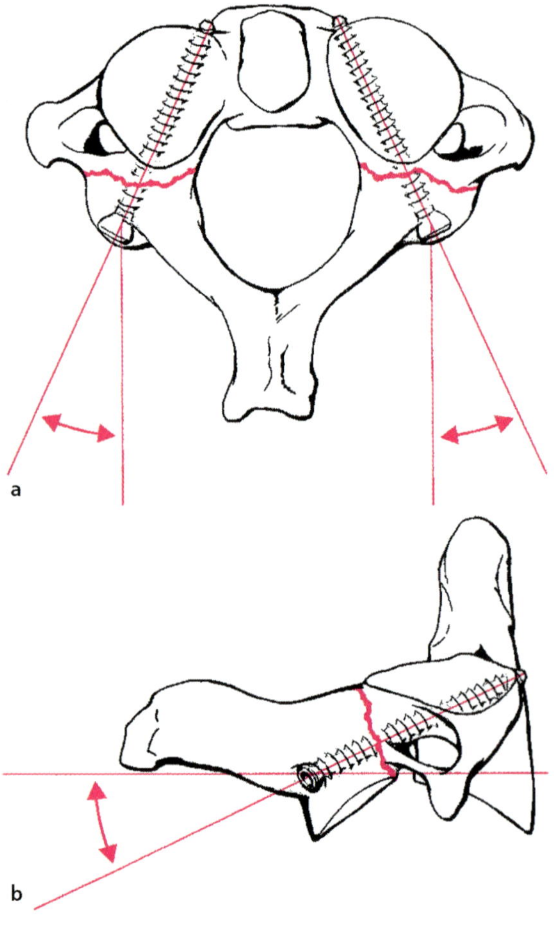

Abb. 17.47 a,b. Technik der Bogenverschraubung/Osteosynthese an C2 nach Judet et al. (1970)

- *Fehler* und *Gefahren* entsprechen denen einer transartikulären Verschraubung.
- *Postoperative Behandlung*: Harte Zervikalstütze für die Dauer von 6 Wochen. Isometrisches Muskeltraining.

Ventraler Zugang

■ **Verschraubung des Dens axis – stabile Kompressionsosteosynthese mit Zugschrauben.** In Analogie zu der Zugschraubenosteosynthese beim Erwachsenen, besteht auch beim Kind in ausgewählten Fällen die Möglichkeit der direkten Frakturverschraubung. Die Dimensionen beim Kind sind entsprechenden zu berücksichtigen.

- *Vorteile*: Nachbehandlung mit abnehmbarer, harter Zervikalstütze möglich; damit schnelle Mobilisierung und kurzer Krankenhausaufenthalt. Geringe Morbidität. Wie bei der konservativen Behandlung ist im Gegensatz zu den C1/C2-Fusionen ein Erhalt der Funktion des Kopfdrehgelenks möglich. Beim Kind wird lediglich die nichtretinierbare Densfraktur als Indikation zur Verschraubung angesehen.
- *Lagerung*: Der *präoperativen Lagerung* und *Einstellung der Bildwandler in 2 Ebenen* kommt eine sehr große Bedeutung zu. Häufigste Ursache für technische Fehler sind eine falsch interpretierte, unvollständige Reposition und eine ungenaue röntgenologische Darstellung des Dens. Die Sicht auf den Dens kann dadurch verbessert werden, dass man den Mund während des Eingriffs mit einem weichen Gegenstand (Schaumstoff/Styropor) geöffnet hält.
  - *Reposition*: Fehlstellungen werden indirekt reponiert. Extensionsbrüche werden durch Flexion, Flexionsbrüche durch Extension der HWS reponiert. Extensionsfrakturen sind in der Regel schwieriger zu reponieren. Durch Translation des Kopfes nach ventral (Schnüffelstellung) lässt sich die Zugänglichkeit zumeist verbessern. Nach Abschluss der Lagerung sollte auf die Fraktur eine leichte axiale *Kompression* ausgeübt werden, um den Frakturspalt bereits jetzt soweit wie möglich zu schließen. Das routinemäßige Anlegen einer Extension für die Operation, wie in fast allen Operationsanleitungen empfohlen, führt eher zu einer kontraproduktiven Frakturdiastase und ist zudem auch unnötig (Abb. 17.48 a–c).
- *Anzahl und Art der Schrauben*: Üblicherweise wird der Dens axis mit 2 Zugschrauben stabilisiert. Die erste Schraube bringt dabei die gewünschte Kompressionswirkung, die zweite verhindert die Rotation. Nach dieser Überlegung geben 2 Schrauben mehr Stabilität als eine und verringern das Risiko eines Implantatversagens. Wegen der geringen anatomischen Dimensionen des Zahnfortsatzes und der manchmal schwierigen Schraubenapplikation wird insbesondere bei Kindern häufig nur eine Schraube verwendet (Abb. 17.49 a–c).

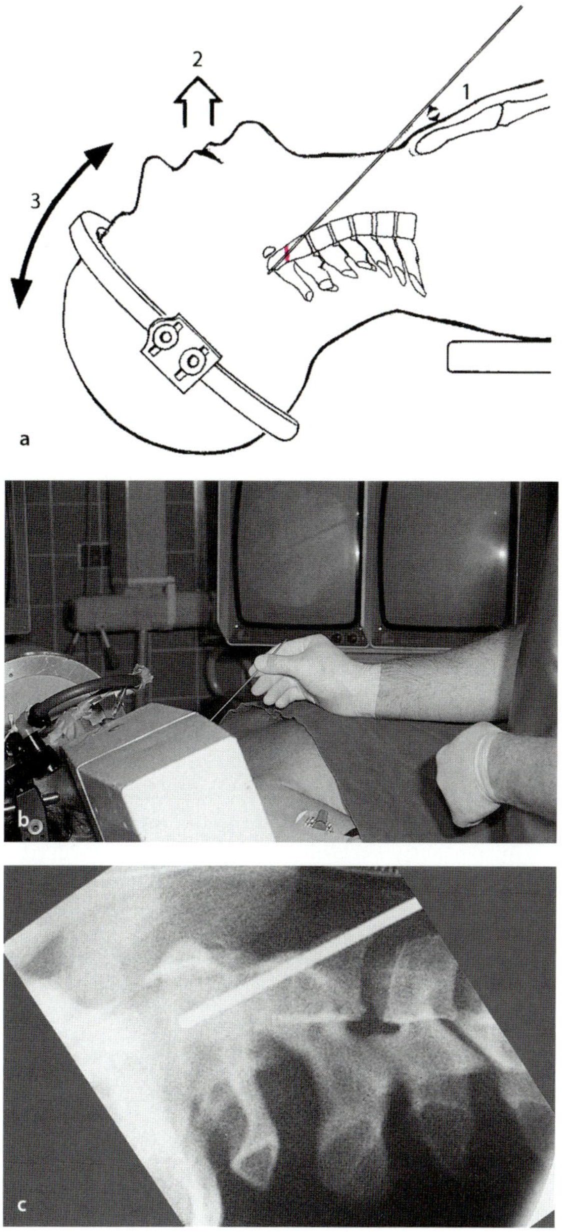

Abb. 17.48 a–c. Im seitlichen Bildwandlerbild wird die Reposition der Fraktur und die operative Zugänglichkeit überprüft

Fehler und Gefahren

- *Positionierung des Bildwandlers.* Die häufigsten und folgenschwersten Fehler bei der Densverschraubung entstehen durch eine ungenaue Einstellung des Dens in beiden Bildwandlern!
- *Unvollständige Frakturreposition.* Besonders häufig verbleiben ein Frakturspalt, vor allem ventral, und eine Verkippung des Dens nach dorsal bei der Reklination des Kopfes als Voraussetzung für eine gute Schraubenlage.

- *Hautschnitt zu weit kranial.* Dabei droht die Gefahr, die ideale Bohrrichtung wegen störender Weichteile nicht einhalten zu können.
- *Hautschnitt zu weit kaudal.* Die Sicht auf die Eintrittsstelle der Schrauben kann außerordentlich erschwert sein.
- *Falscher Eintrittspunkt für die Schrauben.* Es besteht die Gefahr des Ausbruchs der Schrauben, wenn zu weit ventral oder sogar im Bereich der Vorderwand des Wirbelkörpers C2 der Eintrittspunkt gewählt wird! Brechen die Schrauben postoperativ aus, bleibt die Möglichkeit einer Verschraubung Cl/C2 von dorsal.
- *Bohrdrähte zu weit kranial.* Die Gefahr besteht, wenn man ein kanüliertes System benutzt und über liegende Spickdrähte Gewinde schneidet und/oder die Schrauben eindreht: Dabei kann es zu einem Vorschieben der Bohrdrähte kommen.
- *Falsche Schraubenlage.* Schraubenfehllagen kommen in allen Richtungen vor. Zu kurze Schrauben, ohne Erreichen der Gegenkortikalis an der Densspitze, oder in die Bodenplatte des Axis eingebrochene Schraubenköpfe können zu einem frühen Auslockern und damit zur Pseudoarthrosenbildung führen. Zu kraniale oder zu flache nach dorsal überstehende Schrauben können zu neurologischen Schädigungen führen und müssen daher gleich ausgewechselt oder nach Frakturheilung wieder entfernt werden.

■ **Ventrale interkorporelle Spondylodese C2/C3.** Die Technik der ventralen interkorporellen Spondylodese zwischen dem 2. und 3. Halswirbel unterscheidet sich nicht grundsätzlich von Fusionsoperationen im Bereich der unteren HWS, wenngleich der Zugang etwas kranialer gewählt werden muss.

Einige Besonderheiten sind jedoch zu beachten: Die Rotation des Kopfes um etwa 30° zur Gegenseite des Zugangs erleichtert die Exposition des Operationsgebietes wesentlich, da man sonst mit dem Bohrer am Kinn anstößt. Bei der Lagerung muss eine verstärkte Extension der HWS vermieden werden. Besonders nach Entfernung des Diskus C2/C3 kommt es sonst zu einer unnötig starken Verkippung des Dens nach dorsal. Außerdem liegen dann die Schrauben des oberen Schraubenpaares im Verhältnis zum Dens extrem steil. Winkelstabile Plattensysteme mit limitierter Schraubenrichtung sind in dieser Region nur schwierig einzusetzen (Abb. 17.50).

- *Postoperative Behandlung*: Ruhigstellung mit einer abnehmbaren, harten Zervikalstütze für die Dauer von 6–8 Wochen. Die Krawatte darf tagsüber unter kontrollierten Bedingungen und zur Körperpflege abgenommen werden.

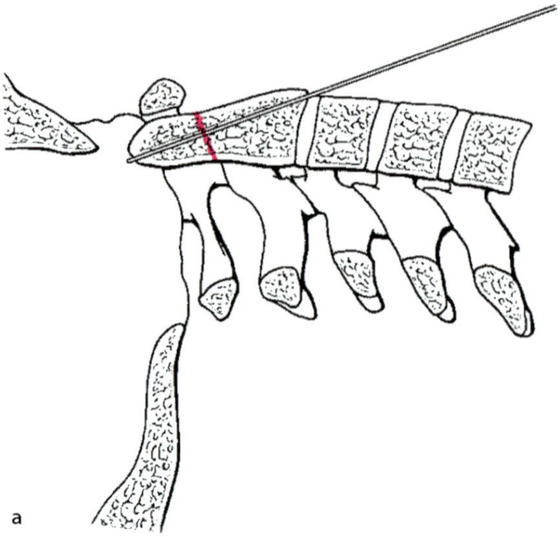
a
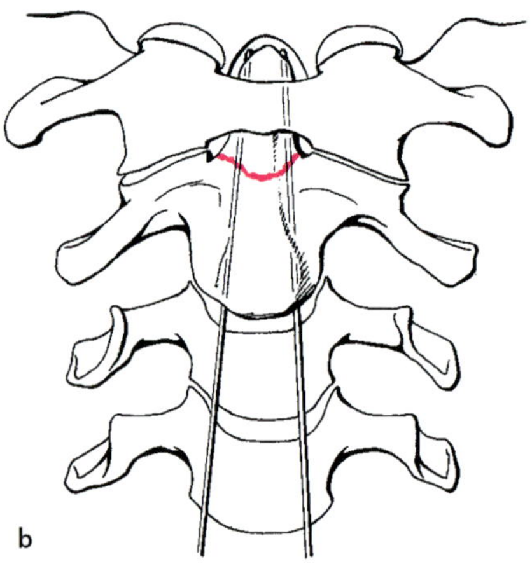
b
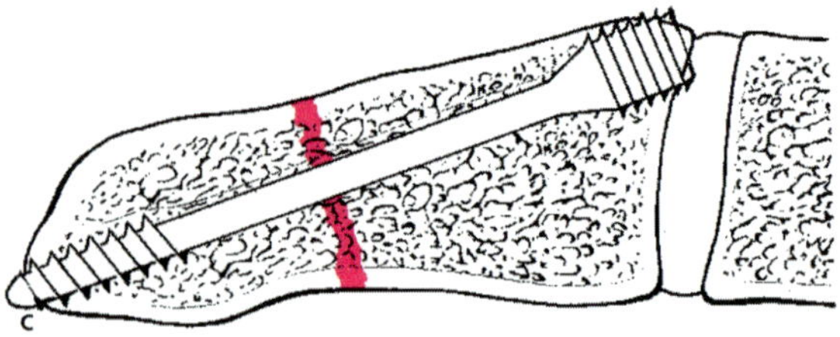
c

Abb. 17.49 a–c. Die Densfraktur wird zunächst mit Bohrdrähten transfixiert und anschließend mit kanülierten Kleinfragmentzugschrauben oder Doppelgewindeschrauben stabilisiert (Knöringer 1990)

Operative Therapie der unteren Halswirbelsäule

Dorsaler Zugang

Der Zugang erfolgt streng median nach vorhergehender Lokalisation des verletzten Bewegungssegments im Bildwandler. Nach Eingehen über dem Lig. nuchae in der Mittellinie wird die autochtone Nackenmuskulatur mit dem Raspatorium nach lateral abgeschoben. Das Operationsfeld wird mit gebogenen Muskelspreizern exponiert.

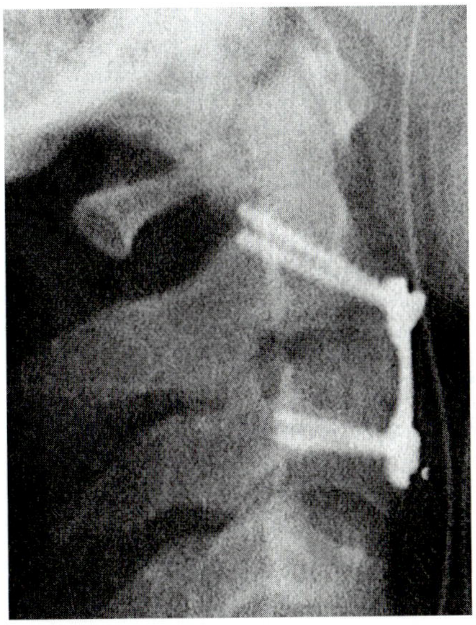

Abb. 17.50. Beispiel einer ventralen interkorporellen Plattenspondylodese im Segment C2/C3

In der Tiefe sollte nur noch das verletzte Segment subperiostal freigelegt und die Nachbarsegmente unbedingt geschont werden. Nach erfolgter Dekompression/Stabilisierung erfolgt ein mehrschichtiger Wundverschluss unter Vermeidung von größeren Wundhöhlen.

Ventraler Zugang

Der Zugang erfolgt auf Höhe des zu stabilisierenden Segments, vorzugsweise über eine quere Hautinzision. Der Zugang kann auf der rechten oder linken Seite erfolgen, wobei auf der rechten Seite der N. laryngeus recurrens eher gefährdet sein soll (Abb. 17.51).

Nach querer Durchtrennung des Platysmas und der oberflächlichen Halsfaszie wird am Vorderrand des M. sternocleidomastoideus stumpf in die Tiefe präpariert. Medial der tastbaren A. carotis und V. jugularis interna wird die tiefe Halsfaszie erreicht. Selten einmal müssen querverlaufende Schilddrüsengefäße ligiert werden. Nach Längsspaltung der prävertebralen Faszie kommen der M. longus colli und die vom vorderen Längsband bedeckte HWS zur Darstellung. Die Exposition kann mit Langenbeck-Haken oder auch mit stumpfen Selbstspreizern erfolgen (Abb 17.52 a,b).

Ventrale interkorporelle Spondylodese

Ein großer Vorteil des vorderen Zugangs besteht darin, dass Einengungen des Spinalkanals durch Knochen- oder Bandscheibengewebe schonend und unter Sicht beseitigt werden können. Man arbeitet dabei immer vom Spinalkanal weg nach ventral.

! Zur Erreichung einer interkorporellen Fusion müssen stets die verletzte Bandscheibe und die knorpeligen Endplatten entfernt werden.

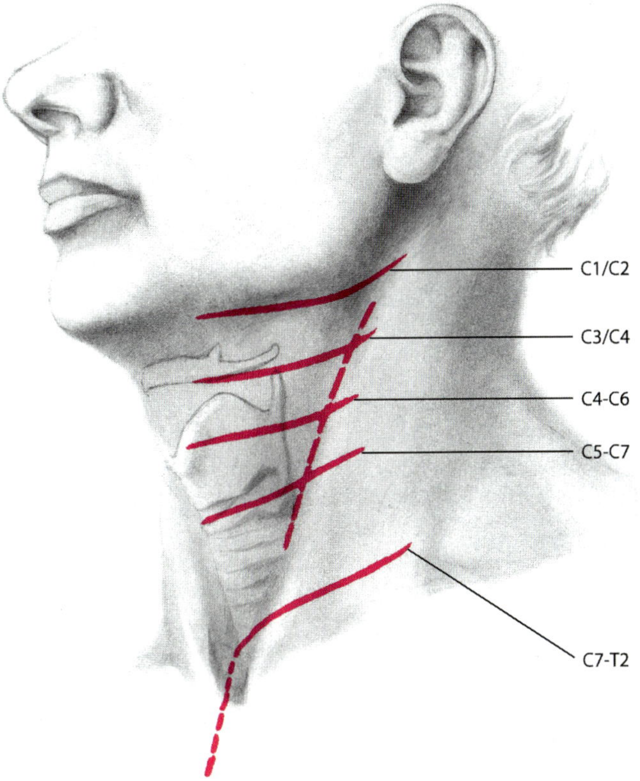

Abb. 17.51. Die Inzisionshöhe wird auf Höhe der Verletzung gewählt. Der variable Verlauf der N. laryngeus recurrens ist besonders zu beachten

Abb. 17.52 a,b. Schematische Darstellung des Zugangsweges und eingestellter Operationssitus mit Selbstspreizern

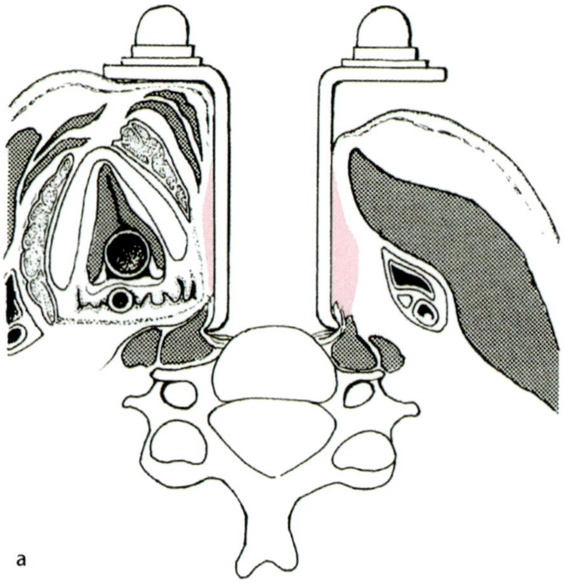

a

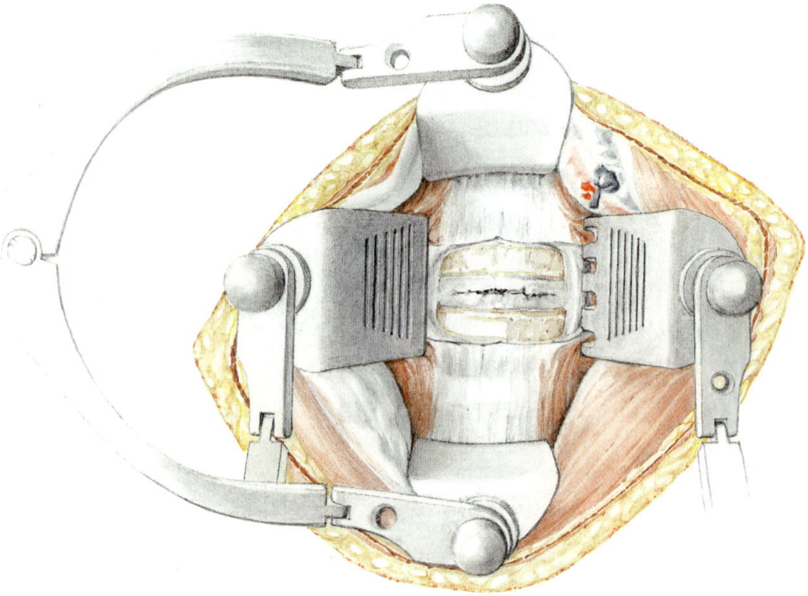

b

An den angrenzenden Grund- und Deckplatten wird die Bandscheibe mit einem Skalpell abgelöst . Mit Stanzen, Rongeuren und kleinen scharfe Löffeln (Küretten) wird der Bandscheibenraum ausgeräumt. Erst am Schluss werden die Grund- und Deckplatte entknorpelt und angefrischt (Abb. 17.53 a,b).

Ist das hintere Längsband zerrissen, muss durch sorgfältiges Austasten des Spinalkanals sichergestellt werden, dass keine Bandscheibenreste hinter den Hinterkanten des kranialen und kaudalen Wirbelkörpers liegen.

Entsprechend der Größe des Defekts wird abschließend ein bi- oder trikortikaler Knochenspan aus dem vorderen Beckenkamm entnommen und möglichst »pressfit« interkorporell eingefalzt.

Im Falle einer instabilen Wirbelkörperberstungsfraktur werden zunächst beide benachbarten Bandscheiben entfernt und anschließend der zentrale Anteil des Wirbelkörpers schachtförmig reseziert. Ist die Hinterwand intakt, kann diese belassen werden. Der interkorporelle Span ist entsprechend größer zu wählen, wobei auf ausreichende Lordosierung in den Segmenten zu achten ist.

Die Stabilisierung des Wirbelsegments erfolgt sodann mit einer Platte. Das biomechanische Prinzip ist in erster Linie die Neutralisation, weshalb winkelinstabile Platten ausreichen.

Die Platte dient dazu, ein Herausfallen des Spans zu verhindern, den Span zunächst zu komprimieren, Scherkräfte zu neutralisieren und damit für Primärsta-

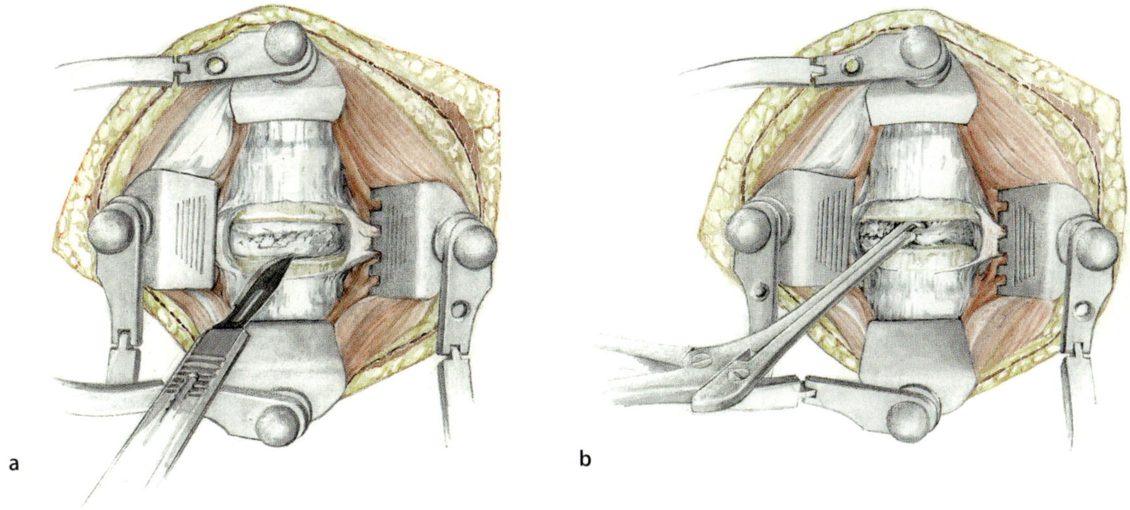

Abb. 17.53 a,b. Ausräumen der Bandscheibe mit Skalpell und Stanze

bilität zu sorgen. In letzter Zeit wurden zunehmend winkelstabile Plattensysteme entwickelt, welche Schraubenlockerungen verhindern sollen. Es besteht eine hohe intrinsische primäre Stabilität durch die Winkelstabilität zwischen Schrauben und Platte, aber die Schraubenrichtung ist im Verhältnis zur Platte fest definiert und Korrekturen der Schraubenlage sind daher nicht möglich. Der Knochenspan kann auch nicht unter axialen Druck gesetzt werden (Abb. 17.54).

- *Postoperative neurologische Verschlechterung.* Bei der Reposition von Luxationen kann es durch Verlagerung und Verschiebung von Diskus- und Knochenmaterial ebenso zu Verletzungen des Rückenmarks kommen wie intraoperativ durch instrumentelle Einwirkungen. Eine Verletzung des Rückenmarks kann durch den Bohr- und Messvorgang sowie durch zu lange, in den Spinalkanal hineinragende Schrauben zustande kommen. Die Verwendung von monokortikalen Schrauben ist daher empfehlenswert.

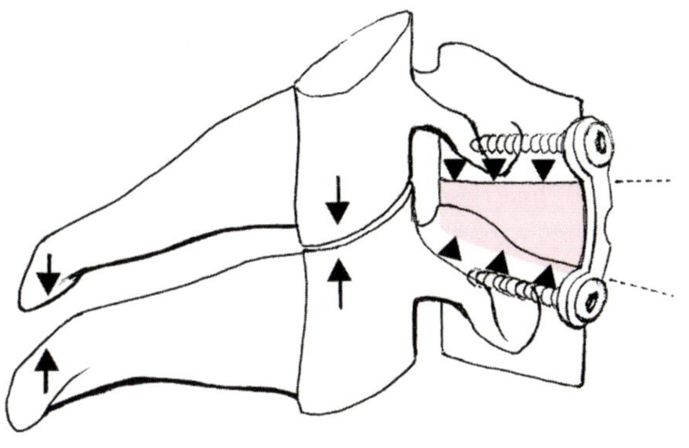

Abb. 17.54. Ein keilförmiger Span und eine vorgebogene Platte erleichtern die Lordosierung des zu stabilisierenden Wirbelsegments

Der Patient sollte postoperativ so schnell wie möglich beurteilbt werden können. Eine morphologische Abklärung mit CT und/oder MRT ist notwendig, und falls sich eine Schrauben- oder Transplantatfehllage zeigen sollte, ist sofort zu revidieren.

- *Spanpseudarthrose.* Schuld an dieser sehr seltenen Komplikation sind meist eine unvollständige Vorbereitung des Spanlagers und falsche Abmessungen des Spans. Es kann dadurch zu Implantatauslockerungen kommen. Wenn Zeichen einer segmentalen Instabilität vorliegen, wird erneut operiert und fusioniert.
- *Postoperative Behandlung.* Die Nachbehandlung erfolgt mit Halskrawatte für 6 Wochen. Eine Redon-Drainage wird nach 24–48 Stunden entfernt. Von Anfang an empfehlen wir eine Physiotherapie zur Kräftigung der Nackenmuskulatur durch Isometrie. Röntgenkontrollen sind postoperativ, nach 6 Wochen und nach einem Vierteljahr angezeigt. Die Fusion ist normalerweise nach 3–4 Monaten erreicht.

Dorsale Spondylodese

■ **Zerklagetechnik.** Grundsätzlich stehen für Stabilisierungen von dorsal Zerklagen und Plattensysteme zur Verfügung. Um die Dornfortsätze geschlungene Drähte waren ursprünglich die einzigen Implantate, um verletzte Segmente der HWS zu stabilisieren. Das Verfahren ist auch heute noch eine verbreitete Methode, vor allem auch bei Kindern. Kurzstreckige Platten haben beim Erwachsenen die Zerklagetechniken verdrängt. Bei beiden Verfahren wird von den meisten Autoren eine zusätzliche Knochenverpflanzung für unbedingt notwendig gehalten. Zerklagetechniken wie auch Platten folgen dem biomechanischen Prinzip der dorsalen Zuggurtung.

Die *Vorteile* bestehen darin, dass die Drähte sehr kostengünstig sind und kein zusätzliches Instrumentarium erforderlich ist. *Nachteile* sind die geringe Primärstabilität, und dass die Technik bei Patienten mit gebrochenen Facetten, Dornfortsatzfrakturen und/oder Laminafrakturen gar nicht oder nur unter Inkaufnahme einer Fusion zusätzlicher, gesunder Bewegungssegmente angewendet werden kann.

- *Einfache Zerklagetechnik.* Dabei wird ein Draht der Stärke 1,2 mm in Form eines Rechtecks oder achterförmig um 2 oder mehrere Dornfortsätze geschlungen. Zuvor müssen Löcher am Übergang der Basis eines Dornfortsatzes und der Lamina angelegt werden. Man kann dazu einen dünnen, rechteckig abgewinkelten Bohrer oder eine Tuchklemme benutzen. Die Dornfortsatzbasis der beiden Endwirbel wird einmal mit dem Draht umschlungen, um die Ausreißgefahr zu vermindern.
  Eine Weiterentwicklung der Technik besteht darin, einen H-förmigen Span zwischen die Dornfortsätze einzuklemmen, mit einer Zerklage zu verspannen und so eine mechanische Abstützung zu erreichen.
- *Technik mit Spickdrähten.* Bei einer weiteren Zerklagemodifikation verwendet man quere Spickdrähte mit Gewinde; sie werden durch die Knochenspäne und Dornfortsätze gebohrt und dienen den Drähten als Halt. Eine Hyperextension der HWS soll beim Anziehen der Zerklagen durch die Anwesenheit des Knochenspans vermieden werden (Abb. 17.55 a–c).

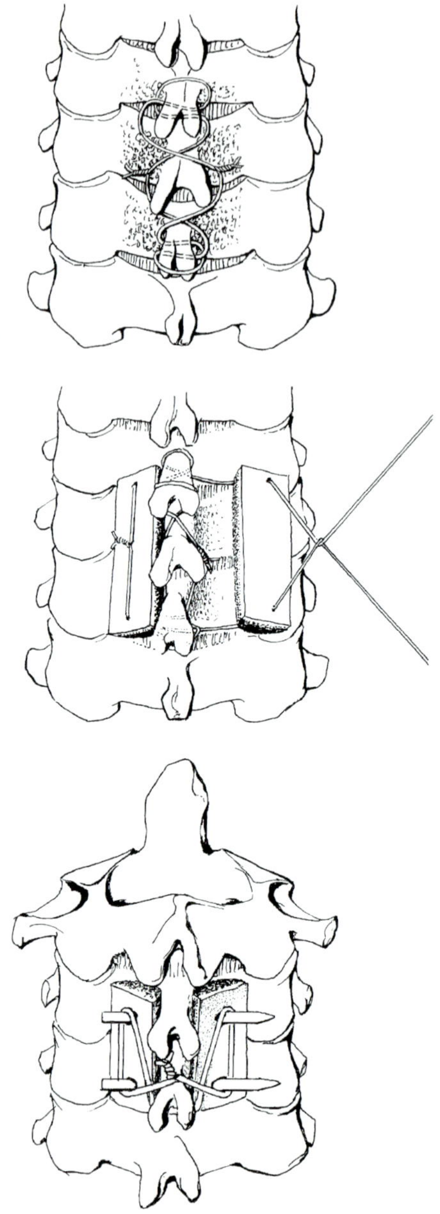

Abb. 17.55 a–c. Dorsale Zerklage- und Spananlagerungstechniken

■ **Dorsale Plattenfixation.** Alle Platten werden mit Schrauben in den Gelenkmassiven verankert. Der *Vorteil* liegt neben der höheren Primärstabilität auch darin, dass Platten auch benutzt werden können, wenn Dornfortsätze, Laminae oder Gelenkmassive zerstört sind oder fehlen.

Nachteilig ist gelegentlich, dass der Lochabstand nicht immer mit der Distanz zwischen den benachbarten Gelenkmassiven übereinstimmt. Die parallel zu den Gelenkflächen gelegte Schraubenrichtung, wie sie von Anderson angegeben wurde (Anderson et al. 1991), hat sich durchgesetzt.

Voraussetzung ist stets ein exaktes präoperatives Studium der individuellen Form der lateralen Gelenkmassive und ihrer Beziehungen zu den Neuroforamina und der A. vertebralis in der CT.

Die Richtung der Schrauben verläuft 30–40° kranial und 10° nach lateral parallel zu den Facettengelenken. Damit liegt die A. vertebralis medial der Schraubenspitze. Die Neuroforamina werden durch die Angulation nach kranial und lateral umgangen. Man bohrt durch die ventrale Kortikalis. Die Schrauben werden 1–2 mm länger gewählt als gemessen, da die Platte mit zu berücksichtigen ist. Die richtige Platte kann mit Hilfe von Schablonen herausgefunden werden. Sie wird nach der normalen HWS-Lordose gebogen. Vor dem Auflegen der Platte werden das Wirbelgelenk und der Knochen dekortiziert. Abschließend wird auch interspinal und interlaminär ein Knochentransplantat angelagert (Abb. 17.56).

■ **Stabsysteme.** Sämtliche Platten besitzen den Nachteil, dass Schrauben, die zur Verankerung verwendet werden, nur in vorgegebenen Abständen und in relativ engem Winkel zur Platte eingesetzt werden können. Nicht selten wird deshalb keine optimale Schraubenlage erreicht. Diese Gegebenheiten führten zur Entwicklung von variablen Stabsystemen (z. B. CerviFix).

Das modulare Zuggurtungssystem ist aus Titan gefertigt und besteht aus einem 3,5 mm dicken Stab, auf dem verschiedene Backen montiert und mit einer Stellschraube in beliebiger Distanz zueinander und in beliebiger Rotationsstellung fixiert werden können. Die Stäbe werden mit einer Biegezange den anatomischen Ge-

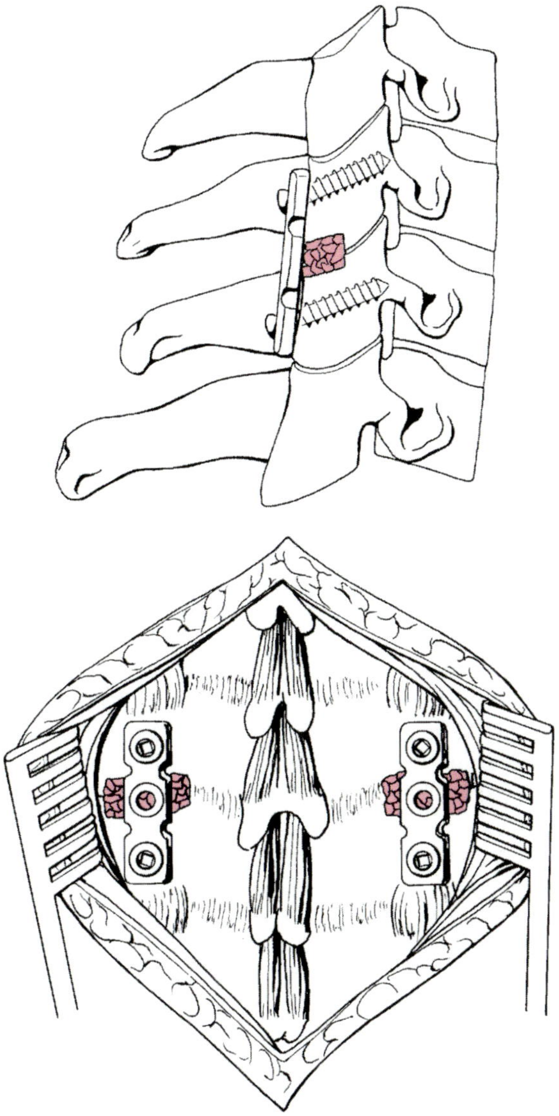

Abb. 17.56. Dorsale Stabilisierung mit Rekonstruktionsplatten

gebenheiten angepasst und mit einer Schneidezange auf die richtige Länge geschnitten. Für okzipitozervikale Fusionen wurde ein Stab geschaffen, der proximal in eine 3-Loch-3,5-mm-Rekonstruktionsplatte übergeht und eine solide Verankerung am Okziput erlaubt.

Die verschiedenen Backen ermöglichen alle Schraubenlagen, die an der oberen und unteren HWS gebräuchlich sind. Die Schraubenrichtung ist vorgegeben, die Schraube besitzt aber in der Backe einen Freiheitsgrad von 10° nach allen Seiten. Die Anwendbarkeit kann durch leichtes Schwenken der Backe auf dem Stab noch verbessert werden (Abb. 17.57).

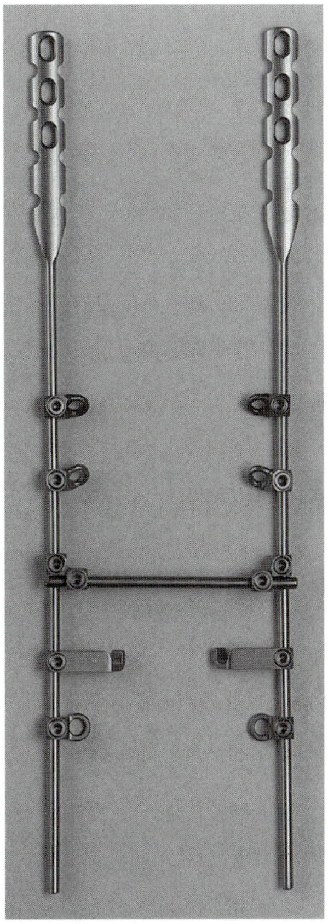

Abb. 17.57. CerviFix-Stabsystem mit winkel- und längenvariabel einstellbaren Backen zu den Längsstäben mit Querverbinder. Eine Verlängerung des Systems ist an das Hinterhaupt und an die obere BWS möglich

17.3 Verletzungen der Brust- und Lendenwirbelsäule (BLWS)

Richtung und Größe der einwirkenden Kräfte einerseits und die individuelle und altersabhängige Widerstandsfähigkeit der einzelnen Wirbelsäulenelemente andererseits bestimmen den jeweiligen strukturellen Schaden. In der Region der BLWS entstehen Verletzungen zumeist durch eine *Kombination aus Kompressions- und Flexionskräften*, während Distraktion und Rotation als Verletzungsmechanismen seltener vorkommen. Die mittlere BWS und der thorakolumbale Übergang sind am häufigsten betroffen. Wirbelserienfrakturen und Mehretagenfrakturen sind typisch und kommen in bis zu 70% der Fälle vor (Hegenbarth u. Ebel 1976; Hubbard 1974, 1976; Kewalramani u. Tori 1980 a,b; Magerl 1978; Roaf 1960).

Diagnostik

Die Frakturen können zumeist im seitlichen Röntgenbild erkannt werden. Im Zweifel kann die MRT eingesetzt werden. Dadurch können vor allem alte Verletzungen von frischen eindeutig abgegrenzt und auch das Verletzungsausmaß und die Anzahl der betroffenen Wirbel erkannt werden (Abb. 17.58).

Klassifikation

Es gibt derzeit keine allgemein anerkannte Klassifikation kindlicher thorakolumbaler Verletzungen, welche Pathomechanismus, Pathomorphologie, Verletzungsschwere und Prognose gleichzeitig berücksichtigen würde. Im Schrifttum wird zumeist nur grob zwischen Frakturen, Luxationen und Mischformen unterschieden und auf verschiedene Formen von Epiphysenverletzungen hingewiesen (Aufdermaur 1974; Gelehrter 1957; Hamilton u. Myles 1992; Hensinger 1984; Roaf 1960). Die beim Erwachsenen inzwischen weit verbreitete und anerkannte AO-Klassifikation nach Magerl lässt sich auch auf die kindliche Wirbelsäule übertragen (Kathrein et al. 1999; Magerl et al. 1994, s. unten).

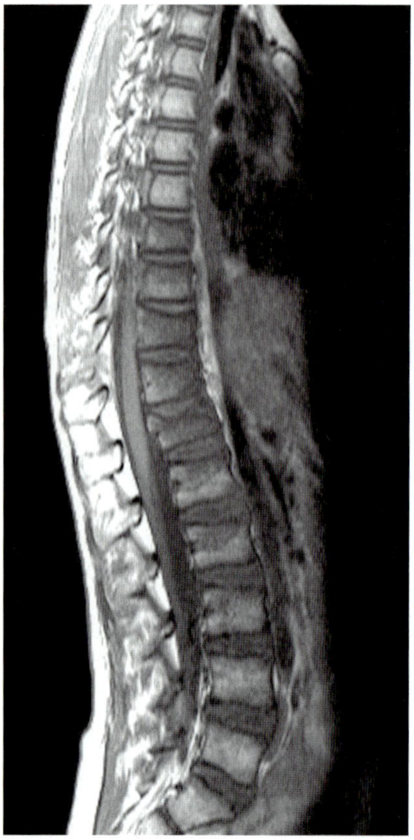

Abb. 17.58. Sagittale MRT bei einem 8-jährigen Kind nach einem schweren Skisturz. Kompressionsserienfrakturen an der unteren BWS und dem thorakolumbalen Übergang. Multiple Wirbelkörperserienfrakturen. Knochenmarködeme an 9 Wirbelkörpern sichtbar

In Hinblick auf die Prognose und die möglichen Wachstumsstörungen muss allerdings auch das *Ausmaß der Wachstumsfugenverletzungen* bedacht werde. Wenngleich die Klassifikation nach Aitken (1936) oder Salter u. Harris (1963) für die prognostische Beurteilung von Fugenverletzungen bei Röhrenknochen entwickelt wurde, hat sie auch an der Wirbelsäule ihre Bedeutung. Schwere Verletzungen der Wachstumszone rufen Wachstumsstörungen in Sinne eines vorzeitigen Fugenschlusses mit Fehlwachstum hervor.

17.3.1 Kompressionsverletzungen (Typ A)

Im klinischen Krankengut sind etwa 90% aller kindlichen thorakolumbalen Verletzungen auf Kompressionsmechanismen zurückzuführen (Hensinger 1984; Horal et al. 1972; Kathrein et al. 1999; Magerl 1978; Magerl et al. 1994; Ruckstuhl et al. 1976).

Bei axialer Belastung setzt sich zunächst der Druck auf den Diskus und die dicken knorpeligen Endplatten fort. Mit zunehmendem Lebensalter verläuft die Druckübertragung mehr über den Faserring und den Bereich der Randleisten (Hubbard 1974; Roaf 1960).Erste strukturelle Schäden entstehen eher am Wirbelkörper und an der Endplatte als an der Bandscheibe selbst. Wird die knorpelige Endplatte verletzt, können Berstungsbrüche verschiedenen Ausmaßes wie beim Erwachsenen entstehen (Kathrein et al. 1999; Roaf 1960).

Als diskrete radiologische Zeichen einer *Impaktionsfraktur (A 1.1)* finden sich eine Abflachung oder wannenförmige Eindellung der ursprünglich zumeist konvexen Deckplattenkontur sowie eine subchondrale Spongiosaverdichtung. Die Wirbelsäulenachse ist zumeist dadurch nicht betroffen.

Die *Keilkompressionsfraktur (A 1.2)* zeigt im Gegensatz dazu bereits eine deutliche Erniedrigung der Vorderkantenhöhe. Die Deck- und/oder die Grundplatte kann eingestaucht sein und die Wirbelkörpervorderwand ausgebaucht erscheinen. Die Keildeformität kann in der sagittalen und/oder in der frontalen Ebene vorliegen (Abb. 17.59 a,b).

Spaltfrakturen (A 2.1 bis A 2.3) werden bei Kindern nur äußerst selten beobachtet.

Kommt es zu einer Fraktur der Endplatte, einer Impressions-Spalt-Fraktur oder einer inkompletten Berstungsfraktur *(A 3.1)* kann Diskusmaterial in die Wirbelkörperspongiosa eingepresst werden. Im Verlauf kann das radiologische Bild wie Schmorl-Knötchen beim Morbus Scheuermann anmuten und eine Differenzierung im Einzelfall schwierig sein (Begg 1954; Pouliquen et al. 1997; Abb. 17.60 a,b).

Transepiphysäre Frakturen und Crush-Verletzungen der Epiphyse sind möglich und können entsprechende Wachstumsstörungen vor allem durch einen asymmetrischen vorzeitigen Fugenschluss nach sich ziehen.

Komplette Berstungsbrüche (A 3.3) sind bei Kindern äußerst selten, dann aber zumeist mit schweren neurologischen Störungen vergesellschaftet (Burke 1974; Hegenbarth u. Ebel 1976; Horal et al. 1972; Hubbard 1974; Abb. 17.61 a,b).

Kompressionsbedingte, isolierte Diskusverletzungen, wie Bandscheibenvorfälle, werden mit Ausnahme der kombinierten Diskus-Ringapophysen-Läsionen des Adoleszenten beim Kind so gut wie nie beobachtet (Horal et al. 1972; Keller 1974; Takata et al. 1988).

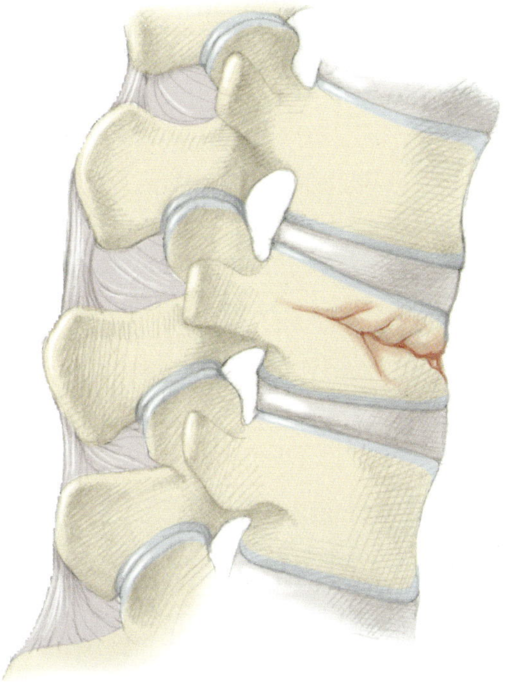

a

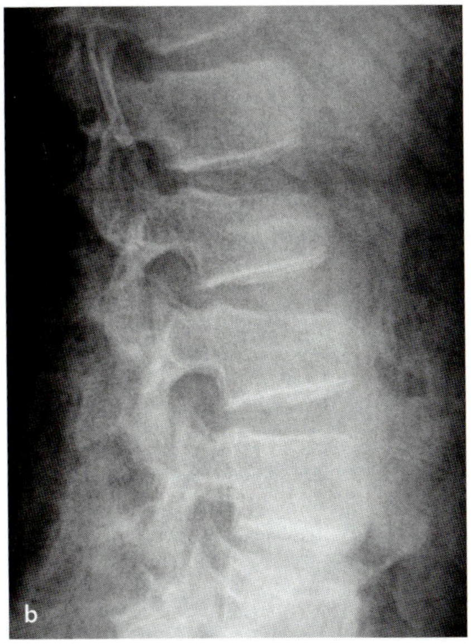

Abb. 17.59. a Schematische Darstellung einer Keilkompressionsfraktur (A1) an der BLWS. Die benachbarten Endplatten sind durch die Frakturen nicht betroffen. **b** Klinisches Beispiel einer L1- und L2-Keilkompressionfraktur. Im Röntgenbild ist die Spongiosaeinstauchung als horizontale Verdichtung in den Wirbelkörpern sichtbar

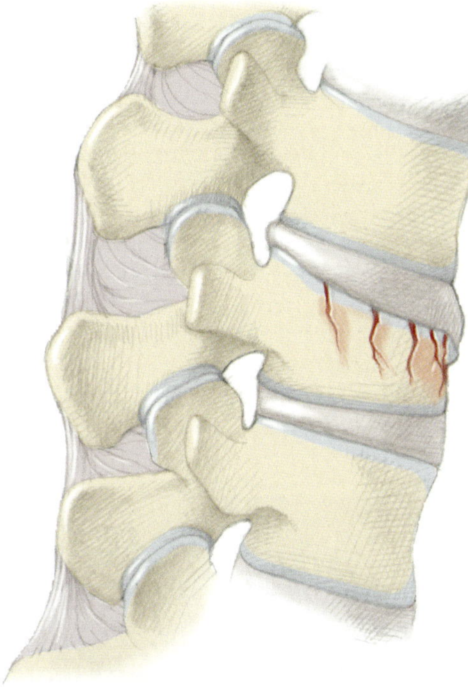

a

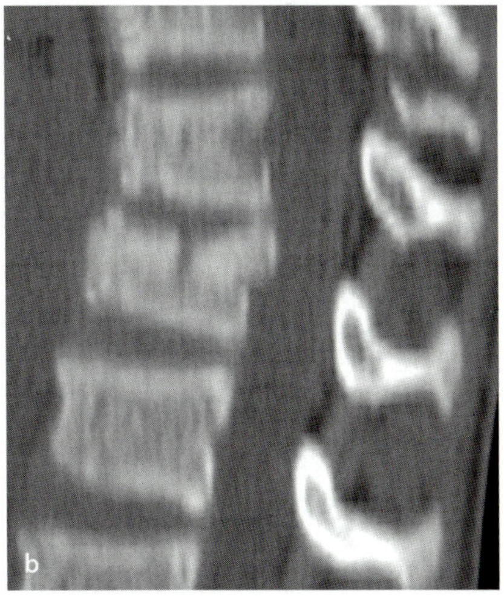

Abb. 17.60. a Schematische Darstellung eines inkompletten Berstungsbruches (A 3.1.) beim Kind. Die knorpelige und auch die knöcherne Endplatte sind frakturiert. **b** Inkompletter Berstungsbruch am thorakolumbalen Übergang, Fragmentierung der Wirbelkörperendplatte. Der Wirbelkörper ist keilförmig deformiert

Abb. 17.61. **a** Schematische Darstellung eines kompletten Berstungsbruches (A 3.3.) beim Kind. An beiden Endplatten des betroffenen Wirbels liegen Knorpel-Knochen-Frakturen vor. **b** Sagittale CT-Rekonstruktionen bei einem kompletten Berstungsbruch des 1. LWK bei einem 12-jährigen Kind. Der Wirbelkörper ist fragmentiert, Deck- und Grundplatte sind frakturiert. Zusätzlich besteht eine Subluxationsstellung an den kleinen Wirbelgelenken und ein Hinterwandausbruch mit Einengung des Spinalkanals

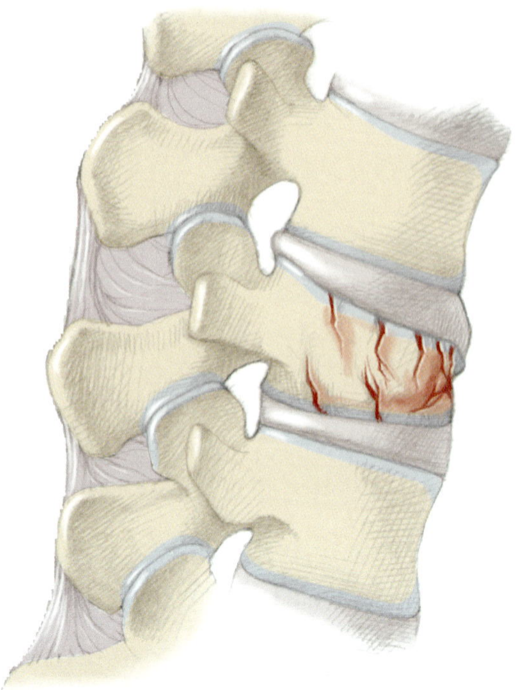

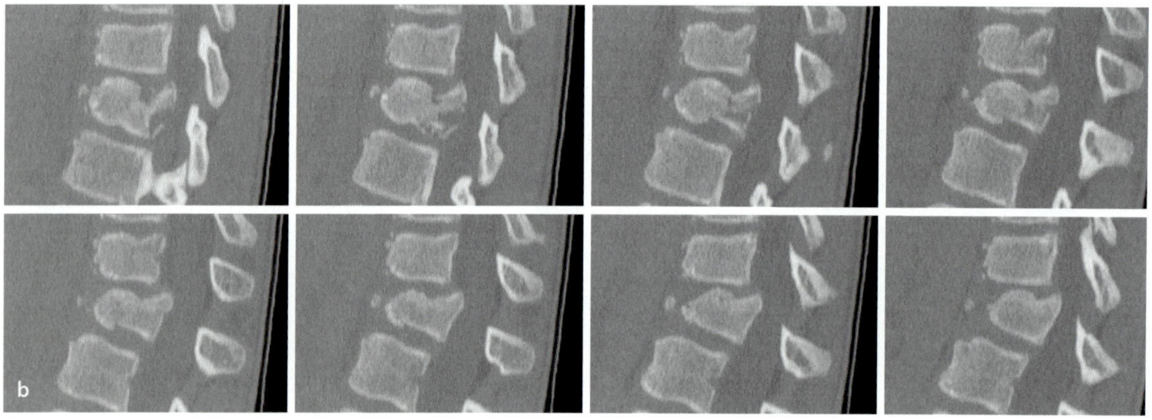

17.3.2 Distraktions- und Rotationsverletzungen (Typ B und C)

Die elastische kindliche Wirbelsäule ist gegenüber Distraktions- und Scherbelastungen nur begrenzt widerstandsfähig. Dorsal kann es zu interspinalen Bandrupturen oder Frakturen der zarten Bögen kommen. Vor dem 6. Lebensjahr stellen auch die neurozentralen Synchondrosen, die knorpeligen Verbindungen von Bögen zu Wirbelkörpern, eine mechanische Schwachstelle dar (Carrion et al. 1996).

Hyperextensions- oder Hyperflexionsbelastungen können zu traumatischen Spondylolysen durch Frakturen der Interartikularregion der Bögen führen (Hegenbarth u. Ebel 1976; Roche 1948; Sullivan u. Bickel 1960; Wiltse 1962).

An der vorderen Säule stellt die Ossifikationszone der Wirbelkörperendplatten eine Prädilektionsstelle für Zerreißungen oder Abscherverletzungen dar. Diskus und anhaftende knorpelige Endplatte lösen sich vom Wirbelkörper im Sinne einer Aitken-I- oder Salter-Harris-I/II-Verletzung ab.

Diagnostik

Radiologisch sind die Verletzungen nur schwer nachweisbar, daher können diese Verletzungen der Röntgendiagnostik leicht entgehen. Die MRT kann hilfreich sein. Gelegentlich werden die Verletzungen erst autoptisch erkannt (Aufdermaur 1974; Abb. 17.62 a–c, Abb. 17.63 a–c).

Typ-C-Verletzungen entstehen durch *Verletzung rotationssichernder Elemente* wie Bandscheiben, intervertebralen Bandverbindungen, Quer- und/oder Gelenk-

Abb. 17.62. a Schematische Darstellung einer beidseits verhakten Luxation (B 1.2.), Abscherung der Endplatte. **b** 7-jähriges Kind nach Flexions-Distraktions-Verletzung: beidseitige Verhakung auf Höhe D11/D12 mit »rettendem Bogenbruch«, Subluxationsstellung 11 über 12, dorsal erweiterter interspinaler Abstand. **c** Intraoperativer Situs: Die überknorpelten Gelenkfacetten von D12 liegen vor. Die Gelenkfortsätze von D12 sind darüber verhakt. Interspinales zerrissenes Bandgewebe wurde bereits reseziert

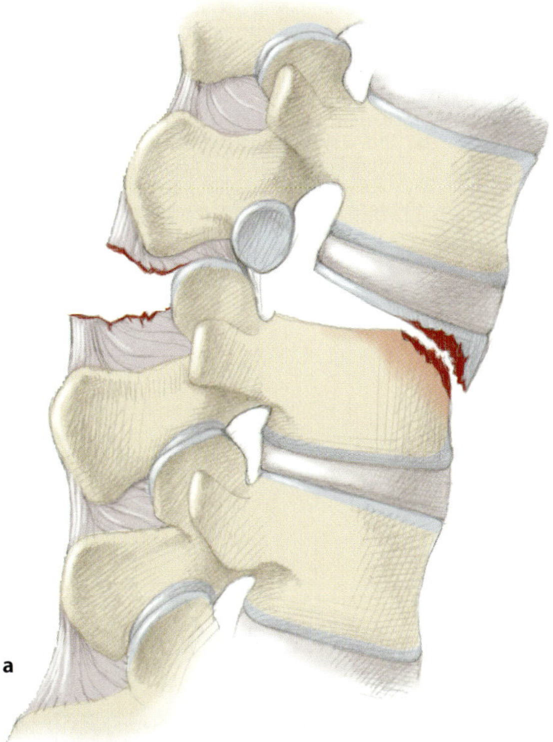

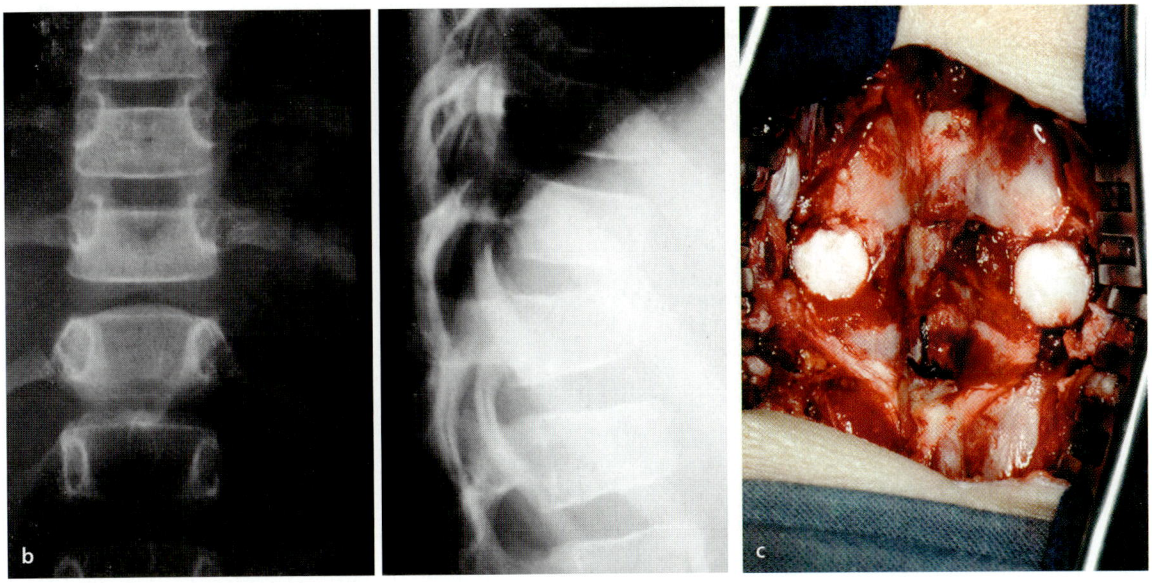

fortsätze. Dabei handelt es sich in aller Regel um multidirektionale Instabilitäten als Ausdruck eines massiven Traumas. Schwerwiegende Begleitverletzungen sind die Regel (Aufdermaur 1974; Hamilton u. Myles 1992; Penning et al. 1987).

Therapie und Prognose

Die Therapie bei *stabilen Kompressionsfrakturen (A 1)* erfolgt konservativ. Von einigen Autoren wird eine symptomatische funktionelle Therapie mit anfänglicher Bettruhe und anschließender Mobilisation empfohlen (Horal et al. 1972; Hubbard 1976; Probst 1972; Vinz 1964). Andere Autoren raten zu einer Behandlung durch Reposition und Gipsmiederanlage (Blount 1974; Böhler 1951; Maurer et al. 1970; Pouliquen et al. 1997). Üblicherweise kann bei stabil eingestauchten Wirbelkörperfrakturen keine nennenswerte Reposition durch Längszug und/oder Lordosierung erreicht werden. In größeren Serien konnten daher auch langfristig keine signifikanten klinischen oder radiologischen Unterschiede beider Therapieverfahren festgestellt werden (Hubbard 1974; Jamshidi et al. 1983). Als Argument für eine Retention im

Abb. 17.63. **a** Schematische Darstellung einer traumatischen Flexionsspondylolisthese (B 2.2). Fraktur entlang der Interartikularportion, osteokartilaginäre Segmentlösung ventralseitig. **b** 2D-Rekonstruktion der unteren BWS bei einem 6-jährigen Kind. Das Kind war als angegurteter Beifahrer bei einem Frontalzusammenstoß verletzt worden. Es zeigte sich eine Fraktur in der Interartikularportion von D10. Eine inkomplette osteokartilaginäre Lösung entlang der Grundplatte von D10 ist sichtbar. **c** Die Kryosektion bestätigt die osteokartilaginäre Ablösung entlang der knorpeligen Endplatte an D10, der Diskus selbst erscheint unverletzt

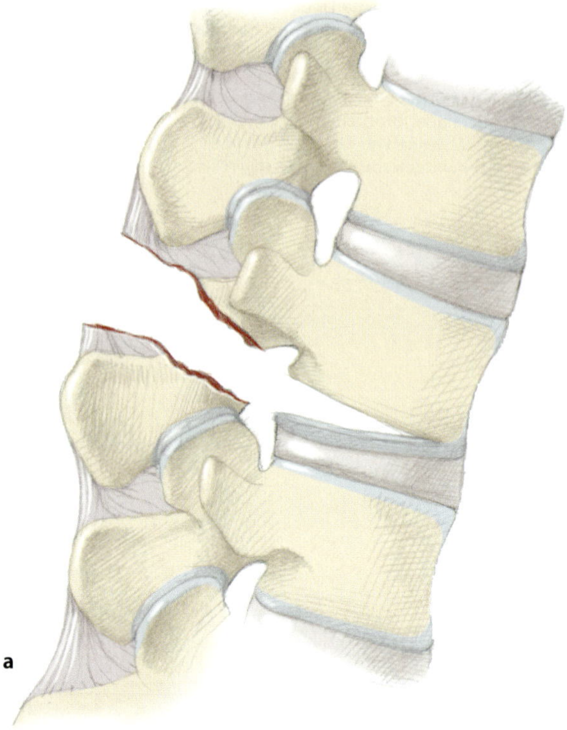

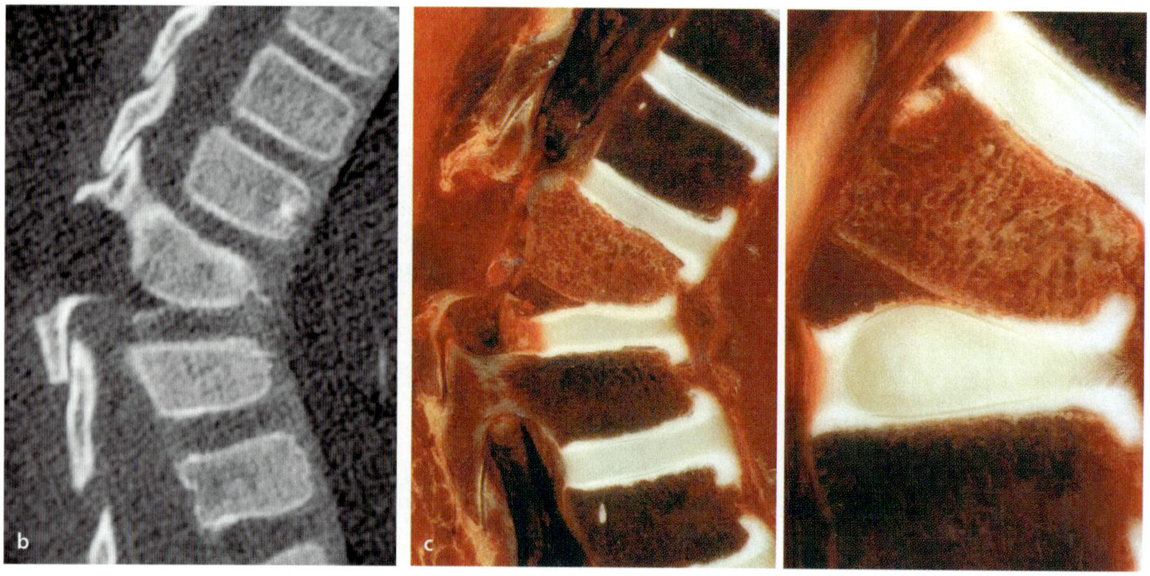

Mieder führen einige Autoren an, dass damit ein weiterer Korrekturverlust verhindert und die geschädigten Fugen entlastet würden (Gelehrter 1957; Povacz 1969).

Bei stabilen Keilkompressionsfrakturen empfehlen wir die konservativ-funktionelle Therapie, bestehend aus anfänglicher Bettruhe und ggf. begleitender Schmerztherapie und anschließender frühzeitiger Mobilisation.

Bei *instabilen Berstungsfrakturen (A 3)* – sofern keine neurologischen Schädigungen vorliegen – werden allgemein die Reposition und die Retention im Mieder befürwortet. Je älter die Kinder sind, desto eher wird man sich zu einer Therapie entschließen, die der des Erwachsenen entspricht (Abb. 17.64 a,b).

Instabile Distraktions- und Rotations-/Scherverletzungen (B- und C-Typen) machen ein frühzeitiges operatives Vorgehen notwendig. Subluxationen und Luxationsfrakturen weisen ein hohes Risiko zur Entwicklung schwerer postraumatischer Deformitäten auf. Luxationen sind zudem meistens mit gedeckten Maßnahmen

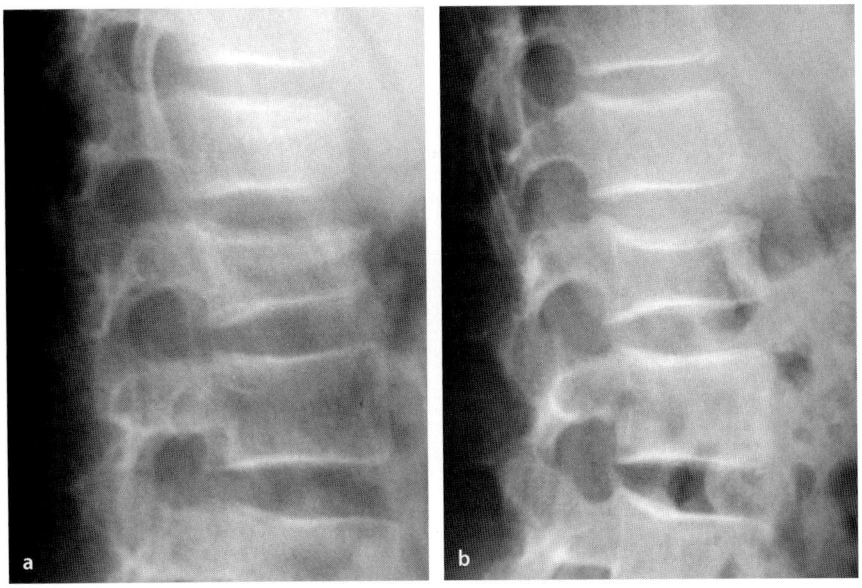

Abb. 17.64 a,b. Seitliches Röntgen beim 8-jährigen Kind nach axialem Stauchungstrauma, LWK-2-Keilkompressionsfraktur mit Verdichtung der Wirbelkörperspongiosa, aufgehobene Lendenlordose; das Kind wurde konservativ-funktionell behandelt. Röntgenkontrolle nach einem Jahr zeigt ein deutliches Remodeling, wobei die Lendenlordose nahezu wiederhergestellt erscheint

nicht reponierbar. Es gelten ähnliche Behandlungskonzepte wie beim Erwachsenen (Bollini 1993; Reid et al. 1990).

Bei *Berstungsbrüchen mit Neurologie* werden die Dekompression des Duralsackes/Rückenmarks und die Stabilisierung empfohlen. Möglichst kurzstreckige Stabilisierungen und Fusionen werden angestrebt. In der Regel wird dabei den dorsalen Stabilisierungstechniken der Vorzug gegeben. Zum Einsatz kommen bei sehr kleinen Kindern Zerklagen an den hinteren Wirbelelementen, allenfalls zuggurtende oder schienende Platten, zunehmend aber auch winkelstabile Pedikelsysteme. Wie auch beim Erwachsenen empfiehlt es sich, eine autologe Spongiosa-/Spananlagerung an die Bogen- und Dornfortsätze vorzunehmen. Bei größeren ventralen Defekten ist im Einzelfall eine Spaninterposition durchaus zu überlegen. Winkelstabile Systeme haben sich zur Stabilisierung bewährt (Abb. 17.65 a,b, Abb. 17.66 a–e, Abb. 17.67 a–e).

Die *Prognose* thorakolumbaler Wirbelsäulenverletzungen bei Kindern gilt als sehr gut, vorausgesetzt es liegen keine neurologischen Störungen vor. Die generell hohe Wachstums-, Heilungs- und Korrekturpotenz dürfte dafür wesentlich sein. Kompressionsfrakturen ohne Deckplattenfrakturen (A 1.1, A 1.2) gelangen fast ausschließlich zu einer Restitutio ad integrum (Povacz 1969; Ruckstuhl et al. 1976). Die Ausheilung einer anfänglichen Deformität kann im betroffenen Wirbel selbst oder regional durch übermäßiges Wachstum der Nachbarwirbel geschehen. Sagittale Keildeformitäten

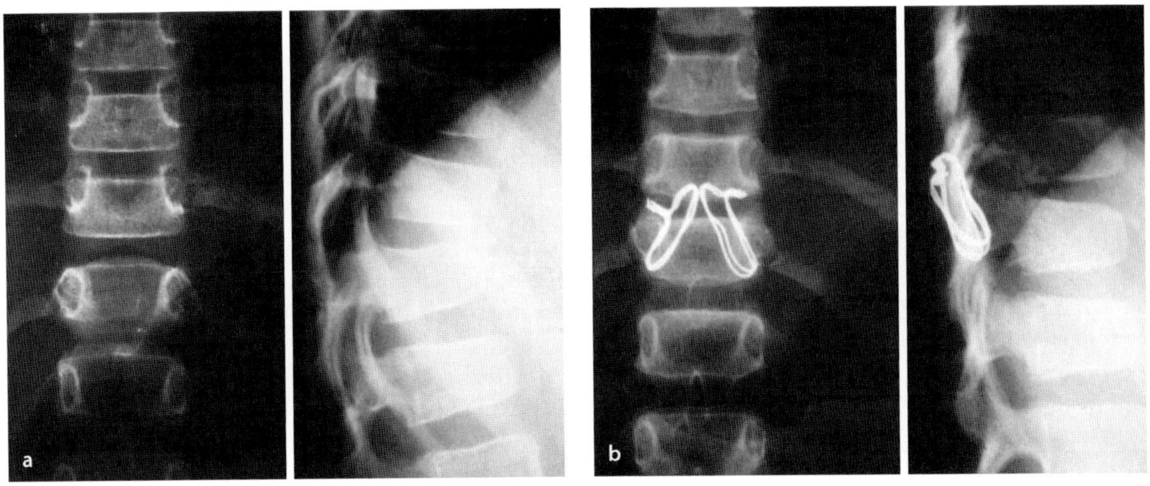

Abb. 17.65 a,b. Beidseits verhakte Luxation Th11/Th12 bei einem 7-jährigen Kind nach Flexions-Distraktions-Trauma. Es erfolgte eine offene Einrichtung der Luxation, Stabilisierung mit subligamentären Drähten

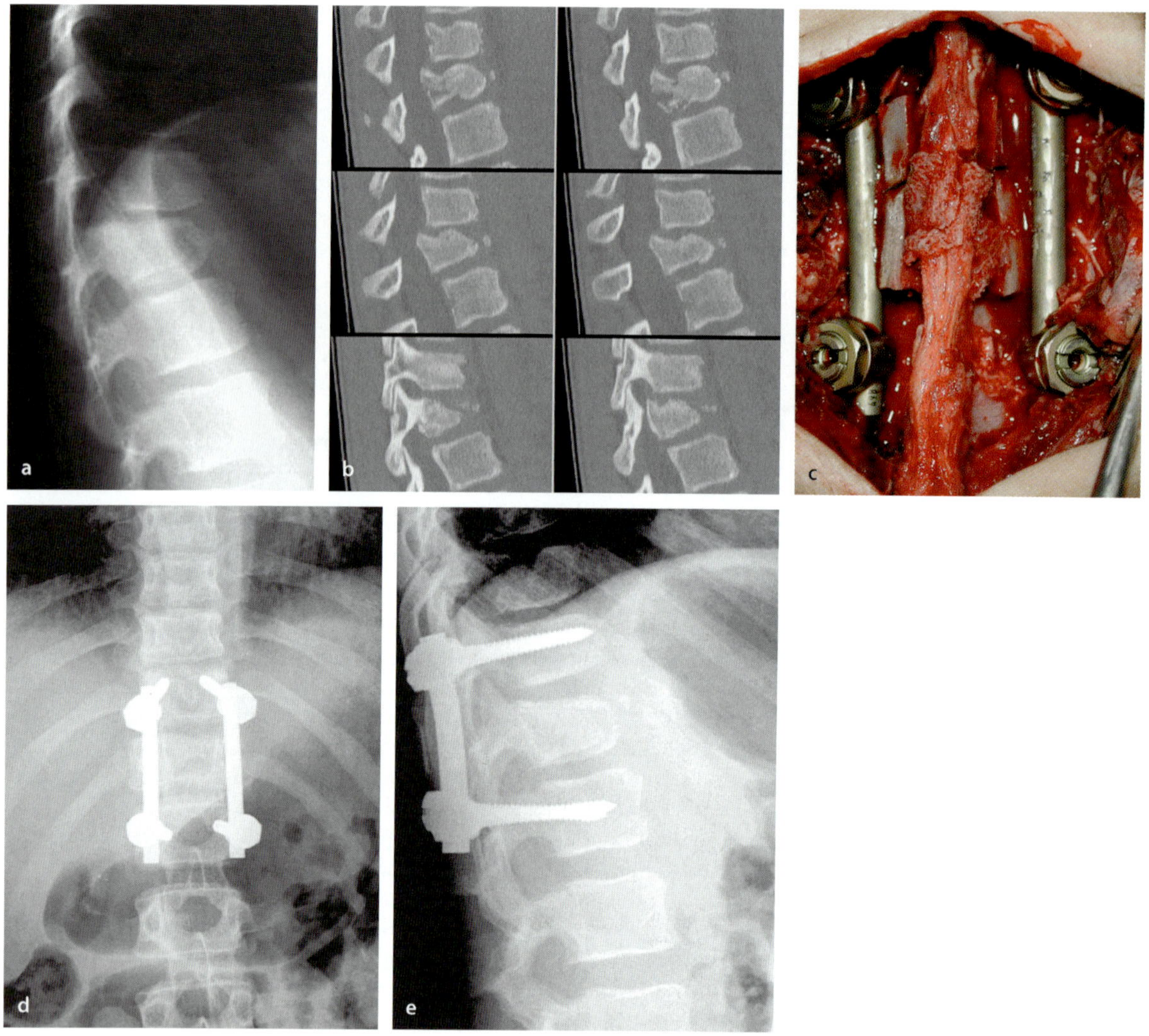

Abb. 17.66. **a** Seitliche Röntgenaufnahme bei einem 12-Jährigen. Kompletter Berstungsbruch von Th12, Subluxationsstellung Th11 über Th12, radiologisch bereits Hinweise für einen Ausbruch der Hinterwand von D12. **b** Sagittale Rekonstruktionen zeigen eine Berstungsfraktur (A 3.3) mit Beteiligung beider Endplatten. **c** Intraoperativer Situs nach Stabilisierung mit einem Fixateur interne und Anlagerung von kortikospongiösen Spänen an die Bögen Th11 und Th12. **d** Postoperative Röntgenkontrolle des thorakolumbalen Übergangs zeigt achsengerechte Stellung und günstige Implantatlage. **e** Seitliche Röntgenaufnahme des thorakolumbalen Übergangs, wiederhergestellte Achse. Der betroffene Wirbelkörper Th12 ist noch leicht keilförmig deformiert

werden besser korrigiert als skoliotische Knickbildungen (Dubousset 1993; Gelehrter 1957; Hubbard 1976; Magerl 1978).

Verschiedene Autoren konnten bei Nachuntersuchungen über ausgezeichnete klinische und auch radiologisch Ergebnisse berichten (Horal et al. 1972; Kathrein et al. 1999; Ruckstuhl et al. 1976).

Die Abhängigkeit der individuellen Korrekturpotenz vom Skelettalter konnte von Pouliquen et al. (1997) nachgewiesen werden. Sie zeigten, dass man anhand des Risser-Schemas die Korrekturfähigkeit abschätzen kann und dass ab einem Grad 3 bereits vor dem Wachstumsabschluss mit keiner wesentlichen Korrekturpotenz mehr zu rechnen ist (Horal et al. 1972; Pouliquen et al. 1997; Sullivan u. Bickel 1960).

Wachstumsfugenverletzungen sind immer als problematisch einzustufen. Spontane posttraumatische Segmentfusionen werden allerdings selten beobachtet (Gelehrter 1957; Roaf 1960; Shrosbree 1978).

Distraktionsverletzungen neigen wie bei Erwachsenen zu chronischer Instabilität und kyphotischer Knickbildung oder translatorischer Verschiebung. Auch unerkannte oder unbehandelte ossäre dorsale Zerreißungen können zu progredienten Fehlstellungen

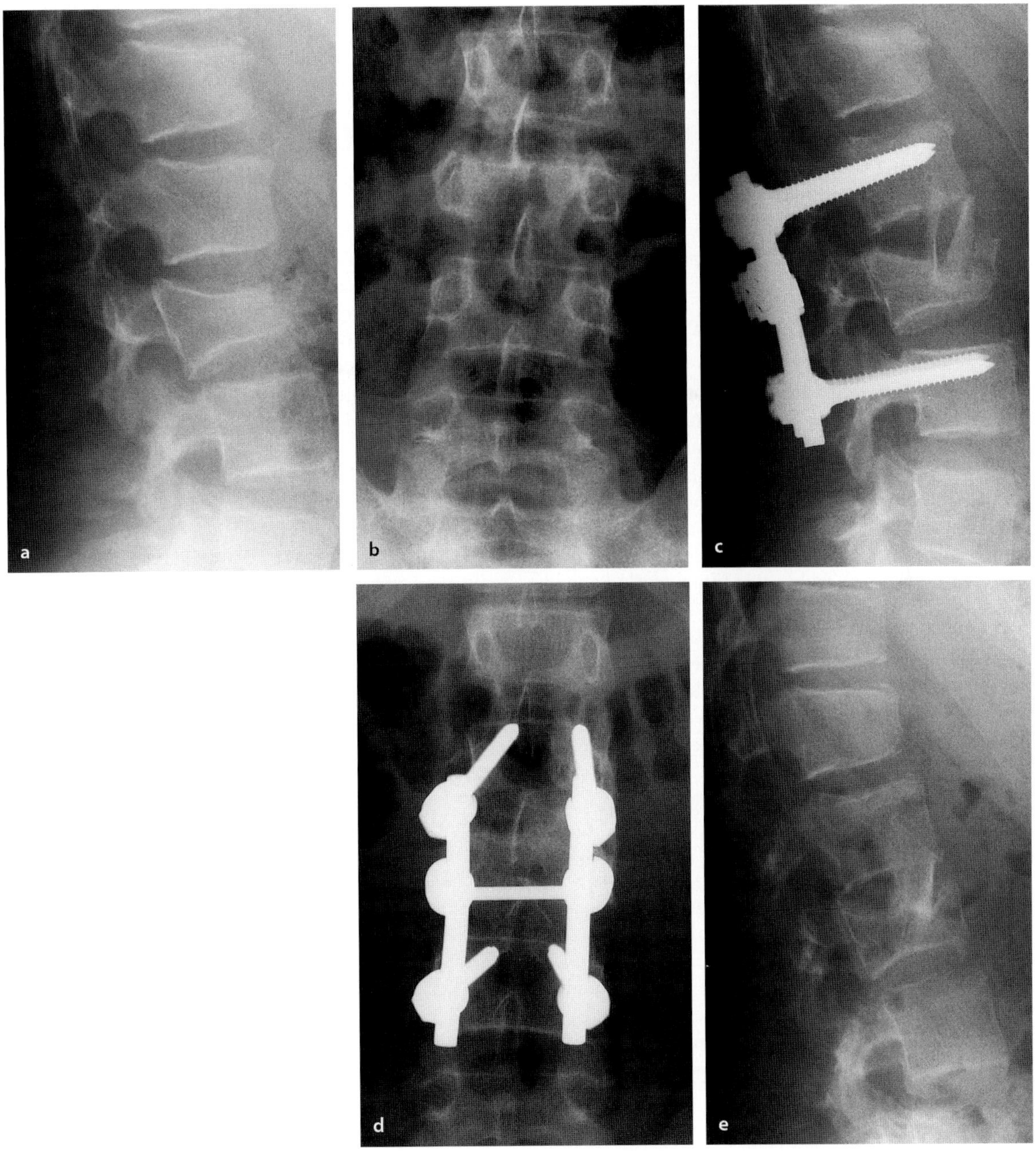

Abb. 17.67. a,b Keilkompressionsfraktur LWK 3 bei einem 12-jährigen Mädchen mit mehr als 50% Höhenverlust der Vorderkante, zusätzlich Deckplattenimpression Th12 und L1. Geschlossen war kein Aufrichten der keilförmig deformierten Wirbelkörper erreichbar. **c,d** Es erfolgte eine dorsoventrale Rekonstruktion, instrumentelle Reposition und Stabilisierung mit Fixateur interne und ventrale interkorporelle Fusion L2/L3 mit autogenem Beckenkammspan. **e** Bei Implantatentfernung nach einem halben Jahr zeigte sich der interkorporelle Span knöchern eingeheilt bei unveränderter Achsenstellung im Segment

führen. Daher bedürfen sie einer engmaschigen röntgenologischen Verlaufskontrolle, ggf. einer frühzeitigen operativen Stabilisierung.

Die *Prognose bei neurologischen Störungen* wird nicht besser als beim Erwachsenen angegeben. Eine besondere Problematik besteht darin, dass es bei Kindern frühzeitig zu paralytischen, aber auch durch asymmetrische Spastik verursachte Kyphoskoliosen kommen kann. Diese sind umso ausgeprägter, je jünger die Kinder zum Unfallzeitpunkt sind (Audic u. Maury 1969; Bannizia von Bazan u. Paeslack 1977; Kewalramani u. Tori 1980 b; Mayfield et al. 1981; Melzak 1969).

17.3.3 Therapie der Brust- und Lendenwirbelsäulenverletzungen

Konservative Therapie

Bei der konservativen, funktionellen Behandlung von Verletzungen der thorakolumbalen Wirbelsäule stehen sich heute noch 2 unterschiedliche Konzepte gegenüber:

- die *funktionelle Therapie* mit Verzicht auf jede Art der Reposition sowie
- die *Einrichtung einer Fraktur* mit folgender Retention im Gipsverband.

Funktionelle Behandlung nach Magnus

Das Konzept beruht auf der Annahme, dass der überwiegende Teil der Wirbelkörperfrakturen der BWS und LWS trotz Reposition und Retention durch Spongiosaverdichtung *eingestaucht bleibt* oder allmählich wieder in die Fehlstellung zusammensintert und man deshalb auf jegliche Reposition verzichten kann (Magnus 1931). Stattdessen wird eine frühzeitige funktionelle Behandlung empfohlen. In der anfänglichen Liegephase – ihre Dauer hängt von der Stabilität der Wirbelkörperhinterwand ab – wird der Verletzte auf einer festen Matratze nur flach auf dem Rücken oder leicht lordosierend gelagert. Eine intensive physiotherapeutische Übungsbehandlung ist integraler Bestandteil dieser Therapie.

Reposition, Retention und Übungsbehandlung nach Böhler (1951)

Diese Behandlung zielt darauf ab, eine frühzeitige Schmerzreduktion und eine dauerhafte Verbesserung der Achsenfehlstellung durch Reposition und Retention der Wirbelkörperfraktur zu erreichen.

Die Kompressionsfrakturen bei Kindern sind allerdings zumeist besonders verdichtet und irreponibel eingestaucht, sodass eine Reposition des Wirbelkörpers nicht regelmäßig gelingt. Über das Remodeling der Wirbelkörper im Behandlungsverlauf ist wenig bekannt.

Brustwirbelsäule

Für Frakturen der BWS wird von L. Böhler (1951) ebenfalls eine funktionelle Behandlung empfohlen, da Frakturen in diesem Wirbelsäulenabschnitt nach Reposition im Mieder nicht dauerhaft retinierbar sind.

Thorakolumbaler Übergang

Die Reposition und Anlage des Gipsverbandes wird bei wachem Patienten durchgeführt. Oft kann auf Schmerzmittel verzichtet werden, da der Patient das Einrichten als schmerzmindernd empfindet.

Bevorzugt wird der dorsale Durchhang, in dem zunächst ein Längszug an allen 4 Extremitäten ausgeübt wird und anschließend durch Lordosierung über einen Gurt unter Bildwandlerkontrolle die Reposition vorgenommen wird. Der Längszug ist bei gebrochener Hinterwand die wichtigste Maßnahme.

Der Gipsverband muss an Sternum, Symphyse und dem thorakolumbalen Übergang sowie in der Lendenlordose eng anliegen und gut abstützen.

Achselhöhlen und Leistenbeugen müssen so weit ausgeschnitten werden, dass die Schultern frei beweglich sind und die Hüften 90° gebeugt werden können. Über dem Bauch wird ein längsovales Fenster geschnitten. Ein schmales Fenster über den Dornfortsätzen des thorakolumbalen Übergangs wird zur Vermeidung von Druckstellen angelegt.

Die Mobilisation und Übungsbehandlung sind nach Abklingen der Schmerzen, zumeist am Tag nach der Aufrichtung bereits möglich. Ambulant finden wiederholte Mieder- und Röntgenkontrollen zunächst in zwei-, dann in vierwöchigen Abständen statt, wobei der Gipsverband bei Lockerung gewechselt werden muss. Die Gipsbefristung liegt zwischen 6–12 Wochen, abhängig von der Verletzungsform, Anzahl der betroffenen Wirbel und dem Patientenalter. Spezielle Physiotherapie ist beim Kind zumeist nicht notwendig.

Operative Therapie

Operative Stabilisierungen werden im Kindesalter nur bei gravierenden, irreponiblen Achsenfehlstellungen, bei schweren Berstungsfrakturen, bei ligamentären Typ-B- und bei Typ-C-Verletzungen als indiziert angesehen. Subluxationen und Luxationsfrakturen haben ein hohes Risiko für die Entwicklung schwerer posttraumatischer Deformitäten. Je älter die Kinder sind, desto eher wird man sich zu einer operativen Therapie entschließen. Es werden möglichst kurzstreckige Stabilisierungen und Fusionen angestrebt. In der Regel wird dabei den dorsalen Stabilisierungstechniken der Vorzug gegeben. Zum Einsatz kommen bei sehr kleinen Kindern Zerklagen an den hinteren Wirbelelementen, allenfalls zuggurtende oder schienende Platten, zunehmend aber auch winkelstabile Pedikelsysteme. Wie auch beim Erwachsenen empfiehlt es sich, eine autologe Spongiosa-/Spananlagerung an die Bogen- und Dornfortsätze vorzunehmen. Verbleiben an der vorderen Säule größere Defekte oder ist ein wesentlicher postoperativer Winkelverlust zu erwarten, kann in Einzelfällen auch eine ventrale zusätzliche Spanabstützung notwendig und sinnvoll werden.

Dorsaler Zugang

Nach Bauchlagerung des Patienten auf einem Wirbelsäulenkissen, empfiehlt sich die exakte Lokalisation der Verletzungshöhe mit dem Bildwandler. Der Zugang erfolgt streng median bis auf die Dornfortsatzreihe. Die Fascia thoracolumbalis wird paramedian beidseits längs eröffnet und daraufhin die autochtone Rückenmuskulatur subperiostal von den Dornfortsätzen und den Wirbelbögen bis lateral der Gelenke abpräpariert.

Auf mögliche Frakturen der dorsalen Wirbelelemente oder interspinale Zerreißungen ist besonders zu achten. Leicht umsetzbare, scharfe Wundspreizer eignen sich zur Exposition des Operationsfeldes am besten. Der Wundverschluss erfolgt dreischichtig, wobei eine sub- und epifasziale Drainage für mindestens 24 Stunden notwendig ist (Abb. 17.68 a,b).

Zerklagetechnik

Bei kleinen Kindern können zumeist wegen sehr dünnen Weichteile am Rücken, aber auch wegen sehr engen Pedikeln kaum Schraubenverankerungen von Implantaten vorgenommen werden. Da es sich bei den Operationsindikationen zumeist um dorsale Zerreißungen (Typ-B-Verletzungen) handelt und die Verletzungen üblicherweise sehr rasch ausheilen, genügen häufig zuggurtende Zerklagen um die Dornfortsätze oder um die Wirbelbögen. Gelegentlich können auch Zuggurtungsschlingen um die Querfortsätze geführt werden. Neben den üblichen 1,2 mm-Stahldrähten setzen sich Titankabel zunehmend durch, da sie einfacher zu handhaben sind und außerdem eine weitere MRT-Diagnostik erleichtern. Bei dorsalen, knöchernen Wirbelbogenzerreißungen ist eine autologe Knochenanlagerung zumeist nicht notwendig. Bei intraligamentären Zerreißungen sollte eine segmentale, interlaminär-interspinale Spongiosaanlagerung erfolgen. Eine zusätzliche Ruhigstellung in einem Gipsmieder oder Brace ist meistens notwendig.

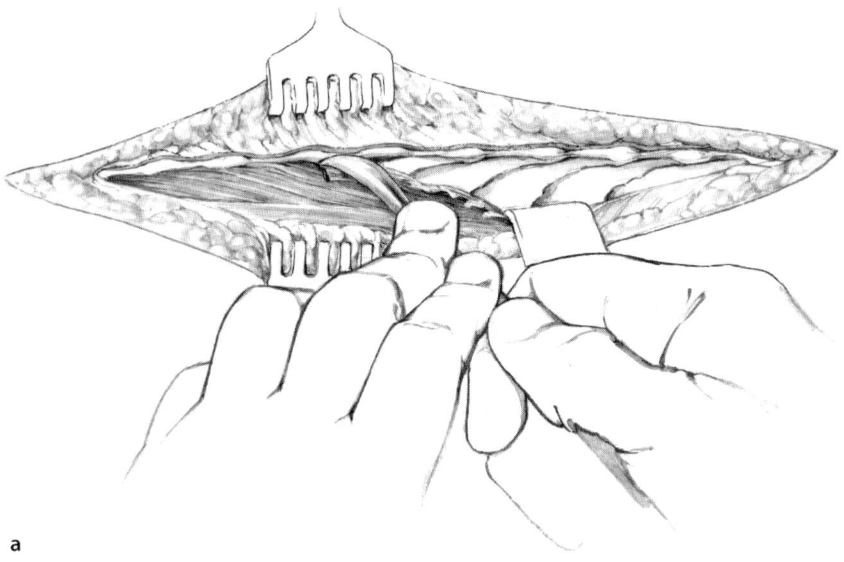

a

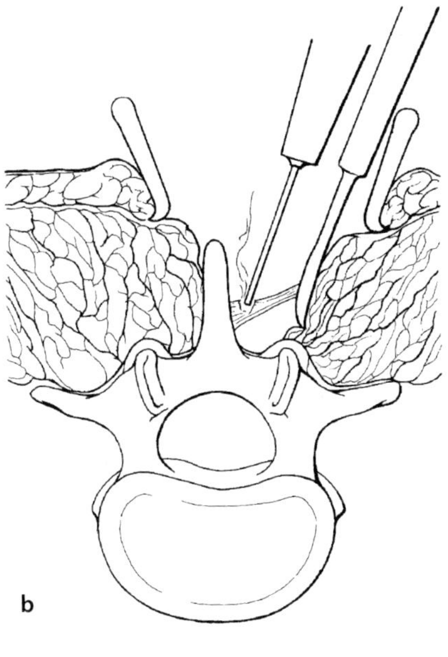

b

Abb. 17.68 a,b. Das dorsale Ablösen der autochtonen Muskulatur erfolgt subperiostal mit Raspatorien und der Diathermie

Pedikuläre Platten- und Stabsysteme

Liegen ausreichend dicke Pedikel an der BWS und LWS vor und ist eine Schienung oder Abstützung erforderlich, sollten Pedikelsysteme zur Anwendung kommen. Das Einbringen von Pedikelschrauben erfolgt unter Bildwandlerkontrolle in a.-p. und seitlicher Projektion. In den unterschiedlichen Regionen variieren die anatomischen Landmarken und Eintrittspunkte. Ein exaktes präoperatives Studium der CT-Bilder ist unverzichtbar (Abb. 17.69, Abb. 17.70 a,b).

Ventrale Zugänge

Die Stammwirbelsäule kann in ihren verschiedenen Abschnitten bei entsprechender Indikation auch von ventral erreicht werden. Beim Kind sind ventrale Zusatzeingriffe allerdings äußerst selten indiziert.

- Th1/Th2: klassischer Zugang zur HWS mit Verlängerung nach kaudal,
- Th2 bis Th4: Der zervikosternale Zugang erfordert eine Sternotomie,
- Th4 bis Th10: rechtsseitige Thorakotomie/-skopie im 4. Interkostalraum,
- Th10 bis L2: linksseitige Thorakotomie/-skopie im 9. Interkostalraum, optional mit innerem Zwerchfellsplitting (bis L2),
- Th12 bis L3: Thorakolumbophrenotomie zur Erreichung des 2. Lendenwirbelkörpers,
- L3 bis L5: linksseitige Lumbotomie,
- L4 bis S1: pararektaler, retroperitonealer Zugang oder transperitonealer Zugang zu L5/S1.

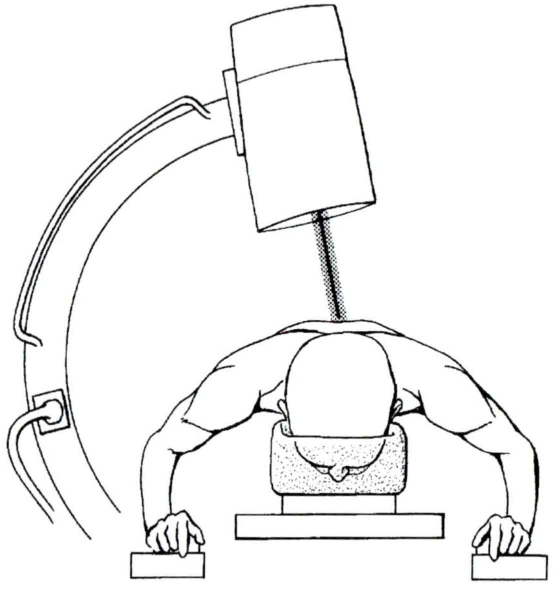

Abb. 17.69. Die Pedikelbesetzung erfolgt unter Bildwandlerkontrolle, wobei das Einschwenken desselben in die Pedikelachse hilfreich sein kann

a

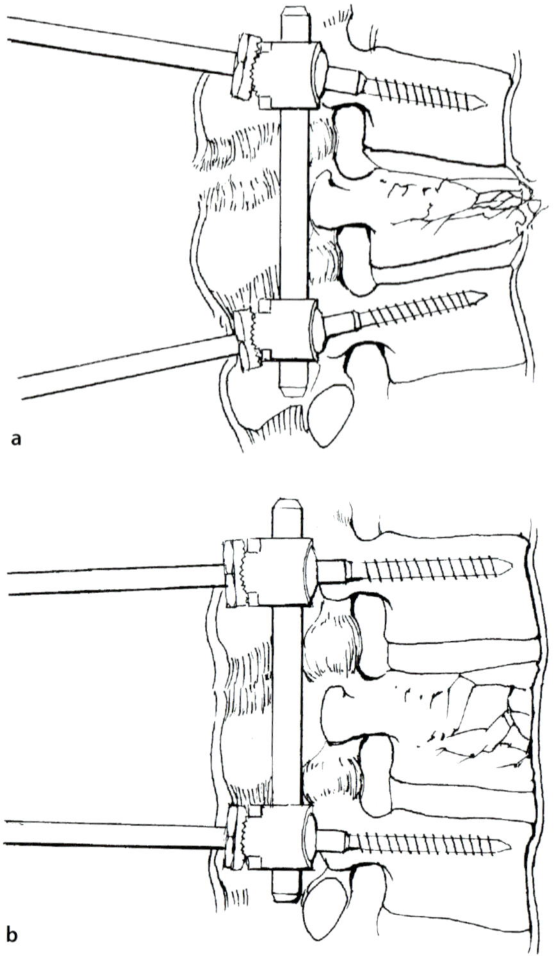

b

Abb. 17.70 a,b. Mit Stab-Fixateursystemen kann eine segmentale Lordosierung und damit Reposition einer Kompressionsfraktur instrumentell erreicht werden

Zur Rekonstruktion der ventralen Säule eignen sich interkorporell pressfit eingebrachte kortikospongiöse Späne aus dem vorderen oder hinteren Beckenkamm. Da üblicherweise die Stabilisierung von dorsal erfolgt, sind zusätzliche ventrale Implantate nicht notwendig (Abb. 17.71 a–d).

Danksagung

Herrn Prof. Karlheinz Künzel vom Anatomischen Institut der Medizinischen Universität in Innsbruck sei für die Bereitstellung der abgebildeten Knochen- und Feuchtpräparate herzlichst gedankt. Die Anfertigung der Kryoschnitte an den pathologisch-anatomischen Präparaten erfolgte in Zusammenarbeit mit Herrn Prof. Walter Rabl von dem Gerichtsmedizinischen Institut der Medizinischen Universität Innsbruck.

Abb. 17.71 a–d. Nichtaufrichtbare Kompressionsfrakturen L1 und L3 bei einer 12-jährigen Patientin. Operative dorsoventrale Stellungskorrektur, Stabilisierung und Segmentfusion L2/L3. Metallentfernung nach einem halben Jahr

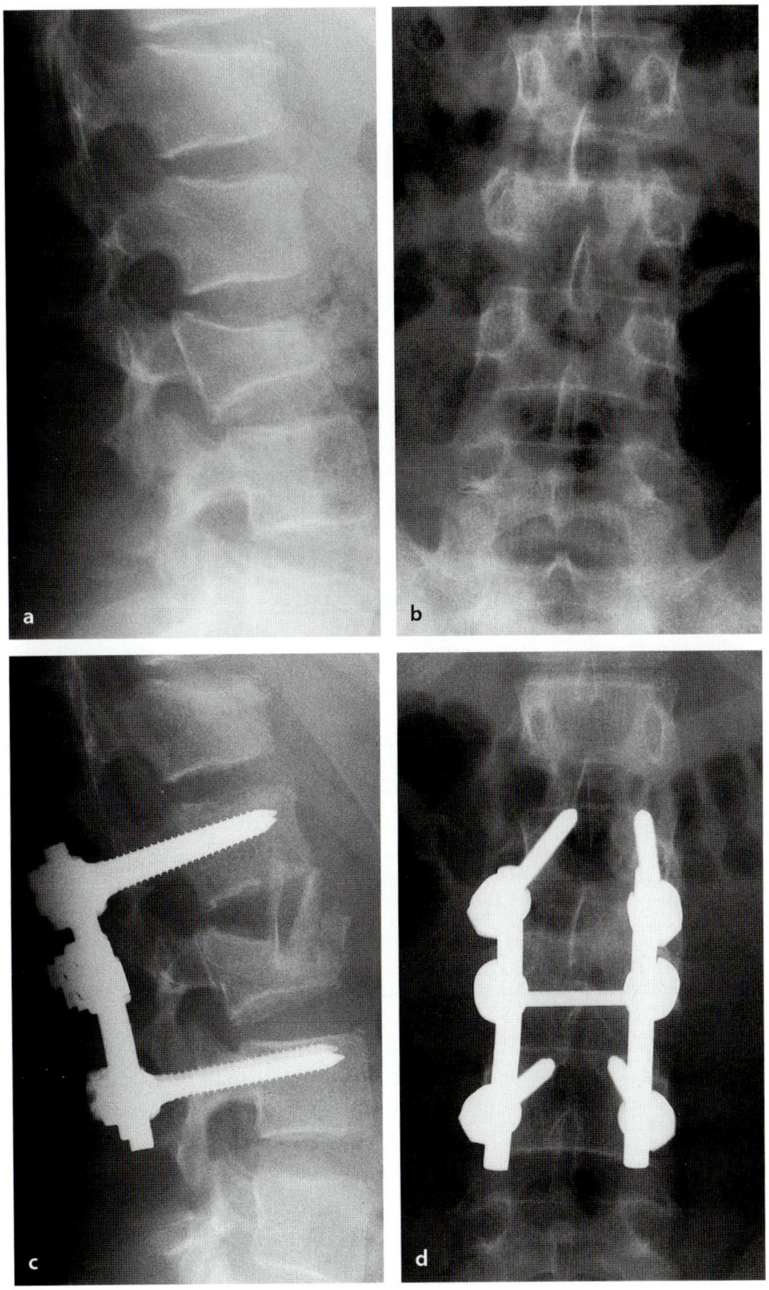

Literatur

Ahmann PA, Smith SA, Schwartz JF, Clark DB (1975) Spinal cord infarction due to minor trauma in children. Neurology 25: 301–307

Aitken AP (1936) The end results of the fractured distal tibial epiphysis. J Bone Joint Surg 18: 685–691

Alker GJ, Oh YS, Leslie EV, Lehotay J, Panaro VA, Escher EG (1975) Postmortem radiology of head neck injuries in fatal traffic accidents. Radiology 114: 611–617

Anderson JM, Schutt AH (1980) Spinal injury in children: a review of 156 cases seen from 1950 through 1978. Mayo Clin Proc 55: 499–504

Anderson PA, Montesano PX (1988) Morphology and treatment of occipital condyle fractures. Spine 13: 731–736

Anderson PA, Henley MB, Grady MS, Montesanto PX, Winn HR (1991) Posterior cervical arthrodesis swith ao reconstruction plates and bone graft. Spine 16: S72–S79

Andrews LG, Jung SK (1979) Spinal cord injuries in children in british columbia. Paraplegia 17: 442– 451

Ardran GM, Kemp FH (1968) The mechanism of changes in form of the cervical airway in infancy. Med Radiogr Photogr 44: 26–38

Audic B, Maury M (1969) Secundary vertebral deformities in childhood and adolescence. Paraplegia 7: 11–16

Aufdermaur M (1974) Spinal injuries in juveniles. Necropsy findings in twelve cases. J Bone Joint Surg Br 56: 513–519

Babcock JL (1975) Spinal injuries in children. Pediatr Clin North Am 22: 487–500

Bailey DK (1952) The normal cervical spine in infants and children. Radiology, 59: 712–719

Bannizia von Bazan UK, Paeslack V (1977) Scoliotic growth in children with aquired paraplegia. Paraplegia 15: 65–73

Becker F (1963) Luxationsfraktur zwischen Atlas und Epistropheus im Kleinkindalter. Arch Orthop Unfallchir 55: 682–688

Begg AC (1954) Nuclear herniations of the intervertebral disc. J Bone Joint Surg Br 36: 180–193

Bettini N, Malaguti MC, Sintini M, Monti C (1993) Fractures of the occipital condyles: report of four cases and review of the literature. Skeletal Radiol 22: 187–190

Blauth M, Schmidt U (1997) Wirbelsäulenverletzungen bei Kindern. In: Tscherne H, Blauth M (Hrsg) Wirbelsäule. Springer, Berlin Heidelberg New York Tokyo, S 383–399 (Tscherne Unfallchirurgie)

Blauth M, Schmidt U, Otte D, Haas N (1994) Verletzungen des Dens axis im Kleinkindesalter. Biomechanische Analyse sowie operative und konservative Behandlung in 2 Fällen. Unfallchirurg 97: 413–418

Blauth M, Schmidt U, Otte D, Krettek C (1996) Fractures of the odontoid process in small children: biomechanical analysis and report of three cases. Eur Spine J 5: 63–70

Blauth M, Schmidt U, Lange U (1998) Verletzungen der Halswirbelsäule bei Kindern. Unfallchirurg 101: 590–612

Blount WP (1974) Knochenbrüche bei Kindern. Thieme, Stuttgart

Bohlman HH (1979) Acute fractures and dislocations of the cervical spine. J Bone Joint Surg Am 61: 1119–1142

Bohlman HH, Davis DD (1968) The pathology of fatal craniospinal injuries. In: Brinkhous KM (ed) Accident pathology. Proceedings of an International Conference. U.S. Government Printing Office, Washington/DC, pp 154–159

Böhler L (1951) Die Technik der Knochenbruchbehandlung, Bd 1, 12. bis 13. Aufl. Maudrich, Wien

Bollini G (1993) Thoracic and lumbar spine injuries in children. In: Floman Y, Farcy JPC, Argenson C (eds) Thoracolumbar spine fractures. Raven, New York, pp 307–325

Braakmann M, Braakmann R (1987) Hyperflexion sprain of the cervical spine. Follow-up of 45 cases. Acta Orthop Scand 58: 388–393

Bridgman SA, McNab W (1992) Traumatic occipital condyl fracture, multiple cranial nerve palies, and torticollis: a case report and review of the literature. Surg Neurol 38: 152–156

Brooks AL, Jenkins EB (1978) Atlantoaxial arthrodesis by the wedge compression method. J Bone Joint Surg Am 60: 279–284

Bucholz RW, Burkhead WZ (1979) The pathological anatomy of fatal atlanto-occipital dislocations. J Bone Joint Surg Am 61: 248–250

Burke DC (1974) Traumatic spinal paralysis in children. Paraplegia 11: 268–276

Butler RW (1955) The nature and significance of vertebral osteochondritis. Proc Roy Soc Med 48: 895–902

Caffey J (1967) Paediatric X-ray diagnosis. Medical Year Book, Chicago

Caffey J (1974) The shaken infant syndrome. Pediatrics 54: 396–403

Carrion WV, Dormans JP, Drummond DS, Christofersen MR (1996) Circumferential growth plate fracture of the thoracolumbar spine from child abuse. J Pediatr Orthop 16: 210–214

Cattel HS, Fitzer DL (1965) Pseudosubluxation and other normal variations in the cervical spine in children. A study of one hundred and sixty children. J Bone Joint Surg Am 47: 1295–1309

Collalto PM, De Muth WW, Schwentker EP, Boal DK (1986) Traumatic atlanto-occipital dislocation. Case report. J Bone Joint Surg Am 68: 1106–1109

Cullen JC (1975) Spinal lesions in battered babies. J Bone Joint Surg Br 57: 364– 366

De Beer JD, Thomas M, Walters J, Anderson P (1988) Traumatic atlanto-axial subluxation. J Bone Joint Surg Br 70: 652–655

Di Benedetto T, Lee CK (1990) Traumatic atlanto-occipital instability. A case report with follow-up and a new diagnostic technique. Spine 15: 595–597

Dublin AB, Marks WM, Weinstock D, Newton TH (1980) Traumatic dislocation of the atlanto-occipital articulation (AOA) with short-term survival. With a radiographic methode of measuring the AOA. J Neurosurg 52: 541–546

Dubousset J (1993) Spinal deformities secundary to traumatic lesions involving the spine and spinal cord in children. In: Flowman A, Farcy JPC, Argenson C (eds) Thoracolumbar spine fractures. Raven, New York, pp 327–337

Dubrana F, Fenoll B, Dartoy C, Person H, Le Nen D, Courtois B (1994) Luxation traumatique atloido-axoidienne chez l'enfant: a propos de 7 cas. Acta Orthop Belg 60: 65–71

Effendi B, Roy D, Cornish B, Dussault RG, Laurin CA (1981) Fractures of the ring of the axis. A classification based on the analysis of 131 cases. J Bone Joint Surg Br 63: 319–327

El-Khoury GY, Clark CR, Gravett AW (1984) Acute traumatic rotatory atlanto-axial dislocation in children. A report of three cases. J Bone Joint Surg Am 66: 774–777

Epstein NE, Epstein JA, Mauri T (1989) Treatment of fractures of the vertebral limbus and spinal stenosis in five adolescents and five adults. Neurosurgery 24: 595–604

Evans DL, Bethem D (1989) Cervical spine injuries in children. J Pediatr Orthop 9: 563–568

Evarts CM (1970) Traumatic occipito-atlantal dislocation. J Bone Joint Surg Am 52: 1653–1660

Fielding JW (1973) Selected observations on the cervical spine in the child. In: Ahstrom JP Jr (ed) Current practice in orthopaedic surgery, vol 5. Mosby, St. Louis, pp 31–55

Fielding JW, Hawkins RJ, (1977) Atlanto-axial rotatory fixation. Fixed rotatory subluxation of the atlanto-axial joint. J Bone Joint Surg Am 59: 37–44

Filipe G, Berges O, Lebard JP, Carlioz H (1982) Instabilités post-traumatiques entre l'atlas et l'axis chez l'enfant. A propos de cinq observations. Rev Chir Orthop Reparatrice Appar Mot 68: 461–469

Floman Y, Margulies JY, Nyska M, Chisin R, Libergall M (1991) Efects of major axial skeleton trauma on preexisting lumbosacral spondylolisthesis. J Spinal Disord 4: 353–358

Gallie WE (1939) Fractures and dislocations of the cervical spine. Am J Surg 46: 495–499

Gaufin LM, Goodman SJ (1975) Cervical spine injuries in infants. Problems in management. J Neurosurg 42: 179–184

Gehweiler JA, Duff DE, Martinez S, Miller MD, Clark WM (1976) Fractures of the atlas vertebra. Skeletal Radiol 1: 97–102

Gelehrter G (1957) Die Wirbelkörperbrüche im Kindes- und Jugendalter. Arch Orthop Unfallchir 49: 253–263

Georgopoulos G, Pizzutillo PD, Lee MS (1987) Occipito-atlantal instability in children. A report of five cases and review of the literature. J Bone Joint Surg Am 69: 429–436

Glasauer FE, Cares HL (1972) Traumatic paraplegia in infancy. JAMA 219: 38–41

Goddard NJ, Stabler J, Albert JS (1990) Atlanto-axial rotatory fixation and fracture of the clavicle. An association and a classification. J Bone Joint Surg Br 72: 545

Grisel P (1930) Ènuclèation de l'atlas et torticolis naso-pharyngien. Presse Mèd 38: 50–53

Grob D, Sacher P, Scheier HJG, Kaufmann L, Dvorak J (1991 a) Orthopädische Probleme an der oberen Halswirbelsäule bei Kindern und Jugendlichen. Orthopade 20: 133–139

Grob D, Jeanneret B, Aebi M, Markwalder TM (1991 b) Atlantoaxial fusion with transarticular screw fixation. J Bone Joint Surg Br 73: 972–976

Hachen HJ (1977) Spinal cord injury in children and adolescents: diagnostic pitfalls and therapeutic considerations in the acute stage. Paraplegia 15: 55–64

Hadley LA (1956) The spine. Charles C. Thomas, Springfield/IL

Hadley MN, Sonntag VK, Grahm TW, Masferre R, Browner C (1986) Axis fractures resulting from motor vehicle accidents. The need of occupant restraints. Spine 11: 861–864

Hadley MN, Dickmann CA, Browner CM, Sonntag VK (1988) Acute traumatic atlas fractures: management and long term outcome. Neurosurgery 23: 31–35

Hamilton MG, Myles ST (1992) Pediatric spinal injury: review of 174 hospital admissions. J Neurosurg 77: 700–704

Haralson RH 3rd, Boyd HB (1969) Posterior dislocation of the atlas on the axis without fracture. Report of a case. J Bone Joint Surg Am 51: 561–566

Hardy J, Pouliquen JC, Livernaux P(1990) Luxation traumatique C1-C2 chez l'enfant. Ètude pronostique et indications therapeutiques a propos de 13 cas. Rev Chir Orthop Reparatrice Appar Mot 76: 17–22

Harris JH Jr, Carson GG, Wagner LK (1994 a) Radiologic diagnosis of traumatic occipitovertebral dissociation: 1. Normal occipitovertebral relationships on lateral radiographs of supine subjects. AJR Am J Roentgenol 162: 881–886

Harris JH Jr., Carson GC, Wagner LK, Kerr N (1994 b) Radiologic diagnosis of traumatic occipitovertebral dissociation: 2. Comparison of the three methods of detecting occipitovertebral relationships on lateral radiographs of supine subjects. AJR Am J Roentgenol 162: 887–892
Hasue M, Hoshino R, Omata Skuramochi E, Furnkawa K, Nakamura T (1971) Cervical spine injuries in children. Fukushima J Med 20: 111
Hegenbarth R, Ebel KD (1976) Roentgen findings in fractures of the vertebralcolumn in childhood. Examination of 35 patients and its results. Pediatr Radiol 5: 34–39
Hensinger RN (1984) Fractures of the thoracic and lumbar spine. In: Rockwood CAJ, Wilkins KE, King RE (eds) Fractures in children. Lippincott, Philadelphia
Henrys P, Lyne ED, Lifton C, Salciccioli G (1977) Clinical review of cervical spine injuries in children. Clin Orthop 129: 172–176
Hill SA, Miller CA, Kosnik EJ, Hunt WE (1984) Pediatric neck injuries. A clinical study. J Neurosurg 60: 700–706
Horal J, Nachemson A, Scheller S (1972) Clinical and radiological long term follow-up of vertebral fractures in children. Acta Orthop Scand 43: 491–503
Hubbard DD (1974) Injuries of the spine in children and adolescents. Clin Orthop 100: 56–65
Hubbard DD (1976) Fractures of the dorsal and lumbar spine. Orthop Clin North Am 7: 605–614
Jamshidi S, Dennis MW, Azzam C, Karim N (1983) Traumatic posterior atlantoaxial dislocation without neurological deficit: case report. Neurosurgery 12: 211–213
Jeanneret B (1994) Obere Halswirbelsäule. In: Witt AN, Rettig H, Schlegel KF (Hrsg) Spezielle Orthopädie Wirbelsäule – Thorax – Becken. Thieme, Stuttgart New York, S 3.1–3.37
Jevtich V (1989) Traumatic lateral atlanto-occipital dislocation with spontaneous bony fusion. A case report. Spine 14: 123–124
Jonasch E, Bertel E (1981) Verletzungen bei Kindern und Jugendlichen bis zum 14. Lebensjahr. Hefte Unfallheilkd 150: 46–51
Jonnson H Jr, Bring G, Rauschning W, Sahlstedt B (1991) Hidden cervical spine injuries in traffic accident victims with skull fractures. J Spinal Disord 4: 251–263
Judet R, Roy Camille R, Joillant G (1970) Actualitès de chirurgie orthopèdique de l'Hospital Raymond Pioncarrè, Nl VIII: fractures du rachis cervicale. Masson, Paris, pp 174–195
Junge A, Gotzen L, Wiemers F (1994) Operative Versorgung einer Densfraktur bei einem 3jährigen Kind. Klinische Fallbeschreibung und Diskussion anhand der Literatur. Unfallchirurg 97: 410–412
Kathrein A, Klestil T, Buchberger W (1996) Rotation cryotomy: medical and scientific value of a new serial sectioning procedure. Clin Anat 9: 227–231
Kathrein A, Huber B, Waldegger M, Freund MC, Daniaux H (1999) Die Behandlung von Verletzungen der Brust- und Lendenwirbelsäule bei Kindern. Orthopade 28: 441–450
Keller RH (1974) Traumatic displacement of the cartilaginous vertebral rim: a sign of intervertebral disc prolaps. Radiology 110: 21–24
Kewalramani LS, Tori JA (1980 a) Spinal cord trauma in children: neurologic patterns, radiologic feature, and pathomechanics of injury. Spine 5: 11–18
Kewalramani LS, Tori JA (1980 b) Spinal cord trauma in children: neurologic patterns, radiologic feature, and pathomechanics of injury. Arch Phys Med Rehabil 60: 378–381
Knöringer P (1990) Die Osteosynthese der Densfraktur mit Doppelgewindeschrauben. Operat Orthop Traumatol 2: 178–192
Lancourt JE, Dickson JH, Carter RE (1981) Paralytic spinal deformity following traumatic spinal cord injury in children and adolescents. J Bone Joint Surg Am 63: 47–53
Lawson JP, Ogden JA, Bucholz RW, Hughes SA (1987) Physeal injuries of the cervical spine. J Pediatr Orthop 7: 428–435
Lee C, Woodring JH, Goldstein SJ, Daniel TL, Young AB, Tibbs PA (1987) Evaluation of traumatic atlantooccipital dislocations. Am J Neuroradiol 8: 19–26
Lesoin F, Kabbaj K, Dhellemmes P, Jomin M, Lacheretz M (1984) Spinal fractures in children. Diagnostic and therapeutic problems. Apropos of 67 cases. Neurochirurgie 30: 289–294
Letts M, Kaylor D, Gouw G (1988) A biomechanical analysis of halo fixation in children. J Bone Joint Surg Br 70: 277–279
Leventhal HR (1960) Birth injuries of the spinal cord. J Pediatr Orthop 56: 447
Levine AM, Edwards CC (1985) The management of traumatic spondylolisthesis of the axis. J Bone Joint Surg Am 67: 217–226
Levtich V (1989) Traumatic lateral atlanto-occipital dislocation with spontaneous bony fusion. A case report. Spine 14: 123–124
Maeda H, Higuchi T, Imura M, Noguchi K, Yokota M (1993) Ring fracture of the base of the skull and atlanto-occipital avulsion due to anteroflexion on motorcycle riders in a head-on collision accident. Med Sci Law 33: 266–269
Magerl F (1978) Frakturen und Luxationen der Wirbelsäule. In: Weber BG, Brunner C, Freuler F (Hrsg) Die Frakturbehandlungen bei Kindern und Jugendlichen. Springer, Berlin Heidelberg New York, S 322–327
Magerl FP, Seemann PS (1986) Stable posterior fusion of the atlas and axis by transarticular screw fixation. In: Kehr P, Weidner A (eds) Cervical spine I. Springer, Wien New York, pp 322–327
Magerl F, Aebi M, Gertzbein SD, Harms J, Nazarian S (1994) A comprehensive classification of thoracic and lumbar injuries. Eur Spine J 3: 184–201
Magnus C (1931) Monatschr Unfallheilk 31
Maiman DJ, Cusick JF (1982) Traumatic atlantoaxial dislocation. Surg Neurol 18: 388–392
Mayfield JK, Erkkila JC, Winter RB (1981) Spine deformity subsequent to aquired childhood spinal cord injury. J Bone Joint Surg Am 63: 1401–1411
Mann FA, Cohen W (1994) Occipital condyle fracture: significance in the assessment of occipital stability. AJR Am J Roentgenol 163: 193–194
Marlin AE, Williams GR, Lee JF (1983) Jefferson fractures in children. Case report. J Neurosurg 58: 277–279
Maurer G, Hipp E, Bernett P (1970) Wirbelfrakturen im Wachstumsalter. Fortschr Med 88: 631–674
McGuire RA, Harkey HL (1995) Modification of techniques and results of atlantoaxial transfacet stabilization. Orthopedics 18: 1029–1032
McPhee IB (1981) Spinal fractures and dislocations in children and adolescents. Spine 6: 533–537
Melzak J (1969) Paraplegia among children. Lanzet 2: 45–48
Mikawa Y, Watanabe R, Yamano Y, Ishii K (1987) Fracture through a synchondrosis of the anterior arch of the atlas. J Bone Joint Surg Br 69: 483
Montane I, Eismont FJ, Green BA (1991) Traumatic occipito-atlantal dislocation. Spine 16: 112–116
Ogden J (1982) Skeletal injuries in the child. Lea & Febiger, Piladelphia
Page CP, Story JL, Wissinger JP, Branch CL (1973) Traumatic atlantooccipital dislocation. Case report. J Neurosurg 39: 394–397
Pang D, Wilberger JE Jr (1980) Traumatic atlanto-occipital dislocation with survival: case report and review. Neurosurgery 7: 503–508
Pang D, Wilberger JE Jr (1982) Spinal cord injury without radiographic abnormalities in children. J Neurosurg 57: 114–129
Parke WW, Schiff DCM (1971) The applied anatomy of the intervertebral disc. Orthop Clin North Am 22: 309–321
Parrot J (1870) Un cas de rupture de la moelle chez un nouveau-ne par suite de manoeuvres pendant l'accouchement. Union Med Par (Paris) 9: 137
Patzakis MJ, Knopf A, Elfering M, Hoffer M, Harvey JP Jr (1974) Posterior dislocation of the atlas on the axis; a case report. J Bone Joint Surg Am 56: 1260–1262
Penning D, Brug E, Klein W (1987) Wirbelsäulen- und Begleitverletzungen bei Polytraumatisierten im Wachstumsalter. Unfallchirurg 90: 518–522
Phillips WA, Hensinger RN (1989) The management of rotatory atlanto-axial subluxation in children. J Bone Joint Surg Am 71: 664–668
Pouliquen JC, Kassis B, Glorion C, Langlais J (1997) Vertebral growth after thoracic or lumbar fracture of the spine in children. J Pediatr Orthop 17: 115–120
Povacz F (1969) Behandlungsergebnisse und Prognose von Wirbelbrüchen bei Kindern. Chirurg 40: 30–33
Powers B, Miller MD, Kramer RS Martinez S, Gehweiler JA Jr (1979) Traumatic anterior atlanto-occipital dislocation. Neurosurgery 4: 12–17

Probst J (1972) Wirbelsäulenverletzungen der Kinder und Jugendlichen. Rehabilitation 11: 209–219
Rang MC (1974) Children's fractures. Lippincott, Philadelphia
Reid AB, Letts RM, Black GB (1990) Pediatric chance fractures: association with intraabdominal injuries and seatbelt us. J Trauma 30: 384–391
Richards PG (1984) Stable fractures of the atlas and the axis in children. J Neurol Neurosurg Psychiatry 47: 781–783
Rickenbacher J, Landolt AM, Theiler K (1982) Rücken. In: Lanz T v, Wachsmuth H (Hrsg) Praktische Anatomie. Ein Lehr- und Hilfsbuch der anatomischen Grundlagen ärztlichen Handelns. Springer, Berlin Heidelberg New York
Roaf R (1960) A study of the mechanics of the spinal injuries. J Bone Joint Surg Br 42: 810–823
Roche MB (1948) Healing of bilateral fracture of the pars interarticularis of a lumbar neural arch. J Bone Joint Surg Am 30: 1005–1008
Routt ML Jr, Green NE (1989) Jefferson fracture in a 2-year-old child. J Trauma 29: 1710–1712
Roy-Camille R, Camus JP, Saillant G, Coulon JP, Soulas P (1983) Luxation atloid-axoidienne avec impression basilaire et signes mèdullaires au cours d'un rhumatisme inflammatoire chronique. Un cas d'arthrodèse occipito-cervicale suivie de resection de lòdontoide. Rev Chir Orthop 69: 81–83
RuckstuhlJ, Morscher E, Jani L (1976) Behandlung und Prognose von Wirbelfrakturen im Kindes- und Jugendalter. Chirurg 47: 458–467
Ruge JR, Sinson GP, McLone DG, Cerulloa LJ (1988) Pediatric spinal injury: the very young. J Neurosurg 68: 25–30
Salter RB, Harris R (1963) Injuries involving the epiphyseal plate. J Bone Joint Surg Am 45: 587–621
Saternus KS (1987) Bruchformen des Condylus occipitalis. Z Rechtsmed 99: 95–108
Schliack H, Schäfer P (1965) Hypoglossus- und Accessoriuslähmung bei einer Fraktur des Condylus occipitalis. Nervenarzt 36: 362–364
Schwarz N, Öhner T, Schwarz AF, Gerschpacher M, Meznik A (1993) Verletzungen der Halswirbelsäule bei Kindern und Jugendlichen. Unfallchirurg 96: 235–241
Shrosbree RD (1978) Spinal cord injuries as result of motorcycle accidents. Paraplegia 16: 102–112
Silbergeld DL, Laohaprasit V, Grady MS, Anderson PA, Winn HR (1991) Two cases of fatal atlantoaxial distraction injury without fracture or rotation. Surg Neurol 35: 54–56
Spencer JA, Yeakley JW, Kaufmann HH (1984) Fracture of the occipital condyle. Neurosurgery 15: 101–103
Stanley P, Duncan AW, Isaacson J, Isaacson AS (1985) Radiology of fracture-dislocation of the cervical spine during delivery. AJR Am J Roentgenol 145: 621–625
Sullivan CR, Bickel WH (1960) The problem of traumatic spondylolysis: a report of 3 cases. Am J Surg 100: 698–708
Suss RA, Zimmermann RD, Leeds NE (1983) Pseudospread of the atlas: false sign of Jefferson fracture in young children. AJR Am J Roentgenol 140: 1079–1082
Swischuk LE (1969) Spine and spinal cord trauma in the battered child syndrome. Radiology 92: 733–738
Swischuk LE (1977) Anterior displacement of C2 in children: physiologic or pathologic? Pediatr Radiol 122: 759–763
Takata K, Inoue S, Takahashi K, Ohtsuka Y (1988) Fracture of the posterior margin of a lumbar vertebral body. J Bone Joint Surg Am 70: 589–594
Townsend EH, Rowe ML (1952) Mobility of the upper cervical spine in health and disease. Pediatrics 10: 567–573
Töndury G (1957) Entwicklungsgeschichte und Fehlbildungen der Wirbelsäule. Hippocrates, Stuttgart (Wirbelsäule in Forschung und Praxis, Bd 7)
Töndury G, Tillman B (1987) Rumpf. In: Tillmann B, Töndury G (Hrsg) Bewegungsapparat. Thieme, Stuttgart, S 175–307
Traynelis VC, Marano GD, Dunker RO, Kaufmann HH (1986) Traumatic atlanto-occipital dislocation. Case report. J Neurosurg 65: 863–870
Valaskatzis EP, Hammer AJ (1990) Fracture of the occipital condyle. A case report. S Afr Med J 77: 47–48
Van Laer L (1986) Frakturen und Luxationen im Wachstumsalter. Thieme, Stuttgart
Vining DJ, Benzel EC, Orrison W (1992) Childhood odontoid fractures evaluated with computerized tomography. Case report. J Neurosurg 77: 795–798
Vinz H (1964) Frakturen im Bereich von Brust- und Lendenwirbelsäule bei Kindern. Zentralbl Chir 89: 817–827
Wagoner G, Pendergrass EP (1939) The anterior and posterior »notch« shadow seen in lateral roentgenograms of the vertebrae of infants: an anatomical explanation. AJR Am J Roentgenol 42: 663–670
Weir DC (1975) Roentgenographic signs of cervical injury. Clin Orthop 109: 9–17
Werne S (1957) Studies in spontaneous atlas dislocation. Acta Orthop Scand Suppl 23
Wiltse LL (1962) The ethiology of spondylolisthesis. J Bone Joint Surg Am 44: 539–560
Woodring JH, Selke AC, Duff DE (1981) Traumatic atlantooccipital dislocation with survival. AJR Am J Roentgenolol 137: 21–24
Yates PO (1959) Birth trauma to the vertebral arteries. Arch Dis Child 34: 436–441
Young WF, Rosenwasser RH, Getch C, Jallo J (1994) Diagnosis and management of occipital condyle fractures. Neurosurgery 34: 257–260

Stichwortverzeichnis

G

H

P

R

S

V

W

Z